Handbuch der inneren Medizin

Begründet von L. Mohr und R. Staehelin
Herausgegeben von H. Schwiegk und E. Buchborn

Rheumatologie C
Spezieller Teil II
Wirbelsäule, Weichteile, Kollagenerkrankungen

Bearbeitet von

M. Aufdermaur · G.L. Bach · J.-M. Engel · R. Filchner
F. Graser · E. Gundel · H. Hess · F. Husmann · H. Kather
H. Kerl · G. Klein · W. Krämer · H. Kresbach · H. Leinisch
S. Marghescu · R. Maurach · W. Miehle · W. Mohr
H. Müller-Faßbender · D. Pongratz · W. Schmidt-Vanderheyden
P. Schneider · B. Simon · G. Stöckl · S. Stotz · F. Strian
F.J. Wagenhäuser · A. Weintraub · D. Wessinghage

Herausgegeben von

H. Mathies

Mit 247 Abbildungen und 109 Tabellen

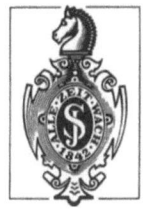

Springer-Verlag Berlin Heidelberg NewYork 1983

Handbuch der inneren Medizin

Band VI: Erkrankungen der Knochen, Gelenke und Muskeln
Fünfte, völlig neue bearbeitete und erweiterte Auflage
Teil 2C: Rheumatologie C

ISBN 978-3-642-88229-6   ISBN 978-3-642-88228-9 (eBook)
DOI 10.1007/978-3-642-88228-9

CIP-Kurztitelaufnahme der Deutschen Bibliothek

Handbuch der inneren Medizin / begr. von L. Mohr u. R. Staehelin.
Hrsg. von H. Schwiegk u. E. Buchborn. – Berlin; Heidelberg; New York: Springer
NE: Mohr, Leo [Begr.]; Schwiegk, Herbert [Hrsg.]
Bd. 6. → Erkrankungen der Knochen, Gelenke und Muskeln

Erkrankungen der Knochen, Gelenke und Muskeln. – Berlin; Heidelberg; New York: Springer
(Handbuch der inneren Medizin; Bd. 6)
Teil 2. → Rheumatologie

Rheumatologie / hrsg. von H. Mathies. – Berlin; Heidelberg; New York: Springer
(Erkrankungen der Knochen, Gelenke und Muskeln; Teil 2)
(Handbuch der inneren Medizin; Bd. 6, Teil 2)
NE: Mathies, Hartwig [Hrsg.]
C. Spezieller Teil: 2, Wirbelsäule, Weichteile, Kollagenerkrankungen / bearb. von M. Aufdermaur ... –
5., völlig neu bearb. u. erw. Aufl. – 1983

NE: Aufdermaur, M. [Mitverf.]

Das Werk ist urheberrechtlich geschützt. Die dadurch begründeten Rechte, insbesondere die der Übersetzung, des Nachdruckes, der Entnahme von Abbildungen, der Funksendung, der Wiedergabe auf photomechanischem oder ähnlichem Wege und der Speicherung in Datenverarbeitungsanlagen bleiben, auch bei nur auszugsweiser Verwertung, vorbehalten. Die Vergütungsansprüche des § 54, Abs. 2 UrhG werden durch die „Verwertungsgesellschaft Wort", München, wahrgenommen.

© by Springer-Verlag Berlin Heidelberg 1983
Softcover reprint of the hardcover 5th edition 1983

Die Wiedergabe von Gebrauchsnamen, Handelsnamen, Warenbezeichnungen usw. in diesem Werk berechtigt auch ohne besondere Kennzeichnung nicht zu der Annahme, daß solche Namen im Sinne der Warenzeichen- und Markenschutz-Gesetzgebung als frei zu betrachten wären und daher von jedermann benutzt werden dürften.

Gesamtherstellung: Universitätsdruckerei H. Stürtz AG, Würzburg
2122/3130-543210

Mitarbeiterverzeichnis

MATHIES, H., Professor Dr., I. Medizinische Klinik des Rheuma-Zentrums Bad Abbach, D-8403 Bad Abbach

AUFDERMAUR, M., Professor Dr., Kantonsspital, Pathologisches Institut, CH-6004 Luzern
BACH, G.L., Professor Dr., Klinik Herzoghöhe, Kulmbacherstraße 103, D-8580 Bayreuth
ENGEL, J.-M., Dr., Staatl. Rheumakrankenhaus, Klinik für innere und physikalische Medizin, Rottenbachtalstraße 5, D-7570 Baden-Baden
FILCHNER, R., Frau Dr., Ärztin für innere Krankheiten, Rheumatologie, Ärztehaus, Seegartenstraße 1, D-6990 Bad Mergentheim
GRASER, F., Professor Dr., Chefarzt der Städt. Kinderklinik, Schwalbacher Straße 62, D-6200 Wiesbaden
GUNDEL, E., Dr., Kurklinik Niedersachsen, Hauptstraße 59, D-3052 Bad Nenndorf
HESS, H., Professor Dr., Medizinische Poliklinik, Universität München, Pettenkoferstraße 8a, D-8000 München 2
HUSMANN, F., Professor Dr., Hohenfeld-Klinik Pitzer KG., Klinik für Innere u. Psychosomatische Erkrankungen, Hohenfeldstr. 12–14, D-6722 Camberg/Taunus
KATHER, H. Dr., Medizinische Universitäts-Klinik, Klinisches Institut für Herzinfarktforschung, Bergheimer Straße 53, D-6900 Heidelberg
KERL, H., Professor Dr., Universitäts-Klinik für Dermatologie und Venerologie in Graz, Auenbruggerplatz 8, A-8036 Graz
KLEIN, G., Professor Dr., Ludwig Boltzmann-Institut für Rehabilitation interner Erkrankungen, Rehabilitationszentrum für rheumatische Erkrankungen und Herz-Kreislaufkrankheiten der PVArb., Thorerstraße 26, A-5760 Saalfelden/Salzburg
KRÄMER, W., Professor Dr., Bezirkskrankenhaus, Neurologische Abteilung, D-8013 Haar bei München
KRESBACH, H., Professor Dr., Universitäts-Klinik für Dermatologie und Venerologie in Graz, Auenbruggerplatz 8, A-8036 Graz
LEINISCH, H., Dr., Neurologische Abt. des Bezirkskrankenhauses, Universitätsstr. 84, D-8400 Regensburg 9
MARGHESCU, S., Professor Dr., Hautklinik Linden der Medizinischen Hochschule und der Landeshauptstadt Hannover, Ricklinger Str. 5, D-3000 Hannover 91
MAURACH, R., Dr., Neurologische Klinik des Bezirks Niederbayern, D-8360 Deggendorf 5 Mainkofen
MIEHLE, W., Dr., Klinik Wendelstein der BFA, Rheumazentrum, Kolbermoorer Str. 56, D-8202 Bad Aibling

MOHR, W., Professor Dr., Abt. Pathologie der Universität, Oberer Eselsberg, D-7900 Ulm

MÜLLER-FASSBENDER, H., Privatdozent Dr., II. Medizinische Klinik des Rheuma-Zentrums Bad Abbach, D-8403 Bad Abbach

PONGRATZ, D., Professor Dr., Friedrich-Baur-Institut bei der Universität München, Ziemssenstr. 1a, D-8000 München 2

SCHMIDT-VANDERHEYDEN, W., Dr., Neurologische Abt. des Bezirkskrankenhauses Regensburg, Universitätsstr. 84, D-8400 Regensburg 19

SCHNEIDER, P., Dr., I. Medizinische Klinik des Rheuma-Zentrums Bad Abbach, D-8403 Bad Abbach

SIMON, B., Professor Dr., Medizinische Universitäts-Klinik, Gastroenterologische Abteilung, Bergheimer Str. 58, D-6900 Heidelberg 1

STÖCKL, G., Dr., Medizinische Abteilung des LKH Feldbach, A-8330 Feldbach

STOTZ, S., Professor Dr., Orthopädische Poliklinik der Universität, Pettenkoferstr. 8a, D-8000 München 2

STRIAN, F., Dr., Max-Planck-Institut für Psychiatrie, Klinik, Kraepelinstr. 10, D-8000 München 40

WAGENHÄUSER, F.J., Professor Dr., Rheumaklinik und Institut für physikalische Therapie, Universitätsspital Zürich, Gloriastr. 25, CH-8006 Zürich

WEINTRAUB, A., Dr., Werdstr. 34, CH-8004 Zürich

WESSINGHAGE, D., Professor Dr., Orthopädische Klinik des Rheuma-Zentrums Bad Abbach, D-8403 Bad Abbach/Regensburg

Vorwort

Der Band „Rheumatologie" wurde im Jahre 1975 konzipiert. Dennoch dauerte es bis zum Jahre 1982, bis alle Beiträge, zu einem nicht unerheblichen Teil von anderen als den ursprünglich vorgesehenen Autoren, vorlagen. Die damalige Konzeption wurde auf einer Klassifikation aufgebaut, die inzwischen eine Revision erfahren hat. Diese wird zwar im einleitenden Kapitel in einer gekürzten Form noch berücksichtigt, doch korreliert der Aufbau der Kapitel nicht in allen Einzelheiten mit dieser Fassung. Wesentliche neue Erkenntnisse wurden berücksichtigt. Dennoch finden sich nicht alle in der Klassifikation enthaltenen Erkrankungen im vorliegenden Band wieder. Dabei handelt es sich jedoch um seltene Krankheitsbilder, meist nur als Begleitmanifestationen anderer Grundkrankheiten, die sich in den entsprechenden Bänden des Handbuches finden. Der Blick in die Klassifikation mag genügen, um hier mögliche Hinweise zu erhalten und Zusammenhänge zu erkennen. Wesentliche und klassische Krankheitsbilder fehlen auf jeden Fall nicht.

Erkrankungen, die eindeutig zum orthopädischen Fachgebiet gehören, wird man in diesem Band nicht finden, wenn sie auch, wie z.B. Myosen und Myalgien sowie statische Probleme, zu den häufigen mehr oder weniger banalen „rheumatischen" Beschwerden in der Praxis gehören. Die Aufnahme aller dieser in der Grenzziehung problematischer Krankheitsbilder in einen Band eines Handbuches für Innere Medizin hätte dessen Rahmen gesprengt. Nur die Tendopathien als differentialdiagnostisch wichtige Krankheitsgruppe wurden in den Band aufgenommen. Die erwähnte Klassifikation ist eine Klassifikation der Erkrankungen des Bewegungsapparates, in der natürlich auch alle orthopädischen Krankheitsbilder enthalten sind. Die idiopathische Arthrose als klassische degenerative Erkrankung der Gelenke ist jedoch in dem Band enthalten, zumal sie in anderen Ländern eindeutig zu den rheumatischen Erkrankungen gezählt wird. Dagegen haben wir auf die Darstellung der sekundären Arthrosen nach präarthrotischen Deformitäten und Vorschädigungen sowie der degenerativen Wirbelsäulenerkrankungen verzichtet. Nur die Spondylosis hyperostotica als systemisches degeneratives Wirbelsäulenleiden mit offensichtlichen Beziehungen zu internen Erkrankungen wurde aufgenommen.

Bei der Darstellung von möglichen Manifestationen internistischer und neurologischer Grunderkrankungen am Bewegungsapparat wurde davon ausgegangen, daß es nicht Aufgabe dieses Buches sein kann, auch die Grunderkrankungen ausführlich abzuhandeln. Diesbezüglich kann auf die einschlägigen Bände des Handbuches verwiesen werden.

Auch können wir bei der Panarteriitis nodosa, auf einen anderen Band verweisen. Nur ein orientierender Artikel über die in der rheumatologischen Differentialdiagnose wichtigen Gefäßerkrankungen wurde aufgenommen. Das gleiche gilt für auch in der Rheumatologie bedeutsame Knochenerkrankungen, die ausführlich im Band „Klinische Osteologie" bereits abgehandelt wurden. Dennoch hat es sich als erforderlich erwiesen, die „Rheumatologie" in drei Teilbänden A, B und C herauszubringen.

Der Teilband A enthält den Allgemeinen Teil mit nur grundsätzlich einführenden Kapiteln. Es wurde in diesem Handbuch, das ja kein Lehrbuch ist, auf vergleichende, z.B. differentialdiagnostische Übersichten verzichtet und beispielsweise die Immunpathologie, serologische und röntgenologische Diagnostik usw. im einzelnen unter den betreffenden Kapiteln im Speziellen Teil (Teilbände B und C), auf die entsprechende Erkrankung bezogen, dargestellt. Diese Konzeption erschien uns sinnvoller. Nur ein Kapitel der Grundlagenforschung „Pathobiochemie und Pathophysiologie des Bindegewebes" wurde ausführlich im Allgemeinen Teil dargestellt, da hier wenig ausgesprochen krankheitsbezogene Befunde vorliegen. Die übrigen Kapitel des Allgemeinen Teils enthalten nur mehr allgemeingültige methodische Darlegungen.

Bei einem so umfangreichen und in stetiger Entwicklung begriffenen Fachgebiet wie der Rheumatologie ist es nicht mehr möglich, auch nur annähernd die gesamte Weltliteratur zu berücksichtigen. Ein Handbuch muß sich heute – auch im Interesse des Benutzers – auf das Wesentliche konzentrieren. Da speziell die deutsche Literatur in der Welt wenig zitiert wird, obwohl die deutsche Forschung auf manchen Gebieten der Rheumatologie wesentlich zur Erkenntnisvermittlung beigetragen hat, ist es als besonderer Vorteil dieses Werkes anzusehen, daß gerade die deutsche Literatur Berücksichtigung findet und damit ein wesentlicher Beitrag zur Dokumentation deutscher Forschungsergebnisse geleistet wird.

Abschließend möchte ich allen Mitautoren danken für die umfangreiche Arbeit, die sie für dieses Werk geleistet haben. Besonderer Dank gebührt den Autoren, die erst im fortgeschrittenen Stadium der Vorbereitungen eingesprungen sind. Besonders erwähnen möchte ich Herrn Dr. WOLFGANG MIEHLE, der mir in der organisatorischen Arbeit vor allem in kritischen Phasen zur Seite stand. Den Herausgebern des Gesamtwerkes, Herrn Professor HERBERT SCHWIEGK, der seine Arbeit schließlich in die Hände von Herrn Professor EBERHARD BUCHBORN legte sowie den verantwortlichen Mitarbeitern des Springer-Verlages, Herrn WOLFGANG BERGSTEDT und Frau IRMGARD C. LEGNER danke ich für ihre große Geduld, die sie mit diesem Band haben mußten. Wir alle sind froh, daß die Arbeit nun ihren Abschluß erlebt.

Bad Abbach   Prof. Dr. med. HARTWIG MATHIES

Inhaltsverzeichnis

E. Wirbelsäulenerkrankungen

I. Spondylitis ankylosans. Von W. MIEHLE. Abschnitt 4 von
   M. AUFDERMAUR 3
II. Spondylitiden bei entzündlichen Gelenkerkrankungen. Von
   W. MIEHLE 107
III. Spondylitis bei Enteropathien. Von G. KLEIN 163
IV. Spondylitiden durch Mikroorganismen. Von S. STOTZ 171
V. Spondylosis hyperostotica. Von P. SCHNEIDER 179
VI. Spondylopathien bei metabolischen und ernährungsbedingten
   Störungen. Von P. SCHNEIDER 201
   1. Spondylopathie bei Chondrokalzinose 201
   2. Spondylopathie bei Ochronose (Alkaptonurie) 209
   3. Spondylopathie bei Hämochromatose 216
   4. Spondylopathie bei Morbus Wilson 219
   5. Spondylopathie bei Osteochondropathia endemica (M. KASCHIN-
      BECK) 221
   6. Spondylopathie bei Diabetes mellitus 222
   7. Spondylopathie bei metabolischen und ernährungsbedingten
      Knochenerkrankungen 223
VII. Wirbelsäulenerkrankungen bei endokrinen Störungen. Von
   F. HUSMANN 229
VIII. Wirbelsäulenerkrankungen bei Erkrankungen des hämatopoetischen
   Systems. Von R. FILCHNER 235
IX. Wirbelsäulenerkrankungen bei Paraproteinämien. Von G.L. BACH 247
X. Neurotrophische Veränderungen der Wirbelsäule bei Erkrankungen
   des Nervensystems (Tabes, Syringomyelie). Von S. STOTZ 255
XI. Die Osteochondrosis vertebralis juvenilis (Morbus Scheuermann).
   Von S. STOTZ 259
XII. Wirbelsäulenveränderungen bei neoplastischen Erkrankungen.
   Von H. MÜLLER-FASSBENDER 267

F. Erkrankungen des Unterhautbindegewebes

I. Entzündliche Erkrankungen des Unterhautbindegewebes. Von
   G.L. BACH 281
   1. Morbus Pfeiffer-Weber-Christian 281
   2. Morbus Rothmann-Makai 288
II. Nichtentzündliche Erkrankungen des Unterhautbindegewebes . . . 293
   1. Pannikulose. Von S. MARGHESCU 293
   2. Lipodystrophie. Von H. KATHER und B. SIMON 299
   3. Fettgewebshernien. Von H. KATHER und B. SIMON 307

4. Hand-Schüller-Christiansche Erkrankung. Von H. Kather und
   B. Simon 309
5. Morbus Gaucher. Von H. Kather und B. Simon 315
6. Adipositas dolorosa (Dercumsche Erkrankung). Von H. Kather
   und B. Simon 321
7. Lipokalzinogranulomatose. Von H. Kather und B. Simon ... 324
8. Xanthomatosen. Von H. Kather und B. Simon 326
9. Neoplasien des Unterhautbindegewebes (primäre und metastatische). Von W. Mohr 330

G. Erkrankungen der Muskulatur

I. Entzündliche Muskelerkrankungen 339
   1. Erregerbedingte Myositiden. Von D. Pongratz 340
   2. Polymyositis – Dermatomyositis. Von D. Pongratz 342
   3. Sonderformen von Polymyositiden. Von D. Pongratz ... 355
   4. Polymyalgia arteriitica. Von W. Miehle 360

II. Nichtentzündliche Muskelerkrankungen (Myopathien) Myopathien (Einführung). Von W. Schmidt-Vanderheyden 379
   1. Hereditäre Myopathien. Von W. Schmidt-Vanderheyden und H. Leinisch 381
   2. Allergische und toxische Myopathien. Von F. Husmann ... 397
   3. Metabolische und ernährungsbedingte Myopathien. Von F. Husmann 401
   4. Endokrine Myopathien. Von F. Husmann 405
   5. Neurogene Myopathie. Von W. Schmidt-Vanderheyden und H. Leinisch 408
   6. Erkrankungen der neuromuskulären Übertragung. Von W. Schmidt-Vanderheyden 413
   7. Myasthenia gravis pseudoparalytica. Von W. Schmidt-Vanderheyden 416
   8. Die Myoglobinurie. Von R. Maurach und F. Strian 420
   9. Stiff-man-Syndrom. Von R. Maurach und F. Strian 424
   10. Myositis fibrosa generalisata. Von R. Maurach und F. Strian   427
   11. Myopathie bei Amyloidose. Von R. Maurach und F. Strian   429
   12. Die paraneoplastische Myopathie. Von G.L. Bach 432
   13. Die Neoplasien der Muskulatur. Von R. Maurach und F. Strian   441

H. Erkrankungen der Sehnen, Sehnenscheiden, Bänder, Bursen und Faszien

I. Entzündliche Erkrankungen der Sehnen, Sehnenscheiden, Bänder, Bursen und Faszien. Von J.-M. Engel 447
II. Reizzustände des Sehnengleitgewebes. Von D. Wessinghage ... 464
III. Fasziopathien. Von D. Wessinghage 466
IV. Tylositas articulorum, Joint Callosities, Knöchelpolster, Knuckle (Garrod's) pads. Von D. Wessinghage 473
V. Sehnendegeneration mit konsekutiver Ruptur. Von D. Wessinghage   475
VI. Überlastungs- (Peri-) Tendinopathien (-Tendinosen) -Fasziopathien (außer Periarthropathien), -Insertions-Tendinopathien (-Tendinosen) (Fibroosteopathien bzw. Fibroostosen der Ursprünge und Insertionen. Von D. Wessinghage 485

VII. Rezidivierende Sehnenluxationen. Von D. WESSINGHAGE 492
VIII. Schnappende Hüfte. Von D. WESSINGHAGE 494
IX. Faszienlücken. Von D. WESSINGHAGE 495
X. Ganglien der Sehnen, Sehnenscheiden und Bänder (Retinacula). Von D. WESSINGHAGE 496
XI. Neoplasmen von Sehnen, Sehnenscheiden, Bändern, Faszien. Von D. WESSINGHAGE 498
XII. Periarthropathia humeroscapularis. Von J.F. WAGENHÄUSER ... 500

J. Neurologische Erkrankungen

I. Neurodystrophische Syndrome (Algodystrophie). Von W. MIEHLE 533
II. Periphere Neuropathien. Von W. KRÄMER 549
III. Periphere Nervenkompressionssyndrome. Von D. WESSINGHAGE . . 583
IV. Zentral und spinal ausgelöste Störungen des Weichteilapparates. Von F. STRIAN und R. MAURACH 597

K. Gefäßerkrankungen in der Differentialdiagnose zu rheumatischen Erkrankungen. H. HESS 606

L. Systemerkrankungen des Binde- und Stützgewebes mit fakultativer Manifestation am Bewegungsapparat

I. Rheumatisches Fieber – Streptokokkenrheumatismus. Von F. GRASER 619
II. Conjunctivo-urethro-synoviales Syndrom (Reiter-Syndrom). Von W. MIEHLE. Abschnitt 4 von W. MOHR 654
III. Lupus erythematodes. Von G.L. BACH 714
IV. Das Sharp-Syndrom. Von G.L. BACH 753
V. Progressive systemische Sklerodermie (Sklerose)
  1. Allgemeines und Hautmanifestationen. Von H. KRESBACH und H. KERL 761
  2. Die viszerale Organbeteiligung der progressiven systemischen Sklerodermie. Von G. KLEIN. Abschnitt 7 von G. STÖCKL. ... 826
VI. Die multizentrische Retikulohistiozytose. Von G.L. BACH 852
VII. Kutaneo-uveales Syndrom (Behçet). Von E. GUNDEL 858

M. Das Sjögren-Syndrom (Sicca-Syndrom). Von G.L. BACH 868

N. Psychosomatik in der Rheumatologie. Von A. WEINTRAUB 882

Sachverzeichnis 903

Inhaltsübersicht Teil 2A

Allgemeiner Teil

I. Begriffsdefinition, Nomenklatur, Klassifikation. Von H. MATHIES
II. Pathobiochemie und Pathophysiologie des Bindegewebes. Von H. GREILING, A. GRESSNER und K. KLEESIEK
III. Klinische Diagnostik bei rheumatischen Krankheiten. Von H. MÜLLER-FASSBENDER
IV. Serologische Untersuchungen. Von G.L. BACH
V. Gelenkbiopsie. Von N. THUMB
VI. Arthroskopie. Von R. CZURDA
VII. Arthrographie am Beispiel der chronischen Polyarthritis. Von O. FISCHEDICK
VIII. Grundsätze der Röntgenuntersuchung in der Rheumatologie. Von K. MEYTHALER
IX. Thermographie. Von J.-M. ENGEL
X. Gelenkszintigraphie. Von P. PFANNENSTIEL
XI. Medikamentöse Therapie. Von N. THUMB
XII. Physikalische Therapie rheumatischer Erkrankungen. Von M. FRANKE
XIII. Operative Therapie. Von D. WESSINGHAGE

Sachverzeichnis

Inhaltsübersicht Teil 2B

Spezieller Teil I – Gelenke

A. Entzündliche Gelenkerkrankungen (Arthritiden)

    I. Chronische Polyarthritis einschließlich Felty-Syndrom. Von F. Rainer et al.
   II. Juvenile chronische Arthritis einschließlich Still-Syndrom. Von E. Stoeber und G. Kölle
  III. Die Arthritis villonodularis pigmentosa (Benignes Synovialom). Von F.J. Wagenhäuser
  IV. Transitorische Coxitis. Von P. Otte
   V. Der palindrome Rheumatismus. Von G. Bartl
  VI. Arthritis bei Reiter-Syndrom. Von W. Miehle
 VII. Arthritis psoriatica. Von W. Miehle
VIII. Arthritiden bei intestinalen Grundkrankheiten. Von G. Klein
  IX. Die Gelenk-, Knochen- und Muskelmanifestation der Sarkoidose. Von H. Behrend
   X. Arthritis bei Morbus Behçet. Von E. Gundel
  XI. Symptomatische (reaktive) Arthritiden. Von E. Gundel
 XII. Gelenkinfektionen. Von J.-M. Engel

B. Gelenkerkrankungen mit heterogenen entzündlichen und nichtentzündlichen Komponenten (Arthropathien)

    I. Arthropathia urica. Von M. Schattenkirchner
   II. Arthropathien bei metabolischen und ernährungsbedingten Störungen
       1. Arthropathie bei Chondrokalzinose. Von P. Schneider
       2. Arthropathie bei Hämochromatose. Von P. Schneider
       3. Arthropathie bei Morbus Wilson. Von P. Schneider
       4. Arthropathie bei Osteochondropathie endemica (Kaschin-Beck). Von P. Schneider
       5. Die alkaptonurische Ochronose. Von G. Lanzer, G. Klein, H. Hofmann und F. Rainer
       6. Arthropathien bei Xanthomatosen. Von H. Kather und B. Simon
       7. Arthropathien bei Lipokalzinogranulomatose. Von H. Kather und B. Simon
       8. Arthropathie bei Diabetes mellitus. Von H.-F. Kumor
  III. Arthropathien bei endokrinen Störungen. Von F. Husmann
  IV. Arthropathien infolge wiederholter Gelenkblutungen bei hereditären Koagulopathien bzw. Minus-Hämostaseopathien. Von R. Marx und W. Schramm
   V. Arthropathien bei Erkrankungen des hämatopoetischen Systems (Leukämien). Von R. Filchner

VI. Arthropathien bei Paraproteinämien. Von G.L. BACH
VII. Neuropathische Arthropathien. Von S. STOTZ
VIII. Arthropathie bei Amyloidose. Von H.P. MISSMAHL und H. HELD

C. Idiopathische Arthrose (einschließlich Fingerpolyarthrose).
Von F.J. WAGENHÄUSER et al.

D. Gelenktumoren und Hamartome.
Von W. MOHR

E. Wirbelsäulenerkrankungen

I. Spondylitis ankylosans

Von W. Miehle

Abschnitt 4 von M. Aufdermaur

Mit 30 Abbildungen und 14 Tabellen

1. Definition und Nomenklatur

Die Spondylitis ankylosans (Sp. a.) ist ein chronisch-entzündliches Systemleiden des Bewegungsapparates mit fakultativ viszeraler Symptomatik. Sie verläuft wechselnd schnell progredient, ist dem Stand der gegenwärtigen Medizin nach unheilbar und inaktiviert sich selbst. Diese Inaktivierung kann zu jeden Zeitpunkt, d.h. in jedem Stadium der Erkrankung erfolgen. Schmerz und Funktionseinbuße am Bewegungsapparat sind die Kardinalzeichen der Sp. a.

Folgende *Synonyma* für die sog. Bechterew-Krankheit gibt es (ohne Bewertung): Spondylarthritis ankylopoetica, Morbus Strümpell-Marie-Bechterew, Morbus Bechterew, entzündliche Wirbelsäulenversteifung, ankylosierende Spondylitis, Spondylitis ankylopoetica, spondylitis ossificans ligamentosa, spondylitis ankylosans, pelvi-spondylitis rheumatica, pelvospondylitis ossificans, ankylosing spondylitis, rheumatoid spondylitis (Englisch). Spondylarthrite ankylosante, pelvispondylite rhumatismale, spondylose rhizomélique (Französisch). Spondilite anchilosante (Italienisch), spondilartrite anchilosante (Spanisch).

2. Ätiologie

Die Ursache der Sp. a. ist unbekannt. Die Entdeckung des HLA-Systems und die *signifikante Korrelation zwischen HLA-B 27 und Sp. a.* haben mehr Licht in das Dunkel gebracht. Dieses Antigen kann auch bei Colitis ulcerosa, Enteritis regionalis, dem Reiter-Syndrom und einigen anderen Krankheiten nachweisbar sein, die alle mit einer der Sp. a. sehr ähnlichen Symptomatik verlaufen können. Ausgehend von der Hypothese einer multifaktoriellen Ätiologie glaubt man heute, daß einer endogenen genetischen Disposition oft ein exogener auslösender Faktor zur Penetranz und damit zur Manifestation verhilft. Lange Zeit wurde die *Lues* (Treponema pallidum) als Ursache der Sp. a. gesehen, jedoch bereits Krebs und Wurm (1938) sowie Ott und Wurm (1957) lehnten diesen Zusammenhang ab und sprachen von einer zufälligen Koinzidenz. Die *Gonorrhö* sah Volhard (1938, 1948) in 75% als Grundlage für seine Sp. a.-Fälle, Forestier et al. (1951) in 3,5%. Ott und Wurm (1957) fanden in 8% ihrer Sp. a.-Fälle enge anamnestische Zusammenhänge mit einer Gonorrhö, lehnten sie als Ursache jedoch ab. Auch der *akute Gelenkrheumatismus* wurde als auslösender Faktor diskutiert (Fischer u. Vontz 1932, in 14%; Fritz 1937, in 48%). Der Streptokokkenrheumatismus verdient heute sicherlich nur noch medizingeschichtlich Erwähnung. In älteren Lehrbüchern wird der überdurchschnittlich hohe Anteil von erhöhten *Antistreptolysintitern* bei der Sp. a. betont. Eine besondere Rolle in der Ursachenforschung der Sp. a. hat immer die *Prostatovesikulitis* gespielt, der bei Frauen die *chronische Salpingitis* (JULKUNEN u. PIETILÄ 1964) entspricht. Morphologisch-physiologische Vorstellungen sind Grundlage für diese Hypothese: Ausgehend von einem Harnwegsinfekt, einer Prostatitis, einer Vesikulitis soll die Entzündung – den lymphatischen Weg gehend – über das vertebrale Lymphsystem zur Sp. a. führen. Diese Vorstellung hatte bereits KIENBÖCK (1938), ROMANUS (1953), ROMANUS und YDEN (1955) fanden bei 98% ihrer Sp. a.-Patienten eine chronische Prostatovesikulitis, MASON et al. (1959) in 83%, OATES (1959) in 84% und JULKUNEN (1962) in 89%. Auch WURM (1957), STORCK (1962) sowie PECHERSTORFER und EBERL (1964) vertraten die Meinung, daß die Prostata infektiöser Ausgangsort der Sp. a. sein könnte. Unterstützt wurde diese These von GRAINGER und NICOL (1959), die paraplegische Patienten untersuchten und gehäuft Sp. a.-Fälle fanden, deren Anamnese eine chronische Harnwegsinfektion oder eine Prostatitis einschloß. Dagegen untersuchte WRIGHT (1966) 38 Paraplegiker, bei denen er in 12 Fällen sakroiliakale Veränderungen fand, die jedoch deutlich von den Sp. a.-Iliosakralgelenkveränderungen differierten. Erosionen und Ankylosen kamen nicht vor. Die röntgenologischen Erscheinungen bestanden hauptsächlich in einem Verlust des Gelenkspalts. BÖNI et al. (1965) fanden bei Lymphangiographien keine entzündlichen Veränderungen an den örtlichen Lymphgefäßen oder Lymphknoten. Sie folgerten, daß eine Fokalinfektion nicht zur Sp. a. führt, da das pathologisch-anatomische Substrat fehle. Besonders die Befunde bei Paraplegikern sprechen dagegen, daß Urogenitalinfektionen Ausgangspunkt für eine Sp. a. sein könnten. Bei diesen hat sich in den meisten Fällen keine Sp. a., sondern allenfalls eine Sakroiliakalveränderung entwickelt. Parasyndesmophyten treten nie auf (DIHLMANN 1975a).

GRAINGER und NICOL (1959) meinten, daß jede Entzündung im Beckenraum Ursache einer Sp. a. sein könne. Sie berichten über Fälle, bei denen sich aus einer Colitis ulcerosa eine Sp. a. entwickelt. Über Sp. a.-Fälle bei Enteritis regionalis und Colitis ulcerosa schreiben auch KUHLMANN (1959), MCBRIDE et al. (1963), ANSELL und WIGLEY (1964) sowie DEICHER und ARENDT (1966). Die Frage, *ob es sich dabei um ein gemeinsames infektiös-toxisches Geschehen handelt oder ob eine gemeinsame immunpathologische Ursache dahinter steckt,* bleibt offen. SCHILLING (1974) b) spricht davon, daß die einzig gesicherte Ursache für eine Sp. a. in dem Teil der Reiter-Syndrome liegt, der chronisch wird. Nach dieser Auffassung stehen alle die Ursachen zur Diskussion, von denen man glaubt, daß sie an der Entstehung des Reiter-Syndroms mitwirken: PPLO (DEKKER u. WARD 1966), Bedsonia (SCHACHTER et al. 1966) oder die Ruhr (SCHILLING et al. 1965).

Auch eine *unspezifische Herdreaktion* wurde diskutiert. ANOCHIN und BUTKEVIC (1965) sahen gehäuft Sp. a.-Fälle nach Tonsillitiden. Als vielleicht *krankheitsauslösend* (MOLL 1972b) werden Unterernährung, Hypovitaminose, Umstimmungskonstellationen, Störungen des Endokriniums und Streß bezeichnet. MOHING (1959) meint, daß nur wiederholte Durchnässung und Unterkühlung als ursächliche Faktoren gesehen werden könnten. BOOS (1973) denkt an Mangelernährung, Überanstrengung, Kälte und Nässe als mögliche Manifestationsursache der Sp. a. Lange Zeit wurde auch die ursächliche Rolle von *traumatischen* Geschehnissen diskutiert: GRABNER-DUVERNAY und ARNAUDET (1958), EVERS (1958), LOUYOT et al. (1961) bejahen die Frage der traumatischen Auslösung einer Sp. a.; GRABNER-DUVERNAY (1948) glaubte, eine traumatisch bedingte Sonderform der Sp. a. zu erkennen. OTT und WURM (1957) sprechen dem traumatischen Geschehen eine primäre Kausalität ab; sie haben im eigenen Krankengut keinen einzigen Fall gesehen, der sich unter diese Korrelation subsumieren ließe. Fraglich ist es, ob eine „latente Sp.a." durch ein Trauma eine „manifeste Sp.a." werden kann. GOTSCH und OTT (1970) haben Sp.a.-Patienten nach infizierten Kriegsverletzungen gesehen, halten als auslösenden Faktor ein einmaliges traumatisches Geschehen jedoch für unwahrscheinlich. Auch Mikrotraumen gewisser Berufsarten schließen sie als Ursache für eine Sp.a. aus. Die Frage, ob die Sp.a. eine *autoimmunologische* Krankheit sei, ist noch offen. GRIMBLE (1964) fand Antikörper zu Prostataantigenen im Serum. FELSCH (1969) fand Gelenkgewebsantikörper bei Sp.a.-Patienten. Auf der anderen Seite „kann" die Sp.a. keine Antigammaglobulin-Antikörperkomplexe bilden, wie z.B. die chronische Polyarthritis, so daß es keine antinukleären Antikörper im Serum (RITCHIE 1967) und in der Synovialflüssigkeit (MACSWEEN et al. 1967) gibt.

Die *Vererbung* spielt eine *entscheidende Rolle* (OTT u. WURM 1957). An eine gesicherte Vererbung glauben DE BLECOURT (1962), BÖNI (1966) und JÖRGENSEN (1969), MASON (1973e) meint, daß es nützlich sein könnte, die Iliosakralgelenke der Geschwister von Sp.a.-Erkrankten zu untersuchen. Ob es sich dabei um einen einfach autosomalen Erbgang handelt mit einer Penetranz bei Männern von 70% und bei Frauen von 10%, wie STECHER und AUSENBACHS (1955) vermuten, oder ob ein multifaktorielles Erbgefüge vorliegt, bei dem genetische und exogene Faktoren mit additiver Genwirkung und Schwellenwerteffekt eine Rolle spielen (JÖRGENSEN 1969), ist ebenfalls noch offen.

3. Pathogenese

FASSBENDER (1975) beschreibt folgende Pathomechanismen der Sp.a.: Am Anfang steht ein arthritischer Prozeß, der sich an den Iliosakralgelenken, den Intervertebralgelenken und den Gelenken der Extremitäten abspielt. Ihm folgt eine Phase des Knochenab- und -anbaus, die für die Umstrukturierung des Achsenskeletts verantwortlich ist. FASSBENDER (1975) verweist darauf, wie gefährlich es ist, aus synovitischen Prozessen auf spezifische pathogenetische Mechanismen zu schließen.

Fibrinaustritt, Synovialzellproliferation und lymphoplasmazelluläre Infiltration sind lediglich Ausdruck einer unspezifischen Synovitis. Die arthritischen Prozesse im Rahmen der Sp.a. zeichnen sich durch ein Mißverhältnis zwischen Exsudation und Bindegewebsreaktion sowie durch eine eigentümliche Neigung zu Fibroplasie, Metaplasie und sekundärer Knorpelverschmelzung aus. Die Arthritis verläuft im Gegensatz zu anderen Arthritiden diskreter und torpider und ist stark zugunsten der Bindegewebsreaktion verschoben. FASSBENDER (1975) hält diese Knorpelwucherungen für Symptome eines *primär entzündlichen Prozesses*.

ENGFELDT et al. (1954), OTT und WURM (1957) glauben, daß am Anfang des Verknöcherungsprozesses eine geringgradige Entzündung abläuft. Nicht geklärt ist, ob den osteolytischen Prozessen an der Wirbelsäule (Spondylitis anterior, Diszitis) ein wirklicher Entzündungsmechanismus zugrunde liegt. FASSBENDER (1975) meint, daß die Sp.a. durch metaplastisch ossifizierende und durch osteolytisch destruierende Prozesse am Stammskelett gekennzeichnet ist. Die Bandscheiben- und Kapselverknöcherungen folgen einer flüchtig entzündlichen Phase, als deren Spuren kleine Lymphozytenherde im prävertebralen Bindegewebe anzusehen sind. Die osteolytischen Prozesse an Wirbelkanten und Wirbeloberflächen müssen auf einen entzündlichen Initialprozeß zurückgeführt werden.

Welche Rolle spielt nun diese Entzündung? WETTSTEIN und RIOTTON (1950), AUDERMAUR (1953a), OTT und WURM (1957) schreiben der entzündlichen Phase die Rolle eines *Starters* für Synchondrose und pathologische Knochenentwicklung zu. Synchondrose und Knochenbildung entwickeln sich dann unabhängig vom Startmechanismus weiter. Die Entzündung bejahen auch SIVEN (1903), FRAENKEL (1904), GÜNTZ (1933), KLINGE (1933) und CRUICKSHANK (1951, 1956, 1960). FREUND (1942), ROMANUS (1953) und FORESTIER und DESLOUS-PAOLI (1957) sind der Meinung, daß aus dieser flüchtigen Entzündung eine ulzeropannöse Entzündung hervorgeht, die zu Knorpel- und Knochenzerstörung führt.

Fest steht heute, daß bei der Sp. a. ein *besonderer disponierender Faktor genetisch fixiert zu sein* scheint. Daneben kann als gesichert angesehen werden, daß ein *entzündlicher Prozeß die Sp. a. auslöst.*

Der Charakter der Entzündung bietet nicht das Bild einer normergischen Entzündung, wie z.B. einer bakteriellen Infektion. In den Krankheitsherden der Sp. a. wurden auch nie Mikroorganismen nachgewiesen. Das Gewebsbild legt vielmehr die Vermutung nahe, daß es sich um eine immunpathologische Reaktion handelt (BENEKE 1969).

Vor allen Dingen VAN SWAAY (1950, 1951) hat behauptet, daß die Sp. a. Beweise für einen Entzündungsprozeß vermissen lasse und daß die wesentlichen Abweichungen im Knorpel gelegen seien. Bei AUFDERMAUR (1953b) gehört eine primäre Knorpelschädigung und Wucherung zum Konzept der Sp. a. Übereinstimmung besteht bei den meisten Pathologen in der Feststellung einer chondroiden Metaplasie des Anulus fibrosus als Primärläsion und der enchondralen Ossifikation als dem pathogenetischen Weg der charakteristischen Knochenneubildung der Sp. a. (SCHILLING 1974b). WURM (1957) definiert die Rolle des chronischen Entzündungszustandes im reaktionsfähigen Mesenchym des Achsenskelets als pathologischen Wachstumsreiz, der in kausal nicht faßbarer Verbindung zur fortschreitenden Ossifikation aller straff bindegewebigen und knorpeligen Teile des Bewegungsapparates führt.

BENEKE (1969) unterscheidet den *polyarthritischen* vom *klassischen* Typ der Sp. a. *Der beiden eigene entzündliche Startermechanismus ist in der Lage, Proliferationskinetik und Differenzierung der örtlichen Bindegewebszellen zu verändern.* Daraus resultiert als pathologisch-anatomisches Substrat einmal entzündlich proliferierendes Bindegewebe, Gelenkstrukturen zerstörend, später Knorpel- und Knochenbildung hervorrufend. Zum anderen kann einer flüchtigen Entzündungsphase sofort die Knorpel- und Knochenbildung folgen. Nach WURM (1957) ist der erste Typ der polyarthritische, der zweite der klassische Typ.

SCHILLING (1974b) charakterisiert die beiden Typen als vorwiegend *syndesmophytär oder spondylarthritisch.* „Der Doppelgesichtigkeit der Sp. a. aus Destruktion und Produktion entsprechen in Grenzfällen die beiden röntgenologisch unterscheidbaren Typen. Diese überschneiden sich in Abhängigkeit vom Erkrankungsalter entsprechend einer gewissen Gesetzmäßigkeit der Nosomorphe mit Verschiebung des Gleichgewichtes des Prozesses in der Jugend zugunsten der entzündlichen, im Alter zugunsten der vorwiegend produktiven Tendenz" (SCHILLING 1974b).

DIHLMANN (1968) setzt für die beiden Typen das *röntgenbildanalytisch erkannte Neben- oder Nacheinander von Entzündung und Knochenneubildung.* Er findet bei 79% der Patienten den klassischen Typ, bei 21% Hinweise auf periarthrale Verknöcherungen ohne arthritische Knorpelzerstörung sowie Hinweise auf intra- oder extraartikuläres Granulationsgewebe. Der rein polyarthritische Typ

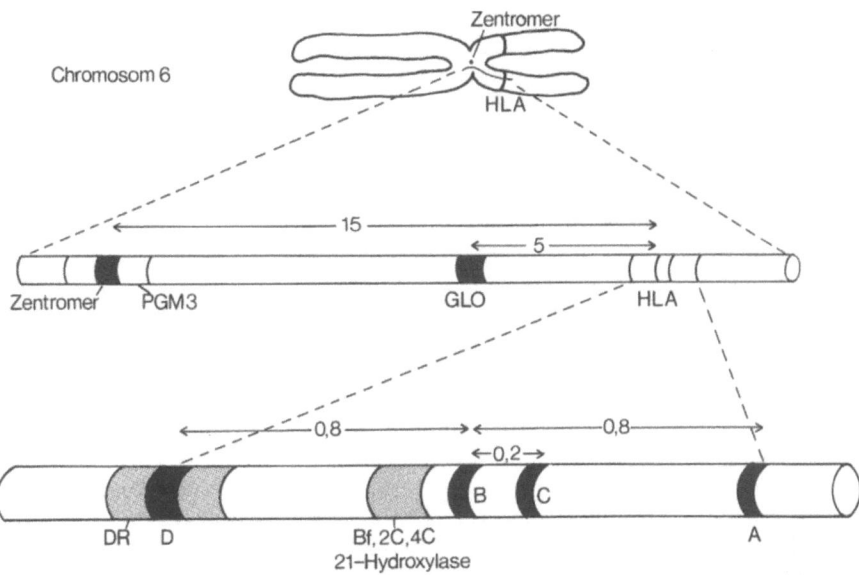

Abb. 1. Die das HLA-System kontrollierenden Gene befinden sich auf dem Chromosom Nr. 6 (oben); Gene, die mit dem HLA-System verknüpft sind, sind die Phosphoglukomutase-3 (PGM 3) und Glyoxalase-1 (GLO). Die „HLA-Landkarte" (unten) zeigt mit unterschiedlichen Abständen voneinander HLA-A, B, C und D. Die HLA-DR (D-related)-Region liegt dicht neben dem Locus D; Gene der Komplement-Komponenten Bf, 2C, 4C und ein Gen für die 21-Hydroxylase liegen neben dem B-Locus. (Aus SCHALLER und HANSEN, Hosp. Pract. pp 42, 1981)

der Sp. a. wird verneint. Das bedeutet eine neue Grundkonzeption der Sp. a.-Pathogenese, die allen bisher bekannten feingeweblichen Untersuchungsbefunden gerecht wird. DIHLMANN (1968) deutet die Syndesmophyten als unspezifische Knochenneubildungen zur Ruhigstellung eines erkrankten Wirbelsäulensegments. Durch die Ruhigstellung wird der Heilungsvorgang im befallenen Segment unterstützt. Die syndesmophytäre Reaktion unterbleibt ganz oder ist nur angedeutet, wenn ein Segment sehr schnell versteift, beispielsweise durch eine pannöse Intervertebralarthritis oder durch eine operative Spanverpflanzung.

Sehr charakteristisch ist die von NIEPEL et al. (1966) beschriebene *Enthesopathie*. Immer dort, wo straffes Bindegewebe (Sehnen, Bänder) unter Vermittlung einer Knorpelschicht in den Knochen einstrahlt, findet man sie bei der Sp. a. Von DIHLMANN (1967c) wurde sie als Fibroostitis bezeichnet.

In der Transplantationsforschung wurden die HLA-Antigene (Abb. 1) entdeckt. Über 30 leukozytäre Antigene (*h*uman *l*eucocyte *a*lloantigens) kennt man heute. Diese HLA-Antigene, zusammengefaßt als HLA-System, stellen nach derzeitigen Kenntnissen einen Teil des Haupthistokompatibilitätskomplexes dar, der bei der Transplantationsverträglichkeit eine Rolle spielt. Die klassischen HLA-Antigene sind Strukturmerkmale an der Zelloberfläche praktisch aller bisher untersuchten kernhaltigen Zellen (ALBERT 1976). Die Ausprägung dieser Antigene wird genetisch von einer Region des Chromosoms Nr. 6 gesteuert. Zwei enggekoppelte Loci, der erste (LA- oder A-) und der zweite (Four- oder B-) Locus liegen in der HLA-Region des Chromosoms. Die Vererbungseinheit besteht aus je einem Allel des ersten und des zweiten Locus. Jedes Individuum besitzt daher vier dieser klassischen HLA-Antigene, je zwei aus der väterlichen und der mütterlichen Vererbungseinheit (Abb. 1). Die Vererbung erfolgt dominant, so daß bei den Kindern eines Elternpaares vier Kombinationsmöglichkeiten der einzelnen Gene vorkommen (SCHATTENKIRCHNER et al. 1976). In dieser HLA-Region befinden sich die Determinanten der serologisch definierten Antigene, des mixed lymphocyte culture system, die Determinanten für die Immunantwort, die Determinanten für einige Serumkomplementfunktionen, für weitere in der Transplantationsimmunologie wichtige Antigene, für Antigene des IA-Typs sowie für die Zell-Zell-Erkennung des Immunsystems (BODMER 1975). Die Häufigkeit des HLA-B 27 bei der Sp. a. - nach SCHATTENKIRCHNER et al. (1976) 94,6% - fällt auf. Das Antigen war bei der Hälfte der Verwandten ersten Grades von Patienten mit Sp. a. positiv.

Nach SCHATTENKIRCHNER et al. (1976) und BRACKERTZ (1981) kann man die hohe Assoziation einer Krankheit mit einem HLA-Antigen durch folgende hypothetische Pathomechanismen erklären: Nach der *Hypothese des molekularen Mimikry* wäre es denkbar, daß ein zu postulierender Erreger einer Krankheit in seinem antigenen Charakter der antigenen Eigenschaft eines bestimmten Strukturmerkmals der kernhaltigen Zellen (d.h. einem HLA-Antigen) des infizierten Organismus gleich oder so ähnlich ist, daß der Organismus den Erreger nicht als fremd erkennt und deshalb keine Immunantwort gegen diesen Erreger aufbaut. Die Hypothese der *Assoziation mit Immunantwortgenen* hat besonders bei den rheumatischen Krankheiten gute Plausibilität. Nach dieser Hypothese wäre für die Pathogenese der Sp. a. folgender Mechanismus denkbar: Die Empfänglichkeit für die Sp. a. ist bestimmt durch ein defektes Immunantwortgen, das eng mit dem zweiten Locus des HLA-Systems gekoppelt ist und wegen eines Koppelungsungleichgewichts eine starke Assoziation mit HLA-B 27 aufweist. Zur Realisation der Krankheit bedarf es noch exogener Faktoren, wie z.B. der Infektion mit Mikroorganismen oder einem pathogenen Antigen. Weitere Vermutungen betreffen die Tatsache, HLA-Antigene als Rezeptoren zu betrachten (SNELL 1968). Könnte es sein, daß bei der Sp. a. Oberflächenstrukturen, die mit dem HLA-Antigen B 27 assoziiert sind, Rezeptoren für Klebsiella-Antigene darstellen (SEAGER et al. 1979)? Antiseren gegen den Klebsiella-Stamm K 43 sind für HLA-B 27-positive Lymphozyten von Patienten mit einer Sp. a. zytotoxisch, nicht jedoch für B 27-positive Zellen von gesunden Probanden. B 27-positive Zellen von gesunden Kontrollpersonen können jedoch durch Antigene des Klebsiella-Stammes K 43 so modifiziert werden, daß sie durch Antikörper gegen Klebsiella K 43 in Gegenwart von Koplement lysiert werden können (GECZY et al. 1980).

Die Eigenschaft HLA-B 27 ist fast immer nur heterozygot vorhanden. Möglicherweise ist jedoch die mit dieser Eigenschaft gekoppelte defekte Immunantwort nicht nur an der Ausprägung der Krankheit Sp. a., sondern auch generell an der Ausprägung einer Achsenskelettbeteiligung bei einer Reihe anderer entzündlicher rheumatischer Krankheiten beteiligt (SCHATTENKIRCHNER et al. 1976) (s. auch 5).

Zusammenfassend kann man zur Pathogenese der Sp. a. folgendes sagen: Die pathologisch-anatomischen sowie röntgenbildanalytischen Untersuchungen geben die Gewißheit, daß eine noch unbekannte Ursache ein teils entzündliches, teils nicht entzündliches produktives Geschehen in Gang setzt. Neben der als gesichert geltenden endogenen Disposition bleibt die Frage nach der wichtigen auslösenden Ursache sowie die Deutung der bisher bekannten pathogenetischen Verlaufsformen noch offen.

4. Pathologische Anatomie

a) Gelenke

Wirbelbogen-, Wirbelrippen-, sakroiliakale und periphere Gelenke zeigen den gleichen Befund. In einer frühen Krankheitsphase besteht eine Entzündung der inneren Kapselschicht, der *Mambrana synovialis* (CRUICKSHANK 1951, 1971; ENGFELDT et al. 1954; WURM 1955, 1957; GEILER 1969b; SCHUBERT 1974; AUFDERMAUR 1974, 1977; FASSBENDER 1975; BYWATERS 1980). Die Synovialis bildet verschieden lange und wechselnd dicke Zotten mit unterschiedlich dichten Infiltraten aus Lymphozyten und Plasmazellen, zuweilen mit bis zu 150 µ messenden Lymphfollikeln. Ferner kommen fibroblastäre Stränge und Herde sowie Gefäßknäuel vor. Die Deckzellen sind teils flach, einreihig, teils kubisch bis zylindrisch und mehrreihig. Über, innerhalb und unter der Deckzellschicht sind fibrinoide Eiweißmassen festzustellen (Abb. 3). Diese Befunde sind uncharakteristisch. Bei Biopsien lautet die Diagnose in der Regel: Unspezifische Synovitis chronica. Dazu kann vermerkt sein, ob und in welchem Ausmaß der Befund mit der klinisch verdächtigen Erkrankung vereinbar ist. Für die weitere Stellungnahme sind die klinischen, röntgenologischen und Laborbefunde (HLA-B 27, Rheumafaktoren) heranzuziehen.

Der Knorpel zeigt meistens zuerst regressive Veränderungen an der Grenze des Gelenkspaltes. Erosionen sind von der Synovialis her mit einem Pannus aus lockerem Bindegewebe bedeckt. Er hat in der Regel eine bescheidene Ausdehnung und ist an der Gelenkversteifung nicht beteiligt (AUFDERMAUR 1953; WURM 1955, 1957; GEILER 1969b). Eine Syndesmose (bindegewebige Gelenkversteifung) kommt nur ausnahmsweise vor; sie ist von GÜNTZ (1933) und von FASSBENDER (1975) beschrieben.

Bei ungefähr 20%. der Patienten ist in einzelnen Gelenken ein „polyarthritischer Typ" mit Knorpel- und Knochenzerstörung zu beobachten (COLLINS 1949; CRUICKSHANK 1951, 1956, 1960, 1971; SCHILLING 1969b; AUFDERMAUR 1976); die übrigen Gelenke dieser Patienten weisen keine arthritische Destruktion auf (WURM 1957; DIHLMANN 1969c). Der Spätbefund besteht in einer knöchernen Vereinigung der Gelenkenden (CRUICKSHANK 1956; BYWATERS 1980). – Meistens beruht die Gelenkversteifung auf einer Synchondrose oder Synostose.

Die *Synchondrose* (Abb. 5) beruht auf einer – vielleicht primär entzündlichen – Verschmelzung der Gelenkflächen (AUFDERMAUR 1970; FASSBENDER 1975). VAN SWAAY (1950) und DIHLMANN et al. (1977) fassen sie als eine Folge pathologischen Knorpelwachstums auf; diese Auslegung ist allerdings nicht unbestritten (AUFDERMAUR 1953; WURM 1957). Im Röntgenbild kann der Gelenkspalt verschmälert sein. Im übrigen bestehen aber – bei klinischer Versteifung – röntgenologisch normale Verhältnisse. Auf die klinische Bedeutung der Synchondrose hat WAGENHÄUSER (1977) hingewiesen.

Synostose. Die frühesten Befunde der knöchernen Versteifung sind überwiegend in der Gelenkkapsel festzustellen (AUFDERMAUR 1953; WURM 1955, 1957; BALL 1971). Das Stratum fibrosum zeigt am Knochenansatz die Befunde ähnlich der enchondralen (Abb. 5) oder der bindegewebigen Ossifikation. In der weiteren Umgebung bestehen ausgeprägte regressive Veränderungen. Die Kapselverknöcherung erfolgt schubweise, ebenso die Ossifikation des Gelenkknorpels. In

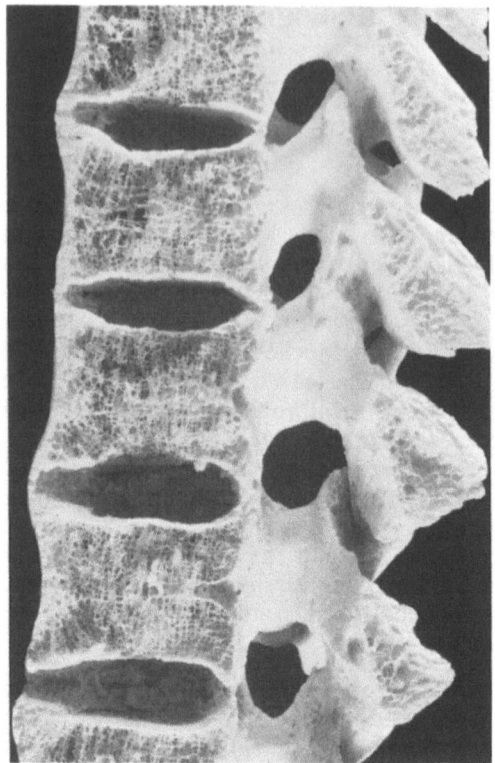

Abb. 2. Lendenwirbelsäule bei Sp.a. Syndesmophyten. Wirbelbogengelenke L2/3 und L4/5 knöchern ankylosiert, L1/2 und L3/4 nicht verknöchert. Ligamenta flava herdförmig ossifiziert. Spongiosa ventral verstärkt, mit andeutungsweiser radiärer Anordnung der Plättchen

einer aktiven Krankheitsphase ist bis zur Nekrose geschädigtes Knorpelgewebe von der Synovialis oder vom subchondralen Markraum her mit Fibroblasten und Kapillaren durchsetzt. An diesen Stellen finden sich die Befunde ähnlich der enchondralen oder bindegewebigen Ossifikation (AUFDERMAUR 1953, 1976; WURM 1957; PASION u. GOODFELLOW 1975; DIHLMANN et al. 1977). Meistens bleibt die Kalkknorpelschicht ganz oder teilweise erhalten, so daß in Röntgenbildern die Gelenkform selbst bei völliger Verknöcherung dargestellt ist.

b) Zwischenwirbelscheiben

Die Syndesmophyten (SICARD u. FORESTIER 1931, zit. nach FORESTIER et al. 1951) bilden den Hauptbefund. Nach vollzogener Ausbildung überbrücken sie schalenförmig den Zwischenwirbelraum und verbinden die Kortikalis von zwei benachbarten Wirbeln (Abb. 2). Die frühesten Veränderungen finden sich am Ansatz der äußeren Partie des Anulus fibrosus an der Wirbelkörperrandleiste. Sie bestehen in den einen Fällen in einer destruktiven Entzündung, während in den anderen Beobachtungen keine entzündliche Veränderung nachweisbar ist.

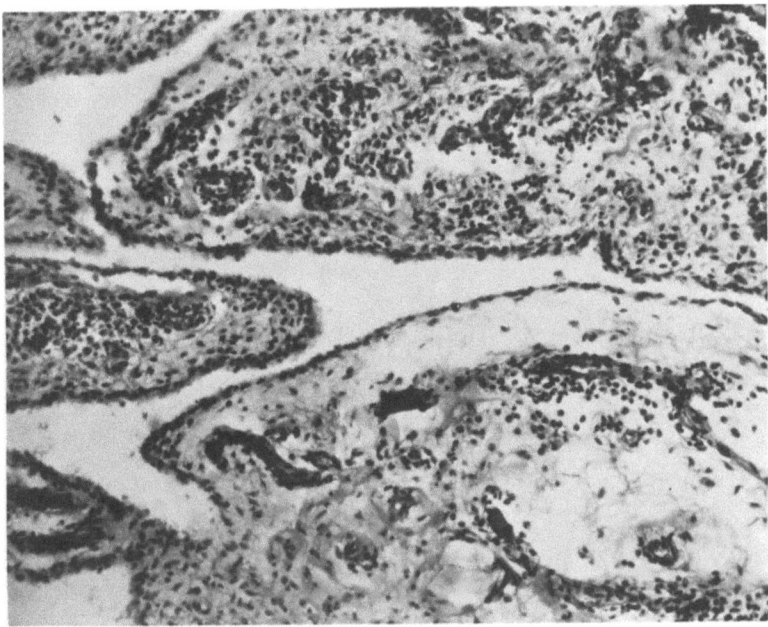

Abb. 3. Synovialis bei Sp.a. Kniegelenk. Zotten breit, durch herdförmiges Ödem, fibrinoide Bänder, fibroblastäre Herde, gewucherte Gefäße und lymphoplasmozytäre Infiltrate verdickt. HE-Färbung. × 125

Eine *entzündliche Destruktion* als Vorläufer des Syndesmophyten ist bei genügender Ausdehnung röntgenologisch feststellbar. Sie wird als *Spondylitis anterior* bezeichnet (ROMANUS u. YDÉN 1952; ROMANUS 1953; ENGFELDT et al. 1954; Ball 1971, 1979; CAWLEY et al. 1972; AUFDERMAUR 1976). Vordere Wirbelkörperkante und anschließender Anulusabschnitt sind durch Granulationsgewebe und lockeres Bindegewebe mit Lymphozyten und Plasmazellen ersetzt (Abb. 4). In der reparativen Entzündungsphase enthält das Bindegewebe Faserknochenbalken, die schließlich durch lamelläre Knochenplättchen ersetzt werden. Wie die Spondylitis anterior ausgelöst wird und welche Faktoren die Knochenbildung bewirken, ist ungeklärt.

Ein Fehlen von entzündlichen Veränderungen bei der Ausbildung des Syndesmophyten beschreiben VAN SWAAY 1950; AUFDERMAUR 1953; WURM 1955, 1957; CRUICKSHANK 1960; GEILER 1969b. Der Anulus fibrosus ist am Ansatz der knöchernen Randleiste chondroid umgewandelt und zeigt die Befunde ähnlich der enchondralen oder bindegewebigen Ossifikation (Abb. 5). In der Umgebung bestehen ausgeprägte regressive Befunde. Die Entwicklung des Syndesmophyten geschieht schubweise. Die Umstände, die in diesen häufigen Fällen zu den regressiven Veränderungen und zur Verknöcherung des Anulus fibrosus führen, sind unbekannt. Wohl sind interessante Hypothesen beschrieben. Sie sind jedoch unbegründet.

Eine *ossifizierte zentrale Bandscheibenpartie* zeigt spongiöses Knochengewebe mit gleicher Anordnung und Dichte der Knochenplättchen wie bei der Spongiosa der Wirbelkörper. Die Knochenplättchen sind in kollagenes Bindegewebe eingebettet, die mit dem Markraum der Wirbelkörper in Verbindung stehen (CRUICKSHANK 1956). Im eigenen Untersuchungsgut kommen in dem Bindegewebe einzelne bis zahllose hyaline Knorpelherde und -spangen vor, in aktiven Krankheits-

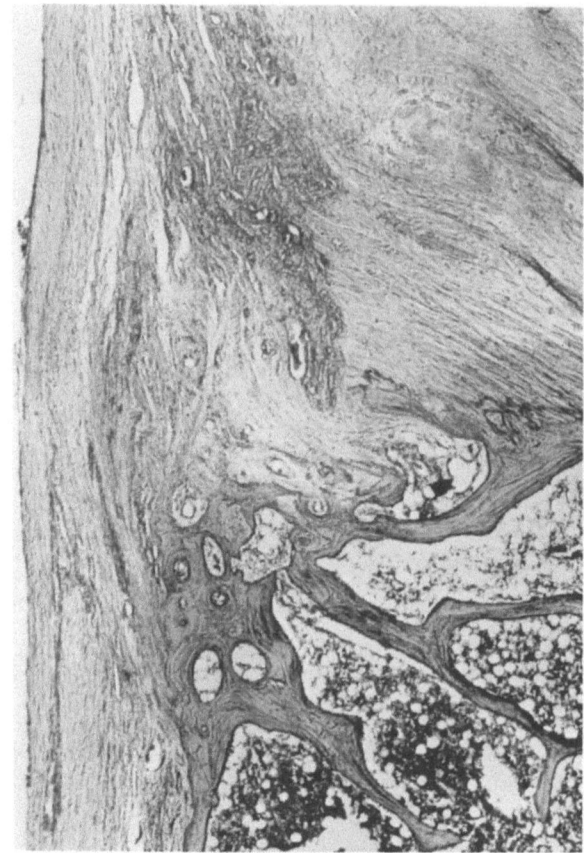

Abb. 4. Spondylitis anterior bei Sp.a. Ventrale Bandscheibenpartie und vordere obere Kante des ersten Lendenwirbels durch Granulationsgewebe und lockeres Bindegewebe mit Lymphozyten und Plasmazellen ersetzt. Vorderes Längsband unverändert. HE-Färbung. ×28

phasen mit Befunden ähnlich der enchondralen und bindegewebigen Ossifikation (Abb. 6). Das Bindegewebe enthält lockere Infiltrate aus Lymphozyten und Plasmazellen. In aktiven Krankheitsphasen können regressive Veränderungen des noch erhaltenen Bandscheibengewebes zur Beobachtung gelangen. Zwischen geschädigtem Bandscheibengewebe und Bindegewebe ist bisweilen eine Granulationsgewebsschicht mit Lymphozyten eingeschaltet. Eine primäre Entzündung („Diszitis") kann aus diesen Befunden nicht abgeleitet werden. Die Bedeutung der von BALL (1979) in diesem Zusammenhang postulierten mechanischen Einflüsse ist unbewiesen. Das Zustandekommen der zentralen Bandscheibenverknöcherung ist unklar.

Die Abschlußplatten der Wirbelkörper sind bei weitgehend verknöcherter Bandscheibe meistens zu einem großen Teil erhalten. Dadurch ist die Wirbelform röntgenologisch erkennbar.

Die *diskovertebrale Destruktion (Andersson-Läsion, sog. Spondylodiszitis)* besteht in der Zerstörung einer Bandscheibe und der angrenzenden Wirbelkörper-

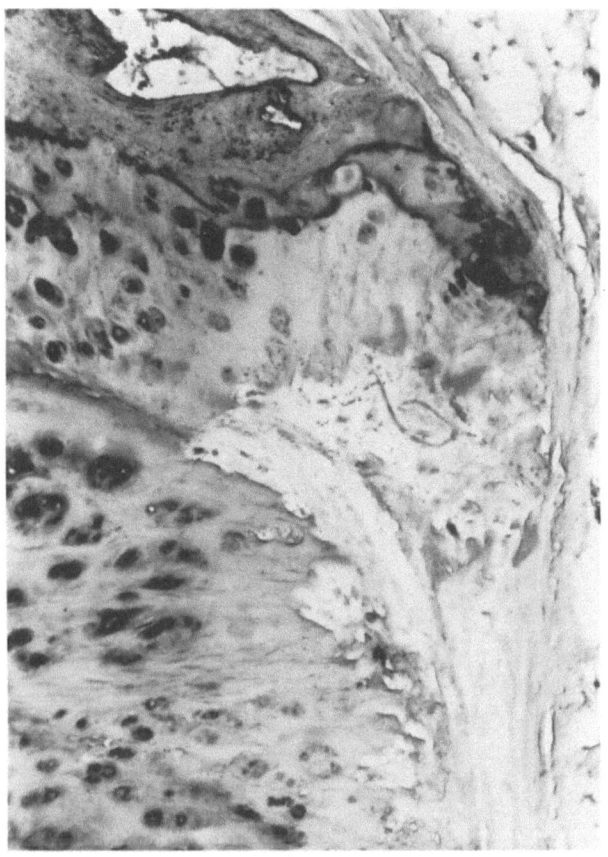

Abb. 5. Wirbelbogengelenk Th 8/9 bei Sp.a. Synchondrose. Kapselansatz am oberen Gelenkfortsatz mit Syndesmophyt in Entwicklung: Kurze Knochenspange mit Befund ähnlich der enchondralen Ossifikation. Anschließender Gelenkknorpel kernlos und in der Abbildung blaß (im (Originalpräparat eosinophil statt basophil), lateral durch lockeres Bindegewebe ersetzt. HE-Färbung. × 160

abschlußplatten (ANDERSSON 1937). In vielen, aber nicht in allen Fällen ergibt die Vorgeschichte ein leichtes bis schweres unfallmäßiges Ereignis. Heute wird diskutiert, wie weit die Destruktion auf entzündlichen Vorgängen und wie weit sie auf einer einmaligen oder Dauerfraktur beruht. Die Pathogenese solcher Veränderungen ist röntgenologisch nicht zu klären (DIHLMANN 1968). Röntgenologische und gleichzeitig aufschlußreiche histologische Befunde beschreiben COSTE et al. 1963; HACKENBROCH 1967; KANEFIELD et al. 1972; YAU u. CHAN 1974; SUTHERLAND u. MATHESON 1975; DIHLMANN et al. 1977; DIHLMANN u. DELLING 1978. Mit CAWLEY et al. (1972) ist festzustellen, daß die Annahme einer primär entzündlichen diskovertebralen Destruktion fragwürdig ist. Der Beweis für eine primäre Entzündung ist in keinem bisher veröffentlichten Fall erbracht. Reaktive Veränderungen im Ablauf einer Frakturheilung können nicht ausgeschlossen werden. Unter diesen Umständen wird der Ausdruck „Spondylodiszitis" am besten zu Gunsten von „diskovertebrale Destruktion" oder „Andersson Läsion" aufgegeben (DIHLMANN u. DELLING 1978).

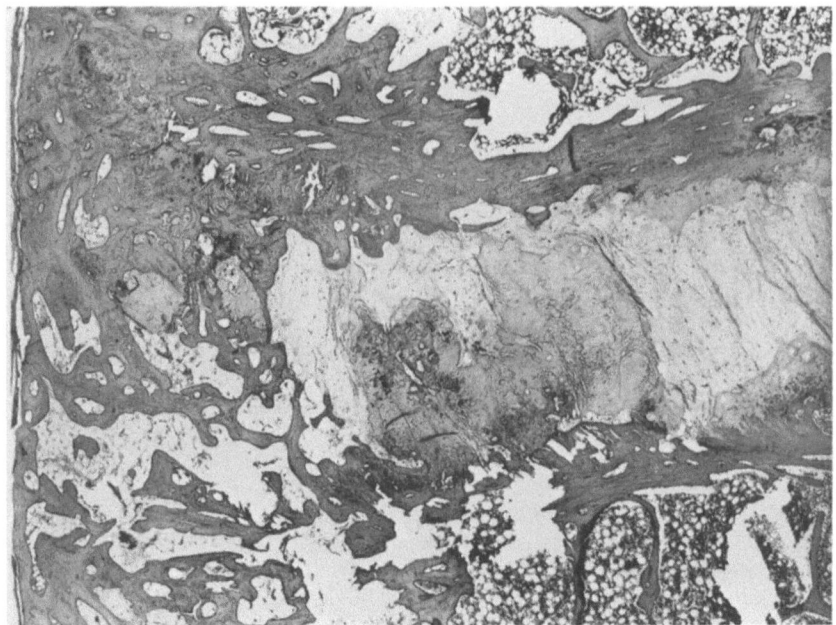

Abb. 6. Bandscheibe C6/7 bei Spa. Anulus fibrosus lateral verknöchert. Zentrale Bandscheibenpartie durch lockeres Bindegewebe ersetzt, mit hyalinen Knorpelherden, in Bildmitte mit Befund ähnlich der enchondralen Ossifikation. HE-Färbung. × 12

c) Bandapparat der Wirbelsäule

Alle Bänder der Wirbelsäule können Verknöcherungen aufweisen, am häufigsten die Verstärkungsbänder der Gelenkkapseln und die Lig. flava, am seltensten die Längsbänder. Hingegen sind Teile des vorderen Längsbandes bisweilen in einen Syndesmophyten eingeschlossen (AUFDERMAUR 1953; WURM 1957). In einer aktiven Entwicklungsphase sind die Befunde ähnlich der enchondralen und der bindegewebigen Ossifikation festzustellen, in den einen Fällen ohne (WURM 1957), in anderen Beobachtungen mit entzündlicher Infiltration (BALL 1971).

d) Wirbelkörper

Die Wirbelkörper zeigen eine Osteoporose, ferner Zeichen des Knochenumbaues. Die *Frühporose* entwickelt sich vor der Versteifung (HANSON et al. 1971). Ihre Entstehung ist nicht geklärt. RUTISHAUSER u. JACQUELINE (1959) bringen sie mit Zirkulationsstörungen in Zusammenhang. Mit dieser Auffassung ist ein Knochenmarködem mit Plasmazellen, Lymphozyten und gelegentlich mit neutrophilen Granulozyten vereinbar, das in der Umgebung von destruktiv-entzündlichen Veränderungen vorkommen kann. Fern von entzündlichen Befunden ist kein Marködem feststellbar. Die *Spätporose* ist eine Inaktivitätsatrophie. VITTALI u. POHL (1968) führen die Osteoporose auf einen gesteigerten Osteozytenuntergang zurück.

Der *Knochenumbau* kann sich an der Spongiosa und der Kompakta äußern. Die Spongiosaplättchen können ventral eine Verstärkung und eine andersartige

Anordnung aufweisen (Abb. 2). Ferner zeigt der Wirbelkörper hie und da ventral statt der leichten Eindellung einen geraden oder konvexen Verlauf (Kastenwirbel oder „squaring" bzw. Tonnenwirbel). ROMANUS (1953) faßt den Befund auf Grund von Röntgenbildern als Folge einer entzündlichen Kortikalisdestruktion im oberen und unteren Wirbeldrittel auf. WURM (1957) hingegen führt den Knochenumbau auf eine Atrophie bei veränderter Statik zurück. ROLLESTON (1947) macht für das Zustandekommen des Kastenwirbels eine periostitische Knochenanlagerung an die Wirbelkörperkortikalis verantwortlich. Histologische Befunde des „filling in" liegen bisher nicht vor.

5. Epidemiologie

Morbidität. Die Angaben über die Morbidität der Sp. a. schwanken: SCHMORL und JUNGHANNS (1932) 0,6–0,8$^o/_{oo}$; CLAUSSEN und KOBER (1938) 1$^o/_{oo}$; HERSH et al. (1950) 0,5$^o/_{oo}$; WHITTINGHILL et al. (1958) 1,1$^o/_{oo}$; DE BLECOURT (1961, 1963, 1973) 0,08–0,1$^o/_{oo}$; KELLGREN (1964) 1–2$^o/_{oo}$; SITAY u. SEBO (1969) 1–2$^o/_{oo}$; MENDELEK (1969) 1,3$^o/_{oo}$; BOYLE u. BUCHANAN (1971) 0,4–1,7$^o/_{oo}$; BEHREND et al. (1972) 0,4$^o/_{oo}$; PROHASKA (1974) 3$^o/_{oo}$. GOFTON et al. (1966a) fanden bei den Haidas in 6,2% und DOURY (1972) in Marokko in 4% eine Sp. a. Neuere Untersuchungen kommen zu einer wesentlich höheren Morbidität der Sp. a. CALIN u. FRIES (1978) sprechen von einem Vorkommen von 1–2%(!). Die Morbidität bei Verwandten von Sp. a.-Erkrankten fand WEST (1949) 100fach häufiger, STECHER (1957) etwa 40fach. In Japan hat TSUJIMOTO (1978) eine Häufigkeit der Sp. a. von 4$^o/_{oo}$ festgestellt.

Die *Geschlechtsverteilung* ergibt eine deutliche Mehrheit des männlichen Geschlechtes: TREIBER (1956) hat in seinem Patientengut 6,7% Frauen, DIHLMANN (1969) 8,4%, BIERNACKI (1969) 7–8%, STOIA et al. (1969) sowie MENDELEK (1969) jeweils 14,3%, OTT (1972) 15%, MATHIES (1973, persönliche Mitteilung) 20%, BROCHER (1973) 10–12%, DE BLECOURT (1973) 18%, MACH (1974) 7,4% und SCHILLING (1974b) 12%. Auch hier hat sich in letzter Zeit durch die Entdeckung der positiven Korrelation zwischen HLA-B 27 und Sp. a. eine Verschiebung ergeben. Das jahrzehntelang festgemauerte Verhältnis von 10:1 (Männern/Frauen) muß heute revidiert werden: Auf etwa 4 Sp. a.-Männer kommt eine erkrankte Frau.

Das *Manifestationsalter,* in dem die Krankheit zum ersten Mal auftritt, wird in der Literatur einheitlich beurteilt. Nach SCHILLING (1974b) liegt der Erkrankungsbeginn in 80% aller Fälle zwischen dem 15. und 40. Lebensjahr; die meisten Erkrankungen fangen im 3. Lebensjahrzehnt an. 10% kann man als späte Sp. a.-Fälle auffassen; sie manifestieren sich erst nach dem 40. Lebensjahr. Ca. 7% beginnen im Zeitraum zwischen 8. und 16. Lebensjahr und werden als juvenile Sp. a. bezeichnet. Diese Verteilung vertreten auch POLLEY (1955) und OTT u. WURM (1957).

HLA-Antigene haben auf die Immunantwort Einfluß. Sie sind an Immunantwortgene gekoppelt. *Es besteht eine gesicherte Korrelation zwischen HLA-B 27 und der Sp. a.* (Tabelle 1). Das Risiko, an einer Sp. a. zu erkranken, ist für einen HLA-B 27-Träger 84- (SCHLOSSTEIN et al. 1973), 11- (Schürer 1974), bis zu 200fach größer (SCHALLER u. OMENN 1976), als bei jemand, der ohne dieses Antigen das Krankheitsbild entwickelt. Da Haplotypen die eigentlichen Erbeinheiten des HLA-Systems darstellen, müßte sich eine überkritische Sp. a.-Gefähr-

Tabelle 1. Korrelation HLA-B 27/Sp.a.

Autoren	Jahr	Zahl der Sp.a.-Fälle	HLA-B 27 +	Kontrollkollektive HLA-B 27 +
SCHLOSSTEIN et al.	1973	40	88%	8%
BERG	1974	115	92%	6%
BREWERTON u. JAMES	1975	75	96%	4%
CROSS et al.	1975	47	91,5%	7,9%
FELDMANN et al.	1975	50	84%	4%
SANY et al.	1975	35	91,4%	8,7%
SCHATTENKIRCHNER et al.	1976	200	91,5%	6,9%
SANY et al.	1976	27	96%	8,5%
MIEHLE et al.	1976	78	94,5%	6,9%

dung bei Trägern von bestimmten, das HLA-B 27 enthaltenden Haplotypen feststellen lassen. Die Träger der Haplotypen 2-27, 10-27 und 3-27 scheinen besonders gefährdet (SCHÜRER 1974). Nach SCHATTENKIRCHNER et al. (1974) erben Frauen das morbide HLA-B 27 häufig; sie erkranken aber wesentlich seltener als „HLA-B 27-Männer". Geschlechtsgebunden ist also nicht die Krankheit, sondern die Penetranz des morbiden Gens. Ein heterosomaler Erbgang ist ausschließbar. SCHÜRER (1974) schließt, daß die Sp.a. eine auf dem Boden einer genetischen und konstitutionellen Disposition vererbte Autoimmunkrankheit sei. Exogene Faktoren lassen das Krankheitsbild in Erscheinung treten. Die Penetranz der unregelmäßig vererbten Anlage ist sowohl vom Geschlecht wie auch von individuellen Zufallseinflüssen abhängig. Im Gegensatz dazu sprechen GOLDING und BLUESTONE (1976) davon, daß in neueren Familienstudien, die eine Gewebstypisierung einschlossen, festgestellt wurde, daß das HLA-B 27 autosomal-dominant mit vollendeter Penetranz vererbt wird. Verwandte ersten Grades waren bei BREWERTON et al. (1973) in 47%, bei STROSBERG et al. (1975) in 50%, bei SCHÜRER (1974) in 46%, bei BREWERTON (1976) in 56% HLA-B 27-positiv. Dieser Standpunkt wird von Untersuchungen gestärkt, bei denen 204 Familienmitglieder gewebstypisiert wurden. Davon waren 113 HLA-B 27-positiv (BREWERTON et al. 1973; DICK et al. 1975; STROSBERG et al. 1975; GAUGH et al. 1975); 48% der Verwandten dieser 113 HLA-B 27-Träger hatten eine Sp.a. Diese niedrige Zahl wird zum einen dadurch erklärt, daß viele Familienmitglieder in einem Alter gesehen wurden, das vor dem Hauptmanifestationsalter der Sp.a. liegt. Zum anderen wurden Familienmitglieder, die keine Symptome zeigten, nicht geröntgt; man weiß aber, daß 16% symptomloser HLA-B 27-Träger röntgenologisch Veränderungen im Sinne einer Sakroiliitis zeigen (CALIN u. FRIES 1975). Gesicherte Fälle, bei denen kein HLA-B 27 nachweisbar war, untersuchten GOLDING und BLUESTONE (1976) auf Zeit und Art des Anfangs, auf Verlauf, klinische Symptome und röntgenologische Anzeichen. Sie fanden keine Unterschiede zu den HLA-B 27-positiven. Gemeinsam mit WOODROW (1975) beobachteten sie jedoch, daß keiner der HLA-B 27-negativen Patienten Verwandte hatte, die an einer Arthritis psoriatica, einem Reiter-Syndrom, einer Sp.a. oder einer Spondyilitis bei gastrointestinalen Erkrankungen erkrankt waren. Dagegen hatten 18,4% der HLA-B 27-positiven Kranken in ihrer Verwandtschaft eine oder mehrere dieser Krankheitsbilder. Sie schlossen daraus, daß HLA-B 27-Träger, die an einer Sp.a. oder einem Reiter-Syndrom leiden, für die Manifestation dieser Krankheit genetisch präformiert sind. Dagegen stellen HLA-B 27-negative Menschen, die erkranken, die vereinzelten Fälle zufälligen Vorkommens dar. Über ein *gehäuftes familiäres Vorkommen* der Sp. a. berichten ROGOFF und FREYBERG (1949) in 9%, BÖNI und HAUTMANN (1950) in 10%, FORESTIER et al. (1951) in 5%, ROMANUS (1953) in 5,9%, DE BLECOURT (1963) in 1,81%, EMERY und LAWRENCE (1967) in 4% sowie BREMMER et al. (1968) ebenfalls in 4%.

MASON (1950) beschreibt die familiäre Häufung. BÖNI und HAUTMANN (1950) berichten über eine Familie, in der zweimal drei Brüder, ein Vater und zwei Söhne an Sp. a. erkrankt waren; RIECKER et al. (1950) schildern eine Familie mit 5 Sp. a.-Fällen, die sie über zwei Generationen beobachteten. FUNK (1951) verfolgte 4 Familien, in denen mehrere Fälle von Sp. a. beobachtet wurden; darunter eine Familie mit 4 Geschwistern, die unter dieser Krankheit litten. PIGUET (1952) beobachtete das familiäre Vorkommen in drei Generationen; KORNSTAD und KORNSTAD (1960) schilderten 2 Familien, in denen ausschließlich Frauen daran erkrankten. BENNETT (1971) beschreibt eine Familie von 3 Brüdern mit Sp. a., 2 davon mit Psoriasis und einer Verknüpfung mit der Colitis ulcerosa; DE BLECOURT (1973) schildert das Vorkommen unter Verwandten als 22fach häufiger als zu erwarten. STROSBERG et al. (1975) untersuchten eine 66köpfige Verwandtschaft Sp. a.-Erkrankter über vier Generationen hinweg. Bei diesen Verwandten fanden sich in 10,6% (7 Fälle) Sp. a.-Erkrankte. Interessant ist, daß in Familien mit mehrfachem Auftreten der Sp. a. relativ mehr weibliche Kranke als in der Durchschnittsbevölkerung zu finden sind, und zwar in 24,5% gegenüber 16,6% (JÖRGENSEN 1969).

Zwillingsstudien betrieben EDSTRÖM (1940) und CLAUSSEN u. KOBER (1938, 1955). Über an Sp. a. erkrankte Zwillinge berichten schon EHRLICH (1930). MOESMANN (1960) schildert monozygote Zwillinge; in 67% fand er Konkordanz, jedoch legen 33% Diskordanz die Frage nach der Wichtigkeit eines nicht hereditären Faktors nahe. JULKUNEN (1962) schildert die Sp. a. bei monozygoten Zwillingen. KARTEN et al. (1962) betonen die Rolle nicht erblicher Faktoren. Sie beschreiben eineiige Zwillingsschwestern, bei der eine eine Sp. a.-Kranke war, die andere – 47jährig – zeigte keinerlei Symptom.

Über *geographisch, rassisch, umweltbedingte Einflüsse* gibt es nur wenige Studien: So stellten ROBINSON et al. (1972) bei kanadischen Haida-Indianern eine Sp. a.-Morbidität bei Männern von 4,2%, bei der Gesamtbevölkerung von 2,3% fest. Diese Befunde untermauerten GOFTON et al. (1966a, b), die beim gleichen Indianerstamm, den Haida in West-Kanada, die Sp. a. 10mal so häufig fanden (in 6,2%) wie bei anderen Indianerstämmen. GOFTON et al. (1972) beschreiben ein Abnehmen der Morbidität der Iliosakralgelenksarthritis und auch der Sp. a. von den Haida-Indianern über die Bellacolla-Indianer, über die Pimas in Arizona bis zu den Europäern und negroiden Gemeinschaften in England und Jamaika. Er diskutiert einen möglichen genetischen Zusammenhang, der rassisch determiniert sein müßte. Bei den Bellacolla-Indianern findet sich eine Sp. a.-Morbidität von 2% – das HLA-B 27 ist bei 25% der Bevölkerung positiv (GOFTON et al. 1975). DE PAP (1969) berichtet über eine Morbidität der Sp. a. von 1% in Portugal – sie erscheint dort in früherem Alter und befällt mehr den pyknischen Konstitutionstyp. Bei amerikanischen Negern findet sich das HLA-B 27 – ebenso wie die Sp. a. – im Vergleich seltener (BAUM u. ZIFF 1971; ALBERT et al. 1973). Nach STOIA et al. (1969) leben 30% aller Sp. a.-Patienten in schlechten wohnhygienischen Verhältnissen. Nach LUIS DE PAP (1969) leiden 40% aller in Portugal registrierten Sp. a.-Fälle an Mangelerscheinungen verschiedener Art. Nach der Meinung dieses Autors spielen Armut und Elend – unter der Voraussetzung einer genetischen Disposition – eine bedeutsame Rolle.

Genetische Zusammenhänge lassen auch die Beobachtungen von DELBARRE et al. (1969a) vermuten: Von 46 Reiter-Syndromen waren nach einer gewissen Zeit 26 (56%) zu einer klassischen Sp.a. geworden. BODIN (1969) hat 14 Reiter-Syndrome über 10 Jahre hinweg verfolgt; 11 davon (79%) entwickelten sich zu einer Sp.a. Die im juvenilen (vor dem 17. Lebensjahr) oder jugendlichen (vor dem 15. Lebensjahr), Alter beginnende Sp.a. kommt in Marokko 5mal häufiger vor als in Frankreich. Man kann diese epidemiologische Tatsache im Zusammenhang mit dem in Nord-Afrika häufigen Reiter-Syndrom sehen (DOURY 1972). Weitere Beziehungen zwischen beiden Krankheiten werden untermauert durch das nahezu gleichhäufige Vorkommen von HLA-B 27 sowie durch die fast identische Art der Herzbeteiligung. LAWRENCE (1974) hat in seiner Familienstudie gezeigt, daß unter den Verwandten von Patienten, die an einem Reiter-Syndrom leiden, ein erhöhtes Vorkommen von Spondylitis und Sakroiliitis zu objektivieren war. GOOD (1971) berichtet über eine Familie, bei der 2 Geschwister ein Reiter-Syndrom, 1 weiteres eine klassische Sp.a. hatten.

Auch im Verlauf einer Arthritis psoriatica – oder nur einer Psoriasis (Spondylitis psoriatica) – zeigt sich oft eine kaum von der Sp.a. zu trennende Symptomatik (MOLL 1971). Im Rahmen einer Psoriasis sind die Iliosakralgelenke häufig befallen (FLETSCHER u. ROSE 1955; DIXON u. LIENCE 1961; WRIGHT 1961; FEHR 1965). FALLET et al. (1970) beschreiben fünf Fälle aus einer Familie: eine seropositive chronische Polyarthritis, eine weitere seropositive chronische Polyarthritis mit einer Psoriasis, eine seropositive Spondylitis ankylosans sowie zwei Fälle mit erosiven Veränderungen an den Iliosakralgelenken. Sie stellten sich die Frage, ob in dieser Familie die Iliosakralgelenksarthritis der determinierende Faktor sei, der dann verschiedene Krankheitsvariationen provoziere, oder ob die Psoriasis eine entscheidende Rolle spielt.

Von einem erhöhten Vorkommen der Sp.a. bei der Colitis ulcerosa schreiben MCBRIDE et al. (1963), ANSELL und WIGLEY (1964), WRIGHT und WATKINSON (1965a), ANSELL (1976). Bei 550 Patienten mit Colitis ulcerosa bestand in 28% eine Sp.a. (FERNANDEZ-HERLIHY 1959), von 333 Fällen eines Colitis-ulcerosa-Kollektivs hatten 2,7% (ROTSTEIN et al. 1963) eine Sp.a., das bedeutet ein 50faches dessen, was man von Normal-Kollektiven erwarten kann. MACRAE und WRIGHT (1973) und HASLOCK (1973) haben bei Colitis-ulcerosa-Familienstudien festgestellt, daß 11,2% der Verwandten ersten Grades eine Sp.a. und 7,5% der Verwandten zweiten Grades eine Sp.a. hatten. Übereinstimmend schildern ROTSTEIN et al. (1963), MACRAE und WRIGHT (1973) und HASLOCK (1973) einen höheren Frauenanteil bei diesen Fällen. Auch beim Morbus Whipple (HASLOCK u. WRIGHT 1974) kommt gehäuft eine Sp.a. vor.

CROHN et al. (1932) berichteten von Gelenkaffektionen bei der regionalen Enteritis. Die Häufung der Sp.a. bei der Enteritis regionalis beschreiben ZVAIFLER und MARTEL (1960), STEWARD und ANSELL (1963), JAYSON et al. (1970), CLARK et al. (1971) und HART (1971). Genaue Prozentzahlen findet man bei ZVAIFLER und MARTEL (1960) mit 6% (das bedeutet 6% der Darmerkrankten hatten eine Sp.a.), ACHESON (1960) mit 3%. Bei ANSELL und WIGLEY (1964) fand sich in 15,8% eine Iliosakralgelenksarthritis, in 4,4% eine Sp.a. WRIGHT et al. (1965) fanden in 17,9% eine Iliosakralgelenksarthritis; MUELLER et al. (1974) eruierten in 10% Iliosakralgelenkveränderungen, in 3% eine Sp.a. Auffallend ist auch hier, daß es in 50% aller Fälle Frauen sind, die die Krankheit entwickeln (MUELLER et al. 1974). Ein Gleichgewicht Männer/Frauen fanden MACRAE und WRIGHT (1973) und HASLOCK (1973) bei Familienstudien im Rahmen der regionalen Enteritis. Bei Verwandten ersten Grades fanden sie in 17,4% mögliche und sichere Sp.a.-Fälle, bei Verwandten zweiten Grades in 3,1%.

Daß die Vererbung eine wesentliche Rolle spielt, ist unumstritten. Genetische Faktoren müssen von Bedeutung sein, denn wären exogene Faktoren – z.B. eine Infektion – das Wesentliche, müßten Ehepartner öfter betroffen sein. Dies ist jedoch nicht der Fall (JÖRGENSEN 1969). HERSH et al. (1950) glauben an eine autosomale Dominanz mit 70% Penetranz für das männliche und 10% für das weibliche Geschlecht. In Familien, in denen eine Frau eine Sp. a. hatte, sah er eine 100%ige Penetranz bei beiden Geschlechtern, besonders wenn die Mutter eine Sp. a. hatte. STECHER (1957) glaubt an eine heterozygote Erbanlage mit einem autosomal dominanten Gen, das für Frauen eine abgeschwächte Penetranz hat. Auch O'CONNELL (1955a) und DE BLECOURT et al. (1961) plädieren für die autosomal dominante Vererbung mit inkompletter Penetranz. KARTEN et al. (1972) beschreiben einen dominanten Erbgang mit einer Penetranz von 83% für das männliche und 8,5% für das weibliche Geschlecht. Kritisiert – wegen der seltenen Fälle, in denen diese autosomal dominante Vererbung durch mehrere Generationen hinweg auffallend war – wurde die oben geschilderte Theorie von EMERY und LAWRENCE (1967), die eine polygenetische Vererbung befürworten. JÖRGENSEN (1969) hält ein multifaktorielles genetisches System für wahrscheinlich, das Polygenie und Exogenie beinhaltet.

6. Klinik

a) Verlauf und Stadieneinteilung

In Anlehnung an OTT (1972) und SCHILLING (1974b) kann folgende Stadieneinteilung (s. Tabelle 2) getroffen werden:
1. Klinisches Verdachtsstadium (entspricht dem Stadium 0 von OTT).
2. Präspondylitisches Stadium (entspricht etwa dem Stadium I von OTT).
3. Wirbelsäulenstadium (entspricht etwa Stadium II und III von OTT).
4. Endstadium (entspricht Stadium IV von OTT).

Der *Erkrankungsbeginn* ist zu einem hohen Prozentsatz zögernd und schleichend (MOLL 1972b; OGRYZLO 1974). Der fast allen rheumatischen Krankheiten eigene, mit Remissionen durchsetzte Krankheitsverlauf trifft auch auf die Sp.a. zu. Verläufe von 15–30 Jahren bis zur Selbstinaktivierung der Krankheit sind keine Seltenheit. Die Krankheit kann in *jedem* Augenblick stehenbleiben. Nach BROCHER (1973) verlaufen 0,5–1% der Krankheiten remissionslos, d.h. mit stetiger Progredienz. Den Beginn der Krankheit bilden allgemeine, *sehr unspezifische Prodromi* wie Müdigkeit, Appetitlosigkeit, Gewichtsverlust, subfebrile und febrile Temperaturen. Auch Mon- und Oligarthritiden zählen dazu, die sich nur an den großen Gelenken abspielen und später folgenlos verschwinden (MATHIES 1969). Klinische Diagnosekriterien zeigen die Tabellen 3 und 4.

Im *Verdachtsstadium* ist großer Wert auf eine subtile Anamnese zu legen. Eine früher durchgemachte *Iritis* im Zusammenhang mit auftauchenden nächtlichen bis frühmorgendlichen Kreuzschmerzen im ISG-Bereich, im Bereich des lumbosakralen oder thorakolumbalen Übergangs sollten bei bereits einmal vorgekommenen peripheren Gelenkschmerzen an die Sp.a. denken lassen. Ischialgiforme Schmerzen treten in diesem Stadium oft auf; LENOCH et al. (1969) beschreiben sie in 66,4%, GOLDING (1971) in einem ähnlichen Prozentsatz und SCHILLING (1974b) in 60–70%. Der nächtliche Kreuzschmerz, ein Symptom von hoher

Tabelle 2. Stadien der ankylosierenden Spondylitis. (Aus OTT, 1972)

Stadium 0: Initialstadium ohne sicheren Röntgenbefund

Hüft- oder Kreuzschmerzen, Kniegelenkerguß, Ischias, Fersenschmerz, Iritis (typisch, aber nicht obligat)
Röntgen: An SI-Gelenken und Wirbelsäule kein pathologischer Befund

Stadien I bis IV: Manifeste Spondylitis mit sicherem Röntgenbefund

Stadium I:

Nichtfixierte Versteifung der Wirbelsäule. Kreuz- und Rücken-(Brust-)Schmerzen (Iritis)
Röntgen: Sakroiliitis (beginnend oder fortgeschritten)

Stadium II:

Irreversible Versteifung in einem Abschnitt der WS. Kreuz-, Rücken-, Nackenschmerzen (Iritis)
Röntgen: Deutliche Anulusverknöcherung (LWS oder thorakolumbaler Übergang). Intervertebralgelenkveränderungen (+). Fortschreitende Sakroiliitis

Stadium III:

Fortgeschrittene Versteifung von WS und Thorax. Variable Schmerzsyndrome (Iritis)
Röntgen: Anulusverknöcherungen in 2 Hauptabschnitten der Wirbelsäule (meist LWS und BWS). Eventuell auch Intervertebralgelenkverknöcherung. Sakroiliakalankylose. Verknöcherung der Kostovertebralgelenke

Stadium IV:

„Terminalstadium" mit Versteifung der ganzen Wirbelsäule und des Thorax, oft (Teil-)Versteifung der stammnahen Gelenke
Röntgen: Verknöcherung der Bandscheibenränder (fakult.: auch der kleinen Gelenke) in allen Abschnitten der Wirbelsäule (HWS meist subtotal). Totale Verknöcherung der Sakroiliakalgelenke

---

diagnostischer Wertigkeit, wird bei SCHILLING (1974b) in ebenfalls 60–70% aller Fälle beschrieben. Über längere Zeit persistierende oder auch *flüchtige periphere Gelenkbeschwerden*, die am Beginn der Erkrankung stehen und in das erste Stadium fallen können, werden von GEILINGER (1918) in 22%, von RAVAULT et al. (1959) in 26%, von DE BLECOURT (1973) in 20% und von SCHILLING (1974) in ca. 30% beschrieben. Die oben erwähnte Iritis gibt es als Erstsymptom nach MATHIES (1970) in 10% und nach SCHILLING (1974b) in 3%. Ein weiteres Frühzeichen ist die *Einschränkung der Seitdrehung der Lendenwirbelsäule* (FRANKE et al. 1972). Fersenschmerzen, Thorax- und Nackenschmerzen als Erstsymptome sind selten (Abb. 8).

Im *präspondylitischen Stadium* werden die Iliosakralgelenke befallen. In diesem Stadium ist es möglich, über die Röntgenaufnahme eine entzündliche Veränderung an diesen Gelenken darzustellen. Das klinische Substrat der Röntgenbefunde ist der Ruhe- und Nachtschmerz sowie die ausgeprägte Klopfempfindlichkeit der Iliosakralgelenke. Entzündungen der Iliosakralgelenke kann man über das *Menell-Zeichen* objektivieren. Daneben tauchen in diesem Stadium *Schmerzen im Bereich des Sitzbeinknochens beim Sitzen, Schmerzen im Bereich des Kalkaneus und der Achillessehne auf.* Die Iliosakralgelenkschmerzen können, da sie den Dermatomen L2–S2 entsprechen, bis hin zu den Oberschenkeln ausstrahlen. In diesem Stadium täuscht die Sp.a. Erkrankungen der Pleura, der Gallenblase, des Appendix und auch des uropoetischen Systems vor (BROCHER 1973).

Tabelle 3. Klinische Kriterien der Sp.a. (KELLGREN, 1962)

Klinische Kriterien:
1. Tiefe Kreuzschmerzen und Steifigkeit seit mehr als drei Monaten, die durch Ruhe nicht gebessert werden
2. Schmerz und Steifheit in der Thorakalregion
3. Bewegungseinschränkung im LWS-Bereich
4. Eingeschränkte Dehnbarkeit des Brustkorbes (Atemexkursion)
5. Anamnese oder objektive Symptome einer Iritis oder deren Folgen

Röntgen-Kriterien:
Röntgenologisch objektivierte, für die Spondylitis ankylosans charakteristische, doppelseitige Veränderung der Sakroiliakalgelenke. (nicht: Arthrose!)

Tabelle 4. Klinische Kriterien der Sp.a. (New York, 1966)

A. *Diagnose*
1. Bewegungseinschränkungen im LWS-Bereich in allen drei Ebenen (Vorwärtsbeugen, Seitwärtsbeugen und Strecken)
2. Anamnestische Angabe über oder Vorhandensein von Schmerzen am dorsolumbalen Übergang oder im Lendenwirbelsäulenbereich
3. Einschränkung der max. Atemexkursion bis auf 2,5 cm oder weniger, gemessen in Höhe des vierten Interkostalraums

B. *Klassifizierung*

Sichere Spondylitis ankylosans
1. Stadium III bis IV einer doppelseitigen Sakroiliitis und wenigstens *ein* klinisches Kriterium
2. Einseitige Sakroiliitis im Stadium III bis IV oder doppelseitige Sakroiliitis im Stadium II mit dem klinischen Kriterium 1 (Einschränkung der Beweglichkeit im Lendenwirbelsäulenbereich in allen drei Ebenen) oder mit den klinischen Kriterien 2 und 3 (Rückenschmerzen und Einschränkung der Brustkorbbeweglichkeit)

Mögliche Spondylitis ankylosans
Stadium III bis IV einer zweiseitigen Sakroiliitis ohne klinische Kriterien

Im *versteifenden Stadium* wird die Wirbelsäule befallen (bei OTT wird schon im Stadium I die Wirbelsäule angegriffen). Heute allgemein anerkannt ist ein aszendierender Verlauf der Erkrankung. Die Reihenfolge ISG – LWS – BWS – HWS wird meist eingehalten. Es kann vorkommen, daß die Krankheit einzelne Wirbelsäulenabschnitte oder Segmente überspringt. Dann scheint eine Umkehr möglich, die man als deszendierenden Verlauf der Sp.a. bezeichnet hat. Da meistens die deszendierend befallenen Abschnitte im präspondylitischen Stadium bereits erkrankt waren, kann man von 2–3% nur scheinbar deszendierender Verläufe sprechen (SCHILLING 1974b). An der LWS findet sich eine *Einschränkung der Seitneigung* (5°) (MATHIES 1969), eine weitgehende *Einschränkung der Seitdrehung* (20–30°) (FRANKE et al. 1972). Auch in ihrer Längsentfaltung ist die LWS behindert, was SCHOBER bereits 1937 beschrieb. Beim Schober-Zeichen wird der 5. Lendenwirbelkörper oder der Übergang Lendenwirbelsäule zum Os sacrum markiert; eine weitere Markierung wird von diesem Punkt weg nach oben in einer Distanz von 10 cm angebracht. Beim Nach-vorne-Beugen sollte sich diese 10 cm-Distanz auf 15–16 cm vergrößern. Mit einem *modifizierten*

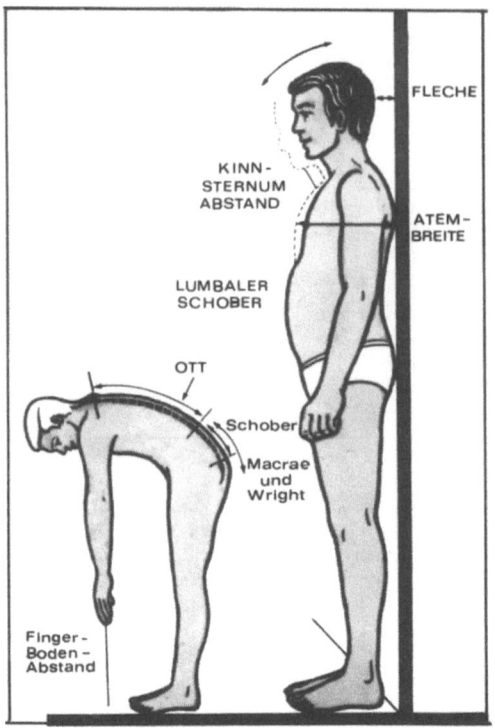

Abb. 7. Typische, meßbare Zeichen der Bewegungseinschränkung bei Sp.a.

Schober-Zeichen nach MACRAE *und* WRIGHT (1969) erreicht man die gleiche Aussage. Man markiert hier 5 cm unterhalb der ersten Marke am Dornfortsatz des 5. Lendenwirbelkörpers einen dritten Bezugspunkt. Die dadurch auf 15 cm angewachsene Distanz verlängert sich normalerweise beim Vorbeugen um 6–7 cm. Der *Finger-Boden-Abstand* ist nur bedingt als Zeichen der Entfaltungsbehinderung an der LWS zu verwenden, da er gleichzeitig eine Funktion der BWS, der LWS und der Hüftgelenke darstellt (Abb. 7, 8).

Neben der besprochenen Einteilung kennt man auch eine an pathogenetisch-morphologischen Aspekten orientierte Einteilung (SCHILLING 1968) in zwei Haupttypen (Tab. 3, 4):

Der erste Typ ist der *spondylarthritische Typ* (Tabelle 5), an jugendliches Terrain gebunden, der mit Entzündung und Frühporose einhergeht. Hier gibt es zunächst keine knöchernen Fusionen der Wirbelkörper und keine Syndesmophyten. Die Intervertebralarthritis steht im Vordergrund. Erst später wird auch das perivertebrale Bindegewebe ossifiziert. Daneben besteht eine positive Korrelation zu peripheren Arthritiden, viszeralen Komplikationen und diskovertebralen Destruktionen sowie eine negative Korrelation zu proximalen Arthritiden. In den Rahmen der rein sponylarthritischen Verläufe sind die juvenile Sp. a., der primär koxitische Typ und die ankylosierende Panarthritis einzuordnen (SCHILLING 1974b).

Der *ossifizierende Typ* (Tabelle 5) tritt häufiger im späteren, fortgeschrittenen Lebensalter des Patienten auf. Obwohl er keineswegs frei von peripheren Gelenkbeteiligungen ist, besteht dennoch eine positive Korrelation zur rein spinalen und stammnahen Gelenkerkrankungsform. Frauen neigen weniger zu diesem

Tabelle 5. Die Prozeßmodalitäten der Spondylitis ankylopoetica und ihre klinischen Korrelationen. (Aus SCHILLING, 1974b)

A. Der (vorwiegend) *spondylarthritische Typ*
„Entzündungstyp" – „osteoporotische Form"
Jugendliches Terrain – Frühporose
Vorwiegend aufrechter Versteifungstyp
Positive Korrelationen zu peripheren Arthritiden, viszeralen Manifestationen und disko-vertebralen Destruktionen
1. *Juvenile Sp.a.* – mit längerem arthritischem Primärstadium
   Sonderformen:
     a) Bipolarer Manifestationstyp der adoleszenten Sp.a. (Iliosakral- + Kopfgelenk-Arthritis)
     b) Primär mit Koxitis ankylosierende Verlaufsform (in der Pubertät bösartig schnell versteifend)
     c) Ankylosierende Panarthritis
2. Milder Typ der weiblichen Sp.a. – oft abortiv
Differentialdiagnose: Juvenile chron. Polyarthritis

B. Der (vorwiegend) *syndesmopytäre (ossifizierende) Typ*
„Verknöcherungstyp"
Alterndes Terrain
Sonderformen:
     a) Spondylotisch modifizierter Typ („Mixtatyp")
     b) Hyperostotische Altersform der Sp.a.
Differentialdiagnose: Spondylosis hyperostotica
                     Paraspinaler Ossifikationstyp
                     Verkalkungen des Anulus fibrosus
                     Chondrokalzinose
                     Hyperparathyreoidismus

Typ (SCHILLING 1974b). Eine exakte Trennung beider Typen ist in vielen Fällen nicht mehr möglich; die Mischformen überwiegen (MATHIES 1969).

Die Beweglichkeit der BWS läßt sich über das *Ott-Zeichen* prüfen: Vom Dornfortsatz des 1. BWK werden 30 cm nach distal abgemessen. Beim Nach-vorne-Beugen sollte sich diese Distanz auf 33,5–35 cm verlängern. Das *Stibor-Zeichen* besteht darin, daß man die Distanz vom Dornfortsatz des 7. Halswirbelkörpers bis zum Dornfortsatz des 5. Lendenwirbelkörpers mißt. Eine physiologische Vergrößerung des Abstandes beim Nach-vorne-Beugen um 10 cm ist normal.

Wegen der Beteiligung der Kostovertebralgelenke ist es immer nützlich, die Differenz der maximalen In- und Exspiration, die maximale Atemexkursion zu bestimmen. Man mißt in Höhe des 4. Interkostalraumes; die *maximale Atemexkursion* sollte zwischen 6 und 8 cm liegen. Die Beteiligung der Kostovertebralgelenke verursacht den Schmerz bei *Thoraxkompression*. Daneben empfindet der Patient auch beim Niesen, Husten und Pressen Schmerzen in dieser Region.

Auch die Beweglichkeit der Halswirbelsäule kann in allen Ebenen beeinträchtigt sein. Man prüft den Abstand zwischen Kinn und Jugulum (KJA) und den Abstand Hinterkopf zu Wand (Zeichen nach FORESTIER *flèche*).

Das typische Bild des Sp.a.-Patienten im *Endstadium* ist allen bekannt: Die Lendenwirbelsäulenlordose ist ausgeglichen, der Rücken gerade wie ein Bügelbrett. Die BWS ist in starrer Kyphose, die HWS in starker Anteflexion fixiert, so daß der Blick meist schräg nach unten gerichtet ist und ein gerader Blickkontakt mit dem Gesprächspartner nur noch durch Beugen in den Kniegelenken und Nach-hinten-Führen des gesamten Körpers erreicht werden kann. Daneben

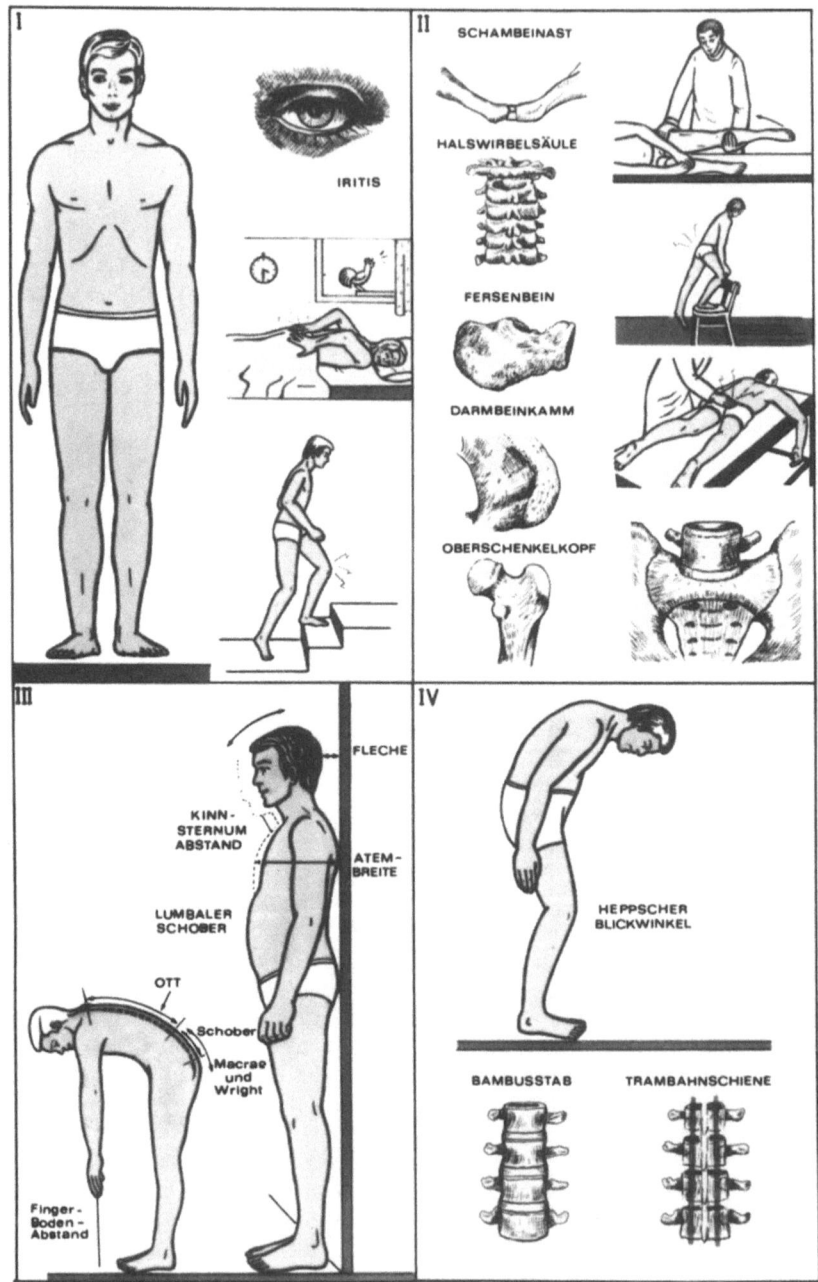

Abb. 8. Die vier Sp.a.-Stadien und ihre Charakteristika

besteht eine nahezu totale Thoraxstarre, verursacht durch die vollkommene Ankylose der Kostovertebralgelenke. Diese erhebliche Einschränkung der knöchernen Compliance reduziert die maximale Atemexkursion auf 0 cm. Das führt beim Patienten zu einer völligen Umstellung auf die Zwerchfellatmung: sichtbar an dem sog. *Fußballbauch*. Gerade diese Fälle hatten oft eine hohe Beteiligung der Hüftgelenke, die dann ankylosieren. Erhebliche *Lokomotionsstörungen* resultieren aus den Hüftgelenkankylosen und den bestehenden Wirbelsäulenfixierungen. Im Bereich der vorher beschriebenen haltungsfixierten Lenden-, Brust- und Halswirbelsäule findet sich eine atrophierte Rückenmuskulatur (Abb. 8).

b) Extravertebrale Manifestationen am Bewegungsapparat

Die Aussagen über Beteiligungen der *peripheren Gelenke* gehen weit auseinander (Tabelle 6). GEILINGER (1918) gibt 52% an, BOLAND und PRESENT (1945) 18%, ROMANUS und YDEN (1955) 75%, OTT u. WURM (1957) 50%, SHARP (1965) 60%, SCHILLING (1974b) 74%. Die Gelenkbeschwerden beginnen meist flüchtig, rezidivieren und bleiben oft folgenlos. Selten beginnen sie polyarthritisch, noch seltener symmetrisch (DIHLMANN 1968a; RESNICK 1974b). Meistens ist der Beginn monarthritisch oder oligarthritisch (SVEC u. SITAJ 1968).

Nach SCHILLING (1974) teilt sich die Lokalisation des Gelenkbefalls folgendermaßen auf: ausschließlich *stammnah*, d.h. Schulter- oder Hüftgelenkbefall in 30–39%; Schulter- und Hüftgelenk gleichzeitig befallen 8%; ausschließliche oder vorwiegende Lokalisation an *Gelenken der unteren Extremitäten*, das Hüftgelenk eingeschlossen, in 45%. DWOSH et al. (1976) schildern eine Hüftgelenkbeteiligung in 38%, davon waren 91% bilateral und zeigten die Tendenz, früh während des Krankheitsverlaufs aufzutreten. OTT (1972) und MOLL (1972b) sprechen von einer *späteren Hüftgelenkankylose* in 20–30%. Ausschließlich *periphere* Gelenkbeteiligungen erhält man in 12%; dazu kommt noch eine von SCHILLING (1974) als Sonderform bezeichnete ankylosierende Panarthritis. Die Temporomandibulargelenke sind bei der Sp.a. ebenfalls beteiligt (FORESTIER et al. 1956; EINAUDI u. VIARA 1964; MAES u. DIHLMANN 1968; RESNICK 1974; SCHILLING 1974b; DAVIDSON et al. 1975). Von WOJTULEWSKI et al. (1973) wird eine Entzündung im Bereich des Gießbeckenknorpels beschrieben. Veränderungen im Bereich der Symphysis pubica, der Synchondrosis sternalis (ANDROIC et al. 1966; SCHECHTER et al. 1976) sowie am Sternoklavikular- und am Akromioklavikulargelenk sind für die Sp.a. sehr typisch.

An den meisten Sehnenansatzstellen bleibt ein Leben lang eine Schicht hyalinen, charakteristisch strukturierten Knorpels erhalten. Er, in seiner tiefen Schicht verkalkt, dient als Vermittler zwischen Knochen und Sehnenfaser (NIEPEL et al. 1966). Da diese Stellen funktionell meist sehr beansprucht sind, kann es zu regressiven Veränderungen, teils degenerativ, teils reparativ-hyperplastisch, kommen (SCHILLING 1974b). Diesen Vorgang nannten NIEPEL et al. (1966) *Enthesopa-*

Tabelle 6. Peripherer Gelenkbefall bei der Sp.a.

FORESTIER et al. (1951) BÖNI (1961) RESNICK (1974)	10–30%
GAMP et al. (1963) DIHLMANN (1968a) SCHILLING (1974) LUTHRA et al. (1976)	30–50%
MATHIES und GOSHEN (1969)	>50%

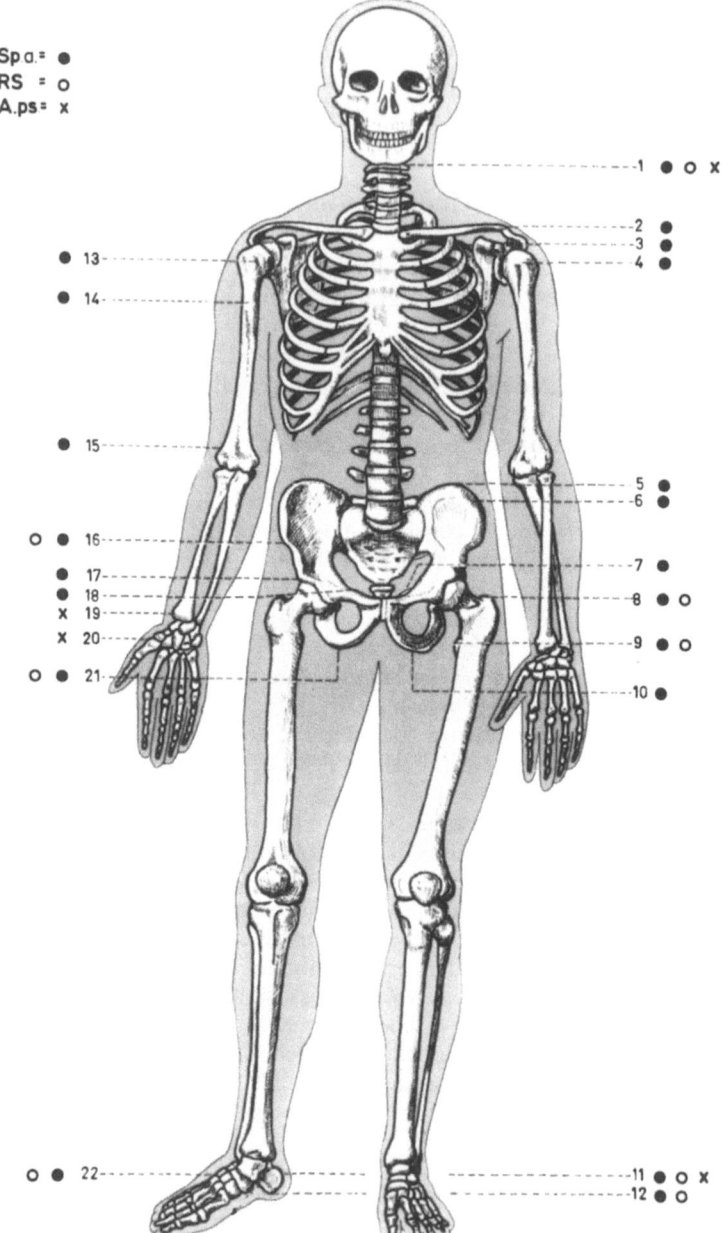

Abb. 9. Enthesopathie: Die Möglichkeit zur Enthesopathie besteht an den Processus spinosi (*1*); im Bereich des Akromions (*2*); am Processus coracoideus (*3*); am Tuberculum majus humeri (*4*); am Ligamentum iliolumbale (*5*); an den Cristae ilicae (*6*); an der Spina ischii (*7*); am Trochanter major (*8*); am Trochanter minor (*9*); an der Tuberositas ischii (*10*); am Achillessehnenansatz (*11*); im Bereich der plantaren Bänder (*12*); am Tuberculum minus humeri (*13*); im Bereich des Ansatzes der Mm. deltoidei (*14*); im Bereich der Trizepssehne; am Olekranon (*15*); an der Spina iliaca anterior (*16*); im Bereich des Tuberculum ilici (*17*); im Bereich der Adduktorenmuskulatur (Scham- und Sitzbein) (*18*); am radialen Styloid (*19*); im Bereich der Sehne des Musculus adductor policis longi (*20*); am Schambein (*21*); an der Tuberositas metatarsi quinti (*22*)

thie. Die entzündliche Form (Enthesitis) der Enthesopathie ist für die Sp. a. sehr charakteristisch: Besonders im Bereich der Halswirbelsäule (dort der Ligamenta interspinalia), des Scham- und Sitzbeins, der Achillessehne, der Plantarfaszie kommt es zu den beschriebenen Veränderungen. Röntgenologisch erkennbar manifestiert sie sich durch Schmerzen in den entsprechenden Gebieten (Abb. 9).

c) Viszerale Manifestationen

α) Lunge

Trotz des oft frühen Befalls der Kostovertebralgelenke und der damit verbundenen *Einschränkung der knöchernen Compliance* sowie hypoventilierender Lungenabschnitte ist die Lunge weit weniger gefährdet, als zu erwarten wäre. Diese Einschränkung der knöchernen Compliance hängt einmal von der Verknöcherung der kostovertebralen Gelenke, zum anderen von der verminderten Kraft der Interkostalmuskulatur (Inaktivität) und zum dritten von einer Störung der Funktion der Innervation des zentralen Nervensystems für den Bereich der respiratorischen Muskulatur ab. Lang verlaufende Sp. a.-Fälle neigen zu obstruktivem Lungenemphysem, zu chronischer Bronchitis. Kardiopulmonale Insuffizienzen sieht man sehr selten.

Die Veränderungen der Lungenfunktion bestehen vor allem in einer Restriktion, das heißt *Verminderung der Totalkapazität* und gleichzeitig auch stärkeren *Verminderung der Vitalkapazität* (SCHMIDT 1963; SHARP et al. 1964). Gering herabgesetzt können auch Atemstoß-, Atemgrenzwert und Atemminutenvolumen sein. Im allgemeinen jedoch ist die Atemmechanik günstig. Die Blutgase liegen im Normbereich; in allerschwersten Fällen findet sich gelegentlich eine Hypoxie. Zu dieser guten Lungenfunktion trägt sicherlich die kompensatorische Arbeit des Zwerchfells bei: *Die diaphragmale Atmungsamplitude ist erweitert* (GRIMBY et al. 1974). THUMB et al. (1974) und GACAD und HAMOSH (1973) haben die oben beschriebenen Lungenfunktionseinschränkungen bestätigt und halten restriktive Veränderungen dafür verantwortlich. Obstruktive Veränderungen sind im Rahmen der Sp. a. selten. ÖZALP und WEIMANN (1974) sprechen von einer nur geringen klinischen Relevanz der eingeschränkten Atemfunktion.

In früheren Zeiten wurde immer wieder auf die hohe Koinzidenz mit der Lungentuberkulose hingewiesen (HAMILTON 1949; VOJTISEK 1966). OTT und WURM (1957) berichten über ein Vorkommen von Tuberkulose bei der Sp. a. in 3–5%. Kombinationen mit Silikose oder Sarkoidose kommen in Einzelfällen vor. Das Auftreten spezifischer pulmonaler Veränderungen wurde bis vor kurzem von CRUICKSHANK (1960), ZORAB (1962), HART et al. (1963) und VERHAEGHE et al. (1967) verneint.

In letzter Zeit dagegen werden spezifische Lungenveränderungen im Sinne von *einseitig oder doppelseitig angelegten Oberlappenfibrosen* oft beschrieben (Abb. 10). CAMPELL und MACDONALD (1965), JESSAMINE (1968), SCOBIE (1971) KENNEDY et al. (1972), DAVIES (1972), SIL (1972), RIEMANN und SCHILLING (1974), RICHARDS (1974), THUMB et al. (1974), CHAKERA et al. (1975) und APPELROUTH und GOTTLIEB (1975) haben solche Veränderungen geschildert. Letztere finden in 15% ihrer Sp. a.-Patienten pulmonale Lungenfibrosen. WOLSON u. ROHWEDDER 1975 berichten zusammenfassend, daß jetzt etwa 60 Fälle derartiger Lungenveränderungen bekannt sind. In keinem dieser 60 Fälle gab es Anzeichen dafür, daß eine Infektion Ausgangspunkt für die Lungenveränderungen gewesen sei. Es scheint sich also um *Sp. a.-spezifische Veränderungen* zu handeln. STEWART

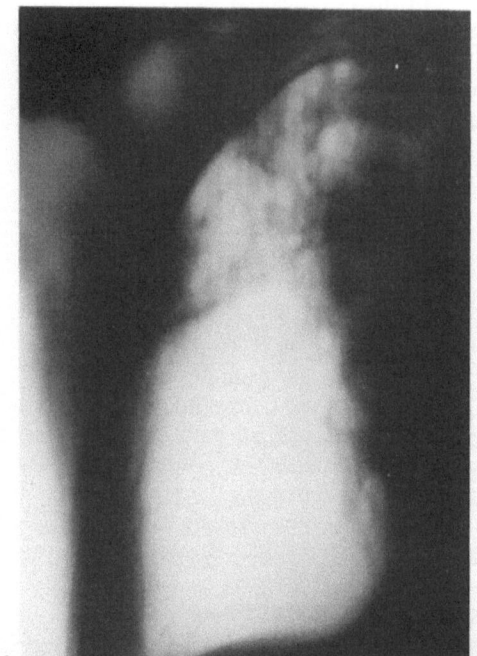
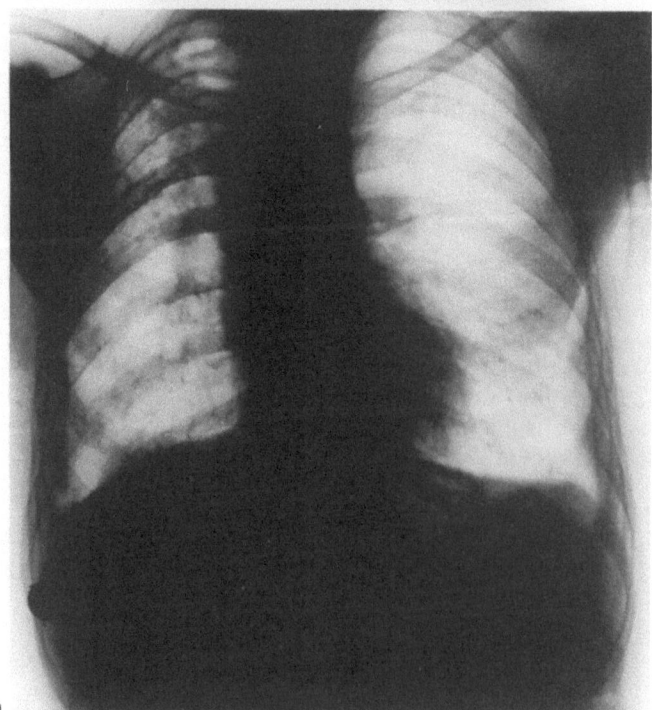

Abb. 10a, b

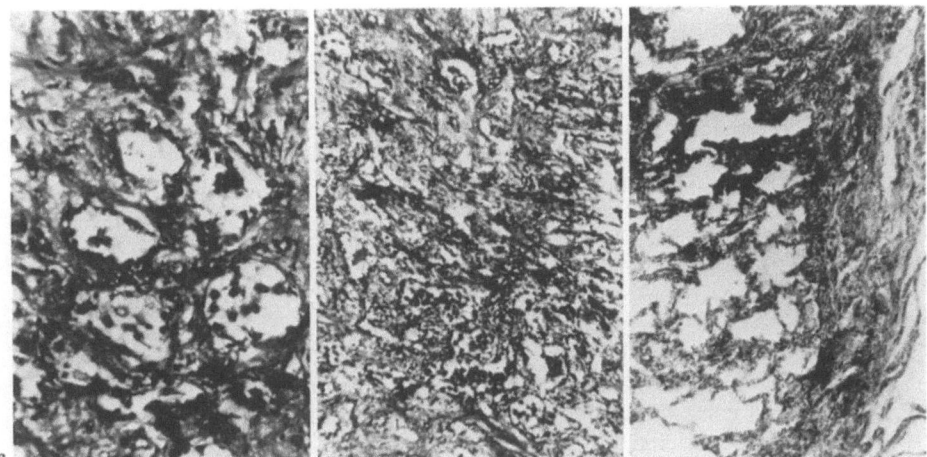

Abb. 10a–c. Fibrozystische Oberlappenfibrose mit Pleurafibrose („Sp.a.-Lunge") des rechten Lungenoberlappens mit Schrumpfung und Mediastinalverziehung (a) mit tomographisch deutlich gezeigten Zysten (b) bei einem 41jährigen Mann mit alter Sp.a. Leere Lungenanamnese. Probethorakotomie (Beobachtung von RIEMANN u. SCHILLING, 1974). Histologie (c): Die Pleura ist hochgradig verdickt und in einen fibrösen Narbenbezirk umgewandelt. Das Narbengewebe strahlt in das Lungenparenchym aus. Das Lungenparenchym wird von einem fibrösen Narbengewebe netzartig durchzogen. Dort, wo das Lungengerüst verschwielt ist, sieht man zystisch konfluierende Lungenalviolen (Beobachtung von FASSBENDER u. SCHILLING, 1974)

et al. (1976) untersuchten die regionale Lungenfunktion bei der Sp.a. mit ^{133}Xenon. Sie kamen zu dem Ergebnis, daß die Spitzenbereiche beider Lungen – wenn auch geringfügig – weniger beatmet seien und daß dies ein Resultat der eingeschränkten Compliance bei der Sp.a. und damit auch die Grundlage für die Pathogenese der apikalen Fibrosen sein könnte. Röntgenologisch zeigen sich Spitzeninfiltrationen, die als kleine Knötchen oder lineare Verschattungen imponieren. Zusammenfließen und Fortschreiten des Prozesses führt zu größeren Verschattungen und evtl. zu Höhlenbildung. Meistens ist dieser Vorgang einseitig, selten doppelseitig. Bei weiterem Fortschreiten wird gewöhnlich das obere Drittel oder aber auch die obere Hälfte der Lungen ergriffen. Ein Befall der unteren Lungenanteile ist selten (WOLSON u. ROHWEDDER 1975). Die Punktion ergibt spezifische Fibrosierung und Infiltration, die hauptsächlich aus chronisch entzündlichen Zellen und hier wiederum aus Lymphozyten besteht (Abb. 10). Immer wieder wird auf die Besiedelung der Zysten durch bestimmte Pilze hingewiesen. DAVIES (1972) und STIKSA et al. (1976) berichten über Aspergillus fumigatus, KENNEDY et al. (1972) weist auf die Besiedelung mit Aspergillus tereus und Metchinkowia pulcherrima hin. Ob die Besiedelung mit Pilzen primärer oder sekundärer Natur ist, ist noch nicht entschieden. Man neigt aber heute dazu, eine sekundäre Manifestation anzunehmen. GACAD und MASSARO (1974) berichten über pulmonale Infektionen durch Mycobacterium fortinitum.

Der große *Vorteil* der heutigen Sicht der pulmonalen Veränderungen bei der Sp.a. liegt sicherlich darin, daß man einer Reihe von Patienten längere Behandlungen und Aufenthalte in Lungenheilstätten ersparen kann. Man weiß, daß die Lungentuberkulose bei der Sp.a. nicht gehäuft auftritt, daß es aber eine vielleicht spezifische pulmonale Veränderung gibt, die man allgemein als kavernöse zystische Lungenfibrose bezeichnet.

β) Herz

In 6% aller Fälle (SCHILLING 1974b) wird eine *vorhofnahe Myokarditis* beschrieben, die oft *Reizleitungsstörungen* nach sich zieht. Atrioventrikuläre Leitungsstörungen bestehen recht häufig und können zu den gefährlichen Adams-Stoke-Anfällen führen. Diese Reizleitungsstörungen schildern GAMP und OGORREK (1958), SUTER und STEIGER (1962), JULKUNEN und LUOMANMAEKI (1964) sowie WEED et al. (1966). KINSELLA et al. (1974) betonen, daß die Herzkomplikationen der Sp. a. nicht aggressiver Natur sind. FASSBENDER (1975) hat in etwa der Hälfte aller Sp. a.-Fälle eine *Aorteninsuffizienz* beobachtet. Pathologisch-anatomisch ließen sich dabei Veränderungen feststellen, die man summarisch als Klappenfibrose bezeichnen kann. Dieses fibröse Gewebe kann sich innerhalb des Herzskelets ausbreiten und das Reizleitungssystem zerstören. Eine Aortitis, die eine wohl funktionelle Aorteninsuffizienz im Gefolge hat, ist typisch für eine Herzbeteiligung (CLARK et al. 1957). Patienten mit einer Aortensymptomatik leiden meist unter einem langen, protrahierten Verlauf, nicht unter 10 Jahren. OTT u. WURM (1957) halten bei 15–20% der Patienten klinisch nachweisbare Schäden am Endo- und Myokard für möglich; auch sie stellen die Häufigkeit der Aorteninsuffizienzen in den Vordergrund. OGRYZLO (1974) beschreibt Herzvergrößerung, Perikarditis (auch VALKENBORGH et al. 1976) und Reizleitungsdefekte; er unterscheidet zwischen einer prozentualen Häufigkeit von 3% aller Sp. a.-Fälle mit einer 15jährigen Verlaufsdauer und einer 10%igen Herzbeteiligung bei allen Fällen mit einer 30jährigen Verlaufsdauer. Patienten, die eine periphere Gelenkbeteiligung zeigen, erkranken fast doppelt so häufig am Herzen wie solche ohne Gelenkbeteiligung. Er bezeichnet die Aorteninsuffizienz als Folge der spondylitischen Aortitis. COSH et al. (1975) fanden unter 128 Sp. a.-Patienten eine Aorteninsuffizienz in 3 Fällen; darunter gab es keine hämodynamisch relevanten Fälle. HENSSGE et al. (1970) untersuchten 100 Sp. a.-Fälle. Sie fanden eine Aorteninsuffizienz bei 3% und eine AV-Blockierung bei 4% ihrer Patienten. SCHILLING (1974b) beobachtet eine Aorteninsuffizienz in ebenfalls 3% aller Fälle. Er sah unter 600 Fällen 3–4 Mitralinsuffizienzen.

BACHMANN et al. (1976) beschreiben die Kombination Aorteninsuffizienz mit AV-Block ersten Grades, die sie in sämtlichen Fällen ihrer Aorteninsuffizienzen (bei 337 untersuchten Patienten) fanden. Die spondylitische Kardiopathie zeigte innerhalb der Sp. a.-Gruppe keine Geschlechtsprävalenz. Auffallend war, daß die Herzbeteiligung deutlich mit einer Arthritis der peripheren Gelenke vergesellschaftet war. Gegenüber 5,5% in der Kontrollgruppe fanden sie Herzbeteiligungen bei gleichzeitig bestehender peripherer Arthritis in 22%. Wie schon GRAHAM und SMYTHE (1958) weisen auch BAITES et al. (1980) auf die Möglichkeit einer *Perikarditis* im Verlauf einer Sp. a. hin.

Zusammenfassend kann gesagt werden, daß durchschnittlich zwischen 2 und 4% aller Sp. a.-Patienten unter einer Aorteninsuffizienz leiden, und daß etwa 2–4% aller Patienten einen AV-Block ersten Grades haben. Die früher ebenfalls hervorgehobenen Mitralvitien finden sich heute nicht häufiger als in Vergleichskollektiven. Zwischen dem Beginn der Sp. a. und dem Nachweis der Herzbeteiligung liegt eine erhebliche Zeitdifferenz. Neben der Krankheitsdauer hat auch die Progredienz der Krankheit einen Einfluß auf die Herzbeteiligung.

γ) Auge

Bereits in früheren Kapiteln wurde die Wichtigkeit des Symptoms *Iritis* betont. Die Erkrankung der vorderen Uvea, der Iris und des Ziliarkörpers überwiegt; die hintere Uvea, die Chorioidea, ist nur sekundär und selten beteiligt.

Wird der Ziliarkörper egriffen, entsteht eine Iridozyklitis. Das klinische Bild gleicht dem einer akuten Iritis mit Rötung, Lichtscheue, Augenschmerzen und der Gefahr der Synechien. Nach OTT u. WURM (1957) haben 11% der Sp.a.- Patienten eine Iritis. Zur ein- oder beidseitigen Erblindung durch die Erkrankung des gesamten Uvealtrakts oder durch Sekundärveränderungen (Glaukom, Katarakt) führt die Sp.a. in einem Prozentsatz von 4%. Die Literaturangaben für die Erkrankungshäufigkeit liegen zwischen 20 und 40% (BLATZ 1958; LENOCH et al. 1959; KIMURA et al. 1967; VAN YSEK et al. 1967; REMKY 1971; OGRYZLO 1974; SCHILLING 1974b; GAMP 1974). GAMP (1974) beschreibt die auffallende Koinzidenz einer einseitigen Iritis mit peripheren Gelenkbeteiligungen. Die Iritis des Morbus Still und der juvenilen c.P. ähneln ophthalmologisch der Sp.a.-Iritis. Zwei Verlaufsformen kann man unterscheiden: einmal die harmlose, die auch bei chronischen Rezidiven nicht zu Residuen führt – zum anderen die maligne Form, Synechien bildend. Die Iritis einer erkrankten Frau fällt meist schwerer aus, als das im Durchschnitt der Fall ist (REMKY 1977). Dabei scheint es bei HLA-B 27-positiven Sp.a.-Fällen deutlich öfter zu einer Uveitis anterior zu kommen als bei HLA-B 27-negativen Krankheitsverläufen (KHAN et al. 1977; NAHIR et al. 1979). KHAN et al. (1981) stellten fest, daß zusätzlich eine Korrelation mit dem HLA-A2-Antigen besteht. Bei 35% der Patienten, die auch HLA-A 2 besaßen, war eine Uveitis vorhanden. Im Gegensatz dazu zeigten die Patienten, denen HLA-A 2 fehlte, nur in 14% eine Uveitis.

δ) Intestinaltrakt

An einem gehäuften Auftreten von *Colitis ulcerosa* oder *Enteritis regionalis* im Rahmen einer Sp.a. gibt es heute keine Zweifel mehr (JAYSON u. BOUCHIER 1968b; JAYSON et al. 1970; JALAN et al. 1970). STOIA u. STOIA (1965) fanden in 7% ihres Sp.a.-Kollektivs eine Colitis ulcerosa, MASON (1973c) in 10%. MUELLER et al. (1974) untersuchten retrospektiv die Röntgenaufnahmen der Iliosakralgelenke von 200 Patienten mit einer regionalen Enteritis oder einer Colitis ulcerosa: 20 dieser Patienten hatten veränderte Sakroiliakalgelenke, davon 6, je 3 Männer und Frauen, eine Sp.a.

KLEIN (1971) spricht von einem „Bechterew-Typ" bei der kolitischen Arthritis. Die Colitis ulcerosa kann der Spondylitis vorausgehen oder mit ihr zusammenfallen (OGRYZLO 1974). Beziehungen zwischen Sp.a. und der Art des Verlaufs, sowie der Dauer der Colitis ulcerosa, auch ein Zusammenhang zwischen Darmbefall und Befall der Wirbelsäule, bestehen nach Meinung von JALAN et al. (1970) nicht. Eine Besserung der Sp.a. durch die therapeutische Beeinflussung der Kolitis tritt gewöhnlich nicht ein.

d) Komplikationen

α) Neurologische Komplikationen

Allgemein bekannt sind medulläre Schäden im Sinne von *akuten und chronischen Myelopathien*, die durch massive Ossifikation der Bandscheibenränder hervorgehoben werden. Daneben kommen *atlantoaxiale Subluxationen* (LITTLE et al. 1976) und auch *atlantoaxiale Synostosen* (MOLL 1972a) vor. Die im Verlauf einer Sp.a. ankylosierte Halswirbelsäule ist für Verletzungen bedeutend stärker anfällig als eine gesunde. Es fehlen Elastizität und Beweglichkeit, und daraus

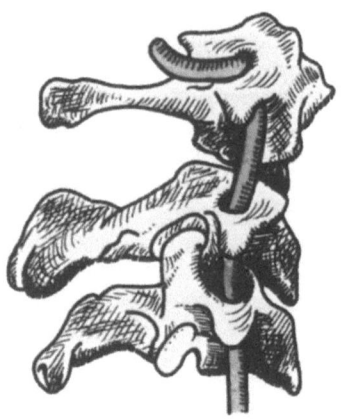 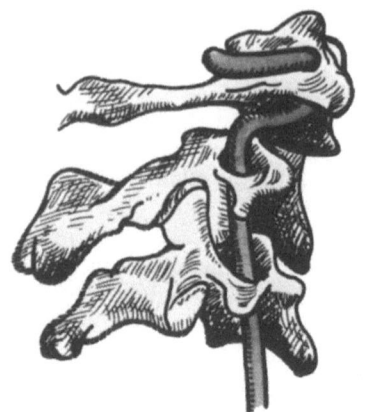

Abb. 11. Anatomie der Vertebralisinsuffizienz

resultierend ergibt sich die Unfähigkeit, bei äußeren Einwirkungen nachzugeben. Die HWS bricht wie ein massiver langer Röhrenknochen meist total. Oft können bereits Bagatelltraumen, die sogar unbemerkt bleiben, eine *Fraktur* verursachen. Über Frakturen berichten GOOD (1967), PALME und JANECEK (1972), YAU und CHAN (1974), DOURY et al. (1974), OSGOOD et al. (1975) sowie LITTLE et al. (1976). Besonders die HWS ist hier sehr anfällig (STOERIG u. SCHILLING 1963; GETRAINE 1970; KEWALRAMANI et al. 1975). SCHILLING (1974b) weist auf eine intermittierende *Vertebralisinsuffizienz* hin, die unter den Komplikationen in weniger als 1% vorkommen soll. Diese Vertebralisinsuffizienz gibt es bei atlantoaxialen Dislokationen aber auch ohne sie (Abb. 11). Die atlantoaxialen Veränderungen können spastische Paresen hervorrufen, die allerdings auch durch die vorher bereits angesprochenen Wirbelkörperfrakturen im Halswirbelsäulenbereich entstehen können; ihre Häufigkeit beträgt weniger als 1%.

Immer wieder hingewiesen wird auf das *Cauda-equina-Syndrom*. OGRYZLO (1974) beschreibt es als ein Syndrom, das sich in den späteren Stadien der Sp.a. zeigt, besonders dann, wenn die Krankheit inaktiv geworden ist. Blaseninkontinenz mit Verlust des Blasensphinktertonus, verminderte Blasen- und Analgefühle, Muskelschwund und Schmerzen, die gefolgt sind von Sensibilitätsverlust im Bereich der sakralen Nerven, sind hier symptomatisch. Myelographisch sieht man manchmal einen vergrößerten lumbalen Rückenmarkssack mit hervorstehenden hinteren Divertikeln; vorher bestand eine Arachnoiditis mit fibrotischen Veränderungen um die dorsalen Wurzeln. Auch BOWIE und GLASGOW (1961), MATTHEWS (1968), GORDON und YUDELL (1973), HASSAN (1976) sowie MILDE et al. (1977), schildern das Cauda-equina-Syndrom. Nach RUSSEL et al. (1973) entstehen diese Syndrome nur bei lang- und andauernden Sp.a.-Fällen. In ihren 1974 veröffentlichten Untersuchungen finden THOMAS et al. zudem Veränderungen im Sinne einer multiplen Sklerose, einer fokalen Epilepsie, peripheren Nervenläsionen sowie einer vertebrobasilaren Gefäßinsuffizienz.

β) Nierenbeteiligung und sekundäre Amyloidose

SCHILLING (1969d) beschreibt das Auftreten einer Amyloidose. Die Dauer des rheumatischen Prozesses bis zum Beginn der Amyloidosesymptome betrug im Durchschnitt 15 Jahre; alle betroffenen Patienten hatten eine Extremitätengelenkbeteiligung. Auch HALLAUER et al. (1973) berichten über Nierenamyloidosen bei Sp. a.-Patienten. Dagegen bleibt die renale glomeruläre Funktion normal (CALIN 1975). ENNEVAARA und OKA (1963), TEILUM (1964), BENEDEK und ZAWADSKI (1966), MISSMAHL (1969), SOMER und SILTANEN (1970), GESSLER (1972) sowie OGRYZLO (1974) schildern eine bei der Sp. a. auftretende sekundäre Amyloidose. Ihre Anzeichen sind Proteinurie, Hypoproteinämie und eine fortschreitende Niereninsuffizienz. Durch Probeexzision aus der Rektumschleimhaut, Leber- oder Milzbiopsie oder auch durch Nierenbiopsie kann die Diagnose histologisch gesichert werden. Nach SCHILLING (1975) ist die Nephrolithiasis gehäuft. Hauptsächlich handelt es sich um Kalziumsteine. Ein Erklärungsversuch besteht darin, die Kalziumsteine mit der bestehenden Osteoporose und Immobilisation zu erklären. SETH et al. (1977) schildern drei Patienten mit einer ankylosierenden Spondylitis, die eine renale Papillennekrose entwickelten. Obwohl diese Patienten die Prostaglandinsynthese hemmende Medikamente erhielten (Phenylbutazon, Indometazin, Ibuprofen) stellen die Autoren zur Diskussion, ob in ihren Beobachtungen nicht eine der Sp. a. zuzuordnende Abnormität der renalen Gefäße zugrunde liegt.

γ) **Muskel**

Obwohl man lange Zeit annahm, daß es bei der Sp. a. spezifische Muskelveränderungen gibt, ist der Beweis dafür noch nicht angetreten. Im Gegenteil, OTT und WURM (1957) sprechen von einem allgemeinen Verlust an Muskelsubstanz und einer Muskelatrophie sowie Ersatz von Muskelgewebe durch Fettgewebe. POHL und SIEVERS (1974) halten die Veränderungen für sekundär reflektorisch. Muskuläre, neurogen verursachte Anomalien – ohne entzündliche Veränderungen – besonders im Bereich der Lendenmuskulatur beschreiben ROUX et al. (1975) und BERMAN et al. (1976).

δ) **Andere Komplikationen**

JÖRGENSEN (1965) berichtet über eine Sarkoidose bei Sp. a., betont jedoch die Zufälligkeit des Zusammentreffens. CALABRO und MALZ (1970a) nahmen zu einem Fall Stellung, in dem eine Sp. a. mit einer akuten myeloischen Leukämie beschrieben wurde, reduzierten den Zusammenhang jedoch auf Phenylbutazon, ein Medikament, das bei der Sp. a. häufig eingesetzt wird. PALOHEIMO et al. (1966) beschreibt vier Fälle einer Takayashu-Arteriitis mit gleichzeitiger Sp. a. Die Autoren meinen, daß es nicht nur Zufall sein kann, wenn zwei so seltene Krankheiten gemeinsam auftreten. BALL und HATHAWAY (1966) schildern einen Sp. a.-Fall mit einer generalisierten Arteriitis. CARTER et al. (1965) teilen drei Fälle von Koexistenz einer Myasthenia gravis mit Sp. a. mit.

BUNCH und HUNDER (1973) beobachteten drei Fälle des gemeinsamen Vorkommens von Sp. a. und primärem Hyperparathyreoidismus; OTT und STEPAN (1967) berichten über einen weiblichen Fall von Sp. a. mit Hypoparathyreoidismus und Hypothyreose nach Strumektomie.

e) **Sonderformen**

α) **Sp. a. bei der Frau**

MACH (1974) und LEVITIN und DAVIS (1975) sind der Meinung, daß die Sp. a. bei der Frau den gleichen Verlauf nimmt wie bei den Männern, vor allem in der Schmerzsymptomatik. Dem widersprechen HART und ROBINSON (1959), CHARMANT (1961) und SCHILLING (1968). Ihrer Meinung nach verläuft die Sp. a. bei der Frau milder als beim Mann und ist in ihren Tendenzen gutartig. Man findet weniger Syndesmophyten und mehr Intervertebralankylosen (SCHILLING 1975a). Die Lendenlordose bleibt meist erhalten; der Verlauf ist abgekürzt, nicht selten bleibt er auf der Stufe der isolierten Sakroiliakalgelenkbeteiligung stehen. SCHILLING (1968) interpretiert einen solchen Verlauf als *Abortivform der Sp.a.*, die nicht zu einem Übergriff auf die Wirbelsäule geführt hat. Nach ERBSLÖH und HANGARTER (1966) wird bei 50% der weiblichen Fälle die Diagnose wegen des milden, larvierten Verlaufes nicht gestellt. Geteilte Ansichten gibt es auch über den Krankheitsbeginn bei der Frau. BROCHER (1966) sowie MACH (1974) eruierten, daß die Sp. a. bei der Frau später als beim Mann beginnt; dem widersprechen POHL und TREIBER (1962). MACH (1974) hat bei der Frau eine stärkere Osteoporose, die früher einsetzt, festgestellt. Eine gehäufte Beteiligung der Symphyse bei der Frau erwähnen TYSON et al. (1953), POHL und TREIBER (1962) sowie MACH (1974) und DIHLMANN (1975). SCHILLING (1974a) zeigt in seiner Statistik 10% Symphysenbeteiligung. Die isolierte Sakroiliitis, die besonders beim weiblichen Patienten vorkommt und Abortivcharakter hat, beschreiben auch noch SCOTT (1936) und KNUTSON (1950).

β) Juvenile Sp. a.

Die juvenile Sp. a. (Tabelle 7) beginnt in 90% der Fälle peripher arthritisch und ist nur retrospektiv von der juvenilen c.P. zu unterscheiden (SCHILLING 1968; KÖLLE 1976). Deshalb ist die Bestimmung des HLA-B 27 bei Verdachtsfällen für die Frühdiagnose sehr wesentlich (MITSUI et al. 1977). Wie bereits erwähnt, ist sie dem *rein spondylarthritischen Typ* zuzuordnen. Nur 10% aller juvenilen Sp. a.-Fälle beginnen am Stammskelet. Neben dem Anfang unterscheidet sie sich von der adulten Sp. a. auch noch dadurch, daß sie an der Wirbelsäule zu einer Versteifung in aufrechter Streckhaltung neigt; dabei kann eine Frühosteoporose eintreten. Das weibliche Geschlecht überwiegt im Gegensatz zur Erwachsenen-Sp.a. (BYWATERS 1976; HILL u. HILL 1976). Das Atlantoaxialgelenk ist häufig befallen (SCHILLING 1974b in 4%), besonders beim bipolaren Manifestationstyp der spätjuvenilen Sp. a. (SCHILLING 1975). An den Gelenken greift sie bevorzugt den Hüftgelenkbereich und die Gelenke der unteren Extremitäten an (ELDSTROM et al. 1960; JACOBS 1963; BLOCH-MICHEL et al. 1965; ELLEFSEN 1967; DELBARRE 1967; SCHALLER et al. 1969). Besonders im Hüftgelenkbereich ist der frühe Befall mit der Neigung zur Ankylose korreliert (primär mit Koxitis ankylosierende Verlaufsform nach SCHILLING 1975a). Die Veränderungen an den Hüftgelenken und an den Iliosakralgelenken verlaufen bei der

Tabelle 7. Diagnostische Kriterien der juvenilen Sp.a. (Nach KÖLLE, 1976)

Geschlecht: 84% männlich; familiäre Belastung (Vater Sp.a.!)
Mon- o.Oligarthritis: Knie-, Hüft-, Zehengrundgelenke
Fersenschmerz
Achsenskelett: spät (nur 10% beginnen dort)
Iridozyklitis (bis zu 35%)
Iliosakralarthritis: meist später und oft schmerzlos
Atlantoaxialarthritis
Röntgen-, Laborbefunde und Serologie: wie bei juveniler chronischer Polyarthritis
HLA-B 27: positiv

juvenilen Sp.a. schneller als bei den adulten Fällen. Vor dem 7. Lebensjahr sind Sp.a.-Fälle sehr selten (BYWATERS 1976). Die juvenile Sp.a. (8–16 Jahre) wird von JACOBS (1963), DAVID-CHAUSSE und RIBEYOL (1966), DELBARRE (1967), SCHILLING (1969, 1974b), SCHALLER et al. (1969) sowie FIECHTNER und TAUBNER (1974) beschrieben. Sie findet sich in 3,7–10% aller Sp.a.-Fälle (HART 1955). In 33%, also häufiger als bei der Erwachsenen-Sp.a., besteht eine Iritis. Diese Iritis und eine häufiger auftretende Amyloidose sind die Hauptkomplikationen, die bei der juvenilen Sp.a. auftreten können (ANSELL u. BYWATERS 1975). Die Extremvariante der Sp.a. vom juvenilen Typ ist nach SCHILLING (1974b) die *ankylosierende Panarthritis*.

Erwähnenswert ist, daß drei Verlaufsformen, die oben beschrieben wurden, die ankylosierende Panarthritis, die primär mit Koxitis ankylosierende Verlaufsform sowie der bipolare Manifestationstyp, besonders bösartig verlaufen können.

f) Atypische Sp.a.-Formen

Als atypische Sp.a.-Form kann man eine vom spezifischen Grundleiden oder Begleitleiden ausgehende Form bezeichnen, die das Bild der Sp.a. nachahmt. Dazu gehören die Spondylitis psoriatica, das chronische Reiter-Syndrom, die Spondylitis bei gastrointestinalen Erkrankungen, wie bei der Colitis ulcerosa und der Enteritis regionalis. Da alle diese Erkrankungen periphere Gelenkbeteiligungen haben können und seronegativ sind (also keinen Rheumafaktor im Serum nachweisen lassen), hat sich in einigen Lehrbüchern für diese Gruppe der Erkrankungen auch die Bezeichnung seronegative Arthritiden durchgesetzt. Da aber auch die Gicht seronegativ ist, da es eine seronegative chronische Polyarthritis klassischer Prägung gibt, und da auch eine Großzahl anfangs seronegativer chronischer Polyarthritiden später seropositiv wird, erscheint die Gruppenbezeichnung zur Differenzierung ungenügend. Besser scheint der Name Spondylarthritiden (MOLL et al. 1974). Überschneidungen zwischen der Sp.a. und der Wirbelsäulenbeteiligung sowie der peripheren Gelenkbeteiligung bei der Arthritis psoriatica, beim chronischen Reiter-Syndrom und bei den gastrointestinalen Erkrankungen (Enteritis regionalis, Colitis ulcerosa) sind häufig und möglich, denkt man nur an folgende Symptome, die bei allen erwähnten Krankheiten vorkommen können: *Periphere sowie stammnahe Gelenkbeteiligung, Wirbelsäulenbeteiligung (Abb. 12), psoriasiforme Haut- und Nagelveränderungen, Augenentzündungen, Wangenschleimhautulzerationen, genitale und genital-urethrale Infektionen.* Wie erwähnt, ist der Rheumafaktor bei dieser Krankheitsgruppe negativ; subkutane Knoten, wie sie die chronische Polyarthritis zeigt, sind nicht vorhanden.

Verbindungen zwischen der Sp.a. und dem chronischen *Reiter-Syndrom* schildern OATES und YOUNG (1959), GOOD (1965). Das chronische Reiter-Syndrom ist in vielen Fällen von einer Sp.a. nicht mehr zu trennen. Hier gibt es in etwa 60% aller Fälle periphere Arthritiden (SAIRANEN et al. 1969), dies jedoch nur nach langem rezidivreichem Verlauf (PETTERSON u. SILBIGER 1967; ENGLEMAN u. WEBER 1968). Auch die Iliosakralgelenkbeteiligung ist abhängig von der Verlaufsdauer. Bei Berücksichtigung aller Verlaufsstufen fanden MASON et al. (1959b) eine Iliosakralgelenkbeteiligung von 32%.

Die *Spondylitis psoriatica* (im Rahmen einer Arthritis psoriatica) zeigt gegenüber der Sp.a. nach der Meinung mancher Autoren morphologisch keinen Unterschied (FLETSCHER u. ROSE 1955; WRIGHT 1956; GRABNER-DUVERNAY

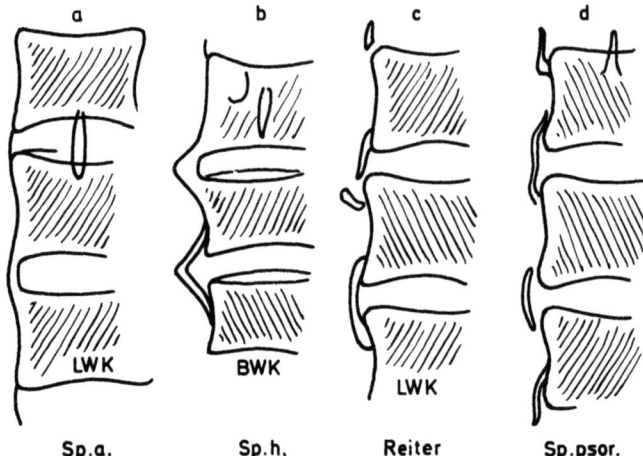

Abb. 12a–d. Schematische Darstellung der lateralen vertebralen Bindegewebsverknöcherungen: **a** Syndesmophyten der Sp.a.; **b** Ossifikationen der Spondylosis hyperostotica; **c, d** paraspinale Ossifikationen der atypischen Sp.a.: chronisches Reiter-Syndrom (**c**) und Spondylitis psoriatica (**d**). Bei **a** unten ist die Anulusverknöcherung der Sp.a. und bei **b** oben auch eine hyperostotische Spange in die knöcherne Wirbelkörperstruktur integriert. (Aus SCHILLING, 1974b)

1957; REED 1961). Von allen Fällen psoriatischer Spondylitis treffen ein Drittel nur die Iliosakralgelenke, die Hälfte das Stammskelett und der Rest nur die Wirbelsäule ohne Iliosakralgelenke. Bei Patienten mit einer Psoriasis allein findet man in 20% Sakroilitiden (WRIGHT 1961). Die Iliosakralgelenke sind nach REED (1961), BAKER (1966), WRIGHT (1969) zu 20% beteiligt. Die Gelenke der oberen Extremitäten werden bei der Arthritis psoriatica häufiger befallen; hauptsächlich sind es die distalen Interphalangealgelenke, in bis zu einem Drittel aller Fälle (REYNOLDS u. RANKIN 1974). Jede Sp.a. mit Arthritis an den Fingern sollte den Verdacht auf eine Arthritis psoriatica oder ein Reiter-Syndrom lenken. Die Arthritis psoriatica verläuft klinisch oft stumm; die Iliosakralbeschwerden sind gering; die vertebralen Ossifikationen führen nur selten zur Wirbelsäulendeformation. Zusammenhänge und Verbindungen zwischen der Arthritis psoriatica und dem Reiter-Syndrom werden von FOX und MACLOED (1901), EPSTEIN (1939), HALL und FINEGOLD (1953), PERKINS (1961), WRIGHT und REED (1964), MAXWELL et al. (1966), DUNLOP et al. (1968), DRYLL et al. (1969) sowie BOXLEY (1973) geschildert. Dabei kann jeweils entweder die Reiter-Symptomatik (die beim chronischen Reiter-Syndrom einer Sp.a.-Symptomatik entspricht) oder das Beschwerdebild der Arthritis psoriatica im Vordergrund stehen. Auch kann sich aus der einen Krankheit die andere entwickeln.

Die gastrointestinalen Erkrankungen, die *Enteritis regionalis* und die *Colitis ulcerosa* haben folgende Symptomatik: Die Enteritis regionalis zeigt meistens milde Arthritiden, die auch kleine Gelenke befallen können (ANSELL u. WIGLEY 1964; SOREN 1966; HAMMER et al. 1968). Nach PATTER et al. (1954) hatten 4,5% aller seiner Enteritis-regionalis-Patienten eine periphere Arthritis. SOREN (1966) beschreibt, daß eine Tendenz zum gleichzeitigen Auftreten der Symptome des gastrointestinalen Trakts und der Arthritiden besteht. Üblich ist die polyartikuläre Gelenkmanifestation, meist der peripheren Gelenke. Arthralgien, subakute Synovialitiden mit Schwellung, die in keinem Fall eine Destruktion oder Deformation hinterlassen, werden gefunden. 5% aller Colitis-ulcerosa-Patienten entwickeln eine Spondylitis (WILSKE u. DECKER 1965); ihr Verlauf ist unabhängig von der Aktivität des gastrointestinalen Leidens oder von einer Kolektomie (MCEWEN 1968).

20% der Patienten leiden unter einer Sakroiliitis (WRIGHT u. WATKINSON 1965b; WRIGHT et al. 1965b). Bei 15% aller Patienten mit Colitis ulcerosa entdeckte man periphere Arthritiden (WILSKE u. DECKER 1965). Die Schmerzen sind episodenhaft, die meisten Attacken dauern nicht länger als 2 Monate. Nur wenige Gelenke sind befallen. In der Art ähnelt der Gelenkbefall bei der Colitis ulcerosa dem Streptokokkenrheumatismus. Asymmetrie und Bevorzugung großer Gelenke sind die Regel; Deformationen entstehen nicht.

In der Familie von Patienten, die an einer Enteritis regionalis leiden, findet sich ein gehäuftes Vorkommen von unkomplizierter Psoriasis, Colitis ulcerosa und Sp.a. PORRINI et al. (1964) und MCEWEN et al. (1971) sprachen sich dafür aus, zwei Gruppen zu bilden. In der einen Gruppe fassen sie die Sp.a. sowie die Spondylitis bei Enteritis regionalis und Colitis ulcerosa, die nicht zu unterscheidende Syndesmophyten bilden, zusammen, in der anderen die Spondylitiden bei Arthritis psoriatica und beim Reiter-Syndrom, die Parasyndesmophyten bilden, die ebenfalls nicht zu unterscheiden sind.

g) Röntgenbefunde[1]

α) Veränderungen an den Kreuz-Darmbeingelenken

Schon CONNOR (1691, 1695), EHRLICH (1930) sowie KREBS (1931) beschrieben Veränderungen an den Iliosakralgelenken bei Patienten mit einer Sp.a., ohne die Bedeutung dieser Befunde für die Frühdiagnose zu kennen.

Als Frühsymptom gilt der Befund einer Iliosakralgelenkarthritis bei KREBS und VONTZ (1934), GOLDING (1935/36), FORESTIER (1936, 1939), VONTZ (1937), GRABNER-DUVERNAY (1937), SCOTT (1942), ROMANUS und YDEN (1952), BÖNI und KAGANAS (1953), OTT und WURM (1957), GOTSCH und OTT (1970) sowie TZONCHEV et al. (1973). Es gibt folgende Aufnahmetechniken: die sog. Einblickaufnahmen nach BARSONY (1928) und die Spaltenaufnahmen nach VON KOVACS (1935). Heute bevorzugt man die Steinschnittlage nach SAMUEL (1928, 1929), HARTUNG (1931) und WARNER (1933) und in Früh- oder Zweifelsfällen die Tomographie der Iliosakralgelenke (DIHLMANN 1968a). GAMP et al. (1963) teilen den Iliosakralgelenkbefall in vier Stadien: Stadium I: Unschärfe der Gelenkflächen und beginnende Sklerosierung der angrenzenden Knochenpartien.

Stadium II: Usuren, ausgeprägte Sklerose.

Stadium III: Weiter fortgeschrittene Prozesse mit partieller knöcherner Überbrückung.

Stadium IV: Komplette Ankylose.

OTT und WURM (1957), GOTSCH und OTT (1970), MASON (1973c) sowie OGRYZLO (1974) und viele andere Autoren schildern das Überwiegen des symmetrischen, bilateralen Befalls der Iliosakralgelenke. DIHLMANN (1968) spricht von einer Verteilung von 90% doppelseitigem zu 10% einseitigem Befall. Man findet an den Iliosakralgelenken *Destruktionszeichen, Sklerose- und Ankylosezeichen* (Abb. 13). Unschärfe der Gelenkkonturen, Pseudoerweiterungen durch Demineralisation (FORESTIER 1939), Pseudoerweiterungen nach Spongiosaresorption

---
[1] Für die Überlassung der Abbildungen 15 und 17–23 danke ich Herrn Dr. W. MEYTHALER, leitendem Arzt der Röntgenabteilung am Rheumazentrum Bad Abbach, ebenso wie für die freundliche Hilfe bei der Gestaltung des Röntgenkapitels

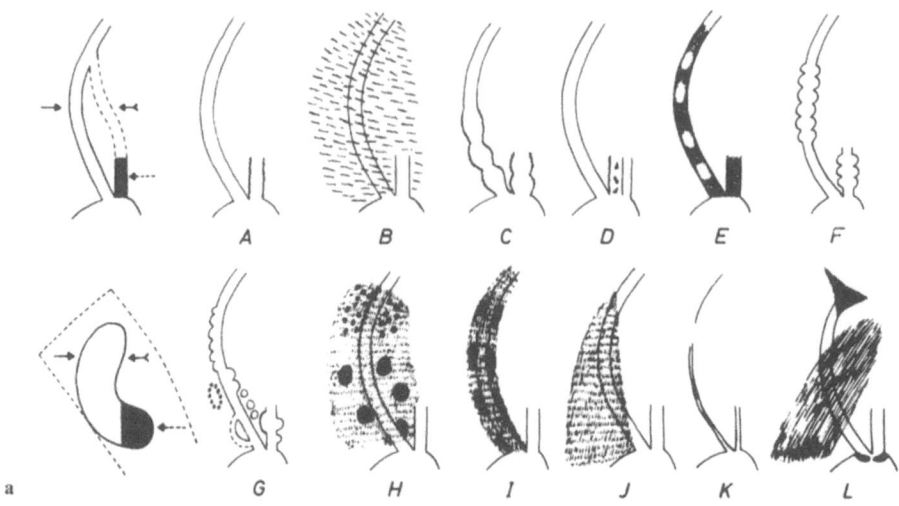

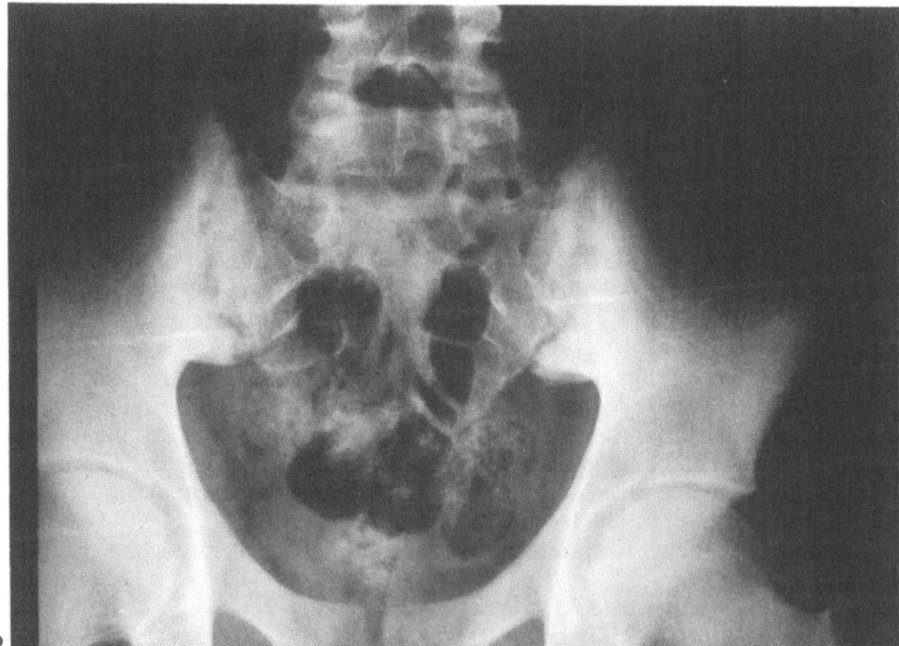

Abb. 13. a Schema der röntgenologischen Veränderungen bei der Sp.a. an den Iliosakralgelenken. *Links*: → vorderer Rand des röntgenologischen Gelenkspaltes (rechtes Gelenk); ←⊲ hinterer Gelenkrand; ←--- hinterer unterer Gelenkbereich (sog. Ohrläppchen der Gelenkflächen). *Rechts*: A–G Destruktionszeichen, H–J Sklerosezeichen, K, L Ankylosezeichen (*geschlängelte kurze Linien* unscharfe Konturen oder verwaschene Spongiosastrukturen; *fein gestrichelt oder tief schwarz* Spongiosasklerosierung, Kapselbandverknöcherung). (Aus DIHLMANN, 1968a) **b** Verwaschene Destruktionen, besonders betont auf der Ileumseite, mit umgebender reaktiver Sklerose auf der Ileumseite. Knöcherne Überbrückungen. Verwaschene Gelenkkonturen, Zähnelung (sog. buntes Iliosakralbild)

(DIHLMANN 1964), Erweiterungen des Iliosakralgelenkspalts in Perlschnurform, in Rosenkranzform (BOLAND u. PRESENT 1945), sägeblattähnliche und briefmarkenzähnelungsähnliche Formen sind üblich. Selten gibt es an den Iliosakralgelenken größere Konturdefekte, Dissektionen und paraartikuläre Osteolysen. Paraartikuläre Spongiosasklerosen, *fleckige* Sklerosen (FORESTIER 1939; FORESTIER et al. 1950) zeigen gemeinsam mit den Ankylosezeichen das sog. *bunte Iliosakralbild* (DIHLMANN 1973).

β) Zwischenwirbelgelenke

EHRLICH (1930), WOLFF (1935), OVERGAARD (1945), JULKUNEN (1962), GROSS (1965) und MACH (1966) haben unscharfen Konturen und unscharfen gelenknahen Spongiosastrukturen Bedeutung für die Röntgendiagnose einer Arthritis an den Intervertebralgelenken beigemessen. Dagegen hält DIHLMANN (1968) diese Befunde nicht für besonders wichtig. Auch Gelenkkapselverknöcherungen, die von KREBS (1931), OPPENHEIMER (1938), OTT und WURM (1957) sowie OTT (1965) beschrieben wurden, sind sowohl bei der Sp.a. als auch bei degenerativen Gelenkveränderungen möglich.

Die *atlantoaxiale Dislokation,* d.h. die Erweiterung des vorderen Atlantodentalspalts auf mehr als 3 mm (Erwachsener) oder 4 mm (Jugendlicher), ist das Zeichen einer destruierenden Spondylarthritis (OTT u. WURM 1957; WALCHER et al. 1968; OGRYZLO 1974). SCHILLING et al. (1963a) haben diese Fehlstellung bei 2–6,5% ihrer Sp.a.-Patienten beobachten können.

γ) Rippenwirbelgelenke und Rippenquerfortsatzgelenke (Abb. 14)

An diesen Gelenken finden sich Kapselbandverknöcherungen. Manchmal kann es an den periarthral verknöcherten Gelenken zu einer überscherenden

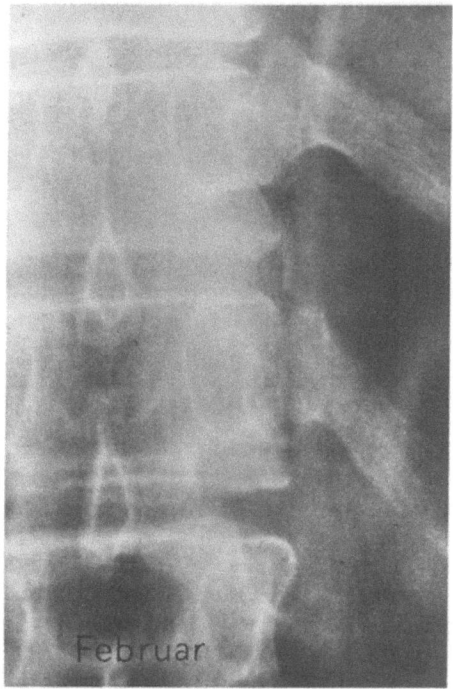

Abb. 14. Arthritis der Rippenwirbelgelenke (Beobachtung aus der Universitätsrheumaklinik Zürich)

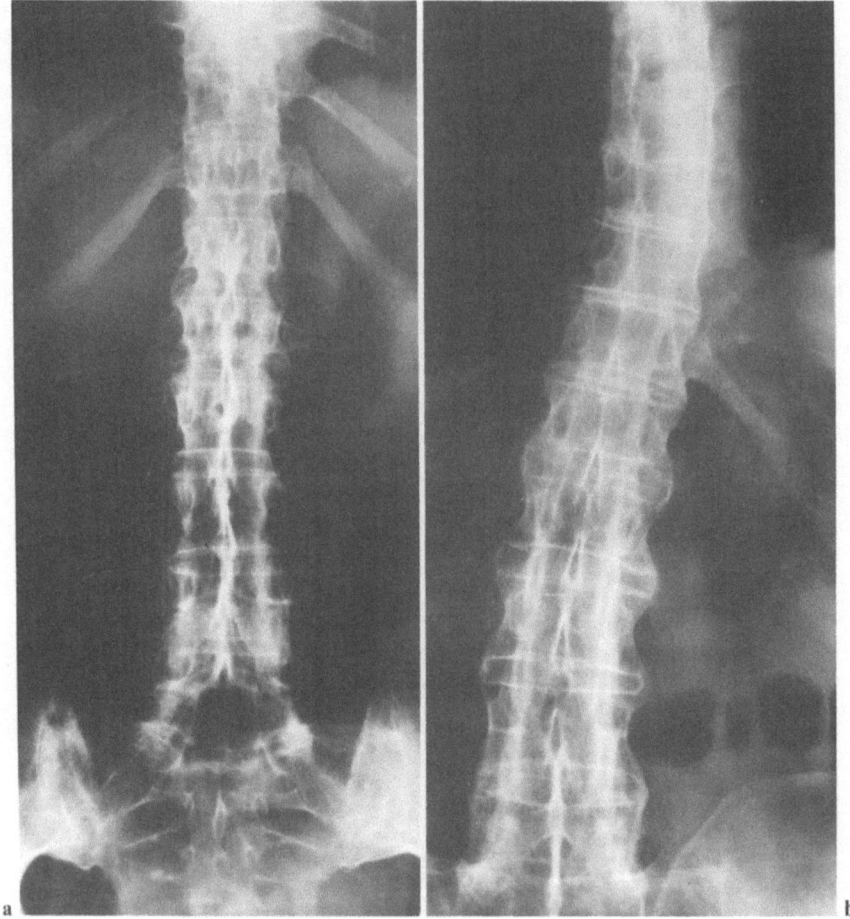

Abb. 15. a Typische Ausbildung eines Bambusstabes bei fortgeschrittener Sp.a.; **b** sog. „Trambahnschiene" bei fortgeschrittener Sp.a. (Erläuterungen s. Text)

Knochenproliferation kommen, die dann auch die weitere Weichteilumgebung erfaßt. Das führt zu einer Auftreibung des ankylosierten Gelenks; dieser Befund ist Sp.a.-spezifisch (DIHLMANN 1968a).

δ) Zwischenwirbelscheiben und Wirbelkörper

Bei meist normal hohen Diskusräumen, die nur in ihren äußeren Anteilen von knöchernen Intervertebralspangen überbrückt sind, ähnelt die Wirbelsäule im Endstadium der Sp.a. einem *Bambusstab* (Abb. 15a); selten sind dabei die Zwischenwirbelscheiben verschmälert. Bilden sich nur sehr zarte knöcherne Intervertebralspangen, sieht man im Röntgenbild zwei dichte, vertikal ausgerichtete Streifenschatten, die den verknöcherten Intervertebralgelenken entsprechen: Es entsteht das Röntgenbild der zweispurigen *Trambahnschiene* (Abb. 15b).

SICARD und FORESTIER (1931, zit. nach FORESTIER et al. 1956) sowie FORESTIER und ROBERT (1934) haben den Begriff *Syndesmophyt* (Abb. 16) eingeführt. Noch

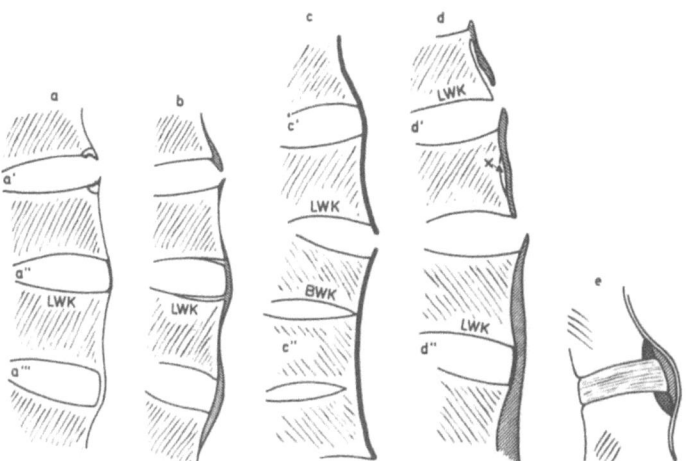

Abb. 16 a–e. Halbschematische Darstellung der Typen ventraler Syndesmophyten: **a** Anulustyp: „Sprossung" aus der Gegend der Randleisten (a'); schmale Verknöcherung äußerer Fasern des Anulus fibrosus der Bandscheibe; Entstehung einer Stegbrücke (a''); Integration (spongiöser Durchbau und Kortikalisierung) in das Wirbelkörperknochengerüst (a'''). **b** Subligamentärer Typ: Verknöcherung von Bindegewebsschichten, die im prädiskalen Spatium zwischen Randleistenanulus und Längsband den Zwischenwirbelraum überbrücken: Entstehung einer Bogenbrücke. **c** Subligamentärer Typ: durchgehende schmale bandförmige Verknöcherung tiefer Schichten des perivertebralen Bindegewebes; bei c'' im Spätstadium mit Abbau des vorderen Wirbelkörperreliefs und mit ventraler Wirbelsynostose (konzentrische Verknöcherung des Diskus). **d** Ligamentärer (hyperostotischer) Typ: Verknöcherung des vorderen Längsbandes, primär (d') oder im Spätstadium entstanden bei schon vorbestehender Anulusverknöcherung (d''), teilweise mit Abstand von der Wirbelkörperfront (x „Pseudozyste"). Vergleiche die Spondylosis hyperostotica, die hier formell Anschluß gewinnt. **e** Bandscheibe, Randleisten, Anulus fibrosus, vorderes Längsband und „prädiskaler Raum" mit den „kurzen Fasern der Periaxis" (Rainer). Dieser erweist sich polarisationsoptisch (Stofft) aber weder als Raum noch von „kurzen" Fasern durchzogen, sondern von der schräg einstrahlenden inneren Faserschicht des perivertebralen Bindegewebes durchzogen. (Aus SCHILLING, 1974b)

MARIE (1898) hielt die Syndesmophyten für das verknöcherte vordere Wirbelsäulenlängsband. Sie sind jedoch Verknöcherungen des äußeren Anteils des Anulus fibrosus. Auch nach Traumen, nach bakteriell entzündlichen Schädigungen der Wirbel und Zwischenwirbelscheiben, z.B. im Verlauf einer Wirbeltuberkulose, eines Morbus Bang oder bei unspezifischen Wirbelosteomyelitiden, können sich Syndesmophyten bilden (PAWELKE u. SCHOGER 1955; GLOGOWSKI 1955). Entstehen Syndesmophyten an vorher degenerativ gelockerten Wirbelsäulensegmenten, können sie den Spondylophyten ähneln; man spricht dann von „Mixtaosteophyten". Im Rahmen der Sp. a. können auch sog. Parasyndesmophyten vom Bywaters- und Dixon-Typ (1965) vorkommen. Diese Parasyndesmophyten sind für die Sp. a. nicht pathognostisch; sie erscheinen häufiger bei der Spondylitis psoriatica und beim Reiter-Syndrom (SCHILLING u. SCHACHERL 1967; TESAREK u. STREDA 1968) (Abb. 16). ROMANUS und YDEN (1952) vertraten die Meinung, daß einem Sp. a.-Syndesmophyten immer eine Spondylitis anterior vorausgehen muß. Der häufigste Sitz der Syndesmophyten sind die Segmente D 10–L 2, also der thorakolumbale Übergang (VONTZ 1937). Die Spondylitis anterior dagegen tritt am häufigsten in den Segmenten L 2–L 5 auf. DIHLMANN (1968a) zieht daraus den Schluß, daß die Syndesmophyten nicht in jedem Fall als reparative Knochenneubildungen während der Ausheilung einer Spondylitis anterior zu

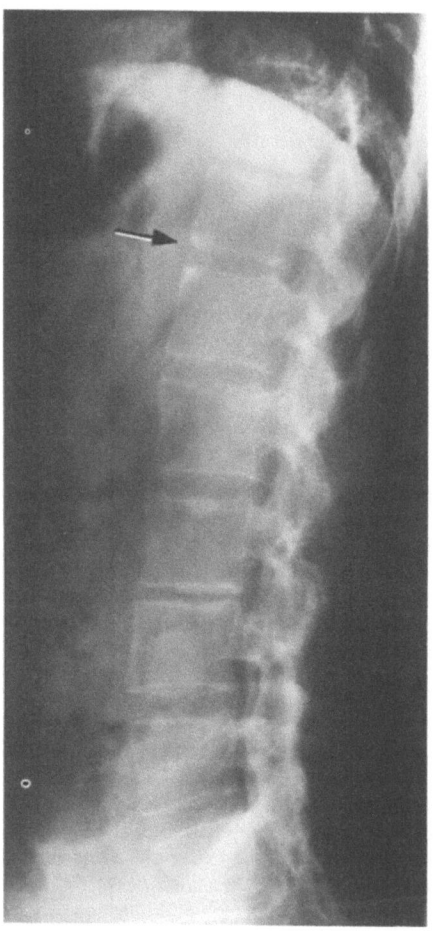

Abb. 17. Spondylitis anterior (*Pfeil*)

interpretieren sind. Die *Spondylitis anterior* (Abb. 17) kann von einer dreieckigen Spongiosasklerose der näheren Umgebung des Defekts (*shiny corner*) umgeben sein, die von ZVAIFLER und MARTEL (1960) beschrieben wird. DIHLMANN (1968a) wies an 132 Segmenten von 65 Patienten, das sind 7,6%, eine Spondylitis anterior nach. Auch MEIJERS et al. (1968), CAWLEY et al. (1971) sowie SUTHERLAND und MATHESON (1975) fanden eine Spondylitis anterior bei der Sp.a.

Vom Kastenwirbel (filling in), der sich bei einer totalen Osteolyse der beiden Randleisten bildet, muß der Tonnenwirbel unterschieden werden.

Die *Diszitis* ist durch eine Verschmälerung des Intervertebralraums gekennzeichnet. Kommen unscharfe Konturierungen der angrenzenden Grund- und Deckplatten und der subchondralen Spongiosastruktur dazu, spricht man von einer *Spondylodiszitis* (Abb. 18), die sich mit perifokaler Spongiosasklerose und mehr oder weniger ausgedehnter Diskuszerstörung manifestiert. Unter 549 Sp.a.-Patienten fand DIHLMANN (1968a) bei über 2,7% eine Spondylodiszitis in einem oder mehreren Segmenten. Die Schichtaufnahmen der seitlichen Lendenwirbelsäule von weiteren 50 Patienten zeigten dagegen bei 18% eine Spondylodiszitis. Dieser Befund spricht dafür, daß destruierende Veränderungen an den Wirbeln

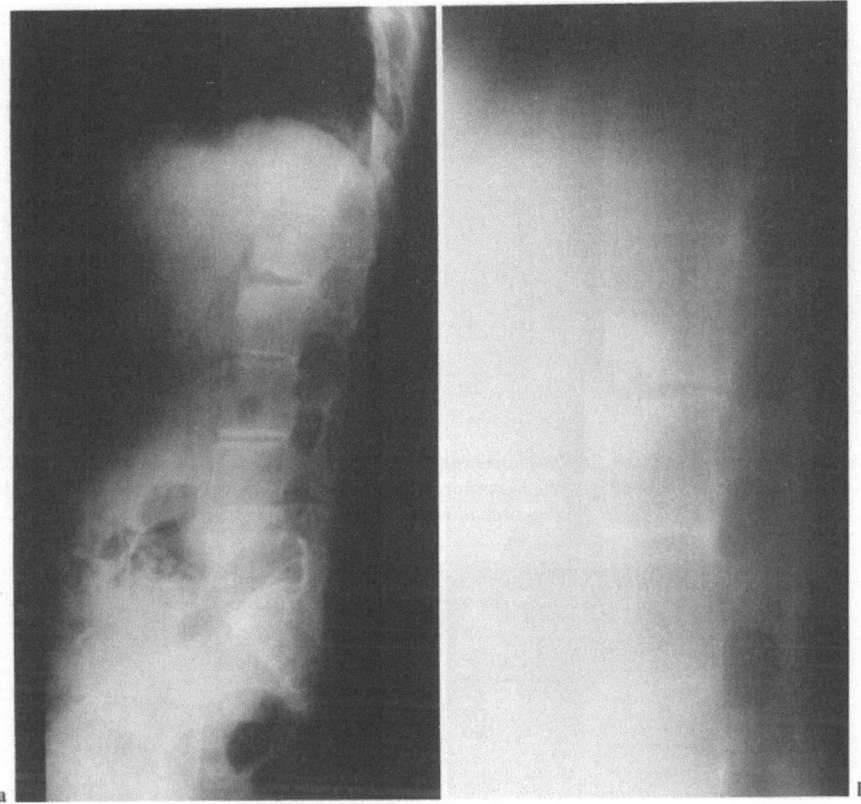

Abb. 18a, b. Spondylodiszitis. **a** Überblick, **b** tomographisches Bild. In allen Lendenwirbelsäulensegmenten konzentrische Gelenkspaltverschmälerung mit Sklerosierung der Deck- und Abschlußplatten als Zeichen einer abgelaufenen Diszitis. Floride Spondylodiszitis am ersten LWK mit Defektbildung an der Abschlußplatte sowie Dorsaldislokation dieses Lendenwirbelkörpers. Im Tomogramm dreieckförmige subchondrale Verdichtungsbezirke bei LWK I als Zeichen eines beginnenden Reparationsvorganges (sog. glänzende Ecke oder shiny corner)

auf Übersichtsaufnahmen häufig nicht dargestellt werden. Spondylodiszitiden bei der Sp.a. werden beschrieben von BAGGENSTOSS et al. (1952), JACQUELINE (1956, 1965), FORBECH (1958), WHOLEY et al. (1960), LORBER et al. (1961), SEAMAN und WELLS (1961), VERHAEGHE und LEBEURRE (1961), LOUYOT et al. (1962), COSTE et al. (1963), STREDA (1964), DIHLMANN (1966) HACKENBROCH JR. (1967), SCHULITZ (1969), CRASSELT et al. (1971) und ELLEGAST (1974).

Die Veränderungen an den Iliosakralgelenken müssen nicht immer die ersten Veränderungen bei der Sp.a. sein; in seltenen Fällen kann die Spondylodiszitis den anderen pathologischen Röntgenbefunden vorausgehen (DIHLMANN 1966). Zusätzlich findet man destruierende Prozesse am Fersenbein (MACH 1966; RUETT 1967), an den Sehnenansatzstellen des Beckens, Defektbildungen am Os naviculare pedis, an den Wirbelkörpern, am Kniegelenk und Humeruskopf. MACH (1966) reiht sie – wenn vorhanden – in die Frühzeichen der Sp.a. ein.

Die röntgenologisch sichtbaren Veränderungen an der Symphyse gehören nicht zu den Frühzeichen. HART und ROBINSON (1959) konnten bei 30 Patienten mit Sp.a. nur 7mal Symphysenveränderungen feststellen. Symphysenveränderun-

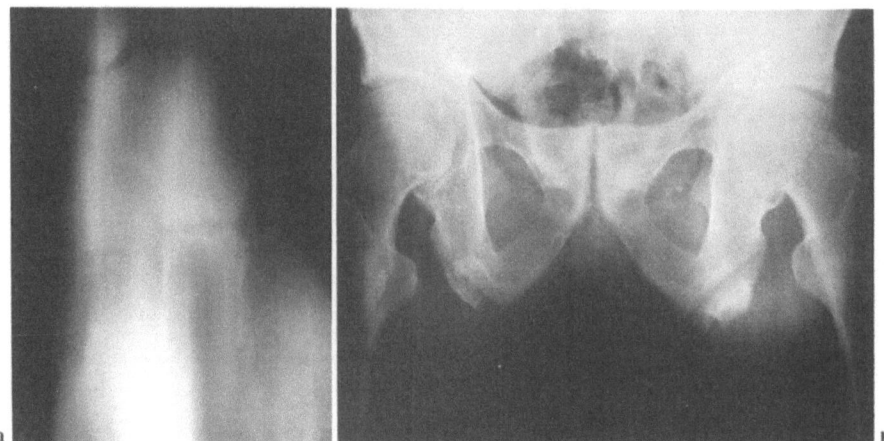

Abb. 19. a Symphysitis: deutliche Verschmälerung des Symphysenspalts mit umgebenden Verdichtungsbezirken und unregelmäßiger Gelenkkontur. **b** Synchondritis manubrio sternalis. Florides Stadium. Destruktionen. Keine Reparationszeichen

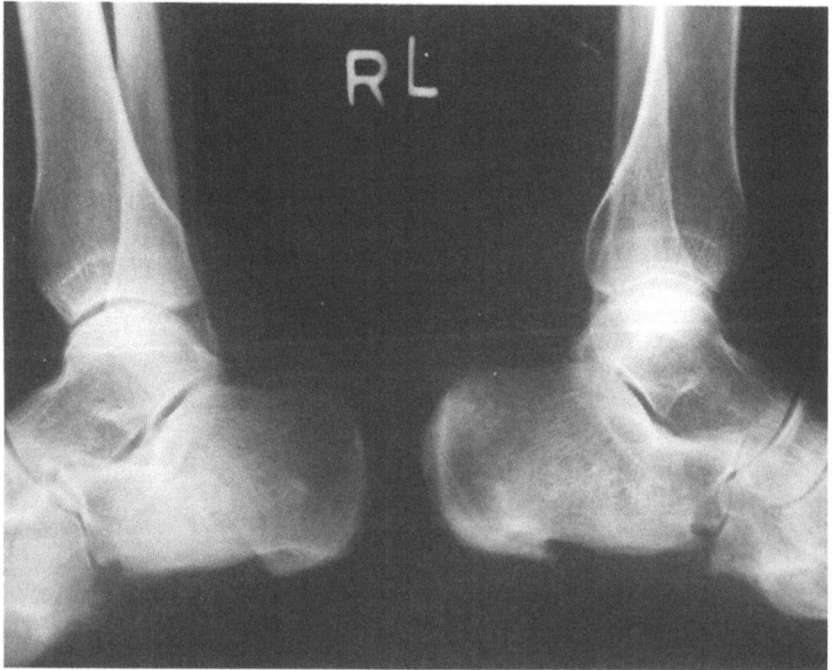

Abb. 20. Entzündlicher und degenerativer Fersensporn

gen, die aus Destruktions-, Sklerose- und Ankylosezeichen bestehen, beschrieben auch SPRANGER (1972) sowie STEINBACH und JENSEN (1975) (Abb. 19).

Unter 35 Patienten mit Iliosakralbefall fand DIHLMANN (1967c) 12 *tomographisch* nachweisbare Veränderungen im Sinne einer Synchondrosis sternalis an der Sternumfuge zwischen Manubrium und Corpus sterni. Auch hier zeigten sich erodierte Konturen, subchondrale Spongiosaverdichtungen und in die Fuge einwachsende Knochenbälkchen (Abb. 19).

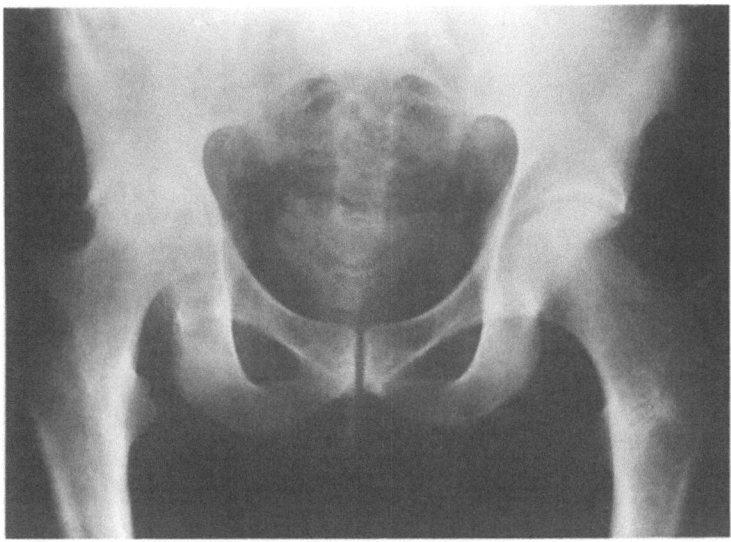

Abb. 21. Koxitis rechts; Gelenkspalt kaum erkennbar. Schlecht erkennbare Randkonturen des Humeruskopfes mit zystoiden Aufhellungen

ε) **Bänder, Sehnen und ihre Insertionen**

Selten verknöchern vorderes und hinteres Wirbelsäulenlängsband. Auch alle anderen Wirbelbänder können verknöchern, die Ligamenta flava, die Ligamenta intertransversaria, interspinalia, supraspinalia. Entzündliche Reaktionen an Ursprungs- und Ansatzstellen von Bändern und Sehnen zeigen sich am Knochen als Kontur- und Strukturveränderungen im Sinne von Defekten, Spongiosaverdichtungen und exophytären Knochenneubildungen. Einen entzündlichen Prozeß am Ursprung oder Ansatz von Bändern nennt man Ligamentoostitis, an den Sehnen Tendoostitis. All diese Veränderungen kann man gemeinsam als *Fibroostitis* bezeichnen (DIHLMANN 1967a). SCHILLING (1974b) bezeichnet alle diese Veränderungen als Enthesopathie.

Sie manifestiert sich bevorzugt am Fersenbein (Abb. 20), am Sitzbein, am großen und kleinen Rollhügel sowie am Darmbeinkamm. Man findet diese Fibroostitiden allerdings nicht nur bei der Sp.a., sondern auch bei anderen entzündlichen rheumatischen Erkrankungen, wie bei der Arthritis psoriatica, bei der juvenilen c.P., beim Reiter-Syndrom und selten bei der chronischen Polyarthritis.

Im Gegensatz zum entzündlichen *Band- oder Sehnensporn* ist der degenerative scharf begrenzt, zeigt eine regelmäßige Spongiosazeichnung und manchmal die Form eines Stiftes. Für die Frühdiagnose der Sp.a. kann es wichtig sein, den entzündlichen vom degenerativen Band- oder Sehnensporn zu unterscheiden, da ein Teil der Patienten unter Fersenbeinbeschwerden leidet, bevor er Schmerzen im Wirbelsäulen- oder im Iliosakralgelenkbereich hat.

ζ) **Extravertebrale Gelenke**

Die Angaben über periphere, extravertebrale Gelenkbeteiligungen im Rahmen der Sp.a. schwanken zwischen 40 und 60% (FISCHER u. VONTZ 1930/32;

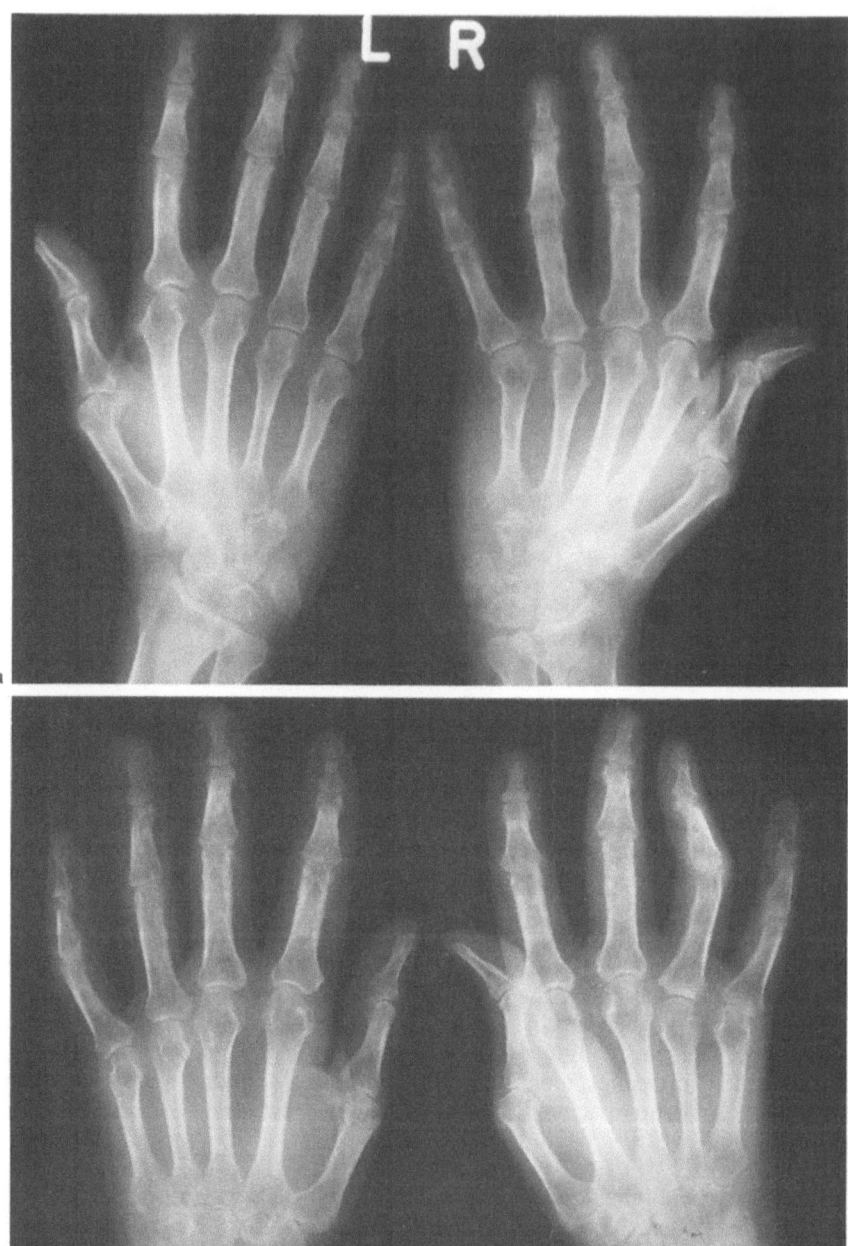

Abb. 22a, b. Periphere Gelenkbeteiligung bei Sp.a. Gelenknahe Demineralisation. Man erhält ein Bild wie bei der chronischen Polyarthritis

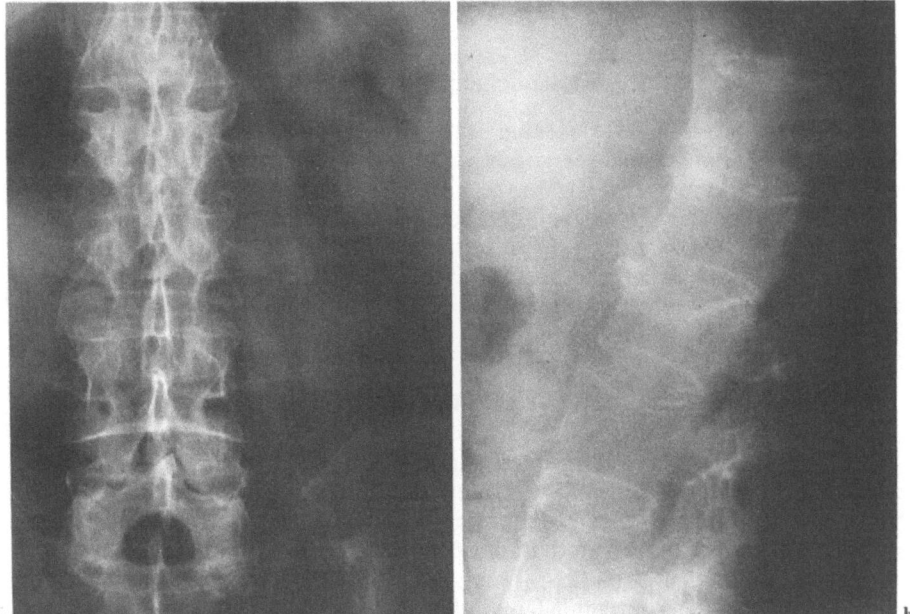

Abb. 23a, b. Bild einer Wirbelkörperspontanfraktur bei der Sp.a. Deckplatteneinbruch mit reaktiver Spondylose

OTT u. WURM 1957; BÖNI 1961a; DIHLMANN 1965; KINSELLA et al. 1966; STEINBACH u. JENSEN 1975).

Das Kniegelenk, das bei der Sp.a. sehr früh, manchmal mit Ergußbildung unter den Zeichen der Arthritis, erkrankt, zeigt röntgenologisch als Kollateralphänomen der Arthritis eine gelenknahe Knochenatrophie mit unscharfer Spongiosazeichnung (RUTISHAUSER u. JACQUELINE 1959). Von den stammnahen Gelenken wird am häufigsten das Hüftgelenk betroffen. Dabei findet man vorwiegend einen doppelseitigen, auch meist symmetrischen Befall. Die zirkuläre Gelenkspaltverschmälerung überwiegt (BURCKHARDT 1966). DIHLMANN (1965) unterscheidet folgende röntgenologische Verlaufsformen am Hüftgelenk: die destruierende Koxarthritis, die nicht destruierende Koxarthritis sowie eine Arthritis, die den Gelenkknorpel nur schädigt, keine Usuren und Destruktionen am Hüftgelenk verursacht und sehr bald zum Bild einer Sekundärarthrose führt (Abb. 21). DIHLMANN und PETER (1965) haben die auch bei der Sp.a. vorkommende *Glockendeformität* des Femurkopfes als Präarthrose beschrieben. Bei 95 von 209 Kranken (45,5%) konnte MACH (1981) eine Hüftgelenksbeteiligung objektivieren. Therapieresistente Monarthritiden, besonders im Bereich des Kniegelenks, sollten deshalb stets die Röntgenuntersuchung der Iliosakralgelenke zur Folge haben, um das Frühstadium einer Sp.a. nicht zu übersehen.

Die Entzündung im Schultergelenk verläuft meist zerstörend; die Destruktion wird oft zuerst an der Knorpelknochengrenze des Humeruskopfes oberhalb des Tuberculum majus sichtbar.

Bei den peripheren Beteiligungen der kleineren Gelenke (Fingergelenke, Zehengelenke) und der seltenen Koinzidenz zwischen Sp.a. und c.P. erhält man ein Bild, wie es auch die Gelenkveränderungen der chronischen Polyarthritis zeigen: Gelenkspaltverschmälerungen, Demineralisationszeichen, Usuren, zystische Osteolysen, Destruktionen, Gelenkfehlstellungen und Mutilationen (Abb. 22).

η) Knochentransparenz

Da man eine vermehrte Strahlentransparenz am Skelett nach allgemeiner Ansicht erst ab einer Abnahme von etwa 30% des Kalksalzgehaltes röntgenologisch erkennen kann, wird die Frage nach der Osteoporose als röntgenologischem Symptom der Sp.a. nicht einheitlich beurteilt. OTT u. WURM (1957) sowie HAVELKA und STREDA (1969) weisen auf die bei der Sp.a. vorkommende Osteoporose hin. Auf der anderen Seite sind Wirbelkörperspontanfrakturen bei der Sp.a. keine Seltenheit (Abb. 23).

h) Nuklearmedizinische Methoden in der Diagnostik der Sp.a.

Im Frühstadium ist eine röntgenologische Diagnose an Veränderungen der knöchernen und knorpeligen Strukturen des Iliosakralgelenks gebunden. Da man nicht genau weiß, wieviel Zeit zwischen dem Beginn entzündlicher Knochenknorpelveränderungen und ihrer röntgenologisch faßbaren Manifestation vergeht, griff man den Gedanken freudig auf, die Aktivität des mit gesteigertem Knochenumbau einhergehenden entzündlichen Geschehens mit Hilfe knochenaffiner Radionuklide zu registrieren und damit eine Frühdiagnostik im röntgenologisch noch stummen Zeitraum zu erreichen.

Welche knochenaffinen Radiodiagnostika stehen zur Verfügung: Radiostrontium (^{85}Sr, ^{87m}Sr) ist ein Gamma-Strahler, wird langsam aufgenommen und verweilt sehr lange im Knochen. Das langlebige ^{85}Sr macht Messungen noch Tage und Wochen nach der i.v. Applikation möglich. Darin liegt der Vorteil dieses Radionuklids, aber auch sein Nachteil, da es gegenüber dem ^{87m}Sr eine um den Faktor 100 höhere Strahlenbelastung hat. Die physikalische Halbwertszeit beträgt 65 Tage, die des Strontium^{87m} 2,8 h. Ein weiterer Nachteil der Strontiumradiumnuklide liegt darin, daß sie vorwiegend über die Niere in die Blase und über den Darm ausgeschieden werden und daß von diesen extraossären Strontiumsansammlungen Messungen über den Iliosakralgelenken beeinflußt werden können.

In der Lokalisationsdiagnostik bei Knochenerkrankungen und dem Nachweis einer floriden Synovialitis (MACDONALD u. HUNT 1952; MAXFIELD u. WEISS 1969; DICK et al. 1970; DICK 1972) hat gerade in letzter Zeit der Einsatz von mit ^{99m}Technetium markierten Zinn-Phosphat-Komplexen weitere Verbreitung gefunden. Während ^{99m}Technetium kaum Knochenaffinität aufweist, kann sich sowohl Zinn als auch Poly-Pyrophosphat bzw. Diphosphat in oder am Knochen konzentrieren. Die ^{99m}Tc-Sn-P-Komplexe sind dem bisher verwendeten, vergleichbar kurzlebigen ^{87m}Sr im Verhältnis Knochenkonzentration/Weichteilkonzentration signifikant überlegen. Das langlebige ^{85}Sr ist wegen des kaliumähnlichen Verhaltens von Strontium zur Beantwortung spezieller Fragestellungen (z.B. Entwicklung einer Hüftkopfnekrose) geeignet (BÜLL u. FREY 1975). Prinzipiell soll man eine Skeletdarstellung vorziehen, die möglichst den ganzen Körper oder zumindest den Rumpf abbildet (Ganzkörperszintigraphie). Das Anwenden einer Gamma-Kamera hat den Vorteil einer kürzeren Untersuchungsdauer; Ganzkörperscanner weisen eine etwas bessere Auflösung auf. Die Untersuchungen werden in der Regel 2-4 h nach Injektion von 5-10 mc ^{99m}T-Sn-P durchgeführt. In physiologischer Weise kommt es immer zur Hauptanreicherung im Bereich des Beckens, der Wirbelsäule und in Gelenknähe der langen Röhrenknochen (subepiphysär). Bei der Auswertung von Knochenszintigrammen sollte immer das Röntgenbild mit berücksichtigt werden. Nach EVERETTE und SQUIRE (1973) führen Röntgenbild und Szintigramm gemeinsam zu einer weitgehend sicheren Diagnose (Abb. 24).

Die *Indikation zur Szintigraphie* bei Verdacht auf eine Sp.a. liegt vor allem in der Frühdiagnostik, d.h. in einer Zeit, in der im Röntgenbild für die klinisch eruierbaren Symptome noch kein morphologisches Substrat zu erkennen ist.

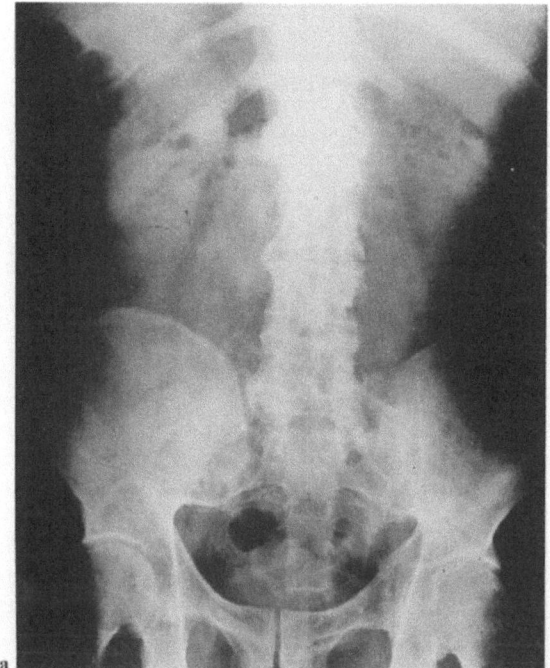
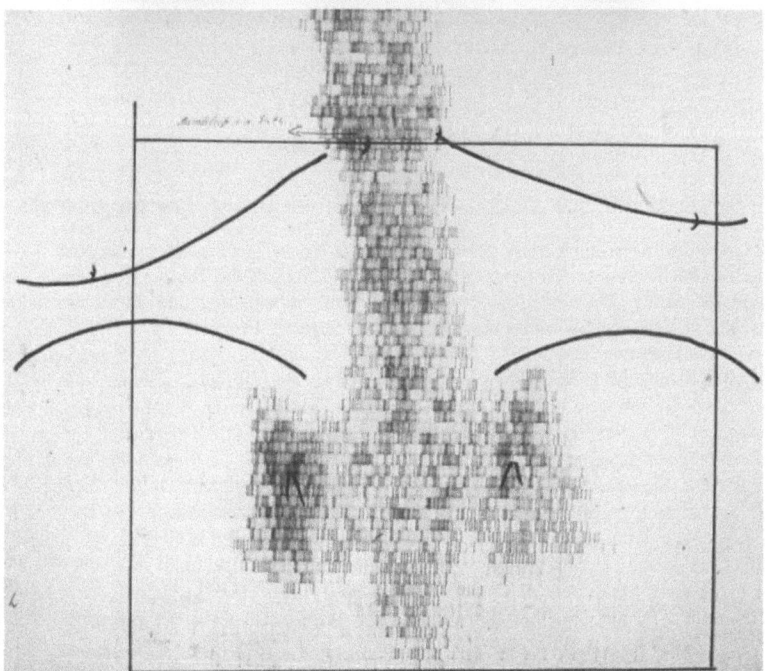

Abb. 24a, b. 31jähriger Mann. Verlaufsdauer der Sp.a. 8 Jahre. Arthritis des linken Iliosakralgelenks. Dort auch pathologische Nukleidanreicherung im Vergleich zum rechten Sakroiliakalgelenk. Im LWS-Bereich ebenfalls vermehrte Nukleidanreicherung als Ausdruck osteoblastärer Aktivität

LÖVGREN und DOWEN (1969), GROHER et al. (1973), FEINE (1974), KLEMS et al. (1974), SZANTO und BENGT-INGE RUDEN (1976) wiesen auf die Anreicherung des Radioisotops im Bereich der Iliosakralgelenke hin, noch bevor dort röntgenologisch etwas zu sehen war. ROSENTHAL (1965), FREY et al. (1967), KOLAR et al. (1968) sowie HERTEL und HEINE (1974) betonen die erhöhte Aktivitätsanreicherung über der Wirbelsäule. HERTEL und HEINE (1974) betonen den Wert der Knochenszintigraphie für die Früherkennung, wenn bei negativem Röntgenbefund das klinische Beschwerdebild an eine Sp. a. denken läßt. Weitere Untersuchungen stammen von VAN LAERE et al. (1972), PFANNENSTIEL (1973), MIRTL et al. (1975 b). Daneben kann der nuklearmedizinische Befund bei der *Floriditätsbeurteilung* der Iliosakralarthritis manchmal eine Mehrinformation gegenüber dem Röntgenbefund bedeuten (LÖVGREN u. DOWEN 1969; DIHLMANN et al. 1971; SONNEMAKER et al. 1972; BÜLL et al. 1974a; D'ESHOUGUES et al. 1975).

RUSSELL et al. (1975) beschreiben erhöhte Aktivitäten über Wirbelsäulenabschnitten bei Patienten mit gesicherter Sp. a., bei denen röntgenologisch noch nichts zu objektivieren war. Eine weitere Indikation für die Szintigraphie ist die *Verlaufskontrolle* (KLEMS et al. 1974) *unter Therapie*. Hier fällt besonders ins Gewicht, daß die Strahlenbelastung vergleichsweise gering ist. Man hat versucht (MIRTL et al. 1975b) eine Beziehung zwischen der Aktivität des Radionukleids in Gebieten mit erhöhtem Knochenstoffwechsel und der Aktivitätsbeurteilung der Sp. a. herzustellen; dies scheint jedoch im Augenblick noch nicht möglich zu sein. Auch ist es bisher in keinem Fall gelungen, die für die Sp. a. so typischen Syndesmophyten mit szintigraphischen Aussagen zu korrelieren (BÜLL et al. 1974a). Spondylodiszitis, Arthritis der Zwischenwirbelgelenke und der Sternoklavikulargelenke gehen dagegen stets mit einer vermehrten Anreicherung einher (BÜLL u. FREY 1975).

j) Thermographie

Eine wenig belastende diagnostische Methode ist die Thermographie.

Dabei wird die Infrarotstrahlung gemessen, die aus einem Tiefenbereich von etwa 0,1–0,3 mm der Körperoberfläche stammt (ZYSNO u. RUSCH 1972). Sie spiegelt die Temperatur des vaskularisierten Hautanteils wieder. Ihr Vorteil ist die fehlende Strahlenbelastung und damit die unbegrenzte Wiederholbarkeit. Der Nachteil liegt darin, daß tiefer liegende Prozesse nicht exakt erfaßt werden können. Natürlich warme Zonen sind die Achselhöhlen, das Innenohr, die Schenkelinnenseiten, die Interdigitalräume, die Gesäßfalte. Normalerweise kalt sind: Finger, Zehen, Nase und Ohren. Im Bereich des Rückens zieht sich ein schmales, vertikal verlaufendes Wärmeband von oben nach unten, besonders dann, wenn der Erector trunci in seiner Gesamtheit gut entwickelt ist. Die Thermographie bietet sich für die *Frühdiagnostik* an, bei Verlaufskontrollen, *z.B. nach operativen Eingriffen, und während einer Therapie* sowie für Langzeitbeobachtungen. Voraussetzung für die genaue Durchführung infrarotthermographischer Untersuchungen ist eine Raumtemperatur von 18–20° C. Außerdem müssen sich die Patienten mindestens 20 min in einem Raum, der ebenfalls 20° C hat, aufhalten, um sich der Temperatur im Untersuchungsraum anzugleichen. Es ist auch möglich, die Haut der Patienten durch einen Ventilator oder einen Alkoholspray abzukühlen. Prozesse bis zu einer Tiefe von ca. 2–3 cm können auf der Oberfläche örtlich begrenzte Infrarotabstrahlungen bewirken (KOOB 1972).

OWEN und HOLT (1973) beschrieben zwei typische thermographische Muster bei 39 Patienten, die eine gesicherte Sp. a. hatten. Patienten mit aktiver Sakroiliitis und/oder Spondylitis zeigten ein heißes, großes, fleckiges Areal über den Sakroiliakalgelenken und ein heißes, großes, unregelmäßiges Areal im Bereich der Lendenwirbelsäule. Patienten, die eine Spondylitis hatten und dabei eine nicht aktive Sakroiliitis, zeigten heiße, große, unregelmäßige Areale über der Lendenwirbelsäule, aber kalte Gebiete über den Sakroiliakalgelenken. Wenn die Lendenwirbelsäule befallen ist, erhält man üblicherweise ein diffuses Gebiet von erhöhter Wärme im Thermogramm. Das Thermogramm der Sakroiliakalgelenke ist mehr dem Grad der Entzündung dieser Gelenke zugeordnet. Wenn die Sakroiliakalgelenke ankylosieren, kann man normale Thermogramme erhalten.

AGARWAL et al. (1970) berichten, daß von 31 Patienten mit einer gesicherten Sp. a. (alle hatten im Röntgenbild an den Iliosakralgelenken Veränderungen) 14 über den Iliosakralgelenken warme Zonen zeigten; bei 17 bot sich ein normales thermographisches Muster. Im Verhältnis zur chronischen Polyarthritis unterscheidet sich das Bild anderer Polyarthritiden thermographisch nicht (COSH u. RING 1970). Über den entzündeten Gelenken kann die Hauttemperatur um bis zu 3 °C steigen. Am wärmsten ist sie selbstverständlich da, wo die durchblutete Gelenkinnenhaut der Hautoberfläche am nächsten ist. Über „typische" thermographische Bilder einer Arthritis, nämlich heiße Gelenkzonen, die mit dem Muster eines deutlichen venösen Abflusses verknüpft sind, berichten HABERMANN et al. (1968) sowie RING und COLLINS (1970).

k) Laborbefunde

Unspezifische Entzündungszeichen: Die Blutsenkungsgeschwindigkeit (BKS) hängt immer von der jeweiligen Aktivität der Entzündung ab. Meist ist sie nur mäßig beschleunigt; der Einstundenwert liegt zwischen 15 und 60 mm Hg. Vor allen Dingen am Anfang der Erkrankung ist die Senkungsgeschwindigkeit bei 20–25% aller Sp. a.-Patienten normal (POLLEY u. SLOCUMB 1947; FORESTIER et al. 1949). Auch in Latenzzeiten sieht man oft keine oder nur minimale Senkungsbeschleunigungen. Hohe Senkungsbeschleunigungen, etwa über 100 mm Hg in der ersten Stunde, sind die Ausnahme. Das *C-reaktive Protein* ist in akuten Phasen bis zu 10% nachweisbar (MOLL 1972b). Alpha-2- und Gamma-*Globulinerhöhungen* findet man bei fast allen Entzündungen in der Elektrophorese. Bei akuten Verläufen (LOHNES 1963) zeigt sich eine Alpha-2- und Beta-Globulinerhöhung, bei schleichenden Verläufen eine Gamma-Globulinerhöhung (HUNT u. TREW 1954; LANGNESS et al. 1969). Nach JACQUELINE und GROULADE (1955) spricht eine gleichzeitige Alpha-2- und Gamma-Globulinerhöhung für eine periphere Gelenkbeteiligung. Auf einen besonderen Sp. a.-Typ weisen SCHILLING und VORLAENDER (1974) hin. Sie fanden bei 4% ihrer Sp. a.-Fälle eine Hypergammaglobulinämie von 30–40 rel.%; dieser Typ stellte die Mehrzahl der bösartig penetrant und remissionslos verlaufenden Fälle und enthielt Extremvarianten der Sp. a. Eine Hypergammaglobulinämie von 30–40 rel.% ist ihrer Meinung nach das ungünstigste Prognostikum für den weiteren Verlauf der Sp. a.

Antikörper: SEIFERT und TICHY (1954) fanden einen erhöhten *ASL-Titer* in 40% ihrer Sp. a.-Fälle, STEIGER und SUTER (1960) in 45,5% und MOLL (1972b) in 40%. THONAR und SWEET (1976) bewiesen, daß eine zelluläre Überempfindlichkeit gegenüber Synovialisextrakten besteht. Sie vermuten, daß diese Überempfindlichkeit in der Aufrechterhaltung des entzündlichen Prozesses eine ähnliche Rolle spielt wie der Rheumafaktor bei der chronischen Polyarthritis. Der *Rheumafaktor* ist bei der Sp. a. negativ. Ist das Ergebnis positiv, hält sich sein Vorkommen im Rahmen der falsch-positiven Ergebnisse bei Gesunden

(LOHNES 1963). In 2592 Sp.a.-Fällen fand MÜLLER (1976a) den Rheumafaktor in 6,3% positiv; das entspricht auch dem Vorkommen bei Gesunden. Da der Rheumafaktor praktisch immer negativ gefunden wird, hat sein Vorhandensein (für den Fall, daß man ein falsch-positives Ergebnis ausschließen kann) für die Sp.a. als negatives Kriterium eine sehr hohe diagnostische Wertigkeit (MATHIES 1969). In 21 von 61 Sp.a.-Fällen fanden sich antinukleäre Antikörper – allerdings durchwegs in niedriger Titerhöhe. Das entspricht einem Prozentsatz von 34,4%. Im Vergleich zeigten sich bei degenerativen Erkrankungen des rheumatischen Formenkreises in 7,6% antinukleäre Antikörper mit niedrigem Titer. ANA-positive Fälle fanden sich in allen Krankheitsstadien: auch bei Abortivformen im Sinne einer isolierten Sakroiliitis. Sie zeigen sich prozentual signifikant häufiger bei Frauen als bei Männern (PROHASKA et al. 1980).

KRIEGEL et al. (1969), LANGNESS et al. (1971), HOWELL et al. (1972), KENDALL et al. (1973), KINSELLA et al. (1975) beobachteten eine *Erhöhung des IgA*. KENDALL et al. (1973b) und ARANA et al. (1975) beschrieben erhöhte *IgG-Spiegel*. ROESSNER et al. (1974) fanden in 15,4% ihrer Sp.a.-Patienten *Prostataautoantikörper*, bei 19,2% *Gelenkautoantikörper;* FELSCH (1969) weist in 6% Prostataautoantikörper nach. RITCHIE (1967) berichtet von antinukleären Faktoren, VASEY und KINSELLA (1977) schildern das Vorkommen „leukozytenreaktiver" antinukleärer Antikörper in 60%; SCHMIDT et al. (1969) bestätigten die Anwesenheit solcher antinukleärer Faktoren nicht.

Enzyme: Die Hemmer von Elastase, Trypsin und Plasmin fanden ARDELT et al. (1966) deutlich erhöht. GAMP (1955) sah den Serumglukosaminspiegel in 64% der Sp.a.-Patienten erhöht. CALIN (1975a) beschrieb erhöhte Kreatininphosphokinase im Serum seiner Sp.a.-Patienten. Eine erhöhte alkalische Phosphatase schildern KENDALL et al. (1973c). LANGNESS et al. (1969) berichten über eine Erhöhung des collagen like protein (CLP) im Serum, das sie als Index für die metabolische Aktivität im fibrösen und ossifizierenden Gewebe ansahen. TILZ et al. (1975) wiesen bei Sp.a.-Patienten eine konstante Erhöhung der Aminosäure Alanin sowie eine meistens vorhandene Erhöhung des Leucins, Valins und der basischen Aminosäuren nach.

Allgemeines: Im Gegensatz zur c.P. ist das Eisen im Rahmen der Sp.a. mäßig erhöht, das Kupfer mäßig erniedrigt (LOHNES 1963; BÖNI u. JUNG 1950). Im Gegensatz zu diesen Autoren beschreiben JAYSON et al. (1976) eine deutliche Erhöhung des Serumkupfers und Caeruloplasmins, deren höchste Spiegel mit den schwersten Fällen korrelierten. Oft besteht eine mäßig normo- bis hypochrome Anämie, die Leukozyten sind normal bis manchmal leicht erhöht. Im Liquor cerebrospinalis soll es nach MOLL (1972b) in $^2/_5$ aller Fälle eine beträchtliche Eiweißerhöhung geben. Falsch-positiv können manchmal die serologischen Syphillisnachweise bei der Sp.a. sein (SALO et al. 1968). Blutgruppenuntersuchungen erbrachten keine Besonderheiten. Der Urinbefund ist unauffällig; es gibt keine für die Sp.a. pathognomonischen Zeichen, nimmt man eine Nierenbeteiligung im Sinne der Amyloidose aus.

PROHASKA (1975) fand bei 7,5% seiner Patienten eine Hyperurikämie. MORBRAY et al. (1949) und KENDALL et al. (1973c) wiesen in 35–50% eine erhöhte alkalische Phosphatase nach. Das *HLA-B 27* ist in 85–95% positiv (BREWERTON et al. 1974b; BERG 1974; SCHATTENKIRCHNER et al. 1976). SONOZAKI et al. (1975) sowie GOOD et al. (1976) beschrieben den Verlauf von HLA-B 27-positiven Sp.a.-Fällen als schwerer als den von B 27-negativen. RUSSEL et al. (1976) schildern massive röntgenologische Veränderungen bei B 27-positiven Fällen. Diesen Ergebnissen widersprechen die Arbeiten von KHAN et al. (1976, 1977) und DE

DEULAER et al. (1976). Die letzteren fanden weder im Verlauf noch in der Schwere der Erkrankung noch in den knöchernen Manifestationen und den Röntgenbefunden einen Unterschied zwischen beiden Gruppen. KHAN et al. (1976) beschreiben, daß das HLA-B 27 bei weißen Sp.a.-Patienten deutlich häufiger positiv ist als bei schwarzen. Wenn auch die diagnostische Relevanz eines positiven HLA-B 27-Befundes dadurch eingeschränkt wird, daß dieses Antigen auch beim Reiter-Syndrom, der Arthritis psoriatica sowie bei der akuten Iridozyklitis vorhanden ist, bedeutet sein Nachweis dennoch eine gute Hilfe in folgenden Fällen (SCHATTENKIRCHNER et al. 1976):

- In der Bestätigung einer schon diagnostizierten Sp.a.
- In besonderem Umfang in der *Frühdiagnose:* in Fällen, in denen klinische Verdachtsmomente für die Sp.a. sprechen, sich aber nicht genügend andere objektive Kriterien (Röntgen, Nuklear) finden, um die Diagnose zu untermauern. Solche Fälle sollte man kritisch prospektiv verfolgen.
- Daneben kann das HLA-B 27 in der Diagnose atypischer und abortiver Formen, z.B. bei der Frau, wertvoll sein.
- Um ein erhöhtes Risiko zu erkennen und danach zu handeln, ist es wesentlich, die Kinder von Patienten mit Sp.a. auf das Vorhandensein von HLA-B 27 zu untersuchen.

Ebenso wie beim „Rheumafaktor" besteht auch beim Nachweis des HLA-B 27 die Gefahr der falschen Diagnose einer Sp.a. Deswegen soll ausdrücklich auf die Arbeit von HAWKINS et al. (1981) verwiesen werden: Die Autoren ermittelten bei einem angenommenen Vorkommen einer Sp.a. von zwischen 1 und 2%$_{00}$ den Aussagewert für ein positives HLA-B 27 bei einem nach dem Zufallsprinzip ermittelten Patienten mit 0,75%. Das bedeutet, daß nur 0,75% aller zufällig ermittelten, HLA-B 27-positiven Menschen eine Sp.a. haben oder entwickeln werden. Wenn man die in der letzten Zeit diskutierte Häufigkeit von 1% zugrundelegt, ist zwar der Aussagewert eines positiven HLA-B 27 bei einer Zufallsperson auf 15% gestiegen, aber – immer noch haben von 100 zufällig ermittelten Personen 85, die B-27-positiv sind, keine Sp.a. Dagegen ist die Wertigkeit eines negativen HLA-B 27 wesentlich höher einzuschätzen. Hier liegt der Aussagewert bei 99,9%. Das bedeutet, daß eine „HLA-B 27-negative Person" aus einem gesunden Referenzkollektiv die „Chance", eine Sp.a. zu entwickeln oder zu haben, hat, die bei 0,1% liegt.

l) Synovia/Synovialis

Nur der Nachweis von Bakterien oder Kristallen im *Gelenkerguß* hat einen entscheidenden diagnostischen Wert; die übrigen Befunde liefern lediglich differentialdiagnostische Hinweise.

Die Synovialflüssigkeit, ein Dialysat des Blutes, enthält kein Fibrinogen (Gelenkflüssigkeit koaguliert nicht), dagegen Hyaluonate und Leukozyten synovialen Ursprungs. Die normale Synovia ist strohgelb oder farblos, bei Arthrose ist sie bernsteinfarben, bei der c.P. gelb bis grün, bei der septischen Arthritis weiß bis grau, bei Gicht weiß bis gelb. Der *Muzintest* wird zur Unterscheidung von entzündlichen und nicht entzündlichen Gelenkergüssen benützt. Wenn man Synovia mit 5%iger Essigsäure zusammenbringt, bildet sich ein kompakter Klumpen; bei entzündlichen Exsudaten entsteht dagegen ein schneeflockenartiges Präzipitat. Normale Gelenkflüssigkeit ist zellarm; bei Arthrosen findet man unter 1000 Zellen/mm^3, bei entzündlichen rheumatischen Ergüssen 5000–20000,

Tabelle 8. Elementare Synoviaanalyse. (Aus SCHILLING, 1975a)

	Nicht – wenig entzündlicher „Reizerguß"	Entzündliches Exsudat (Synovitis)			
		Rheumat. Arthritis	Gicht	Pseudo-Gicht	Infektiös
1. *Aussehen*	hell	gelb–trüb			eitrig
2. *Viskosität* und Muzingehalt	↑	↓			
3. *Zellzahl* pro mm^3	dreistellig bis <2000	vier- bis fünfstellig (6000–40000)			>60000
4. *Mikroskopie* a) Nativ-Tropfen					
Ragozyten	0	+–+++	(+)	(+)	
Mikrokristall-Phagozytosen	0	0	Na-Urat	Ca-Py-Ph.	
b) Ausstrich mononukl. Z.	+				
polynukl. Z. (Granuloz.)		40–70%	60–90%		massenhaft
5. *Chemie* a) Eiweiß	<2,5 g%	3 bis >5 g%			
b) Harnsäure		etwa dem Serumwert entsprechend	>6,4 mg%		
6. *Bakteriologie* a) allg. b) Tbc	steril	steril			Kultur positiv

bei akuter Gicht Werte bis zu 25000/mm^3. Zellen synovialen Ursprungs findet man meist bei Prozessen mit niedriger entzündlicher Aktivität. Die Elektrophorese der Synovia zeigt bei akuten Gelenkentzündungen einen Anstieg der Alpha-2-Globuline, bei chronischen einen der Gamma-Globuline, jeweils mit Verminderung der Albumine.

Im aktiven Stadium einer Entzündung überwiegen segmentkernige Granulozyten mit z.T. Kernpyknosen. Stets sind Zellen lokaler Abkunft vertreten, z.B. Histiomonozyten, Histiolymphozyten, Plasmozyten und retikuläre Zellen; auch junge Formen dieser Elemente existieren (VOJTISEK 1964). Von vielen Autoren wird die Ähnlichkeit des Zellbildes im Gelenkpunktat mit dem Bild der c.P. hervorgehoben (Tabelle 8). Im Gelenkpunktat der Sp.a. fanden ROQUES et al. (1975) 14% *Ragozyten*. Die Leukozytenzahl ist erhöht (OPPERMANN u. KUTSCHER 1969; KENDALL et al. 1973a). Nicht wesentlich erhöhte Leukozytenzahlen fanden dagegen ROQUES et al. (1975).

CALABRO und MALZ (1970b) schildern einen hohen *Komplementspiegel* in der Gelenkflüssigkeit. Auch in den Untersuchungen von ROQUES et al. (1975) war bei den Sp.a.-Patienten der Komplementspiegel nicht erniedrigt wie bei der seropositiven c.P. (HEDBERG 1963; ZVAIFLER u. PEKIN 1963).

Die *Enzymaktivitäten* der Sp.a. liegen zwischen denen der c.P. und degenerativer Gelenkerkrankungen. Im Verteilungsmuster der lysosomalen Enzyme gleichen sie den anderen (EBERHARD et al. 1972). HÄNTZSCHEL et al. (1974) beobachteten eine weitgehende Übereinstimmung des Punktats bei Sp.a. mit den Punkta-

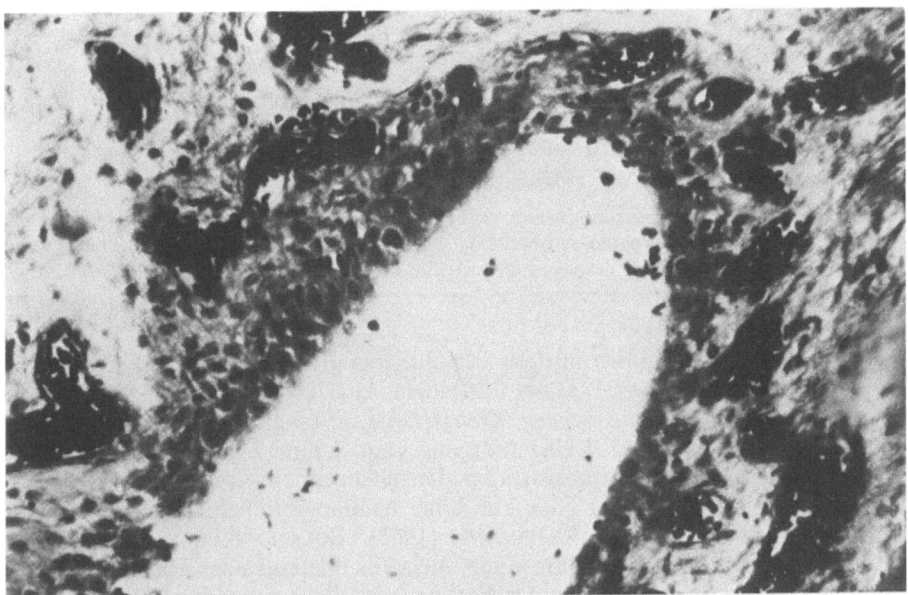

Abb. 25. Fibrinaustritt, Synovialzellproliferation und lymphoplasmazelluläre Infiltration. Deckzellproliferation des Stratum synoviale bei einem Zwischenwirbelgelenk. (Aus H.D. FASSBENDER, 1975)

ten der c.P. Sie fanden hohe Konzentrationen lysosomaler Enzyme, wie der lysosomalen sauren Phosphatase, der Beta-Glukuronidase und der sauren Ribonuklease. Die entzündlichen Veränderungen der Synovialis, die sich durch Fibrinaustritt, Synovialzellproliferation und lymphoplasmozelluläre Infiltration manifestieren, sind Ausdruck einer *unspezifischen Synovialitis*. FASSBENDER (1975) (Abb. 25) hat auf die Schwierigkeiten hingewiesen, von entzündlichen Veränderungen der Synovialis auf die zugrundeliegende Erkrankung zu schließen.

7. Diagnostik

Die Diagnostik der Sp.a. beruht auf einer sehr subtilen und genauen Anamnese, den klinischen und den röntgenologischen Untersuchungen: Die *Veränderungen an den Iliosakralgelenken sind der Schlüssel zur Diagnose*. Für die Frühdiagnostik (Tabelle 9) von Bedeutung sind nuklearmedizinische und thermographische Untersuchungen. Das Labor, das jahrelang als nicht besonders hilfreich für die Diagnosestellung erschien, hat durch das HLA-B 27 einen größeren Stellenwert erhalten. Angesichts einer auch heute noch *sehr hohen diagnostischen Verschleppungszeit* ist die Frühdiagnose von außerordentlichem Wert, besonders im Hinblick auf die sich daraus ergebenden therapeutischen Konsequenzen, die – wie im Kapitel Therapie ausführlich erörtert ist – gut in der Lage sind, die Progredienz der Krankheit zu stoppen, zumindest aber zu verlangsamen. Wie wichtig die Frühdiagnose ist, zeigen Daten von RILEY et al. (1971): Wer bis zum 20. Lebensjahr an einer Sp.a. erkrankt, wird im Durchschnitt erst 7,8 Jahre danach zur richtigen Diagnose gelangen. Bei einer Erkrankung im

Tabelle 9. Frühdiagnosezeichen der Sp.a.

Anamnese:	Hinweise auf Wirbelsäulenkrankheiten in der Familie, durchgemachte Augenerkrankungen, frühere Fersenschmerzen, ischialgieforme Schmerzen (Ausstrahlung bis zum Knie), frühmorgendliche tiefsitzende Kreuzschmerzen, Schmerzen beim Husten, Niesen, Pressen
Inspektion:	Mann > Frau (Alter zwischen 20 und 40 Jahren)
Klinik:	Thoraxkompressionsschmerz, patholog. FBA, positives HLA-B 27, Hemmkörpertest nach BÖRNER patholog., patholog. Nukleidanreicherung im ISG-Bereich bei Scan, patholog. thermographisches Muster im ISG-Bereich

3. Lebensjahrzehnt liegt die mittlere Verschleppungszeit bei 5,2 Jahren. Charakteristisch ist, daß ein *junger Mann* mit einem Alter zwischen 20 und 40 Jahren über *frühmorgendliche tiefsitzende Kreuzschmerzen* klagt. Meistens werden die Patienten zwischen 2 und 4 Uhr morgens vom Schmerz gezwungen, ihr Bett zu verlassen. Als Frühsymptom traten die tiefsitzenden Kreuzschmerzen nach MATHIES (1969) in 64% aller Fälle auf. Über frühmorgendliche Kreuzschmerzen berichten auch BOCK und KAUFMANN (1963), BOLAND (1966) sowie GROSS (1966a). Ausstrahlungen bis zum Knie, meistens bilateral oder auch wechselnd, nicht an das Ausbreitungsgebiet des Nervus ischiadicus gebunden: So präsentieren sich die vermeintlichen Ischialgien am Anfang einer Sp.a. Der Lasègue ist negativ. Derartige Ischialgien schildern BOLAND (1966), GROSS (1966a) und MATHIES (1969). In 8% aller Fälle sind *Fersenschmerzen* ein Frühsymptom; insgesamt haben 65% aller Patienten Fersenschmerzen, die auf der Ansatztendinopathie der Achillessehne beruhen. Auch klagen die Patienten über thorakolumbale Schmerzen sowie über Empfindungen der Brustwandstarre in 71% (MATHIES 1969). Beim Husten, Niesen, beim Pressen werden *Schmerzen im Bereich des Brustkorbs* angegeben, nicht aber – und das ist differentialdiagnostisch gegenüber Diskushernien oder degenerativen Veränderungen im LWS-Bereich wichtig – im LWS-Bereich. Eine Iritis wird beschrieben von BOCK und KAUFMANN (1963), GROSS (1965), BOLAND (1966), HAUSS und BÄUMER (1966), SCHOEN (1966). BÖKE und BODEN (1974) fanden, daß 3,5–6,6% aller Patienten eine einseitige Iritis haben. Die *Uveitis anterior* allein hat einen Prozentsatz von 12,5%. Die Kombination mit Uveitis anterior bei Männern kommt in 30–40% aller Fälle vor. *Flüchtig rezidivierende Arthritiden,* die oft folgenlos vorübergehen können, gehören ebenfalls zum anamnestischen Bild eines Sp.a.-Patienten. Besonders im Bereich der Hüftgelenke werden diese Beschwerden angegeben, die ohne Wirbelsäulenbeteiligung bestehen können und oft den Beginn der Erkrankung bilden. Derartige Beschwerden haben POLLEY und SLOCUMB (1947), SIMPSON und STEVENSON (1949), FRANZEN (1957), sowie MÜNNICH (1958a) beschrieben. Anamnestisch oft zu eruieren sind *Schmerzen im Bereich des Sitzknochens,* Ausdruck einer Periostitis und Tendinitis am Sitzbein. Auch Einschränkungen der Beweglichkeit im Bereich der Lendenwirbelsäule, das Sich-nicht-mehr-so-gut-Bücken-Können, werden häufig angegeben.

Bei 70% aller Sp.a.-Patienten ist der *Menell* bereits im ersten Jahr positiv (DÜRRIGL 1964). Das *Baer-Zeichen* (Palpation der schmerzhaften Iliosakralfugen durch die Bauchdecken) kann ebenfalls positiv sein, genauso wie die Modifikation des Mennell-Zeichens: Der Patient liegt auf dem Bauch und das Os sacrum wird gegen die beiden Darmbeinschaufeln verschoben. Der Einfachheit halber kann man den Menell auch zu prüfen, daß man den Patienten mit einem Fuß auf einen Stuhl steigen läßt; dabei wird das jeweilige Iliosakralgelenk belastet. Das *Schober-Zeichen* ist bei Inklination nach vorne in einem Bereich zwischen 4 und 6 cm normal; unter 4 cm ist es als patholo-

Tabelle 10. Diagnostische Hinweise für die Sp.a.

Positive Frühdiagnosezeichen

Röntgen: ISG-Veränderungen (buntes Iliosakralbild)
Typische Syndesmophyten am thorakolumbalen Übergang
Entzündlicher Fersensporn
Synchondritis-Symphititis

Klinik: Pathologischer Schober (< 4)
Menell (Schmerz)
Ott (< 3)
Stibor
Fleche (> 0)
KJA (> 0)
FBA (> 0)
Baer
Macrae und Wright
Atemexkursion (< 4)
Fußballbauch
Stammnahe/periphere Arthritiden
Druckempfindlichkeit von Muskelinsertionsstellen

Labor: HLA-B 27 positiv

Unspezifische Entzündungszeichen

Erhöhte Senkung, positives C-reaktives Protein, spezifische Verschiebungen in der Elektrophorese, entzündliches Synoviapunktat

gisch zu werten: Die Modifikation nach MACRAE und WRIGHT ist ab weniger als 6 cm Verschiebbarkeit pathologisch. Das *Ott-Zeichen,* die Verlängerung der Distanz bei Inklination von 33,5 auf 35 cm, ist nach DÜRRIGL (1964) bereits im ersten Jahr der Krankheitsdauer in 90% aller Fälle positiv, d.h. pathologisch. Auch das *Stibor-Zeichen* (Vertebra prominens bis zu LWK 5, Verlängerung bei Inklination um 10 cm) kann im pathologischen Fall Hinweise geben. Schmerzen gibt der Patient nicht nur bei der aktiven Durchführung des Mennell-Zeichens an, sondern auch bei Hin- und Herbewegungen der Dornfortsätze verschiedener Wirbelkörper (*Schüttelschmerz*). Daneben besteht eine ausgeprägte *Druckempfindlichkeit der Muskelinsertionsstellen* in diesen Bereichen. Bei Druck auf die seitlichen Rippen klagt der Patient über Schmerzen im BWS-Bereich, meist an der Zirkumferenz, aber auch seitlich beidseits der Wirbelsäule oder am Sternum (Thoraxkompressionsschmerz). Die die Wirbelsäulenveränderungen begleitende Muskelhypertonie beschreiben BOLAND (1966), GROSS (1966a) und HAUSS und BÄUMER (1966). Die Differenz zwischen maximaler In- und Exspiration, gemessen in Höhe des 4. ICR, muß größer sein als 4 cm (*maximale Atemexkursion*). Einschränkungen in der knöchernen Compliance des Thorax ergeben das Bild der ausgeprägten Bauchatmung und des sog Fußballbauchs. Allerdings muß man darauf hinweisen, daß die Brustkorbbeweglichkeit kein spezifisches Sp.a.-Zeichen ist, da auch andere Krankheiten, wie z.B. eine chronische Bronchitis oder eine Adipositas, die Thoraxmobilität einschränken können. Im übrigen schwankt der Normwert der normalen Atemexkursion, die nach FRANKE et al. (1972) 8 cm beträgt. Einschränkungen dieser Atemexkursion bei der Sp.a. werden von vielen Autoren beobachtet, u.a. auch von DÜRRIGL (1964) sowie von MOLL und WRIGHT (1972). Die Einschränkungen im Bereich der Lendenwirbelsäule sind gut erfaßbar mit dem oben bereits besprochenen *Schober*-Zeichen, wie auch mit dem *Finger-Boden-Abstand* (CALABRO u. MALZ 1970b). Dieser Abstand gehört sowohl zu einer Funktion der Hüftgelenke als auch der Beweglichkeit der Lendenwirbelsäule und sollte deshalb vorsichtig bewertet werden. FRANKE et al. (1972) hält die Einschränkung der Rotation im LWS-Bereich für ein Frühzeichen der Sp.a. Im Bereich der Halswirbelsäule ist der Blickwinkel nach Hepp (normal 240–260°) nur in späteren Fällen eingeschränkt. Der *zervikale flèche* nach FORSTER wird meist erst im ausgeprägten Endstadium pathologisch (CALABRO u. MALZ 1970b). Der *Kinn-Jugulum-Abstand,* normal Null, ist nach DÜRRIGL (1964) bereits bei 75% aller Sp.a.-Fälle im ersten Jahr pathologisch.

Ein Röntgenbild des thorakolumbalen Übergangs, an der Stelle, an der die typischen Syndesmophyten zuerst erscheinen, eine Beckenübersichtsaufnahme, um die Iliosakralgelenke zu beurteilen, evtl. mit Spezialaufnahmen und Tomographie sowie eine Aufnahme der Fersenbeine sollten das obligate Röntgenprogramm bei jedem Verdacht auf eine Sp.a. darstellen. HLA-B 27, BKS und Elektrophorese sind zusätzliche Mosaiksteine zur Diagnose.

Die höchste Wertigkeit aller Symptome haben der frühmorgendliche tiefsitzende LWS-Schmerz und die objektivierte Sakroiliitis, dazu die Iritis, Fersenschmerzen, Brustwandstarre und ihre Begleiterscheinungen sowie typische Röntgenbefunde an der Wirbelsäule (MATHIES 1970a), (Tabelle 10). Angesichts der anfangs besprochenen Verschleppungszeiten sollen noch zwei Methoden zur Frühdiagnostik erwähnt werden: IRANY und RIESZ (zit. nach MATZEN 1967) haben Veränderungen der Vibrationsempfindlichkeit im Wirbelsäulenbereich bei Patienten im Frühstadium geschildert. RÖMHILD et al. (1974) beschreiben den *Hemmkörpertest nach* BÖRNER: Iritis-Patienten ohne rheumatische Beschwerden und Sp.a.-Patienten ohne Iritis sind hemmkörpernegativ. Ein Fünftel aller Sp.a.-Patienten haben als Frühsymptom eine Iritis. Diese Patienten sind hemmkörperpositiv, ein Hinweis zur Früherfassung.

8. Differentialdiagnose (Tabelle 11)

a) Entzündliche Wirbelsäulenerkrankungen

α) Chronische Polyarthritis, Reiter-Syndrom, Arthritis psoriatica, Colitis ulcerosa, Enterocolitis regionalis

Die *chronische Polyarthritis* (c.P.) zeigt eine Wirbelsäulenbeteiligung, vor allem im Bereich der Halswirbelsäule, bis zu 40%. Neben dem klinischen Bild (periphere, oft symmetrische Beteiligung der kleinen Gelenke, keine Wirbelsäulenversteifung, fehlender Rheumafaktor) und dem anamnestischen Aussagebild, *fehlende frühmorgendliche Kreuzschmerzen,* ist wichtig, daß *die c.P. eine Wirbelsäulenkranialbetonung hat, im Gegensatz zur LWS-Betonung bei der Sp.a.* Die c.P. kennt keine Syndesmophyten, die Leitsymptome der Sp.a. an der Wirbelsäule. Im Rahmen der juvenilen c.P. wird die Halswirbelsäule in Form der Intervertebralarthritis mit einbezogen. Es kann zu Entwicklungsstörungen der Wirbelkörper und zu frühkindlich „rheumatisch" erworbenen Blockwirbelbildungen kommen. Das alles geschieht unter dem Bild der ankylosierten Zervikalarthritis. Die Sp.a. befällt in Kindheit oder Jugend niemals in dieser Form die Halswirbelsäule und hinterläßt niemals Wirbelhypoplasien (SCHILLING 1974b). Immer ist der Beginn der Iliosakralgelenksarthritis bei der juvenilen Sp.a. einseitig. Vor dem 8. Lebensjahr hat man keine Iliosakralgelenksarthritis, Syndesmophyten nicht vor dem 20. Lebensjahr entdeckt (SCHILLING 1976). Die juvenile Sp.a. und die juvenile c.P. sind nur retrospektiv auseinanderzuhalten. Beide beginnen in 80% aller Fälle mit einer peripheren Gelenkbeteiligung.

Das *Reiter-Syndrom* nimmt zu 50% einen akuten, zu 50% einen chronischen Verlauf. Die Trias Urethritis, Konjunktivitis, Polyarthritis führt zur Diagnose und birgt im Akutfall keine differentialdiagnostischen Schwierigkeiten. Die chronisch werdenden Fälle münden entweder in eine atypische c.P. mit Wirbelsäulen-

Tabelle 11. Differentialdiagnose der Sp.a.

A. Wirbelsäule

  I. Spondylitiden

  1. Unbekannte Ätiologie bei:
  chronischer Polyarthritis, Reiter-Syndrom, Arthritis psoriatica,
  Spondylitis psoriatica, gastrointestinalen Erkrankungen
  (Whipple, Crohn, Colitis ulcerosa)

  2. verursacht durch:
  a) Tuberkelbakterien, Staphylokokken, Brucellen, Salmonellen, Shigellen, Pneumokokken, Gonokokken, Spirochäten
  b) Rickettsien, Influenza, Masern, Pocken, Viren
  c) Actinomyces, Blastomyces, Coccoides, Aspergillus, Mucor, andere
  d) Echinokokken (andere)

  II. Spondylopathien

  1. Degenerative:
  Spondylosis hyperostotica (Forestier)
  Spondylose, Spondylarthrose, Spondylolisthetis, Diskushernie. Als Folge von Skoliosen, Kyphoßen, Beckenschiefstand usw.

  2. Metabolische:
  Osteoporose, Osteomalazie, Rachitis, Ochronose, Chondrokalzinose

  3. Intoxikationen:
  Fluorose

  4. Wachstumsstörungen:
  Juvenile Adoleszentenkyphose (Scheuermann)

  5. Neoplastische
  Primäre Tumoren, (benigne, maligne) Metastasen

B. Iliosakralgelenke

  I. Arthrosen
  Verursacht durch Beckenschiefstand, Paraplegie, Koxarthrose, Osteosis condensans ilii

  II. Entzündliche Veränderungen bei:
  c.P.; Reiter-Syndrom, Arthritis psoriatica, gastrointestinalen Erkrankungen (Crohn, Colitis ulcerosa, Whipple)
  Infektionen: Tb

  III. Andere bei:
  Gicht, ossipenischen Osteopathien (Osteoporose, Osteomalazie, Hyperparathyreoidismus, Cushing, Hodgkin)

C. Gelenkbeteiligung

  I. Stammnah (Arthrose, Tb, c.P., symptomatische Arthritiden)

  II. Peripher (c.P., Arthritis psoriatica, Reiter-Syndrom, symptomatische Arthritiden, andere Arthrosen)

---

beteiligung oder in eine atypische Sp.a. mit peripherer Gelenkbeteiligung (SCHILLING 1974b). *Die chronischen Reiter-Fälle bieten ein der Sp.a. sehr ähnliches, manchmal nicht von ihr zu unterscheidendes klinisches Bild.* Neben der Iliosakralarthritis besteht eine Wirbelsäulenbeteiligung in bis zu 75% (SHARP 1966). Der Unterschied zur klassischen Sp.a. liegt einmal darin, daß die Iliosakralarthritis beim Reiter-Syndrom meist einseitig beginnt, zum anderen in der Art der vertebralen Verkalkungen. Im Gegensatz zu den Syndesmophyten der Sp. a. entstehen beim Reiter-Syndrom Parasyndesmophyten. Auch das chronische Reiter-Syndrom befällt die Haut sowie viszerale Organe (Amyloidose, Karditis, Aortitis); damit wird die Differentialdiagnose weiter erschwert.

Im Rahmen der *Arthritis psoriatica* mit Wirbelsäulenbeteiligung (Spondylitis psoriatica) finden sich ebenfalls Iliosakralveränderungen. Nach SCHILLING und SCHACHERL (1967) liegt die Stammskeletbeteiligung bei der Arthritis psoriatica zwischen 9 und 33%. Von verschiedenen Autoren werden die Parasyndesmophyten der Arthritis psoriatica beschrieben (GOOD 1965; DESHAYES et al. 1965; TESAREK u. STREDA 1968). *Die Spondylitis psoriatica ist eine meist schmerzlos und ohne Versteifung verlaufende Spondylitis,* die durch grazile, vom Wirbelknochen durch einen Spalt getrennte, die Intervertebralräume meist feinbogig überbrückende Verknöcherung gekennzeichnet ist (SCHILLING 1974b). An der Halswirbelsäule neigt die Arthritis psoriatica zum Bild der Spondylosis hyperostotica. Die typischen Parasyndesmophyten, die Psoriasis, der charakteristische Befall einzelner Zehen- oder Fingerendgelenke, das axiale oder transversale Muster helfen bei der differentialdiagnostischen Abwägung.

Spondylitis ankylosans und *chronisch ulzeröse Kolitis* zeigen eine Krankheitskoinzidenz, die weit über der statistischen Erwartung liegt. Welche der beiden Krankheiten zuerst auftritt, um von der anderen gefolgt zu werden, ist noch unklar. In Colitis-ulcerosa-Patientenkollektiven fand man in 1,1–6,4% der Fälle eine deutliche Sp. a.-Symptomatik (GRAINGER 1959; FERNANDEZ-HERLIHY 1959; ZVAIFLER u. MARTEL 1960; ACHESON 1960; MCBRIDE et al. 1963). Unter Sp. a.-Patienten kommt die Colitis ulcerosa in 1,5–3,9% der Fälle vor (ROMANUS 1953; WILKINSON u. BYWATERS 1958; SERRE et al. 1961; MCBRIDE et al. 1963; WRIGHT u. WATKINSON 1965). Wesentlich höher ist diese Zahl, sucht man systematisch mit Sigmoidoskopie und Röntgenkontrast danach (JAYSON u. BOUCHIER 1968b, 18%).

Auch bei der *Enterocolitis regionalis (Crohn)* liegt die Sp. a.-Quote mit 2–6% (ACHESON 1960; MCBRIDE et al. 1963; STEWART u. ANSELL 1963; ANSELL u. WIGLEY 1964) deutlich über der statistischen Erwartung. Die *Whipple-Krankheit* hat mit 20% eine besonders hohe Sp. a.-Koinzidenz. Da bei diesen Erkrankungen die gastrointestinale Symptomatik im Vordergrund steht, fällt in den meisten Fällen die Differentialdiagnose nicht schwer. Bei milder gastrointestinaler Symptomatik, dagegen im Vordergrund stehenden Gelenk- und Wirbelsäulenbeschwerden hilft die Erkenntnis der Verbindung intestinale Krankheit und Manifestation am Bewegungsapparat weiter. Daneben fehlen serologische Phänomene, die Röntgensymptomatik unterscheidet sich, und auch die Anamnese bietet (Durchfälle!) gute Abgrenzungsmöglichkeiten.

β) Spondylitiden, verursacht durch Bakterien, Viren, Pilze, Parasiten

Viele *Bakterien* und *Viren* können Spondylitiden verursachen: Wichtig sind die Spondylitis tuberculosa, die Spondylitis, die durch Brucellen, durch Salmonellen verursacht wird, sowie die Spondylitis bei Lues.

Auch heute noch gilt für die *Spondylitis tuberculosa* die *Pottsche Trias: Abszeß, Gibbus, Lähmung.* Anamnestische Hinweise auf früher durchgemachte Tuberkulosen oder Kontakt mit Menschen, die eine offene Tuberkulose hatten, der lokalisierte Klopf-, Stauch- oder Druckschmerz sowie letztlich das Röntgenbild (Abb. 26) ergeben eine genügend sichere differentialdiagnostische Aussage.

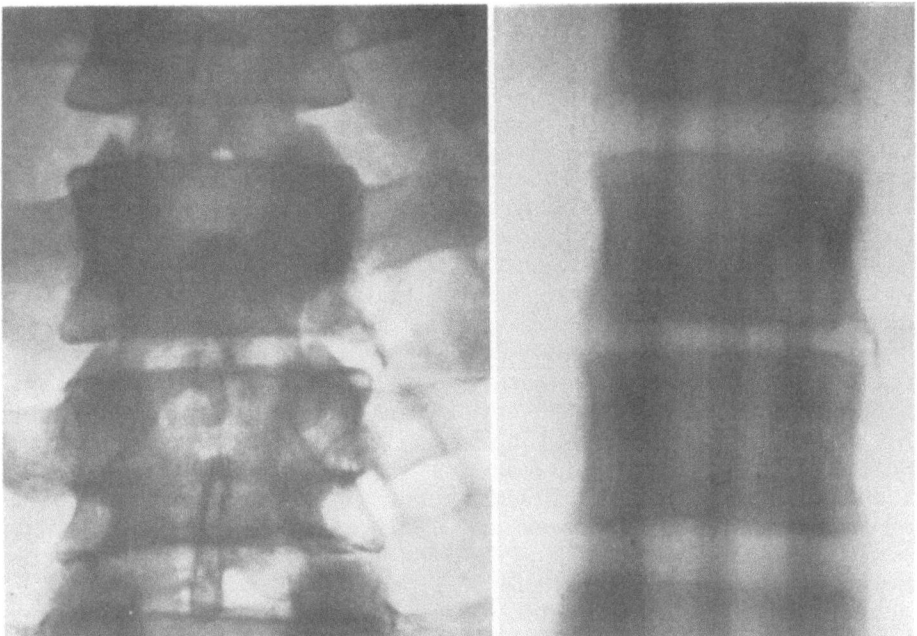

Abb. 26a, b. Spondylitis tuberculosa. BE., 26 Jahre. Hochaktive exsudative Spondylitis im Boden- und Deckplattenbereich von L3 und L4. Trotz der geringen Destruktion deutliche Verschmälerung des Zwischenwirbelraumes. Der diagnostische Vorteil der Tomographie wird offensichtlich. Klinisch ausgedehnte paravertebrale Abszedierung links (KASTERT, 1974)

Nicht allzu selten trifft man in unseren Breiten auf die *Spondylitis Bang* (Tierärzte, Landwirte). Neben dem typisch wellenförmig verlaufenden Fieber hilft die positive quantitative Agglutinationsprobe nach GRUBER und WIDAL weiter. Bedeutsam sind Anamnese und Tierversuch. In der Vorgeschichte ist nach dem Trinken ungekochter Milch sowie nach direktem Kontakt mit infizierten Tieren zu fahnden. Brucellen sind gramnegative, nicht säurefeste Bakterien. Bei Verdacht sollte man die sog. Wright-Reaktion anfertigen. Spondylitiden nach *Salmonelleninfektionen* müssen aus Gründen der Abgrenzung gegenüber dem Reiter-Syndrom (das auch mit einer Salmonelleninfektion als Erstkrankheit und Wirbelsäulenmanifestation einhergehen kann) ernst genommen werden. Daneben mahnt auch die klinische Symptomatik (vage bis akut einsetzende Schmerzen, auch nachts, Druck- und Stauchungsschmerz der erkrankten Wirbel, Behinderung der Beweglichkeit bis zur Steifhaltung der Wirbelsäule und Temperaturanstieg) zur Abgrenzung. Die *Spondylitis syphilitica* befällt meistens den zervikalen Abschnitt der Wirbelsäule. Röntgenologisch sind Einschmelzungsherde mit Wirbelkörperzusammenbrüchen und schwieligen Verdickungen der Umgebung als Ausdruck der Osteoperiostosis gummosa zu beobachten. Spezifische serologische Reaktionen und charakteristische Hauterscheinungen erleichtern die Abgrenzung. *Mykotische Spondylitiden* sollen hier nicht genauer besprochen werden. Lediglich bei entsprechenden Nebenbefunden (Röntgen-Thorax) sollte man auch an die Möglichkeit einer mykotischen Spondylitis denken; dasselbe gilt für die *parasitären Spondylitiden.*

b) Nichtentzündliche Wirbelsäulenerkrankungen

α) Degenerative Wirbelsäulenerkrankungen

Die *Spondylosis hyperostotica* (Sp. h.) (die Krankheit, die Bechterew entdeckt hat) unterscheidet sich von der Sp. a. in vielen Punkten. Einmal ist mit einem *Erkrankungsbeginn im wesentlich späteren Lebensalter* zu rechnen; der Erkrankungsgipfel liegt im 6. Lebensjahrzehnt. Zum anderen ist der *Prädilektionsort die Brustwirbelsäule*; die Lendenwirbelsäule bleibt meist frei, und auch die *Iliosakralgelenke sind nicht in der für eine Sp. a. typischen Art verändert*. Die Sp. h. ist *kein entzündliches Leiden*, das spiegelt sich auch in den unspezifischen Entzündungszeichen wider (normale BKS, keine Verschiebung der Entzündungsglobuline, C-reaktives Protein negativ) (Tabelle 12). Auch röntgenologisch ergeben sich erhebliche Unterschiede: An der BWS als Prädilektionsort zeigen sich zuckergußartige, auch als kerzentropfenähnlich beschriebene ventrolaterale (beim Rechtshänder rechts, beim Linkshänder links liegende) knöchern überbrückende Spangenbildungen (OTT 1976). Auch eine ventrale Längsbandverknöcherung kann man finden, die dann im Röntgenbild die sog. Hammerbeck-Pseudozyten erkennen läßt. Bandscheibenräume und Zwischenwirbelgelenke bleiben unversehrt. Nach RESNICK et al. (1975b, 1978) kann man eine Spondylosis hyperostotica diagnostizieren, wenn eine fließende Verkalkung anterolateral über mindestens 4 Wirbelkörper mit oder ohne Verdickungen objektivierbar ist. Außerdem sollten – bei Abwesenheit von Osteophyten – die Bandscheibenräume in ihrer Höhe gut erhalten sein und keine knöchernen Ankylosen der kleinen Zwischenwirbelgelenke oder eine iliosakrale Arthritis bestehen. Interessant ist eine hohe *Assoziation mit verschiedenen Stoffwechselstörungen*, wie z.B. einem subklinischen oder manifesten *Diabetes mellitus*, einer *Hyperurikämie* oder *Gicht* und einer *Hyperlipoproteinämie*. Man weiß, daß die Spondylosis hyperostotica meist bei Übergewichtigen und pyknischer Konstitution auftritt. Die assoziierten Stoffwechselstörungen könnten eine Folge der zugrunde liegenden Konstitution sein. Auch die kardiovaskulären Symptome, die diesem Konstitutionstyp eigen sind, sind zu den möglichen und gehäuften Komplikationen bei der Sp. h. (Hochdruck, Arteriosklerose) zu zählen. SCHILLING (1974b) meint, daß die Sp. h. keine diabetische Osteopathie im kausalen Sinne sei. Wichtig für die Differentialdiagnose ist der Halswirbelsäulenbereich, denn in diesem Sektor ahmt die Sp. a. oft die Sp. h. nach. Hier kann die grobe Faustregel gelten, *daß die Sp. a. ausschließlich oder hauptsächlich die obere HWS und hier vor allen Dingen das Segment C 2/3 befällt, während die Sp. h. nur oder vorwiegend an der unteren HWS lokalisiert ist*. Die Sp. h. zeigt keine peripheren Arthritiden, wohl aber peripher gehäuft Arthrosen. Im Bereich der Iliosakralgelenke finden sich keine klassischen Iliosakralgelenkarthritiden, dagegen manchmal eine Kapselbänder- und Knorpelverknöcherung, die letztlich dann auch zu einer Ankylosierung der Iliosakralgelenke führen kann (SCHILLING 1974b), ohne daß die ISG-Fugen ganz durchgebaut werden.

Die große Gruppe der *degenerativen Wirbelsäulenerkrankungen* muß besonders sorgfältig abgegrenzt werden, da sie am Ende des 5. Lebensjahrzehnts bei 60% aller Frauen und bei 80% aller Männer Schmerzen und Beschwerden hervorrufen kann. Dazu zählt der Diskusprolaps, der auch dem Jüngeren zustoßen kann. Röntgenologisch äußern sich solche Krankheiten immer als Chondrose, Osteochondrose, Spondylarthrose und im HWS-Bereich auch als Unkovertebralarthrose. Durch degenerative Veränderungen der Gelenke kommt es zu Gefügelockerungen, die wiederum eine Retrolisthesis oder eine Pseudo-Spon-

Tabelle 12. Differentialdiagnose Sp.a./Sp.h.

	Spondylitis ankylosans	Spondylosis hyperostotica
Klinik	Beginn bei einem Astheniker zwischen dem 3. und 3. Lebensjahrzehnt akut oder schleichend; Gelenkergüsse; periphere Arthritiden möglich; Behinderung bis zur Versteifung im gesamten Wirbelsäulenbereich. Schober < 4 cm; Menell positiv; Atemgrenzwert < 4 cm; Finger-Boden-Abstand pathologisch; Rotation der LWS eingeschränkt (früh)	Beginn bei einem Pykniker zwischen dem 6. und 7. Lebensjahrzehnt schleichend, peripher Arthrosen. Behinderung und Versteifung im Bereich der unteren BWS. Schober, Menell negativ. Atemgrenzwert FBA, Rotation in der LWS altersadäquat – aber nicht darüberhinausgehend eingeschränkt
Röntgen	An der Wirbelsäule aszendierender Verlauf. Diszitis, Spondylozistitis, Syndesmophyten am thorakolumbalen Übergang. Ankylose der Intervertebral- und Kostovertebralgelenke. Anulusverknöcherung. Bambusstab, Trambahnschiene. An den Iliosakralgelenken: buntes Iliosakralbild: Destruktion, Sklerose und Ankylose nebeneinander. Endstadium: Totale Gelenküberbrückung, köchern. Periphere Gelenke: oft Hüft-Kniegelenkankylosen, peripher wie bei c.P.	An der Wirbelsäule Spondylose, im HWS-Bereich Kerzentropfenphänomen, Kaskaden (Ott). Veränderungen hauptsächlich im BWS-Bereich, Spangenbildung beim Rechtshänder rechts, beim Linkshänder links. Zuckergußbildung, hyperostotische Osteophyten. An den Iliosakralgelenken: Keine Destruktions- und Sklerosezeichen. Arthrotische Veränderungen mit knöchernen Brücken; nie totaler Durchbau (Schilling). Periphere Gelenke: Arthrosen möglich
Labor	Entzündungszeichen positiv: BKS mittel bis hochgradig beschleunigt. Eisen ↑, Kupfer ↓, Rheumafaktor negativ, Anämie und Leukozytose im Schub. Lipoproteine, Blutzucker normal. ASL-Titer manchmal erhöht. HLA-B 27 in ca. 95% positiv	Entzündungszeichen negativ: BKS normal, Eisen und Kupfer normal, Blutbild unauffällig. Manchmal latenter Diabetes (patholog. GTT), manifest. Diabetes oft (BZ > 120 mg), Rheumafaktor negativ, öfter Hyperlipoproteinämien, öfter Hyperurikämien

dylolisthesis im Gefolge haben können. Röntgenologisch kann auch das Baastrup-Syndrom unterschieden werden. *Der ältere Patient mit Osteochondrose, Spondylose, Spondylosis hyperostotica sowie Spondylarthrose im Unterschied zum jüngeren Patienten mit Diskushernie:* diese Einteilung hat sich bewährt. Neben dem Röntgenbild bringt die *Schmerzanalyse* bedeutende Unterschiede zur Sp.a. Der degenerative Schmerz wird durch Belastung ausgelöst und verstärkt, Ruhe lindert diesen Schmerz und bringt ihn zum Verschwinden. Die Nachtruhe des degenerativ Wirbelsäulenerkrankten ist meist nicht gestört (Ausnahme Bandscheibenprolaps). Der radikuläre Schmerz spiegelt sich im Dermatom wider, der medulläre Schmerz ist einschießend. Früh- und Morgensteifigkeit dauern kürzer; der Patient fühlt sich nach mehrmaligem Durchbewegen besser.

Bei einer Ischialgie strahlen die Schmerzen dermatomgebunden oft bis zum Knöchel (bei der Sp.a. meistens nur bis zum Knie). Das Lasègue-Zeichen ist bei der Ischialgie positiv, bei der Sp.a. negativ. Zudem kommt es bei den Wurzelsyndromen zu spezifischen Sensibilitätsausfällen und zu Ausfällen des Patellarsehnenreflexes oder des Achillessehnenreflexes. Degenerative „Rheumatiker" versteifen nicht, laborchemische Untersuchungen zeigen im Unterschied zur Sp.a. keine Entzündungszeichen. Der akut einsetzende Schmerz des *Diskusprolapses* kann von dem der Sp.a. meist bereits anamnestisch abgegrenzt wer-

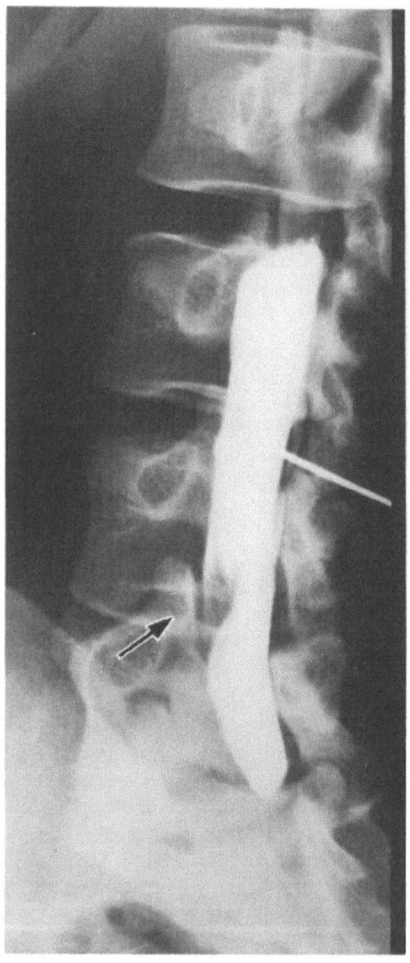

Abb. 27. Myelogramm bei Diskusprolaps und degenerativen Wirbelsäulenveränderungen

den. Er beginnt oft traumatisch (bei der Sp.a. schleichend), ist in seiner Schmerzlokalisation einseitig (die Schmerzlokalisation ist bei der Sp.a. wechselnd oder zweiseitig). Der Diskusprolaps hat keine peripheren Gelenkbeteiligungen, keine Iritis; das Röntgenbild wie auch das Myelogramm zeigen entsprechende Veränderungen im Wirbelsäulenbereich (Abb. 27). Die Wirbelsäulenflexion ist bei der Sp.a. am Anfang zunächst normal, im Gegensatz zur Situation beim Diskusprolaps.

Bevor man die Diagnose einer entzündlichen Wirbelsäulenerkrankung, insbesondere die der Sp.a. stellt, sollte man die Möglichkeit von *statischen, angeborenen oder erworbenen Fehlhaltungen* erwägen. Skoliose, Kyphoskoliose, Sakralisation, Lumbalisation, Spondylolisthesis, um nur einige zu nennen, können in entsprechenden Fällen reaktiv Situationsosteophyten produzieren und dadurch Schmerzen und Beschwerden verursachen, die sich sowohl durch das Röntgenbild als auch die klinische Untersuchung leicht von der Sp.a. unterscheiden lassen.

β) Metabolische Wirbelsäulenerkrankungen

Osteoporosen (präsenile Involutionsosteoporose, senile Involutionsosteoporose, endo- oder exogene Steroidosteoporose, Osteoporose als Folge von Knochenmarkserkrankungen) können zum einen röntgenologisch von der Sp. a. unterschieden werden, zum anderen bieten das Labor (Kalziumstoffwechsel, alkalische Phosphatase) und die Anamnese (Schmerzcharakter, Schmerzauslösung, Verlauf) genügend differentialdiagnostische Hinweise. Die *Osteomalazie* als quantitative Veränderung des Knochengewebes mit Mineralsalzverarmung bei mangelhafter Verkalkung und hohem Osteoidüberschuß muß als Differentialdiagnose, auch wenn sie selten ist, erwogen werden (SCHILLING 1969a). Die von der Osteomalazie befallenen Kranken haben Skelettschmerzen, sind empfindlich auf Druck und Verbiegung oder Kompression; die Wirbelsäule kann bis zur Versteifung in mäßig gebückter Haltung mit verstärkter Dorsalkyphose und gestreckter Lendenwirbelsäule geraten. Die Funktionsprüfung der Hüftgelenke täuscht eine Koxarthrose oder Koxitis vor. Das Röntgenbild zeigt typische osteoporotische Zeichen. Charakteristisch sind nächtliche Schmerzexazerbationen. Auch das Labor (Erhöhung der alkalischen Phosphatase, evtl. Fettstühle bei enteraler Nichtresorption von Vitamin D) kann Hinweise geben. Die *Ochronose,* biochemisch gekennzeichnet durch die Alkaptonurie, wird röntgenologisch mit der Sp. a. verwechselt, weil sie wenig bekannt ist (SCHILLING 1974b). Eigentlich sollte ihre typische Röntgencharakteristik, nämlich schwerste Bandscheibenzermürbung mit Verblockung der Wirbel mit ausgedehnter Verknöcherung des Bandscheibenrestes, keine differentialdiagnostischen Schwierigkeiten bieten. Auch befällt sie die Wirbelsäule selten in ihrer gesamten Ausdehnung, sondern meist abschnittsweise. Die Diszi zeigen oft das sog. Vakuumphänomen. Selten ist die Verkalkung des Anulus fibrosus der Bandscheibe im Rahmen der *Chondrocalcinosis polyarticularis.* Diese Knorpelstoffwechselstörung sieht man oft in Verbindung mit dem Hyperparathyreoidismus; man kann ventrale und laterale, sehr starke Verkalkungsstreifen an den Bandscheiben erkennen. Hinweise auf dieses Leiden sind Meniskusverkalkungen, Pseudogichtanfälle; beweisend ist der Befund von intraleukozytären Mikrokristallen in der Synovia, die sich polarisationsoptisch umgekehrt verhalten wie die Uratkristalle.

γ) Intoxikationen

FRANKE (1968) beschreibt einen Fall, in dem die Beweglichkeit der Wirbelsäule in allen Abschnitten hochgradig eingeschränkt war (Schober 10/10) und die Atembreite nur noch 2,1 cm betrug. Im Röntgenbild fanden sich durchgebaute Iliosakralfugen, überbrückende Randosteophyten und hintere Längsbandverknöcherungen. Jahrelang wurde dieser Kranke als Sp.a.-Patient behandelt. Lediglich eine sehr starke Sklerosierung aller Knochen im Röntgenbild und die enorme Härte des Knochens bei der dann vorgenommenen Knochenpunktion erbrachten die richtige Diagnose einer *Fluorose.* Eine subtile Anamnese (Fluorstaubaufnahme bei Arbeitern der Aluminiumflußsäure- und Düngemittelindustrie; hoher Fluorgehalt im Trinkwasser) und das histologische Ergebnis eines Knochenpunktats ergaben die Diagnose. Eine kritische Betrachtung der Röntgenaufnahmen mit Hinweisen auf reversible Osteosklerose, die sich zuerst an den Wirbeln zeigt, Wirbelstrukturverdichtungen, Verkalkungen und Verknöcherungen der Wirbelsäulenlängsbänder, der Interspinal-, Supraspinal-, Iliolumbal- und Sakroiliakalbänder, sowie der Gelenkkapseln an den Intervertebralgelenken sichern die Diagnose (STEINBERG et al. 1955; KUMAR u. KEMPHARPER 1963).

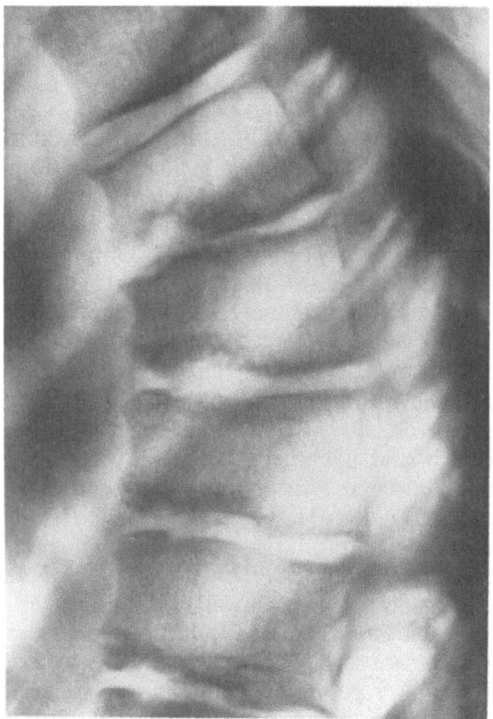

Abb. 28. Morbus Scheuermann. 14jähriger Knabe; Rückenschmerzen – große Ermüdbarkeit. Verstärkung der Dorsalkyphose. Die Wirbelkörper D7–D9 sind keilförmig und ungewöhnlich tief; große Schmorl-Knorpelknötchen in ihren vorderen Anteilen, besonders in D7. Beispiel einer Scheuermann-Krankheit im floriden Stadium. (Aus BROCHER, 1970)

δ) Wachstumsstörungen

Die *juvenile Adoleszentenkyphose (Morbus Scheuermann)* ist eine Wachstumsstörung der Wirbelsäule, die sich in der Pubertät manifestiert. Röntgenologisch sind Schmorl-Knorpelknötchen, eine Verschmälerung des Zwischenwirbelraums, sowie die Lokalisation im Bereich der BWS und LWS typisch (Abb. 28). Klinisch steht beim Morbus Scheuermann im BWS-Bereich die zunehmende Deformität, beim lumbalen Scheuermann dagegen der Schmerz im Vordergrund. Der betroffene Wirbelsäulenabschnitt ist segmentär fixiert. Die Röntgenaufnahmen, hier vor allen Dingen die intakten Iliosakralgelenke, die fehlende Versteifung, der differente Schmerzcharakter, die normale Senkungsgeschwindigkeit sichern die Abgrenzung zur Sp.a.

ε) Neoplastische Veränderungen an der Wirbelsäule

An *Primärtumoren* der Wirbelsäule muß man gut- und bösartige unterscheiden. Die gutartigen (Hämangiome, aneurysmale Knochenzysten, Osteome, Exostosen) und die bösartigen Tumoren (Chondrome, Sarkomarten und Plasmozytom) sowie die *Metastasen* (besonders gern in den Knochen metastasieren Mamma-, Magen-, Prostata-, Bronchus-Ca, Struma maligna sowie Hypernephrom) müssen, da sie Sp.a.-ähnliche Beschwerden verursachen können, ebenfalls unter dem Gesichtspunkt der Differentialdiagnose beachtet werden. Neben dem Röntgenbefund, der meist nur den Befall eines Wirbels objektiviert und außerdem freie Iliosakralgelenke zeigt, und dem szintigraphischen Befund (umschriebene Aktivitätserhöhung in nur einem oder zwei Wirbeln) hilft das klinische

Bild (Primärtumor, umschriebener Klopfschmerz an einer Stelle) weiter. Die BKS ist meist bei Tumoren und Metastasen hoch beschleunigt. Beim Myelom trägt die Elektrophorese zur Differenzierung bei; diese Diagnose kann auch durch die Sternalpunktion noch gesichert werden. Die alkalische Phosphatase und die LDH sind bei Malignomen stets erhöht. Beim Prostatakrebs und seinen Metastasen sind die sauren Phosphatasen erhöht.

c) Differentialdiagnose an den Iliosakralgelenken

Da die Iliosakralgelenke auch heute noch der Schlüssel zur Diagnose sind (FORESTIER u. METZGER 1939), *muß man jede röntgenologisch dort faßbare Veränderung einer differentialdiagnostischen Erwägung unterziehen.*

Die *Arthrosen* im Bereich der Iliosakralgelenke zeichnen sich durch osteophytäre Kantenausziehungen sowie durch Gelenkflächenunregelmäßigkeiten aus; oft kann es zu subchondralen Sklerosierungen kommen. Arthrosen sind die häufigste Erkrankung der Iliosakralgelenke. Man sieht diese Iliosakralgelenkveränderungen oft als Überlastungssymptom bei einem Hüftgelenkleiden oder bei statischen Abweichungen am Beckenring wie bei Skoliosen und bei Gravidität und Adipositas. COHEN et al. (1967) fanden in einer Analyse von 88 Iliosakralgelenken bei Patienten über 50 Jahren in 24,5% Veränderungen. Tomographische Untersuchungen von WILKINSON und MEIKE (1966) bestätigen die röntgenologischen Befunde der Gelenkspaltverschmälerungen und der Ankylosierung bei älteren Patienten ohne Sp.a. Intraartikuläre Ankylosen, Ossifizierung der im oberen Drittel zwischen Os sacrum und Os ileum gelegenen Bänder, ausgedehnte Sklerose, sind eher Zeichen für eine Sp.a. (RESNICK et al. 1975a). Auch an einem besonderen Fall von Überlastungsarthrose, dem „paraplegischen Iliosakralgelenk", kann man eine Iliosakralgelenksarthrose sehen (SCHILLING 1974b). Oft wird die *Osteosis condensans* mit Veränderungen der Sp.a. an den Iliosakralgelenken verwechselt. Die Osteosis condensans stellt sich als dreieckige, homogene Sklerose dar, die iliakal paraartikulär liegt. Entzündliche Veränderungen, Usuren, Destruktionen und Dissektionen fehlen (Abb. 29).

Der Gelenkspalt ist intakt. GRABNER-DUVERNAY (1957) teilt die Osteosis condensans ilii in eine wahre (Erkrankung nur jüngerer Frauen, örtlich mechanisch auslösende Komponente, schmerzhaft, bilateral, osteosklerotisch verdichtetes Knochenbecken) und in eine falsche (Patienten mit statischen Störungen, schmerzlos, reaktive Osteosklerose) Form ein. Sowohl das röntgenologische Bild (BARSONY u. POLGAR 1928; BRAILSFORD 1948; THOMPSON 1954) als auch das klinische Bild (fehlende Versteifung, fehlende Entzündungszeichen, keine Gelenkbeteiligung, keine Wirbelsäulenbeteiligung) machen die Differentialdiagnose leicht.

Für die *chronische Polyarthritis* muß man die Frage nach einer eigenständigen Iliosakralarthritis verneinen. Iliosakralveränderungen bei der c.P. betragen im Schnitt 25% (LAPP 1956; JULKUNEN 1962; FELLMANN 1963; SIEVERS u. LAINE 1963). SCHILLING (1974b) sieht die Veränderungen der Iliosakralgelenke bei der typischen c.P. als ein optisch und strukturdynamisches Ergebnis der Beckenosteoporose. Die Veränderungen im Rahmen einer juvenilen c.P. (beschrieben von POTTER et al. 1954; CARTER 1962, 1964), einer *Colitis ulcerosa* und *Enterocolitis regionalis lassen sich röntgenologisch nur schwer oder nicht von denen einer typischen Spondylitis-ankylosans-Iliosakralarthritis unterscheiden*. Iliosakralgelenkveränderungen bei verschiedenen Kolitiden wurden beschrieben von BYWA-

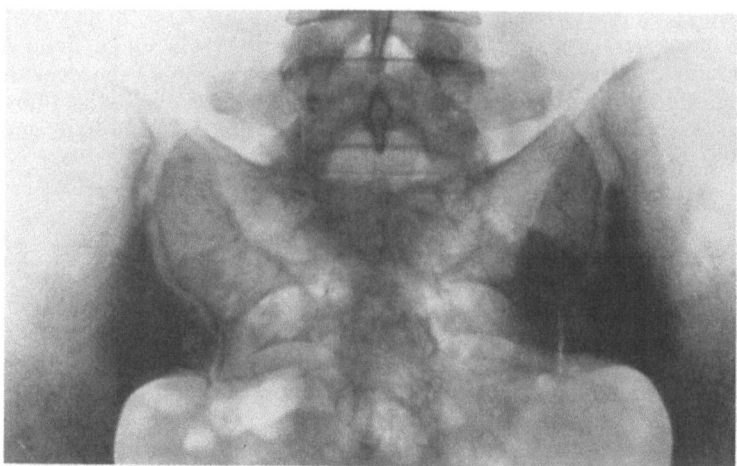

Abb. 29. Osteosis condensans bei einem chronisch-rheumatischen Prozeß mit Oligarthritis und Mitbeteiligung der Kreuz-Darmbeingelenke. 32jährige Frau, die seit 13 Jahren unter einer rezidivierenden Gonarthritis leidet bei negativen serologischen Rheumatesten, mit Verdacht auf schleichende rheumatoide Karditis mit Mitralvitium mit wenig Kreuzschmerzen, ohne Wirbelsäulenbeteiligung und ohne Iritis; BSG 23/55 mm n.W. (Aus SCHILLING, 1974b)

TERS und ANSELL (1958), GRAINGER (1959), FERNANDEZ-HERLIHY (1959), ACHESON (1960), ZVAIFLER und MARTEL (1960), SERRE et al. (1961), ANSELL und WIGLEY (1964), WRIGHT et al. (1965), DEICHER und AREND (1966). Hier müssen dann das gesamte klinische Bild, die Anamnese und die Laboruntersuchungen entscheiden. Im Verlauf des *Reiter-Syndroms* gibt es Veränderungen an den Iliosakralgelenken, oft sehr früh, meist einseitig beginnend. GRAINGER (1959), WRIGHT (1961), KULKA (1962), GOOD (1965) haben bis zu 50% Iliosakralgelenkveränderungen beim chronischen Reiter-Syndrom beschrieben. FLETSCHER und ROSE (1955), GRABNER-DUVERNAY (1957), WRIGHT (1961), KREBS (1962), COSTE und SOLNICA (1966), SCHILLING und SCHACHERL (1967), JAJIC (1968) schildern bei der *Arthritis psoriatica* Veränderungen an den Iliosakralgelenken. Gerade in diesem Zusammenhang ist zu bedenken, daß 5–7% aller Sp.a.-Patienten ein Reiter-Syndrom und 2,1% aller Sp.a.-Patienten eine Psoriasis (SCHILLING et al. 1965) haben. An infektiösen Veränderungen der Iliosakralgelenke soll hier nur die Tuberkulose besprochen werden, die häufiger vorkommt, als man meint. Die *tuberkulöse Iliosakralarthritis* ist einseitig und besonders im Frühstadium der Sp.a. sehr ähnlich (KAMIETH 1974). Je mehr Destruktions-, Sklerose- und Ankylosezeichen gemeinsam an den Kreuz-Darmbeingelenken und in ihrer Umgebung zu sehen sind, desto sicherer ist die Sp.a. von bakteriellen Iliosakralgelenksarthritiden und degenerativen Veränderungen abgrenzbar. Diese Erkrankungen zeigen zwar auch das eine oder andere iliosakrale Röntgenzeichen der Sp.a., aber nie das ganze bunte Iliosakralbild. Ebenso wie bei gelenknahen osteolytischen Tumoren treten auch bei bakteriellen Arthritiden der Kreuz-Darmbeingelenke die Destruktionen und ihre Zeichen in den Vordergrund. Im Rahmen der tuberkulös verursachten Iliosakralarthritis helfen neben dem Röntgenbild auch die Tatsache der fehlenden Versteifung, der Tine-Test, sowie die Pottsche Trias bei der Differentialdiagnose. MALAVISTA et al. (1965) haben Knochenveränderungen an den Iliosakralgelenken bei *Arthritis urica* beschrieben. Ein isolierter Befall nur dieser Gelenke ist nicht bekannt (GRONERT 1973). Die

Diagnose einer Arthritis urica steht und fällt mit der erhöhten Serumharnsäure, die damit auch das wohl beste differentialdiagnostische Mittel zur Unterscheidung der beiden Krankheiten bietet. Daneben fehlen auch alle anderen Kriterien der Sp.a. wie Versteifung, Wirbelsäulenbefall usw. Erwähnen kann man noch Iliosakralgelenkveränderungen bei *ossipenischen Osteopathien* und hier besonders beim (primären/sekundären) Hyperparathyreoidismus (DIHLMANN u. MÜLLER 1969, 1972), aber auch beim Cushing-Syndrom. Ebenso kennt man Iliosakralgelenkveränderungen bei produktiven Systemerkrankungen des Skeletts (Morbus Hodgkin).

d) Gelenkbeteiligung

α) Stammnah

Nach OTT und WURM (1957) bilden hartnäckig rezidivierende Hüftgelenkbeschwerden in 5–12% den Anfang einer Sp.a.; sie können über Jahre das einzige Symptom der Krankheit sein. SCHLEGEL und HOCH (1970) berichten, daß 1,5% der chronischen Polyarthritiden im Bereich der Hüftgelenke monarthritisch beginnen. Man muß die Koxarthrosen von den Koxitiden abgrenzen: Das Röntgenbild, der spezifische Schmerzcharakter, die mangelnden Entzündungszeichen im Labor sowie das Alter des Erkrankten geben genügend differentialdiagnostische Anhaltspunkte. Wichtig ist die Differentialdiagnose zur *Coxitis tuberculosa*: Starke Schmerzen in der Tiefe der Leistengegend, die bis zum Knie hin ausstrahlen, das jeweilige Bein belastungsunfähig, das Gangbild hinkend, die Senkung erhöht – diese Symptome können zur Diagnose der Coxitis tuberculosa führen. Die Coxitis tuberculosa zwingt zur Ruhigstellung im Beckengips, einer für die Sp.a. verhängnisvollen Maßnahme. Zwar ist das Röntgenbild des Hüftgelenks in beiden Fällen fast gleich, auch die Senkung in beiden Fällen stärker erhöht, die Iliosakralgelenke sind bei der Coxitis tuberculosa jedoch immer frei (FRANKE 1968). Da die Sp.a. oft auch monarthritisch am Knie (z.T. mit einem Erguß) beginnt, stellt sich auch hier die Frage nach einem monarthritischen Beginn einer chronischen Polyarthritis. Bei der c.P. findet sich in 70–80% ein positiver Rheumafaktor; meist folgen einem Gelenk ein zweites oder mehrere. Kleine Gelenke sind bevorzugt befallen, die Wirbelsäulenbeteiligung fehlt. Eine Unterscheidung im Anfangsstadium kann jedoch sehr schwer, manchmal unmöglich sein. Auch traumatische Ergüsse, arthrotische Reizergüsse, sowie das Bild des früher sog. Hydrops intermittens dürfen differentialdiagnostisch nicht unerwähnt bleiben.

β) Peripher

Die rein periphere Gelenkbeteiligung bei der Sp.a. ist sehr selten. Die seltene Koinzidenz von chronischer Polyarthritis und Sp.a. macht eine Diagnostik sehr schwierig. In den letzten Jahren haben allerdings ROSENTHAL et al. (1968) und LUTHRA et al. (1976) das Zusammentreffen von Sp.a. und chronischer Polyarthritis beschrieben. Sie berichten über Patienten, die die Kriterien für eine klassische c.P. ebenso wie für eine definierte Sp.a. erfüllten. Am gleichen Patienten fanden LUTHRA et al. (1976) Bambusstab-Röntgenveränderungen, Ankylosen der Iliosakralgelenke, Rheumaknoten mit dem für die c.P. typischen histologischen Befund, einen positiven Rheumafaktor und eine periphere Gelenkbeteiligung im Sinne einer chronischen Polyarthritis. Eine Gelenkbeteiligung der Fingergrund-, -mittel- oder -endgelenke sowie der Zehengrund-, -mittel- oder -endgelenke im

Rahmen einer Sp.a. sollte wegen der fließenden Übergänge zwischen Arthritis psoriatica, dem Reiter-Syndrom und der Sp.a. noch einmal Grund für eine sehr subtile Anamnese sein, in der man nach spezifischen Vorerkrankungen (Urethritis, Dysenterie) fragt und bei der man nach einer vielleicht noch verborgen gebliebenen Psoriasis (auch in der Verwandtschaft) forscht. Auch sollte man in einem solchen Fall die Röntgenaufnahmen der Wirbelsäule noch einmal genau betrachten, um zwischen Syndesmophyten und Parasyndesmophyten zu differenzieren. Eine Differentialdiagnose zwischen einem chronischen Reiter-Syndrom mit Wirbelsäulenbeteiligung und Sakroiliakalgelenkbefall und einer Spondylitis ankylosans ist aber nicht nur schwer, sondern fast schon Ermessensfrage.

e) HLA-B 27-Nachweis: seine Differentialdiagnose

Abschließend sollen die Erkrankungen diskutiert werden, die durch den Nachweis des HLA-B 27 neueren Definitionen nach entweder seronegative Spondarthritiden (WRIGHT u. MOLL 1976) oder HLA-B 27-positive Arthritiden (KRÜGER u. SCHOTTENKIRCHNER 1981) genannt werden:

Zu den seronegativen Spondarthritiden zählen die schon diskutierten Arthritis psoriatica, Reiter-Syndrom, ein Teil der juvenilen chronischen Polyarthritiden, reaktive Arthritiden (z.B. nach Yersinia-Infektion) wie in gewissem Maße auch Arthropathien bei chronisch-entzündlichen Darmerkrankungen.

Zu bedenken ist auch, daß Arthritiden, die B 27-assoziiert sind, als Frühzeichen einer Spondylitis ankylosans dem Achsenskeletbefall manchmal um Jahre vorausgehen können. Gemeinsamkeiten dieser Arthritiden sind asymmetrischer mono- oder oligoartikulärer Befall der unteren Extremitätengelenke.

Die HLA-B 27-positive, chronisch-rezidivierende Mono- oder Oligoarthritis ist im Verlauf durch fehlende Progredienz charakterisiert. Es gelingt nicht, den Rheumafaktor nachzuweisen, das Röntgenbild bleibt auch über längere Zeiträume hin unauffällig. Auch hier – wie bei den anderen B 27-assoziierten Arthritiden fällt die Asymmetrie auf, die Bevorzugung der unteren Gelenke. Die HLA-B 27-assoziierte Mono- oder Oligoarthritis darf nicht mit einem inkompletten Reiter-Syndrom, mit der seronegativen chronischen Polyarthritis oder einer „rein peripheren Form" der Spondylitis ankylosans verwechselt werden.

9. Therapie

a) Allgemeines

Eine kausale Therapie der Sp.a. ist nicht möglich, da man ihre Ursachen nicht kennt. Nach OTT und WURM (1957) müssen als wichtigste Ziele der Behandlung gelten:
1. *Die Bekämpfung des entzündlichen Krankheitsprozesses.*
2. *Die Verhütung oder Bremsung der pathologischen Ossifikation.*
3. *Eine möglichst gute Erhaltung der Beweglichkeit von Rücken und Extremitäten.*
4. *Eine Verhinderung und Verhütung von Deformationen bei unabwendbarer Versteifung.*

Im Vordergrund steht das dringendste Anliegen des Patienten: *die Schmerzlinderung*. Die Therapie muß dem chronischen Charakter der Sp.a. Rechnung tragen. Deshalb ist großer Wert darauf zu legen, daß die Sp.a.-Patienten ihre gymnastischen Übungen nicht nur in den jeweiligen 4–6 Wochen eines Krankenhausaufenthaltes oder eines Heilverfahrens machen; sie sollten dazu angehalten werden, die gelernten Übungen *ein Leben lang* regelmäßig durchzuführen. GOTSCH und OTT (1970), und OGRYZLO (1974) betonen die Notwendigkeit der lebenslangen gymnastischen Übungen. Die angewandte Therapie hängt vom jeweiligen Stadium der Sp.a. ab. So wird man bei einem fortgeschrittenen Stadium mit bereits eingetretenen Bewegungseinschränkungen, geringer entzündlicher Aktivität und damit geringerer Schmerzempfindung anders therapieren als im Frühstadium mit hoher Aktivität und gerade beginnender Bewegungseinschränkung.

b) Physikalische Therapie

Von fast allen Autoren, die über diese Krankheit geforscht und berichtet haben, wird die physikalische Therapie als der wichtigste Bestandteil des gesamten Therapiekonzepts angesehen.

α) Gymnastik

Ruhe und Immobilisation wirken sich katastrophal aus; sie können zu einer raschen Versteifung führen (KUEHNE et al. 1966; DÜRRIGL 1975). Nur drei Indikationen rechtfertigen eine Ruhigstellung: die atlantoaxiale Dislokation, die Spondylodiszitis, eine hochgradig osteoporotische Wirbelsäule, bei der die Gefahr einer Fraktur besteht. Im wesentlichen besteht die physikalische Therapie aus *krankengymnastischen Übungen*. Dehn- und Kräftigungsübungen von Arm- und Schultermuskulatur mit isometrischen Spannungsübungen der großen und kleinen Rückenmuskeln stehen an erster Stelle. Darauf folgen die sog. Mobilisationsübungen, mit denen die Beweglichkeit aller Wirbelsäulenabschnitte erhalten oder verbessert werden soll. Übungen im Vierfüßlerstand, Klapp-Kriechübungen und die Hockergymnastik eignen sich dazu (GROSS 1970). MATHIES (1973, persönliche Mitteilung) hält tägliche Rückengymnastik der Wirbelsäule mit Klapp-Übungen, dazu eine gezielte Atemgymnastik, – bei entsprechender Beteiligung großer Gelenke – Trockengymnastik dieser Gelenke und mindestens zweimal wöchentlich ein Gymnastik- und Bewegungsbad sowohl der Wirbelsäule als auch der stammnahen Gelenke für nötig (Tabelle 13). Selbstverständlich kann diese Therapie bei speziellen Befunden abgewandelt und ergänzt werden. Wichtig ist die *Atemgymnastik,* deren Notwendigkeit sich aus dem Befall der Kostovertebralgelenke und der daraus resultierenden Verminderung der knöchernen Compliance des Thorax ergibt. Eine gute Atemtherapie besteht in einer aktiven Dehnung der Thoraxabschnitte (GROSS 1970). Da häufig im Bereich der Pektoralismuskulatur und dem Latissimus dorsi Verspannungen bestehen, werden die Dehnübungen für den Thorax am besten mit Schultergürtelübungen begonnen. Gerade in späteren Stadien der Sp.a. lernen die Patienten, sich von der pulmonalen auf die Zwerchfellatemtechnik umzustellen. Dann ist es wichtig, während der Atemübungen nicht nur ein Wiedererlangen oder ein Verbessern der pulmonalen Atemtechnik anzustreben, sondern die Zwerchfellatmung nicht zu vernachlässigen. Da die Sp.a. eine lebenslange Therapie fordert, besteht die Gefahr, daß diese tagtäglich in gleichen Bahnen ablaufende Therapie aus Langeweile

Tabelle 13. Physikalisches Therapieschema für die Sp.a. (Nach MATHIES 1973, persönliche Mitteilung)

5× wöchentlich Trocken – Gymnastik der Wirbelsäule
5× wöchentlich Klappsches Kriechen
5× wöchentlich Atemgymnastik
3× wöchentlich Trocken – Gymnastik großer Gelenke (bei entsprechender Beteiligung)
2× wöchentlich Bewegungsbad – Gymnastik der Wirbelsäule
2× wöchentlich Bewegungsbad – Gymnastik der stammnahen Gelenke
2× wöchentlich Bewegungsbad (Gruppe)
    bei Einzelbehandlung statt dessen:
2× wöchentlich Schwefelbad
Abwandlung und Ergänzungen bei spezifischen Befunden

vernachlässigt wird. In Form einer oder mehrerer Sportarten täglich zu üben, ist deshalb empfehlenswert. JUNG (1971) empfiehlt als günstigste Sportarten: Schwimmen (Rückenschwimmen ist besser als Brustschwimmen), Wasserball, Volleyballspiele (FELLMANN 1965), Handballspiele, Waldlauf und Streckenläufe. Kontraindiziert sind Sportarten, die mit starken Erschütterungen oder ruckartigen Bewegungen verbunden sind, die den Musculus pectoralis beanspruchen oder die Kyphosierung fördern (Tennis, Rudern, Paddeln, Wasserski, Reiten). Natürlich ist jedem Sp.a.-Patienten davon abzuraten, die empfohlenen Sportarten übertrieben auszuüben. Für ihn sollte Sport Therapie und nicht Wettkampftraining sein.

β) Lagerung

Der Sp.a.-Kranke sollte nicht auf durchsinkenden und weichen Matratzen liegen, die oft Vorschub für Wirbelsäulenfehlhaltungen gerade im Bereich der BWS leisten. Diese Matratzen sollten auch nicht aus mehreren Teilen bestehen, da sie in ihren Grenzen zueinander Stufenbildungen im Wirbelsäulenbereich und damit ebenfalls Fehlhaltungen begünstigen. Auch zu hoch aufgetürmte Kissen sind schädlich. Einer richtigen Lagerung entspricht *eine nicht zu harte und nicht zu weiche einteilige Matratze*, evtl. über einem Lattenrost, dazu ein *dünnes, hartes Kopfkissen, das nur den Nacken*, nicht aber den Hinterkopf stützt. Bei Beteiligung der Kniegelenke ist auf die so beliebte Knierolle zu achten: Sie ist streng kontraindiziert. Bauchlagerungen sind bei Brustkyphosen und Kontrakturen der Hüftgelenke indiziert. Ein bis zwei Stunden am Tag sollte der Sp.a.-Patient in dieser Lage verbringen. Schlecht ist langes Sitzen mit gebeugten Hüftgelenken.

γ) Massagen, Packungen, Elektrotherapie

Massagen sind passive Maßnahmen, die dazu beitragen sollen, den durch Fehlhaltungen und Fehlstellungen reaktiv erhöhten Muskeltonus zu vermindern und den bestehenden Circulus vitiosus zu durchbrechen. Die *verschiedenen Formen von Wärme* lindern Schmerzen und lösen Muskelverspannungen und Kontrakturen. Ihre einleitende Anwendung (vielleicht gemeinsam mit Massagen) kann die Bewegungstherapie oft erleichtern. Bei aktiver peripherer Gelenkbeteiligung muß man mit bestimmten Formen von Wärme vorsichtig sein. Nicht selten wird durch eine solche Behandlung ein bestehender Schub verschlimmert, oder ein latent „schubbereites" Gelenk erhält den letzten Anstoß zum Wiederausbruch der Krankheit (MATHIES 1974, persönliche Mitteilung). Als Gradmesser für die Aktivität der Krankheit kann man unspezifische Entzündungszeichen wie die Senkungsgeschwindigkeit und die Elektrophorese, weniger aber das subjektive Befinden des Patienten nehmen. Fango-, Moor- und Paraffinpackungen können lindern und lockern, aber auch Mikrowelle, Kurzwelle kann man anwenden. Eine gute analgesierende Wirkung hat eine Gleichstrombehandlung oder die Iontophorese mit schmerzlindernden Medikamenten.

δ) Balneotherapie

Die Hauptwirkkräfte der *Balneotherapie*, Wärme, Wasserauftrieb und Wasserwiderstand, wirken über eine Beeinflussung des Tonus der Muskulatur und fördern die Bewegungsfähigkeit durch Zunahme der peripheren Durchblutung. *Kontraindiziert* ist eine Balneotherapie bei noch vorhandenen akuten Stadien, bei nicht mehr zu beeinflussenden Endzuständen, bei schweren Infektanämien, bei geschädigten Herz- und Kreislauffunktionen mit Neigung zur Dekompensation sowie bei schlechten Temperaturregulationen.

Vorsichtig sein sollte man beim Vorhandensein allgemein unspezifischer Entzündungszeichen wie einer hohen Leukozytose mit Linksverschiebung, einem niedrigen Eisen- und hohen Kupferwert im Serum, hohen Titerwerten bei der Agglutinationsreaktion zum Nachweis des Rheumafaktors, stark nachweisbarem C-reaktiven Protein, einer Hypoproteinämie.

In fortgeschrittenen Stadien kann gerade am Anfang das *Bewegungsbad* von großem Nutzen sein. Die Verordnung von radioaktiven Badewässern und schwefelhaltigen Badekuren wirkt sich nach Meinung vieler Autoren günstig auf den Verlauf aus. HORN (1932), ENGEL (1938), DREWYER (1948) und HENTSCHEL et al. (1969) haben mit der Überwärmungstherapie sehr gute Resultate erreicht. Allerdings bekamen bis zu 5% der Patienten (HENTSCHEL et al. 1969) eine sog. „Badereaktion", das bedeutet einen Anstieg der Blutsenkung, flüchtige Gelenkschwellungen, Iritisschübe.

HENN (1965) beurteilt die Kombinationstherapie mit Radon und Hyperthermie sehr gut. Auch SANDRI (1974) kommt zum gleichen Ergebnis: Eine *Thermalstollenkur*, bei der eine Körpertemperatur von 38–39° C und ein mittlerer Radongehalt von 3,5 NCI/l Stollenluft erreicht werden, brachte gute Ergebnisse. Allerdings kann auch durch diese Therapie der Ossifikationsprozeß nicht aufgehalten werden (SALMHOFER 1974).

BREITENFELDER (1970b) berichtet über gute Erfolge der *Ultraschalltherapie*. DREXEL und POSSE (1974) beschreiben den schmerzlindernden Effekt einer Kombinationsbehandlung mit Ultraschall und vollweggleichgerichteten Wechselströmen. KNAUTH und KNOCH (1975) empfehlen die Ultraschalltherapie im neuraltherapeutischen Aufbau: Bestrahlt werden sollen der untere Kreuzbeinrand, die Iliosakralgelenke, der Beckenkamm, Trochanter und dorsale proximale Partie des Tractus iliotibialis, paravertebral der Lenden-, Brust- und Halswirbelsäule, Schulter- und Nackenpartie; 0,2–0,5 W/cm^2, 5–10 min lang, 20 Behandlungen pro Serie, 3mal wöchentlich. Anschließend Nachtruhe in optimaler oder in Dehnlagerung bei entspannter Muskulatur. Das Ziel dieser Behandlung sind die örtliche Durchblutungsförderung und Schmerzbehandlung sowie die Lösung muskulärer Verspannungen.

c) Medikamentöse Therapie

Da man die Ursache der Sp. a. nicht kennt, ist nur eine weitgehend symptomatische Therapie möglich. *Antirheumatika* im eigentlichen Sinne sind nichtsteroidale Substanzen, die es in zunehmender Zahl gibt. Anforderungen an diese Therapie sind ein guter antiphlogistischer, analgetischer und antirheumatischer Effekt. Aus Tabelle 14 sind einige Medikamente herauszugreifen. Die heute wohl anerkannte Richtsubstanz ist Indometacin (MATHIES 1975a). Über gute Erfolge mit Indometacin berichten auch SCHILLING (1965), HART und BOARDMANN (1965), HUSMANN (1966), MÜLLER (1967), SMYTH (1970), CALABRO und AMANTE (1972) und HART (1975). Daneben betonen OTT und WURM (1957), GOLDING (1971), OGRYZLO (1974) sowie BOERSMA (1976) die gerade für die Sp. a. hervorragende Wirkung des Phenylbutazons. Die in Tabelle 14 angegebenen Höchstdosen pro Tag (MATHIES 1975b) richten sich nach der Dosis, über die hinaus keine Wirksamkeitssteigerung mehr festgestellt werden kann und über die hinaus keine deutliche Zunahme der Unverträglichkeitshäufigkeit registriert wird. Die gute Wirksamkeit des Naproxens betonen PETER (1975), AEIDLER (1975). FELLMANN et al. (1974) und FRANKE und MANZ (1975) schildern die positive Wirkung des Badmadizons. Über Ketoprofen berichten TREADWELL und TWEED (1975); MIEHLKE (1975) fand das Diclofenac gut wirksam; KAISER (1973a) schreibt dem Clofezone eine dem Phenylbutazon adäquate Wirkung zu.

Im einzelnen wird die Entscheidung für das eine oder andere Präparat sicherlich von der Beobachtung des Patienten abhängen. Die Verordnung von den in Tabelle 14 angegebenen Höchstdosen ist bei selbstverständlich strenger Beachtung der möglichen Nebenwirkungen vor allen Dingen dann indiziert, wenn man damit für einen gewissen Zeitraum erreicht, daß der Patient eine schmerzungehemmte Bewegungstherapie durchführen kann. *Die Probleme der Nebenwirkungen bei den steroidfreien Antirheumatika sind groß.* Da die Sp. a. als chronische Krankheit auch chronisch behandelt werden muß, sind ständige Kontrollen des Blutbildes (mögliche Leukopenie, Thrombopenie, aplastische und hämolytische Anämie, Purpura, Agranulozytose, Knochenmarksdepression), des Urins (mögliche Nierenschädigung), der Transaminasen (möglicher Leberschaden) nötig. Auf das Auftreten von Allergien (Hautausschlägen, Schleimhautulzerationen) ist ebenso zu achten wie auf die häufigen Magenunverträglichkeiten.

Beim Indometacin stehen Schwindel und Verwirrtheit bei niedriger Dauerdosierung, Kopfschmerz bei höherer Dauerdosierung (BOARDMAN u. HART 1967), gastrointestinale Beschwerden (Übelkeit, Erbrechen, Obstipation, Durchfälle) sowie Konzentrationsschwächen als Nebenwirkungen im Vordergrund. Die eine steroidfreie antirheumatische Therapie von vornherein ausschließenden Kontraindikationen bestehen in einer Leberschädigung, einer Magenanamnese (Ulcus duodeni et ventriculi, chronische Gastritis), sowie einem als Ausgangswert nicht günstigen Differentialblutbild (Anämie, Leukopenie, Thrombopenie). Daneben sollten Nierenfunktionsprüfungen sichern, daß es zu keinen kumulativen Nebenwirkungseffekten dieser Medikamente, soweit sie über die Niere ausgeschieden werden, kommen kann. Die vielfach geübte Praxis, Antazida gleichzeitig mit Antirheumatika zu geben, um die Verträglichkeit zu steigern, ist nicht unumstritten. Antazida erhöhen den pH des Magensafts und verzögern und mindern deshalb die Säureresorption. Die meisten nichtsteroidalen Antirheumatika sind aber Säuren. Daneben verzögern Antazida die Magenentleerung; man weiß, daß sie manche Medikamente (z.B. Tetracycline) binden. Man sollte Antazida immer ca. 30 min vor der Einnahme der Antirheumatika nehmen.

Nach der Meinung der meisten Autoren (u.a. BÖTTGER 1973; KAISER 1973 b) *sind Steroide bei der Sp.a. heute nicht mehr nötig.* Auf gar keinen Fall sollte man mit Steroiden im Frühstadium einer Sp.a. therapieren. Da eine Nebennieren- und Nebennierenrindenunterfunktion bei der Sp.a. nicht nachweisbar ist (OTT u. WURM 1957), ist eine Therapie mit ACTH, Kortison oder seinen Derivaten nicht Substitution, sondern Pharmakotherapie. Sie sollte deshalb für die schwersten Fälle, für akute schmerzhafte Schübe reserviert bleiben, die mit einer steroidfreien antirheumatischen Therapie oder auch einer Kombination von physikalischer Therapie und medikamentöser steroidfreier Therapie nicht beeinflußbar sind. Die Summe aller bekannten Nebenwirkungen und Nachteile einer Kortikosteroidtherapie auf der einen Seite, verbunden mit dem Muß zur chronischen Anwendung, und die nicht allzu große Wirkung auf der anderen Seite verbieten eine Steroidanwendung eigentlich von selbst. Das gilt sowohl für die Therapie mit ACTH, als auch für die Therapie mit Kortison und seinen Derivaten. Eine Ausnahme machen intraartikuläre Kortisongaben bei hochentzündlichem peripherem Gelenkbefall sowie lokale Applikationen bei schmerzhaften Tendinosen. Treten Iritiden oder Iridozyklitiden auf, sind Steroide indiziert. Man sollte sie im zirkadianen Rhythmus in Dosen zwischen 20 und 40 mg/die geben. Gefährlich ist eine länger andauernde lokale Steroidtherapie am Auge. Es drohen Skleromalazie und Glaukom. Der Augeninnendruck sollte in kurzen Abständen kontrolliert werden. Auch eine allgemeine muskelrelaxierende Therapie kann nicht uneingeschränkt empfohlen werden. Wohl wäre die muskelrelaxierende Wirkung oft nötig, um den Circulus vitiosus, den die Sp.a. unterhält, zu unterbrechen. Jedoch sind die Dosen, die man für eine optimale Muskelrelaxation benötigt, meistens so hoch, daß die damit einhergehenden ZNS-Nebenwirkungen (Dämpfung des psychisch-energetischen Niveaus) den Patienten für eine gewisse Zeit total immobilisieren.

Bei Mitbeteiligung der Extremitätengelenke wurde von vielen Autoren (BÖNI, HOLLANDER, MATHIES, MIEHLKE, OTT, SCHILLING) als *"Basistherapie"* die Goldbehandlung empfohlen. Neben den zu beachtenden Überwachungsmaßnahmen und Kontraindikationen ist festzuhalten, daß die Goldtherapie im Rahmen der Sp.a. bei weitem nicht den Stellenwert erreicht, den sie für die chronische Polyarthritis hat. OTTO und TAUTENHAHN (1966) und PIETRUSCHKA et al. (1973) fanden das Chloroquin in Frühstadien der Sp.a. erfolgreich. Das ist eine von anderen Autoren nicht geteilte Meinung. MIEHLKE und WESSINGHAGE (1976) zählen auch D-Penicillamin zu den Basistherapeutika der Sp.a. Vereinzelte Versuche (SCHARF u. NAHIR 1976) mit dieser Substanz brachten ermutigende Resultate. Die jeweiligen Fallzahlen sind jedoch zu klein für irgendwelche Schlußfolgerungen. Auch die Versuche mit Levisamol, einer antihelmetischen Substanz, der man eine immunstimulierende Wirkung zuschreibt, sind noch in den Anfangsstadien (ROSENTHAL u. MÜLLER 1975; ROSENTHAL et al. 1976) und lassen noch keine Beurteilung zu.

Die von DIHLMANN et al. (1977) anhand des Autopsiepräparates von einem an Sp.a. Erkrankten nachgewiesenen histologischen Grundphänomene, Entzündung und aggressiv proliferierende chondroide Metaplasie an der Knorpel-Knochengrenze und im Subchondrium können zum einen antiphlogistisch, zum anderen mit antiproliferativen Pharmaka (PETERSEN u. FRICKE 1970) gebremst werden.

Die Langzeittherapie mit Zytostatika (FRICKE u. PETERSEN 1969; DEMETRIADES et al. 1973) soll teilweise gute Erfolge bringen. Eine zytostatische Therapie sollte aber wegen möglicher Nebenwirkungen, der Gefahr einer teratogenen Schädigung und evtl. wegen noch unbekannter Spätwirkungen nur in einzelnen, allen anderen therapeutischen Versuchen unzugänglichen Fällen erwogen werden.

Tabelle 14. Steroidfreie Antirheumatika

Generic name (INN)	Handelsname	Empfohlene Tageshöchstdosis bei Langzeittherapie	Relative und absolute Kontraindikationen	Mögliche Nebenwirkungen	Mögliche und nötige Kontrollen
Acemetacin	Randutil	90–180 mg	Überempfindlichkeit gegen Acetylsalicylsäure oder Indometacin. Ulkusanamnese, bestehendes Ulcus duodeni et ventriculi; Kinder unter 14 Jahren; Schwangerschaft, besonders 1. Trimenon	Magen-Darmstörungen; Kopfschmerzen (selten). Schwindelgefühl (selten), Beeinträchtigung des Reaktionsvermögens (selten)	Leber- und Nierenfunktionsprüfungen
Acetylsalicylsäure (ASS; ASA)	Aspirin Godamed	5000–6000 mg	Hämorrhagische Diathese; Magen-Darm-Ulzera; nicht in den letzten vier Wochen der Schwangerschaft	Ohrensausen, vermindertes Hörvermögen, Schwindel, Übelkeit, Erbrechen, Blutungsneigung, Schäden der Darm- und Magenschleimhaut mit Blutungen	Endoskopie, Magen-Röntgen, Prothrombinwert
Azapropazon	Prolixan 300	1200–1800 mg	Floride Ulzerationen des Magen-Darm-Traktes; nicht im 1. Trimenon der Schwangerschaft	Siehe bei Phenylbutazon	Prothrombinwert, Tagesprofil BZ, Blutdruck messen
Benorilat	Benortan	4000–8000 mg	Salicylatüberempfindlichkeit, hämorrhagische Diathese, Glucose-6-phosphat-Dehydrogenasemangel, Ulkus-Anamnese, Nieren-, Leberparenchymschaden, nicht in den letzten vier Wochen vor einer Geburt	Magenunverträglichkeit, allergische Reaktionen, Ohrensausen, Interferenzen mit Anticoagulantien, Phenacetin, Paracetamol, Salicylaten	Halbjährliche Blutbildkontrollen, Prothrombinwert, Nierenfunktionsprüfungen, Urinstatus, Magen-Röntgen, Endoskopie
Benoxaprofen	Coxigon	4–600 mg	Ulkusanamnese; florides Ulcus ventriculi oder duodeni; nachgewiesene Überempfindlichkeit gegen Benoxaprofen; eingeschränkte Nierenfunktion; Schwangerschaft, Stillzeit, Kinder unter 14 Jahren	Photosensibilisierung, Rötung, Exanthem, Juckreiz, Onycholyse	Nierenfunktionsprüfungen
Bumadizon-Calcium	Eumotol	660 mg	Ulkus-Anamnese, bestehendes Ulcus duodeni et ventriculi, Nieren-, Leberparenchymschaden	Magen-/Darmunverträglichkeiten, Sodbrennen, Obstipation	Magen-Röntgen, Endoskopie
Diclofenac	Voltaren	75–125 mg	Schwangerschaft, Ulcus ventriculi und duodeni, Nieren-, Leberparenchymschaden	Magen-/Darmunverträglichkeiten, Schwindel, Kopfschmerzen, Exanthem	Differentialblutbild, Magen-Röntgen, Endoskopie, Transaminasen

Diflunisal	Fluniget	750–1000 mg	Ulkusanamnese; fluoride Ulzerationen des Magen-Darmtraktes; nachgewiesene Überempfindlichkeit	Selten Magen-Darm-Unverträglichkeit; selten: Benommenheit, Kopfschmerz	Prothrombinwert, Blutzuckertagesprofil, Nierenfunktionstest
Fenbufen	Lederfen	600–900 mg	Überempfindlichkeit gegen Fenbufen; Ulkusanamnese; floride Ulzerationen im Magen-Darmtrakt	Übelkeit, Sodbrennen, Brechreiz (selten), Schwindel, Müdigkeit (selten), allergische Reaktionen (selten)	Blutbild, Transaminasen
Ibuprofen	Brufen	800 mg	Primäre allergische Reaktionen	Magenunverträglichkeiten, Durchfälle, Hautallergien	Magen-Röntgen, Endoskopie
Indometazin	Amuno	150–200 mg	Ulkus-Anamnese, bestehendes Ulcus ventriculi und duodeni; Vorsicht bei Ödemen kardialer oder nephrogener Genese; Allergie gegen ASS und Indometazin; nicht vor dem 14. Lebensjahr!	Kopfschmerzen, Schwindel, Müdigkeit, Konzentrationsschwäche, Magenunverträglichkeiten, Obstipation, Durchfälle. Gefahr der kompletten und inkompletten Magenerosionen	Magen-Röntgen, Endoskopie, Transaminasen
Ketoprofen	Alrheumun	100–150 mg	Schwangerschaft, Magen-Darm-Ulzerationen; Leberparenchymschaden; Nierenfunktionsstörung	Völlegefühl, Übelkeit, Erbrechen, Exantheme, Schwitzen, Schwindel	Magen-Röntgen, Endoskopie
Naproxen	Proxen, Naprosyn	500–750 mg	Nicht unter 16 Jahren; Schwangerschaft; Ulkus-Anamnese; florides Ulcus ventriculi oder duodeni; Nieren-, Leberparenchymschaden	Sodbrennen, Völlegefühl, Übelkeit, Magenschmerzen, Erbrechen, Verstopfung, Durchfälle, Schwindel, Kopfschmerzen, Depressionen, Müdigkeit, Juckreiz, Allergien, angioneurotische Ödeme	Magen-Röntgen, Endoskopie, Stuhl auf Blutungen
Oxyphenbutazon	Tanderil	400 mg	Bestehendes Magen-Darm-Ulkus, Ulkus-Anamnese, Leukopenie, bekannte Überempfindlichkeit, Niereninsuffizienz, Herzinsuffizienz, Hypertonie, akute intermittierende Porphyrie	Leukopenie, Agranulozytose, Thrombopenie, Erythem, Oberbauchbeschwerden, Allergien, Gastritis, Durchfälle, Entwicklung eines Ulcus ventriculi oder duodeni, Wasser-/Salzretention, Ödeme. Selten: akutes Nierenversagen, Leberschädigung	Differentialblutbild in regelmäßigen Abständen, Thrombozyten zählen, Anamnese, Magen-Röntgen, Endoskopie, Kontrollen. Cave: gleichzeitige Medikation mit oralen Antikoagulantien, Antidiabetika, Blutdruck messen, Transaminasen, alkalische Phosphatase
Piroxican	Felden	20–40 mg	Ulcus ventriculi bzw. duodeni; Ulkusanamnese; Schwangerschaft, Stillzeit, Kinder unter 14 Jahren	Magen-Darmtrakt, Knöchelödeme	Leber/Nieren-Funktion
Phenylbutazon	Butazolidin, Elmedal	600 mg	wie bei Oxyphenbutazon, an Säuglinge und Schulkinder sowie an Schwangere in den ersten drei Monaten kein Phenylbutazon geben, auch kein Oxyphenbutazon		

d) Radiotherapie

Das Ziel der *Bestrahlungsbehandlung* der Sp. a. ist die Beseitigung oder zumindest Linderung der durch die Entzündung hervorgerufenen Schmerzen. MIEHLKE und WESSINGHAGE (1976) bewerten die Röntgentherapie als Basistherapie mit dem zur Zeit größten Behandlungsrisiko. Nach Meinung vieler anderer Autoren handelt es sich um eine symptomatische Therapie. Durch die Schmerzlinderung wird nicht nur der Allgemeinzustand gebessert, sondern auch die unerläßliche heilgymnastische Behandlung ermöglicht (OTT und WURM 1957). Unumstritten ist auch, daß der Erfolg der Röntgentherapie in Frühstadien unvergleichlich besser ist als bei fortgeschrittener Versteifung. Je ausgeprägter die klinisch-serologisch erkennbare entzündliche Aktivität ist, desto erfolgversprechender kann die Röntgentherapie eingesetzt werden, die in Konkurrenz zu den antiphlogistischen Maßnahmen der physikalischen Therapie und zur antiphlogistischen Medikation steht. Entzündliche Schübe können von der Röntgentherapie beherrscht, ihre Entstehung jedoch nicht verhindert werden (SCHULER u. DIHLMANN 1969). Fälle, die weder eine beschleunigte BKS noch eine Globulinverschiebung zur grob dispersen Seite zeigen und bei denen keine Leukozytose besteht, sollten nicht bestrahlt werden (DIHLMANN 1969a).

Folgenden *Bestrahlungsmodus* schlagen BÖNI und SCHIRMER (1965) vor: Eine Fünf-Felder-Bestrahlung (Halswirbelsäule, Brust, Lendenwirbelsäule, linkes und rechtes Iliosakralgelenk); insgesamt 30 Sitzungen mit je 30 R/OD pro Feld (Tagesdosis 150 R/OD), 5 Bestrahlungen pro Woche. Totale Dosis 900 R/OD pro Feld ist gleich insgesamt 4.500 R/OD, 340 kV, 16 mA, Dauer 33 s; Kombinationsfilter mit 1 mm AL, 0,5 mm Cu und 0,2 mm Sn; Fokusoberflächenabstand 50 cm. Über gute Erfolge bei der Bestrahlungsbehandlung der Sp. a. berichten SMYTH et al. (1941), DESMARAIS (1953), BÖNI und KAGANAS (1953), SHARP und EASSON (1954), DANZEISEN et al. (1956), WILKINSON und BYWATERS (1958), KOSTKA und NIEPEL (1962), LEZZI (1963), BÖNI und SCHIRMER (1965), SCHULER und DIHLMANN (1969), HOHL (1969), DIHLMANN (1974a).

Die Strahlentherapie der Sp. a., durch deren Vollform die gesamte Wirbelsäule und Iliosakralregion strahlenexponiert ist, führt bei vielen Patienten zu einer Hemmung der Blutbildung, insbesondere der Leukopoese. Ein vermehrtes Auftreten von Leukämien und Tumoren nach Bestrahlung, wie es BROWN und ABBATT (1955), SILBERBERG et al. (1960), Brown und DOLL (1965) beschreiben, wird von DIHLMANN (1969a) und HOHL (1969) bezweifelt. Auch BÖNI und SCHIRMER (1965) fanden bei 450 bestrahlten Sp. a.-Patienten keinen Fall von Leukämie. Vor, während und nach der Behandlung sind genaue Blutbildkontrollen durchzuführen. Daneben sollte in Fällen, in denen eine zweite Behandlungsserie notwendig wird, mindestens ein Intervall von einem Jahr eingehalten werden (BROCHER 1970). BENTLEY et al. (1975) berichten vom Auftreten eines Neurofibrosarkoms am linken Iliosakralgelenk bei einem Patienten 26 Jahre nach Bestrahlung. Bei Patientinnen vor der Menopause muß eine direkte Bestrahlung der Gonaden auf jeden Fall vermieden werden.

e) Thorium-X-Therapie

Thorium X wirkt als reiner Alpha-Strahler (Halbwertszeit 3,64 Tage) antiosteoblastisch. Die Nachfolgeprodukte Thorium B als Beta-Strahler sowie Thorium C als Gamma-Strahler wirken antiphlogistisch auf das knöchern entzündliche Krankheitsgeschehen am Achsenskelett. Nach Meinung einiger Autoren (LASCHNER u. ARNOLD 1971) hat diese Therapie einen festen Platz in der modernen Sp. a.-Behandlung. Eine Behandlungsserie besteht aus 10 intravenösen Injektionen zu je 34,6 mc Thorium X, injiziert im wöchentlichen Abstand. Gute Erfolge durch diese Therapie sahen KOCH (1958), KUTZ (1963) und SCHALES (1969); der Erfolg liegt darin, daß die Verknöcherungsvorgänge in einem Teil der Fälle unterbrochen oder verlangsamt werden (LASCHNER u. ARNOLD 1971, 1973; HERTEL u. HEINE 1974). Im Gegensatz dazu weisen HAIKE et al. (1967) darauf hin, daß die Progredienz der Krankheit nach Thorium-X-Behandlung nicht aufgehalten wird und daß außerdem kein Patient, den sie nachuntersuchten, dauerhaft beschwerdefrei war. Gravidität, Wachstumsalter, Blutkrankheiten, schwere Leber- und Nierenparenchymschäden, außerdem schnell versteifende Verläufe der Sp. a. sind Kontraindikationen für die Thorium-X-Therapie. KOCH (1951) und LASCHNER (1973) weisen auf die häufig auftretende Iritis unter Thorium-X-Behandlung hin. KOCH (1951) empfiehlt, die Thorium-X-Behandlung in diesem Fall abzubrechen, die Iritis bis zur Ausheilung zu behandeln und Thorium X etwa 3 Monate nach Abklingen der Regenbogenhautentzündung weiter zu geben. Einer erhöhten Gefährdung des hämatopoetischen Systems wegen verlangen THIELE et al. (1973) kontinuierliche Blutbildkontrollen. HOHL (1969) warnt eindringlich vor der Thorium-X-Behandlung, da – besonders bei Kindern – Agranulozytosen und irreversible Knochenmarkschäden aufträten. Außerdem sammelt sich Thorium X selektiv in den Epiphysenfugen an und verhindert durch die von ihm ausgesandten Alpha-Strahlen das Längenwachstum (KOCH 1951). HORNYKIEWYTSCH (1963) beobachtete nach Thorium-X-Behandlung eine Reihe gut- und bösartiger Knochentumoren.

f) Synoviorthese

Kommt es im Rahmen einer Spondylitis ankylosans zu peripheren oder Kniegelenksarthritiden, so ist die chemische und die Radioisotopensynovektomie (Synoviorthese) eine wirkungsvolle Alternative zur operativen Synovektomie (s.9.g.). Osmiumsäure, Thiotepa, Varicocid und Radioisotopen werden intraartikulär injiziert. Nahezu alle Gelenkstrukturen kommen mit diesen Substanzen in Berührung: Folge ist eine erhebliche Schmerzreaktion. Bei Thiotepa ist die Dauer der positiven Ergebnisse (6–9 Monate) kurz. Bei der Osmiumsäure ist die Diskrepanz der Beurteilungen sehr groß (GSCHWEND et al. 1976). MUELLER (1976) schlägt ihre Anwendung bis zum 40. Lebensjahr vor. Er verwendet 1%iges Osmiumtetroxid in wäßriger Lösung – in einer Dosierung von 1–10 ml. Dadurch wird eine Zerstörung der oberflächlichen Synovialzellschichten erreicht; es werden weniger lysosomale Enzyme freigesetzt. Besonders gut werden Ergüsse beeinflußt. Er sah in 50% seiner Fälle Erfolge. Nebenwirkungen bestanden in Reizerscheinungen, Fieber und, da Osmiumtetroxid renal eliminiert wird, in seltenen Fällen Nierenirritationen. Die Radioisotopen-Synoviorthese benützt 798 Au, 90 Y Citrat, 90 Y Resin, Rhenium 186, Erbium 169, Yttrium 90, Radium 224. Lokal wirken Beta-Strahlen in Abwesenheit von Alpha-Strahlen.

Entscheidend für die Indikationsstellung der verschiedenen Radioisotopen ist der Gehalt an Gamma-Strahlen. Das besonders tief penetrierende Yttrium 90 ist das Mittel der Wahl für Knie- und Hüftgelenke. Für Fingergrund- und -interphalangealgelenke wird Erbium empfohlen. Alle diese Injektionen sollten gleichzeitig mit einem Lokalanästhetikum und Steroidzusatz gegeben werden. Es empfiehlt sich, das injizierte Gelenk für 48 h ruhig zu stellen, um eine Ausbreitung des injizierten Mittels in andere Körperteile zu verhindern. Die Radioisotopen-Synoviorthese ist der chemischen Synovektomie überlegen; zwei Jahre nach der Synoviorthese war noch in 80% der Fälle eine Besserung zu beobachten; in 40% fanden sich sogar fünf Jahre später noch sehr gute Ergebnisse (GSCHWEND et al. 1976). Daneben besteht eine positive Korrelation zur Behandlung im Frühstadium bei gewissen Gelenken, wie z.B. dem Kniegelenk. Die *Vorteile* der Synoviorthese liegen in der einfachen Technik, dem nur kurzen Krankenhausaufenthalt, in der Tatsache, daß Narkose unnötig ist. *Nachteile* sind die beschränkte Wirksamkeit bei mehrkammerigem Geschehen sowie nicht endgültig geklärte Nebenwirkungen (GSCHWEND et al. 1976). Daneben kann es zu einer Strahlensynovialitis kommen, die mit Kortison bekämpft werden muß, zu Gewebsnekrosen, sticht man mit der Injektionskanüle nicht genau intraartikulär, und einer allgemeinen Strahlenreaktion, die sich in Müdigkeit und Übelkeit manifestiert (MÜLLER 1976 b).

g) Orthopädische Therapie

Die Mehrzahl der Rheumatologen lehnt heute eine operative Beschleunigung der Wirbelsäulenversteifung ab. Immer sollte die Hoffnung auf kleine Bewegungsreste – auch bei aggressivem Krankheitsverlauf – erhalten bleiben. Ebenso ist für die Frühbehandlung oder auch eine Behandlung im mittleren Stadium ein thorakolumbales Stützkorsett abzulehnen. Ein solches Korsett kann jedoch in Fällen nötig werden, die zu spät behandelt wurden. Die Notwendigkeit, operativ einzugreifen, ergibt sich 1. bei Versteifung der Wirbelsäule in extremer Kyphose, 2. beim Befall großer extravertebraler Gelenke, 3. bei der Achillodynie (MOHING 1974). Auf die besondere Problematik der Anästhesie bei Sp. a.-Patienten im fortgeschrittenen Stadium weisen GUERTNER (1972) und MOHING (1974) hin. Diese Schwierigkeit besteht in einer Halswirbelsäulenversteifung in extremer Anteflexion und in einer eventuellen Beteiligung der Kiefergelenke: Beides erschwert die Intubation. BENHABYLES et al. (1970) berichten von einem Fall, bei dem ein langer, zervikaler Osteophyt während einer Intubation ernste Dysphagie und Dyspnoe provozierte. RICHTER (1974) hat ermittelt, daß das Operationsrisiko von „Rheumatikern" nicht größer ist als das anderer Krankheitsgruppen. Wesentlich ist immer eine intensive präoperative Vorbereitung: Dazu gehört eine optimale psychische Führung des Patienten durch Arzt und Pflegepersonal, die die Besprechung der Erfolgs-/Mißerfolgsaussichten der Operation mit einschließt. Daneben sollte, um eine Änderung der statischen Verhältnisse kreislaufmäßig vorzubereiten, das Bett teilweise gekippt werden. Isometrische Muskelübungen sind durchzuführen (MIEHLKE u. WESSINGHAGE 1976). Die Kolumnotomie der Vertebrotomie im LWS- oder HWS-Bereich ist im Endstadium indiziert, wenn durch die Kyphose Organe der Brust- und Bauchhöhle beengt werden und eine Verminderung der Brustatmung und Beeinträchtigung der Bauchatmung eintritt. Daneben ist eine der führenden Indikationen die Minderung des Hepp-Blickwinkels unter 90° und damit die Unmöglichkeit für den Patienten, einen Gesprächspartner anzusehen. Von guten Ergebnissen dieser Operationen berichten BRIGGS et al. (1947), HERBERT (1948), LICHTBLAU und WILSON (1956), CHAPCHAL (1958), BROCHER (1966), MATZEN (1967), JUNGHANNS (1968), EMNEUS (1968), GOEL (1968), DAHMEN (1972), WESSINGHAGE und SARVESTANI (1974), sowie LAW (1976). Es werden im mittleren LWS-Abschnitt zwei Dornfortsätze entfernt (Abb. 30), die verkalkten Ligamenta flava, sowie ein Teil der Gelenkfortsätze reseziert. Genügt das zur Aufrichtung nicht, wird in einer weiteren Opera-

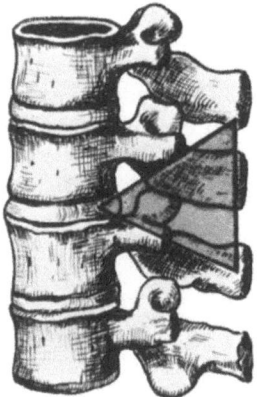
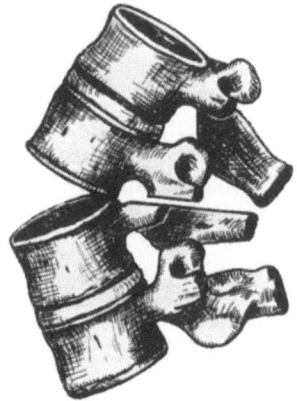

Abb. 30. Kolumnotomie. Keilförmige Resektion des dorsalen Anteiles der Wirbelsäule. Aufklappen im Bereich des Bandscheibenraums

tion die entsprechende Bandscheibe retroperitoneal durchschnitten (BROCHER 1970), danach Eingipsung in Korrektionsstellung. Die bestehende fibroblastäre Tendenz der Sp.a.-Patienten hilft in diesem Fall: Sehr schnell kommt es zu einer fibrösen und danach knöchernen Konsolidierung. Ein Korsett ist für mehrere Jahre Pflicht. Die erreichte mittlere Aufrichtung beträgt 20–45° (LAW 1958). Bei einer Kolumnotomie sind durch die Stellungsänderungen der Wirbelsäule Schädigungen des Rückenmarks mit Parästhesien oder Paresen möglich, die sich meist völlig zurückbilden. Im LWS-Bereich ergeben sich neurologische Komplikationen hauptsächlich aus der Kompression und der Dehnung der Cauda equina oder durch Zug an den Nervenwurzeln. LICHTBLAU und WILSON (1956) und KLEMS und FRIEDEBOLD (1971) weisen auf die Gefahr einer Aortenruptur bei solchen Operationen hin. Bei drohender atlantoaxialer Luxation ist eine versteifende Operation im atlantoaxialen oder okzipito-atlantoaxialen Bereich mit kortikospongiösem Knochenmaterial und zusätzlicher Stabilisierung mit Drahtcerclage bzw. Zuggurtung indiziert (MIEHLKE u. WESSINGHAGE 1976). MOHING (1974) empfiehlt bei einer evtl. auftretenden Achillodynie, die der Allgemeinbehandlung trotzt, das paratendinöse Gewebe auszuräumen oder den Ansatz der Plantarfaszie am Fersenbein zu resezieren; damit wird der den Schmerz auslösende oder unterhaltende Zug ausgeschaltet.

Sind extravertebrale Gelenke erkrankt (meistens die Hüft- oder Kniegelenke), gelten die gleichen Behandlungskriterien wie bei einer chronischen Polyarthritis (*operative Synovektomie, Gelenkersatz*).

Von einer überwiegend positiven Weiterentwicklung des Krankheitsgeschehens auf das operierte Gelenk nach Synovektomie sprechen GSCHWEND et al. (1976). Umstritten ist der Einfluß auf das allgemeine Krankheitsgeschehen. Trotz Besserung des Zustandes am operierten Gelenk schreitet die Invalidisierung des Kranken langsam voran. Auch die Frage der Rezidivsynovialitis ist noch offen.

h) Therapie bei der weiblichen Sp.a. und bei der juvenilen Sp.a.

Eine für die Frau spezifische Therapie der Sp.a. gibt es nicht. Allerdings muß berücksichtigt werden, daß generationsfähiges Alter und Erkrankungsbeginn bei der Frau zusammenfallen, so daß bei allen Therapiemaßnahmen die in diesem Fall geltenden Vorsichtsmaßnahmen beachtet werden müssen.

Nach KÖLLE (1976) entspricht die Therapie der juvenilen Sp. a. weitgehend der Therapie der juvenilen c. P. sensu strictiori. Das bedeutet von der medikamentösen Seite her den Einsatz antiphlogistischer, antirheumatischer Mittel wie Acetylsalicylsäure, Phenylbutazon usw., den Einsatz von Basismedikamenten wie Gold und Chloroquin, evtl. mit Einsatz von Kortikoiden. Daneben steht gleichwertig eine gezielte Krankengymnastik.

10. Prognose

Die Prognose ist abhängig von Heredität, Konstitution, Funktionskapazität, Verlauf und Therapie.

Manifestationsalter, Geschlecht, Konstitution, Verlaufstyp, Gelenkbeteiligung, Art der Wirbelsäulenbeteiligung, viszerale Komplikationen sowie Therapie bestimmen die Funktionskapazität; sie ist bedroht durch die fortschreitende Thoraxstarre, durch Hüftgelenkbeteiligungen, die oft in wenigen Jahren zur totalen Invalidität führen können, und durch die HWS-Versteifung mit Anteflexion.

Zum einen kann die *Therapie* die Lebenserwartung ungünstig beeinflussen (Röntgentherapie, toxische Nebenwirkungen der Medikation), zum anderen kann die Quote der Immobilisierung durch regelmäßig durchgeführte physikalisch-balneologische Therapie und medikamentöse Therapie deutlich gedrückt werden. Nach physikalischer und medikamentöser Therapie sowie passageren Aufenthalten in Rehabilitationszentren waren 63% aller Patienten gut in der Lage, ihren Beruf voll auszuüben (PARRY 1974). HART (1958) schreibt, daß 80% aller Patienten voll und lang arbeitsfähig bleiben. Die Arbeits- und Erwerbsfähigkeit bleibt bei der Sp. a. gegenüber der c. P. in 76% erhalten (MOLL 1972b). TREIBER (1967) ermittelte, daß 10 Jahre nach Beginn einer Sp. a. – bei ambulanter Behandlung – 50% der Patienten im lumbalen Bereich versteiften. Bessere Erfolge sah er im Verlauf dieser 10 Jahre, wenn gelegentlich Heilverfahren durchgeführt wurden. Die besten Erfolge gab es bei frühzeitigem Behandlungsbeginn sowie stationären Heilverfahren in Abständen, die nicht größer waren als 2 Jahre. JOSENHANS (1975) untersuchte Patienten, bei denen in Abständen von 2–3 Jahren Heilverfahren durchgeführt wurden. Die Beweglichkeit der Wirbelsäule blieb längere Zeit erhalten als bei einer Vergleichsgruppe ohne Heilverfahren. *Viszerale Komplikationen,* wie die Amyloidose (BROCHER 1973), eine rasch progrediente Aorteninsuffizienz, die Karditis mit oder ohne ernsthafte Herzrhythmusstörungen sowie die Iritis beeinflussen die Prognose ebenso negativ wie die medullären und organischen Komplikationen (SCHILLING 1970). Dazu zählen das Cauda-Syndrom, die akute oder chronische Zervikalmarkkompression durch Halswirbelfrakturen, die atlantoaxiale Dislokation mit all ihren möglichen Folgen. Oft nimmt die Krankheit einen ruhigen Verlauf; sie ist gutartig. Endremissionen finden sich in der Mehrzahl der Fälle schon im 5. Lebensjahrzehnt (SCHILLING 1974a). 10 Jahre nach Beginn der Erkrankung haben 50–70% der Patienten einen gewissen Grad von Wirbelsäulenbeweglichkeitseinschränkung; 60–80% bleiben ökonomisch und sozial unabhängig (HART 1958; POLLEY 1972).

Aus diesen allgemeinen prognostischen Leitsätzen sind etwa 5% aller Sp.a.-Fälle herauszunehmen, die *von vornherein eine sehr ungünstige Prognose haben:* Dazu gehören jene, die von Anfang an eine persistierend hohe Senkung haben, einen starken Eisenmangel aufweisen, eine Hypergammaglobulinämie zeigen (Schilling-Gamma-Typ), antinukleäre Faktoren nachweisen lassen, Fieberschübe haben, unter dermatologischen Komplikationen leiden; die Arthritiden verlaufen lupoid oder destruierend, selten auch im Bereich der kleinen Gelenke. Eine ebenfalls *schlechte Prognose hat die juvenile Form,* die gern mit Frühankylosen einhergeht und in einem hohen Prozentsatz zu viszeralen Komplikationen neigt (PROHASKA 1974). Die Prognose dieser Form ist durch den frühen Nachweis des HLA-B 27 verbessert worden. Dadurch ist eine Diagnose vor dem 17. Lebensjahr möglich, was wiederum durch die entsprechende Therapie die Prognose entscheidend beeinflußt (BREWERTON 1976).

Die Lebenserwartung liegt etwas unter der allgemeinen Lebenserwartung oder ist nicht verkürzt (SCHOEN 1965). BROWN und DOLL (1965) fanden bei 1582 Sp.a.-Todesfällen einen Faktor von 1,8, um den diese Zahl über der zu erwartenden Todesrate von 866 lag. Das bedeutet, daß der Sp.a.-Kranke von einem nahezu doppelt so hohen Mortalitätsrisiko bedroht wird wie eine Person eines Vergleichskollektivs in vergleichbarem Zeitabschnitt. Nach GEILER (1969b) ist die Sp.a. in 28% aller Todesfälle eines Sp.a.-Krankenkollektivs als mittelbar tödliches Grundleiden zu bewerten; vorwiegend jedoch sind Atemwegsinfekte die Ursachen. Tumoren in 18% (Bestrahlungsfolge?), Leukämie in 10% (Bestrahlungsfolge?), Lungentuberkulosen in 10%, Emphysembronchitiden in 8%, Amyloidose in 6%, Aortitis und Herzinsuffizienz in 3% sowie Therapieschäden im weitesten Sinne (Ulkusentstehung durch chronische Medikation, Leberschäden usw.) werden in den Todesursachenstatistiken aufgeführt (WILKINSON u. BYWATERS 1958; CRUICKSHANK 1960). HART (1968) fand unter 21 Todesfällen durch Lungenerkrankungen 3 mit einer finalen Bronchopneumonie, je 1 mit einer lobären Pneumonie und mit einer Lungentuberkulose. LEHTINEN (1980) untersuchte die Todesursache von 79 Sp.a.-Patienten. Die Grundkrankheit war in 29,1% für den Tod der Patienten verantwortlich. Überraschend hoch und im Kontrast zu früheren Feststellungen war die unmittelbare Ursache des Todes in 60,9% eine durch eine renale Amyloidose verursachte Urämie. 17,4% der Patienten starben an kardialer Dekompensation, 8,7% an Frakturen der verknöcherten Wirbelsäule und jeweils 4,3% an Herzinfarkt bzw. Bronchopneumonie.

Literatur

Acheson ED (1960) An association between ulcerative colitis, regional enteritis and ankylosing spondylitis. Q J Med 29:489

Aeidler H (1975) Klinische Ergebnisse einer multizentralen Doppelblindprüfung von Naproxen im Vergleich zu Indometacin bei chronischer Polyarthritis, Spondylitis ankylopoetica und Arthrosen. Arzneim Forsch 25:315–318

Agarwal A, Lloyd KN, Dovey P (1970) Thermography of the spine and sacro iliac joints in spondylitis. Rheumatol Physic Med 10:349–355

Albert ED (1976) Die klinische Bedeutung der Gewebsantigene (HLA) des Menschen. Münch Med Wochenschr 118:619

Albert ED, Mickey R, Terasaki PE (1973) Genetics of the HLA-system in four populations: American Caucasians, Japanese Americans, American Negroes and Mexican Americans. In: Dausset JC, Colobani J (eds) Histocompatibility testing. Wiliams & Wilkins, Baltimore, p 233

Andersson O (1937) Röntgenbilden vid spondylarthritis ankylopoetica. Nord Med Tidskr 14:2000–2003

Androic S, Duerrigl T, Kriz L (1966) Veränderungen an der manubriosternalen Synchondrose bei Spondylitis ankylopoetica. Z Rheumaforsch 25:314–323
Ansell WM (1976) Arthritis in gastrointestinal disease. In: Dumonde DC (ed) Infection and immunology in the rheumatic diseases. Blackwell, Oxford London Edinburgh Melbourne, pp 129–132
Ansell WM, Bywaters EGL (1975) Clorambucil therapy in juvenile chronic polyarthritis complicated by amyloidosis. Scand J Rheumatol [Supp] 8:(Abstr No 11) 12
Ansell WM, Wigley RAD (1964) Arthritic manifestations in regional enteritis. Ann Rheum Dis 23:64
Appelrouth D, Gottlieb NL (1975) Pulmonary manifestations of ankylosing spondylitis. Rheumatology 2/4:446–453
Arana RM, Vega MT de la, Porrini A, Morteo OG (1975) Antiglobulins in ankylosing spondylitis. Rheumatology 2/3:303–307
Ardelt W, Ksiezny S, Niedzwiecka-Namyslowska I, Budzynski AZ (1966) Serum inhibitors of elastase, trypsin and plasmin in chronic rheumatic diseases. Ann Rheum Dis 25:450–455
Aufdermaur M (1953a) Spondylitis ankylopoetica. Pathologische Anatomie Documenta Rheumatologica Geigy, Heft 2. Geigy, Basel
Aufdermaur M (1953b) Befunde bei Spondylitis ankylopoetica, Bechterew. Schweiz Z allgem paeth Bakt 16:1009–1011
Aufdermaur M (1953c) Spondylitis ankylopoetica Bechterew. Aerztl Wochenschr 8:1089–1094
Aufdermaur M (1970) Die Pathogenese der Synchondrose bei Spondylitis ankylopoetica. Dtsch Med Wochenschr 95:110–112
Aufdermaur M (1974) Pathologische Anatomie der peripheren Gelenke bei der progredient chronischen Polyarthritis und bei der Spondylitis ankylopoetica. Radiol Clin Biol 43:292–303
Aufdermaur M (1976) Morphologie der Spondylitis ankylopoetica. Verh Dtsch Ges Rheumatol 4:102–111
Aufdermaur M (1977) Systemische Sklerodermie, Lupus erythematodes, Reiter-Syndrom, Spondylitis ankylosans. In: Wagenhäuser FJ (Hrsg) Polyarthritiden. Huber, Bern, S 27–34
Bachmann F, Hartl W, Veress M, Frind W (1976) Kardiovaskuläre Komplikationen bei Spondylitis ankylosans (Morbus Bechterew). Med Welt 27/45:2149–2150
Baggenstoss AH, Bickel WH, Ward LE (1952) Rheumatoid granulomatous nodules as destructive lesions of vertebrae. J Bone Joint Surg [Am] 34:601
Baites JE, Tucker JB, Baldwin JL, Thomas CN (1980) Pericarditis in ankylosing spondylitis. Rheumatol 7(6):929–931
Baker H (1966) Epidemiological aspects of psoriasis and arthritis. Br J Dermatol 78:249
Ball GV, Hathaway B (1966) Ankylosing spondylitis with widespread arteritis. Arthritis Rheum 9:737–745
Ball J (1971) Enthesopathy of rheumatoid and ankylosing spondylitis. Ann Rheum Dis 30:213–223
Ball J (1979) Articular pathology of ankylosing spondylitis. Clin Orthop 143:30–37
Barsony Th (1928) Über eine typische Form der lumbosakralen Osteo-Chondropathie. Fortschr Röntgenstr 38:92
Barsony Th, Polgar F (1928) Ostitis condensans ilei – ein bisher nicht beschriebenes Krankheitsbild. Fortschr Röntgenstr 37:663
Barsony Th, Polgar F (1928) Ostitis condensans ilei – ein bisher nicht beschriebenes Krankheitsbild. Fortschr Röntgenstr 37:663
Bartuňková A, Středa A, Šusta A, Králova M (1974) Verlauf destruktiver Veränderungen bei ankylosierender Spondylitis. Z Rheumatol 33:254–266
Baum J, Ziff M (1971) The rarity of ankylosing spondylitis in the black race. Arthritis Rheum 14:12
Behrend T, Lawrence JS, Behrend H, Koch R (1972) Eine longitudinale Studie im Hinblick auf rheumatische Erkrankungen in der ländlichen Bevölkerung von Oberhörlen in Hessen. Z Rheumaforsch 31:153–167
Benedek TG, Zawadski ZA (1966) Ankylosing spondylitis with ulcerative colitis and amyloidosis. Am J Med 40:431
Beneke G (1969) Morphologie und Pathogenese der ankylosierenden Spondylitis. Verh Dtsch Ges Rheumatol 1:5–20
Benhabyles M, Brattström H, Sunden G (1970) Dysphagia and dyspnoea as complications in spondylarthritis ankylopoetica with cervical osteophytes. Acta Orthop Scand 41:396–401

Bennett R (1971) Familial spondylitis. Proc R Soc Med 64:663–664

Bentley SJ, Davis P, Jayson MIV (1975) Neurovibrosarcoma following radiotherapy for ankylosing spondylitis. Ann Rheum Dis 34:536

Berg PA (1974) Histokompatibilitätsantigene. Immunologisch und klinische Bedeutung. Internist (Berlin) 15:562–568

Berman L, Isaacs H, Pickering A (1976) Structural abnormalities of muscle tissue in ankylosing spondylitis. S Afr Med J 1238–1240

Biernacki R (1969) Die Beweglichkeit der Brust- und Lendenwirbelsäule und das Röntgenbild der Spondylarthritis ankylopoetica. Wiss Z Karl-Marx-Univ Leipzig 18:104

Blatz G (1958) Spondylitis ankylopoetica und Auge. Z Rheumaforsch 17:274–281

Blecourt JJ de (1963) Epidemiologische und Erblichkeitsuntersuchungen bei rheumatischen Erkrankungen. Z Rheumatol 22:413–423

Blecourt JJ de (1973) 533 patients with ankylosing spondylitis, seen and followed in the period 1948 to 1971. Ann Rheum Dis 32:383–385

Blecourt JJ de, Pollmann A, Blecourt-Meindersma T (1961) Hereditary factors in rheumatoid arthritis and ankylosing spondylitis. Ann Rheum Dis 20:215–221

Bléry M, Bedoiseau M, Guedi G (1979) Résorption post-traumatique d'un corps vertébral chez un spondylarthitique. J Radiol 60:825–827

Bloch-Michel H, Brizard J, Salomon A (1965) Les spondylarthrites ankylosantes à début infantiles. Presse Med 73:1953–1957

Boardman PL, Hart FD (1967) Side-effects of Indometacin. Ann Rheum Dis 26:127–132

Bock HE, Kaufmann W (1963) Das Bild der rheumatischen Krankheiten aus der Sicht des Klinikers. Arbeit und Gesundheit 75. Thieme, Stuttgart

Bodin M (1969) Le syndrome de Fiessinger-Leroy-Reiter vu au centre de rhumatologie Vigo-Petersen. Thèse, Paris

Bodmer WF (1975) The HLA-System and its association with immune response and disease. Ann Rheum Dis [Suppl] 84:13–16

Böke W, Boden BF (1974) Augenbefunde bei rheumatischen Erkrankungen. Internist (Berlin) 15:523–524

Böni A (1961a) Die Spondylitis ankylopoetica (Bechterew'sche Krankheit). Internist (Berlin) 2:412

Böni A (1961b) Frühdiagnose und Therapie des beginnenden Morbus Bechterew. Wien Klin Wochenschr 73:309

Böni A (1966) Heredität rheumatischer Krankheiten. In: Rheumatismus in Forschung und Praxis, Bd 3/31: Ursache der rheumatischen Krankheiten. Huber, Bern

Böni A, Hautmann F (1950) Familiäres Vorkommen von Morbus Bechterew in der Schweiz. Z Rheumaforsch 9:273

Böni A, Jung A (1950) Die Bedeutung der Serumeisen- und Kupfertageskurven für die Beurteilung rheumatischer Krankheiten. Schweiz Med Wochenschr 80:183

Böni A, Kaganas G (1953) Spondylarthritis ankylopoetica. II. Klinik und Therapie. In: Documenta Rheumatologica Bd 3. Geigy, Basel, S 50–55

Böni A, Schirmer A (1965) Die Behandlung des Morbus Bechterew. Dtsch Med Wochenschr 90:2072–2073

Böni A, Mennet P, Vellauer J, Rüttimann A, Wirth W, Maranta E, Camponovo F (1965) La lymphographie en rhumatologie. In: Aktuelle Rheumaprobleme (Lausanne 1964) Zollikofer, St. Gallen, S 313–319

Boersma JW (1976) Retardation of ossification of the lumbar vertebral column in ankylosing spondylitis by means of Phenylbutazone. Scand J Rheumatology 5:60–64

Böttger G (1973) Aktuelle Probleme der Kortikosteroidtherapie. Z Aerztl Fortbild 68/4:166–173

Boland EW (1966) Ankylosing spondylitis. In: Hollander JL (ed) Arthritis and allied conditions. Lea & Febiger, Philadelphia, p 633

Boland EW, Present AJ (1945) Rheumatoid spondylitis. A study of one hundred cases, with special reference to diagnostic criteria. JAMA 129:843

Boos R (1973) Entzündliche Wirbelsäulenerkrankungen (Morbus Bechterew und infektiöse Spondylitiden). In: Kaganas G, Müller W, Wagenhäuser F (Hrsg) Fortbildungskurse für Rheumatologie, Bd 2: Vertebragene Syndrome. Karger, Basel, S 91–105

Boxley JD (1973) Reiter's disease and psoriasis. Proc Soc Med 66:440

Brailsford JF (1948) The radiology of bones and joints, 4th edn. Churchill, London

Breitenfelder J (1970a) Die Frühdiagnose des Morbus Bechterew. Z Allgemeinmed 46:1055–1057

Breitenfelder J (1970) Die Therapie des Morbus Bechterew unter besonderer Berücksichtigung der Behandlungsmöglichkeiten des praktischen Arztes. Z Allgemeinmed 46:1058–1062

Bremmer JM, Emery AEH, Kellgren JH, Lawrence JC, Roth H (1968) A family study in ankylosing spondylitis. In: Bennet HP, Wood HM (eds) Population studies of the rheumatic diseases. Excerpta Medica Foundation, New York, p 299

Brewerton DA (1976) HLA-antigens in ankylosing spondylitis and related diseases. In: Dumonde DC (ed) Infection and immunology in the rheumatic diseases. Blackwell, Oxford London Edinburgh Melbourne, pp 333–340

Brewerton DA, Hart FD, Nicholls A, Caffrey M, James DCO, Sturrock RD (1973) Ankylosing spondylitis and HLA 27. Lancet I:904–907

Briggs J, Keats S, Schlesinger PT (1947) Wedge osteotomy of spine with bilateral intervertebral foraminotomy: correction of flexion deformity in 5 cases of ankylosing arthritis of spine. J Bone Joint Surg 29:1075

Brocher JEW (1966, 1970) Die Wirbelsäulenleiden und ihre Differentialdiagnose. Thieme, Stuttgart

Brocher JEW (1973) Die Prognose der Wirbelsäulenleiden. Die Spondylarthritis ankylopoetica, 2. Aufl. Thieme, Stuttgart

Brown WM, Doll R (1965) Mortality from cancer and other causes after radiotherapy for ankylosing spondylitis. Br Med J 2:1327–1332

Brown WNC, Abbatt D (1955) The incidence of leukaemia in ankylosing spondylitis treated with X-rays. Lancet I:1283–1285

Büll U, Frey KW (1975) Nuklearmedizinische Methoden in der Diagnostik von Knochenerkrankungen. Internist (Berlin) 16:353–364

Büll U, Schattenkirchner M, Frey KW (1974a) Vergleich röntgenologischer und szintigraphischer Befunde bei der Spondylitis ankylopoetica (sog. M. Bechterew). Fortschr Röntgenstr 121/3:369–377

Büll U, Schattenkirchner M, Frey KW, Ghanatabadi D (1974b) Zur Diagnostik von entzündlichen Gelenkserkrankungen mit kurzlebigen (^{113m}In, ^{87m}Sr) und langlebigen (^{85}Sr) Radionukleiden. Verh Dtsch Ges Rheumatol 3:86–90

Bunch TW, Hunder GG (1973) Ankylosing spondylitis and primary hyperparathyroidism. JAMA 225:1108–1109

Burckhardt A (1966) Der röntgenologische Aspekt der Hüftgelenke bei den Erkrankungen des rheumatischen Formenkreises. Z Rheumaforsch 25:33–42

Bywaters EGL (1980) Clinico pathological aspects of ankylosing spondylitis and comparison with changes in sero-negative juvenile polyarthritis and sero-positive rheumatoid arthritis. Scand J Rheumatol (Suppl) 32:61–80

Bywaters EGL (1976) Ankylosing spondylitis in childhood. In: Clinics in rheumatic diseases, vol. 2/2. Saunders, London Philadelphia Toronto

Bywaters EGL, Ansell BM (1958) Arthritis associated with ulcerative colitis. A clinical and pathological study. Ann Rheum Dis 17:169

Bywaters EGL, Dixon ASt (1965) Paravertebral ossification in psoriatic arthritis. Ann Rheum Dis 24:313

Calabro JJ, Amante CM (1972) Indomethacin in ankylosing spondylitis. Arthritis Rheum 11/1:56–64

Calabro JJ, Maltz BA (1970a) Leukemia and ankylosing spondylitis. N Engl J Med 282:1324

Calabro JJ, Maltz BA (1970b) Ankylosing spondylitis. N Engl J Med 282:606–610

Calin A (1975a) Raised serum creatine phosphokinase activity in ankylosing spondylitis. Ann Rheum Dis 34:244

Calin A (1975b) Renal glomerular function in ankylosing spondylitis. Scand J Rheumatol 4:241–242

Calin A, Fries JF (1975) An extraordinary, high prevalence of ankylosing spondylitis in W 27 positive males and females. A controlled study. In: Abstracts of the American Rheumatism Association Meetings, p 66. New Orleans

Calin A, Fries JF (1978) Ankylosing spondylitis. Discussions in patient management. Garden City, Medical Examination

Campell AH, MacDonald CB (1965) Upper lobe fibrosis associated with ankylosing spondylitis. Br J Dis Chest 59:90

Carter JB, Diessner GR, Howard FM (1965) Myasthenia gravis and rheumatoid spondylitis. Coexistence in three cases. JAMA 194:197–199

Carter ME (1962) Sacro-iliitis in Still's disease. Ann Rheum Dis 21:105
Carter ME (1964) Sacro-iliac joints in juvenile rheumatoid arthritis. Excerpta Med Int Congr Ser 61
Cawley MID, Chalmers TM, Ball J (1971) Destructive lesions of vertebral bodies in ankylosing spondylitis. Ann Rheum Dis 30:539–540
Cawley MID, Chalmers TM, Kellgren JH, Ball J (1972) Destructive lesions of vertebral bodies in ankylosing spondylitis. Ann Rheum Dis 31:345–358
Chakera TM, Howarth FH, Kendall MJ, Lawrence DS, Whitfield AG (1975) The chest radiograph in ankylosing spondylitis. Clin Radiograph 26:455–459
Chapchal G (1958) Wirbelsäulenosteotomie beim Morbus Bechterew. Verh Dtsch Orthop Ges 45:293
Charmant P (1961) Contribution à l'étude des spondylarthrites chroniques féminines. In: Att. X. Intern. Congr. Rheumatol. Roma II, p 333
Clark RL, Muhletaler CA, Margulies SE (1971) Colitic arthritis. Clinical and radiographic manifestations. Radiology 101:585–594
Clark WS, Kulka IP, Bauer W (1957) Rheumatoid aortitis with aortic regurgitation. Am J Med 22:580–592
Claussen F (1955) Beiträge der Zwillingsforschung zum Rheumaproblem. Z Rheumaforsch 14:145
Claussen F, Kober E (1938) Über die Veranlagung zur Bechterew'schen Krankheit und ihr Wesen. Z Mensch Vererb- u Konstit-Lehre 22:268
Cohen AS, McNeill JM, Calkins E (1967) The "normal" sacroiliac joint. Analysis of 88 sacroiliac roentgenograms. Am J Roentgenol 100:599
Collins DH (1949) The pathology of articular and spinal diseases. Arnold, London
Connor B (1695) Bernard Connor's description of the pathology of ankylosing spondylitis.1. Lettre ecrite a Monsieur le chevalier Guillaume de Waldegrave, premie medicin de sa Majeste Britannique, Paris 1691 (1693?). 2. De stupendo ossium coalitu dissertatio medicophysica Oxford 1695. 3. An extract of a letter from Bernard Connor, M.D. to Sir Charles Walgrave, published in French at Paris: Giving an account of an extraordinary humane sceleton, whose vertebrae of the back, the ribs, and several bones down to the Os sacrum, were all firmly united into one solid bone, without joynting of cartilage. Philos Trans 19:21. Teilnachdruck durch Blumberg BS. Arthritis Rheum 1:553 (1958)
Cosh JA, Ring EFJ (1970) Thermography and rheumatology. Rheumatol Physic Med 10:342–348
Cosh JA, Gerber N, Barritt DW, Jayson MI (1975) Proceedings: cardiac lesions in Reiter's syndrome and ankylosing spondylitis. Ann Rheum Dis 34:195
Coste F, Laurent F, Illouz G, Mazabraud A, Lebeux Y (1963) À propos des lésions anatomiques des vertèbres dans la spondylarthrite ankylosante. Rev Rhum Mal Osteoartic 30:593–600
Coste F, Forestier J, Amor G (1964) Inclusions de type viral dans l'urèthre de certains rhumatisants. Inclusions dans le liquide synovial. Bull Acad Nat Med 148:498–503
Crasselt C, Langer H, Bergmann P (1971) Wirbeldestruktionen bei der Spondylarthritis ankylopoetica. Beitr Orthop Traumatol 18:579–587
Crohn BB, Ginsbourg L, Oppenheimer GD (1932) Regional ileitis: a pathologic and clinical entity. JAMA 99:1323–1329
Cross RA, Rigby R, Dawkins PL (1975) The significance of HL-AB 27 in ankylosing spondylitis and Reiter's syndrome with three family studies. Aust NZ J Med 5:108–111
Cruickshank B (1951) Histopathology of diarthrodial joints in ankylosing spondylitis. Ann Rheum Dis 10:393–404
Cruickshank B (1956) Lesions of cartilaginous joints in ankylosing spondylitis. J Pathol Bacteriol 71:73–84
Cruickshank B (1960) Pathology of ankylosing spondylitis. Bull Rheum Dis 10:211–214
Cruickshank B (1971) Pathology of ankylosing spondylitis. Clin Orthop 74:43–58
Dahmen G (1972) Operative Behandlung der Bechterew'schen Erkrankung. Med Monatsschr 26:194–201
Danzeisen R, Albrecht P, Gross D (1956) Spätresultate bei Behandlung des Morbus Bechterew mit Röntgenstrahlen, kombiniert mit Heilgymnastik und Badekuren. Z Rheumaforsch 15:193–197
David-Chausse J, Ribeyrol J (1966) Les spondylarthrites ankylosantes à début infantile. Rhumatologie 18:197–210

Davidson C, Wojtulewski JA, Bacon PA, Winstock D (1975) Temporo-mandibular joint disease in ankylosing spondylitis. Ann Rheum Dis 34:87–91

Davies D (1972) Lung fibrosis in ankylosing spondylitis. Thorax 27:262

Decker JM, Ward JR (1966) The relationship of mycoplasma (PPLO) to rheumatoid arthritis and related diseases: a working conference. Bull Rheum Dis 16:412

Deicher H, Arend P (1966) Formen der Arthritis bei chronischen Darmerkrankungen. In: Hauss WH, Gerlach U, (Hrsg) Der Rheumatismus, Bd 88: Rheumatismus und Bindegewebe. Steinkopff, Darmstadt

Delbarre F (1967) Les pelvi-spondylo-polyarthrites infantiles-juvéniles. Bull Soc Med Hop Paris 118:785–793

Delbarre F, Amor B, Panahi F (1969a) Pelvi-Spondylitis beim Fiessinger-Leroy-Reiter-Syndrom. Verh Dtsch Ges Rheumatol 1:195–200

Delbarre F, Amor B, Panahi F (1969b) L'atteinte spondylarthritique dans le rhumatisme de Fiessinger-Leroy-Reiter. Sem Hop Paris 9:563

Demetriades P, Wesiroglou G, Mitseas C, Kontomerkos A (1973) Cyclophosphamid in der Behandlung der ankylosierenden Spondylitis, Studie über 66 Fälle. Z Allgemeinmed 49:1182–1186

Deshayes J, Desseauve J, Hubert J, Lemercier JP, Geffroy J (1965) Un cas de polyarthrite au cours d'une sacroidose. Un cas de spondylarthrite ankylosante au cours d'une sarcoidose. Rev Rhum Mal Osteoartic 32:617–674

Desmarais MHL (1953) Radiotherapy in arthritis. Ann Rheum Dis 12:25–28

Deulaer K de, Linden JH, Cats A (1976) Sausage-like toes and HLA-B 27, HLA and disease. INSERM (Paris) 58:298

Dick HM, Sturrock RD, Goel GK, Henderson N, Canesi B, Rooney PJ, Dick WC, Buchanan WW (1975) The association between HL-A antigens, ankylosing spondylitis and sacroiliitis. Tissue Antigens 5:26–33

Dick WC (1972) The use of radioisotopes in normal and diseased joints. Semin Arthritis Rheum 1/4

Dick WC, Neufeld PR, Prentice AG, Woodburn A, Nuki G, Buchanan WW (1970) Measurement of joint inflammation, a radioisotope method. Ann Rheum Dis 29:135

Dihlmann W (1964) Ein röntgenologisches Frühzeichen des Morbus Bechterew an den Kreuzdarmbeingelenken. (Die Pseudoerweiterung durch Spongiosaresorption.) ROEFO 100:538

Dihlmann W (1965) Die Veränderungen an den Extremitätengelenken beim Morbus Bechterew (Diagnose, Prognose, Problematik). ROEFO 102:680

Dihlmann W (1966) Die sog. Spondylitis anterior, Discitis und Spondylodiscitis bei Morbus Bechterew – Schlüssel zum Verständnis dieser Erkrankungen. ROEFO 104:699

Dihlmann W (1966, 1967a) Die Synchondrosis sternalis (P.N.A.) bei der Spondylitis ankylopoetica. Bemerkungen zur Arbeit von St. Androic, Th. Dürrigl und L. Kriz. Z Rheumaforsch 25:314; Z Rheumaforsch 26:410–412

Dihlmann W (1967b) Röntgendiagnostik der Iliosakralgelenke und ihrer nahen Umgebung. Thieme, Stuttgart

Dihlmann W (1967c) Bemerkungen zur Arbeit von J. Mach „Zur Früherkennung der Bechterew'schen Erkrankung unter besonderer Berücksichtigung seltener osteolytischer Befunde". Z Orthop 102:623–624

Dihlmann W (1967d) Clacaneopathia rheumatica (röntgenologischer Nachweis Differentialdiagnose). ROEFO 107:271

Dihlmann W (1968a) Spondylitis ankylopoetica – die Bechterew'sche Krankheit. Thieme, Stuttgart

Dihlmann W (1968b) Radiologische Frühzeichen der Spondylitis ankylopoetica und ihre diagnostische Wertigkeit. Dtsch Med Wochenschr 93:2332–2333

Dihlmann W (1969a) Röntgentherapie des Morbus Bechterew. Dtsch Med Wochenschr 94:1505–1506

Dihlmann W (1969b) Kriterische Untersuchungen zur Histologie der Iliosakralgelenke beim Morbus Bechterew (Spondylitis ankylopoetica). Z Rheumaforsch 26:413–419

Dihlmann W (1969c) Anwendung der Röntgenbildanalyse zur Erkennung der feingeweblichen Veränderungen bei der Spondylitis ankylopoetica. Verh Dtsch Ges Rheumatol 1:21–32

Dihlmann W (1969d) Die spondylodiscitische Phase beim Morbus Bechterew. Arch Orthop Unfallchir 66:81–86

Dihlmann W (1973) Gelenke – Wirbelverbindungen. In: Glauner R (Hrsg) Röntgen wer? wie? wann? Bd 3. Thieme, Stuttgart, S 39

Dihlmann W (1974a) Röntgentherapie bei entzündlich-rheumatischen Erkrankungen der Bewegungsorgane. Roentgenblaetter 27:504–507

Dihlmann W (1974b) Die ankylosierende Spondylitis (Morbus Bechterew). In: Frommhold W, Gerhardt D (Hrsg) Klinisch-radiologisches Seminar, Bd 3: Entzündliche und degenerative Erkrankungen der Gelenke und der Wirbelsäule unter Ausschluß der Tuberkulose. Thieme, Stuttgart, S 114–125

Dihlmann W (1974c) Das „bunte Sakroiliakalbild" – das röntgenologische Frühkriterium der ankylosierenden Spondylitis. ROEFO 121:564–570

Dihlmann W (1975a) Strahlentherapie des Morbus Bechterew. In: Prohaska E (Hrsg) Morbus Bechterew (Spondylitis ankylosans). Dokumentation über ein Arbeitsgespräch am 15. und 16.2.1973 in Bad Hofgastein. Maudrich, Wien München Bern, S 55

Dihlmann W (1975b) In Diskussion über klinisch-diagnostische Fragen. In: Prohaska E (Hrsg) Morbus Bechterew (Spondylitis ankylosans). Dokumentation über ein Arbeitsgespräch am 15. und 16.2.1973 in Bad Hofgastein. Maudrich, Wien München Bern, S

Dihlmann W (1975c) Röntgendiagnostik des Morbus Bechterew. In: Prohaska E (Hrsg) Morbus Bechterew (Spondylitis ankylosans). Dokumentation über ein Arbeitsgespräch am 15. und 16.2.1973 in Bad Hofgastein. Maudrich, Wien München Bern, S 11–21

Dihlmann W, Lindenfelser R, Selberg W (1977) Sacroiliacale Histomorphologie der ankylosierenden Spondylitis als Beitrag zur Therapie. Dtsch med Wochenschr 102:129–132

Dihlmann W, Delling G (1978) Disco-vertebral destructive lesions (so-called Andersson lesions) associated with ankylosing spondylitis. Sceletal Radiol 3:10–16

Dihlmann W, Müller G (1969) Iliosakralveränderungen als Frühsymptom des Hyperparathyreodismus. Beitrag zur Differentialdiagnose der Spondylitis ankylopoetica. ROEFO 111:558–565

Dihlmann W, Müller G (1972) Pseudo-Bechterew-Befunde beim Hyperparathyreoidismus bzw. bei der renalen Osteopathie. Z Rheumaforsch 31:401–408

Dihlmann W, Peter E (1965) Diagnostische Bedeutung des glockenförmigen Femurkopfes. ROEFO 102:306

Dihlmann W, Klemm C, Sockberg H, Bültmann FJ (1971) Sakroiliacale ^{85}Sr-Prolifographie bei der ankylosierenden Spondylitis. ROEFO 115:42

Dixon AStJ, Lience E (1961) Sacroiliac joint in adult rheumatoid arthritis and psoriatic arthropathy. Ann Rheum Dis 20:247

Doury P (1972) La spondylarthrite ankylosante à début infantile et juvénile au maroc. Rev Rhum Mal Osteoartic 39:453–460

Doury P, Mine J, Delahaye RP, Pattin S, Becquet A, Bazin JP, Allard PH (1974) Les fractures du rachis au course de la spondylarthrite ankylosante. Rev Rhum Mal Osteoartic 41:421–425

Drewyer GE (1948) Low grade fever therapy as an adjuvant in the treatment of certain types of arthritis. Arch Phys Med 29:284–291

Drexel H, Posse P (1974) Physikalisch-medizinische Behandlungsmöglichkeiten bei chronisch-entzündlichen rheumatischen Erkrankungen. Internist (Berlin) 15:322–327

Dryll A, Kahn MF, Solnica J, Mitrovic D, Seze S de (1969) Des formes de passage entre l'oculo-uréthro-synovite de Fiessinger-Leroy-Reiter et le rhumatisme psoriasique: à propos de 7 observations personelles. Sem Hop Paris 8:499

Dürrigl TH (1964) Erfahrungen über den Wert klinisch-funktioneller Elemente für die Frühdiagnostik der Spondylitis ankylopoetica. Rheumaforsch 24/1/2:58–67

Dürrigl TH (1975) Fertigkeit verschiedener Behandlungsmethoden bei der Spondylitis ankylosans. In: Prohaska E (Hrsg) Morbus Bechterew (Spondylitis ankylosans). Dokumentation über ein Arbeitsgespräch am 15. und 16. 2.1973 in Bad Hofgastein. Maudrich, Wien München Bern, S 57–63

Dunlop EMC, Harper IA, Jones BR (1968) Sero-negative polyarthritis. The Bedsonia (chlamydia) group of agents and Reiter's disease. Ann Rheum Dis 27:234

Dwosh IL, Resnick D, Becker MA (1976) Hip involvement in ankylosing spondylitis. Arthritis Rheum 19/4:683–692

Eberhard A, Laas U, Vojitisek O, Greiling H (1972) Lysosomale Enzymverteilungsmuster in der Synovialflüssigkeit bei chronischen Gelenkerkrankungen. Verh Dtsch Ges Rheumatol 2

Edström G (1940) Is spondylarthritis ankylopoetica an independent disease or a rheumatic syndrome? Acta Med Scand 104:396

Ehrlich K (1930) Die sog. Bechterew'sche Krankheit. In: Arbeit und Gesundheit (Schriftenreihe zum Reichsarbeitsblatt), Heft 15. Hobbing, Berlin

Einaudi G, Viara M (1964) Richerche sul comportamento dell'articolatione temporo-mandibolare nei paziente affetti da spondilite anchilosante. Rheumatismo 16:351

Eldstrom G, Thune S, Wittbom-Cigen G (1960) Juvenile ankylosing spondylitis. Acta Rheumatol Scand 6:161–173

Ellefsen.F (1967) Juvenile ankylosing spondylitis. Acta Rheumatol Scand 13:14–19

Ellegast HH (1974) Morbus-Bechterew – Röntgendiagnostik. Wien Klin Wochenschr [Suppl 28] 86:5–10

Emery AWH, Lawrence JS (1967) Genetics of ankylosing spondylitis. J Med Genet 4:239–243

Emneus H (1968) Wedge osteotomy of spine in ankylosing spondylitis. Acta Orthop Scand 39:321

Engel E (1938) Das Überwärmungsbad und seine Bedeutung für die Behandlung rheumatischer Erkrankungen. Z Rheumaforsch 1:322–330

Engfeldt B, Romanus R, Ydén S (1954) Histological studies of pelvo-spondylitis ossificans (ankylosing spondylitis) correlated with clinical and radiological findings. Ann Rheum Dis 13:219–228

Engleman EP, Weber HM (1968) Reiter's syndrome. Clin Orthop 57:19–29

Ennevaara K, Oka M (1963) Amyloidosis in ankylosing spondylitis. Ann Rheum Dis 22:336–341

Epstein E (1939) Differential diagnosis of keratosis belnorrhagica and psoriatic arthropathy. Arch Dermatol Syph 40:547

Erbslöh J, Hangarter W (1966) Der Rheumatismus in der Frauenheilkunde und Geburtshilfe. In: Schoen R (Hrsg) Bd 39. Der Rheumatismus. Steinkopff, Darmstadt, S 1–106

D'Eshougues JR, Delcambre B, Sulman C, Caillard JF, Delbarre Th (1975) Intérêt et limites de la scintigraphe de sacro-iliaque-pyrophosphate de technetium. Rev Rhum 42/6:383–389

Everette J Jr, Squire LF (1973) Exercises in diagnostic radiology. 6. Nuclear radiology. Saunders, Philadelphia London Toronto

Evers A (1958) Zur Ursachenforschung des Bechterew. Med Wochenschr 435

Fallet GH, Meyer H, Ott H, Radi I (1970) Coexistence familiale de polyarthropathies inflammatoires chroniques rhumatismales avec atteinte des articulations sacro-iliaques. Rev Rhum Mal Osteoartic 37/3:213–224

Fassbender HG (1975) Pathologie rheumatischer Erkrankungen. Springer, Berlin Heidelberg New York, S 235–261

Fehr K (1965) Beziehungen zwischen Psoriasis und Arthritis im Syndrom Psoriasis-Arthritis. In: Aktuelle Rheumaprobleme. Zollikofer, St. Gallen, S 320

Feine U (1974) Nuklearmedizinische Diagnostik bei Wirbelsäulen- und Gelenkerkrankungen. In: Frommhold W, Gerhardt P (Hrsg) Klinisch-radiologisches Seminar, Bd 3: Entzündliche und degenerative Erkrankungen der Gelenke und der Wirbelsäule unter Ausschluß der Tuberkulose. Thieme, Stuttgart, S 48–58

Feldmann JL, Amor B, Kahan A, Solnik C, Delbarre F (1975) Antigène HL-AW 27. Intérêt diagnostique en rhumatologie. Rev Rhum Mal Osteoartic 42/2:85–92

Fellmann N (1963) Die Iliosakralgelenke im Rahmen der rheumatischen Erkrankungen. Z Rheumaforsch 22:338–342

Fellmann N (1965) Behandlungsergebnisse mit einer kombinierten physikalisch-balneologischen und sportlichen Behandlung bei der Spondylitis ankylopoetica. Arch Phys Ther (Leipz) 17:319–322

Fellmann N, Abele I, Lienhardt E (1974) Behandlungsergebnisse mit Eumotos bei rheumatischen, vorwiegend entzündlichen Wirbelsäulenerkrankungen. Schweiz Rundschau Med (Praxis) 63:786–790

Felsch G (1969) Auto-immunological processes in rheumatism. Z Gesamte Inn Med 24/10:145

Fernandez-Herlihy L (1959) The articular manifestations of chronic ulcerative colitis. N Engl J Med 261:259

Fiechtner U, Taubner A (1974) Bericht über eine infantile Spondylitis ankylopoetica. Verh Dtsch Ges Rheumatol 3:177–179

Fischer A, Vontz O (1930/32) Klinik der Spondylarthritis ankylopoetica. Mitt Grenzgeb Med Chir 42:586

Fletscher ETD, Rose FC (1955) Psoriasis spondylitica. Lancet I:695

Forbech V (1958) Do really the mutual features dominate the separating features in rheumatoid arthritis and rheumatoid spondylitis? Acta Med Scand [Suppl] 341:43

Ford DK (1958) Reiter's syndrome. Bull Rheum VIII

Forestier J (1936) L'arthrite sèche sacro-iliaque existe-t-elle? Arch Rheumatol 1:28

Forestier J (1939) The importance of sacro-iliac changes in the early diagnosis of ankylosing spondylarthritis, Marie-Strümpell-Bechterew disease. Radiology 33:389

Forestier J, Delous-Paoli P (1957) Radiological study of sacro-iliac joints in ankylosing spondylitis with reference to the evolution of the disease. Ann Rheum Dis 16:31–34

Forestier J, Metzger J (1939) La clef du diagnostic précoce de la spondylarthrite ankylosante est dans la radiographie des articulations sacro-iliaques. Presse Med 47:1247–1248

Forestier J, Robert P (1934) Ostéophytes et syndesmophytes. Gaz Med France [Suppl Radiol] 192

Forestier J, Jacqueline F, Rotès J (1949) Études statistiques sur les symptomes de début de la spondylarthrite ankylosante. Rev Rhum Mal Osteoartic 16:218

Forestier J, Rotès-Querol J, Jacqueline F (1950) Les articulations sacro-iliaques dans la spondylarthrite ankylosante. Radiologie des articulations sacro-iliaques normales. Rev Rhum Mal Osteoartic 17:407

Forestier J, Jacqueline F, Rotès J (1951) Spondylarthrite ankylosante à évolution rachidienne indolore. Rev Rhum Mal Osteoartic 18:486

Forestier J, Jacqueline F, Rotès-Querol J (1951a) La spondylarthrite ankylosante. Masson, Paris

Forestier J, Jacqueline F, Rotès-Querol J (1956) Ankylosing spondylitis. Mosby, St Louis, p 154

Fox TC, Macleod JMH (1901) On a case of parakeratosis veriatata. Br J Dermatol 13:319

Fraenkel E (1903/04) Über chronisch-ankylosierende Wirbelsäulenversteifung. Fortschr Röntgenstr 7:62–90

Franke J (1968) Ein Beitrag zur Differentialdiagnose des Morbus Strümpell-Marie-Bechterew. Arch Orthop Unfallchir 64:135–150

Franke J, Wanka C, Salewski H, Runge H (1972) Die Rotationseinschränkung des Rumpfes – ein einfach klinisches Frühzeichen der Spondylarthritis ankylopoetica (Strümpell-Bechterew-Marie). Dtsch Gesundheitsw 27:1326–1331

Franke M, Manz G (1975) Bumadizon-Kalzium-Semiydrat (Eumotol) und Oxyphenbutazon zur Behandlung der Spondylitis ankylopoetica. Eine klinische Doppelblindstudie. Med Welt 26:1335–1340

Franzen J (1957) Atypisches Frühstadium einer Spondylarthritis ankylopoetica in der Adoleszenz. Z Orthop 88:462–470

Freund E (1942) A contribution to the pathogenesis of spondylitis ankylopoetica. Edinburgh Med J 49:91–109

Frey DW, Scheybani JSch, Sonntag A, Fuchs P (1967) Die Knochenszintigraphie mit Strontium 85 und ihre klinische Bedeutung. Med Klin 62:978

Fricke R, Petersen D (1969) Langzeittherapie der ankylosierenden Spondylitis mit Cytostatika. Verh Dtsch Ges Inn Med 75:938–941

Fritz H (1937) Zur Kenntnis der Spondylitis ankylopoetica (Bechterew). Balneologe 4:137

Fritze E (1972) Atmungsorgane und rheumatische Erkrankungen. In: Mathies H (Hrsg) Organmanifestationen. In: Vorträge der 4. Fortbildungstagung über aktuelle Rheumaprobleme 20. November 1971. Banaschewski, München-Gräfelfing, S 21–30

Funk L (1951) Über die konstitutionelle und hormonale Genese der Spondylarthritis ankylopoetica. Z Rheumaforsch 10:320

Gacad G, Hamosh P (1973) The lung in ankylosing spondylitis. Am Rev Respir Dis 107:286–289

Gacad G, Massaro D (1974) Pulmonary fibrosis and group IV macobacteria infection of the lungs in ankylosing spondylitis. Am Rev Respir Dis 109:274–278

Gamp A (1955) Untersuchungen über das Verhalten eiweißgebundener Kohlenhydrate bei rheumatischen Erkrankungen. I. Der Glukosamingehalt des Cervicus. Z Rheumaforsch 14:167

Gamp A (1974) Iritis und Spondylitis ankylopoetica. Dtsch Med Wochenschr 99:2590

Gamp A, Ogorrek I (1958) Beteiligung des Herzens bei der Spondylarthritis ankylopoetica. Z Rheumaforsch 17:53–61

Gamp A, Bopp A, Schacherl M, Schilling F (1963) Klinische und röntgenologische Beobachtungen bei der Spondylitis ankylopoetica. Z Rheumaforsch 22:332–338

Gaugh WW, Lockshin MD, Fotino M, Litwin SD (1975) Ankylosing spondylitis and HLA. A genetic disease plus? Am J Med 58:695–704

Geiler G (1969a) Zur Morphologie und Pathogenese der Spondylarthritis ankylopoetica. Wiss Z Karl-Marx-Univ Leipzig. Math Naturwiss R 18:32–39

Geiler G (1969b) Die Spondylarthritis ankylopoetica aus pathologisch-anatomischer Sicht. Dtsch Med Wochenschr 94:1185–1188

Geilinger W (1918) Beitrag zur Lehre von der ankylosierenden Spondylitis mit besonderer Berücksichtigung ihrer Beziehungen zur Spondylitis deformans. Z Orthop Chir 42:183

Gessler U (1972) Nierenbeteiligung bei rheumatischen Erkrankungen. In: Mathies H (Hrsg) Organmanifestationen. In: Vorträge der 4. Fortbildungstagung über aktuelle Rheumaprobleme am 20.11.1971. Banaschewski, München-Gräfelfing, S 35–43

Getraine R (1970) Fractures of the cervical spine in ankylosing spondylitis. Proc R Soc Med 63:657–658

Glogowski G (1955) Die Bedeutung von Ernährungsschäden für den Verlauf extrapulmonaler Tuberkulosen und die Wirksamkeit der antibiotisch-chemotherapeutischen Behandlung. Münch Med Wochenschr 97:11

Geczy AF, Alexander K, Bashir HV, Edmonds J (1980) A factor(s) in Klebsiella culture filtrates specifically modifies on HLA-B 27-associates cell-surface component. Nature 283:782–784

Goel MK (1968) Vertebral osteotomy for correction of fixed flexion deformity of the spine. J Bone Joint Surg 50:287–294

Gofton JP, Robinson HS, Trueman GE (1966a) Ankylosing spondylitis in a Canadian indian population. Ann Rheum Dis 25:525–527

Gofton JP, Lawrence JS, Bennett PH, Burch TA (1966b) Sacroiliitis in 8 populations. Ann Rheum Dis 25:528–533

Gofton JP, Bennett PH, Smythe HA, Decker JL (1972) Sacroiliitis and ankylosing spondylitis in North American indians. Ann Rheum Dis 31:474–481

Gofton JP, Schalmers A, Preice EG, Reeve CE (1975) HLA 27 and ankylosing spondylitis in B.C. indians. J Rheumatol 2/3:314–318

Golding DN (1971) Rheumatische Erkrankungen, 2. deutsche Ausgabe. Thieme, Stuttgart

Golding FC (1935/36) Spondylitis ankylopoetica (Spondylitis ossificans ligamentosa). Br J Surg 23:484

Golding RH, Bluestone R (1976) Tissue typing in rheumatic diseases. In: Jason MIV (ed) Clinics in rheumatic diseases, vol 2/1: Diagnosis and assessment. Saunders, London Philadelphia Toronto, pp 110–128

Good AE (1965) Reiters disease and ankylosing spondylitis. Acta Rheum Scand 11:305

Good AE (1967) Nontraumatic fracture of the thoracic spine in ankylosing spondylitis. Arthritis Rheum 10:467–469

Good AE (1971) Reiter's disease, ankylosing spondylitis and rheumatoid arthritis occurring within a single family. Arthritis Rheum 14:753

Good AE, Kawanishi H, Schultz JS (1976) HLA-B 27 in blacks with ankylosing spondylitis or Reiter's disease. N Engl J Med 294:166–167

Gordon AL, Yudell A (1973) Cauda equina lesions associated with rheumatoid spondylitis. Ann Intern Med 78:555–557

Gotsch K, Ott VR (1970) Spondylitis ankylopoetica. Ankylosierende Spondylitis. In: Schoen R, Böni A, Miehlke K (Hrsg) Klinik der rheumatischen Erkrankungen. Springer, Berlin Heidelberg New York

Gougeon B, Rampon S, Deshayes P, Bussière J-J, Seignon B, Le Loet X, Lopitaux R, Golenzer C (1977) Discopathies post-fracturaires et lésions vertébrales destructrices au cours de la pelvispondylite rhumatismale. Rev Rhum Mal Osteoartic 44:17–25

Grabner-Duvernay J (1937) Les sacro-iliaques dans la spondylose rhizomélique. Bull Med (Paris) 280

Grabner-Duvernay J (1948) Spondylarthrite ankylosante d'origine traumatique. J Med Lyon 321

Grabner-Duvernay J (1957) À propos de la spondylarthrite psoriasique. Rev Rhum Mal Osteoartic 24:288

Grabner-Duvernay J, Arnaudet M (1958) A propos de la spondylarthrite ankylosante post-traumatique. Rev Rhum Mal Osteoartic 25:803

Graham DC, Smythe HA (1958) The carditis and aortitis of ankylosing spondylitis. Bull Rheum Dis 9:171–174

Grainger RG (1959) Procto-colitis and other pelvic infections in relation to ankylosing spondylitis. J Fac Radiol 10:138–150

Grainger RG, Nicol CS (1959) Pelvic infection as a cause of bilateral sacroiliac arthritis and ankylosing spondylitis. Br J Vener Dis 35:92

Grimble A (1964) Auto-immunity to prostate antigen in rheumatic disease. J Clin Pathol 17:264

Grimby G, Fugl-Meyer AR, Blomstrand A (1974) Partitioning of the contributions of rib cage and abdomen to ventilation in ankylosing spondylitis. Thorax 29:179–184

Groher W, Klems H, Venohr H (1973) Szintigraphische Untersuchungen zur Früherkennung des Morbus Bechterew. Z Orthop 111:623–624

Gronert HJ (1973) Zur Differentialdiagnose der Iliosakralgelenksankylose. Arch Orthop Unfallchir 77:55–63

Gross D (1965) Spondylarthritis ankylopoetica. Folia rheumatologica Bd 3. Geigy, Basel

Gross D (1966a) Die degenerativ rheumatischen Erkrankungen der Wirbelsäule. Folia rheumatologica, Bd 5. Geigy, Basel

Gross D (1966b) Die progredient chronische Polyarthritis. Folia rheumatologica, Bd 11/12. Geigy, Basel

Gross D (1970) Die physikalische Therapie rheumatischer Erkrankungen. In: Schoen R, Böni A, Miehlke K (Hrsg) Klinik der rheumatischen Erkrankungen. Springer, Berlin Heidelberg New York, S 88

Gschwend N, Winer J, Böni A, Busse W, Dybowski R, Zippel J (1976) Die operative Synovektomie. Z Rheumatol 35:32–66

Guertner T (1972) Anaesthesiologische Probleme und Erfahrungen bei Wirbelsäulenaufrichtungsoperationen des Morbus Bechterew. Arch Orthop Unfallchir 73:229–244

Güntz E (1933) Beitrag zur pathologischen Anatomie der Spondylarthritis ankylopoetica. Fortschr Röntgenstr 47:683–693

Habermann JD, Ehrlich GE, Levenson C (1968) Thermography in rheumatic diseases. Arch Phys Med Rehabil 4:187–192

Hackenbroch MH Jr (1967) Umschriebene osteolytische Prozesse bei Spondylarthritis ankylopoetica. Z Orthop 103:23–33

Häntzschel H, Reinelt D, Otto W (1974) Diagnostische Aspekte der Synovialflüssigkeit. Z Gesamte Inn Med 29:703–705

Haike H, Steltner D, Schulze H (1967) Zur Frage von Spätschäden nach der Behandlung der Spondylitis ankylopoetica mit Thorium X und Peteostor. Z Orthop 102:372–380

Hall WH, Finegold S (1953) A study of 23 cases of Reiter's syndrome. Ann Intern Med 38:533

Hallauer W, Schirmeister J, Keller P (1973) Die Niere bei Erkrankungen des rheumatischen Formenkreises. Med Welt 24:1735–1737

Hamilton KA (1949) Pulmonary disease manifestations of ankylosing spondylarthritis. Ann Intern Med 31:216

Hammer B, Ashurst P, Naish J (1968) Diseases associated with ulcerative colitis and Crohn's disease. Gut 9:17–21

Hanson CA, Shagrin JW, Duncan H (1971) Vertebral osteoporosis in ankylosing spondylitis. Clin Orthop 74:59–64

Hart FD (1955) Ankylosing spondylitis. A review of 184 cases. Ann Rheum Dis 14:77–83

Hart FD (1958) Ankylosing spondylitis. Br Med J II:1082–1083

Hart FD (1971) The ankylosing spondylopathie. Clin Orthop 74:7–13

Hart FD (1975) Inflammatory disease and its control in rheumatic disorders. Br Med J IV:191–194

Hart FD, Boardmann PL (1965) Indometacin and Phenylbutazone: A comparison. Br Med J 5473:1281–1284

Hart FD, Robinson KC (1959) Ankylosing spondylitis in women. Ann Rheum Dis 18:15–23

Hart FD, Emerson P, Gregg J (1963) Thorax in ankylosing spondylitis. Ann Rheum Dis 22:11

Hartung H (1931) Berichtigung zu meiner Arbeit „Über Veränderungen im Lendenkreuzbeinwinkel". Beitr Klin Chir 152:431

Haslock I (1973) Arthritis and Crohn's disease: a family study. Ann Rheum Dis 32:479

Haslock I, Wright V (1974) Arthritis and intestinal disease. J Coll Physicians Lond 8:154–162

Hassan I (1976) Cauda equina syndrome in ankylosing spondylitis: a report of six cases. J Neurol Neurosurg Psychiatry 39:1172–1178

Hauss H, Bäumer H (1966) Prinzipien der Rheumatherapie unter besonderer Berücksichtigung der medikamentösen Behandlung. In: Therapeutische Berichte Bd 3. Bayer, Leverkusen, S 187

Havelka S, Streda A (1969) Zur Beurteilung der Osteoporose bei ankylosierender Spondylitis. Verh Dtsch Ges Rheumatol 1:200–206

Hawkins BR, Dawkins RL, Christiansen FT, Zilko PJ (1981) Use of the B 27 test in die diagnosis of ankylosing spondylitis: a statistical evaluation. Arthritis Rheum 24/5:743–746

Hedberg H (1963) Studies on the depressed hemolytic complement activity of synovial fluid in adults rheumatoid arthritis. Acta Rheum Scand 9:165–172

Henn O (1965) Die kombinierte Radon-Hyperthermiebehandlung der Spondylarthritis ankylopoetica (M. Bechterew). Z Rheumaforsch 14:292–296

Henssge R, Boehme A, Mueller A (1970) Herzbeteiligung bei der Spondylitis ankylopoetica. Dtsch Gesundheitsw 25:391–393

Hentschel HD, Nold F, Regehr I (1969) Beobachtungen bei der Überwärmungstherapie der ankylosierenden Spondylitis. Verh Dtsch Ges Rheumatol 1:184–188

Herbert JJ (1948) Vertebral osteotomy: technique, indications and results. J Bone Joint Surg [Am] Surg 30:680

Hertel E, Heine J (1974) Sakroiliakaler Strontium-Umsatz und Thorium X-Therapie bei Morbus Bechterew. Z Orthop 112:842–845

Hersh AH, Stecker RM, Soloman WN, Wolpaw R, Hauser H (1950) Heredity in ankylosing spondylitis. Am J Hum Genet 2:391–408

Hill HFH, Hill AGS (1976) Ann Rheum Dis

Hill HFH, Hill AGS, Bodmer JG (1976) Clinical diagnosis of ankylosing spondylitis in women and relation to presence of HLA-B 27. Ann Rheum Dis 35:267

Hohl K (1969) Die Strahlenbehandlung des Morbus Bechterew (Spondylitis ankylopoetica). Praxis 58:579–585

Horn K (1932) Die Beeinflussung der chronischen unspezifischen Arthritiden und der Bechterew'schen Erkrankung durch Fiebertherapie. Münch Med Wochenschr 79:1922–1924

Hornykiewytsch Th (1963) Grundlagen und Ergebnisse der Strahlenbehandlung entzündlicher und degenerativer Erkrankungen des Skeletts, unter Berücksichtigung praktischer Gesichtspunkte. Tägl Praxis; 4:303 Int Praxis 3:117

Howell FA, Chamberlain MA, Perry RA, Torrigiani G, Roitt IM (1972) IgG antiglobulin levels in patients with psoriatic arthropathy, ankylosing spondylitis, and gout. Ann Rheum Dis 31:129

Hunt TE, Trew JA (1954) Zone electrophoretic studies of plasma proteins in rheumatoid arthritis and ankylosing spondylitis. Ann Rheum Dis 13:201

Husmann F (1966) Amuno zur Therapie von Erkrankungen des rheumatischen Formenkreises. Ther Ggw 105:550–554

Jacobs P (1963) Ankylosing spondylitis in children and adolescents. Arch Dis Child 38:492–499

Jacqueline F (1956) Troubles de la structure osseuse et lésions destructives au cours de la spondylarthrite ankylosante. J Radiol Electrol 37:887–893

Jacqueline F (1965) Destructions du rachis antérieur lombo-dorsal au course de la spondylarthrite ankylosante (classification, interprétation). Rhumatologie 17:223

Jacqueline F, Groulade J (1955) Protides, glucides et lipides sériques dans les diverses formes cliniques de la spondylarthrite ankylosante (Électrophorese sur papier). Rev Mal Osteoartic Rhum 22:735

Jajic I (1968) Radiological changes in the sacro-iliac joints and spine of patients with psoriatic arthritis and psoriasis. Ann Rheum Dis 27:1

Jalan KN, Prescott RJ, Walker RJ, Sircus W, McManus JP, Card WI (1970) Arthropathy, ankylosing spondylitis and clubbing of fingers in ulcerative colitis. Gut 11:748–754

Jayson MI, Bouchier IA (1968a) Ulcerative colitis with ankylosing spondylitis. Ann Rheum Dis 27:219–224

Jayson MI, Bouchier IA (1968b) Ulcerative colitis in patients with ankylosing spondylitis. Proc R Soc Med 61:340–341

Jayson MI, Salmon PR, Harrison WJ (1970) Inflammatory bowel disease in ankylosing spondylitis. Gut 11:506–511

Jayson MIV, Davis P, Whicher JT, Walters G (1976) Serum copper and caeruloplasmin in ankylosing spondylitis, systemic sclerosis, and morphea. Ann Rheum Dis 35:443

Jessamine AG (1968) Upper lung lobe fibrosis in ankylosing spondylitis. Can Med Assoc J 89:25

Jörgensen G (1965) Sarkoidose (Morbus Besnier-Boeck-Schaumann) und Spondylarthritis ankylo-

poetica (Morbus Bechterew) (zugleich ein Beitrag zur Genetik der Spondylarthritis ankylopoetica). Dtsch Arch Klin Med 210:71–86
Jörgensen G (1969) Zur Genetik der ankylosierenden Spondylitis. Verh Dtsch Ges Rheumat 1:104–112
Josenhans G (1975) Rehabilitation bei der Spondylitis ankylosans. In: Prohaska E (Hrsg) Morbus Bechterew (Spondylitis ankylosans), Dokumentation über ein Arbeitsgespräch am 15. und 16.2.1973 in Bad Hofgastein. Maudrich, Wien München Bern, S 67–75
Julkunen H (1962) Rheumatoid spondylitis. Clinical and laboratory study of 149 cases compared with 182 cases of rheumatoid arthritis. Acta Rheum Scand [Suppl] 4
Julkunen H, Luomanmaeki K (1964) Complete heart block in rheumatoid (ankylosing) spondylitis. Acta Med Scand 176:401–405
Julkunen H, Pietilä K (1964) Chronic salpingo-oophoritis and rheumatoid spondylitis. Acta Rheum Scand 10:209
Jung I (1971) Sport als Therapie bei Morbus Bechterew. Schweiz Med Wochenschr 101:283–288
Junghanns H (1968) Aufrichtungsoperation bei Spondylitis ankylopoetica (Bechterew). Dtsch Med Wochenschr 93:1592–1594
Kaiser H (1973a) Clofezone, ein neues potentes Antirheumatikum. Münch Med Wochenschr 115:2247–2248
Kaiser H (1973b) Cortisonderivate in der Klinik und Praxis, 6. neubearb Aufl. Thieme, Stuttgart
Kamieth H (1974) Erkrankungen der Beckenverbindungen. In: Diethelm L (Hrsg) Handbuch der medizinischen Radiologie, Bd VI/2. Springer, Heidelberg New York, S 141–229
Kanefield DG, Mullins BP, Freehafer AA, Furey JG, Horenstein S, Chamberlin WB (1969) Destructive lesions of the spine in rheumatoid ankylosing spondylitis. J Bone Joint Surg [Am] 51:1369–1375
Kellgren IH (1964) The epidemiology of rheumatic diseases. Ann Rheum Dis 23:109–122
Kendall MJ, Farr M, Meynell MJ, Hawkins CF (1973a) Synovial fluid in ankylosing spondylitis. Ann Rheum Dis 32:487–492
Kendall MJ, Farr M, Williamson N (1973b) Serum immunoglobulins in ankylosing spondylitis. Br Med J III:172
Kendall MJ, Lawrence DS, Schuttleworth GR, Whitfield AGW (1973c) The haematology and biochemistry of ankylosing spondylitis. Br Med J 2:235–237
Kennedy WP, Milne LJ, Blyth W, Crompton GK (1972) Two unusual organisms, aspergillus terreus and Metschnikowia pulcherrima, associated with the lung disease of ankylosing spondylitis. Thorax 27:604–610
Kewalramani MS, Orth MS, Taylor RG, Albrand OW (1975) Cervical spine injury in patients with ankylosing spondylitis. Trauma 10:931–934
Khan MA, Braun WE, Kushner J (1976) Low frequency of HLA-B 27 in American blacks with ankylosing spondylitis. Clin Res 24:331 A
Khan MA, Kushner J, Braun WE (1977) Comparison of clinical features in HLA-B 27 positive and negative patients with ankylosing spondylitis. Arthritis Rheum 20:909–912
Khan MA, Kushner J, Braun WE (1981) Association of HLA-A 2 with uveitis in HLA-B 27 positive patients with ankylosing spondylitis. J Rheumatol 8:2
Kienböck R (1938) Die Bechterew'sche Wirbelsäulenversteifung. Wien Arch Inn Med 32:311
Kimura SJ, Hogan MJ, O'Connor GR, Epstein WV (1967) Uveitis and joint diseases. Clinical findings in 191 cases. Arch Ophthalmol 77:309
Kinsella TD, MacDonald FR, Johnson LG (1966) Ankylosing spondylitis: a late re-evaluation of 92 cases. Can Med Assoc J 95:1
Kinsella TD, Johnson LG, Ian R (1974) Cardiovascular manifestations of ankylosing spondylitis. Can Med Assoc J 111:1209–1211
Kinsella TD, Espinoza L, Vasey FB (1975) Serum complement and immunoglobulin levels in sporadic and familial ankylosing spondylitis. J Rheumatol 2/3:308–313
Klein G (1971) Das Verhalten der C'3-Konzentration (beta-1a-Globulin) bei entzündlich rheumatischen Erkrahkungen. Z Rheumaforsch 30:104–108
Klems H, Friedebold G (1971) Ruptur der Aorta abdominalis nach Aufrichtungsoperation bei Spondylitis ankylopoetica. Z Orthop 108:554–563
Klems H, Venohr H, Groher W (1974) Szintigraphische Verlaufskontrolle zur Frühdiagnose der Spondylarthritis ankylopoetica. Chirurg 45:502–507

Klinge F (1933) Der Rheumatismus. Die Wirbelsäule beim chronischen Gelenkrheumatismus. Ergeb Allg Pathol 27:209–213

Knauth K, Knoch HG (1975) Physiotherapeutisches Rezeptierbuch von Knauth K, Reiners B, Huhn R. Steinkopff, Darmstadt

Knutson F (1950) Changes in the sacro-iliac joints in Morbus Bechterew and Osteitis condensans ilii. Acta Radiol 33:557–569

Koch W (1951) Der Nachweis von Thorium X in der Wachstumsfuge und sein Einfluß auf das Längenwachstum beim jugendlichen Kaninchen. Orthop 80:532

Koch W (1958) Entzündliche Wirbelsäulenerkrankungen. In: Hohmann G, Hackenbroch M, Lindemann K (Hrsg) Handbuch der Orthopädie, Bd II. Thieme, Stuttgart, S 632–698

Kölle G (1976) Rheumatische Erkrankungen im Kindesalter. Mod Ther Dia 6:22–28

Kolar J, Vyhnanek L, Janec J, Streda A, Bek V, Kralova M, Babicky A, Janko L, Komarek V (1968) Diagnostik mit radioaktiven Isotopen in der Orthopädie. Z Orthop 104:414

Koob E (1972) Die Anwendungsbereiche der klinischen Infrarot-Thermographie bei der rheumatischen Arthritis. Verh Dtsch Ges Rheumatol 2:236–240

Kornstad AMG, Kornstad L (1960) Ankylosing spondylitis in two families showing involvement of female members only. Acta Rheum Scand 6:59

Kostka D, Niepel G (1962) Unsere Erfahrungen mit Röntgentherapie bei Morbus Bechterew. Rad Ther 3:223–228

Kovacs A von (1935) Die sakroiliakale Spaltenaufnahme. Roentgenpraxis 7:763

Krebs A (1962) Über Psoriasis arthropathica. Schweiz Med Wochenschr 92:72

Krebs W (1931) Klinik der sogenannten rheumatischen Wirbelsäulenerkrankungen. Rheumaprobleme 2:103

Krebs W, Vontz O (1934) Entstehung und Verlauf der Spondylitis ankylopoetica (Bechterew). Dtsch Med Wochenschr 60:100

Krebs W, Wurm H (1938) Die Bechterew'sche Krankheit (entzündliche Wirbelsäulenversteifung). Der Rheumatismus, Bd 3., Dresden Leipzig

Kriegel W, Burger R, Kapp W, Alexopilos J (1969) Die Immunglobuline bei Ankylosierender Spondylitis. Verh Dtsch Ges Rheumatol 1:206–211

Krüger K, Schattenkirchner M (1981) Die seronegativen Spondarthritiden. Aktuel Rheumatol 5

Kuehne W, Strauch W, Zschalig S (1966) Die Bedeutung der Lagerung der Bewegungstherapie bei der Spondylitis ankylosans. Arch Phys Ther Leipz 18:455–466

Kuhlmann F (1959) Die Bedeutung von Darmstörungen für die Erkrankungen des rheumatischen Formenkreises. Z Rheumaforsch 18:200

Kulka JP (1962) The lesions of Reiter's syndrome. Arthritis Rheum 5:195

Kumar SP, Kemp Harper RA (1963) Fluorosis in Aden. Br J Radiol 36:497

Kutz G (1963) Zur Frage von Spätschäden nach der Behandlung mit Thorium X. Z Orthop 97:474–482

Langness U, Kriegel W, Jahn P (1969) Die Bestimmung von Kollagen-Antikörpern und des sogenannten „Collagen-like protein" (CLP) im Serum bei der Ankylosierenden Spondylitis. Verh Dtsch Ges Rheumatol 1:211–215

Langness U, Banovsky D, Alexopoulos J (1971) Differentiation of inflammatory and ossification in spondylarthritis ankylopoetica. Acta Rheum Scand 17:15–19

Lapp EA (1956) Das Röntgenbild bei Erkrankungen der Kreuzdarmbeingelenke. Z Rheumaforsch 15:286–292

Laschner W (1973) Ergebnisse und Komplikationen der Thorium X-Behandlung bei M. Bechterew. Z Orthop 111:743–874

Laschner W, Arnold W (1971) Zur Therapie der Spondylitis ankylopoetica (Indikationen zur Thorium X-Therapie). Beitr Orthop Traumatol 18:24–26

Law WA (1958) Spinal osteotomy. J Bone Joint Surg [Am] 40:1433

Law WA (1959) Lumbar spinal osteotomy. J Bone Joint Surg [Br] 41:270

Law WA (1976) Ankylosing spondylitis and spinal osteotomy. Proc Soc Med 69:715–720

Lawrence JS (1974) Family survey of Reiter's disease. Br J Vener Dis 50:140

Lehtinen K (1980) Cause of death in 79 patients with ankylosing spondylitis. Scand J Rheumatol 9:145–147

Lenoch F, Kralik V, Bortos J (1959) Rheumatic iritis and iridocyclitis. Ann Rheum Dis 18:45

Lenoch F, Vojtisek O, Vonkova A (1969) Klinische frühdiagnostische Aspekte der Spondylarthritis ankylopoetica. Wiss Z Karl-Marx-Univ Leipzig, Math Naturwiss R 18:97–102
Levitin PM, Davis JS (1975) 4th Proceedings: Ankylosing spondylitis in women. Arthritis Rheum 18:528
Lezzi D (1963) Eine Nachuntersuchung bei bestrahlten Bechterew-Patienten unter Berücksichtigung der aufgetretenen Schäden nach Röntgentherapie. Dissertation, Zürich
Lichtblau PW, Wilson PD (1956) Possible mechanism of aortic rupture in orthopaedic correction of rheumatoid spondylitis. J Bone Joint Surg [Am] 38:123
Little H, Swinson DR, Cruickshank B (1976) Upward subluxation of the axis in ankylosing spondylitis. A clinical pathologic report. Am J Med 60:279–285
Lövgren O, Dowen SA (1969) Strontium (^{85}Sr) szintigrams of the sacroiliacal joints. Acta Rheum Scand 15:327
Lohnes H (1963) Das ABC des Rheumatismus, 2. Aufl. Alma-Mater, Konstanz
Lorber A, Pearson CM, Rene RM (1961) Osteolytic vertebral lesions as a manifestation of rheumatoid arthritis and related disorders. Arthritis Rheum 4:514
Louyot P, Gaucher A, Schneider R, Guillemin J (1961) Spondylarthrite ankylosante d'origine traumatique. Rev Rhum Mal Osteoartic 28:325
Louyot P, Gaucher A, Mathieu J, Miquel G (1962) Les lésions déstructives disco-vertébrales de la spondylarthrite ankylosante. Ann Med Nancy 85:250–262
Luthra HS, Ferguson RH, Conn DL (1976) Coexistence of ankylosing spondylitis and rheumatoid arthritis. Arthritis Rheum 19:111–114
Mach J (1966) Zur Früherkennung der Bechterew'schen Erkrankung unter besonderer Berücksichtigung seltener osteolytischer Befunde. Z Orthop 101:354–360
Mach J (1974) Zum Vorkommen der Spondylarthritis ankylopoetica beim weiblichen Geschlecht. Beitr Orthop Traumatol 21:241–247
Mach J (1981) Zur Hüftgelenksbeteiligung bei der Spondylarthritis ankylopoetica und deren operative Behandlung. Beitr Orthop Traumatol 28:80–87
MacDonald GR, Hunt TE (1952) Sacro-iliac joints. Observations on the gross and histological changes in the various age groups. Can Med Assoc 66:157
Macrae IF, Wright V (1969) Measurement of back movement. Ann Rheum Dis 28:584–589
Macrae IF, Wright V (1973) A family study of ulcerative colitis. Ann Rheum Dis 32:16
Macsween RNM, Dalakos TK, Jasani MK, Wilson ME, Boyle JA, Buchanan WW, Goudie RB (1967) Antinuclear factors in synovial fluids. Lancet I:312
Maes HJ, Dihlmann W (1968) Befall der Temporomandibulargelenke bei der Spondylitis ankylopoetica. ROEFO 109:513
Malavista StE, Seegmiller JE, Hathaway BE, Sokoloff L (1965) Sacroiliac gout. JAMA 194:954–956
Marie P (1898) Sur la spondylose rhizomélique. Rev Med (Paris) 18:285
Mason M (1973a) Die Reiter'sche Krankheit. In: Zinn WM (Hrsg) Einführung in die klinische Rheumatologie. Huber, Bern Stuttgart Wien
Mason M (1973b) Psoriasis-Arthropathie. In: Zinn WM (Hrsg) Einführung in die klinische Rheumatologie. Huber, Bern Stuttgart Wien
Mason M (1973c) Seronegative Arthropathien. Ankylosierende Pelvi-spondylitis. In: Zinn WM (Hrsg) Einführung in die klinische Rheumatologie. Huber, Bern Stuttgart Wien
Mason R, Murrey RS, Oates JK, Young AC (1959a) Spondylitis ankylopoetica and Reiter'sche Krankheit. Z Rheumaforsch 18:223
Mason RM (1950) Familial ankylosing spondylitis. Ann Rep West-London Hosp Dept Rheumat Dis 16
Mason RM (1970) Ankylosing spondylitis. In: Copeman WSC (ed) Textbook of the rheumatic diseases, 4th edn. Livingstone, Edinburgh London, pp 344–366
Mason RM, Murray RS, Oates JK, Young AC (1959b) A comparative radiological study of Reiter's disease, rheumatoid arthritis and ankylosing spondylitis. J Bone Joint Surg [Br] 41:137
Mathies H (1969) Die Spondylitis ankylopoetica. In: Mathies H (Hrsg) Die Wirbelsäule. Vorträge der 2. Fortbildungstagung über aktuelle Rheumaprobleme am 13. u. 14.12.1969. Banaschewski, München-Gräfelfing, S 33–37
Mathies H (1970a) Die Spondylitis ankylopoetica. Aerztl Prax 20:1339–1340
Mathies H (1975a) Kritische Bewertung der Rheumatherapie. Symptomatisch wirksame Therapie. Monatsschr Prakt Med 12:1–15

Mathies H (1975b) Differentialindikationen in der Rheumatherapie auf Grund bekannter Präparatnebenwirkungen. Acta Med Austriaca 4:156–160

Mathies H, Goshen P (1969) Die Spondylitis ankylopoetica. Z Allgemeinmed 4:133–139

Matthews WB (1968) Die neurological complications of ankylosing spondylitis. J Neurol Sci 6:561–573

Matzen PF (1967) Lehrbuch der Orthopädie, Bd II. Volk und Gesundheit, Berlin

Maxfield WS, Weiss TE (1969) Technetium 99m joints images. Radiology 92:1461

Maxwell JD, Greig WR, Boyle JA, Pasieczny T, Schofield CBS (1966) Reiter's syndrome and psoriasis. Scott Med J II:14–18

McBride JA, King MJ, Baikie AG, Grean GP, Sircus W (1963) Ankylosing spondylitis and chronic inflammatory diseases of the intestine. Br Med J II:483–486

McConnell RB (1966) The genetics of gastrointestinal disorders. Oxford University Press, London, p 132

McEwen C (1968) Arthritis accompanying ulcerative colitis. Clin Orthop 57:9–17

McEwen C, Ziff M, Carmel P, Ditata D, Tanner M (1958) The relation-ship to rheumatoid arthritis of the so-called variants. Arthritis Rheum 1:481

McEwen C, Ditata D, Lingg C (1971) Ankylosing spondylitis and spondylitis accompanying ulcerative colitis, regional enteritis, psoriasis and Reiter's disease – a comparative study. Arthritis Rheum 14:291–318

Meijers KA, Voll SF van, Francois RJ (1968) Radiological changes in the cervical spine in ankylosing spondylitis. Ann Rheum Dis 27:333–338

Mendelek V (1969) La spondylarthrite ankylosante au liban. Rev Rhum Mal Osteoartic 3:87–90

Miehle W (unveröffentlicht) Atemfunktionsprüfungen bei Spondylitis ankylosans

Miehlke K (1975) In: Wagenhäuser FJ (Hrsg) Voltaren, eine neue nicht-steroidale Substanz (Diclofenac). Symposion. VIII. Europ. Rheum. Kongr. Helsinki 1975. Huber, Zürich Bern Stuttgart Wien, S 73

Miehlke K, Wessinghage D (1976) Entzündlicher Rheumatismus. Die Rheumafibel 1, 3. Aufl. Springer, Berlin Heidelberg New York

Milde EJ, Aarli J, Larsen JL (1977) Cauda equina lesions in ankylosing spondylitis. Scand J Rheumatol 6:118–122

Mirtl B, Leb G, Klein G, Goebel R, Eber O (1975a) Gelenksszintigraphie mit 99m Tc-Pyrophosphat. Z Rheumatol 34:149–154

Mirtl B, Klein G, Leb G, Goebel R (1975b) Der Wert der Pyrophosphat-Szintigraphie für die Beurteilung der Aktivität der Spondylarthritis ankylopoetica. Münch Med Wochenschr 117:799–801

Missmahl HP (1969) Amyloidose bei Ankylosierender Spondylitis. Dtsch Ges Rheumatol 1:97–101

Mitsui H, Juji T, Sonozaki H (1977) Juvenile ankylosing spondylitis, its clinical features and HLA-B 27. Arch Orthop Unfallchir 87:31–37

Mohing W (1959) Die versorgungsärztliche Beurteilung der Bechterew'schen Krankheit. Z Orthop 91:66–78

Mohing W (1974) Möglichkeiten operativer Therapie bei chronischer Polyarthritis und Spondylarthritis ankylopoetica. Internist (Berlin) 15:312–321

Moll JMH (1971) A family study of psoriatic arthritis. M.D. Thesis, University of Oxford

Moll JMH, Wright V (1972) An objective clinical study of chest expansion. Ann Rheum Dis 31:1–8

Moll JMH, Wright V (1973b) Familial occurrence of psoriatic arthritis. Ann Rheum Dis 32:181

Moll JMH, Wright V (1973c) Psoriatic arthritis. Semin Arthritis Rheum 3:55

Moll JMH, Haslock I, Macrae IF, Wright V (1974) Association between ankylosing spondylitis, psoriatic arthritis, Reiter's disease, the intestinal arthropathies and Behçet's syndrome. Medicine (Baltimore) 53:343–364

Moll W (1972a) Kompendium der Rheumatologie. Psoriasis-Arthritis, 2. Aufl. Karger, Basel

Moll W (1972b) Kompendium der Rheumatologie. Pelvispondylitis ossificans (Morbus Piere Marie-Strümpell-Bechterew), 2. Aufl. Karger, Basel

Moll W (1972c) Kompendium der Rheumatologie. Urethro-okulo-synoviales Syndrom (Fiessinger-Leroy-Reiter-Syndrom), 2. Aufl. Karger, Basel

Morbray R, Latner AL, Middlemiss JH (1949) Ankylosing spondylitis. J Med 18:187–201

Mueller CE, Seeger JF, Martel W (1974) Ankylosing spondylitis and regional enteritis. Radiology 112:579–581
Müller G (1967) Langzeit-Therapie rheumatischer Erkrankungen mit Amuno. Münch Med Wochenschr 109:2322–2325
Müller W (1976a) Immundiagnostik rheumatischer Erkrankungen. In: Fortbildungskurs Rheumatologie Bd 4. Karger, Basel, S 122–148
Münnich A (1958a) Verbreiterung und osteolytische Aufhellungen im Bereich der Iliosakralgelenke als Frühzeichen der Spondylarthritis ankylopoetica. Z Orthop 90:174–187
Münnich A (1958b) Multiple Ankylosen nach Gipsbehandlung bei Spondylarthritis ankylopoetica. Münch Med Wochenschr 100:1073
Nahir M, Scharf R, Brik Y, Scharf Y, Gidoni O, Barzilai A (1979) The influence of HLA-B 27 on the clinical picture of ankylosing spondylitis. Rheumatol Rehabil 18:10–12
Niepel GA, Kostka D, Kopecky S, Manca S (1966) Enthesopathy. Acta Rheumat Balneol Pistiniana 1
Oates JK (1959) Incidence of genital infection in male patients with ankylosing spondylitis. Br J Vener Dis 35:89
Oates JK, Young AC (1959) Sacro-iliitis in Reiter's disease. Br Med J I:1013
O'Connell D (1959) Heredity in ankylosing spondylitis. Ann Intern Med 50:1115–1121
Özalp M, Weimann G (1974) Die klinische Bedeutung der eingeschränkten Atemfunktion bei ankylosierender Spondylitis. Z Rheumatol 33:214–222
Ogryzlo MA (1974) Ankylosing spondylitis. In: Hollander JL, McCarthy JR (eds) Arthritis and allied conditions. A textbook of rheumatology, 8th ed, Part VI. Lea & Febiger, Philadelphia
Oppenheimer A (1938) Diseases of the apophyseal (intervertebral) articulations. J Bone Joint Surg 20:285
Oppermann J, Kutscher R (1969) Gelenkerguß-Zellbild bei chronischer Polyarthritis and Spondylarthritis ankylopoetica. Dtsch Med Wochenschr 94:261–262
Osgood CP, Abbasy M, Mathews T (1975) Multiple spine fractures in ankylosing spondylitis. J Trauma 15/2:163–166
Ott VR (1965) Klinische und pathogenetische Probleme des chronisch-entzündlichen Rheumatismus. Münch Med Wochenschr 1:107
Ott Vr (1969) Die Spondylosis hyperostotica. In: Mathies H (Hrsg) Die Wirbelsäule. Vorträge 2. Fortbildungstagung über aktuelle Rheumaprobleme am 13./14.12.69. Banaschewski, München-Gräfelfing, S 106–118
Ott VR (1972) Klinik und Therapie der ankylosierenden Spondylitis. (Morbus Strümpell-Marie-Bechterew). In: Brügel H (Hrsg) Fortschritte auf dem Gebiet der rheumatischen Erkrankungen und der degenerativen Gelenkerkrankungen. Schattauer, Stuttgart New York, S 92–104
Ott VR (1976) Die Spondylosis hyperostotica in der Differentialdiagnose der versteifenden Wirbelsäulenerkrankungen. Vortrag bei der 17. Tagung der Deutschen Gesellschaft für Rheumatologie vom 28.9.–2.10.1976
Ott VR, Stepan J (1967) Spondylitis ankylopoetica bei postoperativem Hypoparathyreoidismus und Hypothyreose. Z Rheumaforsch 26:20–26
Ott VR, Wurm H (1957) Spondylitis ankylopoetica (Morbus Strümpell-Marie Bechterew). Schoen R (Hrsg) Steinkopff, Darmstadt
Otto W, Tautenhahn B (1966) Chloroquin-Langzeitbehandlung chronisch-rheumatischer Erkrankungen. Münch Med Wochenschr 108:999–1003
Overgaard K (1945) On Bechterew's disease from the roentgenologic point of view. Acta Radiol 26:185
Owen E, Holt JAG (1973) Thermographic patterns in sacroiliitis and ankylosing spondylitis (a preliminary communication). Paper presented at the 1973 annual meeting of the American Thermographic society, New York City, June 13–24 1973
Palme E, Janecek M (1972) Möglichkeit von Wirbelsäulenfraktur bei Spondylarthritis ankylopoetica. Beitr Orthop Traumatol 19:34–38
Paloheimo JA, Julkunen H, Siltanen P, Kajander A (1966) Takayasu's arteritis and ankylosing spondylitis. Report of four cases. Acta Med Scand 179:77–85
Pap L de (1969) Die ankylosierende Spondylitis in Portugal. Verh Dtsch Ges Rheumatol 1:81–90
Parry CB (1974) Rehabilitation of the inflammatory arthropathies. Proc R Soc Med 67:494–496
Pasion EG, Goodfellow JW (1975) Pre-ankylosing spondylitis. Ann Rheum Dis 34:92–97

Pawelke K, Schoger GA (1955) Atypische Verlaufsformen des Morbus Bechterew. Aerztl Wochenschr 10:210

Pecherstorfer N, Eberl R (1964) Die chronische Prostatitis als Focus. Wien Med Wochenschr 114/39:667–670

Perkins EX (1961) Ophthalmological aspects of Behçet's disease. Proc R Soc Med 54:106

Peter E (1975) Wirkungsvergleich von Naproxen und Indomethacin im Doppelblindversuch beim Nachmitternachtsschmerz von M. Bechterew-Kranken. Arzneim Forsch 25:234–235

Petersen D, Fricke R (1970) Zytostatische Langzeittherapie bei der entzündlichen Verlaufsform des Morbus Bechterew. Z Orthop 108:74

Petterson CC Jr, Silbiger ML (1967) Reiter's syndrome and psoriatic arthritis; their roentgen spectra and some interesting similarities. Am J Roentgenol 101:860–871

Pfannenstiel (1973) Szintigraphie von Knochen, Knochemark und Gelenken. Med Welt 24:343–348

Pietruschka WD, Beenken O, Otto W (1973) Erfahrungen in der wissenschaftlichen Dispensairebetreuung von Patienten mit progressiv-chronischer Polyarthritis und Spondylarthritis ankylopoetica, mit Chlorochindiphosphat und Indometacin (Amuno, Metindol) als Langzeittherapeutica. Z Aerztl Fortbild (Jena) 67:1242–1244

Piguet B (1952) L'hérédité en rhumatologie. Rev Rhum Mal Osteoartic 18:645

Pohl W, Sievers BU (1974) Veränderungen der Muskulatur bei Spondylitis ankylopoetica. Z Rheumatol 33:249–253

Pohl W, Treiber W (1962) Morbus Bechterew beim weiblichen Geschlecht. Münch Med Wochenschr 104:674–678

Polley HF (1955) The diagnosis and treatment of rheumatoid spondylitis. Med Clin North Am 39:509–528

Polley HF (1972) Ankylosing spondylitis. Postgrad Med J 51:71–75

Polley HF, Slocumb CHH (1947) Rheumatoid spondylitis: a study of 1035 cases. Ann Intern Med 26:240–249

Porrini A, McEwen C, Ditata D (1964) A roentgenologic and clinical study of ankylosing spondylitis and spondylitis acompanying ulcerative colitis, psoriasis and Reiter's disease. Arthritis Rheum 7:338–339

Potter TA, Barkin R, Stillman JS (1954) Occurrence of spondylitis in juvenile rheumatoid arthritis. Ann Rheum Dis 13:364

Prohaska E (1974) M. Bechterew – Klinischer Teil. Wien Klin Wochenschr [Suppl 28] 86:3–4

Prohaska E (1975) Morbus Bechterew (Spondylitis ankylosans). Dokumentation über ein Arbeitsgespräch am 15. und 16.2.1973 in Bad Hofgastein. Maudrich, Wien München Bern

Prohaska E, Neumüller J, Partsch G, Eberl R (1980) Antinukleäre Antikörper bei Spondylitis ankylosans (Morbus Bechterew). Wien Klin Wochenschr 24:876–879

Raymond G, Gascon J, Bourgeau D, Raymond-Fremblay D (1972) Manifestation vertébrale de la spondylarthrite ankylosante. Union Méd Can 101:896–899

Reed WB (1961) Psoriatic arthritis. A complete clinical study of 86 patients. Acta Derm Venereol (Stockh) 41:396

Remky H (1971) Augenbeteiligungen bei rheumatischen Erkrankungen. In: Mathies H (Hrsg) Organmanifestationen. Aktuelle Rheumaprobleme, 1. Aufl. Banaschewski, München-Gräfelfing, S 52–56

Remky R (1977) In: Arbeitstagung der Deutschen Rheumaliga von 10.–13.2.77 in Garmisch-Partenkirchen

Resnick D (1974) Temporomandibular joint involvement in ankylosing spondylitis. Comparison with rheumatoid arthritis and psoriasis. Radiology 112:587–591

Resnick D, Niwayama G, Goergen TG (1975a) Degenerative disease of the sacroiliac joint. Invert Radiol 10:608–621

Resnick D, Shaul SR, Robins JM (1975b) Diffuse idiopathic hyperostosis (DISH): Forestier's disease with extraspinal manifestations. Radiology 115:513–524

Resnick D, Shapiro RF, Wiesner KB, Niwayama G, Utsinger PD, Shaul SR (1978) Diffuse idiopathic skeletal hyperostosis (DISH). [Ankylosing hyperostosis of Forestier and Rotes-Querol.] Semin Arthritis Rheum 7/3:153–187

Reynolds MD, Rankin TJ (1974) Diagnosis of "rheumatoid variants" ankylosing spondylitis. The arthroidides of gastrointestinal diseases and psoriasis, and Reiter's syndrome. West J Med 120:441–447

Richards AJ (1974) Ankylosing spondylitis and pulmonary apical fibrosis. Proc R Soc Med 67:45–46

Richter R (1974) Das Operationsrisiko des „Rheumatikers". Verh Dtsch Ges Rheumatol 3:284–285

Riecker HH, Neel JV, Test A (1950) The inheritance of spondylitis rhizomelique (ankylosing spondylitis) in the K family. Ann Intern Med 33:1254–1273

Riemann F, Schilling F (1974) Lungenbeteiligung bei der Spondylitis ankylopoetica. Kasuistik zur „Bechterew-Lunge". Prax Pneumol 28:85

Riley MJ, Ansell BM, Bywaters EGL (1971) Radiological manifestations of ankylosing spondylitis according to age at onset. Ann Rheum Dis 30:138

Ring EFJ, Collins AJ (1970) Quantitative Thermography. Rheumatol Phys Med 10:337–341

Ritchie R (1967) The clinical significance of titred antinuclear antibodies. Arthritis Rheum 10:544

Rivelis M, Freiberger RH (1969) Vertebral destruction of unfused segments in late ankylosing spondylitis. Radiology 93:251–256

Robinson RG, Webb J, Collins LT, Southwell PB, Dicksmith JB (1972) Fluorine-18, a scintiscans in sacro-iliitis. Rheumatol Rehabil [Suppl] 1/2:167–171

Römhild N, Freistedt B, Börner W, Otto W (1974) Möglichkeiten zur Früherkennung der Spondylarthritis ankylopoetica. Z Inn Med 29/19:799–801

Roessner B, Wessel G, Pannenburg G, Lehmann M (1974) Autoantikörper gegen Gelenk- und Prostataantigen bei der Spondylarthritis ankylopoetica. Z Gesamte Inn Med 29:152–155

Rogoff B, Freyberg RH (1949) The familial incidence of rheumatoid spondylitis. Ann Rheum Dis 8:139

Rolleston GL (1947) The early radiological diagnosis of ankylosing spondylitis. Br J Radiol 20:288–293

Romanus R (1953) Pelvo-spondylitis ossificans in the male and genitourinary infection. Acta Med Scand [Suppl] 145:280

Romanus R, Ydén S (1952) Destructive and ossifying spondylitic changes in rheumatoid ankylosing spondylitis (pelvo-spondylitis ossificans). Acta Orthop Scand 22:88–99

Romanus R, Yden S (1955) Pelvo-spondylitis ossificans – rheumatoid or ankylosing spondylitis. Munksgaard, Kopenhagen

Roques CF, Blanc M, Abbal M, Pradere J, Courtin M, Amigues H, Fournie A, Ruffie R (1975) Le liquide synovial rhumatoide. Rev Rhum Mal Osteoartic 42:247–252

Rosenthal L (1965) The role of strontium 85 in the detection of bone disease. Radiology 84:75

Rosenthal M, Müller W (1975) Lymphocyte subpopulations in normals and patients with rheumatoid arthritis and ankylosing spondylitis. J Rheumatol 2:355

Rosenthal M, Trabert U, Müller W (1976) The effect of Levasimol on periphere blood lymphocyte subpopulations inpatients with rheumatoid arthritis and ankylosing spondylitis. Clin Exp Immunol 25:493–496

Rosenthal SH, Lidsky MD, Sharp JT (1968) Arthritis with nodules following ankylosing spondylitis. JAMA 206:2893–2894

Rotstein J, Entel I, Zeviner B (1963) Arthritis associated with ulcerative colitis. Ann Rheum Dis 22:194

Roux H, Serratrice G, Maestrazzi D, Ganbarelli D, Bischop G de, Carouzou G, Mante S, Recordier AM (1975) Les atteintes musculaires au cours de la pelvispondylite rhumatismale. Rev Rhum Mal Osteoartic 42/4:231–238

Ruett A (1967) Zur Früherkennung der Bechterew'schen Erkrankung unter besonderer Berücksichtigung seltener osteolytischer Befunde. Z Orthop 103:542–543

Russel AS, Lentle BC, Schlaut J (1976) Radiologic and scintiscan findings in HLA-B 27 negative patients with ankylosing spondylitis. J Rheumatol 3:321–323

Russel L, Lentle BC, Percy JS (1975) Investigation of sacroiliac disease: comparative evaluation of radiological and radionuclide techniques. Folia Rheumatol 2/1:45–51

Russel ML, Gordon DA, Ogryzlo MA, McPhedran RS (1973) The cauda equina syndrome of ankylosing spondylitis. Ann Intern Med 78:551–554

Rutishauser E, Jacqueline F (1959) Die rheumatischen Coxitiden. Doc Rheumatol, Bd 16. Geigy, Basel

Salmhofer H (1974) M. Bechterew-Behandlungsergebnisse. Wien Klin Wochenschr [Suppl 28] 86:12–15

Salo OP, Sievers K, Ahvonen P, Aho K (1968) Low frequency of chronic biological false positive reactors to serological tests for syphilis in rheumatoid arthritis and ankylosing spondylitis. Ann Rheum Dis 27:261–263

Samuel M (1928) Der diagnostische Wert von Röntgenaufnahmen des Beckens, zugleich ein Beitrag zur Diagnostik der Kreuzschmerzen und zur Hysterosalpinographie. Fortschr Röntgenstr 38:49

Samuel M (1929) Über Ausbau und Bedeutung einer röntgenologischen Darstellung der Beckengelenke. Röntgenpraxis 1:944

Sandri B (1974) Behandlungserfolg bei M. Bechterew im Gasteiner Heilstollen. Wien Klin Wochenschr [Suppl 28] 86:11–12

Sany J, Seignalet J, Guilhon JJ, Serre H (1975) HL-A et rhumatisme psoriasique. Soc Fr Rhum, Rev Rhum Mal Osteoartic 42:451–460

Sany J, Serre H, Seignalet J (1976) Antigène HL-A W 27 et pelvispondylites rhumatismales atypiques. Rev Rhum Mal Osteoartic 43/2:97–103

Sairanen E, Paronen I, Mahonen H (1969) Reiter's syndrome: a follow-up study. Acta Med Scand 185:57–63

Schachter J, Warnes MG, Jones JP, Engleman EP, Meijers KF (1966) Isolation of bedsoniae from joints of patients with Reiter-syndrome. Proc Soc Exp Biol Med 122:283

Schales F (1969) Zur Strahlentherapie der Spondylarthritis ankylopoetica. Z Orthop 106:798–805

Schaller J, Bitnum S, Wedgwood RJ (1969) Ankylosing spondylitis with childhood onset. J Pediatr 74:505–516

Schaller JG, Ominn GS (1976) The histocompatibility system and human disease. J Pediatr 88/6:913–925

Scharf Y, Nahir M (1976) Penicillamine in ankylosing spondylitis (letter). Arthritis Rheum 19:122

Schattenkirchner M, Steinbauer-Rosenthal I, Schürer W, Scholz S, Albert ED (1974) Spondylitis ankylosans und Histokompatibilitätsantigene HL-A 27. Verh Dtsch Ges Inn Med 80:1414–1418

Schattenkirchner M, Schürer W, Diem K, Scholz S, Albert ED (1976) Die Bedeutung der Histokompatibilitätsantigene für die Rheumatologie. Aktuel Rheumatol 1:23–24

Schechter SL, Hague JM, Good AE (1976) Sternomanubrial joint disease (letter). Arthritis Rheum 19:1372–1373

Schilling F (1965) Erfahrungen mit Indometacin, insbesondere bei der Spondylitis ankylopoetica und im akuten Gichtanfall. Munch Med Wochenschr 107:2176–2180

Schilling F (1968) Das klinische Bild der Spondylitis ankylopoetica. Med Welt 43:2334

Schilling F (1969a) Die Osteomalazie als Differentialdiagnose zur Osteoporose und zur Spondylitis ankylopoetica. In: Mathies H (Hrsg) Die Wirbelsäule. Vorträge der 2. Fortbildungstagung über aktuelle Rheumaprobleme am 13./14.12.1969. Banaschewski, München-Gräfelfing, S 37–52

Schilling F (1969b) Röntgenmorphologische Befunde bei der Spondylitis ankylopoetica. Verh Dtsch Ges Rheumatol 1:33–46

Schilling F (1969c) Differentialdiagnose der Spondylitis ankylopoetica: Spondylitis psoriatica, chronisches Reiter-Syndrom und Spondylosis hyperostotica. Therapiewoche 19:249–260

Schilling F (1969a) Nephrotisches Syndrom und Amyloidose bei chronisch-rheumatischen Prozessen. Med Klin 64:425–429

Schilling F (1970) Prognose und Therapie der Spondylitis ankylopoetica. Therapiewoche 20:800

Schilling F (1974a) Knochenveränderungen bei chronischen entzündlich-rheumatischen Erkrankungen (Arthritis, Spondylitis) vom klinisch-radiologischen Standpunkt. Verh Dtsch Ges Rheumatol 3:142–157

Schilling F (1974b) Spondylitis ankylopoetica. Die sogenannte Bechterew'sche Krankheit und ihre Differentialdiagnose (einschließlich Spondylitis hyperostotica. Spondylitis psoriatica und chronisches Reiter-Syndrom). In: Diethelm L (Hrsg) Handbuch der Medizinischen Radiologie, Bd VI/2: Röntgendiagnostik der Wirbelsäule. Springer, Berlin Heidelberg New York, S 452–689

Schilling F (1975) Synovia-Analyse in der Praxis – speziell Kristallbefunde. In: Finger GH (Hrsg) Der Rheumakranke und sein Arzt. Symposium Düsseldorf 9. Nov. 1974. MDS-Sharp & Dohme, München

Schilling F (1975b) Diskussion über klinisch-diagnostische Fragen. In: Prohaska E (Hrsg) Morbus Bechterew (Spondylitis ankylosans), Dokumentation über ein Arbeitsgespräch am 15. und 16.2.1973 in Bad Hofgastein. Maudrich, Wien München Bern, S 55

Schilling F (1975d) A spondylitis ankylopoetica: Ihre klinischen Verlaufsformen, radiologischen Typen, vizeralen Manifestationen und neurologischen Komplikationen. In: Prohaska E (Hrsg) Morbus Bechterew (Spondylitis ankylosans). Dokumentation über ein Arbeitsgespräch am 15. u. 16.2. 1973 in Bad Hofgastein. Maudrich, Wien München Bern, S 21–45

Schilling F (1976) Die juvenile und senile Spondylitis ankylosans. Vortrag gehalten bei der 17. Tagung der Deutschen Gesellschaft für Rheumatologie vom 28.9.–2.10.1976

Schilling F, Schacherl M (1967) Röntgenbefunde an der Wirbelsäule bei Polyarthritis psoriatica und Reiter-Dermatose: Spondylitis psoriatica. Z Rheumaforsch 26:450–459

Schilling F, Vorlaender KD (1974) Der Gamma-Typ der Spondylitis ankylopoetica. Verh Dtsch Ges Inn Med 80:1418–1420

Schilling F, Haas JP, Schacherl M (1963a) Die spontane atlanto-axiale Dislokation (Ventralluxation des Atlas) bei chronischer Polyarthritis und Spondylitis ankylopoetica. ROEFO 99:518–538

Schilling F, Schacherl M, Bopp A, Gamp A, Haas JP (1963b) Veränderungen der Halswirbelsäule (Spondylitis cervicalis) bei der chronisch-rheumatischen Polyarthritis und bei der Spondylitis ankylopoetica. Radiologe 3:483–501

Schilling F, Gamp A, Schacherl M (1965) Das Reiter-Syndrom und seine Beziehungen zur Spondylitis ankylopoetica. Z Rheumaforsch 24:342–352

Schlegel B, Hoch S (1970) Katamnestische Untersuchungen zur primär-chronischen Polyarthritis. Univ.-Druck, München

Schlosstein L, Terasaki P, Bluestone R, Pearson CM (1973) High association of an HL-A antigen, W 27, with ankylosing spondylitis. N Engl J Med 288:704–706

Schmidt F (1963) Störungen der Lungenventilation beim Morbus Bechterew. Vortrag gehalten auf der gemeinsamen Jahresversammlung der Dtsch. Ges. f. Rheumatol., der Osterr. Liga zur Bekämpfung des Rheumatismus, der Schweiz. Ges. für physikalische Medizin und Rheumatologie und der Schweiz. Ges. für Balneologie und Klimatologie vom 18.–20.10.1963 in Bad Ragaz

Schmidt K, Mueller-Eckhardt Ch, Becker W (1969) Vergleichende Untersuchungen zum Nachweis antinukleärer Serumfaktoren mit Immunfluoreszenz und dem Antiglobulin-Konsumptionstest. Verh Dtsch Ges Rheumatol 1:251–258

Schmorl G, Junghanns H (1932) Die gesunde und die kranke Wirbelsäule in Röntgenbild und Klinik. Thieme, Stuttgart

Schober P (1937) Lendenwirbelsäule und Kreuzschmerzen. Münch Med Wochenschr 84:336

Schoen R (1965) Die Prognose des Gelenkrheumatismus und sein Einfluß auf die Lebenserwartung. Lebensversicherungsmedizin 17:73–75

Schoen R (1966) Der Rheumatismus und sein Einfluß auf die inneren Organe. Ther Ber 3:171

Schubert G (1974) Pathologische Anatomie degenerativer und entzündlicher Wirbelsäulenerkrankungen. In: Frommhold W, Gerhardt P (Hrsg) Entzündliche und degenerative Erkrankungen der Gelenke und der Wirbelsäule. Thieme, Stuttgart, S 84–98

Schürer W (1974) Sp. a. und HL-A. Die Histokompatibilitätsantigene bei der Spondylitis ankylopoetica. Diss., Med Poliklinik der Univ München

Schuler B, Dihlmann W (1969) Ergebnisse der Röntgentherapie bei ankylosierender Spondylitis. Verh Dtsch Ges Rheumatol 1:124–132

Schulitz KP (1969) Spondylodiscitis bei Morbus Bechterew. Med Klin 64:593–597

Scobie BA (1971) The lungs in ankylosing spondylitis. Br Med J IV:560

Scott SG (1936) Chronic infection of the sacroiliac joints as a possible cause of spondylitis adolescens. Br J Radiol 9:126–131

Scott SG (1942) Adolescent spondylitis or ankylosing spondylitis. The early diagnosis and its treatment by X-ray irradiation. Oxford University Press, London

Seager K, Bashir HV, Geczy AF, Edmons J, Veretyndall A de (1979) Evidence for a specific B 27-associated cell surface marker in lymphocytes of patients with ankylosing spondylitis. Nature 277:68–70

Seaman WB, Wells J (1961) Destructive lesions of the vertebral bodies in rheumatoid disease. Am J Roentgenol 86:241

Seifert H, Tichy H (1954) Zur serologischen Differentialdiagnostik einzelner Formen des chronischen Rheumatismus. Z Rheumaforsch 13:133

Serre H, Simon L, Caillens JP, Lignieres Y (1961) Pelvi-spondylite rhumatismale et recto-colite ulcérohémorragique (à propos de 4 observations). Rev Rhum Mal Osteoartic 28:508

Seth HL, Denman SJ, Schroeder ET (1977) Association of renal papillary necrosis and ankylosing spondylitis. Arthritis Rheum 20/4:917–921

Sharp J (1965) Ankylosing spondylitis review. In: Progress in clinical rheumatology. Churchill, London, pp 180–200

Sharp J (1966) The differential diagnosis of ankylosing spondylitis. Proc R Soc Med 59:453–455

Sharp J, Easson EC (1954) Deep X-ray therapy in spondylitis. Br Med J I:619

Sharp JT, Sweany SK, Henry JP, Pietras RJ, Meadows WR, Amaral E, Rubinstein HM (1964) Lung and thoracic compliances in ankylosing spondylitis. J Lab Clin Med 63:254–263

Sicard, Forestier (1931) zit. nach Forestier et al. 1951
Sievers K, Laine V (1963) The sacro-iliac joint in rheumatoid arthritis in adult females. Acta Rheum Scand 9:222–230
Sil AK (1972) Lung changes in ankylosing spondylitis. Chest 61:406–407
Silberberg DH, Frohman LA, Duff IF (1960) The incidence of leukaemia and related diseases in patients with rheumatoid (ankylosing) spondylitis treated with X-ray therapy. Arthritis Rheum 3:64–75
Simpson NRW, Stevenson CJ (1949) An analysis of 200 cases of ankylosing spondylitis. Br Med J I:214–216
Sitaj S, Sebo M (1969) Beitrag zur Epidemiologie der Spondylarthritis ankylopoetica. Wissenschaftl Z (Leipz) 18:89–92
Siven VO (1903) Zur Kenntnis der sogenannten chronischen ankylosierenden Entzündung der Wirbelsäule. Z Klin Med 49:343
Smyth CC, Freyberg RH, Lampe I (1941) Roentgentherapy for rheumatoid arthritis of the spine. JAMA 117:826–831
Smyth CJ (1970) Indometacin – its rightfulness in treatment. Ann Intern Med 72:430–432
Snell GD (1968) The H-2 locus of the mouse: Observations and speculations concerning its comparative genetics and polymorphism. Folia Biol 14:335–358
Somer T, Siltanen P (1970) Aneurysm of the descending thoracic aorta, amyloidosis and renal carcinoma in a patient with ankylosing spondylitis. Am J Med 49:408–415
Sonnemaker RE, Ferguson RH, Tauxe WN (1972) ^{87m}Sr scintiphotographic of the sacro-iliac joints: a new criterion of the diagnosis of ankylosing spondylitis. J Nucl Med Allied Sci 13:467
Sonozaki H, Seki H, Chang S (1975) Human lymphocyte antigen HL-A 27, in Japanese patients with ankylosing spondylitis. Tissue Antigens 5:131–136
Soren A (1966) Joint affections in regional ileitis. Arch Intern Med 117:78–83
Spranger M (1972) Beitrag zur Differentialdiagnose der Veränderungen im Symphysenbereich. Arch Orthop Unfallchir 72:72–86
Stecher RM (1957) Das Problem der Vererbung bei Gelenkerkrankungen. Acta Rheumatol 12
Stecher RM, Ausenbachs A (1955) Vererbungen bei Erkrankungen der Gelenke. Z Rheumaforsch 14:209
Steiger U, Suter L (1960) Serologische Rheumateste bei Spondylitis ankylopoetica. Z Rheumaforsch 19:92–98
Steinbach HL, Jensen PS (1975) Roentgenographic changes in the arthritides (Part I). Semin Arthritis Rheum 5/2:67–82
Steinberg CL, Gardner DE, Smith FA, Hodge HC (1955) Comparison of rheumatoid (ankylosing) spondylitis and crippling fluorosis. Ann Rheum Dis 14:378
Stewart RM, Ridyard JB, Pearson JD (1976) Regional lung function in ankylosing spondylitis. Thorax 41:433–437
Steward JS, Ansell BN (1963) Ankylosing spondylitis associated with regional enteritis. Gastroenterology 45:265–268
Stiksa G, Eklundh G, Riebe I, Simonsson BG (1976) Bilateral pulmonary aspergilloma in ankylosing spondylitis treated with transthoracic intracavitary insillations of intifungal agents. Scand J Resp Dis 57:163–170
Stoerig E, Schilling F (1963) Die Fraktur der Halswirbelsäule bei Spondylarthritis ankylopoetica. Z Orthop 97:492–502
Stoia I, Stoia H (1965) Die Spondylitis ankylopoetica und ihre Begleiterkrankungen. Z Rheumaforsch 24:179–184
Stoia I, Ramneantu P, Stoicestu M, Dragomir M (1969) Epidemiologische und Familienuntersuchungen bei drei chronischen rheumatischen Erkrankungen. Z Rheumaforsch 28/5–6:201–207
Storck H (1962) Rheumatische Fernstörungen aus Beckenherden. Urban & Schwarzenberg, München Berlin
Streda A (1964) Inflammatory destructive changes in the aponal column in ankylosing spondylitis. Radiol Diagn (Berl) 5:43
Strosberg JM, Allen FH, Calabro JJ, Harris ED (1975) Ankylosing spondylitis in a large kindred: clinical and genetic studies. Tissue Antigens 5:205–213
Suter L, Steiger U (1962) Aortovalbulopathie und cardiale Störungen bei Spondylitis ankylopoetica. Cardiology 41:15–30

Sutherland RIL, Matheson D (1975) Inflammatory involvement of vertebrae in ankylosing spondylitis. J Rheumatol 2/3:296–302
Svec V, Sitaj S (1968) Ankylosing spondylitis; a clinical study. Acta Rheumatol Balneol Pistiniana 4:25–75
Swaay H van (1950) Spondylitis ankylopoetica. Een pathogenetische studie. Ijdo, Leiden
Swaay H van. The pathology of ankylosing spondylitis. II. Congrese Europ Rheumat, pp 99–124 Barcelona 1951
Szanto E, Bengt-Inge R (1976) 99m Tc in evaluation of sacro-iliac arthritis. Scand J Rheumatol 5:11–15
Teilum G (1964) Pathogenesis of amyloidosis. Acta Pathol Microbiol Scand 61:21
Tesarek B, Streda A (1968) Veränderungen an der Wirbelsäule bei der psoriatischen Arthritis und bei gleichzeitigem Vorkommen der Bechterew'schen Krankheit und Psoriasis. Z Rheumaforsch 27:95–100
Thiele M, Stieglitz R, Stobbe H, Wegner G (1973) Vorschlag eines Programms hämatologischer Kontrolluntersuchungen bei der Thorium X-Therapie des Morbus Bechterew. Beitr Orthop Traumatol 20:310–315
Thomas DJ, Kendall MJ, Whitfield AG (1974) Nervous system involvement in ankylosing spondylitis. Br Med J I:148–150
Thompson M (1954) Osteitis condensans ilii, its differentation from ankylosing spondylitis. Ann Rheum Dis 13:147
Thonar EJ-MA, Sweet MBE (1976) Cellular hypersensitivity in rheumatoid arthritis, ankylosing spindylitis, and anterior nongranulomatous uveitis. Arthritis Rheum 19/3:539–544
Thumb M, Kroiss A, Kummer F, Lobenwein E (1974) Lungenveränderungen und Lungenfunktion bei Morbus Bechterew
Tilz GP, Stueben-Kirchner H, Becker H (1975) HL-A-27 und Serum-Aminosäuren bei Morbus Bechterew. Eine Erweiterung der diagnostischen Möglichkeiten. Dtsch Med Wochenschr 100:14–17
Treadwell BS, Tweed JM (1975) Ketoprofen (Orudis) in ankylosing spondylitis. NZ Med J 81:411–413
Treiber W (1956) Erfahrungsbericht über 1080 Fälle von chronisch versteifendem Wirbelsäulenrheumatismus (Spondylarthritis ankylopoetica), Morbus Bechterew. Schweiz Med Wochenschr 86:1283
Treiber W (1967) Langzeit-Verlauf der Spondylitis ankylosans in Abhängigkeit von der Behandlung. Z Rheumaforsch 26:335–339
Tsujimoto M (1978) Epidemiological research on the prevalence of ankylosing spondylitis. Med J Osaka University 28/3–4:363–379
Tyson TL, Thompson WAL, Ragan C (1953) Marie-Strümpell spondylitis in women. Ann Rheum Dis 12:40
Tzonchev VT, Seidel K, Dimitrov M, Herrmann K (1973) Rheumatismus im Röntgenbild. VEB Fischer, Jena
Valkenborgh P, Dequeker J, Gielen F, Geest H de (1976) Arthritis and heart lesions. A study of 25 cases with pericarditis or valvular lesions associated to inflammatory joint disease. Acta Cardiol (Brux) 31:269–276
Van Laere M, Veys EM, Mielants H (1972) Strontium 87m scanning of the sacroiliac joints in ankylosing spondylitis. Ann Rheum Dis 31:201
Vasey FB, Kinsella TD (1977) Increased frequency of leukocyte-reactive antinuclear antibody in patients with ankylosing spondylitis. J Rheumatol 4/2:158–164
Verhaeghe A, Lebeurre R (1961) Spondylodiscites chroniques évolutives. Lille Med 6:1071
Verhaeghe A, Lemaitre G, Lebeure R, Delcambre S, Hennion M (1967) Le "poumon de la spondylarthrite ankylosante" existe-t-il? Rev Rhum Mal Osteoartic 34:123
Vittali P, Pohl W (1968) Erfahrungen mit der Beckenkammbiopsie bei Spondylitis ankylopoetica. Z Orthop 105:251–255
Vojtisek O (1964) Der Beitrag der morphologischen Untersuchungen der Synovialflüssigkeit zur Differentialdiagnostik der rheumatischen Krankheiten. Z Rheumaforsch 23:23–33
Vojtisek O (1965) Clinical aspects of ankylosing spondylitis. Fysiatr Rheumatol Vestn 43:231. Ref.: Excerpta Med Arthritis Rheum 120
Volhard E (1938) Zur Entstehung und Verhütung des Morbus Bechterew. Z Rheumaforsch 1:481
Volhard E (1948) Zur Frühdiagnose der Spondylarthritis ankylopoetica. Dtsch Med Wochenschr 73:111

Vontz O (1937) Röntgendiagnostik der Spondylarthritis ankylopoetica (Bechterew). Dtsch Med Wochenschr 63:1558
Wagenhäuser FJ (1977) Diskussionsbemerkung. In: (Hrsg) Wagenhäuser FJ (Hrsg) Polyarthritiden. Huber, Bern, S 389
Walcher K, Hohmann D, Gruska H (1968) Röntgenologisch-funktionelle Studien bei der Spondylitis cervicalis rheumatica. Z Orthop 105:316–333
Warner F (1933) Der 5. Lendenwirbel. Arch Orthop Unfallchir 33:279
Weed CL, Kulander BG, Massarella JA, Decker JL (1966) Heart block in ankylosing spondylitis. Arch Intern Med 117:800–806
Wessinghage D, Sarvestani M (1974) Remobilisierung versteifter Rheumatiker. Fortschr Med 92:583–588
Wettstein P, Riotton G (1950) Aspects anatomo-radiologiques de la spondylarthrite ankylosante. Radiol Clin (Basel) 19:325–331
Whittinghill M, Eltendricks E, Taylor GS, Thorp LS Proc X. Int Congr Genetics Montreal, Vol 2, p 314
Wholey MH, Pugh DG, Bickel WH (1960) Localized destructive lesions in rheumatoid spondylitis. Radiology 74:54
Wilkinson M, Bywaters EGL (1958) Clinical features and course of ankylosing spondylitis. Ann Rheum Dis 17:209–228
Wilkinson M, Meike JAK (1966) Tomography of the sacro-iliac joints. Ann Rheum Dis 25:433
Wilske KR, Decker JL (1965) The articular manifestations of intestinal disease. Bull Rheum Dis 15:362–365
Wojtulewski JA, Sturrock RD, Branfoot AC, Hart FD (1973) Cricoarytenoid arthritis in ankylosing spondylitis. Br Med J III:145–146
Wolff G (1935) Zur Diagnose und Beurteilung der sogenannten Bechterew'schen Erkrankung. Z Orthop Chir 63:133
Wolson AH, Rohwedder JJ (1975) Upper lobe fibrosis in ankylosing spondylitis. Am J Roentgenol 124:466–471
Woodrow JC (1975) In the discussion of article by Sturrock RD, Dick HM, Henderson N, Dick WC, family studies in ankylosing spondylitis. Ann Rheum Dis 34:39–41
Wright V (1956) Psoriasis and arthritis. Ann Rheum Dis 15:348
Wright V (1961) Psoriatic arthritis: a comparative study of rheumatoid arthritis and arthritis associated with psoriasis. Ann Rheum Dis 20:123
Wright V (1966) Ankylosing spondylitis: Aetiology. Proc R Soc Med 59:451–453
Wright V (1969) Psoriatic arthritis. In: Copeman WSC (ed) Textbook of the rheumatic disease, 4th edn. Livingstone, Edinburgh London
Wright V, Moll JM (1976) Seronegative Polyarthritis. North-Holland, Amsterdam New York Oxford
Wright V, Reed WB (1964) The link between Reiter's syndrome and psoriatic arthritis. Ann Rheum Dis 23:12
Wright V, Watkinson G (1965a) Sacro-iliitis and ulcerative colitis. Br Med J II:675–680
Wright V, Watkinson G (1965b) The arthritis of ulcerative colitis. Br Med J II:670
Wright V, Lumsden K, Luntz MH, Sevel D, Truelove SC (1965) Abnormalities of the sacro-iliac joints and uveitis in ulcerative colitis. Q J Med 34:229
Wurm H (1955) Zur pathologischen Anatomie und Pathologie der entzündlichen Wirbelsäulenversteifung (Bechterew-Marie-Strümpell). Z Rheumaforsch 14:337–364
Wurm H (1957) Pathologische Anatomie der entzündlichen Wirbelsäulenversteifung. In: Ott VR, Wurm H (Hrsg) Spondylitis ankylopoetica Morbus Strümpell-Marie-Bechterew). Darmstadt, Steinkopff
Yau ACMC, Chan RNW (1974) Stress fracture of the fused lumbodorsal spine in ankylosing spondylitis. J Bone Joint Surg 4:681–687
Ysek J van, Kuthan F, Kumstat Z, Rehurek J (1967) Rheumatismus und Uveitis. Z Rheumaforsch 26:300–313
Zorab PS (1962) The lungs in ankylosing spondylitis. Q J Med 31:267
Zvaifler NJ, Martel W (1960) Spondylitis in chronic ulcerative colitis. Arthritis Rheum 3:76
Zvaifler NJ, Pekin TJ (1963) Complement components in synovial fluids. Clin Res 11:180–187
Zysno EA, Rusch D (1972) Die Bedeutung thermographischer Methoden in der Rheumatologie. Verh Dtsch Ges Rheumatol 2:231–235

II. Spondylitiden bei entzündlichen Gelenkerkrankungen

Von

W. Miehle

Mit 24 Abbildungen und 10 Tabellen

Es gibt eine Reihe entzündlicher peripherer Gelenkerkrankungen, bei denen die Wirbelsäule häufig, aber nicht in der Regel beteiligt ist. Zu ihnen zählen die juvenile und adulte chronische Polyarthritis (c. P.), Arthritis psoriatica (A. ps.) und das Reiter-Syndrom (R. S.). Wirbelsäulenmanifestationen im Verlauf gastrointestinaler Grunderkrankungen werden in Kapitel A. VIII, Handb. d. inn. Medizin, Bd. VI/2B geschildert. Der Begriff Spondylitis hat sich durchgesetzt und wird in der Mehrzahl der erschienenen Arbeiten auch dann verwendet, wenn, wie bei der Wirbelsäulenbeteiligung im Rahmen der Arthritis psoriatica, auch die kleinen Zwischenwirbelgelenke mitbefallen sind. Wir haben uns dieser Nomenklatur angeschlossen. Die Iliosakralgelenke werden – vielleicht nicht ganz korrekt – in einem Wirbelsäulenabschnitt abgehandelt. Dafür sprechen neueste ätiopathogenetische Forschungsergebnisse, die darauf hinweisen, daß diese Gelenke den Schlüssel zur Wirbelsäulenbeteiligung bei den zu besprechenden Krankheiten darstellen. Auch ließe sich ein Großteil der bisher erschienenen Publikationen nicht verwerten, klammerte man die Iliosakralgelenke aus.

Schwierigkeiten erwachsen aus den breiten Überlappungszonen und fließenden Übergängen zwischen Sp. a./A. ps. und R. S. In vielen Fällen scheint eine Differenzierung nicht möglich. So beschrieben Khan und Hall (1965) sieben Patienten mit einem Reiter-Syndrom, die später charakteristische Züge einer Arthritis psoriatica entwickelten. Auch Wright und Reed (1964), Schilling und Schacherl (1967), Hauser (1969), Good (1971) und McEwen et al. (1971) weisen auf eine Fülle von Gemeinsamkeiten zwischen Arthritis psoriatica und Reiter-Syndrom hin. Beide Krankheiten zeigen ein asymmetrisches Gelenkbefallmuster; die Rheumaserologie ist negativ; subkutane Knoten fehlen und Wirbelsäule und Iliosakralgelenke sind häufig befallen (Maxwell et al. 1966). Zu dieser sich in vielen Symptomen (psoriasiforme Haut- oder Nagelveränderungen; Augenentzündungen als Konjunktivitis/Uveitis; Wangenschleimhautbefall; Ulzerationen im gastrointestinalen Trakt; genitale Ulzerationen/Genitalinfekte) überlappenden Krankheitsgruppe, die nach Moll et al. (1974) seronegative Spondarthritiden genannt wird, zählt noch der Morbus Behçet. So finden sich iliosakrale Arthritiden in ca. 20% der Fälle bei der Arthritis psoriatica (Reed 1961; Baker 1966) und in 20–50% beim Reiter-Syndrom. Wright und Watkinson (1965) berichten vom Befall der Iliosakralgelenke in 17,9% der Fälle bei Colitis ulcerosa. Ähnliche Prozentzahlen kennt man im Rahmen des Morbus Crohn (McBride et al. 1963) und des Morbus Whipple (Soren 1966). McEwen et al. (1971) teilen die Spondylitiden in zwei Gruppen: Die eine besteht aus Spondylitis ankylosans und Spondylitiden beim Morbus Crohn und bei Colitis ulcerosa; die andere vereint die Spondylitiden bei Arthritis psoriatica und dem Reiter-Syndrom: *Spondylitiden bei Arthritis psoriatica und Reiter-Syndrom zeigen viele nicht randständige Syndesmophyten, im Gegensatz zu Spondylitiden bei Spondylitis ankylosans und Morbus Crohn sowie Colitis ulcerosa.* Moll et al. (1974) fanden bei A. ps.-Patienten in 19,5% der Fälle Zeichen einer ankylosierenden

Spondylitis, in 12,1% eine Colitis ulcerosa und in 7% einen Morbus Crohn. Sie bezweifeln, daß eine eindeutige, auf spezifischen Kriterien beruhende Differentialdiagnose der Wirbelsäulenveränderungen dieser Krankheitsgruppe möglich ist. Nach KELLY und WEISINGER (1963) imitiert die Whipple-Erkrankung die Spondylitis ankylosans; 18 von 95 Patienten zeigten eine Spondylitis. Fließende Übergänge zwischen Arthritis psoriatica und Spondylitis ankylosans sind beschrieben (TESAREK u. STREDA 1968). Diese kurzen Hinweise sollen die Schwierigkeiten aufzeigen, die beim Erarbeiten eindeutiger differentialdiagnostischer Kriterien der einzelnen Krankheitsbilder entstehen können; sie sollten helfen, die jeweils „krankheitsspezifischen" Befunde zu relativieren.

1. Wirbelsäulenbeteiligung beim Reiter-Syndrom – Reiter-Spondylitis

Unter der klassischen Reiterschen Trias versteht man *Konjunktivitis, Polyarthritis und Urethritis* (REITER 1916). Die unvollständige Form, meist Polyarthritis und Urethritis vereinend, ist häufig. Dieser Verlauf wird oft ergänzt durch eine vierte Symptomengruppe, die besonders im angelsächsischen Raum schon seit einiger Zeit dazu dient, die Reitersche Trias auf eine Reitersche Tetrade zu erweitern – *Symptome an Haut und Schleimhaut (Keratoderma blenorrhagicum, Stomatitis, Balanitis circinata, psoriasiforme Haut- und Nagelveränderungen usw.).* Krankheitsverlauf und Prognose werden von der Polyarthritis beherrscht. Erheblichen Einfluß auf die Prognose haben auch die Veränderungen an den Wirbelkörpern, den Zwischenwirbelverbindungen und den Iliosakralgelenken, die von ROMANUS (1952), FORD (1953), GAMP (1956), SHARP (1957), CSONKA (1958) und OLHAGEN (1960) geschildert werden.

Die Frage nach der Ursache des Iliosakralgelenk- und Wirbelkörperbefalls im Rahmen eines Reiter-Syndroms rückt das HLA-B 27 ins Blickfeld. *Dieses Antigen ist der Schlüssel zur Arthritis der Iliosakralgelenke und vielleicht zur Spondylitis* (DAUSSET u. BARGE-MARCELLI 1977). BREWERTON et al. (1973) und HARRIS et al. (1975) stellten fest, daß das HLA-B 27 hauptsächlich in den Fällen nachgewiesen wird, die mit einer Sakroiliitis verbunden sind (Tabelle 1). Jedoch häufen sich in neueren Arbeiten Beschreibungen über HLA-B 27-positive Reiter-Syndrome ohne Sakroiliitis und/oder Spondylitis (CAUGHEY et al. 1974; GOLDIN u. BLUESTONE 1976; GRAY u. GOTTLIEB 1976). *Spondylitiden* werden von FORD (1953), ROMANUS (1952), GAMP (1956), SHARP (1957), CSONKA (1958), REYNOLDS und CSONKA (1958), MASON et al. (1959), OLHAGEN (1960) sowie WELDON und SCALETTAR (1961) erwähnt. WRIGHT und MOLL (1976) schildern einen Befall der Wirbelsäule in insgesamt 14%, AMOR (1977) in 10% der Fälle. Der Beginn des *Iliosakralgelenkbefalls* zeigt sich meist unilateral und asymmetrisch (MASON et al. 1958; LATEUR u. BAERT 1975; SCHILLING u. SCHACHERL 1977). STEINBACH und JENSEN (1975) weisen auf den häufigen bilateralen asymmetrischen, dabei wesentlich seltener als bei der Spondylitis ankylosans zur totalen Iliosakralankylose führenden Prozeß hin. Das Geschehen an den Iliosakralgelenken scheint wenig entzündlich und resorptiv und ist nur mit mäßiger Sklerose und partieller Synostose verbunden (SCHILLING u. SCHACHERL 1977) (Tabelle 2). OTT (1969) berichtet, daß sich bei 2–5% aller chronischen Reiter-Syndrome eine Spondylitis ankylosans entwickelt oder zumindest ein Spondylitis-ankylosans-ähnliches Bild

Tabelle 1. HLA-B 27 – Vorkommen beim Reiter-Syndrom

Autor	HLA-B 27 + %	Referenz- kollektiv %
Woodrow et al. (1974)	65	7,5
Aho et al. (1974)	90	14
Harris et al. (1975)	56	7,3
Zachariae et al. (1973)	65	8,4
McGlamory (1976)	87	8
Schattenkirchner et al. (1976)	80	7

Tabelle 2. Häufigkeit der iliosakralen Arthritis

In 10–20%	Harkness (1950)
In 20–40%:	Csonka (1965) Peterson und Silbiger (1967) Wright und Moll (1976) Lawrence (1977)
In 40–60%:	Oates (1958) Delbarre et al. (1969) Sholkoff et al. (1971, 1970)
In 60–80%:	Marche (1950) Schilling und Schacherl (1977) (nur chronische Fälle)

entsteht. Auch Schilling (1974) vertritt die Auffassung, daß das chronisch gewordene Reiter-Syndrom eine der wenigen bekannten Ursachen für einen kleinen Prozentsatz der Spondylitis-ankylosans-Fälle darstellt. Nach Sairanen et al. (1969) sind 32% aller im Rahmen einer Langzeitstudie untersuchten Reiter-Syndrome zu Spondylitis-ankylosans-ähnlichen Erkrankungen geworden. Schilling und Schacherl (1977) beobachten, daß man pathologische Röntgenbefunde nahezu nur im Rahmen eines chronischen Reiter-Syndroms objektivieren könne. *Die positive Korrelation sowohl der Iliosakralgelenk- als auch der Wirbelsäulenbeteiligung zu einem chronischen Krankheitsbild* wird von Schilling et al. (1965), Schirmer und Böni (1967), Sairanen et al. (1969), Cliff (1971), Steinbach und Jensen (1976) sowie von Schilling und Schacherl (1977) *bejaht*. So fand Mason (1964) bei einer Verlaufsdauer von weniger als 5 Jahren 10%, bei mehr als 5 Jahren 54% Sakroiliitiden. Lawrence (1977) schreibt über die Beteiligung der Iliosakralgelenke in 9% vor dem 5. und in bis zu 71% nach dem 5. Krankheitsjahr. Anderseits zeigen Untersuchungen von Sairanen et al. (1969), daß ein erheblicher Prozentsatz chronisch rezidivierender Reiter-Syndrome keine Veränderungen im Bereich der Iliosakralgelenke und/oder der Wirbelkörper aufweist. Auch werden die Veränderungen der Wirbelsäule als frühes Zeichen der Erkrankung gedeutet (Ott 1969). So läßt sich die iliosakrale Arthritis (Schilling et al. 1965) in einigen Fällen bereits wenige Monate nach dem ersten Schub röntgenologisch, meist einseitig, erkennen. Auch Doury et al. (1976) berichten über die Arthritis der Iliosakralgelenke im Anfangsstadium (in 20% aller Fälle). *Die Frage nach der Abhängigkeit des Wirbelsäulenbefalls von der Primärinfektion ist nicht geklärt.* Ein Drittel aller Reiter-Syndrome sind idiopathische Fälle, deren Ursache man nicht auf die beiden bekanntesten Primärinfektionen, die Dysenterie und die Urethritis zurückführen kann. MARCHE (1950) fand bei postdysenterischen Erkrankungen die Arthritis der Iliosakralgelenke in 60–80% der Fälle. FORD (1953) und CSONKA (1965) schildern in 20% der Fälle Zeichen der Iliosakralgelenksarthritis nach postvenerischen/posturethritischen Manifestationen. Meist *folgt* die Spondylitis der Arthritis der Iliosakralgelenke. MCEWEN et al. (1971) beobachteten, daß die Spondylitis in keinem Fall einer typischen ersten Reiter-Attacke voranging; bei 38% begann sie gleichzeitig mit dem Reiter-Syndrom, und in 62% trat sie erst später auf. SUNDARAM und PATTON (1975) beschreiben bei 5 von 35 Reiter-Patienten paravertebrale Ossifikationen: Keiner dieser Patienten hatte eine Arthritis der Iliosakralgelenke. Nach MOSKOWITZ (1975) kann auch in Fällen nur geringer peripherer Gelenksymptomatik eine Spondylitis auftreten.

Die *klinischen Symptome* der Wirbelsäulenbeteiligung sind oft mild, die Rückenschmerzen vorübergehender Natur (POPERT et al. 1964). Einschränkungen der Funktionskapazität und Steifheit sind nur wenig ausgeprägt. Anders beim chronischen Reiter-Syndrom, das in seinem Endstadium oft mit dem Bild der Spondylitis ankylosans identisch ist: Die Bewegungseinschränkungen und klinischen Zeichen zeigen sich wie auch im Rahmen der Spondylitis ankylosans. Die Arthritis der Iliosakralgelenke kann häufig bland verlaufen. Im Gegensatz zur Spondylitis ankylosans folgt sie manchmal der Syndesmophyten-/Parasyndesmophytenbildung. Insgesamt ist der Verlauf langsam und kommt oft, sich selbst limitierend, zum Stillstand. Ein aszendierendes Fortschreiten an der freien Wirbelsäule ist nicht zwingend (OTT 1969). Wenn die erste, akute Reiter-Attacke überwunden ist, verursacht die Spondylitis meist milde einseitige Beschwerden. Nach STEINBACH und JENSEN (1976) dagegen geht der Spondylitis häufig eine Arthritis im Fußgelenkbereich voraus. CSONKA (1960) untersuchte 260 Reiter-Patienten; 44 litten an einer Arthritis der Iliosakralgelenke. Diese Patienten wurden über einen längeren Zeitraum beobachtet: 4 entwickelten Spondylitiden, die mild und kaum progressiv waren.

Wegen der geringen und meist kaum zur Diagnose führenden klinischen Symptomatik ist der röntgenologische Nachweis von Veränderungen an Wirbelsäule und Iliosakralgelenken der Grundpfeiler der Diagnostik. Allerdings ist die Arthritis der Iliosakralgelenke im Rahmen eines Reitersyndroms nicht vom Bild der iliosakralen Arthritis bei der Spondylitis ankylosans zu unterscheiden (Abb. 1). Auch hier sieht man das *bunte Iliosakralbild* (DIHLMANN 1973): subchondrale Sklerosierung, bony bridging, rosenkranzähnliche Usurierungen des Gelenkspalts, Pseudospalterweiterungen, Demineralisationen usw. Lediglich die spezifische Anamnese und Symptomatik und der oft unilaterale Beginn bieten eine Hilfe. Wesentliche röntgenologische Kriterien für die Diagnose Reiter-Spondylitis sind *Parasyndesmophyten, Syndesmophyten, paravertebrale Ossifikationen und die im Wirbelsäulenbereich fehlende Osteoporose.*

Die für das Reiter-Syndrom charakteristischen *Parasyndesmophyten* sind Verknöcherungsfiguren im lateralen Bindegewebe der Wirbelsäule. Häufig findet man sie solitär und etwas gröber ausgeprägt als bei der Spondylitis psoriatica; sie können tränentropfen- oder kommaförmig (MCEWEN et al. 1971), focksegelartig (MEYTHALER 1978) oder auch pfeifenförmig aussehen (FORESTIER et al. 1956) (Abb. 2). Immer haben die Parasyndesmophyten eine deutliche Distanz vom Anulus fibrosus und vom Knochen. Nie stellen sie die Verknöcherung des Anulus fibrosus dar, nie zeigen sie eine Neigung zur Generalisierung. SCHILLING und SCHACHERL (1977) erkennen diese Parasyndesmophyten in 12% der Fälle des chronischen Reiter-Syndroms. *Paravertebrale Ossifikationen (PVO)*

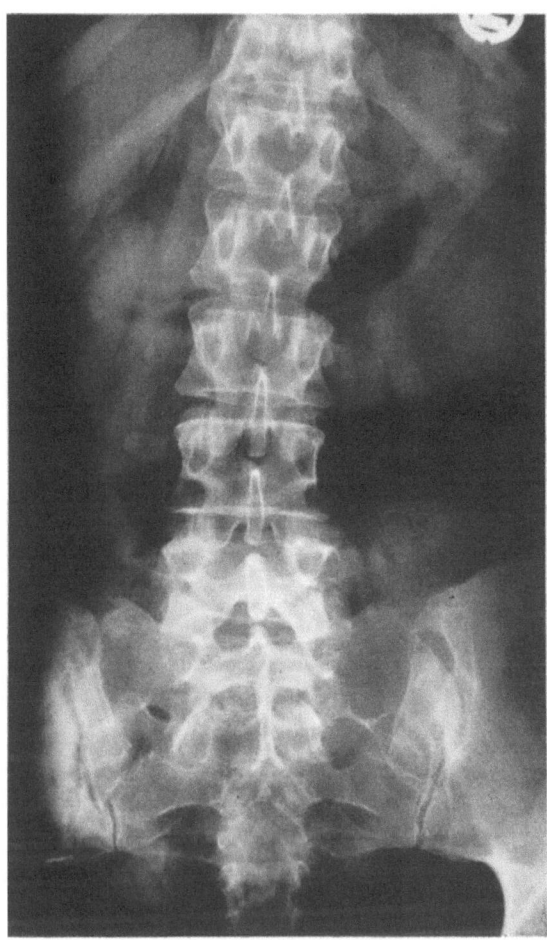

Abb. 1. Unilaterale (rechtsseitige) iliosakrale Arthritis bei seit einem Jahr bestehendem Reiter-Syndrom (Beobachtung von K. MEYTHALER)

schildern EDEIKEN und HODES (1967), MURRAY und JACOBSON (1971) (Abb. 3). SUNDARAM und PATTON (1975) beschreiben sie in 14,3%; in keinem dieser Fälle bestand eine Sakroiliitis. Die Autoren bezeichnen sie als nützliches Frühzeichen und als manchmal einzig radiologisch faßbares Kennzeichen dieser Krankheit. Typische *Syndesmophyten,* wie man sie auch bei der Spondylitis ankylosans findet, beobachteten SCHILLING und SCHACHERL (1977) in 30% der Fälle, dagegen kaum Spondylarthritiden oder diskovertebrale Veränderungen. Auch LATEUR und BAERT (1975) berichten von unilateralen asymmetrischen Syndesmophyten. *Alle diese Veränderungen liegen bevorzugt im Bereich der Lendenwirbelsäule und der unteren Brustwirbelsäule* (SHARP 1957; SAIRANEN et al. 1969). CLIFF (1971) beschreibt eine laterale knöcherne Brückenbildung an der Brustwirbelsäule. Die Halswirbelsäule ist nicht ganz ausgespart, aber doch deutlich weniger beteiligt. Die Spondylitis im Bereich der Lendenwirbelsäule geht der zervikalen Spondylitis meist voraus. Unter den von DIRHEIMER (1977) untersuchten 7 Patienten mit einem Reiter-Syndrom fanden sich 2, die Veränderungen in den Zervikookzipitalgelenken zeigten. In einem Fall bestanden im vorderen und hinteren Bereich des Odontoids Erosionen, die sich innerhalb von 6 Monaten

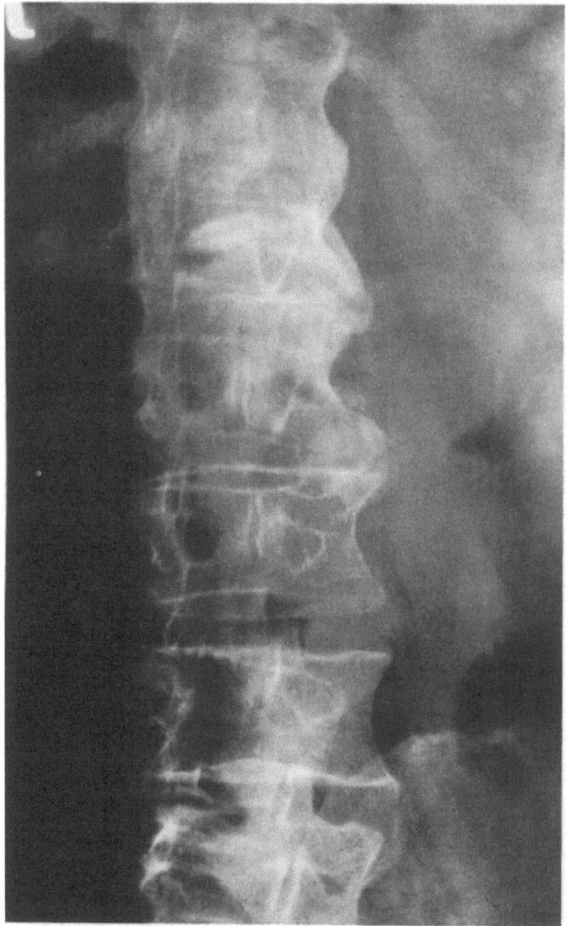

Abb. 2. Focksegelartige Parasyndesmophyten bei Reiter-Syndrom. B.M., 40jähriger Mann (Beobachtung aus der Universitäts-Rheumaklinik Zürich)

– das vorhergehende Röntgenbild war normal – entwickelten. Im anderen Fall zeigte sich eine hyperostosierende Läsion (produktive Fibroostitis?) am Zervikookzipitalgelenk, die zuerst den vorderen Atlasbogen befiel. Frontale Tomogramme boten das klassische Bild des crowned odontoid (DIRHEIMER u. WACKENHEIM 1974). Diese hyperostotische Reaktion erscheint im Vergleich zur chronischen Polyarthritis und der Arthritis psoriatica dicker und unregelmäßiger. Sie ähnelt den Veränderungen der restlichen Wirbelsäule. In keinem der von DIRHEIMER (1977) untersuchten Fälle gab es eine atlantoaxiale Subluxation. Dagegen beobachteten SHARP und PURSER (1961) bei einem inkompletten Reiter-Syndrom eine ventrale atlantoaxiale Subluxation.

Charakteristisch für den frühen Wirbelsäulenbefall ist ein isolierter Syndesmophyt/Parasyndesmophyt an einem einzigen Wirbelkörper (BOYLE u. BUCHANAN 1971). *Eine Osteoporose findet sich selten,* die Kostovertebralgelenke können befallen sein (MCEWEN et al. 1971), die Intervertebralgelenke sind ausgespart, Kastenwirbelbildungen gibt es nicht. Alle Zeichen, die die Spondylitis ankylosans bietet, können bei zunehmender Laufdauer der Reiter-Spondylitis mehr in den Vordergrund treten. Zur *Diagnose* einer Reiter-Spondylitis gehören:

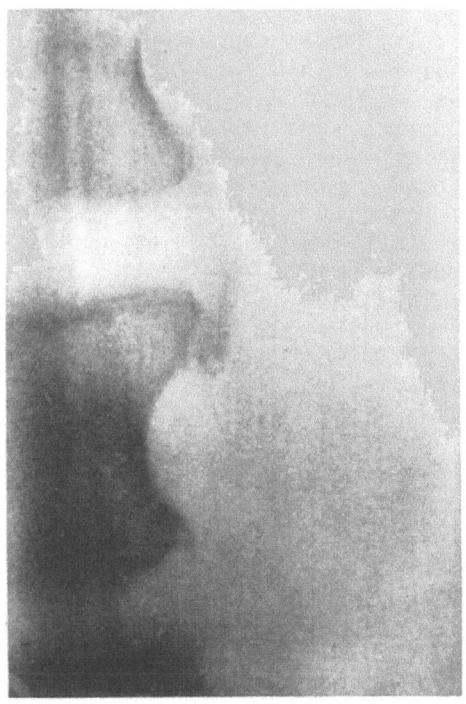

Abb. 3. Paravertebrale Ossifikation beim Reiter-Syndrom. Tomogramm (Beobachtung von F. SCHILLING)

1. Die klinisch und/oder anamnestisch gesicherte Diagnose Reiter-Syndrom.
2. Eine Summe röntgenmorphologischer Eigenheiten, zu denen zählen:
   a) typische Parasyndesmophyten – paravertebrale Ossifikationen – fehlende Osteoporose;
   b) kaum Befall der kleinen Zwischenwirbelgelenke, keine Kastenwirbel;
   c) oft unilateraler Beginn der Arthritis der Iliosakralgelenke.
3. In den meisten Fällen milde, nicht progrediente klinische Symptome hinsichtlich Schmerz und Bewegungseinschränkung.

2. Spondylitis psoriatica

Die Arthritis psoriatica ist eine chronische Systemerkrankung, die eine seronegative Polyarthritis mit einer Psoriasis der Haut oder Nägel verknüpft, die der Arthritis meist vorangeht, seltener gleichzeitig mit ihr auftritt oder ihr noch seltener folgt. Die Polyarthritis, erosiv destruierend, befällt mit Vorliebe die distalen Interphalangealgelenke der Finger.

Dieses Krankheitsbild, das erst in den letzten Jahren (VILANOVA u. PINOL 1951; MOLL u. WRIGHT 1973) als Krankheitsentität definiert wurde, zeigt häufig die Beteiligung des Stammskeletts in Form einer Arthritis der Iliosakralgelenke und der Wirbelkörperaffektion. Eine wertende Beurteilung aller bisher erschienenen Arbeiten über Wirbelsäulen- und Iliosakralgelenkbeteiligung bei Psoriasis bzw. Arthritis psoriatica ist schwierig, da in der Vergangenheit nahezu jede Form der Verbindung einer Arthritis mit einer Psoriasis, unabhängig ob seropositiv oder seronegativ, unabhängig von der Koinzidenz Spondylitis ankylosans und Psoriasis oder chronische Polyarthritis und Psoriasis, unter den Oberbegriff Spondylitis bei Arthritis psoriatica subsumiert wurde. *Voraussetzung für die Diagnose Spondylitis psoriatica ist neben den charakteristischen Wirbelsäulenmanifestationen die dermatologisch gesicherte Psoriasis sowie eine Arthritis, die die in der oben zitierten Definition geforderten Bedingungen erfüllt.* Viele dieser Spondylitiden erfassen die kleinen Wirbelgelenke mit, so daß man korrekt von einer Spondylarthritis psoriatica sprechen müßte (THEISS et al. 1969b). Auch ist die Bezeichnung Spondylitis nicht genau, wenn ossifizierende Vorgänge im paraspinal gelegenen Bindegewebe gegeben sind, die z.B. BYWATERS und DIXON (1965) beschreiben.

Folgende Synonyma werden gebraucht:
Psoriasis-Spondylarthritis;
psoriatic spondylitis (Englisch);
spondylarthrite chronique,
progressive spondylarthrite ankylosante psoriasique,
spondylarthrite psoriasique (Französisch);
spondylarthrite psoriasica (Italienisch);
Psoriasis spondylitica.

Bereits früh wurde die Verbindung zwischen *Psoriasis* und *ankylosierender Spondylitis* beschrieben (ZELLNER 1928; BAUER u. VOGL 1931; WEISSENBACH 1938; DAWSON u. TYSON 1938; EPSTEIN 1939). Erst ab 1951 wurde die *Spondylitis psoriatica* erwähnt (VILANOVA u. PINOL 1951; SHERMAN 1952; FLETCHER u. ROSE 1955; GRABNER-DUVERNAY 1957; WRIGHT 1957; COSTE et al. 1958). Weder epidemiologische Studien, die einen deutlich erhöhten Anteil der ankylosierenden Spondylitis und der Sakroiliitis bei Patienten mit Psoriasis zeigten (GRABNER-DUVERNAY 1957; WRIGHT 1961; REED 1961; JAJIC 1968), noch röntgenologische Eigenheiten (BYWATERS u. DIXON 1965; JAJIC 1968; THEISS et al. 1969b; LANGELAND u. ROAAS 1971; McEWEN et al. 1971) führten dazu, daß man heute eine gültige Definition der Spondylitis psoriatica geben kann. Nach WRIGHT und MOLL (1976) lassen sich folgende Symptomgruppen zur Diagnose Spondylitis psoriatica verwenden:

1. Patienten mit einer Psoriasis und einer Spondylitis ankylosans ohne periphere Arthritis;
2. Patienten mit Psoriasis, einer peripheren Arthritis und einer Spondylitis ankylosans, in deren Rahmen die Spondylitis vorherrscht;
3. Patienten mit Psoriasis, peripherer Arthritis und Spondylitis ankylosans: die periphere Arthritis dominiert;
4. Patienten mit Psoriasis, peripherer Arthritis und Spondylitis ankylosans; der Befall von peripheren und axialen Gelenken ist etwa annähernd gleich.

Die Arthritis psoriatica bewirkt eine erhöhte Bereitschaft zur Kalkablagerung in der Umgebung der Sehnenansätze und Gelenkbänder (TESAREK u. STREDA 1968). Paravertebrale Ossifikationen/Parasyndesmophyten lassen sich erklären als entzündliche Reaktionen des Bindegewebes, im Sinne von Insertionstendinopathien, als Folge von Druck und Zug. Der zugrundeliegende Vorgang könnte eine *Enthesopathie* (BALL 1971) sein. BYWATERS und DIXON (1965) berichten, daß der neu entstandene Knochen Abstand vom Wirbelkörper habe und in seiner Struktur neuem subperiostalem Knochengewebe ähnlich sei. Diese Ossifikationen können nicht Folge von Wirbelkörperzusammenbrüchen sein, obwohl eine schnelle Osteoporose lokal Kalzium verfügbar macht.

Tabelle 3. Häufigkeit der Spondylitis bei Arthritis psoriatica

9%:	AVILA et al. (1960)
10–30%:	WRIGHT (1961)
	BAKER et al. (1963)
	PETERSON und SILBIGER (1967)
	MOLL (1974)
10–36%:	SHARP (1957)
	REED (1961)
	HORNSTEIN (1962)
	BAKER et al. (1963a)
	THEISS et al. (1969b)
	TESAREK und STREDA (1968)
17%:	SUNDARAM und PATTON (1975)
34%:	LITTLE et al. (1975)
10–30%:	KILLEBREW et al. (1973)

Das Krankheitsbild der Spondylitis psoriatica (THEISS et al. 1969b) hat eine *Morbidität* von 1 auf 10000. Die *Geschlechtsverteilung*, für die Arthritis psoriatica noch 1:1, verschiebt sich zugunsten der Männer in einem Verhältnis von 5–6:1 (THEISS et al. 1969b; HOLZMANN 1976).

Untersuchungen über die Wirbelsäulen- und Iliosakralgelenkveränderungen *bei reiner Psoriasis ohne periphere entzündliche Gelenkbeteiligung* brachten folgende Ergebnisse: DIRHEIMER (1977) schildert hyperostotische Reaktionen an der oberen Halswirbelsäule. LASSUS et al. (1964) berichten über 169 Fälle: In 14,2% waren die Iliosakralgelenke, in 3,6% die Wirbelkörper angegriffen. Nach KAPLAN et al. (1964) gab es in 38% von 34 Psoriasis-Patienten entzündliche Veränderungen, u.a. unregelmäßig konturierte Gelenkflächen der kleinen Wirbelgelenke und die Verknöcherung des vorderen Längsbandes. JAJIC (1968) weist eine Arthritis der Iliosakralgelenke in 27% und Syndesmophyten in 23% der Fälle nach. HARVIE et al. (1976) untersuchten 76 Fälle mit schwerer Psoriasis. Sie fanden eine Arthritis der Iliosakralgelenke in 10,5%.

Die Zahlen über die *Häufigkeit der Spondylitis bei einer gesicherten Arthritis psoriatica* liegen zwischen 9 und 40% (Tabelle 3). Eine Spondylitis/Iliosakralgelenkarthritis fanden HARVIE et al. (1976) in 50%. *Iliosakralgelenkbeteiligungen* treten nach FEHR und BÖNI (1971) in 41% doppelseitig, in 15% einseitig (nach WRIGHT 1960 in 29%) auf. KILLEBREW et al. (1973) beschreiben bilaterale symmetrische Erosionen in 62% der Fälle. Auch COSTE et al. (1958), WRIGHT (1960, 1961), ROBECCHI und DI VITTORIO (1965), JAJIC (1968), THEISS et al. (1969a+b), McEWEN et al. (1971) schildern Arthritiden der Iliosakralgelenke (Tabelle 4).

Die *Psoriasis* ist in 50% generalisiert (THEISS et al. 1969); sie kann an den bekannten Prädilektionsstellen, z.B. an den Streckseiten der Gelenke, aber auch an intertriginösen Stellen sitzen. Eine *Nagelpsoriasis* beobachteten SHARP (1957) in 44%, THEISS et al. (1969b) in 64,3% der Fälle.

Die Arthritis der Iliosakralgelenke verläuft oft symptomlos und unbemerkt. Gelegentlich finden sich wie bei der Spondylitis ankylosans im tiefen Rückenareal Schmerzen und Steifigkeit sowie ein positives Menell-Zeichen. MATHIES (1974) berichtet, daß 53,6% seiner Patienten Schmerzen im Bereich der Iliosakralgelenke angaben. Lumbalgien, Zervikalgien und Wurzelirritationen können

Tabelle 4. Häufigkeit der Iliosakralgelenkarthritis bei Arthritis psoriatica

Reed (1961)	20%
Wright (1961)	20%
Wright und Reed (1964)	19%
Lassus et al. (1964)	14,2%
Baker (1966)	20%
Fehr (1967)	57%
Jajic (1968)	84%
Petres et al. (1970)	100%
Molin (1973)	85%
Schilling (1974)	25%

auftreten (Coste u. Solnica 1966). Die meisten Patienten bemerken eine Einschränkung der Wirbelsäulenbeweglichkeit. Im Gegensatz zur Spondylitis ankylosans ist die fortschreitende Versteifung seltener, schmerzloser, die Progredienz langsamer. *Der Verlauf ist mild.* Meist besteht keine Korrelation zwischen den radiologischen Zeichen der Spondylitis psoriatica und den geschilderten Funktionseinschränkungen (Jajic 1968). Nach Mathies (1974) klagen 26,8% der Patienten über Beschwerden und Bewegungseinschränkungen im Halswirbel- und Lendenwirbelsäulenbereich. *Iritiden* schildern Theiss et al. (1969b) in 7%, Lambert und Wright (1976) bei Patienten mit rein peripherer Arthritis psoriatica in 6%, bei Patienten mit Arthritis und Sakroiliitis in 15%, bei Patienten mit Arthritis und Spondylitis in 18% der Fälle. *Fersenschmerzen* sind häufig (Holzmann 1976); sie kommen in 21,5% vor (Theiss et al. 1969b). Im Rahmen der Spondylitis psoriatica stellen die *Häufigkeit peripherer Gelenkbeteiligungen* fest: Theiss et al. (1969) mit 71,4%; Killebrew et al. (1973) mit 84%. Hier ist besonders (Coste 1970) auf die Bedeutung der Koinzidenz von Spondylitis ankylosans und Arthritis der distalen Interphalangealgelenke hinzuweisen. Arthritiden der Fingergelenke finden sich nach Coste und Solnica (1966) in 54%, nach Theiss et al. (1969b) in 33%, nach McEwen et al. (1971) in 100%, nach Baker et al. (1963) in 29% und nach Killebrew et al. (1973) in 72% der Fälle. Sundaram und Patton (1975) beschreiben den Befall der Fingerendgelenke in 19%, Killebrew et al. (1973) eine Arthritis mutilans in 41%. Serre et al. (1963) erwähnen den Fall einer polyartikulären Arthritis psoriatica mit atlantoaxialer Subluxation und einer Differenz zwischen Atlas und Axis von 13 mm bei gleichzeitig bestehenden Pyramidenbahnzeichen.

Eine Spondylitis ohne Sakroiliitis ist ungewöhnlich (Killebrew et al. 1973), kann aber vorkommen (Mathies 1974). Die Iliosakralgelenke erkranken nie vollständig (Schilling u. Schacherl 1967). Nur am Anfang lassen sie sich durch ihr Befallmuster von der Spondylitis ankylosans unterscheiden. Meist beginnt die Arthritis einseitig, um später bilateral und symmetrisch zu werden. Nach Schilling (1974) gibt es keinen aszendierenden Verlauf wie bei der Spondylitis ankylosans. Sundaram und Patton (1975) sehen in den *paravertebralen Ossifikationen* ein Frühzeichen, das in ihren Fällen in 19% vorkam. Die Verknöcherungen können der Psoriasis vorangehen; nie erscheint die Spondylitis gleichzeitig; meist zeigt sie sich nach der Psoriasis (Langeland u. Roaas 1971). McEwen et al. (1971) erkannten das synchrone Auftreten der beiden Symptome in 18% der Fälle. Nach ihren Untersuchungen trat die Spondylitis in 33% vor der Psoriasis und in 50% danach auf. Diese zeitliche Verteilung bestätigen Oppolzer et al. (1976). Langeland und Roaas (1971) berichten vom seltenen

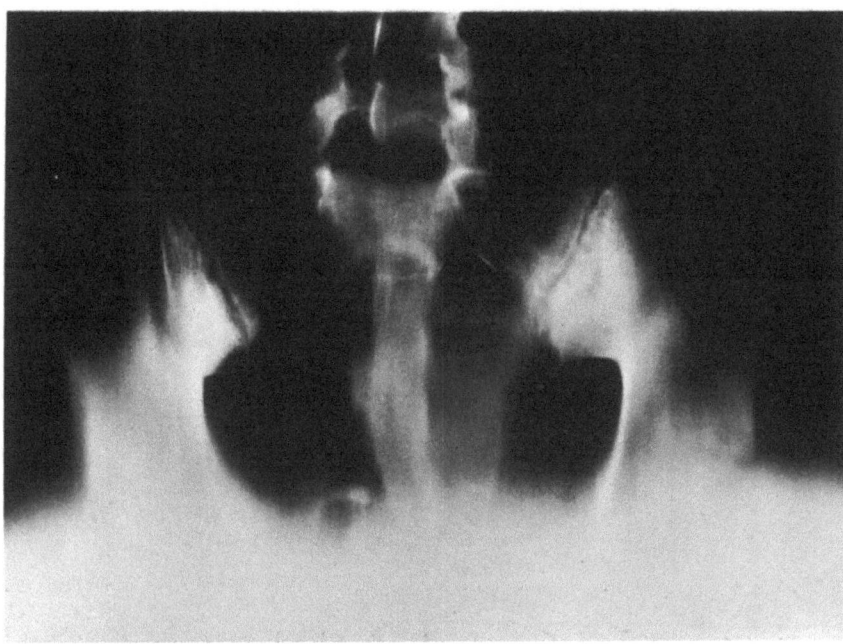

Abb. 4. D.H. 33jährige Frau, seit Jahren gesicherte Arthritis psoriatica, doppelseitige iliosakrale Arthritis im tomographischen Bild gut erkennbar (Beobachtung von I. NEU)

Fall einer destruktiv über 14 Jahre verlaufenden Spondylitis psoriatica, die in einer soliden Fusion von Wirbelkörpern endete.

Im Röntgenbild bietet die Arthritis der Iliosakralgelenke destruierende und sklerosierende Zeichen (DIHLMANN 1973). Wie bereits erwähnt, beginnt die Entzündung oft einseitig (PHELIP 1974) (Abb. 4). Sie ist oft schon wenige Monate nach dem ersten Schub erkennbar. Die Arthritis der Iliosakralgelenke korreliert zum einen mit einem langen Krankheitsverlauf (STEINBACH u. JENSEN 1975), zum anderen mit einer Arthritis mutilans (SIGLER 1974).

Der Schlüssel zur Diagnose ist das Röntgenbild. Oft sind paravertebrale Ossifikationen, Parasyndesmophyten und Syndesmophyten schmerzlos und schränken die Beweglichkeit nicht ein. Deshalb ist in diesen Fällen die Dokumentation der Veränderungen im Röntgenbild für die Diagnose von entscheidender Bedeutung. *Typisches Substrat der Spondylitis psoriatica sind paraspinale Verknöcherungen, die grazil vom Knochen ganz oder durch einen Spalt getrennt, den Intervertebralraum überbrückend, manchmal fein geschwungen nach innen konvex liegen.* Sie wachsen – sind sie mit dem Wirbelkörper verbunden – ein kurzes Stück waagrecht heraus, knicken dann zur vertikalen Ebene ab und verlaufen parallel zur Wirbelsäule, so als ob sie am nächsten Wirbelkörper vorbeiwachsen wollten (SCHILLING 1974). Von breiten, klobigen Syndesmophyten bis zur vagen Knochenspange findet sich eine breit angelegte Morphologie. An der oberen Halswirbelsäule zeigen sich Demineralisation der Knochen, Intervertebralarthritiden und verschiedene Formen von Subluxationen. Verknöcherungen des vorderen Längsbandes beschreiben KAPLAN et al. (1964), BYWATERS und DIXON (1965), und SCHMIDT (1972). DIRHEIMER (1977) schildert im Bereich C1/C2 Knochenanbau in Form des sog. crowned odontoid, ebenso wie hyperostotische Reaktionen

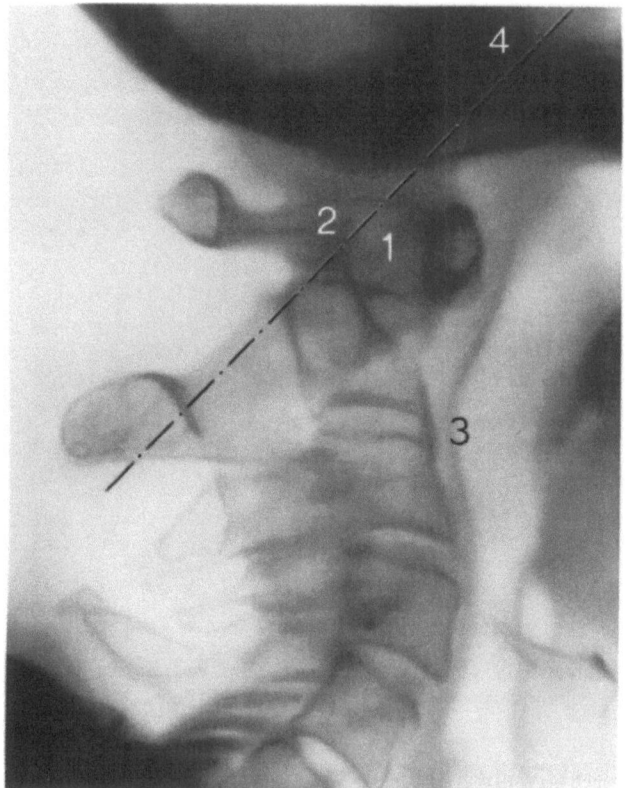

Abb. 5. Spondylitis psoriatica mit atlantoaxialer Subluxation. Die Fixierung dieser „unverrückbaren" atlantoaxialen Subluxation kann durch eine Verknöcherung zwischen Dens und vorderen Atlasbogen verursacht sein (*1*); zusätzlich eine kraniale atlantoaxiale Subluxation (*2*). Ventrale Syndesmophyten zwischen C2-C3 (*3*). Basisila Linie (*4*). (Aus DIRHEIMER 1977)

am Atlas. Atlantoaxiale Subluxationen (Abb. 5) erkennen MARTEL und PAGE (1960), SHARP und PURSER (1961), SERRE et al. (1963), PETERSON und SILBIGER (1967), GUILIANO und SCULLY (1972), KILLEBREW et al. (1973) in 45%. DIRHEIMER (1977) erwähnt zwei Fälle einer vertikalen Subluxation, eine Subluxation des vorderen Atlantoaxialgelenks und eine atlantoaxiale Subluxation bei einer psoriatischen ankylosierenden Spondylitis. Nicht von den *Syndesmophyten* der Spondylitis ankylosans zu unterscheidende Syndesmophyten schildern McEWEN et al. (1971), SCHMIDT (1972), DRYLL et al. (1973), KILLEBREW et al. (1973), MATHIES (1974), STEINBACH und JENSEN (1975) und HARVIE et al. (1976). Daneben finden sich die für die Krankheit typischen *Parasyndesmophyten* (Abb. 6-8) (FORESTIER et al. 1956; BUNIM 1962; PORRINI et al. 1964). Sie liegen hauptsächlich im Bereich des dorsolumbalen Übergangs, oft solitär oder in Gesellschaft von Syndesmophyten (SCHILLING u. SCHACHERL 1967; LANGELAND u. ROAAS 1971). McEWEN et al. (1971) berichten über Syndesmophyten im Bereich der Brust- und Lendenwirbelsäule in insgesamt 28% ihrer Fälle. Auch paraspinale Knochenneubildungen ohne Verbindung zum Wirbelkörper (*paraspinale Ossifikationen*) werden beschrieben: BYWATERS und DIXON (1965), ROBECCHI und DI VITTORIO (1965), DE SEZE et al. (1966), SCHILLING und SCHACHERL (1967), THEISS

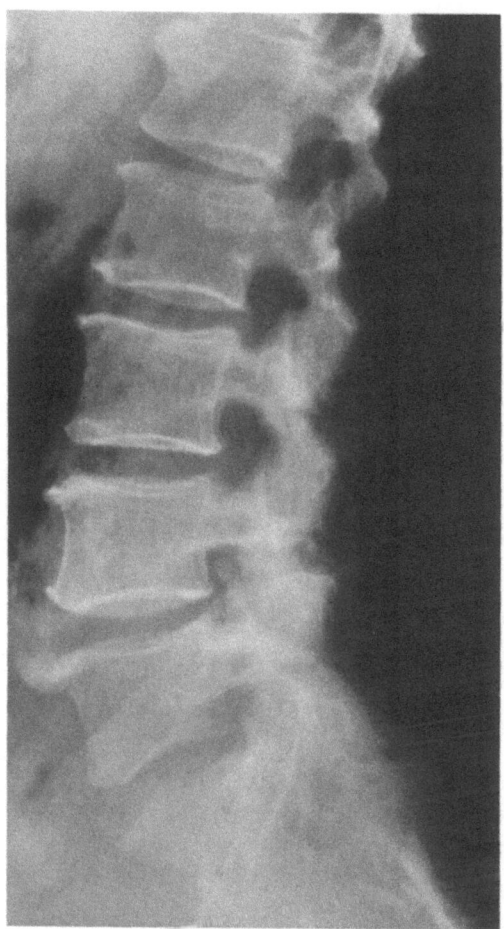

Abb. 6. St.O. 40jähriger Mann, Parasyndesmophyt am LWK 5 bei gesicherter Arthritis psoriatica (Beobachtung aus der Universitätsklinik Zürich)

et al. (1969b), SCHMIDT (1972), SUNDARAM und PATTON (1975), STEINBACH und JENSEN (1975) (Abb. 9). Nach STEINBACH und JENSEN (1975) zeigen sich Sakroiliitis und Spondylitis vor allen Dingen nach lang andauerndem Verlauf. Nach MATHIES (1974) entwickelt sich eine Spondylitis anterior in 3,8% der Fälle. Kastenwirbel sind selten (JAJIC 1968; McEWEN et al. 1971; KILLEBREW et al. 1973). Die Kastenwirbelbildung zeigt eine deutliche Abhängigkeit von der Verlaufsdauer der Erkrankung. Vor dem Ablauf des 6. Jahres fanden McEWEN et al. (1971) keine, zwischen dem 6. und 15. Jahr in 17% aller Fälle und nach dem 15. Krankheitsjahr noch mehr Kastenwirbelbildungen.

Ein spezifisches laborchemisches Muster der Spondylitis psoriatica gibt es nicht. Allerdings spielen die in letzter Zeit in den Vordergrund getretenen Histokompatibilitätsantigene eine wichtige Rolle (Tabelle 5). SANY et al. (1975) beschreiben eine zentrale Form der Arthritis psoriatica (Pelvispondylitis), bei der HLA-B 27 und HLA 16 (HLA-Da 31) auffällig häufiger, dagegen HLA 13 weniger und HLA 17 gar nicht vorkommen. Die HLA-Gruppierungen sind von Bedeutung für die Differentialdiagnose zwischen der Arthritis psoriatica mit und ohne axiale Beteiligung (ESPINOZA et al. 1978). METZGER et al. (1975) fanden HLA-B 27 in 35% jener Fälle, in denen eine periphere Arthritis psoriatica zusammen

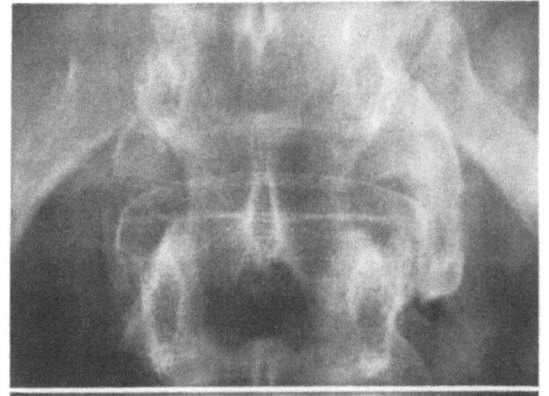
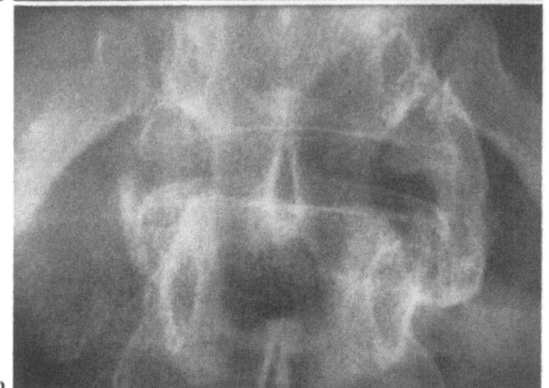

Abb. 7a, b. Entwicklung von paraspinalen Ossifikationen bei seit fünf Jahren bestehender Arthritis psoriatica eines 46jährigen Mannes. **a** Kräftige paraspinale Ossifikation bei D12/L1 links lateral, beginnend auch rechts lateral. **b** Ein Jahr später: deutliche Zunahme der paraspinalen Ossifikationen rechts lateral, links lateral keine Veränderung (Legende und Abbildung von M. SCHACHERL)

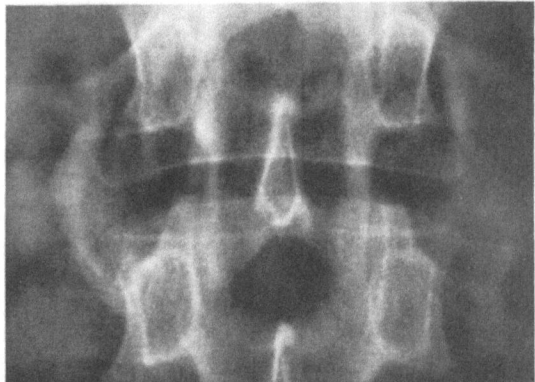
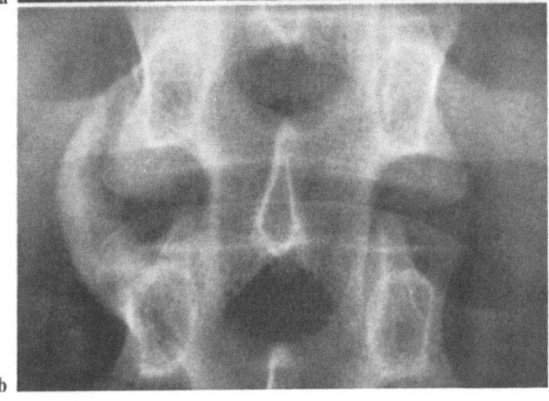

Abb. 8a, b. Arthritis psoriatica sine Psoriasis. 27jähriger Mann mit einseitiger iliosakraler Arthritis. **a** Entwicklung einer paraspinalen Ossifikation bei L1/2 lateral. **b** Zwei Jahre später: Zunahme der Ossifikation an Größe und Dichte (Legende und Abbildung von M. SCHACHERL)

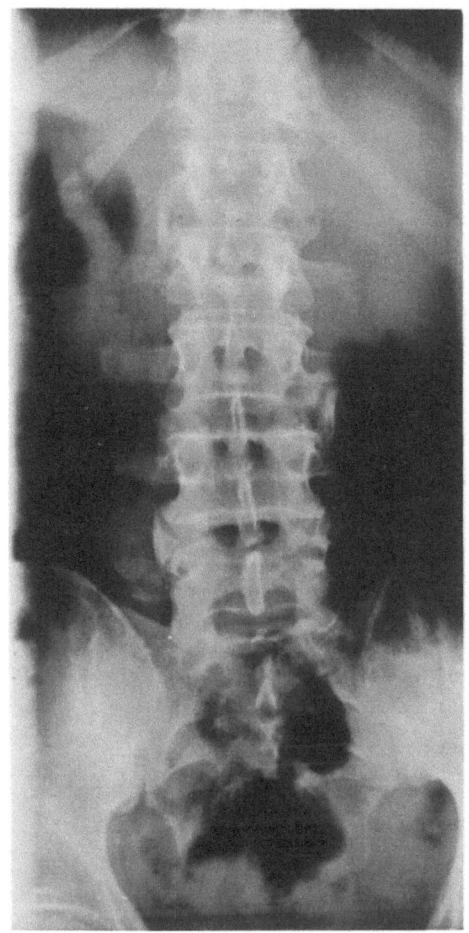

Abb. 9. St.H. 50jähriger Mann, paravertebrale Ossifikationen rechts in Höhe des Intervertebralraumes zwischen LWK 1 und 2 sowie LWK 4 und 5; links zwischen LWK 3 und LWK 4 (Beobachtung aus der Universitäts-Rheumaklinik Zürich)

Tabelle 5. HLA-Muster bei Spondylitis psoriatica

Espinoza et al. (1978):		Sany et al. (1975):	
Reine Psoriasis (%):		Reine Psoriasis (%):	
B 27/K – 12,5/8,8;	BW 17/K – 28,1/10,6;	B 27/K – 7,2/8,7;	BW 17/K – 26,5/4,2;
B 13/K – 12,5/7,5;	BW 38/K – 0/6,9;	B 13/K – 13,3/4,5;	BW 38/K – /2,7;
Periphere A.ps. ohne axiale Beteiligung (%):		Periphere Arthritis ohne axiale Beteiligung (%):	
B 27/K – 21,4/8,8;	BW 17/K – 21,4/10,6;	B 27/K – 11,6/8,7;	BW 17/K – 13,2/4,2;
B 13/K – 7,1/7,5;	BW 38/K – 45,5/6,9;	B 13/K – 11,6/4,5;	BW 38/K – 11,9/2,7;
A.ps. mit axialer Beteiligung (%):		A.ps. mit axialer Beteiligung (%):	
B 27/K – 21/8,8;	BW 17/K – –/10,6;	B 27/K – 22,2/8,7;	BW 17/K – 0/4,2;
B 13/K –	BW 38/K – 35,7/6,9;	B 13/K – 22,2/4,5;	BW 38/K – /2,7;
Schattenkirchner et al. (1976):		Metzger et al. (1975):	
Periphere Arthritis ohne axiale Beteiligung (%):		Periphere A.ps. ohne axiale Beteiligung:	
B 27/K – 13/6,9;	BW 17/K – 34/7,5;	B 27/K – 18/6;	BW 17/K – 35/9;
B 13/K – 20/6,8;	BW 38/K – 30/4,2;	B 13/K – 6,4;	BW 38/K – 12/6;
A.ps. mit axialer Beteiligung (%):		A.ps. mit axialer Beteiligung (%):	
B 27/K – 66/6,9;	BW 17/K – 34/7,5;	B 27/K – 35/6;	BW 17/K – 13/9;
B 13/K – 20/6,8;	BW 38/K – 30/4,2	B 13/K – 9/4;	BW 38/K – 22/6;

mit einer Spondylitis/Sakroiliitis bestand. Auch SCHATTENKIRCHNER et al. (1976) beobachteten bei gleichzeitiger Sakroiliitis eine hohe Frequenz von positivem HLA-B 27. Nach KARVONEN et al. (1974) hatten 11 von 19 Patienten im Rahmen einer Arthritis psoriatica mit Sakroiliitis ein positives B 27-Antigen. LAMBERT et al. (1976) fanden ein HLA-B 27 bei Arthritis psoriatica und Spondylitis, aber ohne Sakroiliitis in 36%, bei Arthritis psoriatica mit Sakroiliitis und Spondylitis in 75% und bei der Arthritis psoriatica mit Sakroiliitis, aber ohne Spondylitis in 78% der Fälle.

Die *Diagnose* ist mehr eine Röntgen- als eine klinische Diagnose, da die Beschwerden und Funktionseinbußen in der Regel mild sind.

3. Wirbelsäulenmanifestationen bei der chronischen Polyarthritis

a) Chronische Polyarthritis

Die chronische Polyarthritis ist eine chronisch verlaufende, progrediente, entzündliche, nicht ansteckende, allgemeine Erkrankung. Sie ist klinisch gekennzeichnet durch eine schubweise fortschreitende Entzündung der Gelenke mit Tendenz zur Versteifung in oft charakteristischer Fehlstellung, besonders typisch der Hände und Füße (BÖNI 1970).

Nach ZEIDLER und WITTENBORG (1974) wird die Halswirbelsäule nach den Zehengrundgelenken am häufigsten von der c. P. befallen. Radiologische Zeichen finden sich dort häufiger als in jedem anderen Gelenk (HALL, 1975; Tabelle 6).

Eine pannöse Synovialitis führt zur Destruktion der Kopfgelenke, zu einer Arrosion und Zerstörung des Dens axis sowie der zervikookzipitalen Bänder (Ligamentum transversum, Ligamenta alaria) (s. Abb. 10). Resultat ist eine atlantodentale Bandinsuffizienz (AUFDERMAUR 1957, 1958). Der Prozeß, beginnend in der Synovialis, breitet sich auf den Knorpel aus, lockert und unterminiert den Bandapparat. Ist das Ligamentum transversum insuffizient, werden die anderen Bänder und Gelenke vermehrt belastet. Erosionen an der Hinterfläche des Dens, deren Ursache Granulationsgewebe zwischen dem Dens und dem Ligamentum transversum ist, sind beschrieben. Werden die Ligamenta alaria zusätzlich geschädigt, kommt es zu einer abnormen Beweglichkeit im okzipitozervikalen Sektor mit möglicher Beeinträchtigung der Medulla oblongata und der Arteriae vertebrales (BALL u. SHARP 1971; MEIJERS et al. 1974). Ursachen der Deckplattenerosionen, der Bandscheibenverschmälerungen und der Subluxationen sind Synovialitiden in den kleinen Wirbel- und den Unkovertebralgelenken. In die Bandscheibe einwachsendes Bindegewebe mit entzündlichen Zellelementen verursacht eine Diszitis, später dann eine Verknöcherung der Bandscheibe und letztlich die Ankylose. Destruktive Veränderungen an der Halswirbelsäule, bewirkt durch die in den Zwischenwirbelgelenken bestehende Arthritis, führen zur Instabilität.

Die Spondylitis beginnt mit der Synovialitis der Unkovertebralgelenke (BALL 1971). Bei Obduktionen von Patienten, deren Halswirbelsäule röntgenologisch ohne Befund war, fand man Veränderungen an den kleinen Wirbelgelenken, an den Unkovertebralgelenken, nicht aber an den Bändern. In diesen Unkoverte-

Tabelle 6. Häufigkeit des Halswirbelsäulenbefalls bei der chronischen Polyarthritis

Garrod (1890)	35%
Sharp (1957)	40%
Voit und Gamp (1958)	33%
Conlon et al. (1966)	50%
Schilling (1969)	35–50%
Mathies (1974)	33%
Schilling (1974)	33%

bralgelenken erodiert und drängt das von der Synovialitis verursachte Granulationsgewebe den Scheibenring und dessen Nachbarschaft zurück. Im Gegensatz dazu glaubt Martel (1977), daß die diskovertebralen Destruktionen im Halswirbelsäulenbereich so entstehen: Die Instabilität der Halswirbelsäule führt zu Mikrofrakturen an den Wirbelkörperendplatten, zu intravertebralen Diskushernien und fokalen Nekrosen unterschiedlichen Ausmaßes und damit zur Degeneration des Bandscheibenknorpels. Strengste Immobilisation könnte den Vorgang der diskovertebralen Destruktion verzögern und vielleicht die Entwicklung einer knöchernen oder fibrotischen Ankylose ermöglichen. *Aktive erosive Prozesse werden charakteristischerweise nicht von reaktiven Knochenneubildungen begleitet, und knöcherne Reparationen sind in inaktiven Phasen mangelhaft* (Ball u. Sharp 1971). Deshalb finden sich bei der chronischen Polyarthritis kaum Knochenspangen. Hughes (1977) schildert zwei Fälle eines Halswirbelsäulenbefalls mit spastischer Paraparese: Die Obduktion zeigte Subluxationen im Bereich C4/C5 und den Einbruch von C5 in den Wirbelkanal. Der Autor fand eine zentrale Infarzierung, wahrscheinlich verursacht durch eine zusätzliche Beeinträchtigung der vorderen Spinalarterie. Diese Infarzierung betraf nicht nur den Ort der Rückenmarkskompression, sondern auch einige darunter liegende Segmente.

Welche Veränderungen kommen an der Wirbelsäule im Rahmen einer c.P. vor?
1. Arthritiden *im Bereich der Atlantookzipitalgelenke.* Diese Arthritiden sind selten; sie können zum sog. Okzipitalgleiten führen (Torklus u. Gehle 1975).
2. *Atlantoaxiale Subluxationen/Dislokationen* (Tabelle 7). Man unterscheidet zwischen einer ventralen, dorsalen, lateralen und vertikalen Dislokation (Abb. 10). Bereits Ely (1911) und Stammers und Frazer (1933) berichten über atlantoaxiale Subluxationen. Später schildern diese Subluxationen Sharp und Purser (1961), Schilling et al. (1963a, b), Finger und Kikillus (1964), Greuel (1964), Conlon et al. (1966), Bland (1967), McKeever (1968), Torklus und Gehle (1975), Schilling (1970), Ball und Sharp (1971). Die scharfe Zuspitzung und Verbiegung des Dens axis nach vorne beschreiben Martel (1961) in 35%, Serre et al. (1964) in 68% der Fälle sowie Dirheimer (1977). Die häufigste Subluxation ist die *ventrale Subluxation.* Die Subluxation nach *dorsal* ist selten. Als pathologisch-anatomische Voraussetzung (Dirheimer 1977) braucht sie immer die Zerstörung des vorderen Atlasbogens, pathologische Densfrakturen oder Zerstörungen des Dens axis. Diese Form der Subluxation erwähnen Verjal und Hardner (1965), Williams et al. (1966), Crellin et al. (1970), Isdale und Corrigan (1970) sowie Weissmann und Sosman (1975). Ebenfalls selten, aber am gefährlichsten sind *vertikale Subluxationen des Dens axis in das Foramen magnum.* Sie werden von Davis und Markley (1951), Storey (1958), Martel und Abell (1963) sowie Webb

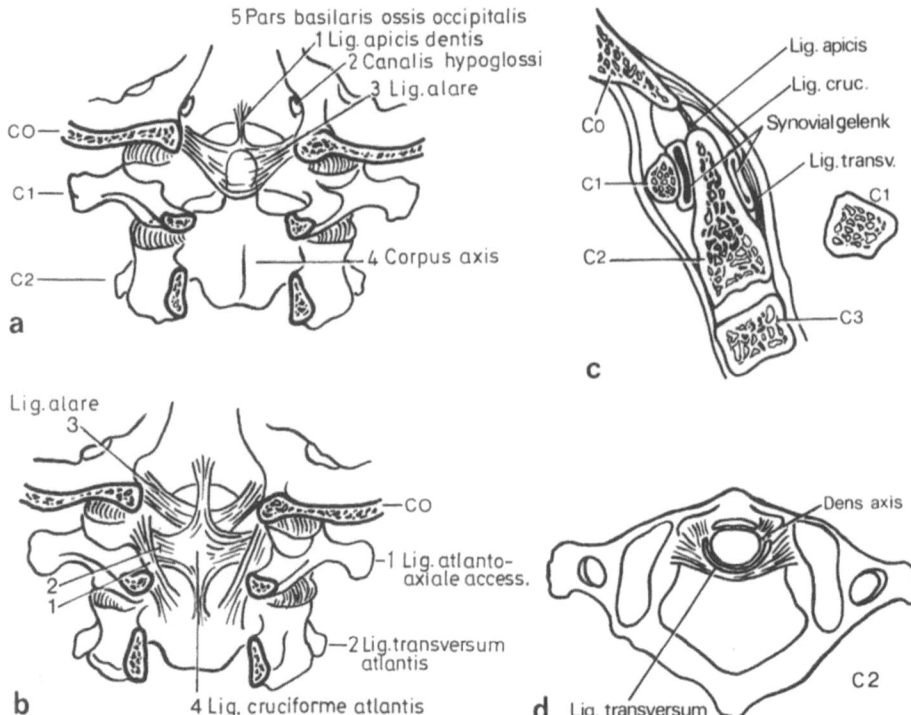

Abb. 10. Anatomie des atlantoaxialen Gelenkes und seiner Bänder: **a, b** Ansicht von dorsal; **c** Ansicht von lateral (Sagittalschnitt); **d** C2 von kranial. (Nach TORKLUS u. GEHLE 1975; ZEIDLER 1974)

et al. (1968) als mit tödlichen Folgen geschildert. GARCIN et al. (1960), SHARP und PURSER (1961), MARTEL (1961), BLAND et al. (1965), NEWMAN und SWEETNAM (1969), MATHEWS (1969), RANA und TAYLOR (1971), SMITH et al. (1972), SWINSON et al. (1972), RANA et al. (1973), DIRHEIMER und BABIN (1974) sowie DIRHEIMER (1977) berichten von vertikalen Subluxationen. CORRIGAN (1969) und BURREY et al. (1977) beschreiben eine laterale atlantoaxiale Subluxation.

3. Subaxial, vom Halswirbelkörper 3 bis zum Halswirbelkörper 7, ist die sog. *Step-ladder-Subluxation* für die c.P. pathognomonisch (MARTEL 1961). Mehrere oder alle Bewegungssegmente sind subluxiert.
4. Brust- und Lendenwirbelsäule werden ebenso wie die Iliosakralgelenke selten befallen (Tabelle 8).
5. Für die im Halswirbelsäulenabschnitt oft vorkommende Osteoporose machen VIGNON et al. (1967) den entzündlichen „rheumatischen" Prozeß, der noch durch die Hemmung der Ossifikation (ANSELL u. BYWATERS 1956) unterstützt wird, die Immobilisation, eine parallel verlaufende Kortikoidtherapie sowie die senile und präsenile Involution verantwortlich.

Das Fehlen der Beschwerden bei Zervikalarthritis ist nicht ungewöhnlich (SHARP u. PURSER 1961; SERRE et al. 1963). Röntgenologisch gesicherte Subluxationen verursachen in 15% der Fälle keine klinischen Symptome (DIRHEIMER 1977). Dagegen schildern SHARP und PURSER (1961) bei atlantoaxialen Subluxationen/Dislokationen Schmerzen und Beschwerden in 23% und CRELLIN et al.

Tabelle 7. Veränderungen an der Wirbelsäule bei chronischer Polyarthritis

Art der Veränderung	Prozentuale Häufigkeit	Autor
C0/C1/C2		
Ventrale Subluxation	25–45%	MATHEWS (1969) STEVENS et al. (1971) DIRHEIMER (1977)
Vertikale Subluxation	0,9–3,7%	SMITH et al. (1972) HENDERSON (1975)
Dorsale Subluxation	Selten	CRELLIN et al. (1970) WEISSMANN und SOSMAN (1970) DIRHEIMER (1977)
Laterale Subluxation	Selten	CORRIGAN (1969) BURRY et al. (1977)
C3–C7		
Step-ladder-Subluxation	5–23%	SHARP et al. (1958) MARTEL (1961) SERRE et al. (1964) CONLON et al. (1966) MENNINGER und WAGENHÄUSER (1977)
Diszitis	7–12%	FRANK et al. (1974) MENNINGER und WAGENHÄUSER (1977)
Zuspitzung des Processus spinosus des 7. Halswirbelkörpers	7–8%	SCHILLING et al. (1963a) SCHACHERL (1974) MENNINGER und WAGENHÄUSER (1977)
Osteoporose	43–82%	DEBEYRE et al. (1965) BRUHIN (1969) FRANK et al. (1974) DIRHEIMER (1977)
BWS		
Osteoporose, Chondritis Diszitis	Selten	COSTE et al. (1952) VERHAEGE et al. (1969) SCHILLING (1974)
LWS	Selten	DEBEYRE et al. (1965) SCHILLING (1969)
Iliosakralgelenke		
Sklerosezeichen fehlen immer	15–40%	DILSEN et al. (1962) TZONCHEV et al. (1973) DIHLMANN (1973)

Tabelle 8. Atlantoaxiale und subaxiale Dislokationen bei chronischer Polyarthritis

1. *Allgemeine Zahlen*		2. *Subaxiale Dislokationen*	
LAND et al. (1965)	25%	SHARP und PURSER (1961)	
CONLON et al. (1966)	25%	CONLON et al. (1961)	
SERRE und SIMON (1966)	40%	MARTEL (1963)	15,5–34%
MEIJERS et al. (1968)	28%	CRELLIN et al. (1970)	58%
MATHEWS (1969)	25%	FRANK et al. (1974)	
SCHILLING et al. (1969)	8%	MEIJERS et al. (1974)	
STEVENS et al. (1971)	36%		
VOGELSANG et al. (1973)	6–8%		
TORKLUS und GEHLE (1975)	6,4%		
SHAW und CARTLIDGE (1976)	36%		
EULDERINK und MEIJERS (1976)	30%		
a) *Ventrale Subluxationen:*			
SHARP und PURSER (1961)	18,9%		
DE SEZE et al. (1963)	19,2%		
SERRE et al. (1963)	38,3%		
MATHEWS (1969)	25%		
STEVENS et al. (1971)	36%		
CONLON et al. (1966)	23%		
DIRHEIMER (1977)	44,8%		
b) *Vertikale Subluxationen:*			
SMITH et al. (1972)	0,9%		
HENDERSON (1975)	3,7%		

(1970) in 47%. Schmerzen im Nackenbereich bei Patienten mit chronischer Polyarthritis konnten COSTE et al. (1960) in 38,8%, CONLON et al. (1966) in 88,5% und RANA et al. (1973) in etwa 76% der Fälle objektivieren. *Diese Schmerzen werden oft durch klinische Funktionsuntersuchungen provoziert.* Sie können auch durch Erschütterungen, wie z.B. beim Autofahren, hervorgerufen oder verschärft werden. Die Bewegungseinschränkung erfaßt hauptsächlich die Rotation und Reklination des Kopfes (BRUHIN 1969).

Der äußere Aspekt der Halswirbelsäule und des Nackenbezirks ist meist unauffällig. Manchmal findet sich eine abgeflacht erscheinende okzipitozervikale Lordose (BRUHIN 1969). In Übereinstimmung mit DE SEZE et al. (1952) und ARLET et al. (1963) beschreibt DIRHEIMER (1977) eine *charakteristische Fehlhaltung* bei Befall der oberen Halswirbelsäule: Der Kopf ist etwas nach vorne gestreckt, im Nacken gebeugt, das Kinn liegt nahe am Sternum und kann nicht leicht angehoben werden. Die Lordose des Nackens erscheint ausgeglichen. Morgensteifigkeit in den aktiven Phasen der Erkrankung, ein aus akuten Ereignissen resultierender Schiefhals sowie die Rotation des Kopfes zu einer Seite sind möglich. Asymmetrische Destruktionen der atlantoaxialen Gelenke, verbunden mit der Insuffizienz des Kapselapparats der Gegenseite, können einen chronischen Schiefhals fördern (WITTENBORG 1974).

Bei den Funktionsuntersuchungen können die Patienten, wenn die Gelenke subluxieren, ein manchmal von einem scharfen Schmerz begleitetes Klicken hören. Auch wird oft von knarrenden Geräuschen bei Rotationsbewegungen des Kopfes berichtet. Der *Sharp-Purser-Test* war nach STEVENS et al. (1971) in 44%, nach DIRHEIMER (1977) in 20% der Fälle positiv: Bei diesem Test wird die Innenseite einer Hand auf die Stirn des Patienten, der Daumen der anderen Hand auf die Spitze des Processus spinosus des Axis gelegt. Dann wird der Patient gebeten, sich zu entspannen und den Nacken in eine halb gebeugte Position zu versetzen. Drückt man nun den Kopf mit der Hand nach hinten, läßt sich eine leichte Bewegung des Kopfes rückwärts demonstrieren, die in gegenläufiger Beziehung zum Processus spinosus des Axis steht.

Der chronische Polyarthritiker bietet bei neurologischen Untersuchungen manche Schwierigkeiten: Zum einen ist er oft ein empfindlicher Patient, zum anderen lassen deformierte Gelenke genaue Untersuchungsmethoden manchmal nicht zu. Auch wird die chronische Polyarthritis nicht selten von typischen neurologischen Syndromen, wie z.B. dem Karpal- oder Tarsaltunnelsyndrom, begleitet, die von der Halswirbelsäule ausgehende pathologische Zeichen überlagern können. Auch kennt man im Rahmen der chronischen Polyarthritis Polyneuritiden und Myopathien.

Von *Rückenmarkkompressionen* berichten COSTE et al. (1952, 1960), VIGNON und PATET (1955), DE SEZE et al. (1957), GRAHAM (1960), MARTEL (1963) sowie LEEUW und MEIJERS (1967). MARTEL (1961) bezeichnet die vertikale Verschiebung des Dens axis als *pseudobasiläre Impression;* der Dens muß die okzipitopalatine Linie um 5 mm überragen. Diese vertikale Subluxation des Axis kann durch die Kompression der Medulla oblongata durch das Foramen magnum hindurch zum plötzlichen Tod führen. Die Aufwärtsluxation des Dens mit Markkompression kann zu Doppelsehen, Parästhesien im Gesicht, an den Füßen, der Zunge, den Lippen, an den Fingern, zu Ohrenklingen, passagerer Tetraplegie, spontanem Klonus, Schwindel, Urininkontinenz und Harndrang führen. Klinisch objektivierbare Zeichen sind eine meist einseitige Hyperreflexie, Faszikulationen, Verlust der Tiefensensibilität, herabgesetzte Schmerz- und Vibrationsempfindungen und der Tremor der oberen Extremitäten. KLAUS (1969) untersuchte 118 Patienten mit klinisch manifester basilärer Impression: Die subjektiven Beschwerden waren in 42% Dysästhesien an den Gliedmaßen, in 41% Motilitätsstörungen, in 39% Nacken- und Hinterhauptschmerzen, in 35% Drehschwindel, in 29% andere Gleichgewichtsstörungen, in 25% Miktionsbeschwerden, in je 17% Hör- und Schluckstörungen sowie Sensibilitätsstörungen für Kälte, Wärme und Schmerz. In 77% waren spastische Pyramidenbahnzeichen, in 57% ein Nystagmus, in je 38% eine spinale Ataxie sowie Paresen des Nervus XI und X, in je 35% Sensibilitätsstörungen im Trigeminusgebiet, Muskelatrophien an den Gliedmaßen sowie eine Bulbärsymptomatik (Dysphagie, dyspnoische Krisen, paroxysmale Bluthochdruckkrisen) zu objektivieren. Andere neurologische Symptome (Horner-Syndrom, Kochlearstörungen, zerebelläre Zeichen usw.) lagen in ihrer Häufigkeit unter 35%.

Während der häufigen *ventralen Subluxation* ist der Schmerz im Nackenbereich und subokzipital lokalisiert. Er kann in den temporalen oder frontalen Schädelbereich aufsteigen und hinter die Augen ausstrahlen Die Patienten empfinden in beiden Armen neben den geschilderten Parästhesien Taubheit; sie schätzen Wärme und Kälte falsch ein und erleben elektrizitätsähnliche Sensationen. *Alle diese Befunde sind charakteristisch für den Befall der oberen Halswirbelsäule, wenn sie durch plötzliche Bewegungen des Kopfes und Nackens oder durch Zug ausgelöst werden.* Die retrobulbären Schmerzen erklären sich aus Anastomosen zwischen den Nervenästen von C2 und dem frontalen Trigeminusast. Störungen der Tiefensensibilität werden durch Vibrations- und Sensibilitätsteste nachgewiesen. Sie sind für den Verlust des Tastempfindens ebenso verantwortlich wie die allerdings inkonstanten Störungen im Oberflächenempfinden. Der Trigeminusnerv kann durch einen subluxierten Dens in seinem absteigenden Teil ebenso beschädigt werden wie durch eine Erkrankung der Gefäße im Bereich der Brücke

(RANA et al. 1973). Nach NAKANO (1975) bestehen *Pyramidenbahnzeichen* in 2–5% aller Fälle mit zervikaler Subluxation. Es finden sich distale Lähmungen, pathologisch tiefe Sehnenreflexe, manchmal mit einem Klonus im Bereich des Knies, ein uni- oder bilateraler Babinski- und Hoffmann-Reflex. SERRE et al. (1963) berichten über Hyperreflexie bei 8 von 22 Fällen; nur 2 zeigten Pyramidenbahnzeichen. Auch STEVENS et al. (1971) schildern solche Zeichen bei atlantoaxialer Subluxation. Beschrieben sind auch Tetraplegien (MATHEWS 1974; MOSKOWITZ 1975). Bulbäre Störungen erwähnen DAVIS und MARKLEY (1951), COSTE et al. (1960), MARTEL und ABELL (1963) und CIBERT et al. (1970). Sie können eine akute kardiale und respiratorische Insuffizienz und manchmal akute Lähmungen sowie Störungen beim Sprechen und Schlucken provozieren. Medulläre Ausfallserscheinungen entstehen sowohl durch Kompression als auch durch arachnetische Verwachsungen und Durchblutungsstörungen. Die Kombination eines Vorderseitenstrangsyndroms mit Störung von Schmerz- und Temperaturempfindung bei vorhandener Tiefensensibilität und spastischer Parese der unteren Extremitäten – verknüpft mit einer schlaffen Parese der oberen Extremitäten – weist auf ein *Querschnittssyndrom C1/C2* hin.

Da der spinale Kanal bei C1/C2 weiter ist als in der Höhe von C2–C7 folgen subaxialen Dislokationen öfter neurologische Komplikationen. In zwei postmortalen Fällen fand man das geknickte und geschlängelte Rückenmark zwischen den verrutschten Wirbelkörpern flachgedrückt. Schmerzen, die von C3/C4 ausgehen, strahlen (Abb. 11) in den seitlichen Nacken und in die Klavikelregionen aus (ZEIDLER et al. 1973). Sie werden meist heftiger empfunden als der C5/C6-Schmerz, da sich auch im Musculus deltoideus Beschwerden ergeben. Diese Schmerzen sind von ziehendem Charakter; sie lassen sich nicht durch Steroide beeinflussen. Parästhesien, Muskelkrämpfe, Miktionsstörungen und Gehschwächen können auftreten. Die Parästhesien verlagern sich in die distalen Anteile der Extremitäten. Vor allem nachts treten Taubheit, Gefühle des Brennens und Muskelkrämpfe auf. Komplikationen stellen einseitige Ausfälle des 9.–12. Hirnnervs bis hin zur Tetraplegie dar. Das *Lermit-Zeichen,* eine plötzliche elektrische Sensation, verbunden mit Parästhesien im Bereich der gesamten Wirbelsäule sowie feinen spastischen quadriparetischen Anzeichen, Hyperreflexien, abgeschwächten Reflexen, einem schwach positiven Babinski sowie dem Verlust der propriozeptiven Funktionen der Hände, wird durch eine plötzliche Flexion der Halswirbelsäule verursacht.

Die *Arteria vertebralis* windet sich, das Foramen transversarium verlassend, im Sulcus arteriae vertebrales, der auf der oberen Fläche des Arcus posterior hinter der Massa lateralis gebogen zum Foramen vertebrale verläuft, um die lateralen Massae des Atlas herum und durchbohrt dabei die atlantookzipitale Membran (Abb. 12). Sie zeigt eine große Variabilität hinsichtlich ihres Verlaufs; dadurch erschwert sich die Interpretation einer beidseitigen Vertebralisangiographie. Dennoch ist die Angiographie für den Nachweis einer Vertebralisinsuffizienz unerläßlich – auch vor operativen therapeutischen Eingriffen sollte sie durchgeführt werden. Die beschriebene Krümmung wird durch jede atlantoaxiale Dislokation gesteigert. Auch vermag jede knöcherne und/oder Bandscheibenveränderung die beiden Arteriae vertebrales abzudrücken. Die Rotation des Kopfes um den Dens herum führt dazu, daß die eine Seite des Atlas nach vorn, die andere nach hinten schwenkt. Dieser doppelten Haarnadelkurve der Arteria vertebralis wegen besteht die Möglichkeit simultaner Obstruktion beider Arteriae vertebrales bei Rotation des Kopfes. Über Fälle vertebrobasilärer Insuffizienz, hervorgerufen durch Veränderungen an Atlas und/oder Axis, berichten SHEEHAN et al. (1960), CREGAN (1966), ROBINSON (1966), HAMBLEN (1967), MARTEL (1968),

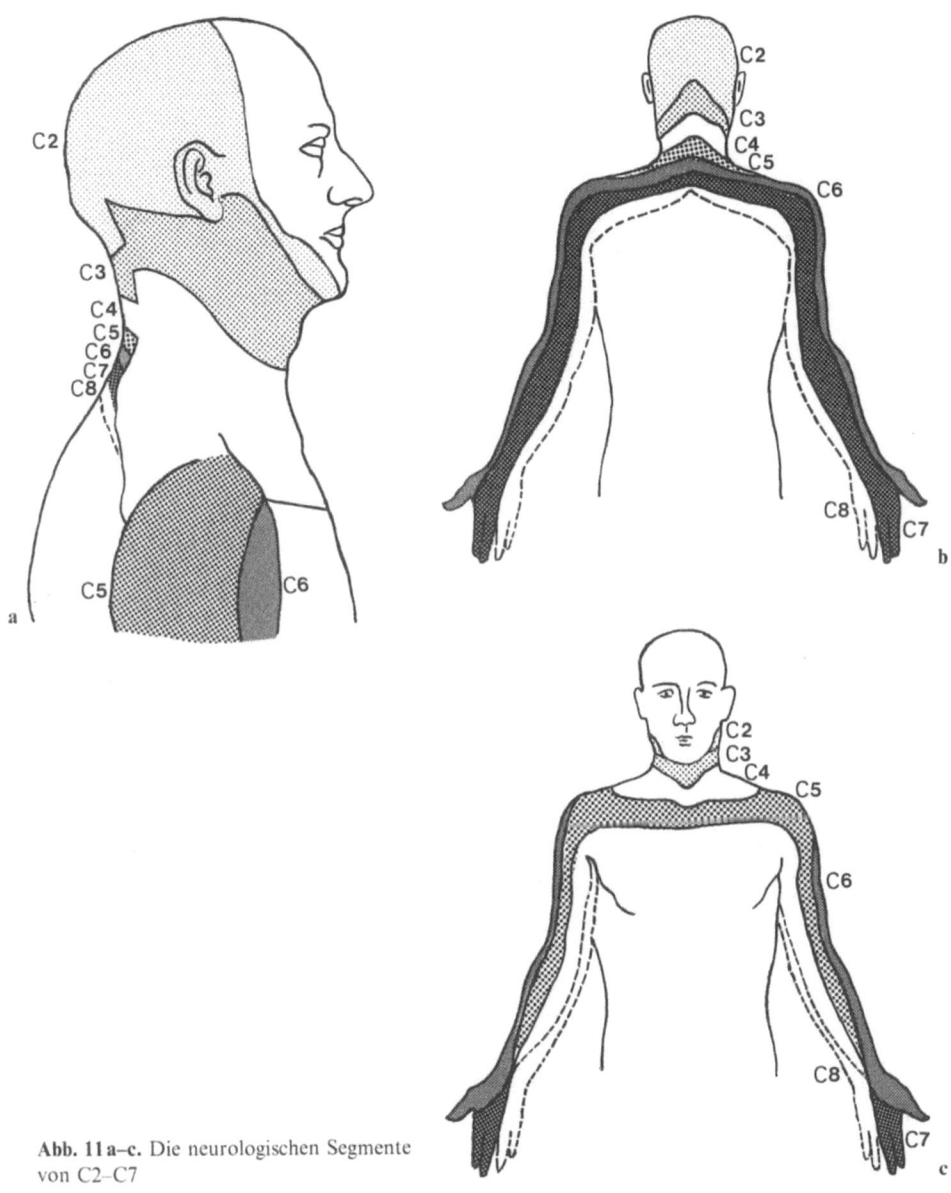

Abb. 11 a–c. Die neurologischen Segmente von C2–C7

WEBB et al. (1968), CRELLIN et al. (1970), STEVENS et al. (1971), SMITH et al. (1972) sowie JONES und KAUFMANN (1976).

Lumeneinengungen der Vertebralarterien, abhängig von Kopfbewegungen (Rotation, Flexion), führen zu paroxysmalen Minderdurchblutungen des Gehirns: Daraus können sich vorübergehend Gleichgewichtsstörungen mit oder ohne Schwindel, Ohrensausen, Doppelsehen, visuelle Halluzinationen, passagere bilaterale kortikale Blindheit ergeben. Auch Gaumensegelschwächen, Taubheit, Fazialisparästhesien, kurze Bewußtlosigkeit, ein passagerer Verlust des temporalen Gesichtsfeldes, Empfindungsschwächen im Bereich des zweiten und dritten

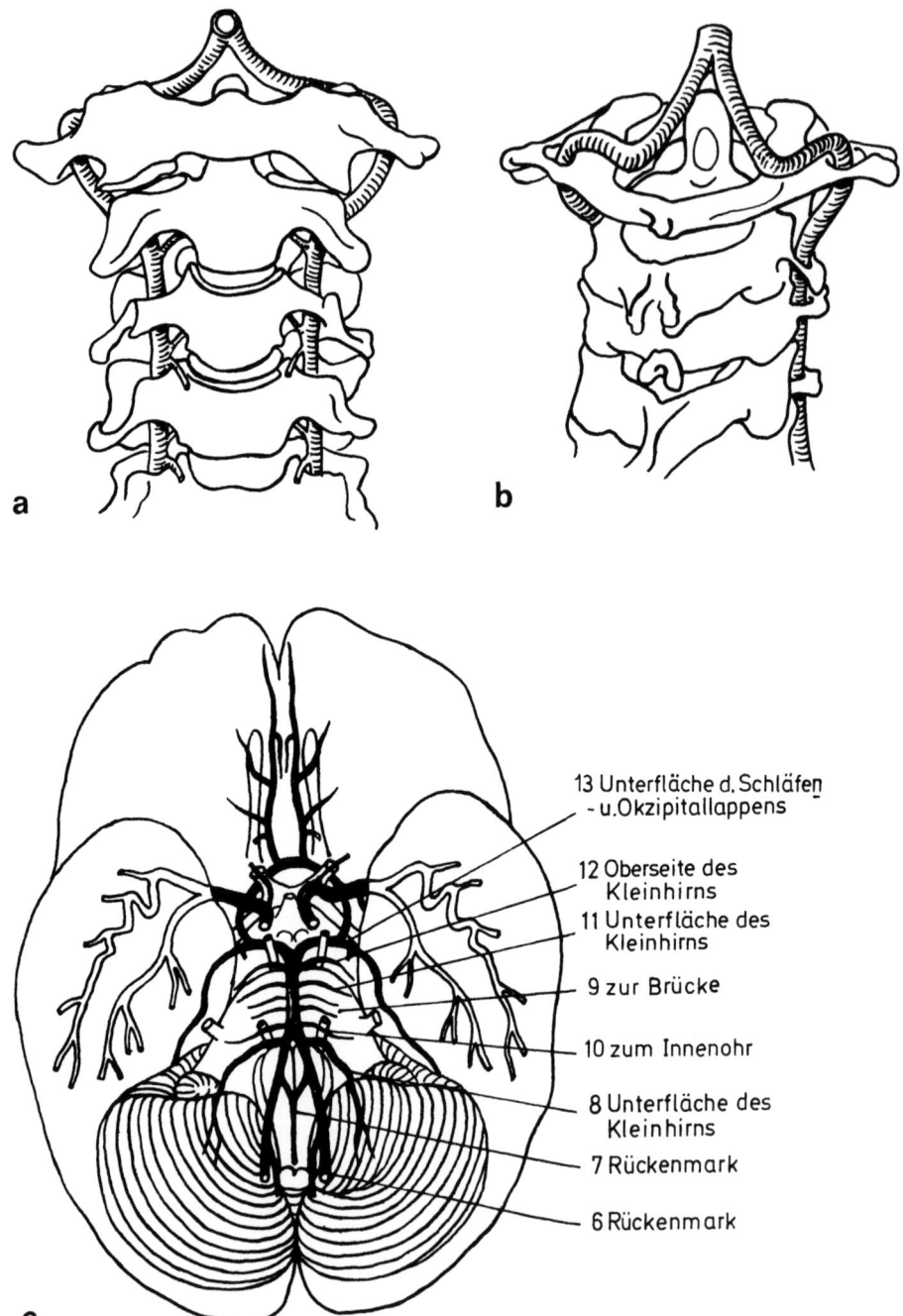

Abb. 12a–c. Der Verlauf der Arteria vertebralis in verschiedenen Projektionen, ihre Versorgungsgebiete

Trigeminusastes, Nystagmus sowie Gefühlsstörungen kommen vor. WEBB et al. (1968) schildern den Tod eines 53jährigen Patienten: In beiden Vertebralarterien hatten sich bei atlantoaxialer Dislokation Thrombosen gebildet. Vertebralisinsuffizienzen können durch eine chronische Minderdurchblutung auch medulläre Schäden bewirken.

Der entzündliche Befall der Brust- und Lendenwirbelsäule ist selten. Neben der *Osteoporose,* die diese beiden Wirbelsäulenabschnitte erfassen kann, treten alle anderen Zeichen in den Hintergrund (ZEIDLER u. WITTENBORG 1974). Sie wird von DEBEYRE et al. (1965) in 76%, von ZEIDLER und WITTENBORG (1974) in 40% der Fälle geschildert. *Die Beweglichkeit der Brustwirbelsäule bleibt immer erhalten* (PRESTON 1968). LAWRENCE et al. (1964) vermuten, daß die engeren Intervertebralräume und der Brustkorb im BWS-Bereich Subluxationen verhindern. In einer neueren Arbeit (COHEN et al. 1978) werden entzündliche und postentzündliche Veränderungen der Cortotransversal- und Cortovertebralgelenke, die röntgenologisch zwiebelförmig aufgetrieben waren, geschildert. Im *lumbalen Abschnitt der Wirbelsäule* entwickeln sich eine Osteoporose (DEBEYRE et al. 1965), sehr selten eine Chondritis (VERHAEGHE et al. 1969; SCHILLING 1969, 1974) und eine destruktive Spondylitis (COSTE et al. 1952). Neben einer leichten Verengung der Intervertebralräume bei ventraler Subluxation der Wirbelkörper (im Gegensatz zur üblichen dorsalen Subluxation bei degenerativen Erkrankungen; LAWRENCE et al. 1964) zeigen sich manchmal Keilwirbelbildungen, zurückzuführen auf durch Osteoporose oder Verdrängung der Spongiosa durch Rheumaknoten entstandene Kompressionsfrakturen (BAGGENSTOSS et al. 1952; LORBER et al. 1961; PRESTON 1968). FRIEDMANN (1970) schildert einen intraspinal liegenden Rheumaknoten, der auf der linken Seite die Wurzel des 5. Lendenwirbelkörpers und 1. Sakralwirbels, rechts die Wurzel des 1. Sakralwirbels zusammendrückte. Die Beteiligung der Lendenwirbelsäule kann Kreuzschmerzen, rezidivierende akute lumbalgische Attacken und Einschränkungen der Bewegungskapazität in diesem Bereich mit sich bringen. SIMS-WILLIAMS et al. (1977) beschreiben bei 6 Patienten mit gesicherter c. P., die unter Rückenschmerzen litten, Erosionen der Zwischenwirbelgelenke im Lendenwirbelsäulenbereich, ähnlich den Erosionen in anderen Gelenken. Auch MATHEWS (1977) beobachtet röntgenologisch in Fällen chronischer Polyarthritis im Lendenwirbelsäulenbereich eine deutliche Verschmälerung der Intervertebralräume bei gleichzeitiger vertebraler Sklerosierung und Subluxation. Auffallend waren tiefe Rückenschmerzen, ischialgieforme und neurologische Beschwerden. Ungewöhnlich war bei 2 Patienten eine im vorderen Wirbelkörperbereich lokalisierte, deutliche neue periostale Knochenneubildung.

Die *Iliosakralgelenke* werden im Verlauf der chronischen Polyarthritis in zwischen 15 und 40% der Fälle angegriffen (LAPP 1956; SOKOLOF et al. 1959; JULKUNEN 1962; DILSEN et al. 1962; SIEVERS u. LAINE 1963; FELLMANN 1963; OTT et al. 1967; FALLET et al. 1970; SCHILLING 1969, 1974). SCHILLING (1974) deutet den Befall der Iliosakralgelenke als *strukturdynamisches Ergebnis der Beckenosteoporose.* Kennzeichnend ist ein in vielen Fällen bland ankylosierender Verlauf, der klinisch stumm und nie von einer aszendierenden Spondylarthritis der Lendenwirbelsäule gefolgt ist. DILSEN et al. (1962) fanden eine deutlich höhere Iliosakralgelenkaffektion bei Patienten mit einer länger als 5 Jahre andauernden c. P. In 50% der Fälle zeigte sich die Arthritis der Iliosakralgelenke einseitig. Im Gegensatz zu OTT et al. (1967), die bei seropositiven chronischen Polyarthritiden in 26,3%, bei seronegativen chronischen Polyarthritiden in 27,7% eine sakroiliakale Arthritis fanden, beschreiben FALLET et al. (1970) die

Arthritis der Iliosakralgelenke bei seropositiven chronischen Polyarthritiden in 41,7% deutlich häufiger als mit 16,7% bei seronegativen chronischen Polyarthritiden. Die mittlere Verlaufsdauer aller chronischen Polyarthritiden mit Iliosakralgelenksarthritis lag bei 14,4 Jahren, ohne sakroiliakale Manifestation bei 10,8 Jahren (FALLET et al. 1970). Veränderungen wie bei der Spondylitis ankylosans waren selten (OTT et al. 1967; FALLET et al. 1970), totale Fusionen gab es nicht (DILSEN et al. 1962; FALLET et al. 1970). Die Dauer der chronischen Polyarthritis stand in keiner Korrelation zur Häufigkeit der iliosakralen Manifestation (ROBECCHI u. CAPRA 1953; FALLET et al. 1970).

Die röntgenologische Dokumentation der Wirbelsäulenmanifestation ist entscheidend für die Diagnose. Oft werden bei Röntgenuntersuchungen der Halswirbelsäule entzündlich-rheumatische Veränderungen übersehen, da meist „für das Alter charakteristische" degenerative Zeichen ins Auge springen. Auch wird die Halswirbelsäule im Rahmen der c.P. manchmal nur im atlantodentalen Bereich befallen, der sich durch Routineaufnahmen praktisch nicht erfassen läßt. Jede c.P., auch wenn es keine Schmerzen im Bereich des Nackens gibt, verlangt eine exakte röntgenologische Bestandsaufnahme; dazu reichen in der Regel die seitlichen und a.-p.-Aufnahmen nicht aus. Diese Routinebilder müssen evtl. durch Schräg- und Funktionsaufnahmen (Extension und Flexion) ergänzt werden. Da bei extremen atlantoaxialen Subluxationen Funktionsaufnahmen gefährlich sein können, genügt, besteht der Verdacht, zunächst eine a.-p.-Aufnahme. Besonders zur Klärung der Verhältnisse an der oberen Halswirbelsäule (okziput/C1/C2) ist meist die Tomographie nötig. In einzelnen Fällen kann auch ein hohes Myelogramm indiziert sein. *Die Normwerte der atlantodentalen Distanz liegen beim Erwachsenen in Neutralposition bei 2,5 mm* (BLAND et al. 1965; DIRHEIMER 1977) *oder aber auch in Flexion bei 3 mm* (DIRHEIMER 1977). *Beim Kind liegt der Normwert in neutraler bzw. flexierter Position bei 4 mm* (DIRHEIMER 1977).

Knorpelverluste im Rahmen entzündlich-destruktiver Prozesse und die ventrale Dislokation des Atlas führen dazu, daß der Atlas tiefer, der Dens dem Okziput scheinbar näher tritt: Um diese pseudobasiläre Invagination (Impression) (MARTEL 1961) festzustellen, benützt man die *McGregor-Linie:* die Verbindung des hinteren Pols des harten Gaumens mit dem tiefsten Punkt der Hinterhauptschuppe. Eine pseudobasiläre Impression ist gegeben, wenn der Dens axis mehr als 3 mm über die McGregor-Linie in das Hinterhauptsloch hineinreicht. Wirbelkörperverschiebungen werden in seitlichen Aufnahmen bei Normalstellung und bei maximaler Inklination gemessen. Werden zwei oder mehr Wirbelkörper gegeneinander verschoben, spricht man von Seriensubluxation. Für die chronische Polyarthritis gelten an der Halswirbelsäule nach BLAND et al. (1965) folgende röntgenologische Kriterien:
1. Atlantoaxiale Subluxation nach dental über 2,5 mm und mehr.
2. Seriensubluxationen von C2/C3, C3/C4, C4/C5, C5/C6.
3. Verschmälerte Bandscheibenräume mit geringer oder ohne Osteophytose
   a) pathognomonisch bei C2/C3 und C3/C4,
   b) wahrscheinlich bei C4/C5 und C5/C6.
4. Erosionen an den Wirbelkörpern, speziell an den Wirbelkörperdeckplatten.
5. Zahnfortsatz: schmal atrophisch, zugespitzt, erodiert.
6. Erosionen an den Intervertebralgelenken, Gelenkoberflächen und Abgrenzungen verschwommen, Gelenkspalten verschmälert.
7. Pseudobasiläre Invagination.
8. Generalisierte Osteoporose.

9. Eine Differenz von 5 mm oder mehr zwischen dem hinteren Atlasbogen und dem Dornfortsatz des Epistropheus von Flexion zu Extension.
10. Sekundäre Osteosklerose im Atlantoaxialgebiet.

Arthritiden in den atlantookzipitalen und atlantoaxialen Gelenken beschreiben SERRE et al. (1963), VAN KERCKHOVE (1970) und DIRHEIMER (1977). *Man kann Erosionen der Gelenkoberflächen, Gelenkspaltverschmälerungen, subchondrale Sklerosierungen, Pseudozysten und Destruktionen, lytische Reaktionen und Frakturen erkennen.* Die Erosionen (MARTEL 1963; DIRHEIMER 1977) finden sich am Atlas, an beiden Massae laterales, am Dens axis, wo sie Densfrakturen verursachen können (nach MARTEL 1963 1%). Die vordere und hintere Gelenkfläche des Dens axis kann erodiert werden. DIRHEIMER (1977) und MENNINGER und WAGENHÄUSER (1977) betonen, daß arthrotische Veränderungen an Okziput, Atlas und Axis selten sind. Hyperostotische Reaktionen am Dens axis (crowned odontoid) erwähnt DIRHEIMER (1977). Bei der vertikalen Subluxation des Dens axis liegt der Axiskörper sehr nahe und dicht hinter dem vorderen Atlasbogen, der Processus spinosus hebt sich auch in Flexion nicht ab. Der Dens schiebt sich ins Foramen magnum. Das Ligamentum transversum kann arrodiert sein. Das *Hauptsymptom der atlantoaxialen Dislokation ist die auf der seitlichen Übersichtsaufnahme der HWS erkennbare Vergrößerung der vorderen atlantodentalen Distanz,* die der Gelenkknorpelschichtdicke von 2 mm entspricht (COUTTS 1934); sie ist in gewissem Maß vom Alter abhängig (HINCK u. HOPKINS 1960). Unter der *oberen atlantodentalen Distanz* versteht man den Abstand zwischen der Rückfläche des vorderen Atlasbogens und der Vorderwand des Dens axis, gemessen auf der Höhe der mittleren Atlasebene; die *untere atlantodentale Distanz* ist der Abstand zwischen dem unteren Pol der Gelenkfläche des vorderen Atlasbogens und der Vorderwand des Dens (TORKLUS u. GEHLE 1975). Diese Differenz kann sich bei chronischen Erkrankungen auf 4–10 mm vergrößern (TORKLUS u. GEHLE 1975). FINGER und KIKILLUS (1964) beobachteten Erweiterungen bis zu 18 mm. Meist liegt eine reine Ventraldislokation (Abb. 13) vor, manchmal kombiniert mit einer rotatorischen Komponente (BERKHEISER u. SEIDLER 1931; HESS et al. 1935; SULLIVAN 1949; BOEVER u. HENNEBERT 1953). Ist der Abstand zwischen Atlas und Axis größer als 8 mm, besteht eine Insuffizienz der Ligamenta alaria (WERNE 1957; DIJAN u. ZINN 1959). *Wirbelkörperseriensubluxationen (Step-ladder-Subluxation)* (MARTEL 1961) sind für die chronische Polyarthritis pathognomonisch (Abb. 14). Ihr Vorkommen beschreiben SHARP et al. (1958) in 27%, MARTEL (1961) in 15%, SERRE et al. (1964) in 5%, CONLON et al. (1966) in 7% und MENNINGER und WAGENHÄUSER (1977) in 23% der Fälle. Besonders im Bereich C2/C3, C3/C4 und C4/C5 entwickeln sich eine *Diszitis* (Abb. 15) (SCHILLING et al. 1963a; VOGELSANG et al. 1973; FRANK et al. 1974) und Spondylodiszitis (SCHILLING 1969; BALL 1971; DIHLMANN 1973; MÜLLER 1975; MENNINGER u. WAGENHÄUSER 1977) sowie *Blockwirbelbildungen* (Abb. 16). Bei der Diszitis besteht die Tendenz zur Synostosierung und Dislokation. Sie stellt sich als Bandscheibenerniedrigung ohne osteophytäre Reaktion bei bestehender Schlußplattenarrosion dar. Daneben können eine Osteoporose sowie destruierende Intervertebralgelenkläsionen und Wirbeldislokationen bestehen. Im Rahmen der *Spondylodiszitis* erkennt man die Diszitis und die Usurierungen der Abschlußplatten mit gleichzeitigen Verdichtungszonen um die bekannten Defekte (DIHLMANN 1973). FRANK et al. (1974) beschreiben das Vorkommen der Diszitis in 7,2%, MENNINGER und WAGENHÄUSER (1977) schildern eine Spondylodiszitis in 12% der Fälle. Besonders an der unteren Halswirbelsäule finden sich oft degenerative Phänomene, die die Spondylodiszitis/Diszitis überlagern können. Nach MENNINGER und WAGENHÄUSER (1977) bildeten 72% ihrer 100

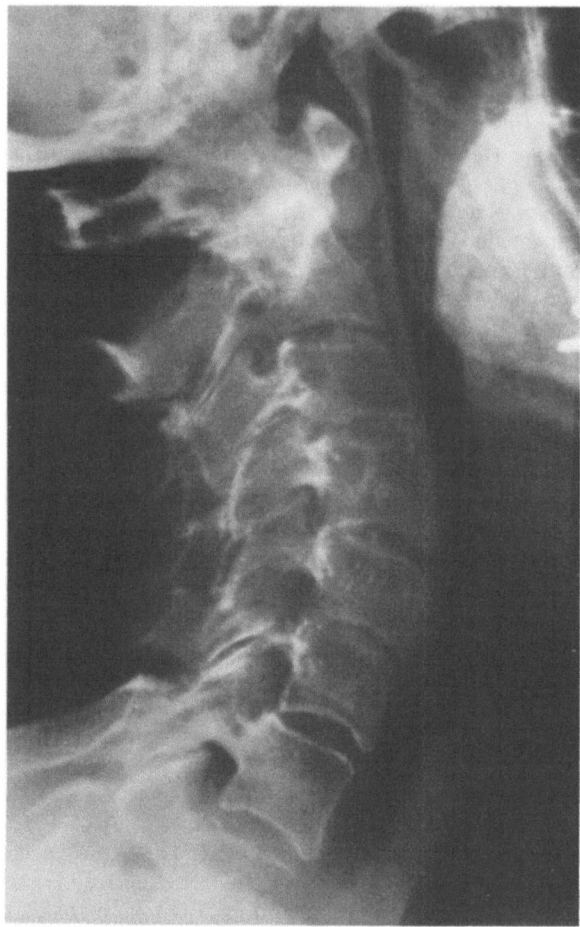

Abb. 13. S.M. 70jährige Frau, atlantoaxiale Subluxation. Langjährige schwere chronische Polyarthritis (Beobachtung aus der Universitäts-Rheumaklinik Zürich)

c.P.-Patienten deutliche Osteophyten. Die Fülle dieser degenerativen Zeichen erschwert bei gleichzeitigen entzündlichen Alterationen die Diagnose. *Zeigen sich entzündliche Zeichen im Bereich der oberen Halswirbelsäule, die nahezu immer frei von degenerativen Läsionen ist, so ist dieser Befund als sicherer Hinweis auf eine entzündliche Genese zu werten.* In 7–8% der Fälle spitzt sich der Processus spinosus des Vertebralprominens zu (SCHILLING et al. 1963a; SCHACHERL 1974; FRANK et al. 1974; MENNINGER u. WAGENHÄUSER 1977) (Abb. 17). Die *diffuse Osteoporose* ist das häufigste Merkmal des Befalls der Halswirbelsäule im Verlauf der chronischen Polyarthritis. Die Diagnose einer Osteoporose ist bekanntlich schwierig. Oft wird sie als altersbedingtes Phänomen interpretiert oder aber durch ihre starke Abhängigkeit von der Aufnahmemethode in ihrer Wertigkeit reduziert. Nach DEBEYRE et al. (1965) kommt sie in 76%, nach CONLON et al. (1966) in 21%, nach BRUHIN (1969) in 82%, nach FRANK et al. (1974) in 43% und nach DIRHEIMER (1977) in über 50% aller Fälle vor.

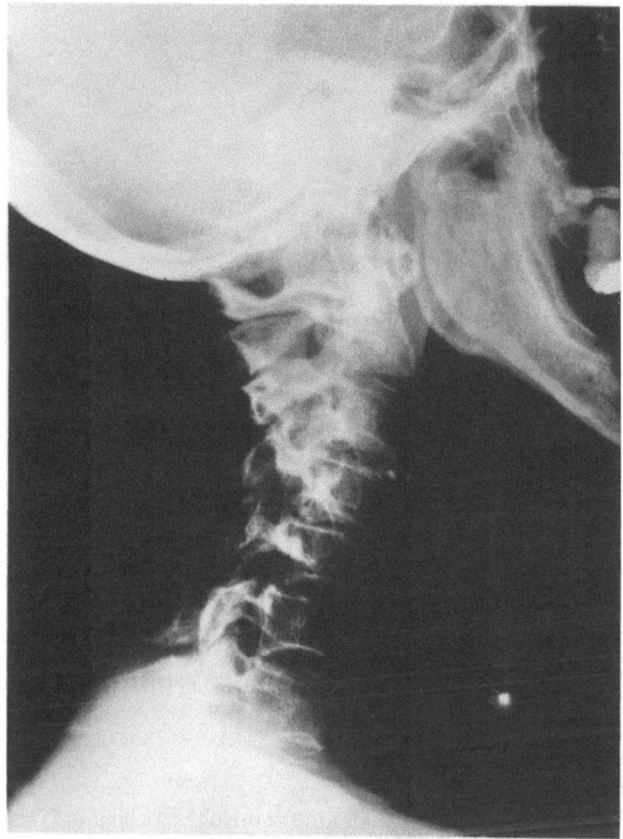

Abb. 14. K.H., 70jährige Frau, seit 18 Jahren bestehende chronische Polyarthritis. Zum Zeitpunkt der Röntgenaufnahme mehrere Rheumaknoten, dazu hochtitriger Rheumafaktor; Funktionsstadium: Steinbroker III–IV. Step-ladder-Subluxation

Die Veränderungen im Brust- und Lendenwirbelsäulenabschnitt sind meist nur unauffälliger Natur. Häufigstes Zeichen ist eine diffuse Osteoporose (DEBEYRE et al. 1965). Selten sieht man eine Chondritis (VERHAEGHE et al. 1969; SCHILLING 1969 1974), sehr selten eine destruktive Spondylitis oder eine Diszitis (SCHILLING 1969 1974). Die Diszitis zeichnet sich durch eine rasche und progrediente Bandscheibenerniedrigung aus, die reaktionslos bleibt und von paraphlogistischen Sklerosen begleitet wird; meist fehlen destruierende Spondylitiden. Die *Iliosakralgelenke* werden im Rahmen der c.P. in zwischen 15 und 40% aller Fälle angegriffen; sie können scharf abgegrenzte Erosionen ohne subchondrale Sklerosezeichen (DILSEN et al. 1962) entwickeln. Die Beteiligung der Iliosakralgelenke ist durch einen in vielen Fällen bland ankylosierenden Verlauf gekennzeichnet. Nach TZONCHEV et al. (1973) ist eine uni- oder bilaterale Ankylose ohne Sklerose des benachbarten Knochens und Ossifizierung der Bänder typisch. Auch nach DIHLMANN (1973) gehen im fortgeschrittenen Stadium einer c.P. die Iliosakralfugen oft in der gleichzeitig bestehenden Osteoporose unter. Besonders auf Tomogrammen finden sich Spaltverschmälerungen und Usuren: Sklerosezeichen fehlen regelmäßig. Für den überwiegenden Teil der Läsionen der Iliosa-

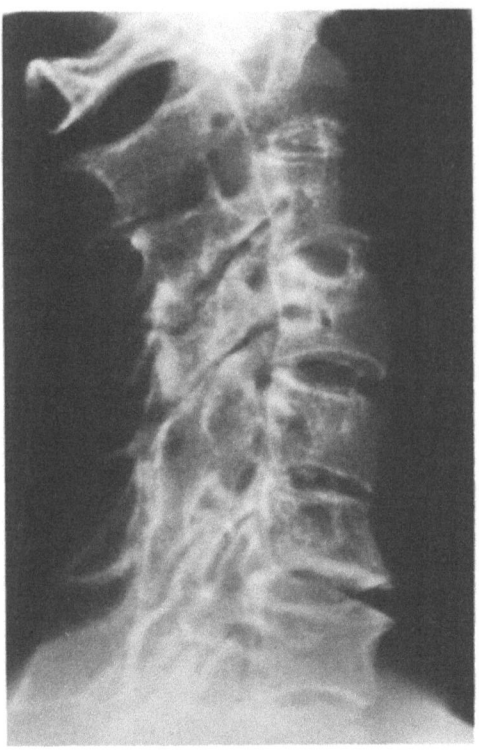

Abb. 15. M.L., 57jährige Frau, Steinbroker-Stadium III–IV. Diszitis und Spondylarthritis (Beobachtung aus der Universitäts-Rheumaklinik Zürich)

kralgelenke (SCHILLING 1974) muß die mechanische Erklärung (Demineralisation und Ossipenie führen im statisch stark beanspruchten Iliosakralsektor zu Veränderungen) der entzündlichen Pathogenese vorgezogen werden.

Im Gegensatz zu HALL (1975), der einen Zusammenhang zwischen einerseits Ausmaß und Häufigkeit der zervikalen Wirbelsäulenschädigung und andererseits Krankheitsdauer und Stadium, nachweisbarem Rheumafaktor, polyartikulärem Befall, subkutanen Knoten oder vorhergegangener Steroidtherapie verneint, sprechen NAKANO (1975) sowie SHAW und CARTLIDGE (1976) von einer positiven Korrelation zwischen diesen Parametern und dem Befall der Halswirbelsäule. Auch ISEDALE und CONLON (1971) und FRANK et al. (1974) betonen, daß sich Halswirbelsäulenmanifestationen vorwiegend bei schwerem und langem Verlauf mit rascher Progredienz und im Stadium III und IV nach STEINBROKER entwickeln (Tabelle 9). ANSELL (1977) beschreibt ein kontinuierliches Zunehmen der Beweglichkeitseinschränkung der Halswirbelsäule: von 2% in den am frühesten erfaßten Fällen, über 10% nach einer Verlaufskontrolle nach 1 Jahr bis zu 20% nach 15jährigem Verlauf; in Spätfällen ergab sich eine Einschränkung von 45,3%. Atlantoaxiale Subluxationen kommen nach DIRHEIMER (1977) signifikant häufiger im Rahmen von länger als 5 Jahre andauernden Polyarthritiden vor und korrelieren auch mit dem Gelenkbefall: DIRHEIMER (1977) beschreibt bei Subluxation des atlantoaxialen Gelenks in 58% Arthritiden der Hüftgelenke; in 82% bestanden chronische Polyarthritiden im Steinbroker-Stadium III und IV; 87% dieser Fälle waren seropositiv. Im Rahmen einer Verlaufsstudie fanden CONLON et al. (1966) unter 330 c.P.-Patienten 38 mit einer atlantoaxialen Subluxation. 1971 waren von diesen 330 Patienten noch 171 zu erreichen; sie wurden

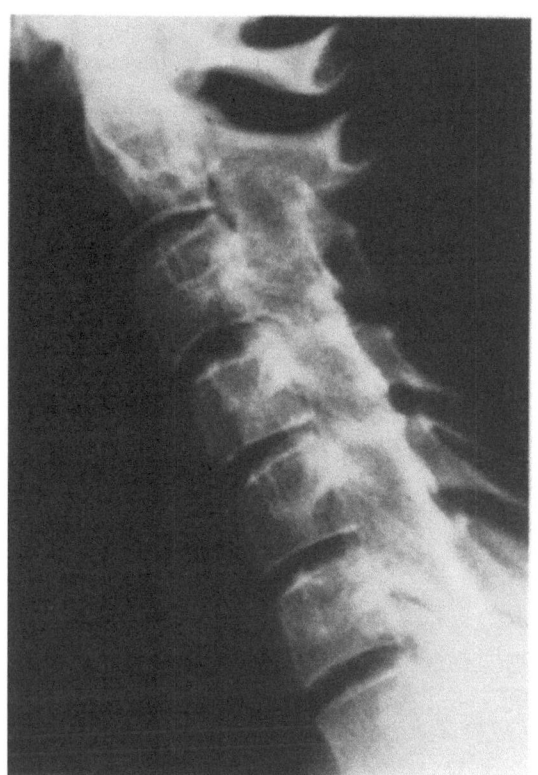

Abb. 16. 22jährige Frau mit geringer bis mittelschwerer spätjuvenil begonnener chronischer rheumatischer Polyarthritis (Krankheitsbeginn im 13. Lebensjahr). Synostosierung der Intervertebralgelenke der HWS mit Ausnahme der Intervertebralgelenke C6/7 (Beobachtung von Schacherl 1974)

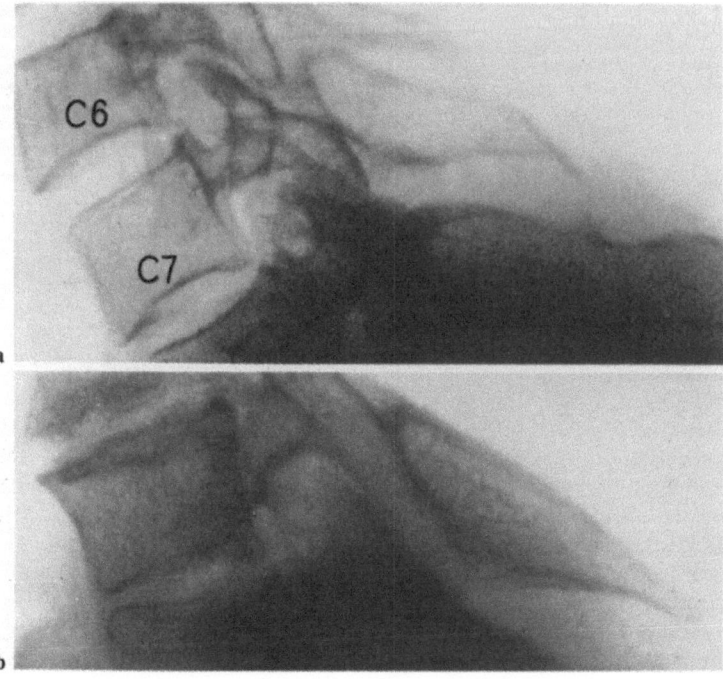

Abb. 17a, b. Formen von Dornfortsatzzuspitzungen von C7: **c** Schaufelförmige Ausziehung. **b** Der Dornfortsatz erscheint wie abgelutscht. (Aus Torklus u. Gehle 1975)

Tabelle 9. Korrelation der Wirbelsäulenbeteiligung bei chronischer Polyarthritis mit verschiedenen Parametern

a) Korrelation des Halswirbelsäulenbefalls mit der Laufdauer und Schwere der Krankheit	
Mehr bei klassischer als bei wahrscheinlicher/ möglicher c.P.:	CONLON et al. (1966)
	CRELLIN et al. (1970)
	STEVENS et al. (1971)
	WITTENBORG (1974)
Öfter im Steinbroker-Stadium III und IV als I und II:	ISEDALE und CONLON (1971)
	FRANK et al. (1974)
	DIRHEIMER (1977)
Mittl. Verlaufsdauer von 11 Jahren bei	STEVENS et al. (1971)
Mittl. Verlaufsdauer von 15 Jahren bei	CRELLIN et al. (1970)
Mittl. Verlaufsdauer von 16 Jahren bei	RANA et al. (1973)
b) Korrelation des Halswirbelsäulenbefalls mit dem Nachweis des Rheumafaktors	
Positive Korrelationen zwischen Nachweis und Halswirbelsäulenbefall:	CONLON et al. (1966)
	MATHEWS (1974)
	WITTENBORG (1974)
	LAWRENCE (1976) (über dem 35. Lebensjahr)

c) Korrelation mit dem Vorhandensein von subkutanen Knoten

	HWS-Befall/Rheumaknoten vorhanden	HWS-Befall ohne Knoten
CONLON et al. (1966)	68%	71%
MATHEWS (1969)	36%	20%
STEVENS et al. (1971)	42%	27%

d) Korrelation mit gleichzeitig verlaufender Kortikoidtherapie	
Positive Korrelation einer laufenden Kortikoidtherapie zum Halswirbelsäulenbefall:	SERRE und SIMON (1966)
	SMITH et al. (1972) (im atlantoaxialen Bereich)
	MATHEWS (1974)
EULDERINK und MEIJERS (1976)	58% der atlantoaxialen Subluxationen wurden mit Steroiden behandelt
CRELLIN et al. (1970)	73% der Luxationen wurden mit Steroiden behandelt
e) Positive Korrelation zum polyartikulären Befall bejahen	
	STEVENS et al. (1971)
	LAWRENCE (1976)

von ISEDALE und CONLON nachuntersucht: 79 atlantoaxiale Subluxationen waren objektivierbar. Die meisten Patienten hatten im Zeitraum zwischen 1966 und 1971 keine Behandlung erhalten; einige trugen eine Halskrawatte. Der Tod einiger Patienten in der Zwischenzeit ist nicht der atlantoaxialen Subluxation zuzuschreiben. SMITH et al. (1972) beobachteten 130 Patienten mit atlantoaxialer Subluxation über einen Zeitraum von 5–14 Jahren. Nur ein Patient erlebte in diesem Zeitraum eine Verschlimmerung des Befundes. Es scheint so, als ob ab einem gewissen Grad der atlantoaxialen Subluxation eine Progredienz durch die sekundäre, der Arthritis folgende Ankylose aufgehalten wird. Zu berücksichtigen ist auch, daß chronische Polyarthritiker wegen ihrer eingeschränkten Beweglichkeit oder aber auch wegen ihrer vorsichtigen Bewegungen mechanischen Belastungen und Verletzungen im Bereich der Halswirbelsäule weniger ausgesetzt sind als Referenzkollektive. GRAHAM et al. (1975) schildern Ankylosierungen der gesamten Halswirbelsäule bei 11 Patienten mit einer durchschnittlich 30–40 Jahre andauernden c. P. Die Autoren beziehen die bei 5 Patienten aufgetretene Fusion der Halswirbelkörper – bei gleichzeitig freiem dorsolumbalem Übergang und freien Iliosakralgelenken – auf den langen Erkrankungsverlauf und schreiben sie finalen Stadien zu. Die Halswirbelsäule wird durch die knöcherne Ankylose stabilisiert. Dagegen wertet VAN KERCKHOVE (1970) die atlantoaxiale Subluxation als frühes Zeichen einer chronischen Polyarthritis.

b) Juvenile chronische Polyarthritis

Nach den Kriterien von BYWATERS (1968) ist die *juvenile chronische Polyarthritis* (juvenile c. P.) definiert als
1. eine Arthritis eines oder mehrerer Gelenke, die länger als 3 Monate andauert, Schwellungen zeigt oder zwei der folgenden Kriterien aufweist: Hitze, Schmerz und Empfindlichkeit, Bewegungseinschränkung;
2. Eine Arthritis, wie sie oben beschrieben ist, zwei oder mehrere Gelenke betreffend, die länger als sechs Wochen andauert und eines der folgenden Kriterien zeigt: „rheumatoides Erythem", „Rheumafaktor", Iridozyklitis, Beteiligung der Halswirbelsäule zusammen mit zwei anderen Gelenken, Perikarditis, Tendosynovialitis, intermittierendes Fieber, Morgensteifigkeit. Außerdem müssen sich ein rheumatisches Fieber, ein Lupus erythematodes, die juvenile Spondylitis ankylosans und eine ulzerative Kolitis ausschließen lassen.

Die Halswirbelsäule ist bei der juvenilen c. P. noch häufiger als im Rahmen der adulten Form befallen. Von besonderer Bedeutung ist, daß die entzündlichen Veränderungen ein wachsendes Skelett treffen. Auch hat das entzündete Gewebe im Wachstumsalter eine ausgeprägte Neigung zur Ossifikation: Das Wachstum und die Entwicklung der Halswirbelkörper werden beeinflußt. *Die Bildung von Blockwirbeln, Wirbelkörperhypoplasien, Wirbelbogensynostosen, Dornfortsatzhypoplasien, Verschmelzungen des Okziput mit Atlas und Axis, Unterentwicklung der Wirbelkörper und Zwischenwirbelscheiben sowie verknöcherte Disz*i sind die Folge. Aufschluß über die Häufigkeit des Halswirbelsäulenbefalls bei juveniler c. P. gibt Tabelle 10. Die zervikookzipitalen Gelenke werden seltener als die unteren Halswirbelsäulengelenke angegriffen. Atlantoaxiale Subluxationen, von einigen Autoren (WERNE 1957; NATHAN u. BICKEL 1968; BROCHER 1970) als

Tabelle 10. Häufigkeit des Halswirbelsäulenbefalls bei juveniler chronischer Polyarthritis

EDSTRÖM (1958), ANSELL (1964)	6–66%
KÖLLE (1975)	31–66%
GROKOEST et al. (1962)	70%
SCHACHERL (1974)	50–75%
STOIA (1964)	70–93%
ANSELL (1961)	66%
SCHILLING (1969)	20–66%
BÖNI (1966)	56%
STILLMAN et al. (1976)	36%

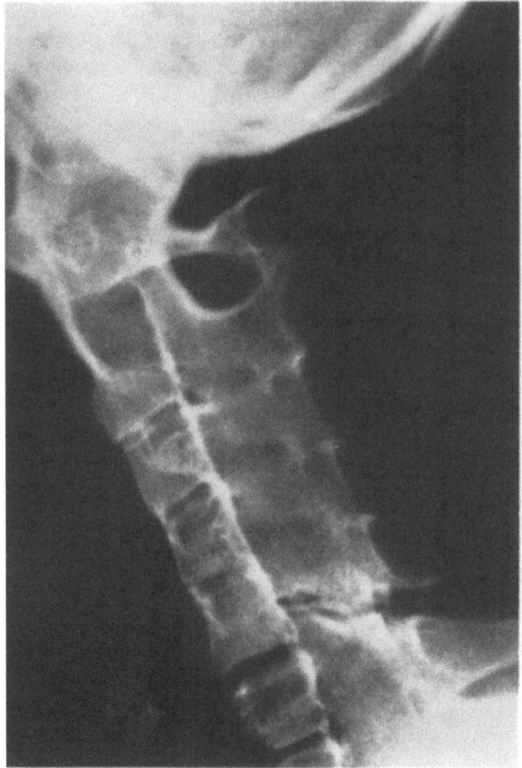

Abb. 18. 34jährige Frau mit schwerer juvenil begonnener chronischer rheumatischer Polyarthritis (Beginn im 4. Lebensjahr). Synostosierung der Intervertebralgelenke der HWS mit Ausnahme der Intervertebralgelenke C5/6. In den Intervertebralgelenken C5/6 besteht eine postarthritische Arthrose. Synostosierung auch der Wirbelbögen, so daß das Bild der breiten Fusion zwischen Wirbelkörpern und Dornfortsätzen entsteht. Hypoplasie aller Wirbelkörper der HWS mit gleichzeitiger Hypoplasie der Bandscheiben, wiederum mit Ausnahme der Bandscheibe C5/6. Partielle Synostosierung der Wirbelkörper C3/4 und C5/6 ventral (eine Syndesmophytenbildung bei M. Bechterew vortäuschend) (Beobachtung von SCHACHERL 1974)

Frühmanifestationen der juvenilen c. P. interpretiert, bieten klinisch manchmal das Bild eines *Schiefhalses*. Durch die Wachstumshemmung des Unterkiefers kann sich ein *Vogelgesicht im Retrognesie* entwickeln. Nach LOCKE et al. (1966) beträgt der atlantodentale Abstand bei Kindern in 95% aller Fälle maximal 3, meist jedoch nur 2 mm. DIRHEIMER (1977) schildert eine juvenile c. P., bei der die Arthritis der zervikookzipitalen Gelenke eine Hypertrophie des Clivus, des Dens axis und des Atlas verursachte, wobei sich ein clivodentales Gelenk bildete. Das atlantodentale Gelenk war erodiert, der vordere hypertrophe Atlasbogen in den Dens axis eingebettet. Gleichzeitig bestand eine Hypoplasie der Wirbelkörper und Zwischenwirbelscheiben C2/C4/C5. Besonders typisch für die juvenile c. P. sind Wachstumshemmungen, die oft zwei oder drei Wirbelkörper treffen und zu Verschmelzungen zunächst der kleinen Wirbelgelenke, später dann über die Bandscheiben hinweg zu Blockwirbelbildungen führen (Abb. 18). Die Intervertebralgelenke können ankylosiert sein (SCHILLING et al. 1963a, b). Zuspitzungen des Dornfortsatzes sind häufig. Nach DILSEN et al. (1962) und GROKOEST et al. (1962) ist die knöcherne Ankylose zwischen C3 und C4 für die juvenile c. P. pathognomonisch. DUSSAULT und KAYE (1977) schildern die Bandscheibenossifikation und Verschmelzung einzelner Wirbelkörper bei sechs Patienten mit juveniler c. P. *Röntgenologisch läßt sich keine Unkovertebralarthritis objektivieren, da diese Gelenke noch nicht ausgebildet oder unterentwickelt sind* (ECKLIN 1960; DIHLMANN 1973). Bandverkalkungen sind selten (TZONCHEV et al. 1973). Im *Röntgenbild* erscheinen eine völlig homogene Knochenstruktur und die konkave Einziehung der Vorderfläche des Wirbelblocks. Durch die Verlangsamung des Wachstums und die Diskusraumverschmälerung entsteht äußerlich der Eindruck eines Ausgleichs der Halswirbelsäulenlordose (BARKIN et al. 1955). Der Dens axis kann arrodiert werden: Die Folge ist eine sekundäre atlantoaxiale Subluxation (WATT u. MIDDLEMISS 1976). Die Einschränkung der Beweglichkeit ist nach den beschriebenen Möglichkeiten zur Fehlbildung verständlich. Beginnt die c.P. vor dem 10. Lebensjahr, finden sich radiologische Veränderungen im Halswirbelsäulenbereich in nahezu 75% der Fälle (SCHACHERL 1974). Eine Arthritis der Iliosakralgelenke entsteht vorwiegend, wenn die Krankheit nach dem 10. Lebensjahr beginnt (LORENZ u. BERGER 1970; JAFFE 1972). Veränderungen werden beschrieben von CARTER (1962) in 24% der Fälle. Die Sakroiliitis kann asymptomatisch verlaufen (CALABRO et al. 1971; CALABRO 1976). Ein früher, blander Befall der Iliosakralgelenke scheint mit einer Hüftgelenksarthritis, dem nachweisbaren Rheumafaktor und mit einem Krankheitsbeginn nach dem 10. Lebensjahr zu korrelieren (CARTER 1962). Gerade bei der juvenilen c.P. finden sich an den Iliosakralgelenken oft Destruktionen und später knöcherne Ankylosen (BARKIN et al. 1955).

4. Differentialdiagnose

Da die c.P. fast ausschließlich die Halswirbelsäule befällt, muß vor allem in diesem Bereich abgegrenzt werden: Im Vordergrund steht die häufigste, die *degenerative Form* der Halswirbelsäulenerkrankung. Die Wirbelsäulensegmente „okziput"/C1/C2 sind nur selten degenerativ verändert. Abnützungserscheinungen manifestieren sich meist bei C3/C4, C5/C6 und bei C6/C7 (HOLT u. YATES 1966; SAGER 1969; EULDERINK u. MEIJERS 1976; MENNINGER u. WAGENHÄUSER 1977) Oft kommen entzündliche und degenerative Zeichen zugleich vor. Beide Erkrankungsformen können ähnliche, wenn nicht die gleichen Symptome nach sich ziehen (passagere Vertebralisinsuffizienz mit Synkopen, segmentbezogene neurologische Zeichen). Diagnostische Hilfe bieten Röntgenzeichen und klinische Symptome. Die Spondylarthrose zeigt der Entzündung fehlende Osteophyten, Gelenkfortsatzdeformationen, subchondrale Sklerosierungen und Knorpelraumverschmälerungen. Auch die Unkovertebralarthrose der Segmente C3–C7, die in einer Verbreiterung, dem Plumpwerden und der spitzen Ausziehung der Processus uncinati besteht, ist häufig. Chondrose und Osteochondrose lassen sich erkennen an Diskusraumverschmälerungen mit reaktiven Erscheinungen wie Spondylophytenbildung und/oder subchondraler bandförmiger Verdichtung der Abschlußplatten (Abb. 19). Dem degenerativen Wirbelsäulenbefall fehlen systemische Entzündungszeichen, c.P.-typische Laborwerte (Rheumafaktor) sowie alle die c.P. auszeichnenden klinischen Symptome (Gelenkbefallmuster, spezifische Deformationen usw.).

Die *Spondylosis hyperostotica* (Morbus Forestier, Sp.h.) (Abb. 20) zeigt an der Brustwirbelsäule – die untere Halswirbelsäule ist die zweithäufigste Lokalisation – zuckergußartige, kerzentropfenähnliche, ventrolaterale, knöcherne, überbrückende Spangenbildungen. Trotz des meist höheren Lebensalters dieser Patienten sind die Bandscheibenräume sehr gut erhalten. Systemische Entzündungszeichen fehlen. Die Verbindung dieser Erkrankung mit Stoffwechselkrankheiten, wie z.B. einem manifesten/latenten Diabetes mellitus, der Hyperurikämie und der Hyperlipoproteinämie, ist bekannt.

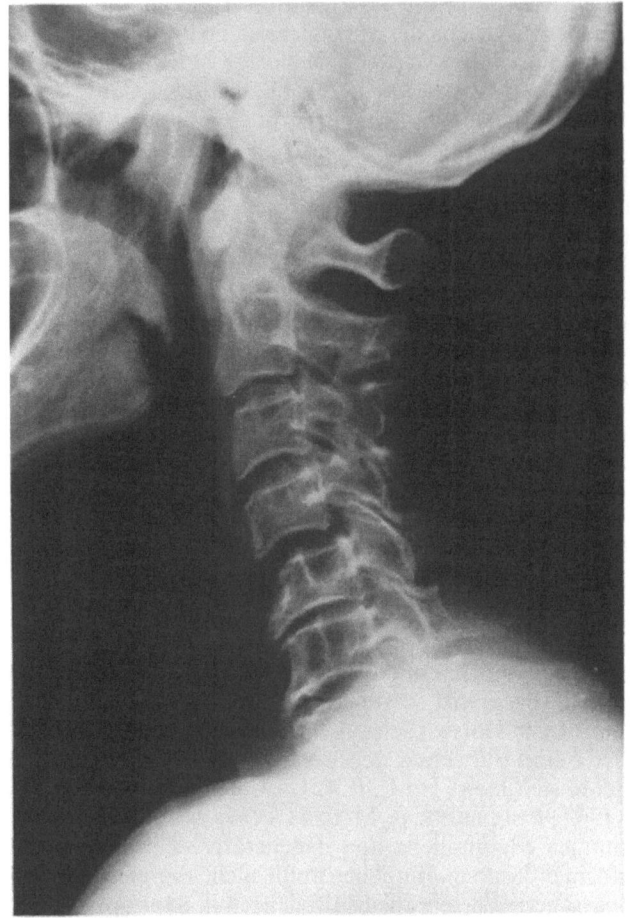

Abb. 19. D.H.; 64jährige Frau; degenerative Veränderungen an der unteren HWS; massive ventrale Spondylophytenbildung C5/C6, C6/C7. Massive dorsale Kantenreaktionen

Die *Spondylitis ankylosans,* mit einer atlantoaxialen Subluxation/Dislokation als Folge destruierender Spondylarthritiden, beschreiben OGRYZLO (1974) und DIRHEIMER (1977). Meist läßt sie Veränderungen im Halswirbelsäulensektor erst in späteren Verlaufsstadien entstehen, so daß die Differentialdiagnose keine Schwierigkeiten bietet. Die lateralen Atlantoaxialgelenke können sich verklammern, und sekundäre Blockwirbel können sich bilden. Okzipitoatlantoaxiale Gelenke werden ausgespart (TORKLUS u. GEHLE 1975). Kastenwirbelbildungen, fehlend bei der chronischen Polyarthritis, sind häufig (Abb. 21).

Angeborene Fehlbildungen sind röntgenologisch leicht abgrenzbar: Atlasbogenaplasie, Atlasringspalten, Atlasbogenspalten, kongenitale atlantoaxiale Fusionen, die Dysplasie des Dens axis, die Spina bifida axis und viele andere.

Die *Differentialdiagnose der atlantoaxialen Subluxation* muß entzündliche und andere Krankheiten einbeziehen. Ein Unterscheiden im Röntgenbild ist oft möglich, betrachtet man neben den Segmenten „okziput"/C1, C1/C2 auch die untere Halswirbelsäule. Atlantoaxiale Subluxationen kommen im Rahmen

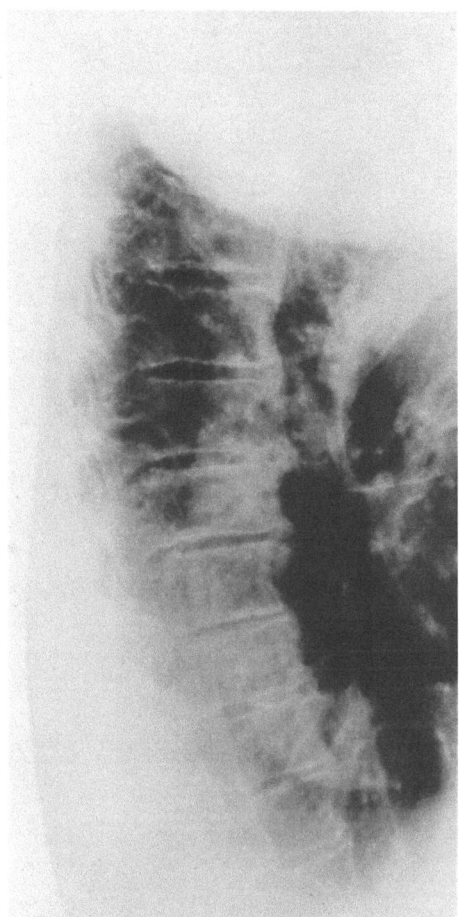

Abb. 20. M.K., 72jähriger Mann, latenter Diabetes mellitus. Fließende (kerzentropfenförmige) ventrale Ossifikationen im BWS-Bereich. Wulstförmige Verdickung im Bereich einzelner Intervertebralräume. Hammerbeck-Pseudozysten: Spondylosis hyperostocia (Morbus Forestier)

der c.P., der juvenilen c.P., der Sp.a., des R.S. der A.ps., nach Traumen (Schleudertrauma), aber auch bei akuten entzündlichen Vorgängen in der Umgebung, so bei retropharyngealen Abszessen, Mastoiditis und nach Tonsillektomien vor (DAVIS u. MARKLEY 1951). Auch infektiöse Arthritiden und Osteomyelitiden können Ursache sein. Spontane Luxationen bieten klinisch oft das Bild eines plötzlichen schmerzhaften Schiefhalses (GRISEL 1930).

Große differentialdiagnostische Schwierigkeiten können sich zwischen der *juvenilen c.P.* und der *juvenilen Sp.a.* ergeben. Die juvenile Sp.a. beginnt in der Mehrzahl der Fälle als periphere Gelenkentzündung – die juvenile c.P. ist in sehr hohem Maß von Wirbelsäulenbeteiligungen und iliosakraler Arthritis begleitet. In vielen Fällen konnte bisher nur retrospektiv die Diagnose gestellt werden. Die sich in der Kindheit entwickelnden Sp.a.-Fälle lassen keine Syndesmophyten entstehen (SCHILLING et al. 1969). Neben dem Nachweis des HLA-B 27 gibt es weitere differentialdiagnostische Fakten für eine juvenile Sp.a.: Die Patienten sind meist Knaben; die juvenile Sp.a. greift vorwiegend die Hüft-, Knie- und Fußgelenke an. Oft findet sich die Krankheit in der Familie (Vater!).

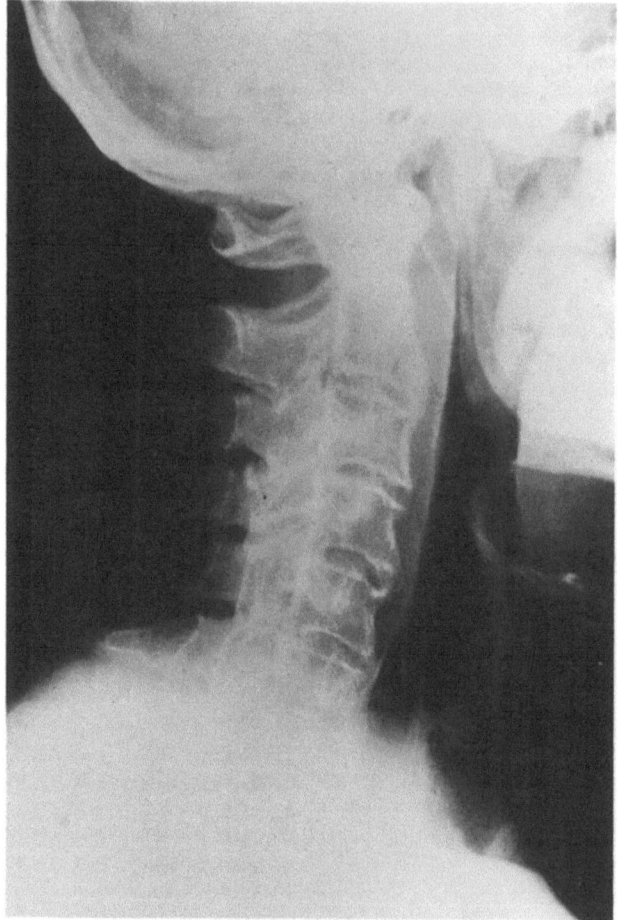

Abb. 21. B.G., 48jähriger Mann, seit 15 Jahren bestehende Spondylitis ankylosans; Spangenbildung C2/C3, angedeutet C4/C5

Die *Differentialdiagnose der Brust- und Lendenwirbelsäulenabschnitte* umfaßt nur die Kapitel Spondylitis psoriatica und Reiter-Spondylitis. Die Lokalisation der c. P. an diesen Wirbelsäulenabschnitten ist sehr selten. Das Differenzieren zwischen Reiter-Spondylitis und Spondylitis psoriatica birgt manchmal große Schwierigkeiten: Beiden Krankheiten fehlen Rheumafaktor und Rheumaknoten. Die Erkrankung der Haut kann überlappend sein; in atypischen Fällen ist die Gelenkbeteiligung nicht zu unterscheiden. Die Veränderungen der Wirbelsäule sind ähnlich (Abb. 22). Urethritis, Konjunktivitis und Polyarthritis in der Anamnese, eine mögliche viszerale Beteiligung (AV-Blöcke, Aorteninsuffizienz), das Aussparen der distalen Interphalangealgelenke und spezifische Röntgenbefunde an den peripheren Gelenken (keine Osteolysen) sind für das *Reiter-Syndrom* typisch. Bei der Arthritis psoriatica zeigen sich die typischen Parasyndesmophyten oft solitär, hauptsächlich im Bereich des dorsolumbalen Überganges der unteren BWS und oberen LWS. Die Spondylitis psoriatica entwickelt die grazileren, feineren, bogig geschwungenen Parasyndesmophyten, oft ohne Kon-

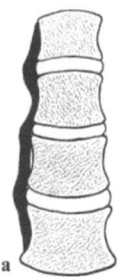 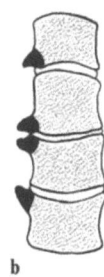 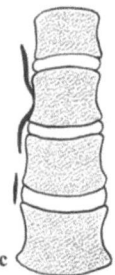 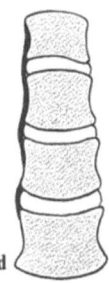 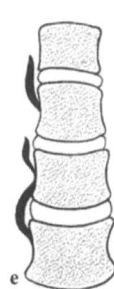

a b c d e

Abb. 22a–e. Wirbelsäulenveränderungen bei negativen Spondylarthritiden, degenerativen Veränderungen und Spondylosis hyperostotica. **a** Spondylosis hyperostotica: kerzentropfenförmige massive Ossifikationslinien, die im Bereich der Bandscheibenräume (Resnick et al. 1978) wulstartig verdickt sein können. Prädilektionsstellen: untere Halswirbelsäule (C3–C7); untere Brustwirbelsäule (Th 7–Th 11); obere Lendenwirbelsäule (LWK 1–3); Bandscheiben meist gut erhalten, sehr oft nur rechts lateral angelegt; Pseudozysten. **b** Degenerative Wirbelsäulenveränderungen; Spondylophyten mit überwiegend horizontaler Wachsrichtung, massiv, verplumpt; meistens mit Bandscheibenerniedrigung einhergehend. Prädilektionsstellen: die gesamte Wirbelsäule, ausgespart werden in der Regel C0/C1/C2. **c** Spondylitis psoriatica: dünne Parasyndesmophyten und paravertebrale Ossifikationen. Prädilektionsort: dorsolumbal und lumbal. Nie Verknöcherungen des Anulus fibrosus. **d** Spondylitis ankylosans: der Wirbelsäule sich eng anschmiegende Ossifikationen; beginnend als Verknöcherung des äußersten Anteils des Anulus fibrosus. Prädilektionsorte (nach iliosakraler Arthritis): dorsolumbaler Übergang. **e** Reiter-Spondylitis: dicke, focksegelartige Parasyndesmophyten; wie bei der Arthritis psoriatica überwiegende Wachsrichtung vertikal (so als ob sie am nächsten Wirbel vorbeiwachsen wollten). Prädilektionsort: dorsolumbal, lumbal

takt zu den Wirbelkörpern. Auch immunserologische Befunde – die spezifischen HLA-Antigene – können Hinweise zur Differentialdiagnose geben.

Im Gegensatz zur Spondylitis psoriatica sind im Rahmen der *Spondylitis ankylosans* die distalen Interphalangealgelenke nur selten beteiligt, Haut- und Nagelpsoriasis fehlen; das HLA-B 27 ist in 95% der Fälle positiv. Der klassisch aszendierende Verlauf (Iliosakralgelenke–Lendenwirbelsäule–Brustwirbelsäule–Halswirbelsäule) ist für die Spondylitis ankylosans pathognomonisch. Die Neigung zur Ossifikation und mit ihr zusammenhängend, die Symptome der klinischen Bewegungseinschränkung sind ausgeprägt. Im Röntgenbild stehen Bambusstab, Trambahnschiene, typische Syndesmophyten im Verlauf der Sp.a. manchmal solitären, typischen Parasyndesmophyten, einer häufiger einseitig beginnenden Iliosakralgelenkarthritis und einer milden, eine aggressive Progredienz vermissen lassenden Klinik der Spondylitis psoriatica gegenüber.

Für das akute Erkrankungsstadium ist die Differentialdiagnose zwischen *Spondylitis ankylosans und Reiter-Syndrom* nicht schwer: Die charakteristische Anamnese, verbunden mit dem typischen, die Gelenke der unteren Extremität bevorzugenden Gelenkbefallmuster, Heilung und Selbstlimitierung oft in 2–6 Monaten, sprechen ebenso für das Reiter-Syndrom wie das anfängliche Fehlen der Reiter-Spondylitis. Mit zunehmender Verlaufsdauer wird die Diagnose schwieriger und ist in den Endstadien manchmal nicht mehr möglich. Die Reiter-Spondylitis, oft solitär Parasyndesmophyten bietend (Boyle u. Buchanan 1971), die focksegelartig aussehen können (Meythaler 1978), läßt im Regelfall die programmierte Progredienz der Sp.a. vermissen.

Eine Reihe gastrointestinaler Erkrankungen verursachen ebenfalls Spondylitiden, die von den bisher beschriebenen nur sehr schwer zu trennen sind. So zeigen *Colitis ulcerosa* und *Enteritis regionalis* Spondylitiden. Da diese Erkrankungsformen im folgenden Kapitel geschildert werden, hier nur einige kurze differentialdiagnostische Hinweise: Meist steht die Grundkrankheit im Vordergrund: Durchfälle, blutig-schleimige Beimischungen, Malabsorption, Sprue usw. MCEWEN et al. (1971) bezeichnen die Syndesmophyten bei Sp. a., Morbus Crohn und Colitis ulcerosa als *marginale Syndesmophyten* und teilen diese drei Erkrankungen morphologisch einer Gruppe zu. Im Gegensatz dazu klassifizieren sie die Manifestationen der Wirbelsäule des Reiter-Syndroms und der Arthritis psoriatica bzw. Psoriasis als *nicht marginale Typen.*

Auch *unspezifische Spondylitiden* können, sind sie mit Arthritiden/Arthralgien (Brucellen) und Hauterkrankungen (mykotische Erkrankungen) verbunden, Schwierigkeiten bieten. Aus der Fülle möglicher spezifischer/unspezifischer Spondylitiden (Salmonellen, Streptokokken, Staphylokokken, Spirochäten, parasitäre usw.) sind ihrer Häufigkeit wegen zwei hervorzuheben. Die *Spondylitis Bang,* verursacht durch Brucellen, bevorzugt Tierärzte befallend, ist meist im vorderen Abschnitt der Wirbelsäule lokalisiert. Syndesmophyten und Parasyndesmophyten fehlen, die Wirbelbögen sind meist ausgespart. Schnell stellen sich reparative Vorgänge ein. Wellenförmiges Fieber, die Anamnese (Kontakt mit Tieren, Trinken ungekochter Milch, Kauen an Grashalmen) und spezifische serologische Reaktionen (KBR) stehen im Vordergrund der Diagnostik. Die *Spondylitis tuberculosa* ergreift meist die Wirbelkörperspongiosa, oft den vorderen Anteil der Wirbelkörper und bewirkt dort das Bild einer Spondylodiszitis. Auch hier finden sich keine Syndesmophyten und Parasyndesmophyten und *lange Zeit keine reparativen Erscheinungen.* Röntgenologisch läßt sich noch ein paravertebral liegender Abszeß erfassen. Wichtig sind Hinweise auf eine früher oder vor kurzem durchgemachte Tuberkulose oder auf den Kontakt mit tuberkulös Erkrankten. Klinische Symptome sind der lokalisierte Klopfschmerz und der Stauchschmerz. Der Tine-Test und andere Tuberkulin-Teste können nur bei negativem Ausfall verwertet werden. Auch der Verlauf gibt Hinweise: Im Spätstadium bildet sich die klassische Pottsche Trias aus: Gibbus, Abszeß, Lähmung. Ein Hinweis noch auf die Wirbelkörpermanifestation von *Primärtumoren und Metastasen.* Metastasen befallen mit Vorliebe zunächst die Wirbelbögen und sparen die Zwischenwirbelscheiben in der Regel aus.

Eine röntgenologisch verwertbare differentialdiagnostische Aussage über die Beteiligung der Iliosakralgelenke im Rahmen der besprochenen Erkrankungen gibt es nicht: *Alle bieten das bunte Iliosakralbild* (DIHLMANN 1973). Lediglich im Anfangsstadium beginnen die Arthritiden bei der Spondylitis psoriatica und auch beim Reiter-Syndrom häufiger einseitig als bei der Sp. a. Die „Beteiligung der Iliosakralgelenke" im Verlauf der chronischen Polyarthritis muß wohl als strukturdynamisches Ereignis im Rahmen der allgemeinen Beckenosteoporose gedeutet werden (SCHILLING 1974). Häufig gibt es *Arthrosen der Iliosakralgelenke;* sie zeigen osteophytäre Kantenausziehungen, Unregelmäßigkeiten der Gelenkflächen und subchondrale Sklerosierungen. Ursache dafür ist meist ein Überlastungssyndrom bei statischen Abweichungen am Beckenring (Skoliosen), bei Hüftgelenksleiden oder bei Gravidität und Adipositas. Ein besonderer Fall iliosakraler Überlastungsarthrose ist das paraplegische Iliosakralgelenk. Abzugrenzen von den entzündlichen Veränderungen an diesen Gelenken ist die *Osteosis condensans ilii.* Sie stellt sich als dreieckige, meist homogene iliakal paraartikulär liegende Sklerose dar. Alle entzündlichen Veränderungen wie Usuren, Destruktionen und Dissektionen fehlen; der Gelenkspalt ist intakt. Sowohl das röntgenologische (OTT u. WURM 1957) als auch das klinische Bild (fehlende Versteifung, fehlende Entzündungszeichen, keine Gelenkbeteiligung, keine Wirbelsäulenbeteiligung) erleichtern die Differentialdiagnose. Die *Arthritiden der*

Iliosakralgelenke im Rahmen der Colitis ulcerosa und der Enteritis regionalis lassen sich röntgenologisch nicht oder nur schwer von denen des Reiter-Syndroms und der Arthritis psoriatica unterscheiden.

Die wichtigste Unterscheidung muß gegenüber iliosakralen Arthritiden bei der *Sp.a.* getroffen werden. Wie bereits erwähnt, läßt sich diese Unterscheidung anfangs durch den häufigeren unilateralen Beginn im Rahmen der Reiter-Spondylitis/Spondylitis psoriatica treffen; darüber hinaus bietet das Röntgenbild keine Hinweise. Eine Differentialdiagnose ist erst im Verlauf der Erkrankungen möglich: Iliosakralgelenkarthritiden und auch Spondylitiden beim Reiter-Syndrom und der Spondylitis psoriatica verlaufen milder als die der Spondylitis ankylosans. Es gibt keine Progredienz, wie wir sie von der Sp.a. kennen. Iliosakralgelenkveränderungen bei tuberkulösen Erkrankungen (KAMIETH 1974) sind ebenso beschrieben wie Veränderungen bei der Arthritis urica (MALAWISTA et al. 1965; DIHLMANN 1967). Auch sind iliosakrale Zeichen ossipenischer Osteopathien und insbesondere des primären und sekundären Hyperparathyreodismus (DIHLMANN u. MÜLLER 1972), aber auch des Cushing-Syndroms bekannt.

5. Therapie der verschiedenen Wirbelsäulenbeteiligungen

a) Chronische Polyarthritis

In einem schweren Fall, z.B. einer atlantoaxialen Subluxation, muß man den Patienten aufklären, ihn vor brüsken Kopfbewegungen warnen und ihn bitten, neurologische Frühzeichen (Parästhesien, Schmerzzustände) gleich dem Arzt zu melden. Fehlen neurologische Befunde, ist die konservative Therapie das Mittel der Wahl. Bei dominierender peripherer Gelenkbeteiligung und gleichzeitiger Halswirbelsäulenmiterkrankung sind Basistherapeutika (Gold, Resochin, D-Penicillamin, Immunsuppressiva) nach den gleichen Kriterien anzuwenden, die bei reinem Extremitätenbefall gelten. Steroide sind wenig wirksam: Sie sollten bei atlantoaxialer Subluxation überhaupt nicht mehr gegeben werden, da der katabole Effekt zu einer weiteren Bandlockerung führen kann. Nach SMITH et al. (1972) entwickeln sich radiologische Veränderungen im atlantoaxialen Bereich stärker unter Kortikoidtherapie als ohne diese Behandlung; im subaxialen Bereich gibt es keinen Unterschied. Antiinflammatorische Antirheumatika können ebenso wie analgesierende Röntgenbestrahlung indiziert sein. Da Gelenkveränderungen und Fehlstellungen kompensierend meist starke Muskelverspannungen nach sich ziehen, ist der Einsatz von Muskelrelaxantien empfehlenswert. In diesem Fall bringt auch die vorsichtig angewandte Massage kurzfristig Erleichterung. Eine genaue Bestandsaufnahme der Halswirbelsäulenveränderungen ist vor jeder Massage und Krankengymnastik zu empfehlen. Selbstverständlich sind Gymnastik und Massage bei bestehender atlantoaxialer Subluxation oder subaxialer Seriensubluxation kontraindiziert. Isometrisches Muskeltraining ist sinnvoll. Ausdrücklich gewarnt sei vor Extension (Glisson-Schlinge) und chiropraktischen Anwendungen. Mikrowellen und Ultraschall haben eine gute, leider nur kurz anhaltende Wirkung. Eine Intubation im Rahmen eines operativen Eingriffs ist mit Vorsicht zu erwägen.

Das beste Mittel der konservativen Therapie sind *Halskrawatten* (Abb. 23). Sie bestehen aus leichtem Schaumstoff oder Plastik, entspannen die Nackenmuskulatur, sorgen für lokale Wärme und verhindern rasche Bewegungen. Für

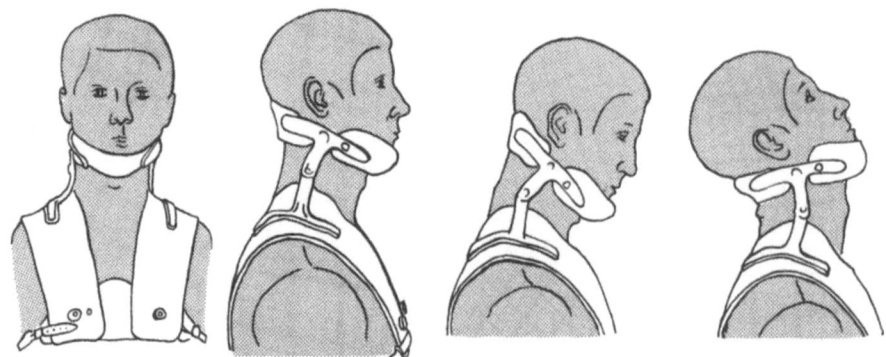

Abb. 23. Minerva-Modell eines Halskragens, der je nach Luxation im Halswirbelsäulenbereich eine Einschränkung der Flexion, Extension und/oder Seitbewegungen erlaubt. Die Mandibulae und das Okziput werden teilweise miterfaßt. (Nach DIRHEIMER 1977)

den C1/C2-Bereich erweisen sich straffe, steife Kragen als vorteilhaft, die Okziput und Mandibulae teilweise einbeziehen. Beim Anlegen der Krawatte ist darauf zu achten, daß an den Kontaktpunkten keine Hautnekrosen entstehen können. Oft lindern diese Halskragen Schmerzen schnell und gut. Jedoch tragen Patienten mit nur leichten Beschwerden und fehlenden neurologischen Symptomen natürlich eine solche, sehr unbequeme Halskrawatte nicht gern. Andererseits betonen SHARP und PURSER (1961), daß die Progredienz einer Dislokation nicht durch eine Halskrawatte bzw. einen Halsstützapparat verhindert werden kann, da eine absolute Ruhigstellung der Halswirbelsäule sich fast nie erreichen läßt. Schmerzfreiheit erzielte mit Hilfe dieser Methode ZEIDLER (1974) in mehr als 50% der Fälle. Beim Auftreten neurologischer Komplikationen ist die absolute Ruhigstellung in Gips, zumindest aber Bettruhe in flacher Lagerung auf harter Unterlage notwendige Folge. Die *knöcherne Extensionsbehandlung* (PRESTON 1968; ZEIDLER 1974) kann für eine Querschnittssymptomatik und für fixierte Halswirbelkörperluxationen indiziert sein. ZEIDLER (1974) erreicht gute Erfolge bei atlantoaxialen Subluxationen, weniger gute bei subaxialen Luxationen: Er verwendet die Crutchfield-Zange, die durch die Lamina externa in die Diploe eingeführt wird. Anschließend wird während laufender Röntgenkontrollen ein Dauerzug von 2–3 kg angesetzt. Nach radiologisch objektivierter Reposition der Luxation soll das Gewicht kontinuierlich bis auf 15 kg gesteigert werden. Nach der Reposition wiederum folgt ein Dauerzug von 2–3 kg.

Die Indikationen zum operativen Vorgehen liegen
1. in einer röntgenologisch objektivierten atlantoaxialen Subluxation;
2. im Versagen der konservativen Therapie;
3. im Nachweis einer radiologisch/klinischen Progredienz, die den konservativen Verfahren trotzt;
4. immer beim Anzeichen von Kompressionen der Arteriae vertebrales und/oder des Rückenmarks (RANA u. TAYLOR 1971; DIRHEIMER 1977).

Zentralnervöse Zeichen allein genügen nicht (HAMBLEN 1967). DIRHEIMER (1977) sieht eine Indikation auch bei jungen Patienten mit sonst guter Funktionskapazität.

Zur *Dekompression* kommt die auf den Atlas begrenzte Laminektomie in Frage. Außerdem ist es möglich, das Foramen magnum durch Resektion des dorsalen Randes des Okziput zu erweitern (DUYFJES 1972). Auch durch einen

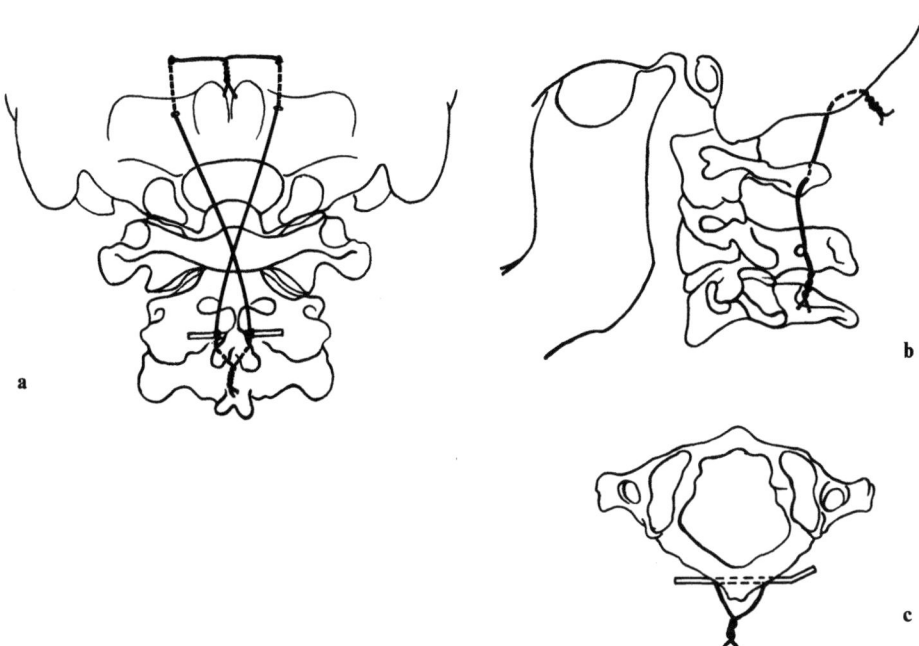

Abb. 24a–c. Schema der operativen Versteifung von C0/C1/C2. **a** Posteriore Ansicht, **b** laterale Ansicht, **c** kraniale Ansicht von C2. Vier Löcher werden in den okzipitalen Knochen gebohrt, von denen zwei so nahe wie möglich am Rand des Foramen magnum liegen sollen. Nachdem der hintere Atlasbogen freipräpariert ist, wird zwischen Bogen und Dura eine Nylonligatur gelegt. Eine Schlinge rostfreien Stahls wird mit Hilfe dieser Ligatur um den Atlasbogen gezogen und oben und unten durchgeschnitten. Die freien Enden werden unterhalb des Atlasbogens gekreuzt. Ein oberes Drahtende wird gebogen und durch die linkslateral liegenden vorgebohrten Löcher gezogen. Genauso geschieht es auf der rechten Seite. Die Drahtenden werden dann in der Mitte unterhalb der okzipitalen Protuberanz zusammengedreht. Ein Stift wird quer durch den Processus spinosus von C2 gelegt – später dann in Zement eingebettet. Ein kaudales Drahtende wird nun dorsalwärts um den Stift herumgeführt und mit dem Ende des anderen Drahtes zusammengedreht. Eine maximale Reduktion der Luxation wird bei fest verdrehten Drähten erreicht. (Nach BRATTSTRÖM u. GRANHOLM 1976)

vorderen Zugang lassen sich dekompressive Maßnahmen erreichen, so durch die Synovektomie des atlantoaxialen Gelenks (KAO et al. 1974). Die transorale *Resektion des Dens axis,* hauptsächlich bei vertikalen Subluxationen, wird von BRATTSTRÖM et al. (1973) und SUKOFF et al. (1974) beschrieben. *Man kann Atlas mit Axis und beide Wirbel mit dem Okziput fusionieren* (Abb. 24). Durch diese Verdrahtungen lassen sich die Patienten relativ schnell mobilisieren – längere Bettruhe ist für den chronischen Polyarthritiker schlecht. Derartige Operationen schildern GOUTELLE et al. (1970), ROY-CAMILLE und SAILLANT (1972) sowie MEIJERS et al. (1974), außerdem noch BRATTSTRÖM und GRANHOLM (1975, 1976) und THOMAS (1975). Die Resultate werden von DIRHEIMER (1977) in einer Übersicht dargestellt: Bei insgesamt 119 chirurgischen Interventionen, darunter C1/C2- und 72 zervikookzipitale Fusionen, ergaben sich in 70,6% gute, in 13,4% befriedigende und in 7,6% der Fälle schlechte Ergebnisse; 8,4% der operierten Patienten starben. Für die Todesfälle muß das erhöhte Operationsrisiko wegen bereits bestehender schwerer neurologischer Komplikationen, schlechten Allgemeinzustands und aufgrund von Kortikoid- oder Immunsuppressiva-Vorbehandlung bedacht werden. Auch operationsbedingte Fehler erklären z.T. die schlechten Ergebnisse.

b) Reiter-Spondylitis und Spondylitis psoriatica

Wie im Verlauf der Spondylitis ankylosans wirken sich Ruhe und Immobilisation in der Regel negativ aus; sie können zu einer rascheren Versteifung führen. Nur eine atlantoaxiale Dislokation, die Spondylodiszitis und eine hochgradig osteoporotische Wirbelsäule, mit der Gefahr einer Fraktur, indizieren eine Ruhigstellung.

Im wesentlichen besteht die physikalische Therapie aus krankengymnastischen Übungen. Sind die Kostovertebralgelenke mitbefallen, ist auch die Atemgymnastik vorteilhaft. Bei ausgeprägter Syndesmophyten- und Parasyndesmophytenbildung spielt auch die Lagerung eine Rolle. Matratzen sollten nicht aus mehreren Teilen bestehen, da sie in ihren Abschnitten zueinander Stufenbildungen im Wirbelsäulenbereich und Fehlhaltungen begünstigen. Eine nicht zu harte und nicht zu weiche einteilige Matratze mit einem dünnen, harten Kopfkissen, das nur den Nacken, nicht aber den Hinterkopf stützt, ist zu wählen. Massagen sind günstig bei Muskelverspannungen, Wärme ist nur (s. Kapitel Spondylitis ankylosans) vorsichtig anzuwenden. Schwereren Fällen von Versteifung (z.B. beim chronischen Reiter-Syndrom, das der Spondylitis ankylosans ähnelt) kann eine anfängliche Bewegungstherapie im Bewegungsbad sehr nützlich sein. Gute Erfolge erzielten BREITENFELDER (1970) sowie DREXEL und POSSE (1974) mit der Ultraschalltherapie, die auch KNAUT und KNOCH (1975) im neuraltherapeutischen Aufbau empfehlen. Die Ursachen der Reiter-Spondylitis und der Spondylitis psoriatica sind unbekannt; nur eine weitgehend *symptomatische Therapie* ist daher möglich. Nichtsteroidale Antirheumatika haben einen antiphlogistischen und analgetischen Effekt. Sie sind, besonders um eine Bewegungstherapie zu ermöglichen, vorübergehend auch in Höchstdosis indiziert. Aus der Fülle der vorhandenen nichtsteroidalen Substanzen sollen einige herausgegriffen werden, so das Indometazin, das Piroxicane, das Fenbuten und das Diclofenac. Die ausschließlich axiale Manifestation der Psoriasis schließt eine Basistherapie aus. Ist die Spondylitis psoriatica und/oder die Reiter-Spondylitis von einer dominierenden peripheren Gelenkbeteiligung gekennzeichnet, gilt für die Basistherapie das in den vorhergehenden Kapiteln Gesagte. Besonders das chronische Reiter-Syndrom, das in seinem klinischen Bild der Spondylitis ankylosans gleicht, sollte ebenso therapiert werden wie diese (s. dort). Steroide sind im Rahmen von Spondylitis psoriatica und Reiter-Spondylitis nur in den seltensten Fällen angebracht: vielleicht für bekannte viszerale Manifestationen dieser Erkrankungen (Iritis). Die analgesierende Röntgentherapie kann u.U. jahrelanges Einnehmen von Antirheumatika ersparen. Angesichts der ohnehin nur milden Progredienz der Spondylitis psoriatica und in vielen Fällen auch der Reiter-Spondylitis sind operative Eingriffe im Sinne von Verspannungen oder Wirbelsäulenversteifungen nicht indiziert.

6. Prognose

Die Prognose der Reiter-Spondylitis und der Spondylitis psoriatica ist gut. Beide zeichnen sich durch einen milden, klinisch nicht selten blanden Verlauf aus. Die Minderung der Funktionskapazität ist im Vergleich zur Spondylitis ankylosans gering. Der iliosakralen Arthritis folgt meist kein aszendierender Verlauf. Prognostisch bedeutsam für den Verlauf der Reiter-Spondylitis ist die Bestimmung des HLA-B 27: Es hat sich gezeigt, daß HLA-B 27-negative Reiter-Syndrome nie zu einem sog. „Reiter-Bechterew" werden (SCHATTENKIRCHNER et al. 1976). Da Reiter-Spondylitis und Spondylitis psoriatica Teilsymptome des Reiter-Syndroms bzw. der Arthritis psoriatica/Psoriasis sind, soll kurz an die Prognosen dieser beiden Krankheitsgruppen erinnert werden: Die remissionsreiche Arthritis psoriatica hat eine gute Prognose (FEHR 1967; ROBERTS et al. 1976). Verschlechternd können sich die Anzahl der angegriffenen Gelenke, eine atlantoaxiale Subluxation sowie auch die (Kortison-)Therapie auswirken. Die im Bild anderer rheumatischer Erkrankungen wesentlichen viszeralen Komplikationen spielen für die Arthritis psoriatica keine Rolle.

Die Prognose des Reiter-Syndroms läßt sich quoad vitam als gut bezeichnen (CSONKA 1965), quod sanationem besser als die der Spondylitis ankylosans. Viele Reiter-Syndrome heilen in 2–6 Monaten aus. Rezidive – zu denen das Reiter-Syndrom neigt – können Fußdeformationen verursachen. Rezidivierende Iritiden können zu Frühinvalidität führen (SCHIRMER u. BÖNI 1967). Aortitis, Aorteninsuffizienz und Herzrhythmusstörungen wirken sich ebenfalls ungünstig auf die Prognose aus. Da nach SCHILLING (1974) das chronische Reiter-Syndrom mit Beteiligung der Wirbelsäule als Sonderform der Spondylitis ankylosans gilt, ist für diese Fälle die Prognose der Spondylitis ankylosans (s. dort) wichtig.

Die Prognose der chronischen Polyarthritis/juvenilen chronischen Polyarthritis, an anderer Stelle ausführlich besprochen, ist von vielen Faktoren abhängig: Die Form der chronischen Polyarthritis („benigne"; „maligne"), daraus resultierend Art und Schweregrad der viszeralen Beteiligungen (Amyloidose, Lunge usw.), der Zeitpunkt des Therapiebeginns und des Therapieerfolgs sind entscheidend. Immer ist die Prognose – vor allem quoad sanationem – ungünstiger (deutlich eingeschränkte Funktionskapazität) als die von Reiter-Syndrom oder Arthritis psoriatica mit Wirbelsäulenbeteiligung. Die Veränderungen bei der juvenilen chronischen Polyarthritis – auf ein wachsendes Skelett treffend – sind meist besonders schwerwiegend. Auch der Befall der Halswirbelsäule, vor allem die atlantoaxiale Subluxation mit ihren möglichen neurologischen und vertebrobasilären Konsequenzen spielen in der Prognose eine große Rolle. Der Bogen der möglichen Entwicklung spannt sich vom Auftreten neurologischer vertebrobasilärer Symptome über geschilderte Querschnittssyndrome, die gleichzeitige Thrombosierung beider Arteriae vertebrales (WEBB et al. 1968) bis zum Tod durch vertikale atlantoaxiale Subluxation des Dens in das Foramen magnum (DAVIS u. MARKLEY 1951; STOREY 1958; MARTEL u. ABELL 1963).

Die Prognose hängt ab vom frühen Zeitpunkt der Diagnose, den dann eingeleiteten therapeutischen Maßnahmen (konservativ-medikamentös/Ruhigstellung durch Halskrawatte/operative Fusion von C1/C2 und/oder C1/C2 und Okziput). Die Therapie kann auch negative Folgen haben: SMITH et al. (1972) beschreiben eine röntgenologisch faßbare deutlichere Progredienz von Veränderungen an C1/C2 unter Kortikoidtherapie.

Literatur

Aho K, Ahvonen P, Lassus A (1974) HLA 27 in reactive arthritis: a study of yersinia arthritis and Reiter's disease. Arthritis Rheum 17:521–526

Amor B (1977) Krankheitsentwicklung und Prognoseerstellung im Rahmen des Reiter-Syndroms. Vortrag auf dem Deutsch/Französischen Reiter Symposion, Straßburg 1977

Ansell BN (1964) The cervical spine in juvenile rheumatoid arthritis. Excerpta Med Int Congr Ser 61:233
Ansell BN (1977) Joint manifestations in children with juvenile chronic polyarthritis. Arthritis Rheum 20/2:204–206
Ansell BN, Bywaters EGL (1956) Growth in Still's disease. Ann Rheum Dis 15:295–319
Ansell BN, Bywaters EGM (1961) Radiological abnormities in the cervical spine in juvenile rheumatoid arthritis. In: Xth Inter Congr Rheumatol, vol 2, p 241. Rom
Arlet J, André J, Dunglas J, Vidal R (1963) Luxation atloido-axoidienne au cours de la polyarthrite chronique évolutive de l'adulte. A propos de 5 observations dont deux avec signes neurologiques. Rev Rhum Mal, Osteoartic 30:552–557
Aufdermaur M (1957) Bandscheibenbefunde der Wirbelsäule beim chronischen Gelenkrheumatismus. Schweiz Z Pathol 20:684–689
Aufdermaur M (1958) Wirbelsäulenbefunde bei der chronisch entzündlichen Polyarthritis. Z Rheumaforsch 17:177–181
Avila R, Pugh DG, Slocumb CH, Vinkelmann RK (1960) Psoriatic arthritis: a roentgenologic study. Radiology 75:691–702
Baggenstoss AH, Bickel WH, Ward LE (1952) Rheumatoid granulomatous nodules as destructive lesions of vertebrae. J Bone Joint Surg [Am] 34:601–609
Baker H, Golding DN, Thompson M (1963a) Psoriasis and arthritis. Ann Intern Med 58:909–925
Baker H, Golding DN, Thompson M (1963b) Atypical polyarthritis in psoriatic families. Br Med J II:348
Baker M (1966) Prevalence of psoriasis in polyarthritic patients and their relatives. Ann Rheum Dis 25:229
Ball J (1971) Enthesopathy of rheumatoid and ankylosing spondylitis. The Heberden Oration 1970. Ann Rheum Dis 30:213
Ball J, Sharp J (1971) Rheumatoid arthritis of the cervical spine. In: Hill AGS (ed) Modern trends in rheumatology, vol 2. Butterworth, London
Barkin RE, Stillman JS, Otter TA (1955) The spondylitis of juvenile rheumatoid arthritis. N Engl J Med 253:1107–1110
Bauer J, Vogl A (1931) Psoriasis und Gelenkleiden. Klin Wochenschr 10:1700
Berkheiser EJ, Seidler P (1931) Non traumatic dislocation of the atloido-axial joint. JAMA 96:517–523
Bland JH (1967) Rheumatoid arthritis of the cervical spine. Bull Rheum Dis 18:471
Bland JH, Buskirk FW van, Tampas JP, Brown E, Clayton R (1965) A study of roentgenologic criteria for rheumatoid arthritis of the cervical spine. Am J Roentgenol 95:949–954
Böni A (1966) Die Klinik der progredient chronischen Polyarthritis. Helv Med Acta [Suppl] 46:106
Böni A (1970) Die progredient chronische Polyarthritis. In: Schoen R, Böni A, Miehlke K (Hrsg) Klinik der rheumatischen Erkrankungen. Springer, Berlin Heidelberg New York, S 139–173
Boever F, Hennebert P (1953) Les dislocations non traumatiques de la colonne vertebrale. Rev Orthop 39:24–69
Boyle JA, Buchanan WW (1971) Clinical rheumatology. Blackwell, Oxford Edinburgh
Brattström M, Granholm L (1975) Operative treatment of atlantoaxial luxation in rheumatoid arthritis. Scand J Rheumatol [Suppl] 8:9
Brattström M, Granholm L (1976) Atlanto-axial fusion in rheumatoid arthritis. A new method of fixation with wire and bone cement. Acta Orthop Scand 47:619–628
Brattström M, Elner Å, Granholm L (1973) Transoral surgery for myelopathy caused by rheumatoid arthritis of the cervical spine. Ann Rheum Dis 32:578–581
Breitenfelder J (1970) Die Therapie des Morbus Bechterew unter besonderer Berücksichtigung der Behandlungsmöglichkeiten des praktischen Arztes. Z Allgemeinmed 46:1058–1062
Brewerton DA, Caffrey M, Nicholls A, Walters D, Oates JK, James DC (1973) Reiter's disease and HLA 27. Lancet II:996–998
Brocher JEW (1970) Die Wirbelsäulenleiden und ihre Differentialdiagnose. Thieme, Stuttgart
Bruhin A (1969) Die rheumatologischen Veränderungen an der Halswirbelsäule bei der progredient chronischen Polyarthritis. Dissertation, Universität Zürich
Bunim JJ (1962) The syndrome of sarcoidosis, psoriasis and gout. Ann Intern Med 57:1018
Burry HC, Treadwell BLJ, Tweed JM, Weston WJ (1977) Lateral subluxation of atlanto-axial joint in rheumatoid arthritis. Vortrag auf dem XIV. Internationalen Kongreß der Rheumatologie. 26.6.–1.7. 1977. San Franzisco/California/USA

Bywaters EGL (1968) Criteria for Still's disease. In: Population studies of rheumatic diseases. Exerpta Medica Foundation, New York, p 235

Bywaters EGL, Dixon AS (1965) Paravertebral ossification in psoriatic arthritis. Ann Rheum Dis 24:313–331

Calabro JJ (1976) Clinical features of Still's disease: a general review and report of 100 patients observed for 15 years. In: Jayson MIV (ed) Still's disease: juvenile chronic polyarthritis. Academic Press, London New York San Franzisko, pp 1–47

Calabro JJ, Katz RM, Maltz BA (1971) A critical reappraisal of juvenile rheumatoid arthritis. Clin Orthop 14:102

Carter ME (1962) Sakroiliitis in Still's disease. Ann Rheum Dis 21:105–120

Caughey DE, Hawkes JG, Mills KR, Douglas R (1974) Reiter's disease and HLA-27. Curr Med Res Opin 2:17–23

Cibert M, Vignon G, Chapuy P (1970) La luxation atloido-axoidienne au cours de la polyarthrite de l'adulte. A propos de 27 cas, dont 7 opérés de greffe cervicale postérieure. Rev Lyon Med 19:77–92

Cliff JM (1971) Spinal bony bridging and carditis in Reiter's disease. Ann Rheum Dis 30:171–179

Cohen MI, Ezekiel I, Persellin RH (1978) Costovertebral and costotransverse joint involvement in rheumatoid arthritis. Ann Rheum Dis 37/5:473–475

Conlon PW, Isdale IC, Rose BS (1966) Rheumatoid arthritis of the cervical spine. An analysis of 333 cases. Ann Rheum Dis 25:120–126

Corrigan AB (1969) Radiological changes in rheumatoid cervical spines. Australas Radiol 13:370–375

Coste F (1970) Psoriasis Arthritis. In: Schoen R, Böni A, Miehlke K (Hrsg) Klinik der rheumatischen Erkrankungen. Springer, Berlin Heidelberg New York, S 240–255

Coste F, Solnica J (1966) Polyarthritis psoriatica. In: Hauss, Gerlach (Hrsg) Der Rheumatismus, Rheumatismus und Bindegewebe. Steinkopff, Darmstadt

Coste F, Frezal J, Chabot (1952) Spondylite staphylococcique. Remarques sur l'aspect radiologique. Rev Rhum Mal Osteoartic 18:674

Coste F, Francon J, Touraine R, Loyau G (1958) Polyarthrite psoriasique. Rev Rhum Mal Osteoartic 25:75

Coste F, Delbarre F, Cayla J, Lambert P (1960) Remarques sur la luxation des vertèbres cervicales dans la polyarthrite rhumatoide. Sem Hop Paris 36:1121–1130

Coutts MB (1934) Atlanto-epistropheal subluxations. Arch Surg 29:297

Cregan JCF (1966) Internal fixation of the unstable rheumatoid cervical spine. Ann Rheum Dis 25:242–252

Crellin RO, Maccabe JJ, Hamilton EBD (1970) Severe subluxation of the cervical spine in rheumatoid arthritis. J Bone Joint Surg [Br] 52:244–251

Csonka GW (1958) The course of Reiter's syndrome. Br Med J I:1088–1092

Csonka GW (1960) Recurrent attacks in Reiter's disease. Arthritis Rheum 3:164–169

Csonka GW (1965) Reiter's syndrom. Ergeb Inn Med Kinderheilkd (NF) 23:126–189

Dausset J, Barge-Marcelli J (1977) Genetische Disposition beim Reiter-Syndrom. Vortrag anläßlich des deutsch/französischen Reiter-Symposions in Straßburg 10/1977

Davis FW, Markley ME (1951) Rheumatoid arthritis with death from medullary compression. Ann Intern Med 35:451–454

Dawson MH, Tyson TL (1938) Psoriasis anthropathica. With observations on certain features common to psoriasis and rheumatoid arthritis. Trans Assoc Am Physicians 53:303

Debeyre N, Djian A, Manuel R, De Seze S (1965) Étude radiologique du rachis dorsal et lombaire dans la polyarthrite rhumatoide. Rev Rhum Mal Osteoartic 32:161–166

Delbarre F, Amor B, Panahi F (1969) L'atteinte pelvispondylarthritique dans le rhumatisme de Fiessinger-Leroy-Reiter. Sem Dis Hop (Paris) 45:563–570

Dihlmann W (1967) Röntgendiagnostik der Iliosakralgelenke und ihrer nahen Umgebung. ROEFO Erg-Bd 97

Dihlmann W (1973) Gelenk – Wirbelverbindungen. In: Glauner R (Hrsg) Röntgen Wer? Wie? Wann? Bd 3. Thieme, Stuttgart

Dihlmann W, Müller G (1972) Pseudo-Bechterew Befunde bei Hyperparathyreoidismus bzw. bei der renalen Osteopathie. Z Rheumaforsch 31:401–408

Dilsen N, McEwen C, Poppel M (1962) A comparative roentgenologic study of rheumatoid arthritis and rheumatoid ankylosing spondylitis. Arthritis Rheum 5:341–368

Dirheimer Y (1977) The craniovertebral region in chronic inflammatory rheumatic diseases. Springer, Berlin Heidelberg New York

Dirheimer Y, Babin E (1974) Upward atlanto-axial dislocation in rheumatoid arthritis. Neuroradiology 7:229–236

Dirheimer Y, Wackenheim A (1974) L'apophyse ondontoide couronnée. A propos du mécanisme de développement de certaines images de manifestations de la vertèbre occipitale. Sem Hop Paris 50:2077–2080

Djian A, Zinn W (1959) Der Wert der funktionellen Röntgenuntersuchung der Gelenke zwischen erstem und zweitem Halswirbel. Z Rheumaforsch 18:279

Doury P, Pattin S, Dechelotte J, Dougados M (1976) Aspect actuel du syndrome de Fiessinger-Leroy-Reiter vu au stade initial en milieu militaire. Rev Rhum Mal Osteoartic 43:701–706

Drexel H, Posse P (1974) Physikalisch-medizinische Behandlungsmöglichkeiten bei chronisch-entzündlichen rheumatischen Erkrankungen. Internist (Berlin) 15:322–327

Dryll A, Kunth D, Seze S de (1973) Étude comparative de 35 cas de pelvispondylite psoriasique appariés à 35 cas de pelvispondylite rhumatismale. Sem Hop Paris 49:2439–2444

Dussault RG, Kaye JJ (1977) Intervertebral disk calcification associated with spine fusion. Radiology 125:57–61

Duyfjes F (1972) Occipito-cervical spondylodesis for atlanto-axial instability with neurological changes in rheumatoid conditions. Acta Orthop Belg 38:40–46

Ecklin U (1960) Die Altersveränderungen der Halswirbelsäule. Springer, Berlin Göttingen Heidelberg

Edeiken J, Hodes PJ (1967) Roentgendiagnosis of diseases of bone, 2nd edn. Williams & Wilkins

Edström G (1958) Rheumatoid arthritis and Still's disease in children. A survey of 161 cases. Arthritis Rheum 1:497–504

Ely LW (1911) Subluxation of the atlas. Report of two cases. Ann Surg 54:20–29

Epstein E (1939) Differential diagnosis of keratosis blennorrhagica and psoriatic arthropathy. Arch Derm Syph 40:547

Espinoza LR, Vasey FB, Oh JH, Wilkinson R, Osterland CK (1978) Association between HLA-BW 38 and peripheral psoriatic arthritis. Arthritis Rheum 21/1:72–75

Eulderink F, Meijers KAE (1976) Pathology of the cervical spine in rheumatoid arthritis: a controlled study of 44 spines. J Pathol 120:91–107

Fallet GH, Wettstein P, Mosimann U, Radi I (1970) Étude radiologique des articulations sacroiliaques dans la polyarthrite rhumatoide séro-négative. Schweiz Med Wochenschr 100:1610–1616

Fehr K, Böni A (1971) Die Psoriasis-Arthritis. Praxis 60:1322–1329

Fellmann N (1963) Die Iliosakralgelenke im Rahmen der rheumatischen Erkrankungen. Z Rheumaforsch 22:338–342

Finger H, Kikillus B (1964) Atlanto-epistrophale Luxation als komplizierendes Symptom chronisch-rheumatischer Erkrankungen. Dtsch Med Wochenschr 89:1546

Fletscher E, Rose FC (1955) Psoriasis spondylitica. Lancet I:695

Ford DK (1953) Natural history of arthritis following veneral urethritis. Ann Rheum Dis 12:177–197

Forestier J, Jacqueline F, Rotes-Querol J (1956) Ankylosing spondylitis, Mosby, St Louis, p 154

Frank O, Klemmaier K, Lorenz W, Merth K (1974) Die entzündliche Affektion der Halswirbelsäule bei progredient-chronischer Polyarthritis. Wien Med Wochenschr 124:598–600

Friedmann J (1970) Intraspinal rheumatoid nodule causing nerve root compression. J Neurosurg 32:689

Gamp A (1956) Zur Klinik und Prognose der Reiterschen Krankheit. Münch Med Wochenschr 98:334

Garcin R, Godlewski S, Postel M, Dry J (1960) Sur une invagination axoido-atloidienne (ascension de l'axis à travers l'atlas) avec algies occipitales rebelles au cours d'une polyarthrite chronique évolutive, évoluant depuis 25 ans. Résultats de la greffe osseuse postérieure. Rev Neurol (Paris) 102:486–494

Garrod AE (1890) A treatise in rheumatism and rheumatoid arthritis. Griffin, London

Goldin RH, Bluestone R (1976) Tissue typing in rheumatic diseases. In: Jayson MIV (ed) Clinics in rheumatic diseases, diagnosis and assessment. Saunders, London Philadelphia Toronto

Good AE (1971) Reiters disease, ankylosing spondylitis and rheumatoid arthritis occurring within a single family. Arthritis Rheum 14:753

Goutelle A, Dejour H, Megard M, Bouvier M, Cibert M, Brunon J, Marsan C (1970) Le traitement chirurgical des luxations atloideo-axoidiennes d'origine rhumatismale. J Med Lyon 51:1895–1904

Graber-Duvernay J (1957) Á propos de la spondylarthrite psoriasique. Rev Rhum Mal Osteoartic 24:288

Graham DC (1960) Spontaneous atlanto-axial subluxation, rheumatoid arthritis and ankylosing spondylitis. Arthritis Rheum 3:446

Graham R, Calin A, Tudor N, Kennedy L, Perrin A (1975) Ankylosing rheumatoid arthritis. Rheumatol Rehabil 14:25–29

Gray RG, Gottlieb NL (1976) The HLA-B 27 histocompatibility antigen in rheumatoid variants. J Fla Med Assoc 63/5:339–343

Greuel D (1964) Luxation des Atlas bei Polyarthritis rheumatica. Med Welt 12:2422

Grisel P (1930) Enucléation de l'atlas et torticollis naso-pharyngien. Presse Med 38:50

Grokoest AW, Snyder AI, Schlaeger R (1962) Juvenile rheumatoid arthritis. Little, Brown & Co, Boston

Guiliano VJ, Scully TJ (1972) Atlanto-axial subluxation in psoriatic arthropathy. Arch Dermatol 105:247–248

Hall M (1975) Rheumatoid disease of the cervical spine. Jazz Sanit (Milano) 24/2:70–75

Hamblen DL (1967) Occipito-cervical fusion. Indications, technic and results. J Bone Joint Surg [Br] 49:33–45

Harkness AH (1950) Non-gonococcal urethritis. Livingstone, Edinburgh, p 99

Harris JRW, Gelsthrope K, Doughty RW, Lie D, Morton RS (1975) HLA-27 and W 10 in Reiters syndrome and non specific urethritis. Actual Dermatol 55:127–130

Harvie JN, Lester RS, Little AH (1976) Sacroiliitis in severe psoriasis. Am J Roentgenol 127:679–684

Hauser W (1969) Reiter-Syndrom und ankylosierende Spondylitis. Verh Dtsch Ges Rheumatol 1:60–70. Steinkopff, Darmstadt

Henderson DR (1975) Vertical atlanto-axial subluxation in rheumatoid arthritis. Rheumatol Rehabil 14:31–38

Hess JH, Bronsein IP, Abelson SM (1935) Atlanto-axial dislocations associated with trauma and secondary to inflammatory foci in the neck. Am J Dis Child 49:1137–1147

Hinck VC, Hopkins CE (1960) Measurement of the atlanto-dental interval in the adult. Am J Roentgenol 84:945–951

Holt S, Yates PO (1966) Cervical spondylosis and nerve root lesions. Incidence at routine necropsy. J Bone Joint Surg [Br] 48:407

Holzmann H (1976) Neue Aspekte der Psoriasis-Krankheit. Med Welt 27:41

Hornstein O (1962) Zur nosologischen Stellung der Psoriasis arthropathica. Arch Klin Exp Dermatol 214:622–651

Hughes JT (1977) Spinal cord involvement by C4–C5 vertebral subluxation in rheumatoid arthritis: a description of 2 cases examined at necropsy. Ann Neurol 1:575–582

Isdale IC, Conlon PW (1971) Atlanto-axial subluxation. A six years follow report. Ann Rheum Dis 40:387–389

Isdale IC, Corrigan AB (1970) Backward luxation of the atlas. Two cases of an uncommon condition. Ann Rheum Dis 29:6–9

Jaffe HL (1972) Metabolic, degenerative and inflammatory diseases of bones and joints. Urban & Schwarzenberg, München Berlin Wien

Jajic I (1968) Radiological changes in the sacro-iliac joints and spine of patients with psoriatic arthritis and psoriasis. Ann Rheum Dis 27:1–6

Jones MW, Kaufmann JCE (1976) Vertebrobasilar artery insufficiency in rheumatoid atlantoaxial subluxation. J Neurol Neurosurg Psychiatry 39:122–128

Julkunen H (1962) Rheumatoid spondylitis, clinical and laboratory study of 149 cases compared with 182 cases of rheumatoid arthritis. Acta Rheum Scand Suppl 4

Kamieth H (1974) Erkrankungen der Beckenverbindungen (Iliosakralgelenke und Symphyse). In: Diethelm L (Hrsg) Röntgendiagnostik der Wirbelsäule. Handbuch der medizinischen Radiologie, Bd VI/2. Springer, Berlin Heidelberg New York, S 141–230

Kankaanpää PU (1977) Fusion of the cervical spine in rheumatoid patients. Vortrag auf dem XIV. Internationalen Congress of Rheumatology. June 26–July 1. San Franzisco/USA 1977

Kao CC, Messert B, Winkler S, Turner JH (1974) Rheumatoid C1-C2 dislocation: pathogenesis and treatment reconsidered. J Neurol Neurosurg Psychiatry 37:1069–1073

Kaplan D, Plotz CM, Nathanson L, Frank L (1964) Cervical spine in psoriasis and in psoriatic arthritis. Ann Rheum Dis 23:50–56

Karvonen J, Lassus A, Sievers U, Tilikainen A (1974) HLA-antigens in psoriatic arthritis. Ann Clin Res 6:304–307
Kelly JJ, Weisinger BB (1963) The arthritis of Whipple's disease. Arthritis Rheum 6:615
Khan MY, Hall WH (1965) Progression of Reiter's syndrome to psoriatic arthritis. Arch Intern Med 116:911–917
Killebrew K, Gold RH, Sholkoff SD (1973) Psoriatic spondylitis. Radiology 108:9–16
Klaus E (1969) Die basiläre Impression. Hirzel, Leipzig
Knauth K, Knoch HG (1975) Physiotherapeutisches Rezeptierbuch von Knauth K, Reiners B, Huhn R. Steinkopff Darmstadt
Kölle G (1975) Die juvenile rheumatoide Arthritis (juvenile chronische Polyarthritis) und das Still-Syndrom. Eine klinische und katamnestische Dokumentation. Rheuma Forum 4. Braun, Karlsruhe
Lambert JR, Wright V (1976) Eye inflammation in psoriatic arthritis. Ann Rheum Dis 35:354
Lambert JR, Ansell BM, Stephenson E, Wright V (1976) Psoriatic arthritis in childhood. In: Ansell BM (ed) Clinics of rheumatic diseases, Vol 2. Saunders, London Philadelphia Toronto, p 339–353
Langeland N, Roaas A (1971) Spondylitis psoriatica. Acta Orthop Scand 42:391–396
Lapp EA (1956) Das Röntgenbild bei Erkrankung der Kreuzdarmbeingelenke. Z Rheumaforsch 15:286–298
Lassus A, Mustakallio K, Laine VA (1964) Psoriasis arthropathy and rheumatoid arthritis. Acta Rheum Scand 10:62
Lateur L, Baert A (1975) Radiological features in Reiter's disease. J Belge Radiol 58/3, 205–211
Lawrence JS (1976) Radiological cervical arthritis in populations. Ann Rheum Dis 35:365–371
Lawrence JS (1977) Rheumatism in population. Heinemann, London
Lawrence JS, Sharp J, Ball J (1964) Rheumatoid arthritis of the lumbar spine. Ann Rheum Dis 23:205–217
Leeuw B de, Meijers KAE (1967) Rheumatoide arthritis met beginnende dwarslaesie. Med Fijdsch Gen 111/29:1310–1311
Little H, Harvie JN, Lester RS (1975) Psoriatic arthritis in severe psoriasis. Can Med Assoc J 4:317–319
Locke GR, Gardner JI, Epps EF van (1966) Atlas-dens interval (ADI) in children. A survey based on 200 normal spines. Am J Roentgenol 97:135–140
Lorber A, Pearson CM, Rene RM (1961) Osteolytic vertebral lesions as a manifestation of rheumatoid arthritis and related disorders. Arthritis Rheum 4:514–532
Lorenz K, Berger G (1970) Röntgendiagnostik der juvenilen rheumatischen Arthritis. Radiol Diagn (Berl) 10/6:647–654
Malawista St, Seegmiller E, Hathaway BE, Sokoloff L (1965) Sacroiliac gout. JAMA 194:954–956
Marche J (1950) Le syndrome dit de Reiter une forme particulière de la maladie rhumatismale. Gaz Med Fr 57:11–16
Martel W (1961) The occipito-atlanto-axial joints in rheumatoid arthritis and ankylosing spondylitis. Am J Roentgenol 86:223–240
Martel W (1963) Occipito-atlanto-axial joints in rheumatoid arthritis. Radiological aspects of rheumatoid arthritis. Proceedings of an International Symposium. Excerpta Med Int Congr Ser 61:189
Martel W (1968) Cervical spondylitis in rheumatoid disease. A comment on neurologic significance and pathogenesis. Am J Med 44:441–446
Martel W (1977) Pathogenesis of cervical discovertebral destruction in rheumatoid arthritis. Arthritis Rheum 20:1217–1225
Martel W, Abell MR (1963) Fatal atlanto-axial luxation in rheumatoid arthritis. Arthritis Rheum 6:224–231
Martel W, Page JW (1960) Cervical vertebral erosion and subluxation in rheumatoid arthritis and ankylosing spondylitis. Arthritis Rheum 3:546–556
Mason RM (1964) Spondylitis. Proc R Soc Med 57:533–540
Mason RM, Murray RS, Oates JK, Young AC (1958) Prostatitis and spondylitis ankylopoetica and Reiters disease. Br Med J I:748
Mason RM, Murray RS, Oates JK, Young A (1959) Spondylitis ankylopoetica und Reitersche Krankheit. Z Rheumaforsch 18:223

Mathews JA (1969) Atlanto-axial subluxation in rheumatoid arthritis. Ann Rheum Dis 28:260–266
Mathews JA (1974) Atlanto-axial subluxation in rheumatoid arthritis. A 5-year follow up study. Ann Rheum Dis 33:526
Mathews JA (1977) Rheumatoid arthritis of the lumbar spine. A clinical and radiological study. Vortrag auf dem XIV. Internationalen Kongress der Rheumatologie. 26. Juni bis 1. Juli. San Franzisco/California/USA 1977
Mathies H (1974) Arthritis psoriatica. Acta Med Austriaca 1:3–12
Mathies H (1974) Klinik der chronischen Polyarthritis. Med Welt 25:1947–1954
Mathies H (1974) Diagnose und Differentialdiagnose der entzündlichen Erkrankungen der Wirbelsäule. Therapiewoche 25/29:3933
Maxwell JD, Greig WR, Boyle JA, Pasieczny T, Schofield CBS (1966) Reiters syndrome and psoriasis. Scott Med J II:14–18
McBride JA, King MJ, Baikie AG, Grean GP, Sircus W (1963) Ankylosing spondylitis and chronic inflammatory diseases of the intestine. Br Med J II:483–486
McEwen C, Lingg D, Ditata D, Porini A, Good A, Rankin T (1971) Ankylosing spondylitis accompanying ulcerative colitis, regional enteritis, psoriasis and Reiter's disease. A comparative study. Arthritis Rheum 14:291–318
McGlamory JC (1976) HLA 27 in Reiter's syndrome. Milit Med 2:95–96
McKeever FM (1968) Atlanto-axoid instability. Symp Surg Clin North Am 48:1375
Meijers KAE, Heerma van Voss SFV, Francois RJ (1968) Radiological changes in the cervical spine in ankylosing spondylitis. Ann Rheum Dis 27:333–
Menninger H, Wagenhäuser FJ (1977) Die radiologische Diagnostik der Halswirbelsäule. Therapiewoche 27:2745–2764
Metzger AL, Morris RI, Bluestone R, Terasaki PI (1975) HLA-W 27 in psoriatic arthropathy. Arthritis Rheum 18:111–115
Meythaler K (1978) Persönliche Mitteilung
Molin L (1973) Psoriasis. Acta Derm Venereol [Suppl 72] (Stockh) 53:7–125
Moll JMH (1974) Psoriatic spondylitis: clinical, radiological and familial aspects. Proc R Soc Med 67:46–50
Moll JMH, Wright V (1973) Familial occurrence of psoriatic arthritis. Ann Rheum Dis 32:181–198
Moll JMH, Haslock I, Macrac IF, Wright V (1974) Association between ankylosing spondylitis, psoriatic arthritis, Reiters disease, the intestinal arthropathies and Behçet's syndrome. Medicine (Baltimore) 53:343–364
Moskowitz RW (1975) Clinical rheumatology. Lea & Febiger, Philadelphia
Müller W (1975) Die entzündlichen Erkrankungen der Wirbelsäule. In: Bauer R (Hrsg) Erkrankungen der Wirbelsäule, Thieme, Stuttgart, S 75–87
Murray RO, Jacobson HG (1971) The radiology of skeletal disorders. Churchill Livingstone, Edinburgh
Nakano KK (1975) Neurologic complications of rheumatoid arthritis. Orthop Clin North Am 6/3:861–890
Nathan FF, Bickel WH (1968) Spontaneous axial subluxation in a child as the first sign of juvenile rheumatoid arthritis. J Bone Joint Surg [Am] 50:1675–1678
Newman P, Sweetnam R (1969) Occipito-axial fusion. An operative technique and its indications. J Bone Joint Surg [Br] 51:423–431
Oates JK (1958) Diagnosis of chronic prostatitis. Br J Vener Dis 34:250
Ogryzlo MA (1974) Ankylosing spondylitis. In: Hollander JL (ed) Arthritis and allied conditions, Lea & Febiger, pp 699–724
Olhagen B (1960) Chronic uro-polyarthritis in males. Acta Med Scand 168:339
Oppolzer R, Diem E, Wolf G (1976) Zur Differentialdiagnose und Therapie der Psoriasis-Arthritis. Z Hautkr 51/4:131–142
Ott VR (1969) Sacroiliitis, Reiter-Syndrom und Wirbelsäulenrheumatismus. Dtsch Med J 20:301–307
Ott V, Wurm H (1957) Spondylitis ankylopoetica (Morbus Strümpell-Marie-Bechterew). In: Schoen R (Hrsg) Der Rheumatismus. Sammlung von Einzeldarstellungen aus dem Gesamtgebiet der Rheumaerkrankungen, Steinkopff, Darmstadt, B 3
Ott VR, Schmidt K, Herberholz G (1967) Sacroiliacal arthritis and seronegative polyarthritis. In: Proceedings of the 6th European Congress on Rheumatology, pp 168–173, Lisbon: Instituto Portugues de Rheumatologica

Peterson CC Jr, Silbiger ML (1967) Reiter's syndrome and psoriatic arthritis: their roentgen spectra and some interesting similarities. Am J Roentgenol 101:860–871

Petres J, Kluemper A, Majert P (1970) Zur Differentialdiagnose der psoriatischen Arthropathie auf Grund röntgenmorphologischer Befunde. Hautarzt 21:26–32

Phelip X (1974) Le rhumatisme psoriasique. Sem Hop Paris 50:1293–1296

Popert AI, Gill AJ, Laird SM (1964) A prospective study of Reiter's syndrome: an interim report on the first 82 cases. Br J Vener Dis 40:160–165

Porrini A, McEwen C, Ditata D (1964) A roentgenologic and clinical study of ankylosing spondylitis and spondylitis companying ulcerative colitis, psoriasis and Reiter's disease. Arthritis Rheum 4:338–339

Preston RL (1968) The surgical management of rheumatoid arthritis. Philadelphia, Saunders

Rana NA, Taylor AR (1971) Upward migration of the odontoid peg in rheumatoid arthritis. Proc R Soc Med 64:717–718

Rana NA, Hancock DO, Taylor AR, Hill AGS (1973) Upward translocation of the dens in rheumatoid arthritis. J Bone Joint Surg [Br] 55:471–477

Reed WB (1961) Psoriatic arthritis. A complete clinical study of 86 patients. Acta Derm Venereol (Stockh) 41:396

Reinhardt K (1974) Spondylosis rheumatica cervicalis juvenilis. Dtsch Med Wochenschr 99:1072–1077

Reiter H (1916) Über eine unerkannte Spirochäteninfektion (Spirochaetosis arthritica). Dtsch Med Wochenschr 42:1535–1536

Resnick D, Shapiro RF, Wiesner KB, Niwayama G, Utsinger PD, Shaul SR (1978) Diffuse idiopathic skeletal Hyperostosis (DISH) (Ankylosing Hyperostosis of Forestier and Rotes – Querol) Semin Arthritis Rheum 7/3:153–187

Reynolds DF, Csonka GW (1958) Radiological aspects of Reiters syndrome („veneral" arthritis). J Fac Radiol 9:44–49

Robecchi A, Capra R (1953) Osservazioni radiologiche sulle articolazioni sacroiliache di 100 malati di poliarthritie cronica primaria. Rheumatismo 17:298

Robecchi A, Vittorio S di (1965) La spondilartrite psoriasica. Minerva Dermatol 40:129

Roberts MET, Wright V, Hill AGS, Mehra AC (1976) Psoriatic arthritis. Follow up study. Ann Rheum Dis 35:20

Robinson HS (1966) Rheumatoid arthritis – atlanto-axial subluxation and its clinical presentation. Can Med Assoc J 94:470–477

Romanus R (1952) Reiter's Syndrom und Prostatitis und ihre Beziehung zur abakteriellen, infektiösen Pyurie. Nord Med 48:1024

Roy-Camille R, Saillant G (1972) Chirurgie du rachis cervical. Ostéosynthèse du rachis cervical superieur. Nouv Press Med 3:2847–2849

Sager P (1969) Spondylosis cervicalis. A pathological and osteoarchaelogical study. Copenhagen

Sairanen E, Paronen I, Maehoenen H (1969) Reiters syndrome: a follow up study. Acta Med Scand 185:57–63

Sany J, Serre H, Seignalet J (1975) Antigène HL-A W 27 et pelvispondylites rhumatismales atypiques. Rev Rhum Mal Osteoartic 43:97–103

Schacherl M (1974) Röntgendiagnostik der Halswirbelsäule bei der chronisch-rheumatischen Polyarthritis. In: Fromhold W, Gerhardt T (Hrsg) Klinisch-radiologisches Seminar, Bd 3: Entzündliche und degenerative Erkrankungen der Gelenke und der Wirbelsäule, Thieme, Stuttgart, S 99–114

Schattenkirchner M, Schürer W, Diem K, Scholz S, Albert ED (1976) Die Bedeutung der Histokompatibilitätsantigene (HLA-Antigene) für die Rheumatologie. Actual Rheumatol 1:23–24

Schilling F (1969) Die Beteiligung der Wirbelsäule bei chronisch entzündlichen rheumatischen Leiden. In: Mathies H (Hrsg) Die Wirbelsäule – aktuelle Rheumaprobleme, Banaschewski, Gauting, S 37–51

Schilling F (1970) Peripher-nervale Manifestationen der chronischen Polyarthritis und medulläre Komplikationen chronisch-rheumatischer Leiden. In: Rheuma und Nervensystem, Hoffman La Roche, Grenzach, S 37

Schilling F (1974) Spondylitis ankylosans, die sogenannte Bechterew'sche Krankheit und ihre Differentialdiagnose. In: Diethelm L (Hrsg) Handbuch der Medizinischen Radiologie, Röntgendiagnostik der Wirbelsäule. Springer, Berlin Heidelberg New York, Bd VI/2:S 452–689

Schilling F, Schacherl M (1967) Röntgenbefunde an der Wirbelsäule bei Polyarthritis psoriatica und Reiter-Dermatose: Spondylitis psoriatica. Z Rheumaforsch 26:450

Schilling F, Schacherl M (1977) Röntgenmorphologie des chronischen Reiter-Syndroms. Vortrag am Deutsch/Französischen Reiter-Symposion, Straßburg 10/1977

Schilling F, Schacherl M, Bopp A, Gamp A, Haas JP (1963a) Veränderungen der Halswirbelsäule (Spondylitis cervicalis) bei der chronischen rheumatischen Polyarthritis und bei der Spondylitis ankylopoetica. Radiologe 3:483–501

Schilling F, Haas JP, Schacherl M (1963b) Die spontane atlanto-axiale Dislocation (Ventralluxation des Atlas) bei chronischer Polyarthritis und Spondylitis ankylopoetica. ROEFO 99:518

Schilling F, Gamp A, Schacherl M (1965) Das Reiter-Syndrom und seine Beziehung zur Spondylitis ankylopoetica. Z Rheumaforsch 9/10/24:342–353

Schilling F, Schacherl M, Rosenberg R (1969) Juvenile ankylosing spondylitis. Dtsch Med Wochenschr 94:473

Schirmer A, Böni A (1967) Kritische Stellungnahme zur Diagnostik des Reiter-Syndroms. Z Rheumaforsch 26:142–152

Schmidt M (1972) Über die röntgenologische Differenzierung der Psoriasis-Spondylarthritis von der Spondylarthritis ankylopoetica bei Psoriasis. ROEFO 116:486–490

Serre H, Simon L (1966) Atlanto-axial dislocation in rheumatoid arthritis. Rheumatology 22:53

Serre M, Simon L, Janicot JY, Levy F (1963) Les affections rhumatismales de la charnière cervico-occipitale. Rev Rhum Mal Osteoartic 30:518–544

Serre H, Simon L, Janicot JY, Levy F (1964) La luxation atloido-axoidienne complication frequente de la polyarthrite chronique rhumatismale. Presse Med 72:213–218

Seze S de, Jurmand SM, Levernieux J, Durieu J, Gueguen Y, Hubault A (1952) Á propos de 7 cas de luxation cervicale. Évolution, clinique et traitement. Rev Rum Mal Osteoartic, 19:239–244

Seze S de, Djian A, Debeyre N (1957) Luxations atloido-axoidienne d'origine rhumatismale. Rev Rhum Mal Osteoartic 24:192

Seze S de, Djian A, Debeyre N (1963) Luxations atloido-axoidiennes au cours de la polyarthritie rhumatoide. Leur fréquence. Intérêt des épreuves radiodynamiques pour leur dépistage. Á propos de 10 observations personnelles découvertes au cours d'une enquête portant sur 103 polyarthritites. Rev Rhum Mal Osteoartic 30:560–565

Seze S de, Ryckewaert A, Kahn MF, Fages A, Dryll A (1966) Sur quelque aspects particuliers du rhumatisme psoriasique. Rev Rhum Mal Osteoartic 33:617

Sharp J (1957) Differential diagnosis of ankylosing spondylitis. Br Med J 1:975–978

Sharp J, Purser DW (1961) Spontaneous atlanto-axial dislocation in ankylosing spondylitis and rheumatoid arthritis. Ann Rheum Dis 20:47–77

Sharp J, Purser DW, Lawrence JS (1958) Rheumatoid arthritis of the cervical spine in the adult. Ann Rheum Dis 17:303–313

Shaw DA, Cartlidge NE (1976) Cervical myelopathy in rheumatoid arthritis. Acta Neurol Belg 16:279–282

Sheehan S, Bauer RB, Meyer JS (1960) Vertebral artery compression in cervical spondylosis. Neurology (Minneap) 10:968–985

Sherman M (1952) Psoriatic arthritis: observations on the clinical roentgenographie and pathological changes. J Bone Joint Surg 34:831–852

Sholkoff SD, Glockman MG, Steinbach HL (1970) Roentgenology of Reiter's syndrome. Radiology 97:497–503

Sholkoff SD, Glockman MG, Steinbach HL (1971) The radiographic pattern of polyarthritis in Reiter's syndrome. Arthritis Rheum 14:551–555

Sievers K, Laine V (1963) The sacroiliac joint in rheumatoid arthritis in adult females. Acta Rheum Scand 9:222–230

Sigler JW Psoriatic arthritis. In: Hollander JL, McCarthy DJ Jr (eds) Arthritis and allied conditions. Lea & Febiger, Philadelphia, pp 724–736

Sims-Williams H, Jayson MIV, Baddeley H (1977) Rheumatoid involvement of the lumbar spine. Ann Rheum Dis 36/6:524–532

Smith PH, Benn RT, Sharp J (1972) Natural history of rheumatoid cervical luxations. Ann Rheum Dis 31:431–439

Sokolof L, Bloch KJ, Seegmiller JE (1959) The 2nd Pan-American Congress on Rheumatic Diseases and 23rd Annual Meeting of the American Rheumatic Association Bull Rheum Dis 10:193–196

Soren A (1966) Joint affections in regional ileitis. Arch Intern Med 117:78–83

Stammers FAR, Frazer P (1933) Spontaneous dislocation of the atlas with report of a case. Lancet II-1203–1205

Steinbach HL, Jensen PS (1975) Roentgenographic changes in the arthritides (part I): Rheumatoid arthritis. Semin Arthritis Rheum 5/2:167

Steinbach HL, Jensen PS (1976) Roentgenographic changes in the arthritides (part II): Reiter's syndrom. Semin Arthritis Rheum 5/3:203–209

Steinbach HL, Jensen PS (1975) Psoriatic arthritis. In: Roentgenographic changes in arthritides. Semin Arthritis Rheum 5/2:197–200

Stevens JC, Cartlidge NEF, Saunders M, Appeley A, Hall M, Shaw DA (1971) Atlanto-axial subluxation and cervical myelopathy in rheumatoid arthritis. J Med 40:391–408

Stillman LS, Barry PE, Bell CL, Gibson DJ, Glass DN, Lewis RA, Medof ME, Simchowith L (1976) Clinical characteristics and classification of juvenile rheumatoid arthritis. In: Jayson MIV (ed) Still's disease: juvenile chronic polyarthritis. Academic Press, London New York San Francisco, pp 47–59

Stoia I (1963) Wirbelsäule bei primär-chronischer Polyarthritis im Kindesalter. Z Rheumaforsch 22:187–192

Storey G (1958) Changes on the cervical spine in rheumatoid arthritis with compression of the cord. Ann Phys Med 4:21–118

Sukoff MH, Kadin MM, Moran T (1974) Transoral decompression for myelopathy caused by rheumatoid arthritis of the cervical spine. Case report. J Neurosurg 37:493–497

Sullivan AW (1949) Subluxation of atlanto-axial joint: sequel to inflammatory processus of neck. J Radiat 35:451

Sundaram M, Patton JT (1975) Paravertebral ossification in psoriasis and Reiter's disease. Br J Radiol 48:628–633

Swinson DR, Hamilton ED, Mathews JA, Yates DAH (1972) Vertical subluxation of the axis in rheumatoid arthritis. Ann Rheum Dis 31:359–363

Tesarek B, Streda A (1968) Veränderungen an der Wirbelsäule bei der psoriatischen Arthritis und bei gleichzeitigem Vorkommen der Bechterewschen Krankheit und Psoriasis. Z Rheumaforsch 27:95–102

Theiss B, Böni A, Wagenhäuser FJ, Schnyder UW, Fehr K (1969a) Intrafamiliäre Untersuchungen bei Psoriasis-Arthritis. Z Rheumaforsch 28:403

Theiss B, Böni A, Wagenhäuser FJ, Schnyder UW, Fehr K (1969b) Psoriasis-Spondylarthritis. Z Rheumaforsch 28:93

Thomas WH (1975) Surgical management of the rheumatoid cervical spine. Orthop Clin North Am 6/5:793–800

Torklus D, Gehle W (1975) Die obere Halswirbelsäule, 2. Aufl. Thieme, Stuttgart

Tzonchev VT, Seidel K, Dimitrov M, Herrmann K (1973) Rheumatismus im Röntgenbild. Fischer, Jena

Van Kerckhove H (1970) Involvement of the lateral atlanto-axial joints as first and late symptom of rheumatoid arthritis. Acta Rheum Scand 16:197–210

Verhaeghe A, Lesage R, Delcambre B, Bouscatie F (1969) Spondylodiscites chroniques au cours de la polyarthrite rhumatoide. Rev Rhum Mal Osteoartic 36:124

Verjaal A, Hardner NC (1965) Backward luxation of the atlas. Acta radiol [Diagn] (Stockh) 3:173–176

Vignon G, Patet R (1955) La luxation antérieure spontanée de l'atlas. Rev Lyon Med 4:693–702

Vignon G, Pansu D, Bied JC (1967) L'ostéoporose de la polyarthrite rhumatoide. Rev Rhum Mal Osteoartic 34:235–242

Villanove X, Pinol J (1951) Psoriasis arthropathica. Rheumatism 7:197

Vogelsang H, Zeidler H, Wittenborg A, Weidner A (1973) Rheumatoid cervical luxations with total neurological complications. Neuroradiology 6:87–92

Voit K, Gamp A (1958) Der Rheumatismus. Thieme, Stuttgart

Watt I, Middlemiss H (1976) Radiology in rheumatic diseases. In: Jayson MIV (ed) Clinics in rheumatic diseases. Diagnosis and assessment. Saunders, London Philadelphia Toronto, pp 93–127

Webb FWS, Mickmann JA, Brew DSJ (1968) Death from vertebral artery thrombosis in rheumatoid arthritis. Br Med J II:537–588

Weissenbach RJ (1938) La psoriasis arthropathique. Arch Derm Symph (Paris) 10:13

Weissmann NW, Sosman JL (1975) The radiology of rheumatoid arthritis. Orthop Clin North Am 6/3:653–674

Weldon WV, Scalettar R (1961) Roentgen changes in Reiter's syndrome. Am J Roentgenol 86:344–350

Werne S (1967) Narkoserisiko bei Atlasdislocation. Svenska Läk-Tidn 45:4475

Williams LE, Bland JM, Lipson RL (1966) Cervical spine subluxation and massive osteolysis in the upper extremities in rheumatoid arthritis. Arthritis Rheum 9:348–360

Wittenborg A (1974) Die Halswirbelsäule bei der chronischen Polyarthritis. Klinik und Diagnostik. In: Neue Gesichtspunkte zu den Folgen der chronischen Polyarthritis – ihre Feststellung und Behandlung, Byk Gulden, Konstanz, S 182–192

Woodrow JC, Treanor B, Usher N (1974) The HL-A system in Reiter's syndrome. Tissue Antigens 4:533–540

Wright V (1957) Psoriasis and arthritis – A study of the radiographic appearances. Br J Radiol 30:113

Wright V (1961) Psoriatic arthritis. A comparative radiographic study of rheumatoid arthritis and arthritis associated with psoriasis. Ann Rheum Dis 20:123

Wright V, Moll JMH (1976) In: Seronegative polyarthritis, psoriatic arthritis. North Holland, Amsterdam New York Oxford, p 192

Wright V, Reed WB (1964) The link between Reiter's syndrome and psoriatic arthritis. Ann Rheum Dis 23:12

Wright V, Watkinson G (1965) Sacroiliitis and ulcerative colitis. Br Med J II:675–680

Zeidler H (1974) Die Halswirbelsäule bei der chronischen Polyarthritis – Therapie der Schäden. In: Neue Gesichtspunkte zu den Fragen der chronischen Polyarthritis – ihre Feststellung und Behandlung. Byk Gulden, Konstanz, S 192–197

Zeidler H, Wittenborg A (1974) Die Wirbelsäule bei chronischer Polyarthritis. Internist (Berlin) 15:297–303

Zeidler H, Wittenborg A, Vogelsang M, Weidner A, Kahlstorf J (1973) Neurologische Komplikationen bei chronischer Polyarthritis der Halswirbelsäule. Dtsch Med Wochenschr 98:988–992

Zellner E (1928) Zur Kenntnis der Arthropathia psoriatica. Münch Med Wochenschr 75:903

III. Spondylitis bei Enteropathien

Von

G. Klein

Mit 1 Abbildung

1. Spondylitis bei Colitis ulcerosa und Enteritis regionalis

In der Literatur existieren mehrere Mitteilungen, die auf Beziehungen zwischen Spondylitis und entzündlichen Darmerkrankungen hinweisen, vor allem wurde das gemeinsame Vorkommen von Spondylitis bzw. Sakroileitis mit Colitis ulcerosa und regionaler Enteritis (M. Crohn) beschrieben. Bei beiden Darmaffektionen werden entzündliche Veränderungen der Iliosakralgelenke bis zum Vollbild des M. Bechterew mit Intervertebralgelenkarthritis und Syndesmophytenbildung beobachtet. (STEINBERG u. STOREY 1957; WILKINSON u. BYWATERS 1958; FERNANDEZ-HERLIHY 1959; ACHESON 1960; ZVAIFLER u. MARTEL 1960; MCBRIDE et al. 1963; ANSELL u. WIGLEY 1964; WRIGHT u. WATKINSON 1965; STOJA u. STOJA 1965; JAYSON et al. 1970; MCEWEN et al. 1971; MACRAE u. WRIGHT 1973; MATHIES 1975).

Die Angaben über die Häufigkeit des gemeinsamen Vorkommens von Spondylitis und entzündlichen Darmaffektionen sind unterschiedlich. STEINBERG und STORY (1957) berichteten über 6 Fälle von Spondylitis ankylopoetica, von denen 4 gleichzeitig eine Colitis ulcerosa und 1 Patient eine regionale Enteritis aufwiesen. Unter 220 Fällen mit ankylosierender Spondylitis im Krankengut von WILKINSON und BYWATERS (1958) fanden sich 4 Fälle mit Colitis ulcerosa und 1 Fall mit M. Crohn. STOJA und STOJA (1965) stellten bei Bechterew-Kranken in 7% eine Colitis ulcerosa fest. MCBRIDE et al. (1965) fanden unter 870 Fällen mit Spondylitis ankylosans bei 16 Fällen das gleichzeitige Vorkommen von Colitis ulcerosa und bei 4 Patienten eine regionale Enteritis, d.h. 20 Patienten litten an einer chronischen Darmentzündung.

Andererseits fanden diese Autoren unter 170 Fällen mit den genannten Darmerkrankungen in 2,4% eine Spondylitis ankylopoetica (Sp.a.), wobei der durchschnittliche Befall mit Sp.a. unter der Bevölkerung mit $0,5^0/_{00}$ angegeben werden kann. In einem Drittel der Fälle mit Spondylitis und einer der beiden Darmerkrankungen bestand auch vorwiegend bei Geschwistern dieser Patienten entweder eine Colitis ulcerosa, eine Enteritis regionalis oder eine Spondylitis ankylosans. WRIGHT und WATKINSON (1965) untersuchten ein Kollektiv von 234 Fällen mit Colitis ulcerosa hinsichtlich des Bestehens einer ankylosierenden Spondylitis und fanden diese klinisch in 6,4%, während röntgenologisch eine Sakroileitis in 18% der Fälle nachweisbar war. MACRAE und WRIGHT (1973) ermittelten unter 91 Patienten mit Colitis ulcerosa eine Häufigkeit der Sp.a. von 20% bei männlichen und 7,7% bei weiblichen Patienten, wobei unter den Verwandten dieser Kranken 5,1% der Männer und 2,6% der Frauen eine Spondylitis aufwiesen. FERNANDEZ-HERLIHY (1959) fand unter 555 Fällen mit Colitis ulcerosa 28 Patienten mit Sp.a. (1,5–3,9%). In diesen Fällen ist das starke Überwiegen des männlichen Geschlechtes nicht vorhanden, besonders nicht bei isolierter Sakroileitis.

Während die kolitische Arthritis nahezu immer *nach* der Colitis ulcerosa eintritt, ist dies bei der Spondylitis nicht der Fall; in etwa 25% kann die Sp.a. der Darmerkrankung viele Jahre vorausgehen (SCHOEN 1969). Das vielfach beobachtete parallele Verhalten von Arthritis und Colitis im Verlauf der Krankheit wird bei Sakroileitis und Spondylitis vermißt, auch dann wenn eine erfolgreiche Ileostomie oder Kolektomie durchgeführt wird, welche die kolitische Arthritis in der Regel prompt zum Abklingen bringt. Die Sakroileitis bzw. die Spondylitis ankylosans steht also in verschiedener Beziehung zur Colitis ulcerosa. Offenbar ist eine bestehende Anlage zur Sp.a. anzunehmen, die sich beim Zusammentreffen mit der Darmerkrankung manifestiert. Auffallenderweise überwiegt in diesen Fällen das männliche Geschlecht. Hingegen tritt die Sakroileitis mit Erosionen im Röntgenbild vorwiegend bei Frauen auf und ist nicht sicher identisch mit dem Beginn einer Spondylitis ankylosans. Eine enge Bindung besteht auch zwischen kolitischer Arthritis und Sakroileitis. So kommt eine Sakroileitis bei Frauen 3mal häufiger gemeinsam mit kolitischer Arthritis vor als ohne periphere Arthritis. Bei Männern tritt die Sakroileitis etwa mit derselben Häufigkeit auf, gleichgültig ob eine kolitische Arthritis besteht oder nicht (WRIGHT u. WATKINSON 1966).

Die Ätiopathogenese dieser verschiedenen Krankheitsbilder ist bisher nicht geklärt; eine angeborene familiäre (genetische) Prädisposition wird diskutiert. Damit im Einklang würden die Beobachtungen von McBride et al. (1963) stehen, ebenso jene von STOJA und STOJA (1965), die feststellten, daß der M. Bechterew bei an Colitis ulcerosa leidenden Patienten etwa 6mal häufiger vorkommt als im Bevölkerungsdurchschnitt. Auf eine familiäre Häufung bei Sp.a. wurde schon von KELLGREN (1964) sowie von EMERY und LAWRENCE (1967) hingewiesen; genetische Aspekte bei Colitis ulcerosa und regionaler Enteritis haben ALMY und SHERLOCK (1966) sowie JAYSON et al. (1970) hervorgehoben. In diesem Zusammenhang erscheint eine Mitteilung von JACOBY und JAYSON (1974) von Interesse, in welcher der Nachweis von HLA B 27 in einem von 3 Fällen mit M. Crohn und Sp.a. gelang. Das Histokompatibilitätsantigen war allerdings auch in 8,1% der Fälle mit regionaler Enteritis ohne Spondylitis vorhanden. Möglicherweise liegt diesen Krankheiten ein abnormer Stoffwechsel des Bindegewebes oder ein immunpathologischer Mechanismus zugrunde. Vielleicht sind die Sp.a. und die chronische Darmentzündung verschiedene Manifestationen einer generellen Störung des Bindegewebes. Jendenfalls scheint es unwahrscheinlich zu sein, daß eine Röntgentherapie bei Sp.a. als auslösender Faktor der gastrointestinalen Erkrankung eine Rolle spielt (McBRIDE et al. 1963).

Die Sakroileitis bzw. Spondylitis bei Colitis ulcerosa und Enteritis regionalis ist hinsichtlich des klinischen Bildes, des Verlaufs sowie des radiologischen Befundes nicht von der Spondylitis ankylopoetica (M. Bechterew) zu unterscheiden (McEWEN et al. 1971). Manche Autoren glauben allerdings an eine besondere durch Colitis ulcerosa bedingte Form der Sp.a. Das Verhältnis Frauen: Männer, bei denen die Sp.a. gemeinsam mit Colitis ulcerosa verläuft, ist 1:6 und beträgt bei Spondylitikern ohne Colitis ulcerosa 1:13. Die Bechterewsche Erkrankung ist also bei Frauen, die an Colitis ulcerosa leiden, häufiger als bei Frauen ohne Colitis ulcerosa (STOJA u. STOJA 1965). Bei diesen Darmaffektionen tritt die Spondylitis bei beiden Geschlechtern auf, eine so ausgesprochene Bevorzugung des männlichen Geschlechtes wie bei M. Bechterew besteht offensichtlich nicht. Die Sakroileitis kann der klinischen Manifestation der Darmerkrankung lange vorausgehen, aber auch erst nach dieser in Erscheinung treten. In der Mehrzahl der Fälle läßt sich keine direkte Beziehung zwischen der Aktivität der Spondylitis und dem Schweregrad der Darminfektion nachweisen. Radiologisch finden sich an den Iliosakralgelenken die gleichen Veränderungen wie bei M. Bechterew, und eine Beteiligung der peripheren Gelenke wird häufiger als bei Sp.a. beobachtet (ENDERLIN 1970).

Die Therapie der Spondylitis ist schwierig, weil die Verabreichung von Antirheumatika wegen der Darmaffektion meist problematisch bzw. kontraindiziert ist. Konservative Maßnahmen zur Behandlung der Darmerkrankung und chirurgische Eingriffe haben aber i.allg. keinen Einfluß auf den Verlauf der Spondylitis (SOREN 1966).

2. Spondylitis bei M. Whipple

Die 1907 von WHIPPLE beschriebene Erkrankung (Xanthomatosis mesenterii, Lipodystrophia intestinalis) ist überaus häufig von Diarrhö begleitet und trat in dem von KELLY und WEISINGER (1963) beobachteten Krankengut in 80,4% auf. Unter 95 Fällen beobachteten die Autoren in 67,3% den Befall peripherer Gelenke, dabei war in 28,7% gleichzeitig mit dem Befall der Extremitätengelenke auch die Wirbelsäule betroffen, meist in Form einer ankylosierenden Spondylitis. Interessant erscheint die Tatsache, daß die Whipplesche Erkrankung fast ausnahmslos bei Männern beobachtet wird. Das Auftreten einer länger dauernden Diarrhö, deren Ursache nicht eruierbar ist, vor allem dann, wenn gleichzeitig eine Spondylitis oder Arthritis vorliegt, zwingt dazu, das Krankheitsbild der intestinalen Lipodystrophie in die Differentialdiagnose einzubeziehen. Die (perorale) Biopsie der Jejunumschleimhaut, manchmal sogar einer peripheren Lymphdrüse sichert die Diagnose. Die Gelenksymptome können der Darmerkrankung aber auch lange Zeit vorangehen (DRUBE 1959). Auch HOULI und REZEK (1965) beschrieben einen Fall jahrelang dauernder Arthritis der großen Gelenke sowie bilateraler Sakroileitis, bei dem sich erst nach 5 Jahren enteritische Symptome einstellten. Der Verdacht eines M. Whipple konnte schließlich bioptisch gesichert werden. STOJA und STOJA (1965) wiesen darauf hin, daß bei den von ihnen beobachteten Fällen von Sp.a. gemeinsam mit Sarkoidose und M. Whipple die Spondylitis als Manifestation der Whippleschen Erkrankung aufzufassen wäre.

In diagnostischer Hinsicht gibt es keine spezifischen Laboruntersuchungen. Die Blutsenkung ist meist erhöht; die rheumaserologischen Reaktionen sind negativ; eine Dysproteinämie (Alpha-2- und Beta-Globulinvermehrung) ist nicht ausgeschlossen.

Klinisch und radiologisch gleichen die Wirbelsäulenveränderungen jenen des M. Bechterew (CAUGHY u. BYWATERS 1963; KELLY u. WEISINGER 1963).

Die Behandlung besteht in der kombinierten Gabe von Kortikosteroiden und Antibiotika. Überaus wichtig erscheint die Kaliumsubstitution, da die chronischen Durchfälle zu einer Hypokaliämie führen.

3. Spondylitis bei Salmonelleninfektionen

Die Mitbeteiligung der Wirbelsäule bei Salmonelleninfektionen (Typhus, Paratyphus A, B) ist schon seit mehr als 70 Jahren bekannt (FRAENKEL 1903). Ältere Beschreibungen von Spondylitis bei Typhus stammen von ELKIN und HALPENNY (1914), MURPHY (1916), WEBB-JOHNSON (1917), GALLUS (1921),

BAKKE (1923), HASELHORST (1927), KRAUSE (1926), GARR (1927), LYON (1929, 1941) und STERNBERG (1934). Über Spondylitis bei Paratyphus berichteten PUHL (1930), WAALER (1935), VIKING (1941), ANCHERSON (1947) und ROZANSKY et al. (1948). Nach Untersuchungen von LYON (1941) liegt die Häufigkeit einer Salmonellenspondylitis zwischen 0,18 und 2,7%. Nach neueren Angaben ist das Auftreten einer Spondylitis bei Salmonelleninfektion bei Erwachsenen in etwa 2–3%, bei Kindern und Jugendlichen in 25–30% zu erwarten (GROSS 1965; DIETHELM u. KASTERT 1974).

Klinisch und radiologisch manifestiert sich die Salmonellenspondylitis vorwiegend in der Brust- und Lendenwirbelsäule (KRAUSS 1947; ROZANSKY et al. 1948; GIRAUD et al. 1955; SCHÄFER 1956; STENSTRÖM 1958; ZIEGLER u. MORITZ 1960; MILLER et al. 1963; GROSS 1965; DIETHELM u. KASTERT 1974). Im allgemeinen entwickelt sich die Spondylitis unmittelbar im Anschluß an die infektiösfebrile Phase der Erkrankung, doch können Wirbelsäulenmanifestationen und Abszedierungen auch nach Jahren oder Jahrzehnten in Erscheinung treten. ZIEGLER und MORITZ (1960) berichteten über einen Fall, bei dem sich 17 Jahre nach einem Paratyphus eine Spondylitis mit großem Psoasabszeß entwickelte. GIRAUD et al. (1955) beobachteten bei einem 55jährigen Mann sogar 35 Jahre nach den ersten subjektiven Erscheinungen die Bildung von kalten Abszessen im Bereich der Brust- und Lendenwirbelsäule.

Radiologisch ließen sich eine Verlötung der drei letzten Brustwirbel und des ersten Lendenwirbels sowie starke osteophytische Reaktionen nachweisen. Klinisch stehen i.allg. heftige Rückenschmerzen, auch nachts, z.T. in die Nachbarschaft ausstrahlend, wie auch eine Verspannung der Paravertebralmuskulatur im Vordergrund, so daß jede Bewegung im Bereich der infizierten Wirbelkörper als äußerst schmerzhaft empfunden wird.

Eine eher seltene Lokalisation ist die Halswirbelsäule, an der sich die entzündlichen Veränderungen in gleicher Weise darstellen, wenn der mittlere oder untere Anteil der Halswirbelsäule betroffen ist (HUNT 1966). Kommt es jedoch zu einem Befall der oberen Halswirbelsäule, so stehen die entzündlichen Veränderungen des Bandapparates der okzipitozervikalen Übergangsregion im Vordergrund (PILGER et al. 1977). Die daraus resultierende Instabilität der Atlas-Axis-Verbindung ist als röntgenologischer Hinweis für das entzündlich-destruktive Geschehen aufzufassen (Abb. 1a–c).

Der Hauptsitz des infektiös-metastatischen Herdes ist die Spongiosa des Wirbelkörpers; die primäre Lokalisation der Spondylitis innerhalb des Wirbelsegments ist jedoch umstritten. Die Frage einer nennenswerten Beteiligung der Bandscheibe ist bisher nicht eindeutig geklärt. Ist diese jedoch mitbetroffen oder sogar völlig destruiert, so erfolgt die Heilung durch Überbrückung der destruierten Bandscheibe durch starke Knochenspangen. Diese entwickeln sich in relativ kurzer Zeit (2–3 Monate) und können letztlich auch zu vollständiger Verwachsung zweier Wirbel führen. Die Reparation der Knochendestruktionen erfolgt durch reaktive Osteosklerose, wobei diese auch den ursprünglichen Herd miteinschließen kann.

Radiologisch erkennt man erst im weiteren Verlauf der Erkrankung Strukturveränderungen der Wirbelspongiosa und osteolytische Zonen, ferner Aufhellungen der Grund- und Deckplatten sowie eine sekundär zunehmende Bandscheibenverschmälerung. Meist greift die Entzündung auf zwei benachbarte Wirbel über, wobei die röntgenologischen Veränderungen (Destruktionen) vorwiegend in den dorsalen Wirbelkörperpartien anzutreffen sind.

Labormäßig findet sich eine Leukopenie mit relativer Lymphozytose und Aneosinophilie. Von großer Bedeutung ist die bakteriologische und serologische

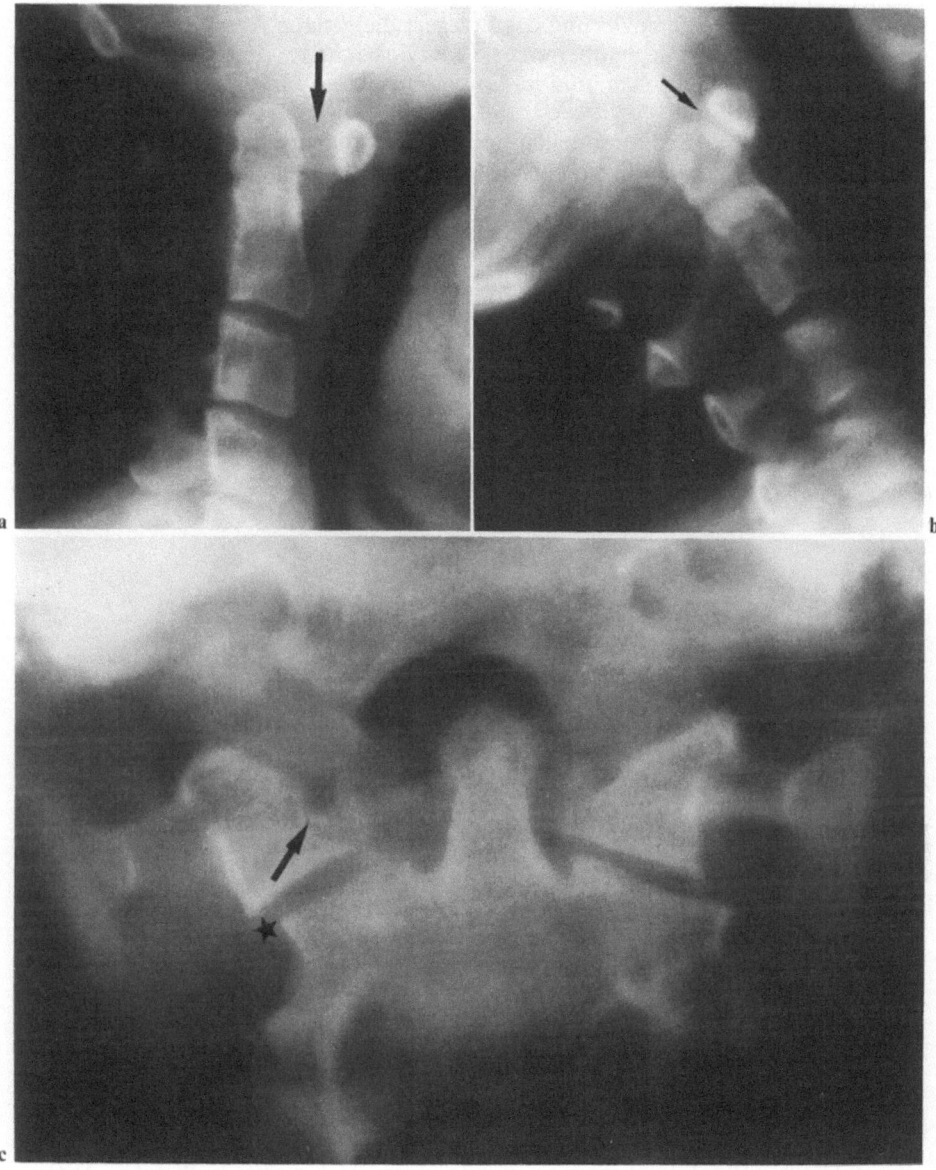

Abb. 1a–c. 20jähriger Mann. Salmonellenspondylitis der oberen Halswirbelsäule. Zerstörung des Bandapparates mit atlanto-dentaler Dislokation. **a** Tomographie seitlich; Ventralflexion. Pathologische Erweiterung der vorderen atlanto-dentalen Distanz (*Pfeil*) durch entzündliche Zerstörung des Lig. transversum atlantis. **b** Tomographie seitlich; Dorsalextension. Vordere atlanto-dentale Distanz normal (*Pfeil*), keine Usurierungen am Dens axis erkennbar. **c** Tomographie a.p.; transversale Subluxation des Atlas nach rechts (*); Rechtsrotation des Axis. Entzündliche Arrosion der rechten Furche des Ansatzes des Lig. transversum atlantis (*Pfeil*)

Untersuchung von Blut, Harn und Stuhl. Meist erlaubt die serologische oder bakteriologische Differenzierung des Erregers die genaue Abgrenzung einer Salmonellen-Spondylitis gegenüber einer Staphylokokken- oder Brucella-Spondylitis, während die klinischen und radiologischen Zeichen beider Erkrankungen einander ähnlich sind.

Die Behandlung der Salmonellen-Spondylitis ist identisch mit der Behandlung der Infektionskrankheit als solcher (Antibiotika, Bettruhe). Wegen der äußerst starken Schmerzen einer Spondylitis ist eine entsprechende Lagerung (absolute Ruhigstellung der Wirbelsäule, evtl. Gipsschale) erforderlich. Da größere Wirbeldeformationen und -destruktionen mit Gibbusbildungen und Abknickung i.allg. nicht zu befürchten sind, kann die Lagerung in gewöhnlicher Mittelstellung der Wirbelgelenke erfolgen. Falls perispondylitische Weichteilabszesse auftreten, müssen diese drainiert werden. Auch besteht die Möglichkeit neurologischer Komplikationen, jedoch verschwinden diese mit Abklingen der entzündlichen Erscheinungen. In der Regel erübrigen sich operative Eingriffe am Wirbelkanal oder Wirbelkörper (GROSS 1965).

Literatur

Acheson ED (1960) An association between ulcerative colitis, regional enteritis and ankylosing spondylitis. Q J Med 29:489–494

Almy TP, Sherlock P (1966) Genetic aspects of ulcerative colitis and regional enteritis. Gastroenterology 51:757–766

Ancherson P (1947) Spondylitt framkalt av salmonella paratyphi B (Schwedisch). (Spondylitis, hervorgerufen durch Salmonella paratyphi B.) Nord Med 36:2019–2021

Ansell BM, Wigley RAD (1964) Arthritic manifestations in regional enteritis. Ann Rheum Dis 23:64–72

Bakke SN (1923) Spondylitis typhosa. Acta Radiol 2:176–200

Caughy DE, Bywaters EGL (1963) The arthritis in Whipple's syndrome. Ann Rheum Dis 22:327–334

Diethelm L, Kastert J (1974) Die entzündlichen Erkrankungen der Wirbelsäule. In: Diethelm L, Heuck F, Olsson O, Ranninger K, Strnad F, Vieten H, Zuppinger A (Hrsg) Handbuch der medizinischen Radiologie, Bd. VI/2. Springer, Heidelberg, New York, Berlin, S, 254–451

Drube HC (1959) Die Whipple'sche Krankheit. Ergeb Inn Med Kinderheilkd 10:605–611

Elkin SJ, Halpenny J (1914) Br J Surg 1:602

Emery AEH, Lawrence JS (1967) Genetics of ankylosing spondylitis. J Med Genet 4:239–243

Enderlin M (1970) Arthritis bei Colitis ulcerosa und Enteritis regionalis. In: Schoen R, Böni A, Miehlke K (Hrsg) Klinik der rheumatischen Erkrankungen. Springer, Berlin Heidelberg New York, S 276–279

Fernandez-Herlihy L (1959) The articular manifestations of chronic ulcerative colitis. N Engl J Med 261:259–265

Fraenkel E (1903) Über Erkrankungen des roten Knochenmarks, besonders der Wirbel bei Abdominaltyphus. Mitt. Grenzgeb Med Chir 2:1–5

Gallus W (1921) Über Spondylitis typhosa. Fortschr Röntgenstr. 28:13–17

Garr CC (1927) South Med J 20:296

Giraud G, Latour H, Lévy A, Puech P, Roujon J, Barjon P (1955) Ostéo-arthrite vertébrale à Salmonella Stanley. Evolution pseudopottique prolongée depuis trente ans. Montpellier Méd (Sér 3) 48:491–493

Gross D (1965) Infektiöse Spondylitiden. Folia Rheumatol Documenta Geigy 4:1–16

Haselhorst G (1927) Über Spondylitis typhosa. Bruns' Beitr Klin Chir 138:417–419

Houli J, Rezek J (1965) Articular diseases in ulcerative colitis, regional ileitis and Whipple's disease. Acta Rheum Scand 11:291–298

Hunt DD (1966) Cervical spondylitis caused by Salmonella Oranienburg: a case report. J Bone Joint Surg [Am] 48:1243–1246

Jacoby RK, Jayson MIV (1974) HL-A 27 in Crohn's disease. Ann Rheum Dis 33:422–424
Jayson MIV, Salomon PR, Harrison WJ (1970) Inflammatory bowel disease in ankylosing spondylitis. Gut 11:506–510
Kellgren JH (1964) The epidemiology of rheumatic diseases. Ann Rheum Dis 23:109–120
Kelly JJ, Weisinger BB (1963) The arthritis in Whipple's disease. Arthritis Rheum 6:615–627
Krause P (1926) Über posttyphöse Knochenerkrankungen und ihre Röntgendiagnose. Acta Radiol 7:81–90
Krauss R (1947) Osteomyelitis caused by salmonella typhimurium. J Bone Joint Surg 29:227–229
Lyon E (1929) Das Verhalten der Bandscheiben bei typhöser Spondylitis. Fortschr Röntgenstr. 40:635–638
Lyon E (1941) Über Spondylitis infectiosa. Schweiz Med Wochenschr 71:200–203
Macrae I, Wright V (1973) A family study of ulcerative colitis. Ann Rheum Dis 32:16–20
Mathies H (1975) Diagnose und Differentialdiagnose der entzündlichen Erkrankungen der Wirbelsäule. Therapiewoche 25:3933–3938
McBride JA, King JM, Baikie AG, Crean GP, Sircus W (1963) Ankylosing spondylitis and chronic inflammatory diseases of the intestines. Br Med J 2:483–486
McEwen C, Lingg C, Kirsner JB, Spencer JA (1971) Ankylosing spondylitis and spondylitis accompaying ulcerative colitis, regional enteritis, psoriasis and Reiter's disease. A comparative study. Arthritis Rheum 14:291–318
Miller GA, Ridley M, Medd WE (1963) Typhoid Osteomyelitis of the spine. Br Med J 1:1068–1069
Murphy JB (1916) Surg Gynecol Obstet 23:119
Pilger E, Schmidberger H, Klein G, Schmid P (1977) Salmonellenspondylitis der oberen Halswirbelsäule. Akt Rheumatol 2:177–182
Puhl H (1930) Über Spondylitis infectiosa. Dtsch Z Chir 228:172–175
Rozansky R, Ehrenfelt EN, Matoth Y (1948) Paratyphoid osteomyelitis. Br Med J 2:297–300
Schäfer H (1956) Spondylitis typhosa mit Senkungsabszeß. Ärztl Wochenschr 11:355–356
Schoen R (1969) Symptomatische seronegative Polyarthritis. In: Schoen R (Hrsg) Polyarthritis chronica progressiva. Steinkopff, Darmstadt, S 87–99
Soren A (1966) Gelenksentzündungen bei Darmerkrankungen. Wien Klin Wochenschr 78:96–99
Steinberg VL, Storey G (1957) Ankylosing spondylitis and chronic inflammatory lesions of the intestines. Br Med J 2:1157–1162
Stenström R (1958) Spondylitis caused by Salmonella typhimurium. Acta Radiol 49:355–360
Sternberg H (1934) Über Röntgenbefunde bei Osteomyelitis der Wirbelsäule und Spondylitis infectiosa. Fortschr Röntgenstr 49:32–39
Stoja I, Stoja H (1965) Die Spondylitis ankylopoetica und ihre Begleitkrankheiten. Z Rheumaforsch 24:179–184
Viking B (1941) Paratyphöse Knogle-legkomplikationer (Dänisch). (Paratyphöse Knochenkomplikationen.) Ugeskr Laeger 103:44–47
Waaler E (1935) Infeksjon med bacillus paratyphus A komplisert med spondylit (Norwegisch). (Paratyphus A – Infektion mit Spondylitis als Komplikation.) Norsk Mag Lägevidensk 96:1051–1053
Webb-Johnson AE (1917) Lancet II:813
Wilkinson M, Bywaters EGL (1958) Clinical features and course of ankylosing spondylitis. Ann Rheum Dis 17:209–228
Wright V, Watkinson G (1965) Sacro-ileitis and ulcerative colitis. Br Med J 2:675–680
Wright V, Watkinson G (1966) Articular complications of ulcerative colitis. Am J Proctol 17:107–115
Ziegler H, Moritz E (1960) Ein Fall von Spondylitis paratyphosa. Klin Med (Wien) 15:377–382
Zvaifler NJ, Martel W (1960) Spondylitis in chronic ulcerative colitis. Arthritis Rheum 3:76–87

IV. Spondylitiden durch Mikroorganismen

Von

S. Stotz

Mit 3 Abbildungen

Die durch Mikroorganismen hervorgerufenen Wirbelentzündungen können nach der Art und klinischen Bedeutung der Erreger in die tuberkulösen und die nicht-tuberkulösen Spondylitiden eingeteilt werden (Brocher 1953). Für die relative Häufigkeit der beiden Gruppen fand Göb (1977) ein Verhältnis von 7:3, während Brocher (1973) ein Überwiegen der nicht-tuberkulösen Formen feststellte.

1. Spondylitis tuberculosa (Sp. tbc.)

Sie ist die wichtigste durch Mikroorganismen bedingte Wirbelentzündung und stellt mit 50% die Hauptlokalisation der Skelett-Tuberkulose dar. Alle Knochen- und Skelettaffektionen zusammen kommen so oft vor wie die Sp. tbc. (Göb 1970). Dieses Zahlenverhältnis ist trotz des Rückgangs der Tuberkulosekrankheit gleich geblieben. Der Anteil der extrapulmonalen Tuberkulosen an der Gesamtzahl der Tuberkuloseerkrankungen beträgt 10%, der der Skelett-Tuberkulose 2,6% (Göb 1970). Neben der geringeren Morbidität seit Anwendung der Tuberkulostatika ist ferner eine Verschiebung des Haupterkrankungsalters der Skelett-Tuberkulose in höhere Altersstufen eingetreten.

a) Pathogenese, Lokalisation und Verlauf

Wie die Gelenktuberkulose ist die Sp. tbc. eine sekundäre Tuberkulose, die im Generalisationsstadium der Erkrankung durch eine hämatogene Aussaat der Erreger entsteht. Sie setzt einen tuberkulösen Primärherd im Körper voraus. Meist ist dies der Primärkomplex in der Lunge und den Bronchialdrüsen. Die Infektion erfolgt zu 90% aerogen mit dem Typus humanus des Mykobacterium tuberculosis. Konstitution und Disposition spielen bei der Erkrankung eine wichtige Rolle.

Eine Infektion mit dem Typus bovinus (Mykobacterium bovis) und dem Typus gallinaceus (Mykobacterium avium) ist in letzter Zeit sehr selten geworden.

Die bevorzugte *Lokalisation* der Sp. tbc. ist die untere BWS und die LWS. Nach May (1953) sind die Wirbel von Th 8 bis L 4 etwa gleichmäßig, nach Göb (1970) am häufigsten BWK 10 und 11 sowie LWK 3 betroffen. Bei der Spondylitis profunda, die in 60% der Fälle vorliegt (Kastert 1957), entstehen nach der sekundären Absiedelung von Tuberkelbakterien Granulationsherde im Wirbelkörper in Deckplattennähe, die sich ausbreiten, später auf die

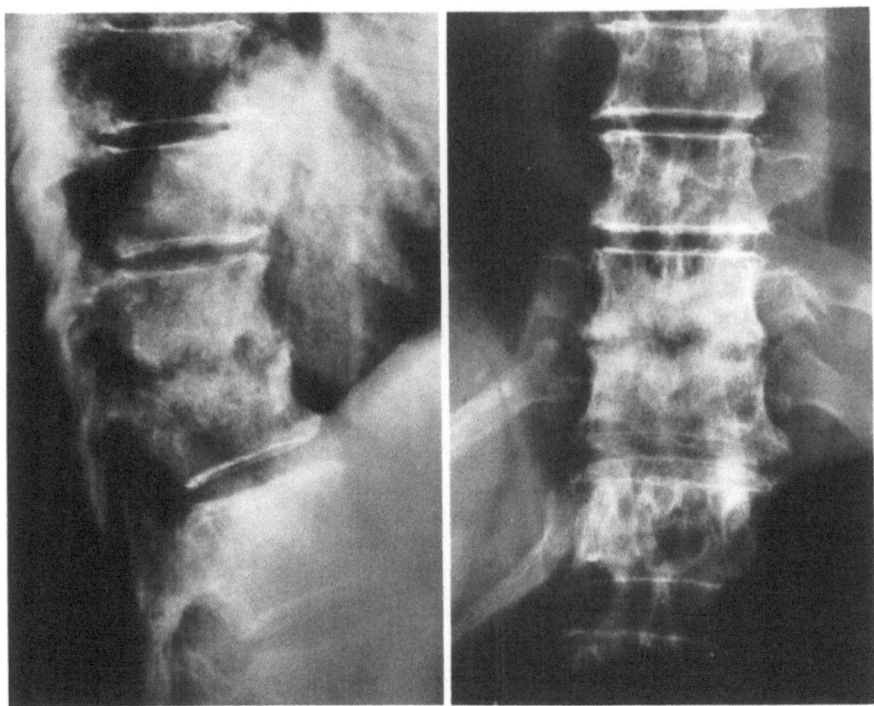

Abb. 1. Fortgeschrittene Spondylitis tuberculosa bei Th 10/11 mit Zerstörung der Bandscheibe und ausgeprägten osteolytischen Destruktionen der Wirbelkörper, 65jähriger Patient

Zwischenwirbelscheibe übergreifen und diese zerstören. Dann erst wird der nächste Wirbelkörper infiziert und die Deckplatte arrodiert. Im weiteren Verlauf kommt es zu osteolytischen Destruktionen und Gibbusbildungen, im Spätstadium zu aufbauenden reaktiven Prozessen und knöchernen Wirbelverschmelzungen (Abb. 1). In 20% der Fälle tritt der Erkrankungsherd unter dem vorderen Längsband auf und breitet sich von hier aus auf die Wirbelkörper und Bandscheiben aus (Spondylitis superficialis anterior). Frühherde unter dem hinteren Längsband (Spondylitis superficialis posterior) sind selten.

Typisch für die tuberkulöse Spondylitis sind Abszeßbildungen. Sie können sich nach ventral, dorsal und entlang anatomisch präformierter Bahnen nach distal bis zum Leistenband und die Muskellogen des Oberschenkels ausbreiten (Senkungsabszesse) oder in den Wirbelkanal durchbrechen.

b) Klinik

Zu Beginn der Erkrankung bestehen uncharakteristische Beschwerden und Symptome. Pathognomonische Frühzeichen gibt es nicht. Allgemeinerscheinungen wie Leistungsabfall, Appetitlosigkeit, Gewichtsverlust, Nachtschweiß, Müdigkeit, subfebrile Temperaturen können vorhanden sein. Lokale subjektive Frühsymptome sind Schmerzen im erkrankten Wirbelsäulenabschnitt, die sich bei Belastung und Erschütterung verstärken, segmental ausstrahlen und auch nachts auftreten. Der lokalisierte Klopf-, Rüttel- und Stauchungsschmerz ist ein Verdachtszeichen für das Vorliegen eines entzündlichen Wirbelherdes. Weitere klinische, aber unspezifische Frühzeichen sind Bewegungseinschränkung, reflektorische Muskelverspannung und Schonhaltung, so z.B. das Abstützen mit den Händen am Oberschenkel beim Aufrichten aus der Bückstellung („Hochklettern"). Im fortgeschrittenen Stadium der Erkrankung zeigt sich ein knopfartiger Vorsprung eines Dornfortsatzes und eine Schwellung im Erkrankungsbereich des Rückens. Neurologische Störungen, insbesondere Lähmungen, die früher häufig bei der Sp. tbc. als wichtiges Symptom der Pottschen Trias – Gibbus, Abszeß und Lähmung – beobachtet wurden, werden heute mit durchschnittlich 5% (GÖB 1970, 1973) angegeben. Sie entstehen als Folge des Übergreifens der Entzündung auf das Rückenmark oder durch mechanische Kompression und stellen eine ernste Komplikation in den frühen und späten Phasen der Erkrankung dar (Früh- bzw. Spätlähmung).

c) Röntgen- und Laboruntersuchungen

Das Röntgenbild ist in den Anfangsstadien der Erkrankung meist unauffällig. Als röntgenologisches Frühzeichen ist gelegentlich eine leichte Atrophie eines Wirbelkörpers oder unklar begrenzte Wirbelkörperdeckplatten, manchmal ein angedeuteter osteolytischer Herd unter der Deckplatte erkennbar. Die Verschmälerung des Zwischenwirbelraumes als wichtiges röntgenologisches Hinweiszeichen ist kein Frühsymptom, sondern Ausdruck einer bereits fortgeschrittenen Tuberkulose. Auch der Nachweis eines Senkungsabszesses im Röntgenbild gehört nicht zur Frühdiagnose der Tuberkulose (GÖB 1970). Im Verdachtsfall sollte die Tomographie, Szintigraphie und Computertomographie durchgeführt werden. Im Schichtbild können Arrosionen an den Wirbelkörperdeckplatten mit Auflösung der Knochenstruktur, evtl. Sequesterbildungen und sklerotische Abgrenzungen erkannt werden. Das Szintigramm ist meist schon vor dem Röntgenbild positiv. Im Computertomogramm lassen sich Abszesse und die Ausdehnung des Krankheitsprozesses abgrenzen.

Laboruntersuchungen helfen diagnostisch meist nicht viel weiter, da nur, wenn überhaupt, unspezifische Entzündungszeichen im Blutbild und Serum nachzuweisen sind. Der Aussagewert der Tuberkulinproben ist bei negativem Ausfall von Bedeutung, da dann eine tuberkulöse Erkrankung mit großer Sicherheit ausgeschlossen werden kann.

Die *Diagnosestellung* einer Sp. tbc. kann demnach erhebliche Schwierigkeiten bereiten. Genaue differentialdiagnostische Abgrenzung, sorgfältige Anamneseerhebung mit Berücksichtigung der Disposition und Umgebungsuntersuchung sowie Verlaufskontrollen sind erforderlich. Oft wird die Diagnose einer Sp. tbc. nur deswegen ermöglicht, weil man „daran denkt". Eine diagnostische Sicherheit ergibt in vielen Fällen erst der histologische und bakteriologische Erregernachweis nach Biopsien, Punktionen oder Vertebrotomien.

d) Therapie

Ziel der Therapie ist die Sanierung des Herdes. Die Indikation für ein konservatives oder operatives Vorgehen hängt nach GÖB (1970) von der Aktivität der Erkrankung, Ausdehnung des Herdes, Alter und Allgemeinzustand des Patienten, Miterkrankung anderer Organe und deren operativer oder konservativer Sanierbarkeit ab. Die konservative Therapie besteht in einer konsequenten Ruhigstellung in einer Liegeschale und Gaben von Tuberkulosemitteln in der heute üblichen Dreierkombination von Streptomycin, INH, Myambutol oder deren Derivaten über 2 Jahre. Zwingende Indikationen für eine operative Behandlung sind neurologische Störungen, insbesondere ein Querschnittsyndrom, Sequester in und neben den Wirbelkörpern, große Abszesse und eine zunehmende Instabilität der Wirbelsäule. Da durch die Operation die Gefahr einer Streuung besteht (GÖB 1970), ist eine konservative Vorbehandlung mit Gipsliegeschale und Tuberkulosemitteln für ca. 4 Wochen erforderlich. Für die einzelnen Wirbelsäulenabschnitte wurden verschiedene operative Methoden und Zugänge entwickelt (GÖB 1973). Bei allen Verfahren wird immer der Krankheitsherd ausgeräumt und mit gesunder Spongiosa ausgefüllt und die Wirbelsäule stabilisiert. Nach der Operation sollte ein Jahr lang ein Korsett getragen und die Medikation der Dreierkombination für 2 Jahre durchgeführt werden.

Durch die Chemotherapie und die modernen operativen Möglichkeiten der Herdsanierung ist die Tuberkulose heute eine heilbare Krankheit geworden.

2. Spondylitis non-tuberculosa

Sekundäre, fortgeleitete Infektionen der Wirbelsäule kommen auch bei Salmonellenerkrankungen, Brucellosen und anderen Infektionskrankheiten als seltene Komplikation vor. Zunehmend häufiger werden ferner Spondylitiden durch unspezifische Sepsis- und Eitererreger entweder durch indirekte hämatogene Aussaat oder durch direkte Infektion der Wirbelsäule hervorgerufen.

a) Spondylitis typhosa

Nur bei 2–3% der Salmonelleninfektionen (Typhus, Paratyphus A und B) treten Spondylitiden auf. Besonders betroffen ist die LWS. Die Erkrankungsherde sitzen in der Regel in der Wirbelkörperspongiosa in Deckplattennähe, meist an 2 gegenüberliegenden Wirbeln. Es kommt zu Destruktionen und zum Durchbruch in die Bandscheibe, die zunehmend verödet, so daß eine Wirbelblockbildung entsteht. Abszesse fehlen meist. Röntgenbild und klinische Zeichen sind von denen anderer entzündlicher Wirbelsäulenerkrankungen kaum zu unterscheiden. Eine Abklärung ist nur durch eine bakteriologische und serologische Differenzierung des Erregers in Blut, Urin und Stuhl möglich. Eine konservative Therapie mit hochdosierten Antibiotika-Gaben und Ruhigstellung in einer Liegeschale, später mit Korsett, ist meist ausreichend.

b) Spondylitis brucellosa

Sie ist ebenfalls eine seltene, aber ernste Komplikation der Brucellose, einer Zoonose, die durch die Brucella melitensis, suis oder abortus Bang hervorgerufen wird. Letztere ist die für unsere Gegend wichtigste Form der Brucellose. Sie

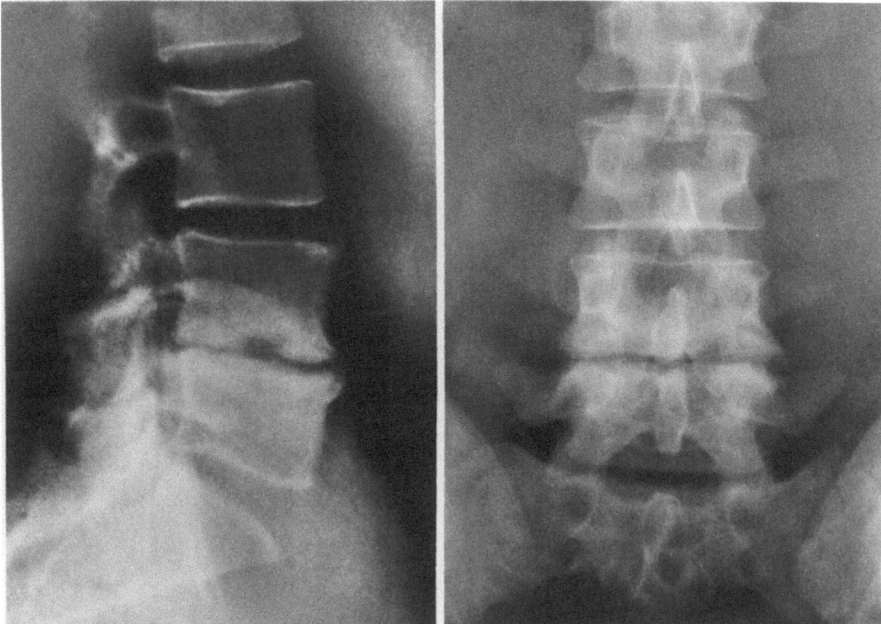

Abb. 2. Spondylitis brucellosa bei L 4/5 mit Verschmälerung des Zwischenwirbelraumes, Arrosionen, Defekten und Sklerosierungen der angrenzenden Wirbelkörperanteile bei einem 40jährigen Schäfer

wird bei Personen mit beruflichem Kontakt zu Rindern beobachtet. Die Brucellenspondylitis ist äußerst schmerzhaft, auch nachts. Senkungsabszesse, Wurzelirritationen und Querschnittsymptome können vorkommen. Ein für die Brucellose pathognomonisches Röntgenbild gibt es nicht. Es zeigt, ähnlich wie bei der Sp. tbc., Veränderungen in der Regel am Rand der Wirbelkörper mit Arrosionen der Deckplatten und Bandscheibenverschmälerungen (Abb. 2). Häufig sind auch die Iliosakral- und Wirbelgelenke befallen. Die Diagnose ist aus dem Gesamtbild der Erscheinungen zu stellen und wird durch den kulturellen Nachweis der Brucellen im Blut gesichert. Die Therapie besteht in Antibiotika-Gaben und Ruhigstellung.

c) Unspezifische, pyogene Spondylitis (Wirbelsäulen-Osteomyelitis)

Sie wird am häufigsten durch den Staphylokokkus aureus, aber auch durch Streptokokken, Pneumokokken, Coli-Bakterien u.a. hervorgerufen. Die Erreger gelangen meist hämatogen von einem Primärherd im Urogenital- oder Tonsillarbereich in den Wirbelkörper, aber auch in die Wirbelbögen und die Quer- und Dornfortsätze. Grundsätzlich kann jede pyogene Erkrankung einen Streuherd darstellen. Auch eine lymphogene Aussaat besonders bei Prozessen im kleinen Becken ist möglich, ferner ein direktes Übergreifen der Infektion auf den Wirbelkörper nach diagnostischen oder operativen Eingriffen an der Wirbelsäule.

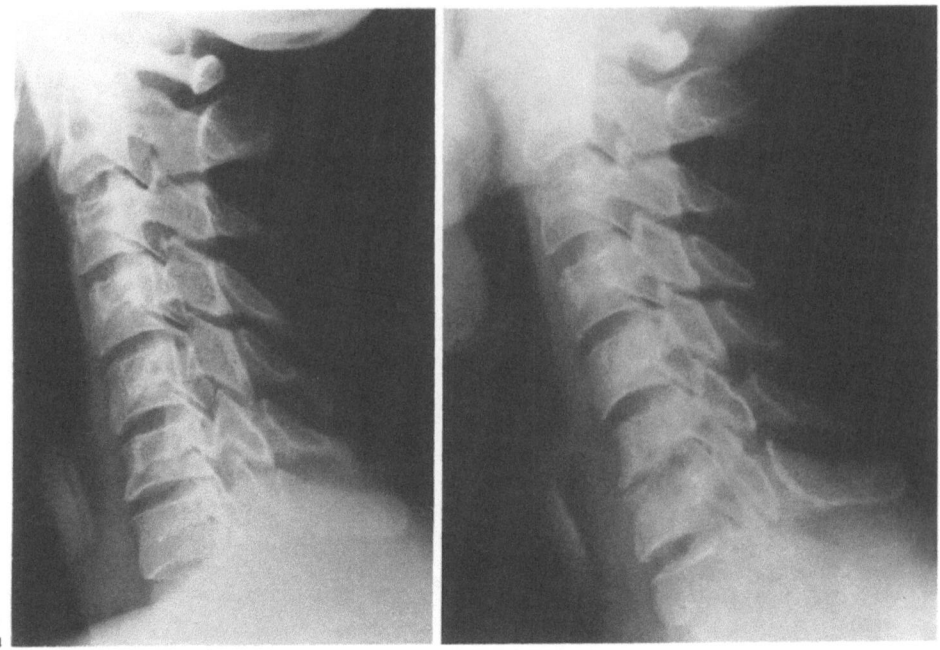

Abb. 3. a Akute unspezifische Spondylitis des 6. und 7. HWK bei einer 30jährigen Frau mit Steilstellung der HWS. Sonst keine erkennbaren pathologischen Veränderungen. **b** Dieselbe Patientin 4 Wochen später: Verschmälerung des Zwischenwirbelraumes, unregelmäßige Konturierung der angrenzenden Deckplatten und Osteolysen bei HWK 6 und 7

Die klinische Symptomatik der akuten unspezifischen Spondylitis ist meist stärker ausgeprägt als bei der Sp. tbc. mit schwerem Krankheitsgefühl, septischen Temperaturen und stark positiven serologischen Entzündungszeichen. Lokal besteht vor allem in der akuten Phase ein massiver Klopf-, Stauchungs- und Rüttelschmerz, der sich bei Belastung verstärkt und auch in der Ruhe anhält. Der Kranke nimmt eine Schonhaltung ein und hält die Wirbelsäule steif. Bei Befall der Lendenwirbelsäule kann es durch Wurzelirritationen zu dem typischen Bild der Lendenstrecksteife kommen. Im fortgeschrittenen Stadium können lokale Deformierungen der Wirbelsäule, Abszeßbildungen und neurologische Störungen entstehen. Die Abszesse führen zu schmerzhaften lokalen Spannungszuständen, dehnen sich als Senkungsabszesse nach distal aus oder perforieren durch die Haut, in die Lunge oder in den Retropharyngealraum.

Das Röntgenbild ist im Initialstadium negativ. Röntgenologische Frühzeichen, die 2–3 Wochen nach der klinischen Manifestation auftreten, sind, wie bei der Sp. tbc., eine Verschmälerung des Bandscheibenraumes, später eine Demineralisierung, evtl. ein paravertebraler Abszeßschatten. Verlaufskontrollen zeigen rasch zunehmende Arrosionen der Deckplatten, osteolytische Defekte und Deformierungen der knöchernen Wirbelanteile, im Unterschied zur Sp. tbc. auch der Wirbelbögen und -fortsätze (Abb. 3a, b). Frühzeitig kommt es zu reaktiven Spangenbildungen. Die Szintigraphie ist fast immer positiv. Im Computertomogramm lassen sich Ausdehnung und Zusammenhang der Herde mit der Umgebung erkennen. Die Differenzierung der Erreger, die zur gezielten Therapie immer angestrebt werden muß, gelingt gelegentlich über serologische

Bestimmungen und Blutkulturen, stützt sich aber meist auf die bakteriologische Untersuchung von Punktions- oder Biopsiematerial.

Die *Therapie* der unspezifischen Spondylitis ist zunächst konservativ mit Ruhigstellung und möglichst gezielter antibiotischer Behandlung. Bei Versagen der konservativen Therapie und Auftreten von Komplikationen ist die operative Intervention angezeigt, die eine Sanierung des Herdes und eine Beschleunigung des Heilverlaufs erreichen kann.

Die *Differentialdiagnose* der durch Mikroorganismen bedingten Spondylitiden untereinander ist, wie in den einzelnen Abschnitten ausgeführt wurde, sehr schwer und oft nur durch den Verlauf und den direkten Erregernachweis möglich. Was bei der Entwicklung der Sp. tbc. viele Monate benötigt, spielt sich bei den nicht-tuberkulösen Erkrankungen in viel kürzerer Zeit, oft nur in wenigen Wochen ab. Gegenüber den entzündlichen Veränderungen aus dem rheumatischen Formenkreis müssen differentialdiagnostisch die Symptome der Polyarthritis berücksichtigt werden. Eine degenerativ bedingte Osteochondrose kann röntgenologisch wie eine Spondylitis mit Bandscheibenverschmälerung erscheinen. Umschriebene tuberkulöse Prozesse zeigen auf dem Röntgenbild eine große Ähnlichkeit mit Schmorl-Knötchen und Randleistenstörungen beim M. Scheuermann. Tuberkulöse Block- und Keilwirbel müssen gegenüber angeborenen Störungen, entzündliche Wirbelkörperdestruktionen gegenüber einer Fraktur, einer osteoporotischen Verformung oder einer tumorbedingten Wirbeldeformierung abgegrenzt werden. In allen Fällen sind Verlaufskontrollen und der Einsatz der radiologischen und laborchemischen Untersuchungsmethoden für die Diagnosestellung von entscheidender Bedeutung.

Literatur

Brocher JEW (1953) Die Wirbelsäulentuberkulose und ihre Differentialdiagnose. Thieme, Stuttgart
Brocher JEW (1973) Die Prognose der Wirbelsäulenleiden, 2. Aufl. Thieme, Stuttgart, S 58–64
Göb A (1970) Die Behandlung der Knochen- und Gelenktuberkulose im Erwachsenenalter. Arch Orthop Unfallchir 69:114–147
Göb A (1973) Die operative Behandlung der Spondylitis tuberkulosa. In: Breitner B, Kern E, Kraus H, Zukschwerdt L (Hrsg) Chirurgische Operationslehre. Bd V. Ergänzung 17, Urban u. Schwarzenberg, München
Göb A (1977) Zu den diagnostischen Methoden der Knochen- und Gelenkerkrankungen: die differentialdiagnostische Bedeutung der Tuberkulose. Prax Pneumol 31:346–350
Kastert J (1957) Die Spondylitis tuberkulosa und ihre Behandlung. Hippokrates, Stuttgart
May H (1953) Die Behandlung der Knochen- und Gelenktuberkulose. Enke, Stuttgart

V. Spondylosis hyperostotica

Von

P. Schneider

Mit 7 Abbildungen und 4 Tabellen

Synonyma: Hyperostotische (ankylosierende) Spondylose, Morbus Forestier-Ott; englisch: (Vertebral) ankylosing hyperostosis, diffuse idiopathic skeletal hyperostosis, Forestier's disease; französisch: Hyperostose vertébrale ankylosante

Die *Spondylosis hyperostotica* (Sp.h.) läßt sich als chronisch progrediente, nichtentzündliche Wirbelsäulenerkrankung des späten Erwachsenenalters definieren, die durch eine konstitutionell geprägte Tendenz zu hyperreaktiver Verknöcherung des perivertebralen Bindegewebes, extravertebraler und juxtaartikulärer Sehnen- und Bandansätze gekennzeichnet ist. Die osteoplastische Diathese induziert bevorzugt an der anterolateralen Oberfläche der Wirbelsäule kontinuierliche oder diskontinuierliche massive Knochenappositionen, die mit dem Aussehen einer „Zuckergußwirbelsäule" (Rokitansky 1856) den Wirbelkörpern anliegen und die Zwischenwirbelscheiben umspannen; sie produziert polytope extravertebrale Fibroostosen (ossifizierende Insertionstendopathien und -ligamentopathien) besonders im Bereich von Becken, Knien, Ferse, Ellbogen und zeigt eine positive Korrelation mit Diabetes mellitus, Obesitas, Hyperurikämie und Patientenalter. Die Ätiologie der hyperosteogenetischen Disposition ist unbekannt. Wahrscheinlich modulieren mechanisch-irritative und metabolische Faktoren die Reaktivität der periostalen Ossifikation an Wirbelkörpern und das Differenzierungspotential metaplastischer Zellreaktionen des fibrösen Bindegewebes. Genetische Beziehungen der hyperostotischen Gewebsreaktion zum HLA-System, speziell Antigen HLA-B 27, sind nicht gesichert. Die klinische Ausprägung ist häufig symptomarm; sie bietet ein lokales degenerativ-vertebragenes Schmerzsyndrom mit mechanischer Periodik und eine meist latente Einsteifung der Brustwirbelsäule und dorsolumbalen Region ohne erhebliche Behinderung der respiratorischen Thoraxmotilität. Eine ausgedehnte Ankylose wie bei fortgeschrittener Spondylitis ankylosans bildet die Ausnahme. Extravertebrale Symptome werden etwa bei der Hälfte der Kranken gefunden. Die Diagnose beruht auf einer charakteristischen Röntgenmorphologie.

Eindeutige anatomische Darstellungen der ankylosierenden Hyperostose der Wirbelsäule finden sich in der Kollektion von Hunter (1728–1793) und wurden von Wenzel (1824) und Rokitansky (1844) beschrieben, der die Morphologie der „Zuckergußwirbelsäule" von der Wirbelsäulenversteifung infolge knöcherner Verwachsung der Wirbelkörperränder und Bandscheiben abgrenzte. Während Brodie (1850), Fagge (1888), Strümpell (1884, 1897) und Marie (1898, 1806) die Spondylitis ankylosans klinisch und autoptisch individualisierten, hat Bechterew unter dem Titel „Steifigkeit der Wirbelsäule und ihre Verkrümmung" (1893) ein uneinheitliches Krankengut dargestellt, in dem sich nur ein Patient mit einer wahrscheinlichen, noch heute nach dem Autor benannten Spondylitis ankylosans befand, die anderen Kranken an seniler Kyphose oder post mortem verifizierter Spondylosis hyperostotica litten (Ott 1953, 1957; Buess u. Koelbing 1964). Die Entwicklung der Röntgendiagnostik förderte die morphogenetische Differenzierung beider Krankheitsbilder (Schmorl u. Junghanns 1932; Oppenheimer 1942); Meyer und Forster (1938) beschrieben als „hyperostose moniliforme du flanc droit de la colonne dorsale", Lacapère et al. (1949, zit. nach Forestier u. Rotes-Querol 1950) als „mélorhéostose vertébrale" und Vignon et al. (1961) als

„spondylorhéostose" die typischen Veränderungen, die seit den Arbeiten von FORESTIER und seinen Mitarbeitern (1950, 1951, 1956a–c, 1967, 1969, 1971) sowie von LAGIER und seinen Mitarbeitern (1967, 1978, 1979) im französischen Sprachraum mit „hyperostose vertébrale ankylosante" bezeichnet und von diesen Autoren als autonome Krankheitseinheit bewertet werden. Eine abweichende Auffassung der Pathogenese vermittelt der Begriff „Spondylosis hyperostotica", mit dem OTT (1953, 1970a, b, 1971, 1978) in Übereinstimmung mit AUFDERMAUR (1955), VIGNON et al. (1961) und BENEKE (1967) die Erkrankung als quantitative Variante der Spondylosis deformans definierte. Die Literatur der letzten 2 Jahrzehnte (Übersicht bei OTT 1978) bestätigte die von BOULET und MIROUZE (1954) aufgedeckte Beziehung zwischen Sp.h. und Diabetes mellitus. Jüngste Bezeichnungen wie „diffuse idiopathic skeletal hyperostosis" (RESNICK u. NIWAYAMA 1976; RESNICK et al. (1975, 1976a) und „diffuse enthesopathic hyperostosis" (LAGIER u. BAUD 1978) charakterisieren die generalisierte Manifestation der osteoplastischen Krankheit.

1. Ätiologie, Pathogenese

Die Grundlagen der osteoplastischen Hyperreaktivität des peri- und extravertebralen fibroossären Bindegewebes sind nicht geklärt. Im Gegensatz zur enchondralen Ossifikation der marginalen diskovertebralen Strukturen bei Spondylitis ankylosans entsteht die hyperostotische Reaktion im gleichen retroligamentären, inframarginalen und peridiskalen Fasergewebsbereich, in dem auch das periostale Wachstum der reparativen Ostophytose (Spondylophyten) bei degenerativer Gefügelockerung von Bewegungssegmenten (Spondylosis deformans) verläuft, ohne daß eine progressive Diskusdegeneration mit angrenzender Knochensklerose (Osteochondrose) Bedingung sein muß (BENEKE 1969; VERNON-ROBERTS et al. 1974). Histopathologisch lassen sich zumeist regressive Läsionen der Zwischenwirbelscheiben mit peripherer anterolateraler Ausdehnung von Fasergewebe erkennen, das mit dem Anulus fibrosus zusammenhängt; Dicke und Aussehen der Bandscheiben können dabei oft unverändert sein. Es ist Gegenstand histopathogenetischer Überlegungen, ob endokrin-metabolische Faktoren und Alterung Kinetik und Differenzierungspotential der periostalen und faserbindegewebigen Zellreaktionen, die die gewöhnliche Spondylophytose bedingen, so weit modifizieren, daß hyperostotische Formationen an der Wirbelkörperfläche und im peridiskalen Raum induziert werden (BENEKE 1969). Die hyperostotische Spondylophytose ist also nicht Ausdruck adäquater osteoreaktiver Vorgänge einer fortgeschrittenen Osteochondrose, sondern spiegelt eine wahrscheinlich genetische Disposition zu metabolisch induzierter osteoplastischer Hyperreaktivität im Gefolge vorwiegend leichter mechanisch-irritativer und altersregressiver Funktions- und Strukturstörungen im diskoligamentären Apparat.

Signifikante Beziehungen zwischen diabetischer Stoffwechselsituation und Sp.h. sind gesichert. Die Frequenz von manifestem oder subklinischem Diabetes mellitus bei Sp.h. übertrifft die altersbezogene Allgemeinmorbidität und schwankt zwischen 20–33 und 10–47% je nach Autoren (Tabelle 1). Umgekehrt kommt die Sp.h. bei 21–50% der Diabetiker und nur 3–13% gleichaltriger Nichtdiabetiker vor (Tabelle 2). Eine positive Signifikanz zeigt auch die Korrelation von Sp.h. mit Adipositas und Alter der Patienten (JULKUNEN et al. 1971, 1975); die allgemeine Morbidität erfaßt in der 5. Lebensdekade 0,3% Männer und 0,2% Frauen und steigt nach dem 70. Lebensjahr auf 10,1 und 6,7% an. SCHILLING et al. (1965) haben auf die Syntropie von pyknischem Konstitutionstyp, Hyperurikämie und Sp.h. aufmerksam gemacht. GAMP (1965) fand Serumharnsäurewerte von 6,3–10,6 mg % bei 39% von 31 Sp.h.-Kranken, BRÉ-

Tabelle 1. Vorkommen von Diabetes mellitus bei Spondylosis hyperostotica (Sp.h.)

Autoren (Jahr)	Sp.h.	Diabetes mellitus					Kontrollen	
		Klinisch		subklinisch		total	Diabetes	
	n	n	%	n	%	%	n	%
Ott (1953)	24					62		
Recordier et al. (1959)	16					56		
Einaudi und Viara (1960)	19			11		60		
Ott et al. (1963)	100	25	*25*	25	*25*	*50*		
Cassan (1963)	43	10	*23*			*23*		6,5
Ott et al. (1967)	160	35	*22*	52	*33*	*55*		
Dahmen (1967)	120	23	*20*	12	*10*	*30*	120	7,3
Perrotin (1968)	59	36	*61*			*61*		
Schoen et al. (1969a, b)	166	53	*32*	72	*47,5*	*79*		
Lequesne et al. (1970)	43	10	*23*			*23*	46	6,5
Julkunen et al. (1971)	94 ♂	18	*19,1*			*19,1*	94	7,4
	70 ♀	20	*28,6*			*28,6*	70	12,8
Brégeon et al. (1973)	21	7	*33*	2		*43*		
Harris et al. (1974)	34	4	*12*		*10*	*12*		
Resnick et al. (1975)	21	6	*28*			*28*		
Ott et al. (1978)	240	47	*19,6*	93	*38,7*	*58,3*		

Tabelle 2. Vorkommen der Spondylosis hyperostotica (Sp.h.) bei Diabetes mellitus

Autoren (Jahr)	Diabetes mellitus					Kontrollen		
	klinisch	subklinisch	Mittleres Alter (Jahre)	Sp.h.			Sp.h.	Mittleres Alter (Jahre)
	n	n		n	%	n	%	
Boulet u. Mirouze (1954)	265			12	7			
Recordier et al. (1959)	50				10			
Cassan (1963)/de Sèze et al. (1965)	52		67,2		28,8	13		70
Ott et al. (1963)	82			40	48,8			
Mirouze (1965)	63			26	42,3			
Hajkova et al. (1965)	101		64,7	40	*40*			
Julkunen et al. (1967)	122		64,7		*21*	148	4	64,2
Ott et al. (1967)	105			46	43,8			
Boos u. Rehr (1969)	227		40	81	*35,7*			
Schoen et al. (1969a)	259			73	28,2	347	2,6	
		248		51	*21*			
Schoen et al. (1969b)	210			35	*24*	60	3	
		78		*11*	*29*			
Lequesne et al. (1970)	52		67,2	15	28,8	46	*13*	70

Geon et al. (1973) bestimmten eine Hyperurikämie (6–8,5 mg/100 ml) in 36% von 27 Patienten. Systemische Veränderungen im Kalziumphosphorstoffwechsel und Abweichungen der Serumkonzentration des Parathormons wurden nicht nachgewiesen (Utsinger et al. 1975, 1976). Morphologische Ähnlichkeiten mit den vertebralen Knochenveränderungen der Akromegalie ließen manche Autoren eine pathogenetische Bedeutung des Wachstumshormons erörtern (BOULET et al. 1954; DE SÈZE et al. 1965; OTT 1970a, b; 1971); sie wurde jedoch durch Befunde normaler Plasmakonzentration von STH (≤ 5 ng/ml) in mehreren Studien widerlegt (BRÉGEON et al. 1973; HARRIS et al. 1974; UTSINGER et al. 1975).

Einen Zusammenhang mit konstitutionell-dysplastischen Faktoren an der Wirbelkörperepiphyse vermuteten RUBENS-DUVAL et al. (1968) in der Beobachtung von Residuen eines M. Scheuermann bei 92% der Fälle von Sp.h. Auf die Häufung dieser Dysplasiestigmata verweisen auch OTT (1970a, b) und BRÉGEON et al. (1973), wobei Schmorlsche Deckplatteneinbrüche von VERNON-ROBERTS et al. (1974) in 85% ihrer 20 Autopsien gefunden wurden. Die Bewertung dieser Konstellation für die Entwicklung der Sp.h. bleibt ungewiß.

Extensive Bandverknöcherungen und Osteosklerose werden bei Fluorose und Vitamin-A-Intoxikation beschrieben (SINGH et al. 1962; GERBER et al. 1954), ohne daß sich ein Einfluß dieser exogenen Faktoren auf die Sp.h. verifizieren ließ.

Unter dem Eindruck der hochsignifikanten Beziehung seronegativer Spondylitiden, vor allem der Spondylitis ankylosans mit dem Antigen HLA-B 27 (BREWERTON et al. 1973, 1974; SCHLOSSTEIN et al. 1973; DAUSSET u. HORS 1975) erfolgten in den letzten Jahren mehrere Studien, um eine mögliche Ausprägung der hyperostotischen Bindegewebsreaktion im HLA-System zu untersuchen. Die B 27-Positivität, die SHAPIRO et al. (1976a, b) in 34%, SCHMIDT (1977) und OTT (1978) in 16,7% ihrer Sp.h.-Kollektive fanden, konnten die Untersuchungen von MÜLLER und TRUOG (1976), GRABER-DUVERNAY et al. (1976), ERCILLA et al. (1977), PERRY et al. (1979) und DOSTAL et al. (1979) nicht bestätigen. Aufschlußreich ist die ethnographische Feldstudie von SPAGNOLA et al. (1978) unter den Pima-Indianern in Arizona, die im Vergleich mit Kaukasiern eine hohe Prävalenzrate sowohl für HLA-B 27 (18% versus 6%) als auch für die Sp.h. (48% Männer und 12% Frauen nach dem 55. Lebensjahr) aufweisen; trotz dieser Quoten fehlte eine signifikante Assoziation der Sp.h. zu B 27 und weiteren HLA-Antigenen der A- und B-Reihe. ROSENTHAL et al. (1977) und MAZIÈRES et al. (1979) vermissen ebenfalls eine positive Korrelation von HLA-B 27 und Sp.h., erwähnen aber ein gehäuftes Vorkommen der Antigene B 8 und A2X. Die Ergebnisse verdeutlichen, daß die Sp.h. nicht der Gruppe der HLA-B 27-positiven Spondyloarthropathien (MOLL et al. 1974) zuzuordnen ist. An eine hereditäre Disposition lassen zwei Mitteilungen über das familiäre Auftreten der Sp.h. denken, das in einer Erbstudie mit autosomal dominant vererbter Tylosis (Hyperkeratosis punctata) und Adipositas kombiniert war (CERTONCINY u. FORESTIER 1967; BEARDWELL 1969). Kontrollierte Untersuchungen umfänglicher Verwandtschaftskollektive liegen bisher nicht vor.

Das Resümee ätiopathogenetischer Konzepte erlaubt die vertebrale und extravertebrale Hyperostose als Folge der konstitutionell verankerten Disposition zu einer teilweise durch metabolische Faktoren induzierbaren osteoplastischen Hyperreaktivität des periostalen und fibrösen Bindegewebes zu interpretieren, die mit mechanischen und altersregressiven Funktions- und Strukturveränderungen des diskoligamentären und Sehnenansatz-Apparates einhergeht. Sie ist somit eine Sonderform degenerativer Rheumapathologie. Die hyperostotische Diathese vermag klinisches Bild und röntgenmorphologische Kennzeichen entzündlich-destruktiver rheumatischer Leiden, z.B. der chronischen Polyarthritis, modifizierend zu prägen (RESNICK et al. 1978).

2. Epidemiologie

Die Sp.h. ist eine relativ häufige Erkrankung des späten Erwachsenenalters: Ihr Vorkommen wird mit durchschnittlich 5–6% der unausgewählten Bevölkerung im Alter über 40 Jahren beziffert (Tabelle 3). JULKUNEN et al. (1975) fanden in einem repräsentativen Bevölkerungsschnitt Finnlands von 8993 mehr als 40 Jahre alten Personen eine Sp.h. bei 3,8% der Männer und 2,6% der Frauen. In einer vorangehenden Studie (1971) sahen die Autoren keine Erkrankung vor Beginn des 5. Lebensdezenniums. Der jüngste Patient war 43 Jahre alt. Die Morbidität steigt mit zunehmendem Alter an und erfaßt nach dem 70. Lebensjahr 10,1% der männlichen und 6,7% der weiblichen Population (Tabelle 4). Abhängig von der Altersgruppe wechselt die Verteilung von männlichem zu weiblichem Geschlecht zwischen 1,4 und 2,1:1. Soziale Verhältnisse und Berufsart hatten keinen Einfluß auf die Häufigkeitsquoten. Die Erkrankung

Tabelle 3. Morbidität der Spondylosis hyperostotica (Sp.h.)

Autoren (Jahr)	Fallzahl		Vorkommen von Sp.h. in %
Autoptisch-anatomische Untersuchungen			
VERNON-ROBERTS et al. (1974)	500		6
RESNICK et al. (1976a, b)	215		12

Autoren (Jahr)	Patientenzahl	Durchschnittsalter (Jahre)	Sp.h. in %
Röntgenologische Untersuchungen			
VIGNON et al. (1961)	500	>60	5
RUBENS-DUVAL et al. (1968)	64	–	12,3
SCHOEN et al. (1969a, b)	347 (Nichtdiabetiker)	–	2,6
	507 (Diabetiker)	–	24,6
JULKUNEN et al. (1971)	5929	>40	2,8
BRÉGEON et al. (1973)	1000	>40 (74,7)	5,4
HENRARD und BENNETT (1973)	529 ⟨ 252 ♂	>15 (>55)	25,0 (48,0) 14,4
	277 ♀	(>55)	4,7 (12,2)
JULKUNEN et al. (1975)	8993	>40	2,6

Tabelle 4. Prävalenz der Spondylosis hyperostotica (Sp.h.) nach Alter und Geschlecht (n=8993). (Nach JULKUNEN et al. 1975)

Alter (Jahre)	Männer		Frauen		Verhältnis Männer/Frauen
	n. Sp.h./gesamt	% Sp.h.	n. Sp.h./gesamt	%Sp.h.	
40–49	6/1770	0,3	3/1896	0,2	1,5
50–59	35/1327	2,6	27/1432	1,9	1,4
60–69	66/822	8,0	39/1004	3,9	2,1
70–	31/306	10,1	29/436	6,7	1,5
Gesamt	138/4225	3,8	98/4768	2,6	1,5

zeigt keine geographische Bevorzugung; sie wird unter Japanern (OKAZAKI et al. 1976), in Gesamteuropa und bei weißen und schwarzen Amerikanern (RESNICK et al. 1975) beobachtet. Eine ethnische Prävalenz betrifft mit einer Gesamtmorbidität von 25% die Pima-Indianer Arizonas, unter denen 48% Männer und 12% Frauen nach dem 55. Lebensjahr an Sp.h. leiden (HENRARD u. BENNETT 1973). Bei den wenigen Kranken mit familiärer Manifestation wurde die Sp.h. im 3. und 4. Lebensjahrzehnt bereits diagnostiziert (BEARDWALL 1969). Eine signifikante Korrelation zwischen HLA-System und Sp.h. kann nicht als sicher gelten (SPAGNOLA et al. 1978; PERRY et al. 1979).

3. Pathologie

Die hyperostotischen Produktionen erfassen die anterolateralen Partien der gesamten Wirbelsäule, prägen sich aber im kaudalen Bereich der einzelnen Abschnitte und an der rechten Seite der thorakalen Segmente extensiver als in den übrigen Regionen aus. Pathognomonisch sind kompakte Appositionen neugebildeten Knochens, die in einer Dicke von mehreren Millimetern bis 1–2 Zentimetern mit der vorderen und seitlichen Wand der Wirbelkörper verwachsen und die Bandscheibenränder umgreifen und überbrücken. In dieser Form kann eine fortgeschrittene Entwicklung einen kontinuierlichen Knochenguß über einige Etagen besonders der mittleren und unteren Brustwirbelsäule zeigen (Abb. 1). Meistens sind 2–3 Bewegungssegmente durch die hyperostotischen Intervertebralspangen verklammert. Beim gleichen Individuum werden in der Nachbarschaft ausgedehnter Ossifikation am Wirbelkörper und prädiskaler Knochenbrücken gewöhnlich auch nichtsynostosierende Knochenauswüchse und schmalbasige Spondylophyten beobachtet. Mit häufig stärkster Ausprägung lokalisiert sich die thorakovertebrale Hyperostose in über 80% der Fälle an den Segmenten Th_6/Th_7 bis Th_{10}/Th_{11} (HARRIS et al. 1974). An den beweglicheren Elementen der Hals- und Lendenwirbelsäule entwickeln sich hyperostotische Synostosen nur selten, während massive Knochenanwüchse entlang der ventrolateralen Wirbelkörperwand mit breitbasigen, plump ausladenden Spondylophyten vorherrschen, deren Konfigurationen mit dem Aussehen von Kerzentropfen, flammen-, henkel- und schnabelförmigen Gebilden beschrieben werden. Die Prävalenz hyperostotischer Formationen an der rechten Seite der Brustwirbelsäule läßt sich durch die Lage der Aorta descendens vermuten, deren Pulsationen mit einer linksseitigen Knochenbildung interferieren; oberhalb des Aortenbogens und jenseits der distalen Lagewechsels können vergleichbare Knochenanbauten verschiedener Ausdehnung auf beiden Seiten der Wirbelsäule nachweisbar sein. Die Hypothese wird durch die Beobachtung gestützt, daß ein Aneurysma dissecans der Bauchaorta den Abbau einer lumbalen Hyperostose verursachte (CHAITON et al. 1979).

Die paramedian scharf abgegrenzten Ränder der anterolateralen Knochenanlagerungen umlappen oder untergreifen und verlagern die seitlichen Anteile des vorderen Längsbandes nach ventral und links, dessen untere Lagen durch enchondrale Ossifikation gelegentlich in die prävertebrale Knochenschicht inkorporiert werden. Die Verknöcherung des ventralen Längsbandes ist nicht der pathomorphologische Grundvorgang der Sp.h. (VERNON-ROBERTS et al. 1974). Auf histologischen Längsschnitten sieht man die periphere, laterale und vertikale Ausdehnung und Verbreiterung eines fibrösen, mit den äußeren Lamellen des Anulus fibrosus zusammenhängenden Bindegewebes in Y- oder T-förmiger Konfiguration, das von osteophytären Formationen variabler Gestalt, die teils durch

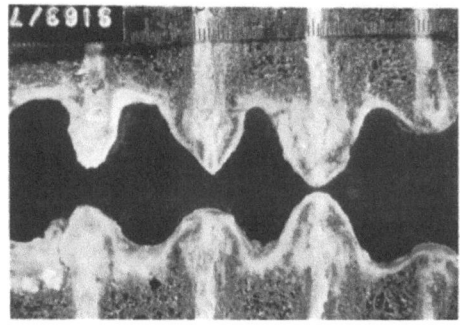

Abb. 1. Frontalschnitt der Brustwirbelsäule bei Sp.h. Überbrückende prävertebrale und peridiskale Knochenneubildung. Mäßige regressive Veränderungen der Zwischenwirbelscheiben. Leichte Rarefikation der Wirbelkörperspongiosa. (Mit freundlicher Genehmigung von Prof. Dr. W. Mohr, Abteilung Pathologie der Universität Ulm)

enge gewundene Gewebsspalten getrennt, teils zu schmalen Brücken oder breitflächig verschmolzen sind, umfaßt und in Randzonen ersetzt wird. Das Fasergewebe erfaßt und aktiviert das Periost an den Außenflächen der Wirbelkörper, von dem Knochenanwuchs und peridiskale Verknöcherung ausgehen. Im fibrösen Gewebsmantel, der in der Regel kein prolabiertes Diskusmaterial aufweist, entstehen häufig auf prädiskalem Niveau metaplastische Ossifikationsherde, die in die hyperostotische Spondylophytose einbezogen werden. Mit der perivertebralen Hyperostose kontrastiert konstant die deutliche Osteoporose der Wirbelkörperspongiosa (UEHLINGER, zit. nach KUHLENCORDT et al. 1975). Eine subdiskale Knochensklerose prägt meist nur die Randleiste der knöchernen Abschlußplatten, die in 85% von 20 Sektionspräparaten durch Schmorlsche Knorpeleinbrüche mit organisierendem Granulationsgewebe durchbrochen sind (VERNON-ROBERTS et al. 1974). Trotz regressiver Veränderungen im Faserring werden in der Mehrzahl der Publikationen der Erhalt der Bandscheibendicke, das häufige Fehlen von Diskusprotrusion oder -prolaps und die Geringfügigkeit des subchondralen Knochenumbaus hervorgehoben (FORESTIER u. ROTES-QUEROL 1950; FORESTIER et al. 1969; FORESTIER u. LAGIER 1971; LAGIER 1979).

VERNON-ROBERTS et al. (1974) verifizierten in 15% ihrer Autopsiefälle eine fortgeschrittene Osteochondrose. Hypertrophische Ossifikationen erscheinen seltener auch an der Rückwand der Wirbelkörper, wo sie für eine zervikale oder thorakale Myelopathie verantwortlich sein können (ARLET et al. 1976, 1978a, b), und an den periartikulären Fortsätzen der kleinen Wirbel- und der Kostovertebralgelenke, die gewöhnlich leichte degenerative Veränderungen aufweisen und nicht ankylosieren. Von den Spitzen der Dornfortsätze können hyperostotische Auswüchse auf inter- und supraspinale Bänder übergreifen. In den extravertebralen und periartikulären Sehnen- und Bandansätzen entwickeln enchondrale Ossifikationsvorgänge spornförmige und flockige Gebilde an den Knochenrändern (hyperostotische Enthesopathie; NIEPEL et al. 1966). An den peripheren Gelenken lassen sich oft arthrotische Läsionen variabler Ausprägung nachweisen, an der Schädelkalotte eine Hyperostosis frontalis interna (BARTELHEIMER u. KUHLENCORDT 1971).

4. Klinik, Diagnose, Differentialdiagnose

a) Klinisches Bild

Die klinische Symptomatik kontrastiert im allgemeinen mit der röntgenmorphologischen Ausprägung der Sp.h. Häufig verläuft die Erkrankung symptomarm und wird nur zufällig bei der radiologischen Untersuchung von Brust-

und Bauchorganen entdeckt. Die vertebragenen Beschwerden haben keine spezifische Rhythmik; leichte oder mäßige, chronisch intermittierende Schmerzen vom mechanischen Typ mit regionärer Begrenzung und ohne konstante Periodizität sowie Steifigkeitsgefühl werden oft mehrere Jahre lang beklagt, obwohl sie nicht immer von der im Röntgenbild erkannten Sp.h. ausgehen müssen. Gewöhnlich ist die Entwicklung einer Versteifung der Brustwirbelsäule latent. Akute, auch nachts persistierende oder exazerbierende Schmerzen und Bewegungsblockade verweisen in der Regel auf eine plötzliche diskale Gefügestörung, die durch radikuläre Irritation oder Kompression von segmentaler Schmerzausbreitung und neurologischer Symptomatik begleitet sein kann. Sowohl in der unteren Hälfte der Hals- und Brustwirbelsäule als auch im thorakolumbalen Übergang wurden medulläre Kompressionen mit Querschnittssyndromen durch hyperostotische Gebilde im Spinalkanal beschrieben (COSTE et al. 1956; ARLET et al. 1978a, b).

Etwa 40–70% der Kranken äußern meist mäßige periartikuläre Beschwerden ohne merkliche Behinderung im Bereich von Schultern, Knie, Ellbogen, Becken und Ferse (HARRIS et al. 1974; RESNICK et al. 1975). Arthrosesymptome betreffen oft Knie-, Hüft- und Fingergelenke.

Die Alterskurve der Morbidität erfaßt vor allem das 6. und 7. Lebensjahrzehnt; bei Diagnosestellung sind die Patienten durchschnittlich 66 Jahre alt (LEQUESNE et al. 1970; BRÉGEON et al. 1973; HARRIS et al. 1974; RESNICK et al. 1975). Der Untersuchungsbefund objektiviert gewöhnlich eine kaudalwärts betonte Kyphose und progressive Einsteifung der Brustwirbelsäule und dorsolumbalen Region; die lumbale Lordose bleibt meist erhalten und die Motilitätseinschränkung, die Reklination und Seitbeuge bevorzugt, erreicht nur ausnahmsweise die Ankylose, die eine Spondylitis ankylosans charakterisiert. Auch die Halswirbelsäule versteift nur selten, zeigt aber in der unteren Hälfte bei etwa einem Fünftel der Fälle eine starke Bewegungseinbuße. Kompressionsschmerz und respiratorische Bewegungssperre des Brustkorbs gehören nicht zum typischen Bild der Sp.h. Die paravertebrale Muskulatur ist häufig hyperton und druckempfindlich, kaum atrophiert. Die Palpation extravertebraler und periartikulärer Sehnen- und Bandinsertionen erfaßt Druck- und Widerstandsschmerz – besonders an den Darmbeinstacheln und Sitzbeinhöckern, Trochanter major, Fersen, Knie- und Schulterbereich, Olekranon und Humerusepikondylen. Die Fingerpolyarthrose und eine Dupuytrensche Kontraktur sind häufige Begleitbefunde. Auch ein Karpaltunnelsyndrom kann beobachtet werden (RESNICK et al. 1975). Objektive Arthrosezeichen meist mäßigen Grades bietet etwa die Hälfte der Kranken an Hüft-, Knie- und Mittelfußgelenken. In manchen Fällen führt die Kompression des Ösophagus durch hyperostotische Massive an distalen Zervikalsegmenten zu einer schmerzlosen Dysphagie (HILDING u. TACHDJIAN 1960; SPIELBERG u. LIEBERMAN 1972; MEEKS u. RENSHAW 1973; RESNICK et al. 1975)

Bei 6 von 24 Patienten fanden HARRIS et al. (1974) eine Chondrokalzinose-Arthropathie der Hüften und Knie, während ein Drittel der 18 Pseudogicht-Kranken von OKAZAKI et al. (1976) eine Sp.h. aufwiesen. Die Häufigkeit jeder der beiden Krankheiten im hohen Alter läßt deren Assoziation in diesen Kollektiven als wahrscheinliche Koinzidenz erscheinen.

Insgesamt wird das klinische Syndrom durch die Erfahrung bewertet, daß seine Ausprägung und funktionellen Auswirkungen im Hintergrund der Symptomatik stehen, die durch die sehr häufigen Begleitaffektionen wie Diabetes mellitus, arterielle Hochdruckkrankheit, degenerative kardiovaskuläre Leiden mit ihren Komplikationen bei den in mehr als zwei Dritteln übergewichtigen Sp.h.-Patienten hervorgerufen wird (OTT 1970a, b; SCHNEIDER 1973).

b) Röntgenbefunde

Im fortgeschrittenen Stadium sind die prä- und intervertebralen massiven Knochenanlagerungen günstig auf der seitlichen Aufnahme der Hals- und Brustwirbelsäule dargestellt, an denen sie meist 3 und mehr Bewegungssegmente in einem kontinuierlichen und kompakten Band überziehen. Das Relief des Knochengusses projiziert sich am deutlichsten in den 2. schrägen Strahlengang, während die anterograde Abbildung das Ausmaß der Veränderungen weniger wiedergibt. Frühe Zeichen typischer Ausprägung sind in der unteren Hälfte der dorso- und zervikovertebralen Abschnitte erfahrungsgemäß erkennbar. An der *Hals*wirbelsäule treten in ca. 80% der Fälle Ossifikationen besonders des 4.–7. Segments auf; die ersten 2 Halswirbel bleiben gewöhnlich ausgespart. Häufig wachsen zuerst prädiskale dreieckige Knochenherde und anterovertebrale Appositionen, die an Volumen und marginaler Ausdehnung zunehmen, um in fortgeschrittenen Phasen breitbasige, dornförmige oder plumpe, wie Kerzenwachs abtropfende Megaosteophyten zu entwickeln, die zu isolierten Intervertebralspangen oder plurisegmentären Überbrückungen verschmelzen können, oft aber durch Spalten getrennt bleiben (Abb. 2). Schmalbasige, kurze Spondylophyten an benachbarten Wirbelkörpern werden neben den hyperostotischen Gebilden ebenfalls angetroffen. Der Diskusraum ist dabei in der Regel nicht maßgeblich verschmälert und reaktive Verdichtungen der angrenzenden Abschlußplatten akzentuieren sich meist nur randständig (Abb. 2b). Gleichwohl kann die Röntgenmorphologie einer fortgeschrittenen Osteochondrose, Unkovertebral- oder Spondylarthrose mit der Hyperostose assoziiert sein. Glatt begrenzte Knochen-

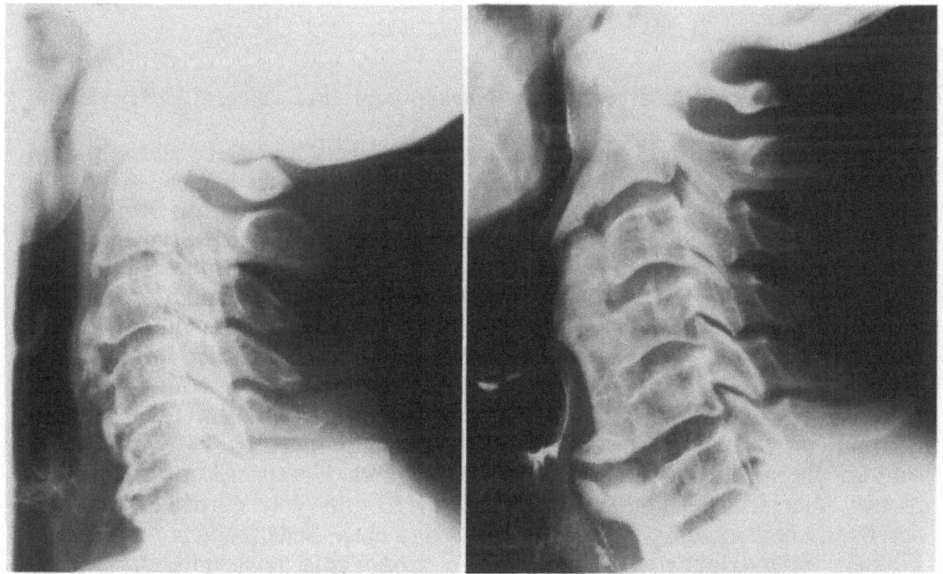

Abb. 2. a HWS seitlich: Prävertebraler Knochenanbau und ausgeprägte Spondylophytose mit variabler Überbrückungstendenz. Massives knöchernes Schaltelement C_3/C_4. Nur geringe degenerative Veränderungen in den unteren Zervikalsegmenten. 74jährige stark adipöse Diabetikerin mit Sp.h. (L.I./78). **b** HWS seitlich und Ösophagogramm: Plurisegmentäre hyperostotische Brückenbildung hochgradiger Ausformung mit Impression des Hypopharynx. Kontrastierende, nahezu intakte Diskusräume. 64jähriger Patient mit immobiler HWS, schmerzloser Dysphagie und Sp.h. (V.U./80)

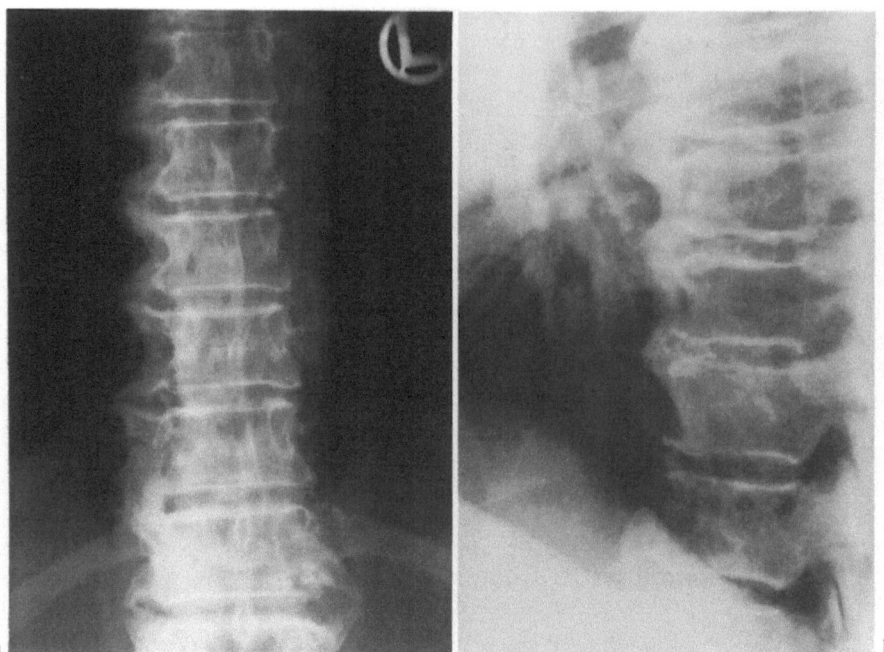

Abb. 3a, b. Untere Hälfte der BWS seitlich (b) und a.-p. (a): Bis 15 mm breites, plurisegmentär kontinuierliches Knochenband rechts ventrolateral bei weitgehend intakten Intervertebralräumen. Megaspondylophytose im dorsolumbalen Übergang auch links lateral. Gleiche Patientin wie in Abb. 2a

anbauten der Dornfortsätze und im Nackenband sind gelegentlich Begleitbefunde.

Die anteroposteriore Aufnahme der *Brust*wirbelsäule zeigt rechtsseitig ein wellig konturiertes, kontinuierliches oder diskontinuierliches Knochenband, das sich mit kaudalwärts oft zunehmender Dicke und Dichte über die Begrenzung von Wirbelkörper und Diskusraum erstreckt (Abb. 3a). Bis zu 9 Segmente können perivertebral synostosiert sein (OTT 1978), am häufigsten überspannen die Knochenbrücken aber 4 Wirbelkörper und erfassen in mehr als 70% der Fälle den Bereich von Th_6/Th_7 bis Th_{11}/Th_{12}, bei der Hälfte das dorsolumbale Segment (HARRIS et al. 1974). Sowohl im sagittalen als auch lateralen Strahlengang vermag das Röntgenbild komplette Intervertebralspangen vorzutäuschen, da gewundene Spaltbildungen durch Summationseffekte verwischt werden; im Sektionsgut von VERNON-ROBERTS et al. (1974) boten nur 40% der Brustwirbelsäulen eine knöcherne Fusion der Wirbelbrücken. Durch Überprojektion hyperostotischer Anlagerungen können Struktur und Kontur von Wirbelkörpern und der Bandscheibenraum ventrolateral eine vermehrte Schattendichte aufweisen. Einfache Spondylophyten und dreieckige spondylotische Schaltknochen sind oft in höheren Etagen benachbart. Mehr als ein Viertel der Patienten zeigen gewöhnlich kleinere Knochenanbauten auch an der linken Seite der Segmente Th_9-Th_{11} (HARRIS et al. 1974). Die Seitaufnahme hebt das Profil der ventralen, oft 0,5–1 cm dicken Spangenbildungen hervor (Abb. 3b). Leichte keilförmige Konfiguration der Wirbelkörper, Konturunregelmäßigkeiten und Schmorlsche Impressionen der Abschlußplatten sind sehr häufig als Residuen eines Morbus

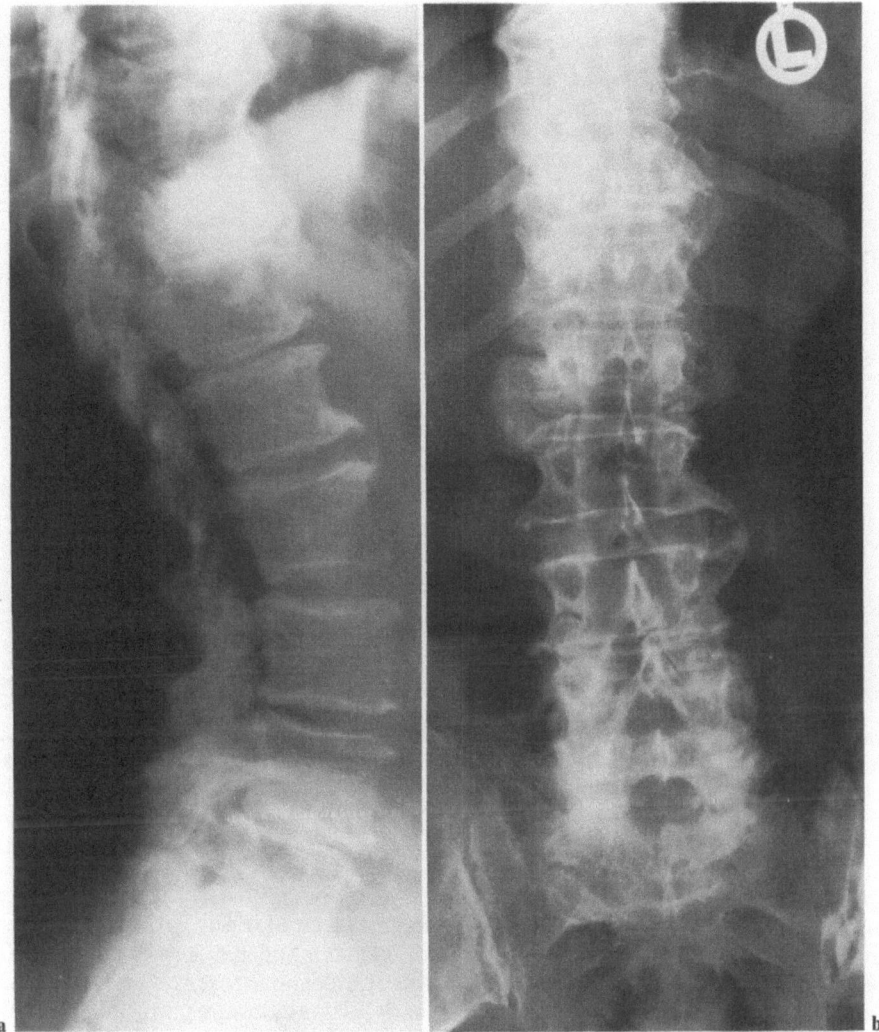

Abb. 4a, b. LWS seitlich (a) und a.-p. (b): Globale Osteochondrose. Massiv hyperostotische Reaktionen in den Segmenten L1–L4 mit breiter Knochenspange rechts L1/L2. Hyperlordose, Zeichen der Gefügelockerung und Baastrup-Phänomen. Gleiche Patientin wie in Abb. 2a und 3

Scheuermann nachweisbar. Vor allem die thorakalen Intervertebralspalten bewahren eine normale Weite. Zwischenwirbel- und Rippenwirbelgelenke haben, sofern einsehbar, erhaltenen Spalt, hyperostotische Auflagerungen und leichten arthrotischen Umbau.

Die *Lenden*wirbelsäule ist in etwa 90% der Fälle beteiligt (HARRIS et al. 1974; RESNICK u. NIWAYAMA 1976; RESNICK et al. 1975; 1976a, b). Bi- und plurisegmentäre Knochenbrücken kommen nur bei einem Drittel der Kranken ohne topographische Predilektion vor (HARRIS et al. 1974). Auf Profilaufnahmen treten die prävertebralen Ossifikationen und breitflächig inkorporierten, sporn- oder kerzenflammenförmigen (FORESTIER u. ROTES-QUEROL 1950) Knochenauswüchse eindrücklicher hervor als auf dem anteroposterioren Bild, das keine

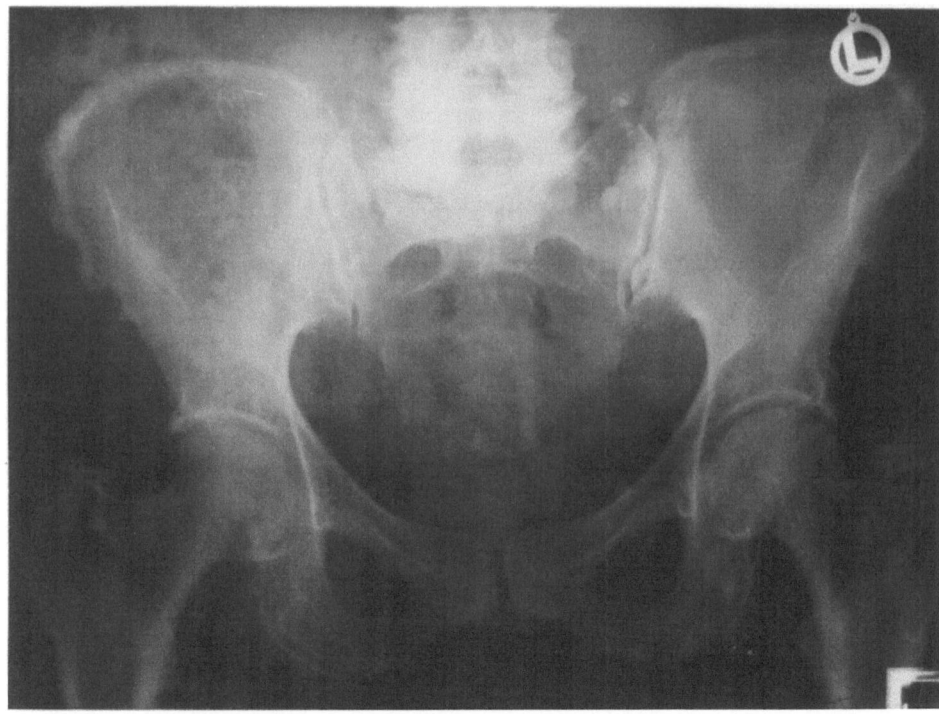

Abb. 5. Beckenübersicht: Multilokuläre produktive Fibroostose (Insertionstendo- und -ligamentopathie) an Darmbeinkämmen und -stacheln, Trochanteren, Sitzbein, Pfannendachrändern. Hüftgelenke intakt, Iliosakralgelenke mit geringen degenerativen Veränderungen – „Stachelbecken". Gleiche Patientin wie in Abb. 2a, 3 und 4

seitendifferente Bevorzugung wiedergibt. Auch im lumbalen Abschnitt fallen im allgemeinen eine reguläre Höhe der Diskusräume und nur geringe degenerative Erscheinungen an Wirbelkörpern und -gelenken auf. LESQUESNE et al. (1970) sahen bei 41% ihrer 43 Sp.h.-Fälle leichte Osteochondrosen. Die Taille der Wirbelkörper bleibt im Gegensatz zur Spondylitis ankylosans gewöhnlich erhalten (Abb. 4).

Die Sakroiliakalgelenke sind gewöhnlich intakt; die Gelenkkonturen und die paraartikuläre Spongiosa zeigen als wesentliches differentialdiagnostisches Kriterium zur Spondylitis ankylosans niemals röntgenmorphologische Merkmale entzündlich-destruktiver Vorgänge; dagegen können Arthrosezeichen mit kaudalen Osteophyten vorkommen und eine Ankylose verschiedener Gelenkabschnitte durch Überlagerung hyperostotischer Verknöcherungen der Gelenkkapsel und des iliolumbosakralen Bandsystems röntgenoptisch vorgetäuscht werden (DIHLMANN u. FREUND 1968).

Die multiplen extravertebralen Hyperostosen der Sehnen- und Bandansätze stellen sich als dichte, meist homogene, glatt konturierte Knochenanwüchse von spornförmiger oder flockig-wolkiger Konfiguration dar und lokalisieren sich der Häufigkeit zufolge im Bereich von Becken, Fersen, Fuß, Ellbogen, Schultern und Knien (DIHLMANN 1973; UTSINGER et al. 1975; RESNICK et al. 1975, 1976a, b), im einzelnen an Crista iliaca, Tuberositas ischii, Ligamentum iliolumbale, Trochanter minor et major, Pfannendach, Ligamentum sacrotuber-

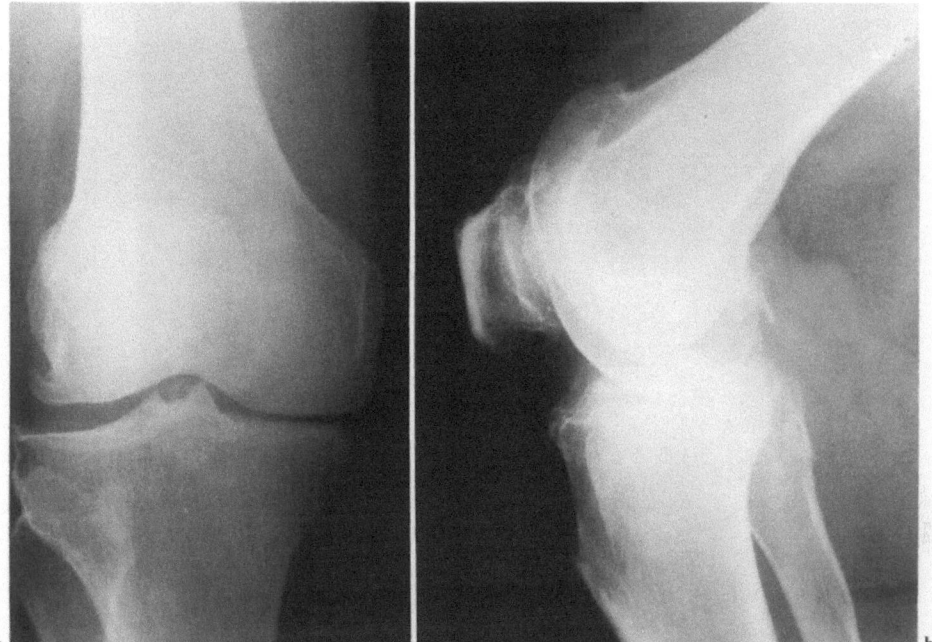

Abb. 6a, b. Rechtes Kniegelenk a.-p. (**a**) und seitlich (**b**): Fortgeschrittene Gonarthrose und Periarthropathia genus. Ausgeprägte osteophytäre Reaktion, Osteochondromatose, produktive Fibroostose an Patella und Tuberositas tibiae. Gleiche Patientin wie in Abb. 2a und 3–5

osum, Symphyse; Ansatz von Achillessehne und Plantaraponeurose, dorsaler Mittelfuß; Olekranon, Epicondyli humeri, Membrana interossea von Unterarm und Unterschenkel; Tuberositas deltoidea, Rotatorenmanschette, Processus coracoideus; Sehnenbandansätze der Patella und Tuberositas tibiae; distale Radiuskante, Metakarpal- und Interphalangealköpfchenränder, und an weiteren Insertionen (Abb. 5–7). Eine multilokulär ossifizierende Fibroostose läßt auch ohne Kenntnis der axialen Veränderungen immer eine Sp.h. erwägen.

Unter den Röntgenzeichen der häufigen Begleitarthrosen ist vor allem die Osteophytose meist hypertrophisch ausgeprägt (Abb. 6); am Hüftgelenk haben ARLET et al. (1978a, b) 3 Progressionstypen beschrieben, die durch eine hyperostotische Proliferation am Pfannenrand (Abb. 5) und Hüftkopf mit oder ohne Spaltverschmälerung und erosive Femurkopfläsionen gekennzeichnet sind. Die osteoplastische Hyperreaktivität spiegelt sich auch in der verstärkten Tendenz zu oft voluminöser paraartikulärer Knochenneubildung nach Totalendoprothese des Hüftgelenks (RESNICK et al. 1975, 1976b; JAQUELINE et al. 1979).

Auf eine Modifikation röntgenmorphologischer Kennzeichen der chronischen Polyarthritis durch die hyperostotische Diathese haben ebenfalls RESNICK et al. (1978) aufmerksam gemacht; sie beobachteten ein Fehlen der gelenknahen oder regionären Osteoporose und eine Neigung zu Knochensklerosierung, Proliferationen um Usuren, Osteophytose und knöcherner Ankylose.

An der Schädelkalotte verweist eine wolkige Verdichtung der Lamina interna des Stirnbeins auf die Hyperostosis frontalis interna, die nicht selten bei Sp.h. gefunden wird (OTT et al. 1963; SCHOEN et al. 1969b).

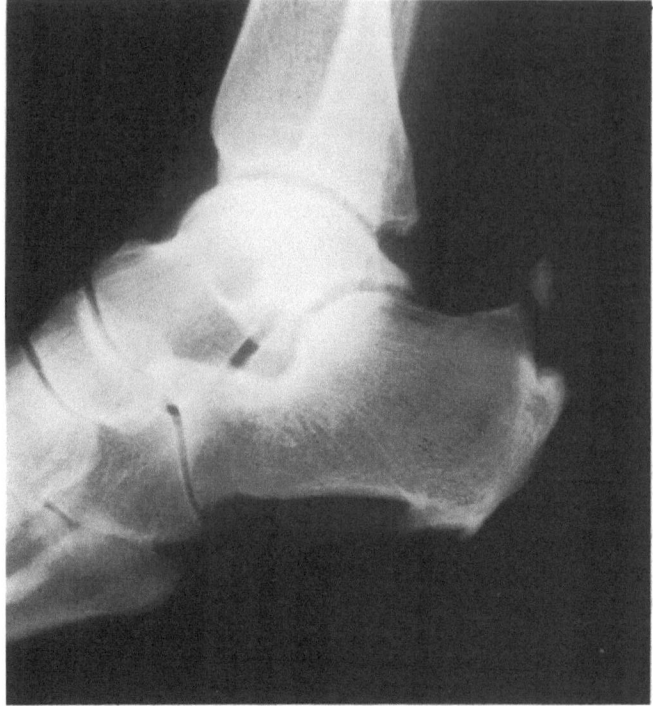

Abb. 7. Rechtes Sprunggelenk und Ferse seitlich: Osteophytäre Reaktion am hinteren oberen Gelenkpol. Ausgeprägte Tendoostose und produktive Kalkaneopathie. Gleiche Patientin wie in Abb. 2a und 3-6

c) Laboratoriumsbefunde

Krankheitsspezifische laborchemische Daten werden bei Sp.h. vermißt. Die osteoplastische Diathese läßt sich nicht durch systemische Veränderungen des Kalziumphosphorstoffwechsels, des Parathormons und somatotropen Hormons verifizieren (BRÉGEON et al. 1973; HARRIS et al. 1974; UTSINGER et al. 1975). Immunbiologische Phänomene fehlen; der sog. Rheumafaktor kommt nicht häufiger als in der Allgemeinbevölkerung vergleichbarer Altersstufen vor (3-10%; MÜLLER u. SCHILLING 1977). Eine Zunahme der Blutsenkungsgeschwindigkeit und Abweichungen des Blutbilds sowie humoraler Parameter anderer Organsysteme verweisen auf Begleitstörungen; hierzu zählen erhöhte Serumwerte der Harnsäure, Triglyceride und des Gesamtcholesterins, die mit der hochsignifikanten Korrelation zwischen diabetischer Stoffwechselstörung und Sp.h. interferieren. Etwa die Hälfte aller Sp.h.-Kranken trägt einen manifesten und/oder subklinischen Diabetes mellitus (s. Tabelle 1). Unauffällige prä- und postprandiale Blutzuckerkonzentrationen schließen eine pathologische Reaktion bei standardisierter Glucosebelastung [z.B. $\geq 7{,}8$ mmol/l (140 mg/dl) 2 h nach 100 g Glucose oral] nicht aus.

Eine pathognomonische Beziehung zum HLA-System ist nicht gesichert. Die Bestimmung des Antigens B 27 ist von differentialdiagnostischem Interesse.

d) Diagnose

Anamnestische und klinische Befunde bieten allein keine genügende Spezifität für die Diagnose der Sp.h. Der Krankheitsverdacht stellt sich immer bei Patienten des 6.–8. Lebensdezenniums, die eine schmerzhafte, nicht selten aber auch asymptomatische Bewegungseinbuße oder Einsteifung vor allem der Brustwirbelsäule und dorsolumbovertebralen Region in oder ohne Kombination mit einer diabetischen Stoffwechselsituation aufweisen. Eine definitive Diagnose erlaubt erst die pathognomonische Röntgenmorphologie, die mit prä- und intervertebralen hyperostotischen Reaktionen anterolateraler Lokalisation und kontinuierlicher oder diskontinuierlicher Ausdehnung an der Brustwirbelsäule rechtsseitig und kaudalwärts am deutlichsten ausgeprägt ist. Oft werden die typischen Merkmale auf Übersichtsbildern der Thoraxorgane zufällig gefunden. Hyperostotische Appositionen der Wirbelkörper und Intervertebralbrücken, die zwei benachbarte Bewegungssegmente umspannen, gelten allgemein als röntgendiagnostisches Minimalkriterium (JULKUNEN et al. 1971, 1975; BRÉGEON et al. 1973; HARRIS et al. 1974). Über die topographische Verbreitung orientieren Standardaufnahmen der seitlichen Hals- und Lendenwirbelsäule und der Brustwirbelsäule in zwei Ebenen. Auch ohne Kenntnis der Wirbelsäulenveränderungen legt der radiologische Nachweis polytop ossifizierender Fibroostosen (DIHLMANN 1973) den Befund einer vertebralen Hyperostose nahe (RESNICK et al. 1975). Die Kenntnis von Diabetes mellitus oder Sp.h. hat eine wechselsinnige Leitfunktion für die Diagnostik beider Erkrankungen.

e) Differentialdiagnose

Die Unterscheidung der Sp.h. von entzündlichen oder nichtentzündlich-metabolischen ankylosierenden Spondylopathien kann schwierig sein, wenn die Ausprägung röntgenmorphologischer Charakteristika bei diesen Erkrankungen durch das Terrain einer hyperostotischen Reaktivität modifiziert wird. Die Beobachtung gilt vor allem für den spätmanifesten Verlauf der *Spondylitis ankylosans* (Sp.a.) jenseits der 5. Lebensdekade (SCHILLING 1978); die Sp.a. zeigt einen Morbiditätsgipfel im 3. Jahrzehnt, eine entzündliche Schmerzperiodik und erosive sowie osteoproliferativ-synostosierende Röntgenmerkmale an den Ilioasakralgelenken, den Verbindungen und Nachbargelenken der Wirbelsäule. Randleistenanulus-Syndesmophyt und destruktive Phänomene oder knöcherne Ankylose der Kreuzdarmbeingelenke schließen eine Sp.h. primär aus. Eine ausgedehnte Ossifikation des sakroiliakalen Kapselbandsystems kann bei Sp.h. aber den röntgenoptischen Gelenkspalt auslöschen und einen Knochendurchbau vortäuschen (DIHLMANN u. FREUND 1968). Gleichartige periartikuläre Verknöcherungsvorgänge vermögen ebenfalls eine scheinbare Ankylose der Intervertebral- und Kostovertebralgelenke anzudeuten. Im Gegensatz zum Syndesmophyt variabler Ausprägung bei der Sp.a., der aus der enchondralen Ossifikation des peripheren Anulus fibrosus und prädiskalen Raums hervorgeht, entwickelt sich die spondylophytär-hyperostotische Intervertebralspange vom submarginalen Wirbelkörperperiost und umgreift ohne Verknöcherung der äußeren, meist defekten Faserzüge des Anulus den Diskusraum (BENEKE 1969). Bei der Spätmanifestation einer Sp.a. kommen infolge altersregressiver, polysegmentärer Gefügestörung und verstärkter Neigung zu Bindegewebsossifikation häufig grobe syndesmophytär-spondylophytäre Zwischenwirbelverbindungen (Mixtaosteophyten; DIHLMANN 1973) zustande, die im fortgeschrittenen Stadium, vor allem wenn pathognomonische Befunde der Iliosakralgelenke fehlen, eine radiologische Abgrenzung von der Sp.h. kaum mehr zulassen können (sog. „Spondylitis mixta" nach OTT u. WURM 1957; SCHILLING 1978); zuweilen sind die Knochenanbauten an der Wirbelkörperfront bei der Sp.h. massiver. Der klinische Aspekt erlaubt beide Erkrankungen gewöhnlich nur in Spätphasen zu unterscheiden, in denen Deformierung und Ankylose bei der Sp.a. in verschiedenem Grad die gesamte Wirbelsäule und den Thorax erfassen, während die Sp.h. die Motilität zerviko- und lumbovertebraler Segmente schont. Das bei mehr als 90% der Fälle positive Antigen HLA-B 27, periphere Arthritiden, viszerale Manifestationen und humorale Entzündungsbefunde in aktiven Perioden vereinfachen die Abgrenzung der Sp.a.

Der klinische Kontext erlaubt ebenfalls den Ausschluß der *Spondylitiden* bei *Psoriasis,* chronischem *Fiessinger-Leroy-Reiter-Syndrom* und entzündlichen *Enteropathien;* Parasyndesmophyten und paraspinale Ossifikationen, die neben Syndesmophyten diese Spondylitiden eignen, können gelegentlich mit hyperostotischen Intervertebralosteophyten im Röntgenbild verwechselt werden. Auch Reparationsosteophyten nach Traumen, Neoplasien und unspezifischen oder spezifischen Infektionen der Wirbelsäule führen selten zur Differentialdiagnose der Sp.h.

Diskusverkalkungen oder -verknöcherungen gehören nicht zum typischen Bild der Sp.h., das einen meist normalen Intervertebralraum zeigt. Feinstreifige oder körnige Kalzifikationen im peripheren Diskusbereich verweisen auf die vertebrale *Chondrokalzinose,* die im Bezug auf regressive Bandscheibenläsionen von einer variablen Spondylophytose, bei etwa einem Drittel der Kranken in hyperostotischer Ausgestaltung (OKAZAKI et al. 1976), begleitet wird. Bei der *alkaptonurischen* (ochronotischen) *Spondylopathie* kontrastieren progrediente Abnahme, Vakuumphänomen und extensive, häufig homogene Verkalkungen des Diskusraums mit der mäßigen Intervertebralosteophytose, die oft das Aussehen von Syndesmophyten und nur selten von hyperostotischen Gebilden annimmt. Ausgeprägte Knochenappositionen der Wirbelsäule und produktive Fibroostosen werden bei der *Fluorose* (gewerbliche, medikamentöse und Wasser-Intoxikation) und *Vitamin-A-* oder *Vitamin-D-Vergiftung* beobachtet, die jedoch gegenüber der Sp.h. mit einer gleichzeitigen Osteosklerose der Wirbel ebenso wie der Hypoparathyroidismus (JIMENEA et al. 1971) und verschiedene hereditäre hyperostotische Skelettaffektionen einhergehen. Die Wirbelspongiosa der Sp.h. zeigt eher eine Osteopenie. Knochenanbau entlang der ventrolateralen Wirbelkörperwand, Intervertebralosteophyten mit zuweilen hyperostotischer Ausformung, Verlängerung, dorsale Verbreiterung und Osteoporose der Wirbelkörper und Erweiterung des Diskusraums kennzeichnen die *Spondylopathie* der *Akromegalie,* die im Gegensatz zur Sp.h. keine Versteifung bedingt (SERRE et al. 1970; BLUESTONE et al. 1971). Intrapulmonale kalkdichte Herdschatten können projektionsbedingt durch massive Intervertebralbrücken gelegentlich vorgetäuscht sein (MEYTHALER 1976).

5. Therapie

Therapeutische Möglichkeiten, die die hyperostotische Diathese beeinflussen, sind nicht bekannt. Die Sp.h. zeigt in den meisten Fällen einen gutartigen Verlauf; häufig beschwerdearm oder gar asymptomatisch nimmt die Erkrankung nur selten eine invalidisierende Entwicklung. Therapeutische und prognostische Erwartungen aus der Fehldiagnose einer Spondylitis ankylosans bewerten die Aufklärung der Patienten. Diabetes mellitus mit Folgekrankheiten und degenerative kardiovaskuläre Leiden beeinträchtigen oft die günstige Prognose der Sp.h. (OTT 1978). Die konsequente Behandlung dieser „Begleitaffektionen" geht den symptomatischen Maßnahmen voraus, die sich für die Sp.h. aus den Therapierichtlinien degenerativer Wirbelsäulenveränderungen ergeben. Schmerzphasen erfordern den Einsatz von Analgetika (Salizylate, Novaminsulfon, Dextropropoxyphen, Pentazocin u.a.) und nichtsteroidalen Antirheumatika (Fenamate, Pyrazolone, Arylpropionsäure- und Arylessigsäurederivate u.a.), die häufig mit Muskelrelaxantien vorteilhaft kombiniert werden. Günstige Effekte kann die extra- und paravertebrale Infiltration mit Lokalanästhetika, manchmal in Verbindung mit kleinen Steroiddosen aufweisen. Die systemische Steroidgabe ist nicht angezeigt. Langzeiterfahrungen mit Glykosaminoglykanverbindungen und Knorpel-Knochenmarkextrakten liegen nicht vor.

Die medikamentöse Behandlung wird durch vorrangige physikotherapeutische Verfahren ergänzt oder abgelöst, die korrekte entlastende Lagerung der Wirbelsäule, manchmal vorteilhaft kombiniert mit lumbaler Streckbandage oder anderen Extensionshilfen, hyperämisierende, detonisierende und antalgische Wirkungen auf den Weichteilapparat durch Massagen und Wärmeapplikationen variabler Form und Intensität (Schwefel-Thermal-Bäder, Peloide, Hochfrequenz- und Interferenzstromtherapie, Unterwasserstrahlmassagen) und dosierte mobilisierende Bewegungsübungen besonders als Hydrogymnastik umfassen. Auf die individuelle Belastbarkeit des kardiovaskulären Systems läßt vor allem die Hydrothermotherapie achten.

Literatur

Arlet J, Pujol M, Buc A, Géraud G, Gayrard M, Latorzeff S (1976) Rôle de l'hyperostose vertébrale dans les myélopathies cervicales. Rev Rhum Mal Osteoartic 43:167–175
Arlet J, Jacqueline F, Depeyre M, Mazières B, Gayrard M (1978a) La hanche dans l'hyperostose vertébrale. Rev Rhum Mal Osteoartic 45:17–26
Arlet J, Roulleau J, Espagno J, Géraud G, Gayrard M, Guillaume J, Mazières B (1978b) Compression médullaire dorsale au cours de l'hyperostose vertébrale. Rev Rhum Mal Osteoartic 45:83–87
Aufdermaur M (1955) Zur pathologischen Anatomie der Spondylosis deformans. Schweiz Med Wochenschr 85:827
Bartelheimer H, Kuhlencordt F (1971) Skeletterkrankungen und Diabetes mellitus. In: Pfeiffer EF (Hrsg) Handbuch des Diabetes mellitus, Bd II. Lehmann, München, S 600
Beardwell A (1969) Familial ankylosing vertebral hyperostosis with tylosis. Ann Rheum Dis 28:518–523
Bechterew W von (1893) Steifigkeit der Wirbelsäule und ihre Verkrümmung als besondere Erkrankungsform. Neurol Zentralbl 12:426
Beneke G (1967) Spondylosis hyperostotica. VI. Europ Kongreß f Rheumatologie, Abstract 456, Lissabon
Beneke G (1969) Morphologie und Pathogenese der ankylosierenden Spondylitis. Z Rheumaforsch [Suppl 1] 28:5–20
Bluestone R, Bywaters EGL, Hartog M, Holt PJL, Hyde S (1971) Acromegalic arthropathy. Ann Rheum Dis 30:243–258
Boos I, Rehr I (1969) Hyperostotische Spondylose und Diabetes mellitus. Z Rheumaforsch [Suppl 1] 28:244–251
Boulet B, Mirouze J (1954) Les ostéoses diabétiques (ostéoporose et hyperostose). Ann Med 55:674
Boulet P, Serre H, Mirouze J (1954) Le rachis diabétique. Sem Hop Paris 30:2392–2409
Brégeon C, Chevalier J, Bigorgne J-C, Renier J-C (1973) L'hyperostose vertébrale ankylosante:

Enquêtes étiologiques et recherche d'une hypersécrétion de somathormone. Rev Rhum Mal Osteoartic 40:319–327

Brewerton DA, Hart FD, Nichols A, Caffrey M, James DCO, Sturrock RP (1973) Ankylosing spondylitis and HL-A 27. Lancet I:904–907

Brewerton DA, Caffrey M, Nichols A, James DCO (1974) The histocompatibility antigen (HL-A 27) and its relation to disease. J Rheumatol 1:249–253

Brodie BC (1964) Pathological and surgical observations on the diseases of the joints, 5th edn. London 1850. Zit nach: Buess H, Koelbing HM (1964) Kurze Geschichte der ankylosierenden Spondylitis und Spondylose. Acta Rheumatol 22:66–67

Buess H, Koelbing HM (1964) Kurze Geschichte der ankylosierenden Spondylitis und Spondylose. Acta Rheumatol 22:66–67

Cassan P (1963) L'hyperostose vertébrale ankylosante et ses rapports avec le diabète sucré. Étude clinique et statistique. Mémoire CES Rhumatologie, Paris

Certonciny A, Forestier J (1967) Hyperostose ankylosante: Cas familial. VI. Europ Kongreß f Rheumatologie, Abstract 70, Lissabon

Chaiton A, Fam A, Carles B (1979) Disappearing lumbar hyperostosis in a patient with Forestier's disease: an ominous sign. Arthritis Rheum 22:799–802

Coste F, Guiot G, Verspyck R, Mme Basset, Laurent F (1956) Paraplégie par hyperostose vertébrale postérieure. Rev Rhum Mal Osteoartic 23:310–313

Dahmen G (1967) Beziehungen der Spondylosis hyperostotica zur diabetogenen Stoffwechsellage. VI. Europ Kongreß f Rheumatologie, Abstract 307, Lissabon

Dausset J, Hors J (1975) Some contributions of the HL-A complex to the genetic of human diseases. Transplant Rev 22:44

Dihlmann W (1973) Gelenke – Wirbelverbindungen. Thieme, Stuttgart

Dihlmann W, Freund U (1968) Die Iliosakralveränderungen bei der nichtentzündlichen Wirbelsäulenversteifung (Hyperostose ankylosante vertébrale sénile, Spondylosis hyperostotica). Z Rheumaforsch 27:284–290

Dostal C, Ivaskoya E, Svab V (1979) HLA Antigens in ankylosing hyperostosis (Forestier's disease). IXth Europ Congress of Rheumatology, Abstract 908, Wiesbaden

Einaudi G, Viara M (1960) Ricerche sul metabolisme degli idrati dicarbonio nei malatti affetti da arthrosi vertebrale da carattere iperostosante. Rheumatismo 12:163

Ercilla MG, Brancos MA, Breysse Y, Alonso G, Vives J, Castillo R, Querol JR (1977) HL-A antigens in Forestier's disease, ankylosing spondylitis and polyarthritis of the hands. J Rheumatol 4:89–93

Fagge CH (1877) A case of simple synostosis of the ribs to the vertebrae, and of the arches and the articular processes of the vertebrae themselves, and also of one hip joint. Trans Pathol Soc London, 28:201–206. Zit nach: Buess H, Koelbing HM (1964) Kurze Geschichte der ankylosierenden Spondylitis and Spondylose. Acta Rheumatol 22:66–67

Forestier J (1967) Hyperostose vertébrale ankylosante. 6e Congrès Européen de Rhumatologie, Abstract 69, Lisbonne

Forestier J, Certonciny A (1956) Hyperostose rachidienne ankylosante. In: Contemporary rheumatolog. Elsevier, Amsterdam, pp 235–240

Forestier J, Jacqueline F (1956) Ponts osseux intervertébraux. In: Contemporary rheumatolog. Elsevier, Amsterdam, pp 241–245

Forestier J, Lagier R (1971) Ankylosing hyperostosis of the spine. Clin Orthop 74:65–83

Forestier J, Rotes-Querol J (1950) Hyperostose vertébrale ankylosante sénile. Rev Rhum Mal Osteoartic, 17:525–535

Forestier J, Jacqueline F, Rotes-Querol J (1951) La spondylarthrite ankylosante: Clinique, radiologie, anatomie. Masson, Paris

Forestier J, Certonciny A, Deslous-Paoli P (1956) Hyperostose rachidienne ankylosante. J Radiol Électrol 37:835–838

Forestier J, Lagier R, Certonciny A (1969) Le concept d'hyperostose vertébrale ankylosante: Approche anatomo-radiologique. Rev Rhum Mal Osteoartic 36:655–661

Gamp A (1955) Gelenkveränderungen bei Harnsäuregicht. In: Ott VR (Hrsg) Stoffwechsel und degenerativer Rheumatismus. Steinkopff, Darmstadt, S 227

Gerber A, Raab AP, Sobel AE (1954) Vitamin A poisoning in adults with description of a case. Am J Med 16:729–745

Graber-Duvernay B, Gras JP, Dutertre P, Bensa JC (1976) Histocompatibility antigens in Forestier's disease. HLA and Disease. Ist Internat Congress, Abstract I. Paris, p 233

Hajkova Z, Streda A, Skrha F (1965) Hyperostotic spondylosis and diabetes mellitus. Ann Rheum Dis 24:536–543

Harris J, Carter HR, Glick EN, Storey GO (1974) Ankylosing hyperostosis. I. Clinical and radiological features. Ann Rheum Dis 33:210–215

Henrard J-C, Bennett PH (1973) Étude épidémilogique de l'hyperostose vertébrale. Enquête dans une population adulte d'indiens d'Amérique. Rev Rhum Mal Osteoartic, 40:581–591

Hilding PA, Tachdjian MO (1960) Dysphagia and hypertrophic spurring of the cervical spine. N Engl J Med 263:11–14

Hunter J (1964) The works of John Hunter. Palmer JF (ed). Longman, London 1835. Zit nach: Buess H, Koelbing HM (1964) Kurze Geschichte der ankylosierenden Spondylitis und Spondylose. Acta Rheumatol 22:66–67

Jacqueline F (1979) Ossifications postopératoires (prothèse totale) des hanches de sujets atteints d'hyperostose vertébrale ankylosante. Rev Rhum Mal Osteoartic 46:45–52

Jimenea CV, Frame B, Chaykin LB, Sigler JW (1971) Spondylitis of hypoparathyroidism. Clin Orthop 74:84

Julkunen H (1967) Hyperostosis of the spine in diabetes mellitus, acromegaly and in a selected part of population. VI th Europ congress of rheumatology, abstract 73

Julkunen H, Heinonen OP, Pyorala K (1971) Hyperostosis of the spine in an adult population: its relation to hyperglycemia and obesity. Ann Rheum Dis 30:605–612

Julkunen H, Heinonen OP, Knekt P, Maatela J (1975) The epidemiology of hyperostosis of the spine together with its symptoms and related mortality in a general population. Scand J Rheumatol 4:23–27

Kuhlencordt F, Uehlinger E, Lozano-Tonkin C (1975) Die diabetischen Osteopathien. Diabetes im Bild 13. Hoechst

Lagier R (1967) Arthrosis and spinal hyperostosis. Anatomical and radiological observations. 6e Congrès Européen de Rhumatologie, Lisbonne

Lagier R (1979) L'hyperostose vertébrale en pathologie comparée. Rev Rhum Mal Osteoartic 46:467–473

Lagier R, Baud CA (1978) Diffuse enthesopathic hyperostosis: Anatomical and radiological study on a macerated skeleton. ROEFO 129:588–597

Lequesne M, Cassan P, Nallet J, Ryckewaert A, Sèze S de (1970) Hyperostose vertébrale et diabète sucré. Rev Rhum Mal Osteoartic 37:281–286

Marie P (1898) Sur la spondylose rhizomélique. Rev Méd 18:285

Marie P, Léri A (1906) La spondylose rhizomélique. Nouv Jconogr Salpêt 19:32

Mazières B, Mouzon A de, Ohayon E, Bouteiller G, Arlet J (1979) Ankylosing hyperostosis and HLA system. IXth Europ Congress of Rheumatolog, Abstract 907, Wiesbaden

Meeks LW, Renshaw TS (1973) Vertebral osteophytosis and dysphagia. Two case reports of the syndrome recently termed ankylosing hyperostosis. J Bone Jt Surg [Am] 55:197–201

Meyer M, Forster E (1938) Considérations pathogéniques sur l'hyperostose moniliforme du flanc droit de la colonne vertébrale. Rev Rhum Mal Osteoartic 5:286–395

Meythaler K (1976) Fehldiagnose: Rundschatten im Thoraxbereich. Aktuel Rheumatol 1:57–59

Mirouze Y (1965) Les arthropathies diabétiques. In: Ott VR (Hrsg) Stoffwechsel und degenerativer Rheumatismus. Steinkopff, Darmstadt, S 191–203

Moll JMM, Haslock I, Macrae IF, Wright V (1974) Associations between ankylosing spondylitis, psoriatic arthritis, Reiter's disease, the intestinal arthropathies and Behçet's syndrome. Medecine (Baltimore) 53:343–364

Müller W, Truog P (1976) HL-A Antigene bei hyperostotischer Spondylose. Z Rheumatol [Suppl 4] 35:373–376

Müller W, Schilling F (1977) Differentialdiagnose rheumatischer Erkrankungen. Aesopus, München Lugano, S 51

Niepel GA, Kostka D, Kopecky S, Manca S (1966) Enthesopathy. Acta Rheumatol Balneol Pistiniana 1, Piestany

Okazaki T, Saito T, Mitomo T, Siota Y (1976) Pseudogout: Clinical observations and chemical analyses of deposits. Arthritis Rheum 19:293–305

Oppenheimer A (1942) Calcification and ossification of vertebral ligaments (spondylitis ossificans

ligamentosa): Roentgen study of pathogenesis and clinical significance. Radiology 38:160–173
Ott VR (1953) Über die Spondylosis hyperostotica. Schweiz Med Wochenschr 83:790
Ott VR (1970a) Die Spondylosis hyperostotica. In: Schoen R, Böni A, Miehlke K (Hrsg) Klinik der rheumatischen Erkrankungen. Springer, Berlin Heidelberg New York, S 384–396
Ott VR (1970b) Spondylosis hyperostotica: Alterskrankheit und Diabeteskomplikation. Veröff Dtsch Ges Gerontol 3:200
Ott VR (1971) Spondylosis hyperostotica. In: Mathies H (Hrsg) Aktuelle Rheumaprobleme – Wirbelsäulenerkrankungen. Werk-Verlag Dr E Banaschewski, München-Gräfelfing S 106–110
Ott VR (1978) Differentialdiagnose der versteifenden Wirbelsäulenerkrankungen: Spondylosis hyperostotica. In: Colloquia rheumatologica 2: Rückenschmerzen – Wirbelsäulenerkrankungen, Werk-Verlag Dr E Banaschewski, München-Gräfelfing, S 42–57
Ott VR, Wurm H (1957) Spondylitis ankylopoetica (Morbus Stümpell-Marie-Bechterew), 2. Aufl. Steinkopff, Darmstadt
Ott VR, Schwenkenbecher H, Iser H (1963) Die Spondylose bei Diabetes mellitus. Z Rheumaforsch 22:278–289
Ott VR, Perkovac N, Regehr I (1967) Spondylosis hyperostotica und ankylosierende Spondylitis – Korrelation mit Störungen des Kohlenhydratstoffwechsels. VI. Europ Kongreß f Rheumatologie, Abstract 72. Lissabon
Ott VR, Possner R, Schmidt KL, Mueller-Eckhardt Ch (1978) Die Spondylosis hyperostotica in der Differentialdiagnose der versteifenden Wirbelsäulenerkrankungen. Z Rheumatol [Suppl 5] 37:396–407
Perrotin C (1968) Contribution à l'étude de l'hyperostose vertébrale ankylosante: ses rapports éventuels avec l'obésité et l'état diabétique. Thèse Médicale, Marseille
Perry JD, Wolf H, Festenstein H, Storey GO (1979) Ankylosing hyperostosis: a study of HLA A, B and C antigens. Ann Rheum Dis 38:72–73
Recordier AM, Jove G, Allignol JM (1959) L'hyperostose vertébrale chez les diabétiques. Marseille Méd 96:711–718
Resnick D, Niwayama G (1976) Radiologic and pathologic features in diffuse idiopathic skeletal hyperostosis (DISH). Radiology 119:559–568
Resnick D, Shaul SR, Robins JM (1976) Diffuse idiopathic skeletal hyperostosis (DISH): Forestier's disease with extraspinal manifestations. Radiology 115:513–524
Resnick D, Niwayama G, Utsinger P, Shapiro R (1976a) Newer concepts in ankylosing hyperostosis of the spine (abstract). Arthritis Rheum 19:818
Resnick D, Linovitz RL, Feingold ML (1976b) Postoperative heterotopic ossification in patients with ankylosing hyperostosis of the spine (Forestier's disease). J Rheumatol 3:313–320
Resnick D, Curd J, Shapiro RF, Wiesner KB (1978) Radiographic abnormalities of rheumatoid arthritis in patients with diffuse idiopathic skeletal hyperostosis. Arthritis Rheum 21:1–5
Rokitansky C (1844) Handbuch der pathologischen Anatomie. Braunmüller & Seidel, Wien
Rokitansky C (1856) Handbuch der pathologischen Anatomie, 2. Bd, 3. Aufl. Braunmüller & Seidel, Wien
Rosenthal M, Bahous I, Müller W (1977) Increased frequency of HL-A B 8 in hyperostotic spondylosis. J Rheumatol 4:94–96
Rubens-Duval A, Villiaumey J, Kaplan G, Louis R (1968) Dysplasie vertébrale de croissance et hyperostose vertébrale engainante. Rev Rhum Mal Osteoartic 35:629–634
Schilling F (1978) Die juvenile und die senile Spondylitis ankylosans. Z Rheumatol [Suppl 5] 37:389–395
Schilling F, Schacherl M, Gamp A, Bopp A (1965) Die Beziehungen der Spondylosis hyperostotica zur Konstitution und zu Stoffwechselstörungen. Med Klin 60:165–169
Schlosstein L, Terasaki PI, Bluestone R, Pearson CM (1973) High association of an HL-A antigen, W 27, with ankylosing spondylitis. N Engl J Med 288:704–706
Schmidt KL: HLA and hyperostotic spondylosis. XIVth Internat Congress of Rheumatology, Abstract 769. San Francisco 1977
Schmorl G, Junghanns H (1932) Die gesunde und kranke Wirbelsäule im Röntgenbild. Pathologisch-anatomische Untersuchungen. Thieme, Leipzig
Schneider P (1973) Stoffwechselprobleme beim rheumakranken älteren Patienten. Z Gerontol 6:193–205

Schoen P, Eggstein M, Vogt W (1969a) Ist die hyperostotische Spondylosis deformans eine diabetische Osteopathie? ROEFO 110:524–539

Schoen D, Oldershausen HF von, Vogt W (1969b) Die Spondylosis hyperostotica bei asymptomatischem und klinischem Diabetes mellitus (abstract). Diabetologia 5:134

Serre H, Simon L, Sany J (1970) Les manifestations ostéo-articulaires de l'acromégalie. Sem Hop Paris 56:1603–1613

Sèze S de, D'Anglejan G, Paolaggi JB, Dreyfus P, Glimet TJ (1965) Troubles métaboliques et maladies dégénératives de la colonne vertébrale. In: Ott VR (Hrsg) Stoffwechsel und degenerativer Rheumatismus. Steinkopff, Darmstadt, S 138

Shapiro RF, Utsinger PD, Wiesner KB, Resnick D, Bryan BL, Castles JD (1976a) The association of HLA-B 27 with Forestier's disease. J Rheumatol 3:4–8

Shapiro RF, Wiesner KB, Bryan BL, Utsinger PD, Resnick D, Castles JJ (1976b) HL-A B 27 and modified bone formation. Lancet I:230–231

Singh A, Dass R, Hayreh SS (1962) Skeletal changes in endemic fluorosis. J Bone Joint Surg [Br] 44:806–815

Spagnola AM, Bennett PH, Terasaki PI (1978) Vertebral ankylosing hyperostosis (Forestier's disease) and HLA antigens in Pima indians. Arthritis Rheum 21:467–472

Spilberg I, Lieberman DM (1972) Ankylosing hyperostosis of the cervical spine. Arthritis Rheum 15:208–212

Strümpell A (1884) Lehrbuch der speciellen Pathologie und Therapie der inneren Krankheiten, 2. Bd. Teil 2. Vogel, Leipzig, S 152–153

Strümpell A (1897) Bemerkung über die chronische ankylosierende Entzündung der Wirbelsäule und der Hüftgelenke. Dtsch Z Nervenheilkd 11:338

Utsinger PD, Shapiro R, Resnick D (1975) The peripheral manifestations of ankylosing hyperostosis (abstract). Arthritis Rheum 18:431

Utsinger PD, Resnick D, Shapiro R (1976) Diffuse skeletal abnormalites in Forestier's disease. Arch Intern Med 136:763–768

Vernon-Roberts B, Pirie CJ, Trenwith V (1974) Pathology of the dorsal spine in ankylosing hyperostosis. Ann Rheum Dis 33:281–288

Vignon G, Durant J, Pansu D, Bertrand JN, Truchot R (1961) La spondylorhéostose ou HAVD Rev Rhum Mal Osteoartic 28:428–435

Wenzel C (1824) Über die Krankheiten am Rückgrathe. Wesché, Bamberg

VI. Spondylopathien bei metabolischen und ernährungsbedingten Störungen

Von

P. Schneider

Mit 8 Abbildungen und 2 Tabellen

1. Spondylopathie bei Chondrokalzinose

Synonyma: Chondrocalcinosis (inter-)vertebralis, Pyrophosphat-Spondylopathie; englisch: Spondylopathy of Calcium pyrophosphate dihydrate (CPPD) crystal deposition disease (Pseudogout-Syndrome), Pyrophosphate Spondylopathy; französisch: spondylopathie de la chondrocalcinose articulaire, spondylopathie chondrocalcinosique

Die *Spondylopathie* (Sp.) der *Chondrokalzinose* (Chk) ist durch kristalline Kalziumpyrophosphatdihydrat-(CPPD-)Ablagerungen im Faserring der Zwischenwirbelscheiben und im vertebralen Bandapparat gekennzeichnet, die von einer progredienten Osteochondropathie und Arthropathie der Intervertebralgelenke besonders der Lenden- und Halswirbelsäule mit oder ohne akute und chronische klinische Symptomatik begleitet sein können. Die vertebrale Chk kommt nicht isoliert vor, sondern ist Teilmanifestation der systemischen Bindegewebsaffektion mit gestörtem Pyrophosphatstoffwechsel, die eine Anhäufung von CPPD-Mikrokristallen in fibrösem und hyalinem Gelenkknorpel bewirkt. Die primäre ebenso wie die sekundäre Chk (s. Tabelle 1, S. 206) betreffen auch die Wirbelsäule, die im Röntgenbild charakteristische, initial marginale und vertikal lineare, im Verlauf dichtere zentripetale Kalzifikationen des Diskusraums mit reaktiven Veränderungen benachbarter Wirbelstrukturen zeigt. Ein Befall der Symphse ist fast immer, der Iliosakralgelenke in 27% der Fälle von Chk nachweisbar (Zitnan u. Sitaj 1966).

Kalkablagerungen in den Bandscheiben werden erstmals von Luschka (1856) als Altersveränderung beschrieben. Müller (1933) und Wolke (1935) publizierten die ersten klinisch-radiologischen Studien über das Vorkommen polyartikulärer und intervertebraler Knorpelverkalkungen, deren nosologische Einheit seit den führenden Arbeiten von Zitnan und Sitaj (1957, 1963, 1966, 1976), Zitnan et al. (1963), McCarty und seinen Mitarbeitern (1962, 1964, 1966, 1972, 1976, 1977) unter den Bezeichnungen *Chondrocalcinosis (poly)articularis, CPPD-Kristallablagerungskrankheit* und *Pseudogicht-Syndrom* anerkannt ist. Unter den zahlreichen Veröffentlichungen der letzten 20 Jahre (Übersicht s.S. 224) betreffen relativ wenige Studien den klinischen und röntgenmorphologischen Verlauf der Chk-Spondylopathie (Zitnan u. Sitaj 1966, 1976; Solnica et al. 1966; Bywaters et al. 1963, 1971; David-Chaussé et al. 1973; Okazaki et al. 1976; Reginato 1976; Reginato et al. 1970, 1979; Richards u. Hamilton 1976; Gerster et al. 1976; Dehais et al. 1977; Villiaumey et al. 1975, 1977, 1978; Benoist et al. 1980; Le Goff et al. 1980; Schneider et al. 1981). Histomorphologische Befunde liegen aus den Arbeitsgruppen von Mohr (1974, 1979) und Lagier (1966, 1968, 1979) vor.

Die klinische Manifestation der Chk-Sp. ist häufig asymptomatisch, zumeist unspezifisch und bietet chronische, gelegentlich akute, lokale oder radikuläre Schmerzsyndrome mit intermittierender, selten persistierender oder progredienter Bewegungseinschränkung und Fehlform vertebraler Segmente; Ankylosierungen sind ungewöhnlich und nur bei familiärer Chk beschrieben. Eine Beziehung zum HLA-System, speziell Antigen HLA-B 27 ist nicht gesichert.

a) Ätiologie, Pathogenese

Die biochemischen und mikromorphologischen Veränderungen im Knorpelgewebe, die eine mikrokristalline CPPD-Präzipitation induzieren, sind nicht bekannt. Im fibrokartilaginären, intakten oder regressiven Bandscheibengewebe werden gleiche Kristallherde ohne umgebende Zellreaktion beobachtet wie im Meniskus und hyalinen Gelenkknorpel (Mohr et al. 1974). In-vitro-Befunde lassen auf eine intra- oder extrachondrozytäre Alteration des Stoffwechsels von anorganischem Pyrophosphat (PPi) schließen, indem eine erhöhte intra- und extrazelluläre Syntheserate oder eine möglicherweise durch eine defizitäre anorganische Pyrophosphatase (iPPase)-Aktivität verminderte Abbaurate des PPi eine lokale Konzentrationszunahme von PPi mit reaktiver Mikrokristallisation begründen könnte (Russel et al. 1970; McCarty 1972; Howell et al. 1976a, b, 1979; Lust et al. 1976; Russell 1976; Hubault u. Tubiana 1977). Kristalle in Knorpelzellen wurden nicht nachgewiesen (Mohr et al. 1974, 1979; Schumacher 1976). Entgegen den Ergebnissen von Good und Starkweather (1969) sahen Jacobelli et al. (1978) keine Erniedrigung der iPPase-Aktivität in der Synovia von Patienten mit sporadischer und familiärer Chk beim Vergleich mit anderen entzündlichen und degenerativen Arthropathien und interpretieren den Befund als Hinweis auf eine lokale Begrenzung des hypothetischen Enzymdefekts in Gelenkgewebe. In-vitro-Untersuchungen, die eine deutliche Hemmung der iPPase-Aktivität in Erythrozyten von Chk-Patienten durch Kalzium-, Eisen- und Kupferionen zeigten (McCarty u. Pepe 1972), lassen eine analoge Inhibition artikulärer Enzymaktivitäten für die Genese einer sekundären Chk bei Hyperparathyreoidismus, Hämochromatose und Morbus Wilson vermuten (McCarty 1972). Die positive Alterskorrelation der Gelenk-Chk ist auch für die Frequenz vertebraler CPPD-Kristallablagerungen erkennbar (Mohr et al. 1979). Weitere ätiopathogenetische Aspekte entsprechen den Ausführungen im Kapitel Arthropathie bei Chk (Handb. d. inn. Medizin, Bd. VI, Teil 2B).

b) Epidemiologie

Unter 2000 an Diskusprolaps Operierten im Alter von 15–80 Jahren fanden Mohr et al. (1979) bei einer Geschlechtsverteilung von 1:1,8 zwischen Frauen und Männern CPPD-Kristallablagerungen in etwa 4% der Bandscheiben. Kristalldepots erscheinen mit Beginn der 4. Lebensdekade und treten mit zunehmender Größe in 10% aller Disken nach dem 55. Lebensjahr auf. In 3,1% operierter Bandscheiben von 1000 Patienten mit vergleichbarer Alters- und Geschlechtsverteilung sahen Lagier und Wildi (1979) kristalline CPPD-Anhäufungen (s. Tabelle 2, S. 215). Die Frequenz einer Wirbelsäulenbeteiligung wird in klinisch-radiologischen Studien der Chk mit 20–80% angegeben (McCarty u. Haskins 1963; Sany 1965; Solnica et al. 1966; Reginato et al. 1970; Okazaki et al. 1976; Schneider et al. 1981); sie ist bei familiärer und polyartikulärer Manifestation größer als in sporadisch-oligoartikulären Fällen. Beziehungen zwischen HLA-System und Spondylopathie sind nicht gesichert; Patienten mit ankylosierender Spondylopathie bei familiärer Chk zeigten keine Assoziation mit dem Antigen HLA-B 27 (Reginato et al. 1979).

c) Pathologie

Kristalline CPPD-Depots erscheinen mit dem 4. Dezennium in den äußeren Lamellen des Faserrings und werden nur in ausgedehnten Agglomeraten makro-

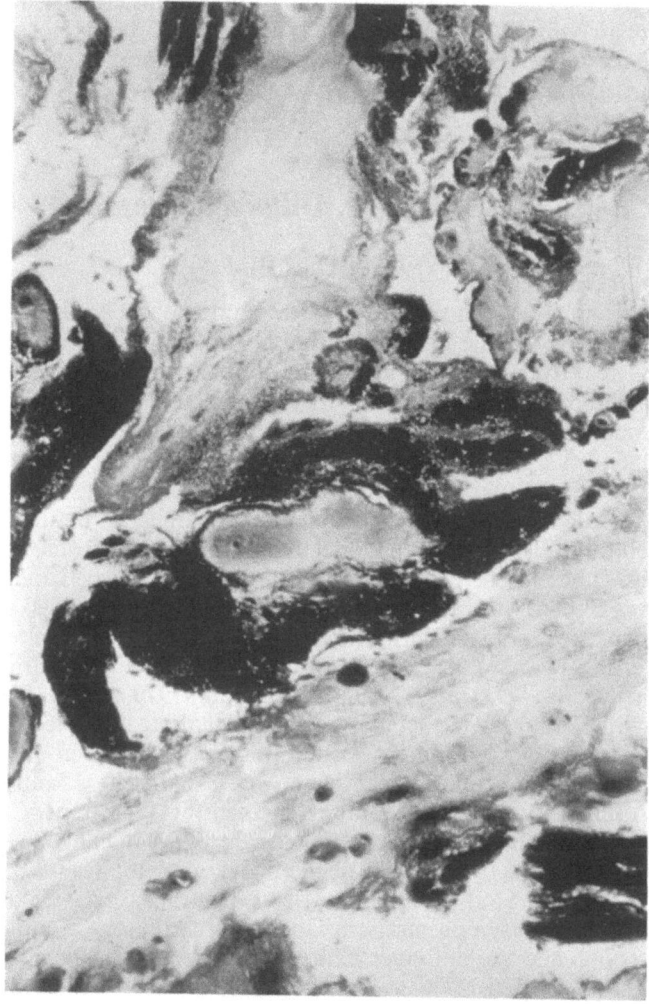

Abb. 1. Bandscheibengewebe. CPPD-Kristallanhäufungen (Kossa-positive Ansammlungen) in degenerativ verändertem Faserknorpel ohne umgebende zelluläre Reaktion. Kossa-Reaktion. × 88. (Mit freundlicher Genehmigung von Prof. Dr. W. Mohr, Abteilung Pathologie der Universität Ulm)

skopisch als weißliche Kalkinkrustationen des Faserknorpels sichtbar. Die Kristalle sind locker oder in dichten Herden in der Matrix des Faserknorpels eingelagert, der eine histologisch unauffällige Struktur haben kann (LAGIER u. WILDI 1979), gewöhnlich aber regressive Veränderungen in Form von Fissuren, fokalen Nekrosen und chondrozytären Brutkapseln aufweist (MOHR et al. 1979). Sie sind entlang kollagener Fasern oder in Nachbarschaft von Knorpelspalten angeordnet und färben sich in der Kossa-Reaktion schwarz an (Abb. 1). Die Knorpelzellen enthalten keine Kristalle; eingeschlossen in größeren Ablagerungen unterliegen sie der Degeneration und Nekrobiose. Der hyaline Knorpel und Knochen der Wirbelkörperleisten sind ohne Kristalleinschlüsse. Entzündliche Zellinfiltrate wurden an den Wirbelstrukturen nicht beobachtet. Mit der variablen Diskusdegradation, die in Form einer erosiven Osteochondropathie (LAGIER u. WILDI 1979; LAGIER u. MC GEE 1979) auf die benachbarten Wirbelkörper übergreifen kann, konkurrieren reparativ-stabilisierender Knochenumbau und -neubau (subdiskale Osteosklerose, marginale Osteophytose). Die Intervertebralgelenke zeigen meist eine unterschiedlich ausgeprägte Arthrose. CPPD-Kristalle wurden auch im Ligamentum flavum nachgewiesen (BYWATERS et al. 1971, 1979; DEHAIS et al. 1977).

d) Klinik, Diagnose, Differentialdiagnose

α) Klinisches Bild

Häufiger als an Gelenken verläuft die Chk an der Wirbelsäule ohne klinische Ausprägung oder bietet eine uncharakteristische Symptomatik. Als Folge degenerativer und reaktiver Struktur- und Funktionsstörungen von Bewegungssegmenten vor allem der Lenden- und Halswirbelsäule werden akute oder chronisch intermittierende, lokale Schmerzen überwiegend vom mechanischen Typ und Statikstörungen beklagt. Abflachung, Verstärkung und Seitabweichung der physiologischen Wirbelsäulenkonfiguration, segmentale Bewegungseinschränkungen und perivertebrale Weichteilveränderungen sind übliche Befunde. Weniger häufig werden radikuläre Irritations- oder Kompressionssyndrome gesehen. DEHAIS et al. (1977) beschrieben eine Stenose des lumbalen Wirbelkanals mit intermittierender radikulärer Claudicatio aufgrund raumfordernder Diskopathie und Intervertebralarthrose. Fortgeschrittene Motilitätseinbußen sind selten, und eine Ankylose wurde nur in wenigen, schwer progredienten Fällen familiärer Chk berichtet (ZITNAN u. SITAJ 1966; REGINATO et al. 1970, 1979). Verschiedene Mitteilungen über anfallsartige Schmerzformen und akute lumbale oder zervikale Bewegungssperre im Bereich radiologischer Diskusverkalkungen mit gleichzeitiger BSG-Beschleunigung und Fieber lassen diese klinische Manifestation als vertebrales Äquivalent der Pseudogicht erscheinen (GATTER u. MCCARTY 1963; SOLNICA et al. 1966; DAVID-CHAUSSÉ et al. 1973; BENOIST et al. 1980; LE GOFF et al. 1980). DJIAN et al. (1978) beschreiben eine akute Symphysitis als klinischen Beginn einer Chk. Der röntgenologische Befall der Iliosakralgelenke in 5–27% der Fälle bleibt häufig asymptomatisch. Ohne akute klinische Symptome wurde auch der destruierende Verlauf einer Chk-Spondylopathie beobachtet (VILLIAUMEY et al. 1975).

β) Röntgenbefunde

Die *Diskuskalzifikation* zeigt sich im Frühstadium durch vertikale, bandförmige oder feinstreifige Verdichtungen im *peripheren Intervertebralraum*, die im Verlauf an Intensität und Ausdehnung zunehmen (Abb. 2). Zentrale Verkalkungen im Gallertkern gehören nicht zum typischen Bild der vertebralen Chk und entwickeln sich nur in fortgeschrittenen Degenerationsphasen der familiären Erkrankungsform (GENANT 1976). Ausdruck der unterschiedlich progredienten Diskusdegeneration und reaktiven Knochenprozesse sind partielle oder komplette Verschmälerung des Zwischenwirbelraums, Vergröberung der Wirbelkörperabschlußplatten, subdiskale Osteosklerose und marginale Osteophytose (Spondylophyten), Zeichen der Gefügestörung segmentäre Streck- und Fehlhaltung, Pseudospondylolisthesis und Retrolisthesis. Die Röntgenveränderungen prägen sich am meisten in den kaudalen Segmenten von Hals- und Lendenwirbelsäule aus (Abb. 3). Ihre Entwicklung läßt sich in Anlehnung an ZITNAN und SITAJ (1976) bestimmten Folgestadien zuordnen (Tabelle 1). Bei der überwiegenden, sporadisch-oligoartikulären Manifestation der Chk im Alter werden hyperostotische Reaktionen an den Wirbelkörpern häufig angetroffen (Abb. 4). Bei einem Drittel von 18 durchschnittlich 70jährigen Chk-Patienten mit Wirbelsäulenbefall in 60% sahen OKAZAKI et al. (1976) eine Spondylosis hyperostotica. Umgekehrt fanden HARRIS et al. (1974) eine Chk in 18% von 34 Fällen mit Spondylosis hyperostotica. Erosiv-ulzeröse Veränderungen der Abschlußplatten und subdiskalen Spongiosa mit Deformierung und Fragmentation von Wirbelkörpern kennzeichnen die *destruierende* Verlaufsvariante (Abb. 4, 5; ROBINSON 1971; VILLIAUMEY et al. 1975; BENOIST et al. 1980; SCHNEIDER et al. 1981). Die Zwischenwirbelgelenke sind arthrotisch umgebaut.

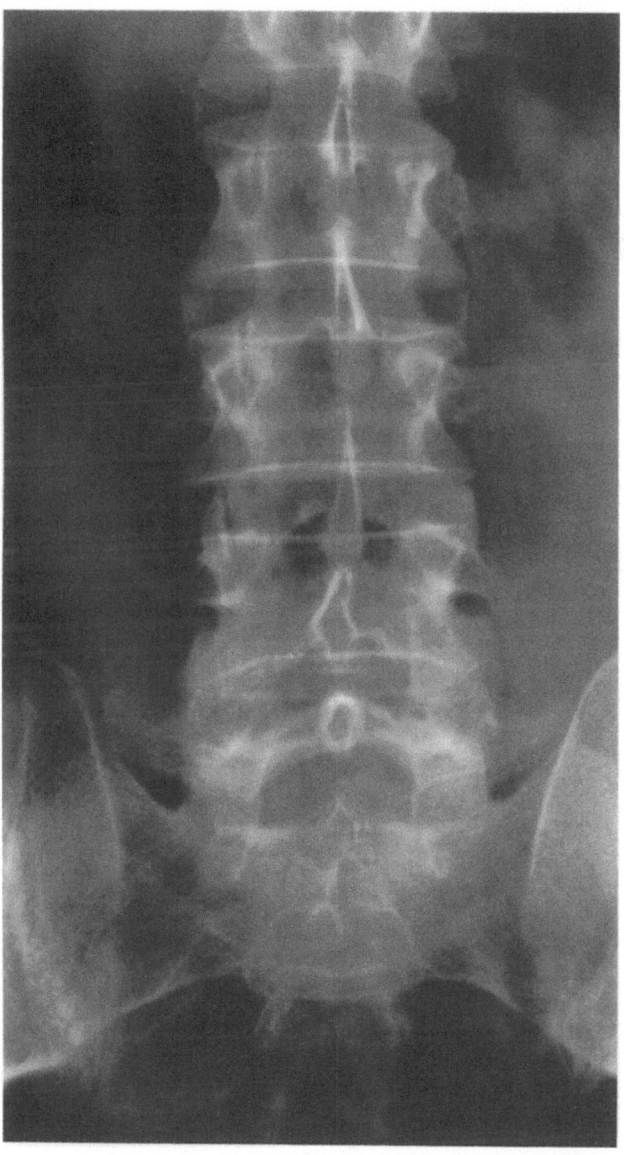

Abb. 2. LWS a.-p.: Frühe pluridiskale bandförmige Kalzifikation im peripheren Intervertebralraum. Keine reaktiven Wirbelveränderungen. 45jähriger Patient mit polyartikulärer Chk (G.J./73)

Tabelle 1. Röntgenologische Entwicklungsstadien der Spondylopathie bei Chondrokalzinose

Stadium 1	Plurisegmentäre bandförmige oder schollige Diskusverkalkungen im peripheren Intervertebralraum vor allem der Lenden- und Halswirbelsäule, ohne reaktive Knochenveränderungen
Stadium 2	Verdichtung und zentripetale Ausdehnung der Diskusverkalkungen. Geringe inkomplette oder komplette Verschmälerung des Intervertebralraums, subdiskale Osteosklerose und beginnende marginale Osteophytose
Stadium 3	Mäßige Verschmälerung des Intervertebralraums und progressive subdiskale und marginale Knochenreaktionen. Häufig Zeichen der segmentären Gefügelockerung (Streckhaltung, Retrolisthesis, Pseudospondylolisthesis)
Stadium 4	Progressive Diskusdegeneration und hyperostotische Formen der reaktiven Knochenveränderungen mit Brückenbildung, häufig Deformierung von Wirbelkörpern
Stadium 5	Erosiv-destruierende Veränderungen der Abschlußplatten und subdiskalen Spongiosa mit Deformierung, Fragmentation und Dislokation von Wirbelkörpern (destruierende Verlaufsform)

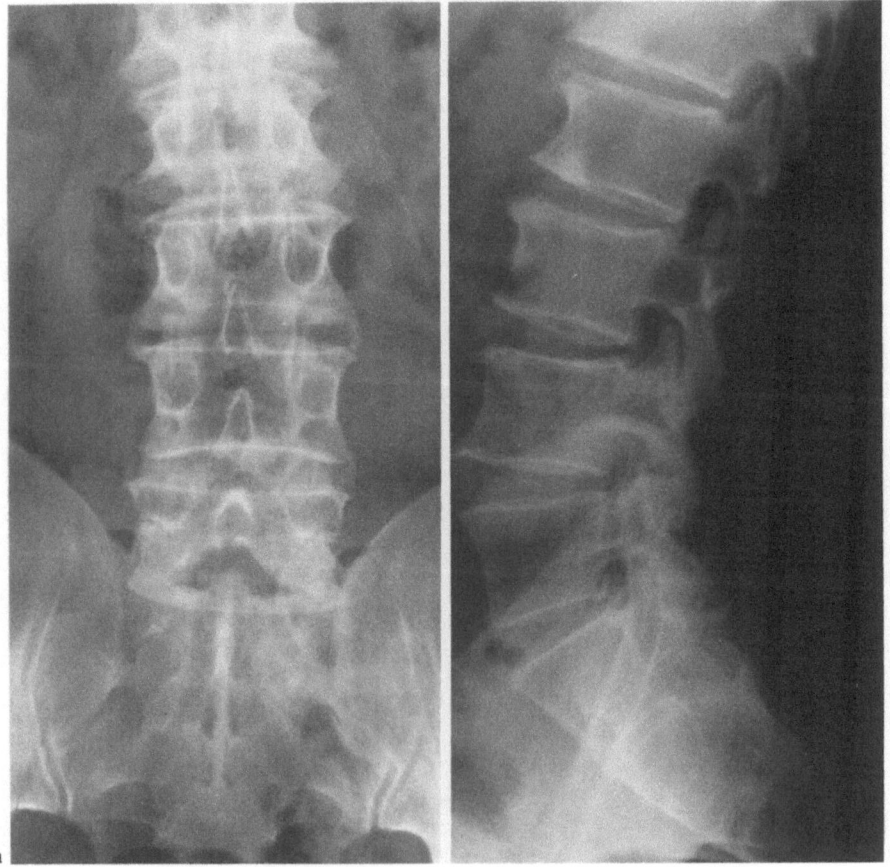

Abb. 3. LWS a.-p. (**a**) und seitlich (**b**): Plurisegmentäre schollige Verkalkungen im peripheren Diskusraum und Osteochondrose mäßigen Grades. Iliosakralgelenke intakt. 60jähriger Patient mit polyartikulärer Chk und degenerativer vertebragener Symptomatik (Ö.S./77)

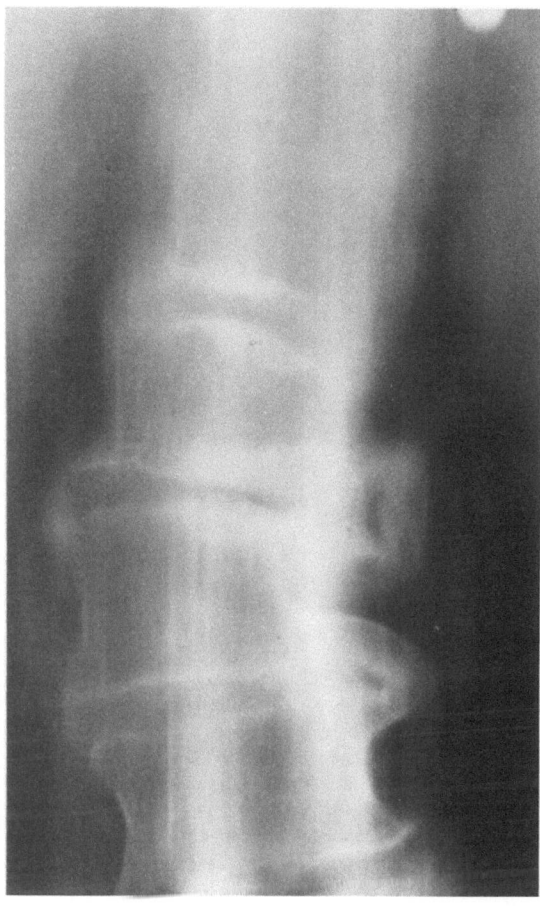

Abb. 4. LWS a.-p. (Tomogramm 8,5 cm): Erosive Osteochondrose L1/L2 und L2/L3 mit spangenförmiger Megaspondylophytose L2/L3 und L3/L4. 67jährige Kranke mit polyartikulärer Chk (H.L./80)

γ) Laboratoriumsbefunde

Es wird auf die entsprechende Darstellung im Kapitel *Arthropathie* bei Chk verwiesen (Handb. d. inn. Medizin, Bd. VI, Teil 2 B).

δ) Diagnose

Eine isolierte Manifestation der Chk an der Wirbelsäule ist nicht bekannt. Nach der Häufigkeit lassen sich immer gewöhnlich symmetrische Kalkablagerungen in Kniemenisken, Symphyse und radiokarpalem Diskus erwarten, wenn marginale Diskusverkalkungen den Verdacht auf eine Chk-Spondylopathie begründen, ohne daß die periphere Arthropathie klinisch manifest sein muß. Bei Hinweis auf kalkdichte, vertikal bandartige oder feinstreifige, schollige, gelegentlich keilförmige Verschattungen des peripheren Intervertebralraums, die gerade im Frühstadium eine geringe Intensität bieten und oft auf Schrägbildern am besten erkannt werden können (GENANT 1976), empfehlen sich also Röntgenaufnahmen der Knie, Hände und Beckenübersicht, um die Diagnose zu sichern; beweisend ist der bioptische Befund von CPPD-Kristallen. Andererseits lassen auch uncharakteristische vertebragene Symptome bei bekannter Arthropathie der Chk eine Beteiligung der Wirbelsäule vermuten, welche durch die radiologischen Kennzeichen verifiziert wird. Die Diagnostik der sekundären Chk betrifft auch die Spondylopathie.

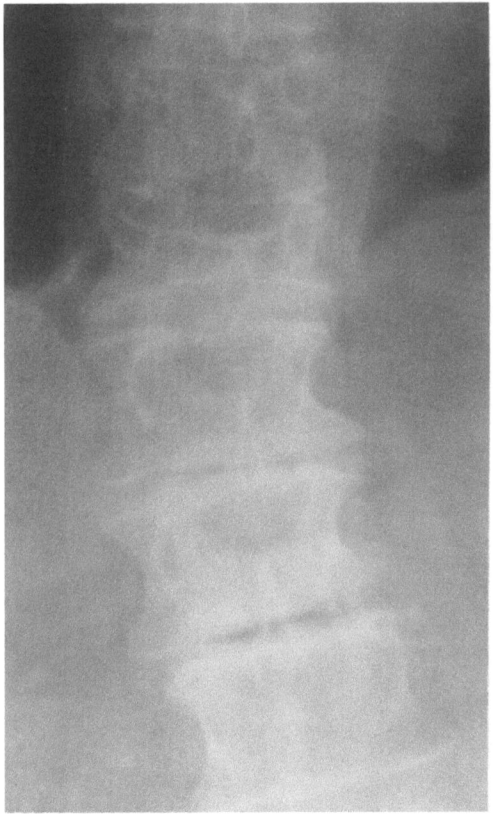

Abb. 5. Dorsolumbaler Übergang und obere LWS a.-p.: Verdacht auf erosive Osteochondrose L1/L2 und L2/L3 bei Statikstörung und osteoporotischer Wirbeldeformierung Th_{12}. 76jährige Kranke mit oligoartikulärer Chk und destruierender Coxopathie (S.K./79)

ε) Differentialdiagnose

Die selten erhebliche Bewegungseinbuße der Wirbelsäule bei Chk erfordert eine Abgrenzung von ankylosierenden Spondylopathien besonders im Alter. Die spätmanifeste *Spondylitis ankylosans* unterscheidet sich durch klinische und humorale, chronisch-entzündliche Prozeßaktivität und verläuft ebenso wie die *hyperostotische Spondylose* in der Regel ohne Bandscheibenverkalkungen. Syndesmophyten gehören nicht zum Bild der vertebralen Chk; diese reaktiven Ossifikationen gehen von den knöchernen Randleisten der Wirbelkörper aus und wachsen im marginalen Anulus fibrosus und prädiskalen Raum, während die peripheren Diskusverkalkungen keine Verbindung mit Wirbelkörpern aufweisen. Prädiskale spondylotische Schaltknochen sind gegenüber den Anuluskalzifikationen plumper konfiguriert und von größerer Schattendichte. Die für die Spondylosis hyperostotica typische Bildung massiver intervertebraler Knochenspangen wird auch bei der Chk oft beobachtet. Schwierig kann die Unterscheidung von der seltenen *alkaptonurischen* (ochronotischen) *Spondylopathie* sein, wenn die Homogentisinurie nicht erfaßt wird; im fortgeschrittenen Stadium bietet die Ochronose ausgedehntere, dichte Kalzifikationen und schwere regressive Läsionen der gesamten Bandscheibe. Die dystrophischen Kalkablagerungen setzen sich aus Kalziumhydroxyapatit zusammen. CPPD-Kristalle wurden jedoch auch in alkaptonurischen Gelenken identifiziert (RYNES et al. 1975). Nekrobiotische Verkalkungen können allgemein bei *primär* und sekundär *degenerativen*

Diskopathien auftreten; im Vergleich zur Chk sind die kompakten, ovalär umschriebenen Areale zentral und parazentral lokalisiert, Kalkherde im Nucleus pulposus findet man häufig bei *seniler* Brust*kyphose*. Marginale oder paradiskale, punktförmige oder ovaläre Kalkherde werden bei der vertebralen Manifestation des *Hydroxyapatitrheumatismus* (AMOR et al. 1977) oder der polytopen *Periarthritis calcarea* (SCHILLING 1976) diskutiert.

e) Therapie

Eine therapeutische Rückbildung der fibrokartilaginären CPPD-Kristallpräzipitation ist bisher nicht bekannt. Die *symptomatische* Behandlung beeinflußt durch medikamentöse und physiotherapeutische Maßnahmen akute und chronifizierte Schmerzphasen, Bewegungsbehinderung und reaktive Weichteilveränderungen. Die operative Wurzeldekompression ist bei Diskusprolaps ohne kurzfristige Remission neurologischer Störungen angezeigt. Analgetika, nichtsteroidale Antiphlogistika und Muskelrelaxantien werden wirksam in akuten oder exazerbierenden Dekompensationsstadien eingesetzt und durch adäquate Thermotherapie verschiedener Applikationsformen, manuelle oder apparative Muskelentspannung sowie lockernde und stabilisierende aktive Bewegungsübungen ergänzt oder abgelöst. Die Funktionsprognose ist nicht nachteilhafter als bei anderen degenerativen Wirbelsäulenerkrankungen.

2. Spondylopathie bei Ochronose (Alkaptonurie)

Synonyma: Ochronotische (alkaptonurische) Spondylopathie, Spondylopathia ochronotica (alcaptonurica); englisch: Ochronotic spondylosis, spondylopathy; französisch: Spondylopathie ochronotique (alcaptonurique)

Der 1866 von VIRCHOW geprägte Begriff *Ochronose* bezeichnet eine Pigmentimprägnation bindegewebiger Strukturen, die ihnen makroskopisch ein blaubraunschwarzes Aussehen an verschiedenen Haut-, Bewegungs- und viszeralen Organen verleiht und im ungefärbten histologischen Präparat eine dunkelgelbe Farbe („ocker") aufweist. Langfristige Anwendung phenolhaltiger Substanzen (Carbolsäure, Mepracrin) kann eine exogene Ochronose mit Arthropathie hervorrufen (SCHREIER 1963; SCHUHMACHER 1972). Die endogene Form beruht auf der Anreicherung autoxydierter Polymere der Homogentisinsäure, die im Organismus infolge eines genbedingten Defizits von Homogentisinsäureoxydase (LA DU et al. 1958) bei der *Alkaptonurie* vermehrt entsteht und im Urin ausgeschieden wird. Der Zusammenhang zwischen Ochronose und Alkaptonurie wurde von ALBRECHT (1902), ZDAREK (1902) und OSLER (1904) entdeckt.

Während die Homogentisinsäureimprägnation die Funktionen der Haut und zahlreicher innerer Organsysteme (Respirationstrakt, kardiovaskuläres System, intestinale und endokrine Organe u.a.) nicht oder nur teilweise schädigt (MOHR u. RICHTER 1975), führt sie am Bewegungsapparat zu strukturellen und funktionellen Störungen des hyalinen und Faserknorpels, der Sehnen, Bänder und des subchondralen Knochens mit Auswirkungen auf die Gelenk- und Wirbelsäulenmechanik. Die bei rund der Hälfte der Alkaptonuriker sich im frühen bis mittleren Erwachsenenalter klinisch äußernde *Spondylo- und Arthropathie* ist im allgemeinen prognostisch bedeutsamer als andere ochronotische Organschädigungen, unter denen Konkrementbildungen in Prostata und ableitenden Harnwegen wichtig sind. Der Verlauf der obligaten Wirbelsäulenmanifestation zeigt zumeist eine progredient ankylosierende Tendenz und die Entstehung pathognomonischer Röntgenveränderungen, die die *ochronotische (alkaptonurische) Spondylopathie* (Sp.o.) von anderen ankylosierenden Wirbelsäulenleiden abgrenzen lassen.

a) Ätiologie, Pathogenese

Die biochemische Störung im Abbau der Aminosäuren Phenylalanin und Tyrosin ist durch das genetisch determinierte Defizit von Homogentisinsäureoxydase verursacht, das die Anhäufung von Homogentisinsäure infolge fehlender Substratumsetzung zu Fumarsäure und Acetessigsäure bedingt (LA DU et al. 1958). Die Homogentisinsäure geht trotz ihrer überwiegenden renalen Elimination in teilweise hypothetischen Prozessen der Oxydation, Polymerisation und Enzyminhibition eine letztlich irreversible Bindung mit Kollagenfibrillen und wahrscheinlich anderen molekularen Strukturen des Bindegewebes ein und lagert sich als ochronotische Pigmentgranula ab (MILCH u. MURRAY 1961; MILCH 1961, 1962; ZANNONI et al. 1962, 1969; GREILING et al. 1965; MOHR u. RICHTER 1975; MOHR et al. 1979). Der Energiestoffwechsel des Knorpelgewebes wird vermutlich durch Homogentisinsäureprodukte gehemmt, worauf die in vitro durch polymeres Homogentisinsäurechinon herabsetzbare Aktivität von Enzymen schließen läßt, die für die Adenosintriphosphat-(ATP-)Synthese und folglich die Kollagen- und Chondroitinsulfatbildung verantwortlich sind (DIHLMANN et al. 1970). Statisch-mechanische Irritationsfaktoren interferieren mit der lokal manifesten Stoffwechselstörung und beeinflussen die progrediente Degeneration der faserknorpeligen Zwischenwirbelscheibe. Einzelheiten der ätiopathogenetischen Zusammenhänge sind im entsprechenden Kapitel über die ochronotische Arthropathie (Handb. d. inn. Medizin, Bd. VI, Teil 2B) aufgeführt.

b) Epidemiologie, Heredität

Die Spondylopathie ist als konstante Manifestation der alkaptonurischen Ochronose am Bewegungsapparat bei ca. 50% der Alkaptonuriker zu erwarten. Die Angaben über Vorkommen, Verbreitung, Geschlechtsverteilung und Erbgang der Alkaptonurie (Ochronose), die sich im entsprechenden Abschnitt von *Arthropathie* bei *Ochronose* finden, gelten sinngemäß auch für die Sp.o. Auf das Vorkommen von Haplotyp A 2 B 27 des HLA-Systems bei Alkaptonurie und alkaptonurischer Spondylopathie wurde in einer drei Generationen umfassenden Familienstudie von GAUCHER et al. (1977) hingewiesen.

c) Pathologie

Analog zu den regressiv-reaktiven Gelenkveränderungen kommt es an den Bewegungssegmenten (SCHMORL u. JUNGHANNS 1968) der Wirbelsäule einerseits zu vorzeitiger, progredienter Degeneration der Zwischenwirbelscheiben und reparativem Knochenumbau und -anbau andererseits. Die schwarzen Pigmentdepots häufen sich in der hyalinen Knorpelplatte zwischen Anulus fibrosus und Wirbelkörper zuerst an und durchsetzen, nach peripher zunehmend, den Faserring, geringer den Nucleus pulposus. Die imprägnierten Disken fragmentieren infolge Sprödigkeit, Riß- und Spaltbildung (radiologisches „Vakuumphänomen") und können rupturieren mit fakultativer Wurzelschädigung. Die Knorpelfragmente lösen an den Wirbelrändern eine reaktive Bindegewebsproliferation aus, die pigmenthaltige Makrophagen aufweist und zur Knochenneubildung führt. Die sekundäre Verkalkung degenerativer Diskusareale ist in der Innenzone des Anulus fibrosus vor allem ausgeprägt. Der reaktive Knochenum- bzw. -neubau zeigt sich in subdiskaler Osteosklerose, kann bei progredientem Schwund diskaler Fragmente die ossäre Verschmelzung von Anteilen benachbarter Wirbelkörper hervorrufen und bildet an den Wirbelkörperrändern in Abhängigkeit vom Ausmaß eines intakten Randleistenanulus (DIHLMANN 1968; DIHLMANN et al. 1970) teilweise überbrückende Knochenspangen nach Art von Syndesmophyten oder Spondylophyten (LAGIER u. SITAJ 1974). Die mögliche Morphogenese von Syndesmophyten läßt eine reaktiv-entzündliche Komponente bei Sp.o. annehmen (DIHLMANN 1970). Die intradiskalen Kalkablagerungen bestehen aus Kalziumapatit und unterscheiden sich kristallographisch und radiologisch von den Kalziumpyrophosphatdepots der vertebralen Chondrokalzinose (BYWATERS et al. 1970; LAGIER u. SITAJ 1974). Die kleinen Wirbelgelenke und Iliosakralfugen zeigen gewöhnlich arthrotische Kennzeichen, obgleich Ankylosen beschrieben wurden (OTT 1956). Die Pigmentimprägnation des Bandapparats der Wirbelsäule ist kein konstanter Befund. Menge und Ausmaß der polydiskalen morphologischen Veränderungen der ochronotischen Wirbelsäule nehmen in lumbozervikaler Richtung ab. Die Struktur der Wirbelspongiosa zeigt distal der randnahen Sklerose eine mäßige Osteoporose mit regulärer Hämopoiese des Knochenmarks (LAGIER u. SITAJ 1974).

d) Klinik, Diagnose, Differentialdiagnose

α) Klinisches Bild

Die ersten Symptome der Sp.o. setzen durchschnittlich 10 Jahre vor der Gelenkmanifestation schleichend mit uncharakteristischen Kreuzbeschwerden um das 30. Lebensjahr ein. Im repräsentativen Krankengut von SITAJ (1973) lag von 18 männlichen und 8 weiblichen Patienten das Alter bei Erkrankungsbeginn zwischen 24 und 35 Jahren. Das Beschwerdebild umfaßt anfänglich oft episodische, später andauernde bewegungs- und belastungsabhängige Schmerzen, die durch Ruhe und Wärme abnehmen, und ein wachsendes Steifigkeitsgefühl der Lumbalregion und des dorsolumbalen Übergangs. Ein akutes radikuläres Syndrom infolge einer Diskushernie wird initial bei 10–15% der Kranken beobachtet (O'BRIEN et al. 1963; MCCOLLUM u. ODOM 1965; SITAJ u. LAGIER 1973). Im chronischen Verlauf tritt der überwiegend durch die segmentale Gefügelockerung verursachte mechanische Schmerzcharakter hinter der Entwicklung einer progredienten Versteifung und Fehlstellung der Lenden- (LWS) und Brustwirbelsäule (BWS), geringer der Halswirbelsäule (HWS) zurück. Objektive Befunde im fortgeschrittenen Stadium der Sp.o. sind die deutlich reduzierte Körperlänge, der Verlust der physiologischen Wirbelsäulenkrümmungen mit Entlordosierung und Kyphosierung der LWS, Abflachung der unteren und häufiger Hyperkyphose der oberen BWS, betonter Lordose der HWS sowie die ausgeprägte, kaum schmerzhafte Motilitätseinschränkung der betroffenen Abschnitte bis zur vollständigen Ankylose der Wirbelsäule. Die Muskulatur ist atrophisch. In Form und Ausmaß der Wirbelsäulenversteifung unterscheidet sich die Sp.o. letztlich nicht von der ankylosierenden Spondylitis; im Gegensatz zu dieser bleiben jedoch die thorakale Atembreite und Atemmechanik erhalten und meist

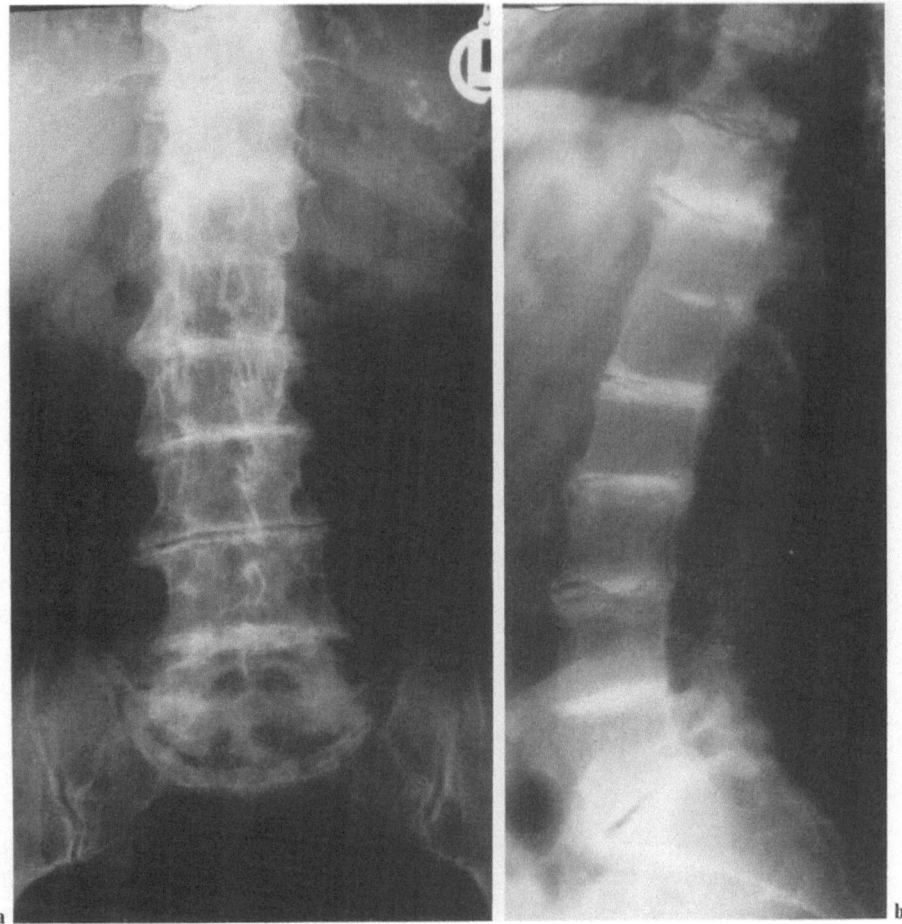

Abb. 6a, b. LWS und lumbodorsaler Übergang a.-p. (**a**) und seitlich (**b**): Fortgeschrittene alkaptonurische Spondylopathie. Generalisierte kalzifizierende Diskopathie mit erheblicher Reduktion der Intervertebralräume, subtotaler Fusion von BWK 12 und LWK 1 und ventral betontem sog. Vakuumphänomen, ausgeprägt bei L5/S1. Leichte subdiskale Osteosklerose und Intervertebralosteophytose. Iliosakralgelenke intakt. 58jährige Kranke mit alkaptonurischer Arthropathie (L.E./77)

schmerzfrei. Die Funktionseinbuße verschont am längsten die HWS. Die komplette Ankylose ist im allgemeinen nach ca. 20 Krankheitsjahren ausgebildet.

β) Röntgenbefunde

In Übereinstimmung mit der pathomorphologischen Entwicklung finden sich die ersten Röntgenveränderungen an den Zwischenwirbelscheiben. Frühzeichen sind einzelne fleckige und streifige Kalkherde im peripheren Bereich lumbaler Zwischenwirbelräume, die eine Transparenzminderung und Höhenabnahme zeigen. Die fortschreitende Degeneration, Zusammensinterung und laterale Ausbreitung der Knorpelmasse verstärken die polysegmentale, von der Belastungszone abhängige asymmetrische oder gleichmäßige *Diskusraumverschmälerung*

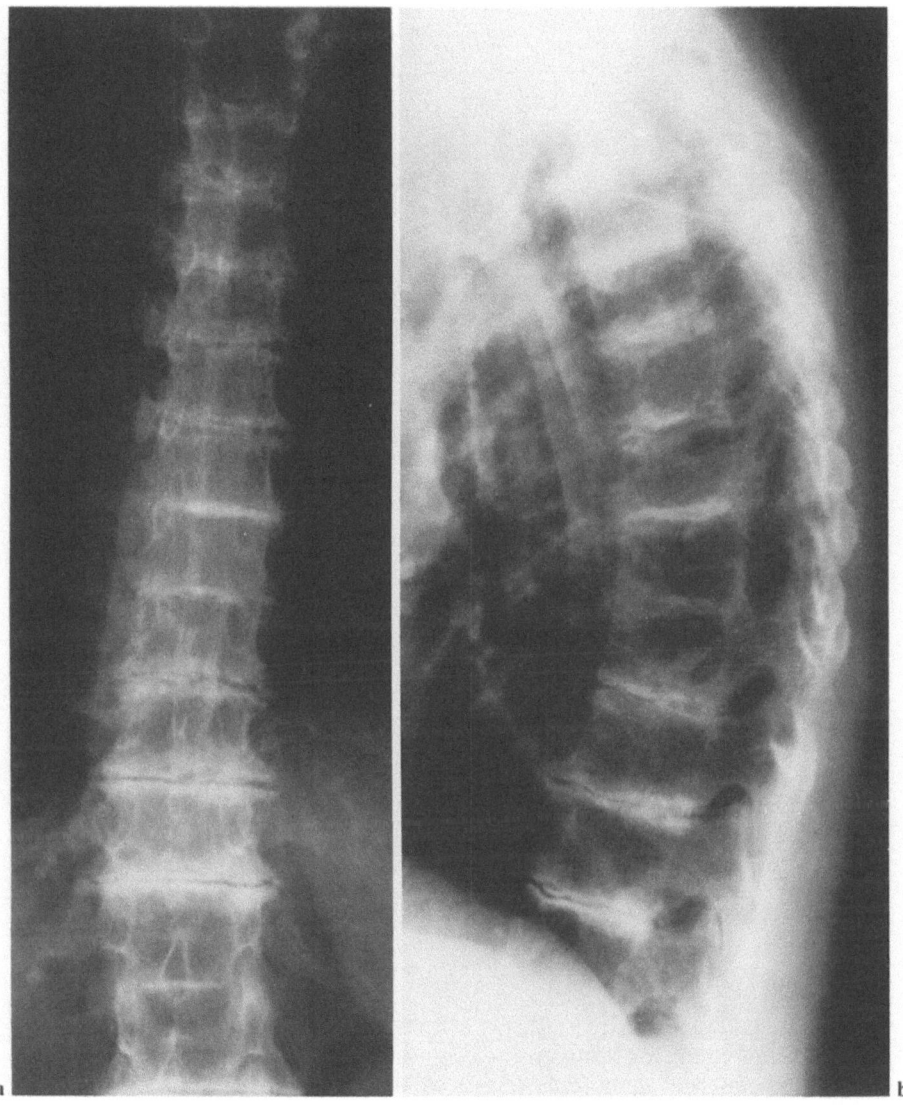

Abb. 7a, b. BWS a.-p. (**a**) und seitlich (**b**): Alkaptonurische Spondylopathie. Polysegmentale Verkalkung und Erniedrigung des Diskusraums. Partieller erworbener Blockwirbel BWK 8/BWK 9. Subdiskale Erosivität und Spongiosasklerose der Abschlußplatten, sog. Vakuumphänomen, geringe Spondylophytose. Gleiche Patientin wie in Abb. 6

und das Ausmaß der mehr *homogenen Kalzifikationen*. Ein konstanter und frühzeitiger Befund ist das durch intradiskale Spalt- und Hohlräume bedingte sog. *Vakuumphänomen* (KOSTKA et al. 1965) in Form variabler ein- und mehrfacher, meist ventraler Aufhellungsbezirke, das aber nicht spezifisch für die Sp.o. ist und seltener und weniger ausgeprägt bei anderen degenerativen Gelenk- und Bandscheibenschäden beobachtet wird. Eine stärkere Segmentinstabilität äußert sich in frontaler oder lateraler Dislokation, seltener einer Torsion der Wirbelkörper. Rarefikation und Konturdefekte der Wirbelkörperrandleiste und der Ab-

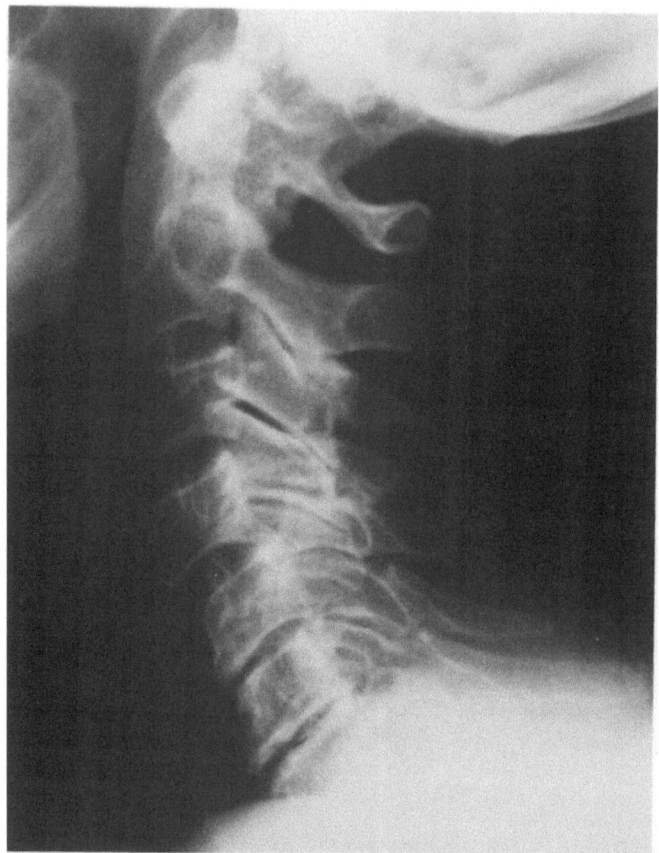

Abb. 8. HWS seitlich: Alkaptonurische Spondylopathie. Mäßige kalzifizierende Diskopathie und degenerative Veränderungen der mittleren und unteren Zervikalsegmente. Gleiche Patientin wie in Abb. 6 und 7

schlußplatten können auftreten (SITAJ u. LAGIER 1973). Die weitgehende Resorption diskaler Fragmente kann zu *knöchernen Verbindungen* und Fusion *benachbarter Wirbelkörper* führen (erworbener partieller oder totaler Blockwirbel). Die reparative Knochenbildung äußert sich in einer meist bandförmigen, *subdiskalen Spongiosasklerose,* die stellenweise unscharfe rundliche Aufhellungen („Ochronoseherde") zeigt, und in der verschiedenartigen Ausformung *intervertebraler Osteophyten.* Je nach dem Ausmaß der Desintegration des Randleistenanulus entstehen in Größe und Ausdehnung unterschiedliche Spondylophyten, deren Ausprägung bei ausgedehnten stabilen Diskusverkalkungen gering sein kann. Gelegentlich sind hyperostotische Appositionen und Wirbelspangen wie bei der Spondylosis hyperostotica anzutreffen. In primär intakten Segmenten, deren Bandscheiben weniger Destruktion aufweisen, bilden sich nicht selten Syndesmophyten (OTT u. WURM 1957; SITAJ u. LAGIER 1973); DIHLMANN (1970) schließt aus ihnen und dem Befund eines phlogistischen Kollateralphänomens der Symphyse auf reaktiv-entzündliche Vorgänge bei der Sp.o. Die aufgeführten Röntgensymptome erscheinen in verschiedener Intensität an sämtlichen Wirbelsäulenabschnitten (Abb. 6–8). Ihre Entwicklung prägt sich gewöhnlich zuerst in der

Tabelle 2. Progressionsgrade der Röntgenmorphologie bei ochronotischer Spondylopathie. (Nach SITAJ u. LAGIER 1973)

Grad 0	Keine Symptome
Grad 1	Verkalkung eines oder zweier Disken Geringe Verschmälerung von 1 oder 2 Intervertebralräumen Einzelne kleine Intervertebralosteophyten, meist ohne deutliche Verschmälerung und ohne Sklerose der Intervertebralräume

Symptome des Grades 1 nur bewertbar, wenn andere Ochronosezeichen vorhanden

Grad 2	Polysegmentäre Diskusverkalkungen Deutliche Verschmälerung mehrerer Intervertebralräume Leichte Abschlußplattensklerose Mehrere Intervertebralosteophyten
Grad 3	Intensive polysegmentäre Diskusverkalkungen Fortgeschrittene, meist asymmetrische Intervertebralraumveränderungen Ausgedehnte Sklerose der Abschlußplatten und der benachbarten Wirbelkörperspongiosa Ausgeprägte Intervertebralosteophytose (Spondylophyten, Syndesmophyten, Hyperostosen)
Grad 4	Stabilisierte, intensive polysegmentäre Diskusverkalkungen Extreme Verschmälerung mehrerer Intervertebralräume und/oder Wirbelkörperfusion Ausgedehnte Sekundärreaktionen der Wirbelkörper (wie bei Grad 3) Fixierte Wirbelsäulendeformierungen (Kyphose, Skoliose, Torsion), Formveränderungen der Wirbelkörper

Fakultativ vorhanden, aber nicht bewertet: Wirbelkörperdefekte, Vakuumphänomene, Dislokationen, Osteoporose, Intervertebralgelenksarthrose, paravertebrale Verkalkungen (Sehnenbandapparat)

LWS, dann in den kaudalen Segmenten der BWS aus und betrifft am spätesten die HWS. An den Intervertebral- und Iliosakralgelenken sowie der Symphyse weisen exzentrische Gelenkspaltverschmälerung, subchondrale Sklerose und Osteophytose auf arthrotische Veränderungen hin, die auch die periphere Arthropathie bestimmen. Kalzifikationen zeigen die symphysären und kostosternalen Synchondrosen. SITAJ und LAGIER (1973) haben die röntgenologischen Befunde der Sp.o. in 5 Progressionsgrade (Tabelle 2) eingeteilt und eine Übereinstimmung mit dem Ausmaß der klinischen Funktionseinbuße und dem Alter der Patienten gefunden.

γ) Laboratoriumsbefunde

Es wird auf die entsprechende Darstellung im Kapitel *Arthropathie* bei Ochronose (Alkaptonurie) verwiesen (Handb. d. inn. Medizin, Bd. VI, Teil 2B).

δ) Diagnose

Beweisendes Merkmal der Sp.o. ist der Homogentisinsäurenachweis im Urin. Er ist vor allem dann erforderlich, wenn die klinischen und radiologischen Befunde im Frühstadium nicht charakteristisch sind. Die progressive Ausprägung der degenerativ-kalzifizierenden, polysegmentalen Diskopathie im mittleren Erwachsenenalter bietet freilich pathognomonische Röntgenveränderungen, die bei keiner anderen ankylosierenden Wirbelsäulenerkrankung vergleichbar auftreten und für sich die Diagnose der Sp.o. ohne Ergänzung weiterer Symptome der Alkaptonurie erlauben können (SCHNEIDER 1977).

ε) Differentialdiagnose

Die Differentialdiagnose umfaßt vorrangig unter klinischen Aspekten die Gruppe der ankylosierenden Spondylopathien. Die objektiven Befunde der Wirbelsäule ermöglichen dabei im allgemeinen keine definitive Unterscheidung. Die *Spondylitis ankylosans* zeigt gegenüber der Sp.o. einen intensiveren, eher nichtmechanischen Schmerztyp (Ruhe- und Nachtschmerz); in ihrem häufiger schubweisen Verlauf werden fast nie Blutbefunde und Röntgenveränderungen an der Wirbelsäule, den Iliosakral- und Kostovertebralgelenken vermißt, die ihre chronisch-entzündliche Genese ausdrücken. Diskusverkalkungen finden sich gewöhnlich nicht, die thorakale Atemmechanik ist meist reduziert. Die Wirbelsäulenbeteiligung der *chronischen Polyarthritis* führt nur in seltenen Fällen zur klinischen und radiologischen Ankylose vor allem der HWS. *Chronischen Spondylitiden* verschiedener Genese ist gewöhnlich ein mono- bis oligosegmentaler Befall ohne betonte Diskusverkalkungen eigen. Die prinzipiell schmerzarme Versteifung der *Spondylosis hyperostotica* bevorzugt die BWS und manifestiert sich erst im 6.–7. Lebensdezennium; obwohl eine hyperostotische Reaktionsform der Intervertebralosteophytose bei Sp.o. vorkommen kann, ermöglichen die Röntgenbefunde eine Abgrenzung beider Krankheitsbilder. Schwere Formen der Alterskyphose können zu particllen Wirbelsynostosen führen. Polydiskale Kalzifikationen werden bei vertebraler Manifestation der *Chondrokalzinose* (Pseudogicht), der verschiedenen *Hyperparathyreoidismus*formen, der Vitamin-D-Übermedikation, *Hämochromatose* und im Senium beobachtet; sie erreichen im allgemeinen niemals das Ausmaß der Veränderungen bei Sp.o. und haben keine Ankylose zur Folge.

e) Therapieprinzipien

Da eine spezifische Therapie der Alkaptonurie derzeit nicht möglich ist, kommen auch bei der Sp.o. nur *symptomatische Maßnahmen* in Frage. Grundlage ist eine kontinuierliche physikalische Behandlung, die ähnlich wie bei der Spondylitis ankylosans durch aktive Gymnastikübungen, Wärme, Vermeidung von Fehlhaltungen und Überlastungen etc. geeignet ist, die Entwicklung der Wirbelsäulenankylose aufzuhalten, zu verzögern oder zumindest in Richtung einer funktionsgünstigen Anpassung zu beeinflussen. Medikamentös werden nichtsteroidale Antirheumatika und Analgetika angewendet. Ob die Progredienz des Leidens dadurch gebessert werken kann, ist ungeklärt und bleibt zweifelhaft; die Prognose der Sp.o. quoad vitam ist jedoch nicht eingeschränkt (MOHR u. RICHTER 1975).

3. Spondylopathie bei Hämochromatose

Synonyma: Spondylopathie bei Bronzediabetes, Pigmentzirrhose; englisch: Spondylopathy of haemochromatosis; französisch: Spondylopathie de l'hémochromatose; diabète bronzé.

Neben der Polyarthropathie mit oder ohne Chondrokalzinose (Chk) umfassen die *osteoartikulären* Manifestationen der idiopathischen *Hämochromatose* (H.) Wirbelsäulenveränderungen, die sich in einer *Osteoporose* bei ca. einem

Drittel, in einer mono- oder oligosegmentären Chondrokalzinose mit oder ohne *degenerative Spondylopathie* bei etwa 15% der Kranken äußern. Die klinisch und radiologisch manifeste Spondylopathie (Sp.) kommt gewöhnlich nur in Kombination mit der Gelenkerkrankung vor. Sie unterscheidet sich in Symptomatik und Verlauf nicht grundsätzlich von der vertebralen Chk. Häufig asymptomatisch, kann die klinische Ausprägung durch chronisch intermittierende, selten akut episodische Schmerzsyndrome vorwiegend mechanischer Periodik mit fakultativer Wurzelirritation und progrediente oder akute remittierende Bewegungseinbuße und Fehlstellung begrenzter Wirbelsäulenanteile gekennzeichnet sein. Die Diagnose ist nur im Zusammenhang mit typischer Arthropathie oder vertebraler Chk und Organbefunden der extralokomotorischen Eisenüberladung gegeben.

Die von DELBARRE (1960) und NOBILLOT (1961) beschriebene Osteoporose bei H. wurde 1964 von SCHUHMACHER, der die nosologische Einheit der Arthropathie erkannte, an der Wirbelsäule bestätigt. Französische und englische Arbeiten über osteoartikuläre Manifestationen der H. erwähnten an den Zwischenwirbelscheiben Verkalkungen, die den radiologischen Befunden der idiopathischen Chk glichen (DE SÈZE et al. 1964, 1966; DU LAC et al. 1967; DORFMANN 1968; DORFMANN et al. 1969a, b; HAMILTON et al. 1968; ATKINS et al. 1970; DYMOCK et al. 1970); diese konnten 1971 von BYWATERS et al., die die Pathomorphologie der H.Sp. untersuchten, als Anhäufung von Kalziumpyrophosphatdihydrat-Kristallen identifiziert werden.

a) Ätiologie, Pathogenese

Die Ätiologie der H. ist im Kapitel Arthropathie bei H. angesprochen. Ob für die Pathogenese der regressiven Veränderungen im Bandscheibengewebe die direkte oder indirekte Wirksamkeit von Eisen maßgeblich erscheint, lassen die vorliegenden Untersuchungen ungeklärt. Chondrozyten und Matrix des diskalen Faserknorpels zeigen mit der Berliner-Blau-Reaktion keine Eisenablagerungen (BYWATERS et al. 1971). Die Beobachtung, daß *in vitro* bei Chk-Kranken die Pyrophosphataseaktivität von Erythrozyten durch zweiwertiges Eisen und Kalziumionen hemmbar ist, führte zur Hypothese, daß bei H. eine analoge chondrozytäre oder extrachondrozytäre Enzyminhibition der mikrokristallinen Präzipitation und Aggregation von Kalziumpyrophosphatdihydrat (CPPD) zugrunde liegen könnte, die entlang Fasern peripherer intakter Anuluslamellen und an Rändern von Fissuren in degenerativ veränderten Gewebebezirken nachweisbar sind (MCCARTY u. PEPE 1972; MCCARTY 1972; DYMOCK et al. 1970; BYWATERS et al. 1971). Auch bei Hyperparathyreoidismus wurden identische Kalkablagerungen in artikulären und intervertebralen Disken gefunden (BYWATERS et al. 1963, 1971). Lokalisation, Progression und Ausmaß der Bandscheibendegeneration und reaktiven Wirbelveränderungen sind mit der Topographie der H. Chk nicht eng korreliert.

b) Epidemiologie

SCHUHMACHER (1964) beobachtete bei 10 von 23 männlichen H.-Kranken eine degenerative Spondylopathie ohne Hinweis auf Chk und bei 6 von ihnen eine Osteoporose der Wirbelsäule. Das Vorkommen einer radiologischen Chk der Lendenwirbelsäule wird mit 15% unter 47 Männern mit H. von DYMOCK et al. (1970) und BYWATERS et al. (1971) angegeben; es war in allen 7 Fällen mit einer Arthropathie und Chk peripherer Gelenke kombiniert.

c) Pathologie

In der Berliner-Blau-Färbung konnten BYWATERS et al. (1971) kein Eisenpigment im diskalen Faserknorpel nachweisen. Die variable Diskusdegeneration zeigt keine individuelle Korrelation mit Vorkommen von Chk und peripherer Arthropathie, Dauer der Gelenksymptome und therapeutischer Eiseneliminaton. Die Zwischenwirbelscheiben sind in unterschiedlichem Grad verformt und erniedrigt mit fakultativer Protrusion peripherer Gewebsanteile. Die faserknorpelige Textur zeigt Risse, Fissuren und Hohlraumbildungen, umschriebene Nekrosen und Brutkapseln proliferierender Knorpelzellen. Sowohl entlang intakter peripherer Anuluslamellen als auch an oberflächlichen Spalträndern werden *CPPD-Kristallanhäufungen* in länglichen oder runden Gebilden, teilweise dicht gepackt beobachtet. Inzipiente spärliche Kristallaggregate liegen in glykosaminoglykanreicher Matrix in der Nachbarschaft von Mikrofissuren. Chondrozyten oder Nester hypertrophischer und proliferierender Knorpelzellen sind von Kristallen ausgespart.

Auch im Ligamentum flavum finden sich zwischen elastischen Fasern kristalline Beete, deren Vorkommen in der hyalinen Knorpelplatte nicht beschrieben wurde. Die knöchernen Abschlußleisten können bikonkav deformiert oder mit der subdiskalen Spongiosastruktur zusammengesintert und verdichtet sein, teilweise sind sie rarefiziert und zeigen erosive Läsionen mit Verlagerung von Knorpelgewebe in intraspongiöse Markräume. Die Trabekelstruktur der Wirbelkörperspongiosa ist atrophisch. Periostale Knochenneubildung führt an den Rändern der Wirbelkörper zu Osteophyten variabler, häufig geringer Ausformung. Die kleinen Wirbelgelenke sind gewöhnlich arthrotisch umgebaut.

d) Klinik, Diagnose, Differentialdiagnose

α) Klinisches Bild

Eine vertebragene Symptomatik der H. wird im Vergleich mit Gelenkerscheinungen selten angegeben. Häufig ist der klinische Verlauf der Sp. bei H. asymptomatisch oder bietet unspezifische Kennzeichen, die ebenso bei degenerativen Wirbelsäulenleiden ohne H. vorkommen. Die Entwicklung der vertebralen Chk bei H. muß nicht mit klinischen Symptomen korrelieren. Ausdruck der variablen Gefügestörung einzelner oder mehrerer lumbaler, seltener zervikaler Bewegungssegmente mit oder ohne Chk sind meist chronisch intermittierende, gelegentlich akut beginnende oder exazerbierte lokale Schmerzsyndrome mechanischer Rhythmik, die mit Zeichen umschriebener Haltungsänderungen, Bewegungseinschränkungen, Segmentinstabilität oder -fixierung und Alterationen des perivertebralen Weichteilsystems einhergehen und von Befunden radikulärer Irritation begleitet sein können. Diskogene Wurzelkompressionen sind selten. Ob für akute Syndrome in Analogie zur mikrokristallin induzierten Synovitis eine Freisetzung von CPPD-Kristallen aus rupturiertem oder prolabiertem Faserknorpel mitverantwortlich sein kann, ist hypothetisch; histologische Ergebnisse liegen nicht vor, klinische Beobachtungen sprechen z.T. dafür (DU LAC et al. 1967; DAVID-CHAUSSÉ et al. 1973; BENOIST et al. 1980). Eine progrediente Einsteifung von Wirbelsäulenabschnitten gehört nicht zum Bild der Sp.H.

β) Laboratoriumsbefunde

Es wird auf die entsprechende Darstellung im Kapitel *Arthropathie* bei H. verwiesen (Handb. d. inn. Medizin, Bd. VI, Teil 2B).

γ) Röntgenbefunde

Die Röntgenmorphologie zeigt Merkmale der vertebralen Chk und degenerativen Spondylopathie. Ausprägung der *Diskusverkalkungen* und Ausmaß *osteochondrotischer Veränderungen* sind ohne feste Korrelation. Lineare oder bandförmige, teilweise schollige Kalkverdichtungen erscheinen im peripheren Diskusraum mit Neigung zu zentraler Ausbreitung im Erkrankungsverlauf, der in fortgeschrittenem Stadium auch Kalkdepots im Nucleus pulposus aufweist. Die unterschiedliche Bandscheibendegeneration äußert sich in variabler, partieller oder globaler Verschmälerung des Intervertebralraums und reaktiven Wirbelveränderungen, die subdiskale Spongiosasklerose, Spondylophytose, segmentäre Fehlstellungen, Retrolisthesis, Pseudospondylolisthesis und Arthrosezeichen der Zwischenwirbelgelenke in wechselhafter Ausformung und Kombination umfassen. Rarefizierung und Erosivität subdiskaler Abschlußplatten sind mögliches Äquivalent analoger Läsionen an der subchondralen Epiphysenlamelle peripherer Gelenke. Als Zeichen der *Osteoporose* werden Kortikalisverdünnung, Abnahme der Spongiosadichte und Deformierung der Wirbelkörper beobachtet.

δ) Diagnose

Es erscheint fraglich und ist unbestimmt, ob eine isolierte Sp. ohne artikuläre Manifestationen der H. vorkommt. Klinische Symptomatik und radiologische Veränderungen der Wirbelsäule sind für die Diagnose einer Sp.H. nur von Belang, wenn Befunde der Eisenüberladung extralokomotorischer Organe zusammen mit einer vertebralen oder artikulären Chk gesichert sind.

ε) Differentialdiagnose

Die bioptische Sicherung der H. erlaubt die Sp.H. von der *Spondylopathie* der *primären* und *sekundären Chk* abzugrenzen; Klinik und Röntgenmorphologie beider Wirbelsäulenmanifestationen bieten in sich keine definitive Unterscheidung, zumal die H. mit einer vertebralen CPPD-Kristallablagerung einhergehen kann. Die *alkaptonurische (ochronotische) Spondylopathie* zeigt eine ausgedehnte und massiver polysegmentär kalzifizierende Diskopathie und läßt sich durch Nachweis der Homogentisinurie differenzieren. *Primär* und sekundär *degenerative Wirbelsäulenerkrankungen* mit oder ohne dystrophische, meist parazentrale Bandscheibenverkalkung sind im weiteren auszuschließen.

e) Therapie

Die therapeutische Eisenelimination ist ohne Einfluß auf Manifestation und Verlauf der Spondylopathie mit oder ohne Chk. Therapeutische Möglichkeiten einer Rückbildung der CPPD-Kristallinkrustationen sind unbekannt. Die Behandlung der Sp.H. ist symptomatisch und folgt den Richtlinien medikamentöser, physikotherapeutischer und operativer Maßnahmen, die für die Therapie degenerativer Wirbelsäulenleiden gelten.

4. Spondylopathie bei Morbus Wilson

Synonyma: Spondylopathie bei hepatozerebraler (hepatolentikulärer) Degeneration; englisch: Spondylopathy of Wilson's disease (hepatolenticular degeneration); französisch: Spondylopathie de la maladie de Wilson (dégénérescence hépato-lenticulaire)

Unter den Manifestationen am Bewegungsapparat (30–75% der Fälle) zeigt der *Morbus Wilson* (MW), dem eine autosomal rezessiv vererbte Störung des Kupferstoffwechsels mit abnormer Kupferspeicherung in Gehirn, Leber, Nieren, endokrinen und anderen Organen zugrundeliegt, bei ca. einem Viertel bis einem Drittel der Kranken eine *Spondylpathie* (Sp.), die durch *Osteopenie* der Wirbel, trophisch-regressive *Läsionen* der *Wirbelkörperepiphysen* (Abschlußplatten), *frühzeitige Osteochondrose* und degenerative Veränderungen der Zwischenwirbelgelenke sowie der perivertebralen Weichteile gekennzeichnet ist. Sie entwickelt sich in der 2.–4. Lebensdekade gelegentlich ohne klinische Übertragung oder mit intermittierendem mechanischen Schmerzsyndrom, Bewegungseinschränkung und Formstörung der Lenden- und unteren Brustwirbelsäule, seltener der Halswirbelsäule. Charakteristisch für ihre Röntgenmorphologie ist die Ähnlichkeit mit Befunden der juvenilen Osteochondrose (M. Scheuermann).

Darstellungen der vertebralen Manifestation des MW finden sich vor allem in den Untersuchungsreihen von ROSENOER u. MICHELL (1959), MINDELZUN et al. (1970), GOLDING und WALSHE (1977) (s. auch Abb. 1, S. 203).

a) Ätiologie, Pathogenese

Die Ätiologie des MW ist im Kapitel Arthropathie bei M. Wilson (Handb. d. inn. Medizin, Bd. VI, Teil 2B) angesprochen. Die pathogenetische Beziehung zwischen Kupferstoffwechselstörung und osteoartikulären Läsionen ist hypothetisch. Der relativ häufige Röntgenbefund von Kontur- und Strukturveränderungen der Wirbelabschlußplatten, die einem lumbalen oder dorsolumbalen M. Scheuermann entsprechen (ROSENOER u. MICHELL 1959; GOLDING u. WALSHE 1977), läßt einen möglichen direkten oder indirekten Einfluß der Kupferüberladung auf die enchondrale Ossifikation der Wirbelkörperepiphysen vermuten. Die Schädigung der Wachstumszone kann Voraussetzung einer *vorzeitigen degenerativen Gefügestörung* der Bewegungssegmente sein, die mit intra- und extraspongiöser Verlagerung regressiven Diskusgewebes und reaktiv-reparativen Knochenveränderungen einhergeht. Morphologische und histochemische Untersuchungen des chondroossären Übergangs und der subdiskalen Spongiosa liegen nicht vor.

b) Klinik, Diagnose, Differentialdiagnose

α) Klinisches Bild

Die klinische Symptomatik der Sp. bei MW, häufig fehlend oder in blander Verlaufsform, äußert sich meist im 2.–4. Lebensjahrzehnt mit der variablen Kombination von mechanischem Schmerzsyndrom, Bewegungseinschränkung und Formabweichung vorwiegend lumbaler und dorsolumbaler Segmente. GOLDING und WALSHE (1977) fanden sie bei 19% ihrer 32 Kranken mit MW. Die dorsolumbale Kyphosierung vor allem neigt frühzeitig zu funktioneller und struktureller Dekompensation.

β) Röntgenbefunde

Die Röntgenbefunde zeigen bei juveniler Manifestation Irregularität, vordere Kantendefekte und Impressionen (Schmorlsche Knoten) der Wirbelkörperabschlußplatten, die von ventraler Diskusraumverschmälerung und keil- oder kastenförmiger Umgestaltung der Wirbelkörper begleitet oder gefolgt sein können. Im fortgeschrittenen und späten Stadium können Zeichen der ausgeprägten segmentalen Gefügestörung überwiegen: komplette Erniedrigung des Intervertebralraums mit irregulärer Kontur und Verdichtung der Abschlußplatten und subdiskalen Spongiosa, Spondylophytose, Wirbelkörperverformungen, segmentale Streckhaltung, Retrolisthesis und Pseudospondylolisthesis sowie Intervertebralarthrose. Abnahme der radiologischen Knochendichte, Kortikalisverdünnung und akzentuierte Rahmenarchitektur der Wirbel vermögen Ausdruck der Osteopenie zu sein. Röntgensymptome und klinischer Verlauf sind ohne feste Beziehung zueinander.

γ) Diagnose und Differentialdiagnose

Analog den peripheren osteoartikulären Manifestationen wird die Diagnose der Sp. bei MW nur im Zusammenhang mit dem biochemischen Nachweis der erblichen Kupferstoffwechselstörung gesichert. Eine isolierte Sp. ohne Kombination mit Gelenksymptomen kann selten vorkommen (1 Fall der Serie von GOLDING u. WALSHE 1977). Differentialdiagnostisch ist besonders der *Morbus Scheuermann* abzugrenzen, der die Brustwirbelsäule bevorzugt, bei dorsolumbaler und seltener zervikaler Lokalisation wegen der gleichartigen Röntgenmorphologie und vertebralen Klinik den Ausschluß eines MW jedoch bedenken läßt. Die Bestimmung der Kupferstoffwechselstörung erlaubt die Unterscheidung weiterer primär oder sekundär *degenerativer* und *metabolischer Spondylopathien*.

c) Therapie

Die Therapie mit *D-Penicillamin,* bei Daueranwendung unbestritten in der Besserung extralokomotorischer, vor allem zerebraler Symptome, beeinflußt nicht Manifestation und Verlauf der Sp. bei MW. Ob die Prävention oder eine verminderte Inzidenz osteoartikulärer und vertebraler Manifestationen durch Frühbehandlung präklinischer homozygoter Kinder möglich ist, bedarf weiterer Klärung. Die *symptomatischen* Therapiemaßnahmen der manifesten Sp. entsprechen dem Behandlungskonzept degenerativer Wirbelsäulenleiden.

5. Spondylopathie bei Osteochondropathia endemica (Morbus Kaschin-Beck)

Synonyma: Osteoarthrosis deformans endemica, Morbus Kaschin-Beck, Urover Krankheit; englisch: Spondylopathy of Kaschin-Beck disease; Urov disease; französisch: Spondylopathie de la maladie de Kashin-Bek, maladie de l'Ourov.

Die *endemische Osteochondropathie* (e.O.) Kaschin-Beck ist eine erworbene dystrophische Störung des enchondralen Knochenwachstums, die eine im frühen Erwachsenenalter manifeste, progrediente degenerative Polyarthropathie mit symmetrischem und zentripetalem Befall peripherer Gelenke bedingt. Ohne Geschlechtsbevorzugung kommt sie endemisch in Gebieten Ostsibiriens, Nordchinas und Nordkoreas vor, deren Umwelt- und Klimafaktoren sich ähneln, und wird wahrscheinlich durch chronisch-alimentäre Intoxikation mit durch den Pilzstamm Fusarium sporotrichiella verseuchten Getreideprodukten hervorgerufen. Ätiopathogenese und Manifestationen der Krankheit sind im Kapitel Arthropathie bei e.O. (Handb. d. inn. Medizin, Bd. VI, Teil 2B) dargestellt.

Die hyalinen Knorpelplatten der Wirbel werden in geringerem Maß als die Wachstumszonen der Röhrenknochen auch durch den dystrophischen Prozeß erfaßt, der besonders die lumbalen und die unteren Segmente der Brustwirbelsäule betrifft. Die Wirbel erscheinen plump und abgeplattet; Bandscheiben, Wirbelkörper und -gelenke unterliegen vorzeitigen und fortschreitenden degenerativen Veränderungen.

Das *klinische* Bild der Spondylopathie prägt sich gewöhnlich mit dem Spätstadium der Arthropathie aus und ist durch die mechanische Symptomatik der degenerativen Gefügestörung mit oder ohne radikuläre Beteiligung charakterisiert (NESTEROV 1964; DE SÈZE et al. 1965). Die Lendenlordose ist verstärkt, zumal bei Beugekontraktur mitbetroffener Hüftgelenke.

Röntgenbefunde weisen außer der Deformierung und Abflachung der Wirbelkörper keine Merkmale auf, die sich von den Zeichen der progressiven Osteochondrose unterscheiden.

Die *Diagnostik* bewertet das endemische Vorkommen und die obligatorische Kombination von Wirbelsäulenerscheinungen mit der chronischen Polyarthropathie, deren *therapeutische* Richtlinien für die Spondylopathie bei e.O. entsprechende Anwendung finden.

6. Spondylopathie bei Diabetes mellitus

Synonyma: Wirbelsäulenmanifestation der Osteopathie bei Diabetes mellitus; englisch: Spondylopathy (vertebral osteopathy) in diabetes mellitus; französisch: Spondylopathie (ostéopathie vertébrale) lors de diabète sucré.

Eine spezifisch diabetische Wirbelsäulenerkrankung ist nicht bekannt. Die Wirbelsäule kann aber Manifestationsort einer lokalisierten oder generalisierten *diabetischen Osteopathie* (BARTELHEIMER u. KUHLENCORDT 1971; KUHLENCORDT u. LOZANO-TONKIN 1964; KUHLENCORDT et al. 1966, 1975; KUHLENCORDT 1977; KUHLENCORDT u. BARTELHEIMER 1980) sein. Den lokalisierten Skelettveränderungen wird die Spondylosis hyperostotica zugeordnet, die in 20–50% der Fälle mit einem manifesten oder latenten Diabetes einhergeht (s.S. 179ff.)

Unter dem Bild der radiologischen *Osteoporose* äußert sich die klinisch meist symptomarme oder asymptomatische generalisierte Osteopathie, deren uneinheitliche Pathogenese sich in endokrin-metabolischen Knochenveränderungen durch diabetische Spätkomplikationen ausdrückt oder auf den Diabetes selbst beziehen kann, wenn Organkomplikationen nicht eruierbar sind. Regulativer Hyperparathyreoidismus und Störungen der Absorption und Metabolisierung von Vitamin D können aufgrund einer chronischen renalen oder intestinalen

Insuffizienz (diabetische Nephropathie, Enteropathie) für isolierte oder kombinierte Befunde einer Osteoporomalazie und Osteodystrophie maßgeblich sein (KUHLENCORDT et al. 1975).

Die Koinzidenz von Diabetes sowie radiologischer und klinisch manifester Osteoporose ist im späten Erwachsenenalter häufig. Eine kausale Beziehung zwischen histologisch definierter Osteoporose und Diabetes läßt sich nur nach Ausschluß der präsenilen (postmenopausischen) und senilen Osteoporose, sekundärer Osteoporoseformen sowie komplexer osteomalazischer und fibroosteoklastärer Gewebebefunde mit oder ohne diabetische Organkomplikationen bewerten, was im Einzelfall dieser Altersstufe kaum möglich ist. Diabetiker im Alter unter 45 Jahren und mit maximaler Krankheitsdauer zwischen 10 und 41 Jahren zeigten bei Ausschluß von manifester diabetischer Nephropathie und nichtdiabetischer Osteopathie in 36–57% radiologisch oder mittels ^{125}J-Photonenabsorptionstechnik (CAMERON u. SØRENSON 1963) eine leichte bis hochgradige Minderung des Knochenmineralgehalts (KUHLENCORDT et al. 1966; RINGE et al. 1976); die Tendenz einer positiven Korrelation von Diabetesdauer und Abnahme des Mineralgehalts und deren Koinzidenz mit diabetischer Retinopathie und Polyneuropathie lassen die Osteopathie als diabetische Spätkomplikation deuten (KUHLENCORDT et al. 1975).

Klinik und Röntgenmorphologie der Wirbelsäule bei diabetischer Osteopathie unterscheiden sich nicht grundsätzlich, allenfalls graduell von den vertebralen Manifestationen nichtdiabetischer Osteoporosen und anderer metabolischer generalisierter Knochenerkrankungen; die praktische Bedeutung besteht in der Möglichkeit einer klinisch manifesten Osteoporose mit Wirbelkörperfrakturen im mittleren Erwachsenenalter – bei Frauen prämenopausisch – von juvenilen insulinpflichtigen Diabetikern. Für Einzelheiten wird auf das Kapitel „Endokrine und metabolische Osteopathien" im Band „Klinische Osteologie" von KUHLENCORDT und BARTELHEIMER (1980) verwiesen.

7. Spondylopathie bei metabolischen und ernährungsbedingten Knochenerkrankungen

Synonyma: Wirbelsäulenmanifestation metabolischer und ernährungsbedingter Osteopathien; englisch: Spondylopathy in metabolic and nutritional bone disorders; französisch: Spondylopathie des ostéopathies d'orgine métabolique ou nutritionnelle.

Die Wirbelsäule ist nahezu konstanter Manifestationsort systemischer Osteopathien metabolischer und alimentärer Genese. Struktur- und Formveränderungen der Wirbel entstehen aus der Wechselwirkung der zugrundeliegenden Stoffwechselstörung des Knochengewebes und der funktionellen Beanspruchung des Achsenorgans. Während im allgemeinen die Osteopathie per se asymptomatisch verlaufen kann, werden klinische Symptome erst bei Dekompensation dieses Mißverhältnisses faßbar. Schmerz, Statikstörung und Bewegungseinschränkung sind daher vorwiegend durch ihre mechanische Periodik gekennzeichnet. Obwohl die Strukturzeichnung im Röntgenbild neben der verminderten Knochendichte („radiologische Osteoporose", DAMBACHER et al. 1974) eine annähernde Differenzierung zwischen *Osteoporose* (strähnig-durchsichtiges Spongiosamuster und scharf konturierte Kortikalisverdünnung), *Osteomalazie* (verwaschen-schummrige Spongiosazeichnung) und *Osteodystrophie* (autonomer oder regulativer Hyperparathyreoidismus; granuläre Spongiosazeichnung und „Dreischichtung") in *ausgeprägten* Fällen anbieten kann, ist die Diagnostik vorrangig an biochemische und bioptisch-morphologische Kriterien gebunden, die die Grundlage unterschiedlicher Therapieformen abgeben (KROKOWSKI 1974; SCHNEIDER 1974; DAMBACHER u. HAAS 1975; OLAH 1976). Bezüglich detaillierter Darstellungen wird auf die entsprechenden Ausführungen im Kapitel „Endokrine und metabolische Osteopathien" im Band „Klinische Osteologie" von KUHLENCORDT und BARTELHEIMER (1980) hingewiesen.

Eine *atypische Osteomalazie* des *Achsenskeletts* wurde erstmalig von FRAME et al. (1961) und FROST et al. (1962) als nosologische Einheit beschrieben; weitere Kasuistiken wurden in den folgenden Jahren mitgeteilt (ARNSTEIN et al. 1967; CONDON u. NASSIM 1971; NELSON et al. 1978). Die bislang nur bei Männern im Alter von 40–70 Jahren beobachtete Erkrankung ist histologisch durch Verdickung und Vermehrung der Kortikalis und Knochenbälkchen mit verbreiterten Säumen nichtmineralisierten Osteoids, verminderten osteoklastären Resorptionsflächen und verkleinerten Markräumen gekennzeichnet und zeigt im Röntgenbild der Wirbelsäule und stammnaher Skelettanteile (Klavikula, Rippen, Becken, proximaler Femur) eine vermehrte Knochendichte und vergröberte Spongiosastruktur. Systemische Veränderungen des Kalziumphosphorstoffwechsels, von Vitamin D, immunreaktivem Parathormon und Fluor wurden außer einer gelegentlich leicht erhöhten alkalischen Phosphatase nicht gefunden. Ursächliche Faktoren der Osteomalazie wie Ernährungsanomalien, intestinale Malabsorption, renale Tubulopathien und Insuffizienz, Hypophosphatasie und Fibrogenesis imperfecta ossium waren in den berichteten Fällen nicht nachweisbar. Die Ätiopathogenese ist unbekannt. Die unspezifische klinische Symptomatik äußert sich in meist leichten, bewegungsabhängigen Schmerzen der Nacken- und Kreuzregion, der Schultern und Rippen ohne Tendenz zu dauerhafter oder fortschreitender Bewegungseinbuße. Periphere Skelettabschnitte werden nicht betroffen.

Zwei der 4 Patienten von NELSON et al. (1978) zeigten die interessante, erstmals berichtete *Kombination* der atypischen Osteomalazie des Achsenskeletts mit einer klinisch und radiologisch manifesten *Spondylitis ankylosans,* in einem Fall mit nachweisbarem Antigen HLA-B 27 und peripherer Gelenkbeteiligung. Die Autoren diskutieren einen durch ein an Antigen B 27 gekoppeltes Gen vermittelten Enzymdefekt, der für die Mineralisationsstörung des Osteoids verantwortlich sein könne. Auch wird ein Hemmfaktor der osteoklastären Resorption im nichtmineralisierten Knochen- und Knorpelgewebe vermutet.

Die *hereditäre Vitamin-D-resistente Rachitis,* charakterisiert durch x-chromosomal dominanten Erbgang, Hyperphosphaturie, Hypophosphatämie, Knochenverbiegungen und Minderwuchs, kann im Erwachsenenalter durch die Entwicklung einer *ankylosierenden Spondylopathie* und *Arthropathie,* vor allem in mangelhaft behandelten Fällen, kompliziert sein (McKUSICK, 1972).

Literatur

Albrecht H (1902) Über Ochronose. Z Heilkd [Pathol Anat] 23:367–383

Amor B, Kahan A, Cherot A, Delbarre F, Rabaud M, Aubouy G (1977) Le rhumatisme à hydroxyapatite (la maladie des calcifications tendineuses multiples). II. Étude microscopique – Antigène HLA – Arthrite expérimentale. Rev Rhum Mal Osteoartic 44:309–316

Arnstein AR, Frame B, Frost HM (1967) Recent progress in osteomalacia and rickets. Ann Intern Med 67:1296–1323

Atkins CJ, McIvor J, Smith PM, Hamilton E, Williams W (1970) Chondrocalcinosis and arthropathy: studies in haemochromatosis and in idiopathic chondrocalcinosis. Q J Med 39:71–82

Bartelheimer H, Kuhlencordt F (1971) Skeletterkrankungen und Diabetes mellitus. In: Pfeiffer EF (Hrsg) Handbuch des Diabetes mellitus, Bd II. Lehmann, München, S 591–605

Benoist M, Bloch-Michel H, Kahn MF, Polack Y (1980) Les manifestations vertébrales de la chondrocalcinose articulaire. A propos de 80 observations. Rev Rhum Mal Osteoartic 47:337–343

Bywaters EGL, Dixon ASJ, Scott JT (1963) Joint lesions of hyperparathyreoidism. Ann Rheum Dis 22:171–187

Bywaters EGL, Dorling J, Sutor J (1970) Ochronotic densification. Ann Rheum Dis 29:563

Bywaters EGL, Hamilton EBD, Williams R (1971) The spine in idopapathic haemochromatosis. Ann Rheum Dis 30:453–465

Bywaters EGL, Dyke E, Pirie C (1979) Pathologic calcification in the discs, ligaments and bursae of the spine. IXth Europ Congress of Rheumatology, Abstract 236, Wiesbaden

Cameron JR, Sørensen J (1963) Measurement of bone mineral in vivo: an improved method. Science 142:230

Condon JR, Nassim JR (1971) Axial osteomalacia. Postgrad Med J 47:817–820

Dambacher MA, Olah AJ, Haas HG (1974) Osteomalazie In: Mathies H (Hrsg) Knochenerkrankungen – Aktuelle Rheumaprobleme. Werk-Verlag Dr. E Banaschewski, München-Gräfelfing, S 26–35

Dambacher MA, Haas HG (1975) Diagnostisches Vorgehen bei Osteopathien in Praxis und Klinik. Internist 16:341–344

David-Chaussé J, Dehais J, Bourde JC (1973) Manifestations vertébrales douloureuses et chondrocalcinose articulaire diffuse. Rev Rhum Mal Osteoartic 40:635–642

Dehais J, Senegas J, Bauduceau B, Bullier R, David-Chaussé J (1977) Sténose du canal rachidien lombaire au cours d'une chondrocalcinose articulaire diffuse. Rev Rhum Mal Osteoartic 44:585–588

Delbarre F (1960) L'ostéoporose des hémochromatoses. Sem Hop Paris 36:3279–3284

Dihlmann W (1968) Spondylitis ankylopoetica – die Bechterew'sche Krankheit. Thieme, Stuttgart

Dihlmann W, Greiling H, Kisters R, Stuhlsatz HW (1970) Biochemische und radiologische Untersuchungen zur Pathogenese der Alkaptonurie. Dtsch Med Wochenschr 95:839–844

Djian A, Ellequain R, Beaslay N (1978) Une curieuse pubite aiguë: première manifestation d'une chondrocalcinose diffuse. Rev Rhum Mal Osteoartic 45:69

Dorfmann H (1968) Manifestations articulaires de l'hémochromatose. Thèse Médicale, Paris

Dorfmann H, Solnica J, Dimenza C, Sèze S de (1969a) Les arthropathies des hémochromatoses. Résultats d'une enquête prospective portant sur 54 malades. Sem Hop Paris 45:516–523

Dorfmann H, Solnica J, Mitrovic D, Dreyfus P (1969b) Veränderungen an Knochen und Gelenken bei der Hämochromatose. Münch Med Wochenschr 111:1396–1401

Du BN la, Zannoni VG, Laster L, Seegmiller J (1958) The nature of the defect in tyrosine metabolism in alcaptonuria. J Biol Chem 230:251–260

Dymock IW, Hamilton EB, Laws JW, Williams R (1970) Arthropathy of haemochromatosis: clinical and radiological analysis of 63 patients with iron overload. Ann Rheum Dis 29:469–476

Frame B, Frost HM, Ormond RS, Hunter RB (1961) Atypical osteomalacia involving the axial skeleton. Ann Intern Med 55:632–639

Frost HM, Frame B, Ormond RS, Hunter RB (1962) Atypical axial osteomalacia: a report of three cases. Clin Orthop 23:283–295

Gatter RA, McCarty DJ (1963) Pseudogout syndrome. V. A clinical analysis of 30 cases. Arthritis Rheum 6:271

Gaucher A, Netter P, Faure G, Raffoux C, Chanson B, Baumgartner J, Pourel J, Streiff F (1977) Antigène HLA-B 27 et alcaptonurie. Rev Rhum Mal Osteoartic 44:273–277

Genant HK (1976) Roentgenographic aspects of calcium pyrophosphate dihydrate crystal deposition disease (pseudogout). Arthritis Rheum 19:307–328

Gerster J-C, Vischer T-L, Boussina I, Fallet G-H (1976) Fréquence de la chondrocalcinose et des arthropathies destructives dans l'arthrose généralisée. Rhumatologie 28:177–181

Goff P le, Pennec Y, Schwarzberg C (1980) Cervicalgies aiguës fébriles simulant un syndrome méningé révélatrices de la chondrocalcinose articulaire. Rev Rhum Mal Osteoartic 47:507–509

Golding DN, Walshe JM (1977) Arthropathy of Wilson's disease: Study of clinical and radiological features in 32 patients. Ann Rheum Dis 36:99–111

Good AE, Starkweather WH (1969) Synovial fluid pyrophosphate phosphohydrolase in pseudogout, gout and rheumatoid arthritis (abstract). Arthritis Rheum 12:298

Greiling H, Kisters R, Stuhlsatz HW (1965) Zur Pathogenese der Ochronose. In: Ott VR (Hrsg) Der Rheumatismus, Bd 36: Stoffwechsel und degenerativer Rheumatismus. Steinkopff, Darmstadt, S 185–190

Hamilton E, Williams R, Barlow KA, Smith PM (1968) The arthropathy of idiopathic haemochromatosis. Q J Med 37:171–182

Harris J, Carter AR, Gick EN, Storey G (1974) Ankylosing hyperostosis. I. Clinical and radiological features. Ann Rheum Dis 33:210–215

Howell DS, Muniz O, Pita JC, Enis JE (1976a) Pyrophosphate release by osteoarthritis cartilage incubates. Arthritis Rheum 19:488–494

Howell DS, Muniz O, Pita JC, Arsenis Ch (1976b) Preliminary observations on phosphatases in articular cartilages. Arthritis Rheum 19:495–498

Howell DS, Tenenbaum J, Muniz O, Good A, Schumacher HR (1979) Possible pathogenesis of calcium pyrophosphate deposition disease (CPPD). IXth Europ Congress of Rheumatology, Abstract 237, Wiesbaden

Hubault A, Tubiana M (1977) Physiopathologie de la chondrocalcinose articulaire. Rev Rhum Mal Osteoartic 44:733–744

Jacobelli S, Kettlun AM, Sapag-Hagar M (1978) Inorganic pyrophosphatase activity of the synovial fluid. Kinetic and clinical study. Arthritis Rheum 21:447–452

Kostka D, Sitaj S, Niepel G (1965) Die Prävalenz des Vakuumphänomens und seine pathognomonische Bedeutung bei der ochronotischen Diskopathie. ROEFO 102:62

Krokowski E (1974) Osteoporose. In: Mathies H (Hrsg) Knochenerkrankungen – Aktuelle Rheumaprobleme. Werk-Verlag Dr E Banaschewski, München-Gräfelfing, S 16–25

Kuhlencordt F (1977) Diabetes mellitus und Skelettsystem. Kassenarzt 17:886–889

Kuhlencordt F, Lozano-Tonkin C (1964) Osteopathien bei Diabetes mellitus. Internist 5:126

Kuhlencordt F, Bartelheimer H (Hrsg) (1980) Handbuch der inneren Medizin, 5. Aufl., Bd VI/1, Klinische Osteologie. Springer, Berlin Heidelberg New York

Kuhlencordt F, Wieners H, Gocke H (1966) Skelettuntersuchungen bei Diabetikern bis zum 45. Lebensjahr. Dtsch Med Wochenschr 91:1913–1917

Kuhlencordt F, Uehlinger E, Lozano-Tonkin C (1975) Die diabetischen Osteopathien. Diabetes im Bild 13. Hoechst, Frankfurt

Lac Y du, Deloux G, Denil R (1967) Arthropathies et chondrocalcinoses au cours des hémochromatoses. Rev Rhum Mal Osteoartic 34:758–769

Lagier R, Baud CA (1968) Pathological calcifications of the locomotor system. Position of articular chondrocalcinosis. In: Milhaud G, Owen M, Blackwood HJJ (eds) 5th European Symposium on Calcified Tissues, Bordeaux 1967. Sedes, Paris, pp 109–113

Lagier R, Sitaj S (1974) Vertebral changes in ochronosis. Anatomical and radiological study of one case. Ann Rheum Dis 33:86–92

Lagier R, MacGee W (1979) Erosive intervertebral osteochondrosis in association with generalized osteoarthritis and chondrocalcinosis. Z Rheumatol 38:405–414

Lagier R, Wildi E (1979) Fréquence de la chondrocalcinose dans une série de 1000 disques intervertébraux excisés chirurgicalement. Rev Rhum Mal Osteoartic 46:303–307

Lagier R, Baud CA, Buchs M (1966) Crystallographic identification of calcium deposits as regards their pathological nature, with special reference to chondrocalcinosis. In: Fleisch HV, Blackwood HJJ, Owen M (eds), 3rd European Symposium on Calcified Tissues, Davos 1965. Springer, Berlin Heidelberg New York, pp 158–182

Luschka H (1856) Virchows Arch [Pathol Anat] 9:311–327

Lust G, Nuki G, Seegmiller JE (1976) Inorganic pyrophosphate and proteoglykan metabolism in cultured human articular chondrocytes and fibroblasts. Arthritis Rheum 19:479–487

McCarty DJ (1966) Crystal deposition disease – calcium pyrophosphate. In: Hill AGS (ed) Modern trends in rheumatology. Appleton-Century-Crofts, New York, pp 287–302

McCarty DJ (1972) Pseudogout; articular chondrocalcinosis. Calcium pyrophosphate deposition disease. In: Hollander JL, McCarty DJ (eds) Arthritis and allied conditions. Lea & Febiger, Philadelphia, pp 1140–1160

McCarty DJ (1976) Calcium pyrophosphate dihydrate crystal deposition disease – 1975. Arthritis Rheum [Suppl] 19:275–285

McCarty DJ (1977) Calcium pyrophosphate dihydrate crystal disease (pseudogout syndrome) – clinical aspects. Clin Rheum Dis 3:61–89

McCarty DJ, Haskins ME (1963) The roentgenographic aspects of pseudogout (articular chondrocalcinosis): an analysis of 20 cases. Am J Roentgenol Radium Ther Nucl Med 90:1248–1257

McCarty DJ, Gatter RA (1964) Pseudogout syndrome (articular chondrocalcinosis). Bull Rheum Dis 14:331–333

McCarty DJ, Pepe PF (1972) Erythrocyte neutral inorganic pyrophosphatase in pseudogout. J Lab Clin Med 79:277–284

McCarty DJ, Kohn NN, Faires JS (1962) The significance of calcium phosphate crystals in the synovial fluid of arthritic patients: the pseudogout-syndrome. I. Clinical aspects. Ann Intern Med 56:711–737

McCarty DJ, Hogan JM, Gatter RA, Grossman M (1966) Studies on pathological calcifications in human cartilage. J Bone Joint Surg [Am] 48:309–325

McCollum DE, Odom GL (1965) Alkaptonuria, ochronosis, and low back pain. A case report. J Bone Joint Surg [Am] 47:1389

McKusick VA (1972) Ankylosing arthropathy in Vitamin-D-resistant hypophosphatemic rickets. In: Hollander JL, McCarty DJ (eds) Arthritis and allied conditions. Lea & Febiger, Philadelphia, pp 1352–1355

Milch RA (1961) Studies of alcaptonuria: Binding of acid solutions to hide powder collagen. Proc Soc Exp Biol Med 106:68–70

Milch RA, Murray RA (1961) Studies of alcaptonuria: Absorption of homogentisic acid solutions of collagen chromatographic columns. Arthritis Rheum 4:268–274

Milch RA (1962) Biochemical studies on the pathogenesis of collagen tissue changes in alcaptonuria. Clin Orthop 24:213–229

Mindelzun R, Elkin M, Scheinberg IH, Sternlieb I (1970) Skeletal changes in Wilson's disease: a radiological study. Radiology 94:127–132

Mohr W, Richter R (1975) Alkaptonurische Ochronose. Med Welt 26:393–398

Mohr W, Wessinghage D, Heimstädt P (1979) Morphologie des Knorpels bei der alkaptonurischen Arthropathie. Aktuel Rheumatol 4:205–212

Mohr W, Hersener J, Wilke W, Weinland G, Beneke G (1974) Pseudogicht (Chondrokalzinose). Z Rheumatol 33:107–129

Mohr W, Oehler K, Hersener J, Wilke W (1979) Chondrokalzinose der Zwischenwirbelscheiben. Z Rheumatol 38:11–26

Müller P (1933) Über Meniskusverkalkung im Kniegelenk. Zentralbl Chir 60:2055–2056

Nelson AM, Riggs BL, Jowsey JO (1978) Atypical axial osteomalacia: Report of four cases with two having features of ankylosing spondylitis. Arthritis Rheum 21:715–722

Nesterov AJ (1964) The clinical course of Kashin-Beck disease. Arthritis Rheum 7:29–39

Nobillot A (1961) Les ostéoporoses des hémochromatoses. Thèse Médicale, Paris

O'Brien WM, Du BN la, Bunim JJ (1963) Biochemical, pathologic and clinical aspects of alcaptonuria, ochronosis and ochronotic arthropathy. Am J Med 34:813–838

Okazaki T, Saito T, Mitomo T, Siota Y (1976) Pseudogout: clinical observations and chemical analyses of deposits. Arthritis Rheum 19:393–305

Olah AJ (1976) Bau und Funktion des Knochens: Physiologische und pathologische Aspekte. Therapiewoche 26:6194–6220

Osler W (1904) Lancet I:10–11

Ott VR (1956) Röntgenologische Beobachtungen bei Ochronosis. Z Rheumaforsch 15:65–75

Ott VR, Wurm H (1957) Spondylitis ankylopoetica (Morbus Strümpell-Marie-Bechterew), 2. Aufl. Steinkopff, Darmstadt

Reginato AJ (1976) Articular chondrocalcinosis in the Chiloe islanders. Arthritis Rheum 19:395–404

Reginato AJ, Valenzuela F, Martinez V, Passano G, Daza S (1970) Polyarticular and familial chondrocalcinosis. Arthritis Rheum 13:197–213

Reginato AJ, Schiapachasse V, Zmijewski CM, Schumacher HR, Fuentes C, Galdamez M (1979) HLA antigens in chondrocalcinosis and ankylosing chondrocalcinosis. Arthritis Rheum 22:928–932

Richard AJ, Hamilton EBD (1976) Spinal changes in idiopathic chondrocalcinosis articularis. Rheumatol Rehabil 15:138–142

Ringe J-D, Kuhlencordt F, Kühnau J Jr (1976) Mineralgehalt des Skeletts bei Langzeitdiabetikern. Densitometrischer Beitrag zur Osteopathia diabetica. Dtsch Med Wochenschr 101:280–282

Robinson RG (1971) Calcium pyrophosphate crystal synovitis with articular chondrocalcinosis. "R" 1:153–159

Rosenoer VM, Michell RC (1959) Skeletal changes in Wilson's disease (hepatolenticular degeneration). Br J Radiol 32:805–809

Schneider P (1974) Komplexe Osteopathien. In: Mathies H (Hrsg) Knochenerkrankungen – Aktuelle Rheumaprobleme. Werk-Verlag Dr E Banaschewski, München-Gräfelfing, S 59–63

Schneider P (1977) Alkaptonurische Arthropathie. Aktuel Rheumatol 2:183–191

Schneider P, Nawrocki A, Heimstädt P, Meythaler K (1981) Beitrag zur Klinik und Röntgenmorphologie der vertebralen Chondrokalzinose. Verh Dtsch Ges Rheumatol 7:300–305. Steinkopff, Darmstadt

Schreier K (1963) Die angeborenen Stoffwechselanomalien. Thieme, Stuttgart

Schumacher HR (1964) Hemochromatosis and arthritis. Arthritis Rheum 7:41–50

Schumacher HR (1972) Alkaptonuria and ochronosis. In: Hollander JL, McCarty DJ (eds) Arthritis and allied conditions 8th edn. Lea & Febiger, Philadelphia, pp 1161–1168

Sèze S de, Hubault A, Welfling J, Kahn MF, Solnica J (1964) Les arthropathies des hémochromatoses. Hémochromatose et chondrocalcinose articulaire. Leur place dans le cadre des arthropathies métaboliques. Rev Rhum Mal Osteoartic 31:477–485

Sèze S de, D'Anglejan G, Paolaggi J-B, Dreyfus P, Glimet TJ (1965) Troubles métaboliques et maladies dégénératives de la colonne vertébrale. In: Ott VR (Hrsg) Der Rheumatismus, Bd 36: Stoffwechsel und degenerativer Rheumatismus. Steinkopff, Darmstadt, S 141

Sèze S de, Hubault A, Kahn MF, Welfling J, Jaffres R, Mitrovic D, Solnica J (1966) Les arthropathies des hémochromatoses. Scm Hop Paris 42:2472–2482

Sitaj S (1973) Klinische Analyse der ochronotischen Arthropathie. In: Sitaj S, Lagier R (Hrsg) Arthropathia ochronotica, S 19–92. Acta Rheumatol Balneol Pistiniana 7, Piestany

Sitaj S, Lagier R (1973) Arthropathia ochronotica. Acta Rheumatol Balneol Pistiniana 7, Piestany

Villiaumey J, Larget-Piet P, Menza C di, Rotterdam M (1975) Caractères symptomatiques et évolutifs des destructions articulaires observées au cours de la chondrocalcinose. Rev Rhum Mal Osteoartic 42:262–273

Villiaumey J, Larget-Piet B, Avouac B (1977) Les formes destructrices de la chondrocalcinose articulaire. Ann Med Interne (Paris) 128:861–866

Villiaumey J, Avouac B, Charlot J (1978) Altérations radiologiques rachidiennes au cours de la chondrocalcinose articulaire. Med Hyg (Genève) 36:4235–4236

Virchow R (1866) Ein Fall von allgemeiner Ochronose der Knorpel und knorpelähnlichen Teile. Virchows Arch [Pathol Anat] 37:212–219

Wolke K (1935) Über Meniskus- und Gelenkknorpelverkalkungen. Acta Radiol (Stockh) 16:577–588

Zannoni VG, Malawista SE, Du BN la (1962) Studies on ochronosis. II. Studies on benzoquinone acetic acid, a probably intermediate in the connective tissue pigmentation of alcaptonuria. Arthritis Rheum 5:547

Zannoni VG, Lomtevas N, Goldfinger S (1969) Oxidation of homogentisic acid to ochronotic pigment in connective tissue. Biochem Biophys Acta (Amsterdam) 177:94–105

Zdarek E (1902) Über den chemischen Befund bei Ochronose der Knorpel. Z Heilkd (Pathol Anat) 23:379

Zitnan D, Sitaj S (1957) Calcification multiple du cartilage articulaire (étude clinique et radiologique). IXe Congrès International des Maladies Rhumatismales II, p 291, Toronto 1957

Zitnan D, Sitaj S (1963) Chondrocalcinosis articularis. Section I. Clinical and radiological study. Ann Rheum Dis 22:142–152

Zitnan D, Sitaj S (1966) Chondrocalcinosis articularis. Acta Rheumatol Balneol Pistiniana 2, Piesteny

Zitnan, Sitaj S (1976) Natural course of articular chondrocalcinosis. Arthritis Rheum 19:363–390

Zitnan D, Sitaj S, Hüttl S, Skrovina V, Hanic F, Marcovic O, Trnavska Z (1963) Articular chondrocalcinosis. Section III. Physiopathological study. Section IV. Discussion. Section V. Summary. Ann Rheum Dis 22:158–170

VII. Wirbelsäulenerkrankungen bei endokrinen Störungen

Von

F. Husmann

Mit 1 Abbildung

1. Einleitung

Wirbelsäulenerkrankungen finden sich praktisch bei allen endokrinen Störungen, wobei sich in den meisten Fällen osteoporotische oder osteomalazische Veränderungen finden. Nur selten kommt es zu Hyperostosen mit Osteosklerosen und Spangenbildungen.

2. Cushing-Syndrom

Bei Patienten mit Cushing-Syndrom entwickelt sich über eine Einschränkung der Proteinsynthese mit unzureichender Matrixbildung und über eine Mineralstoffwechselstörung eine Osteoporose, die sich vornehmlich an der Wirbelsäule manifestiert. Unter der überschießenden Einwirkung von Nebennierenrindenhormonen wird der Knochenanbau verlangsamt, während Abbauvorgänge überwiegen (Frost 1963). Aktive Osteoblasten können fast vollständig fehlen, bedingt durch die Kortisol-induzierte Hemmung der Umwandlung von Osteoklasten in Osteoblasten bei gesteigerter Osteoklastenbildung (Rasmussen 1974). Die Knochenbälkchen sind teilweise extrem verschmälert. Die Oberfläche ist durch Howshipsche Lakunen mottenfraßähnlich verändert (Delling 1975). Über eine Blockierung der intestinalen Kalziumresorption bei gleichzeitiger Steigerung der intestinalen Kalziumausscheidung durch Kortisol entwickelt sich ein sekundärer Hyperparathyreoidismus (Rasmussen 1974). Röntgenologisch ist nicht in allen Fällen eine Osteoporose nachweisbar (Reisert 1966). Mitverantwortlich für das gelegentliche Fehlen von röntgenologisch faßbaren osteoporotischen Veränderungen dürfte die Krankheitsdauer sein und das Ausmaß der Kortisol-Hypersekretion.

Abbildung 1 zeigt die Röntgenaufnahme der Wirbelsäule einer 40jährigen Patientin mit dem Vollbild eines Cushing-Syndroms. Es besteht eine ausgeprägte Fischwirbelbildung mit hochgradiger Strukturverminderung und Spontanfrakturen. Auch bei dieser Patientin bestanden im Krankheitsbeginn lediglich Kreuzschmerzen. In diesem Stadium läßt sich meist schon eine Tonussteigerung der Muskulatur, vor allem in Höhe der Lendenwirbelsäule, nachweisen. Später treten plötzlich einschießende, äußerst heftige Kreuzschmerzen hinzu, die in die unteren Extremitäten ausstrahlen und jede Bewegung zur Qual werden lassen. Die Körperlänge nimmt ab durch die Ausbildung einer Kyphose im Bereich der Brust- und eine Hyperlordosierung mit Baastrup-Syndrom der Lendenwirbelsäule. Bei weiterer Progredienz des Leidens bleiben Frakturen nicht aus. Dabei kann als schwerwiegendste Komplikation eine Querschnittslähmung resultieren, die bei der oben erwähnten 40jährigen Patientin bereits bei Klinikaufnahme bestand.

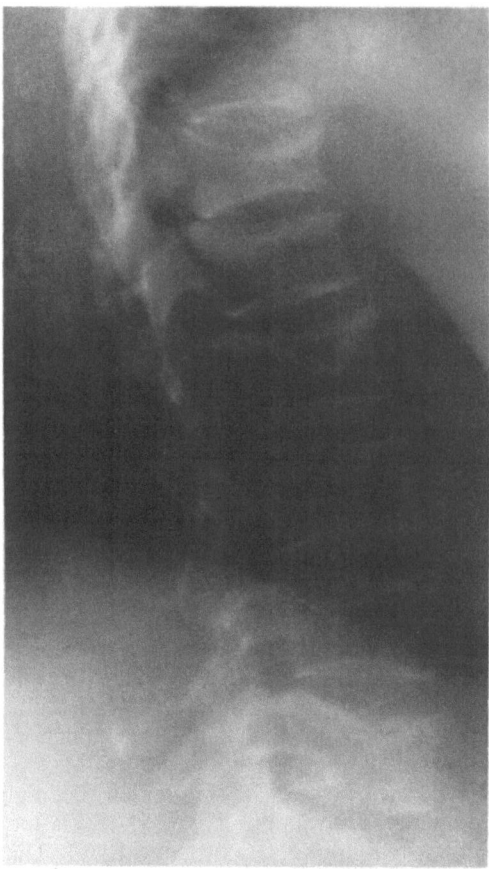

Abb. 1. Röntgenaufnahme der Wirbelsäule einer 40jährigen Patientin mit dem Vollbild eines Cushing-Syndroms (Bettaufnahme). Auffallend ist die hochgradige Strukturverminderung bei ausgeprägter Fischwirbelbildung und Spontanfrakturen, die zu einer Querschnittslähmung führten. Die Patientin wurde zur Klärung der auslösenden Ursache der Querschnittslähmung eingewiesen

3. Nebennierenrindeninsuffizienz (M. Addison)

Die osteoporotischen Wirbelsäulenveränderungen beim M. Addison sind Ausdruck einer Mangelosteopathie in Verbindung mit einer Einschränkung der biologischen Funktionen der Zelle (REISERT 1966). Das Ausmaß der osteoporotischen Wirbelsäulenveränderungen ist wesentlich weniger stark ausgeprägt als beim Cushing-Syndrom. Die hieraus resultierenden Beschwerden werden überlagert durch diffuse Schmerzen in der gesamten Muskulatur. Diese Schmerzen, die Adynamie, die Einschränkung der Leistungsfähigkeit und die leichte Ermüdbarkeit stehen im Vordergrund der von den Patienten angegebenen Beschwerden.

4. Akromegalie

Unter dem Einfluß des vermehrt gebildeten Wachstumhormons steigt die Kollagenbildung und die Fibroblastenproliferation. Durch die Aktivierung der Osteoblasten kommt es zu einer gesteigerten Knochenneubildung. Im Bereich der Wirbelsäule wird die neugebildete Knochensubstanz vorwiegend in ventraler Richtung angelagert. Bandscheiben und Längsbänder weisen eine gesteigerte Verknöcherungstendenz auf. Daneben laufen aber auch osteoklastische Prozesse ab, die sich vorwiegend an den Trabekeln manifestieren (RIGGS et al. 1972). Es ist bisher nicht endgültig geklärt, ob bei der Akromegalie ein echter Hyperparathyreoidismus besteht (DELLING 1975), obwohl vorläufige Befunde von REISS und CANTERBURY (1971) darauf hinweisen. Röntgenologisch lassen sich daher vielfältige Veränderungen an der Wirbelsäule nachweisen. Im Bereich der Brustwirbelsäule wird neues Knochengewebe krausenförmig um den Wirbelkörper angelagert, bedingt durch eine Reaktivierung der knorpeligen Randleiste und durch ein periostales Wachstum. Auch der Bandscheibenknorpel wächst vom Perichondrium aus. Diese Störungen führen schließlich zur Entwicklung einer BWS-Kyphose mit kompensatorischer Hyperlordosierung der LWS. Die resultierenden schwerwiegenden Veränderungen erklären die von der Wirbelsäule ausgehenden Beschwerden der Patienten mit Akromegalie in vollem Umfang.

5. Keimdrüseninsuffizienz

Bei einer im späteren Lebensalter sich entwickelnden Keimdrüseninsuffizienz kommt es zum Nachlassen der physischen und psychischen Leistungsfähigkeit, Störungen der Libido, Potenz und Fertilität, Antriebslosigkeit, Stimmungslabilität, leichte Ermüdbarkeit und diffusen Muskel- und Knochenschmerzen, wobei Beschwerden von seiten der Wirbelsäule im Vordergrund stehen.

Androgene und Östrogene bewirken eine Retention von Stickstoff, Phosphor, Kalzium und Schwefel, fördern die Proteinsynthese und bauen Fettdepots ab. Es besteht auch ein Einfluß auf das Körperwachstum (Wachstumsschub in der Pubertät). Eine hochdosierte Therapie mit Sexualhormonen bewirkt einen vorzeitigen Epiphysenfugenschluß.

Am Skelettsystem wird die Aktivität der Osteoblasten angeregt, das Wachstum der Knochenmatrix gefördert und die Hyaluronsäuresynthese verstärkt. Kalzium wird vermehrt in den Knochen eingebaut. Östrogene hemmen in höherer Dosierung die Osteoklastenaktivität. Die in der Literatur mitgeteilten Untersuchungsbefunde sind nicht einheitlich. Tierexperimentelle Befunde sind nicht ohne weiteres auf den Menschen übertragbar (DELLING 1975). Es gibt aber Hinweise dafür, daß Sexualhormone die Einwirkung des Parathormons auf das Skelettsystem einschränken können (SCHULZ et al. 1973).

Das Fehlen von Gonadenhormonen bedingt eine frühzeitige und hochgradige Osteoporose mit Verminderung der Knochengrundsubstanz und verzögerter Knochenneubildung. Die Knochenveränderungen sind auch im Bereich der Wirbelsäule ausgeprägt, allerdings sind Frakturen und Kompressionen selten (KULLANDER et al. 1976).

Die Therapie besteht in einer Hormonsubstitution. Zusätzlich ist eine physikalische Behandlung erforderlich in Verbindung mit Vitamin-D-, Eiweiß- und Kalziumzufuhr und Fluorgaben (BARTELHEIMER 1976). Trotzdem läßt sich eine komplette Rekalzifizierung des Skelettes nicht erreichen. Wegen der zu erwartenden schweren Veränderungen am Skelettsystem sollte die Behandlung eingeleitet werden, *bevor* sich röntgenologisch entsprechende Veränderungen nachweisen lassen. Das gilt in besonderem Maß für Patienten mit Ullrich-Turner- oder Klinefelter-Syndrom.

6. Hyperthyreose

Bei der Hyperthyreose kommt es durch die Beschleunigung der Stoffwechselvorgänge zu einer negativen Stickstoffbilanz, die über eine Beeinflussung der Knochengrundsubstanz zu einer Osteoporose führen kann. Daneben werden folgende Mechanismen diskutiert: erhöhter Knochenumsatz mit Immobilisierung und/oder reduzierter renaler Kalziumausscheidung; Nebennierenrindeninsuffizienz; gleichzeitiger primärer oder sekundärer Hyperparathyreoidismus; Potenzierung der Vitamin-D- oder Parathormonwirkung durch Schilddrüsenhormone; Kalzitoninmangel (PARFITT u. DENT 1970). Osteoblasten und Osteoklasten werden aktiviert. Die Kalzium-Kinetik ist gestört mit verminderter intestinaler Resorption, gesteigerter Ausscheidung und Zunahme des Kalziumverteilungsraumes A. Die Veränderungen der Kinetik gehen dem Schweregrad der Hyperthyreose parallel (MONTZ et al. 1973). Häufig läßt sich eine Hyperkalzurie und gelegentlich auch eine Hyperkalzämie (MEGLIOLI 1966) nachweisen. Histologisch beobachtet man eine vermehrte Vaskularisierung der Kortikalis und der Spongiosabälkchen. Sowohl Knochenbälkchen als auch Kortikalis sind verschmälert. Es resultiert eine Mischform zwischen osteofibrotischer und kalzipenischer Osteoporose. Dabei überwiegen aber die fibrotischen Umbauvorgänge, so daß sich röntgenologisch das Bild einer fleckförmigen Osteoporose findet, die sich besonders häufig an der Wirbelsäule manifestiert. In seltenen Fällen wird auch eine hypertrophische Osteopathie nachgewiesen, die nach DANFORTH und HUMPHREY (1958) oft erst nach erfolgreicher Behandlung der Hyperthyreose auftritt. Ungeklärt ist die Ursache der verminderten intestinalen Kalziumresorption und die Zunahme der intestinalen Ausscheidung. Diese Mechanismen können die Aktivität der Parathyreoidea stimulieren (DELLING 1975).

7. Hypothyreose

Die diffusen Rücken- und Kreuzschmerzen bei Patienten mit Hypothyreose sind auf eine Osteopathie zurückzuführen, die sich besonders an der Wirbelsäule auswirkt. Histologisch findet sich eine Auflockerung der Ultrastruktur des Knochens, aber keine oder nur eine unwesentliche Verschmälerung und Rarefizierung der Knochenbälkchen (PAHLKE et al. 1960). Die Verteilung und die Ausprägung der osteoiden Säume entspricht meistens der Norm. Der Knochenumsatz ist extrem erniedrigt. Osteoblasten- und Osteoklastenzahlen sind stark vermindert, so daß sich eine Low-turn-over-Osteoporose entwickeln kann (DELLING 1975). VITTALI (1970) bezweifelt allerdings den Einfluß der Hypothyreose auf die Entstehung einer Osteoporose.

8. Hyperparathyreoidismus

Die Skelettmanifestationen des Hyperparathyreoidismus äußern sich im Krankheitsbeginn durch unbestimmte, nach längerer Anstrengung auftretende Rücken-, Kreuz-, Hüft- und Gliederschmerzen. Im Laufe von Monaten kommt es zu Deformierungen mit Entwicklung einer Kyphose oder Kyphoskoliose, Entwicklung einer „Hühnerbrust" und Verkürzung des Rumpfes mit Verlust der physiologischen LWS-Lordose. Dadurch verschiebt sich das Verhältnis halbe Spannweite:Oberlänge:Unterlänge (das im Normalfall 1:1:1 beträgt). Durch die Entwicklung von Knochenzysten kann es mit zunehmender Dauer der Erkrankung zu Spontanfrakturen kommen. In fortgeschrittenen Fällen nehmen die Knochenschmerzen an Intensität zu, vornehmlich in der Nacht. Gelegentlich werden sie außerordentlich intensiv und betreffen das ganze Skelett (WERNLY 1971). Ähnliche Veränderungen entwickeln sich im Gefolge eines sekundären Hyperparathyreoidismus, etwa bei Dauerdialysebehandlung (RITZ et al. 1974). Bei der renalen Osteopathie findet sich eine lineare Abnahme des Mineralsalzgehaltes des Skelettsystems, der dem Grad der Funktionseinschränkung und der Dauer der Grunderkrankung parallel verläuft (SAMIZADEH et al. 1976).

Röntgenologisch läßt sich eine verdünnte und aufgelockerte bis völlig spongiosierte Kortikalis nachweisen. Charakteristisch sind die subperiostale Resorption, die Akroosteolyse, die Knochenzyste, das Osteoklastom und die „Mattglaserscheinung" des Schädels.

Histomorphometrisch läßt sich eine zunehmende Oberflächenausdehnung der Howshipschen Lakunen mit Osteoklasten nachweisen sowie ein Anstieg des Osteoklastenindex (DELLING 1975). Die auftretende Osteolyse wird, wie rasterelektronenmikroskopische Untersuchungen zeigen, durch eine osteoklastäre Demineralisation eingeleitet (LINDENFELSER et al. 1971). Diesem Vorgang folgt eine Kollagenolyse, die zum Aufbrechen des Knochengewebes mit anschließender Zerstörung führt. In den Randzonen kann gelegentlich eine stärkere Mineralablagerung beobachtet werden (HEUCK 1968). Besonders betroffen sind die mechanisch stärker beanspruchten Bereiche des Skelettsystems, insbesondere die Wirbelsäule, an der es zu Fischwirbelbildungen kommt. Bei Untersuchungen an der Rippenkortikalis konnte von WILDE et al. (1973) neben einer erhöhten Porosität der Haversschen Systeme aufgrund einer gesteigerten Resorption ein unterschiedliches Verhalten des Knochenanbaus beobachtet werden. Da sich neben normalen sogar erhöhte Bereiche fanden, gelangen die Autoren zu der Schlußfolgerung, daß der Einfluß des Parathormons beim Hyperparathyreoidismus noch nicht übersehbar ist.

9. Hypoparathyreoidismus

Im Vordergrund der Beschwerden von Patienten mit Hypoparathyreoidismus stehen tetaniforme Zustandsbilder. Daneben kommen aber auch Gelenk- und Rückenschmerzen vor, die nicht selten sehr stark sein können. Ausgelöst werden diese Beschwerden durch die beim Hypoparathyreoidismus sich entwickelnde Osteopathie, die vorwiegend die Wirbelsäule, Iliosakral- und Hüftgelenke betrifft. Es treten dabei Gelenkveränderungen und Osteophytenbildungen auf, die mit Verkalkungen der Kapseln, der Sehnen und der umgebenden Weichteile einhergehen. An den Iliosakralgelenken entwickelt sich eine ausgeprägte paraartikuläre Hyperostose.

Beim Hypoparathyreoidismus ist der Knochenumsatz vermindert. Die Zahl der Osteoklasten nimmt erheblich ab, wobei der Osteoklastenindex auf 0 absinken kann (HAAS et al. 1968). Der Knochenanbau ist insgesamt eingeschränkt, da Parathormon auch die Osteoklasten aktiviert.

Die Knochenveränderungen sind ausgelöst durch eine Periostose, selten durch eine gleichzeitig bestehende Endostose. Durch appositionelles Knochenwachstum kommt es zu einer röntgenologisch nachweisbaren Verdickung der Knochen, die sich auf das ganze Skelett erstrecken kann. Histologisch findet sich eine Verdickung der Kortikalis und der Spongiosabälkchen ohne Zeichen einer erhöhten Aktivität der Osteoklasten (COURVOISIER 1971).

Literatur

Bartelheimer H (1976) Die Osteoporose, Diagnose und Therapie. Med Welt 27:734–737
Courvoisier B (1971) Der Hypoparathyreoidismus. In: Labhart A (Hrsg) Klinik der inneren Sekretion, 2. Aufl. Springer, Berlin Heidelberg New York, S 923–933
Danforth WH, Humphrey HA (1958) Hypertrophic osteoarthropathy and pretibial myxedema associated with Graves' disease. J Clin Endocrinol Metab 18:1302–1307
Delling G (1975) Endokrine Osteopathien. In: Veröffentlichungen aus der Pathologie, Heft 98. Fischer, Stuttgart
Frost HM (1963) Bone remodelling dynamics. Thomas, Springfield (Ill)
Haas HG, Olah AJ, Dambacher M (1968) Hypoparathyreoidismus. Dtsch Med Wochenschr 93:6–11
Heuck F (1968) Radiologische Befunde bei primären und sekundären Funktionsstörungen der Nebenschilddrüse. In: Kracht J (Hrsg) Nebenschilddrüse und endokrine Regulationen des Calciumstoffwechsels. 14. Symp Dtsch Ges Endokrinol. Springer, Berlin Heidelberg New York, S 26–44
Kullander S, Svanberg L, Åstedt S (1976) Über einige Spätfolgen beidseitiger Ovarektomie bei jungen Frauen. Triangel 15:19–24
Lindenfelser R, Haubert P, Krönert W (1971) Der spongiöse Knochen bei primärem Hyperparathyreoidismus. Zentralbl allg Pathol 14:606–609
Meglioli G (1966) Osteopathie bei Hyperthyreose. Schweiz Med Wochenschr 96:647–650
Montz R, Hehrmann R, Delling G, Kuhlencordt F, Nowakowski H, Schneider C (1973) [47]Calcium kinetic in endocrine osteopathies. Acta Endocrinol [Suppl] (Kbh) 177:113
Pahlke G, Schmitt-Rohde JM, Bartelheimer H (1960) Bioptische Knochenbefunde bei Hypothyreose. Klin Wochenschr 38:919–923
Parfitt AM, Dent CE (1970) Hyperthyreoidismus and hypercalcaemia. Q J Med 34:171–187
Rasmussen H (1974) Die hormonale Steuerung der Knochenzellfunktion. Triangel 12:103–110
Reisert PM (1966) Endokrin bedingte Osteoporosen. Med Klin 61:1021–1026
Reiss E, Canterbury JM (1971) Genesis of hyperparathyreoidismus. Am J Med 50:679–685
Riggs BL, Randall RV, Wahner HW, Jowsey J, Kelly FJ, Singh M (1972) The nature of metabolic bone disorder in acromegaly. J Clin Endocrinol Metab 34:911–918
Ritz E, Bommer J, Krempien B, Andrassy K (1974) Osteopathien und Calciumstoffwecsel. Verh Dtsch Ges Inn Med 80:609–616
Samizadeh A, Marinkas H, Loew H (1976) Knochenendesitometrische Befunde bei renaler Osteopathie. Med Welt 27:2274–2275
Schulz A, Sommer E, Delling G (1973) The antagonistic effect of parathyroid hormone (PTH) and estrogens on bone remodelling in ovarectomized rats. Acta Endocrinol [Suppl] (Kbh) 177:166
Vittali HP (1970) Knochenerkrankungen. Histologie und Klinik. Sandoz
Wernly M (1971) Der primäre Hyperparathyreoidismus. In: Labhardt A (Hrsg) Klinik der inneren Sekretion, 2. Aufl. Springer, Berlin Heidelberg New York, S 940–972
Wilde CD, Jaworski ZF, Villanueva AR, Frost HM (1973) Quantitative histologic measurements of bone turnover in primary hyperparathyreoidismus. Calcif Tissue Res 12:137–142

VIII. Wirbelsäulenerkrankungen bei Erkrankungen des hämatopoetischen Systems

Von

R. Filchner

Mit 5 Abbildungen

Es gibt eine Zahl von Krankheiten des hämatopoetischen Systems, die mit Veränderungen im Bereich des Skeletts einhergehen, ohne daß diese Veränderungen jedoch als pathognomonisch angesehen werden können. Die Diagnose all dieser Blutkrankheiten kann – auch wenn die Röntgenbilder mitunter ziemlich charakteristisch erscheinen – einzig und allein anhand der Blutbefunde und der Probeexzision gestellt werden. Unter den Begriff der myeloproliferativen Syndrome gruppiert man die Blutkrankheiten ein, die sich durch Hyperplasie eines oder mehrerer Zellstämme der Hämatopoese auszeichnen. In dieser Gruppe sind sehr zahlreiche Skelettveränderungen bekannt.

Ätiologie, Klassifikation, Morbidität und Mortalität der Leukämien s. „Arthropathien bei Erkrankungen des hämatopoetischen Systems (Leukämien)", Handb. d. inn. Medizin, Bd. VI, Teil 2 B

Aber auch *Erkrankungen des roten Blutbildes (Anämien)* zeichnen sich durch besonders charakteristische Veränderungen des Knochens aus. Anämien gehören zu den häufigsten Krankheitszeichen der Medizin. Sie können Ausdruck einer eigentlichen Blutkrankheit sein, sind aber viel häufiger Begleiterscheinungen und Symptom eines anderen Grundleidens. Die Einteilung der Anämien ist vielfältig, die übersichtlichsten Verhältnisse bringt eine Unterscheidung nach dem Entstehungsmodus. Die Ursache der Anämien kann entweder in einem verstärkten Abbau der roten Blutkörperchen, der von den Bildungsstätten nicht ausreichend kompensiert werden kann (hämolytische Anämie), oder in einer ungenügenden Produktion von Erythrozyten liegen, oder ein akuter oder chronischer Blutverlust kann auslösend sein. Sowohl gesteigerte Hämolyse als auch unzulängliche Blutbildung sind ursächlich wiederum sehr verschieden, so daß sich auf diese Weise schon vielfache Untergruppen ergeben. Pathogenetisch nichts präjudizierend und daher auch heute noch viel verwendet sind Einteilungen nach morphologischen Gesichtspunkten (Begemann 1975). Der Verlauf und die Prognose ist von der Art der Entstehung der Anämie, von der Dauer, dem Ausmaß und den zahlreichen Begleitkrankheiten abhängig.

Die *röntgenologisch faßbaren Skelettveränderungen* treten in Erscheinung in Form von Osteoporose, Osteosklerose, Osteolyse, periostaler Knochenreaktion. (Pathologisch-anatomische Gesichtspunkte s. „Arthropathien bei Leukämien", Handb. d. inn. Medizin, Bd. VI, Teil 2B).

In der Gruppe der Erkrankungen des roten Blutbildes zeichnet sich besonders wegen seines charakteristischen Knochenbildes ein rezessives Erbleiden die *Thalassaemia major (Cooley-Anämie)* aus. Das klinische Bild ist gekennzeichnet durch eine chronische hämolytische Anämie, deren Ausmaß davon abhängt, ob der genetische Status homozygot oder heterozygot ist. Häufigstes Vorkommen ist in Italien, Griechenland und der Türkei, aber auch der Nahe Osten und Indien, Thailand und China sind betroffen. Durch starke Zunahme der Zahl der Gastarbeiter aus dem Mittelmeerraum wird die Thalassaemia major auch in deutschen Krankenhäusern relativ häufig diagnostiziert.

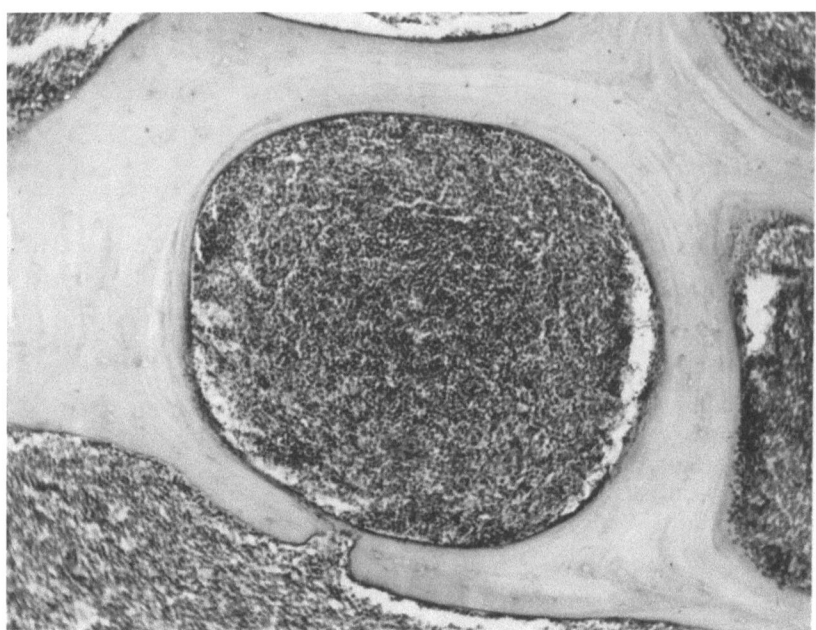

Abb. 1. Akute Myeloblastenleukämie. Schnitt durch einen Wirbel. Knochengewebe vollkommen unberührt. Knochenmark rein myeloblastär. Mann 53 Jahre (SN. 64/40 Path. Inst. St. Gallen). (Freundlichst überlassen von Herrn Prof. Dr. E. UEHLINGER, Path. Inst. Zürich)

Klinisch findet sich eine schwere Erythroblastenleukämie mit Vergrößerung der Leber und sehr starker Milzvergrößerung, retardiertes Wachstum und Skelettreifung, Genu-valgum-Deformität, mongoloider Gesichtsausdruck, blasse Hautfarbe mit gelblichbraunem Unterton ohne stärker ausgebildeten Ikterus. Nur wenige der Erkrankten erreichen das Jugend- oder gar das Erwachsenenalter, oft sterben die Kinder bereits in den ersten Lebensjahren. Die für das Krankheitsbild typischen und sehr eindrucksvollen röntgenologisch sichtbaren Knochenveränderungen sind der, durch die streifenförmige Trabekelzeichnung charakteristische Bürstenschädel sowie die kleinen Hand- und Fußknochen, denen durch kortikale Atrophie und grobe Trabekelstruktur ein wabenförmiges Aussehen verliehen wird. Spontanfrakturen sind selten, trotz der erheblichen Knochenrarefizierung, die alle Skeletteile, besonders auch die Wirbel befallen kann, dagegen sind Knochendeformierungen sehr häufig (CAFFEY 1957). Die Veränderungen sind durch die intramedulläre Expansion des hyperplastischen Knochenmarks bedingt. Die Skelettmanifestationen sind oft schon vom 3. Lebensmonat an erkennbar (AKSOY 1967), treten aber zwischen dem 4. und 10. Lebensjahr besonders deutlich in Erscheinung.

Bei der *Thalassaemia minor* sind die beschriebenen röntgenologischen Veränderungen – wenn überhaupt – nur in leichter Form vorhanden. Durch einen relativ milden Verlauf zeichnet sich die *Thalassaemia intermedia* aus, so daß das Erwachsenenalter erreicht werden kann bei sonst typischen hämatologischen Befunden für die Cooley-Anämie. Besonders stark ausgeprägt sind durch die relativ lange Überlebenszeit die chronischen Komplikationen, man findet u.a. eine erhebliche Osteoporose der Wirbelsäule mit der daraus resultierenden, mehr oder weniger starken Deformierung einzelner Wirbelkörper. Die Röhrenknochen sind plump, erscheinen aufgebläht und durchsichtig (Glasknochen), die Knochenbälkchen sind durch das mächtig wuchernde Mark zum Verschwinden gebracht. Bei länger überlebenden Patienten findet man später wieder zunehmende Knochendichte, jedoch gleichbleibende Dünne der Kortikalis. Die Gelenke bleiben immer frei, Frakturen sind selten. Diese Knochenveränderungen haben große differentialdiagnostische Bedeutung, da sie immer deutlich in Erscheinung treten (AKSOY 1967).

Die *Sichelzellenanämie (Drepanozytose)* ist die weitestverbreitete Hämoglobinopathie in homozygoter Form mit vererbbarer und angeborener chronischer hämolytischer Anämie, während die heterozygote Form nur geringe Krankheitszeichen aufweist. Sie wird überwiegend bei Negern angetroffen (auch Mulatten und Weißen, besonders Mittelmehranwohner) und ist vorwiegend eine Krankheit des Kindesalters. Bei der homozygoten Form (S-S) der Sichelzellenkrankheit erreichen im Gegensatz zu der heterozygoten Form (Sichelzellenanlage) nur wenige Patienten das Erwachsenenalter, und kommen bereits im ersten Lebensjahrzehnt ad Exitum. Pathognomonisch für die Krankheit ist eine Sichelung der Erythrozyten (Sichelzellenbildung) die in vitro unter Sauerstoffabschluß der Erythrozyten sichtbar gemacht werden kann. Beweisend für das Vorliegen der Krankheit ist der Nachweis von Hämoglobin S. Klinische Symptome werden nur bei der homozygoten HBS-Anlage angetroffen, sie sind von Patient zu Patient sehr verschieden, ebenso wie das Manifestationsalter. Die Vererbung der HBS-Anlage erfolgt nicht geschlechtsgebunden, es konnte jedoch ein geringes Überwiegen des weiblichen Geschlechts festgestellt werden. In den USA sind durchschnittlich 8,5% der Neger Anomalieträger (MYERSON et al. 1959), die homozygote Form wird jedoch nur in 0,3–1,3% beobachtet. Das pathognomonische Symptom der Sichelform der Erythrozyten zeigt sich also in vitro, nicht im strömenden Blut. Es bestehen hämolytische Krisen, Ikterus und Milztumor, abdominale Koliken, Dyspnoe, Beingeschwüre und Gelenkschwellungen. Die Dauer der Krisen wird i.allg. mit 5–7 Tagen angegeben, die Intervalle zwischen den einzelnen Krisen sind sehr unterschiedlich und reichen von Tagen bis zu Jahren (JENKINS et al. 1960). Remissionen mit Rückbildung der Anämie und des Ikterus werden nur sehr selten beobachtet. Pathologisch-anatomisch trifft man Gefäßschädigungen, Infarkte, Thrombosen und Herdnekrosen im Knochen, wie man sie auch nach Traumen und bei Caissonarbeitern findet (COCCHI 1952).

Gelenkschmerzen können zusammen mit kardialen Störungen und Fieber, sowie Leukozytose ein rheumatisches Fieber vortäuschen, starke Knochenschmerzen lassen an Osteomyelitis und Knochennekrosen denken. Das Knochenmark zeigt eine Hyperplasie der Erythropoese, wobei Normoblasten überwiegen. Gesichelte rote Vorstufen finden sich gelegentlich.

Für die Osteoporose und die Erweiterung der Markräume ist die Hyperplasie des Knochenmarks verantwortlich, die bei Kindern besonders ausgeprägt ist. Dies ist auch röntgenologisch faßbar. Die während der Krisen auftretenden Knochenschmerzen sind bedingt durch Knocheninfarkte durch Thrombosierung kleiner Blutgefäße und aseptische Nekrosen. Vereinzelt werden auch Gelenkschwellungen und -rötungen beobachtet, häufiger kommt jedoch eine Druckempfindlichkeit der Knochen vor. Besonders charakteristisch sind Schwellungen der Hand und des Fußes (Hand-Fuß-Syndrom), Sichelzellendaktylitis, so daß das Vorhandensein bei Negerkindern auf eine Sichelzellenanämie verdächtig ist, auch bei sonst fehlender Symptomatik (CHUNG u. RALSTON 1971; CHARACHES u. PAGE 1967; WATSON et al. 1961). Auch wurden vermehrt akute Leukämien in Verbindung mit Sichelzellenanämie gefunden (GOLDIN et al. 1953).

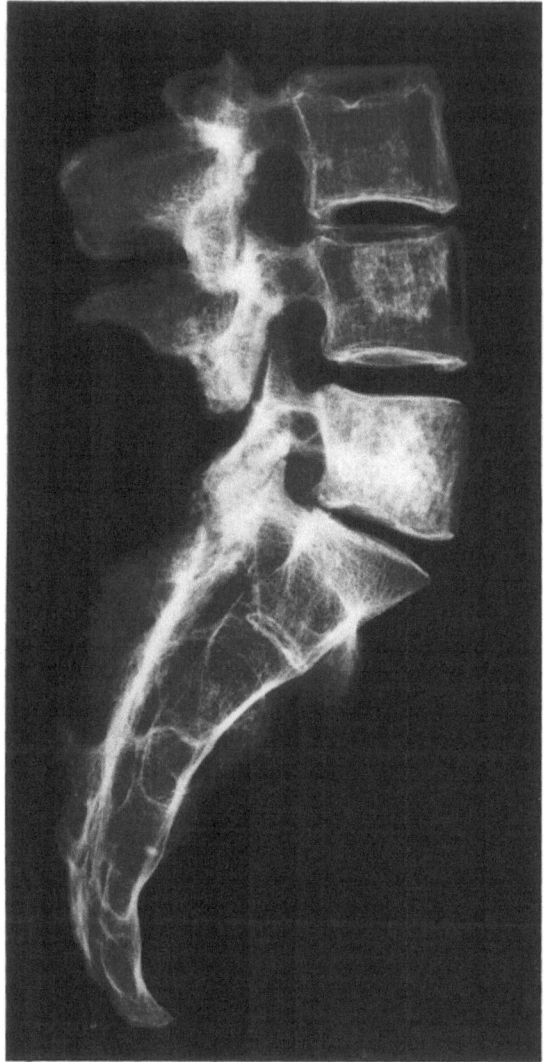

Abb. 2a, b. Hämolytische Anämie, L.A., ♀, 48 Jahre. Hochgradige Osteosklerose. (Freundlichst überlassen von Herrn Prof. Dr. E. Uehlinger, Path. Inst. Zürich)

Die röntgenologisch faßbaren Skelettveränderungen bei der Sichelzellenanämie entsprechen denen der Thalassämie, sie sind jedoch oft nicht so deutlich ausgeprägt und weniger häufig, jedoch ebenfalls Folge des stark proliferierenden Knochenmarks. Die Veränderungen sind im Jugend- und Erwachsenenalter häufiger als bei Kindern und zeitweise rückbildungsfähig. Besonders betroffen sind u.a. (Schädel-, Röhren-, Hand-, Fußknochen) die Wirbelkörper durch Osteoporose mit Verbreiterung des Markraumes und mit Verschmälerung der Kortikalis. Die mit fortschreitendem Alter zunehmende Osteoporose führt nicht selten zur Zerstörung der Wirbelkörper, die schließlich Kompressionsfrakturen im unteren Brust- und Lumbalbereich auslösen. Oft sind die thorakale Kyphose

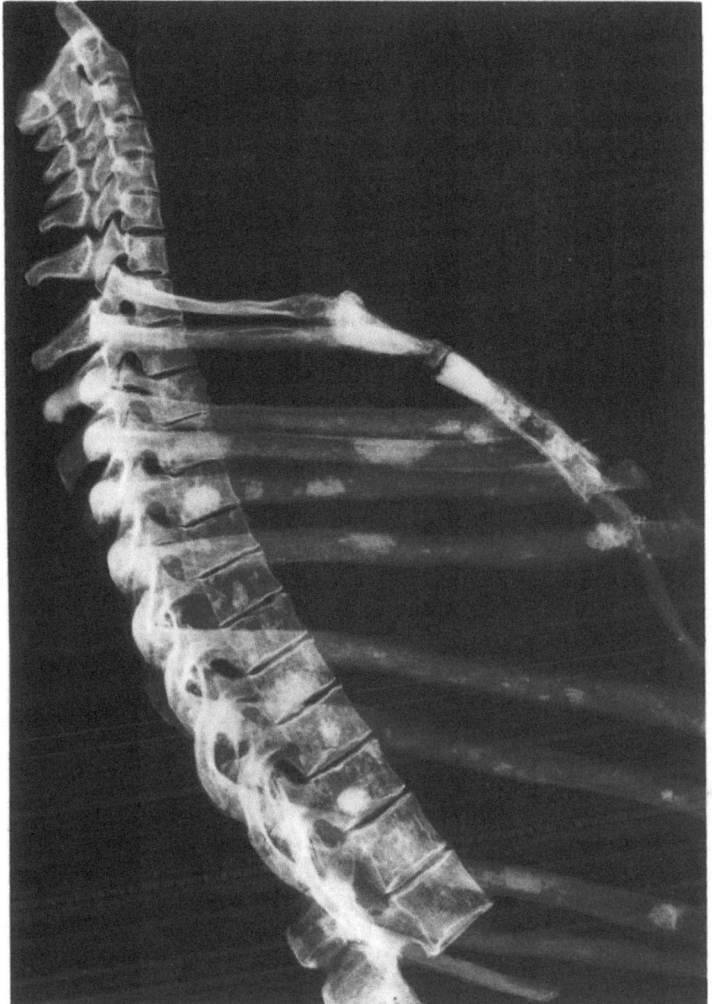

Abb. 2b

und lumbale Lordose der Wirbelsäule verstärkt. Es wurde jedoch bei Erwachsenen auch Knochenbildung mit unterschiedlicher Dichte und fleckiger Anordnung im Sinne einer Osteosklerose im Röntgenbild beobachtet (ALAVI et al. 1974). ESPINOZA et al. (1974) fanden schwere Veränderungen mit sklerosierten Bezirken und bikonkaven Wirbeldeformierungen in der Lendenwirbelsäule besonders ausgeprägt.

Auch bei der *Eisenmangelanämie* kann man bei entsprechend langer Dauer röntgenologisch Skelettveränderungen nachweisen (AKSOY u. ERDEM 1966). Die Eisenmangelanämien bilden die Hauptgruppe der hypochromen Anämien (BEGEMANN u. KABOTH 1974). Sie sind Farbstoffmangelanämien und entstehen, wenn nach dem Ausschöpfen der Eisenspeicher nicht mehr genügend Eisen zur Hämoglobinbildung zur Verfügung steht.

Ätiologisch und pathogenetisch kommen drei Ursachen als auslösende Faktoren in Frage: Blutverlust, verminderte Eisenresorption und gesteigerter Eisenverbrauch. Mehr als 80% aller Eisenmangelanämien finden sich bei Frauen. In manchen Gegenden Indiens und Afrikas sind teilweise über 50% der Bevölkerung betroffen (Foy et al. 1952), besonders in Gebieten mit ungenügender, an tierischem Protein armer Ernährung und mit starker Verbreitung von Darmparasiten. Bei amerikanischen Kindern zwischen $1^1/_2$ und 3 Jahren fand sich eine Häufigkeit von 20% (Beutler et al. 1963). Nach Untersuchungen in England haben 16% der jungen Mädchen und nur 1–3% junge Männer Eisenmangelanämien (Brumfit 1960; Jakobs et al. 1965). Auch in Deutschland fand man bei einem Kollektiv von über 1000 weiblichen Versuchspersonen zwischen Menarche und Menopause bei 47,2% einen Eisenmangel (Seibold et al. 1965). Die klinischen Symptome der Eisenmangelanämie sind Müdigkeit und Leistungsschwäche, Kopfschmerzen, Konzentrationsschwäche und Schlafstörungen.

Im Knochenmark findet sich eine Hyperplasie der Erythropoese mit Linksverschiebung, die um so deutlicher wird, je schwerer der Eisenmangel ist. Charakteristisch ist das Vorherrschen von unreifen roten Vorstufen (Reifungsdissoziation zwischen Kern und Zytoplasma).

Skelettveränderungen können auftreten bei langeandauernden schweren Eisenmangelanämien, die seit frühester Kindheit bestehen. Ähnlich wie bei angeborenen hämolytischen Anämien (z.B. Thalassaemia major) kann man außer der Erweiterung des Diploeraumes am Schädel im übrigen Skelett trabekuläre Knochenzeichnung und Osteoporose röntgenologisch nachweisen (Aksoy u. Erdem 1966). Auch bei der *perniziösen Anämie* ist die Knochensubstanz von den schweren Stoffwechselveränderungen betroffen, kalzipenische Osteopathien sollen sich bei ca. 80% der Perniziosa finden (Boll u. Schmitt-Rohde 1957). Die Veränderungen zeigen sich hauptsächlich als Osteoporose von verschiedenem Schweregrad und Ausdehnung.

Zu den Erkrankungen mit Skelettveränderungen gehört auch die *Osteomyelosklerose* bzw. Osteomyelofibrose (osteosklerotische Anämie des Erwachsenen). Das Krankheitsbild ist als nosologische Einheit umstritten, ätiologisch und pathogenetisch weitgehend ungeklärt und ist charakterisiert durch die klassische Symptomentrias Markfibrose, erythromyeloisches Blutbild und Milztumor mit metaplastischem Blutbild (Rohr 1956). In den frühen Anfangsstadien sind röntgenologisch am Skelett zunächst keine eindeutigen Veränderungen festzustellen. In ca. 50% wird das Röntgenbild doch typisch: endostale Spongiosklerose mit teilweise recht erheblicher Vermehrung der Knochensubstanz, Einengung der Markräume und bindegewebiger Verödung des Knochenmarks (Stodtmeister et al. 1953). Es entsteht eine Hyperostose der Kortikalis an platten Knochen sowie an den langen Röhrenknochen mit ungleichmäßiger Verdickung. Besonders an den Wirbelkörpern erkennt man teils herdförmige, teils diffus verwaschene Spongiosastruktur, z.T. mit wabigen Aufhellungen, sowie unscharfe Begrenzung zur insgesamt verdickten Kortikalis hin. Parallel dazu oder isoliert treten, besonders im Frühstadium, auch osteoporotische Veränderungen auf. Im Röntgenbild erscheint der Knochen entsprechend der Vermehrung der Knochensubstanz verdichtet. Meist sind diejenigen Skelettabschnitte besonders betroffen, die normalerweise zellbildendes Mark enthalten. Nach Stodtmeister et al. (1953) besteht die typische Veränderung jedoch in einer unregelmäßigfleckigen Struktur, wobei die „helleren" Stellen im Gegensatz zu osteolytischen Prozessen nicht durch Osteolyse hervorgerufen sind, sondern Bezirke darstellen, in denen die Verdichtung weniger stark ausgeprägt ist.

Die Osteomyelosklerose hat aufgrund der klinischen Symptomatik enge Beziehungen zu Polycythaemia vera, chronischer myeloischer Leukämie, essentieller Thrombozythämie und Erythroleukämie, auch sind einwandfrei Übergänge der einen Krankheitsform in die andere beobachtet worden. So wurden diese klinisch und in ihrem Verlauf recht verschiedenen Krankheitsbilder in dem Begriff des myeloproliferativen Syndroms zusammengefaßt (DAMASHEK 1961; NILES et al. 1959). Eine exakte Differentialdiagnose ist unerläßlich, weil jede dieser Krankheiten eine spezielle Therapie erfordert. Beim Übergang einer Osteomyelosklerose in eine chronische myeloische Leukämie wird der Nachweis eines vorher nicht vorhandenen Philadelphia-Chromosoms gefordert (BRAUNSTEINER u. LARRIEU 1964). Pathogenetisch besteht die Annahme, daß die Erkrankung außer einer entzündlichen Genese einen leukämieartigen Charakter hat (BOURONCLE u. DOAN 1962; LEWIS u. SZUR 1963; DAMASHEK u. GUNZ 1964) und einen autonom-proliferativen Prozeß des Retikulums darstellt (FISCHER u. KLINGHARDT 1958; ROHR 1956). Häufig geht die Osteomyelosklerose im Finalstadium in eine akute Paramyeloblastenleukose über.

Die *Lymphogranulomatose* steht zahlenmäßig an der Spitze aller malignen Lymphome. Im Gegensatz zur Altersverteilung der chronischen lymphatischen Leukämie stellt sie eine Erkrankung dar, die eine zunehmende Erkrankungshäufigkeit in den höheren Lebensjahren zeigt (DÖKKEN 1960), während die chronische lymphatische Leukämie eine deutliche Plateaubildung in den mittleren Lebensjahrzehnten aufweist.

Die Skelettbeteiligung bei der Lymphogranulomatose ist hoch und wird mit 30% angegeben (BEGEMANN u. KABOTH 1974). Die betroffenen Herde des Skelettsystems machen sich durch einen lokalisierten, intermittierenden oder anhaltenden Schmerz bemerkbar, wobei dies dem röntgenologischen Nachweis bereits um Monate vorausgehen kann. Der typische Alkoholschmerz im Bereich des betreffenden Herdes läßt oft als erstes auf den Knochenbefall schließen. Röntgenologisch kann man unterscheiden zwischen osteolytischen, osteosklerotischen, periostalen und osteoporotischen Veränderungen (D'ERAMO u. DE GAETANO 1955), die manchmal nebeneinander bei einem Patienten vorkommen (MUSSHOFF et al. 1964). Natürlich gelingt der röntgenologische Nachweis erst von einer gewissen Ausdehnung an. Man rechnet bei etwa $^{1}/_{3}$ der Erkrankten mit einem Knochenbefall, wobei am meisten die Wirbelsäule befallen ist. (In abnehmender Häufigkeit sieht man Veränderungen am Becken mit Iliosakralfugen, Brustbein, Rippen, Schädel und Extremitäten.) Diskutiert wird bezüglich des Entstehungsmodus ein Übergreifen von benachbarten erkrankten Organen, hämatogene Streuung oder eine unmittelbare intraossale Entstehung aus erkranktem lymphatischem Gewebe des Knochenmarks (KABELITZ 1950). Diese zuletzt genannte Annahme stützt sich auf die Beobachtung des primären Auftretens einer Lymphogranulomatose im Skelett und die vorwiegende Ausbildung der Herde im blutreichen, blutbildenden Knochenmark.

Ein Knochenbefall verschlechtert die Prognose der Erkrankung nicht, solange er isoliert auftritt (SCHWARZ 1974). Ein langzeitiger Knochenbefall an der Wirbelsäule kann jedoch, je nach Schweregrad und Ausdehnung der Osteoporose, zum Zusammensintern der Wirbel führen.

Erwähnenswert ist, daß die Knochenherde relativ gut auf Strahlentherapie reagieren und daß die z.T. sehr heftigen Schmerzen bei ossärem Befall auf Phenylbutazon (bis zu 3mal tägl. 400 mg oral) gut ansprechen.

Das *großfollikuläre Lymphoblastom* weist ebenfalls eine Skelettbeteiligung der Wirbelsäule (und des Schädels) auf, die mit 15% angegeben wird. Die

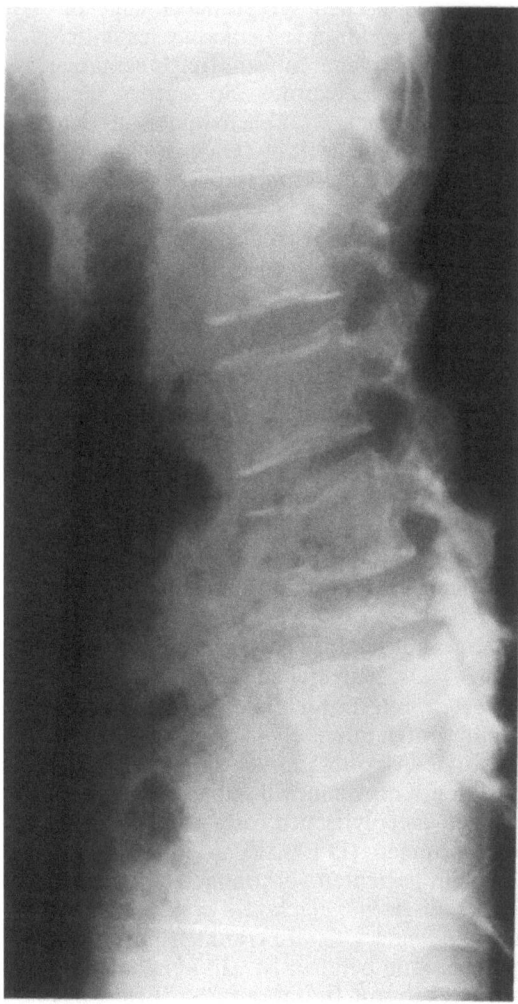

Abb. 3. Lymphogranulomatose. Röntgenbild der LWS: Osteolysen in LWK 3 und 4. LWK 4 ist total zusammengesintert. (Freundlichst überlassen von Herrn Priv. Doz. Dr. G. HARTWICH, Medizinische Klinik der Universität Erlangen-Nürnberg Direktor Prof. Dr. L. DEMLING)

Herde können je nach Lokalisation und Ausdehnung zu Spontanfrakturen führen, darüber hinaus führen hier jedoch auch Tumorbildungen im Bereich der Wirbelsäule zu schweren neurologischen Ausfallserscheinungen.

Bei der *chronischen lymphatischen Leukämie* ist eine Skelettmanifestation mit 7% gesichert. Die Skelettbeteiligung ist jedoch häufiger, als man aufgrund der von den Kranken geklagten Beschwerden annehmen sollte. Röntgenologisch findet man meist das Bild einer Osteoporose, aber auch Verdichtungen, periostale Infiltrate und umschriebene Neubildungen kommen vor. Osteolytische Knochenveränderungen sind selten. Durch lymphatische Infiltration des Knochenmarks wird die Kortikalis aufgelockert und die Trabekelstruktur gestört (s. ,,Arthropathien bei Leukämien", Skelettbeteiligung).

Bei der *malignen Retikulose* findet sich eine hohe Skelettmanifestation von 30%. Der Knochenbefall äußert sich hauptsächlich in Form einer diffusen schmerzhaften Demineralisierung. Röntgenologisch findet sich das Bild einer

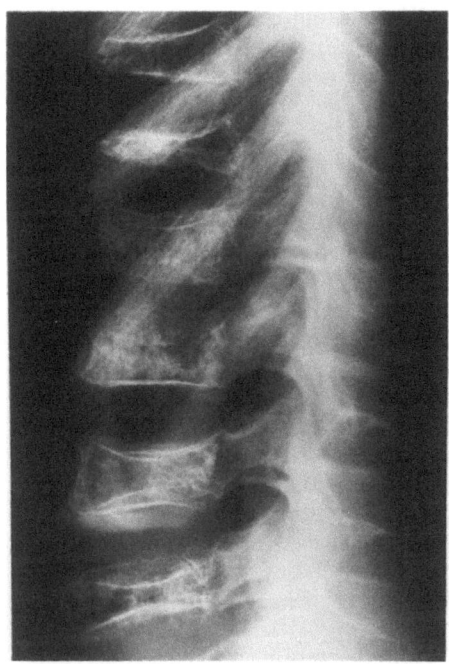

Abb. 4. Paramyeloblastenleukämie, A.E. ♀ 3³/₄ Jahre. Fleckige Osteolyse mit Keil-, Platt- und Fischwirbeln, hochgradige Osteoporose und Quellung der Zwischenwirbelscheiben. (Freundlichst überlassen von Herrn Prof. Dr. E. UEHLINGER, Path. Inst. Zurich)

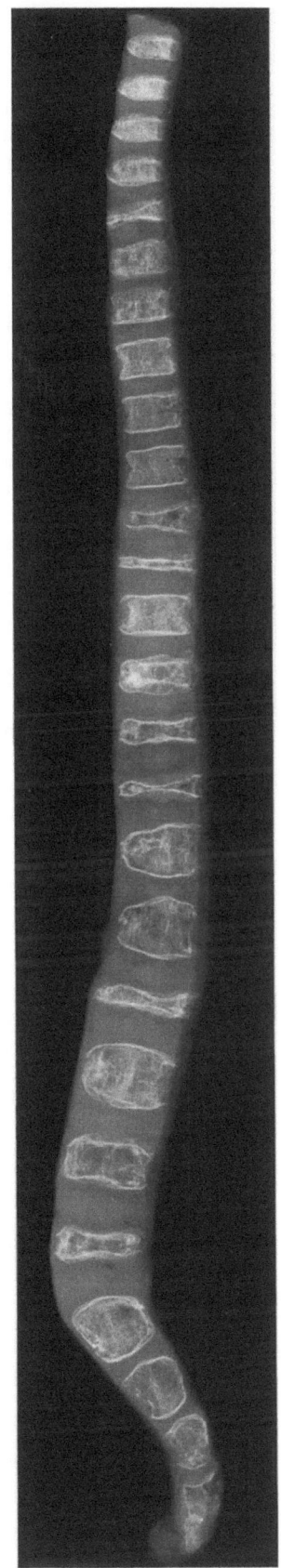

Abb. 5. Paramyeloblastenleukämie, G.N., ♂, 2¹/₂ Jahre. Ausgedehnte Zerstörung der Wirbelkörper. (Freundlichst überlassen von Herrn Prof. Dr. E. UEHLINGER, Path. Inst. Zürich)

Osteoporose, jedoch ist auch Periosthyperplasie beschrieben worden. *Retikulosarkome des Knochens* finden sich an der Wirbelsäule seltener, jedoch sind im Gegensatz zur Lymphogranulomatose alle Herde osteolytisch, es kommt aber auch endostale und periostale Knochenneubildung vor. (Bevorzugte Lokalisation sind die langen Röhrenknochen, besonders die Übergangszone Diaphyse-Metaphyse.)

Beim *Ewing-Sarkom* sind vorwiegend die Röhrenknochen befallen, aber auch Wirbelsäule und Becken sind häufige Lokalisation. Typisch ist eine auffallende Schmerzhaftigkeit mit vorhandener Rötung, die auch an eine Osteomyelitis denken läßt. Röntgenologische Besonderheit ist die Osteolyse bei periostaler Frühreaktion (UEHLINGER 1964).

Die Skelettbeteiligung bei *der Skelettform (ossäre Form)* des *M. Gaucher* wird mit 74% angegeben. Wenn auch alle knöchernen Anteile befallen sein können, ist doch die Wirbelsäule am häufigsten betroffen. Nach PICK (1927) ergeben sich aus der pathologsich-anatomischen Eigenart der Skelettlokalisation des M. Gaucher bestimmte röntgenologische Zeichen und Veränderungen wie Demineralisation, unregelmäßige Sklerosierung, Nekrosen und Gelenkspaltverschmälerung. Auch bei stärkerer Deformierung der Wirbelsäule, die später zum Gibbus führt, erweist sich die Oberfläche der großen Knochen stets glatt, da die Gaucher-Zellinfiltration der Markräume zwar bis an die Oberfläche der Kortikalis vordringt, sich aber immer auf den Bereich des Knochens beschränkt. Die benachbarten Bandscheiben der zusammengebrochenen Wirbelkörper bleiben erhalten.

Die beschriebenen röntgenologischen Veränderungen von Osteolyse, Osteoporose, Osteosklerose und periostaler Knochenneubildung sind für die angeführten Krankheitsbilder nicht allein typisch. Metastasen solider Tumoren, aber auch bakterielle Osteomyelitisherde können die gleichen Bilder hervrrufen. Die diffuse Osteoporose ist bei älteren Patienten oft nicht von der häufigen Altersosteoporose zu unterscheiden (UEHLINGER 1952).

Literatur

Aksoy M (1967) Thalassämie-Formen. Forsch Prax Fortbild 18:61

Aksoy M, Erdem S (1966) Roentgenographic bone changes in chronic iron deficiency anemia. A study in twelve patients. Blood 27:677

Alavi A, Bond JP, Kuhl DF, Creech RH (1974) Scan detection of bone marrow infarcts in sickle cell disorders. J Nucl Med 15:1003

Begemann H (1975) Klinische Hämatologie, 2. Aufl. Thieme, Stuttgart, S 175–181

Begemann H, Kaboth W (1974) Die Lymphogranulomatose. In: Begemann H (Hrsg) Handbuch der inneren Medizin, 5. Aufl., Bd II/5, Springer, Berlin Heidelberg New York, S 105–212

Beutler E, Fairbanks VF, Fahey JI (1963) Clinical disorders of iron metabolism. Grune & Stratton, New York

Boll J, Schmitt-Rohde JM (1957) Osteoporose bei der perniciösen Anämie. Ärztl Wochenschr 12:419

Bouroncle BA, Doan CA (1962) Myelofibrosis. Clinical hematologic and pathologic study of 110 patients. Am J Med Sci 243:697

Braunsteiner H, Larrieu MJ (1964) Thrombopathie und Thrombasthenie. In: Heilmeyer L, Hittmaier A (Hrsg) Handbuch der gesamten Hämatologie, Bd V/1. Urban & Schwarzenberg, München

Brumfit W (1960) Primary iron-deficiency anemia in young men. Q J Med 29:1

Caffey J (1957) Coolys anemia: A review of the roentgenographic findings in the skeleton. Am J Roentgenol 78/3:381

Charaches S, Page DL (1967) Infarction of bone marrow in the sickle cell disorders. Am Intern Med 67:1195

Chung StMK, Ralston EL (1971) Necrosis of the humeral head associated with sickle cell anemia and its genetic variants. Clin Orthop 80:105

Cocchi U (1952) Röntgendiagnostik der Knochenveränderungen bei Blutkrankheiten. Fortschr Röntgenstr 77:253

Damashek W (1961) Some speculations on myeloproliferative syndromes. Blood 6:372

Damashek W, Gunz F (1964) Leukemia. 2nd edn. Grune & Stratton, New York London

D'Eramo N, Gaetano G de (1955) Le alterazinoni ossee nel linfogranuloma. Gaz intern Med Chir 60:1187

Dökken H (1960) Über die Altersverteilung der Lymphogranulomatose. Klin Wochenschr 38:944

Espinoza LR, Spilberg J, Osterland CK (1974) Joint manifestations of sickle cell disease. Medicine Baltimore 53:295

Fischer E, Klinghardt GW (1958) Osteomyeloretikulose mit Gicht. Acta Haematol (Basel) 19:82

Foy H, Kondi A, Hargreaves A (1952) Anemias of Africans. Trans R Soc Trop Med Hyg 46:327

Goldin AG, Kelty KC, Beard MF (1953) Sickle cell anemia terminating in acute myeloblastic leukemia. Am Intern Med 39:930

Jakobs A, Kilpatrick GS, Withey JL (1965) Iron-deficiency anemia in adults: Prevalence and prevention. Postgrad Med J 41:418

Jenkins ME, Scott RB, Baird LR (1960) Sudden death during sickle cell anemia crises in young children. J Pediatr 56:30

Kabelitz H-J (1950) Klinische und hämatologische Beobachtungen zur Entwicklung lymphatischer Keimzentren im Knochenmark. Acta Haematol (Basel) 3:347

Lewis SM, Szur L (1963) Malignant myelosclerosis. Br Med J II:472

Musshoff K, Busch M, Kaminski H (1964) Lymphogranulomatose (Morbus Hodgkin) mit Knochenbefall. Fortschr Röntgenstr. 101:117

Myerson RM, Harrison E, Lohmiller WH (1959) Incidence and significance of abnormal hemoglobins. Report of a series of 1000 hospitalited negro veterans. Am J Med 26:543

Niles NR, Koler RD, Johnson RL, Smith DD, Dunlap WJ (1959) Myeloproliferative diseases. Clinical and pathological study of 69 cases. Am J Clin Pathol 31:222

Pick L (1927) Die Skelettform (ossäre Form) des Morbus Gaucher. Fischer, Jena, S 67–69

Rohr K (1956) Myelofibrose und Osteomyelofibrose (Osteomyeloretikulose-Syndrom). Acta Haematol (Basel) 15:209

Seibold M, Hannappel A, Florian AJ, Schmid E (1965) Die Verbreitung von Eisenmangelzuständen bei der weiblichen Bevölkerung. Münch Med Wochenschr 107:816

Schwarz L (1974) Die prognostische Bedeutung von Initialbefunden und die Art der ersten Therapie bei Lymphogranulomatosekranken. Dissertation, Universität München

Stodtmeister R, Sandkühler S, Laur A (1953) Osteosklerose und Knochenmarksfibrose. Thieme, Stuttgart

Uehlinger E (1952) Die Skelettveränderungen bei Leukämie. Fortschr Röntgenstr 77:253

Uehlinger E (1964) Geschwülste des retikoloendothelialen Systems. In: Heilmeyer L, Hittmair A (Hrsg) Handbuch der gesamten Hämatologie, Bd V/1. Urban & Schwarzenberg, München

Watson RJ, Burko H, Megas H, Robinson M (1961) The hand-foot syndrome in sickle cell disease in children. Am J Dis Child 102:603

IX. Wirbelsäulenerkrankungen bei Paraproteinämien

Von

G.L. Bach

Mit 2 Abbildungen und 6 Tabellen

Plasmazelldyskrasien umfassen mehrere Formen unkontrollierter, exzessiver Wucherungen bestimmter Zellklone. In den meisten Fällen werden diese Proliferationen von der Bildung großer Mengen von monoklonalen Gammaglobulinen begleitet, die den bekannten Immunglobulinen IgG, IgA, IgM, IgD und IgE zugehören. Diese „Paraproteine" als Folge der monoklonalen Gammopathien kommen beim multiplen Myelom meistens in der IgG-, IgA- und IgD- sowie bei der Makroglobulinämie Waldenström in der IgM-Klasse vor.

Als Basisstruktur haben die Immunglobuline im Molekülaufbau jeweils zwei schwere und zwei leichte Ketten. Erwartungsgemäß ergeben sich demnach (Tabelle 1) folgende bekannte Varianten der monoklonalen Gammopathien: IgG-, IgA-, IgM-, IgD-, IgE- und κ- oder λ-leichte Ketten-(Bence-Jones-)Paraproteinämien sowie α-, μ- und γ-Schwerkettenkrankheiten.

Zur Einteilung der monoklonalen Gammopathien

Die Tabelle 2 zeigt zwei mögliche Einteilungen der monoklonalen Gammopathien in Anlehnung an RITZMANN und LEVIN (1969) und SONNTAG (1978). Eine benigne Paraproteinämie kommt in der Bevölkerung im Alter über 25 Jahre (AXELSSON et al. 1966) in 1% vor, wobei im Knochenmark der Plasmazellgehalt meist unter 6% liegt und das M-Protein 2,0 g/100 ml Serum nicht übersteigt (AXELSSON u. HÄLLEN 1972; WALDENSTRÖM 1970).

1. Das multiple Myelom

Als Ursache der Paraproteinämien muß das multiple Myelom (Plasmozytom, Morbus Kahler) an erster Stelle genannt werden. Das Vorkommen des multiplen Myeloms wird auf 2–3 Fälle auf 100000 Einwohner geschätzt. Davon werden 80% nach dem 50. Lebensjahr diagnostiziert. Die Diagnose eines Plasmozytoms kann anhand der in Tabelle 3 aufgestellten Kriterien gemacht werden.

Unter den Paraproteinämien des multiplen Myeloms sind die vom IgG- und IgA-Typ am häufigsten. Seltener sind sie der IgD- und IgE-Klasse zuzuordnen (Tabelle 4). Die bisher bekannt gewordenen Fälle von IgE-Paraproteinämien zeigten keine Osteolysen.

Neben Karzinommetastasen ist das multiple Myelom der in der Wirbelsäule am häufigsten vorkommende Tumor. Im Schnitt liegt der Beginn der Erkrankung zwischen dem 45. und 60. Lebensjahr. Anfänglich bestehen lediglich uncharakteristische Allgemeinsymptome. Schmerzen wie bei einer Lumbago, Stauchungsschmerz und Interkostalneuralgie, denen später vor allem in der Brustwirbelsäule (Abb. 1) Spontanfrakturen mit einer Art Gibbusdeformität (Abb. 2) folgen, sind

Tabelle 1. Die verschiedenen Immunglobulinklassen des Menschen (vereinfacht)

Ig-Molekül bestehend aus	Klasse der Immunglobuline (Ig)				
	IgG	IgA	IgM	IgD	IgE
Schwere Ketten	γ	α	μ	δ	ε
Leichte Ketten	κ oder λ	κ oder λ	κ oder λ	κ oder λ	κ oder λ

Tabelle 2. Einteilung der monoklonalen Gammopathien

Eine mögliche Einteilung nach RITZMANN und LEVIN (1969):

1. Klassische symptomatische monoklonale Gammopathien beim multiplen Myelom (IgG-, IgA-, IgD- und Bence-Jones-Paraproteinosen), bei IgE-Paraproteinämie mit Plasmazellenleukämie, bei der Makroglobulinämie Waldenström (IgM-Paraproteinose) und den Schwerkettenkrankheiten (bisher bekannt α-, μ- und γ-H-Kettenerkrankungen).

2. Idiopathische asymptomatische monoklonale Gammopathien:
   a) Idiopathische monoklonale Gammopathien scheinbar ohne Verbindung zu lymphoplasmozytären Dyskrasien (Neoplasmen des Kolons, der Prostata, der Mamma, des weiblichen Genitaltrakts, des Magens und der Lunge). Hierher gehören auch Paraproteinämien bei myeloproliferativen Prozessen, Störungen im Lipidstoffwechsel, Diabetes mellitus, Leberzirrhose, Kollagenkrankheiten und andere.
   b) Idiopathische monoklonale Gammopathien beim Gesunden.

3. Familiäre monoklonale Gammopathien, die in der klassischen Form als familiäres Myelom oder familiäre Makroglobulinämie auftreten können. In der idiopathischen Form findet man bei Verwandten lediglich das Vorkommen von Paraproteinen.

Eine weitere mögliche Einteilung der monoklonalen Gammopathien nach SONNTAG (1978):

1. Benigne monoklonale Gammopathien
2. Multiples Myelom, Makroglobulinämie Waldenström
3. Schwerkettenkrankheiten
4. Andere Malignome (akute lymphatische, chronische myeloische, chronische lymphatische Leukämie; Lympho- und Retikulosarkom, solide Tumoren
5. Chronische Infekte: Autoimmun-Kollagenkrankheiten

Tabelle 3. Zur Diagnose des multiplen Myeloms

I. „A" Plasmazellen im Knochenmark > 10%
und
„B" Plasmozytom

II. „A" oder „B" und:
   a) Paraprotein im Serum
   b) Paraprotein im Urin
   c) Plasmazellen im Blut
   d) Knochenherde, wenn „A" > 30%

Ausdruck des häufigen Wirbelsäulenbefalles. Eine Zusammenfassung klinischer, röntgenologischer, laborchemischer und immunologischer Daten beim multiplen Myelom zeigt Tabelle 5 (BACK 1974, 1979).

Röntgenologisch ist im Frühstadium lediglich eine diffuse Osteoporose zu sehen. Mit fortschreitender Krankheit kommt es jedoch in 90% der Fälle zu

Tabelle 4. Klinische Daten der Myelom-Proteine und der Makroglobulinämie Waldenström

	IgD[a]	IgG	IgA	IgM	Bence-Jones (leichte Ketten)
Durchschnittsalter	56	63	65	50–70	57
Männer:Frauen	3:1	1:1	1:1	3:2	1:1
Osteolysen	häufig	häufig	häufig	sehr selten	häufig

[a] Nach JANCELEWICZ et al. (1975)

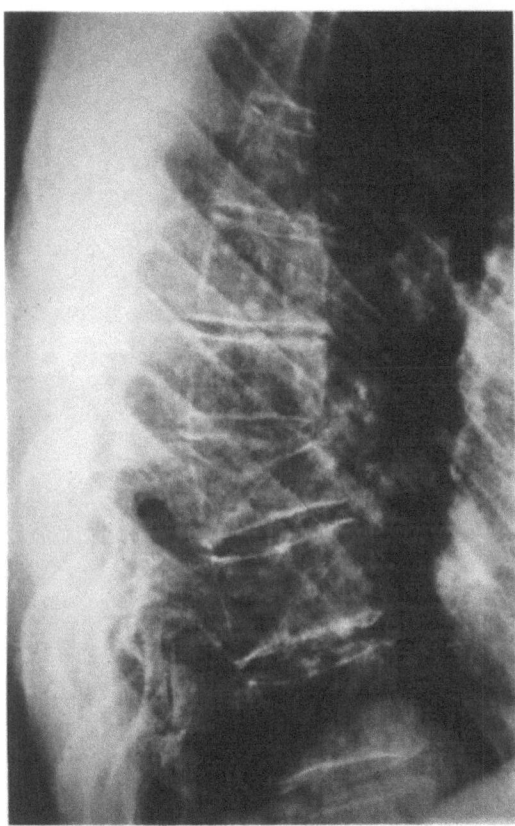

Abb. 1. Schichtaufnahme der Brustwirbelsäule bei multiplem Myelom mit Spontanfraktur eines Wirbelkörpers

nachweisbaren Skelettdestruktionen. Neben kleinen, im Durchmesser mehrere Millimeter großen Herden mit dem Bild der „gesprenkelten Wirbelsäule" kommen auch solche von mehreren Zentimetern vor. Durch Befall der Randzonen können kleine, meist multiple Substanzdefekte an den Konturen der Wirbelkörper auftreten. Im Wirbelkörper selber kommt es aber auch zu geringgradigeren Erscheinungen pathologischen Knochenumbaus. So erhält der befallene Wirbelkörper eine unregelmäßige Struktur, die ihn vom nichtbefallenen Wirbelkörper unterscheidet. Bandscheiben und Deckplatten bleiben relativ lange erhalten (BROCHER 1959; PAUL u. JUHL 1967).

Bei fehlender pathologischer Fraktur sind osteoblastische Reaktionen nur in Einzelfällen beschrieben worden (JESSERER 1971). Lokale solitäre Plasmozy-

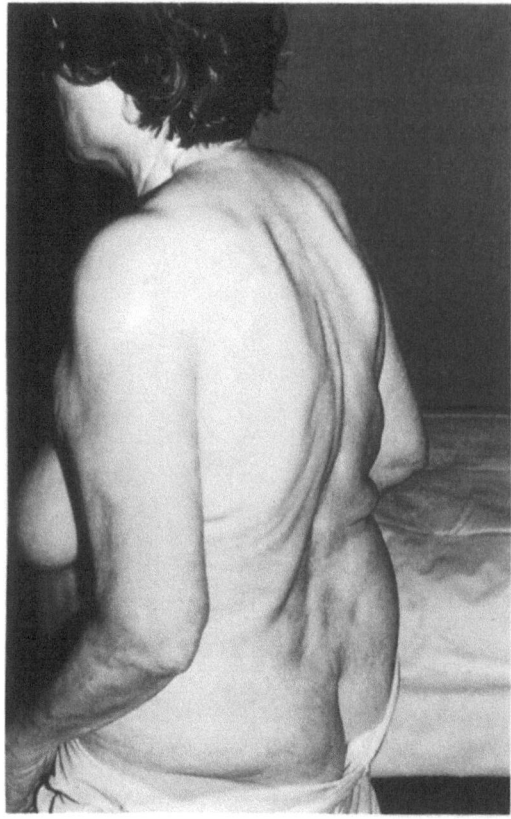

Abb. 2. Gibbus-ähnliche Deformität bei einer Patientin mit multiplem Myelom und Spontanfraktur von Wirbelkörpern

tome kommen an der Wirbelsäule auch vor; ihr Systembefall ist gewöhnlich nur eine Frage der Zeit.

Über gleichzeitiges Vorkommen solider Neoplasien, vor allem im Magendarmtrakt, den Brüsten und den Gallenwegen in etwa 15–19%, wurde beim multiplen Myelom berichtet (OSSERMAN 1978; WEITZEL 1958).

2. Andere Ursachen

Auch bei den Schwerkettenkrankheiten (γ- und μ-Kette) können osteolytische Herde beobachtet werden; sie sind jedoch selten. Osteolysen wurden bei der Schwerkettenkrankheit der α-Kette bisher noch nicht beschrieben (Tabelle 6).

In einzelnen Fällen ist auch bei der Makroglobulinämie Waldenström über Osteolysen berichtet worden (IMHOF et al. 1959; KAPPELER et al. 1958; WALDENSTRÖM 1958; WELTON et al. 1968), (Tabelle 4). Während kleinere Begleitmengen von monomerem niedermolekularem IgM bei einer Vielzahl der Fälle von Morbus Waldenström nachweisbar sind, wurden bisher nur wenige Fallbeschreibungen von fast gänzlich monomerer IgM-Paraproteinämie bei lymphoidzelliger

Tabelle 5. Klinische, röntgenologische, laborchemische und immunologische Befunde beim multiplen Myelom

Allgemein:

Schwäche und Müdigkeit, Unruhe, Nachtschweiß, „undulierendes" Fieber, hartnäckige „rheumatische Beschwerden": Kreuzschmerzen, Knochenklopfschmerz (z.B. Sternum, Rippen), manchmal Arthralgien, die das Bild einer chronischen Polyarthritis vortäuschen können; manchmal Polyurie und Polydipsie, gastrointestinale Beschwerden

Spezifisch:

Pathologische Frakturen und andere Skelettdeformitäten wie z.B. tastbare Knochendefekte am Schädel, Gibbus der Wirbelsäule, Verkürzung der Wirbelsäule

Infektabwehrschwäche:

z.B. Pneumonien

Labor:

Anämie (meistens normochrom und normozytär), Erythrozytenphagozytose, Rouleaux der Erythrozyten, stark beschleunigte BKS, manchmal Eosinophilie, Plasmazellen im Blut, Leukopenie, Thrombozytopenie

Hyperurikämie und Hyperkurikosurie (mit Uratsteinbildung; Gicht-Arthropathie ist jedoch selten), Hyperkalzämie, Hyperkalziurie

Nachweis von Paraproteinen (Zonenelektrophorese, Immunelektrophorese, Ultrazentrifuge; Bence-Jones-Protein im Serum und Urin)

Nachweis von Kryo-Paraproteinen
quantitative Abnahme der normalen Immunglobuline (Infektabwehrschwäche)
Nachweis von Plasmazellneoplasien im Knochenmarksausstrich
chronische milde Defibrinierung, defekte Blutgerinnung.

Komplikationen:

Erhöhte Viskosität des Blutes,
Hypervoluminämie, hämorrhagische Diathese.
Raynaud-ähnliches Phänomen, Ulzerationen und Gefäßverschlüsse (z.B. Retina)
Amyloidose: Neuropathie, Makroglossie, Herzbeteiligung, Hautknoten, Purpura, Alopezie, Karpal-Tunnel-Syndrom
Paraprotein-Nephrose; Nephrokalzinose; Nierenversagen
Neigung zu weiteren Neoplasien
Folgende Tumoren werden bei Patienten mit multiplem Myelom gehäuft gefunden: Karzinome des Darmes, der Brüste und des Gallentrakts

Neurologische Komplikationen:

Kompression des Rückenmarks oder von Nervenwurzeln durch Tumormassen oder Wirbelkollaps, Polyneuropathie infolge Infiltration perineuraler Strukturen durch Tumormassen, Gefäßverschlüsse mit Beeinträchtigung der motorischen und sensiblen Nerven, periphere Polyneuropathien

Literatur: Bernhard und Hensley (1969), Cohen und Canoso (1975), Engle und Wallis (1969), Goldberg et al. (1964), Goldberg et al. (1969), Osserman (1959), Ossermann (1978), Osserman und Takatsuki (1963), Snapper et al. (1953)

Infiltration des Knochenmarks und malignem Lymphom veröffentlicht (SOLOMON u. KUNKEL 1967; SPENGLER et al. 1978).

Bei einem M-Gradienten der Serumelektrophorese muß auch an andere Neoplasien mit Paraproteinämie und Wirbelsäulenbefall gedacht werden. Zu erwähnen sind die chronische Leukämie des Erwachsenen, die akute Leukämie des

Tabelle 6. Schwerkettenkrankheiten (H-Kettenerkrankungen, "heavy chain diseases")

	µ-Kette[a]	α-Kette[b]	γ-Kette[c]
Alter	40–80	20–40	40–70
Männer:Frauen	5:2	3:2	mehr Männer
Osteolysen	sehr selten	keine	sehr selten
Besonderheiten	chronisch-lymphatische Leukämie	„Mittelmeerlymphom", Malabsorptionssyndrom	Hepatosplenomegalie, Lymphadenopathie

[a] Ballard et al. (1970), Bonhomme et al. (1974), Dammacco et al. (1974), Forte et al. (1970), Franklin (1975), Lee et al. (1971)
[b] Pitman et al. (1975), Rambaud et al. (1968), Seligman (1975), Seligmann et al. (1968), Seligmann und Rambaud (1969)
[c] Ellman und Block (1968), Frangione und Franklin (1973), Franklin und Frangione (1975), Franklin et al. (1964), Isobe und Osserman (1974), Osserman und Takatsuki (1963), Osserman und Takatsuki (1964), Tsuji (1970), Zawadzki et al. (1969)

Kindes und die Non-Hodgkin-Lymphome (das lymphozytäre und histiozytäre Lymphom nach der Einteilung von Rappaport 1966). Das begleitende M-Protein ist dabei meist vom IgM-Typ (Aisenberg 1978).

Im Gegensatz zu den Veränderungen des multiplen Myeloms zeichnen sich Karzinommetastasen durch osteoblastische Veränderungen aus. Fleckförmige Entkalkungen bei der Osteodystrophia fibrosa generalisata von Recklinghausen und der Osteodystrophia deformans Paget mit zufällig zusammentreffender Paraproteinämie sind denkbar (Ritzmann u. Levin 1969).

Laboruntersuchungen. Der Nachweis eines M-Gradienten in der Zonenelektrophorese und des Bence-Jones-Proteins im Urin sind wichtige Bestandteile der Diagnostik des multiplen Myeloms. Die Immunelektrophorese erlaubt die Zuordnung des Paraproteins zu einer bestimmten Gammaglobulinklasse. Beweisend sind atypische Plasmazellen im Knochenmarkausstrich mit Mehrkernigkeit, Verschiebung der Kern-Plasma-Relation und erhöhter Adenosintriphosphat-Phosphatase-Aktivität. Weitere Veränderungen sind in Tabelle 5 erwähnt.

Behandlung und Prognose. Unter der zytostatischen Behandlung mit Melphelan (Alkeran) oder Cyclophosphamid (Endoxan) in Kombination mit Prednisolon beträgt die Remissionsrate beim multiplen Myelom 50–70% mit einer Dauer von bis zu maximal 7 Jahren in den günstigsten Fällen (Alexanian et al. 1969; Farhangi u. Osserman 1973; Frey-Wettstein 1976; Hoogstraten et al. 1967; Korst et al. 1964; Salmon et al. 1978). Das Antibiotikum Doxorubicin (Adriblastin) wird in Rückfällen mit einer Erfolgsquote von 15–30% angewendet.

Objektive Zeichen der allerdings befristeten Besserung schließen sowohl einen Rückgang des M-Proteins in der Elektrophorese als auch einen Anstieg der normalen Immunglobuline mit ein (Alexanian u. Migliore 1970). Weiterhin zeigt sich häufig eine Besserung der Anämie, Verzögerung weiterer Skelettdestruktionen und manchmal sogar eine Rekalzifikation osteolytischer Herde. Bis 1947 war die Anwendung von Röntgenstrahlen die alleinige spezifische Behandlung. Auch heute noch ist die lokale Strahlentherapie mit und ohne operative Ausräumung von Herden keineswegs überholt (Mill 1975). Supportive therapeutische Maßnahmen umfassen die Vermeidung der Bettlägerigkeit und die Verhinderung der Exsikkose durch reichliche Flüssigkeitszufuhr und eine gegen die Hyperkalzämie gerichteten Behandlung (DEFRONZO et al. 1975). Im Erfolg fraglich ist die Behandlung mit Natriumfluorid.

Veränderungen des Skeletts mit Paraproteinämien, andere als beim multiplen Myelom, der Makroglobulinämie Waldenström und den erwähnten Schwerkettenkrankheiten, müssen jeweils nach der Grunderkrankung behandelt werden.

Literatur

Aisenberg AC (1978) Lymphoma, leukemia, and Hodgkin's disease. In: Samter M (ed) Immunological diseases. Little, Brown & Co, Boston, pp 530–547
Alexanian R, Migliore PJ (1970) Normal immunoglobulins in multiple myeloma: Effect of melphalan chemotherapy. J Lab Clin Med 75:225
Alexanian R, Haut AU, Kahn AV, Lane M, McKelvey EM, Migliore PJ, Stuckey WJ, Wilson HE (1969) Treatment of multiple myeloma. Combination chemotherapy with different melphalan dose regimes. JAMA 208:1680
Axelsson U, Hällen J (1972) A population study on monoclonal gammopathy. Follow-up after $5^{1}/_{2}$ years on 64 subjects detected by electrophoresis on 6995 sera. Acta Med Scand 191:111
Axelsson U, Bachmann R, Hällen J (1966) Frequency of pathological proteins (M-components) in 6995 sera from an adult population. Acta Med Scand 179:235
Bach GL (1974) Knochenveränderungen bei Paraproteinämien. Aerztl Praxis 26:2724
Bach GL (1979) Knochenveränderungen bei Paraproteinämien. Verh Dtsch Ges Inn Med 85:342
Ballard HS, Hamilton LM, Marcus AJ, Illes CH (1970) A new variant of heavy-chain disease (μ-chain disease). N Engl J Med 282:1060
Bernhard GC, Hensley GT (1969) Amyloid arthropathy. Arthritis Rheum 12:444
Bonhomme J, Seligmann M, Mihaesco C, Clauvel JP, Danon F, Brouet JC, Bouvry P, Martine J, Clerc M (1974) μ-chain disease in an African patient. Blood 43:485
Brocher JEW (1959) Die Wirbelsäulenleiden und ihre Differentialdiagnose. Thieme, Stuttgart, S 412
Cohen AS, Canoso JJ (1975) Rheumatological aspects of amyloid disease. Clin Rheum Dis 1:149
Dammacco F, Bonomo L, Franklin EC (1974) A new case of μ heavy chain disease. Clinical and immunological studies. Blood 43:713
Defronzo RA, Humphrey RL, Wright JR, Cooke CR (1975) Acute renal failure in multiple myeloma. Medicine (Baltimore) 54:209
Ellman LL, Block KJ (1968) Heavy-chain disease: Report of a seventh case. N Engl J Med 278:1195
Engle RL, Wallis LA (1969) Immunoglobinopathies. Thomas, Springfield
Farhangi M, Osserman EF (1973) The treatment of multiple myeloma. Semin Hematol 10:149
Forte FA, Prelli F, Yount WJ, Jerry LM, Kochwa S, Franklin EC, Kunkel HG (1970) Heavy chain disease of the μ (M) type: Report of the first case. Blood 37:137
Frangione B, Franklin EC (1973) Heavy chain diseases: Clinical features and molecular significance of the disordered immunoglobulin structure. Semin Hematol 10:53
Franklin EC (1975) μ-chain disease. Arch Intern Med 135:71
Franklin EC, Frangione B (1975) Structural variants of human and murine immunoglobulins. Contemp Top Mol Immunol 4:89
Franklin EC, Lowenstein J, Bigelow B, Meltzer M (1964) Heavy chain disease: A new disorder; report of the first case. Am J Med 37:332
Frey-Wettstein M (1976) Myelomtherapie. Schweiz Med Wochenschr 106:773
Goldberg A, Brodsky I, McCarty D (1964) Multiple myeloma with paramyloidosis presenting as rheumatoid disease. Am J Med 37:653
Goldberg LS, Fischer R, Castronova EA, Calabro JJ (1969) Amyloid arthritis associated with Waldenström's macroglobulinemia. N Engl J Med 281:256
Hoogstraten B, Shsehe PR, Cuttner J, Cooper T, Kyle RA, Oberfield RA, Townsend SR, Hartley JB, Hayes DM, Costa G, Holland JF (1967) Melphalan in multiple myeloma. Blood 30:74
Imhof JW, Baars H, Verloop MC (1959) Clinical and hematological aspects of macroglobulinemia Waldenström. Acta Med Scand 163:349
Isobe T, Osserman EF (1974) Plasma cell dyscrasia associated with the production of incomplete

(? deleted) IgG molecules, gamma heavy chains, and free λ-chains containing carbohydrate: Description of the first case. Blood 43:505

Jancelewicz Z, Takatsuki K, Sugai S, Pruzanski W (1975) IgD multiple myeloma: Review of 133 cases. Arch Intern Med 135:87

Jesserer H (1971) Knochenkrankheiten. Urban & Schwarzenberg, München Berlin Wien

Kappeler R, Krebs A, Riva G (1958) Klinik der Makroglobulinämie Waldenström. Helv Med Acta 25:45

Korst DR, Clifford GO, Fowler WM, Louis J, Will J, Wilson HE (1964) Multiple myeloma. II. Analysis of cyclophosphamide therapy in 165 patients. JAMA 189:156

Lee SL, Rosner F, Ruberman W, Glasberg S (1971) μ-chain disease. Ann Intern Med 75:407

Mill WB (1975) Radiation therapy in multiple myeloma. Radiology 115:175

Osserman EF (1959) Plasma-cell myeloma. II. Clinical aspects. N Engl J Med 261:952

Osserman EF (1978) Multiple myeloma and related plasma cell dyscrasias. In: Samter M (ed) Immunological diseases. Little, Brown & Co, Boston, pp 499–529

Osserman EF, Takatsuki K (1963) Plasma cell myeloma: Gamma globulin synthesis and structure. Medicine (Baltimore) 42:357

Osserman EF, Takatsuki K (1964) Clinical and immunological studies of four cases of heavy (H_2) chain disease. Am J Med 37:351

Paul LW, Juhl JH (1967) Essentials of roentgen diagnosis of the skeletal system. Harper & Row, New York Evanston London, pp 160–161

Pitman FE, Tripathy K, Isobe T, Bolanos DM, Osserman EF, Pitman JC, Lotero HR, Duque EE (1975) IgA heavy chain disease. Am J Med 58:425

Rambaud JC, Bognel C, Prost A, Bernier JJ, LeQuentrec Y, Lambling A, Danon F, Hurez D, Seligmann M (1968) Clinico-pathological study of a patient with "Mediterranean" type of abdominal lymphoma and a new type of IgA abnormality ("α-chain disease"). Digestion 1:321

Rappaport H (1966) Tumors of the hematopoietic system. In: Atlas of tumor pathology, Sec 3, fasc 8. Armed Forces Institute of Pathology, Washington, DC

Ritzmann SE, Levin WC (1969) Polyclonal and monoclonal gammapathies. In: Dettelbach HR, Ritzmann SE (eds) Lab Synopsis, Vol 2. Hoechst Pharmaceuticals, Woodbury, NY, pp 9–38

Salmon SE, Durie BGM, Hamburger AW (1978) A new basis for treatment of multiple myeloma. Schweiz Med Wochenschr 108:1568

Seligmann M (1975) α-chain disease: Immunoglobulin abnormalities, pathogenesis and current concept. Br J Cancer 31:356

Seligmann M, Rambaud JC (1969) IgA abnormality in abdominal lymphoma (α-chain disease). Isr J Med Sci 5:151

Seligmann M, Danon F, Hurez D, Mihaesco E, Preud'homme JL (1968) α-chain disease: A new immunoglobin abnormality. Science 162:1396

Snapper I, Turner LB, Moskovitz HL (1953) Multiple myeloma. Grune & Stratton, New York

Solomon A, Kunkel HG (1967) A "monoclonal" type, low molecular weight protein related to M-macroglobulin. Am J Med 42:958

Sonntag RW (1978) Prognose und Therapie des multiplen Myeloms. Schweiz Med Wochenschr 108:1247

Spengler GA, Weber RM, Wyttenbach H von, Huser HJ (1978) Lymphoproliferative Erkrankungen mit kleinmolekularer (monomerer) IgM-Paraproteinämie. Schweiz Med Wochenschr 108:1605

Tsuji T (1970) Heavy chain (Fc fragment) disease. Immunochemical reactions of the first case in Japan and the incorporation of 14C-amino acids into the protein in vitro. Acta Haematol Jpn 33:89

Waldenström J (1958) Die Makroglobulinämie. Ergeb Inn Med Kinderheilkd 586

Waldenström J (1970) Diagnosis and treatment of multiple myeloma. Grune & Stratton, New York

Weitzel RA (1958) Carcinoma coexistent with malignant disorders of plasma cells. Cancer 11:546

Welton J, Walker SR, Sharp GC, Herzenberg LA, Wistar R, Creger WP (1968) Macroglobulinemia with bone destruction. Am J Med 44:280

Zawadzki Z, Benedek TG, Ein D, Easton JM (1969) Rheumatoid arthritis terminating in heavy chain disease. Ann Intern Med 70:335

X. Neurotrophische Veränderungen der Wirbelsäule bei Erkrankungen des Nervensystems (Tabes, Syringomyelie)

Von

S. STOTZ

Mit 2 Abbildungen

Eine Beteiligung der Wirbelsäule bei der Tabes dorsalis und der Syringomyelie kann sich manifestieren als
1. neuropathische Arthropathie der Wirbelgelenke,
2. neuropathische Spondylopathie mit Form- und Strukturveränderungen der Wirbelkörper,
3. neuropathische Kyphose und Skoliose,
4. neuropathische Diskopathie mit Wirbelverschiebungen.

Für die *Häufigkeit* des Befalls der Wirbelsäule bei der *Tabes* liegen keine genauen Zahlen vor. In der Reihenfolge der erkrankten Gelenke steht die Wirbelsäule bei IMHÄUSER (1957) an letzter Stelle, nach EICHENHOLTZ (1966) vor den Gelenken der oberen Extremität. Nach LANGE und HIPP (1976) kommen Arthropathien an der Wirbelsäule etwa ebenso oft vor wie an den großen Gelenken der unteren Extremitäten, werden jedoch meist verkannt. Deformierungen der Wirbelsäule bei der Syringomyelie werden in der Literatur mit 25–88% angegeben (HERTEL et al. 1973), Skoliosen allein im Verlauf der Syringomyelie ebenfalls mit 25–80% (IMHÄUSER 1957). Während sich die neurogenen Spondylopathien bei der Tabes fast ausschließlich an der Lendenwirbelsäule und hier bevorzugt im Bereich des 3. und 4. Lumbalwirbels abspielen (FRIED 1970; BODECHTEL 1973; LANGE u. HIPP 1976), kommen entsprechende Veränderungen bei der Syringomyelie hauptsächlich an der Halswirbelsäule vor.

Für die *Pathogenese* der neurogenen Spondylopathie und Arthropathie der Wirbelgelenke werden, wie für die peripheren Gelenkveränderungen, trophische Störungen und Mikrotraumen bei einer herabgesetzten Tiefensensibilität und vermindertem Schmerzempfinden diskutiert (s. Kapitel „Neuropathische Arthropathien", Handb. d. inn. Medizin, Bd. VI, Teil 2B). Als mögliche Ursachen der Wirbelsäulenveränderungen bei der Syringomyelie, insbesondere die Entstehung der Skoliosen, werden von HERTEL et al. (1973) folgende Theorien aufgeführt:
1. Skelettanomalien im Rahmen des sog. Status dysraphicus (oft verbunden mit Trichterbrust),
2. trophische Störungen an Wirbel und Rippen über eine veränderte Durchblutung,
3. Lähmungen und Atrophien der langen Rückenmuskeln,
4. Veränderungen der Statik durch einseitige Schulter- oder Armparesen.

Wahrscheinlich muß eine multifaktorielle Ursache angenommen werden.

Häufig wird beobachtet, daß die Syringomyelie mit Fehlbildungen im Bereich der Wirbelsäule (Blockwirbel, Spaltwirbel, Atlasassimilation, basilärer Impression) verbunden ist. Es ist oft schwer zu entscheiden, ob es sich um eine primäre,

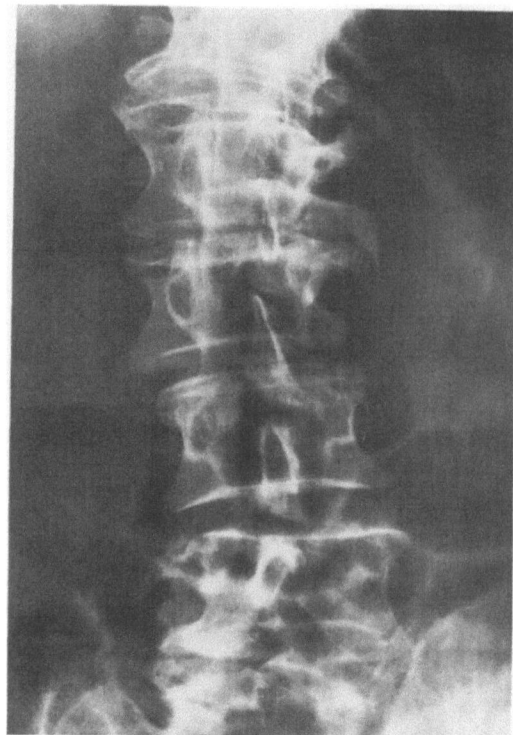

Abb. 1. 50jährige Frau mit einer Tabes dorsalis. Neuropathische Arthropathie, Spondylopathie und Diskopathie der oberen LWS. Lumbalskoliose mit ausgeprägter, spondylotischer Spangenbildung an der Konkavseite, Rotation und Torsion und Sklerosierung der WK. Beginnendes Drehgleiten

angeborene Skoliose oder eine sekundäre, durch die neurologischen Veränderungen bei der Syringomyelie entstandene Skoliose handelt.

Klinik. An der *Wirbelsäule des Tabikers* kann das einzige klinische Zeichen eine Bewegungseinschränkung mit aufgehobener Lendenlordose bzw. Lendenkyphose sein. Wie bei einer neurogenen Arthropathie der peripheren Gelenke besteht häufig eine auffallende Diskrepanz zwischen schwerem objektiven Befund und geringen subjektiven Beschwerden. Gleichzeitig nachweisbare krankheitsspezifische Befunde („lanzinierende" Schmerzen in die Beine oder andere Körperstellen, sog. tabische Krisen, Parästhesien, trophische, Sensibilitäts- und Reflexstörungen, Pupillenanomalien, Muskelhypotonie, Ataxie, periphere Arthropathien) führen zur Diagnose.

Im klinischen Bild der Syringomyelie, deren Hauptmanifestationsalter im 2. und 3. Lebensjahrzehnt liegt, ist die Skoliose ein besonders auffallender Befund. Sie kann der erste Hinweis auf die Erkrankung sein (SCHLIEP 1979). Eine starke Progredienz in Verbindung mit den typischen neurologischen Symptomen (Muskelatrophien und Paresen, dissoziierte Sensibilitätsstörungen mit Ausfall der Schmerz- und Temperaturempfindung sowie trophische Störungen und Arthropathien, vorwiegend an den oberen Extremitäten) ist für die Diagnosestellung von großer Bedeutung. Als Zeichen einer Fehlbildung am okzipitozervikalen Übergang können bei Syringomyelie-Patienten ein kurzer Hals, eine eingeschränkte HWS-Beweglichkeit und ein tiefer Haaransatz gefunden werden.

Röntgenbefunde. Typisch für eine *tabische neurogene Spondylopathie* ist nach DIHLMANN (1973) das „anarchistische" Nebeneinander von Zusammenbrüchen

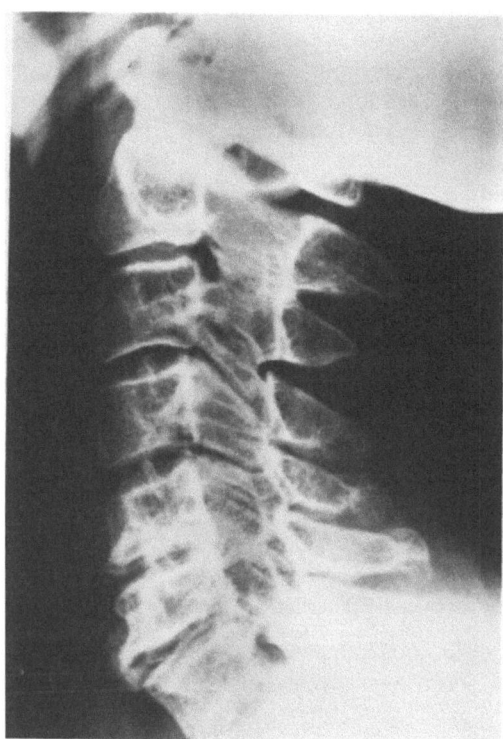

Abb. 2. 56jähriger Mann. Schwere Osteochondrose und Spondylose C5/C6/C7 mit Sklerosierung und Vergrößerung des ventrodorsalen Durchmessers der WK sowie Verbreiterung des Zervikalkanals im kranialen Bereich bei zervikaler Syringomyelie

der Wirbel, Sklerosierungen und massiven spondylotischen Wülsten und Spangen (Abb. 1). Bei der *Syringomyelie* mit neuropathischen Veränderungen an der Halswirbelsäule beobachtet man zusätzlich eine Verplumpung der Wirbelkörper und eine Vergrößerung des ventrodorsalen Durchmessers. Ferner kann auf dem Seitbild eine Erweiterung des Zervikalkanals festgestellt werden, vor allem an Kranken, bei denen die Syringomyeliesymptome vor dem 30. Lebensjahr aufgetreten waren (Abb. 2), (WELLS et al. 1959; HERTEL et al. 1973; FOSTER u. HUDGSON 1973).

Durch die Beteiligung der Bandscheibe kommt es zu Verschmälerungen der Zwischenwirbelräume, zu Wirbelverschiebungen und zum Wirbeldrehgleiten. Haltungsänderungen und Achsenabweichungen können die Folge sein.

Die relative Schmerzarmut bei ausgeprägten röntgenologischen Veränderungen, vor allem im fortgeschrittenen Stadium, ist ein wichtiges Kriterium in der *Differentialdiagnose* gegen reine degenerative WS-Prozesse. Die Abgrenzung der neuropathischen Skoliose bei der Syringomyelie gegenüber anderen erworbenen Skolioseformen sowie die diagnostische Zuordnung der neuropathischen WS-Befunde ist, wie bereits erwähnt, oft nur möglich, wenn zusätzliche typische Krankheitszeichen einer Tabes oder Syringomyelie vorhanden sind. Die massiven Form- und Strukturveränderungen der Wirbelkörper bei der Tabes werden häufig mit Frakturen oder Metastasen verwechselt. Für die Differentialdiagnose gegen ein Neoplasma ist zu beachten, daß die neuropathische Osteolyse von den erwähnten groben osteophytären Wucherungen begleitet ist, die bei einer Tumormetastase fehlen (LANGE u. HIPP 1976).

Die *Therapie* ist symptomatisch. Bei Schmerzen kann eine analgetische Röntgentiefenbestrahlung Besserung bringen, bei der tabischen Spondylopathie der Lendenwirbelsäule ist ein Mieder, bei der Syringomyelieskoliose eine krankengymnastische Behandlung und ein Stützkorsett angezeigt. Stabilisierende Operationen (Spondylodesen) können bei besonderen Indikationen in Betracht kommen.

Literatur

Bodechtel G (1973) Differentialdiagnose neurologischer Krankheitsbilder, 3. Aufl. Thieme, Stuttgart
Dihlmann W (1973) Gelenke – Wirbelverbindungen. Thieme, Stuttgart
Eichenholtz S (1966) Charcot joints. Thomas, Springfield Ill
Foster JB, Hudgson P (1973) Chapters I–VII. In: Barnett HJM, Foster JB, Hudgson P (eds) Syringomyelia. Saunders, London Philadelphia Toronto
Fried K (1970) Beitrag zum Verlauf und zur Pathogenese der neuropathischen Osteoarthropathien. ROEFO 113:560
Hertel G, Kramer S, Placzek E (1973) Die Syringomyelie. Klinische Verlaufsbeobachtungen bei 323 Patienten. Nervenarzt 44:1
Imhäuser G (1957) Die neurogenen Arthropathien. In: Hohmann G, Hackenbroch M, Lindemann K (Hrsg) Handbuch der Orthopädie. Thieme, Stuttgart S 453
Lange M, Hipp E (1976) Lehrbuch der Orthopädie und Traumatologie, Bd II/1, 2. Aufl. Enke, Stuttgart
Schliep G (1979) Probleme der Syringomyelie. Fortschr Neurol Psychiatr 47:557
Wells CEC, Spillane JD, Bligh AS (1959) The cervical canal in syringomyelia. Brain 82:23

XI. Die Osteochondrosis vertebralis juvenilis (Morbus Scheuermann)

Von

S. Stotz

Mit 6 Abbildungen

Der Morbus Scheuermann (M. Sch., Adoleszentenkyphose, juvenile Kyphose oder Kyphosis dorsalis juvenilis, Scheuermann 1921) ist eine Wachstumsstörung der Wirbelsäule, die sich in der Pubertät manifestiert und zu einer Kyphosierung und segmentären Versteifung des betroffenen WS-Abschnitts führt.

Pathologisch anatomisch besteht eine primäre Minderwertigkeit der knorpeligen WK-Abschlußplatten, durch die infolge des Quelldrucks des Nucleus pulposus Bandscheibengewebe in den Wirbelkörper eindringt. Dies kann nach Schmorl und Junghanns (1968) an anatomisch präformierten Stellen, z.B. im ursprünglichen Verlauf der Chorda dorsalis, nach Aufdermaur (1973) aufgrund einer Auflockerung der Faserlamellen an den Knorpelplatten erfolgen. Durch das zwischen die Knorpel-Knochen-Grenze gepreßte Gewebe kommt es zu einer Schädigung der Wachstumszone und zu einer Wachstumsstörung der WK, die sich keil- oder trapezförmig umgestalten, häufig unter Vermehrung des dorsoventralen Durchmessers.

Das in die WK-Spongiosa prolabierte Bandscheibengewebe bildet die Grundlage für das sog. Schmorl-Knorpelknötchen, das nach Größe und Ausbreitung sehr unterschiedlich sein kann. Schiebt sich Bandscheibengewebe seitlich unter die Randleiste (retromarginale Hernie), kann eine sog. Randleistenstörung oder eine im Röntgenbild sichtbare „dreieckige Kantenabtrennung" entstehen.

Neben den Veränderungen an den WK tritt beim M. Sch. auch eine Umwandlung der Bandscheibe selbst ein: Ein Substanz- und Turgorverlust führt zu einer Verschmälerung des Zwischenwirbelraums, eine bindegewebige Schrumpfung zu einer zunehmenden fibrösen Versteifung (Güntz 1957).

Diese Vorgänge können sich sowohl an der BWS (thorakaler M. Sch.) als auch an der LWS (lumbaler M. Sch.) abspielen. An der BWS führt die Wachstumsstörung der WK zu einer verstärkten, später fixierten Kyphose, an der LWS zu einer Abflachung der Lendenlordose, in ausgeprägten Fällen zu einer Lendenkyphose.

Die *Ätiologie* des M. Sch. ist noch nicht eindeutig geklärt. Nach Lindemann (1955a, b) und seiner Schule spielen angeborene Schäden und erbliche, konstitutionelle Faktoren eine entscheidende Rolle. Rathke (1961), Idelberger (1975) und Kuhlenbäumer (1978) konnten bei Sippen- und Geschwisteruntersuchungen ein gehäuftes familiäres Auftreten feststellen, Rathke und Rompe (1961) eine Häufung bestimmter, anlagemäßiger Abweichungen von der normalen WK-Form, Mau (1966) Beziehungen zu den enchondralen Dysostosen, Lindemann (1955a) und Göb (1958) Chorda-Rückbildungsstörungen und eine häufige Kombination der Adoleszentenkyphose mit anderen Fehlbildungen der Wirbelsäule. Am Krankengut unserer Klinik zeigte sich ein gleichzeitiges Vorkommen eines M. Sch. mit angeborenen Block- oder Halbwirbelbildungen, Assimilationsstörungen, einer Spina bifida oder Spondylolyse bzw. Spondylolisthesis in 7% der Fälle. Im Gegensatz dazu weisen andere Gesichtspunkte, so z.B. das Auftreten der Erkrankung im Zusammenhang mit der Pubertät, eine Häufung des

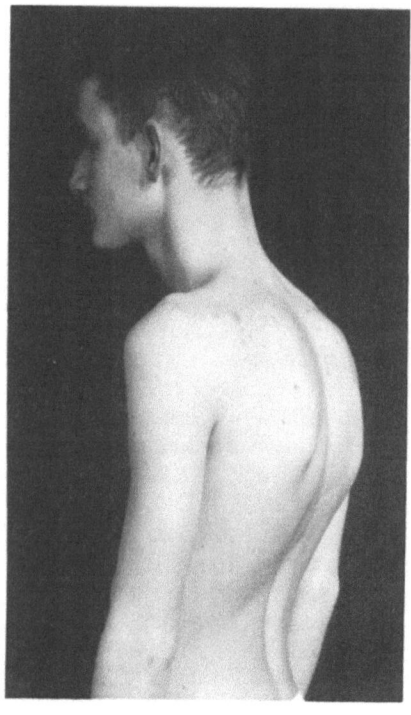

Abb. 1. 15jähriger Patient. Fixierte, vermehrte Kyphose bei M. Scheuermann der BWS

M. Sch. bei bestimmten Konstitutionstypen (MAU 1966), bei Patienten mit einer Epiphysiolysis capitis femoris (RATHKE u. ROMPE 1962; MORSCHER 1967) oder mit einer Ovarialdysgenesie (MÜLLER u. GSCHWEND 1969), darauf hin, daß auch endokrine Dysregulationen für die verminderte Widerstandsfähigkeit der WK-Abschlußplatten mitverantwortlich zu machen sind (HAUBERG 1958; MORSCHER 1967). Eine mechanische Überlastung während der puberalen Wachstumsperiode kann sich zusätzlich verschlimmernd auswirken.

Häufigkeit. Veränderungen im Sinne eines M. Sch. kommen häufig vor. SCHMORL fand sie bei anatomischen Untersuchungen in 39%, ROSS (1962) im Röntgenbild von 5000 gesunden Polizeibewerbern in 38%, RÜBE und HEMMER (1962) in einer größeren Population in 19,9–37% und SÖDERBERG und ANDREN (1955) in Skandinavien ebenfalls in 23–33,5%. Beschwerden treten bis zum 18. Lebensjahr jedoch nur in 22% auf (GÜNTZ 1957; BROCHER 1973), im Krankengut von RÜBE und HEMMER (1962) sogar nur in 1,2–4,5%. Dem M. Sch. kommt also vor allem die Bedeutung eines Krankheitspotentials zu (BROCHER 1973), und es wurde schon vorgeschlagen, an Stelle von „Morbus" Scheuermann vom „Scheuermann-Syndrom" zu sprechen. Buben sind etwas häufiger betroffen als Mädchen, im eigenen Krankengut ergab sich ein Verhältnis von männlichen zu weiblichen Patienten von etwa 3:2.

Klinisch steht beim M. Sch. der BWS die zunehmende Deformität, beim lumbalen M. Sch. dagegen der Schmerz im Vordergrund. Der betroffene WS-Abschnitt ist segmentär fixiert. Die Kyphose beim thorakalen M. Sch. kann groß- oder kleinbogig sein (Abb. 1). Der Krümmungsscheitel liegt nach RATHKE (1966) meist im Bereich der unteren BWS. Neben der kyphotischen Verbiegung ist nach GÜNTZ (1957) und SCHMITT (1975) in etwa 50% auch eine umschriebene

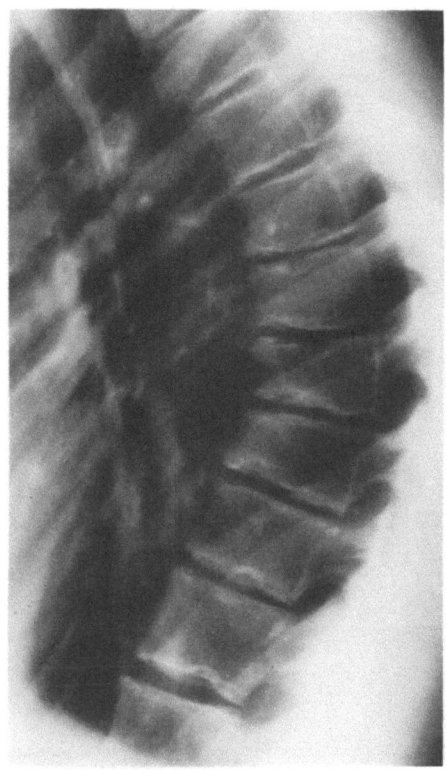

Abb. 2. 15jähriger Patient. Thorakaler M. Scheuermann. Keilförmige Deformierung der WK, wellige, unregelmäßige Begrenzung der WK-Abschlußplatten, Schmorl-Knorpelknötchen

Skoliose mit nur leichter oder fehlender Torsion und relativ günstiger Prognose vorhanden. Beim lumbalen M. Sch. besteht häufig ein Flachrücken. Die Leistung der Rückenmuskulatur ist durch die unphysiologische Beanspruchung herabgesetzt. Rasche Ermüdbarkeit tritt ein, Myogelosen und ein schmerzhafter Hypertonus entstehen.

BROCHER (1973) hat den Verlauf des M. Sch. in ein präklinisches, florides und Spätstadium eingeteilt. Der Beginn des floriden Stadiums mit den charakteristischen Symptomen fällt in der Regel mit der Pubertät zusammen und ist bei Mädchen etwa im 17., bei Jungen im 18. Lebensjahr weitgehend abgeschlossen.

Klassische *Röntgenbefunde* im floriden Stadium sind: unregelmäßige Begrenzung und oft wellige Struktur der WK-Abschlußplatten mit gezackten und zerklüfteten Konturen, keilförmige Deformierung der ventralen WK-Abschnitte, Randleistenstörungen und Schmorl-Knötchen, meist an mehreren Wirbeln. Im fortgeschrittenen Stadium sind die WK im sagittalen Durchmesser vergrößert, die Zwischenwirbelräume, besonders an der Innenseite des Kyphosescheitels, verschmälert (Abb. 2). Beim lumbalen M. Sch. ist die Lendenlordose häufig abgeflacht oder aufgehoben. Es finden sich oft große Schmorl-Knötchen und stark ausgeprägte Randleistenstörungen mit defektähnlichen Aussparungen der oberen oder unteren WK-Kanten (Abb. 3). Die Bandscheiben sind in der Regel nur wenig verschmälert, die keilförmige Umgestaltung der WK fehlt oder ist nur angedeutet. Durch Verlagerung von Bandscheibengewebe unter die Randlei-

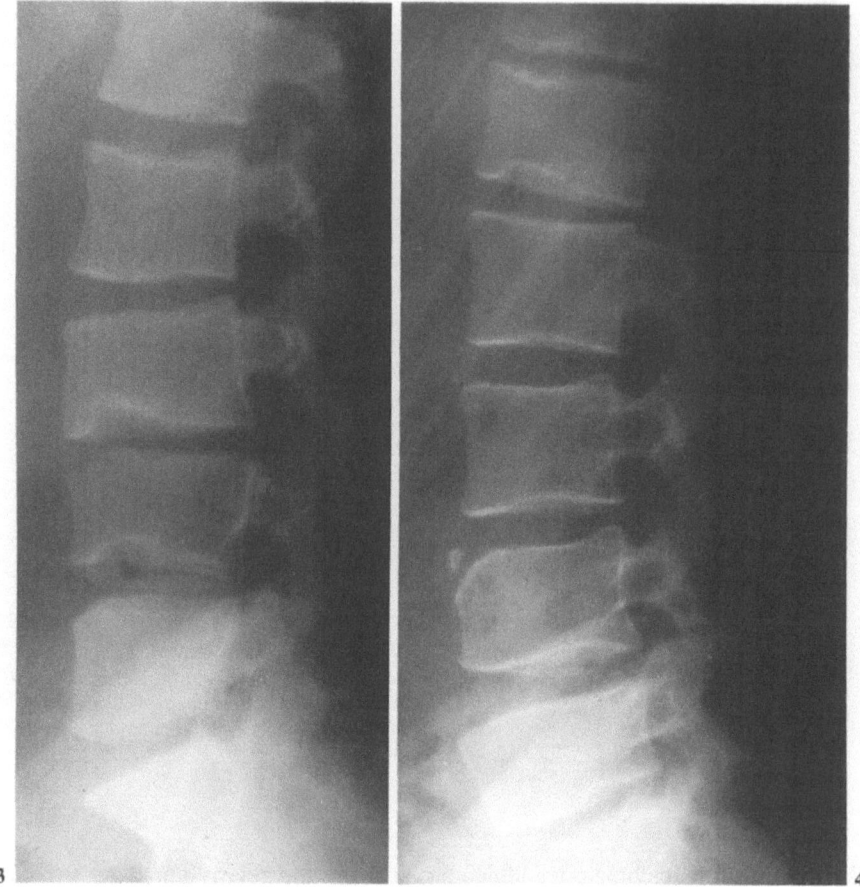

Abb. 3. 16jähriger Patient. Lumbaler M. Scheuermann. Lendenkyphose. Große Schmorl-Knorpelknötchen bei L3 und L4. Vergrößerung des sagittalen Durchmessers von L3 und L4

Abb. 4. Vordere Kantenabtrennung bei L4. Schmorl-Knorpelknötchen bei L1 und Th12

ste können die bereits erwähnten vorderen Kantenabtrennungen entstehen (Abb. 4).

Prognose und Spätfolgen. Die Prognose von leichten Fällen eines thorakalen M. Sch. ist bei kräftiger Muskelentwicklung gut, während sie bei schweren Veränderungen, bei Kombinationen mit anderen Fehlbildungen der WS sowie beim lumbalen M. Sch. als ungünstig anzusehen ist.

Im Spätstadium nach dem 18. Lebensjahr entsteht bei der thorakalen Form eine vorzeitige Spondylosis deformans, die am stärksten am Scheitelpunkt der Krümmung ist. Die Versteifung der Wirbelsäule nimmt im Bereich der Kyphose zu (Abb. 5). Die typische Spätfolge bei der lumbalen Lokalisation ist eine früh einsetzende Osteochondrose mit auffallender Häufung von Bandscheibenvorfällen sowie eine Lumbosakralarthrose (Abb. 6). Insgesamt ist eine vermehrte Schmerzanfälligkeit zu erwarten (GSCHWEND 1964; SCHILT 1964; BROCHER 1973).

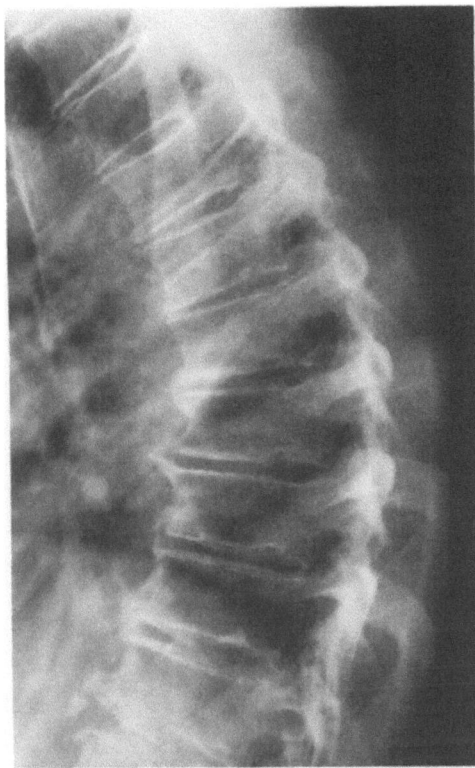

Abb. 5. 42jähriger Patient. Alter M. Scheuermann der BWS. Spondylose. Schmorl-Knorpelknötchen. Vergrößerung des dorsoventralen Durchmessers der WK. Verschmälerung der ZWR

Differentialdiagnose. Bei Jugendlichen mit Rundrückenbildung ist zunächst die Differentialdiagnose zum einfachen Haltungsfehler zu stellen. Als entscheidendes klinisches Kriterium hat dabei zu gelten, daß die kyphotische Fehlhaltung ausgleichbar ist, die Kyphose beim M. Scheuermann dagegen ganz oder teilweise fixiert bleibt. Bei einer Fixierung der BWS oder LWS mit Rücken- und Kreuzschmerzen ist im jugendlichen Alter auch an die Spondylitis ankylosans zu denken, vor allem dann, wenn die Beschwerden in der Nacht oder in den frühen Morgenstunden verstärkt auftreten. Im Spätstadium bzw. bei älteren Patienten sind differentialdiagnostisch primäre degenerative Veränderungen der Wirbelsäule in Betracht zu ziehen, deren Symptome jedoch von den sekundären Spätfolgen eines alten M. Sch. kaum zu trennen sind.

Schwierigkeiten in der diagnostischen Abgrenzung können 2 röntgenologische Befunde bereiten:

Einmal sind es die Kantenabtrennungen an den vorderen oberen oder unteren Ecken der Wirbelkörper, die oft als traumatisch bedingt angesehen werden. Die echten traumatischen Absprengungen zeigen bereits innerhalb von wenigen Monaten reaktive Veränderungen, während die Kantenabtrennungen beim M. Sch. auch bei jahrelanger Beobachtung gleichbleiben und die WK-Form in der Regel erhalten ist.

Die randständigen Defekte beim lumbalen M. Sch. oder große Schmorl-Knötchen erfordern eine sorgfältige Differenzierung gegenüber entzündlichen Vorgängen, insbesondere der Spondylitis tuberculosa. Für eine Spondylitis tuberculosa spricht ein Erkrankungsherd an einem bzw. zwei benachbarten WK

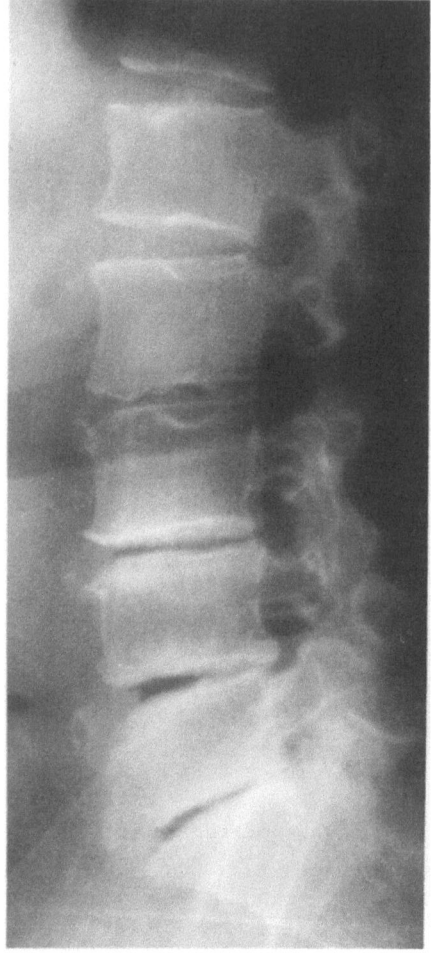

Abb. 6. 50jähriger Patient. Alter M. Scheuermann der LWS. Ausgeprägte Osteochondrose

mit einer starken Verschmälerung des Zwischenwirbelraums. Beim M. Sch. dagegen sind meist mehrere Wirbel befallen, die Bandscheibenverschmälerung ist geringer oder kann fehlen. In Frühfällen ist eine sichere differentialdiagnostische Abgrenzung oft nicht möglich, so daß eine Klärung nur durch Verlaufskontrollen unter Berücksichtigung aller klinischen und serologischen Einzelbefunde erreicht werden kann.

Therapie. Der Behandlung des M. Sch. sind enge Grenzen gesetzt. Eine kausale Therapie ist nicht möglich. Maßnahmen zur Verhinderung einer Fixation sind nur im frühen Stadium der Erkrankung erfolgversprechend. Eine Verbesserung einer Kyphose ist nur möglich, solange sich keine fibröse Versteifung entwickelt hat. Die Aufrichtung einer bereits fixierten Kyphose gelingt in der Regel auf konservativem Weg nicht mehr.

Ziel der Behandlung ist deshalb: Verhütung einer weiteren Verschlimmerung, nach Möglichkeit Verringerung der Kyphose, Besserung der Gesamtrumpfhaltung mit Kräftigung der Muskulatur, Beseitigung der Schmerzen. Der Wert von Liegeschalen, Reklinationskorsetten, Gipsen oder Miedern ohne und mit Extension ist umstritten. Eine wesentliche therapeutische Maßnahme in allen Krankheitsstadien ist die spezielle krankengymnastische und physikalische Behandlung. Die operative Versteifung einer im Redressionsgips oder mit Halo-Schrauben-Extension aufgerichteten Kyphose, wie sie RATHKE (1979) vorgeschlagen hat, ist nur besonders ausgeprägten Fällen vorbehalten.

Zu der eigentlichen Therapie kommt noch eine entsprechende Beratung der Scheuermann-Patienten für Beruf und Alltag: Ein vernünftiger Ausgleichssport, besonders Schwimmen, sollte betrieben, im schmerzhaften Stadium die Muskulatur entlastet, insgesamt Erschütterungen, einseitige Dauerbelastung und Überlastung der Wirbelsäule vermieden werden.

Literatur

Aufdermaur M (1973) Die Scheuermann'sche Adoleszentenkyphose. Orthopäde 2:153
Brocher JEW (1973) Die Prognose der Wirbelsäulenleiden, 2. Aufl. Thieme, Stuttgart
Göb A (1958) Die Scheuermann'sche Erkrankung im Bereich der Lendenwirbelsäule. Z Orthop 90:304
Gschwend N (1964) Zur Prognose der Scheuermann'schen Krankheit. Praxis 53:1547
Güntz E (1957) Die Kyphose im Jugendalter. In: Die Wirbelsäule in Forschung und Praxis, Bd 2. Hippokrates, Stuttgart
Hauberg G (1958) Kyphosen und Lordosen. In: Hohmann G, Hackenbroch M, Lindemann K (Hrsg) Handbuch der Orthopädie, Bd II. Thieme, Stuttgart S 108
Idelberger K (1975) Lehrbuch der Orthopädie, 2. Aufl. Springer, Berlin Heidelberg New York
Kuhlenbäumer Ch (1978) Geschwisteruntersuchungen beim Scheuermann-Syndrom. Z Orthop 116:573
Lindemann K (1955a) Über Chorda-Mißbildungen und deren Beziehung zur juvenilen Kyphose. Verh Dtsch Orthop Ges 42:311
Lindemann K (1955b) Beitrag zur Pathogenese juveniler Rückgratverkrümmungen. Z Orthop 86:540
Mau H (1966) Die Scheuermann'sche Krankheit. Landarzt 42:811
Morscher E (1967) Wesen, Diagnose und Therapie der Scheuermann'schen Krankheit. Schweiz Med Wochenschr 97:24
Müller G, Gschwend N (1969) Endokrine Störungen und M. Scheuermann. Arch Orthop Unfallchir 65:357
Rathke FW (1961) Die juvenilen Rückgratverkrümmungen. Thieme, Stuttgart
Rathke FW (1966) Pathogenese und Therapie der juvenilen Kyphose. Z Orthop 102:17
Rathke FW (1979) Die Therapie der juvenilen Wachstumsstörungen der Wirbelsäule. Orthop Praxis 9:734
Rathke FW, Rompe G (1961) Untersuchungen über angeborene Formveränderungen in der Wirbelkörperreihe und ihre Beziehungen zu Wirbelsäulenverbiegungen. Z Orthop 94:550
Rathke FW, Rompe G (1962) Untersuchungen über das gemeinsame Vorkommen juveniler Rückgratverkrümmungen und Coxa vara adolescentium. Z Orthop 96:123
Ross E (1962) Ergebnisse einer Röntgenreihenuntersuchung der Wirbelsäule bei 5000 männlichen Jugendlichen. Fortschr Röntgenstr 97:734
Rübe W, Hemmer W (1962) Ist der M. Scheuermann eine seltene Erkrankung? Fortschr Röntgenstr 96:489
Scheuermann H (1921) Kyphosis dorsalis juvenilis. Z Orthop Chir 61:305
Schilt W (1964) Jugendliche Wirbelsäulenanomalien als Ursache von Kreuzbeschwerden. Arch Orthop Unfallchir 56:166
Schmitt E (1975) Klinik und Prognose der Scheuermann-Skoliose. Z Orthop 113:573
Schmorl G, Junghanns H (1968) Die gesunde und die kranke Wirbelsäule in Röntgenbild und Klinik, 5. Aufl. Thieme, Stuttgart
Söderberg L, Andren L (1955) Disc degeneration and lumbagoischias. Acta Orthop Scand 25:137

XII. Wirbelsäulenveränderungen bei neoplastischen Erkrankungen*

Von

H. Müller-Fassbender

Mit 4 Abbildungen und 3 Tabellen

Bei vielen entzündlich- und degenerativ-rheumatischen Erkrankungen ist die Wirbelsäule mitbetroffen. Bei der Sp. a. ist sie sogar das am häufigsten und besonders schwer betroffene Organ. Ebenso treten bei Neoplasien an der Wirbelsäule gehäuft Veränderungen auf. Sie finden sich an den Wirbelkörpergelenken, an den Wirbelkörpern selbst, im Bereich der Bandscheibenräume und des den Wirbelkörper umgegebenden Bandapparates. Tumoren des Spinalkanals verursachen darüber hinaus infolge ihrer kompressiven Eigenschaft Destruktionen der umgebenden Wirbelkörper.

In die Klassifikation der WHO, die auf einer Differenzierung der Tumorzellen und der von ihnen gebildeten Matrix beruht, lassen sich nahezu alle Knochengeschwulste einordnen, die auch die Wirbelsäule befallen (Tabelle 1).

Von diesem Schema weichen allerdings die Neoplasien ab, die sich nur im blutbildenden Mark ausbreiten. In diese Gruppe wäre das multiple Myelom, die Leukämien, M. Hodgkin, Retikulumsarkome, Lymphosarkome sowie das eosinophile Granulom einzuordnen.

Von den primären Knochentumoren sind etwa 10% (Dahlin 1967; Dominok u. Knoch 1977) in der Wirbelsäule lokalisiert. Dies entspricht der Gesamtbeteiligung der Wirbelsäule am Skelettsystem mit 9%. Nur 13% der primären Neubildungen (einschließlich der tumorähnlichen Neubildungen) an der Wirbelsäule sind maligne.

Die häufigsten neoplastischen Veränderungen der Wirbelsäule sind sekundäre Tumoren. Nach Brocher und Willert (1980) waren von 170 tumorösen Veränderungen der Wirbelsäule 124 (71%) Metastasen.

Metastasen des Mammakarzinoms stehen an erster Stelle (30%), gefolgt von Metastasen des Prostatakarzinoms (18%), des Lungenkarzinoms (8,5%), des Uteruskarzinoms (5%) und des Kolonkarzinoms (2%). Grundsätzlich kann aber jeder maligne Primärtumor Skelettmetastasen bilden, dabei können osteolytische, osteoplastische und beide Veränderungen nebeneinander auftreten (Freyschmidt 1980). Der Metastasierungstyp kann in vielen Fällen Hinweise auf den Primärtumor geben.

---

* Für die freundliche Überlassung der Röntgenbilder danke ich Herrn Prof. K.W. Frey, Leiter der Zentralen Röntgenabteilung der Poliklinik München.

Tabelle 1. Klassifikation der primären Knochentumoren und tumorähnlichen Veränderungen nach histologischen Kriterien (WHO)

I. Knochenbildende Tumoren
  a) Gutartig
    1. Osteom
    2. Osteoid-Osteom
    3. Osteoblastom
  b) Bösartig
    1. Osteosarkom
    2. Juxtakortikales (parossales) Osteosarkom
II. Knorpelbildende Tumoren
  a) Gutartig
    1. Chondrom
    2. Osteochondrom (kartilaginäre Exostose)
    3. Chondroblastom
    4. Chondromyxoidfibrom
  b) Bösartig
    1. Chondrosarkom
    2. Juxtakortikales (parossales) Chondrosarkom
    3. Mesenchymales Chondrosarkom
III. Riesenzelltumor (Osteoklastom)
IV. Marktumoren
    1. Ewing-Sarkom
    2. Retikulosarkom des Knochens
    3. Lymphosarkom des Knochens
    4. Myelom
V. Gefäßtumoren
  a) Gutartig
    1. Hämangiom
    2. Lymphangiom
    3. Glomustumor
  b) Unbestimmt
    1. Hämangioendotheliom
    2. Hämangioperizytom
  c) Bösartig
    1. Angiosarkom
	VI. Bindegewebstumoren
	  a) Gutartig
	    1. Desmoplastisches Fibrom
	    2. Lipom
	  b) Bösartig
	    1. Fibrosarkom
	    2. Liposarkom
	    3. Malignes Mesenchymom
	    4. Undifferenziertes Sarkom
	VII. Andere Tumoren
	    1. Chordom
	    2. „Adamantinom" der langen Röhrenknochen
	    3. Neurilemmon (Schwannom, Neurinom)
	VIII. Unklassifizierte Tumoren
	IX. Tumorähnliche Veränderungen
	    1. Solitäre Knochenzyste (einfache oder einkammerige Knochenzyste)
	    2. Aneurysmatische Knochenzyste
	    3. Juxtaartikuläre Knochenzyste (intraossäres Ganglion)
	    4. Metaphysärer, fibröser Knochendefekt (nichtossifizierendes Fibrom)
	    5. Eosinophiles Granulom
	    6. Fibröse Dysplasie
	    7. „Myositis ossificans"
	    8. „Brauner Tumor" bei Hyperparathyreoidismus

1. Häufigste Veränderungen der Wirbelkörper bei primären und sekundären Tumoren

a) Vaskuläre Tumoren

α) Hämangiome

Hämangiome werden auch als Hamartome bezeichnet. Sie sind die am häufigsten auftretenden Wirbelveränderungen. Ihre Entdeckung erfolgt meist nur zufällig, da die klinische Symptomatik völlig fehlt. Der Hämangiomwirbel zeichnet

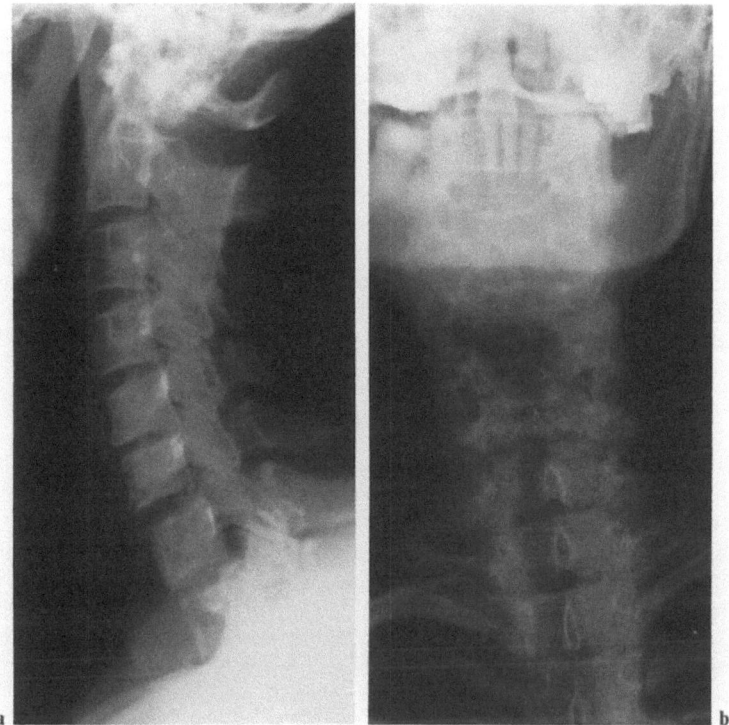

Abb. 1a, b. Hämangiom des 7. HWK mit Übergreifen auf die Wirbelbogen und den Dornfortsatz. Auffallend ist die grobmaschige Strukturierung des 7. HWK mit Übergreifen auf die Wirbelbogen. Im Dornfortsatz ebenfalls umschriebener wabig aufgelockerter hämangiomatöser Bezirk

sich durch verdickte vertikal verlaufende Spongiosabälkchen aus. Die Form und Größe des Wirbelkörpers ist unauffällig. Der Bandscheibenraum ist nicht verschmälert. In seltenen Fällen kann es allerdings zu einem Übergreifen der prall mit Blut gefüllten vaskulären Bezirke auf die Bogenwurzel kommen. Die Folge ist dann eine Konturunterbrechung der Bogenwurzel und auch ein Zusammensintern des Wirbelkörpers. Je nach Lokalisation kann dies zu einer ausgeprägten Kompression des Wirbelkörpers mit begleitender Querschnittssymptomatik führen (Abb. 1).

β) Hämangio-Endotheliom

Das maligne, aber selten vorkommende Hämangiom-Endotheliom (UNNI 1971), das sich klinisch durch plötzlich auftretende heftige Schmerzen von dem Hämangiomwirbel unterscheidet, führt zu solitären oder multiplen osteolytischen Herden. Wegen des raschen Tumorwachstums innerhalb der Wirbelkörper kommt es zu Destruktionen auch in den neugebildeten Knochenregionen. Es ergibt sich dann ein buntes Bild von osteolytischen und kleineren osteoplastischen Herden. Differentialdiagnostisch ist vor allem bei jugendlichen Patienten an ein Osteosarkom oder an ein Fibrosarkom zu denken. Im späteren Lebensalter wird zunächst eine Wirbelmetastasierung in Betracht gezogen werden. Ganz ähnliche Veränderungen des Wirbelkörpers werden auch durch ein eosinophiles Granulom oder eine aneurysmatische Knochenzyste hervorgerufen.

γ) Osteome (Osteoblastom)

Das benigne Osteoblastom führt bevorzugt zu einer Läsion des Bogenwurzelgebietes. Der Wirbelkörper selbst ist nur selten betroffen. Neben sklerosierenden Bezirken finden sich hier auch destruierende, teilweise blasig, unregelmäßige Veränderungen der Spongiosabälkchen wie bei aneurysmatischen Knochenzysten (GOLDING u. SISSONS 1954).

Von DOMINOK und KNOCH (1977) werden auch Osteoid-Osteome der Wirbelsäule angegeben. Die Wirbelsäule ist das Organ, das von diesen Tumoren nach Femur und Tibia im Befallmuster an dritter Stelle steht. Die Symptomatik äußert sich durch einen lokalisierten starken Schmerz und durch eine allgemeine Schmerzhaftigkeit des Rückens. Im Bereich der Bogenwurzeln zeigen sich röntgenologisch grob-blasige Auftreibungen.

δ) Knorpelbildende Tumoren

Chondrome sind an der Wirbelsäule selten (DAHLIN 1967; UEHLINGER 1973; DOMINOK u. KNOCH 1977; LICHTENSTEIN 1975), dagegen werden Chondrosarkome häufiger sogar als Osteosarkome angetroffen (DAHLIN 1967; MCCARTHY 1979). Hinweisend für ein Chondrosarkom ist das bunte Bild von nebeneinanderliegenden, z.T. rosettenförmig angeordneten osteoplastischen und osteoklastischen punktförmigen Herden. Es findet sich nicht selten ein Paravertebralschatten oder eine Vorwölbung in die benachbarte Muskulatur, die durch das infiltrative Wachstum des Tumors hervorgerufen wird.

ε) Riesenzelltumoren

Synonyme: Osteoblastom, brauner Tumor, Ostitis fibrosa localisata, Riesenzellfibrom.

Riesenzelltumoren gehen im Knochen von mesenchymalen Bindegewebszellen aus. Sie werden zu den semimalignen Geschwülsten gerechnet. Der Hauptlokalisationsort ist mit 2–15% das Os sacrum. Die anderen Wirbelsäulenabschnitte sind entsprechend selten betroffen. Der Tumor breitet sich an den Bogenwurzelgebieten und an den anderen Wirbelkörperabschnitten aus. Die klinische Symptomatik besteht zunächst entsprechend der Lokalisation in lumbagoähnlichen Schmerzen.

b) Knochenmarkstumoren

α) Multiples Myelom

Synonyme: Plasmozytom, M. Kahler, Plasmazellmyelom.

Der häufigste primäre maligne Knochenmarkstumor ist das Plasmozytom. Männer sind dreimal häufiger betroffen als Frauen. Der Beginn des Leidens wird im allgemeinen erst nach dem 40. Lebensjahr beobachtet. Die klinische Symptomatik zu Beginn der Erkrankung ist uncharakteristisch und geht mit Müdigkeit, rheumatischen Beschwerden, zingulär ausstrahlenden Schmerzen der Brustwirbelsäule entsprechend betroffener Gelenke und Lumbischialgien einher. Diese Beschwerden weisen bereits darauf hin, daß die Wirbelsäule einer der Hauptlokalisationsorte des multiplen Myeloms ist. Ein gravierendes Symptom ist die Spontanfraktur eines Wirbelkörpers mit einer je nach Lokalisation resultierenden Querschnittssymptomatik. Sowohl die solitäre als auch die multiloku-

Tabelle 2. Differentialdiagnostische Kriterien zwischen multiplem Myelom und Metastasen. (Nach GRIFFITHS 1977)

	Multiples Myelom	Metastasen
Bandscheiben	∅	+
Paravertebral-Schatten	+	∅
Wirbelbogen und Bogenwirbel	(+) (selten)	+
Mandibula	+	∅

läre Form des multiplen Myeloms geht mit dem typischen Bild einer rasch fortschreitenden Osteoporose einher. Im osteoporotischen Knochen finden sich multiple osteolytische Herde, so daß das Bild einer fleckigen, wabigen Osteoporose resultiert (FREYSCHMIDT 1980). Bei größeren Osteolysen kommt es rasch zu einer Zusammensinterung des befallenen Wirbelkörpers. Kyphosen und Skoliosen können sich entwickeln. Zusätzlich kommt es besonders im Bereich der Kyphosen zu Gibbusbildungen. Anders als bei dem metastatisch veränderten Wirbelkörper sind die Bogenwurzeln nur gelegentlich im Finalstadium der Erkrankung mitbefallen.

Differentialdiagnostisch ist in erster Linie an eine osteolytische Metastasierung zu denken, daneben aber auch an eine Infiltration des Knochenmarks durch leukämische oder maligne lymphatische Prozesse.

Ganz ähnliche Veränderungen werden auch bei dem Wirbelkörperbefall durch das eosinophile Granulom und auch bei Hyperparathyreoidismus gefunden. Letztlich wird die Diagnose eines multiplen Myeloms durch entsprechende Laborparameter, wie Nachweise von Bence-Jones-Eiweißkörpern im Urin, erhöhten alkalischen Phosphatase-Werten, sowie Hyperproteinämien mit Dys- und Paraproteinämien gestellt und gesichert (Tabelle 2, Abb. 2).

β) Lymphosarkom, Lymphogranulom (M. Hodgkin)

Die Wirbelsäule ist nach CANIGIANI (1933) von den Lymphomen vorrangig betroffen. Nach diesen Autoren finden sich 23% der Lymphome in den Wirbelkörpern. Bei M. Hodgkin sind es sogar 45%. Die pathomorphologischen Veränderungen zeigen bei beiden Krankheiten ein kaum zu trennendes Bild.

Neben einer ausgeprägten Osteoporose finden sich in den befallenen Wirbelkörpern hauptsächlich osteolytische und periostische Veränderungen. Bei rasch progredienter Osteoporose kommt es gehäuft zu Wirbelkörpereinbrüchen. Die Höhe des Bandscheibenraumes bleibt erhalten. MESSMER und SINNER (1966) beschreiben als Hauptlokalisationsort die Brustwirbelsäule, UEHLINGER (1951) sieht die meisten Herde in der Lendenwirbelsäule.

Die im Vordergrund der klinischen Symptomatik stehenden diffusen Schmerzen in der Wirbelsäule mit zingulärer Ausstrahlung und Lumbalgien lassen sogar zunächst an ein rheumatisches Krankheitsbild denken.

γ) Leukämien

Ähnliche klinische Symptome wie bei der Lymphogranulomatose oder bei dem Lymphosarkom mit ziehenden rheumatischen Schmerzen im Rücken finden sich bei kindlichen Patienten mit Leukämien. Eine ausgeprägte Osteoporose der Wirbelkörper kann sogar als Primärveränderung vor den typischen Blutbildveränderungen gefunden werden. Spontanfrakturen sind die Folge einer ausge-

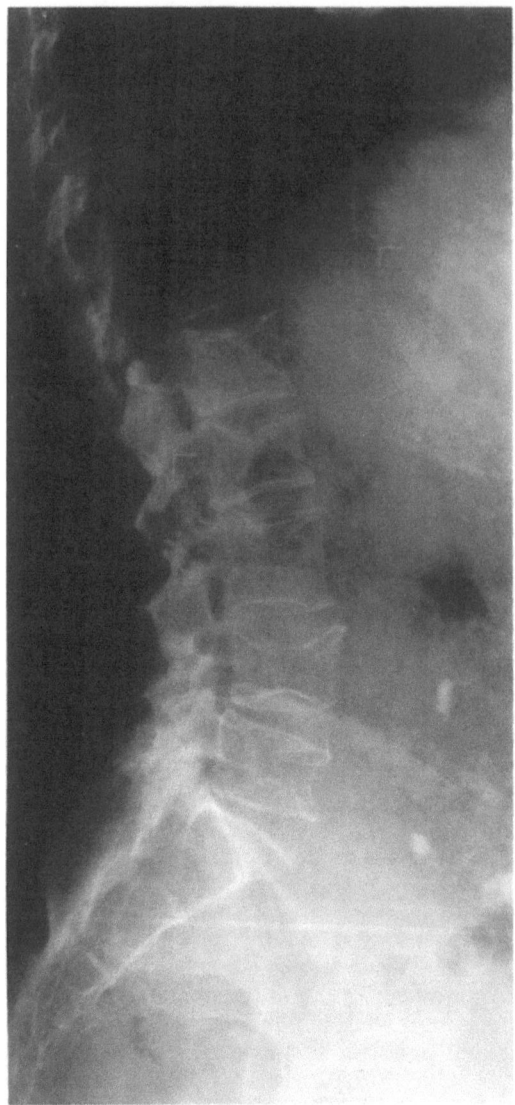

Abb. 2. 60jährige Frau mit ausgedehnten Plasmozytomherden der gesamten Wirbelsäule. Auffallend ist die Entkalkung aller Lendenwirbelkörper und die muldenförmigen Einbrüche an Grund- und Deckplatten bei zusätzlicher inhomogener Struktur der Wirbelkörper, bes. 2.1. LWK

prägten Osteoporose. Daraus resultiert gelegentlich eine Querschnittssymptomatik. Wabige Strukturen und diffuse osteosklerotische Bezirke innerhalb der osteoporotischen Wirbelkörper werden beschrieben (ASSMANN 1924; UEHLINGER 1952).

2. Veränderungen der Wirbelsäule durch sekundäre Tumoren (Metastasen)

Die häufigsten neoplastischen Veränderungen der Wirbelkörper werden durch Metastasen hervorgerufen. Dabei handelt es sich um die Folge einer

Tabelle 3. Lokalisation der Skelettmetastasen in % (WALTHER 1939)

Wirbelsäulenbefall	80%
Femur	40%
Rippen/Brustbein	25%
Schädel/Becken	20%
Oberarmknochen/Schultergürtel	7%
Übrige Gliedmaßen	1–2%

allgemeinen Karzinose des Stammskeletts. ZICHNER (1979) fand von 175 tumorösen Prozessen der Wirbelsäule 124 (71%) metastatischer Natur. Die Verteilung der Skelettmetastasen ist unterschiedlich. Nach WALTHER (1939) steht aber die Wirbelsäule an erster Stelle (Tabelle 3).

Die klinischen Symptome bei der Wirbelsäulenuntersuchung sind dumpfe, gelegentlich ziehende Rückenschmerzen. Diese Symptome führen im allgemeinen zu Röntgenuntersuchungen der Wirbelsäule. Allerdings deckt das Röntgenbild nur ca. 50% der befallenen Wirbelkörper auf (FORNASIER u. HORNER 1975).

Differentialdiagnostische Hinweise auf den Primärtumor ergeben sich gelegentlich aus den Metastasierungstyp. Nach HELLNER et al. (1956) werden 4 Metastasierungstypen im Röntgenbild unterschieden:
1. die rein osteolytische Form ohne Knochenreaktion (primär ausgehend von Mamma- oder Nierenkarzinom),
2. zystenähnliche Zerstörung des Wirbelkörpers mit Bildung einer umgebenden Knochenschale (ausgehend von Niere und Thyreoidea),
3. das bunte Bild der Metastasierung mit osteolytischen und osteoplastischen Bezirken (ausgehend von Mamma und Prostata),
4. die rein osteoplastische Form (ausgehend von der Prostata).

Karzinommetastasen finden sich vorwiegend in den ventralen Wirbelkörperabschnitten, seltener betroffen sind die Wirbelbogen und Dornfortsätze. Die Bogenwurzel ist im allgemeinen in die destruierenden Vorgänge miteinbezogen, sie kann sogar an erster Stelle betroffen sein, so daß sich hier ganz typische Veränderungen finden können.

Das sog. bunte Bild der Metastasierung mit Wechsel von osteoklastischen und osteoplastischen Herden stellt sich am häufigsten dar. Solitäre osteolytische Herde werden gegenüber osteoplastischen Herden weit später erkannt. Die Bandscheibenräume bleiben in ihrer Höhe erhalten (NORMAN u. KAMBOLIS 1964), wenn es zu einem Zusammenbruch des Wirbels kommt. Meist erfolgt nur eine homogene Zusammensinterung, da Deckplatteneinbrüche nur selten beschrieben werden. Die veränderte Belastbarkeit des metastatisch veränderten Wirbelkörpers führt besonders in statisch stärker beanspruchten Bezirken zu einer Verformung der Wirbelsäule.

Es kommt bei raschem Verlauf der Metastasierung zum Zusammenbruch eines Wirbelkörpers mit Gibbusbildung, die nicht selten eine neurologische Ausfallsymptomatik zur Folge hat. Eine kyphotische großbogige Umformung der Wirbelsäule, wie bei der Scheuermannschen Erkrankung ergibt sich durch eine hintereinander erfolgende Kompression mehrerer Wirbelkörper. Die totale Ausfüllung des Markraumes mit neugebildetem Knochenmaterial (charakteristisch für Prostatakarzinome) führt zu einer homogenen Verdeckung der Spongiosastruktur des Wirbelkörpers. Es entsteht so das meist nur solitär auftretende Bild eines Elfenbeinwirbels (Abb. 3).

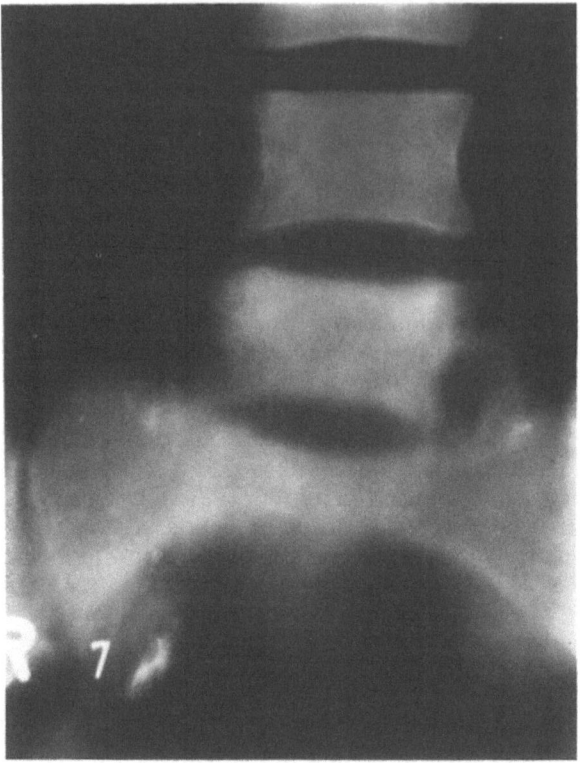

Abb. 3. Das Tomogramm der LWK 4/5 zeigt im 5 LKW eine homogene Verschattung, die auf eine Osteosierung des gesamten Wirbelkörpers zurückzuführen ist. Umbau zum sog. Elfenbeinwirbel. Differentialdiagnostisch muß bei solchen Prozessen bes. auch an Metastasen d. Prostatakarzinoms gedacht werden

Differentialdiagnostisch ist bei allen Wirbelmetastasen auch an einen entzündlichen Prozeß zu denken, insbesondere an eine Wirbelkörpertuberkulose. Abszeßähnliche Weichteilschatten, wie sie bei entzündlichen Prozessen gesehen werden, treten gelegentlich bei einer Wirbelkörpermetastasierung auf (ALT 1954) (Abb. 4).

3. Neoplasien des Wirbelkanals

Neurinome, Fibrome, Fibrosarkome, Ganglioneurinome und Enchondrome haben meist einen intra- und extravertebralen Sitz. Das Mittelstück des Tumors liegt im erweiterten Foramen intervertebrale. Dadurch werden über eine Wurzelreizung sehr starke segmentale Schmerzen hervorgerufen.

Meningiome, Epidermoide und Neurofibrome führen zu ausgedehnten Zerstörungen und Verdrängungserscheinungen. Die Druckresorption führt zur konkaven Ausbuchtung des betroffenen Wirbelkörpers. Langsam wachsende Prozesse innerhalb des Wirbelkanals führen zur Resorption der Bogenwurzel, des

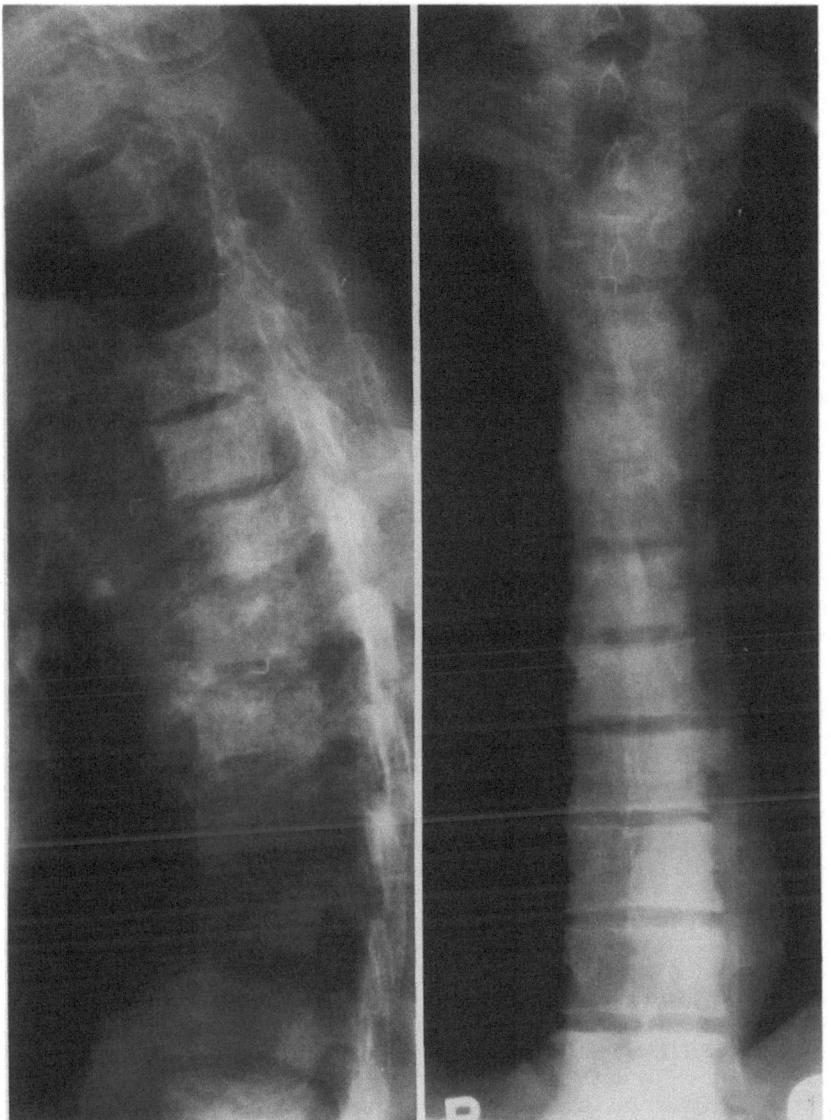

Abb. 4a, b. Ausgedehnte gemischtförmige Metastasierung der BWS bei Prostatakarzinom eines 70jährigen Mannes. Osteoplastische Metastasen z.T. mit homogener, z.T. fleckförmiger Verschattung in den kaudalen Brustwirbelkörpern. In der kranial gelegenen BWS dagegen gehäufte osteolytische Herde mit z.T. völliger Destruktion der Bogenwurzeln

Bogens und der Wirbelkörperhinterwand (LOMBARDI u. MORELLO 1958). Dabei können die Vergrößerungen der Bogenwurzeldistanz und ihrer gesamten Form als indirekte Tumorzeichen angesehen werden. Bei Teratomen kommt es zu einer Ausweitung der Bogengänge, Erosionen der Laminae und Wirbelkörperhinterflächen bei zunehmender Erweiterung des Spinalkanals.

Literatur

Ackermann LV, Spjut HJ (1962) Tumors of bone cartilage. Armed Forces Institute of Pathology, Washington DC

Alt F (1954) Paravertebraler abszeßähnlicher Weichteilschatten bei einer Metastase eines Schilddrüsenkarzinoms. ROEFO 80/4:531–533

Assmann H (1924) Die klinische Diagnose der multiplen Knochengeschwülste. Med Klin I:108–111, 141–144

Barwick KW, Huvos AG, Smith J (1980) Primary osteogenetic of the vertebral column: A clinicopathologic correlation of ten patients. Cancer 46/3:595–604

Beachley MC (1977) Vascular tumors of bone. In: Diethelm L (Hrsg) Handbuch der medizinischen Radiologie, Bd V/6. Springer, Berlin Heidelberg New York

Böhler J (1958) Solitäres Myelom der Wirbelsäule. Zentralbl Chir 83:1199

Brocher JEW, Willert HG (1980) Differentialdiagnose der Wirbelsäulenerkrankungen, 6. Aufl. Thieme, Stuttgart

Brücher H (1970) Über Beginn und Verlauf des Myeloms. Schweiz Med Wochenschr 100:340–341

Brücher H (1975) Frühstadien des Plasmacytoms. Maligne Lymphome und monoklonale Gammopathien. In: Refl d Jahreskongr Deutsch-Österreich Ges f Hämatologie. Lehmann, München

Burkhardt H, Weppler F, Burkhardt F, Rommel K (1975) Diagnostik von Knochenmetastasen unter besonderer Berücksichtigung klinisch-chemischer Untersuchungsmethoden. Med Welt 26:1411–1415

Byrne MJ, Scheinberg A, Mavligit G, Dawkins RL (1972) Hepatocellular carcinoma: Presentation with vertebral metastases and radicular compression. Cancer 30:202–205

Canigiani Th (1933) Zur Differentialdiagnose der multiplen osteoplastischen Karzinommetastasen und der Ostitis deformans Paget. Roentgenpraxis 5:85–91

Cohen DM, Dahlin DC, McCarthy CS (1964) Tumors of vertebral column. Proc Mayo Clin 39:509

Dahlin DC (1967) Bone tumors, 2nd edn. Thomas, Springfield (Ill)

Dominok GW, Knoch HW (1977) Knochengeschwülste und geschwulstähnliche Knochenerkrankungen. VEB Fischer, Jena

Firooznia H, Pinto RS (1977) Chordoma. In: Diethelm L (Hrsg) Handbuch der medizinischen Radiologie, Bd V/6. Springer, Berlin Heidelberg New York

Fornasier VL, Horne JG (1975) Metastases to the vertebral column. Cancer 36:590–594

Freyschmidt J (1980) Knochenerkrankungen im Erwachsenenalter. Springer, Berlin Heidelberg New York

Golding FC (1959) Textbook of x-ray diagnosis, 3rd edn. Lewis, London

Golding JSR, Sissons HA (1954) Osteogenic fibroma of bone: A report of two cases. J Bone Joint Surg [Br] 36:428–435

Griffiths HJ (1977) Marrow tumors. In: Diethelm L (Hrsg) Handbuch der medizinischen Radiologie, Bd V/6. Springer, Berlin Heidelberg New York

Hellner H, Poppe H, Lohstöter I (1956) Röntgenologische Differentialdiagnose der Knochenerkrankungen. Thieme, Stuttgart

Henderson ED, Dahlin DC (1963) Chondrosarcoma of bone. A study of 288 cases. J Bone Joint Surg [Am] 45:1450

Heuk F (1976) Allgemeine Radiologie und Morphologie der Knochenkrankheiten. In: Diethelm L (Hrsg) Handbuch der medizinischen Radiologie, Bd V/1. Springer, Berlin Heidelberg New York

Huvos AG, Higinbotham NL (1975) Primary fibrosarcoma of bone. A clinicopathologie study of 130 patients. Cancer 35:837

McCarthy D (1979) Arthritis and Allied Conditions. Lea & Febiger, Philadelphia

Kordas M, Paraiez E, Szenasy J (1977) Spinaltumoren im Säuglings- und Kindesalter. Zentralbl Neurochir 38/3:331–337

Kutzner J, Ernst H (1980) Radiologische Diagnostik und Therapie des Brustschmerzes. Munch Med Wochenschr 122/20:753–754

Lichtenstein L (1953) Histiocytosis X. Integration of eosinophilic granuloma of bone, "Letterer-Siwe disease" and "Schüller-Christian disease" as related manifestations of a single nosologic entity. Arch Pathol 56:84–102

Lichtenstein L (1956a) Pathology: Diseases of bone. N Engl J Med 225:427–433

Lichtenstein L (1956b) Benign osteoblastoma. A category of osteoid- and bone-forming tumors other than classical osteoid osteoma, which may be mistaken for giant-cell tumor or osteogenic sarcoma. Cancer 9:1044–1052

Lichtenstein L (1975) Bone tumors, 2nd edn. Mosby, St Louis

Lombardi G, Morello G (1958) Causes rares d'élargissement du canal rachidien. Acta Radiol (Stockh) 50:230

Lorenzo N Di, Spallone A, Nolletti A, Nardi P (1980) Giant cell tumors of the spine: A clinical study of six cases, with emphasis on the radiological features, treatment follow-up. Neurosurgery 6/1:29–34

Mel Nikova VP, Nikiforov BM, Voronov VG (1979) Thermography in the diagnosis of spinal cord tumors (in Russian). Zh Nevropatol Psikhiatr 79/5:555–559

Messmer B, Sinner W (1966) Der vertebrale Metastasierungstyp. Dtsch Med Wochenschr 91:2061

Metha MH, Murray RO (1977) Scoliosis provoked by painful vertebral lesions. Skeletal Radiol 1:223

Murray RD, Jacobson HG (1977) The radiology of skeletal disorder. Churchill Livingstone, Edingburg London New York

Mustard WT, Val FW du (1952) Osteoid osteoma of vertebrae. J Bone Joint Surg [Br] 41:132

Ngan H. et al. (1966) Bone changes in adult akute leukaemia. Br J Radiol 41:66

Norman A, Kambolis CP (1964) Tumors of the spine and their relationship to the intervertebral disc. Am J Roentgenol 92:1270–1274

Norman A, Ulin R (1969) A comparative study of periosteal new-bone response in metasatic bone tumors (solitary) and primary bone sarcomas. Radiology 92:705–708

Occipinti E, Mastrostefano R, Pompili A, Carapella CM, Cardoli F, Riccid A (1981) Spinal chordomas in infancy. Report of a case and analysis of the literature. Childs Brain 8/3:198–206

Robbins SL (1945) Lumbar vertebral chordoma. Arch Pathol 40:128

Sartor K (1980) Spinale Computertomographie. Neue Perspektiven in der Diagnostik der Wirbelsäule und des Rückenmarks. Radiologie 20/10:485–493

Scharrer E, Theunissen J (1977) Zur Differentialdiagnose maligner und benigner Lymphome im Bereich des Zentralnervensystems. Fortschr Neurol Psychiatr 45/8:441–458

Schinz HR, Uehlinger E (1931) Zur Diagnose, Differentialdiagnose. Prognose und Therapie der primären Geschwülste und Zysten des Knochensystems. Erg Med Strahlenforsch 5:389

Schinz HR, Baensch WE, Frommhold W, Glauner R, Uehlinger E, Wellauer J (1981) Lehrbuch der Röntgendiagnostik, Bd II: Skelett, Weichteile und Gefäße, 6. Aufl. Thieme, Stuttgart New York

Shepherd JA (1955) Sacrococcygeal chordoma. Br J Surg 42:576

Slowik F, Balogh I (1980) Extracranial spreading of glioblastoma multiforme. Zentralbl Neurochir 41/1:57–68

Spjut J, Dormann HD, Fechner RE, Ackermann LV (1971) Tumors of bone and cartilage. In: Atlas of tumor pathology, 2nd ser, fasc 5. Armed Forces Institute of Pathology, Washington DC

Thoden W (1977) Zur Differentialdiagnose des Kreuzschmerzes aus neurologischer Sicht. Munch Med Wochenschr 119/36:1149–1152

Uehlinger E (1952) Die Skelettveränderungen bei Leukämie. Fortschr Röntgenstr 17:263

Uehlinger E (1957) Benigne und semimaligne Knochengeschwülste. In: Schinz HR, Glauner R, Uehlinger E (Hrsg) Röntgendiagnostik. Thieme, Stuttgart

Uehlinger E (1973) Die primären Geschwülste der Wirbelsäule. Fortbild Rheumatol 2:128–160

Uehlinger E (1974) Pathologische Anatomie der Knochengeschwülste unter besonderer Berücksichtigung der semimalignen Formen. Chirurg 45:62–70

Uehlinger E (1977) Osteoplastisches Osteosarkom der distalen Femurmetaphyse. Arch Orthop Unfallchir 8:361

Unni KK (1971) Hemangioma, hemangiopericytoma and hemangioendothelioma (angeosarcoma) of bone. Cancer 27:1403

Unni KK, Kahlin DC, Beabout JW, Sim FH (1976) Chondrosarcoma: Clearcell variant: a report of sixteen cases. J Bone Joint Surg [Am] 58:676

Walther HE (1939) Untersuchungen über Krebsmetastasen. Die Streufähigkeit als Maß der Bösartigkeit einer Geschwulst. Z. Krebsforsch. 48, 468–494

Weatherby RP, Dahlin DC, Ivins JC (1981) Postradiation sarcoma of bone: Review of 78 Mayo Clinic cases. Mayo Clin Proc 56/5:294–306
Young JM, Funk FJ (1953) Incidence of tumor metastases to the lumbar spine. J Bone Joint Surg [Am] 35:55–64
Zichner L (1979) Differentialdiagnose und Behandlung der Wirbelsäulentumoren. Acta facult. med. univ. Brunensis 64, 181–192 BRNO
Zelch KJ (1980) Pathologie und Biologie der raumfordernden Prozesse von Rückenmark und Wirbelsäule. Radiologie 20/10:459–465

F. Erkrankungen des Unterhautbindegewebes

I. Entzündliche Erkrankungen des Unterhautbindegewebes

Von

G.L. Bach

Mit 2 Abbildungen und 2 Tabellen

Eine Einteilung der entzündlichen Erkrankungen des Unterhautbindegewebes gelingt derzeit nur unvollständig, da weder auslösende Momente noch pathologische Veränderungen hinreichend bekannt sind (Bluestone, 1975; Moore, 1975). Das gilt auch für die seltenen und wenig bekannten Krankheitsbilder der herdförmigen Fettgewebsentzündungen, die in der deutschsprachigen Literatur als Lipogranulomatosen, in der angelsächsischen Literatur als Pannikulitiden bezeichnet werden. Es handelt sich hierbei um die Panniculitis nodularis non suppurativa (Pfeifer-Weber-Christian) und die Lipogranulomatosis subcutanea (Rothmann-Makai).

1. Morbus Pfeifer-Weber-Christian

Synonyme: Pfeifer-Weber-Christian-Syndrom, Pannikulitis Pfeiffer-Weber-Christian, Weber-Christian-Pannikulitis (Krankheit), rezidivierende, fieberhafte, nicht eitrige Pannikulitis, generalisierte Lipogranulomatose, Panniculitis nodularis non suppurativa, „relapsing (febrile) nonsuppurative nodular panniculitis", „systemic nodular panniculitis".

Beim Morbus Pfeifer-Weber-Christian (PWC) handelt es sich um sehr seltene Veränderungen des subkutanen Gewebes: schubweise auftretende, regellose oder symmetrische, schmerzhafte (seltener nicht schmerzhafte) Knoten im Unterhautfettgewebe vorwiegend an Stamm und Extremitäten, die von Fieberschüben und sonstigen Allgemeinsymptomen begleitet werden. Die Knoten heilen innerhalb von Wochen unter dem Bild von „Hautdellen" und Pigmentierung (subkutaner Gewebsverlust der Haut bzw. lokale Atrophie des Fettgewebes) ab.

a) Historisches

Der deutsche Arzt Pfeifer beschrieb 1892 einen Fall von „herdweiser Atrophie des subkutanen Fettgewebes". Gilchrist und Ketron (1916) veröffentlichten einen weiteren Fall. Weber in London entdeckte 1925 die Krankheit neu als „rezidivierende, nicht eitrige, knotige Pannikulitis". Der Amerikaner Christian wies 1928 bei der Beschreibung eines weiteren Patienten auf den febrilen Verlauf hin. Die Bezeichnung Weber-Christian-Krankheit wurde von Brill (1936) eingeführt. Während man zunächst glaubte, daß die „Pannikulitis" sich lediglich auf den Panniculus adiposus bezog, berichteten Miller und Kritzler 1943 einen Fall mit viszeraler Beteiligung.

b) Zur Problematik des Krankheitsbegriffs

Neben dem Hautbefall gibt es auch eine viszerale Beteiligung der Pannikulitis PWC. Hierbei greift der Krankheitsprozeß auf das Fettgewebe innerer Organe über. Hinter dieser Form der Pannikulitis kann sich jedoch eine chronische Pankreatitis, ein Adenom oder Adenokarzinom des Pankreas verbergen.

So ist es wohl verständlich, daß nach der ersten Beschreibung des PWC-Syndroms der Krankheitsbegriff zunächst ein „Pool" von Pannikulitiden bezeichnete und verschiedene Autoren (FÖRSTRÖM u. WINKELMANN 1975; MOORE 1963) eine nosologische Einheit in Frage stellten. LEVER und SCHAUMBURG-LEVER (1975) sehen jedoch anhand spezifischer pathologischer Befunde (LARKIN et al. 1944) diese nosologische Einheit der systemischen nodulären Pannikulitis.

Eine neuere Einteilung unterscheidet:
1. Die knotige, nicht eitrige Pannikulitis PWC, charakterisiert durch entzündliche Zellinfiltrationen aus Neutrophilen, Lymphozyten und Histiozyten. Ausheilung erfolgt durch ein Narbengewebe.
2. Subkutane Knoten bzw. Knotenbildungen an anderen Stellen des Körpers infolge von Fettzellnekrosen unter Bildung von „Geisterzellen" („ghostcells"). Hieraus ergibt sich das Bild der einschmelzenden nekrotisierenden Pannikulitis (Twenty-third rheumatism review, 1978). Subkutane Knoten und Arthritiden als Folge einer Erkrankung des Pankreas gehören zu dieser Gruppe (GIBSON et al. 1975; GOOD et al. 1976; POTTS et al. 1975; TANNENBAUM et al. 1975).

c) Klinik und Verlauf

Früher wurde die Pannikulitis PWC vorwiegend als eine Erkrankung adipöser Frauen im Alter von 20–50 Jahren angesehen. Sie kommt aber auch bei Männern vor. Meistens beginnt die Krankheit schleichend, wobei unter Allgemeinsymptomen (Unwohlsein, Abgeschlagenheit, Nausea, Gewichtsverlust, Bauchschmerzen und Arthralgien), Temperaturanstieg und Schüttelfrost einige oder mehrere 0,5–10 cm im Durchmesser messende derbe, schmerzhafte Knoten im Unterhautfettgewebe auftreten. Bevorzugter Befall sind Stamm, Oberschenkel, Brüste und Arme.

Die knotigen Eruptionen sind zunächst gegen die Haut verschieblich, können mit ihr jedoch später verlöten. Die Haut über dem Knoten erscheint gerötet bzw. rot-violett verfärbt und zeigt später eine bräunliche Pigmentierung. Gelegentlich können die Knötchen konfluieren und einschmelzen, wobei sich durch Fistelgänge ölige und cremige Massen entleeren können. In größeren, flächig konfluierten Entzündungsbezirken kann das Fettgewebe so stark einschmelzen, daß das Hautrelief über einem solchen Bezirk eingesunken (Delle), wellig und trichterförmig eingezogen erscheint (HORNSTEIN 1980). Abbildung 1 zeigt eine solche Veränderung.

Hepatosplenomegalie und regionale Lymphadenopathie sind nicht selten. Seltenere Manifestationen sind eine noduläre Episkleritis und Augenhintergrundveränderungen (FREEDMAN 1972; FRIEDMAN u. HENKIND 1974) oder epileptische Anfälle (ARNOLD u. BAINSBOROUGH 1963; BUNNELL u. LEVY 1948). Beteiligung gelenknahen Gewebes kann eine Polyarthritis vortäuschen (ZHENTLIN u. GOLENTERNEK 1964).

Eine seltenere schwere Verlaufsform der Krankheit wird als systemische Pannikulitis PWC bezeichnet. Hierbei besteht nicht nur eine Entzündung des

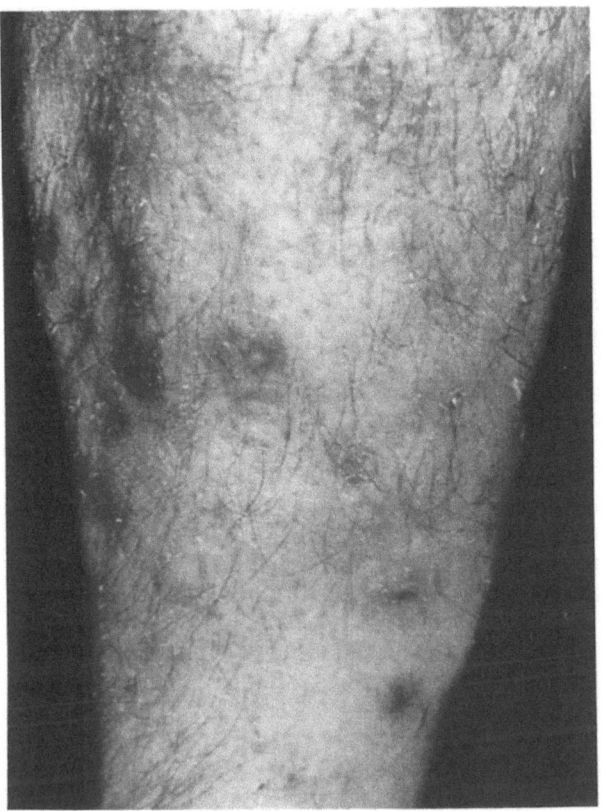

Abb. 1. Pannikulitis PWC bei einem 43jährigen Mann. Mehrere unscharf begrenzte Knoten und Infiltrate, die z. T. in der Dermis (dunklere Stellen) hineinreichen. (Mit freundlicher Genehmigung von Autor und Verlag aus HORNSTEIN 1980)

äußeren Pannus adiposus, sondern auch der entsprechenden viszeralen Gewebe mit Beteiligung der Thorax- und Bauchorgane einschließlich Lungen, Pleura, Perikard, Myokard, Darm, Leber, Milz, Nierenbecken, Mesenterium, Omentum, Knochenmark, peritrachealem, periadrenalem und perirenalem Gewebe (MILNER u. MITCHINSON 1965; ORAM u. COCHRANE 1958).

Retrosternale Schmerzen können auf eine kardiale Beteiligung hinweisen. Mit den Schüben der Pannikulitis können sogar reversible Veränderungen im EKG auftreten. Autoptisch zeigen solche Patienten eine Beteiligung des perikardialen Fettgewebes und eine noduläre Pannikulitis im Myokard (DENK 1974).

Als mögliche Sonderform des systemischen PWC-Syndroms wird die „mesenterische Pannikulitis" bezeichnet. Sie kommt überwiegend bei Männern vor und äußert sich klinisch in wiederholten Episoden von Bauchschmerzen, Fieber, allgemeiner Abgeschlagenheit, Brechreiz und Erbrechen (OGDEN et al. 1965).

Einige Autoren nehmen an, daß diese Form der Weber-Christian-Krankheit in manchen Fällen das Anfangsstadium einer retroperitonealen Fibrose darstellt. Wahrscheinlich führt der Prozeß beim Ausheilen zur Fibrose im Retroperitoneum, Mediastinum, um das perisplenische Gewebe, Mesenterium, Perikard sowie um die Harnblase und die Gallengänge (HARBRECHT 1967; MITCHINSON 1965).

Nach SCHULZ et al. (1972) wird beim PWC-Syndrom folgende Symptomatologie beobachtet:
1. rezidivierende, generalisierte, subkutane Knoten mit Spontanremission,
2. fakultativer Mitbefall des behaarten Kopfes,
3. beeinträchtigtes Allgemeinbefinden, evtl. intestinale Symptome,
4. initiale Fieberschübe (nicht obligat),
5. Arthralgien, z.T. mit Gelenkschwellungen und Ergüssen als Vorläufer und Begleitsymptome,
6. Beteiligung des Hautorgans mit Effloreszenzen auf allergisch-hyperergischer Basis, z.B. Erythema exsudativum multiforme,
7. meist normochrome Anämie,
8. Blutsenkungsbeschleunigung, nicht selten Leukopenie, Alpha-2- und Gamma-Gobulinvermehrung,
8. Rheuma-Status meist unauffällig,
10. diffuse Leberzellverfettung.

Diese Einteilung schließt gleichzeitig den gewöhnlich gutartigen Verlauf der Pannikulitis PWC im Sinne der Spontanremission ein, wenn auch Veränderungen Tage bis Monate bestehen bleiben können und ebenso nach Tagen, Monaten oder Jahren neue Schübe auftreten können (weitere Literatur: BOSMANSKY et al. 1977; GRUNDMANN et al. 1976; LIEBSCHER 1977; MATHIES et al. 1974; MCCABE et al. 1974; MOORE u. WILLKENS 1977; MORGAN 1981; MÜLLER u. SCHILLING 1977; REED et al. 1973).

Bis 1977 fanden sich in der Literatur weniger als 60 Fallbeschreibungen der PWC-Krankheit bei Kindern unter 12 Jahren. GILCHRIST und KETRON (1916) beschrieben als erste ein 8jähriges Mädchen, das neben nicht schmerzhaften, nicht eitrigen knotigen Hautveränderungen an Stamm, Beinen und Fußknöcheln unter Fieberschüben auch Schwellung der Gelenke zeigte. Die Knoten heilten unter sekundär-atrophischen Veränderungen ab. CAROL et al. (1941) veröffentlichen den ersten Fall einer Pannikulitis PWC im Säuglingsalter. Es handelt sich hierbei um ein 6 Monate altes Mädchen mit generalisierten subkutanen Knoten, Fieber, tastbarer Milz und Frühzeichen einer Rachitis. Sechs Monate später entwickelte das Kind einen Hydrozephalus und hatte weiterhin Schübe des Weber-Christian-Syndroms über die nächsten 5 Jahre. Die meisten Kleinkinder, über die in der englischen und europäischen Literatur berichtet wurde, hatten systemische Symptome. Es wurde über 2 Todesfälle berichtet, was im Gegensatz zu dem sonst klinisch milden Verlauf der Pannikulitis PWC bei älteren Kindern und Erwachsenen steht (Übersicht von HENDRICKS et al. 1978).

d) Veränderungen im Röntgenbild

Entzündungsvorgänge im subkutanen Bindegewebe führen manchmal als Residuen eines vorausgegangenen Schubes zu inselförmigen Verkalkungen. Im Knochenmark erscheinen Fettnekrosen, die im Röntgenbild als Ausstanzdefekte vorwiegend der Tibia sichtbar sind und leicht mit Tumoren oder einem multiplen Myelom verwechselt werden können (BERNSTEIN 1977; DUPERRAT et al. 1964; PINALS 1970).

Defekte sind gelegentlich auch in Gelenken mit benachbartem Fettgewebskörper röntgenologisch sichtbar. Beispiel hierfür ist eine umschriebene Aufhellung im subpatellaren Fettgewebskörper (Hoffascher Fettgewebskörper) ZHENTLIN u. GOLENTERNEK (1964).

Da sich in den bisherigen Veröffentlichungen (vor allen Dingen der frühen Literatur) die Pannikulitis bei Pankreasaffektionen und bei PWC-Syndrom zweifelsohne überlappen, muß auch auf die röntgenologisch feststellbare Osteonekrose des Hüftkopfes bei der chronischen Pankreatitis (besonders bei Alkoholismus) hingewiesen werden (ACKERMAN et al. 1966; GIBSON et al. 1975; MOUCHET et al. 1966).

e) Laboruntersuchungen

Eine leichte Anämie, mäßige Leukozytose oder sogar Leukopenie kommen vor, wenn auch charakteristische biochemische oder hämatologische Veränderungen fehlen. Amylase, Lipase, Cholesterin und Triglyzeride waren bei den bisherigen Untersuchungen normal, während die BKS oft erhöht war. Auch über abnormale Leberfunktionstests wurde in der älteren Literatur berichtet.

Vereinzelte Beobachtungen ergaben Hypofibrinogenämie, einen niedrigen Faktor-VIII-Spiegel und vermehrte Spaltprodukte des Fibrins/Fibrinogens (HENRIKSSON et al. 1975). Serum-alpha-1-Antitrypsin war in einigen Fällen abwesend (RUBINSTEIN et al. 1977). Bei einem Patienten waren die sauren Glykosaminoglykane im Urin um das 3fache erhöht (MURATA et al. 1973).

Auch beim PWC-Syndrom von Kindern fanden sich keine diagnostischen Labortests. Das Hämoglobin war häufig erniedrigt und die Leukozyten betrugen $3\,300$–$57\,400/mm^3$. Vereinzelt fanden sich Kryoglobuline, ein erniedrigter Properdin-Spiegel, ein erhöhtes C_3 und normales C_4.

f) Histopathologie

Histologisch lassen sich die Veränderungen der PWC-Krankheit in 3 Stadien einteilen:

Im 1. Stadium kommt es zu einer unspezifischen akuten Entzündungsreaktion im Fettgewebe mit Degeneration von Fettzellen, die durch eine ausgedehnte Infiltration von polymorphonukleären Leukozyten, Lymphozyten und Makro-

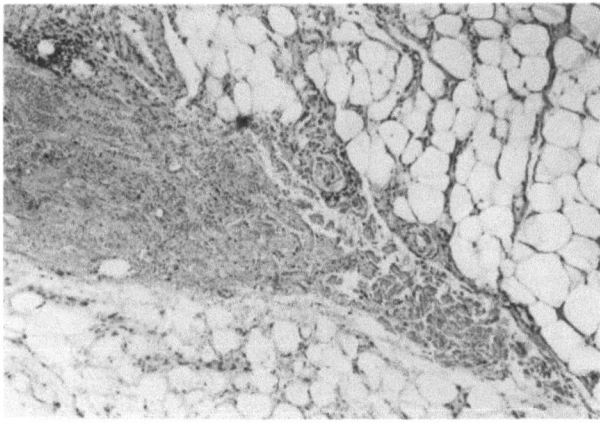

Abb. 2. Histologie einer Pannikulitis PWC (kein Schubstadium): Entzündliche Zellinfiltration, z.T. regelrechtes, z.T. infiltriertes Fettgewebe

phagen charakterisiert wird. Gelegentlich sind mit Fetttröpfchen beladene Makrophagen vorhanden. Dieses Stadium entspricht der knotigen Eruption im Fettgewebe, die sich derb und schmerzhaft anfühlt und eine Hautrötung zeigt.

Im 2. Stadium findet sich eine histiozytäre Infiltration des Pannikulus mit Phagozytose des Fettzelluntergangs und Entstehung von charakteristischen „Lipophagen". Bei letzteren handelt es sich um mit Fetttröpfchen beladene Makrophagen. Das entzündliche Infiltrat hat immer noch akuten Charakter, denn es enthält Leukozyten, Lymphozyten und Plasmazellen. Fremdkörperriesenzellen und nadelähnliche Cholesterinablagerungen werden beobachtet. Manchmal besteht auch eine Vaskulitis mit Intimaproliferation der betroffenen Gefäße (Abb. 2). In dieser Phase sind auch klinisch die Hautveränderungen derb, gerötet und schmerzhaft.

Mit Eintritt des 3. Stadiums erfolgt ein fibrotischer Umbau, bei dem die akuten Leukozyteninfiltrate mehr und mehr durch Fibroblasten, mononukleäre Zellen und Fremdkörperriesenzellen ersetzt werden. Es entstehen die bekannten Hautdellen (MacDonald u. Feiwel 1968; Robins 1967; Steinberg 1953).

g) Ätiopathogenese

Die Pathogenese der Pannikulitis PWC bleibt weiterhin unbekannt. Folgende Ursachen wurden in Erwägung gezogen: Traumen, Halogene, Infektionen mit Bakterien und Viren, Störungen des Fettmetabolismus, Alpha-1-Antitrypsin-Mangel und Autoimmunerkrankungen (Übersicht bei Hendricks et al. 1978; Allen-Mersch 1976).

Von Interesse ist auch die Auslösung eines PWC-Syndroms nach Kontrastmittel-Myelographie und Selbstinjektion von Milch (Ackerman et al. 1966; Charles et al. 1975). Bei einer Patientin traten klassische Hauterscheinungen der Pannikulitis PWC bereits Monate vor Nachweis eines metastasierten Weichteilsarkoms auf (Marsch et al. 1979).

Nach wie vor bleibt die Ätiologie als Folge einer allergisch-hyperergischen Reaktion bzw. eines Autoimmungeschehens attraktiv. Verschiedene Kollagenkrankheiten einschließlich des diskoiden und systemischen Lupus erythematodes, Nachweis von Leukoagglutininen und positivem LE-Zelltest sowie ein verschiedentlich beobachteter zellulärer Immundefekt deuten in diese Richtung (Arnold u. Bainsborough 1963; Hendricks et al. 1978; Kaneko et al. 1975; Macoul 1967; Rosenstock 1968; Underwood et al. 1972; Zamacona Ravelo et al. 1973). Von Interesse ist auch das Vorkommen einer Panniculitis nodularis beim Hund (Baker et al. 1975).

h) Differentialdiagnose

Die Differentialdiagnose umfaßt kutane und subkutane Knoten, wie sie in Tabelle 1 aufgeführt werden. Dieser Liste dürfen noch die Sarkoidose und die neoplastischen Metastasen beigefügt werden.

Im Röntgenbild können die bei der Pannikulitis PWC beobachteten Osteolysen mit einer Tuberkulose, Syphilis, Mykosen, Rickettsiosen, septischen Prozessen, Leukose, Retikulose, Morbus Hodgkin und Karzinometastasen verwechselt werden (Duperrat et al. 1964).

Eine differentialdiagnostisch sehr wichtige Unterscheidung ist die einer Erkrankung des Pankreas (Bluestone 1975), auf die etwas ausführlicher eingegangen werden soll. Es muß allerdings auch auf die Seltenheit des Zusammentreffens eines PWC-Syndroms und einer Pankreaserkrankung hingewiesen werden (MULLIN et al. 1972). Eine akute Pankreatitis, Adenokarzinome des Pankreas (in 80% ein azinäres Karzinom) oder Ductus-Obstruktionen durch Pankreassteine

Tabelle 1. Zur Differentialdiagnostik: Knoten bei der Pannikulitis Weber-Christian. (In Anlehnung an MOORE u. WILLKENS 1977)

Klassisches Rheumagranulom	Chron. Polyarthritis, LED, Sklerodermie, verschiedene Varianten der rheumatischen Erkrankungen, Jaccoud-Arthritis
Rheumaknötchen	Streptokokkenrheumatismus (rheumatisches Fieber), juvenile chron. Polyarthritis
Pannikulitis	Erythema nodosum, Lupus profundus, Pankreaserkrankungen, nichtsystemische kutane Vaskulitis
Systemische Angiitis	Polyarteriitis nodosa, Behçet-Syndrom, Wegenersche Granulomatose, Hennoch-Schönlein-Purpura, Churg-Strauss-Angiitis
Metabolische Erkrankungen	Gicht, Amyloid, Typ-II-Hyperlipoproteinämie
Speicherkrankheiten	Multizentrische Retikulohistiozytose, Farbersche Krankheit
Infektiöse Erkrankungen	Bakterien (Treponema, Endocarditis lenta, Lepra), Fungi (Coccidioidomycosis, Sporotrichose), Viren (Hepatitis B)
Verschiedenes	Primäre (Osteo-) Arthrose, Dupuytrensche Kontraktur, Fremdkörpereinschlüsse

Tabelle 2. Unterscheidungsmerkmale zwischen der Pannikulitis Weber-Christian und Erkrankungen des Pankreas mit Fettgewebsnekrosen. (In Anlehnung an MORGAN 1981)

	Pfeifer-Weber-Christian	Pankreas-Erkrankung
Häufigkeit	Selten	Selten
m:W	1:3	3:1 bei Pankreatitis 7:1 bei azinärem Adenokarzinom des Pankreas
Alter	40–60	30–40 bei Pankreatitis >60 bei Adenokarzinom des Pankreas
Sitz der Knoten	Stamm und Beine	Vorwiegend Beine, sonst jedoch praktisch ubiquitär
Lipase oder Amylase in Serum/Urin	Unspezifisch	Besonders bei Pankreatitis erhöht
Karzinoembryonales Antigen	Negativ	Bei Karzinom erhöht
Blutbild	Meistens unspezifisch	Eosinophilie (mit Thrombophlebitis migrans bei Adenokarzinom des Pankreas)
Exsudation einer öligen Flüssigkeit aus den Knoten	Nicht so häufig	Häufig
Prognose	Gewöhnlich gut bis variabel, schlechter bei systemischem Befall	Sehr schlecht bei Karzinom

können sich besonders als periartikuläre subkutane Fettgewebsnekrosen manifestieren.

So ist es denkbar, daß über Fälle von nodulärer Pannikulitis Weber-Christian berichtet wurde, bei denen als eigentliche Ursache eine Erkrankung des Pankreas vorlag. Die erhöhte Amylase und Lipase im Serum sprechen für die Pankreasbeteiligung. Auch die sog. Phantomfettzellen werden als mehr charakteristisch für die Pannikulitis mit Pankreaserkrankung betrachtet (AMOURETTI et al. 1974; BENNETT u. PETROZZI 1975; McDONALD et al. 1977; MIZUMOTO et al. 1978; MOORE u. WILLKENS 1977; VIRSHUP u. SLIWINSKI 1973; Twenty-third rheumatism review, 1978). Unterscheidungsmerkmale zwischen der Pannikulitis PWC und Erkrankungen des Pankreas mit Fettgewebsnekrosen zeigt Tabelle 2.

i) Therapie

Eine spezifische Behandlung der PWC-Krankheit gibt es derzeit nicht, und veröffentlichte Behandlungserfolge blieben Einzelerfolge. Die Therapie umfaßte die Gabe von Antibiotika, Antihistaminen, Antimalaria-Mitteln, Hormonen, Vitaminen, antituberkulösen Substanzen, Sulfonamiden, schwermetallhaltigen Medikamenten, nichtsteroidalen Antirheumatika und Kortikosteroiden. Auch Bluttransfusionen und Röntgenbestrahlungen wurden versucht.

Prednisolon schien die Rezidivhäufigkeit und die Allgemeinsymptome am besten zu beeinflussen. Aber auch die nichtsteroidalen Antirheumatika haben sich bewährt. Die Erfolge sind jedoch schlecht zu beurteilen, da die Pannikulitis nach Jahren in eine spontane Remission gehen kann. Auch mit immunsuppressiver Therapie wurde in einigen Fällen über Erfolge berichtet (ARNOLD u. BAINSBOROUGH 1963; BENSON u. FOWLER 1964; FÖRSTRÖM u. WINKELMANN 1977; HENDRICKS 1978; MARTIN et al. 1977).

2. Morbus Rothmann-Makai

Synonyme: Rothmann-Makai-Syndrom (Krankheit), Spontanpannikulitis Rothmann-Makai, Lipogranulomatosis subcutanea (Makai), spontane Lipogranulomatose, „nodular liposclerosis"

Es handelt sich um eine meist spontan auftretende herdförmige Pannikulitis mit tief liegenden subkutanen Knoten und flachen Infiltraten an Extremitäten und Stamm, die Walnußgröße erreichen können und schmerzhaft sind. Die Haut läßt sich über den Infiltraten gut abheben und verschieben, sie ist also nicht mit dem subkutanen Gewebe verbacken. Die Ausheilung erfolgt ohne Narbenbildung. Fieberschübe entstehen bei der spontanen Lipogranulomatose nicht.

a) Historisches

Im Jahre 1894 beschrieb ROTHMANN eine umschriebene Pannikulitis, welche 1928 von MAKAI als Lipogranulomatosis subcutanea bezeichnet wurde.

b) Klinik und Verlauf

Der Morbus Rothmann-Makai (RM) ist eine seltene Erkrankung, die häufiger im Kindes- und seltener im Erwachsenenalter vorkommt. Männer und Frauen sind beide betroffen.

Das Krankheitsbild ist durch die bereits erwähnten spontan und herdförmig auftretenden subkutanen Knoten gekennzeichnet, deren Größe zwischen einer Linse und einer Kirsche schwankt. Im Durchschnitt kommen bis zu 12 Knoten vor, die vorwiegend an den unteren Extremitäten, manchmal aber auch am Stamm und gelegentlich an den Armen lokalisiert sind. Auf Druck sind die Knoten schmerzhaft, ihre Konsistenz ist fest oder elastisch, und die darüber liegende Haut kann hyperämisch oder normal sein.

Meistens verschwinden die Knötchen innerhalb weniger Tage bis Wochen, ohne ein Zeichen zu hinterlassen. Neue Eruptionen treten nicht gehäuft auf, sondern immer nur einige. Die gewöhnliche Krankheitsdauer beträgt 6–12 Monate, wenn auch einige Fälle berichtet wurden, in denen der RM mehrere Jahre dauerte.

Die meisten Autoren betonen, daß systemische Symptome, besonders Fieberschübe, bei der spontanen Lipogranulomatose fehlen (BAUMANN 1953; BOGOMOLETZ 1965; BURFORD et al. 1972; IZMAILOV et al. 1977; LAYMOND u. PETERSON 1964).

Die Ätiopathogenese des RM ist nicht bekannt. Eine spezifische Behandlung gibt es nicht, wenn auch im Fall einer 21jährigen Patientin nach oraler Tetrazyklinbehandlung eine eindrucksvolle Remission eintrat (CHAN 1975).

3. Zusammenfassung

Nach der Einteilung der Pannikulitiden in einen lobulären und septalen Typ (REED et al. 1973), gehören das Weber-Christian-Syndrom und die Spontanpannikulitis Rothmann-Makai zum lobulären Typ. Viele Dermatologen betrachten die pathologischen Veränderungen der beiden Pannikulitiden jedoch als identisch (LEVER u. LEVER 1975), so daß die Unterscheidungsmerkmale dieser beiden Varianten wahrscheinlich eines Krankheitsprozesses auf klinischem Gebiet liegen. Der RM ist in seiner klassischen Form gutartig, „self-limited", und durch das Erscheinen von einigen bis wenigen Knoten, die meistens ohne Rezidive verschwinden, gekennzeichnet. Fieber oder systemische Symptome kommen nicht vor. Der PWC ist in seiner typischen Form durch zahlreich auftretende subkutane Knoten charakterisiert. Gleichzeitig bestehen Fieber und systemische Symptome, Rezidive sind häufig.

Literatur

Ackerman AB, Mosher DT, Schwamm HA (1966) Factitial Weber-Christian syndrome. JAMA 198:731

Allen-Mersch TG (1976) Weber-Christian panniculitis and auto-immune disease: A case report. J Clin Pathol 29:144

Amouretti M (1974) Syndrome de Weber Christian d'origine pancreatique. Bordeaux Méd 7:1553
Arnold HA, Bainsborough AR (1963) Weber-Christian disease with visceral involvement: Case report and review of the literature. J Can Med Assoc 89:1138
Baker BB (1975) Nodular panniculitis in the dog. J Am Vet Med Assoc 167:752
Baumann R (1953) Die Pannikulitisformen unter besonderer Berücksichtigung der Spontanpannikulitis Rothmann-Makai. Ärztl Wochenschr 8:609
Bennett RG, Petrozzi JW (1975) Nodular subcutaneous fat necrosis: A manifestation of silent pancreatitis. Arch Dermatol 111:896
Benson R, Fowler PD (1964) Treatment of Weber-Christian disease. Br Med J 5409:615
Bernstein JR (1977) Nonsuppurative nodular panniculitis (Weber-Christian disease). An anusual cause of mammary calcifications. JAMA 238:1942
Bluestone R (1975) Rheumatological complications of some endocrinopathies. Clin Rheum Dis 1:95
Bogomoletz W (1965) Panniculite nodulaire récidivante. Schweiz Med Wochenschr 95:813
Bosmansky K, Hajzok O, Tomik F (1977) Arthropathie beim Weber-Christian-Syndrom. Z Gesamte Inn Med 32:206
Brill ID (1936) Medical papers, Christian Birthday. Waverly Press, Baltimore, p 694
Bunnell IL, Levy DS (1948) Weber-Christian disease; report of a case. Ann Intern Med 28:169
Burford JC (1972) Lipogranulomatosis subcutanea of Rothmann-Makai. Australs J Dermatol 13:117
Carol WLL, Prakken JR, Zwijndregt HA (1941) Erythema nodosum und "relapsing febrile nodular nonsuppurative panniculitis". Arch Dermatol [Suppl] 182:329
Chan HL (1975) Panniculitis (Rothmann-Makai) with good response to tetracyclin. Br J Dermatol 92:351
Charles P (1975) Weber-Christian syndrome after pantopaque myelography. Ugeskr Laeger 137:1540
Christian HA (1928) Relapsing febrile nodular nonsuppurative panniculitis. Arch Intern Med 42:338
Denk R (1974) Haut und kardiovaskuläres System. Internist 15:192
Duperrat, Gaquière A, Bismuth V (1964) Maladie de Weber-Christian à détermination multiples: cutanées, mésentériques et osseuses. Bull Soc Franç Derm 71:64
Freedman J (1972) Ocular pathology associated with the Weber-Christian syndrome. Br J Ophthalmol 56:896
Friedman AH, Henkind P (1974) Unusual causes of episcleritis. Trans Am Acad Ophthalmol Otolaryngol 78:890
Förström L, Winkelmann RK (1975) Acute generalized panniculitis with amylase and lipase in skin. Arch Dermatol 111:497
Förström L, Winkelmann RK (1977) Acute panniculitis. A clinical and histopathologic study of 34 cases. Arch Dermatol 113:909
Gibson TJ (1975) Arthropathy, skin and bone lesions in pancreatic disease. J Rheumatol 2:7
Gilchrist TC, Ketron LW (1916) A unique case of atrophy of the fatty layer of the skin, preceded by the ingestion of the fat by large phagocytic cells; macrophages. Bull Hopkins Hosp 26:291
Good AE (1976) Acinar pancreatic tumor with metastatic fat necrosis: Report of a case and review of rheumatic manifestations. Am J Dig Dis 21:978
Grundmann E (1976) Die sogenannte spontane noduläre Pannikulitis (Weber-Christian-Lipodystrophie). Chirurgie 47:47
Harbrecht PJ (1967) Variants of retroperitoneal fibrosis. Ann Surg 165:388
Hendricks WM, Ahmad M, Gratz E (1978) Weber-Christian syndrome in infancy. Br J Dermatol 98:175
Henriksson P (1975) Generalized proteolysis in a young woman with Weber-Christian disease (nodular nonsuppurative panniculitis). Scand J Haematol 14:355
Hornstein OP (1980) Veränderungen der Haut und Mundschleimhaut bei rheumatischen Erkrankungen. In: Compendia Rheumatologica Nr 8, Eular, Basel, S 203–204
Izmailov GA (1977) Case of Rottmann-Makai syndrome. Klin Med (Mosk) 55:118
Kaneko F (1975) A case of Weber-Christian disease suggesting cellular immunodeficiency. J Dermatol (Tokyo) 2:137
Larkin V de P, De Sanctis AG, Margulis AE (1944) Relapsing febrile nodular nonsuppurative panniculitis (Weber-Christian disease): Review of literature with report of a case. Am J Dis Child 67:120
Laymond CW, Peterson WC (1964) Lipogranulomatosis subcutanea (Rothmann-Makai). Arch Dermatol 90:288

Lever WF, Lever GS (1975) Inflammatory diseases of the subcutaneous fat. In: Histopathology of the skin, Chap 13. Lippincott, Philadelphia

Lever WF, Schaumburg-Lever G (1975) Histopathology of the skin, 5th, Lippincott, Philadelphia, p 231

Liebscher K (1977) Ein Fall von Pannikulitis nodularis non suppurativa (Weber-Christian-Syndrom). Z Gesamte Inn Med 32:665

MacDonald A, Feiwel M (1968) A review of the concept of Weber-Christian panniculitis with a report of 5 cases. Br J Dermatol 80:355

Macoul KL (1967) Panniculitis, vasculitis, and a positive lupus erythematosus cell test. JAMA 199:428

Makai E (1928) Über Lipogranulomatosis subcutanea. Klin Wochenschr 7:2343

Marsch WC, Stüttgen G, Wegener HH (1979) Panniculitis nodularis febrilis non suppurativa bei metastasiertem Weichteilsarkom. Hautarzt 30:12

Martin RJ (1977) Cyclophosphamide-induced remission in Weber-Christian disease. Milit Med 142:158

Mathies H, Bach GL, Wessinghage D (1974) Klinik des Weichteilrheumatismus. Internist 15:285

McCabe WP (1974) Soft tissue defects in Weber-Christian disease. Br J Plast Surg 27:107

McDonald RA (1977) Panniculitis and pancreatic disease (letter). Ann Intern Med 87:634

Miller JL, Kritzler RA (1943) Nodular nonsuppurative panniculitis. Arch Dermatol Syph (Chicago) 47:82

Milner RDG, Mitchinson MJ (1965) Systemic Weber-Christian disease. J Clin Pathol 18:150

Mitchinson MJ (1965) Systemic idiopathic fibrosis and systemic Weber-Christian disease. J Clin Pathol 18:645

Mizumoto R (1978) Acute pancreatitis associated with symptomatic Weber-Christian disease – a case study. Nippon Rinsho 36:2835

Moore PC, Willkens RF (1977) The subcutaneous nodule: Its significance in the diagnosis of the rheumatic disease. Semin Arthritis Rheum 7:63

Moore S (1963) Relation of pancreatic disease to Weber-Christian disease. Can Med Assoc J 88:1238

Moore S (1975) Syndromes resulting from dissemination of pancreatic enzymes. J Rheumatol 2:4

Morgan JG (1981) Panniculitis and erythema nodosum. In: Kelley WN, Harris ED, Ruddy S, Sledge CB (eds) Textbook of rheumatology. Saunders, Philadelphia London Toronto, pp 1203–1207

Mouchet A, Morin M, Perol R, Marquand J, Guivarch M, Goutallier D (1966) A propos de deux observations associant une pancréatite aux lésions de panniculite nodulaire du syndrome de Weber Christian. Mém Acad Chir 92:82

Müller W, Schilling F (1977) Differentialdiagnose rheumatischer Erkrankungen. Aesopus, München Lugano, S 157

Mullin GT (1972) Arthritis and skin lesions resembling erythema nodosum in pancreatic disease. Ann Intern Med 68:75

Murata K, Yukiyama Y, Horinchi Y (1973) Metabolic changes of urinary acid glycosaminoglycans in Weber-Christian disease. Clin Chim Acta 49:129

Ogden WW, Bradburn DM, Rives JD (1965) Mesenteric panniculitis. Ann Surg 161:864

Oram S, Cochrane GM (1958) Weber-Christian disease with visceral involvement. Br Med J 2:281

Pfeifer V (1892) Über einen Fall von herdweiser Atrophie des subkutanen Fettgewebes. Dtsch Arch Klin Med 50:438

Pinals RS (1970) Nodular panniculitis associated with an inflammatory bone lesion. Arch Dermatol 101:359

Potts DE, Moss MF, Iseman MD (1975) Syndrome of pancreatic disease, subcutaneous fat necrosis and polyserositis: Case report and review of the literature. Am J Med 58:417

Reed RJ, Clark WH, Mihm MC (1973) Disorders of the panniculus adiposus. Hum Pathol 4:219

Robins SL (1967) Pathology. Saunders, Philadelphia London, S 215–216

Rosenstock HA (1968) Weber-Christian disease: Report of a case documenting the presence of leukoagglutinins. JAMA 203:890

Rothmann M (1894) Über Entzündung und Atrophie des subcutanen Fettgewebes. Virchows Arch [Pathol Anat] 136:159

Rubinstein HM (1977) Alpha$_1$-antitrypsin deficiency with severe panniculitis: Report of two cases. Ann Intern Med 86:742
Schulz U, Preuß EG, Knolle H (1972) Internist Praxis 12:99
Steinberg B (1953) Systemic nodular panniculitis. Am J Pathol 29:1059
Tannenbaum H, Anderson LG, Schur PH (1975) Association of polyarthritis, subcutaneous nodules, and pancreatic disease. J Rheumatol 2:14
Twenty-third rheumatism review, review of American and English literature for the years 1975 and 1976: Arthritis Rheum [Suppl] 21/8:R 113
Underwood LJ (1972) Chronic discoid lupus erythematosus right ear; panniculitis, probable lupus erythematosus profundus, arms and trunc. Arch Dermatol 106:917
Virshup AM, Sliwinski AJ (1973) Polyarthritis and subcutaneous nodules associated with carcinoma of the pancreas. Arthritis Rheum 16:388
Weber FP (1925) A case of relapsing non suppurative nodular panniculitis, showing phagocytosis of subcutaneous fat-cells by macrophages. Br J Dermatol Syph 37:301
Zamacona Ravelo G (1973) Weber-Christian disease and disseminated lupus erythematosus. Alergia 21:59
Zhentlin N, Golenternek J (1964) X-ray sign in Weber-Christian disease. JAMA 189:580

II. Nichtentzündliche Erkrankungen des Unterhautbindegewebes

1. Pannikulose

Von

S. Marghescu

Synonyma: Zellulitis, Fibrositis, Pannikulitis, Rheumatismus des subkutanen Fett- und Bindegewebes, Zellulalgie.

Die Bezeichnung Pannikulose wird wie folgt begründet:
1. Zeichen einer Entzündung lassen sich vor oder während des Bestehens der Veränderungen nicht nachweisen. Die 1929 von Lagèze beschriebenen feingeweblichen Veränderungen in 3 Phasen (seröses Exsudat zwischen den Zellen und Fasern des Binde- und Fettgewebes, verstärkte Fibroblastenaktivität, sklerofibrotisches Endstadium), die als Ausdruck einer örtlichen Entzündung gedeutet werden könnten, fanden später keine Bestätigung (Braun-Falco u. Scherwitz 1971, 1972).
2. Nach Mathies (zit. nach Braun-Falco u. Scherwitz 1971) hat die Pannikulose mit Rheumatismus nur soviel zu tun, daß sich in Frankreich in erster Linie die Rheumatologen dieser Frage gewidmet haben.
3. Die geäußerten oder auslösbaren Schmerzen stellen zwar ein Symptom dar; die Bezeichnung „Zellulalgie" gibt jedoch das Wesen der Veränderungen in keiner Weise wieder.

a) Geschichte

Beschrieben von den Franzosen Bassereau (1840), Charcot (1853), Saint Hilaire (1898) und dem Engländer Head (1893), geriet die Pannikulose, wahrscheinlich wegen mangelnder therapeutischer Möglichkeiten, zunächst in Vergessenheit (Dressler 1970). Sie erlebte ihre Renaissance in Frankreich in den 50er Jahren unseres Jahrhunderts und erreichte einige Jahre später, bei gleichzeitiger Propagierung neuer Behandlungsmethoden mit sog. Verteilerenzymen ihren Höhepunkt auch in der Bundesrepublik. Begünstigt durch die Mode (weitgehende Entblößung der Oberschenkel im Minirock) und unterstützt durch die Suggestion von Krankheitsgefühl und Heilungsversprechungen wurde sie zu einer Modekrankheit hochstilisiert. Eine beispiellose Werbung förderte das Be-

wußtwerden des Krankseins und der Notwendigkeit der Heilung (Zitat aus einer 22seitigen Broschüre, als Sonderdruck aus einer bekannten Frauenzeitschrift, überreicht durch Apotheker an Kunden:
„Einmal wieder glatte, schlanke Beine haben! Das wünschen sich die vielen Frauen, die an Zellulitis leiden. Ärzte in Deutschland behandeln diese Krankheit noch nicht. Aber nun gibt es ein rezeptfreies Mittel gegen Zellulitis.")

In den letzten Jahren ist es um die „Krankheit" Pannikulose bedeutend ruhiger geworden.

b) Ätiologie

Im wesentlichen stellt die Pannikulose eine schmerzhafte regionale Adipositas dar (MARGHESCU 1973), deren Ursache letztlich ungeklärt ist. Einzelne aufgestellte Hypothesen blieben bislang unbewiesen bzw. unbestätigt. Am meisten werden hormonelle Dysfunktionen und physikalische Noxen als ätiologische Faktoren diskutiert.

α) Hormonelle Dysfunktion

MONTEIL-SEURIN (Zit. nach DRESSLER 1970) führte Hormonbestimmungen, Vaginalabstriche und Endometriumbiopsien bei 120 Patientinnen durch und stellte in 80% der Fälle ein *Mißverhältnis von Follikelhormon zu Progesteron* fest. KARL (Zit. nach BRAUN-FALCO u. SCHERWITZ 1971) ist allerdings der Meinung, daß die durchgeführten Hormonuntersuchungen einer endokrinologischen Kritik nicht standhalten.

BASSAS-GRAU u. BASSAS-GRAU (1966) erwähnten als determinierende Faktoren u.a. auch hormonelle *Dysfunktionen im Hypophysen-Nebennierensystem.* KARL (Zit. nach BRAUN-FALCO u. SCHERWITZ 1971) wendete aus der Sicht des Endokrinologen ein, daß weder eine Überfunktion, noch eine Unterfunktion von Mineralkortikoiden die Symptomatik einer Pannikulose auszulösen vermögen.

β) Physikalische Noxen

BASSAS-GRAU u. BASSAS-GRAU (1966) zählt zu den begünstigenden Faktoren Traumen, einschnürende Kleidung, Verletzungen, Narben, Skelettanomalien u.a.m. WILDE (1970) beschuldigt die Kälte als Auslösefaktor („Maxischenkel durch Minirock"). Bereits die Vielfalt der angeschuldigten Noxen, wozu BASSAS-GRAU auch metabolische Störungen des Fettstoffwechsels, Überernährung, Leberleiden, alimentäre Autointoxikationen, allgemeine und lokale Durchblutungsstörungen und Bewegungsarmut rechnet, führt die genannten ätiologischen Vorstellungen über die Pannikulose ad absurdum.

c) Pathogenese

Durch Regulationsstörung von sog. Verteilerenzymen soll der Polymerisationsgrad der Proteoglykane der Grundsubstanz höher liegen und dadurch mehr Wasser im Bindegewebe binden (DRESSLER 1970). KREYSEL und KAMMERER (1974) stellten in einer histochemisch-autoradiographischen Untersuchungsreihe nur regionär geringgradig erhöhte Glykosaminglykan-Biosynthesen fest, die sie als geschlechtsprävalierendes Merkmal werteten. BRAUN-FALCO und SCHERWITZ (1972) konnten schließlich eine histochemisch faßbare Vermehrung von Proteoglykanen bzw. einen höheren Polymerisationsgrad derselben nicht nachweisen.

d) Anamnese

Es ist wohl einmalig in der Medizin, daß die Patienten nicht nur die subjektive und objektive Symptomatologie ihrer „Krankheit" spontan schildern, sondern auch eine bestimmte Therapieart vom Arzt fordern. Dies geschah noch vor einigen Jahren mit der Pannikulose im Zusammenhang mit Verteilerenzym-Präparaten und ist als Folge der bereits erwähnten suggestiven Werbung zu werten. So konnte z.B. NIKOLOWSKI (Zit. nach BRAUN-FALCO u. SCHERWITZ 1971) bei 15 von insgesamt 17 Patientinnen mit Pannikulose eine Beziehung zu Medizinalberufen feststellen und beobachten, daß die Befindensstörungen „erst nach Lektüre der einschlägigen Fachliteratur" in Erscheinung traten.

Es sind *fast ausschließlich Frauen,* die mit ihrem „Leiden" den Arzt aufsuchen, obwohl die gleiche Art von regionaler Adipositas auch bei überernährten Säuglingen und übergewichtigen Männern beobachtet werden kann. In einem Buch über „Zellulitis" (ULRICH 1976) ist zu lesen: „Millionen Frauen leiden an Zellulitis. Die krankhafte Veränderung der Haut ist schmerzvoll und kosmetisch störend. Sie beeinträchtigt das Wohlbefinden, belastet den Stoffwechsel und verändert die Strukturen der Haut."

Geklagt wird über *Umfangszunahme* in der Glutäal- und Oberschenkelregion. Am häufigsten werden *Schwere- und Spannungsgefühl,* seltener auch *diffuse Spontanschmerzen,* die in Ruhe an Intensität zunehmen, als subjektive Beschwerden geschildert.

e) Klinik

Objektiv faßbar sind die „Orangenhaut", das „Matratzenphänomen" und die Druckdolenz.

1. Als *„Orangenhaut"* werden erweiterte, z.T. durch Keratose und Pernio markierte Follikelöffnungen verstanden, die bei Faltung oder seitlichem Zusammenschieben der Haut besonders gut zur Darstellung gebracht werden können. Es handelt sich hierbei um einen banalen Befund, der sich bei einer großen Zahl von Frauen mit und ohne Pannikulose im Glutäal- und Oberschenkelbereich nachweisen läßt.

2. Das *„Matratzenphänomen"* entspricht einem mehr oder weniger ausgeprägten Wechsel zwischen flachen Vorwölbungen und Einsenkungen des Oberflächenreliefs der betroffenen Haut. Die matratzenartige Oberflächengestaltung ist in erster Linie Folge der einseitigen Zunahme des Fettgewebsanteils bei unverändertem Umfang und gleichbleibender Struktur der Bindegewebssepten im subkutanen Gewebe. Der Unterschied zwischen normaler und im Sinne einer Pannikulose veränderten Haut läßt sich somit am Beispiel einer leeren bzw. aufgepumpten Luftmatratze verdeutlichen. Hinzu kommt eine geschlechts-

typische Binnenstruktur der Haut bei der Frau mit radiär ausgerichteten Fettkammern und bogenförmig im Korium fixierten Zwischensepten, die die matratzenartige Gestaltung des Oberflächenreliefs begünstigen. Beim Mann dagegen sorgen tangential in das Korium einstrahlende Bindegewebszüge für eine geringere Verformbarkeit des Hautgewebes (MÜLLER u. NÜRNBERGER 1972).

3. Bei der Palpation, besonders bei energischer Durchführung wird oft über *Schmerzen* geklagt. Auch das Rollen oder Zusammenschieben der Haut, besonders aber das Kneifen werden als schmezhaft empfunden („Kneiftest"; ULRICH 1976). Die Krankheitsspezifität dieser Symptome wird allerdings dadurch eingeschränkt, daß Rollen, Drücken oder gar Kneifen in der Glutäal- und Oberschenkelregion allgemein und weitgehend unabhängig von einer Pannikulose als schmerzhaft empfunden wird.

f) Histologie

BRAUN-FALCO und SCHERWITZ (1972) fanden bei Nichtberücksichtigung von möglichen oder sicheren Fixations- und Schnittartefakten und von Veränderungen, die durch die Lokalanästhesie vorgetäuscht werden können, im wesentlichen 3 feingewebliche Abweichungen von der Norm:
1. eine auffallende Erweiterung der Lymphgefäße im oberen Korium;
2. eine geringe Durchtränkung des Bindegewebes durch ein mukoides Ödem niedrigen Polymerisationsgrades;
3. eine Vergrößerung einzelner Fettzellen gegenüber der Norm bei normalem Septumgerüst.

Die Erweiterung der Lymphgefäße und die ödematöse Durchtränkung des Bindegewebes können als feingewebliches Substrat einer *Lymphstauung* gelten. Die *Volumenvergrößerung der Fettzellen,* bestätigt auch von EHLERS (1972), entspricht dem erwarteten Befund bei Adipositas. LISCH et al. (1976) konnten nämlich eine hochsignifikante lineare Korrelation zwischen Größe der Fettzellen im subkutanen Gewebe und dem relativen Körpergewicht nachweisen.

g) Therapie

Neben der Anwendung von sog. Verteilerenzymen werden zur Behandlung der Pannikulose im wesentlichen diätetische und physikalische Maßnahmen empfohlen.

1. Die *Behandlung der Pannikulose* mit sog. Verteilerenzymen wählt nach dem gegenwärtigen Stand unseres Wissens den falschen Angriffspunkt und kann deswegen bestenfalls einen geringen temporären Effekt zeigen.

Falscher Angriffspunkt, weil Verteilerenzyme im Bindegewebe nur eine Dehydrierung der Grundsubstanz durch Depolymerisierung der Proteoglykane bewirken können (BUDECKE, Zit. nach BRAUN-FALCO u. SCHERWITZ 1971). Das Problem ist jedoch nicht die Entwässerung, sondern die Entfettung. Auch hierzu wäre es allerdings notwendig, daß die Verteilerenzyme in voller Aktivität tatsächlich zum Bindegewebe gelangen, was nur bei örtlicher Injektion entsprechender Präparate gewährleistet zu werden scheint. MATHIES (Zit. nach BRAUN-FALCO u. SCHERWITZ 1971) weist nämlich darauf hin, daß Hyaluronidase intravenös durch Inhibitoren ihre Aktivität einbüßt und aus diesem Grund die rektale Applikation mit Resorption und Beförderung auf dem Blutweg zur Inaktivierung des Enzyms führt. Auch haben Versuche von MATHIES an der Rattenhaut gezeigt, daß nach Auftragen enzymhaltiger Creme im Korium keine Aktivität des Enzyms nachweisbar war. BUDECKE (Zit. nach BRAUN-FALCO u. SCHERWITZ 1971) ist der Meinung, daß die Enzymeiweiße in einer Creme durch Emulgatoren denaturiert werden und sie deswegen keine Enzymwirkung mehr zeigen können.

Sollte einmal eine Entwässerung der Grundsubstanz durch Depolymerisierung der Proteoglykane und dadurch eine gewisse Umfangsminderung erzielt worden sein, so ist zu erwarten, daß dies nur von temporärer Wirkung ist, da von den Fibroblasten in wenigen Tagen neue Proteoglykane vom ursprünglichen Polymerisationsgrad synthetisiert werden (BUDECKE, Zit. nach BRAUN-FALCO u. SCHERWITZ 1971).

So ist es nicht verwunderlich, daß NÜRNBERGER et al. (1972) in einem gut dokumentierten Halbseitenversuch die Ineffektivität von Isomucase als Salbe, Suppositorien und Injektionen auch nach 8wöchiger intensiver Therapie festgestellt haben. Sie registrierten aber gleichzeitig als unerwünschte Nebenwirkungen gelegentlich verstärkte Diurese und Laxierung auf Suppositorien sowie z.T. sehr schmerzhafte entzündliche Plaques um die Injektionsstellen, außerdem Bewegungsschmerzen und verstärkte Diurese mit Nykturie. EHLERS (Zit. nach NÜRNBERGER et al. 1972) berichtet darüber hinaus über 15% allergische Reaktionen auf die Applikation von Verteilerenzymen.

2. Ausgehend von der Tatsache, daß es sich bei der Pannikulose im wesentlichen um eine regionale Adipositas mit Lymphstauung handelt, ist der Einsatz *diätetischer Maßnahmen* (Reduktionsdiät), kombiniert mit *Bürsten, Massagen, Gymnastik und Sport* sinnvoll. Eine ausführliche, bebilderte Darstellung geeigneter Übungen findet sich bei ULRICH (1976).

Literatur

Bassas-Grau E, Bassas-Grau M (1966) Klinische ätiologische, pathologische und therapeutische Überlegungen zur Zellulitis (Pannikulose). Münch Med Wochenschr (span Ausg) 108:431–456

Braun-Falco O, Scherwitz Ch (1971) Zellulitis. Round-Table-Gespräch anläßlich der Sitzung der Münchener Dermatologischen Gesellschaft am 25. November 1970. Med Klin 66:827–832

Braun-Falco O, Scherwitz Ch (1972) Zur Histopathologie der sogenannten Cellulitis. Hautarzt 23:71–75

Dreßler D (1970) Die sogenannte Zellulitis (Pannikulose). Fortschr Med 88:1294–1296

Ehlers G (1972) Über die sogenannte Pannikulose unter besonderer Berücksichtigung histologischer und histochemischer Untersuchungen. Z Rheumaforsch (Suppl 2) 31:207–214

Kreysel HW, Kammerer B (1974) Die sog Zellulitis im Brennpunkt moderner Untersuchungsverfahren (Morphologie, Biochemie, Klinik, Therapie und ihre Nebenwirkungen). Med Welt 25:625–635

Lagèze P 929 Sciatique et infiltrat cellulalgique. Thèse méd Lyon

Lisch H-J, Sailer S, Sandhofer F, Braunsteiner H (1970) Untersuchungen an isolierten menschlichen Fettzellen verschiedener Fettgewebsregionen. I. Beziehungen zwischen relativem Körpergewicht und Zellvolumen. Klin Wochenschr 48:1349–1353

Marghescu S (1973) Pannikulose – sogenannte Zellulitis. Schmerzhafte regionale Adipositas – keine Krankheit sensu strictiori. Aerztl Prax 25:2346–2348

Müller G, Nürnberger F (1972) Anatomische Grundlagen der sog. „Cellulitis". Arch Dermatol Forsch 244:171–172
Nürnberger F, Mende H, Roedel P (1972) Behandlungsergebnisse bei der sog „Cellulitis" mit Verteilerenzymen im einfachen Blindversuch. Arch Dermatol Forsch 244:173–182
Ulrich W (1976) Zellulitis ist heilbar. Econ, Düsseldorf Wien
Wilde H (1970) „Zellulitis"? Ein Beitrag zur Körperverformung durch die Mode. Hautarzt 21:379

2. Lipodystrophie

Von

H. Kather und B. Simon

a) Definition

Unter dem Begriff Lipodystrophie werden ätiologisch heterogene Krankheitsbilder zusammengefaßt, die durch partiellen oder totalen Schwund des Fettgewebsorgans gekennzeichnet sind. Nach der Ausdehnung des Fettgewebsschwundes werden unterschieden:

1. Totale Lipodystrophie: Nach einem Vorschlag von Seip (1971) werden zwei ätiologisch verschiedene, klinisch aber ziemlich ähnliche Formen abgegrenzt: a) die hereditäre Form, die mit Muskelhypertrophie, beschleunigtem Wachstum und Störungen des Fett- und Kohlehydratstoffwechsels einhergeht (Beradinelli 1954; Miller et al. 1955; Buchanan 1956; Craig u. Miller 1960; Choremis et al. 1965; Seip 1971; Seip u. Trygstad 1963); b) die erworbene Form, die sich in der Kindheit oder im Jugendalter häufig nach vorausgegangenen Erkrankungen entwickelt und klinisch der angeborenen Form um so mehr ähnelt, je früher sie einsetzt (Ziegler 1928; Fontan et al. 1956; Jiminez Diaz et al. 1962; Senior u. Gellis 1964; Hamwi et al. 1966; Senior u. Loridan 1969; Scully u. McNeely 1975).

2. Partielle Lipodystrophie; Auch bei den partiellen Lipodystrophien sind hereditäre (Barraquer 1949; Taylor u. Honeycutt 1961; Dunnigan et al. 1974; Lillystone u. West 1975) und erworbene Formen (Fowler 1955; Gellis et al. 1958; Hamsa et al. 1970; Ljunghall et al. 1974; Reichel et al. 1976) beschrieben.

Typische Begleit- und Folgekrankheit aller Lipodystrophien ist eine Sonderform des Diabetes, die durch Insulinresistenz und geringe Ketoseneigung gekennzeichnet ist, der sog. lipoatrophische Diabetes (Lawrence 1946; Schwartz et al. 1960; Ruvalcaba et al. 1965; Oseid 1973; Sövik et al. 1973).

b) Geschichte

Die partielle Lipodystrophie wurde erstmals von Mitchell (1885) beschrieben. Der erste Fall von erworbener totaler Lipodystrophie wurde von Ziegler (1928) publiziert. Lawrence (1946) machte auf die Bedeutung des lipoatrophischen Diabetes aufmerksam. Die Abgrenzung der hereditären Form der totalen Lipodystrophie geht auf Beradinelli (1954) und Seip (1959) zurück. Neuere Übersichten über die Formen der Lipodystrophien finden sich bei Senior und Gellis (1964), Epstein (1971), Seip (1971) sowie Scully und McNeely (1975).

c) Totale Lipodystrophie

α) Häufigkeit, Alter, Geschlecht, rassische Verteilung

Die Lipodystrophie ist ein extrem seltenes Krankheitsbild. Bis 1971 waren nahezu 50 Fälle der angeborenen Form beschrieben (SENIOR 1961; BRUBAKER et al. 1965; MABRY u. STAHL 1964; REED et al. 1968; BRUNZELL et al. 1968; GORDON et al. 1971). Die erworbene Form scheint seltener vorzukommen (PAVEL et al. 1963; DEROT et al. 1966; REED et al. 1968; MABRY et al. 1973; GRIFFITH and ROSSINI, 1975; ZÖLLNER et al. 1975). Rassische Dispositionen bestehen nicht (GORDON et al. 1971; SEIP 1971). Bei der kongenitalen Form ist die Geschlechterverteilung etwa 1:1, bei der erworbenen Form dominiert das weibliche Geschlecht mit etwa 2:1 (SENIOR u. GELLIS 1964; GORDON et al. 1971; SEIP 1971). Die Erkrankung ist bei der kongenitalen Form schon bei der Geburt manifest (SEIP 1959; SENIOR 1961; BRUNZELL et al. 1968; SEIP 1971; THORBJÖRN et al. 1976). Die Kinder entstammen auffällig häufig Verwandtenehen (BERADINELLI 1964; SCHWARTZ et al. 1960; SEIP u. TRYGSTAD 1963; BRUBAKER et al. 1965; REED et al. 1968; EPSTEIN 1971; SEIP 1971; SCULLY u. MCNEELY 1975). Die erworbene Form der totalen Lipodystrophie wird überwiegend innerhalb der ersten 15–20 Lebensjahre manifest (DAVIS u. TIZARD 1954; BOUDIN et al. 1963; NAITO u. TOGAWA 1974; ZÖLLNER et al. 1975).

β) Klinisches Bild

Angeborene und erworbene Lipodystrophie bieten ähnliche klinische Bilder. Die Symptomatik wird bestimmt durch Fettgewebsschwund, insulinresistenten Diabetes und Zeichen hypothalamisch-hypophysärer Funktionsstörungen.

1. Der Verlust des Fettgewebes betrifft die subkutanen, mesenterialen, retroperitonealen und epikardialen Fettdepots (MILLER et al. 1955; SENIOR u. GELLIS 1964; EPSTEIN 1971; SEIP 1971; KIKKAWA et al. 1972; ZÖLLNER et al. 1975; SCULLY u. MCNEELY 1975; THORBJÖRN et al. 1976). Das Fettgewebe der Mamma kann in Ausnahmefällen erhalten bleiben (MILLER et al. 1955; REED et al. 1968; SCULLY u. MCNEELY 1975). Dagegen kommt es zu einer Akkumulation von Lipiden in der Leber und RHS, die zu Hepatomegalie und zu Vergrößerung von Lymphknoten und Tonsillen führen (LAWRENCE 1946; SEIP 1959; SCHWARTZ et al. 1960; BRUBAKER et al. 1965; SCULLY u. MCNEELY 1975). Die Fettleber scheint häufig in Zirrhose überzugehen. Einige der publizierten Fälle verstarben an Varizenblutungen (BERADINELLI 1954; FONTAN et al. 1956; WESENBERG et al. 1968).

2. Der Diabetes wird bei der angeborenen Form in der Regel nach der Pubertät manifest (LAWRENCE 1946; SCHÄFER et al. 1960; SCHWARTZ et al. 1960; OSEID 1973). Bei der erworbenen Form ist die Latenzzeit zwischen dem Fettgewebsschwund und dem Auftreten des Diabetes gewöhnlich kürzer als bei der angeborenen Form (ZIEGLER 1928; CRAIG u. MILLER 1960; PAVEL et al. 1963; SENIOR u. GELLIS 1964; REED et al. 1968; WESENBERG et al. 1968; KIKKAWA et al. 1972; SMITH et al. 1975; ZÖLLNER et al. 1975). Schon vorher sind aber erhöhte Insulinspiegel als Zeichen der Insulinresistenz nachweisbar (SEIP 1959; SCHWARTZ et al. 1960; SCHÄFER et al. 1960; BOUDIN et al. 1963; RUVALCABA et al. 1965; DEROT et al. 1966; SAMAAN u. CRAIG 1969; FOSBROOKE u. SEGALL 1969; SENIOR u. LORIDAN 1969; OSEID 1973). Das zirkulierende Insulin ist biologisch aktiv (SÖVIK u. OSEID 1973; ZÖLLNER et al. 1975). Die Insulinwirkung

wird nicht durch Antikörper blockiert (SÖVIK u. OSEID 1975; ZÖLLNER et al. 1975). Auch die Umsatzraten des Plasmainsulins und die periphere Glukoseutilisation sind normal (MILLER et al. 1955; CRAIG u. MILLER 1960; SÖVIK et al. 1973; OSEID 1973; SÖVIK u. OSEID 1973). Mit Ausnahme der geringen Ketoseneigung führt der Diabetes zu allen bekannten Komplikationen und Folgekrankheiten wie Mikro- und Makroangiopathie, Neuropathie, Hyperlipoproteinämie (Typ V) und Retinopathie (MARCUS 1966; HAMWI et al. 1966; TOURNIAIRE et al. 1968; OSEID 1973; ZÖLLNER et al. 1975; SCULLY u. MCNEELY 1975). Das Ausmaß der Insulinresistenz soll mit der Höhe des Serumfettsäurespiegels korreliert sein (NAITO u. TOGAWA 1974).

3. Häufig wird bei der kongenitalen Form eine Hypertrophie der Skelettmuskulatur beobachtet, die durch das Fehlen des Unterhautfettgewebes besonders auffällt (LAWRENCE 1946; SEIP 1959; SENIOR u. GELLIS 1964; RUVALCABA et al. 1965; HAMWI et al. 1966; EPSTEIN 1971; SEIP 1971; NAITO u. TOGAWA 1974; THORBJÖRN et al. 1976). Zusätzlich wird bei allen präpubertär auftretenden Lipodystrophien beschleunigtes Längenwachstum in Verbindung mit verfrühter Knochenreifung beobachtet (BERADINELLI 1954; SCHWARTZ et al. 1960; SEIP u. TRYGSTAD 1963; SEIP 1971). Auch Zeichen der Akromegalie sind typisch (BERADINELLI 1954; CHOREMIS et al. 1965; TORIKAI et al. 1965; SENIOR u. LORIDAN 1969; EPSTEIN 1971; GORDON et al. 1971). Im Bereich des ZNS wurden bei der kongenitalen Form geringgradige Hirnatrophien sowie Erweiterung des 3. Ventrikels und Defekte im Hypothalamus in Verbindung mit geistiger Retardierung, unspezifischen EEG-Veränderungen, Epilepsie und paranoiden Psychosen beschrieben (CRAIG u. MILLER 1960; SCHWARTZ et al. 1960; SENIOR 1965; TORIKAI et al. 1965; REED et al. 1965; HAMWI et al. 1966; JOLLIFF u. CRAIG 1967; BRUNZELL et al. 1968; SEIP 1971; GUIHARD et al. 1971; ZÖLLNER et al. 1975; THORBJÖRN et al. 1976). Bei der erworbenen Form wurden postmortal Tumoren im 3. Ventrikel festgestellt (PIERON et al. 1967; PIERAGOSTONI et al. 1969).

Häufig findet sich ein Hypermetabolismus mit Erhöhung des Grundumsatzes ohne Zeichen der Hyperthyreose (WITZGALL 1957; BANDMANN et al. 1965; MARCUS 1966; BRUNZELL et al. 1968; WESENBERG et al. 1968; EPSTEIN 1971; SEIP 1971; ZÖLLNER et al. 1975; SCULLY u. MCNEELY 1975). Die Patienten können essen, ohne zuzunehmen (NEUMANN 1902; SCULLY u. MCNEELY 1975). Der Hypermetabolismus läßt sich durch Restriktion der Nahrung reduzieren (HAMWI et al. 1966). Im Urin lipoatrophischer Patienten konnten Polypeptide mit lipoatrophischen Eigenschaften isoliert werden, andere Fraktionen verursachten einen insulinresistenten Diabetes (CHALMERS et al. 1958, 1960; LOUIS et al. 1963; HAMWI et al. 1966; LOUIS 1969; LOUIS u. CONN 1972). FOSS und TRYGSTAD (1975) isolierten eine Urinfraktion, vermutlich hypothalamischen Ursprungs, die bei Ratten eine Lipodystrophie auslöste. Im Serum der Patienten wurden erhöhte Spiegel hypophysärer Hormone und releasing factors gemessen (UPTON et al. 1972; MABRY et al. 1973; TZAGOURNIS et al. 1973).

4. Die Patienten haben gewöhnlich dichtes, gelocktes Haar, Hypertrichosis im Bereich von Gesicht, Hals und Extremitäten (BRUBAKER et al. 1965; REED et al. 1965, 1968; SEIP 1971). Es besteht eine generalisierte bräunliche Pigmentierung (EPSTEIN 1971). Nahezu konstante Begleitdermatose ist eine Acanthosis nigricans (REED et al. 1965, 1968). In Abhängigkeit vom Grad der Hyperlipoproteinämie treten Xanthome auf (LAWRENCE 1946; DAVIS u. FEIWEL 1957; PAVEL et al. 1963; GUIHARD et al. 1971; ZÖLLNER et al. 1975).

5. Im Bereich des Skelettsystems finden sich herdförmige Sklerosierungen (GOLD u. STEINBACH 1967; LAJEUNE u. TOURNIAIRE 1969; GRIFFITH u. ROSSINI 1975). Daneben werden osteoporotische Umbauvorgänge und zystisch-angioma-

töse Knochenherde beschrieben (BRUNZELL et al. 1968; LAJEUNE u. TOURNIAIRE 1969; GÜELL-GONZALEZ 1971; ZÖLLNER et al. 1975). In 30% der totalen Lipodystrophie treten renale Erkrankungen auf (ZIEGLER 1928; LAWRENCE 1946; CORNER 1952; WITZGALL 1957; BOUDIN et al. 1963; SENIOR u. GELLIS 1964; SEIP 1971; ZÖLLNER et al. 1975).

d) Partielle Lipodystrophie

Bis heute sind mehr als 200 Fälle beschrieben (SHELLEY u. IZUMI 1970). Das Manifestationsalter liegt zwischen 5 und 15 Jahren (SENIOR u. GELLIS 1964). Mädchen sind 4mal häufiger betroffen als Knaben (TAYLOR u. HONEYCUTT 1961; SENIOR u. GELLIS 1964). Es scheinen sowohl hereditäre als auch erworbene Formen vorzukommen (BARRAQUER 1949; POLEY u. STICKLER 1963; SENIOR u. GELLIS 1964; OZER et al. 1973; DUNNIGAN et al. 1974; LILLYSTONE u. WEST 1975; REICHEL et al. 1976; KÖBBERLING et al. 1975). Fieberhafte Erkrankungen wie Masern, Scharlach, pulmonale Infekte oder Enzephalitis gehen dem Fettgewebsschwund in einigen Fällen unmittelbar voraus (HARTSON 1933; KEIZER 1953; POLEY u. STICKLER 1963; SEIP 1971).

α) Klinisches Bild

Der lokalisierte Schwund von subkutanem Fettgewebe beginnt meist an den oberen Körperpartien. Bevorzugter Ausgangspunkt ist das Gesicht (TAYLOR u. HONEYCUTT 1961; POLEY u. STICKLER 1963; SENIOR 1965; EPSTEIN 1971). Dadurch erhalten die Patienten ein kachektisches Aussehen. Die Ausbreitung erfolgt in der Regel segmental (POLEY u. STICKLER 1963; BREZINA 1970; EPSTEIN 1971). Die Erkrankung kommt nach mehreren Jahren, häufig im Hüftbereich, zum Stillstand (HARTSON 1933; TAYLOR u. HONEYCUTT 1961; AARSETH 1967, zitiert nach SEIP 1971 (persönliche Mitteilung); POLEY u. STICKLER 1963; EPSTEIN 1971). Auch von den unteren Extremitäten nach proximal verlaufende Erkrankungen sowie nicht segmental angeordnete Atrophien oder ausschließlicher Befall des Fettmarkes der langen Röhrenknochen wurden beschrieben (ZIEGLER 1928; JONES 1956; SHELLEY u. IZUMI 1970; DUNNIGAN et al. 1974; LILLYSTONE u. WEST 1975; MASSHOFF u. TRÄGER 1975; KÖBBERLING et al. 1975). Lokal ist die Haut häufig faltig (AARSETH 1967, 1970). In über 50% der Fälle geht die partielle Lipodystrophie mit einer Beteiligung der Nieren einher (WILKINSON 1941; IRGERSHEIMER 1948; JONES 1956; SENIOR u. GELLIS 1964; RASTOGI et al. 1969; HAMZA et al. 1970; THOMSON u. DAVISON 1972; LJUNGHALL et al. 1974; REICHEL et al. 1976). Es kann sich um akute oder chronische Glomerulonephritis, Hydronephrose, Pyelonephritis oder ein nephrotisches Syndrom handeln (BERGER 1932; JONES 1956; BROWN 1958; TAYLOR u. HONEYCUTT 1961; BELENKAIA 1961; THOMSON u. DAVISON 1972; LJUNGHALL et al. 1974; REICHEL et al. 1976).

Störungen der Schilddrüsenfunktion sind häufig (MURREY 1952a, b; SEIP 1971). Ein insulinresistenter Diabetes kommt eher seltener vor als bei totaler Lipodystrophie (MURREY 1952a, b; SENIOR u. GELLIS 1964; PISCATELLI et al. 1970; SEIP 1971; DUNNIGAN et al. 1974). Geistige Retardierung, Epilepsie und Veränderungen im Pneumenzephalogramm wurden beschrieben (COTELLESSA 1953; SHAYOMAVA 1954; GIBSON 1957; POLEY u. STICKLER 1963; SENIOR u. GELLIS 1964; SEIP 1971).

β) Ätiologie und Pathogenese

Hinsichtlich der Pathogenese werden dienzephale Ursachen und lokale Störungen im Bereich des Fettgewebes diskutiert (ZIEGLER 1928; BERADINELLI 1954; SEIP 1959; SCHWARTZ et al. 1960; REED et al. 1968; LANGSCH et al. 1969; SEIP 1971; UPTON u. CORBIN 1973; MABRY et al. 1973; CORBIN et al. 1974; THORBJÖRN et al. 1976). Für eine übergeordnete hypothalamische Störung sprechen 1. *klinisch* die Zeichen der Akromegalie und die segmentale Ausbreitung bei partieller Lipodystrophie (LAWRENCE 1946; SEIP 1959; RUVALCABA et al. 1965; HAMWI et al. 1966; EPSTEIN 1971; NAITO u. TOGAWA 1974; THORBJÖRN et al. 1976), 2. *pathologisch-anatomische* Veränderungen im Bereich der 3. Ventrikel (OPPERMANN 1965; PIERON et al. 1967; PIERAGOSTONIE et al. 1969; THORBJÖRN et al. 1976) und 3. die in Einzelfällen nachgewiesene Ausscheidung von Polypeptiden mit lipidmobilisierenden bzw. lipoatrophischen Eigenschaften (CHALMERS 1958, 1960; LOUIS et al. 1963; HAMWI et al. 1966; LOUIS u. CONN 1972; FOSS u. TRYGSTAD 1975). Die Beobachtung, daß Pimozid, eine antidopaminerge Substanz, mit Erfolg eingesetzt wurde (CORBIN et al. 1974), spricht für einen Defekt im hypothalamischen Beta-Hydroxylase-System (UPTON u. CORBIN 1972, 1973; MABRY et al. 1973). Gegen das Konzept einer hypophysären Beteiligung spricht, daß Hypophysektomien nicht zur Besserung des Krankheitsbildes führt (MABRY u. HOLLINGWORTH 1972). Lokale Faktoren sind insbesondere hinsichtlich der Insulinresistenz bedeutsam. Es wurde in einer neueren Arbeit vermutet, daß ein Insulinrezeptordefekt am Fettgewebe vorliegt (SCULLY u. MCNEELY 1975).

Die Therapie ist symptomatisch. Die Erfolge der Pimozidbehandlung bedürfen der Überprüfung.

Literatur

Aarseth S (1967) Lipodystrophic diabetes. Diabetologica 3:535
Bandmann HJ, Romm N, Stehr K (1965) Beitrag zur Klassifizierung der Acanthosis nigricans. Hautarzt 16:492–498
Barraquer L (1949) Pathogenesis of progressive cephalothoracic lipodystrophy. J Nerv Ment Dis 109:113–121
Belenkaia NB (1961) Association of progressive lipodystrophy with nephrotic syndrome. Zdravookhr Beloruss 7:56–60
Beradinelli W (1954) An undiagnosed endocrinometabolic syndrome. Report of 2 cases. J Clin Endocrinol Metab 14:193–204
Berger EH (1932) Progressive lipodystrophy. Med Clin North Am 15:1431–1440
Boudin G, De Gennes J, Pepin B, Barraine R, Saltiel H (1963) Diabète lipo-atrophique avec manifestations neurologiques. Bull Soc Med Paris 114:895–918
Brezina Z (1970) Ein Beitrag zur progressiven Lipodystrophie im Kindesalter. Kinderaerztl Prax 38:408–410
Brown E (1958) Progressive lipodystrophy following infection. Arch Pediatr 75:227–232
Brubaker M, Levan N, Collip P (1965) Acanthosis nigricans and congenital total lipodystrophy. Arch Dermatol 91:320–325
Brunzell J, Shankle S, Bethune J (1968) Congenital generalized lipodystrophy accompanied by angiomatosis. Ann Intern Med 69:501–514
Buchanan D (1956) A case for diagnoses. Pediatrics 18:1013–1018
Chalmers T, Kekwick A, Pawan G (1958) On the fat mobilising activity of human urine. Lancet II:866–869
Chalmers T, Kekwick A, Pawan G (1960) Fat-mobilising and ketonic activity of urin extracts. Lancet II:6–9

Choremis K, Constantinides B, Kattamis C (1965) Congenital type of generalized lipodystrophy. Acta Paediatr Scand 54:175–179
Corbin A, Upton G, Mabry C, Hollingworth D (1974) Diencephalic involvement in generalized lipodystrophy: Rationale and treatment with the neuroleptic agent, pimozide. Acta Endocrinol (Kbh) 77:209–220
Corner BD (1952) Lipoatrophic diabetes. Arch Dis Child 27:300–301
Cotellessa G (1953) Considerazioni sulla lipodystrofia progressiva. Rass Int Clin Ter 8:473–479
Craig JW, Miller M (1960) Lipoatrophic diabetes. In: Williams R (ed) Diabetes. Hoeber, New York, Seite 10
Davis J, Feiwel M (1957) Lipoatrophi, gigantism and hyperlipemia with xanthomatosis and acanthosis nigricans. Br J Dermatol 68:229–230
Davis J, Tizard J (1954) Generalized lipodystrophy. Infectious mononucleosis. Mild infantile hemiplegia. Proc R Soc Med 47:128
Derot M, Rosselin G, Assau R, Tchobroutsky G (1966) Taux plasmatiques de l'insuline et de l'hormone de croissance dans deux cas de diabète lipo-atrophique. Bull Soc Med (Paris) 117:601–605
Dunnigan M, Cockrane M, Kelly A, Scott JW (1974) Familial lipoatrophic diabetes with dominant transmission. J Med 43:33–48
Epstein E (1971) Lipodystrophy. In: Fitzpatrick TB, Arndt KA, Clark WA, Eisen AZ, Vanscott EJ, Vaughan JH (eds) Dermatology in general medicine. McGraw Hill, New York, Seite 10–11
Fontan A, Verger P, Couteau J, Pery M (1956) Hypertrophie musculaire generalisée à début précoce, avec lipodystrophie faciale, hepatomégalie et hypertrophie clitoridienne chez une fille de 11 ans. Arch fr Pediatr 13:276–285
Fosbrooke A, Segall M (1969) Observations on fat and carbohydrate metabolism in generalized lipodystrophy. Biochem J 112:33–34
Foss I, Trygstad O (1975) Lipodystrophy produced in mice and rabbits by a fraction prepared from the urin from patients with congenital generalized lipodystrophy. Acta Endocrinol (Kbh) 80:398–416
Fowler P (1955) Lipodystrophia progressiva and temporary hydronephrosis. Br Med J I:1249–1251
Gellis S, Green S, Walker D (1958) Chronic renal disease in children with lipodystrophy. Am J Dis Child 96:605–606
Gibson R (1957) The occurence of progressive lipodystrophy in mental defectives. Can Med Assoc J 77:217–220
Gold R, Steinbach H (1967) Lipoatrophic diabetes mellitus. Am J Roentgenol 101:884–896
Gordon H, Pimstone B, Leary P, Gordon W (1971) Congenital generalized lipodystrophy with abnormal growth hormone hoeostasis. Arch Dermatol 104:551–559
Griffith H, Rossini A (1975) A case of lipoatrophic diabetes. Radiology 114:329–330
Güell-Gonzalez J (1971) Bone lesions in congenital generalized lipodystrophy. Lancet II:104–105
Guihard J, Tessier R, Laniece M, Foucauld J, Sibireff J (1971) Diabète lipoatrophique. Ann Pediatr 18:633–634
Hamwi G, Kruger A, Eymont M, Scarpelli D, Gwinup G (1966) Lipoatrophic diabetes. Diabetes 15:262–267
Hamza M, Levy M, Broyer M, Habib R (1970) Deux cas de glomérulonéphrite membranoproliférative avec lipodystrophie partielle de type facio-tronculaire. J Urol Nephrol (Paris) 76:1032–1042
Hartson W (1933) Lipodystrophia progressiva. Lancet II:1416–1418
Irgersheimer W (1948) Progressive lipodystrophy. Am J Dis Child 75:206–213
Jiminez Diaz C, Rodridez-Minon J, Arrieta F (1962) El sidome de lipodistrophia, esteatosis hepatica y diabetes resistente. Rev Clin Esp 86:9–13
Jolliff JW, Craig J (1967) Lipoatrophic diabetes and mental illness in three siblings. Diabetes 16:708–714
Jones E (1956) Progressive lipodystrophy. Br Med J I:313–319
Keizer D (1953) Trois observations de lipodystrophie progressive. Arch Fr Pediatr 10:283–286
Kikkawa R, Hoshi M, Shijeta Y, Izumi K (1972) Lack of ketosis in lipodystrophic diabetes. Diabetes 21:827–830
Köbberling J, Willms B, Kattermann R, Creutzfeld W (1975) Lipodystrophy of the extremities. A dominantly inherited syndrome associated with lipoatrophic diabetes. Humangenetik 29:111–120

Lajeune E, Tourniaire J (1969) Altérations osseuses et diabète lipoatrophique. Lyon Med 222:789–800

Langsch H, Michaelis D, Fischer U (1969) Ungewöhnliches Krankheitsbild einer Patientin mit insulinresistentem Diabetes melitus und hochgradiger Lipoatrophie. Dtsch Gesundh-Wes 24:14–18

Lawrence RD (1946) Lipoatrophy and hepatomegaly with diabetes, lipemia and other metabolic disturbances. Lancet I:724–731

Lillystone D, West R (1975) Lipodystrophy of limbs associated with insulin resistance. Arch Dis Child 50:337–340

Ljunghall S, Fjellström K, Wibell L (1974) Partial lipodystrophy and chronic hypocomplementemic glomerulonephritis. Acta Med Scand 195:493–497

Louis L (1969) Lipoatrophic diabetes: An improved procedure for the isolation and purification of a diabetogenic polypeptide from urine. Metabolism 18:545–555

Louis L, Conn J (1972) Diabetogenic polypeptide from human pituitaries similar to that excreted by proteinuric diabetes patients. Metabolism 21:1–9

Louis L, Conn J, Minick M (1963) Lipoatrophic diabetes. Isolation and characterization of an insulin antagonist from urine. Metabolism 12:867–886

Mabry C, Hollingworth D (1972) Failure of hypophysectomy in generalized lipodystrophy. J Pediatr 81:990–996

Mabry C, Stahl P (1964) Generalized lipodystrophy. Read before the Soc for Pediatric Res 34th Annual Meeting, Seattle, Abstract

Mabry C, Hollingworth D, Upton G, Corbin A (1973) Pituitary-hypothalamic dysfunction in generalized lipodystrophy. J Pediatr 82:625–631

Marcus R (1966) Retinopathie, nephropathie and neuropathie in lipodystrophic diabetes. Diabetes 15:351–356

Masshoff W, Träger K (1975) Fokale Lipodystrophie im Knochenmark. Dtsch Med Wochenschr 100:84–87

Miller M, Shipley R, Shreeve W, Baker N, Craig J (1955) The metabolism of c-14-glucose in normal and diabetic subjects. Trans Assoc Am Physicians 68:199–204

Mitchell S (1885) Singular case of abscence of adipose matter in the upper half of the body. Am J Med Sci 90:105–106

Murrey I (1952a) Lipodystrophy. Br Med J II:1236–1239

Murrey I (1952b) Lipoatrophic diabetes. Glasg Med J 33:473–478

Naito C, Togawa K (1974) A possible role of circulating lipoprotein triglycerides in the increase in concentration of free fatty acids and insulin resistance in total lipodystrophy. J Clin Endocrinol Metab 39:1030–1037

Neumann R (1902) Experimentelle Beiträge zur Lehre vom täglichen Nahrungsbedarf des Menschen unter besonderer Berücksichtigung der notwendigen Eiweißmenge. Arch Hyg 45:1–87

Oppermann J (1965) Ein Beitrag zur Pathogenese und Therapie der progressiven Lipodystrophie. Z Kinderheilkd 94:25–39

Oseid S (1973) Studies in generalized lipodystrophy. Acta Endocrinol (Kbh) 72:475–494

Ozer F, Lichtenstein J, Kwiterovich P, McKusik V (1973) A new genetic variety of lipodystrophy. Clin Res 21:533–535

Pavel I, Cimpeanu S, Nicolesco M, Bonaparte H, Petrovici G, Stoian N (1963) Le diabète lioatrophique est-il un diabète lipidique? Presse Med 71:1379–1382

Pieragostonie P, Girotti F, Midulla M (1969) Lipodistrofia e gigantismo in un bambino con tumore endocranio. Minerva Pediatr 21:1836–1839

Pieron H, Perrimond H, Orsini A (1967) Lipoatrophie généralisée chez un enfant de 3 ans par un tumeur diencéphalique. Arch Fr Pediatr 24:827–832

Piscatelli R, Vieweg W, Havel R (1970) Partial lipodystrophy metabolic studies in 3 cases. Ann Intern Med 73:936–970

Poley J, Stickler G (1963) Progressive lipodystrophy. Am J Dis Child 106:356–362

Rastogi S, Walls J, Elliot R, Ashby D, Hart-Mercer J, Kerr D (1969) Lipodystrophy and glomerulonephritis. IVth Int Congr Nephrol, Abstract

Reed W, Dexter R, Corley C, Fish C (1965) Congenital lipodystrophic diabetes with acanthosis nigricans. Arch Dermatol 91:326–334

Reed W, Ragsdale W, Curtis A, Richards H (1968) Acanthosis nigricans in association with various genodermatosis. Acta Derm Veneorol (Stockh) 48:465–473

Reichel W, Köbberling J, Fischbach H, Scheler F (1976) Membranoproliferative Glomerulonephritis mit partieller Lipodystrophie. Klin Wochenschr 54:75–84

Ruvalcaba R, Kelley V, Samols E (1965) Lipoatrophic diabetes. Am J Dis Child 109:287–294

Samaan N, Craig J (1969) Serum insulin and growth hormone in lipoatrophic diabetes. Metabolism 18:460–468

Schäfer I, Steinke J, Yaffe S, Dagenais Y (1960) Elevated serum insuline-like activity in patients with lipodystrophy. Am J Dis Child 100:630

Schwartz R, Schäfer I, Renold A (1960) Generalized lipodystrophy, hepatic cirrhosis, disturbed carbohydrate metabolism and accelerated growth. Am J Med 28:973–985

Scully R, McNeely B (1975) Weekly clinopathological exercises. N Engl J Med 292:35–41

Seip M (1959) Lipodystrophy and gigantism with associated endocrine manifestations. A new diencephalic syndrome? Acta Paediatr Scand 48:555–574

Seip M (1971) Generalized lipodystrophy. Ergeb Inn Med Kinderheilkd 31:59–95

Seip M, Trygstad O (1963) Generalized lipodystrophy. Arch Dis Child 38:447–453

Senior B (1961) Lipodystrophic muscular hypertrophy. Arch Dis Child 36:426–431

Senior B (1965) Lipodystrophy. In: Renold A, Cahill G (eds) Handbook of physiology. Washington, Am Physiol Soc, Seite 16

Senior B, Gellis S (1964) The syndrome of total lipodystrophy and of partial lipodystrophy. Pediatrics 33:593–609

Senior B, Loridan L (1969) Fat cell function and insulin in a patient with generalized lipodystrophy. J Pediatr 74:972–975

Shayomava N (1954) Lipodystrophy in girl 12 years old. Klin Med (Mosk.) 32:67–70

Shelley W, Izumi A (1970) Annular atrophy of the ankles. Arch Dermatol 102:326–329

Smith P, Morgans M, Clark C, Lennard J, Jonason T (1975) Lidystrophy, pancreatitis and eosinophilia. Gut 16:230–234

Sövik O, Oseid S (1973) Studies in congenital generalized lipodystrophy. Acta Endocrinol (Kbh.) 72:495–505

Sövik O, Oseid S (1975) Studies in congenital generalized lipodystrophy. Acta Endocrinol (Kbh.) 79:720–728

Taylor W, Honeycutt W (Kbh.) Progressive lipodystrophy and lipoatrophic diabetes. Arch Dermatol 84:31–36

Thomson D, Davison A (1972) Glomerulonephritis in association with progressive lipodystrophy investigated by light, immunofluorescence and electron microscopy. Vth Int Congr Nephrol, Abstract

Thorbjörn B, Brune A, Hansing B, Kjellmann B (1976) Congenital generalized lipodystrophy. Acta Pathol Microbiol Scand [A] 84:47–54

Torikai T, Fukuchi S, Sasaki C, Ishigaki J, Isawa K, Suzuki A, Namiki T, Hashimoto N, Hashimoto S (1965) Two sibling cases of lipoatrophic diabetes. Endocrinol Jpn 12:197–208

Tzagournis M, George J, Herrold J (1973) Increased growth hormone in partial and total lipoatrophy. Diabetes 22:388–395

Upton G, Corbin A (1973) Hypothesis: Hypothalamic dysfunction and lipoatrophic diabetes. Yale J Biol Med 46:314–323

Upton G, Corbin A, Mabry C (1972) The etiology of lipoatrophic diabetes in hypothalamic hypophysiotropic hormones, physiological and clinical studies. Proceed Confr at Acapulco

Wesenberg R, Gwinn J, Barnes G (1968) The roentgenographic findings in total lipodystrophy. Am J Roentgenol 103:154–164

Wilkinson G (1941) Progressive lipodystrophy. South Med Surg 103:315–318

Witzgall H (1957) Hyperlipämische Lipoatrophie. Aerztl Wochenschr 12:1093–1100

Ziegler LH (1928) Lipodystrophies. A report of seven cases. Brain 51:147–167

Zöllner N, Dörfler H, Wolfram G (1975) Lipoatrophischer Diabetes. Münch Med Wochenschr 117:1209–1214

3. Fettgewebshernien

Von

H. KATHER und B. SIMON

Die auf dem Boden einer Bindegewebsschwäche basierenden Fettgewebshernien (Synonyme: piezogene Knötchen, painful piezogenic pedal papules, multiple Fettgewebshernien, druckbedingte Fersenkantenknötchen) stellen eine Vorstülpung von subkutanem Fettgewebe im seitlichen Fersenbereich dar (SHELLEY u. RAWNSLEY 1968; COHEN et al. 1970). Die Erkrankung ist häufig (20–35% eines normalen dermatologischen Krankengutes) (SCHUBERT et al. 1973; PLEWIG u. BRAUN-FALCO 1973).

Beim Stehen oder Auftreten bilden sich an der medialen, seltener an der lateralen oder dorsalen Fersenseite hautfarbene, reiskorn- bis erbsengroße Papeln. Ihre Zahl kann zwischen 1 und 20 schwanken (PLEWIG u. BRAUN-FALCO 1973). Bei Entlastung der Ferse verschwinden die Papeln sofort (COHEN et al. 1970). Die Konsistenz ist derb-elastisch. Durch Druck auf die Ferse ist ein Entstehen der Papeln nicht zu provozieren (PLEWIG u. BRAUN-FALCO 1973). Entzündungszeichen wurden nie beobachtet. SHELLEY und RAWNSLEY (1968) und COHEN et al. (1970) berichten über Schmerzen als typisches Begleitsymptom. In Deutschland wurden etwa 450 Patienten untersucht (SCHUBERT et al. 1973; PLEWIG u. BRAUN-FALCO 1973). Sie hatten bis auf wenige Ausnahmen keine Beschwerden. Ein Zusammenhang mit anderen Erkrankungen, Übergewicht, Varicosis besteht nicht. Auch scheinen Patienten aus Berufsgruppen mit stehender Berufsausübung nicht vermehrt betroffen zu sein (SCHUBERT et al. 1973).

In den meisten Fällen erübrigt sich eine Behandlung. Schmerzen verschwinden bei Entlastung spontan (SHELLEY u. RAWNSLEY 1968; COHEN et al. 1970).

Literatur

Cohen HJ, Gibbs RC, Minkins W, Frank SB (1970) Painful piezogenic pedal papules. Arch Dermatol 101:112–114

Plewig G, Braun-Falco O (1973) Piezogene Knötchen. Druckbedingte Fersen- und Handkantenknötchen. Hautarzt 24:114–118

Schubert E, Schilling E, Metz J (1973) Multiple Fettgewebshernien (sog painful piazogenic pedal papules). Hautarzt 24:111–114

Shelly WB, Rawnsley HM (1968) Painful feet due to herniation of fat. JAMA 205:308–309

4. Hand-Schüller-Christiansche Erkrankung

Von

H. KATHER und B. SIMON

a) Geschichte und Definition

Die von HAND (1893), SCHÜLLER (1915) und CHRISTIAN (1920) erstmals beschriebene Erkrankung wird neben der akut verlaufenden Letterer-Siwe-Krankheit und dem von FINZI (1929), SCHAIRER (1938) sowie JAFFE und LICHTENSTEIN (1944) vorgestellten isolierten eosinophilen Knochengranulom als eine disseminierte, chronisch verlaufende Form einer einheitlichen Erkrankung aufgefaßt. LICHTENSTEIN (1953) faßte alle drei genannten Krankheitsbilder unter dem Oberbegriff Histiozytose X zusammen. Nach diesem Konzept stellt der Morbus Abt-Letterer-Siwe den *akuten* (SIWE 1933; ABT u. DENNENHOLZ 1936; LETTERER 1948), der Morbus Hand-Schüller-Christian den *chronischen* Verlauf der disseminierten Form des Leidens dar (ROWLAND 1928; GRADY u. STEWART 1934; GARRAHAN et al. 1944; THANNHÄUSER 1950; REWALD 1960). Das eosinophile Knochengranulom repräsentiert die abortive Form der Erkrankung (JAFFE u. LICHTENSTEIN 1944; PEDRO-PONS 1958; BRANDT et al. 1976). Die Hand-Schüller-Christiansche Erkrankung wird definiert als eine chronische, progressive, systemische Proliferation differenzierter Histiozyten, die gewöhnlich große Mengen von Cholesterin enthalten (ROWLAND 1928; RAPPAPORT 1966; BELART 1972). In diesem Zusammenhang sei auf die Übersichtsarbeiten von REWALD (1960) sowie BEGEMANN und KABOTH (1974) hingewiesen.

b) Häufigkeit, Alter, Geschlecht, Vererbung

Das Hand-Schüller-Christian-Syndrom ist eine seltene Erkrankung (BEGEMANN u. KABOTH 1974). Genaue Zahlenangaben werden nur vereinzelt gemacht (CHRISTIE et al. 1954). Nach SCHAJOWICZ und POLAK (1947) ist die chronische Verlaufsform wesentlich häufiger als die akute. Der Erkrankungsgipfel liegt im Kleinkindalter zwischen dem 2. und 5. Lebensjahr (REWALD 1960; SMITH 1972). Selten können jedoch auch Erwachsene erkranken (CHIARI 1931; LEVER 1963; JAFFE 1972; KAUFMANN et al. 1976). Unterschiede in der Geschlechterverteilung bestehen nicht (REWALD 1960). Weiße erkranken häufiger als andere Rassen (CHRISTIE et al. 1954; WANG 1956; AVERY et al. 1957; ZÖLLNER 1964; BEGEMANN u. KABOTH 1974). Hinsichtlich der Heredität dieser Erkrankung liegen widersprüchliche Ergebnisse vor (JONES 1939; BIERMANN et al. 1952; BATSON et al. 1955; FORSMANN u. RUDBERG 1960; ZÖLLNER 1964).

c) Klinisches Bild

Knochenläsionen, Exophthalmus und Diabetes insipidus prägen das klassische Bild der Hand-Schüller-Christianschen Erkrankung (LICHTENSTEIN 1964;

ZÖLLNER 1964; DUBACH u. WIESLI 1968; BASKET u. NEZELHOF 1970; KOHOUT 1972). Dieses Vollbild findet sich jedoch selten (AVERY et al. 1957; TAKAHASHI et al. 1966; JAFFE 1972). Dagegen werden in mindestens 30% der Fälle Hauterscheinungen beobachtet (KEIZER u. ROCHAT 1954; DUMERMUTH 1958; LEVER 1963; WINKELMANN 1969; WOLFF u. BRAUN-FALCO 1972; CLINE u. GOLD 1973). In Einzelfällen weden ausschließlich Hautefflorescenzen gesehen. Folgende Arten von Hautveränderungen kommen vor:

1. *Kleine, schuppende Bläschen* oder *Papeln,* die gewöhnlich am Stamm oder an der Kopfhaut zu sehen sind (KEIZER u. ROCHAT 1954; OBERMANN 1961; ZÖLLNER 1964; ALTHOFF 1967; LEVER 1967; FITZPATRICK 1971; KOHOUT 1972; THOMPSON 1975).

2. *Infiltrierte Plaques,* die in Leisten, Axillen und hinter dem Ohr auftreten. Diese neigen zu Ulzeration, sind feucht und jucken. Dadurch sind die Patienten außerordentlich belästigt (ZÖLLNER 1964; LEVER 1967; WINKELMANN 1969; FITZPATRICK 1971; BEGEMANN u. KABOTH 1974).

3. Außerordentlich charakteristisch, wenn auch selten, ist das *Xanthoma disseminatum*. Hierbei handelt es sich um runde, stecknadelkopfgroße Papeln von gelber bis bräunlicher Färbung, die zum Konfluieren neigen und besonders in Gesicht, Nacken, Axillen und seitlichen Rumpfpartien vorkommen (BRAUN-FALCO u. BRAUN-FALCO 1957; ALTMANN u. WINKELMANN 1962; LEVER 1967; FITZPATRICK 1971). Das Auftreten dieser Xanthome kennzeichnet sehr milde Krankheitsverläufe, die mit Diabetes insipidus einhergehen (LEVER 1967).

4. Sehr selten werden auch *kleine, gelbliche Xanthome* beobachtet, die besonders bei gutartigen Verläufen auftreten und nicht vom Nävoxanthoendotheliom zu unterscheiden sind (BASS et al. 1953; ALTMANN u. WINKELMANN 1962; LEVER 1967; FITZPATRICK 1971).

Bei der akuten Verlaufsform (Abt-Letterer-Siwe) werden noch Petechien am Stamm und schuppende, exudative Exantheme im Bereich der Kopfhaut beobachtet (BEGEMANN u. KABOTH 1974). Beim eosinophilen Granulom, der abortiven Verlaufsform, werden Hauterscheinungen seltener gesehen (REWALD 1960).

Die Knochenläsionen betreffen vorwiegend Schädelkalotte, Oberkiefer, Rippen, Schulterblätter, Iliosakralgelenke, Schambeinäste und Oberschenkelknochen (NIXON u. PERRY 1950; KEIZER u. ROCHAT 1954; GOLDNER u. VOLK 1955; MERCER u. DUTHIE 1956; OBERMANN 1961; BELART 1972; BEGEMANN u. KABOTH 1974). Sie sind in der Regel nicht schmerzhaft (ZÖLLNER 1964). Röntgenologisch ergeben sich durch den osteolytischen Befall spezielle Erscheinungsbilder wie z.B. Landkartenschädel oder freischwebende Zähne im Kieferbereich (REWALD 1960; ZÖLLNER 1964; TAKAHASHI et al. 1966; JAFFE 1972). Durch Einengung des retrobulbären Raumes durch histiozytäres Granulationsgewebe kommt es zur Ausbildung des Exophthalmus (AVERY et al. 1957; OBERMANN 1961). Der in max. 50% der Fälle auftretende Diabetes insipidus entsteht durch Druck von xanthomatösem Granulomationsgewebe auf Hypophyse oder Hypothalamus (ZÖLLNER 1964; DUBACH u. WIESLI 1968; BRAUNSTEIN u. KOHLER 1972; CORWIN u. GREER 1976). Weitere hypophysär-hypothalamische Folgesymptome sind Infantilismus und Zwergwuchs (REWALD 1960; BRAUNSTEIN et al. 1973, 1975; CORWIN u. GREER 1976). Röntgenologische Veränderungen der Sella turcica sind selten nachweisbar (AVERY et al. 1957; RABINOVICH et al. 1958; WALTHARDT 1958; OBERMANN 1961).

In etwa 20% der Fälle kommt es zu einer Beteiligung der Lunge (TURIAF u. BASSET 1967; WEBER et al. 1969; BEGEMANN u. KABOTH 1974). Der Befall anderer Organe ist selten, jedoch prognostisch ungünstig (REWALD 1960).

Blutbild, Cholesterinspiegel, Gesamteiweiß und andere Laborparameter sind in der Regel nicht pathologisch verändert (REWALD 1960; BRAUNSTEIN u. KOHLER 1972).

d) Pathologie und Histologie

Pathologisch-anatomisch werden 4 aufeinander folgende Entwicklungsstadien unterschieden (ENGELBRETH-HOLM et al. 1944; LEVER 1963, 1967): das *proliferative*, das *granulomatöse*, das *xanthomatöse* und das *fibrotische* Stadium (SCHAJOWICZ u. POLAK 1947; LAYMON u. SEVENANTS 1948; THANNHÄUSER 1950; LEVER u. LEEPER 1950; BATSON et al. 1955; REWALD 1960; ALTMANN u. WINKELMANN 1962; BEGEMANN u. KABOTH 1974).

In der proliferativen Phase kommt es zu einer Anhäufung von Histiozyten und Retikulumzellen (RUCH 1957; TURIAF u. BASSET 1967). Im Unterhautbindegewebe liegen diese Infiltrate dicht unter der Epidermis oder können diese unter Ulzerationsbildung invadieren. Makroskopisches Äquivalent sind konfluierende, eruptive Papeln und Petechien. Während der granulomatösen Phase kommt es zu einem Einstrom von eosinophilen und neutrophilen Granulozyten sowie in geringem Ausmaß von Lymphozyten und Plasmazellen. Auch vielkernige Riesenzellen werden beobachtet (LEVER 1963; FITZPATRICK 1971). Makroskopisch ist diese Phase durch borkige Papeln gekennzeichnet. Im Mittelpunkt des xanthomatösen Stadiums stehen die sog. Schaumzellen (ROWLAND 1928), d.h. cholesterinspeichernde Makro- und Histiozyten, aus denen sich die typischen Xanthomata disseminata zusammensetzen (ALTMANN u. WINKELMANN 1962; LEVER 1967). Die fibrotische Phase ist durch das Einwandern von Fibrozyten und bindegewebigen Umbau gekennzeichnet (LEVER 1963; WINKELMANN 1969; FITZPATRICK 1971; BEGEMANN u. KABOTH 1974). Dieses Stadium wird durch den Einsatz moderner Chemotherapeutika in den letzten Jahren immer häufiger beobachtet (STARLING 1972; KAUFMANN et al. 1976). Die Bedeutung der sog. Langerhanszellgranula für die Pathogenese der Histiozytose X ist nach wie vor nicht geklärt. Bei diesen Langerhanszellgranula handelt es sich um nur elektronenmikroskopisch nachweisbare intrazelluläre Partikel, die gehäuft in Histiozyten beim Hand-Schüller-Christian-Syndrom beobachtet werden (BIRBECK et al. 1961; BASKET u. NEZELHOF 1970; NIERBAUER et al. 1970; IMAMURA u. MUROYA 1971; WOLFF u. BRAUN-FALCO 1972; THOMPSON 1975). Auch die Pathogenese der Cholesterinester-Speicherung ist nicht geklärt. Als ursächliche Faktoren werden eine erhöhte Veresterungsrate oder aber eine Abbaustörung von Cholesterinestern diskutiert (THANNHÄUSER u. MAGENDANTZ 1938; BAYER et al. 1972).

e) Differentialdiagnose

Da zahlreiche Übergänge zum Morbus Abt-Letterer-Siwe und zum eosinophilen Granulom beschrieben wurden (BEGEMANN u. KABOTH 1974; KAUFMANN et al. 1976), können differentialdiagnostische Schwierigkeiten auftreten. Der Morbus Abt-Letterer-Siwe zeichnet sich durch Auftreten im Kleinstkindalter, foudroyanten, fieberhaften Verlauf und die charakteristischen Hauteffloreszenzen aus. Das eosinophile Knochengranulom ist durch unifokalen Knochenbefall und Symptomenarmut charakterisiert. In seltenen Fällen müssen das Ewing-Sarkom, Tumoren des retikuloendothelialen Systems, Leukosen oder der Morbus Hodgkin abgegrenzt werden (FARQUAR u. CLAIREAUX 1952; ORTIZ et al. 1957; BEGEMANN u. KABOTH 1974).

f) Therapie

Eine Langzeitbehandlung der disseminierten Histiozytose X mit Vinblastin, Vincristin, Cytoxan, 6-Mercaptopurin und Metotrexat hat zu günstigen Ergebnissen geführt (LAHEY et al. 1970; STARLING u. FERNBACH 1973; JONES 1973; GROSSFELD et al. 1976). Von AVERY et al. (1957) und SOUQUET (1967) wurden auch erfolgreiche Behandlungen mit Kortison und ACTH beschrieben. Der Erfolg der Chemotherapie wird jedoch dadurch begrenzt, daß durch die reparativ-fibrotischen Umbauvorgänge an lebenswichtigen Organen irreversible Veränderungen entstehen wie Lungenfibrose und Leberzirrhose. Röntgenbestrahlung bei lokalisierten Knochenherden mit einer Dosierung von 300–600 rad für einige Monate zeigten gute Erfolge (ALTHOFF 1953; BASS et al. 1953; ABASSY et al. 1958; WACHTLER 1961; SCHULZE u. SCHNEPPER 1967; ALTHOFF 1967; BRANDT et al. 1976). Bei lokalisierten Formen kommt auch eine chirurgische Behandlung in Frage (REWALD 1960; BEGEMANN u. KABOTH 1974; BRANDT et al. 1976).

Literatur

Abassy A, Massoud G, Rida A (1958) Hand-Schüller-Christian disease. J Pediatr 53:233–240
Abt A, Dennenholz E (1936) Letterer Siwe's disease. Am J Dis Child 51:499–522
Althoff H (1953) Zur röntgenologischen Diagnose und Therapie des „eosinophilen Granuloms des Knochens". Z Kinderheilkd 73:487–499
Althoff H (1967) Leukosen und Reticulosen. In: Opitz H, Schmid F (Hrsg) Handbuch der Kinderheilkunde, Bd VI: Erkrankungen der Stützgewebe. Erkrankungen des Blutes und der blutbildenden Organe. Springer, Berlin Heidelberg New York, S 1055–1115
Altmann J, Winkelmann R (1962) Xanthoma disseminatum. Arch Dermatol 86:582–585
Avery M, McAfee J, Guild H (1957) The course and prognosis of reticuloendotheliosis. Am J Med 22:636–652
Basket E, Nezelhof C (1970) Recent progress in the knowledge of histiocytosis X. Arch Dis Child 45:150–154
Bass M, Sapin S, Hodes H (1953) Use of cortisone and corticotropine in treatment of reticuloendotheliosis in children. Am J Dis Child 85:393–403
Batson R, Shapiro J, Christie A, Riley H (1955) Acute nonlipid disseminated reticuloendotheliosis. J Dis Child 90:323–343
Bayer P, Müller M, Machacek E (1972) Zur Biochemie der Hand-Schüller-Christianschen Erkrankung. Z Klin Chem Klin Biochem 10:127–131
Begemann H, Kaboth W (1974) Die Letterer-Christiansche Krankheit. In: Begemann H (Hrsg) Handbuch der inneren Medizin, 5. Aufl Bd II/5: Krankheiten des lymphocytären Systems. Springer, Berlin Heidelberg New York, S 213–227
Belart CH (1972) Über einen Fall von Hand-Schüller-Christianscher Erkrankung mit speziellem Befall des Retroperitoneums und dem Bilde der Osmondschen Krankheit. Schweiz Med Wochenschr 102:1091–1095
Biermann H, Lanman J, Dod K, Kelley K, Miller E, Shimkin M (1952) The ameliorative effect of antibiotics on nonlioid reticuloendotheliosis in identical twins. J Pediatr 40:269–284
Birbeck M, Breathnach A, Everall J (1961) An electronmicroscope study of basal melanocyts and high-level clear cells in vitiligo. J. Invest Dermatol 37:51–54
Brandt M, Langhans P, Clemens M, Heger R (1976) Das eosinophile Granulom des Schädels. Klinikarzt 5:981–984
Braun-Falco O, Braun-Falco F (1957) Zum Syndrom „Diabetes insipidus und disseminierte Xanthome". Z Laryngol Rhinol Otol 36:378–381
Braunstein G, Kohler P (1972) Pituitary function in Hand-Schüller-Christian disease. N Engl J Med 286:1225–1229
Braunstein G, Whitacker J, Kohler P (1973) Cerebellar dysfunction in Hand-Schüller-Christian disease. Arch Intern Med 132:387–390

Braunstein G, Raiti S, Hansen J, Kohler P (1975) Response of growth-retarded patients with Hand-Schüller-Christian disease to growth hormone therapy. N Engl J Med 292:332–333

Chiari H (1931) Die generalisierte Xanthomatose vom Typus Schüller-Christian. Ergeb Allg Pathol Pathol Anat 24:396–401

Christian H (1920) Defects in membranous bones, exophthalmus and diabetes insipidus. Clin N Am 3:849–871

Christie A, Batson R, Shapiro J, Riley H, Laughmiller R, Stahlmann M (1954) Acute disseminated reticuloendotheliosis. Acta Paediatr 43:(Suppl 100), 65–76

Cline M, Gold D (1973) A review and reevaluation of the histiocytotic disorders. Am J Med 55:49–58

Corwin T, Greer D (1976) Prognathism in a patient with Hand-Schüller-Christian's disease. Plast Reconstr Surg 57:513–516

Dubach U, Wiesli B (1968) Histiocytosis X mit Diabetes insipidus, Vulva-Ulcerationen, Spontanpneumothorax, Hypothyreose und Exitus an Urämie. Schweiz Med Wochenschr 98:117–120

Dumermuth G (1958) Reticulogranulomatose: Zwei Fälle von eosinophilem Granulom mit Übergang in Hand-Schüller-Christiansche Erkrankung. Helv Paediatr Acta 13:15–37

Engelbreth-Holm J, Teilum G, Christensen E (1944) Eosinophil granuloma of bone – Schüller-Christian's disease. Acta Med Scand 118:292–304

Farquar J, Claireaux A (1952) Familiar haemophagocytic reticulosis. Arch Dis Child 27:519–525

Finzi O (1929) Mieloma con prevalenza della cellule eosinofile, circoscritto all'osso frontale in un giovine di 15 anni. Minerva Med 9:239

Fitzpatrick T (1971) The Letterer-Siwe/Schüller-Christian syndromes. In: Fitzpatrick T, Arndt K, Clark W, Eisen A, Vanscott E, Vaughan J (eds) Dermatology in general medicine. McGraw Hill, New York, pp 440–454

Forsmann H, Rudberg B (1960) Study of consanguinity in 21 cases of Hand-Schüller-Christian disease. Acta Med Scand 168:427–429

Garrahan J, Lascano Gonzales I, Gambirassi A, Magalhaes A (1944) Sobre el granuloma eosinofilico y la enfermedad de Schüller-Christian. Arch Argent Pediatr 22:3–19

Goldner M, Volk B (1955) Fulminant normocholesteremic xanthomatosis (histiocytosis X). Arch Intern Med 95:689–698

Grady H, Stewart H (1934) Hand-Schüller-Christian's disease and tuberculosis. Arch Pathol Lab Med 18.699–709

Grossfeld J, Fitzgerald J, Wagner V, Newton W, Baehner R (1976) Portal hypertension in infants and children with histiocytosis X. Am J Surg 131:108–113

Hand A (1893) Polyuria and tuberculosis. Arch Pediatr 10:673–675

Imamura M, Muroya K (1971) Lymphnode ultrastructure in Hand-Schüler-Christian disease. Cancer 27:956–964

Jaffe H (1972) Idiopathic inflammatory histiocytosis. In: Metabolic, degenerative and inflammatory diseases of bone and joints. Urban & Schwarzenberg, München Berlin Wien

Jaffe H, Lichtenstein L (1944) Eosinophilic granuloma of bone. Arch Pathol Lab Med 37:99–118

Jones A (1939) Schüller-Christian's disease. Ann Intern Med 13:1068–1071

Jones B (1973) Chemotherapy of reticuloendotheliosis. Can Chemother Rep 57:110–116

Kaufmann A, Bukberg P, Werlin S, Young I (1976) Multifocal eosinophilic granuloma (Hand-Schüller-Christian disease). Am J Med 60:541–548

Keizer P, Rochat R (1954) Malignant reticuloendotheliosis. Am J Dis Child 87:328–336

Kohout J (1972) Hand-Schüller-Christiansche Erkrankung mit Lungenbeteiligung. Prax Pneumol 26:381–387

Lahey M, Borges W, Evans A, Heyn R, Newton W (1970) Histiocytosis X: comparison of 3 treatment regimens in children. Proc Xth Int Can Congr, Abstract

Laymon C, Sevenants J (1948) Systemic reticulo-endothelial granuloma. Arch Dermatol Syph 57:873–876

Letterer E (1948) Speicherungskrankheit. Dtsch Med Wochenschr 73:147–152

Lever W (1963) Ablagerungskrankheiten körpereigener Stoffwechselprodukte. In: Gottron HA (Hrsg) Handbuch der Haut- und Geschlechtskrankheiten. Ergänzungswerk, Bd III/1: Nicht entzündliche Dermatosen I. Springer, Berlin Göttingen Heidelberg

Lever W (1967) Histopathology of the skin, 3rd ed. Lippincott, Philadelphia

Lever W, Leeper R (1950) Eosinophilic granuloma of the skin. Arch Dermatol Syph 62:85–89

Lichtenstein L (1953) Histiocytosis X. Arch Pathol Lab Med 56:84–102

Lichtenstein L (1964) Histiocytosis X. J Bone Joint Surg [Am] 46:76–90
Mercer W, Duthie R (1956) Histiocytic granulomatosis. J Bone Joint Surg [Br] 38:279–282
Nierbauer G, Krawczyk W, Wilgram G (1970) Über die Langerhanszell-Organelle bei Morbus Letterer-Siwe. Arch Klin Exp Dermatol 239:125–130
Nixon J, Perry J (1950) Reticuloendothelial hyperplasia of bone. J Int Coll Surg 13:788–790
Obermann H (1961) Idiopathic histiocytosis. Pediatrics 28:307–327
Ortiz A, Piantandi J, Barquin R, Moline F (1957) Neuroblastoma tipo Hutchinson. Arch Argent Pediatr 47:231–239
Rabinovich I, Degrossi O, Castells B (1958) Sindrome de Hans-Schüller-Christian y xanthomatosis ossea. Rev Argent Endocrinol 4:49–61
Rappaport H (1966) Tumors of haematopoetic system. Washington DC Armed Forces Institute of Pathology
Rewald E (1960) Die Letterer-Christiansche Erkrankung. Ergeb Inn Med Kinderheilkd NF 13:143–174
Rowland R (1928) Xanthomatosis and the reticuloendothelial system. Arch Intern Med 42:611–673
Ruch F (1957) Cutaneous manifestations of Letterer-Siwe's disease. Arch Dermatol 75:88–91
Schairer E (1938) Über eine eigenartige Erkrankung des kindlichen Schädels (Osteomyelitis mit eosinophiler Reaktion) Zentralbl Allg Pathol Pathol Anat 71:113–117
Schajowicz F, Polak M (1947) Contribucion al estudio del denominado "granuloma eosinofilico" y a sus relaciones con la xanthomatosis. Rev Asoc Med Argent 61:218–226
Schüller A (1915) Über eigenartige Defekte des Schädels im Jugendalter. Fortschr Röntgenstr. 23:12–18
Schulze E, Schnepper E (1967) Erfahrungen bei der Diagnose und Behandlung des eosinophilen Knochengranuloms mit besonderer Berücksichtigung der Telekobalt-Strahlentherapie. Strahlentherapie 132:173–183
Siwe S (1933) Die Reticuloendotheliose – ein neues Krankheitsbild unter den Hepatosplenomegalien. Z Kinderheilkd 55:212–247
Smith C (1972) Blood diseases of infancy and childhood, 3rd ed. Mosby, Saint Louis
Souquet R (1967) Evolution et traitement de l'histiocytosis X pulmonaire de l'adulte. Rev Tuberc (Paris) 31:637
Starling K, Fernbach D (1973) Histiocytosis. In: Sutow WW (ed) Clinical pediatric oncology. Mosby, Saint Louis, pp 320
Starling K, Donaldson M, Haggard M, Vietti T, Sutow W (1972) Therapy of histiocytosis X with vincristine, vinblastine and cyclophosphamide. Am J Dis Child 123:105–110
Takahashi M, Martel W, Oberman H (1966) The variable roentgenographic appearance of idiopathic histiocytosis. Clin Radiol 17:48
Thannhäuser S (1950) Lipoidoses. "Disease of the cellular lipid metabolism". Oxford Med Publ
Thannhäuser S, Magendantz H (1938) The different clinical groups of xanthomatous diseases. Ann Intern Med 11:1662–1746
Thompson DM (1975) Hand-Schüller-Christian disease of scalp and vulva. Proc R Soc Med 68:761–762
Turiaf J, Basset F (1967) Pulmonale Histiocytose X. Münch Med Wochenschr 109:805–815
Wachtler F (1961) Über die Strahlenbehandlung des eosinophilen Knochengranuloms. Krebsarzt 16:193–197
Wang S (1956) Letterer-Siwe's disease and eosinophilic granuloma of bones. J Int Coll Surg 25:503–509
Walthardt B (1958) Hand-Schüller-Christiansche Krankheit, Cholesterinspeicherkrankheit des Erwachsenen. Schweiz Med Wochenschr 88:294–295
Weber W, Margolin F, Nielsen S (1969) Pulmonary histiocytosis X. Am J Roentgenol 107:280–283
Winkelmann RK (1969) The skin in histiocytosis X. Mayo Clin Proc 44:535–539
Wolff H, Braun-Falco O (1972) Zur Diagnostik und Therapie des Morbus Hand-Schüller-Christian. Hautarzt 23:163–175
Zöllner N (1964) Die Speicherkrankheiten des reticuloendothelialen Systems. In: Herlmeyer G, Hiltmair W (Hrsg) Handbuch der gesamten Hämatologie, Bd V/3/1. Urban & Schwarzenberg, Berlin-München, S 20

5. Morbus Gaucher

Von

H. KATHER und B. SIMON

a) Definition

Die Gauchersche Erkrankung (GAUCHER 1882) ist eine vermutlich autosomal rezessiv vererbte Störung des Spingolipoidstoffwechsels. Sie beruht auf einem Mangel an β-D-Glucosid-Glucohydrolase (E.C.3.2.1.21) und ist durch eine Speicherung von Glucosylceramid in phagozytierenden Zellen des RHS beziehungsweise ZNS gekennzeichnet (LIEB 1927; KLENK 1940; THANNHÄUSER 1950; DIEZEL 1955; SEITELBERGER 1964; BRADY 1970; JATZKEWITZ 1970).

Histologisch ist die Erkrankung durch das charakteristische Erscheinungsbild der Glucosylceramid-speichernden Zellen, die als Gaucher-Zellen bezeichnet werden, charakterisiert. Klinisch werden 3 Verlaufsformen unterschieden (RUSCA 1921; FREDRICKSON u. SLOAN 1972):
1. die erwachsenen Form ohne neurologische Erscheinungen (Typ I),
2. die infantile Form mit obligater ZNS-Beteiligung (Typ II),
3. die juvenile Form mit neurologischer Symptomatik (Typ III).

b) Ätiologie, Pathogenese und pathologische Anatomie

Der Morbus Gaucher wird überwiegend autosomal rezessiv vererbt (HSIA et al. 1959; KNUDSON u. KAPLAN 1962; HO et al. 1972; FRIED 1973). Bei einigen Fällen soll ein inkomplett-dominanter Erbgang vorliegen (HSIA et al. 1959). Alle Rassen sind betroffen (REISS u. KATO 1932; HERNDORN u. BENDER 1950; CHANG-LO u. YAM 1967), Typ II kommt allerdings bevorzugt bei Juden vor (HOFFMANN u. MAKLER 1929; CHANG-LO u. YAM 1967; FRIED 1973). Die Erkrankung betrifft Männer und Frauen in gleichem Maß (THANNHÄUSER 1950; HSIA et al. 1959). Der Morbus Gaucher setzt gewöhnlich um so früher ein und verläuft um so stürmischer, je geringer die Aktivität der β-D-Glucosid-Glucohydrolase ist. Das Enzym katalysiert die Abspaltung von Glucose aus Glucocerebrosiden (KOPACZYK u. RADIN 1965; NISHIMURA u. YAMAKA 1968; FREDRICKSON u. SLOAN 1972). Diese stammen überwiegend aus gealterten Leukozyten und Erythrozyten (ALBRECHT 1966; KAMPINE et al. 1967; KATTLOVE et al. 1969; FREDRICKSON u. SLOAN 1972; BRADY et al. 1974). Sie werden von Zellen des RHS phagozytiert, können aber wegen des Enzymdefektes nicht abgebaut werden. Es kommt deshalb zu Bildung von Polyglycosylceramid-Ablagerungen (ROSENBERG u. CHARGAFF 1958; SUOMI u. AGRANOFF 1965; BARTON u. ROSENBERG 1975). Daneben werden Substanzen gebildet, die normalerweise nicht im tierischen Organismus vorkommen, wie z.B. Glycosylsphingosin (RHAGAVAN et al. 1973, 1974). Lichtmikroskopisch führt die Lipidspeicherung zur Bildung der typischen Gaucher-Zelle. Dabei handelt es sich um runde bis ovale, 20–100 µ große Zellen mit einem randständigen Kern (PICK 1924). Das Plasma erinnert wegen seiner streifigen Struktur an „zerknittertes Seidenpapier" (BLOCK u. JACOBSON 1948). Manchmal sind Einschlüsse von phagozytierten Leukozyten oder Erythrozyten zu erkennen (BESSIS 1956). Neben den Glucocerebrosiden finden sich in den Zellen lysosomale Strukturen, die saure Phosphatase enthalten (CROCKER u. LANDING 1960; FISHER u. REIDBORD 1962; LEE et al. 1967; HIBBS et al. 1970).

Gaucher-Zellen treten in Nestern besonders in Leber, Milz, Knochenmark, Lunge und Lymphknoten auf (MANDELBAUM 1919; BLOCK u. JACOBSON 1948; ZÖLLNER 1964; SCHETTLER u. KAHLKE 1967; FREDRICKSON u. SLOAN 1972). Das führt makroskopisch zu Hepatosplenomegalie oder der typischen erlenmayerkolbenförmigen Auftreibung der langen Röhrenknochen. Ein Aufstau von Glucocerebrosiden wird nicht nur bei verlangsamter Cerebrosid-Abbaurate beobachtet, sondern auch bei exzessiv erhöhtem Angebot. Aus diesem Grund werden Gaucher-Zellen auch bei Erkrankungen mit erhöhtem Blutzellumsatz wie Leukämie, Thalassämie, Morbus Hodgkin und Glutathionreduktasemangel beobachtet (ALBRECHT 1966; CHANG-LO et al. 1967; HAYDUK et al. 1968; ROSSNER et al. 1969; KATTLOVE et al. 1969; ZAINO et al. 1971; CHO u. SASTRE 1976).

c) Klinisches Bild

α) Typ I: Chronisch-adulte Form

Die Erwachsenenform ist gekennzeichnet durch eine sich meist in der Kindheit oder in der Jugendzeit langsam entwickelnde Splenomegalie, die zu Völlegefühl oder ganz selten zu Schmerzen führt (PICK 1924). Auch die Leber kann vergrößert sein, Aszites ist selten (EDLIN et al. 1955; MORRISON u. LANE 1955; ZÖLLNER 1964; VOLK u. WALLACE 1967; FREDRICKSON u. SLOAN 1972). Oberflächliche Lymphknoten sind meist wenig betroffen (REICH et al. 1951). Die meisten Patienten weisen braun-gelbe, manchmal bronze- oder bleifarbene Pigmentierung auf. Ein symmetrischer Befall von Kopf, Nacken, Händen und Beinen ist typisch (GROEN u. GARRER 1948; LORBER 1960; BAER u. ZIMMERMANN 1967; BRADY et al. 1974). Im Bereich der Konjunktiven werden ockergelbe Infiltrationen beobachtet, die sich von den Augenwinkeln bis zu den Hornhauträndern ausdehnen (BOUDET et al. 1966; CARBONE u. PETROZZI 1968). Diese Pinguikulä enthalten typische Gaucher-Zellen (EAST u. SAVIN 1940).

Zu Befall des Knochenmarks und der Knochen kommt es in 50–75% der Fälle (GROEN u. GARRER 1948; DAVIES 1954; LEVIN 1961; ROURKE u. HESLIN 1965; SILVERSTEIN u. KELLY 1967; BRADY et al. 1974). Die Infiltration mit Gaucher-Zellen verursacht normalerweise keine Schmerzen. Wenn Schmerzen auftreten, betreffen sie vor allem die Hüfte, das Knie und die Schultern und werden durch pathologische Frakturen sowie Deformierung der Wirbelkörper ausgelöst (GORDON 1950; ZÖLLNER 1964; MATOTH u. FRIED 1965; FREDRICKSON u. SLOAN 1972). In seltenen Fällen tritt auch eine mono- oder oligoartikuläre Arthritis auf (ZÖLLNER 1964; AMSTUTZ u. GAREY 1966; RODMAN et al. 1973). Auch schwere degenerative Knochen- und Gelenkveränderungen wie aseptische Hüftkopfnekrosen sind beschrieben (YOSSIPOVITCH et al. 1965; KATZ 1967).

Das charakteristische röntgenologische Zeichen des Morbus Gaucher ist die Ausweitung des distalen Femurendes, das zum Bild des Erlenmayerkolbens führt (JUNGHÄGEN 1926; LEVIN 1961; YOSSIPOVITCH et al. 1965; SCHETTLER 1976). Ähnliche Veränderungen, wenn auch weniger häufig, kommen im Bereich der Tibia und des Humerus vor (RODNAN et al. 1973).

β) Typ II: Akut-maligne Form

Der infantile Typ tritt seltener als die adulte Form auf. Sie ist schon im Säuglingsalter manifest und gekennzeichnet durch Stammhirnsymptomatik, Hepatosplenomegalie, Kachexie und tödlichen Ausgang, gewöhnlich vor Erreichen des 2. Lebensjahres (RUSCA 1921; DELANGE 1940; GIRGENSOHN et al. 1954; SEITELBERGER 1964; PHILIPPART et al. 1965; MINAUF et al. 1970). Knochenveränderungen finden sich bei der infantilen Form kaum (FREDRICKSON u. SLOAN 1972).

γ) Typ III: Subakut-juvenile Form

Der Typ III ist sehr heterogen. Der Erkrankungsbeginn liegt zwischen dem 2. und 20. Lebensjahr. Insgesamt tritt diese Form selten auf. Die Symptomatik ist uneinheitlich. Alle bei Typ I und II beschriebenen Symptome können vorkommen. Neurologische Symptome sind in der Regel nur mild und äußern sich in leichten Störungen der Intelligenz und des Verhaltens (WEINSCHENK 1964). Auch die Dauer der Erkrankung reicht von Monaten bis zu einigen Jahren, wobei die Prognose wie bei der infantilen Form infaust ist (REISS u. KATO 1932; BIRD 1948; MALONEY u. CUMINGS 1960; PHILIPPART et al. 1965; FREDRICKSON u. SLOAN 1972; BRADY et al. 1974).

d) Blut und Labor

Als Zeichen des Hypersplenismus entwickeln sich Anämie, Thrombozytopenie und Leukämie (HOFFMANN u. MAKLER 1929; FIENBERG u. QIGLEY 1946; REICH et al. 1951; CHANG-LO et al. 1967; HUYDUK et al. 1968; WOHLENBERG 1972; WINTROBE 1974). Die Anämie ist meist geringgradig ausgeprägt, normochrom und durch eine Verkürzung der Erythrozytenüberlebenszeit bedingt (LEE et al. 1967). Die Leukopenie ist ohne klinische Bedeutung (MATOTH u. FRIED 1965). Die Thrombozytopenie kann besonders in Verbindung mit Faktor-IX-Erniedrigung zu Blutungen führen und dadurch eine Splenektomie erforderlich machen (MATOTH u. FRIED 1965; WINTROBE 1974; BOKLAN u. SAVITSKY 1976). Eines der Leitsymptome stellt die Erhöhung der sauren Phosphatase dar (TUCHMANN et al. 1956; ÖCKERMANN 1968; KAHLKE 1973; WINTROBE 1974). Das bei Morbus Gaucher erhöhte Isoenzym ist durch Tartrat nicht und durch Kupferionen nur gering hemmbar (ABUL-F-ADL u. KING 1949; CROCKER u. LANDING 1960; GOLDBERG et al. 1966; STREIFLER 1970; WOHLENBERG 1972). Poly- und monoclonale Gammaglobulinerhöhungen wurden häufig beobachtet (FISHER u. REIDBORD 1962; PRATT et al. 1968; PINNELLI et al. 1969). Unspezifische Entzündungszeichen wie BKS-Beschleunigung und Leukozytose können während der schmerzhaften Knochenattacken auftreten (FREDRICKSON u. SLOAN 1972). Die Rheumaserologie bleibt unspezifisch.

e) Diagnose

Die Diagnose wird gesichert durch die Erhöhung der durch Tartrat nicht hemmbaren sauren Phosphatase, den Nachweis von Gaucher-Zellen im Knochenmarksaspirat und die Erniedrigung der β-D-Glucosid-Glucohydrolase in Leukozyten oder Fibroblastenkulturen (PICK 1924; CROCKER u. LANDING 1960;

Chang-Lo et al. 1967; Beutler u. Kuhl 1970; Brady 1971; Kahlke 1973; Barton u. Rosenberg 1975). Bei Risikoschwangerschaften läßt sich die Gefährdung des Fetus durch Bestimmung der Enzymaktivität im Amniozentesematerial nachweisen (Brady 1971; Pentchev et al. 1973).

Literatur

Abul-F-Adl MA, King E (1949) Properties of the acid phosphatases of erythrocytes and human prostate gland. Biochem J 45:51

Albrecht M (1966) „Gaucher Zellen" bei chronisch myeloischer Leukämie. Blut 13:169–179

Amstutz H, Carey E (1966) Skeletal manifestations and treatment of Gaucher's disease. J Bone Joint Surg (Am) 48:770–7

Baer I, Zimmermann H (1967) Der Morbus Gaucher beim Erwachsenen. Dtsch Gesundh 28:1297–1301

Barton N, Rosenberg A (1975) Metabolism of glucosyl(H^3)ceramid by human skin fibroblasts from normal and glucosylceramidotic subjects. J Biol Chem 250:3966–3971

Bessis M (1956) Cytology of the blood and blood-forming organs. Grune & Stratton, New York London

Beutler E, Kuhl W (1970) The diagnosis of the adult type of Gaucher's disease and its carrier state by demonstration of deficiency of β-glucosidase activity in peripheral blood leucocytes. J Lab Clin Med 76:747–755

Bird A (1948) Die Lipidosen und das zentrale Nervensystem. Brain 71:434

Block M, Jacobson L (1978) The histiogenesis and diagnosis of the osseous type of Gaucher's disease. Acta Haemat (Basel) 1:165

Boklan B, Savitsky A (1976) Factor IX deficiency in Gaucher disease. Arch Intern Med 136:489–492

Boudet CH, Costeau J, Raynaud J (1966) Opacities cornéennes et maladie de Gaucher. Bull Soc Ophthalmol Fr 66:443

Brady RO (1970) Cerebral lipodoses. Ann Res Med 21:317–331

Brady RO (1971) Identification of heterozygous carriers of lipid storage disease. Am J Med 51:423–431

Brady RO, Pentchev P, Gal A, Hibbert S, Dekaban AS (1974) Replacement therapy for inherited enzyme deficiency. Use of purified glucocerebrosidase in Gaucher's disease. N Engl J Med 291:989–993

Carbone A, Petrozzi C (1968) Gaucher's disease: case with stress on eye findings. Henry Ford Hosp Med J 16:55

Chang-Lo M, Yam L, Rubenstone A (1967) Gaucher's disease. Am J Med Sci 254:303–315

Cho SY, Sastre M (1976) Coexistence of Hodgkin's disease and Gaucher's disease. Am J Clin Pathol 65:103–108

Crocker A, Landing B (1960) Phosphatase studies in Gaucher's disease. Metabolism 9:341–446

Davies FWT (1954) Gaucher's disease. J Bone Joint Surg 34:454

DeLange C (1940) Über die maligne Form der Gaucherschen Krankheit. Acta Paediatr Scand 27:34–40

Diezel PB (1955) Histochemische Untersuchungen an den Globoidzellen der familiären infantilen diffusen Sklerose vom Typ Krabbe (zugleich eine differentialdiagnostische Betrachtung der zentralnervösen Veränderungen beim Morbus Gaucher). Virchows Arch Pathol Anat 327:206–211

East T, Savin L (1940) A case of Gaucher's disease with biopsy of the typical pingueculae. Br J Ophthalmol 24:611–613

Edlin P, Kepler W, Knabe G (1955) Gaucher's disease. Gastroenterology 28:120–123

Fienberg M, Qigley G (1946) Osseous Gaucher's disease with macrocytic normochromic anemia. N Engl J Med 234:527

Fisher E, Reidbord H (1962) Gaucher's disease. Am J Pathol 41:679–692

Fredrickson DS, Sloan HR (1972) Glucosyl ceramide lipidoses. Gaucher's disease. In: Stanburry J, Wyngaarden J, Fredrickson DS (eds) The metabolic basis of inherited disease. McGraw Hill, New York, pp 620

Fried K (1973) Population study of chronic Gaucher's disease. Isr J Med Sci 9:1396–1398

Gaucher PCE (1882) De l'épithéliome primitif de la rate. Thèse, Paris

Girgensohn H, Kellner H, Südhof H (1954) Angeborener Morbus Gaucher bei Erythroblastose und Gefäßverkalkung. Klin Wochenschr 32:57–64

Goldberg A, Takakura K, Rosenthal R (1966) Electrophoretic separation of serum acid phosphatase isoenzymes in Gaucher's disease, prostatic carcinoma and multiple myeloma. Nature 211:341–349

Gordon GL (1950) Osseous Gaucher's disease. Am J Med 8:332–334

Groen J, Garrer A (1948) Hereditary mechanism of Gaucher's disease. Blood 3:1221–1237

Hayduk K, Eggstein M, Waller H (1968) Morbus Gaucher mit Glutathionreduktase-Mangel in den Blutzellen. Dtsch Med Wochenschr 93:1063–1066

Herndorn C, Bender J (1950) Gaucher's disease in 5 related negroe sibships. Am J Hum Genet 2:49–60

Hibbs R, Ferrans V, Cipriano P, Tardiff K (1970) A histochemi- and electron microscopic study of Gaucher cells. Arch Pathol Lab Med 89:137–152

Ho M, Seck J, Schmidt D, Veath L, Johnson W, Brady R, O'Brian J (1972) Adult Gaucher's disease: Kindred studies and demonstration of a deficiency of acid β-glucosidase in cultured fibroblasts. Am J Hum Genet 24:37–45

Hoffmann S, Makler M (1929) Gaucher's disease. Am J Dis Child 38:775–793

Hsia D, Naylor J, Bigler J (1959) Gaucher's disease. N Engl J Med 261:164–167

Jatzkewitz K (1970) Zerebrale Sphingolipidosen als angeborene Stoffwechselstörung. Dtsch Med Wochenschr 3:131–137

Junghägen S (1926) Gaucher's disease with roentgenological demonstrable skeletal changes. Acta Radiol (Stockh) 5:506

Kahlke W (1973) Gauchersche Krankheit. In: Bock HE (Hrsg) Klinik der Gegenwart – Handbuch der praktischen Medizin. Urban & Schwarzenberg, München Berlin Wien

Kampine J, Brady R, Kanfer J, Feld M, Shapiro D (1967) Diagnosis of Gaucher's disease and Niemann-Pick disease with small samples of venous blood. Science 155:86–88

Kattlove H, Williams J, Caynor E, Spivack M, Bradley R, Brady R (1969) Gaucher cells in chronic myelotic leucemia: an acquired abnormality. Blood 33:379–389

Katz J (1967) Recurrent avascular necrosis of the proximal femoral epiphysis in the same hip in Gaucher's disease. J Bone Joint Surg 49:514–518

Klenk E (1940) Zur Chemie der Lipoidosen, Gauchersche Krankheit. Z Physiol Chem 267:128–134

Knudson A, Kaplan W (1962) Genetics of the sphingolipidoses. In: Aronson S, Volk B (eds) Cerebral sphingolipidosis. Academic Press, New York London, pp 170

Kopaczyk K, Radin N (1965) In vivo conversions of cerebroside and ceramid in rat brain. J Lipid Res 6:140

Lee R, Balcerak S, Westerman M (1967) Gaucher's disease: a morphologic study and measurement of iron metabolism. Am J Med 42:891–898

Levin B (1961) Gaucher's disease: clinical and roentgenologic manifestations. Am J Roentgenol 85:685–689

Lieb H (1927) Cerebrosidspeicherung bei Splenomegalie Typ Gaucher. Z Physiol Chem 170:60–66

Lorber M (1960) The occurence of intracellular iron in Gaucher's disease. Ann Intern Med 53:293–295

Maloney A, Cumings J (1960) A case of juvenile Gaucher's disease with intraneuronal lipid storage. J Neurol Neurosurg Psychiatry 23:207–212

Mandelbaum F (1919) Two cases of Gaucher's disease in adults: study of histopathology, biology and chemical findings. Am J Med Sci 157:366–389

Matoth Y, Fried K (1965) Chronic Gaucher's disease. Clinical observations on 34 patients. Isr J Med Sci 1:521–534

Minauf M, Stögmann W, Krepler P, Seitelberger F (1970) Zur Beteiligung des ZNS beim infantilen Morbus Gaucher. Klinik und Neuropathologie. Arch Kinderheilkd 181:85–93

Morrison A, Lane M (1955) Gaucher's disease with ascites: case report with autopsy findings. Ann Intern Med 42:1321–1329

Nishimura K, Yamaka T (1968) Isolation of cerebroside containing glucose and its possible significance in ganglioside synthesis. Lipids 3:262–269

Öckermann P (1968) Identity of β-glucosidase, β-xylosidase and one of the β-galactosidase activities in human liver when assayed with 4-methylumbelliferyl-β-D-glycosides. Studies in case of Gaucher's disease. Biochem Biophys Acta 165:59–62

Pentchev P, Brady R, Hibbert S, Gal A, Shapiro D (1973) Isolation and characterization of glucocerebrosidase from human placental tissue. J Biol Chem 248:5256–5261

Philippart M, Rosenstein B, Menkes J (1965) Isolation and characterization of the main splenic glycolipids in the normal organ and in Gaucher's disease: Evidence for the site of metabolic block. J Neuropathol Exp Neurol 24:290–303

Pick L (1924) Der Morbus Gaucher und die ihm ähnlichen Erkrankungen. Ergeb Inn Med 29:519

Pinnelli N, Scaravilli F, Zacchelo F (1969) The morphogenesis of Gaucher's cells investigated by electron microscopy. Blood 34:331–347

Pratt P, Estern S, Kochwa S (1968) Immunglobulin abnormalities in Gaucher's disease. Blood 31:633–640

Reich C, Seife M, Kessler B (1951) Gaucher's disease. Medicine 30:1–20

Reiss O, Kato K (1932) Gaucher's disease. Clinical study with special reference to roentgenography of bones. Am J Dis Child 43:365–386

Rhagavan S, Mumford R, Kanfer J (1973) Deficiency of β-glucosidase in Gaucher disease. Biochem Biophys Res Commun 54:256–263

Rhagavan S, Mumford R, Kanfer J (1974) Isolation and characterization of glucosylsphingosine from Gaucher's spleen. J Lipid Res 15:484–490

Rodnan G, McEwen C, Wallace S (1973) Primer on the rheumatic disease. JAMA [Suppl 5] 224:768

Rosenberg A, Chargaff E (1958) A reinvestigation of the cerebroside deposid in Gaucher's disease. J Biol Chem 233:1323–1326

Rossner F, Dosik H, Kaiser S, Lee S, Morrison A (1969) Gaucher's cells in leukemia. JAMA 209:935–937

Rourke JA, Heslin DJ (1965) Gaucher's disease. Roentgenologic bone changes. Am J Roentgenol Radium Ther Nucl Med 94:621–626

Rusca CL (1921) Sul morbo del Gaucher. Haematologica 2:441

Schettler G (1976) Morbus Gaucher. In: Schettler G, Greten H, Schlierf G, Seidel D (Hrsg) Handbuch der inneren Medizin, 5. Aufl Bd VII/4: Fettstoffwechsel. Springer, Berlin Heidelberg New York, S 547–564

Schettler G, Kahlke W (1967) Gaucher's disease. In: Schettler G (ed) Lipids and lipidoses. Springer, Berlin Heidelberg New York, pp 260–287

Seitelberger F (1964) About the brain involvement in Gaucher's disease in children. Arch Psychiatr Nervenkr 206:419–423

Silverstein M, Kelly P (1967) Osteoarticular manifestations of Gaucher's disease. Am J Med Sci 253:569–571

Streifler C (1970) Study of acid phosphatase in sera of Gaucher's disease patients, subcellular tissue fractions and platelet extracts. Isr J Med Sci 6:479

Suomi W, Agranoff B (1965) Lipids of the spleen in Gaucher's disease. J Lipid Res 6:211–219

Thannhäuser SJ (1950) Lipidoses: Disease of cellular lipid metabolism. Oxford Press, New York

Tuchmann L, Suna H, Carr J (1956) Elevation of serum acid phosphatase in Gaucher's disease. J Mt Sinai Hosp 23:227–229

Volk B, Wallace B (1967) The liver in lipidoses. An electron microscopic and histochemical study. Am J Pathol 49:203–225

Weinschenk C (1964) Über die Psychopathologie der juvenilen Form eines Morbus Gaucher (mit Falldemonstration). Med Welt 15:140

Wintrobe MM (1974) Gaucher's disease. In: Clinical hematology, 7th ed. Lea & Lebiger, Philadelphia, ed Wintrobe MM, pp 247

Wohlenberg H (1972) Splenomegalie, Thrombopathie und Erhöhung der sauren Phosphatase. Dtsch Med Wochenschr 97:1398–1400

Yossipovitch ZH, Hermann G, Makin M (1965) Aseptic osteomyelitis in Gaucher's disease. Isr J Med Sci 1:531–532

Zaino E, Rossi M, Pham TD, Azar H (1971) Gaucher's cells in thalassemia. Blood 38:457–461

Zöllner N (1964) Gauchersche Krankheit. In: Heilmeyer L, Hittmair (Hrsg) Handbuch der gesamten Hämatologie. Urban & Schwarzenberg, München Berlin, pp 220

6. Adipositas dolorosa (Dercumsche Erkrankung)

Von

H. KATHER u. B. SIMON

1892 wurde von DERCUM ein Krankheitsbild beschrieben, das sich durch multiple Lipome und Schmerzhaftigkeit auszeichnet (DERCUM u. MCCARTHY 1902; HALL u. WALLBRACH 1904; STERN 1910; GÜNTHER 1920; KLING 1937; FRITZSCH 1951; STEIGER et al. 1952; HOVENSEN 1953; MELLA 1967; BLOMSTRAND et al. 1971; SCHWERDTNER 1974). Bisher sind etwa 400 Fälle bekannt geworden (BLOMSTRAND et al. 1971).

a) Häufigkeit, Alter, Geschlecht, Vererbung

Dieses seltene Krankheitsbild kommt bei Frauen etwa 5mal häufiger vor als bei Männern (GÜNTHER 1920; KORTING u. DENK 1974). Der Manifestationsgipfel liegt zwischen dem 30. und 50. Lebensjahr (STEIGER et al. 1952). Rassische Dispositionen scheinen nicht zu bestehen (CANTU et al. 1973; IWANE et al. 1976). Auf einen autosomal dominanten Erbgang mit unterschiedlicher Penetranz haben LYNCH und HARLAN (1963) hingewiesen.

b) Klinisches Bild

Charakteristisch für dieses Krankheitsbild sind prall-elastische, gut verschiebliche, erbsen- bis hühnereigroße Knoten im Unterhautfettgewebe, die spontan oder auf Druck schmerzhaft sind (DERCUM 1892; STERN 1910; WILSON 1933; FRITZSCH 1951; STEIGER et al. 1952; IWANE et al. 1976). Je nach der Verteilung der Tumore unterscheidet man:
1. diffus zirkumskripte,
2. diffus generalisierte und
3. noduläre Formen

(GÜNTHER 1920; FRITZSCH 1951; FITZPATRICK 1971; NÖDL 1974). Typisch ist ein symmetrischer Befall von Armen, Beinen, Bauch, Rücken und Thorax (GÜNTHER 1920; STEIGER et al. 1952; CANTU et al. 1973; KORTING u. DENK 1974). Gesicht, Handrücken und Fußsohlen bleiben in der Regel frei (STEIGER et al. 1952; IWANE et al. 1976).

Lokal fallen zuweilen Venenzeichnung und Hautrötung auf (FITZPATRICK 1971; SCHWERDTNER 1974). Fakultative Prodromi sind Parästhesien, Thermohypersensibilität oder Hyperästhesien (FRITZSCH 1951; KORTING u. DENK 1974; SCHWERDTNER 1974). Auch Gelenkschwellung und rheumatoide Schmerzen wurden beschrieben (PRICE 1909; WOHL u. PASTOR 1938; STEIGER et al. 1952; BLOMSTRAND et al. 1971). Häufig geklagte Allgemeinsymptome sind Müdigkeit, Asthenie und Schwächegefühl (BLOMSTRAND et al. 1971; IWANE et al. 1976). Auffallend häufig erkranken Frauen, die an Depressionen, Melancholie,

Epilepsie und Neurosen leiden (DERCUM 1902; GÜNTHER 1920; STEIGER et al. 1952; BLOMSTRAND et al. 1971; KORTING u. DENK 1974). In der Mehrzahl der Fälle handelt es sich um übergewichtige Frauen (DERCUM 1902; KLING 1937; BLOMSTRAND et al. 1971), bei denen häufig eine Amenorrhö besteht oder bei denen die Menopause verfrüht eintritt (DERCUM 1892; GÜNTHER 1920; STEIGER et al. 1952). Wenn Männer erkranken, sind sie in der Regel normalgewichtig (LYNCH u. HARLAN 1963). Über das gleichzeitige Auftreten von Lupus erythematodes und Arthritis wurde berichtet (KLING 1937; BLOMSTRAND et al. 1971; IWANE et al. 1976).

BKS, Blutbild, Elektrolyte, Lipide, Rheumafaktoren, Gesamtproteine und Elektrophorese sind nicht pathologisch verändert (STEIGER et al. 1952; SCHWERDTNER 1974). Antikörper gegen Leber-, Nieren- und Schilddrüsengewebe sind nicht nachweisbar (BLOMSTRAND et al. 1971).

c) Pathologie

Das gefäßreiche Lipom ist von einer derben Bindegewebshülle umgeben und durch einen Gefäßstiel mit dem Nachbargewebe verbunden (FRITZSCH 1951). Der Gefäßreichtum und die unterschiedliche nervale Innervation werden von manchen Autoren als Schmerzursache angesehen (FRITZSCH 1951; WACHS 1952; RIES 1970). Zahlreiche bindegewebige Septen durchziehen von der Kapsel aus das Knötchen, wodurch zahlreiche Lobuli entstehen (FRITZSCH 1951). Mikroskopisch sind in dem reich kapillarisierten Gewebe neben Fettzellen vereinzelt Riesenzellen, Fibroblasten und Plasmazellen nachweisbar (PAGE 1931; KLING 1937; MELLA 1967). Ausgesprochene Entzündungszellen fehlen. Eine maligne Degeneration ist bisher nicht beobachtet worden (SCHWERDTNER 1974).

Die Ätiologie ist bis heute nicht geklärt. Eine endokrinologische Störung erscheint aufgrund neuerer Arbeiten unwahrscheinlich (STEIGER et al. 1952; BLOMSTRAND et al. 1971; SCHWERDTNER 1974). Lues, Alkoholismus und mechanisch-traumatische Ursachen wurden als ätiologische Faktoren diskutiert (BUFALINI 1923; BRUNNER 1934; LUCHETTA 1939). Die Zusammensetzung des Fettsäuregehaltes der Triglyceride im normalen Fettgewebe und bei Lipomatosis dolorosa ist gleich (BLOMSTRAND et al. 1971). Ob eine Störung in der Biosynthese bzw. im Abbau von langkettigen Fettsäuren vorliegt, wie BLOMSTRAND et al. (1971) behaupten, bedarf der weiteren Klärung.

d) Differentialdiagnose

Wichtig ist die Abgrenzung gegenüber Neurofibromatosis v. RECKLINGHAUSEN (GÜNTHER 1920, 1929; FRITZSCH 1951; KORTING u. DENK 1974; MICHAILOV 1975). Dieses Krankheitsbild zeichnet sich durch drucksensible Hauttumoren und charakteristische Café-au-lait-Flecken aus (MICHAILOV 1975). In Zweifelsfällen erbringt die Histologie Klarheit. Auch die Pannikulitis und die granulomatöse Panvaskulitis sind differentialdiagnostisch auszuschließen (RUITER et al. 1948; FRITZSCH 1951; SCHWERDTNER 1974). Die meist bei Männern beobachtete und schmerzlose Lipomatosis indolens muß ebenfalls abgegrenzt werden (SCHWERDTNER 1974). Sie tritt häufig im Zusammenhang mit endokrinologischen Störungen wie Diabetes mellitus, Hyperlipoproteinämie und Adipositas universalis auf.

e) Therapie

Eine kausale Therapie ist bisher nicht bekannt. In Einzelfällen gelang es, durch Tetraäthylammonium-Chlorid-Gabe oder Spinalanästhesie eine vorübergehende Schmerzfreiheit zu erzielen (STEIGER et al. 1952; BLOMSTRAND et al. 1971). Intravenöse Gabe von Lidocain soll eine Schmerzfreiheit von mehr als 10 Std. bewirken. Eine wiederholte i.v. Applikation kann ohne nennenswerte Nebenwirkungen vorgenommen werden (IWANE et al. 1976). Wegen des meist generalisierten Befalls kommt ein operatives Vorgehen nur selten in Frage (FRITZSCH 1951).

Literatur

Blomstrand R, Juhlin L, Nordenstam H, Ohlson R, Werner B, Engström J (1971) Adiposis dolorosa associated with defects of lipid metabolism. Acta Derm Venerol (Stockh) 243–250
Brunner W (1934) Beitrag zur Pathogenese der multiplen, symmetrischen Lipomatose. Dtsch Z Chir 244:335–338
Bufalini P (1923) Sulla istogenesi del collo grasso di Madelung. Zentralbl Gesamte Chir 36:1414
Cantu JM, Ruiz-Barquin E, Jiminez M, Castillo L, Macotela-Ruiz E (1973) Autosomal dominant inheritance in adiposis dolorosa (Dercum's disease). Humangenetik 18:89–91
Dercum FX (1892) Adiposis dolorosa. Am J Med Sci 104:521–535
Dercum FX, McCarthy DJ (1902) Autopsie in a case of adiposis dolorosa. Am J Med Sci 124:994–1006
Fitzpatrick TB (1971) Adiposis dolorosa. In: Arndt KA, Clark WH, Eisen AZ, Vanscott EJ, Vaughan JH (eds) Dermatology in general medicine. McGraw Hill, New York, pp 215
Fritzsch W (1951) Ein Beitrag zur Lipomatosis dolorosa. Arch Geschwulstforsch 3:204–212
Günther H (1920) Die Lipomatose und ihre klinischen Formen. Arbeit. Med Klin Leipzig H5
Günther H (1929) Die Beziehung des Geschlechts zur Geschwulstbildung. Z Krebsforsch 29:91–111
Hall JN, Wallbrach CE (1904) Adiposis dolorosa. Am J Med Sci 128:318–323
Hovensen E (1953) Adipositas dolorosa (Dercums Syndrom). Nord Med 50:971–977
Iwane T, Maruyama M, Matsuki M, Ho Y, Shimoji K (1976) Management of intractable pain in adiposis dolorosa with i.v. administration of lidocain. Anaesth Analg 55:257–259
Kling DH (1937) Juxta-articular adiposis dolorosa: its significant relation to Dercum's disease and osteo-arthritis. Arch Surg 34:559–630
Korting GW, Denk R (1974) Dermatologische Differentialdiagnose. Schattauer, Stuttgart New York
Luchetta B (1939) Symmetrische Lipomatose. Zentralbl Pathol 71:373
Lynch HT, Harlan WL (1963) Hereditary factors in adiposis dolorosa. Am J Hum Genet 15:184–190
Mella BA (1967) Adiposis dolorosa. Univ Mich Med Center J 33:79–84
Michailov ML (1975) Multiple Lipomatose und von Recklinghausensche Neurofibromatose. Med Klin 70:151–153
Nödl F (1974) Lipomatose. Dtsch Med Wochenschr 99:1427–1432
Page IH (1931) Chemiche Untersuchungen bei der Dercumschen Krankheit. Virchows Arch [Pathol Anat] 279:262–264
Price GE (1909) Adiposis dolorosa. Am J Med Sci 137:705–715
Ries W (1970) Fettsucht. Barth, Leipzig
Ruiter M, Pompen A, Wyers H (1948) Granulomatöse Panvasculitiden mit ausschließlich cutansubcutaner Lokalisation. Dermatologica (Basel) 97:257–264
Schwerdtner U (1974) Kasuistische Mitteilung zur Lipomatosis dolorosa. Z Inn Med 29:726–728
Steiger W, Litvin H, Lasche E, Durant T (1952) Adiposis dolorosa. N Engl J Med 247:393–396
Stern H (1910) Adiposis dolorosa with myxedematous manifestations. Am J Med Sci 139:359–363
Wachs E (1952) Zur Behandlung der Lipomatosis dolorosa Dercum. Zentralbl Chir 42:1787–1792
Wilson CL (1933) Adiposis dolorosa. Am J Surg 19:485–488
Wohl MG, Pastor N (1938) Adiposis dolorosa (Dercum's disease): treatment of asthenic phase with prostagmine and aminoacetic acid. JAMA 110:1261–1264

7. Lipokalzinogranulomatose

Von

H. Kather und B. Simon

Bei der Lipokalzinogranulomatose handelt es sich um eine seltene, vermutlich autosomal rezessiv vererbte Erkrankung (Fuhrmann 1967), die durch symmetrische Cholesterineinlagerungen in Schleimbeuteln, Muskeln, Sehnen und Periost, mit nachfolgender Verkalkung und Nekrotisierung, gekennzeichnet ist (Teutschländer 1935, 1941, 1949; Andreas 1949; Apak 1958; Korting u. Denk 1974). Ob es sich um eine Sonderform der Calcinosis universalis handelt oder eine eigenständige Lipoidose vorliegt, ist nicht geklärt (Paucke 1935; Apak 1958; Reich 1963). Pathologisch-anatomisch finden sich prall-elastische, erbsen- bis faustgroße, gut begrenzte Tumoren, die sich histologisch als Granulationsgewebe mit zentraler Fettkalknekrose darstellen (Teutschländer 1949; Apak 1958; Traca et al. 1965). Das Granulationsgewebe ist aus Histiozyten, Riesenzellen, Schaumzellen sowie typischen Sphärozyten mit sudanophilen Einschlüssen zusammengesetzt (Marchand 1910; Batz 1942; Teutschländer 1949; Andreas 1949; Reich 1963).

Die Krankheit befällt beide Geschlechter. Der Manifestationsgipfel liegt zwischen dem 5. und 15. Lebensjahr (Sommer u. Tress 1941). Die Erkrankten sind häufig mager und infektanfällig (Gassinger 1946; Blume 1954; Apak 1958). Bei Mädchen geht auffallend häufig eine Dermatomyositis voraus (Steinitz 1930; Reich 1963; Korting u. Denk 1974). Die prall-elastischen, höckerigen und von atrophischer Haut bedeckten, auf der Unterlage schlecht verschieblichen Knoten sind typischerweise symmetrisch in der Nähe der großen Gelenke lokalisiert (Nerreter 1957; Apak 1958; Reich 1963; Traca et al. 1965; Korting u. Denk 1974). Andere Lokalisationen kommen vor (Gassinger 1946; Hübner u. Seydel-Ansorge 1975). Die Lipokalzinogranulome können bis zu 1 kg schwer werden (Jansen 1962). Ohne lokale Entzündungszeichen treten in 30% der Fälle Einschmelzungen und Fistelbildung auf (Apak 1958). Die *Symptomatik* ergibt sich aus der gelenknahen Lokalisation der Granulome sowie aus der Fistelbildung. Näheres s. Kapitel über Arthropathien bei Lipokalzinogranulomatose. Typische Veränderungen im Röntgenbild sind drüsige Verschattungen (Apak 1958; Traca et al. 1965). Typische Veränderungen der Laborwerte sind nicht bekannt (Andreas 1949; Korting u. Denk 1974). Insbesondere fehlen Veränderungen des Kalzium- und Phosphathaushaltes (Apak 1958; Traca et al. 1965). Die Rheumaserologie ist unauffällig (Reich 1963). Differentialdiagnostisch muß das Krankheitsbild von der Calcinosis circumscripta, der Myositis ossificans, der Dermatomyositis, der Sklerodermie und der Endangiitis obliterans abgegrenzt werden (Steinitz 1930; Apak 1958; Jesserer 1960; Korting u. Denk 1974). Daneben kommen auch Gicht, verkalkte Lipome, posttraumatische Kalknierderschläge und verkalkte Tuberkulome in Betracht (Jesserer 1960; Korting u. Denk 1974). Die Abgrenzung von der Calcinosis universalis ist nur im Frühstadium möglich (Steinitz 1930; Apak 1958; Jesserer 1960).

Die Therapie besteht in der operativen Entfernung der Lipokalzinogranulome (Teutschländer 1935; Gassinger 1946; Osthuizen et al. 1950; Apak 1958;

TRACA et al. 1965). Über eine erfolgreiche Steroidtherapie wurde bisher nur bei der Calcinosis universalis berichtet (BRIGGS u. ILLINGWORTH 1952).

Literatur

Andreas E (1949) Die Lipocalcinogranulomatose – eine neue Lipoidose. Med Klin 29:913–916
Apak S (1958) Lipocalcinogranulomatose (Teutschländersche Krankheit). Z Kinderheilkd 81:348–366
Batz F (1942) Dissertation, Heidelberg
Blume P (1954) Lipoidkalkgicht und Encephalitis. Arch Kinderheilkd 148:276–281
Briggs JN, Illingworth RS (1952) Calcinosis universalis treated with adrenocorticotrophic hormone and cortisone. Lancet II:800–802
Fuhrmann W (1967) Genetic aspects of lipidoses. In: Schettler G (Hrsg) Lipids and lipidoses. Springer, Berlin Heidelberg New York, pp 490–528
Gassinger H (1946) Lipocalcinogranulomatose. Dissertation, Heidelberg
Hübner G, Seydel-Ansorge S (1975) Beitrag zum Krankheitsbild der Lipocalcinogranulomatose. Zentralbl Allg Pathol 119:15–21
Jansen HH (1962) Lipocalcinogranulomatosis Teutschländer. Zentralbl Allg Pathol 103:559
Jesserer H (1960) Erkrankungen und Probleme aus den Grenzgebieten der Inneren Medizin. XVII. Calcinosis interstitialis (Kalkgicht). Med Klin 55:2229–2234
Korting GW, Denk R (1974) Dermatologische Differentialdiagnose. Schattauer, Stuttgart, New York
Marchand A (1910) Calcinosis universalis (Demonstration pathologisch anatomischer Präparate). Münch Med Wochenschr 2:103
Nerreter W (1957) Kasuistischer Beitrag zur Lipoidthesaurismose. Die Med 26:980–984
Osthuizen SF, Roux P Le, Wett AS De (1950) Calcinosis universalis: type lipo-calcinogranulomatosis. Br J Radiol 23:598–600
Paucke A (1935) Calcinosis interstitialis universalis. Fortschr Roentgenstr 51:602–608
Reich H (1963) Das Teutschländer Syndrom. Hautarzt 14:462–468
Sommer F, Tress E (1941) Beitrag zum Krankheitsbild der Lipocalcinogranulomatose. Fortschr Röntgenstr 63:205–214
Steinitz H (1930) Kalkgicht und Calcinosis universalis. Klin Wochenschr 35:1632–1634
Teutschländer O (1935) Über progressive Lipogranulomatose der Muskulatur. Klin Wochenschr 14:451–453
Teutschländer O (1941) Epithelkörperchen- und Knochenveränderungen bei fortschreitender Lipocalcinogranulomatose (Lipogranulomatosa progrediens). Klin Wochenschr 28:714–716
Teutschländer O (1949) Die Lipoido-Calcinosis oder Lipoidkalkgicht (Lipocalcinogranulomatose). Beitr Pathol 110:402–432
Traca G, Hennebert PN, Mazabraud A (1965) Considération sur un cas de lipocalcinogranulomatose. Presse Med 10:543–546

8. Xanthomatosen

Von

H. Kather u. B. Simon

Xanthomatöse Hauteffloreszenzen können Ausdruck verschiedener Grunderkrankungen sein. Am häufigsten werden sie bei den verschiedenen Formen der primären und sekundären Hyperlipoproteinämien beobachtet. Allerdings treten sie in seltenen Fällen auch im Rahmen von normolipoproteinämischen Krankheitsbildern, z.B. Histiozytose X, auf. Die Entstehung der Xanthome stellt man sich wie folgt vor:

Lipoproteine des Blutplasmas durchwandern mittels Pinozytose, Filtration oder durch einen anderen bisher ungeklärten Mechanismus die Endothelzellen der Kapillaren und akkumulieren im subkutanen Bindegewebe (Parker et al. 1966; Baes et al. 1968; Walton et al. 1973; Braun-Falco 1973; Weizel 1973; Parker 1975; Braun-Falco 1976). Die extrazelluläre Akkumulation dieser Lipoproteine führt zu einer Anreicherung von Lymphozyten und Histiozyten besonders im perivaskulären Bereich des venösen Gefäßsystems des Unterhautbindegewebes (Lever 1967; Braun-Falco 1973, 1976). Durch Phagozytose der Lipoproteine kommt es zur Ausbildung von typischen Schaumzellen bzw. Riesenzellen, die intrazellulär Cholesterinkristalle, Lipoproteinvakuolen und zahlreiche phospholipoidhaltige Strukturen enthalten (Aschoff 1925; Arnold 1943; Jansen 1967; Wolff u. Braun-Falco 1970). Durch vermehrten Zelluntergang werden im Interstitium Cholesterinkristalle, Lipoidvakuolen und phospholipoidhaltige Membranen nachweisbar (Fletcher u. Gloster 1964; Polano et al. 1969; Parker u. Odland 1969; Parker u. Short 1970; Braun-Falco 1973, 1976; Walton et al. 1973).

Fünf verschiedene Xanthomtypen werden unterschieden:
1. Xanthomata tendinosa
2. Xanthomata tuberosa
3. Xanthomata papulo-eruptiva
4. Xanthomata striata palmaris
5. Xanthelasmata

a) Xanthomata tendinosa

Hierbei handelt es sich um langsam entwickelnde, derbe, unregelmäßig begrenzte Knoten, die Eigröße erreichen können (Baes et al. 1968; Polano et al. 1969, 1973; Fredrickson 1971; Rufli u. Stähelin 1972). Prädilektionsstellen sind: Achillessehne, Extensorsehnen von Arm- und Handmuskeln und Patellarsehnen sowie in seltenen Fällen Plantaraponeurose des Fußes (Polano 1969; Cornelius 1970; Fanta et al. 1971; Fredrickson 1971; Polano 1974). Auch periostale Knoten entlang der Tibia kommen vor (Heiberg 1975). In 50% der Fälle werden Arthropathien beobachtet (Kachadurian u. Uthmann 1973). Diese sind einmal durch die mechanische Behinderung der Gelenke bedingt, zum anderen kommt es zu echten migratorischen Polyarthritiden (KACHADURIAN 1968; GLUECK et al. 1968; FREDRICKSON 1972). Näheres s. im Kapitel Arthropathien bei Xanthomatosen (Handb. d. inn. Med., Bd. VI/2B).

Normalerweise sind die Xanthome nicht druckschmerzhaft, die Haut ist nicht entzündlich verändert (FREDRICKSON 1971). Xanthomata tendinosa treten bei Erhöhung des Serumcholesterinspiegels auf und werden deshalb oft bei Hyperlipoproteinämien vom Typ II und III beobachtet (LEVER 1967; FREDRICKSON 1971; FANTA et al. 1971; POLANO 1973, 1974). Auch im Rahmen der sekundären Hyperlipoproteinämien, wie biliäre Leberzirrhose, Myxödem u.a., werden gelegentlich tendinöse Xanthome beobachtet (THANNHÄUSER 1948; AHRENS u. KUNKEL 1949; CURTIS u. BLEYLOCK 1952; LEVER 1967).

b) Xanthomata tuberosa

Diese sind zumeist an den Streckseiten der Gelenke lokalisiert (POLANO et al. 1969). Ihre Konsistenz ist weich, sie sind stecknadelkopf- bis kastaniengroß. Die darüber befindliche Haut ist meist gelb-rötlich bis violett verfärbt (FANTA et al. 1971; FREDRICKSON 1971; POLANO 1973). Diese langsam wachsenden Effloreszenzen werden in 80% der Fälle bei Typ II und seltener bei Typ III gesehen (BAES et al. 1968; POLANO et al. 1969; POLANO 1973, 1974). Normalisierung der Blutfettwerte führt zu einer langsamen Rückbildung (FANTA et al. 1971; RIFKIND 1973).

c) Xanthomata papulo-eruptiva

Dieser Typ ist maximal erbsengroß, gelb- bis orangefarben und hauptsächlich an Gesäß, Oberarmen und Schenkeln lokalisiert (POLANO et al. 1969; FANTA et al. 1971). Sie stehen dicht und können scheinbar konfluieren. Charakteristisch ist ein rasches, von einer entzündlichen Reaktion des umgebenden Gewebes begleitetes Aufschießen (POLANO et al. 1969; FREDRICKSON 1971; FANTA et al. 1971). Dieser Xanthomtyp ist kennzeichnend für eine massive Erhöhung der Serumtriglyceride; deshalb werden sie besonders bei Hyperlipoproteinämien vom Typ IV, aber ebenso, wenn auch seltener, bei Typ III und V gefunden (CORNELIUS 1970; FANTA et al. 1971; RUFLI u. STÄHELIN 1972; POLANO 1973). Biochemisch weisen diese Xanthome einen besonders hohen Gehalt an freien Fettsäuren auf (BAES et al. 1968; FLETCHER 1973). Papulo-eruptive Xanthome können auch im Rahmen einer sekundären Hyperlipoproteinämie, z.B. Diabetes mellitus, nephrotisches Syndrom oder Glykogenspeicherkrankheiten, auftreten (LEVER 1967).

d) Xanthomata striata palmaris

Bei dieser Form sind weißlich-gelbe, platte Infiltrate im Hautbereich der Handinnenfläche vorhanden (LYNCH u. WINKELMANN 1966; BAES et al. 1968; POLANO et al. 1969; FREDRICKSON 1971). Meist geht eine gelbliche Streifung der Haut ohne Erhabenheit voraus, die sog. Xanthochromia striata palmaris. (POLANO 1973, 1974). Die Hauterscheinungen werden vorwiegend bei Hyperlipoproteinämien vom Typ III und IV beobachtet (POLANO 1973, 1974).

e) Xanthelasmata

Hierbei handelt es sich um die bekannteste Xanthomform. Sie haben nur geringe diagnostische Aussagekraft, da sie auch bei normolipoproteinämischen Personen gefunden werden (EPSTEIN et al. 1952; GOFMAN et al. 1954; POLANO et al. 1969; FANTA et al. 1971). Es handelt sich um gelbliche Erhabenheiten an den nasalen Seiten der Augenlider (FREDRICKSON 1971).

Auf die Allgemeinsymptomatik bei Hyperlipoproteinämie, wie Gefäßbeteiligung, abdominelle Schmerzsymptomatik, Augensymptomatik, Diabetes mellitus, Hyperurikämie u.a., soll hier nicht eingegangen werden. Wir verweisen auf die einschlägige Fachliteratur (FREDRICKSON u. LEE 1965; KAHLKE 1966; FREDRICKSON 1971; RIFKIND 1973; SCHETTLER et al. 1976).

Die Behandlung der Hautefffloreszenzen erfolgt im Rahmen der ihr zugrundeliegenden Hyperlipoproteinämie. Neben einer auf den Typ ausgerichteten Diät steht die medikamentöse Senkung der Blutfettspiegel (LEVY u. FREDRICKSON 1968, 1970; ZÖLLNER 1970, 1973; WOLFRAM 1973; OSTER et al. 1976). Durch diese therapeutischen Maßnahmen kommt es neben einer Senkung der Blutfettspiegel zu einer Rückbildung der papulo-eruptiven Xanthome, während die tendinösen und tuberösen Xanthome nur eine geringe Rückbildungstendenz zeigen (ZÖLLNER u. WOLFRAM 1970; FANTA et al. 1971; WOLFRAM 1973).

Literatur

Ahrens EH, Kunkel HG (1949) The relationship between serum lipids and skin xanthomata in eighteen patients with primary biliary cirrhosis. J Clin Invest 28:1565–1572
Arnold W (1943) Die Kerne der Schaumzellen. Beitr Pathol 108:1–34
Aschoff L (1925) Vorträge über Pathologie. Fischer Jena
Baes H, Gent CM van, Pries C (1968) Lipid composition of various types of xanthoma. J Invest Dermatol 51:286–292
Braun-Falco O (1973) Origin, structure and function of the xanthoma cell. Nutr Metab 15:66–88
Braun-Falco O (1976) Struktur und Morphogenese von Xanthomen bei Hyperlipoproteinämie vom Typ III. Hautarzt 27:122–132
Cornelius CE (1970) Xanthomata in primary hyperlipoproteinemia. Arch Dermatol 101:701–702
Curtis AC, Bleylock HC (1952) Secondary eruptive xanthomatosis due to myxedemia. Arch Dermatol 66:460–465
Epstein NN, Rosenman RH, Gofman JW (1952) Serum lipoprotein and cholesterol metabolism in xanthelasma. Arch Dermatol 65:70–81
Fanta D, Forman I, Niebauer G (1971) Das Verhalten der Lipoproteine bei den Xanthomatosen. Wien Klin Wochenschr 83:313–318
Fletcher RF (1973) Lipid composition of xanthomas of different types. Nutr Metab 15:97–106
Fletcher RF, Gloster J (1964) The lipids in xanthomata. J Clin Invest 43:2104–2111
Fredrickson DS (1971) Plasma lipid abnormalities in cutaneous xanthomas. In: Fitzpatrick TB, Arndt KA, Clark WH Jr, Eisen AZ, Vanscott EJ, Vaughan JA (eds) Deramtology in general medicine. McGraw Hill, New York, S 315–320
Fredrickson DS (1972) Hyperlipoproteinemia. In: Stanburry JB, Wyngarden JB, Fredrickson DS (eds) The metabolic basis of inherited disease, 3rd ed. McGraw Hill, New York, S 416–420
Fredrickson DS, Lee RS (1965) A system of phenotyping hyperlipoproteinemia. Circulation 31:321–327
Glueck CJ, Levy RI, Fredrickson DS (1968) Acute tendinitis and arthritis. JAMA 206:2895–2897
Gofman JW, Rubin L, McGinley JP, Jones HB (1954) Hyperlipoproteinemia. Am J Med 17:514–520
Heiberg A (1975) The lipoprotein and lipid pattern in xanthomatosis. Acta Med Scand 198:183–195
Jansen HH (1967) Klinische Pathologie der Xanthomatosen. Münch Med Wochenschr 109:768–776

Kachadurian AK (1968) Migratory polyarthritis in familial hypercholesterinemia (type II hyperlipoproteinemia). Arthritis Rheum 11:385–393

Kachadurian AK, Uthmann SM (1973) Experiences with the homocygeous cases of familial hypercholesterolemia. A report of 52 patients. In: Braun-Falco O, Keller CH, Zöllner N (eds) Xanthomatious formations and other tissue reactions to hyperlipidemias. Karger, Basel München Paris London New York Sydney, S 86–94

Kahlke W (1966) Differenzierung der essentiellen Hyperlipoproteinämien (Hyperlipidämien). Dtsch Med Wochenschr 91:26–29

Lever WF (1966) Histopathology of the skin, 4th ed. Lippinscott, Philadelphia

Levy RI, Fredrickson DS (1968) Diagnoses and management of hyperlipoproteinemia. Am J Cardiol 22:576–583

Levy RI, Fredrickson DS (1970) The current status of hypolipidemic drugs. Postgrad Med 47:130–137

Lynch PJ, Winkelmann RK (1966) Generalized plane xanthoma and systemic disease. Arch Dermatol 93:639–646

Oster P, Schlierf G, Henk C, Greten H, Gendert-Remy U, Haase K, Klose G, Nothelfer N, Raetzler H, Schellenberg B (1976) Sitosterol in type II hyperlipoproteinemia. In: Greten H (eds) Lipoprotein metabolism. Springer, Berlin, Heidelberg, New York, pp 125–130

Parker F (1975) Some observations on human xanthomas and what they are revealed about the interaction of lipoproteins with the skin. Am Derm Assoc 95th meeting, Palm Beach, Florida 1975, Abstract

Parker F, Odland GF (1969) Electron microscopic similarities between experimental xanthomas and human eruptive xanthomas. J Invest Dermatol 52:136–147

Parker F, Short JM (1970) Xanthomatosis associated with hyperlipoproteinemia. J Invest Dermatol 55:71–88

Parker F, Peterson N, Odland GF (1966) A comparison of cholesterol ester fatty acid patterns in the blood and in evolving xanthoma and atheroma during cholesterol feeding of rabbits. J Invest Dermatol 47:253–259

Polano MK (1973) Xanthoma types in relation of hyperlipoproteinemia. Nutr Metab 15:107–118

Polano MK (1974) Xanthomatosis and hyperlipoproteinemia. Dermatologica 149:1–9

Polano MK, Baes H, Hulsman H, Querido A, Pries C, Gent CM van (1969) Xanthomata in primary hyperlipoproteinemia. Arch Dermatol 100:387–398

Rifkind BM (1973) Clinics in endocrinology and metabolism. Vol 2. Saunders, London Philadelphia Toronto

Rufli T, Stähelin H (1972) Xanthomatosen als Symptom von hyperlipidämischen Stoffwechselstörungen. Dermatologica 144:270–282

Schettler G, Greten H, Schlierf G, Seidel D (Hrsg) (1976) Handbuch der inneren Medizin, 5. Aufl Bd VII/4: Fettstoffwechsel. Springer, Berlin Heidelberg New York

Thannhäuser SJ (1948) Klassifizierung der xanthomatösen Erkrankungen. Aerztl Forsch 11:295–301

Walton KW, Dunkerley C, Dunkerley T, Dunkerley D (1973) The pathogenesis of xanthomata. J Pathol 109:271–288

Weizel A (1973) Isotopic equilibration between plasma 4-14C-cholesterol and free and esterified cholesterol in xanthoma of hyperlipidemic patients. Nutr Metab 15:42–45

Wolff HH, Braun-Falco O (1970) Die Ultrastruktur des Xanthelasma palpebrarum. Arch Klin Exp Dermatol 283:308–322

Wolfram G (1973) Reversibility of lipid deposition. Nutr Metab 15:141–143

Zöllner N (1973) Principles of drug therapy of hyperlipidemic xanthomatous diseases. Nutr Metab 15:144–150

Zöllner N, Wolfram G (1970) Die Behandlung der Xanthome bei Hypercholesterinämie. Hautarzt 21:443–445

9. Neoplasien des Unterhautbindegewebes (primäre und metastatische)

Von

W. Mohr

Mit 8 Abbildungen

Entsprechend dem Aufbau des subkutanen Bindegewebes bzw. Fettgewebes aus Fettgewebe, kollagenem Bindegewebe, Nerven und Blutgefäßen können Tumoren von sämtlichen dieser Strukturen ausgehen. Mit Ausnahme der des Fettgewebes sind jedoch primäre Neoplasien des subkutanen Bindegewebes relativ selten (Ehlers 1968).

A. Primäre Neoplasien

1. Benigne Neoplasien

a) Tumoren der Fettzellen

Die *Lipome* gehören zu den häufigsten Tumoren des subkutanen Bindegewebes, insgesamt machen sie etwa 30% aller gutartigen Tumoren aus, die vom Bindegewebe ihren Ursprung nehmen (Gardner 1965). Sie treten meist isoliert im subkutanen Bindegewebe auf, multiple Lipome (Lipomatose: s. Keil 1948) sind möglich, in seltenen Fällen können sie als multiple symmetrische Lipomatose (s. Taylor et al. 1961) vorhanden sein. Ihre Größe schwankt zwischen kleinsten, gerade palpablen Knoten bis hin zu riesenhaften Wucherungen (Delamater 1859). Die häufig von einer zarten Bindegewebskapsel umgebenen Tumoren stellen auf der Schnittfläche weißes Fettgewebe dar. In routinemäßig hergestellten Paraffinschnitten bleiben nach der Lösung der Fette von Bindegewebssepten durchzogene Läppchen zurück, die aus Zytoplasmamembranen der univakuolären Fettzellen mit meist randständig abgeflachten Zellkernen zusammengesetzt sind (Abb. 1). Sind die Bindegewebsanteile stärker entwickelt, dann können diese Lipome als Angiolipome bzw. Fibrolipome von den einfachen Lipomen abgegrenzt werden. Die Angiolipome werden heute in eine nicht infiltrierende und infiltrierende Form unterschieden, wobei die Fettzellen und Blutgefäße der letzteren in das umgebende Gewebe vorwachsen (Lin u. Lin 1974). Die maligne Entartung der Lipome ist möglich (Keil 1948; Wright 1948; Sternberg 1952), stellt aber nach Stout (1953) eine ausgesprochene Rarität dar. Eine vom reifzelligen Lipom abzugrenzende Sonderform stellt das bevorzugt im Schulter- und Halsbereich junger Erwachsener auftretende *Hibernom* dar, das aus plurivakuolären Fettzellen (Abb. 2) aufgebaut ist und somit der Struktur des braunen Fettgewebes entspricht (Novy u. Wilson 1956). Elektronenmikroskopisch zeichnen sich die Zellen des Hibernoms durch eine hohe Anzahl von pleomorphen Mitochondrien, Lysosomen und Lipofuszinpigmentablagerungen aus (Seemayer et al. 1975). Klinisch können Hibernome nicht von Lipomen abgegrenzt werden (Ehlers 1968). Eine maligne Entartung dieser Tumoren, die bis zu 20 cm groß werden können, ist nicht bekannt (Stout 1953).

b) Tumoren der Bindegewebszellen

Ohne auf die Diskussion der Frage fibroblastärer oder histiozytärer Herkunft dieser Tumoren (vgl. OZZELLO et al. 1963; FU et al. 1975; OZZELLO u. HAMELS 1976) einzugehen, sollen hier die Tumoren mit einem Überwiegen der fibroblastären Elemente dargestellt werden. *Fibrome* sind zwar bevorzugt im Corium gelegen, sie können aber auch im subkutanen Bindegewebe vorkommen. Die von der Umgebung nicht ganz scharf abgrenzbaren Tumoren zeigen eine grauweiße Schnittfläche. Histologisch setzen sie sich aus spindelförmigen Fibroblasten zusammen, zwischen denen unterschiedlich breite Bündel aus kollagenen Fasern gelegen sind (Abb. 3). Abzugrenzen sind Fibromatosen, wie die häufig schnell sich vergrößernde *noduläre Fasciitis,* die meist an den oberen Extremitäten, dem Stamm und der Halsregion junger Erwachsener auftritt.

c) Tumoren der Nervenscheidenzellen

Neurofibrome können als isolierte Tumoren oder multiple Tumoren (M. Recklinghausen) entlang den Nerven vorkommen. Die Tumoren zeigen eine graue Schnittfläche und sind recht gut vom umgebenden Gewebe abgrenzbar. Histologisch fehlt eine Kapsel, die Tumorzellen mit meist länglichen Zellkernen sind häufig unregelmäßig angeordnet, sie können aber auch in Zügen und Wirbeln liegen. Zwischen den Tumorzellen liegen zarte, gewellte kollagene Fasern (Abb. 4). Als Ausgangszellen der Neurofibrome, wie auch der *Schwannome,* werden die Schwannschen Zellen angesehen, wobei sich Neurofibrome durch eine stärkere Bildung kollagener Fasern auszeichnen (FISHER u. VUZEVSKI 1968). Nach FISHER und WECHSLER (1962) können die meist als umschriebene feste Knoten ebenfalls im subkutanen Bindegewebe auftretenden *Granularzellmyoblastome* auch von den Nervenscheidenzellen abgeleitet werden.

d) Tumoren der Gefäßwandzellen und der glatten Muskelzellen

Tumoren der Gefäßwandzellen können als *Hämangiome* von den Endothelzellen oder als *Angiomyome* von den glatten Muskelzellen der Gefäßwände abgeleitet werden. So können kapilläre und kavernöse Hämangiome nicht nur auf das subkutane Bindegewebe übergreifen, sondern auch in ihm selbst gelegen sein (EHLERS 1968). Während sich die *kapillären Hämangiome* aus proliferierten Kapillaren zusammensetzen, umschließen bei den *kavernösen Hämangiomen* mit Endothel ausgekleidete dickwandige Blutgefäße unterschiedlich große Hohlräume (Abb. 5), um die angiomatösen Strukturen liegt häufig Fettgewebe. Solche Hämangiome der Subkutis können klinisch als blaue flache Erhabenheiten imponieren. *Angiomyome* stellen solitäre, schmerzhafte Tumoren dar, die häufig an den unteren Extremitäten lokalisiert sind. Nach DUHIG und AYER (1959) sollen sie häufiger bei Frauen als bei Männern auftreten. Histologisch werden die Tumoren von einer fibrösen Kapsel umgeben. Die proliferierten glatten Muskelzellen, die in Wirbeln angeordnet sein können, zeigen dabei eine innige Beziehung zu den Blutgefäßen (Abb. 6), so daß der Eindruck von verdickten Gefäßwänden entstehen kann (DUHIG u. AYER 1959).

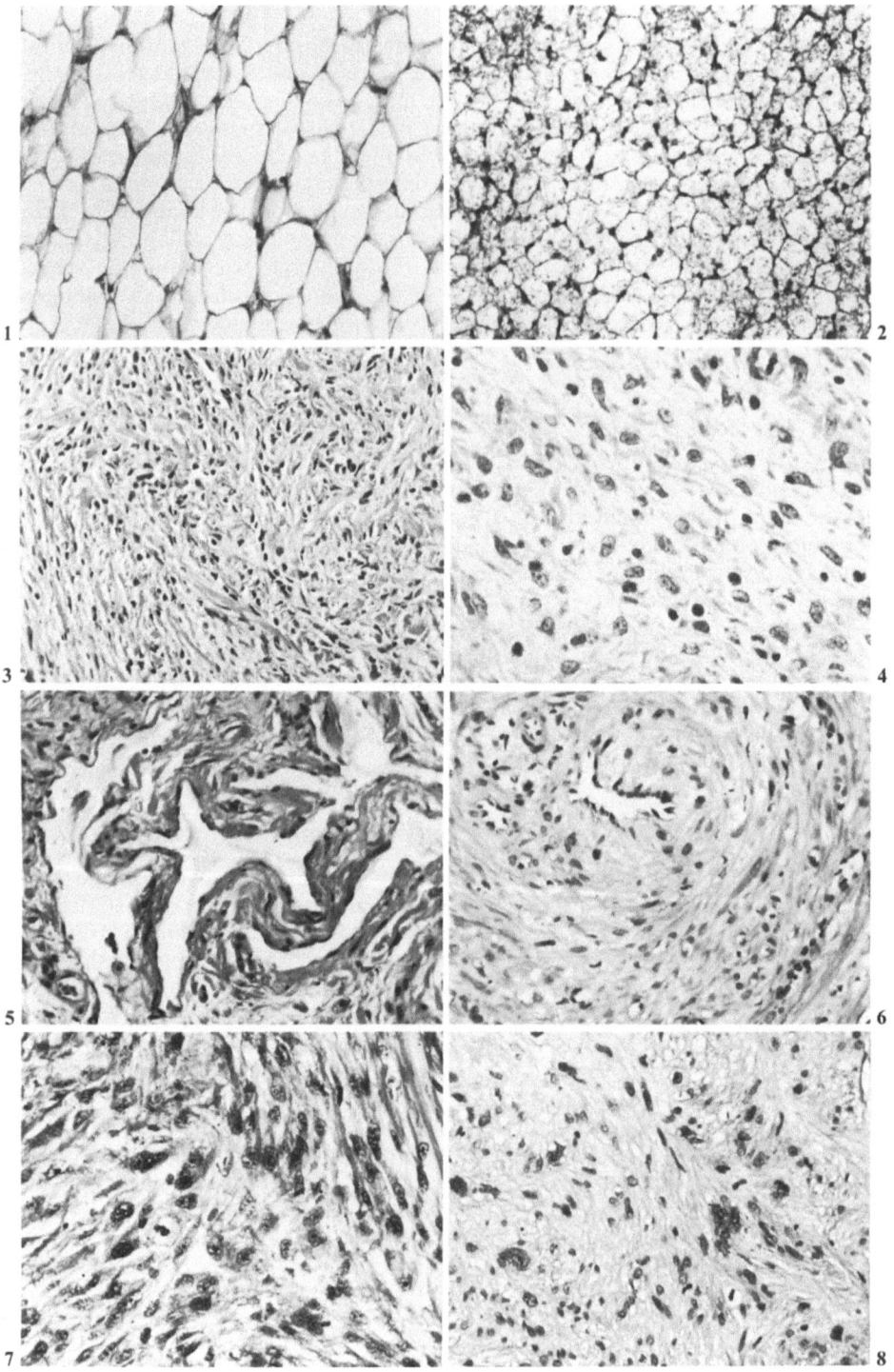

Abb. 1–8

2. Maligne Neoplasien

a) Tumoren des Fettgewebes

Die *Liposarkome* gehören nach den Fibrosarkomen zu den häufigsten malignen Tumoren des Bindegewebes (STOUT 1953). Bevorzugte Lokalisation dieser Tumoren stellen die unteren Extremitäten und die Gesäßregion dar (PACK u. PIERSON 1954; TEDESCHI 1965). Makroskopisch unterscheiden sich diese Tumoren, die häufig als noduläre Infiltrate im Fettgewebe vorliegen (LEVER 1967), oft nicht von den benignen Lipomen. Sie werden meist als weiche, teilweise von einer Kapsel umgebene, graugelbe Tumoren mit einer oft gelatinösen Schnittfläche beschrieben (HOLTZ 1959). Aufgrund makroskopischer Befunde ist zu vermuten, daß diese Tumoren weniger vom subkutanen Fettgewebe als von intermuskulären Faszien und perivaskulärem Bindegewebe ausgehen (HOLTZ 1959). Nach STOUT (1953) sind sie in differenzierte und undifferenzierte Liposarkome zu untergliedern. Das *gut differenzierte Liposarkom* besteht aus reifen Fettzellen, myxoidem Gewebe und sternförmig gestalteten Lipoblasten. Diese Tumoren metastasieren nicht, sie neigen jedoch nach der operativen Entfernung zu Rezidiven. Die *undifferenzierten Liposarkome* bestehen aus unreifen Fettzellen, myxoidem Gewebe und bizarren Riesenzellen. In etwa 14% metastasieren diese Tumoren, bevorzugt in Lunge und Leber.

b) Tumoren der Bindegewebszellen

Tumoren vom Typ des *Dermatofibrosarcoma protuberans* stellen infiltrierend wachsende Geschwülste dar, die in einzelnen Fällen auch metastasieren können (ENZINGER 1969). Vorwiegend soll es dabei zu hämatogenen Metastasen kommen (BRENNER et al. 1975). Das histologisch abgrenzbare *Fibroxanthosarkom* ist durch eine große Anzahl bizarrer mehrkerniger Riesenzellen charakterisiert (KEMPSEN u. KYRIAKOS 1972). Die subkutanen *Fibrosarkome* stellen ein meist anaplastisches Tumorgewebe dar. Zwischen den oft bizarr gestalteten Tumorzellen (Abb. 7) sind in unterschiedlichem Ausmaß kollagene Fasern gelegen. Stark entdifferenzierte Tumoren können häufig nicht von anderen mesenchymalen Neoplasien abgegrenzt werden. Eine Metastasierung dieser Tumoren (insbesondere der stark entdifferenzierten Tumoren: INGLIS 1958) über den Blutweg ist möglich.

c) Tumoren der Nervenscheidenzellen

Neurofibrosarkome oder *maligne Schwannome* stellen zellreiche Tumoren dar, deren Zellen von den Schwannschen Zellen der Nervenscheiden abgeleitet werden können. Diese Tumoren können sich in gutartigen Neurofibromen entwickeln

---

Abb. 1–8. (1) Weißes Fettgewebe eines Lipoms, HE. ×175 **(2)** Braunes Fettgewebe eines Hibernoms, HE. ×140 **(3)** Fibrom mit breiten Bündeln kollagener Fasern, HE. ×140 **(4)** Neurofibrom mit zarten, wellenförmig verlaufenden kollagenen Fasern zwischen den teilweise etwas spindelförmig gestalteten Zellen, van Gieson. ×175 **(5)** Kavernöses Hämangiom, HE. ×175 **(6)** Angiomyom mit andeutungsweise konzentrisch um ein kleines unregelmäßig gestaltetes Gefäßlumen geschichteten glatten Muskelzellen, HE. ×175 **(7)** Fibrosarkom mit starken Größenunterschieden der Zellkerne, HE. ×175 **(8)** Leiomyosarkom mit mehrkernigen Riesenzellen, HE. ×175

(ENZINGER 1969), als besonders schlecht wird die Prognose der Sarkome angesehen, die beim M. Recklinghausen entstehen (GHOSH et al. 1973). Allerdings ist die sarkomatöse Entartung der Neurofibrome beim M. Recklinghausen eine Seltenheit (UNDEUTSCH 1957). Makroskopisch imponieren diese Sarkome als grauweiße Tumoren, die entlang dem Nervenverlauf angeordnet sind. In gut differenzierten Tumoren können die Zellkerne palisadenförmig angeordnet sein, weniger zellreiche Partien können zwischen den Tumorzellen gewellte kollagene Fasern aufweisen (WACHSTEIN u. WOLF 1944). Stärker entdifferenzierte Tumoren gleichen in ihrem Aufbau häufig Fibrosarkomen (LEVER 1967), so daß dann eine Zuordnung des morphologischen Bildes schwierig ist. Metastasen dieser Tumoren sind in etwa 20% beschrieben worden (HOSOI 1931), wobei besonders die Lungen befallen sind. Lymphknotenmetastasen werden als Rarität betrachtet (WACHSTEIN u. WOLF 1944).

d) Tumoren der Gefäßwandzellen und der glatten Muskulatur

Angiosarkome, die klinisch als blaue oder violette Plaques oder Knoten imponieren (ROSAI et al. 1976), sind histologisch charakterisiert durch unregelmäßig gestaltete, von atypischen Endothelzellen ausgekleidete Hohlräume. Im Gegensatz zu den benignen Leiomyomen, die häufig im Corium entstehen, entwickeln sich die *Leiomyosarkome,* die in allen Lebensaltern vorkommen können, meist im subkutanen Bindegewebe der unteren Extremitäten (STOUT u. HILL 1958; HACKNEY 1972). Die meist festen Knoten, die zum Zeitpunkt der Diagnose meist größer als 1,5 cm sind, bestehen aus infiltrierend wachsenden Muskelzellen mit auffallenden Schwankungen der Kerngröße und Kernform (Abb. 8). Nach den Untersuchungen von STOUT und HILL (1958) stellt die Anzahl der Mitosen in diesen Tumoren ein gutes Kriterium für die Malignität des Tumors dar. Eine Metastasierung dieser Tumoren erfolgt bevorzugt über den Blutweg in die Lunge (STOUT u. HILL 1958).

B. Metastatische Neoplasien

Metastatische Tumoren sind im subkutanen Bindegewebe selten (GARDNER 1965). Allerdings können Hauttumoren, und hier insbesondere das maligne Melanom, auch in das subkutane Bindegewebe metastasieren (EHLERS 1968). Von den Tumoren innerer Organe wird vermutet, daß das *Pankreaskarzinom* eine gewisse Affinität zum subkutanen Fettgewebe haben soll (vgl. EHLERS 1968). HEGLER und WOHLWILL (1930), die in Knochenmarkmetastasen eines Pankreaskarzinoms Fettgewebsnekrosen sahen, schlossen, daß auch subkutane Fettgewebsnekrosen durch Metastasen erklärt werden können. TITONE (1936) sowie JACKSON et al. (1952), die ebenfalls bei einem Pankreaskarzinom subkutane Fettgewebsnekrosen fanden, gelang es aber ebensowenig wie HEGLER und WOHLWILL (1930) in den Nekrosen sichere Metastasen nachzuweisen. Nicht selten ist das subkutane Bindegewebe bei tumorösen *hämatopoetischen Erkrankungen* beteiligt. So können tumoröse Infiltrate im subkutanen Fettgewebe bei der chronischen lymphatischen Leukämie und chronischen myeloischen Leukämie beobachtet werden (KNOTH u. BETTGE 1958). Leukämische Infiltrate können in dem subkutanen Fettgewebe auch vorhanden sein, ohne daß die deckende Haut Auffälligkeiten erkennen läßt (TRUBOWITZ u. SIMS 1962).

Literatur

Brenner W, Schaefler K, Chhabra H, Postel A (1975) Dermatofibrosarcoma protuberans metastatic to a regional lymph node. Cancer 36:1897–1902

Delamater J (1859) Cleve Med Gazette 1:1. Zit nach Tedeschi (1965)

Duhig JT, Ayer JP (1959) Vascular leiomyoma. Arch Pathol 68:424–430

Ehlers G (1968) Allgemeine Pathologie des Fettgewebes. In: Gans O, Steigleder GK (Hrsg) Handbuch der Haut- und Geschlechtskrankheiten. Ergänzungswerk, Bd I/1, normale und pathologische Anatomie der Haut I. Springer, Berlin Heidelberg New York, S 787–861

Enzinger FM (1969) Histological typing of soft tissue tumors. In: International histological classification of tumors, no 3. Geneva, World Health Organization

Fisher ER, Vuzevski VD (1968) Cytogenesis of schwannoma (neurilemoma), neurofibroma, and dermatosarcoma as revealed by electron microscopy. Am J Clin Pathol 49:141–154

Fisher ER, Wechsler H (1962) Granular cell myoblastoma – a misnomer. Cancer 15:936–954

Fu Y-S, Gabbiani G, Kaye GJ, Lattes R (1975) Malignant soft tissue tumors of probable histiocytic origin (malignant fibrous histiocytomas): general considerations and electron microscopic and tissue culture studies. Cancer 35:176–198

Gardner DL (1965) Pathology of the connective tissue diseases. Arnold, London

Ghosh BC, Ghosh L, Huvos AG, Fortner JG (1973) Malignant schwannoma. Cancer 31:184–190

Hackney VC (1972) Nerve, fibrous, muscular and adipose tumors. In: Graham JH, Johnson WC, Helwig EB (eds) Dermal Pathology. Harper and Row, Hagerstown, pp 645–663

Hegler C, Wohlwill F (1930) Fettgewebsnekrosen in Subcutis und Knochenmark durch ein Carcinom des Pankreasschwanzes. Virchows Arch 274:784–802

Holtz F (1959) Liposarcomas. Cancer 11:1103–1109

Hosoi K (1931) Arch Surg 22:258. Zit nach Wachstein und Wolf (1944)

Inglis K (1958) Malignant tumours of the connective tissue. In: Raven RW (ed) Cancer, vol 2. Pathology of malignant tumours. Butterworth, London, pp 350–372

Jackson SH, Savidge RS, Stein L, Varley H (1952) Carcinoma of the pancreas associated with fat-necroses. Lancet II:962–967

Keil W (1948) Multiple rezidivierende Lipome mit lokaler sarkomatöser Entartung. Virchows Arch 315:207–217

Kempsen RL, Kyriakos M (1972) Fibroxanthosarcoma of the soft tissue. Cancer 29:961–976

Knoth W, Bettge S (1958) Über besondere Veränderungen der Hautgefäße bei lymphatischer und myeloischer Leukämie. Dermatol Wochenschr 137:561–569

Lever WF (1967) Histopathology of the skin, 4th edn. Pitman, London

Lin JJ, Lin F (1974) Two entities in angiolipoma. Cancer 34:720–727

Novy FG, Wilson JW (1956) Hibernomas, brown fat tumors. Arch Dermatol 73:149–157

Ozzello L, Hamels J (1976) The histiocytic nature of dermatofibrosarcoma protuberans. Am J Clin Pathol 65:136–148

Ozzello L, Stout AP, Murray M (1963) Ultrastructural characteristics of malignant histiocytomas and fibrous xanthomas. Cancer 16:331–344

Pack GT, Pierson JC (1954) Liposarcoma. Surgery 36:687–712

Rosai J, Sumner HW, Kostianovsky M, Perez-Mesa C (1976) Angiosarcoma of the skin. Hum Pathol 7:83–109

Seemayer TA, Knaak J, Wang NS, Ahmed MN (1975) On the ultrastructure of hibernoma. Cancer 36:1785–1793

Sternberg SS (1952) Liposarcoma arising within a subcutaneous lipoma. Cancer 5:975–978

Stout AP (1953) Tumors of the soft tissue. In: Atlas of tumor pathology, Sect II, Fascicle 5. Armed Forces Institute of Pathology, Washington DC

Stout AP, Hill WT (1958) Leiomyosarcoma of the superficial soft tissue. Cancer 11:744–754

Taylor LM, Beahrs OH, Fontana RS (1961) Benign symmetric lipomatosis. Proc Mayo Clin 36:96–100
Tedeschi CG (1965) Pathological anatomy of adipose tissue. In: Renold AE, Cahill GF (eds) Adipose tissue. Handbook of Physiology. American Physiological Society, Washington Section 5, pp 141–168
Titone M (1936) Über ungewöhnlich ausgebreitete Fettgewebs- und Gewebsnekrosen bei Pankreaskrebs. Virchows Arch 297:416–424
Trubowitz S, Sims CF (1962) Subcutaneous fat in leukemia and lymphoma. Arch Dermatol 86:520–524
Undeutsch W (1957) Zum Problem der malignen Entartung der Neurofibromatosis Recklinghausen. Dermatol Wochenschr 136:1145–1153
Wachstein M, Wolf E (1944) General neurofibromatosis (von Recklinghausen disease) with local sarcomatous change and metastasis to lymph nodes. Arch Pathol 37:331–333
Wright CJE (1948) Liposarcoma arising in a simple lipoma. J Pathol 60:483–487

G. Erkrankungen der Muskulatur

I. Entzündliche Muskelerkrankungen

Von

D. Pongratz

Mit 12 Abbildungen und 1 Tabelle

Einteilung

Verglichen mit anderen Organen sind entzündliche Erkrankungen im Bereich der Skelettmuskulatur relativ selten. Ihre besondere Bedeutung im Rahmen der Myopathien wird dadurch bestimmt, daß sie zu den wenigen therapierbaren Muskelerkrankungen zählen.

Ätiologisch sind die Myositiden aufzugliedern in:
1. Erregerbedingte Muskelentzündungen sowie
2. Nicht-Erregerbedingte entzündliche Muskelkrankheiten (sog. immunogene Myopathien)

Bei letzteren empfiehlt sich eine aus der Morphologie hergeleitete scharfe Unterteilung in 3 verschiedene Formen bzw. Stadien, nämlich:
a) Die interstitielle Myositis, d.h., die auf den Gefäßbindegewebsapparat beschränkte entzündliche Reaktion, welche zumindest zu diesem Zeitpunkt das Parenchym unbeschadet läßt,
b) Die Herdmyositis, bei der die interstitiellen Infiltrate von einem fokalen Muskelfaseruntergang begleitet werden, sowie
c) Die Polymyositis, d.h. die gemischt interstitiell parenchymatöse Entzündung des Muskels, welche im Regelfall zu einer schwerwiegenden Organzerstörung führt.

Diese Einteilung ist auch für die zu erhebenden klinischen Befunde hilfreich, wenngleich bekanntermaßen im Einzelfall fließende Übergänge vorliegen können. So äußert sich die interstitielle Myositis vorrangig durch muskelkaterähnliche Schmerzen, jedoch entsprechend dem unbeschadeten Parenchym nicht durch Muskelschwäche oder Atrophien. Ätiologisch ist dieses Krankheitsbild allerdings sehr vieldeutig. Es umfaßt eine Reihe verschiedenartigster Mitaffektionen der Muskulatur, etwa im Rahmen einer chronischen Polyarthritis, einer immunologisch aktiven Myasthenia gravis oder einer Hyperthyreose vom Typ des Morbus Basedow, bei welchen der entzündliche Prozeß erfahrungsgemäß nie das Stadium der interstitiellen Myositis überschreitet. So beginnen aber auch schwerwiegendere myositische Prozesse, aus denen sich in der Folge eine noduläre Herdmyositis oder eine Polymyositis entwickeln kann.

Bei der Herdmyositis kombiniert sich klinisch der Muskelschmerz mit mindestens leichter Schwäche und Atrophie der Muskulatur. Es handelt sich überwiegend um Erkrankungen aus dem Formenkreis der Kollagenosen, welche nicht zum Vollbild einer Polymyositis führen.

Bei der Polymyositis stehen die Symptome der Muskelparenchymschädigung im Sinne von Schwäche und Atrophie ganz im Vordergrund. Der Schmerz kann insbesondere bei chronischen Stadien weitgehend fehlen, wodurch nicht selten die Unterscheidung von einer degenerativen Myopathie schwierig wird. Diagnostisch handelt es sich insbesondere um die idiopathische Polymyositis sowie die Dermatomyositis. Als seltenere Unterformen sind Polymyositiden als Organmanifesttionen anderer Kollagenosen sowie als paraneoplastische Syndrome zu unterscheiden.

1. Erregerbedingte Myositiden

Erregerbedingte Myositiden im Rahmen von Infektionskrankheiten sind insgesamt selten. Selbst bei Septikopyämien entwickeln sich nur ausnahmsweise Abszesse in der Skelettmuskulatur. Offensichtlich stellt dieses Organ einen sehr schlechten Nährboden für das Angehen erregerbedingter inflammatorischer Prozesse dar.

a) Bakterielle Myositis

Eitrige (pyogene) Myositiden stellen in unserem heutigen Krankengut eine Rarität dar. Am ehesten bedarf noch die *Gasbrandinfektion* durch Clostridium-welchii der Erwähnung. Diagnostisch ist sie durch die lokale Begrenzung bei vorausgegangenem Trauma oder postoperativer Wundinfektion schwer zu verkennen. Die gasbildenden Bakterien führen zu ausgedehnten Muskelnekrosen. Die Therapie besteht in chirurgischen Maßnahmen sowie der Gabe von Antibiotika. In schweren Fällen wird die Anwendung einer Überdruckkammer empfohlen.

In medizinisch schlecht versorgten Gegenden Westafrikas spielt die sog. *tropische Myositis,* soweit epidemiologische Daten vorliegen (TAYLOR u. HENDERSON 1972) eine wesentlich größere Rolle. Sie gehört sogar zur häufigsten Form einer erworbenen Muskelkrankheit in diesen Ländern. Die pyogene Myositis, welche vorwiegend durch Staphylococcus aureus (FOSTER 1965) bedingt ist, äußert sich als lokale Infektion, meist ausgehend von infizierten Hautverletzungen; häufig wird sie auch von einer Osteomyelitis begleitet. Bleibende Folgen sind, sofern die nötige antibiotische und chirurgische Versorgung gewährleistet ist, gering.

Die in älteren Handbuchartikeln ausführlich dargestellten *spezifischen Muskelentzündungen* (v. MEYENBURG 1929) im Sinne der Muskeltuberkulose, der Myelitis syphilitica oder von Rotz-Abszessen spielt heute und in unseren Breiten gleichfalls keine praktische Rolle mehr.

b) Virale Myositis

Flüchtige muskuläre Symptome in Form von Gliederschmerzen begleiten in mehr oder minder ausgeprägter Form zahlreiche Virusinfektionen. Wegen ihrer raschen spontanen Rückbildungstendenz kommt ihnen jedoch keine diagnostische Bedeutung zu. Eine direkte Invasion der Erreger in die Muskulatur kann jedoch von Beobachtungen an schwereren klinischen Verläufen (MIDDLETON et al. 1970) als belegt angesehen werden. Besonders ausgeprägte Symptome macht die meist epidemisch auftretende virale Myositis auf dem Boden einer Coxsackie-B-5-Virusinfektion (*sog. Bornholmsche Krankheit*). Neben Allgemeinsymptomen kommt es akut zu teilweise sehr erheblichen Muskelschmerzen, vorwiegend im Bereich der unteren Thoraxabschnitte sowie der Paravertebral- und Abdominalmuskulatur, weniger der proximalen Extremitätenpartien. Im Gegensatz zur Polymyositis findet sich mehrheitlich keine Muskelschwäche. Die Beschwerden bilden sich innerhalb weniger Tage vollständig zurück. Therapeutisch kommen nur symptomatische Behandlungsmaßnahmen in Betracht.

Die Existenz chronischer Verlaufsformen einer viralen Myositis konnte bis heute nicht gesichert werden.

c) Myositis im Rahmen von Protozoeninfektionen

Hier ist in unseren Breiten die *Toxoplasmose-Infektion* erwähnenswert, welche klinisch jedoch nur selten mit dem Bild einer Skelettmuskelbeteiligung verläuft. Die Therapie erfolgt mit Antimalariamitteln und Sulfonamiden.

d) Parasitäre Myositis

Die bei uns sehr seltene, durch die Larven des Schweinebandwurms (Taenia-solium) bedingte *Zystizerkose* der Muskulatur stellt mehrheitlich eine areaktive Infiltration mit den Zysten dar, welche in typischer Weise verkalken, jedoch nur selten zu einem Untergang des Parenchyms führen. Klinisch besteht eine schmerzlose symmetrische Hypertrophie ohne wesentliche Schwäche. Therapeutisch kann Nebendazol versucht werden. Eine sicher wirksame Behandlung existiert jedoch bisher nicht.

Von der klinischen Symptomatik wesentlich bezeichnender und klarer zu umreißen ist die akute *Trichinose*. Dabei kommt es mehrere Tage bis Wochen nach der Infektion nach intestinalen Reizerscheinungen zu Fieber, Gesichts-

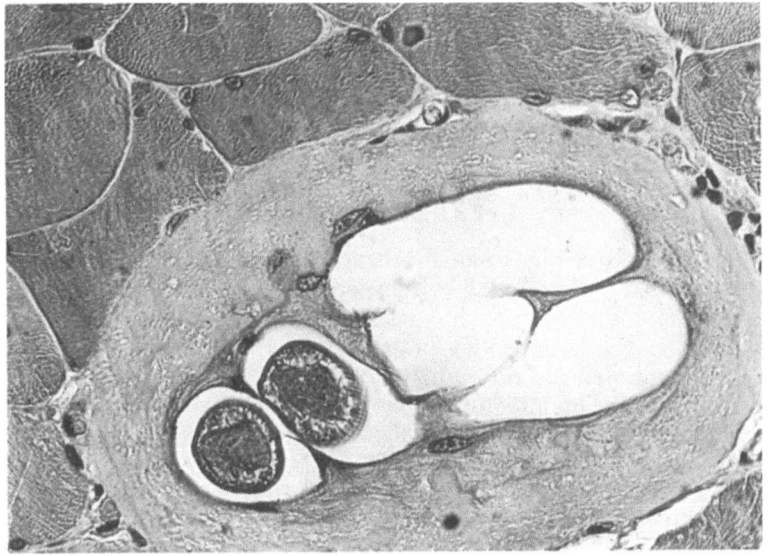

Abb. 1. Trichinose. HE-Färbung, Vergrößerung ×400

und Lidödemen sowie erheblichen Muskelschmerzen mit begleitender, mehr oder minder ausgeprägter Schwäche. Die Larven des Parasiten siedeln sich bevorzugt in gut durchbluteter und ständig bewegter Muskulatur (Zwerchfell, Interkostalmuskeln, Kehlkopf, Zunge, Augenmuskeln) ab, aber auch die Extremitätenmuskeln können wechselnd stark betroffen sein. Als Ausdruck eines begleitenden Muskelparenchymuntergangs ist die Kreatinphosphokinase im Serum meist erhöht, so daß differentialdiagnostisch eine akute Poly- bzw. Dermatomyositis (Lidödeme!) oft in die Überlegungen einbezogen wird. Nicht zuletzt deshalb bezeichnete einer der Erstbeschreiber der akuten Dermatomyositis (HEPP 1887) diese als Pseudotrichinose. Das akute muskuläre Beschwerdebild klingt mit oder ohne Therapie in der Regel nach 14 Tagen bis zwei Monaten wieder ab (HENNEKEUSER et al. 1968), seltener können Beschwerden über längere Zeit persistieren. Um die Erreger bilden sich Bindegewebskapseln aus, welche in der Folge verkalken. Es gelingt jedoch noch viele Jahre nach der Infektion den Parasiten im Muskel histologisch nachzuweisen (Abb. 1). Therapeutisch hat sich Tiabendazol bewährt.

2. Nicht erregerbedingte entzündlich-rheumatische Muskelerkrankungen (sog. immunogene Myopathien)

a) Polymyositis – Dermatomyositis

Die Polymyositis ist zu definieren als sporadisch auftretende, nicht erregerbedingte entzündliche Muskelkrankheit, welche zu einem diffusen Parenchymuntergang führt. Die Dermatomyositis ist durch zusätzliche charakteristische Hautveränderungen gekennzeichnet. Gemäß der klinischen Klassifikation von WALTON u. ADAMS 1958, werden folgende 4 Untergruppen unterschieden:

Gruppe I Polymyositis, akute, subakute und chronische Form
Gruppe II Dermatomyositis
Gruppe III Polymyositis bzw. Dermatomyositis bei malignen Tumoren
Gruppe IV Polymyositis bzw. Dermatomyositis bei anderen Autoimmunerkrankungen

α) Klinisches Bild

Die Variabilität des klinischen Erscheinungsbildes einer Polymyositis bzw. Dermatomyositis ist so groß, daß es Schwierigkeiten bereitet, die Symptomatik der gesamten Krankheitsgruppe darzustellen, ohne von vorneherein mehr oder weniger typische Untergruppen zu differenzieren. Man weiß ja auch sehr wohl aus der Erfahrung, daß die Formulierung der Verdachtsdiagnose aufgrund des körperlichen Untersuchungsbefundes manchmal ganz leicht fällt, gelegentlich aber auch erhebliche Schwierigkeiten bereitet. So hat man z.B. wenig Zweifel in der Einordnung, wenn ein Patient mit einem bekannten Malignom, insbesondere einem Bronchialkarzinom im Verlauf seiner Erkrankung eine rasch progrediente proximal betonte Muskelschwäche mit oder ohne Beteiligung der Haut entwickelt. Ähnlich bezeichnend ist aufgrund insbesondere der kutanen Veränderungen das Vollbild einer Dermatomyositis. Wesentlich schwieriger wird es aber,

Tabelle 1. Prozentuale Häufigkeit klinischer Symptome bei 152 Fällen von Polymyositis (nach Pearson u. Currie 1974)

Symptome	%
1. Muskelsymptome	
Muskelschwäche	
Proximale Muskeln	
untere Extremität	98
obere Extremität	78
Distale Muskeln	33
Nackenbeuger	66
Dysphagie	54
Gesichtsmuskulatur	11
Äußere Augenmuskeln	2
Muskelatrophien	52
Muskelschmerzen	58
Muskelkontrakturen	32
2. Hauptsymptome	
„Typische" Dermatomyositis	42
„Atypische" Dermatomyositis	20
3. Sonstige Begleitsymptome	
Raynaud-Syndrom	28
Arthralgien	27
Intestinale Symptome	8
Pulmonale Symptome	2

wenn die Haut ausgespart und nur eine muskuläre Symptomatik vorhanden ist. Am meisten Kopfzerbrechen machen hier wiederum die Fälle, bei denen die Symptomatik sich nicht akut entwickelt, sondern chronisch langsam progredient ist.

Die genannten Besonderheiten machen es auch verständlich, warum historisch gesehen die akute Dermatomyositis schon wesentlich länger bekannt ist (Wagner 1863; Unverricht 1891), als die isolierte Polymyositis. Letztere trennte erstmals Eaton (1954) von den mit kutanen Veränderungen einhergehenden Formen ab. Auch die besonderen Kategorien der paraneoplastischen Poly- bzw. Dermatomyositis oder der mit anderen Kollagenosen assoziierten Krankheitsbilder, wie sie in die Klassifikation von Walton u. Adams (1958) eingegangen sind, wurden erst im Laufe der Zeit Besonderheiten der überschaubaren klinischen Verläufe abgrenzbar.

Will man dennoch den Versuch machen, Gemeinsamkeiten in der Symptomatik aller Polymyositiden – Dermatomyositiden herauszuarbeiten, so entstehen tabellarische Auflistungen, wie sie von Pearson und Currie anhand von 152 Fällen erarbeitet wurden (Tabelle 1).

Man lernt daraus, daß die Muskelschwäche vorwiegend in den proximalen Anteilen der Extremitätenmuskulatur, und hier wieder stärker im Beckengürtel als im Schultergürtel, das verläßlichste Symptom darstellt, hat sich aber auch zusätzlich einzuprägen, daß häufiger als bei degenerativen Myopathien auch die distalen Muskeln und die Nackenbeuger mitbetroffen sind. Die Aussage, daß Muskelatrophien sowie Schmerzen nur in 50–60% der Fälle auftreten, ist zwar insgesamt wichtig und bedeutsam, schlüsselt jedoch nicht nach stadienabhängigen Besonderheiten auf. So bleibt hier darauf hinzuweisen, daß klinisch sichtbare Verschmächtigungen der Muskulatur grundsätzlich mehr den längeren

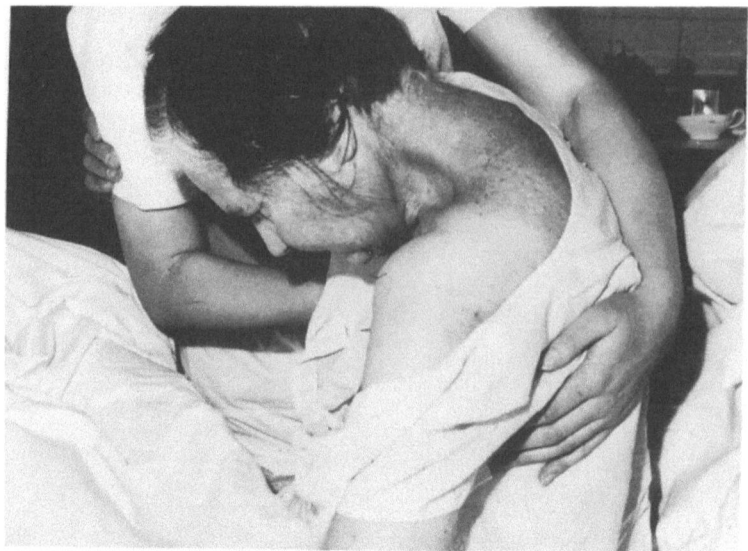

Abb. 2. Schwäche der Nackenmuskulatur im Rahmen einer akuten Polymyositis

Verläufen, Schmerzen dagegen den akuten Stadien zuzuordnen sind. Auch das Vorhandensein oder Fehlen von Hautsymptomen oder sonstiger Organmanifestationen ist ein wichtiger Wegweiser für die Differenzierung der einzelnen Untergruppen.

Demgemäß soll die folgende detaillierte Darstellung des klinischen Bildes von der „reinen" Polymyositis ausgehen, zunächst in ihrer akuten, dann in ihrer chronischen Verlaufsform, und im folgenden überleiten zur Dermatomyositis bzw. zur Polymyositis als Organmanifestation anderer Kollagenosen.

Klinisches Bild der akuten Polymyositis

Das akut auftretende Krankheitsbild ist geprägt durch eine sich rasch manifestierende Schwäche, vorwiegend im Bereich der proximalen Extremitätenmuskulatur, häufig zumindest initial begleitet von ziehenden muskelkaterähnlichen Schmerzen. Die Patienten registrieren eine zunehmende Ermüdbarkeit beim Treppensteigen, später auch in der Ebene, das Gangbild wird schleppend und watschelnd. Dazu gesellt sich häufig die Erschwerung der Elevation der Arme. Sofern distale Muskelgruppen mitbefallen sind, führen meist die Fußheber. Ein möglicher Befall der Nackenmuskulatur äußert sich darin, daß der Kopf nur mehr schwer gehalten werden kann (Abb. 2). Eine mögliche Mitbeteiligung der Muskulatur des Hypopharynx sowie des Ösophagus führt immer wieder zu Schluckstörungen. Diese sog. bulbären Symptome sind als ernstes Zeichen zu werten. Relativ selten ist ein Mitbefall der mimischen Muskulatur oder der äußeren Augenmuskeln.

Bei der klinischen Untersuchung sind die mehr oder minder ausgeprägten Paresen mit den genannten Prädilektionen der entscheidende Leitbefund. Muskelatrophien sind in akuten Stadien des Krankheitsbildes nicht, bzw. noch nicht abgrenzbar. Bei der neurologischen Untersuchung erweisen sich die Muskeleigenreflexe als auslösbar, jedoch nicht selten abgeschwächt. Sensibilitätsstörungen

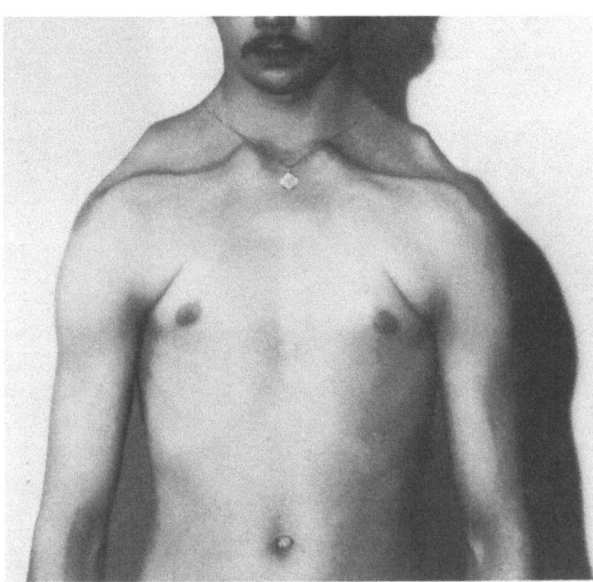

Abb. 3. Progressive Muskeldystrophie vom fazioskapulohumeralen Typ. Muskelatrophien im Schultergürtelbereich mit hochstehenden Schulterblättern und eingesunkenen Supraklavikulargruben

sind im Gegensatz zu einer differentialdiagnostisch möglichen akuten Polyneuritis nicht zu eruieren. Vom Palpationsbefund her kann gelegentlich eine leichte Schwellung sowie Druckempfindlichkeit der Muskulatur und des subkutanen Gewebes beobachtet werden. Vor allem in leichten Fällen ist man, was die Paresen anlangt, bei der körperlichen Untersuchung ganz auf die subjektiven Angaben und die Mitarbeit des Patienten angewiesen, da objektive Kriterien (z.B. Reflexstörung, Atrophie etc.) nicht bestehen. Schwere Verlaufsformen, welche bis zur Immobilisierung des Patienten im Bett führen können, weisen nicht selten als Ausdruck des erheblichen floriden Muskelzerfalls eine Myoglobinurie auf, welche ihrerseits die Gefahr eines akuten Nierenversagens beinhaltet.

Klinisches Bild der chronischen Polymyositis

Je chronischer das Stadium einer Polymyositis bei Diagnosestellung ist, desto evidenter gesellen sich zum Symptom der Muskelschwäche auch entsprechende Myatrophien. Der Schmerz dagegen tritt häufig völlig in den Hintergrund oder fehlt.

Vom Verteilungsmuster der Muskelverschmächtigung erinnert das klinische Bild durchaus an degenerative Myopathien. Gelegentlich können einige lokalisatorische Besonderheiten differentialdiagnostisch hilfreich sein. So wird das Prinzip der Asymmetrie bei der Polymyositis stärker angetroffen als bei progressiven Muskeldystrophien. Bestimmte Muskeln, welche von dystrophischen Myopathien gerne verschont werden, wie z.B. im Schultergürtelbereich der M. infraspinatus und deltoideus, sind von der Myositis nicht ausgespart (Abb. 3–6).

Vom neurologischen Untersuchungsbefund her sind die Muskeleigenreflexe erhalten, so lange noch kontraktiles Parenchym vorhanden ist. Sensibilitätsstörungen sind genauso wie bei der akuten Polymyositis nicht nachweisbar. Vom Palpationsbefund her imponiert häufig durch den bindegewebigen Umbau eine deutliche Verhärtung der Muskeln. Vor allem bei der chronischen Polymyositis

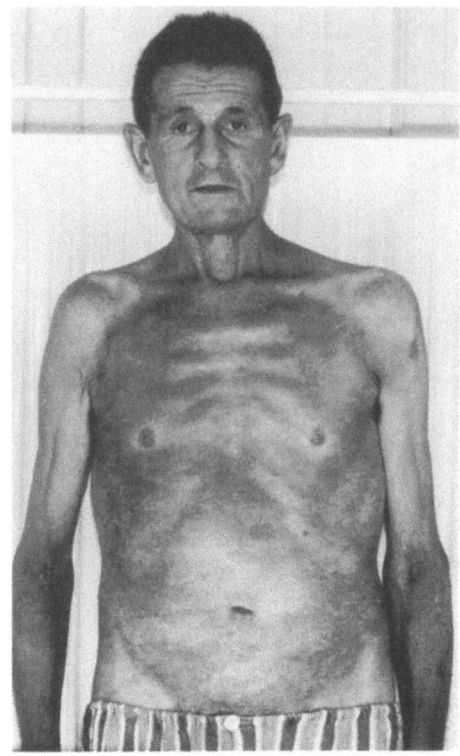

Abb. 4. Polymyositis. Proximal betonte Muskelatrophien im Schultergürtel-Oberarmbereich. Die Unterarmmuskulatur ist nicht befallen

im Kindesalter, seltener beim Erwachsenen kann klinisch oder röntgenologisch eine Kalzinose nachweisbar sein und neben der Muskulatur auch das subkutane Gewebe betreffen.

Klinisches Bild der kutanen Veränderungen bei Dermatomyositis

Die teilweise nur sehr flüchtig und im akuten Stadium des Krankheitsbildes nachweisbaren, diagnostisch sehr hilfreichen kutanen Veränderungen sind folgendermaßen zu beschreiben:
Symmetrische flächenhafte heliotropfarbene Erytheme im Gesicht
Rötung und Teleangiektasien im Bereich der Lider
Hautareale mit buntscheckigem Bild, bedingt durch das Nebeneinander von De- und Hyperpigmentierungen, Atrophien, Teleangiektasien mit den Prädilektionsstellen im vorderen Halsdreieck, sowie an der Streckseite der Extremitäten (Abb. 7)
Kleine runde porzellanfarbige atrophische Hautfelder (sog. „Kollodiumflecke") vorwiegend an den Streckseiten der Fingergelenke
Teleangiektasien und Hyperkeratosen am Nagelfalz, deren Zurückschieben als schmerzhaft empfunden wird (sog. „Keinigsches Zeichen").

Klinisches Bild der Polymyositis bei anderen Kollagenosen

Es handelt sich dabei um das Nebeneinander typischer klinischer Symptome einer Polymyositis mit einer anderen Kollagenose oder um das sog. „Sharp-

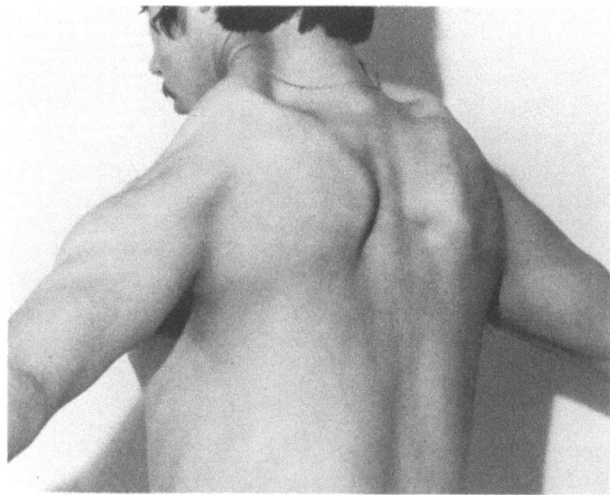

Abb. 5. Progressive Muskeldystrophie vom fazioskapulohumeralen Typ. Deutliche myogene Scapula alata. Das Muskelrelief des M. deltoideus und infraspinatus ist gut erhalten

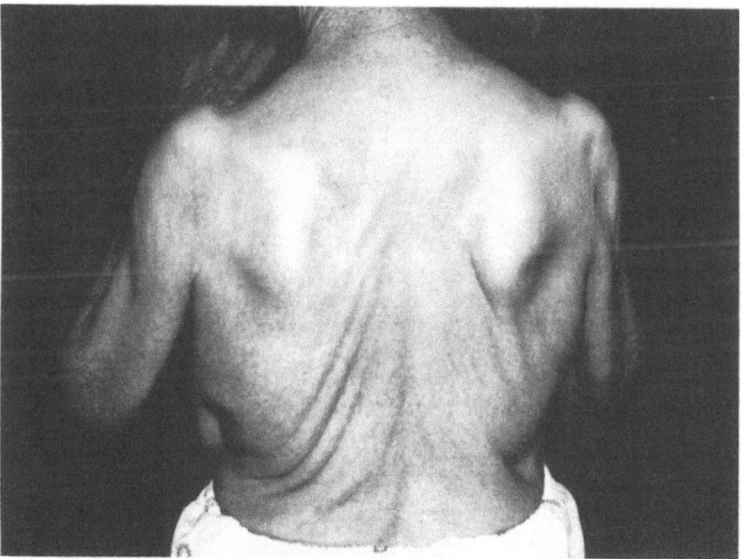

Abb. 6. Polymyositis. Im Gegensatz zur dystrophischen Myopathie besteht in der Schultergürtelmuskulatur eine deutliche Atrophie auch im Bereich des M. deltoideus und infraspinatus

Syndrom (mixed connective tissue disease), sofern diese von einer Polymyositis begleitet ist. Verwiesen sei in diesem Zusammenhang auf das nachfolgende Kapitel 3, welches quantitativ leichtere sog. Begleitmyositiden bei anderen entzündlich-rheumatischen Erkrankungen zum Inhalt hat.

Die klinische Besonderheit der Overlap-Syndrome ist das zusätzliche Vorhandensein von Symptomen einer progressiven Sklerodermie, eines systemischen Lupus erythematodes, einer chronischen Polyarthritis oder eines Sjögren-Syndroms (BOHAN et al. 1977). Die Kollagenose vom Mischtyp charakterisieren

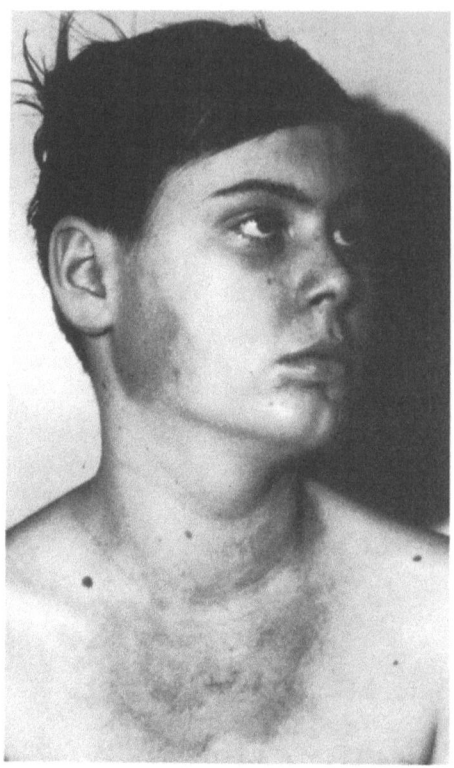

Abb. 7. Dermatomyositis. Flächenhaftes Erythem im Gesicht, im vorderen Halsdreieck. Schwellung und Rötung der Augenlider

neben Zeichen einer Myositis vor allem Gelenksymptome, eine abnorme Ösophagusmotilität sowie eine Lymphknotenschwellung (SHARP et al. 1972; ROSENTAL 1979).

β) Technische Untersuchungsbefunde

Der technische Diagnosegang zum Nachweis oder Ausschluß einer Polymyositis beinhaltet obligat folgende Trias von Untersuchungsmethoden:
Blutchemische Untersuchungen, insbesondere Bestimmung der Kreatinphosphokinase (CK) im Serum
Elektromyographie und Elektroneurographie
Muskelbiopsie

Blutchemische Untersuchungen

In akuten Stadien ist eine deutliche Erhöhung der Serumenzyme, insbesondere der Kreatinphosphokinaseaktivität im Serum zwar sehr häufig (über 90% der Fälle), jedoch nicht obligat zu finden. Ihr Ausmaß ist mehrheitlich beträchtlich und zeigt Beziehungen zum Schweregrad des Muskelparenchymunterganges. Die CK ist dabei nicht selten auf über das 10fache der Norm vermehrt. Die anderen Serumenzyme (Transaminasen, Laktatdehydrogenase, Aldolase) zeigen geringere Abweichungen von der Norm entsprechend ihrer quantitativen Organkonzentration. Für die Differentialdiagnose zu Leberaffektionen ist es wichtig, daß bei myogener Transaminasenerhöhung stets die SGOT stärker von der

Norm abweicht als die SGPT. In der Unterscheidung der CK-Erhöhung von einem myokardialen Geschehen sind ggf. die Isoenzyme hilfreich.

Die wenigen Fälle, bei denen im akuten Krankheitsstadium der Polymyositis die Serumenzymdiagnostik im Stich läßt, gehören mehrheitlich zu ganz frühen Stadien, bei welchen der Parenchymbefall noch zu wenig ausgeprägt ist. Daneben kennt man selten bestimmte Phasen der Erkrankung, in denen ein erster Schub der Muskelfasernekrosen abgelaufen ist und ein zweiter noch nicht eingesetzt hat. Ob es wirklich darüber hinaus akute Polymyositiden gibt, welche im Verlauf bei mehrfacher blutchemischer Untersuchung, insbesondere auch unter Muskelbelastung keine Enzymerhöhung zeigt, erscheint sehr zweifelhaft.

Mehrheitlich lassen sich die erhöhten CK-Werte im Rahmen einer erfolgreichen Therapie in den Normbereich senken. Es gibt jedoch immer wieder Einzelfälle, bei welchen im Verlauf trotz erfolgreicher Behandlung eine leichte Enzymerhöhung persistiert.

Bei der chronischen bzw. primär chronischen Polymyositis ist die alleinige Enzymdiagnostik sehr unzuverlässig, bzw. nur im Falle pathologischer Werte diagnostisch hilfreich. Die Zahl falsch negativer Resultate erscheint hier relativ hoch.

Die allgemeinen blutchemischen Zeichen einer entzündlichen Reaktion, vor allem die Beschleunigung der Blutkörperchensenkung sowie die Dysproteinämie in der Elektrophorese sind bei den genannten Krankheitsbildern seltener als die Serumenzyme pathologisch verändert und dann überwiegend den akuten Stadien zuzuordnen.

Ergänzende immunserologische Untersuchungen (Serumkomplement, antinucleäre Antikörper, Waaler-Rose-Test) haben vor allem bei den sog. „Overlap-Syndromen" zusätzliche Bedeutung. Bei der „reinen Polymyositis" kommen zwar immer wieder leichte, jedoch diagnostisch nicht signifikante immunserologische Abweichungen von der Norm vor.

Elektromyographie und Elektroneurographie

Elektromyographisch sind im typischen Fall vor allem bei akuten Polymyositiden bezeichnende Veränderungen zu erheben, die zur Formulierung einer dringenden Verdachtsdiagnose rechtfertigen. Es handelt sich dabei um das Nebeneinander eines sog. Myopathiemusters bei maximaler Willkürinnervation im Verein mit pathologischer Spontanaktivität in Form von Fibrillationspotentialen und positiven Wellen in Ruhe. Diese Kombination spricht aus neurophysiologischer Sicht für das Vorliegen einer Muskelerkrankung, welche von einem akuten Parenchymuntergang begleitet wird. Differentialdiagnostisch findet sie sich jedoch auch bei stark nekrotisierenden myogenen Dystrophien oder nekrotisierenden Myopathien anderer Genese, so daß eine verläßliche Artdiagnose vom EMG-Befund nicht abgeleitet werden kann. Die Nervenleitgeschwindigkeiten sind bei der Polymyositis in der Regel normal. In subakuten bzw. chronischen Stadien des Krankheitsbildes tritt die sog. pathologische Spontanaktivität zunehmend in den Hintergrund, während das sog. Myopathiemuster meist persistiert. Im Falle der primär chronischen Polymyositis gestaltet sich deshalb auch aus neurophysiologischer Sicht die Differentialdiagnose zu einer Myopathie anderer Genese sehr schwierig. Eine gute Verlaufsbeobachtung gestattet das EMG im Rahmen der erfolgreichen Therapie einer akuten Polymyositis, wobei sich, sofern sie folgenlos abklingt, eine weitgehende Normalisierung aller Auffälligkeiten dokumentieren läßt.

Muskelbiopsie

Die Diagnosesicherung einer Polymyositis kann nur durch die *Muskelbiopsie* erfolgen. Allerdings muß man einräumen, daß dies nicht in jedem Falle zweifelsfrei gelingt. Die Zahl falsch negativer myopathologischer Befunde wurde in früheren Statistiken (DeVere u. Bradley 1975; Bohan et al. 1977) mit rund 30–35% angegeben. Unter Heranziehung ergänzender Untersuchungstechniken der Enzymhistochemie und Elektronenmikroskopie sowie insbesondere einer sorgfältigen Auswahl der Biopsiestelle läßt sich dieser Prozentsatz sicher senken, jedoch nicht ganz beseitigen. Von entscheidender Bedeutung ist, daß die Gewebsentnahme aus einem klinisch befallenen, jedoch nicht komplett paretischen Muskel erfolgt. Am besten wird unmittelbar vor der Biopsie eine elektromyographische Lokalisationsdiagnostik durchgeführt, welche bei der gegebenen Fragestellung einen Ort mit möglichst viel sog. pathologischer Spontanaktivität auszumachen hat. Ganz wichtig ist, daß die erste Muskelbiopsie möglichst vor Einleitung einer Glukokortikoidtherapie vorgenommen wird. Letztere kann relativ rasch die zelluläre Infiltration zurückdrängen und das morphologische Bild verwischen.

Akute Stadien sind strukturell häufig durch eine lebhafte lymphohistiozytäre zelluläre Infiltration mit Schwerpunkt im perimysialen und perivaskulären Bereich ausgezeichnet. Vorwiegend in der Nachbarschaft dieser Infiltrate finden sich Faseruntergänge sowie eine allgemeine Atrophie des Parenchyms, woraus das mit enzymhistochemischen Methoden besonders gut faßbare Gewebsmuster einer perifaszikulären Atrophie bei erhaltenem Faszikelkern resultiert. Dieses Parenchymbild wird von keiner anderen neuromuskulären Erkrankung nachgeahmt und kann auch dann als Beweis für eine frische Polymyositis gelten, wenn die Infiltration nur spärlich ausgeprägt ist oder weitgehend fehlt. Dieses Bild der *Polymyositis vom perifaszikulären Typ* (Abb. 8) wird besonders häufig im Formenkreis der Dermatomyositis angetroffen. Greift der Prozeß weiter um sich, entsteht daraus die *diffuse Polymyositis,* charakterisiert durch ein Fortschreiten der zellulären Infiltrate auch in den Faszikelkern sowie eine disseminierte Parenchymläsion (Abb. 9). Auch hier bleibt jedoch häufig, wenn man darauf achtet, die perifaszikulär betonte Atrophie nachweisbar und ist diagnostisch hilfreich. Abgesehen von diesen beiden strukturell bezeichnenden Formen gibt es nun jedoch eine dritte Gruppe, welche sich nur durch die Anwesenheit von Fasernekrosen ohne Zellinfiltration auszeichnet. Solche morphologischen Befunde kann man deskriptiv nur als „nekrotisierende Myopathien" bezeichnen (Abb. 10). Dabei hat man im Falle akuter Stadien immer Schwierigkeiten in der Abgrenzung von einer z.B. toxischen Rhabdomyolyse. In chronischen Verläufen ist das Vorliegen einer degenerativen Myopathie differentialdiagnostisch oft nicht auszuschließen. Auf der Suche nach weiterführenden Techniken in der morphologischen Differentialdiagnose haben hier neben metrischen Verfahren, welche bei entzündlichen Muskelerkrankungen andere Faserverteilungskurven ausweisen als bei dystrophischen Myopathien (Pongratz 1976), vor allem elektronenmikroskopische Befunde Bedeutung erlangt. So findet man bei der Polymyositis fast regelmäßig vorwiegend in Gefäßendothelien, seltener auch in Bindegewebszellen lichtmikroskopisch nicht sichtbare wurmförmige tubuläre Einschlüsse (Abb. 11). Ihre pathophysiologische Bedeutung ist zwar bis heute durchaus offen. Sie sind jedoch sicher nicht, wie manche meinen, als Artefakte abzutun und werden bei den differentialdiagnostisch abzugrenzenden degenerativen Myopathien bzw. Rhabdomyolysen vermißt. Bei der Dermatomyositis des Kindes kommt entzündlichen Veränderungen der kleinen Muskelgefäße zusätz-

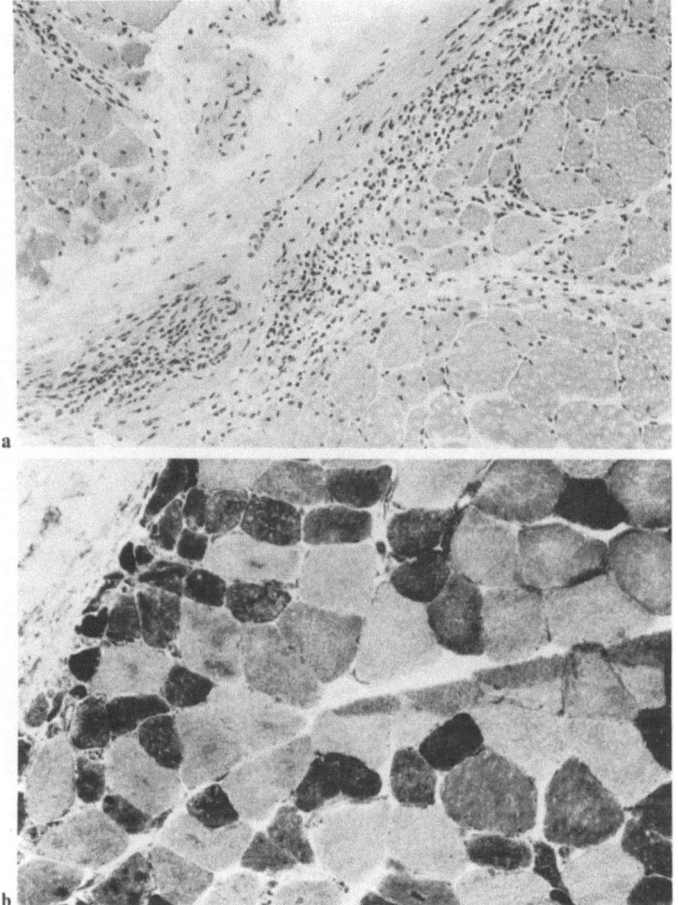

Abb. 8a, b. Polymyositis vom perifaszikulären Typ. **a** HE-Färbung, Vergrößerung ×100. Rundzellinfiltrate mit Schwerpunkt im perimysialen und perivaskulären Bereich. Begleitende perifaszikuläre Atrophie im Muskelparenchym mit einzelnen Faseruntergängen. **b** NADH-Reduktase-Reaktion, Vergrößerung ×100. Enzymhistochemisch kommt die perifaszikuläre Atrophie des Muskels bei weitgehend unauffälligem Faszikelkern besonders deutlich zur Darstellung

lich eine große Bedeutung zu (BANKER 1975). Im Gegensatz zu anderen Organen haben ergänzende immunhistologische Techniken im Muskelparenchym weitgehend im Stich gelassen.

γ) Pathogenetische Aspekte

Im Gegensatz zum geklärten Autoaggressionsmechanismus des systemischen Lupus erythematodes sind bezüglich der zu unterstellenden Immunpathogenese der Polymyositis und Dermatomyositis noch eine ganze Reihe von Fragen ungeklärt. Insbesondere scheint der Krankheitsgruppe *keine einheitliche Pathogenese* zugrunde zu liegen.

Bei der kindlichen Dermatomyositis weist eine Reihe morphologischer Untersuchungen auf eine primäre Schädigung im Bereich der kleinen Muskelgefäße

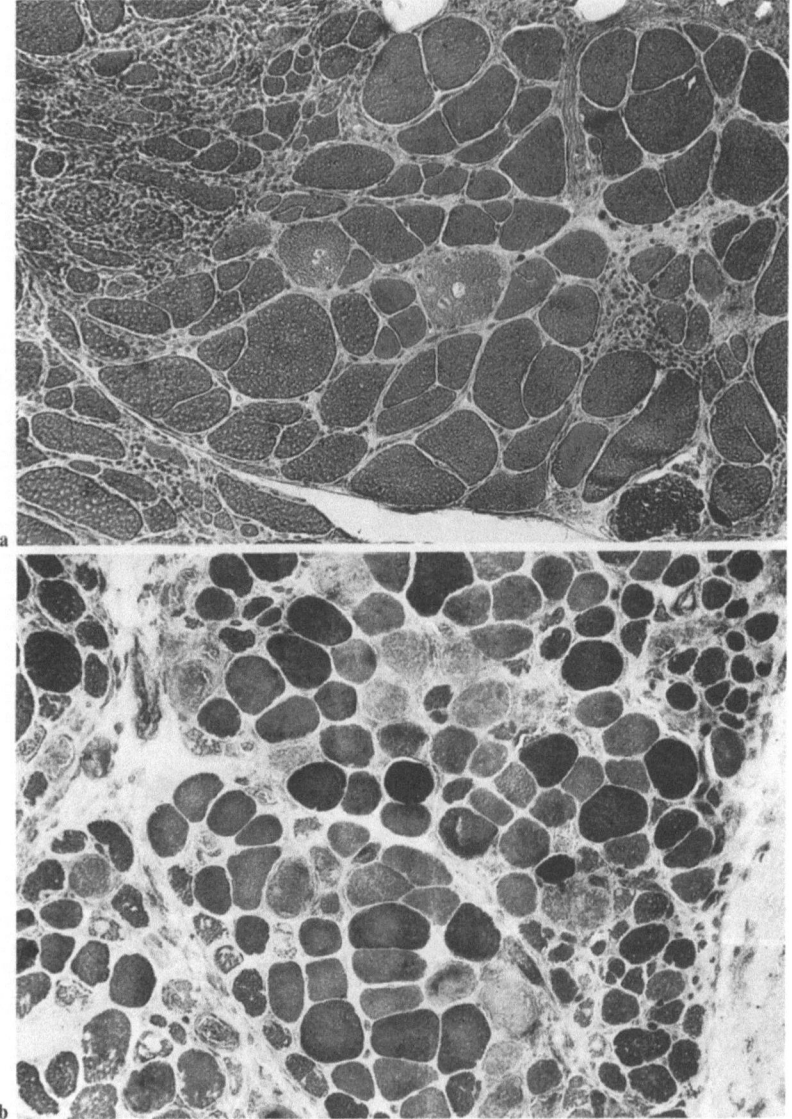

Abb. 9a, b. Diffuse Polymyositis. **a** HE-Färbung, Vergrößerung × 100. Ausgeprägte diffuse Infiltration des Muskels mit begleitendem schwerem Parenchymuntergang. **b** Myofibrilläre ATP-ase-Reaktion bei pH 9,4, Vergrößerung × 100. Man erkennt besser als im histologischen Schnitt am Rand der Faszikel die deutliche Atrophietendenz im Sinne einer perifaszikulären Atrophie. Daneben bestehen disseminiert viele frische Faseruntergänge

hin. So machten BANKER u. VICTOR bereits 1966 auf lichtmikroskopisch faßbare Strukturveränderungen an Arteriolen aufmerksam. In der Folgezeit wurde von JERUSALEM et al. (1974) sowie CARPENTER et al. (1976) mit ultrastrukturellen und morphometrischen Methoden eine wohl daraus resultierende signifikante Minderung der Kapillardichte des Muskels nachgewiesen. Korrespondierend damit

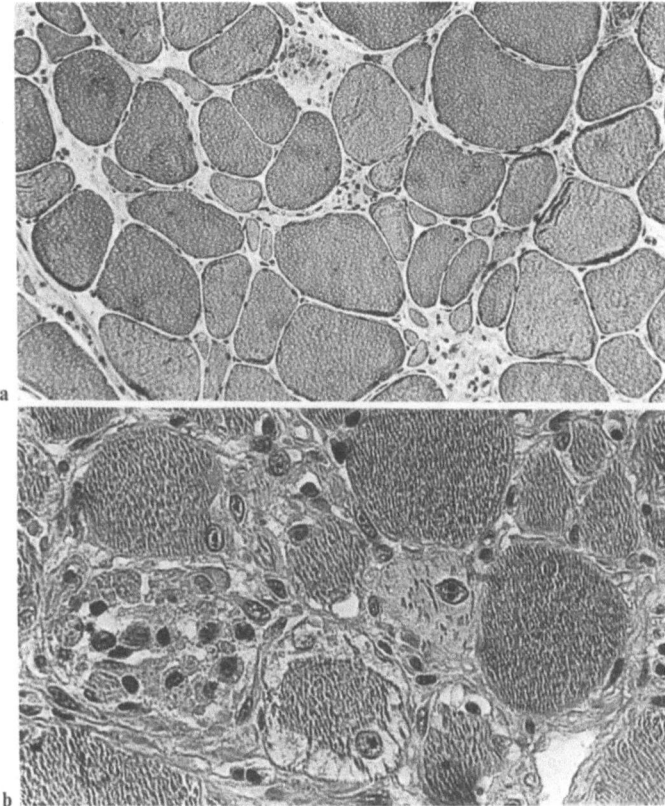

Abb. 10a, b. Akute nekrotisierende Myopathie. **a** HE-Färbung, Vergrößerung × 100. **b** HE-Färbung, Vergrößerung × 400. Nachweis frischer Fasernekrosen mit zellulärer Abräumreaktion

zeigen Durchblutungsmessungen mittels der Xenon-Clearence (PAULSON u. ENGEL 1974) eine entsprechende Zirkulationsminderung. Neuerdings gelang der Nachweis zirkulierender Immunkomplexe in 8 von 19 Fällen (BEHAN u. BEHAN 1977). Für eine genetische Disposition im HLA-System mag das gehäufte Vorkommen von HLA B 8 in 12 von 16 Fällen sprechen (PACHMANN et al. 1977).

Bei der Polymyositis des Erwachsenen dagegen sind signifikante Störungen in der Mikrozirkulation nach bisher vorliegenden Untersuchungen nicht vorhanden (JERUSALEM 1980). Auch sind morphologisch faßbare Gefäßveränderungen geringer als im Kindesalter. Sie bestehen neben einer ultrastrukturell nachweisbaren Verdoppelung der Basalmembranen vor allem in einer Endothelzellschwellung mit intrazellulären Einschlüssen (vgl. Abb. 11). Pathogenetisch werden hier insbesondere zellgebundene Autoimmunphänomene diskutiert. Diese stützen sich auf experimentelle Daten, welche in der Gewebekultur sowohl am menschlichen foetalen Muskel, als auch an Rattenmuskeln einen myozytotoxischen Effekt der Lymphozyten von Patienten mit Polymyositis belegen (KAKULAS et al. 1971; CURRIE 1971; DAWKINS u. MASTAGLIA 1973).

Für die paraneoplastische Poly- bzw. Dermatomyositis wird in Analogie zu anderen paraneoplastischen Syndromen (z.B. Lambert-Eaton-Syndrom; ISHIKAWA et al. 1977) ein humoraler Entstehungsmechanismus über biochemisch bisher nicht identifizierte tumoreigene Substanzen angenommen.

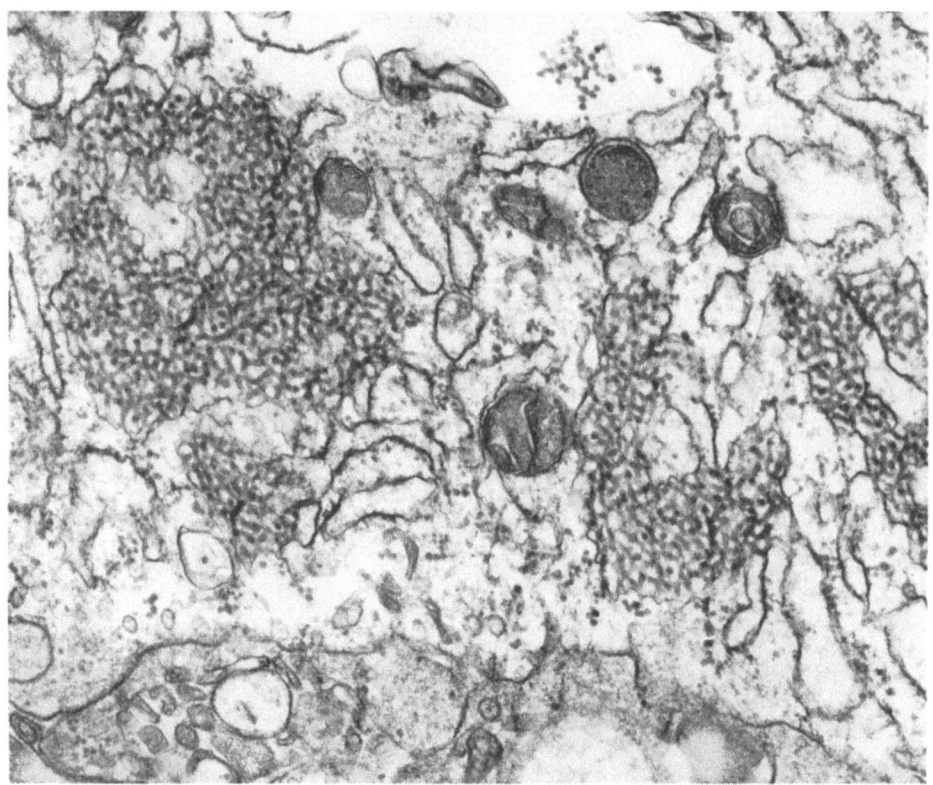

Abb. 11. Elektronenmikroskopischer Nachweis tubulärer Einschlüsse in Gefäßendothelien bei Polymyositis. Vergrößerung ×41,600. Den Befund verdanke ich der Zusammenarbeit mit Herrn Prof. Dr. G. HÜBNER, Path. Institut der Universität München

δ) Differentialdiagnostische Überlegungen

Das breite Spektrum klinischer Erscheinungsformen der einzelnen Krankheitsbilder bedingt in sehr unterschiedlichem Ausmaß differentialdiagnostische Probleme. Hauptsächlich tauchen Schwierigkeiten bei der primär chronischen „reinen Polymyositis" in der Abgrenzung von degenerativen Myopathien auf. Daneben bedarf der akute Beginn der Polymyositis gelegentlich sorgfältiger Differenzierung von einer toxischen Rhabdomyolyse bzw. einer z.B. metabolischen myoglobinurischen Myopathie (Karnitinpalmityltransferasemangel u.a.). Auch eine akute, rein motorische Polyneuritis vom Typ des Guillain-Barré-Syndroms kann klinisch Abgrenzungsschwierigkeiten bereiten.

ε) Therapie und Prognose

Bei der akuten Poly- bzw. Dermatomyositis ist die Indikation zum Einsatz von *Glukokortikoiden* in initial hoher, später entsprechend gewählter Erhaltungsdosis unbestritten. (HUDGSON u. WALTON 1979; DE VERE u. BRADLEY 1975; ROWLAND et al. 1977). Man beginnt beim Erwachsenen in der Regel je nach Schwere des Krankheitsbildes mit ca. 80–100 mg Prednison oder Fluocortolon täglich und reduziert die Dosis, wenn neben einer klinischen Besserung ein Rückgang der erhöhten Kreatinkinaseaktivität im Serum sowie der pathologischen Spontanaktivität im Elektromyogramm zu verzeichnen ist. Dies ist in der Regel nach ca. 4 Wochen der Fall. In der Folge wird versucht, die Glukokortikoiddosis unter die Cushing-Schwelle zu senken, d.h., eine alternierende Therapie mit ca. 20 mg Prednison in 48 St durchzuführen. Diese Behandlung wird im Regelfall 2–3 Jahre fortgesetzt. Danach ist ein Auslaßversuch indiziert, wenngleich noch über Jahre Rezidive vorkommen können.

Schwieriger gestalten sich therapeutische Entscheidungen bei chronischen Verläufen. Hier ist eine Behandlungsindikation an sich nur gegeben, wenn das Krankheitsbild Aktivitätszeichen aufweist, bzw. eine längerfristige Medikation lediglich am Platz, sofern ein klinischer Effekt beweisbar ist.

Generell schlechter ist das Ansprechen paraneoplastisch bedingter Formen auf die genannte Therapie. Dagegen führt die operative Entfernung des Tumors, sofern möglich, in der Regel zu einer Remission der Myositis.

Die Gabe zusätzlicher Immunsuppressiva, insbesondere von *Azathioprin* erscheint unter folgenden 2 Bedingungen streng indiziert:

1. Im Falle besonders schwerer akuter klinischer Manifestation, insbesondere mit Schluckstörungen, Befall der Atemhilfsmuskulatur oder Rhabdomyolysen.
2. Bei Erkrankungen, bei welchen sich im Verlauf die Therapie mit Glukokortikoiden allein als wirkungslos erweist (sehr selten!), oder im Rahmen der Dosisreduktion herausstellt, daß die Glukokortikoidabhängigkeit über der Cushingschwellendosis liegt.

Darüber hinaus spricht die klinische Erfahrung dafür, daß man in der Langzeittherapie durch die Kombinationsbehandlung generell Glukokortikoide einsparen und den Verlauf stabilisieren kann. Das ist insbesondere beim älteren Patienten im Hinblick auf die Nebenwirkungen der Kortikoidlangzeittherapie von Bedeutung. Statistisch gesichert erscheint der Effekt dieses therapeutischen Vorgehens bisher allerdings nicht.

Physikalische Therapie ist in jedem floriden Stadium einer Polymyositis kontraindiziert. Wenn es aber gelungen ist, die entzündliche Aktivität des Prozesses medikamentös zu beherrschen, sollte eine konsequente aktive Übungsbehandlung der Muskulatur einsetzen, um den irreparablen Parenchymverlust durch Training des erhalten gebliebenen Restgewebes funktionell zu verbessern.

Prognostisch kann man in der sehr heterogenen Krankheitsgruppe aufgrund größerer Studien (DeVere u. Bradley 1975) davon ausgehen, daß in rund 60–70% der akuten Manifestationen nach ca. 3 Jahren Therapie eine Ausheilung erzielt werden kann. Das Ausmaß eines möglichen Defektsyndroms ist jedoch individuell sehr verschieden.

Wesentlich schlechter erscheint die medikamentöse Beeinflußbarkeit chronischer Verlaufsformen.

3. Sonderformen von Polymyositiden

a) Einschlußkörpermyositis (inclusion body myositis)

Eine offensichtlich besondere nosologische Stellung nimmt die von Carpenter et al. (1974) von den übrigen Polymyositiden abgetrennte sog. inclusion body myositis ein. Es handelt sich dabei um ein chronisches, langsam progredientes Krankheitsbild, welches vorwiegend Männer im mittleren Lebensalter betrifft

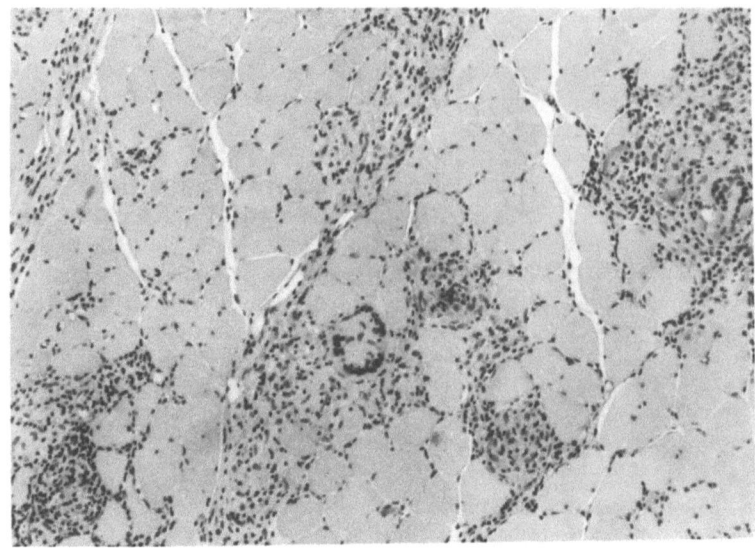

Abb. 12. HE-Färbung, Vergrößerung ×100. Granulomatöse Myositis bei Sarkoidose

und soweit bisher überschaubar, nicht auf Glukokortikoide anspricht. Die Charakteristika des myopathologischen Substrates sind vakuoläre Faserdegenerationen, welche elektronenmikroskopisch per se nicht spezifische, jedoch diagnostisch bezeichnende filamentäre Einschlüsse erkennen lassen. Diese Strukturen haben wegen formaler Analogien zu Viren die Frage einer chronischen viralen Infektion aufgeworfen, wofür zumindest bislang kein Beweis existiert.

b) Polymyositis granulomatosa bei Sarkoidose

Die Polymyositis granulomatosa (Abb. 12) stellt mehrheitlich eine seltene mit progredienter Muskelschwäche und Atrophie einhergehende Organmanifestation der Sarkoidose dar. Für die Sicherung der genannten Diagnose ist allerdings der Nachweis einer zusätzlichen pulmonalen Manifestation unerläßlich.

Abgesehen davon tritt insbesondere beim akuten Löfgren-Syndrom wesentlich häufiger eine sog. Begleitmyositis in Form vorübergehender, vor allem im Wadenbereich lokalisierter Muskelschmerzen auf.

c) Begleitmyositis bei anderen entzündlich-rheumatischen Erkrankungen

Während die Polymyositis-Dermatomyositis, wie dargestellt, obligat zu einer klinisch sogar im Vordergrund stehenden Affektion der Muskulatur führt, weisen zahlreiche andere entzündlich-rheumatische Erkrankungen neben mannigfachen sonstigen Organmanifestationen nur eine fakultative Muskelbeteiligung auf. Diese wiederum geht nur in seltenen Fällen bis hin zum Vollbild der Polymyositis (vgl. Gruppe IV: Polymyositis-Dermatomyositis bei anderen Autoimmunerkrankungen). Mehrheitlich finden sich nur quantitativ leichtere Begleitreaktionen des Muskels im Sinne einer interstitiellen Myositis oder einer nodulären Herdmyositis (vgl. Einteilung).

Insbesondere auf ERBSLÖH (1965, 1974) geht die Abtrennung dieser Begleitmyositiden im Sinne des myalgisch-asthenischen Syndroms von den paretischen Formen der Polymyositis zurück.

α) Klinisches Bild

Das klinische Bild der leichtesten Form einer nicht erregerbedingten entzündlichen Muskelerkrankung stellt die rein interstitielle Myositis dar. Es ist geprägt von muskelkaterähnlichen Schmerzen, führt jedoch nicht zu Atrophien und Paresen, wenn man von einer schmerzbedingten Schonung und sekundären Inaktivität absieht.

Im Gegensatz dazu zeigt die sog. noduläre Herdmyositis neben den Myalgien faßbare, allerdings verglichen mit der Polymyositis quantitativ geringere Symptome der Parenchymläsion.

Entscheidende klinische Prägung erfahren diese zum Teil sehr uncharakteristischen muskulären Beschwerdebilder durch weitere Organmanifestationen, z.B. im Sinne der chronischen Polyarthritis, des systemischen Lupus erythematodes oder der progressiven Sklerodermie, woraus sich in der Regel die klinische Enddiagnose ableitet. Nur selten steht oligosymptomatisch am Anfang eines solchen Krankheitsbildes das myositische Beschwerdebild im Vordergrund und wirft dann differentialdiagnostische Probleme auf. Am Rande sei erwähnt, daß auch die Panarteriitis nodosa neben ihrer neurologischen Schwerpunktmanifestation im Sinne der akuten, meist asymmetrischen vaskulär bedingten peripheren Neuropathie (vgl. Kapitel Polyneuropathien) herdmyositische Veränderungen bedingen kann, welche im klinischen Bild jedoch meist von den gravierenden Symptomen der Schädigung des peripheren Nervensystems völlig überlagert werden.

β) Technische Untersuchungsbefunde

Die Prinzipien des technischen Diagnoseganges sind dem im Abschnitt: Polymyositis-Dermatomyositis dargestellten Vorgehen analog. Ihr Einsatz erfolgt fakultativ in Abhängigkeit von der Grunderkrankung und dient im wesentlichen dem Nachweis bzw. der Quantifizierung der muskulären Mitbeteiligung.

Die *Kreatinphosphokinaseaktivität im Serum* ist bei der rein interstitiellen Myositis in der Regel normal. Die noduläre Herdmyositis dagegen zeichnen fluktuierende CK-Erhöhungen aus, welche mit der jeweiligen Parenchymschädigung in Korrelation gesetzt werden können.

Elektromyographisch lassen die rein interstitiell entzündlichen Prozesse mehrheitlich keine klare diagnostische Aussage zu, d.h. die zu registrierenden Auffälligkeiten im Innervationsmuster sind quantitativ nicht von der Streubreite des Normalen abzutrennen.

Bei der Herdmyositis dagegen findet man in oft inselförmiger Verteilung doch immer wieder ein klares sog. Myopathiemuster, zum Teil mit sog. pathologischer Spontanaktivität, was auch lokalisatorisch für die Auswahl einer Biopsiestelle hilfreich sein kann.

Der *myopathologische Befund* der rein interstitiellen Myositis steht in einer isolierten, teils perivaskulär betonten lymphohistiozytären zellulären Infiltration des Gefäßbindegewebsapparates des Muskels. Das Parenchym selbst zeigt auch in unmittelbarer Nachbarschaft der Infiltrate keine regressiven Faserveränderungen.

Bei der nodulären Herdmyositis werden die entzündlichen mesenchymalen Veränderungen von herdförmigen Alterationen begleitet.

γ) Differentialdiagnostische Überlegungen

Die bezüglich der Begleitmyositiden bei übergeordneten entzündlich – rheumatischen Erkrankungen anzustellenden differentialdiagnostischen Überlegungen sind abhängig von der Diagnose der jeweiligen Grunderkrankung. Ist diese bekannt, so hat allenfalls die Quantifizierung des Schweregrades der muskulären Organmanifestation weiteres Interesse. Anders verhält es sich natürlich, wenn deren Diagnose noch nicht klar ist, bzw. die muskuläre Symptomatik in einem frühen Stadium ganz im Vordergrund steht. In diesem Falle sind nach klinischen Gesichtspunkten insbesondere Muskelschmerzen im Rahmen nichtentzündlicher Krankheitsbilder aus dem Formenkreis des sog. Weichteilrheumatismus (verschiedene Formen der Tendomyosen; generalisierte Tendomyalgien) abzugrenzen. Weiterhin kommen am Rande einige seltene, mit belastungsabhängigen Muskelschmerzen einhergehende metabolische Myopathien (Glykogenose Typ V nach McArdle; Phosphofruktokinasemangel; Carnitinpalmityltransferasemangel) in Betracht. Hier kann insbesondere der myopathologische Befund Klarheit schaffen.

δ) Therapie und Prognose

Therapie und Prognose der Begleitmyositis bei anderen entzündlich-rheumatischen Erkrankungen richten sich im wesentlichen nach der jeweiligen Grunderkrankung. Sofern diese nicht per se eine Therapie mit Glukokortikoiden vorsieht, ist im Falle einer floriden nodulären Herdmyositis deren Einsatz gerechtfertigt, bis eine Normalisierung der Prozeßaktivität erreicht ist.

Literatur

Banker BQ, Victor M (1966) Dermatomyositis (systemic angiopathy) of childhood. Medicine (Baltimore) 45:261–288

Banker BQ (1975) Dermatomyositis of childhood: Ultrastructural alterations of muscle and intramuscular blood vessels. J Neuropathol Exp Neurol 33:47–75

Behan W, Behan PO (1977) Complement abnormalities in Polymyositis. J Neurol Sci 34:241–246

Bohan A, Peter JB, Bowman RL, Pearson CM (1977) A computer-assisted analysis of 153 patients with polymyositis and dermatomyositis. Medicine 56:255–286

Carpenter S, Karpati G, Eisen A (1974) A morphologic study of muscle in polymyositis: clues to pathogenesis of different types. Proceedings of the Third International Congress on Muscle Diseases, Newcastle upon Tyne. Excerpta Medica, Amsterdam

Carpenter S, Karpati G, Rothman S, Watters G (1976) The childhood type of dermatomyositis. Neurology (Minneap) 26:952–962

Currie S, Saunders M, Knowles M (1971) Immunological aspects of polymyositis: the in vitro activity of lymphocytes on incubation with muscle antigen and with muscle cultures. QJ Med 40:63–84

Dawkins R, Mastaglia F (1973) Cell-mediated cytotoxicity to muscle in polymyositis. N Engl J Med 288:434–438

De Vere R, Bradley WG (1975) Polymyositis: its presentation, morbidity and mortality. Brain 98:637–666

Erbslöh F (1965) Die entzündlichen Erkrankungen der Skelettmuskulatur. Verhandlungen der Deutschen Gesellschaft für innere Medizin

Erbslöh F (1974) Muskelkrankheiten. In: Bodechtel G (Hrsg) Differentialdiagnose neurologischer Krankheitsbilder. Thieme, Stuttgart

Foster WD (1965) The bacteriology of tropical pyomyositis in Uganda. J Hyg (Camb) 63:517–524

Hennekeuser HH, Pabst K, Poeplau W, Gerok W (1968) Zur Klinik und Therapie der Trichinose. Dtsch Med Wochenschr 93:867–873

Hepp P (1887) Über Pseudotrichinose, eine besondere Form von akuter parenchymatöser Polymyositis. Berl Klin Wochenschr 24:297–322

Hudgson P, Walton JN (1979) Polymyositis and other inflammatory myopathies. In: Vinken PJ, Bruyn GW (eds) Handbook of Clinical Neurology, vol 41. North-Holland Publishing Company, Amsterdam New York Oxford

Ishikawa K (1977) A neuromuscular transmission block produced by a cancer tissue extract derived from a patient with the myasthenic syndrome. Neurology 27:140–143

Jerusalem F, Rakusa M, Engel AG, MacDonald RD (1974) Morphometric Analysis of Skeletal Muscle Capillary Ultrastructure in Inflammatory Myopathies. J Neurol Sci 23:391–402

Jerusalem F, Simona F, Fontana A (1980) Myopathologische und immunologische Befunde zur Diagnose und Pathogenese der Polymyositis der Dermatomyositis. Nervenarzt 51:255–265

Kakulas BA, Shute GH, Leclerc ALF (1971) In vitro destruction of human foetal muscle cultures by peripheral blood lymphocytes on incubation with muscle antigen and with muscle cultures. QJ Med 40:63–84

Meyenburg H von (1929) Die quergestreifte Muskulatur. In: Henke F, Lubarsch O (Hrsg) Handbuch der Speziellen Pathologischen Anatomie und Histologie. Springer, Berlin

Middleton PJ, Alexander RM, Szymanski MT (1970) Severe myositis during recovery from influenza. Lancet 2:533–535

Pachmann L, Jonasson O, Cannon R, Friedman JM (1977) HLA-B8 in juvenile dermatomyositis. Lancet 567–568

Paulson O, Engel A, Gomez M (1974) Muscle blood flow in Duchenne type muscular dystrophy, limb-girdle dystrophy, polymyositis, and in normal controls. J Neurol Neurosurg Psychiatry 37:685–690

Pearson CM, Currie S (1974) Polymyositis and related disorders. In: Walton JN (Hrsg) Disorders of voluntary muscle. Churchill-Livingstone, Edinburgh-London

Pongratz D (1976) Differentialdiagnose der Erkrankungen der Skelettmuskulatur an Hand von Muskelbiopsien. Enzymhistochemische und histometrische Untersuchungen zur besonderen Vulnerabilität der Typ-II-Faser. Thieme, Stuttgart

Rosenthal M (1979) Sharp Syndrome (Mixed connective tissue disease): Clinical and laboratory evaluations on 40 patients. Eur J Rheum Inflam 2:237–241

Rowland LP, Clark Ch, Olarte M (1977) Therapy for dermatomyositis and polymyositis. In: Griggs RC, Moxley RT (Hrsg) Advances in neurology, vol 17. Raven Press, New York

Sharp GC, Irvin WS, Tan EM, Gould RG, Holman HR (1972) Mixed connective tissue disease – an apparently district rheumatic disease syndrome associated with a specific antibody to an extractable Nuclear antigen (ENA). Am J Med 52:148–159

Taylor JF, Henderson BF (1972) Tropical myositis. In: Shaper AG, Kibukamusoke JW, Hutt MSR (eds) Medicine in a Tropical Environment. BMA, London

Unverricht H (1891) Dermatomyositis acuta. Dtsch Med Wochenschr 17:41

Wagner E (1887) Ein Fall von akuter Polymyositis. Dtsch Arch Klin Med 40:24

Walton JN, Adams RD (1958) Polymyositis. Churchill-Livingstone, Edinburgh London

4. Polymyalgia arteriitica

Von

W. MIEHLE

Mit 2 Abbildungen und 3 Tabellen

a) Einleitung und Synonyma

Die Geschichte der „Polymyalgia arteriitica" (PMA) gibt durch das Studium der Nomenklatur bereits viele Hinweise auf die wahrscheinliche Genese und Symptomatik. Sie verrät, weshalb in letzter Zeit der Terminus Polymyalgia arteriitica, den auch wir benutzen, in den Vordergrund gerückt ist.

BRUCE (1888), ein schottischer Arzt, gilt als der Erste, der die Polymyalgie beschrieb: Er nannte sie „senile rheumatic gout". HUTCHINSON (1890) sprach von einer Temporalarteriitis (TA); HORTON et al. (1932) beschrieben die Horton-Arteriitis. SLOCUMB (1936) nannte das Krankheitsbild „secondary fibrosis". Die Jahre 1940–1955 ließen in die einzelnen Benennungen des Krankheitsbildes Merkmale der Symptomatik und Hinweise auf bevorzugtes Alter der Kranken und auf eine Arteriitis einfließen: „Riesenzellarteriitis" (GILMOUR 1941), „periextraarticular rheumatism" (HOLST u. JOHANSEN 1945), „periarthrosis humeroscapularis with general symptoms" (MEULENGRACHT 1945), „cranial arteriitis" (KILBOURNE u. WOLFF 1946), „a special type of arthritis in old age" (PORSMAN 1951), „myalgic syndrome of the elderly with systemic reactions" (KERSLEY 1951, 1956), „pseudo-polyarthrite rhizomélique" (FORESTIER u. CERTONCINY 1953), „anarthritic rheumatoid disease" (BAGRATUNI 1953).

Den heute noch gebräuchlichen Terminus „Polymyalgia rheumatica" (PMR) prägte BARBER (1957). Die Bezeichnungen von RUSSEL und Ross (1959): „arteriitis of old age" und OLHAGEN (1963): „senile arteriitis" enthalten Hinweise auf das Prädilektionsalter. Der Begriff „Polymyalgia arteriitica" – von HAMRIN et al. (1968) und HAMRIN (1972) geprägt und von MATHIES (1977) übernommen – weist auf die wahrscheinlich gemeinsame Genese der PMR und der Arteriitis (Riesenzellarteriitis, Horton-Arteriitis, cranial arteriitis, Temporalarteriitis usw.) hin.

b) Definition

Die Beziehungen zwischen PMR und Arteriitis temporalis sind sehr eng. DIXON (1978) glaubt an die Identität der Prodromalphase der Arteriitis mit der Polymyalgia rheumatica. Allerdings kann die gemeinsame Ätiologie beider Krankheitsbilder bisher nur als wahrscheinlich angenommen werden, da sie noch unbekannt ist. Jedoch legt eine breite Basis gemeinsamer Symptome (Alter, Geschlechtsverteilung, Krankheitsdauer, systemische Erkrankungszeichen, gute Ansprechbarkeit auf Steroide, die Möglichkeit, daß sich aus einer Krankheit die andere und vice versa entwickelt) den Schluß der gemeinsamen Ätiologie nahe. Auch scheint eine gemeinsame Betrachtungsweise beider Krankheitsbilder sinnvoll, da die entscheidende Gefahr der Arteriitis, die Erblindung, auch in den Fällen einer PMR mit einer sich entwickelnden Arteriitis besteht. Die Frage stellt sich sogar, ob nicht auch die Diagnose einer zunächst „reinen" PMR ein hohes „Arteriitisrisiko" in sich birgt.

Ein Definitionsversuch muß folgende Faktoren einbeziehen:
Die Krankheit tritt in der Regel bei Menschen älteren Alters auf (meist über 55 Jahre); die wenigen jungen Patienten bilden die Ausnahme; die PMA ist nahezu immer mit einer Beschleunigung der Blutsenkungsgeschwindigkeit von über 50 mm/h verbunden. Das Syndrom zeichnet sich durch Schmerzen und Steifheit der proximalen Schulter-/Beckengürtelmuskulatur aus, die wenigstens einen Monat anhalten. Kopfschmerzen oder Sehstörungen können eine Gefäßbeteiligung signalisieren. Eine oft dramatische Besserung aller Beschwerden läßt sich durch eine Therapie mit Steroiden erreichen.

c) Ätiologie und Pathogenese

Ein möglicher Einfluß von Rasse, Klima oder Allergie auf die Auslösung ist unbekannt. Als auslösende Faktoren werden u.a. grippeähnliche und bakterielle Infekte (Tonsillitiden) sowie Traumen diskutiert. Eine virale Genese wird bisher für unwahrscheinlich gehalten (PLOTZ u. SPIERA 1969; MOWAT u. HAZLEMAN 1974). FESSEL (1969) vermutet, daß Kontakte mit Wellensittichen eine Rolle spielen – eine These, die nicht bestätigt werden konnte (ORNILLA et al. 1970; WHITE u. INNES 1972). Die Auslösung der Krankheit auf dem Boden einer wiederum mit dem höheren Lebensalter korrelierenden Depression der T-Lymphozytenfunktion wird von v. KNORRING und SELROOS (1976) geschildert. Da VISCHER et al. (1969) keine Erhöhung der Immunglobuline und keine Autoantikörper gegen Gefäßwand und quergestreifte Muskulatur fanden, zweifeln sie an einer autoimmunologischen Genese der Arteriitis.

Die Arteriitis als gemeinsame Ursache beider Syndrombilder postulieren PAULLEY und HUGHES (1960) und HAMRIN (1972). Die Temporalarteriitis steht in direktem pathogenetischen Zusammenhang mit den Symptomen der Polymyalgie (HAMRIN et al. 1964; DIXON et al. 1966). Angiographisch nachweisbare Gefäßstenosen sowie auffallend häufig auskultierbare Geräusche über peripheren Gefäßen dokumentieren die Bedeutung vaskulitischer Prozesse im Rahmen der PMR. O'BRIEN (1978) hält die durch (UV-)Strahlung entstandene Elastose der Lamina elastica interna für die wesentliche Ursache der Arteriitis temporalis.

Als bevorzugtes Argument gegen die gemeinsame Ätiologie der Arteriitis temporalis und der Polymyalgia rheumatic galt bisher der oft fehlende Nachweis einer Arteriitis bei PMR: Durch verbesserte Methoden (selektive Angiographie der Arteria superficialis temporalis) und konsequente Biopsie langstreckiger Stücke dieser Arterie wird sich diese Argumentationslücke prospektiv sicher verkleinern lassen. Auch ist jetzt gut denkbar, daß eine individuelle genetische Disposition einen Patienten eine PMR, den anderen eine Arteriitis temporalis entwickeln läßt – oder beides nacheinander.

d) Pathologische Anatomie

α) Arteriitis

Betroffen werden hauptsächlich die Arteria temporalis, die Aorta und ihre Seitenäste, die Herzkranz- und Mesenterialgefäße, selten oder kaum Gefäße, denen die Elastica interna fehlt: die intrakraniellen Gefäße (CROMPTON 1958;

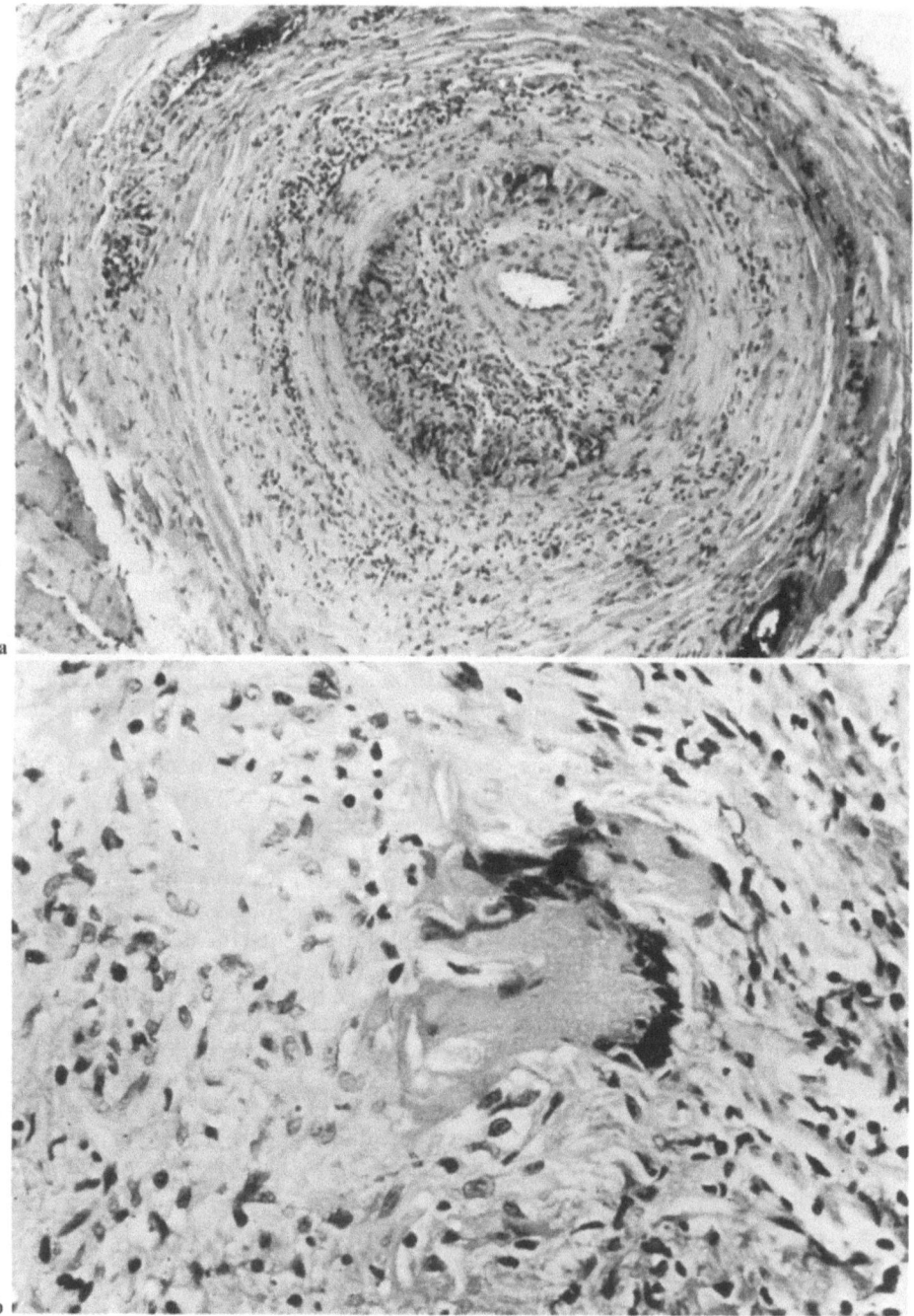

Abb. 1. a Arteriitis temporalis mit fortgeschrittener Stenosierung des Lumens. **b** Ausschnittvergrößerung aus **a**: Riesenzelle bei Arteriitis temporalis (Beobachtung von EDER).

KJIELDSEN u. RESKE-NIELSEN 1968; WILKINSON u. RUSSELL 1972). Pulmonale und renale Gefäße werden ebenso wie Arteriolen nie befallen.

Die Arteriitis ist oft durch Riesenzellformationen charakterisiert (Abb. 1a, b), die in enger Verbindung mit der durchbrochenen Elastica interna stehen. Riesenzellen fehlen, wenn die entzündlichen Reaktionen nur im Intima-Bereich auftreten (ROSENTHAL 1975). Der Befall ist fleckig. Makroskopisch zeigt sich die Arteriitis uncharakteristisch: Die Gefäße sind vergrößert, manchmal knotig verändert; ihr Lumen ist klein, selten thrombotisch verschlossen. Thromben spielen bei der Entwicklung der Gefäßänderungen keine große Rolle. Die Intimaproliferation, identisch mit der der Arteriosklerose, verursacht ein verengtes Gefäßlumen. Die Adventitia ist infiltriert von ein-, manchmal auch polymorphkernigen Entzündungszellen. Um die Vasa vasorum finden sich Leukozyteninfiltrate. Variabel aussehende Riesenzellen prägen die Alteration der Media.

Die verdickte und fragmentierte Elastica interna zeigt anfangs die schwersten Veränderungen (PARKER et al. 1972). Arteriosklerotische Zeichen, mit zunehmendem Alter „physiologisch", differieren z.T. nur im Ausmaß. Jedoch kommen im Alter entzündliche Zellinfiltrate – ausgenommen im Rahmen großer arteriosklerotischer Plaques – nicht vor (AINSWORTH et al. 1961). Hautbiopsiepräparate, die elektronenmikroskopisch untersucht wurden, zeigten im Kapillarbereich polymorphkernige Leukozyten und Rundzellen: nach BACKWINKEL et al. (1974) Ausdruck eines generalisierten Gefäßprozesses.

β) Polymyalgia rheumatica

Eine differenzierende pathologische Anatomie der Muskel- und Synovialisbeteiligung gibt es nicht. Hier nur der kurze Hinweis auf die im Kapitel „Klinik" folgenden Untersuchungsergebnisse.

e) Epidemiologie

Die Polymyalgia arteriitica ist keine seltene Krankheit: Im Rahmen eines rein rheumatologischen Krankengutes fanden sie KOGSTAD (1965) in 3,5%, DIXON et al. (1966) in 1,3% und MOWAT und CAMP (1971) in 4,5% ihrer Fälle. Im Vergleich mit anderen Krankheiten des rheumatischen Formenkreises wird sie so häufig wie die Arthritis urica (DIXON et al. 1966; VISCHER 1971; HEALEY 1974), häufiger als die Spondylitis ankylosans (DIXON et al. 1966) und im Rahmen eines allgemeinen Krankengutes etwa in 10% der Fälle von chronischer Polyarthritis (ANDREWS 1966) beobachtet. Nach dem 70. Lebensjahr steigt ihre Inzidenz auf die Hälfte der cP-Erkrankungen (DIXON et al. 1966). Von allen in einem Jahr in Malmö gestorbenen Erwachsenen ergaben die Biopsien der Temporalarterien in etwa 1% eine Arteriitis (OSTBERG 1971). HAMRIN et al. (1965) und HAMRIN (1972) sprechen von jährlich 10–12 neuen PMA-Patienten pro 100.000 Menschen.

In einer Literaturübersicht über 647 Fälle zeigt ROSENTHAL (1975) ein Verhältnis zwischen erkrankten Frauen und Männern von etwa 2:1. Ähnliche Verhältnisse schildern WEISSENBACH et al. (1963), MOWAT und CAMP (1971), FERNANDEZ-HERLIHY (1971) und WAGNER (1971). In bedeutend höherem Maß erkranken Frauen nach VISCHER (1971), MYLES (1975), MACLOED (1973), GERBER und VERNON-ROBERTS (1977) und DIXON (1978).

Die PMA ist eine Erkrankung des höheren Lebensalters. Beschreibungen jüngerer Patienten sind die Ausnahme: In den Untersuchungen von HUNDER et al. (1969) waren 4% jünger als 50 Jahre. Auch MOWAT und CAMP (1971) und GERBER und VERNON-ROBERTS (1977) berichten über einige jüngere Fälle. In der Regel sind die Patienten jedoch älter als 50 Jahre; das Erkrankungsmaximum liegt zwischen dem 60. und 70. Lebensjahr (PAULLEY u. HUGHES 1960; MOWAT u. CAMP 1971; SCHOEN 1971).

Familienstudien dieser Krankheit sind selten. BARBER (1957). WADMAN und WERNER (1972) sowie HAMRIN (1972) berichten über die familiäre Häufung der PMA. Neuere Untersuchungen von LIANG et al. (1974) bestätigen diese Ergebnisse.

f) Klinik

α) Polymyalgia rheumatica

Oft sind die Patienten ältere Menschen, die äußerlich gesund wirken und auch trotz heute üblicher röntgenologischer, nuklearmedizinischer, endoskopischer bzw. sonstiger technischer Methoden unauffällig bleiben (BERG 1975). Jedoch kann die Erkrankung anfangs auch so schwer sein, daß die Patienten von der Hilfe anderer abhängig werden. Der schlechteste Allgemeinzustand findet sich in den ersten zwei bis drei Krankheitsmonaten. Unspezifische Symptome sind Fieber (meist nur subfebrile Temperaturen), Gewichtsverlust (manchmal dramatisch), Inappetenz, Anorexie, Apathie, ein unbestimmtes Krankheitsgefühl, Müdigkeit und Schwitzen (vor allen Dingen nachts).

Muskelschmerzen und muskuläre Steifheit im Bereich der Schulter- und Beckengürtelmuskulatur – oft ausstrahlend in die Oberarme/Oberschenkel – sind führendes diagnostisches Symptom. Auch periartikuläre Strukturen (Bursen, Sehnen, Sehnenscheiden) und Gelenke selbst schmerzen. Im Verlauf der Palpation im Schultergürtelbereich zeigen sich die Bursa subdeltoidea und die sehnigen Ursprünge des Musculus biceps longus und pectoralis besonders schmerzempfindlich. Die Schmerzen können sich über die Musculi sternocleidomstoidei bis hin zum Mastoid erstrecken. *Die aktive Gelenkbeweglichkeit ist durch den Schmerz gebremst, die passive dagegen erhalten.* Das ruckartige Hinsetzen auf einen Stuhl verursacht oft einen charakteristischen Stauchschmerz im Schulter-, Becken- oder Stammuskulaturbereich. Der Schmerz läßt sich durch Bewegung steigern. Bei akuten Fällen ist auch die leichteste Bewegung im Gelenk schmerzvoll. Manche Patienten erwachen nachts, aufgeweckt durch unbewußte schmerzhafte Bewegungen. Ruheschmerz kommt nicht vor. Die Einbuße der Muskelfunktion wechselt; bei nachlassendem Schmerz kehrt die volle Beweglichkeit meist wieder zurück.

Die Beschwerden treten besonders in der zweiten Hälfte der Nacht auf und halten zwischen vier und sechs Stunden, bis in den Morgen hinein, an.

Atrophie und Schwäche der Muskulatur fehlen, mit Ausnahme der durch lange Inaktivität verursachten Fälle, Schulter- und Beckengürtel können einzeln oder gleichzeitig erkranken. Meist sind die Beschwerden symmetrisch (VISCHER 1971). Die Muskelschmerzen werden oft durch feuchtes Wetter („Thermostreß") verschlechtert.

Serien von Muskelbiopsien im Rahmen einer PMA/PMR brachten *negative Biopsieresultate* (KERSLEY 1951; GORDON 1960; BAGRATUNI 1953; OLHAGEN 1963; WEISSENBACH et al. 1963; GORDON et al. 1964; KOGSTAD 1965; WILSKE u. HEALEY 1967; BRUK 1967). BROOKE und KAPLAN (1972) beschreiben atrophische Veränderungen des Fasertyps 2b mit mottenfraßartigen und gewundenen Fasern. Auch sie fanden keine Veränderungen der Zellkerne, weder Nekrosen noch Degeneration. Zelluläre Reaktionen fehlen vollkommen.

Auch das EMG ist nicht charakteristisch: Die Muskelaktionspotentiale sind im Durchschnitt von kleiner Amplitude, ihre durchschnittliche Dauer ist verkürzt. Der Anteil an poliphasischen Potentialen ist mäßig erhöht (VISCHER 1971).

Meist klagen die Patienten über *Arthralgien* in den stammnahen Gelenken (Schulter-, Knie-, Hüftgelenke). Jedoch können Schwellungen und flüchtige Synovialitiden nahezu überall auftreten wie in den Metakarpophalangeal-, Hand-, Akromioklavikular- und Sternoklavikulargelenken. Der Gelenkbefall ist meist mono-/oligoartikulär – sehr selten polyartikulär. Die Gelenke können geschwollen und druckdolent sein. *Ergüsse finden sich vor allem im Bereich der Kniegelenke:* WILSKE und HEALEY (1967) fanden bei 8 von 18 Patienten symptomlose Kniegelenksergüsse; MYLES (1975) schildert Ergüsse in 8% seiner Fälle. Auch HEALEY (1974) beschreibt sie. Über druckdolente Sternoklavikulargelenke berichten BRUK (1967) und VISCHER (1971). Die beschriebenen Synovialitiden sind meist nur flüchtig – Stunden, maximal Tage dauernd (BELL u. KLINEFELTER 1967; KATTWINKEL u. FERNANDEZ-HERLIHY 1970). Synovialisbiopsien zeigen eine chronische unspezifische Synovialitis, so in den Sternoklavikulargelenken (BRUK 1967) oder den Schultergelenken (GORDON et al. 1964). HENDERSON et al. (1975) fanden eine Synovialishyperplasie, eine Hyperämie und eine milde, gemischte Infiltration des Subsynoviums, bestehend aus Lymphozyten und Plasmazellen. Die Zeichen der Synovialitis ließen sich arthroskopisch nicht von denen der chronischen Polyarthritis unterscheiden. Über die Häufigkeit von Gelenkbeteiligungen gibt Tabelle 1 Auskunft.

Gelenkbeschwerden müssen besonders beachtet werden, da in dem von der PMA bevorzugten Lebensalter degenerative Gelenkveränderungen üblich sind. Fast alle Patienten erkennen aber den unterschiedlichen Schmerzcharakter dieser beiden Krankheiten sehr schnell. Oft können sie auf den Tag genau angeben, wann „der andere Schmerz" begann.

Die Häufigkeit der Temporalarteriitis (Horton-Arteriitis, Riesenzellarteriitis) bei PMA/PMR zeigt Tabelle 2. Allgemeine Angaben über das Vorkommen einer

Tabelle 1. Häufigkeit von Gelenkbefall und Synovialitis bei PMA/PMR

Autor	Jahr	Anzahl der Patienten	Anzahl der Synovialitiden %
BAGRATUNI	1953	50	16
GORDON et al.	1964	21	29
KOGSTAD	1965	70	16
WILSKE u. HEALEY	1967	18	44
BRUK	1967	80	69
BELL u. KLINEFELTER	1967	29	38
HUNDER et al.	1969	12	50
DIXON et al.	1966	31	6,5
MOWAT u. HAZLEMAN	1974	59	25
MYLES	1975	75	9
HENDERSON et al.	1975	88	14
Total		533	28,7

Tabelle 2. Häufigkeit der Temporalarteriitis (Horton-Arteriitis, Riesenzellarteriitis) bei PMA/PMR

Autor	Jahr	Zahl der Fälle von PMR/PMA (nicht alle biopsiert)	Durch Biopsie gesicherte Arteriitis %
HAMRIN et al.	1964	23	16
DIXON et al.	1966	31	13
HUNDER et al.	1969	80	8
FERNANDEZ-HERLIHY	1971	7	15
HAMRIN	1972	93	48
FAUCHALD et al.	1972	94	62
MYLES	1975	75	30
WAALER et al.	1976	35	47
COOMES et al.	1976	42	23
Total		480	29

Riesenzellarteriitis im Rahmen der PMR liegen bei etwa 50% aller Fälle (OLHAGEN 1963; SCHOEN 1971; MÜLLER 1974; ROSENTHAL 1975; HAZLEMAN 1976).

β) Arteriitis

Die Arteriitis kann sich auf die Temporalarterie (Kopfschmerz) oder die Arteria ophthalmica (Sehstörungen) beschränken – aber auch fast alle anderen Gefäße (Claudicatio, Kieferschmerzen, Zungenschmerzen, zerebrale Symptome, periphere Neuropathien, Herzinfarkte, Kopfhautnekrosen, Zungengangrän usw.) befallen. *Meist ist die Arteriitis im Bereich der Arteria temporalis lokalisiert.* Ausgeprägte palpatorische Veränderungen dieser Arterie sind selten. Sie kann (ein- oder beidseitig) hart, druckempfindlich sein; *sie pulsiert schwach oder nicht mehr.* Zu beachten ist, daß die Temporalarterien besonders beim älteren Menschen oft als geschlängelte Gefäße über der Haut verlaufen. Diese Schlängelung ist für die Arteriitis nicht typisch. Charakteristisch dagegen ist das Anschwellen der Arterie, das ein bis zwei Monate nach Beginn der Arteriitis auftritt und bald wieder verschwindet (Abb. 2). HUTCHINSONS Beschreibung (1890) in den *Archives of Surgery* erscheint auch heute noch so treffend, daß sie hier zitiert werden soll:

„Der Gegenstand der Untersuchung war ein alter Mann, der – so glaube ich – an Gicht litt.... Ich wurde gebeten, ihn anzusehen, da er „rote Striche auf seinem Kopf habe", die schmerzten und ihn davon abhielten, einen Hut zu tragen. Die „roten Striche" erwiesen sich als die Temporalarterien, die beidseits entzündet und geschwollen waren. Sie reichten von der Temporalregion bis in die Mitte der Kopfhaut, und Äste jeder Arterie konnten genau verfolgt werden. Beide Seiten ähnelten sich. Während der ersten Woche konnte noch ein schwaches Pulsieren der betroffenen Gefäße beobachtet werden, das dann aber verschwand, ebenso wie die Rötung. Die Gefäße imponierten als undurchlässige Stränge.... Es ist nicht bewiesen, daß hier eine Thrombosierung stattfand."

Kardinalsymptome einer Temporalarteriitis sind Kopfschmerzen und Sehstörungen. Nicht immer müssen die Kopfschmerzen auf die Temporalregion begrenzt sein. Die Arteriitis scheint unter älteren Patienten häufiger vorzukommen; HAM-

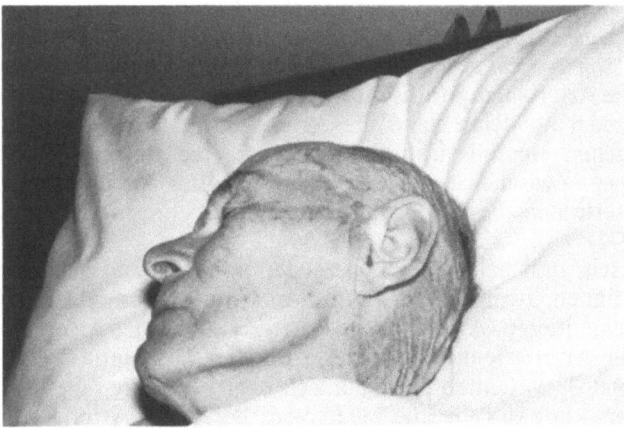

Abb. 2. Klinisches Bild einer Arteriitis temporalis (Beobachtung von SCHLIAK)

RIN (1972) fand eine Arteriitis bei 70% der Patienten, die älter als 65 Jahre waren, dagegen nur bei 27% aller unter 65 Jahre alten Patienten. Parästhesien am behaarten Kopf treten diffus oder lokalisiert an der Schläfe und am Okziput auf. Migräneartige Schmerzanfälle sind beschrieben (SCHOEN 1971). Die Arteriitis wird in 40–50% aller Fälle von Augensymptomen begleitet (HUNDER et al. 1969), die an eine Erkrankung der Arteria ophthalmica gebunden sind. Periorbitale Schmerzen und Doppelsehen sind auf eine Ischämie der extraokulären Muskeln zurückzuführen. Segmentale Gesichtsausfälle ergeben sich durch das Erkranken von Retinagefäßen. Meist sind beide Augen befallen. Die Amplitude des Augeninnendrucks ist erniedrigt (HORVEN 1970). Doppelsehen (LOCKSHIN 1970), Visusminderungen bis zur Blindheit kommen vor. Dem abrupten Blindwerden geht manchmal Augenflimmern voraus. Harmlose Veränderungen, die sich in Tagen zurückbilden können, wie z.B. Ophthalmoplegien, Ptosis und Diploe steht die maligne Form, die irreversible Blindheit, gegenüber. Manche Patienten werden „im Schlaf" blind, bei anderen entwickelt sich der Sehverlust langsam und schrittweise. SPIERA und DAVISON (1977) beobachteten, daß sich das Sehvermögen bei 22–27% aller Patienten mit Temporalarteriitis trotz Kortison-Therapie verschlechterte. Immer sollte die klinische Untersuchung bei Verdacht auf Temporalarteriitis das Spiegeln des Augenhintergrundes einbeziehen: Im positiven Fall lassen sich eine Obliteration der zentralen Netzhautarterie, ein ischämisches Papillenödem oder eine retrobulbäre Neuritis beobachten.

Die Frage, ob bei Verdacht auf Temporalarteriitis oder „reine" Polymyalgia rheumatica immer eine Biopsie der Temporalarterie angebracht sei, ist umstritten. So sehen GIORDANO et al. (1979) z.T. sogar die Gefahr der Irreführung und Erschwerung der Diagnostik durch die Biopsie – z.B. im Fall einer Arteriosklerose. Auch darf ein negativer Biopsiebefund auf keinen Fall zum Ausschluß der Möglichkeit einer Arteriitis führen. Die meisten anderen Autoren sprechen sich jedoch für die Biopsie aus. Das erscheint, bedenkt man Risiko und Prognose einer nicht entdeckten Arteriitis, vernünftig. So beschreibt HAMRIN (1972), daß 41% seiner Patienten, die die Temporalarteriitis-Symptomatik ausdrücklich verneinten, eine für diese Arteriitis typische Histologie zeigten! Folgende Tatsachen sollten also vor der Biopsie immer bedacht werden: *Auch trotz fehlender Symptomatik kann eine risikoreiche Arteriitis vorliegen; eine selektive temporale Angio-*

graphie vergrößert die Chancen, ein positives histologisches Ergebnis zu erzielen erheblich; da die Arterie meist segmental befallen ist, sollten immer Stücke in einer Länge von 1–3 cm entnommen werden. Wenn klinische Symptome fehlen, sollte man die Arteria temporalis biopsieren, an deren Seite die Muskelschmerzen dominieren oder an deren Seite die Arteria carotis druckempfindlich ist. Bei sicheren Zeichen einer Temporalarteriitis ist eine Biopsie ohnehin zwingend vorgeschrieben. Zwischen mit Kortikoiden behandelten und nicht behandelten Temporalarteriitiden bestand kein Unterschied im histologischen Präparat (HAMRIN 1972).

Das Wissen, daß neben der Arteria temporalis auch viele andere Arterien erkranken können, zwingt in der klinischen Untersuchung dazu, alle peripheren Gefäße zu auskultieren (Arteria carotis, Arteria subclavia, Arteria axillaris, Arteria brachialis, Arteria femoralis, Arteria poplitea). HAMRIN (1972) objektivierte bei 59% seiner 93 Patienten ein Geräusch über peripheren Gefäßen.

Die Erkrankung der Gefäße reicht vom Befall der Arteria centralis retinae (FESSEL u. PEARSON 1967; SIMKIN u. HEALEY 1969) über die Beteiligung der Uterusgefäße (POLASKY et al. 1965) bis zum Betroffensein der Aorta. HAMRIN (1972) fand in 14 Fällen Zeichen eines Aortenbogensyndroms, daß sich meist klar nach dem Beginn der polymyalgischen Beschwerden manifestierte. Es besteht keine Beziehung zwischen der Schwere der polymyalgischen Erkrankung und dem Aortenbogensyndrom. Auch Parästhesien im Bereich der Hände und Raynaud-ähnliche Symptome werden geschildert. Herzinfarkte, die sich post mortem einer Arteriitis der Koronargefäße zuordnen ließen, sind beschrieben (CROMPTON 1959). Der Befall von zerebralen Gefäßen kann zu Apoplexien führen. VOORDECKER et al. (1972) berichten über die arteriitischen Veränderungen beider Vertebralarterien. Sind die Arterien des Musculus masseter befallen, können Kauschmerzen auftreten. Eine Zungengangrän beschreiben HENDERSON (1967), eine Kopfhautgangrän GRAHAME et al. (1968) und eine Dysphagie DESSER (1969). THOMPSON et al. (1971) schildern einen 67jährigen Patienten mit PMR, verbunden mit einem doppelseitigen Verschluß der Arteria subclavia. DIXON et al. (1966) fanden in 33% der Fälle einen überempfindlichen Sinus caroticus. Eine diffuse Vaskulitis der muskulären Arterien der Gallenblase entdeckten PAPAIOANNOU et al. (1979) bei einem Patienten mit gesicherter Temporalarteriitis.

Haut- und Schleimhautbiopsiebefunde sind immer negativ. Auch die Begleitvenen sind unauffällig. Andere „rheumatische", von den Patienten immer wieder geklagte Symptome sind: Rückenschmerzen, Steifheit der Hände und Finger – meist morgens (Differentialdiagnose: chronische Polyarthritis), Parästhesien, diffuse ödematöse Verschwellung der Hände, Streckdefizite der Ellbogen. Meist verschwinden diese Symptome, die immer distal am Oberarm/Oberschenkel liegen, innerhalb weniger Wochen.

Einige Korrelationen zu anderen Krankheiten scheinen zu bestehen: AHMED und BRAUN (1978) schildern fünf Fälle der Koinzidenz von *Karpaltunnelsyndrom* und PMA. Sie glauben, daß die im Rahmen einer PMA vorkommende Tenosynovitis über eine Volumenzunahme im Karpaltunnel zu entsprechenden Symptomen führt. THOMAS und CROFT (1974) fanden in einer retrospektiven Studie von 59 Patienten mit Arteriitis fünf Fälle einer *Thyreotoxikose*. HAMRIN (1972) beobachtete Störungen des Geschmacks- und Riechsinns (Dysgenesie; Dysonie), die immer sehr schnell und gut auf Kortikoidtherapie ansprachen.

Es ist verständlich, daß sich auf der Grundlage der Schmerzen und des allgemeinen Vitalitätsverlusts oft *depressive Verstimmungen und Verwirrungen* entwickeln (bis zu 20% bei MYLES 1975). Diese Zustände lassen sich überwiegend als reaktiv depressive Stimmungslagen interpretieren. Depressionen objektivierten GERBER und VERNON-ROBERTS (1977) in 52% ihrer Fälle. Ihrer Ansicht nach war dieser Zustand hirnorganisch durch eine Arteriitis cranialis bedingt. Nach Gabe von Steroiden schwand das depressive Zustandsbild rasch.

Zusammenhänge zwischen PMA und *Lebererkrankungen* werden oft geschildert (TERWINDT u. KNOBEN 1966; BELL u. KLINEFELTER 1967; GLICK 1972). Granulomatöse Lebererkrankungen im Rahmen der PMA beobachteten LONG und JAMES (1974) und LITWACK et al. (1977). Von KNORRING und WASASTJERNA (1976) deckten mit Feinnadelbiopsien der Leber erhöhte Aktivität der alkalischen Phosphatase und pathologische Veränderungen in der Wand der Gallenkanälchen auf.

γ) Röntgenbefunde

Röntgenologische Untersuchungen am Bewegungsapparat zeigen bei der PMA nichts als pathologisch Interpretierbares. Zu beachten ist, daß arthrotische Befunde nicht überbewertet und zur schmerzerklärenden diagnostischen Falle werden dürfen.

Die selektive Angiographie der Arteria temporalis (GILLANDERS et al. 1969; ELLIOT et al. 1972; MONCADA et al. 1974; LAYFER et al. 1977) hat den Vorteil, in Biopsie-negativen Fällen dennoch Hinweise auf eine Arteriitis temporalis geben zu können und – wird sie vor der Biopsie durchgeführt – den Ort zu ermitteln, an dem mit der größten Aussicht auf Erfolg biopsiert werden kann. Die Arteria temporalis zeigt im gesunden Zustand einen geschlängelten Verlauf mit zur Peripherie hin abnehmendem Gefäßdurchmesser. Das krankhaft durch eine Arteriitis veränderte Gefäß verläuft gestreckt mit Zonen der Verengung, Rosenkranzbildung und dilatierten Bezirken. Normale Abschnitte wechseln mit erkrankten.

δ) Laborchemische Untersuchungen

Die für die PMA wichtigsten Untersuchungen sind die Blutsenkungsgeschwindigkeit (BKS) und die Plasmaviskosität (PV). In neuerer Zeit durchgeführte Studien haben gezeigt, daß die Bestimmung der Plasmaviskosität nicht wie zunächst gedacht die BKS (nach Westergreen) ersetzen kann. ESSELINCKX et al. (1977b) schlagen vor, BKS und PV gleichzeitig durchzuführen. Sie schildern einige PMA-Fälle mit beschleunigter Blutsenkung, aber normaler Plasmaviskosität. Senkungsgeschwindigkeiten meist über 60 mm/h, oft über 100 mm/h liegend (eine typische „Sturzsenkung" sollte ausgeschlossen werden), sind die Regel. Den Grund für die Beschleunigung der BKS sehen VISCHER et al. (1969) in der Vermehrung des Fibrinogens und der Erhöhung der Alpha-1- und Alpha-2-Globuline. Auch wenn einige Autoren normale oder nur mäßig beschleunigte Senkungen bei PMA-Patienten beschreiben (WEISSENBACH et al. 1963; BRUK 1967; HAMRIN 1972) und GERBER und VERNON-ROBERTS (1977) den Fall eines 69jährigen Mannes schildern mit einer Senkungsbeschleunigung von nur 27 mm/h, der an den Folgen einer generalisierten Arteriitis mit Destruktionsherden im Bereich der Aorta und beider innerer Karotiden starb, *schließt eine nicht beschleunigte Senkung eine PMA nahezu aus.* HAMRIN (1972) fand keinen Unterschied in der Höhe der BKS bei PMR mit oder ohne Arteriitis.

Die Muskelenzyme (Aldolase, SGOT, LDH, CPK) ergeben immer normale Werte. Es findet sich eine milde normo-, manchmal hypochrome Anämie, die nicht auf Eisensubstitution anspricht. Manchmal bestehen eine leichte Leukozytose und eine mäßige Eosinophilie. Ähnlich wie bei der chronischen Polyarthritis ist der Eisenwert niedrig, der Kupferwert hoch (Eisen-Kupfer-Dissoziation).

Die akuten Phaseproteine – das C-reaktive Protein, Alpha-1-, Alpha-2-Haptoglobuline – sind erhöht und nachweisbar. Die alkalische Phosphatase ist häufig hoch, manchmal verbunden mit einer Erhöhung der Transaminasen (BOERSMA u. KERST 1962; HALL u. HARGREAVES 1972; KLIJN u. BOMGARD 1963; BUERK u. SMITH 1972; MALMVALL u. BENGTSSON 1978). GLICK (1972) beschreibt die erhöhte Aktivität der alkalischen Phosphatase in 20%, von KNORRING und WASASTJERNA (1976) fanden sie in 62% ihrer Fälle. Die pathologisch verstärkte Bromsulfthaleinretention beobachteten WADMAN und WERNER (1972) und von KNORRING und WASASTJERNA (1976). Es besteht eine positive Korrelation zwischen der Höhe der alkalischen Phosphatase, der Blutsenkungsgeschwindigkeit und der Bromsulfthaleinretention einerseits und der Schwere der muskulären Symptome andererseits.

Der „Rheumafaktor" oder antinukleäre Faktoren lassen sich nicht nachweisen. Das Serumkomplement, wie der ASL sind normal. HAZLEMAN (1977) fand beim Vergleich der beiden Symptomgruppen Polymyalgie und Riesenzellarteriitis keine immunologischen Unterscheidungsmöglichkeiten: Der Lymphozytentransformationstest war in aktiven Fällen beider Krankheiten positiv; das Hepatitis-B-Antigen war nicht nachzuweisen. BACON et al. (1975) ermittelten bei 9 von 13 Patienten mit PMA Hepatitis-B-Oberflächenantikörper. Bei vier Patienten waren diese Antikörper bis zu sechs Monate nachweisbar. Die Immunglobuline waren vor der Therapie in einigen Fällen deutlich erhöht; unter einer Steroidbehandlung sanken alle außer dem IgM. Aus diesen Beobachtungen schließen die Autoren, daß das Hepatitis-B-Antigen ein auslösender Faktor für die Krankheit sein könnte.

Von allen Schwarzen, die an PMA litten und *gewebstypisiert* wurden, waren 50% Träger des HLA-B 7, 30% des HLA-A 9 (SANFORD u. BERNEY 1977; MUNKACSY et al. 1978). Bei 50 Patienten mit PMA wiesen SANY et al. (1976) das HLA-B 5 und HLA-BW 38 vermehrt nach. HLA-B 5 und HLA-BW 38 waren bei Patienten vermehrt nachweisbar, die eine Temporalarteriitis ohne polymyalgische Symptome aufwiesen. BREWERTON und ALBERT (1977) folgern daraus, daß Patienten mit einer Temporalarteriitis und den Antigenen HLA-B 5 und HLA-BW 38 eine PMR entwickeln können. MYLES et al. (1977) beschreiben das erhöhte Vorkommen von HLA-B 8 bei der PMR und HLA-A 10 bei der TA. Andererseits fanden HUNDER et al. (1977) bei der PMA keinen bestimmten Haplotyp. Auch TERASAKI et al. (1976) und HAZLEMAN (1977) konnten die diskutierten HLA-Korrelationen nicht bestätigen.

Im Serum von 18 von 29 PMA-Patienten wiesen EGHTEDARI et al. (1976) Immunoblasten nach. Die Erhöhung der Immunoblastenzahl während scheinbar sehr geringer klinischer Aktivität, läßt sich als Zeichen fortdauernder Aktivität interpretieren. Die kleine Zahl der Patienten mit niedriger Blutsenkungsgeschwindigkeit und klinisch aktiver PMA zeige ebenfalls eine vermehrte Immunoblastenzahl.

Biopsiebefunde im Rahmen aktiver PMA ergeben nach PARK und HAZLEMAN (1978) extrazelluläres Immunglobulin und Komplement. Die *Synoviaanalyse* liefert nur unspezifische Daten: Die Leukozytenzahlen liegen zwischen 5.000 und 8.000, Ragozyten sind vereinzelt nachweisbar (WILSKE u. HEALEY 1967); auch hier gelingt der Nachweis des Rheumafaktors nicht.

ε) Nuklearmedizinische Untersuchungen

Nach der Schilddrüsenblockade mit 250 ng oralem Perchlorat wird 10 mCi ^{99m}TcO$_4$ injiziert. Nach zehn Minuten soll die Szintigraphie erfolgen. Von 25 Patienten mit PMA – so berichten WAHNER und O'DUFFY (1976) und

O'Duffy et al. (1976) – zeigten 24 über verschiedenen Gelenken einen pathologisch verstärkten Uptake von TcO$_4$. Vor allem die Schultergelenke – dort in 75% symmetrisch – speicherten vermehrt. Die Autoren schließen daraus, daß eine Synovialitis Ursache der Schmerzen der PMA sein muß. Diese Befunde konnten Berg et al. (1977) nicht bestätigen.

ζ) Verlauf

Die Erkrankung beginnt oft akut (in 40% nach Hamrin 1972). Der Patient geht gesund ins Bett und steht krank auf. Aber auch ein subakuter bis chronischer Verlauf ist möglich. Das Syndrom kann sich in Tagen (Mowat u. Camp 1971) oder Monaten (Gordon 1960) entwickeln. Die Verwechslungsmöglichkeit mit einer Influenza ist gegeben: Fieber, wandernde Myalgien und Arthralgien – allerdings keine katharralischen Zeichen. Auch Schluckbeschwerden (Hamrin 1972) können schon anfangs bestehen. Die Diagnose ist nicht unproblematisch: So dauerte die PMA vor Diagnosestellung in 30% 3, in 50% 6, in 90% 18 Monate, und in 10% wurde die Diagnose erst nach 2 Jahren gestellt (Hamrin 1972). Etwa 30% aller Fälle brauchen eine länger als vier Jahre andauernde Steroidtherapie. Die temporale Arteriitis entwickelt sich – wenn – innerhalb von sechs Monaten nach Beginn der myalgischen Beschwerden (Thompson et al. 1971). Eine nicht unerhebliche Zahl aller PMA-Fälle heilt – sich selbst limitierend – mit oder ohne Therapie – ohne Residuen zu hinterlassen – nach einiger Zeit von selbst aus. Das trifft aber nicht, wie man jahrzehntelang dachte, auf alle PMA-Fälle zu. Rezidive und Steroidtherapie sind noch nach zehn Jahren möglich und nötig.

g) Diagnose

Tabelle 3 zeigt die diagnostischen Kriterien für die PMA.

Tabelle 3. Diagnostische Kriterien für die PMA. (Modifiziert nach Mathies 1977 und Plotz u. Spiera 1978)

Blutsenkungsgeschwindigkeit	Meist > 50 mm/h
Muskelschmerzen	Wie: primär muskulär, nicht arthrotisch oder tendinös
	Wo: Schulter, Beckengürtel, Oberarme, Oberschenkel
	Wann: vorwiegend nachts und morgens; über einen Zeitraum von mind. 1–2 Monaten
	Klinisch: deutlicher Druckschmerz, passive Beweglichkeit voll da – aktive schmerzgebremst; Muskelschwäche fehlt
Alter	Meist > 60 Jahre
Kopfschmerzen	Oft im Bereich der Temporalregion; jedoch auch diffus
Augensymptome	Flimmern; Diploe; Visusminderung
Eisen/Kupfer	Dissoziation
Ausschluß anderer Krankheiten	Vor allem: eines Malignoms einer cP einer spez. Muskelkrankheit
Medikamente	Prompte und dramatische Reaktion auf systemische Kortikoidtherapie

h) Differentialdiagnose

Die besonders beim älteren Menschen vorkommenden Krankheitsbilder Osteoporose, Spondylose, Hyperostose sowie Arthrose müssen als Ursachen der Schmerzen ebenso ausgeschlossen werden wie zentrale Irritationssyndrome, die stammnahe Schmerzen in den Extremitäten verursachen.

Die Konstellation: hohe Blutsenkungsgeschwindigkeit, Eisenmangel, Anämie, Gewichtsverlust und Appetitlosigkeit legt den Gedanken an ein *Malignom* nahe (MIEHLE u. WEISS-SIMON 1977). In einem internistischen Krankengut ist deshalb die Abgrenzung des Malignoms von der PMA erste Pflicht. Hier wiederum müssen vor allem die in den Knochen metastasierenden Karzinome erkannt werden: Hypernephrom, Magen-, Mamma-, Prostata- und Bronchialkarzinom. Neben dem direkten Karzinom und/oder Metastasennachweis geben das Serum-Calcium, die saure Phosphatase, okkultes Blut im Stuhl, Urinzytologie und Röntgenaufnahme differentialdiagnostisch Hinweise. Das *Plasmazytom* zeigt seine Eigenheiten in der Serumelektrophorese. Im Urin finden sich Bence-Jones-Eiweiße, die Sternalpunktion fällt spezifisch aus; die röntgenologische Untersuchung zeigt in fortgeschrittenen Fällen den sog. Landkartenschädel. *Paraneoplastische Syndrome* sind oft Begleiterscheinungen von Pankreas-, Magen- und Lungenkarzinomen. Sie manifestieren sich mit einer mono-/poliartikulären akuten bis subakuten Arthritis, die oft mit einer Polyneuritis verbunden ist. Eine ausgeprägte *paraneoplastische Myopathie,* die sich durch Muskelschwäche und Atrophie auszeichnet und in der Regel mit neurologischen Symptomen kombiniert ist, kommt vor. Nicht selten werden die Fehldiagnosen *Neurose* (DIXON 1978) oder *somatisierte Depression* gestellt. *Infektionen* müssen immer durch einen entsprechenden klinischen „check up" ausgeschlossen werden. Auch ist an die *Erythroprosopalgie,* eine Unterform der Migräne, zu denken, die anfallsartige Kopfschmerzen direkt in der Schläfenregion, vorwiegend bei jüngeren Patienten verursacht. Selbstverständlich müssen eine Reihe von Erkrankungen des rheumatischen Formenkreises ausgeschlossen werden. So kann z.B. eine *chronische Polyarthritis,* mono-/oligoarthritisch in beiden Schultergelenken beginnend, eine hohe Blutsenkungsgeschwindigkeit aufweisen. Differentialdiagnostisch helfen vor allem der Verlauf, die Rheumaserologie, nuklearmedizinische und röntgenologische Untersuchungen. *Kollagenosen* wie der Lupus erythematodes oder die *Panarteriitis nodosa* sind durch die frühe und klinisch oft dominierende viszerale Symptomatik gekennzeichnet. Die *Polymyositis/Dermatomyositis* verursacht neben den charakteristischen Hauterscheinungen eine Erhöhung der Muskelenzyme im Serum. Muskelbiopsie und EMG bringen typische Resultate. Im Vordergrund stehen, ganz im Gegensatz zur PMA, Muskelschwäche und Muskelatrophie. Aber auch „harmlosere" Krankheitsbilder müssen differentialdiagnostisch erwogen werden: so die *Periartropathia humeroscapularis* (röntgenologisch Kalk; typische klinische Untersuchungsbefunde), das *Fibrositis-Syndrom,* die *Pannikulose* (das Unterhautfettgewebe, nicht die Muskulatur ist druckdolent; peau d'orange), die bereits eingangs erwähnten *Arthrosen* der HWS, der Schultereckgelenke oder seltener der Schultergelenke selbst. Im lumbalen Bereich ist die Differentialdiagnose *radikuläres/pseudoradikuläres Syndrom* wichtig.

j) Therapie

Die Therapie stützt sich vor allem auf Kortikosteroide, die das Krankheitsgeschehen innerhalb von Tagen, manchmal Stunden, sehr günstig beeinflussen können. Die Frage, ob bei Verdacht auf PMR/PMA generell Kortikosteroide gegeben werden sollten, findet in der Literatur ein geteiltes Echo. Einigkeit besteht darin, daß bei klinisch sicherer Arteriitis Steroide gegeben werden müssen. Wegen der geschilderten Häufigkeit der Arteriitis bei „reiner" PMR und ausgehend vom möglichen Risiko sowie der Hypothese der arteriitischen Genese der PMA glauben wir, daß bei genügend gesichertem Verdacht immer mit Kortikosteroiden therapiert werden sollte. Eine Heilung ist durch diese Medikamente ebensowenig möglich wie die Verkürzung der Krankheit; der Verlauf kann jedoch erträglicher gestaltet werden. Die Schmerzen werden gemindert, die Beweglichkeit wird erhalten. Deshalb läßt sich auch die durch schonendes Nichtbewegen verursachte Atrophie der Muskulatur verhindern.

Als Initialdosis gelten 20–40 mg Prednisolon oder Prednisolonäquivalent (KAISER 1973). MYLES (1975) schlägt bei Polymyalgie ohne Arteriitis 10 mg, bei Riesenzellarteriitis 20 mg Prednisolonäquivalent vor. In einer Verlaufsstudie konnte er das für die Polymyalgia arteriitica typische prompte Ansprechen auf diese niedrig dosierten Prednisolongaben nicht beobachten. Beim ersten Zeichen einer Arteriitis temporalis (temporale Kopfschmerzen; Sehstörungen) muß die Kortisondosis gesteigert werden (80–120 mg). Das Kortikosteroid sollte im zirkadianen Rhythmus gegeben werden. Mehrere über den Tag verteilte Steroidgaben (Kombinations- oder Depotpräparate) sind ungünstig. Leider hat sich erwiesen (HUNDER et al. 1974), daß die alternierende Steroidtherapie die Aktivität der Polymyalgia arteriitica nicht genügend gut beherrscht. Die die Dosierung des Kortisons bestimmenden Kriterien sind Plasmaviskosität, Blutsenkungsgeschwindigkeit und der Grad der Beschwerdefreiheit.

ANDREWS (1966) setzt die Kortikosteroide im Mittel nach 18 Monaten ab. Nach FAUCHALD et al. (1972) und SÖRENSEN und LORENZEN (1977) beträgt die durchschnittliche Therapiedauer 24 Monate, danach läßt sich die Behandlung ohne Rückkehr der Symptome beenden. Dagegen beschrieben COOMES et al. (1976), daß 84% ihrer Patienten, wenn auch in deutlich niedrigerer Dosis, Kortikosteroide noch nach fünfjährigem Verlauf brauchten. Eine der Aktivität der Krankheit angepaßte Kortisontherapie ist sehr wichtig, da sich das Auftreten von Visusverlusten nicht absehen läßt. Häufig zeigte es sich auch, daß nach Steroidreduktionen die Zeichen der PMA wiederkehrten und zu einer Dosiserhöhung zwangen.

MYLES (1975) berichtet über 14 aus einem Kollektiv von 75 Patienten, deren Kortisontherapie beendet wurde, da die Krankheit inaktiv schien. Von diesen 14 Patienten erkrankten 3 wiederum an einer PMA. RYNES et al. (1977) beschreiben eine Patientin mit Polymyalgia arteriitica, die über einen längeren Zeitraum alternierend 4–5 mg Prednisolon erhielt. Die Blutsenkungsgeschwindigkeit war normal, die Patientin, abgesehen von pektanginösen Beschwerden, beschwerdefrei; unter dieser Therapie entwickelte sich eine Riesenzellarteriitis temporalis (bioptisch vorher und nachher gesichert). Auch MOWAT und HAZLEMAN (1974) berichten über eine zweite Episode von PMA-Symptomen zwölf Monate nachdem die Kortikosteroidtherapie unterbrochen wurde. Das schnelle Absetzen des Kortisons birgt Gefahren in sich, wie ESSELINCKX et al. (1977) bei einer Gruppe ihrer Patienten beobachteten. Die vorherigen Symptome traten immer mit gleicher Lokalisation wieder auf. Zusätzlich entwickelten sich manchmal Synovialitiden im Knie oder in den Sternoklavikulargelenken. Nur 1 von 18 Patienten blieb nach dem Absetzen der Prednisolontherapie über 10 Wochen symptomfrei; danach litt auch er wieder unter Beschwerden.

Bei jeder Steroidtherapie muß an die im Alter verstärkt auftretenden Nebenwirkungen gedacht werden. Ein latenter Diabetes mellitus ist auszuschließen, auf Infektionen der Luft-, Harn- oder Gallenwege ist ebenso zu achten wie auf eine Osteoporose.

Die Therapie mit steroidfreien Antirheumatika kann in manchen Fällen ausreichen (GORDON 1960; DAVISON et al. 1966). Die Autoren haben jedoch Erfolge nur in milden Fällen gesehen (auch SCHOEN 1971).

Einsetzen lassen sich unter anderem Azetylsalizylsäure, Indometazin und Phenylbutazon. KAISER (1973) empfiehlt neben der Steroidtherapie zusätzlich abends 100 mg Indometazin in Form eines Suppositoriums. Die Therapie mit steroidfreien Antirheumatika ist nur selten allein ausreichend und kontrolliert eine Arteriitis nicht. Balneophysikalische Anwendungen, besonders die Bewegungstherapie, entfallen meist unter Kortisonmedikation. Mit dem Verschwinden der Schmerzen stellt sich die volle Beweglichkeit wieder ein. Anfangs können aktive Übungen die Beschwerden sogar verstärken. Allen physikalisch-balneologischen Therapieformen muß ohnehin – wegen des Alters der Patienten – eine Prüfung der Kreislaufverhältnisse vorangehen.

k) Prognose

Die Prognose der PMA ist gut. Die Krankheit verkürzt das Leben nicht, ist nicht progressiv und verkrüppelt nicht. Ein Teil der Fälle heilt, mit oder ohne Therapie, ohne Residuen zu hinterlassen, nach sechs Monaten bis drei Jahren (VISCHER 1971; SCHOEN 1971) aus. BAGRATUNI (1953) sah Verläufe mit einer Dauer von bis zu 34 Jahren. Die mittlere Erkrankungsdauer liegt nach Meinung von GERBER und VERNON-ROBERTS (1977) bei über drei Jahren. Rezidive sind noch nach zehn Jahren möglich.

Die Prognose kann sich zum einen dadurch verschlechtern, daß etwa 50% aller Patienten mit PMR eine Arteriitis temporalis mit oder ohne Visusverlust entwickeln; zum anderen kann der Befall zerebraler Gefäße zu Apoplexien, der der Herzkranzgefäße durch einen Herzinfarkt zum Tod führen. Im Rahmen der Riesenzellarteriitis spricht man von einem Visusverlust in bis zu 40% der Fälle (ROSENTHAL 1975). Auch langjährige Kortisontherapie mit ihren Risiken und Nebenwirkungen trübt die Prognose.

Literatur

Ahmed T, Braun AI (1978) Carpal tunnel syndrome with polymyalgia rheumatica. Arthritis Rheum 21/2:221–223

Ainsworth RW, Gresham GA, Balmforth GV (1961) Pathological changes in temporal arteritis removed from unselected cadavers. J Clin Pathol 14:115

Andrews FM (1966) Polymyalgia rheumatica. In: Hill AGS (ed) Modern trends in rheumatology. Vol 1. Butterworth, London, p 362

Backwinkel KP, Meister R, Themann G, Hauss WH (1974) Elektronenmikroskopische Befunde bei Arteriitis temporalis. Z Rheumatol 33/5/6:172–184

Bacon PA, Doherty SM, Zuckermann AJ (1975) Hepatitis-B antibody in polymyalgia rheumatica. Lancet II:476–478

Bagratuni L (1953) A rheumatoid syndrome occurring in the elderly. Ann Rheum Dis 12:88

Barber HS (1957) Myalgia syndrome with constitutional effects: polymyalgia rheumatica. Ann Rheum Dis 16:230

Bell WR, Klinefelter NF (1967) Polymyalgia rheumatica. Johns Hopkins Med J 121:175

Berg P (1975) Polymyalgia Rheumatica. Klinisches Bild und Differentialdiagnose. Med Welt 26:2263–2268

Berg D, Bandilla K, Adam W (1977) ^{99m}Tc joint imaging in polymyalgia rheumatica (PMR). Vortrag. XIVth Int Congress of Rheumatology, San Francisco
Boersma JW, Kerst AJ (1962) Akalische fosfatase en rheuma. J Belge Med Phys Rhumatol 17:279
Brewerton DA, Albert E (1977) Rheumatology. In: Dausset J, Svejgaard A (eds) HLA and disease. Munksgaard, Williams & Wilkins, Kopenhagen
Brooke MH, Kaplan H (1972) Muscle pathology in rheumatoid arthritis, polymyalgia rheumatica and polymyositis: a histochemical study. Arch Pathol 94:101–108
Bruce W (1888) Senile rheumatic gout. Br Med J II:811
Bruk MI (1967) Articular and vascular manifestations of polymyalgia rheumatica. Ann Rheum Dis 26:103
Bruk MI (1977) Articular manifestations and aetiology of muscle pains in polymyalgia rheumatica and temporal arteritis. Vortrag, XIVth Int Congress of Rheumatology, San Francisco
Buerk KM, Smith ME (1972) Polymyalgia rheumatica. Lancet II:715–716
Coomes EN, Ellis RM, Kay AG (1976) A prospective study of 102 patients with the polymyalgia rheumatica syndrom. Rheumatol Rehabil 15:270–279
Crompton MR (1959) The visual changes in temporal (giant-cell) arteritis. Report of a case with biopsy findings. Brain 82:377
Davison S, Spiera H, Plötz DCM (1966) Polymyalgia rheumatica. Arthritis Rheum 9:18
Desser EJ (1969) Miosis, trismus and dysphagia. An unusual presentation of temporal arteritis. Ann Intern Med 71:961
Dixon AStJ (1978) Die Diagnose der Polymyalgia rheumatica. Eular Bull 7/5:133–137
Dixon AStJ, Breadwell C, Kay A, Wanka J, Wong YT (1966) Polymyalgia rheumatica and temporal arteritis. Ann Rheum Dis 25:203
Eghtedari AA, Esselinckx W, Bacon PA (1976) Circulating immunoblasts in polymyalgia rheumatica. Ann Rheum Dis 35:158–162
Elliot PD, Baker HL, Brown AL (1972) The superficial temporal artery angiogram. Radiology 102:635–638
Esselinckx W, Doherty SM, Dixon AStJ (1977a) Polymyalgia rheumatica. Ann Rheum Dis 36:219–224
Fauchauld P, Rygvold O, Ostese B (1972) Temporal arteritis and polymyalgia rheumatica. Ann Intern Med 77:845
Fernandez-Herlihy L (1971) Polymyalgia rheumatica. Semin Arthritis Rheum 3:236
Fessel WJ (1969) Polymyalgia rheumatica, temporal arteritis and contact with birds. Lancet II:1249
Fessel WJ, Pearson CM (1967) Polymyalgia rheumatica and blindness. N Engl J Med 276:1403
Forestier J, Certonciny A (1953) Pseudo-polyarthrite rhizomelique. Rev Rhum 20:854
Gerber N, Vernon-Roberts G (1977) Polymyalgia rheumatica. Klinisch histologische Studie an 46 Fällen. Z Rheumatol 36:275–284
Gillanders LA, Strachen RW, Blair DW (1969) Temporal arteriography: a new technique for the investigation of giant cell arteritis and polymyalgia rheumatica. Ann Rheum Dis 28:267
Gilmour JR (1941) Giant cell arteritis. J Pathol Bacteriol 53:263–277
Giordano M, Valentini G, Stefani M, Vatti M, Tirri G, Picillo U (1979) Wert der Biopsie der Arteria temporalis superficialis bei Patienten mit Polymyalgia rheumatica und/oder Hortonscher Arteriitis. Akt Rheumatol 4:213–223
Glick EN (1972) Raised serum alkaline phosphatase levels in polymyalgia rheumatica. Lancet II:328
Goodman MA (1969) Polymyalgia rheumatica and associated arteritis: A Review Calif Med 111:453
Gordon I (1960) Polymyalgia rheumatica. Q J Med 29:473
Gordon I, Rennie AM, Branwood AW (1964) Polymyalgia rheumatica. Biopsy studies. Ann Rheum Dis 23:447
Grahame R, Bluestone R, Holt PJL (1968) Recurrent blanching of the tongue due to giant-cell arteritis. Ann Intern Med 69:781
Hall GH, Hargreaves T (1972) Giant-cell arteritis and raised serum-alkaline-phosphate-level. Lancet II:48
Hamrin B (1972) Polymyalgia arteriitica. Acta Med Scand [Suppl] 533
Hamrin B, Jonsson N, Landberg T (1964) Arteritis in polymyalgia rheumatica. Lancet I:397–402
Hamrin B, Jonsson N, Landberg T (1965) Involvement of large vessels in polymyalgia arteritica. Lancet I:1193

Hamrin B, Jonsson N, Hellstein S (1968) „Polymyalgia Arteriitica". Further clinical and histopathological studies with a report of six autopsy cases. Ann Rheum Dis 27:397

Hazleman B (1976) Giant cell arteritis and polymyalgia rheumatica. In: Hughes V (ed) Modern topics in rheumatology. Heinemann, London, pp 126–135

Hazleman B (1977) Polymyalgia rheumatica and giant-cell arteritis. A clinical and immunological study. Vortrag, XIVth Int. Congress of Rheumatology, San Francisco. 738:175

Healey LA (1974) Polymyalgia rheumatica. In: Hollander JL (ed) Arthritis and allied conditions. Lea & Febiger, Philadelphia, pp 885–893

Henderson AH (1967) Tongue pain with giant cell arteritis. Br Med J IV:337

Henderson DR, Tribe CR, Dixon AS (1975) Synovitis in polymyalgia rheumatica. Rheumatol Rehabil 14:244–250

Holst JE, Johansen E (1945) A special type of „rheumatic" disease. Acta Med Scand 122:258

Horton BT, Magath TB, Brown GE (1932) An undescribed form of arteritis of the temporal vess. Mayo Clin Proc 7:700

Horven I (1970) Dynamic aonemetry IV. The corneal indentation pulse in giant cell arteritis. Acta ophthalmol (Kbh) 48:710

Hunder GG, Disney TF, Ward LE (1969) Polymyalgia rheumatica. Mayo Clin Proc 44:849

Hunder GG, Sheps SG, Joyce JW (1974) Alternate day coricosteroid therapy in giant cell arteritis. VIth Pan-American Congress on Rheumatic Dis

Hunder GG, Taswell HF, Pineda AA, Elveback LR (1977) HLA antigens in patients with giant cell arteritis and polymyalgia rheumatica. J Rheumatol 4/3:321–323

Hutchinson J (1890) Diseases of the arteries. On a peculiar form of thrombolic arteritis of the aged which is sometimes productive of gangrene. Arch Surg 1:323

Kaiser H (1973) Cortisonderivate in Klinik und Praxis, S 95. Thieme, Stuttgart

Kattwinkel W, Fernandez-Herlihy L (1970) Polymyalgia rheumatica and temporal arteritis. Lahey Clin Found Bull 19:41

Kersley GD (1951) A myalgic syndrome of the aged with systemic reaction. Proc 2nd Eur Congr Rheumatol Barcelona, pp 388–389

Kersley GD (1956) Anarthritic rheumatoid disease. Lancet II:840

Kilbourne ED, Wolff HG (1946) Cranial arteritis: a critical evaluation of the syndrome of temporal arteritis with report of a case. Ann Intern Med 24:1–10

Kjeldsen MH, Reske-Nielsen E (1968) Pathological changes of the central nervous system in giant cell arteritis. Acta Ophthalmol (Kbh) 46:49

Klijn LC, Bomgaard J (1963) Polymyalgia rheumatica. Ned Tijdschr Geneesk 107:483

Knorring J von, Selroos O (1976) Sarcoidosis with thyreoid involvement, polymyalgia rheumatica and breast carcinoma. A case report. Scand J Rheumatol 5:77–80

Knorring J von, Wasastjerna C (1976) Liver involvement in polymyalgia rheumatica. Scand J Rheumatol 5:197–204

Kogstad OA (1965) Polymyalgia rheumatica and its relation to arteritis temporalis. Acta Med Scand 178:591

Layfer LF, Banner G, Huckman M, Grainer L, Golden G: Routine superficial temporal arteriography (STA) in polymyalgia rheumatica/temporal arteritis (PMR/TA). Vortrag, XIVth Int Congress of Rheumatology, San Francisco 1977

Liang GS, Simkin PA, Hunder GG, Wilske KR, Healey LA (1974) Familial aggregation of polymyalgia rheumatica and giant-cell arteriitis. Arthritis Rheum 17:19–24

Litwack KD, Bohan A, Silverman L (1977) Granulomatous fever disease and giant cell arteritis. Case report and literature review. J Rheumatol 4/3:307–312

Lockshin MD (1970) Diplopia as early sign of temporal arteritis. Arthritis Rheum 13:419

Long R, James O (1974) Polymyalgic and liver disease. Lancet I:77

MacLoed M (1973) Polymyalgia rheumatica. Practitioner 211:351–353

Malmvall BE, Bengtsson BA (1978) Giant cell arteritis. Scand J Rheumatol 7:154–158

Mathies H (1977) Merkmale der wichtigsten rheumatischen Erkrankungen. Eular, Basel

Meulengracht E (1945) Humeroscapular periarthrosis with protracted fever, loss of weight and marked increase in sedimentation reaction; 2 cases. Nord Med 27:1569

Miehle W, Weiss-Simon C (1977) Unklare Blutsenkungsbeschleunigung im höheren Lebensalter. Aktuel Gerontol 7:633–637

Moncada R, Baker D, Ruginstein H, Shah D, Love L (1974) Selective temporal arteriography and biopsy in giant-cell arteritis: polymyalgia rheumatica. Am J Roentgenol 122:580–585
Mowat AG, Camp AV (1971) Polymyalgia rheumatica. J Bone Joint [Br] Surg 53:701–710
Mowat AG, Hazleman BL (1974) Polymyalgia rheumatica. A clinical study with particular reference to arterial disease. J Rheumatol 1:190
Müller W (1974) Der Weichteil-Rheumatismus. Med Welt 25:1955–1962
Munkacsy WA, Katzmann RA, Lerner PI (1978) Polymyalgia rheumatica. A temporal arteritis in blacks. J Rheumatol 5/3:356–357
Myles AB (1975) Polymyalgia rheumatica and giant-cell arteritis: a seven year survey. Rheumatol Rehabil 14:231–235
Myles AB, Bacon PA, Coomes EN: HLA-antigens in polymyalgia rheumatica and giant cell arteritis. Vortrag, XIVth Int Congress of Rheumatology, San Francisco 1977
O'Brien JP (1978) A concept of diffuse actinic arteritis. Br J Dermatol 98:1
Olhagen B (1963) Polymyalgia rheumatica: a form of senile arteritis? Acta Rheumatol Scand 9:159
Ornilla E, Swannell AJ, Dixon AStJ (1970) Myalgia and bird keeping. Lancet II:96
Ostberg G (1971) Temporal arteritis in a large necropsy series. Ann Rheum Dis 30:224
Papaioannou CC, Hunder GG, Lie JT (1979) Vasculitis of the gallbladder in a 70 year old man with giant cell (temporal) arteritis. J Rheumatol 6:71–75
Park JR, Hazleman BL (1978) Immunological and histological study of temporal arteries. Ann Rheum Dis 37:238–243
Parker F, Healey LA, Wilske KR (1972) Electron microscopy of giant cell arteritis: unique changes in internal elastic lamina. Arthritis Rheum 15:449
Paulley JW, Hughes JP (1960) Giant cell arteritis or arteritis of the aged. Br Med J II:1562
Plotz CM, Spiera H (1969) Polymyalgia rheumatica. Bull Rheum Dis 20:578
Plotz CHM, Spiera H (1978) Polymyalgia rheumatica. Eular Bull 7/5:135–137
Polasky N, Polasky SH, Magenheim H, Abrams NR (1965) Giant-cell arteritis. JAMA 191:341
Porsman VA (1951) Arthritis in old age. Proc 2nd Eur Congr Rheumatol Sept 24–27
Rosenthal M (1975) Polymyalgia rheumatica and Riesenzellarteriitis syndrome. Med Klin 70:1497–1507
Russell RWR, Ross D (1959) Giant-cell arteritis. Q J Med 28:471
Rynes IR, Mika P, Bartholomew LE (1977) Development of giant cell (temporal) arteritis in patient "adequately" treated for polymyalgia rheumatica. Ann Rheum Dis 36:88–90
Sanford RG, Berney SN (1977) Polymyalgia rheumatica and temporal arteritis in blacks – clinical features and HLA typing. J Rheumatol 4:435–442
Schoen R (1971) Polymyalgia rheumatica. Z Rheumaforsch 30:257–265
Simkin PA, Healey LA (1969) Giant-cell arteritis with polymyalgia rheumatica. Loss of vision and abdominal symptoms occurring during a four year course. Arthritis Rheum 12:147
Slocumb CH (1936) Differential diagnosis of periarticular fibroostitis and arteritis. J Lab Clin Med 22:56
Sörensen PS, Lorenzen J (1977) Giant-cell arteritis, temporal arteritis and polymyalgia rheumatica. Acta Med Scand 201:207–213
Spiera H, Davison S (1977) Vision loss in cranial arteritis. Vortrag, XIVth Int Congress of Rheumatology, San Francisco
Terasaki PI, Healey LA, Wilske KR (1976) Distribution of HLA hyplotypes in polymyalgia rheumatica. N Engl J Med 295:905
Terwindt VAM, Knoben JMA (1966) Polymyalgia rheumatica, arteritis and hepatic damage. Acta Med Scand 173:307
Thomas RP, Croft DN (1974) Thyrotoxicosis and giant cell arteritis. Br Med J II:408
Thompson JR, Simmons CR, Smith LL (1971) Polymyalgia arteritica with bilateral subclavian artery occlusive disease. A case report. Radiology 101:595–596
Vischer E (1979) Polymyalgia rheumatica. In: Kagana SG, Müller W, Wagenhäuser F (Hrsg) Fortbildungskurse Rheumatologie, Bd 1: Der Weichteilrheumatismus. Karger Basel, S 70–78
Vischer E, Tolk I, Müller W (1969) Immunglobuline und Autoantikörper bei Polymyalgia rheumatica. 12. Kongress Rheumatol Int Prag
Voordecker G, Chanoine F, Flament-Durand J (1972) Artérite gigantocellulaire atteignant les artères vertébrales. Acta Neurol Belg 72:385–394

Waaler E, Tönder O, Milde EJ (1976) Immunological and histological studies of temporal arteries from patients with temporal arteritis and/or polymyalgia rheumatica. Acta Pathol Microbiol Scand 84:55–63
Wadman B, Werner I (1972) Observations on temporal arteritis. Acta Med Scand 192:377
Wagner A (1971) Zur Klinik der Polymyalgia rheumatica. Med Welt 46:1832–1835
Wahner HW, O'Duffy JD (1976) Peripheral joint scanning with technetium pertechnetate. Mayo Clin Proc 51:525–531
Weissenbach R, Nobillot A, Freneaux R, Coste F (1963) Pseudopolyarthrite rhizomélique. Sem Hop Paris 39:2073
White AG, Innes EH (1972) Polymyalgia rheumatica and contact with melopsittacus undilatus. Rheumatol Phys Med II:380
Wilkinson IMS, Russel RWR (1972) Arteries of the head and neck in giant-cell arteritis. Arch Neurol 27:378
Wilske KR, Healey LA (1967) Polymyalgia rheumatica: a manifestation of systemic giant-cell arteriitis. Ann Intern Med 66:77

II. Nichtentzündliche Muskelerkrankungen (Myopathien)

Myopathien (Einführung)

Von

W. Schmidt-Vanderheyden

Als *primäre Myopathien* oder Myopathien im engeren Sinne werden solche Muskelerkrankungen bezeichnet, die auf eine primäre Störung der Muskulatur selbst zurückzuführen sind. Bei den *sekundären Myopathien* kommt es zu Ausfällen motorischer Einheiten oder Untereinheiten durch Störungen im Bereich der zentralen Neurone, des proximalen Anteils der peripheren Motoneurone oder deren distalen Anteile (Neurit) (Siegenthaler 1973). Nach einem anderen Einteilungsprinzip werden als *Funktionsmyopathien* solche Muskelerkrankungen bezeichnet, bei denen sich die Störungen weitgehend oder ausschließlich auf die Leistungsfähigkeit der Muskulatur beschränken ohne nennenswerte pathologische Gewebsveränderungen. Daneben werden als *Strukturmyopathien* jene Muskelerkrankungen mit morphologisch faßbaren Strukturveränderungen meist mit prozeßhaftem Verlauf unterschieden (Kuhn 1966; Erbslöh 1974). Nach der *Pathogenese* können *endogene, exogene und kryptogenetische Myopathien* differenziert werden. Bei vielen Myopathien ist ein formaler Erbgang aufgeklärt worden, weshalb man auch von *hereditären Myopathien* spricht (Becker 1964).

Die Abgrenzbarkeit der verschiedenen Myopathieformen ist oft fließend. Entsprechend wird auch in den nachfolgenden Kapiteln teils nach genetischen, teils nach pathogenetischen, teils nach strukturellen oder funktionellen Gesichtspunkten differenziert werden müssen.

Sowohl bei den funktionellen Myopathien als auch besonders bei den strukturellen Myopathien führen neben der klinischen Untersuchung und pathogenetischen Überlegungen oft eine Reihe von wichtigen Hilfsuntersuchungen zur diagnostischen Klärung.

Elektrodiagnostische Methoden spielen bei der Diagnostik der verschiedenen Myopathieformen eine hervorragende Rolle. Bei der Elektromyographie wird meist mittels Nadelmyographie von einer konzentrischen bipolaren Nadelelektrode das Summenaktionspotential einzelner motorischer Einheiten registriert. Eine Myopathie ist dabei durch den diffusen Ausfall von Muskelfasern innerhalb einer motorischen Einheit charakterisiert. Daher geht der typische Befund mit einem Interferenzmuster trotz geringer Kräfteentwicklung, einer Verringerung der Amplitude, einer verkürzten Potentialdauer sowie einer vermehrten Polyphasie einher (HOPF u. STRUPPLER 1974; PUFF 1971). Die Möglichkeit, im Gegensatz zur Muskelbiopsie Ableitungen von verschiedenen Stellen und wiederholt vornehmen zu können, macht dieses Untersuchungsverfahren auch besonders geeignet für Verlaufsbeobachtungen. Bei einer neurogenen Myopathie besteht meist eine Lichtung des Interferenzmusters. Veränderungen der Nervenleitgeschwindigkeit helfen, das Vorhandensein und evtl. die Lokalisation einer Nervenschädigung nachzuweisen. Untersuchungen mit faradischen oder galvanischen Reizungen haben hingegen nur untergeordnete diagnostische Bedeutung (MUMENTHALER u. SCHLIACK 1973).

Die *Muskelbiopsie* stellt ein weiteres wertvolles Hilfsmittel bei der Diagnostik der Myopathie dar. Das entnommene Muskelstück soll aus einem sicher befallenen, aber nicht maximal atrophischen Muskel entnommen werden. Die Biopsie muß möglichst mindestens die Größe eines Kleinfingerendgliedes haben. Die für eine Myopathie typischen Veränderungen sind die Kaliberunterschiede der Fasern sowie wahlloser Befall von Fasern verschiedener motorischer Einheiten mit Zerfallsmerkmalen (MUMENTHALER u. SCHLIACK 1973).

Histochemische Analysen von Muskelenzymen und *elektronenmikroskopische Untersuchungen* mit dem möglichen Nachweis von feinstrukturellen Veränderungen etwa im Bereich der Mitochondrien haben die diagnostischen Aussagen für die Myopathie erweitert, bleiben jedoch Speziallabors vorbehalten (BECKMANN 1965).

Biochemische Untersuchungen besitzen bei Myopathien nur eine nachgeordnete Bedeutung. Beim raschen Untergang von Muskelfasern finden sich die Kreatinphosphokinasen deutlich erhöht. Vor allem bei stärker ausgeprägten Muskelatrophien ist regelmäßig eine Kreatinurie nachzuweisen. Sonstige fermentchemische Untersuchungen bei Myopathien (z.B. Aldolase, GOT, GPT, LDH, MDH) ergeben widersprüchliche Befunde und tragen nur begrenzt zur diagnostischen und prognostischen Beurteilung bei (HEYCK u. LAUDAHN 1969).

Literatur

Becker PE (1964) Myopathien. In: Becker PE (Hrsg) Handbuch der Humangenetik, Bd III/1. Thieme, Stuttgart, S 512–520

Beckmann R (1965) Myopathien. Thieme, Stuttgart

Erbslöh F (1974) Muskelkrankheiten. In: Bodechtel G (Hrsg) Differentialdiagnose neurologischer Krankheitsbilder. Thieme, Stuttgart, S 815–909

Heyck H, Laudahn G (1969) Die progressiv-dystrophischen Myopathien. Springer, Berlin Heidelberg New York

Hopf HC, Struppler A (1974) Elektromyographie. Thieme, Stuttgart

Kuhn E (Hrsg) (1966) Progressive Muskeldystrophie. Myotonie. Myasthenie. Springer, Berlin Heidelberg New York

Mumenthaler M, Schliack H (1973) Läsionen peripherer Nerven. Thieme, Stuttgart

Puff KH (1971) Die klinische Elektromyographie in der Differentialdiagnose von Neuro- und Myopathien. In: Schriftenreihe Neurologie, Bd 7. Springer, Berlin Heidelberg New York

Siegenthaler W (Hrsg) (1973) Klinische Pathophysiologie. Thieme, Stuttgart

1. Hereditäre Myopathien

Von

W. Schmidt-Vanderheyden und H. Leinisch

A. Muskeldystrophien

Als Muskeldystrophien wird eine klinisch wichtige Gruppe meist erblich determinierter, strukturell verankerter Systemmyopathien verstanden. Die strukturellen Veränderungen sind teilweise histologisch-anatomisch nachweisbar, teilweise müssen sie wegen der elektrophysiologischen und biochemischen Veränderungen feinstrukturell angenommen werden, wenn auch noch nicht in allen Fällen die elektronenmikroskopischen Nachweise gelungen sind. Die meisten Dystrophieformen werden differenziert nach Erbgängen und Erkrankungsalter sowie hinsichtlich Prädilektionsstellen, Lokalisation und Ausmaß der myogenen Funktionsstörungen.

1. Dystrophia musculorum progressiva

Erb hat 1884 offensichtlich gleichzeitig mit Landouzy und Dejerine die Dystrophia musculorum progressiva als primäre Myopathie erkannt und diese Myopahien von Muskelatrophien anderer Art getrennt. Von Duchenne war bereits 1868 eine infantile, vom Beckengürtel aufsteigende Generalisationsform einer progressiven Muskeldystrophie beschrieben worden. Weitz (1921) hat das Vorkommen verschiedener Erbgänge erwogen und Sjövall (1936) die Heterogenie der „Schultergürtelform" und der „Beckenform" nachgewiesen. Bei einem X-chromosomalen Erbgang konnten schließlich unterschiedliche klinische Verlaufsformen eines Typs von Muskeldystrophie vom Beckentyp (Duchenne-Form) differenziert werden (Becker u. Kiener 1955).

Es gibt unterschiedliche Einteilungen der progressiven Muskeldystrophien. Man kann sie nach der Art des Erbgangs, dem Erkrankungsbeginn, der bevorzugten Lokalisation und der Verlaufsform differenzieren. Abgesehen von seltenen Sonderformen werden entsprechend den angeführten Kriterien in Übereinstimmung mit Becker (1964) folgende Formen unterschieden:

Typ I Fazioskapulo-humerale Form mit dominantem Erbgang und relativ gutartigem Verlauf (Landouzy-Dejerine)
Typ II Pelveofemorale Form mit autosomal rezessivem Erbgang und weniger gutartigem Verlauf
Typ III Duchenne-Form mit geschlechtsgebundenem rezessivem Erbgang und in der Regel rasch progredientem Verlauf

Die Zahl der Muskeldystrophiekranken wird auf ca. $0,1$–$0,2\,^0/_{00}$ der Bevölkerung geschätzt, wobei offensichtlich regional unterschiedliche Häufigkeiten zu berücksichtigen sind. Es ist bei etwa 50% der Fälle mit einem Duchenne-Typ und bei bis zu 25% mit einem pelveofemoralen Typ zu rechnen. Die Krankheit ist bis auf wenige Ausnahmefälle, von denen man annimmt, daß sie sporadisch sind, erblich. Die einzelnen nach Erkrankungsbeginn, Lokalisation und Verlauf unterschiedlichen Formen folgen verschiedenen Erbgängen. Das Erkrankungsalter liegt zwischen dem 2. Lebensjahr und dem frühen Erwachsenenalter mit einem Gipfel im Kindes- und Jugendalter (BECKER 1964).

Pathologisch-anatomisch liegt den verschiedenen Formen der Dystrophia musculorum progressiva ein primär myogener degenerativer Prozeß an den Muskelfasern zugrunde. Das zerfallene Muskelgewebe wird durch Fett und Bindegewebe ersetzt. Den unterschiedlichen Formen der Dystrophia musculorum progressiva ist gemeinsam, daß der Muskelfaserzerfall die Muskeln des Schultergürtels und des Beckengürtels betrifft, während Unterarm-, Hand- und Fußmuskeln nur wenig betroffen werden (HEYCK u. LAUDAHN 1969; MUMENTHALER 1966). Die histologische Untersuchung dient weniger zur Differenzierung der verschiedenen Muskeldystrophieformen, sondern trägt vorwiegend bei zur Differentialdiagnose der entzündlich bedingten bzw. neurogenen Muskelveränderungen. Die genaue Ursache der Muskeldegeneration ist nicht eindeutig. Biochemisch konnten unbestritten Stoffwechselstörungen nachgewiesen werden. Die Muskelenzymveränderungen haben einen zweifelsfreien Wert für die Frühdiagnose einer Myopathie. Sie können jedoch bisher nur gleichartige Folgeerscheinungen ursächlich verschiedener Erkrankungen des Muskelgewebes erfassen (KUHN 1966; HEYCK u. LAUDAHN 1969). Es wird diskutiert, daß es sich um eine generalisierte Störung der Membranpermeabilität handelt, die u.a. auch an Erythrozyten und Leberzellen nachweisbar ist (KLEINE u. CHILOND 1970). Es gibt jedoch auch zahlreiche Beobachtungen einer Störung der Mikrozirkulation bei den Muskeldystrophien (DREYFUS u. SCHAPIRA 1962).

a) Dominant erblicher Schultergürteltyp (Landouzy-Dejerine)

Die einem dominanten Erbgang folgende Schultergürtelform beginnt zwischen dem 7. und 25. Lebensjahr und zeigt einen Häufigkeitsgipfel um das 16. Lebensjahr. Die Erkrankungshäufigkeit bei Frauen und Männern ist etwa gleich, wobei bei Frauen ein leichterer Verlauf beobachtet wird. Betroffen werden vorwiegend der M. pectoralis major, der M. trapezius, der M. deltoideus und die Rückenmuskulatur. Häufig ist ein erstes Symptom die Unfähigkeit, die Arme über die Horizontale zu heben. Die Schulterblätter stehen beim Anheben der Arme flügelförmig ab. Besonders bei nicht seltenem asymmetrischen Beginn wird spät an eine beginnende Systemerkrankung gedacht. Gleichzeitig, früher oder zu einem späteren Zeitpunkt kann es zu einem Befall der mimischen Muskulatur kommen. Eine Beteiligung der Gesichtsmuskulatur ist nicht obligat. Die Erkrankung schreitet langsam fort, so daß die Gehfähigkeit erhalten bleibt, auch wenn der dystrophische Prozeß absteigend auf Becken-, Ober- und Unterschenkelmuskulatur übergreift. Eine Miterkrankung des Beckengürtels und der unteren Extremitäten tritt schließlich fast immer ein (BECKER 1964; ERBSLÖH 1974). Differentialdiagnostische Schwierigkeiten kann es gegenüber der skapulohumeralen Form der spinalen progressiven Muskeldystrophie (VULPIAN-BERNARD und KUGELBERG-WELANDER) geben. Bei Anfangsstadien sind Schädigungen des Plexus brachialis auszuschließen. Faszikulationen und typische Sensibilitätsausfälle erleichtern meist die Unterscheidung rasch.

b) Rezessiv autosomaler Beckengürteltyp
(Limb-girdle Muscular Dystrophy)

Die juvenile Dystrophieform vom pelveofemoralen Typ wird rezessiv autosomal vererbt. Das Erkrankungsalter liegt zwischen dem 2. und 36. Lebensjahr mit einem Gipfel zwischen dem 16. und 19. Jahr. Beide Geschlechter werden befallen (BECKER 1964). Bei dieser Form beginnt die Dystrophie schleichend an der Beckengürtel- und Oberschenkelmuskulatur, steigt im Lauf von Jahren zum Schultergürtel auf und erfaßt außerdem Rücken- und Bauchmuskeln. Watschelnder Gang, hypertrophe Wadenmuskeln (Gnomenwaden) und Hyperlordosierung der Wirbelsäule prägen das äußere Erscheinungsbild. Aufgrund einer in der Regel nur langsamen Progredienz können Patienten des Gliedergürteltyps relativ lange, bis zu Jahrzehnten, gehfähig bleiben bzw. sich mindestens noch selbst in der häuslichen Umgebung versorgen. Differentialdiagnostisch sind vor allem symptomatische Myopathien, Myositiden sowie pseudomyopathische Spinalerkrankungen zu unterscheiden, was meistens durch Muskelbiopsien bzw. elektromyographische Untersuchungen möglich ist (ERBSLÖH 1974).

c) Rezessiv X-chromosomal erblicher Beckengürteltyp (Duchenne)

Die von DUCHENNE beschriebene Beckengürtelform der Muskeldystrophie folgt einem rezessiv X-chromosomalen Erbgang. Die Erkrankung beginnt um das 3. Lebensjahr und befällt nur Knaben (BECKER 1964). Anamnestisch liegt meist vom 1. Lebensjahr ab schon eine motorische Retardierung vor. Frühzeitig fallen Störungen der Motorik, zunächst der Beckengürtel- und Oberschenkelmuskulatur, auf mit Watschelgang, erschwertem Gehen und Treppensteigen. Diese Dystrophieform ist rasch progredient und ergreift in einem Zeitraum von 3–6 Jahren Rumpf- und Schultergürtelmuskulatur. Der Herzmuskel ist im fortgeschrittenen Stadium ebenfalls in vielen Fällen geschädigt. Die Röhrenknochen haben eine abnorm dünne Kortikalis und sind kalkarm. Das äußere Erscheinungsbild ist charakteristisch mit Hyperlordosierung der Wirbelsäule und positivem Trendelenburgschem Zeichen. Pseudohypertrophien, besonders der Wadenmuskulatur (Gnomenwaden), werden als charakteristisches Zeichen der Duchenne-Form angesehen, kommen jedoch auch bei den übrigen Typen der Dystrophia musculorum progressiva, wenn auch seltener vor. Die Dystrophie der Schultergürtelmuskulatur führt zu den sog. losen Schultern, das Aufrichten ist infolge der myogen gelähmten Kniestrecker nur durch Abstützen des Rumpfes mit den Händen an Unter- und Oberschenkeln möglich. Im Endstadium, das zwischen dem 20. und 25. Lebensjahr zum Tod führt, besteht meist Kachexie mit stark dystrophischer Muskulatur, Gelenkskontrakturen und schweren Skoliosen. Aufgrund der typischen und raschen Verläufe ergeben sich bei der Duchenne-Form unter Berücksichtigung der klinischen, histologischen, biochemischen und elektromyographischen Befunde meist keine ernsthafteren differentialdiagnostischen Probleme (HEYCK u. LAUDAHN 1969; ERBSLÖH 1974).

Seit 20 Jahren ist eine gutartig verlaufende Muskeldystrophie, ebenfalls X-chromosomal erblich, bekannt. Sie beginnt zwischen dem 6. und 19. Lebensjahr, langsam, häufig lange unbemerkt am Beckengürtel und steigt zum Schultergürtel auf. Sie befällt nur das männliche Geschlecht. Kranke dieses Typs sind häufig klinisch nicht von Kranken mit juveniler Beckengürtelform (rezessiv autosomal vererbt) zu unterscheiden (BECKER u. KIENER 1955).

Biochemische, histologische und elektromyographische Befunde ergeben meist für die Dystrophia musculorum progressiva charakteristische Befundkonstellationen. Wie bei allen Myopathien besteht auch bei der progressiven Muskeldystrophie die Kreatinurie lebenslänglich fort. Es findet sich eine verminderte Kreatininausscheidung, sowie eine Hyperaminoazidurie (MENNE 1965). Im Blut sind muskelspezifische Enzyme und Transaminasen erhöht (ALD, CPK, LDH, MDH, GOT, GPT). Die Enzymvermehrung ist am deutlichsten bei der rezessiv X-chromosomalen Form vom Typ Duchenne, weniger deutlich beim rezessiv autosomalen Typ, dem normalen Mittelwert angenähert oder entsprechend beim dominanten Schultergürteltyp (DREYFUS et al. 1966; HEYCK u. LAUDAHN 1969).

Die Muskelbiopsie läßt bereits bei klinisch gesunden Trägern der Erbanlage und bei Merkmalsträgern im präklinischen Stadium histopathologische Veränderungen erkennen. Für die Diagnose einer Dystrophia musculorum progressiva spricht ein deutlicher Kaliberunterschied der Einzelfasern, das Vorliegen zahlreicher und langer zentraler Kernreihen oder in fortgeschrittenen Fällen der weitgehende Ersatz der Muskulatur durch Fett- und Bindegewebe (MUMENTHALER 1966).

Elektronenmikroskopisch kann zwar keine Differentialdiagnose der Myopathien insgesamt gestellt werden, jedoch bestehen klare Unterschiede zwischen der Muskeldystrophie und der differentialdiagnostisch zu erwägenden Myositis. Die ersten Veränderungen der Muskelzelle betreffen den Zellkern und die stoffwechsellabilen Zellorganellen. In späteren Stadien erfolgt ein Schaden der Myofilamente, der auf einem Abbau von Myosinbrücken beruht (MÖLBERT 1969).

Die elektromyographische Untersuchung zeigt die ausgeprägtesten Veränderungen bei der Duchenne-Form, geringer sind sie beim Schultergürteltyp und am wenigsten deutlich beim Beckengürteltyp (LUDIN 1974). Das elektromyographische Bild ist gekennzeichnet durch Änderung des normalen Innervationsmusters und durch Formveränderungen der Aktionspotentiale. Im dystrophischen Muskel kommt es schon bei geringer Kraftleistung zu einem umfangreichen Einsatz motorischer Einheiten. PUFF (1971) nennt das typische myopathische Innervationsmuster ein Aktivitätsmuster von „vorzeitigem Interferenzcharakter".

Die Therapie muß sich auf medikomechanische Maßnahmen und orthopädische Versorgung beschränken, wobei die Beurteilung der jeweiligen Therapieform etwa nach dem funktionellen Test nach VIGNOS (1963) erfolgen kann (Heilgymnastik, orthopädische Stützapparate, Korsett etc.) (MORSCHER 1965; MÜLLER-STEPHANN u. SCHMIDT-PETER 1969). Von manchen Autoren wird kalorienarme, eiweiß- und vitaminreiche Kost empfohlen (STRUPPLER u. HEUSER 1973). Alle medikamentösen Versuche mit Vitaminen, Eiweißhydrolysaten, parenteraler Zufuhr von ATP, Laevadosin und anabolischen Medikamenten sind ohne überzeugende und nachvollziehbare Erfolge geblieben. HEYCK et al. (1965) berichten, daß Durabolin (50 mg i.m. pro Woche über die Dauer von 3–5 Monaten) keine objektivierbaren Erfolge gezeigt hat. Es sind Virilierungserscheinungen aufgetreten. Die Kombination mit Digitoxin und einem anabolen Hormon hat den Krankheitsprozeß aktiviert. Als Kriterium der Wirkung wird die Enzymkontrolle angeführt. NOWAKOWSKI (1968) berichtet von auffallender Verschlechterung der Muskelleistung nach Gaben von anabolischen Medikamenten. Es gibt somit derzeit noch keine kausale Behandlungsmöglichkeit der Dystrophia musculorum progressiva.

2. Dystrophia myotonica

Das Auftreten von Steifheit und verzögerter Erschlaffung willkürlicher Muskulatur in frühester Jugend war schon von LEYDEN (1876) und von THOMSON

(1876) als myotonisches Syndrom in Zusammenhang mit einer vermuteten Erbkrankheit beschrieben worden. Als besonderes Krankheitsbild wurde die Dystrophia myotonica von CURSCHMANN (1922) hiervon abgegrenzt. Schon vorher veröffentlichte HOFFMANN (1900) eine Fallbeschreibung, bei der es sich vermutlich um die gleiche Erkrankung handelt. BATTEN und GIBB (1909) sowie STEINERT (1909) haben die besondere Lokalisation dieser Muskeldystrophie herausgestellt. Auf weitere Begleitsymptome wie Katarakt und Hodenatrophie sowie Ovarialinsuffizienz wurde bald hingewiesen.

Die myotonische Dystrophie nimmt unter den hereditären Myopathien eine Sonderstellung ein (ERBSLÖH 1961). Es handelt sich einerseits um eine Funktionsmyopathie wegen der myotonen Reaktion, andererseits um eine Strukturmyopathie wegen der muskeldystrophischen Veränderungen. Auch stellt die myotonische Dystrophie wegen der gleichzeitigen Beteiligung verschiedener Organsysteme (Skelettmuskulatur, endokrines System, Gefäßsystem, Katarakt sowie schließlich psychischer Defekte) eine Ausnahme dar.

Das Erkrankungsalter zeigt einen Häufigkeitsgipfel zwischen dem 20. und 30. Lebensjahr, jedoch kann der Erkrankungsbeginn auch im Kindes- und Jugendalter sowie im höheren Erwachsenenalter liegen. Beide Geschlechter sind annähernd gleich häufig befallen. Die Krankheit wird dominant vererbt. Als Ursache der altersmäßig weitgestreuten Erstmanifestation der Erkankung und der unterschiedlich progredienten und unterschiedlich multilokulär auftretenden Verlaufsformen wurden Anteposition und Progression im Erbgang diskutiert (BECKER 1964).

Die pathophysiologischen Zusammenhänge sind nicht eindeutig geklärt (KUHN 1961). Es wird eine Gen-abhängige Stoffwechselstörung diskutiert (ERBSLÖH 1961). Die Ätiologie ist unbekannt.

Die Dystrophia myotonica ist gekennzeichnet durch Muskelatrophien der Gesichtsmuskulatur und distal betont der Unterarme, Hände und Unterschenkel sowie durch myotone Reaktionen, vor allem der Zunge, der Kaumuskeln, der Fingerbeuger und der kleinen Handmuskeln. Charakteristisch sind außerdem endokrine Störungen (Hodenatrophie und Ovarialinsuffizienz), bei Männern Stirnglatzenbildung, bei Frauen struppiges dichtes Haar. Hinzu kommen in der Regel durch Beteiligung der Herzmuskulatur, des Zwerchfells, der glatten Muskulatur und der Gefäßmuskeln Störungen an den inneren Organen (CAUGHEY u. MYRIANTHOPOULOS 1963; KUHN 1966). Regelmäßig werden im Verlauf der Erkrankung auch psychische Störungen (Intelligenzdefekte, Antriebsstörungen, Gereiztheit) beobachtet (BECKER 1964). Die Symptome der myotonischen Dystrophie können bei den einzelnen Kranken unterschiedlich stark ausgeprägt sein. Das Erscheinungsbild der Erkrankung im fortgeschrittenen Stadium wird von dem typischen Gesichtsausdruck geprägt. Es kommt zu einer Atrophie der Temporalmuskeln, des M. orbicularis oculi, des M. levator palpebrae und der Masseteren. Die Schläfen sind eingesunken. Es entwickelt sich eine Ptose, das Gesicht wird spitz. Infolge des Befalls der Nackenmuskulatur und der Kopfwender sinkt der Kopf nach vorn (faziozervikale Schwerpunktsbildung). Bei anderen Verläufen fällt zunächst die Atrophie der distalen Arm- und Handmuskeln auf, die Facies myopathica ist weniger stark ausgebildet (akrodistale Form). Bei einem Drittel der Patienten wird in fortgeschrittenen Fällen die Dystrophie sowohl der mimischen Muskulatur, der Hals- und Nackenmuskeln, als auch der distalen Extremitätenmuskeln deutlich (ERBSLÖH 1974). Die Sprache ist oft verwaschen und täuscht eine bulbäre Symptomatik vor. Sie ist neben der Atrophie der mimischen Muskulatur durch myotone Reaktionen der Zungenmuskulatur bedingt. Außer der unterschiedlichen Lokalisation und dem verschiedenen

Zeitpunkt des Auftretens der Atrophien ist auch das Verhalten der myotonen Reaktion von Fall zu Fall anders. Die myotone Komponente kann die Erkrankung einleiten oder Jahre später einsetzen. Stirnglatze, Katarakt, Hodenatrophie sind immer nachweisbar. Oft ist die Kataraktbildung das erste Symptom der myotonischen Dystrophie (ERBSLÖH 1961).

Die elektromyographische Untersuchung ergibt mit Interferenzbild trotz Kraftminderung, verkürzter Potentialdauer und vermehrter Polyphasie ein Myopathiemuster. Die myotone Reaktion äußert sich in Spontanaktivität, deren Entladungen und Amplituden sich im zeitlichen Abstand verändern und bei akustischer Registrierung ein typisches Geräusch ergeben (Stukageräusch) (PUFF 1971; LUDIN 1974).

Die Muskelbiopsie zeigt das Bild eines dystrophischen Skelettmuskels mit Vermehrung zentraler Muskelkerne, unterschiedlichen Faserdurchmessern (Hypertrophie neben gruppenförmiger und disseminierter Faseratrophie) und Myofibrillenschwund (ADAMS u. REBEIZ 1966). An Testes, Lenses, Ovarien und Hirn können pathologisch-anatomische Veränderungen im Sinne von Gewebsatrophien nachgewiesen werden.

Das Ergebnis der biochemischen Untersuchungen entspricht dem chronischen Charakter der Myopathie und dem geringen Faserzerfall. Die Serumenzyme sind meist normal oder nur leicht erhöht. Störungen im Mineralhaushalt scheinen die myotone Komponente zu beeinflussen. Die Symptome bessern sich mit der Abnahme des Serumkaliumwertes und mit einem Anstieg des Kalziumwertes (KUHN 1961).

Eine kausale Therapie gibt es nicht. Neben medikomechanischen Maßnahmen wurde versucht, die Myotonie durch Chinin, Kortison, Saluretika, die die Kaliumausscheidung fördern, und Prokainamid zu beeinflussen (KUHN 1965).

Der Verlauf ist entsprechend dem breitgestreuten Erkrankungsalter und der unterschiedlich schweren Manifestation wechselnd, doch ist die Lebenserwartung immer verkürzt. Die Beeinträchtigung der Arbeitsfähigkeit ist meist im 4.–5. Lebensjahrzehnt zu erwarten, wobei körperliche Hinfälligkeit und psychische Alteration einander ungünstig beeinflussen (BECKER 1964).

Differentialdiagnostisch sind abzugrenzen chronische Polyneuropathien, distale Myopathieformen, spinale und neurale muskelatrophische Prozesse (ERBSLÖH 1974).

3. Distale Myopathien

a) Myopathia distalis tarda hereditaria (Welander)

WELANDER hat 1951 eine distal lokalisierte Muskeldystrophie als eigenes Krankheitsbild der Myopathia distalis tarda hereditaria beschrieben. Die Krankheit ist sehr selten. Man nimmt einen dominanten, nicht geschlechtsgebundenen Erbgang an. Die Krankheit beginnt im Erwachsenenalter, am häufigsten zwischen dem 5. und 6. Jahrzehnt, aber auch wesentlich früherer oder späterer Beginn sind bekannt (BECKER 1964). Pathologisch-anatomisch liegt der Erkrankung ein myogener muskeldystrophischer Prozeß zugrunde. Die Ätiologie ist unbekannt.

Die Atrophien beginnen an den kleinen Hand- und Fußmuskeln, befallen vorzugsweise die Streckmuskeln der Hände und Füße und führen zu myogenen Paresen. Meist beginnt die Erkrankung an der oberen Extremität, ein gleichzeitiger Beginn an Armen und Beinen kommt vor. Der dystrophische Prozeß greift in der Regel nicht auf die Muskulatur des Schulter- und Beckengürtels über (DEHLGAARD 1960; ERBSLÖH 1974).

Das EMG zeigt Veränderungen einer primären Myopathie mit einem vorzeitigen Interferenzmuster (TÖNNIS u. WOLTER 1969). Auch das histologische Bild der Muskulatur entspricht den Befunden einer primär dystrophischen Muskelerkrankung mit disseminierter Faserdegeneration und später einer überwiegenden interstitiellen Fibrose (HEYCK u. LAUDAHN 1969).

Eine kausale Therapie ist nicht möglich. Der Verlauf ist sehr langsam progredient, so daß erst nach jahrzehntelangem Bestehen der Erkrankung wesentliche Behinderungen auftreten (BECKER 1964).

Differentialdiagnostisch ist vor allem eine neurale Muskeldystrophie mit ihren Veränderungen der Nervenleitgeschwindigkeit auszuschließen.

b) Myopathia distalis juvenilis hereditaria

Von BIEMOND (1966) wurde eine nach Krankheitsbild und Verlauf ähnliche distale Muskeldystrophie beschrieben, die im Kindesalter beginnt. Sie wird auch Myopathia distalis praecox hereditaria genannt. Auch diese Form ist sehr selten, der Erbgang dominant. Der Beginn liegt zwischen dem 5. und 15. Lebensjahr. Die Erkrankung beginnt häufig gleichzeitig an Händen und Füßen und betrifft Streck- und Beugemuskulatur. Der Verlauf ist protrahiert. Nach dem 40. Lebensjahr kommt die Erkrankung zum Stillstand (BIEMOND 1966).

Für die Diagnostik auch dieser Myopathie sind in der Regel ein typisches elektromyographisches Myopathiemuster und entsprechende histologische Veränderungen charakteristisch. In besonders ausgeprägten Formen von Muskelatrophien wird zwar vereinzelt eine neurogene Atrophie diskutiert (HEYCK u. LAUDAHN 1969), es muß jedoch darauf hingewiesen werden, daß wie bei allen fortgeschrittenen Myopathien das EMG schließlich den typischen Myopathiecharakter verlieren kann.

Für die Differentialdiagnose und therapeutischen Möglichkeiten gelten dieselben Verhältnisse wie bei der Myopathia distalis tarda hereditaria.

4. Okuläre Myopathien

Da selbst bei ausgeprägten Muskeldystrophien im Gesichtsbereich äußere Augenmuskeln nicht betroffen sind, wird eine Zuordnung von okulären Myopathien zu den Muskeldystrophien abgelehnt (ERBSLÖH 1974). Unter okulären Myopathien im Sinne einer primären Myopathie sind daher wohl nur die chronisch progressive Ophthalmoplegie (GRAEFE 1856) sowie das sog. okulopharyngeale Syndrom zu verstehen. Seltene Formen sekundärer okulärer Myopathien können im Rahmen dieser Abhandlung nur differentialdiagnostisch erwogen werden.

a) Chronisch progressive Ophthalmoplegie (Graefe)

Von GRAEFE hat 1856 eine chronisch progressive Ophthalmoplegie beschrieben und als Ursache eine Erkrankung des Kerngebietes der Augenmuskeln angenommen. Die in den folgenden Jahren mitgeteilten Fälle dieser Erkrankung können nach den jetzigen elektromyographischen Erkenntnissen als myogen differenziert werden (ESSLEN u. PAPST 1961).

Die Krankheit ist erblich, jedoch genetisch nicht einheitlich determiniert. Beide Geschlechter sind gleich häufig betroffen. Das Erkrankungsalter hat einen Gipfel um das 2. Jahrzehnt (BECKER 1964). Die Ätiologie ist unbekannt.

Die Erkrankung beginnt in der Regel mit einer ein- oder doppelseitigen leichten Ptose. Es folgen Lähmungen der äußeren Augenmuskeln. Die inneren Augenmuskeln bleiben stets verschont, so daß nie Pupillenstörungen auftreten. Häufig kommen Lähmungen anderer Gesichtsmuskeln hinzu, auch Hals- und Schlundmuskulatur und meist diskret die Schultermuskulatur können betroffen sein. Im Endstadium können die Lider nicht mehr gehoben werden, die Bulbusbeweglichkeit ist aufgehoben. Die Ptose wird von den Kranken durch Stirnrunzeln und Zurücklegen des Kopfes in den Nacken zu kompensieren versucht. Echte Remissionen kommen nicht vor, Stillstände werden beschrieben. Eine kausale Therapie ist nicht bekannt. Der Verlauf zieht sich über Jahre bis Jahrzehnte hin (HEYCK u. LAUDAHN 1969).

Zur Diagnostik der chronisch progressiven Ophthalmoplegie trägt vor allem die elektromyographische Untersuchung bei, die ein typisches Myopathiemuster ergibt (ESSLEN u. PAPST 1961). Histologisch finden sich die sog. ragged red fibers (JANNACCONE 1974), Fasern von sehr unregelmäßiger Struktur mit abnormen Mitchondrien.

Differentialdiagnostisch müssen von den chronisch progredienten Ophthalmoplegien, endogene Ophthalmoplegien, die Myotonia dystrophica, chronische Myositiden, eine Myasthenie und echte Bulbärparalysen abgegrenzt werden (ERBSLÖH 1974).

b) Familiäres okulo pharyngeales Syndrom

In einzelnen Familien verschiedener Regionen wurden Krankheitsbilder mit einer langsam progredienten Ptosis und nachfolgender Dysphagie als ein myopathisches Syndrom aufgefaßt (AMYOT 1948). Es handelt sich offensichtlich um ein dominantes Erbbild (BECKER 1964), das sich anscheinend von den anderen okulären Myopathien, die im Kindes- und Jugendalter auftreten, vor allem durch den späteren Beginn unterscheidet. Im übrigen unterscheidet sich das klinische Erscheinungsbild kaum von dem der progressiven Ophthalmoplegie (GRAEFE 1856), die ja auch nicht selten schließlich eine Mitbeteiligung der fazialen und bulbären Muskulatur zeigt (HEYCK u. LAUDAHN 1969). Es können daher berechtigte Zweifel ausgedrückt werden, ob es sich hierbei um ein besonderes Krankheitsbild oder nur um eine besondere Verlaufsform der chronisch progressiven Ophthalmoplegie (GRAEFE) handelt.

Die elektromyographischen und bioptischen Befunde entsprechen der chronisch progressiven Ophthalmoplegie, auch bezüglich der Behandlung und differentialdiagnostischen Erwägungen gibt es keine anderen Gesichtspunkte.

B. Kongenitale Myopathien

Bereits 1900 hat OPPENHEIM ein Krankheitsbild mit den Hauptsymptomen Hyperflexibilität, Hypotonie und Hypokinese beschrieben und es Myatonia congenita genannt. Er grenzte die gutartig verlaufende Krankheit vor allem von der rasch progredienten spinalen infantilen Muskelatrophie ab. Mittlerweile ist die Bezeichnung Myatonia congenita zu einem Sammelbegriff für zahlreiche heterogene Krankheitsbilder geworden, die z.T. erblich sind. Es handelt sich dabei um primäre Myopathien, deren erste Symptome bereits bei der Geburt bestehen (BECKER 1964).

Das Leitsymptom der angeborenen Myopathien ist die Muskelhypotonie. Oft fallen schon während der Schwangerschaft schwache Kindsbewegungen auf. Die Kinder zeigen abnorme passive Beweglichkeit in den Gelenken (floppy infant). Eine Besserung oder Ausheilung der Myopathie ist möglich. In den meisten Fällen pflegen sich die Störungen bis zur Pubertät zurückzubilden. In anderen Fällen bleibt eine Muskelverschmächtigung und Belastungsschwäche der Muskulatur zurück. Ausgesprochene Atrophien der Muskulatur oder Pseudohypertrophien sind selten. Die proximalen Muskeln sind häufig stärker betroffen als die distalen (ERBSLÖH 1974; HEYCK u. LAUDAHN 1969; WALTON 1974).

Entscheidend für die Diagnose sind Elektromyographie und Muskelbiopsie. Im Elektromyogramm lassen sich myopathische Veränderungen nachweisen. Die Muskelbiopsie muß nicht immer ein pathologisches Ergebnis bringen. Oft fällt jedoch das unterschiedliche Kaliber der Muskelfasern auf. Die Sarkolemmkerne sind vermehrt. In fortgeschrittenen Stadien können die Muskelzellen durch Bindegewebe und Fett ersetzt sein (BECKER 1964). Es sind außerdem präsynaptische Rarefizierungen der motorischen Nervenendigungen nachgewiesen worden (CÖERS u. PELC 1954). Das gemeinsame histopathologische Substrat der benignen

Strukturmyopathien ist die Rarefizierung des Myofibrillenbestandes der einzelnen Muskelzellen (ERBSLÖH 1974).

Im folgenden kann nur auf einzelne charakteristische Unterscheidungsmerkmale verschiedener kongenitaler Myopathien eingegangen werden. Es handelt sich meistens um sehr seltene Fälle, oft nur um Fallbeschreibungen. Zunächst werden die überwiegend hereditären Formen behandelt.

Bei den von BATTEN (1903) und Turner (1939) beschriebenen *kongenitalen Myopathien* handelt es sich um hypotonische Säuglinge, die schon während der Schwangerschaft durch schwache Kindsbewegungen aufgefallen waren. Die Kinder begannen erst mit 2 Jahren zu kriechen. Als Erwachsene boten sie ein muskeldystrophieähnliches Bild mit Muskelschwund am Schultergürtel, watschelndem Gang und erschwertem Aufrichten. Diese Myopathie ist rezessiv erblich.

Eine *kongenitale Myopathie* nach BEETZ (1913) wiesen Geschwister auf, die bei der Geburt das Bild einer „Myotonia congenita" boten. Die Gesichtsmuskulatur war betroffen, die Augen konnten nicht geschlossen werden. Einzelne Muskeln des Schultergürtels waren gleichfalls atrophisch. Auch hier wird ein rezessiver Erbgang angenommen.

Die *kongenitale Myopathie* nach BASSÖE (1956) zeigt Muskelschwäche und Hypertonie, Hodenatrophie, Agenesie der Ovarien, Katarakt und es wird das Fehlen myotonischer Zeichen als differentialdiagnostisches Merkmal zur Curschmann-Steinertschen Krankheit hervorgehoben.

Bei der *Nemaline-Myopathie* handelt es sich um eine kongenitale Myopathie mit Hypotonie und proximal betonter Muskelschwäche. Der Verlauf ist überwiegend gutartig. Das Elektromyogramm spricht für eine primäre Myopathie. Das histologische Bild zeigt eine Strukturumwandlung der Fasern, die hohe Phosphorylaseaktivität aufweisen (SHY et al. 1963).

Die *kongenitale universelle Muskelhypoplasie* (KRABBE 1947) ist dominant erblich. GIBSON (1921) hat unter der Bezeichnung *„muskulärer Infantilismus"* über ähnliche Krankheitsbilder berichtet. Dabei ist die Muskulatur von Geburt an dürftig und hypoton. Die motorische Entwicklung ist verzögert. Eine Progredienz besteht nicht.

Das Krankheitsbild der *central core disease* ähnelt dem obengenannten Krankheitsbild, zeigt jedoch typische Veränderungen im histologischen Präparat. Die dominant vererbte Störung, die vorwiegend die proximalen Muskelgruppen betrifft, zeigt die ersten Symptome ebenfalls schon bei der Geburt mit Schwäche und Hypotonie der Skelettmuskeln. Die Progredienz ist gering, die Gehfähigkeit bleibt i. allg. erhalten. Die Kreatinausscheidung ist erhöht, die Kreatininausscheidung vermindert. Das EMG ist normal. Die Muskelbiopsie zeigt eine Störung im Aufbau und in der Funktion der zentralen Fibrillen der einzelnen Muskelfasern (SHY u. MAGEE 1956).

WALTON (1956) berichtet von einer nicht ganz seltenen *benignen kongenitalen Muskelhypotonie*. Dabei handelt es sich um eine angeborene Hypotonie mit verzögerter motorischer Entwicklung im Säuglings- und Kleinkindalter ohne sonstige Veränderungen. EMG und Muskelbiopsie zeigen keine charakteristischen Befunde. Die Serumenzyme sind i.allg. nicht vermeht, der Kreatin-Kreatinin-Stoffwechsel ist normal. Bis auf eine leichte bleibende Hypotonie bessern sich die Störungen mit zunehmendem Lebensalter.

C. Myotone Syndrome

Unter einer Myotonie wird der überdauernde Kontraktionszustand der Muskulatur nach einer willkürlichen Innervation sowie auf mechanische, physikalische oder chemische Reizauslösung verstanden. Die genaueren pathophysiologischen Vorgänge werden in dem Abschnitt über Erkrankungen der neuromuskulären Übertragung beschrieben (s.S. 413). In diesem Zusammenhang soll nicht auf symptomatische Myotomen als Ausdruck einer abnormen, spontanen periphernervösen Übererregbarkeit eingegangen werden. Das sog. Stiff-man-Syndrom wird in einem eigenen Abschnitt auf Seite 424 abgehandelt. Da die myotonische Dystrophia Curschmann-Steinert meistens als primär endogene Strukturmyopathie im Sinne eines atrophisierenden Muskelprozesses verstanden wird (ERBSLÖH 1974), wurde auf sie auch von uns im Rahmen der Muskeldystrophien ausführlich eingegangen (s.S. 384). In diesem Zusammenhang soll ausschließlich die Gruppe der kongenitalen und familiären Myotonien behandelt werden.

1. Myotonia congenita

LEYDEN (1876), THOMSEN (1876), STRÜMPELL (1881) und WESTPHAL (1883) haben ein Myotoniesyndrom beschrieben, das mit Muskelhypertrophie, Muskelstarre und verzögerter Erschlaffung der Muskulatur nach Willkürkontraktion einhergeht. THOMSEN nannte die Erkrankung, die er an sich selbst und an Familienangehörigen beobachtet hatte, „Ataxia muscularis" (tonische Krämpfe in willkürlich bewegten Muskeln infolge ererbter psychischer Disposition). Die gebräuchlichen Bezeichnungen „Myotonia congenita" und „Thomsensche Krankheit" stammen von STRÜMPELL und WESTPHAL.

Die Erkrankung folgt in der Regel einem dominant autosomalen Erbgang, jedoch werden auch rezessiv vererbte Fälle beschrieben, so daß eine Heterogenie der Thomsenschen Krankheit angenommen werden muß (BECKER 1964). BECKER trennt die dem rezessiven Erbgang folgenden Erkrankungsfälle von der eigentlichen Myotonia congenita als eigenes Krankheitsbild ab und hebt vor allem den Unterschied hervor, daß die Thomsensche Krankheit angeboren ist, während die Kranken des rezessiven Typs im 4.–12. Lebensjahr die ersten Symptome zeigen.

Bei der Myotonia levior de Jong handelt es sich wohl um eine mitigierte Form bei Angehörigen von Patienten mit Myotonia congenita Thomsen. Die myotonen Reaktionen sind auf Zungenmuskulatur und Fingerstrecker begrenzt (DE JONG 1966).

Die Myotonia congenita ist eine seltene Krankheit. Das Erkrankungsalter liegt am Beginn der Kinderzeit. Die Krankheit beginnt oft „in der Wiege". Pathophysiologisch liegt der Erkrankung eine Störung der Membranpermeabilität zugrunde. Die Blockierung der neuromuskulären Übertragung hat keinen Einfluß auf die myotonen Entladungen (s. auch S. 414). Die Ätiologie ist unbekannt. Kälte, Hunger, Infektionskrankheiten lassen die Symptome stärker hervortreten.

Für das klinische Bild der Erkrankung charakteristisch ist die myotone Reaktion der Muskulatur. Nach aktiver Kontraktion oder auch nach Kontraktion auf Beklopfen oder elektrischen Reiz hin tritt eine verzögerte Erschlaffung ein. Die geschlossene Faust kann nicht sofort wieder geöffnet werden. Anfangsbewegungen, so die ersten Schritte, werden durch die Steifheit der Muskulatur gebremst. Die Myotonia congenita betrifft alle Skelettmuskeln, Augen- und Gesichtsmuskeln sind jedoch bevorzugt betroffen. Myotone Symptome der Augenmuskeln äußern sich durch eine Einschränkung der Bulbusbeweglichkeit. Häufig ist ein Pseudo-Graefe-Zeichen, wie es bei Okulomotoriusrestparesen auftritt. Beim Blick nach unten wird das Augenlid gehoben. Ein weiteres häufiges Symptom ist die Hypertrophie der Muskulatur, so daß oft der Eindruck eines athletischen Habitus besteht (BECKER 1964).

Das Elektromyogramm ergibt ein sehr typisches Bild. Es tritt ein Interferenzmuster mit normaler Amplitude, normaler Potentialdauer und normalen Potentialen auf. Charakteristisch sind Zu- und Abnahme der Amplituden und der Entladungsfrequenzen, so daß bei akustischer Registrierung ein typisches an- und abschwellendes Geräusch auftritt (Stukageräusch) (LUDIN 1974). Die Muskelbiopsie zeigt keine Muskelatrophien, höchstens eine Muskelfaserhypertrophie, ist also ohne wesentliche diagnostische Bedeutung.

Die Therapie besteht in einer Senkung des Kaliumspiegels (Kortison, Saluretika), wobei offenbar weit unter der Norm liegende Kaliumwerte ohne Beschwerden toleriert werden. Häufig läßt die Intensität der Muskelstarre mit zunehmendem Alter nach. Die Betroffenen bleiben voll arbeitsfähig. Die Lebenserwartung wird nicht verkürzt.

Differentialdiagnostisch sind von der Myotonia congenita abzugrenzen die Dystrophia myotonica Curschmann-Steinert, die Paramyotonia Eulenburg, Myotonia acquisita Talma, Blepharospasmen zentral oder peripher nervöser Genese (ERBSLÖH 1964).

2. Paramyotonia congenita Eulenburg

EULENBURG hat 1886 ein myotonisches Krankheitsbild beschrieben, das dadurch charakterisiert ist, daß die Muskulatur auf Kälteeinwirkung mit myotonischer Starre reagiert. Die Erkrankung wird autosomal dominant mit hoher Penetranz vererbt und zeigt die ersten Symptome bei der Geburt. Sie ist selten, jedoch wird die Schätzung der Häufigkeit dadurch erschwert, daß die von der Erkrankung Betroffenen so gering ausgeprägte Symptome aufweisen, daß sie sie als harmlose Anomalie ansehen (BECKER 1964).

Pathologisch-anatomisch liegt der Erkrankung eine unspezifische Muskelfaserhypertrophie zugrunde. Pathophysiologisch wird eine Störung des Muskelstoffwechsels bzw. der Membranfunktion diskutiert (s. auch S. 413). Die Ätiologie ist nicht bekannt.

Die ersten Symptome werden bereits bei Säuglingen beobachtet. Nach Waschen mit kaltem Wasser können die zusammengekniffenen Augen nicht sogleich geöffnet werden. Die Gesichtsmuskulatur kontrahiert sich bei kaltem Wetter tonisch. Nach einem Biß werden die Zähne nicht sofort wieder auseinandergebracht. Kalte Getränke können das Schlucken erschweren. In der Wärme fehlen fast immer myotonische Zeichen. Die Patienten zeigen eine durch Kälte provozierte myotone Reaktion. Ein besonderes Unterscheidungsmerkmal zu anderen Myotonien ist das paradoxe Verhalten der Muskulatur. Wiederholung der Bewegungen verstärkt die Muskelstarre, statt sie zu lösen. Die Hände sind bevorzugt betroffen. Auch die Oberarme werden häufig von der Muskelstarre befallen. Die Beine erlahmen nur bei sehr starker Abkühlung. Bei lang anhaltender Unterkühlung geht die Muskelstarre in schlaffe Lähmungen über. Die Lähmungen können bei anhaltender Kälteeinwirkung auf die gesamte Skelettmuskulatur übergreifen, so daß ein der paroxysmalen Lähmung entsprechendes Bild auftritt. Die Paresen überdauern einen Zeitraum von Minuten oder Stunden, können das Krankheitsbild prägen und zu diagnostischem Irrtum führen, wenn die vorausgegangenen myotonischen Symptome gering waren. Muskelhypertrophien im eigentlichen Sinn treten nicht auf, jedoch ist die Muskulatur fast immer gut entwickelt (BECKER 1964; ERBSLÖH 1974).

Spezielle diagnostische Hilfsmittel gibt es nicht. Die Muskelbiopsie ergibt denselben unspezifischen Befund wie bei der Thomsenschen Krankheit. Das EMG weist nicht immer das typische Myotoniegeräusch wie bei der oben erwähnten Myotonia congenita auf. Während eines myotonen Anfalls kann lediglich lebhafte Spontanaktivität registriert werden.

Eine kausale Therapie ist nicht bekannt. Wie bei der Myotonia congenita Thomsen scheinen sich die Symptome nach körperlicher Anstrengung, Hunger und evtl. während der Gravidität zu verschlimmern. Im höheren Lebensalter nehmen die myotonen Symptome häufig ab. Invalidität tritt nicht ein. Die Lebenserwartung ist nicht verkürzt (BECKER 1964).

Differentialdiagnostisch muß vor allem bei diskret verlaufender myotoner Symptomatik die Adynamia episodica hereditaria abgegrenzt werden.

D. Periodische Extremitätenlähmungen

Bei einer Reihe von Krankheiten kommt es zu spontanen und vorübergehend auftretenden Lähmungen der Extremitäten (WESTPHAL 1883). Es handelt sich fast ausschließlich um erbliche Erkrankungen, bei denen die primäre Störung an der Muskelmembran angenommen wird, weshalb diese Erkrankungen unter die hereditären Myopathien eingereiht werden. In der Regel können folgende Formen unterschieden werden:
1. familiäre periodische hypokaliämische Lähmung,
2. familiäre periodische hyperkaliämische Lähmung,
3. familiäre normokaliämische Lähmung.

1. Familiäre periodische hypokaliämische Lähmung (Westphal-Oppenheim)

Ein Einfluß der Kaliumzufuhr auf periodische Lähmungen wurde bereits Anfang des 20. Jahrhunderts von HOLTZ-APPLE (1905) beschrieben. In der Regel handelt es sich um eine Erbkrankheit, die autosomal dominant vererbt wird. Das Leiden ist sehr selten.

Pathophysiologisch konnte ein Zusammenhang mit der Kaliumzufuhr bzw. kaliumbindenden Stoffwechselsituationen nachgewiesen werden (BIEMOND u. DANIELS 1934). Die Ätiologie ist unbekannt.

Spontan treten vor allem in den frühen Morgenstunden für 6–48 h anhaltende Anfälle einer schweren, schlaffen Lähmung, aufsteigend von den unteren Extremitäten, auf. Es besteht eine vollständige Areflexie und während des Anfalls ein totaler Ausfall der elektrischen Nervenerregbarkeit. Die Interkostalmuskulatur kann bei schweren Ausfällen mitbetroffen sein, das Zwerchfell ist ebenso wie sonstige von Hirnnerven innervierte Muskulatur nicht berührt. Die Prognose kann bei schweren Fällen wegen der Atemkomplikationen und Herzmuskelbeteiligung ernst sein. Die Krankheit hat in vielen Fällen eine Neigung zu Besserung mit zunehmendem Lebensalter (GAMSTORP 1965).

Im Elektromyogramm findet sich eine Innervationsstille auf der Höhe des Anfalls, sonst bestehen keine charakteristischen Veränderungen. Bioptisch konnte eine Vakuolisierung der Muskelfasern in den meisten Fällen nachgewiesen werden (SHY et al. 1963). Während des Anfalls sinkt das Serumkalium auf stark erniedrigte Werte. Hierbei tritt kein Kaliumverlust im Urin auf, sondern der Kaliumgehalt im Muskel selbst steigt (DANOWSKI et al. 1948).

Therapeutisch ist ein Anfall durch eine orale, evtl. parenterale Kaliumzufuhr zu behandeln. Prophylaktisch hat sich eine Therapie mit Aldosteronantagonisten bewährt.

2. Familiäre periodische hyperkaliämische Lähmung (Adynamia episodica hereditaria Gamstorp)

Von GAMSTORP wurde 1956 ein eigenes Krankheitsbild einer periodischen erblichen Lähmung mit Hyperkaliämie abgegrenzt. Es handelt sich um eine autosomal erbliche Krankheit, die regional gehäuft vorzukommen scheint, insgesamt jedoch sehr selten ist. Die Krankheit tritt in früher Kindheit auf. Pathogenetisch wird ebenfalls ein Defekt der Membran des endoplasmatischen Retikulums angenommen. Die Ätiologie ist nicht bekannt.

Die Muskellähmungen treten oft nach Anstrengung, Hunger und Kälte und Kaliumgaben überwiegend tagsüber auf und dauern meist weniger als 1 h. Die Atemmuskulatur ist nur selten angegriffen. Die von Gehirnnerven mitinnervierte Muskulatur z.B. des Gesichtes hingegen ist häufig mitbetroffen. Die Anfallshäufigkeit ist hoch, bis mehrfach pro Woche. Nach dem 30. Lebensjahr nimmt sie in der Regel ab. Im späteren Leben kommt es meist zu einer vollständigen Anfallsfreiheit (GAMSTORP 1956).

Im EMG besteht zwischen den Anfällen ein normales Bild, selten kann ein Myotoniemuster beobachtet werden. Während der Lähmungsanfälle tritt Spontanaktivität auf, wobei die Zahl der motorischen Einheiten abnimmt (LUDIN 1974). Auch bei diesem Krankheitsbild wird, allerdings weniger ausgeprägt, wie bei der hyperkaliämischen Lähmung eine Vakuolisierung von Muskelfasern beobachtet. Während des Anfalls finden sich eine Erhöhung des Serumkaliums und entsprechend auch EKG-Veränderungen.

Therapeutisch werden Karboanhydrasehemmer als Dauertherapie verwandt.

3. Adynamia episodica myotonica

Eine sehr seltene periodische Lähmung, geht ohne Kaliumveränderungen einher (POSKANZER u. KERR 1961). Auch hierbei handelt es sich um ein autosomal dominantes Leiden mit wechselnder Penetranz. Die Patienten erkranken in der Kindheit.

Die Lähmungsanfallsdauer ist besonders lang und schwer. Abgesehen von einem normokaliämischen Serumgehalt während der Anfälle bestehen im Elektromyogramm und bei der Muskelbiopsie keine Befundunterschiede gegenüber den anderen erblichen periodischen Lähmungen.

Therapeutisch hat sich NaCl-Zufuhr in großen Mengen bewährt.

Literatur

Adams RD, Rebeiz J (1966) Histopathologie der myotonischen Erkrankungen. In: Kuhn E (Hrsg) Progressive Muskeldystrophie. Myotonie, Myasthenie. Springer, Berlin Heidelberg New York
Amyot R (1948) Hereditary, familial and acquired ptosis of late onset. Can Med Assoc J 59:434
Bassöe HH (1956) Familial congenital muscular dystrophy with gonadal dysgenesia. J Clin Endocrinol Metab 16:1614
Batten FE (1903) Three cases of myopathy. Infantile type. Brain 26:147
Batten FE, Gibb HP (1909) Myotonia atrophica. Brain 32:187
Becker PE (1964) Myopathien. In: Becker PE (Hrsg) Handbuch der Humangenetik, Bd III/1. Thieme, Stuttgart, S 411–535
Becker PE (1965) Neues zur Genetik primärer Myopathien. In: Beckmann R (Hrsg) Myopathien. Thieme, Stuttgart, S 20–29
Becker PE (1966) Zur Genetik der Myotonien. In: Kuhn E (Hrsg) Progressive Muskeldystrophie. Myotonie, Myasthenie. Springer, Berlin Heidelberg New York, S 247–255

Becker PE, Kiener F (1955) Eine neue x-chromosomale Muskeldystrophie. Arch Psychiatr Nervenkr 193:427
Beetz P (1913) Beitrag zur Lehre von den angeborenen Bewegungsdefekten im Bereich der Augen-, Gesichts- und Schultermuskulatur. Z Psychol Neurol (Leipz) 20:137
Biemond A (1966) Myopathia distalis juvenilis. In: Kuhn E (Hrsg) Progressive Muskeldystrophie. Myotonie, Myasthenie. Springer, Berlin Heidelberg New York, S 95–100
Biemond A, Daniels AP (1934) Familial periodic paralysis and its transition into spinal muscular atrophy. Brain 57:91
Caughey J, Myrianthopoulos C (1963) Dystrophia myotonica and related disorders. Thomas, Springfield, Ill
Cöers C, Pelc S (1954) Un cas d'amyotonie congénitale caracterisé par une anomalie histologique de la jonction neuromusculaire. Acta Neurol Belg 54:166
Curschmann H (1922) Dystrophia myotonica sine myotonia. Dtsch Z Nervenheilkd 74:157
Danowski TS, Elkinton IR, Burrows BA, Winkler AW (1948) Exchanges of sodium and potassium in familial periodic paralysis. J Clin Invest 27:65
Dehlgaard E (1960) Myopathia distalis hereditaria. Acta Psychiatr Scand 35:440
Dreyfus JC, Schapira G (1962) Biochemistry of hereditary myopathies. Thomas, Springfield, Ill
Dreyfus JC, Schapira F, Schapira G (1966) Biochimie et enzymologie des dystrophies musculaires (Myopathies). In: Kuhn E (Hrsg) Progressive Muskeldystrophie. Myotonie, Myasthenie. Springer, Berlin Heidelberg New York
Duchenne GBA (1868) Recherches sur la paralysie musculaire pseudo-hypertrophique ou paralysie myosclérosique. Arch Gen Med 11:5
Erb W (1884) Über die juvenile Form der Muskeldystrophie. Ihre Beziehung zur sogenannten Pseudohypertrophie der Muskeln. Dtsch Arch Klin Med 34:467
Erbslöh F (1961) Die myotonische Dystrophie. Eine internneurologische und bioptisch-histologische Studie. Arch Psychiatr Neurol 201:648
Erbslöh F (1974) Muskelkrankheiten. In Bodechtel G (Hrsg) Differentialdiagnose neurologischer Krankheitsbilder. Thieme, Stuttgart, S 822–883
Esslen E, Papst W (1961) Die Bedeutung der Elektromyographie für die Analyse von Motilitätsstörungen der Augen. Bibl Ophthalmol 57
Eulenburg A (1886) Über eine familiäre, durch 6 Generationen verfolgbare Form congenitaler Myopathie. Neurol Zbl 5:64
Gamstorp I (1956) Adynamia episodica hereditaria. Acta Paediatr [Suppl] 108
Gamstorp I (1965) Periodische Extremitätenlähmungen. In: Beckmann R (Hrsg) Myopathien. Thieme, Stuttgart, S 115–121
Gibson A (1921) Muscular infantilism. Arch Intern Med 27:338
Graefe A v (1856) Pathologisches zur Akkomodationslehre. Albrecht von Graefes Arch Klin Ophthalmol 299
Heyck H, Laudahn G (1969) Die progressiv-dystrophischen Myopathien. Springer, Berlin Heidelberg New York
Heyck H, Laudahn G, Lüders CJ, Müller-Stephann H, Schmidt-Peter P (1965) Anabolic steroides and digitoxin in the treatment of progressive muscular dystrophy. Acta Paediatr (Uppsala) 54:205
Hoffmann J (1900) Zur Lehre von der Thomsen'schen Krankheit. Dtsch Z Nervenheilkd 18:198
Holtzapple GE (1905) Periodic paralysis. JAMA 45:1224
Jannaccone ST (1974) Familial progressive external ophthalmoplegia and ragged-red fibers. Neurology 24:1033
Jong JGY de (1966) Myotonia levior. In: Kuhn E (Hrsg) Progressive Muskeldystrophie. Myotonie, Myasthenie. Springer, Berlin Heidelberg New York
Kleine TO, Chilond E (1970) Indications for generalized enzymerelease-syndrome in Duchenne's muscular dystrophy. In: Walton JN (Hrsg) Muscle diseases. Excerpta Medica, Amsterdam
Krabbe KH (1947) Kongenitale generalisierte Muskeldysplasie. Nord Med 35:1756
Kuhn E (1961) Studien zur Pathogenese der myotonischen Dystrophie. Monogr Gesamtgeb Psychiatr (Berlin) 91:1
Kuhn E (1965) Die myotonische Dystrophie. In: Beckmann R (Hrsg) Myopathien. Thieme, Stuttgart
Kuhn E (1966) Progressive Muskeldystrophie. Myotonie. Myasthenie. Springer, Berlin Heidelberg New York

Landouzy L, Dejerine J (1884) De la myopathie atrophique progressive. CR Acad Sci (Paris) 98:53
Leyden E (1876) Klinik der Rückenmarkskrankheiten. Hirschwald, Berlin
Ludin HP (1974) Elektromyographische Befunde bei Myopathien. In: Hopf HC, Struppler A (Hrsg) Elektromyographie. Thieme, Stuttgart
Menne F (1965) Der Kreatinhaushalt bei der progressiven Muskeldystrophie und verschiedenen Stoffwechselstörungen. In: Beckmann R (Hrsg) Myopathien. Thieme, Stuttgart
Mölbert E (1969) Feinstrukturelle Veränderungen bei der Muskeldystrophie. In: Heyck H, Laudahn G (Hrsg) Die progressiv-dystrophischen Myopathien. Springer, Berlin Heidelberg New York
Morscher E (1965) Orthopädische Maßnahmen bei Muskeldystrophie und anderen Myopathien. In: Beckmann R (Hrsg) Myopathien. Thieme, Stuttgart
Müller-Stephann HP, Schmidt-Peter P (1969) Orthopädie und physikalische Behandlung der progressiven neuromuskulären Erkrankungen. In: Heyck H, Laudahn G (Hrsg) Die progressiv-dystrophischen Myopathien. Springer, Berlin Heidelberg New York
Mumenthaler M (1966) Die histologische Diagnostik der progressiven Muskeldystrophie. In: Kuhn E (Hrsg) Progressive Muskeldystrophie. Myotonie, Myasthenie. Springer, Berlin Heidelberg New York, S 19–31
Nowakowski H (1968) Therapie mit anabolen Steroiden. In: Jores A, Nowakowski H, Staemmler HJ (Hrsg) Praktische Endokrinologie. Thieme, Stuttgart
Oppenheim H (1900) Über allgemeine und lokalisierte Atonie der Muskulatur (Myatonie) im frühen Kindesalter. Monatsschr Psychiatr Neurol 8:232
Poskanzer D, Kerr D (1961) A third type of periodic paralysis, with normokaliemia favourable response to sodium chloride. Am J Med 31:328
Puff KH (1971) Die klinische Elektromyographie in der Differentialdiagnose von Neuro- und Myopathien. Schriftenr Neurol 7:1
Shy GM, Magee KR (1956) A new congenital non progressive myopathy. Brain 79:610
Shy GM, Engel WK, Somers JE, Wanko T (1963) Nemaline myopathy, a new congenital myopathy. Brain 86:793
Sjövall B (1936) Dystrophia musculorum progressiva. Acta Psychiatr [Suppl] 10:14
Steinert H (1909) Myopathologische Beiträge: Über das klinische und anatomische Bild des Muskelschwundes der Myotoniker. Dtsch Z Nervenheilkd 37:58
Stümpell A (1881) Tonische Krämpfe in willkürlich bewegten Muskeln (Myotonia congenita). Berl Klin Wochenschr 18:119
Struppler A, Heuser M (1973) Muskelerkrankungen. In: Matthes A, Kruse R (Hrsg) Neuropädiatrie. Thieme, Stuttgart, S 681–699
Thomsen J (1922) Tonische Krämpfe in willkürlich beweglichen Muskeln infolge von ererbter psychischer Disposition (Ataxia muscularis?) Arch Psychiatr Nervenkr 6:702
Tönnis D, Wolter M (1969) Klinische Elektromyographie. In: Heyck H, Laudahn G (Hrsg): Die progressiv-dystrophischen Myopathien. Springer, Berlin Heidelberg New York
Turner JWA (1939) Congenital myopathy simulating Oppenheim disease. IIIrd Int Congr Neurol Copenhagen
Vignos PJ, Spencer GE, Archibald KC (1963) Management of progressive muscular dystrophy of childhood. JAMA 184:89
Walton JN (1956) Amyotonia congenita. Lancet II:1023
Walton JN (1974) Disorders of voluntary muscle, 3rd ed. Churchill, London
Weitz W (1921) Über die Vererbung bei der Muskeldystrophie. Dtsch Z Nervenheilkd 72:143
Welander L (1951) Myopathia distalis tarda hereditaria. Acta Med [Suppl] 14:265
Westphal C (1883) Demonstration zweier Fälle von Thomsen'scher Krankheit. Berl Klin Wochenschr 20:153

2. Allergische und toxische Myopathien

Von

F. Husmann

a) Einleitung

Unter „Myopathie" versteht man eine Muskelschwäche, die mit einer umschriebenen Atrophie der Muskulatur einhergeht. Nichthereditäre Myopathien können ausgelöst werden durch eine direkte Einwirkung auf die Muskelfaser, sei es durch Eingriffe in den Muskelstoffwechsel, sei es durch Störungen des osmotischen Gleichgewichtes bei Elektrolytverschiebungen. Die durch solche Einwirkungen an der Muskulatur ausgelösten Veränderungen kann man als „primäre Myopathien" bezeichnen. Alterationen der Muskulatur, die durch eine Störung des Gefäß- oder Nervensystems ausgelöst werden, etwa im Sinne einer Angio- oder Neuropathie (z.B. beim Diabetes mellitus), gelten als „sekundäre Myopathien". Häufig finden sich primäre und sekundäre Myopathien nebeneinander, wobei eine exakte Abgrenzung gelegentlich schwierig sein kann.

Es gibt eine Vielzahl von Mechanismen, die eine Myopathie auslösen können. Dieser Vielzahl von Noxen stehen relativ gleichförmige Reaktionen an den Muskelfasern gegenüber. In praktisch allen Fällen finden sich degenerative Veränderungen mit Vakuolisierung, die zum Verlust der Querstreifung und zum Untergang der Muskelfaser führen können (wachsartige Degeneration). Die zugrunde gegangene Faser wird meist durch Bindegewebe ersetzt. Das Interstitium ist bei fast allen Myopathien deutlich verbreitert. Einlagerungen von Lipiden oder sauren Mukopolysacchariden finden sich häufig. Nicht selten sind Ödembildungen. Ebenso kommen oft Quellungen der Muskelfasern vor, die durch Elektrolytstoffwechselstörungen mit Wassereinlagerungen bedingt sind. Auf subzellulärer Ebene lassen sich Veränderungen des endoplasmatischen Retikulum, der Mitochondrien und des Zellkernes nachweisen, die jedoch uncharakteristisch sind und keine Rückschlüsse auf die auslösenden Noxen erlauben. Auch die histochemischen Befunde sind nicht spezifisch (Husmann 1973).

Die wichtigsten Medikamente, die eine allergische oder toxische Myopathie auslösen können, sind folgende:

Glukokortikoide (Triamcinolon)
Tuberkulostatika (INH)
Zytostatika
Chloroquindiphosphat (Resochin)
Kolchizin, Griseofulvin
Antibiotika

b) Steroidmyopathie

Eine Steroidmyopathie kann unter der Verabreichung aller Arten von Kortikosteroiden, einschließlich Kortison, auftreten (Fiegel 1976). Von besonderer Bedeutung ist, daß die myopathische Wirkung von Steroiden mit 9-α-Fluor-

Substitution besonders stark ausgeprägt ist. Mit dem Auftreten einer Steroidmyopathie muß daher unter der Behandlung mit Triamcinolon, aber auch mit Dexamethason und Betamethason, in vermehrtem Maß gerechnet werden. Die Angaben über die Häufigkeit des Auftretens von Myopathien unter Triamcinolongabe schwanken stark. STRANDBERG (1962) gibt an, daß in 5,8% der behandelten Fälle eine Myopathie auftrat. Nach BRAUN et al. (1969) tritt die Myopathie bei Triamcinolon in 62,3% der Fälle auf. Wie die Myopathie entsteht, ist nicht gesichert. Ob eine Verminderung der Proteinsynthese oder eine Steigerung des Proteinkatabolismus im Muskel überwiegt, ist nicht endgültig geklärt. Es kann aber festgestellt werden, daß der Schwund der Muskulatur quantitativ eine wesentliche Rolle für die negative Stickstoffbilanz und für die Bereitstellung von Substraten für die Glukoneogenese spielt (SCRIBA u. von WERDER 1972).

Die Myopathie, die durch Triamcinolon ausgelöst wird, kann bereits nach relativ kurzer Behandlungsdauer und unter der Verabreichung therapeutischer Dosen manifest werden. Die Steroidmyopathie entwickelt sich langsam, zumeist schmerzlos und symmetrisch. Sie befällt vor allem die Quadriceps-Muskulatur, die Muskeln des Becken- und Schultergürtels und manchmal auch der Arme. In zunehmendem Maß wird das Treppensteigen und das Aufstehen aus sitzender Haltung erschwert. Mit Fortschreiten der Myopathie treten zunehmende Störungen beim Gehen auf, so daß der Gang watschelnd wird. An den oberen Extremitäten fällt auf, daß das Heben der Arme erhebliche Mühe bereitet und Frisieren bzw. Rasieren schließlich nicht mehr möglich sind (KAISER u. HOCHHEUSER 1972). Histologisch findet sich eine degenerative Muskelveränderung mit wachsiger Entartung, Vakuolisierung des Sarkoplasmas sowie Atrophie der Fasern mit Kernsprossung (JANOSKI et al. 1968).

Die Prognose ist als gut anzusehen, da die Steroidmyopathie reversibel ist. Wenn auf Kortikoide wegen des Grundleidens nicht verzichtet werden kann, ist umzustellen auf nicht-fluorierte Prednison-Derivate. Die Applikationsweise sollte auf eine zirkadiane oder alternierende Steroidgabe umgestellt werden. Unter diesen Voraussetzungen beträgt die Rückbildungsdauer der eingetretenen Myopathie etwa 1 Jahr (FIEGEL 1976).

c) Tuberkulostatika

Die bei der Verabreichung von Isoniazid, INH, auftretende Algodystrophie verläuft klinisch unter dem Bild eines Schulter-Hand-Syndroms. Dabei stellen sich auffällige Parästhesien ein sowie trophische und vasomotorisch bedingte Störungen mit livider Hautverfärbung meist beidseits an den oberen Extremitäten. Sonstige Zeichen einer echten Neuropathie können nicht nachgewiesen werden. Nach dieser Initialphase treten Schwellungen, Spontanschmerzen, Druckempfindlichkeit und Streifheit der Fingergelenke auf, die am deutlichsten an den proximalen Interphalangealgelenken sind. Zugleich setzen Arthralgien ein sowie eine Gelenksteifigkeit der Schulter, seltener auch der Füße, die morgens am deutlichsten sind. Im weiteren Verlauf kommt es zur Einschränkung der Beweglichkeit. Die Prognose ist gut, wobei Spontanremissionen häufig sind (MORDASINI u. EULENBERGER 1973). Ätiologie und Pathogenese sind nicht geklärt.

An den Injektionsstellen von parenteral applizierten Tuberkulostatika (Streptomyzin, Viomyzin usw.) kann es zu Reizerscheinungen mit Gewebsindurationen und Knotenbildungen kommen.

d) Zytostatika, Kolchizin, Griseofulvin

Unter der Verabreichung von Zytostatika und zytotoxischen Substanzen wie Vinkristin und Vinblastin sowie unter Kolchizin und Griseofulvin können sich neben Neuritiden auch Myopathien entwickeln (BACH 1973).

e) Chloroquindiphosphat

Unter der Verabreichung von Chloroquindiphosphat (Resochin) ist wiederholt über das Auftreten von Myopathien der Skelettmuskulatur berichtet worden. Es finden sich Atrophien der Bein-, Arm- und Schultergürtelmuskulatur, teilweise im Zusammenhang mit einer reversiblen, schlaffen Lähmung. Die Muskelbiopsie zeigt eine diffuse Vakuolisierung und teilweise eine exzessive Glykogeneinlagerung bis zur toxischen Myopathie (Übersicht bei BACH 1973).

f) Antibiotika

Ätiologie und Pathogenese der bei parenteraler Antibiotikabehandlung auftretenden Haut- und Muskelatrophien ist nicht endgültig geklärt. Neben Antibiotika und Sulfonamiden kommen auch Antirheumatika als auslösende Ursache in Betracht. Minuten bis Stunden nach der Injektion bildet sich eine bretthare, blaurote Induration mit bogiger oder gezackter Begrenzung aus, die mit örtlichen und/oder ausstrahlenden Schmerzen einhergeht. Abhängig von der Schwere der Gewebsschädigung kann sich diese Veränderung zurückbilden oder zentral nekrotisieren. Als auslösende Ursache werden versehentliche intraarterielle, periarterielle oder intramurale Injektionen mit Drosselung des arteriellen Zustroms angesehen. Gefäßspasmen, Embolien und Thrombosen als auslösende Ursache werden diskutiert (KIENITZ u. BRAUN-FALCO 1976).

(Literatur s.S. 407)

3. Metabolische und ernährungsbedingte Myopathien

Von

F. HUSMANN

a) Glykogenspeicher- und -mangelkrankheiten

Myopathien bei Glykogenspeicher- und -mangelkrankheiten sind zurückzuführen auf eine mangelnde Versorgung der Muskulatur mit Glukose oder auf Einlagerungen von Glykogen, wenn eine ubiquitäre Speicherung besteht. Beim Vorliegen einer Glykogenspeicherkrankheit (Glykogenose) kann das abgelagerte Glykogen wegen defekter Enzymsysteme nicht zu Glukose abgebaut werden. Beim M. v. Gierke fehlt die Glukose-6-Phosphatase; beim M. Pompe fehlt die α-Glukosidase im Herz- und Skelettmuskel sowie in der Leber und führt zur Herzinsuffizienz und zur Hypotonie der Skelettmuskulatur. Als Grenzextrinose bezeichnet man den Mangel an Amylo-1,6-glukosidase, so daß C1-C6-Bindungen im Glykogenmolekül nicht gespalten werden können. Es entstehen kurzkettige Oligosaccharide, die sog. „Grenzdextrine".

Die Amylopektinose wird ausgelöst durch einen Amylotransglukosidasemangel (Verzweigungsenzym), so daß das Glykogenmolekül an seinen Verzweigungsstellen nicht aufgespalten werden kann. Ein Phosphorylasemangel kann auf die Muskulatur beschränkt (muskuläre Glykogenose) oder generalisiert sein (generalisierter Phosphorylasemangel).

Bei allen Glykogenspeicher- oder -mangelkrankheiten findet sich eine leichte Ermüdbarkeit der Muskulatur und eine Muskelschwäche, deren Intensität dem Ausmaß der Enzymstörung entspricht. Die Atrophie der Muskulatur ist häufig durch die Speicherungsprozesse überlagert.

b) Lipoidosen

Lipoidspeicherkrankheiten gehen dann mit einer Myopathie einher, wenn eine generalisierte Speicherung erfolgt. Beim M. Hand-Schüller-Christian (Cholesteringranulomatose) findet sich nur selten eine generalisierte Speicherung; sie kommt häufiger beim M. Gaucher (zerebrosidzellige Lipoidose) und beim M. Niemann-Pick (phosphatidzellige Lipoidose) vor. Bei einer Reihe von Gangliosidosen sind generalisierte Speicherungen häufig: M. Spielmeyer-Vogt, Kufs-Hallervorden, Pseudo-Hurler und bei den sog. neurovisceralen Gangliosidosen. Die einzelnen Typen der Gangliosidosen unterscheiden sich durch die Art des gespeicherten Gangliosids, bedingt durch unterschiedliche Enzymdefekte.

Der M. Hurler entspricht einer Mukopolysaccharidose, von der heute 5 verschiedene Typen unterschieden werden. Der M. Fabry (Zeramid-Trihexosid-Speicherung) wird ausgelöst durch einen Enzymdefekt, der den Abbau der Glykolipoide der Erythrozyten teilweise oder vollständig unterbindet. Es resultiert eine generalisierte Ablagerung des Glykolipoids in Muskulatur, Gefäße und Zentralnervensystem. Wegen der generalisierten Ablagerungen wird die Erkrankung auch als „Angioceratoma corporis diffusum universale" bezeichnet. Herz- und Skelettmuskulatur erscheinen hypertrophisch, bedingt durch die teilweise sehr erheblichen Glykolipoideinlagerungen. Die mit einer hochgradigen Muskelschwäche einhergehende Atrophie wird durch diese Einlagerungen vollständig überlagert (Übersicht bei HUSMANN 1973).

c) Hypalbuminämie

Alle Zustandsbilder, die mit einer Hypalbuminämie einhergehen, können zu einer Myopathie führen: Malabsorption (Sprue, Zöliakie), iatrogene Malabsorption (Antibiotika, Phenolphthalein, Kolchizin usw.), Parasiten, Aminosäuretransportstörungen (Hartnupsche Erkrankung, Zystinurie), infiltrative Prozesse (M. Whipple, Sklerodermie, Leukämie, Amyloidose usw.), vaskuläre Störungen, Eiweißverlust (nephrotisches Syndrom, „protein-losing-gastroenteropathy"), Dys- und Paraproteinämien (M. Waldenström, Plasmozytom), Leberzirrhose, katabole Stoffwechsellage bei endokrinen Erkrankungen u.a. (Übersicht bei MEHNERT u. FÖRSTER 1975).

Die Hypalbuminämie löst eine Myopathie aus, die teilweise auf eine Einschmelzung von Muskelsubstanz zurückzuführen ist. Da aber auch der Proteinturnover weitgehend unterbunden ist, finden reparative Vorgänge nicht mehr oder nur in untergeordnetem Maß statt. Mit zunehmender Störung des Proteinstoffwechsels kommt es zu einer Einschränkung der Ferment- bzw. Enzymbildung und dadurch zu einer weiteren Verschlechterung des Muskelstoffwechsels. Je nach auslösender Ursache können sich somit schwerwiegende Myopathien entwickeln, die sich auf die gesamte Skelettmuskulatur ausdehnen können.

d) Elektrolytstoffwechselstörungen

Bei allen länger bestehenden Hypokaliämien entwickeln sich Myopathien, da in den meisten Fällen auch eine Verminderung des intrazellulären Kalium vorliegt, also ein allgemeiner Kaliummangel (Hypokalie) besteht. Als auslösende Ursache eines Kaliummangelsyndroms kommen in Betracht: verminderte Kaliumaufnahme (Anorexia nervosa, Hungerzustände, kaliumarme Ernährung), gastrointestinale Kaliumverluste (wiederholtes Erbrechen, Magenatonie, Ileus, Diarrhö, Laxantienabusus), renale Kaliumverluste bei Nierenfunktionsstörungen (polyurische Phase des akuten Nierenversagens, Pyelonephritis, Glomerulonephritis, Nephrosklerose), kaliumverlierende Nephropathien bei angeborenen oder erworbenen Tubulopathien (z.B. De Toni-Debré-Fanconi-Syndrom, renale tubuläre Azidose, Tyreotoxikose), bei hormonalen Regulationsstörungen (primärer oder sekundärer Hyperaldosteronismus, Cushing-Syndrom, Kortikosteroidbehandlung, Succus-liquiritiae-Abusus), medikamentös bedingte Regulationsstörungen (Saluretika, PAS-Infusionen, übermäßige Alkalizufuhr), metabolische Verteilungsstörungen (gesteigerter Zellzerfall, Coma diabeticum und die familiäre paroxysmale Muskellähmung) sowie kombinierte Ursachen z.B. Leberzirrhose und Herzinsuffizienz (Übersicht bei KESSEL 1973).

Am häufigsten sind die chronisch entstandenen Kaliummangelzustände infolge enteraler oder renaler Kaliumverluste. Dabei ist die Hypokaliämie zunächst kaum nachweisbar, da sie über längere Zeit durch den Abstrom des intrazellulären Kaliums kompensiert wird. Somit kann der intrazelluläre Kaliummangel bereits klinisch manifest werden, bevor die Hypokaliämie erfaßbar ist (Hypokaliämie-EKG bei weitgehend normalen Plasmakaliumwerten). Klinisch findet sich eine Muskelschwäche, Apathie und kardiovaskuläre Symptome. Die Adynamie mit herabgesetzten oder fehlenden Reflexen ist das erste und häufigste Symptom der Hypokaliämie. Die vollständige Lähmung einschließlich der Atemmuskulatur ist selten und tritt nur bei sehr schweren Kaliummangelzuständen auf. Bei schleichender Entwicklung der Hypokaliämie ist die klinische Symptomatik wenig ausgeprägt. Das Leitsymptom „Muskelschwäche" ist zu uncharakteristisch und wird erst dann richtungweisend, wenn zusätzliche Symptome wie Apathie, Verwirrtheitszustände, Magenatonie und Obstipation hinzukommen.

Differentialdiagnostisch ist vom reinen Kaliummangelsyndrom die Verteilungshypokaliämie abzugrenzen, zu der die familiäre paroxysmale Muskellähmung gehört. Die Lähmungsanfälle können nicht selten durch Kohlenhydratzufuhr, Insulininjektionen oder Gabe von Glukokortikoiden ausgelöst werden. Bei spontaner Entwicklung können die Anfälle schleichend oder plötzlich beginnen und einige Stunden bis zu mehreren Tagen andauern. In leichteren Fällen besteht nur eine Adynamie der betreffenden Gliedmaßen, bei schweren Anfällen sind alle vier Extremitäten betroffen, während die Gesichts- und Schluckmuskulatur frei bleibt. Abzugrenzen ist das Conn-Syndrom, das mit Hypokaliämie und Hpyertonie einhergeht, während sich bei der paroxysmalen Lähmung eine Hypotonie findet. Bei länger bestehendem Leiden entstehen unspezifische Faserdegenerationen im Sinne einer Strukturmyopathie. Klinisch äußern sich diese Störung in myogenen Residualparesen und Atrophien im Bereich der pelveofemoralen Muskulatur.

Bei der hereditären episodischen Adynamie GAMSTORP liegt im Anfallsstadium eine Hyperkaliämie vor. Auch hier kann sich eine latente proximale Myopathie entwickeln, wenn das Leiden längere Zeit besteht. Anfälle können durch schwere Muskelarbeit, Kälte und Kaliumzufuhr provoziert werden. Hyperkaliämische Myopathien kommen auch bei Nierenfunktionsstörungen als Folge einer Retentionshyperkaliämie vor. Selten sind normokaliämische periodische Lähmungen. Auch ein Natriummangel etwa im Rahmen der hypertonen Dehydratation oder der hypotonen Hyperhydrationen kann zu einer Muskelschwäche mit Krampusneigung führen.

e) Ernährungsbedingte und metabolische Myopathien in engerem Sinne

Zu den ernährungsbedingten Myopathien gehört die nutritive, diffuse Muskelatrophie. Sie findet sich bei Mangelernährung, Malabsorption, Anorexia nervosa u.a. und betrifft die gesamte Muskulatur, einschließlich der kleinen Muskeln der Hände, der Unterarme, des Gesichtes und der Zwischenrippen. Die Verschmächtigung der Muskulatur wechselt von Muskelgruppe zu Muskelgruppe. Histologisch findet sich keine numerische Verminderung der Muskelfaserzahl. Die Anzahl der Myofibrillen ist jedoch reduziert. Histochemisch läßt sich eine Glykogenverarmung nachweisen. Trotzdem sind die Funktionsstörungen gering, wenn nicht zusätzliche Stoffwechselstörungen (Hypokaliämie!) hinzukommen.

Die urämischen, diabetischen und alkoholischen Myopathien sind als metabolische Myopathien anzusehen. Histologisch herrschen Faser-II-Atrophien (A-

Fasern; weiße, phasische Fasern) vor. Eine latente oder manifeste Polyneuropathie fehlt praktisch nie. Klinisch manifestieren sich diese Myopathien als proximale pelveofemorale Muskelschwäche mit oder ohne Atrophie, wobei das Ausmaß der Muskelschädigungen im wesentlichen mitbedingt ist durch die begleitenden Veränderungen des Mineralstoffwechsels und des Säure-Basen-Gleichgewichtes (ERBSLÖH 1974). Dabei wird die diabetische Myopathie ausgelöst durch eine Störung der Einschleusung von Glukose, unzureichende Energieversorgung durch Abnahme des Adenosintriphosphatgehaltes, Elektrolytverlust durch Polyurie und erschwerte Sauerstoffversorgung über eine sehr frühzeitig einsetzende Verdickung und Verbreiterung der Basalmembran der Kapillaren. Dadurch wird auch der Abtransport von Stoffwechselprodukten aus der Muskelzelle erschwert. Überlagert wird die Myopathie durch eine in mehr als 66% der Fälle bestehende Polyneuropathie und durch eine generalisierte oder lokale Osteopathie.

Hyperinsulinismus und hypoglykämische Zustandsbilder können ebenfalls zu Myopathien führen.

(Literatur s.S. 407)

4. Endokrine Myopathien

Von

F. Husmann

Bei der *Akromegalie* entwickeln sich Myopathien in verschiedenen Abschnitten der Skelettmuskulatur. Prädilektionsstellen werden vermißt. Nach anfänglicher Hypertrophie der Muskulatur bilden sich umschriebene Degenerationsherde aus mit Verlust der Querstreifung der Muskelfasern. Die zugrundegegangenen Fasern werden durch Bindegewebe ersetzt. Da zusätzlich eine Bindegewebsproliferation einsetzt, kommt es zu einer erheblichen Verbreiterung des Interstitiums. Dadurch wird die Atrophie der Muskulatur überlagert und fällt selbst bei eingehender Untersuchung des Patienten oft nicht auf. Der „muskulöse" Körperbau steht in auffallendem Gegensatz zu der vom Patienten angegebenen Muskelschwäche.

Die Diagnose ergibt sich vornehmlich aus der Vergrößerung der Akren, bedingt durch ein appositionelles Knochenwachstum und Exostosenbildungen. Die Gesichtszüge sind vergröbert durch das massige Kinn und die breite, große Nase. Hände und Füße sind plump. Die Veränderungen sind so charakteristisch, daß eine Blickdiagnose möglich ist.

Die Myopathie beim *Cushing-Syndrom* wird durch das Überwiegen kataboler Stoffwechselvorgänge mit bedingt und überlagert durch Elektrolytstoffwechselstörungen mit Abnahme der intrazellulären Kaliumkonzentration. Histologisch findet sich eine vakuoläre und segmentale Einzelfaserdegeneration neben Quellungsvorgängen. Histochemisch kann eine Glykogenanreicherung und eine Lipidspeicherung sowie ein Mangel an Adenosintriphosphat und eine Einschränkung der Aktivität der glykolytischen Enzyme nachgewiesen werden (Serratrice et al. 1970).

Die Myopathie entwickelt sich schleichend und schmerzlos und geht mit einer zunehmenden Schwäche der betroffenen Extremitäten einher. Becken- und Schultergürtelmuskulatur sowie die kraniale Extremitätenmuskulatur ist bevorzugt betroffen. Treppensteigen, Aufstehen vom Stuhl und schließlich auch das Aufrichten aus liegender Position sowie das Heben der Arme werden zunehmend erschwert. Im Vordergrund der Beschwerden der Patienten stehen allerdings Schmerzen, die durch eine Osteoporose bedingt sind (Kaiser 1973).

Das hochrote Vollmondgesicht, Büffelhöcker, Stammfettsucht bei grazilen Extremitäten, Striae distensae und eine Hypertrichose erlauben auch beim Cushing-Patienten eine Blickdiagnose (Übersicht bei Husmann 1973).

Die *Nebennierenrindeninsuffizienz* geht mit einer Myopathie einher, die durch Elektrolytstoffwechselstörungen, mangelndes Glukoseangebot an die Muskulatur und Einschränkung des Stoffwechsels mit Verminderung der Proteinsynthese bedingt ist. Histologisch findet sich ein Schwund der Muskelmasse mit degenerativen und atrophischen Prozessen. Die Myopathie äußert sich klinisch in einer erheblichen Muskelschwäche und einer sehr leichten Ermüdbarkeit der Muskulatur, begleitet von diffusen Schmerzen. Schweregrad der Myopathie und Ausprägung der Nebennierenrindeninsuffizienz gehen etwa parallel. Die Diagnose ergibt sich aus dem Zusammentreffen von Muskelatrophien, -schmerzen und -schwäche mit den Zeichen einer Nebennierenrindeninsuffizienz (Orthostase, Hypotonie, Hypoglykämie usw.).

Die pathogenetischen Mechanismen der Myopathien bei Patienten mit *Hyperthyreose* sind nicht endgültig geklärt. Ungeklärt ist auch, weshalb manche Muskelabschnitte von der Myopathie verschont bleiben, während andere hochgradig verändert sein können. Es besteht auch keine Parallelität zwischen dem Schweregrad der Myopathie und dem Ausmaß der Schilddrüsenfunktionsstörung.

Die Myopathie bei Hyperthyreose kann die gesamte quergestreifte Muskulatur befallen. Im Krankheitsbeginn besteht ein Schwäche- und Müdigkeitsgefühl. Mit zunehmender Muskelschwäche bereitet den Patienten das Gehen und schließlich auch das Aufrichten Schwierigkeiten. In seltenen Fällen kann eine Bettlägerigkeit resultieren, bei der sogar der Lagewechsel beschwerlich wird. Meist sind nur umschriebene Partien der Muskulatur befallen, etwa Hand-, Unterarm-, Schultergürtel-, Becken- oder Beinmuskulatur.

Klinisch imponiert eine schlaffe Muskulatur mit zunehmender Atrophie und gelegentlichem Spontanfibrillieren. Histologisch finden sich Lipoideinlagerungen und degenerative Veränderungen.

Von der Myopathie sind abzugrenzen das „prätibiale Myxödem" und bestimmte Ophthalmoplegien, die durch die Ablagerung von sauren Mukopolysacchariden ausgelöst werden.

Die Diagnose ergibt sich aus dem Zusammentreffen von Muskelschwäche und -atrophie mit den Zeichen einer Hyperthyreose (Tachykardie, große Blutdruckamplitude, Tremor, Heißhunger, Gewichtsabnahme, Diarrhö usw.).

Die Myopathie bei Patienten mit *Hypothyreose* kann auf die gesamte Skelettmuskulatur übergreifen. Bei der Untersuchung imponiert eine scheinbar kräftig entwickelte Muskulatur, die von praller bis derber Konsistenz ist. Die grobe Kraft ist jedoch deutlich eingeschränkt. Nach festem Händedruck lassen sich die Finger nur schwer öffnen, und beim Beklopfen der Muskulatur kann sich ein idiomuskulärer Wulst bilden. Der Achillessehnenreflex läuft verzögert, wurmförmig und träge ab. Charakteristisch sind kurzdauernde, lokalisierte und schmerzhafte Muskelkontraktionen, die durch rasche Bewegungen auslösbar sind und gelegentlich als „Tetanie" angesehen werden.

Histologisch imponiert ein interstitielles Ödem der Muskulatur und eine fast ubiquitäre Einlagerung von sauren Mukopolysacchariden. Da keine Parallele zwischen dem Schweregrad der Myopathie und dem Ausmaß der Schilddrüsenfunktionsstörung besteht, kann die Diagnose gelegentlich schwierig sein. Besonders bei älteren Patienten werden die Symptome, die auf eine Hypothyreose hinweisen können, nicht selten auf das altersbedingte Nachlassen der körperlichen und geistigen Aktivität zurückgeführt. Hinweisen auf die Diagnose sollte die Kombination einer Myopathie mit den Symptomen einer Hypothyreose (Hypothermie, Antriebsarmut, Hypercholesterinämie, Obstipation, trockene und brüchige Haare, Bradykardie usw.). Die Prognose der Myopathie ist als gut zu bezeichnen, da durch eine ausreichende Substitutionsbehandlung mit Schilddrüsenhormonen mit einer kompletten Remission zu rechnen ist.

Die *Spätmyopathie in der Menopause* geht einher mit einer Muskelschwäche im Bereich des Beckengürtels unter Mitbeteiligung des M. iliopsoas und des M. quadriceps. Histologisch läßt sich eine unspezifische Faserdegeneration, Myogelosen und eine vakuoläre Degeneration nachweisen. Endokrinologisch besteht eine Ovarialinsuffizienz und/oder eine Hypothyreose. Spätmyopathien bei Männern sind wesentlich seltener. Häufig ist diese Myopathie durch einen malignen Tumor bedingt (Karzinom-Myopathie).

Literatur

Bach GL (1973) Neuro- und Myopathien als Therapienebenwirkung. In: Mathies H (Hrsg) Weichteilrheumatismus. Aktuelle Rheumaprobleme. Banaschewski, München-Gräfelfing, S 100–105

Braun S, Panahi F, Desbarre F (1969) Myopathies iatrogènes des corticoides et des antimalariques de synthèse. In: Serratrice G (Hrsg) Les atteintes des muscles des ceintures de l'adulte. L'expansion, Paris, S 171–190

Erbslöh F (1974) Muskelkrankheiten. In: Bodechtel G (Hrsg) Differentialdiagnose neurologischer Krankheitsbilder. 3. Aufl. Thieme, Stuttgart, S 815–910

Fiegel G (1976) Korticoid-Nebenerscheinungen. Schattauer, Stuttgart New York

Husmann F (1973) Myopathien bei endokrinen und metabolischen Erkrankungen. In: Mathies H (Hrsg) Weichteilrheumatismus. Aktuelle Rheumaprobleme. Banaschewski, München-Gräfelfing, S 21–25

Janoski AH, Shaver JC, Christy NP, Rosner W (1968) On the pharmacological actions of 21-carbon hormonal steroids („glucocorticoids") of the adrenal cortex in mammals. In: Deane WH, Rubin BL (Hrsg) Handbuch der experimentellen Pharmakologie, Bd XIV/3: The adrenocortical hormones. Springer, Berlin Heidelberg New York

Kaiser H (1973) Cortisonderivate in Klinik und Praxis, 6. Aufl. Thieme, Stuttgart

Kaiser H, Hochheuser W (1972) Nil nocere! Kortikoid-Myopathie. Münch Med Wochenschr 114:269–271

Kessel M (1973) Elektrolyte – intern. In: Kuemmerle HP, Goosens N (Hrsg) Klinik und Therapie der Nebenwirkungen, 2. Aufl. Thieme, Stuttgart, S 832–846

Kienitz Th, Braun-Falco O (1976) Umschriebene Hautnekrosen nach intramuskulärer Injektion. Übersicht und Kasuistik. Münch Med Wochenschr 118:1515–1518

Mehnert H, Förster H (1975) Stoffwechselkrankheiten. Biochemie und Klinik, 2. Aufl. Thieme, Stuttgart

Mordasini ER, Eulenberger J (1973) Tuberkulostatika. Bewegungsapparat. In: Kuemmerle HP, Goosens N (Hrsg) Klinik und Therapie der Nebenwirkungen, 2. Aufl. Thieme, Stuttgart

Scriba PC, Werder K von (1972) Wirkungen und Nebenwirkungen der Glucocorticoide. Internist 13:261–269

Serratrice G, Roux H, Aquaron R, Recorier AM (1970) Serum and muscle activities (glycolytic and transferase) in human cortisone myopathies. In: Walton JN, Canal N, Scarlato G (Hrsg) Muscle disease. Excerpta Medica, Amsterdam, S 484–497

Strandberg B (1962) The frequency of myopathy in patients with rheumatoid arthritis treated with triamcinolone. Acta Rheum Scand 8:31–34

5. Neurogene Myopathie

Von

W. Schmidt-Vanderheyden und H. Leinisch

Die neurogene Myopathie gehört zu den sog. sekundären Myopathien, die als Folge eines Denervierungsprozesses auftreten. Streng genommen handelt es sich um eine Muskelatrophie. In Anlehnung an Bing (1952) können nach dem Ausgangspunkt der Schädigung folgende neurogene Myopathien unterschieden werden:

    a) Degenerativer Prozeß im Bereich zentraler Neurone

    b) Degenerativer Prozeß im Bereich peripherer Neurone
        α) Spinale Muskelatrophien
            Typ Werdnig-Hoffmann
            Typ Vulpian-Bernhard
            Typ Kugelberg-Welander
            Typ Duchenne-Aran
        β) Neurale Muskelatrophien
            Typ Charcot-Marie-Tooth
            Typ Dejerine-Sottas

    c) Entzündlicher Prozeß im Bereich peripherer Neurone (z.B. Poliomyelitis)

    d) Degenerativer Prozeß im Bereich zentraler und peripherer Neurone
        Myatrophische Lateralsklerose
        Progressive Bulbärparalyse

    e) Kompressionssyndrome

    f) Polyneuropathien

Durch Schädigungen im Bereich der zentralen oder peripheren Motoneurone oder der nachgeschalteten Neuriten kommt es zu Ausfällen von motorischen Einheiten oder Untereinheiten, was zu einer Muskelkraftminderung führt. Handelt es sich um eine reversible Schädigung oder Leitungsunterbrechung, so bilden sich diese Lähmungen wieder zurück. Kommt es jedoch zu einer längerdauernden oder bleibenden Schädigung von Neuronen bzw. Neuriten, so entsteht eine Nervendegeneration (Wallersche Degeneration) mit nachfolgenden Muskelatrophien. Eine Funktionsstörung der peripheren Nerven ohne Kontinuitätsunterbrechung seiner Strukturen wird auch als *Neurapraxie* bezeichnet. Bei der *Axonotmesis* werden die Axone unterbrochen, die Hüllstrukturen bleiben aber intakt. Die *Neurotmesis* bezeichnet schließlich die vollkommene Unterbrechung von Axonen und Hüllgewebe. Wenige Tage nach einer akuten Unterbrechung eines Neuriten verschwindet die elektrische Erregbarkeit des verletzten Nerven, die Axone, Myelinscheiden und schließlich Muskelendplatten zerfallen. In Übergangsstadien kann die Innervation zu einer Ganglienzelle gehörender Muskelfasern durch aussprossende Kollateralen noch gesunder Axone übernommen werden, wodurch größere motorische Einheiten, aber auch eine gewisse Gruppierung der funktionsfähigen Muskelfasern entstehen und zu entsprechenden elektromyographischen Veränderungen führen. Geht nun erneut eine solche Ganglienzelle zugrunde, dann entsteht histologisch das Bild einer gruppierten Atrophie benachbarter Muskelfasern (MUMENTHALER u. SCHLIACK 1973). Umfang und Gruppierung der Atrophien denervierter Muskelfasern und eventuelle Anpassungsreaktionen nicht denervierter Muskelfasern sowie ihr Verteilungsmuster in den verschiedenen Muskelarealen erlauben heute bioptisch-histologisch in typischen Fällen bei einzelnen neurogenen Myopathien zugrundeliegende Krankheiten zu differenzieren (MITTELBACH 1966).

Elektromyographisch zeigen neurogen geschädigte Muskeln Spontanaktivität in Form von Fibrillations- evtl. Faszikulationspotentialen und positiven scharfen Wellen. Im Aktivitätsmuster finden sich Polyphasien entsprechend der vergrößerten motorischen Einheiten, Riesenpotentiale und schließlich ein gelichtetes Interferenzmuster (RUPPRECHT 1974). Je nach Schädigungszustand und Schädigungsausmaß ist bei den Neuriten eine Verlangsamung der Nervenleitgeschwindigkeit nachweisbar. Aufgrund des Nachweises von Denervierungspotentialen im Elektromyogramm ist die Differenzierung zwischen einer funktionellen Myopathie und einer neurogenen Myopathie möglich. Nach dem Verteilungsmuster des befallenen Muskelareals kann ferner festgestellt werden, ob es sich um einen lokalisierten oder generalisierten Denervierungsprozeß handelt.

a) Degenerative Prozesse im Bereich zentraler Neurone

Bei ätiologisch nicht immer abklärbaren Schädigungen im Bereich der zentralen Neurone pränatal, perinatal oder kurz nach der Geburt kann es zu Motilitätsstörungen kommen. Es können hierdurch sowohl allein als auch kombiniert Ausfälle im motorischen System, im extrapyramidalen System und in der Kleinhirnfunktion auftreten. Entsprechend kommt es zu einer Diplegia spastica infantilis (LITTLE), kongenitalen Mono-, Hemi-, Para- und Tetraparesen, athetotisch-choreatischen Syndromen oder evtl. zu einer atonisch-astatischen Form der zerebralen Kinderlähmung (MATTHES 1969). Vor allem die letztgenannte Erkrankung ist vorübergehend zu verwechseln mit der infantilen progressiven spinalen Muskeldystrophie (WERDNIG-HOFFMANN) und der Myatonia congenita (OPPENHEIM).

b) Degenerative Prozesse im Bereich peripherer Neurone

α) Spinale Muskelatrophien

Die infantile progressive spinale Muskelatrophie (WERDNIG-HOFFMANN) gehört zur primären Generalisationsform der nukleären Atrophien. Es handelt sich um ein autosomal rezessives Leiden, das unmittelbar nach der Geburt durch Entwicklung von fortschreitenden schlaffen Paresen charakterisiert ist und meist in wenigen Monaten zum Tode führt. Faszikulationen können vorübergehend beobachtet werden, die Muskelatrophien zeitweise unter einem gut ausgebildeten Fettpolster verborgen bleiben (BECKER 1966; BAYERS u. BANKER 1962).

Im Kindesalter wird die nicht seltene *Atrophia musculorum spinalis pseudomyopathica* (KUGELBERG-WELANDER) manifest. Sie zeigt einen unregelmäßig dominanten Erbgang. Es liegt ebenfalls eine spinale Atrophie bei Vorderhornganglienzellbefall zugrunde. Im 1. Lebensjahrzehnt fällt zunächst eine Schwäche der Beinmuskulatur auf mit langsamer Progredienz. In der Regel finden sich keine Pyramidenzeichen. Charakteristisch ist der elektromyographische Befund mit Faszikulationen sowie eine neurogene Muskelatrophie bei der Muskelbiopsie (KUGELBERG u. WELANDER 1956).

Schließlich können unter den sporadischen Formen der *progressiv spinalen Muskelatrophien ein Manifestationstyp Vulpian-Bernhard* mit einem Schwerpunkt des Befalls im Schultergürtel und ein *Manifestationstyp Duchenne-Aran* mit Bevorzugung der Hand- und Unterarmmuskulatur unterschieden werden. In beiden Fällen kommt es durch eine Ganglienzellschädigung im Rückenmark meist im jüngeren Erwachsenenalter zu langsam progredienten Paresen in den genannten Prädilektionsbereichen. Nach mehreren Jahrzehnten ist eine Generalisation der Ausfälle und zunehmende Muskelatrophie festzustellen (BECKER 1966). Entsprechend der Schädigung am peripheren Neuron sind charakteristischerweise vorübergehend Faszikulationen im Elektromyogramm und das Bild einer neurogenen Myatrophie bei der Biopsie zu finden. Differentialdiagnostisch sind die spinalen Muskelatrophien vor allem von der neuralen Muskelatrophie abzugrenzen. Das Fehlen von Sensibilitätsstörungen und Veränderungen der Nervenleitgeschwindigkeit helfen die Diagnose zu sichern.

β) Neurale Muskelatrophien

Die neurale Muskelatrophie (Charcot-Marie-Tooth) wird überwiegend dominant autosomal vererbt. Das männliche Geschlecht ist bevorzugt befallen. Es kommt zu einem zunehmenden Untergang der Markscheiden des gesamten Nerven, schließlich zu einem Schwund auch spinaler Motoneurone. Der Krankheitsbeginn liegt meistens in der Kindheit und Jugend, die Progredienz ist langsam. Die motorischen Lähmungen führen zu einem hochgradigen Muskelschwund (Storchenbeine) und wegen der obligaten Beteiligung der Fußheber ist meistens ein Steppergang zu beobachten. An Empfindungsqualitäten ist vor allem die Berührungs- und Tiefensensibilität gestört, es besteht eine große Kälteempfindlichkeit. Die Muskeleigenreflexe verlöschen nach und nach. Neben dem klinischen Befund charakteristisch sind eine verzögerte Nervenleitgeschwindigkeit und der muskelbioptische Befund mit Zeichen einer Degeneration und myopathischen Veränderungen (SCHWARTZ 1963). Differentialdiagnostisch sind vor allem – wie oben angeführt – die progressiv spinale Muskelatrophie sowie im Frühstadium auch Polyneuropathien abzugrenzen.

Als hypertrophische Neuritis (DEJERINE-SOTTAS) wird eine Sonderform der neuralen Muskelatrophie abgegrenzt, die relativ dominant erblich ist. Hierbei bestehen tastbare Verdickungen der peripheren Nervenstämme. Der Verlauf ist in der Regel langsam progredient. Sensibilitätsstörungen und Hyperpathien treten deutlicher hervor, meistens ist ein Adie-Syndrom kombiniert sowie ein Nystagmus festzustellen. Im übrigen finden sich die gleichen Symptome und Untersuchungsergebnisse wie bei der neuralen Muskelatrophie (BECKER 1966).

c) Entzündliche Prozesse im Bereich peripherer Neurone

Eine lokalisierte Entzündung im Bereich des peripheren Motoneurons ist heute sehr selten, seitdem die häufigste Ursache, die Poliomyelitis keine wesentliche Rolle mehr spielt. Wegen des bevorzugten Befalls des Vorderhorngebietes kann es zu schlaffen Lähmungen und nachfolgenden Muskelatrophien kommen. Sensibilitätsstörungen fehlen in der Regel. Auch viele Jahre nach einer abgelaufenen Poliomyelitis kann eine Zunahme der Lähmungen durch eine sekundäre Begleitmyopathie der partiell denervierten Muskulatur beobachtet werden (MUMENTHALER 1976).

d) Degenerative Prozesse im Bereich zentraler und peripherer Neurone

Die *myatrophische Lateralsklerose* zeigt eine Beschädigung sowohl im Vorderhornbereich als auch von den Pyramidenbahnen und z.T. von motorischen Kernen im Bereich der Medulla oblongata. Es handelt sich meist um ein sporadisches Leiden mit einer Häufigkeit von $0,4^0/_{00}$. Der Beginn liegt überwiegend zwischen dem 40. und 60. Lebensjahr. Der Verlauf ist rasch progredient, die Patienten kommen meistens nach wenigen Jahren ad exitum. Kennzeichnend für diese Krankheit ist die Kombination von Muskelatrophien und Faszikulationen sowie Muskeleigenreflexsteigerungen und Pyramidenzeichen bei einem Fehlen von Sensibilitätsstörungen (ERBSLÖH 1968).

In den Fällen einer echten *progressiven Bulbärparalyse* bestehen Atrophien und Faszikulationen der Zungenmuskulatur, Paresen der Schlundmuskulatur, die isoliert oder kombiniert mit der myatrophischen Lateralsklerose auftreten. Die elektrophysiologischen und bioptischen Befunde sind nicht ausgeprägt krankheitsspezifisch. Differentialdiagnostisch ist vor allem die spastische Spinalparalyse abzugrenzen mit ihren fehlenden Pyramidenzeichen.

e) Kompressionssyndrome

Bei den meisten Mononeuropathien muß nach einer mechanischen Ursache gesucht werden. Die Läsionen des Neuriten können traumatisch (Begleiterscheinung von Distorsionen, Luxation und Frakturen), durch exogene Druckschädigung (z.B. Rucksacklähmung, Gips- und Narkoselähmungen), durch anatomische Engpässe (z.B. Skalenussyndrom, Ulnariskompressionssyndrom), Druckschädigung durch degenerative oder entzündliche Gewebsreaktionen des Nachbarschaftsgewebes (z.B. Wurzelkompressionssyndrom, Karpaltunnelsyndrom) und schließlich durch benachbarte Geschwulstbildung (z.B. Neurofibromatosis Recklinghausen, Unterleibstumoren mit Beinplexuskompression) bedingt sein.

Wenn durch die Kompression nur eine Neurapraxie bedingt ist, kommt es meist zu Dysästhesien im Nervenversorgungsgebiet und vorübergehenden schlaffen Lähmungen der versorgten Muskulatur. Die elektrische Erregbarkeit bleibt in der Regel erhalten, es treten keine Fibrillationspotentiale oder eine Muskelatrophie auf.

Bei der Axonotmesis entsteht das Vollbild einer peripheren Nervenläsion. Sie ist charakterisiert durch Lähmungen entsprechend des Innervationsmusters der betroffenen Nerven und u.U. Ausfall eines Muskeleigenreflexes. Etwa 3–4 Wochen nach Eintritt der Axonschädigung wird eine Atrophie sichtbar. Meistens ist eine Abnahme der indirekten elektrischen Erregbarkeit des Nervens innerhalb von 1–3 Wochen nachweisbar. Je nach Ausmaß der Denervierung findet sich eine Störung der Nervenleitgeschwindigkeit. Vorübergehend sind im Elektromyogramm positive Wellen und Fibrillationspotentiale am Beginn des Denervierungsprozesses festzustellen. Die Sensibilität ist für alle Qualitäten meist mit scharfer Randabgrenzung entsprechend dem peripheren Hautinnervationsmuster des geschädigten Nerven herabgesetzt bzw. aufgehoben. Schmerzempfindungen werden meist über das Areal des geschädigten Nerven hinausgehend angegeben. Mit Hilfe des Schweißtestes kann die Abgrenzung der geschädigten sensiblen Nervenfasern nachgewiesen werden. Soweit die Einwirkung des schädigenden Mechanismus nicht zu lange vorliegt und etwa zu einer irreversiblen Fibrosierung der perineuralen Strukturen geführt hat, kann nach Beseitigung des auslösenden Kompressionsfaktors meist eine weitgehende oder vollständige Restitution der Nervenläsion erwartet werden (s. auch Kompressionssyndrome S. 583).

f) Polyneuropathien

Beim polyneuritischen Symptomenkomplex handelt es sich um eine polytope Erkrankung, die meist symmetrisch periphere Nerven betrifft. Durch sehr unterschiedliche Noxen kann es zu parenchymatösen Veränderungen an den Markscheiden oder den Achsenzylindern kommen, in deren Gefolge es neben dem praktisch obligaten Erlöschen von Sehnenreflexen und Sensibilitätsstörungen sehr häufig auch zu Lähmungen, u.U. auch zu sekundären Veränderungen an der Muskulatur kommt. Pathogenetische Einzelheiten, die mögliche Systematik und Klinik werden an andere Stelle eingehend behandelt (s. S. 549ff.).

Literatur

Becker PE (1966) Krankheiten mit hauptsächlicher Beteiligung von Pyramidenbahnen, Vorderhorn und bulbären motorischen Kernen. In: Becker PE (Hrsg) Handbuch der Humangenetik, Bd V/1. Thieme, Stuttgart
Bing R (1952) Lehrbuch der Nervenkrankheiten. Schwabe, Basel
Byers RK, Banker BQ (1962) Infantile muscular atrophy. Arch Neurol 5:140–164
Erbslöh F (1968) Die myatrophische Lateralsklerose. Dtsch Med Wochenschr 93:1131–1141
Kugelberg E, Welander L (1956) Heredo-familial juvenile muscular atrophy simulating muscular dystrophy. Arch Neurol Psychiatr 75:500–509
Matthes A (1969) Die infantilen Cerebralparesen. In: Opitz H, Schmid F (Hrsg) Handbuch der Kinderheilkunde, Bd VIII/1, Springer, Berlin Heidelberg New York
Mittelbach F (1966) Die Begleitmyopathie bei neurogenen Atrophien. Monogr Gesamtgeb Psychiatr (Berlin) 113:1
Mumenthaler H, Schliack H (Hrsg) (1973) Läsionen peripherer Nerven. Thieme, Stuttgart
Mumenthaler M (1976) Neurologie, 5. Aufl. Thieme, Stuttgart
Rupprecht EO (1974) Elektromyographische Befunde bei Neuropathie. In: Hopf HC, Struppler A (Hrsg) Elektromyographie. Thieme, Stuttgart
Schwartz AR (1963) Charcot-Marie-Tooth disease. Arch Neurol 9:623–634

6. Erkrankungen der neuromuskulären Übertragung

Von

W. Schmidt-Vanderheyden

Es gibt eine Reihe sehr unterschiedlicher Krankheitsbilder, die mit einer Störung der neuromuskulären Übertragung einhergehen. Hier sollen nur solche Erkrankungen abgehandelt werden, bei denen die biochemischen Störungen an den synaptischen Membranen der motorischen Endplatte, pathologische Erregbarkeitsveränderungen der Membranen des neuromuskulären Übergangsgebietes oder pathologische Elektrolytverschiebungen in diesen Membranen bzw. im Muskel selbst den Grundmechanismus eines Krankheitsbildes bilden. Ein Teil dieser Erkrankungen wurde bereits an anderer Stelle eingehender behandelt (Myasthenia gravis s.S. 416, Myotonia s.S. 389, dystrophische Myotonie s.S. 384). Auf sie soll an dieser Stelle deshalb auch nur unter dem Aspekt der pathophysiologischen Mechanismen eingegangen werden. Periodische familiäre Lähmungen mit ihren Elektrolytveränderungen bilden den Übergang zu sekundären Störungen der neuromuskulären Übertragungen. Letztere können nicht Thema dieser Abhandlung sein (z.B. symptomatische Lähmungen wegen Elektrolyt- oder Stoffwechselstörungen, Conn-Syndrom, symptomatische Myasthenien, symptomatische Myotonien).

Dem Sammelbegriff einer Störung der neuromuskulären Übertragung liegen verschiedene physiologische und pathophysiologische Gegebenheiten zugrunde. Von den myelinfreien Nervenendigungen wird die präsynaptische Membran gebildet. Darunter befindet sich die gefaltete Muskelfasermembran. Azetylcholin stellt den bahnenden Überträgerstoff der motorischen Endplatte dar. Dieser Überträgerstoff wird im Motoneuron gebildet und in präsynaptischen Bläschen gespeichert. Eine Erregung des Motoneurons und seines Neuriten setzt durch einen Depolarisationsvorgang das Azetylcholin frei, das durch den synaptischen Spalt dringt und von den Azetylcholinrezeptoren der postsynaptischen Membran gebunden wird. Die hierdurch bedingte Membranpermeabilität für Natrium und Kalium führt zur Bildung des Endplattenpotentials, das sich als Muskelaktionspotential über die ganze Membran ausbreitet. Azetylcholin wird durch die Cholinesterase innerhalb von Mikrosekunden abgebaut. Um eine rasche Wiederholung dieses Vorgangs zu ermöglichen, bedarf es einer schnellen erneuten Azetylcholinsynthese an der präsynaptischen Membran (Kaeser 1973).

Das myasthenische Syndrom beruht wahrscheinlich auf einer kompetetiven Hemmung des Azetylcholins am Rezeptor infolge eines hypothetischen Antikörpers oder auf einer Hemmung der Azetylcholinsynthese. Cholinesterasehemmer wie Physostigmin verzögern die Hydrolyse des freigesetzten Azetylcholins und verbessern damit bei der Myasthenie die Funktion der Endplatte (Struppler 1955).

Die myotone Reaktion beruht vermutlich auf einer Funktionsstörung der neuromuskulären Membranen selbst. Von sog. parabiotischen Membranen nehmen frequente Serien von Aktionspotentialen ihren Ausgang, entweder durch normale Innervationsmuster angestoßen oder durch depolarisationsfördernde Stoffwechseleinflüsse ausgelöst. Bei fortdauernder Membranaktivität nimmt die

Übererregbarkeit ab und stellt sich auf ein niedriges Aktivitätsniveau ein (PRILL 1966). Myogene Myotonien können auch nach Kurarisierung durch mechanische, chemische und elektrische Reize ausgelöst werden und müssen daher distal der Endplatten an der Muskelfaser selbst entstehen. Die Verzögerung der Muskelentspannung nach einer Willkürinnervation beruht aber wohl auf einem anderen Mechanismus. Bereits bei geringer Novokaineinwirkung auf den zugehörenden motorischen Nerv kommt es zu einer Muskelentspannung, weshalb eine reflektorische Entstehung der überdauernden Muskelkontraktion über die Membranen der Gammafasern diskutiert wird (KAESER 1973). Schließlich wird als Neuromyotonie eine Parabiose der Alphamotoneuronmembran bezeichnet, eine Störung der auch das Stiff-man-Syndrom zugeordnet wird (s.S. 424) (MERTENS u. ZSCHOCKE 1965).

Während bei der Neuromyotonie eine Anhebung des Kaliumspiegels zu einer Besserung führen kann, soll sich bei myogenen Myotonien eine Senkung des Kaliumspiegels günstiger auswirken. Heute wird auch gern der erregungshemmende Effekt von Diphenylhydantoinen auf die motorische Erregbarkeit bzw. von Badofen auf das Gammasystem ausgenutzt (MERTENS 1973a).

Die Bedeutung der Elektrolytverteilung für die normale Muskelfunktion ergibt sich aus ihrer Mitwirkung am Muskelmembranpotential bzw. Muskelaktionspotential. Anders als bei den Lähmungen infolge von Störungen in der Elektrolytbilanz liegt den familiär-periodischen Lähmungen eine Störung der Muskelmembranfunktion selbst zugrunde. Auch bei normaler Elektrolytbilanz ist die Muskelmembran nicht in der Lage, die physiologische Elektrolytverteilung zwischen dem intra- und extrazellulären Raum aufrechtzuerhalten (GAMSTORP 1965). Es gibt unterschiedliche Verhaltensweisen der periodischen Lähmungen. Eine Form läßt sich durch Kaliumzufuhr (hypokaliämische Form) unterbrechen. Durch große Kohlehydratzufuhr können hypokaliämische Lähmungen ausgelöst bzw. hyperkaliämische gehemmt werden. Obgleich so offensichtlich unterschiedliche Verhaltensweisen bei den familiären periodischen Lähmungen je nach Kaliumbilanz vorhanden sind, muß aufgrund einer Reihe anderer elektrophysiologischer und biochemischer Verhaltensweisen angenommen werden, daß der gestörten Membranfunktion eine Veränderung des Energiestoffwechsels der Muskelfasern zugrunde liegt (MERTENS et al. 1969).

Bei der periodischen hypokaliämischen Lähmung führen daher alle Maßnahmen zu einer Besserung, die mit einer Erhöhung des Kaliumspiegels einhergehen (Spironolactonbehandlung, Dexamethasonbehandlung), einen reduzierten Kohlehydratstoffwechsel bedingen bzw. zu einer negativen Wasser-Salz-Bilanz führen. Bei der familiären hyperkaliämischen Lähmung hingegen genügt oft die Zufuhr auch schon geringer Kaliumgaben zur Lähmungsauslösung. Vorgänge, welche Kaliumbindung bewirken, führen zu einer Verminderung der Anfallsfrequenz (Glykogenabbau, Diamox, Aldosteron) (MERTENS 1973b).

Literatur

Gamstorp J (1965) Periodische Extremitätenlähmungen. In: Beckmann R (Hrsg) Myopathien. Thieme, Stuttgart

Kaeser HE (1973) Muskulatur. In: Siegenthaler W (Hrsg) Klinische Pathophysiologie. Thieme, Stuttgart

Mertens HG (1973a) Myotone Syndrome. In: Hornbostel M, Kaufmann W, Siegenthaler W (Hrsg) Innere Medizin in Praxis und Klinik. Thieme, Stuttgart

Mertens HG (1973b) Störungen des Stoffwechsels, bei welchen Muskelsymptome im Vordergrund stehen. In: Hornbostel H, Kaufmann W, Siegenthaler W (Hrsg) Innere Medizin in Praxis und Klinik. Thieme, Stuttgart

Mertens HG, Zschocke S (1965) Neuromyotonie. Klin Wochenschr 43:33–45

Mertens HG, Lurati M, Schimrigk K, Führ J, Hofer S, Pette D (1969) Untersuchungen über den energieliefernden Stoffwechsel der Muskeln bei periodischen Lähmungen. Klin Wochenschr 47:448–461

Prill A (1966) Elektrophysiologische Differenzierung der Spontanaktivität bei neuromuskulären Erkrankungen und Myopathien. In: Kuhn E (Hrsg) Progressive Muskeldystrophie, Myotonie, Myasthenie. Springer, Berlin Heidelberg New York

Struppler A (1955) Experimentelle Untersuchungen zur Pathogenese der Myasthenie. Z Gesamte Exp Med 125:244–252

7. Myasthenia gravis pseudoparalytica

Von

W. Schmidt-Vanderheyden

Von der von Jolly (1895) als Myasthenia gravis pseudoparalytica bezeichneten Erkrankung wurden bereits von Erb (1879) und Goldflam (1893) ausführliche Fallbeschreibungen gegeben, weshalb vielfach auch die Bezeichnung Erb-Goldflamsche Krankheit üblich ist. Von der eigentlichen Mystheniekrankheit läßt sich eine myasthenische Muskelreaktion als Begleiterscheinung zahlreicher Muskel- und Nervenerkrankungen unterscheiden.

Man rechnet mit einer Häufigkeit von 0,05–0,1°/₀₀ der Bevölkerung. Es wird keine Erblichkeit dieses Leidens angenommen (Becker 1964). Frauen sind doppelt so häufig befallen wie Männer. Das Erkrankungsalter streut breit mit einem Häufigkeitsgipfel zwischen 20 und 40 Jahren. Bei der transitorischen Neugeborenenmyasthenie sowie der konnatalen Myasthenie handelt es sich um seltene Sonderformen des Säuglings- und Kindesalters sowohl in bezug auf den Verlauf als auch auf einen vermuteten Erbgang.

Pathophysiologisch wird überwiegend eine Funktionsstörung der Erregungsübermittlung im Bereich der motorischen Endplatte angenommen. Wahrscheinlich handelt es sich um eine präsynaptische Blockierung, der eine Störung der Azetylcholinsynthese, evtl. auch des Azetylcholinnachschubs zugrunde liegt. (Struppler 1965; Elmquist 1975).

Bei schweren und längeren Verläufen sind schließlich auch feinstrukturelle Veränderungen der Axonendaufzweigungen, eine Dysplasie der motorischen Endplatten und schließlich sekundäre muskelatrophische Veränderungen zu finden (Hermann 1973).

Über die Ätiologie bestehen verschiedene Hypothesen, wobei heute überwiegend das Vorliegen einer Autoimmunerkrankung diskutiert wird (Simpson 1960). Bei vielen Myasthenikern lassen sich gegen Muskeln gerichtete autoaggressive Substanzen der Gamma-Globulinfraktion mit dem Immunfluoreszenz- und Hämagglutinationstest nachweisen (Fischer et al. 1965). Knapp und Pateisky (1972) fanden Lymphozytotoxine bei Myasthenikern. Antikörper konnten besonders bei progredienten Verläufen sowie dem Vorliegen von Thymushyperplasien und Störungen der Thyreoidea gefunden werden. Als Hinweis für ein Autoimmungeschehen wird auch das gemeinsame Auftreten mit anderen Autoimmunkrankheiten, z.B. einer rheumatischen Polyarthritis, einem viszeralen Lupus erythematodes sowie einer Polymyositis, herangezogen (Simpson 1969). Goldstein und Whittnigham (1966) unterstützten die Hypothese einer Autoimmunkrankheit experimentell, indem es ihnen gelang, eine Thymitis bei Meerschweinchen und Ratten durch Muskelgewebe zu induzieren, wobei das elektrophysiologische Verhalten der so erkrankten Tiere denen von Myasthenikern glich. Es konnten bisher jedoch keine gegen Endplattensubstanzen gerichteten Antikörper nachgewiesen werden.

Eine Reihe von exogenen Faktoren wie Infektionskrankheiten, körperliche und psychische Belastungen, Operationen und hormonelle Änderungen scheinen auslösend auf die Manifestation einer Myasthenia gravis wirken zu können.

Die Myasthenie ist gekennzeichnet durch eine abnorme Ermüdbarkeit einzelner Muskelgruppen in Abhängigkeit von der Belastung sowie eine verlängerte Erholungsphase. Hierbei entspricht in der Regel das Muskelbefallsmuster nicht dem Innervationsareal eines peripheren Nerven, es ist später oft symmetrisch ausgeprägt. Nach längerer Innervationspause etwa in der Nacht erholt sich die Muskulatur zunächst wieder vollständig, um im Laufe des Tages je nach Intensität und Dauer der Muskelbeanspruchung wieder eine zunehmende Muskelschwäche auszubilden. Die Muskelermüdbarkeit beginnt meistens an den äußeren Augenmuskeln mit einer ein- oder beidseitigen Ptose, z.T. verbunden mit einer variablen Beteiligung innerer Augenmuskeln und entsprechender Sehstörungen. Später können ebenfalls unter Belastung die Muskeln des Gesichtes, des Pharynx und Larynx befallen werden (OSSERMANN 1958; KUHN 1966). Dabei ist die Zunge selten betroffen und vorzugsweise der Kau- und Schluckakt gestört. An den Extremitäten sind in erster Linie die proximalen Muskelgruppen befallen. In schweren Fällen kann durch Mitbeteiligung der Interkostal- und Zwerchfellmuskulatur die Atemexkursion eingeschränkt werden bzw. eine Ateminsuffizienz entstehen. Auch bei zunehmender Generalisation der Myasthenie treten die Störungen vorübergehend an immer wieder wechselnden Stellen deutlicher in Erscheinung.

Der Verlauf der Myasthenie ist zunächst fast immer durch Remissionen oft für Monate, manchmal für Jahre gekennzeichnet. Vor allem die Augenmuskel- und Fazialisschwäche kann sich schon bei Beginn der Erkrankung nur unvollständig zurückbilden, wodurch dann die Facies myasthenica bedingt ist mit schlaffen Gesichtszügen sowie einer Ptose und dem Versuch des Ausgleichs dieser Störung durch Heben der Augenbrauen und Zurücklegen des Kopfes. In einem Teil der Fälle bleibt es lange bei einer mehr lokalisierten, meist okulären Manifestationsform. Es kann ferner eine generalisierte myasthenische Störung unterschiedlichen Schweregrades und Verlaufs von nur wenigen Monaten bis mehr als 25 Jahren unterschieden werden (OSSERMANN 1958; ERBSLÖH 1974). Die Verlaufsdauer kann heute durch entsprechende Therapie und Verhinderung von Komplikationen oft wesentlich beeinflußt werden.

Eine Reihe von speziellen Untersuchungsergebnissen sind charakteristisch für die Diagnose einer Myasthenia gravis. Besteht nach der Anamnese der Verdacht auf eine Myasthenie, so kann durch ein Dynamometer mit repetetiver maximaler Druckausübung etwa an den Händen eine deutliche Aktivitätserschöpfung und ein Erholungsrückstand objektiviert werden. Einen genaueren Einblick in die Muskelerregungsstörung gibt das Elektromyogramm. Bei supramaximaler, repetetiver Reizung des Muskelnerven mit verschiedenen Frequenzen werden zu Beginn jeder Reizserie die Reizantworten zunehmend kleiner, um sich dann auf einen bestimmten Mittelwert einzustellen. Je höher die Reizfrequenz ist, desto stärker ist die Amplitudenabnahme. Nach mehreren repetetiven Reizserien folgt eine viele Minuten anhaltende Erschöpfung der motorischen Antwort auf eine erneute elektrische Reizserie (HOPF u. STRUPPLER 1974).

Von großem Wert für die Diagnose ist schließlich die intravenöse Testinjektion eines Cholinesterasehemmers, der sog. Tensilontest. Tritt nach i.v. Injektion von 2 mg Tensilon (Edrophoniumchlorid) keine unerwünschte cholinergische Reaktion auf (Augentränen, Speichelfluß), so werden weitere 5–8 mg i.v. injiziert. Meist kurze Zeit danach tritt eine vorübergehende Besserung der Paresen auf. Bei einer Reizelektrodenmyographie kommt es zu einer Verminderung oder Aufhebung des Amplitudenabfalls der Muskelaktionspotentiale. Ist der Effekt mit cholinergischen Symptomen verbunden, kann die Anwendung von Atropin notwendig werden. Bei vorbehandelten Patienten kann durch den Tensilontest sogar eine cholinergische Intoxikation ausgelöst werden und eine Verstärkung der Paresen eintreten. Die Provokation einer myasthenischen Reaktion mit Kurare oder Chinin wird heute wegen der hierdurch bedingten Risiken für den Patienten kaum noch angewandt.

In Anbetracht des nur sekundären, meist sehr verzögerten Muskelabbaus in Verbindung mit einer Myasthenie sind Muskelabbauprodukte im Blut in der Regel nicht nachzuweisen sowie muskelbioptische Veränderungen nur bei Spätformen in uncharakteristischer Weise zu erwarten. Vor allem in den Fällen mit Thymusveränderungen können mit der Immunfluoreszenztechnik gegen Muskulatur gerichtete Antikörper nachgewiesen werden (FISCHER et al. 1965). In Langzeitbeobachtungen wurde eine direkte Relation zwischen den Immunfluoreszenzergebnissen und dem klinischen Verlauf beobachtet (OSSERMANN 1958).

Die Therapie erfolgt zunächst in der Regel symptomatisch durch Kompensation des neuromuskulären Blockes mit Cholinesterasehemmern. Tensilon (Edrophoniumchlorid) und Prostigmin (Neostigmin) wirken rasch, jedoch nur kurzdauernd. Mestinon bzw. Mestinon retard (Pyridostigminbromid) wird dagegen langsamer resorbiert und hat eine längerdauernde Wirkung. Die Dosis muß individuell angepaßt über den Tag verteilt werden. Während einer Dauerbehandlung werden meist Dosiserhöhungen notwendig, wobei sehr hohe Dosen vertragen werden (400–600 mg Neostigmin). Da die Wirksamkeit des Cholinesterasehemmer durch eine niedrige Kaliumkonzentration im Serum vermindert wird, kann Spironolakton zur Verminderung der Kaliumausscheidung zusätzlich gegeben werden. Durch überdosierte Cholinesterasehemmer kann eine cholinergische Krise verursacht werden (Übelkeit, starke Salivation, Durchfälle, Faszikulation der Muskulatur, Unruhezustände). Als Antidot ist dann Atropin in hohen Dosen angezeigt. Wegen der offensichtlich bestehenden Beziehung der Myasthenie zum Thymus wird mit oder ohne vorausgegangene Röntgenbestrahlung besonders bei jungen Frauen mit einem Krankheitsverlauf unter 5 Jahren eine Thymektomie erwogen (KREEL et al. 1967). Besonders in schweren Fällen und beim Nachweis von Antikörpern im Serum ist eine Behandlung mit ACTH (100 I.E. in i.v. Infusionen) oder mit Kortikosteroiden (100 mg Prednison i.m.) angezeigt. Die Behandlung sollte in der Regel stationär durchgeführt werden, da es nicht selten vorübergehend zu einer Symptomverstärkung, u.U. mit Ateminsuffizienz kommen kann (NAMBA 1971). Besonders die schlecht auf Cholinesterasehemmer ansprechenden okulären Myasthenien reagieren gut auf Kortikosteroidtherapie (FISCHER u. SCHWARTZMANN 1974). Für Fälle, die auf keine der oben angeführten Behandlungen ansprechen, bleibt die Anwendung von Immunsuppressiva bzw. Antilymphozytenglobulin vorbehalten (RING et al. 1975).

Von der Myasthenia gravis sind differentialdiagnostisch eine Reihe anderer neurologischer Krankheitsbilder abzugrenzen. Am häufigsten kommt es zu einer Verwechslung mit der Encephalomyelitis disseminata wegen Augenmuskel- und Bulbärsymptomen und deren Remissionsneigung. Eine Differenzierung ist oft nur mittels okulärer elektromyographischer Untersuchung möglich. Auch bei vielen neuromuskulären Systemerkrankungen, wie Polymyositiden, paraneoplastischen und endokrinen Neuromyopathien und nukleären Systemerkrankungen (spinale progressive Muskelatrophie, myatrophische Lateralsklerose), kann es zu einer symptomatischen myasthenischen Reaktion kommen (ERBSLÖH 1974). Eine besondere Form der myasthenischen Reaktion wurde bei kleinzelligen Bronchialkarzinomen beschrieben (Lambert-Eaton-Syndrom, s.S. 436). Die pathogenetischen Zusammenhänge zwischen Myasthenie und Thymus, die vermutlich vorhandenen Autoimmunvorgänge und die zahlreichen symptomatischen Formen einer myasthenischen Reaktion zwingen neben der rein diagnostischen Feststellung der Myasthenie immer zu einer eingehenden serologischen, immunologischen, radiologischen und evtl. bioptischen Diagnostik (ERBSLÖH 1974).

Literatur

Becker PE (1964) Myopathien. In: Becker PE (Hrsg) Handbuch der Humangenetik, Bd III/1. Thieme, Stuttgart
Elmquist D (1975) Pathophysiology of neuromuscular transmission defects. In: Kunze K, Desmedt J (Hrsg) Studies on neuromuscular diseases. Karger, Basel
Erb WH (1879) Zur Casuistik der lokalen Lähmungen. Arch Psychiatr Nervenkr 9:336–346
Erbslöh F (1974) Muskelkrankheiten. In: Bodechtel G (Hrsg) Differentialdiagnose neurologischer Krankheitsbilder, 3. Aufl. Thieme, Stuttgart
Fischer K, Schwartzmann R (1974) Oral corticosteroids in the treatment of ocular myasthenic gravis. Neurology 24:795–803
Fischer K, Mertens HG, Schimrigk K (1965) Ein Beitrag zur Immunpathologie bei Myasthenia gravis. Dtsch Med Wochenschr 90:1760–1764
Goldflam S (1893) Über einen scheinbar heilbaren bulbärparalytischen Symptomenkomplex mit Beteiligung der Extremitäten. Dtsch Z Nervenheilkd 4:312–320
Goldstein G, Whittnigham S (1966) Experimental autoimmune thymitis: An animal model of human myasthenia gravis. Lancet II:315–323
Hermann Ch (1973) Myasthenia gravis. MSS-Information, New York
Hopf MC, Struppler A (1974) Elektromyographie. Thieme, Stuttgart
Jolly F (1895) Über Myasthenia gravis pseudoparalytica. Berl Klin Wochenschr 32:1–6
Knapp W, Pateisky K (1972) Lymphocytotoxins in myasthenia gravis. Z Immunitaetsforsch Immunobiol 134:329–335
Kreel J, Ossermann KE, Genkins G (1967) Role of thymectomy in management of myasthenia gravis. Ann Surg 165:111–138
Kuhn E (Hrsg) (1966) Progressive Muskeldystrophie, Myotonie, Myasthenie. Springer, Berlin Heidelberg New York
Namba T (1971) Corticotropin therapy in myasthenia gravis. Effects, indications und limitations. Neurology 21:1008–1028
Ossermann KE (1958) Myasthenia gravis. Grune & Stratton, New York
Ring J, Seifert J, Lob G, Angstwurm H, Frick E, Brass B, Mertin J, Backmund H, Brendel W (1975) Die Anwendung von Lymphdrainage im Rahmen von Autoimmunerkrankungen. In: Kinze K, Desmedt J (Hrsg) Studies on neuromuscular diseases. Karger, Basel
Simpson JA (1960) Myasthenia gravis. A new hypothesis. Scott Med J 5:419–425
Simpson JA (1969) Myasthenia gravis and myasthenia syndromes. In: Walton JN (ed) Disorders of voluntary muscle, 2nd ed. Churchill, London
Struppler A (1965) Sonderformen der Myopathien unter besonderer Berücksichtigung der Myasthenie. In: Beckmann R (Hrsg) Myopathien. Thieme, Stuttgart

8. Die Myoglobinurie

Von

R. Maurach und F. Strian

Die Myoglobinurie ist ein ätiologisch vieldeutiges Symptom. Wenn innerhalb kurzer Zeit eine ausreichend große Anzahl von Muskelzellen zugrundegeht oder in ihrem Strukturstoffwechsel gestört ist, gelangt Myoglobin in den Kreislauf. Teilweise wird es über die Leber und das retikuloendotheliale System abgebaut, vorwiegend aber wegen der niedrigen Nierenschwelle für diese Substanz mit dem Urin ausgeschieden, wobei es zu dessen charakteristischer brauner Verfärbung führt.

Eine Myoglobinurie kann idiopathisch oder symptomatisch auftreten. Die idopathische Form, die „ideopathische paroxysmale myoglobulinurische Myopathie Meyer-Betz" (Meyer-Betz 1910) stellt eine seltene, pathogenetisch unklare Erkrankung dar, die sowohl sporadisch als auch familiär auftreten kann. Die symptomatischen Formen sind häufiger und ätiologisch heterogen: Einerseits kommen primär muskuläre Störungen wie das McArdle-Syndrom, die Belastungsmyopathie mit Laktazidose, der Phosphofructokinasemangel, der Carnitin-Palmityl-Transferase-Mangel, die progressive Muskeldystrophie, die Myositiden und die Myotonia congenita als verursachende Erkrankungen in Frage. Andererseits müssen auch primär neurogene Störungen wie die Central-core-Krankheit, der Status epilepticus, der Tetanus und die verschiedenen Komaformen, exogene Noxen, wie das Crush-Syndrom, Starkstromunfälle, unterschiedliche Toxine (Alkohol, Amphotericin B, Plasmocid, Petrol, Kohlenmonoxyd, Barbiturate, Narkotika, Heroin, Succinylcholin, Schlangengifte), ischämische Muskelerkrankungen, wie Muskelinfarkte und das Tibialis-anterior-Syndrom, sowie die maligne Hyperthermie, exzessive körperliche Belastungen und die Haff-Krankheit in die Differentialdiagnose einbezogen werden.

Diese Störungen führen nach den Berechnungen von Berenbaum et al. (1953) dann zu einer Myoglobinurie, wenn wenigstens 200 g Muskelgewebe untergegangen oder in ihrem Strukturstoffwechsel soweit gestört sind, daß Myoglobin in den Kreislauf gelangen kann. Die dann auftretende braune Urinverfärbung muß differentialdiagnostisch gegen die rotbraune Urinfarbe bei Hämoglobinurie und Porphyrie abgegrenzt werden, wozu sich die Benzidinprobe, der Schwartz-Watson-Test, die Beurteilung der Serumfarbe und die Messung der CPK-Konzentration im Serum eignet.

Bei einem so ausgeprägten Untergang von Muskelgewebe gelangen auch andere Bestandteile der Muskelfasern in den Kreislauf, so daß bei den Myoglobinurien extrem hohe Muskelfermentkonzentrationen im Serum gemessen werden. Ein Ansteigen der Glykogenkonzentration im Serum ist bei Myoglobinurien nicht gesichert. Möglicherweise wird das im Serum enthaltene Glykogen von den Erythrozyten aufgenommen (Rowland u. Penn 1972). Die Kaliumkonzentration im Serum verhält sich unterschiedlich. Gesichert ist ihr Ansteigen nur im Falle der Entwicklung einer Niereninsuffizienz. Eine Hyperphosphatämie mit konsekutiver hypokalziämischer Tetanie wurde von Savage et al. (1971) beobachtet. Da der quergestreifte Muskel Taurin in relativ hoher Konzentration enthält, kann es im Rahmen der Myoglobinurie zu einer Hypertaurinämie und Hypertaurinurie kommen (ROWLAND et al. 1964).

Bei der Erörterung des klinischen Bildes der Myoglobinurie muß einerseits der heterogenen Ätiologie dieses Symptoms, andererseits der gemeinsamen Endstrecke seiner Komplikationen Rechnung getragen werden. Dies bedingt, daß die Klinik der symptomatischen Formen im wesentlichen durch die Grunderkrankung bestimmt wird. Die idiopathische paroxysmale myoglobinurische Myopathie Meyer-Betz ist initial durch akut auftretende Muskelschwellungen, Muskelkrämpfe, Myalgien und Muskelschwäche gekennzeichnet. Hinzu treten allgemeine Krankheitssymptome wie Fieber, Tachykardie, Leukozytose und Senkungsbeschleunigung. Respiratorische Insuffizienz durch Befall der Atemmuskeln ist selten. Wenige Stunden nach den Erstsymptomen beginnt als Ausdruck der Muskelzellnekrose die Myoglobinurie. Paresen und Myoglobinurie remittieren innerhalb von Stunden bis einigen Tagen. Selten bleibt eine Muskelschwäche zurück (HAASE u. ENGEL 1960). Nach KOREIN et al. (1959) müssen innerhalb der idopathischen paroxysmalen myoglobinurischen Myopathie Meyer-Betz zwei Patientengruppen unterschieden werden. Zum einen Patienten, die in der Kindheit akut erkranken und deren Erkrankung durch Infekte des Respirations- oder Intestinaltraktes ausgelöst wird. Die Mortalität innerhalb dieser Gruppe ist hoch, die Rezidivneigung gering. Zum anderen Patienten, bei denen sich das Leiden erstmals zwischen dem 15. und 20. Lebensjahr manifestiert und durch körperliche Belastung oder Gluckosemangel ausgelöst wird. Die Mortalität innerhalb dieser Gruppe ist niedrig, die Rezidivneigung groß.

Die Komplikationen der Myoglobinurie werden einerseits durch die Muskelschwäche selbst, andererseits durch das drohende Nierenversagen bedingt. Die genaue Ursache der Muskelschwäche ist unbekannt. Diskutiert werden der Verlust von Myoglobin, intrazelluläre Enzyme und Stoffwechselsubstrate, sowie der Untergang der Muskelzellen selbst. In einzelnen Fällen ist die Muskelschwäche so stark ausgeprägt, daß die Patienten ateminsuffizient werden und einer entsprechenden intensiv-medizinischen Behandlung bedürfen (WHEBY u. MILLER 1960; BORMAN et al. 1963; BERENSON et al. 1966; FAVARA et al. 1967).

Die Ursache des akuten Nierenversagens, welches die bedrohlichste Komplikation aller Formen von Myoglobinurie darstellt, ist unklar. Morphologisch sind die tubulären Lumina durch Myoglobin verlegt, ohne daß mit Sicherheit in diesem mechanischen Hindernis das entscheidende pathogenetische Moment gesehen werden könnte. Im Rahmen des Nierenversagens kommt auch dem aus den untergegangenen Muskelzellen freigewordenen Kalium besondere Bedeutung zu, da es unter diesen Bedingungen zu einem bedrohlichen Kaliumkonzentrationsanstieg im Serum kommen kann (ROWLAND u. PENN 1972). Das akute Nierenversagen bei Myoglobinurie, das zwischen 5 und 7% aller Formen des akuten Nierenversagens ausmacht (GROSSMANN et al. 1974; KOFFLER et al. 1976), erfordert eine Dialysebehandlung.

Morphologisch zeigen die befallenen Muskelfasern unterschiedliche Stadien der Desintegration. Histochemisch lassen sich in ihnen vermehrt Lipide, Phosphatide und Kalzium nachweisen (REINER et al. 1956). Sie werden schließlich phagozytiert und regeneriert, wobei sich elektronenmikroskopisch nachweisen läßt, daß diese Regeneration nicht immer zu einer Restitutio ad integrum führt (GRUNER 1963).

Die pathogenetisch-pathophysiologischen Zusammenhänge sind bei der idiopathischen paroxysmalen myoglobinurischen Myopathie Meyer-Betz bis heute ungeklärt. Erwogen werden im einzelnen Störungen der muskulären Mikrozirkulation (DEMOS u. ECOIFIER 1957), Strukturanomalien des Myoglobins (BAILIE

1964), idiopathische Membrandefekte, Störungen des Zuckerstoffwechsels auf der Stufe der Glykogenolyse und Glykolyse (PEARSON et al. 1957; LARSSON et al. 1964; ROWLAND u. PENN 1972; OLERUD 1976) oder auf der Stufe der peripheren Glukoseverwertung oder muskulären Glykogenresynthese (HINZ et al. 1965; LEONHARDT et al. 1978) sowie Störungen des Fettstoffwechsels (ENGEL et al. 1970).

Abschließend soll noch zu der Frage Stellung genommen werden, ob sich trotz der heterogenen Ätiologie der Myoglobinurien nicht doch Hinweise für gemeinsame pathogenetische Momente finden lassen. Nach ROWLAND und PENN (1972) ist man berechtigt, in einem Zusammenbruch des muskulären Energiestoffwechsels durch eine ATP-Synthesestörung unterschiedlicher Pathogenese die gemeinsame Endstrecke vieler Noxen oder Erkrankungen zu vermuten, die zu einer Myoglobinurie führen können. Obwohl das Auftreten von Myoglobinurie bei Phosphorylase- und Phosphofructokinasemangel, die Gefährlichkeit von Kohlehydratkarenz für Patienten mit Meyer-Betz-Erkrankung (HED 1955; SCHLATTER 1964), der Glykogenverlust in überbeanspruchten Muskeln (GOLLNICK et al. 1969; BERGSTRÖM et al. 1971) und die Tatsache, daß Ischämie, Druck und zahlreiche Toxine ebenfalls mittelbar oder unmittelbar den Energiestoffwechsel stören, für diese Hypothese sprechen, bleibt sie bis heute unbewiesene Spekulation.

Literatur

Bailie MD (1964) Primary paroxysmal myoglobinuria. N Engl J Med 271:186–189
Berenbaum MC, Birch CA, Moreland JD (1953) Paroxysmal myoglobinuria. Lancet I:892–895
Berenson M, Yarvote P, Grace WJ (1966) Idiopathie myoglobinuria with respiratory paralysis. Am Rev Respir Dis 94:956–958
Bergström J, Guarnieri G, Hultman E (1971) Carbohydrate metabolism and electrolyte changes in human muscle tissue during heavy work. J Appl Physiol 30:122–125
Borman JB, Davidson JT, Blondsheim SH (1963) Idiopathic rhabdomyolysis (myoglobinuria) as an acute respiratory problem. Br Med J II:726–728
Demos J, Ecoifier J (1957) Troubles circulatoires au cours de la myopathie, études artériographiques. Rev Fr Et Clin Biol 2:498
Engel WK, Vick NA, Glueck CI, Levy RL (1970) A skeletal muscle disorder associated with intermittent symptoms and a possible defect of lipid metabolism. N Engl J Med 282:697–794
Favara BE, Wagner GF, Kevy S, Porter E (1967) Familial paroxysmal rhabdomyolysis in children. Am J Med 42:196–207
Gollnick PD, Ianuzze CD, Williams C, Hill TR (1969) Effect of prolonged severe exercise ultrastructure of human skeletal muscle. Int Z Angew Physiol 27:257–265
Grossman RA, Hamilton RW, Morse BM (1974) Nontraumatic rhabdomyolysis and acute renal failure. N Engl J Med 291:807–811
Gruner JE (1963) Sur quelques anomalies mitochondriales observées au cours d'affections musculaires variées. CR Soc Biol (Paris) 157:181
Haase GR, Engel AG (1960) Paroxysmal recurrent rhabdomyolysis. Arch Neurol 2:410–419
Hed R (1955) Myoglobinuria in man with special reference to a familial form. Norstedt, Stockholm
Hinz CF, Drucker WR, Larner J (1965) Idiopathic myoglobinuria; metabolic and enzymatic studies on three patients. Am J Med 39:49–57
Koffler A, Friedler RM, Massry SG (1976) Acute renal failure due to nontraumatic rhabdomyolysis. Ann Intern Med 85:23–28
Korein J, Coddon DR, Mowrey FH (1959) The clinical syndrome of paroxysmal paralytic myoglobinuria. Neurology (Minneap) 9:767–785
Larsson L-E, Linderholm H, Müller R, Ringquist T, Sörnäs R (1964) Hereditary metabolic myopathy with paroxysmal myoglobinuria due to abnormal glycolysis. J Neurol Neurosurg Psychiatry 27:361–380

Leonhardt K-F, Eickhoff W, Schwartz B (1978) Die idiopathische paroxysmale myoglobinurische Myopathie (Meyer-Betz). Fortschr Neurol Psychiatry 46:419–429

Meyer-Betz (1910) Beobachtungen an einem eigenartigen mit Muskellähmungen verbundenen Fall von Hämoglobinuria. Dtsch Arch Klin Med 101:85–127

Olerud JE (1976) Incidence of acute exertional rhabdomyolysis. Arch Intern Med 136:692

Pearson CM, Beck WS, Bland W (1957) Idopathie paroxysmal myoglobinuria, detailed study of a case including radioisotope and serum enzyme evaluations. Arch Intern Med 99:376

Reiner L, Konikoff N, Altschule MD (1956) Idiopathic paroxysmal myoglobinuria; report of two cases and evaluation of the syndrome. Arch Intern Med 97:537–550

Rowland LP, Penn AS (1972) Myoglobinuria. Med Clin North Am 56:1233

Rowland LP, Fahn S, Hirschberg E, Harter DH (1964) Myoglobinuria. Arch Neurol 10:537

Savage DCL, Forbes M, Pearce GW (1971) Idiopathic rhabdomyolysis. Arch Dis Child 46:594–607

Schlatter C (1964) Über einen Fall von idiopathischer paroxysmaler Myoglobinurie. Dtsch Arch Klin Med 209:445–469

Wheby MS, Miller HS Jr (1960) Idiopathic paroxysmal myoglobinuria. Am J Med 29:599–610

9. Stiff-man-Syndrom

Von

R. Maurach und F. Strian

Das Stiff-man-Syndrom wurde im Jahre 1956 von Moersch und Woltman erstmals beschrieben. Gordon et al. präzisierten 1967 seine klinisch-diagnostischen Kriterien. Die Erkrankung ist selten. Bis 1971 wurden in der Weltliteratur 42 Fälle eines Stiff-man-Syndroms publiziert (Sigwald u. Guilleminault 1971).

Das Leiden befällt vorwiegend Männer im mittleren Lebensalter und ist durch eine allmählich über Jahre fortschreitende krampfartige Versteifung der Rumpfmuskulatur und der rumpfnahen Extremitätenmuskeln gekennzeichnet. Die distale Extremitätenmuskulatur ist nicht oder doch deutlich weniger stark betroffen. Die mimische Muskulatur bleibt ebenso wie die Atemmuskeln ausgespart. Obwohl eine eigentliche Schwäche nicht besteht, werden die Bewegungen des Patienten durch die Muskelverspannung mühsam und schwerfällig, wobei der Grad der Invalidisierung von Ausmaß und Ausbreitung der Störung abhängt. In fortgeschrittenen und ausgeprägten Fällen sind die Extremitäten in Hyperextensionsstellung fixiert. Diese basale Muskeltonuserhöhung wird von anfallsartig auftretenden Verkrampfungen der Muskulatur überlagert, die Minuten bis Stunden anhalten können, äußerst schmerzhaft sind und durch exterozeptive und propriozeptive Reize provoziert werden.

Bei der neurologisch-klinischen Untersuchung weisen die hypertrophischen Muskeln eine holzartige Konsistenz auf. Ihr Tonus ist erhöht. Muskelkrampi lassen sich durch unterschiedliche Stimuli provozieren. Das Bewegungsbild der Patienten ist mühsam-schwerfällig. Gesteigerte Muskeleigenreflexe und pathologische Reflexe werden gelegentlich beschrieben, sind jedoch nicht regelhaft zu erwarten. Aufgrund des eigentümlichen Gangbildes der Patienten wird häufig die Fehldiagnose einer psychogenen Störung gestellt (Trethowan et al. 1960).

Die elektromyographische Untersuchung zeigt in Ruhe eine konstante Entladung unauffällig konfigurierter motorischer Einheiten, die von gelegentlichen Ausbrüchen weiterer Entladungen überlagert werden, die das elektrophysiologische Substrat der Muskelverkrampfungen darstellen und in Agonisten und Antagonisten synchron auftreten. Die Grundaktivität läßt sich durch Muskeldehnung oder -verkürzung und durch extero- und propriozeptive Stimuli verstärken (Trethowan et al. 1960; Gordon et al. 1967; Mertens u. Ricker 1968; Franck et al. 1974; Mamoli et al. 1977). Während die elektrische Aktivität der Muskulatur im Schlafstadium I zwar nachläßt, sich aber paroxysmal immer wieder verstärkt, so daß der Patient zwischen dieser initialen Schlafphase und dem Wachsein ungewöhnlich lange „oszilliert", schwächt sie sich im Schlafstadium II weiter ab. Im Schlafstadium III treten keine Muskelspasmen mehr auf. Während des REM-Schlafes läßt sich elektrophysiologisch kein Muskeltonus nachweisen (Guilleminault et al. 1973; Franck et al. 1974).

Die pharmakologische Beeinflußbarkeit des Stiff-man-Syndroms ist so spezifisch, daß dieses Kriterium neben den klinischen und elektrophysiologischen Charakteristika zur Sicherung der Diagnose herangezogen werden muß. Das

Leiden spricht auf Diazepam und Baclofen an, während Glycin und Physostigmin unwirksam sind und unter L-DOPA eine leichte Symptomverschlechterung beobachtet wird (GUILLEMINAULT et al. 1973; SCHMIDT et al. 1975; MAMOLI et al. 1977).

Bei der einzigen publizierten neuropathologischen Untersuchung eines Falles von Stiff-man-Syndrom fanden sich lediglich geringfügige Veränderungen der grauen und weißen Substanz des Rückenmarks, die dem hohen Alter der Patientin zugeschrieben wurden (TRETHOWAN et al. 1960). Darüber hinaus liegen pathologisch-anatomische Befunde von vier Patienten mit chronisch entzündlichen Veränderungen des zentralen Nervensystems im Sinne einer Enzephalomyelitis vor, die an einem dem Stiff-man-Syndrom ähnlichen Krankheitsbild gelitten hatten, dessen Rahmen jedoch teilweise gesprengt oder nicht alle diagnostischen Kriterien erfüllt hatten (KASPEREK u. ZEBROWSKI 1971; LHERMITTE et al. 1973; WHITELEY et al. 1976). Auch der 1968 von HEITMANN mitgeteilte Fall eines Stiff-man-Syndroms bei Lues cerebrospinalis weicht wenigstens hinsichtlich der Verlaufsdynamik von der klassischen Beschreibung ab. Die bei muskelbioptischen Untersuchungen gewonnenen Ergebnisse sind unspezifisch. Dies gilt auch für die morphologischen Befunde am peripheren Nervensystem.

Die noch immer unbekannten pathophysiologischen Mechanismen des Stiff-man-Syndroms werden kontrovers diskutiert. Die von ASHER (1958) und von TRETHOWAN et al. (1960) favorisierte Hypothese einer primär muskulären Störung kann durch die geschilderten klinischen, elektrophysiologischen und pharmakologischen Befunde als widerlegt erachtet werden. GORDON et al. (1967) und MERTENS und Ricker (1968) postulierten eine Übererregbarkeit der Gamma-Motoneurone als Ursache für die Tonuserhöhung beim Stiff-man-Syndrom. Für diese These spricht die Muskelentspannung nach partieller Nervenblockade mit niedrigprozentigem Procain, das vorübergehend selektiv die dünnkalibrigen Fasern der Gamma-Motoneurone blockiert. Die Tonuserhöhung nach exterozeptiver Reizung und bei Muskelverkürzung wird dadurch jedoch nicht erklärt (SIGWALD u. GUILLEMINAULT 1971).

Auf spinaler Ebene wird eine Störung der auf die Alpha-Motoneurone inhibitorisch wirkenden Interneurone diskutiert. Für diese Möglichkeit sprechen tierexperimentelle Untersuchungen an Hunden mit artifizieller ischämischer Nekrose des zentralen Anteils der grauen Substanz des Rückenmarks mit Aussparung der Vorderhornzellen (GELFAN u. TARLOV 1959). Bei diesen Tieren entwickelt sich eine von Spastik und Rigor zu unterscheidende Tonuserhöhung. Dabei sprechen Ableitungen von Vorder- und Hinterwurzeln während Nerven- und Wurzelstimulation für das Fehlen inhibitorischer und exzitatorischer Modulation der Aktivität der Alpha-Motoneurone.

PENRY et al. (1960) beschrieben drei Patienten, die an einer subakuten nekrotisierenden Myelopathie, einem Geburtstrauma des Myelons bzw. an einem intramedullären Tumor litten, die durch Muskelspasmen, Tonuserhöhungen und Haltungsanomalien auffielen. In zwei Fällen gelang der morphologische Nachweis einer Zerstörung der spinalen Interneurone oder einer Unterbrechung des neuronalen Zustromes zu den Vorderhornzellen. RUSHWORTH et al. (1961) beschrieben den Fall eines Patienten mit einem Halsmarktumor, der bei weitgehender Zerstörung der grauen Substanz zwischen C2 und C6 die Vorderhörner relativ intakt ließ und bei dem sich eine invalidisierende Tonuserhöhung in den oberen Extremitäten entwickelte. HOWELL et al. berichteten 1979 über einen Patienten mit Enzephalomyelitis, die sich klinisch in einem dem Stiff-man-Syndrom ähnlichen Bild manifestierte und bei dem sich morphologisch ein Untergang der spinalen inhibitorischen Interneurone nachweisen ließ. Diese Kasuistiken sind geeignet, die tierexperimentell fundierte Hypothese des Modulationsverlustes der Alpha-Motoneurone als pathophysiologisches Prinzip des Stiff-man-Syndroms zu unterstützen. Da die inhibitorischen Interneurone des Rückenmarks vermutlich glycinerg sind, spricht das Ausbleiben einer klinischen Besserung des Stiff-man-Syndroms nach Glycinapplikation jedoch gegen dieses Modell (SCHMIDT et al. 1975; MAMOLI et al. 1977).

Wegen einer gewissen Ähnlichkeit zwischen chronischem Tetanus- und Stiff-man-Syndrom wurde auch eine funktionelle Störung der Renshaw-Hemmung postuliert. Es sprechen jedoch mehrere Argumente dagegen: Die Applikation eines zentral-wirksamen Cholinesterasehemmers wie Physostigmin führt beim Stiff-man-Syndrom zu keiner Tonusverminderung, obwohl die Renshaw-Hemmung cholinerg erfolgt (SCHMIDT et al. 1975). Die Tonussteigerung und die Ausbreitung der Tonuserhöhung auf Agonisten und Antagonisten beim Bestreichen der Haut spricht ebenso wie die normale silent period nach Auslösen eines Muskeleigenreflexes gegen eine zumindest ausschließliche Störung der Renshaw-Hemmung.

Die beim Stiff-man-Syndrom gelegentlich nachweisbaren pathologischen Reflexe könnten ebenso wie die bisweilen vorliegende Steigerung der Muskeleigenreflexe für eine Störung des ersten Motoneurons bzw. des multineuronal-synaptischen Systems sprechen. Die Wirksamkeit von Diazepam und Dipropylacetat kann in dieser Richtung interpretiert werden. SCHMIDT et al. (1975) konnten bei einem Patienten mit Stiff-man-Syndrom eine positive Korrelation zwischen Muskeltonuserhöhung und der Ausscheidung von 3-Methoxy-4-Hydroxy-Phenylglycon nachweisen. Diese Substanz gilt als Indikator für die Aktivität zentraler noradrenerger Systeme, in die das Diazepam inhibitorisch eingreift. Dieses Untersuchungsergebnis läßt an eine zentrale noradrenerge Exzitation der Alpha-Motoneurone als Pathomechanismus des Stiff-man-Syndroms denken. GUILLEMINAULT et al. (1973) postulierten aufgrund der pharmakologischen Untersuchungsergebnisse beim Stiff-man-Syndrom einen Gleichgewichtsverlust zwischen einem auf die Alpha-Motoneurone inhibitorisch wirkenden gabaergen System und einem exzitatorischen catecholaminergen System. Dieses Postulat wird durch die geschilderten Untersuchungsergebnisse von SCHMIDT et al. (1975) gestützt.

Die Differentialdiagnose des Stiff-man-Syndroms erstreckt sich auf die Myositis fibrosa generalisata, den Tetanus, die Neuromyotonie und die Myotonie. Die jeweiligen klinischen elektrophysiologischen, histologischen und pharmakologischen Eigenarten dieser Erkrankungen erlauben jedoch stets eine sichere Abgrenzung.

Die Therapie des Stiff-man-Syndroms ergibt sich aus den geschilderten pharmakologischen Eigenschaften des Krankheitsbildes. HOWARD führte 1963 die Behandlung mit Diazepam ein. Das Benzodiazepin Clonazepam ist jedoch ebenfalls wirksam (MAMOLI et al. 1977; WESTBLOM 1977). Außerdem ist ein Therapieversuch mit Baclofen verfolgversprechend (MERTENS u. RICKER 1968; MAMOLI et al. 1977).

Literatur s.S. 429

10. Myositis fibrosa generalisata

Von

R. Maurach und F. Strian

Unter Myositis fibrosa generalisata versteht man ein Krankheitsbild, welches mit einer im Kindes- oder Erwachsenenalter beginnenden, allmählich progredienten Verhärtung, Versteifung und Kontraktur unterschiedlicher Muskelgruppen einhergeht und bei dem sich morphologisch in der betroffenen Muskulatur eine fortgeschrittene Mesenchymproliferation im Sinne einer Fibrose mit interstitiellen entzündlichen Infiltraten und unterschiedlich stark ausgeprägten degenerativen Veränderungen der Muskelfasern nachweisen läßt.

Klinisch stehen die durch die Muskelrigidität beeinträchtigten und in Spätstadien blockierten Bewegungsabläufe im Vordergrund. Motorische Spontanphänomene oder Myalgien fehlen. Palpatorisch imponieren die betroffenen Muskeln als konsistenzvermehrt bis holzartig. Die passive Beweglichkeit ist entsprechend dem Ausmaß der Fibrosierung behindert. Zusätzlich kann die Bindegewebsproliferation zu einer mechanischen Alteration peripherer Nerven mit neurologischen Defiziten führen. Die elektromyographische Untersuchung kann neben stummen Zonen Areale mit myopathischen, gelegentlich auch neurogenen Veränderungen zeigen.

Die nosologische Stellung der Myositis fibrosa generalisata ist umstritten. Garcin et al. (1955), van Bogaert et al. (1955) sowie Walton und Adams (1958) vertreten die Ansicht, daß es sich lediglich um eine besondere Verlaufsform einer chronischen Myositis handle. Stewart und MacGregor (1951) sehen in der Myositis fibrosa generalisata eine Variante der progressiven Muskeldystrophie, wobei jedoch zu bemerken ist, daß Heyck und Lüders (1970) den von diesen beiden Autoren beschriebenen Fall nachträglich aufgrund der histologischen Kriterien als Myositis einordneten. Stransky und Zabat (1960) ordnen die Myositis fibrosa generalisata dem Formenkreis der Kollagenkrankheiten zu und lehnen eine Überschneidung mit muskeldystrophischen Prozessen kategorisch ab. Bradley et al. (1973) geben der deskriptiven Bezeichnung „excessive fibrosis" den Vorzug, da sowohl Muskeldystrophien als auch spinale Muskelatrophien und Myositiden in einen Zustand ausgeprägter Fibrosierung einmünden könnten, ohne daß der Mesenchymproliferation selbst pathogenetische Bedeutung zukäme. Die Autoren räumen jedoch die prinzipielle Möglichkeit einer primär entzündlichen Erkrankung des Muskelbindegewebes ein.

Ricker et al. (1970) sehen in der Myositis fibrosa generalisata eine interstitielle Myositis, die von der interstitiellen fokalen Myositis und von der Fibromyositis abzugrenzen sei.

Heyck und Lüders (1970) vertreten die Ansicht, daß es sich bei der Myositis fibrosa generalisata um ein Krankheitsbild heterogener Ätiologie und Pathogenese handle, wobei in erster Linie an Varianten der Muskeldystrophien und an ungewöhnliche Verlaufsformen von Poly- und Dermatomyositiden zu denken sei. Darüber hinaus gebe es jedoch Fälle, die keinem dieser Krankheitsbilder zuzuordnen seien und bei denen eine primäre Affektion des interstitiellen Bindegewebes angenommen werden müsse, wobei möglicherweise nosologische Beziehungen zur Myositis ossificans bestünden. Eine mögliche Verwandtschaft dieser beiden Krankheitsbilder war 1904 von Batten bereits erwogen und 1932 von Schwab et al. erneut zur Diskussion gestellt worden.

Das Gesagte erhellt, daß der Begriff der Myositis fibrosa generalisata eher einen deskriptiven als einen nosologischen Charakter trägt. Er sollte nur verwandt werden, wenn nach Ausschöpfung aller diagnostischen Möglichkeiten die Einordnung eines entsprechenden Krankheitsbildes in die nosologisch schärfer umrissenen Kategorien der Polymyositiden und Muskeldystrophien nicht möglich ist.

Therapeutisch kommen neben krankengymnastischen, physikalischen und orthopädischen Maßnahmen, wenn sich im Einzelfalle eine entzündliche Komponente mit ausreichender Sicherheit bestätigen läßt, die Anwendung von Kortikosteroiden und Immunsuppressiva in Frage. Ein Versuch, die mesenchymale Proliferation durch die Gabe von D-Penicillamin in Analogie zu dieser Behandlungsmöglichkeit bei progressiver systemischer Sklerose (Harris u. Sjoerdsma 1966) zu beeinflussen, scheint durch die Ergebnisse von Bradley et al. (1973) gerechtfertigt.

Literatur s.S. 429

11. Myopathie bei Amyloidose

Von

R. Maurach und F. Strian

Während Amyloidablagerungen in der Skelettmuskulatur im Rahmen der Amyloidose immer wieder beschrieben wurden, ohne daß diesen morphologischen Befunden ein klinisches Korrelat entspräche (Koletsky u. Stecher 1939; Kernohan u. Woltman 1942; Findley u. Adams 1948; Dahlin 1949; Fisher u. Preuss 1951; Williams 1952; Da Silva Horta 1955; Sullivan et al. 1955; Krücke 1963), stellt die Myopathie bei Amyloidose im strengen Sinne eine Rarität dar: Bis 1979 wurden in der uns zugänglichen Literatur sieben gesicherte Fälle publiziert (Lubarsch 1929; Mollow u. Lebell 1932; Fisher u. Thompson 1958; Martin et al. 1970; Lange 1974; Harriman 1976; Whitaker et al. 1977). Allerdings soll es sich nach Martin et al. (1970) bei dem von Reichenmiller et al. (1968) publizierten Fall von progressiver Muskeldystrophie und perikollagener Amyloidose aufgrund klinischer und morphologischer Kriterien auch um eine Myopathie bei Amyloidose handeln.

Das klinische Bild der Erkrankung ist durch eine proximal betonte Muskelschwäche mit rascher Ermüdbarkeit, Pseudohypertrophie, derber Muskelkonsistenz und ausgeprägter Rigidität bei mühsam-verlangsamten Bewegungsabläufen, die lebhaft mit dem athletischen Habitus der Patienten konstrastieren, charakterisiert. Hinzu tritt eine Makroglossie mit entsprechenden Schluck- und Sprechstörungen.

Bei der elektromyographischen Untersuchung findet sich ein sog. Myopathiemuster mit Fibrillationspotentialen und polyphasisch aufgesplitterten Potentialen verkürzter Dauer und erniedrigter Amplitude (Whitaker et al. 1977).

Mit morphologischen und histochemischen Methoden lassen sich im muskulären Bindegewebe und in den Gefäßwänden fleckförmige oder diffuse Ablagerungen von Amyloid nachweisen. Die Muskelfasern selbst können atrophische Veränderungen unterschiedlichen Ausmaßes aufweisen.

Die Seltenheit des Krankheitsbildes erschwert eine Diskussion seiner nosologischen Stellung. Die Summe der bekannten klinischen, laborchemischen und morphologischen Daten rechtfertigt jedoch die Annahme, daß es sich bei der Myopathie bei Amyloidose lediglich um einen Prägnanztyp der primären Amyloidose handelt (Martin et al. 1970; Whitaker et al. 1977).

Literatur

Asher RA (1958) A woman with the stiff man syndrome. Br Med J I:265–266
Batten FR (1904) Case of myositis fibrosa, with pathological examination. Trans Clin Soc (London) 37:12–22
Bogaert L van, Radermecker MA, Löwenthal A, Ketelaer CJ (1955) Les polymosites chroniques. Acta Neurol Belg 11:869
Bradley WG, Hudgson P, Gardner-Medwin D, Walton JN (1973) The syndrome of myosclerosis. J Neurol Neurosurg Psychiatry 36:651–660

Dahlin DC (1949) Amyloidoses. Proc Mayo Clin 24:637–648
Findley JW, Adams W (1948) Primary systemic amyloidosis simulating constrictive pericarditis, with steatorrhea and hyperesthesia. Arch Intern Med 81:342–351
Fisher H, Preuss FS (1951) Primary systemic amyloidosis with involvement of the nervous system; report of a case. Am J Pathol 21:758–763
Fisher JH, Thompson RB (1958) Primary amyloidosis. Can Med Assoc J 78:264–266
Franck G, Cornette M, Grisar T, Moonen G, Gerebtzoff MA (1974) Le syndrome de l'homme raide; étude clinique, polygraphique et histoenzymologique. Acta Neurol Belg 74:221–240
Garcin R, Lapresle J, Gruner J, Scherrer J (1955) Les polymosites. Rev Neurol (Paris) 92:465
Gelfan S, Tarlov IM (1959) Interneurones and rigidity of spinal origin. J Physiol (Lond) 146:594–617
Gordon EE, Januszko DM, Kaufman L (1967) A critical survey of the stiff-man syndrome. Am J Med 42:582–599
Guilleminault C, Sigwald J, Castaigne P (1973) Sleep studies and therapeutic trial with L-Dopa in a case of stiff-man syndrome. Eur Neurol 10:89–96
Harriman DGF (1976) Muscle. In: Blackwood W, Corsellis JAN (eds) Greenfield's neuropathology, 3rd ed. Arnold, London, pp 849–902
Harris ED Jr, Sjoerdsma A (1966) Effect of penicillamine on human collagen and its possible application to treatment of scleroderma. Lancet II:996–999
Heitmann R (1968) Das Stiff-Man-Syndrom. Fortschr Neurol Psychiatr 36:82–99
Heyck H, Lüders C-J (1970) Myositis fibrosa generalisata – ein uneinheitliches Krankheitsbild. Mit kasuistischen Beiträgen und Schilderung einer ungewöhnlichen Myopathieform. In: Miehlke K (Hrsg) Rheuma und Nervensystem. Hoffmann-La Roche, Grenzach, S 105–129
Howard FM (1963) A new and effective drug in the treatment of the stiff man syndrome: preliminary report. Proc Mayo Clin 38:203–212
Howell DA, Lees AJ, Toghill PJ (1979) Spinal internuncial neurones in progressive encephalomyelitis with rigidity. J Neurol Neurosurg Psychiatry 42:773–785
Kasperek S, Zebrowski S (1971) Stiff-man syndrome and encephalomyelitis. Arch Neurol 24:22–30
Kernohan JW, Woltman HW (1942) Amyloid neuritis. Arch Neurol Psychiatry (Chic) 47:132–140
Koletsky S, Stecher RM (1939) Primary systemic amyloidosis. Involvement of cardiac valves, joints and bones, with pathologic fracture of the femur. Arch Pathol (Chicago) 27:267
Krücke W (1963) Zur pathologischen Anatomie der Paramyloidose. Acta Neuropathol [Suppl] (Berl) 2:74–93
Lange RK (1974) Primary amyloidosis of muscle. South Med J 63:321–323
Lhermitte F, Chain F, Escourolle R, Chedru F, Guilleminault C, Francoual M (1973) Un nouveau cas de contracture tétaniforme distinct „du stiff man syndrome". Rev Neurol (Paris) 128:3–21
Lubarsch O (1929) Zur Kenntnis ungewöhnlicher Amyloidablagerungen. Virchows Arch [Pathol Anat] 271:867–889
Mamoli B, Heiss W-D, Maida E, Prodreka I (1977) Electrophysiological studies on the „stiff-man" syndrome. J Neurol 217:111–121
Martin JJ, Bogaert L van, Damme J van, Peremans J (1970) Sur une pseudo-myopathie ligneuse généralisée par amyloidose primaire endomysio-vasculaire. J Neurol Sci 11:147–166
Mertens HG, Ricker K (1968) Übererregbarkeit der Gamma-Motoneurone beim „Stiff-man"-Syndrom. Klin Wochenschr 46:33–42
Moersch FP, Woltman HW (1956) Progressive fluctuating muscular rigidity and spasm („stiff-man" syndrome): report of a case and some observations in 13 other cases. Proc Mayo Clin 31:421–427
Mollow W, Lebell (1932) Zur Klinik der systematisierten Amyloidablagerung. Wien Arch Inn Med 22:205–228
Penry JK, Hoefnagel D, Noort S van den, Denny-Brown D (1960) Muscle spasm and abnormal postures resulting from damage to interneurones in spinal cord. Arch Neurol 3:500
Reichenmiller HE, Bundschu HD, Baß L, Missmahl HP, Arnold M (1968) Progressive Muskeldystrophie und perikollagene Amyloidose. Dtsch Med Wochenschr 93:873–877
Ricker K, Seitz D, Trostdorf E (1970) Myositis fibrosa generalisata and „stiff-man" syndrome. Eur Neurol 3:13–27
Rushworth G, Lishman WA, Hughes JT, Oppenheimer DR (1961) Intense rigidity of the arms due to isolation of motoneurones by a spinal tumour. J Neurol Neurosurg Psychiatry 24:132–142
Schmidt RT, Stahl SM, Spehlmann R (1975) A pharmacologic study of the stiff-man syndrome. Neurology 25:622–626

Schwab EH, Brindley P, Bodansky M, Harris TH (1932) Generalized myositis fibrosa. Ann Intern Med 6:422–434
Sigwald J, Guilleminault C (1971) Syndromes de contracture permanente. Rev Neurol (Paris) 124:191–212
Silva Horta J da (1955) Pathologische Anatomie der portugiesischen Paramyloidosenfälle mit besonderer Bevorzugung des peripheren Nervensystems. Acta Neuroveg (Wien) 12:105–134
Sullivan JF, Twitchell TE, Gherardi GJ, Laan WP Jr van der (1955) Amyloid polyneuropathy. Neurology (Minneap) 5:847–855
Stewart AM, Macgregor AR (1951) Myositis fibrosa generalisata. Arch Dis Child 26:215–223
Stransky E, Zabat E (1960) On myositis fibrosa. Ann Paediatr (Basel) 195:161–166
Trethowan WH, Allsop JL, Turner B (1960) The „stiff-man" syndrome. Arch Neurol 3:448–456
Walton JN, Adams RD (1958) Polymyositis. Livingstone, Edinburgh
Westblom U (1977) Stiff-man syndrome and clonazepam. JAMA 237:1930
Whitaker JN, Hashimoto K, Quinones M (1977) Skeletal muscle pseudohypertrophy in primary amyloidosis. Neurology (Minneap) 27:47–54
Whiteley AM, Swash M, Urich H (1976) Progressive encephalomyelitis with rigidity. Brain 99:27–42
Williams AW (1952) Primary amyloidosis with renal and myocardial failure. J Clin Pathol 5:54–62

12. Die paraneoplastische Myopathie

Von

G.L. Bach

Mit 2 Abbildungen und 1 Tabelle

Synonyme: Metakarzinomatöse Myopathie, „remote effects of cancer", „carcinomatous myopathy"

Unter dem Begriff der „metakarzinomatösen Erkrankungen" faßte Uehlinger (1957) jene durch maligne Tumoren verursachten Krankheiten zusammen, die nicht durch Metastasen und Infiltration bedingt sind.

Myopathien und Neuromyopathien lassen sich als Fernwirkung bösartiger Tumoren nur schwer voneinander trennen. Es handelt sich bei den metakarzinomatösen Neuromyopathien, wie von Kaeser (1974) beschrieben, um Krankheitsmanifestationen mit weitem Spektrum: diffuse und fokale Enzephalopathien, einschließlich der subakuten Kleinhirnrindenatrophie; verschiedene Typen von Myelopathien; sensomotorische Neuropathien, sensible Neuropathie (sensory neuropathy: Denny-Brown 1948); Myopathien: nekrotisierende Polymyopathie oder Polymyositis, Dermatomyositis; myasthenisches Syndrom von Eaton und Lambert (1957).

Unter den paraneoplastischen Syndromen als Fernwirkung von Malignomen sind die Myopathien mit über 50% und die Neuromyopathien mit etwa 25% am häufigsten (Croft u. Wilkinson 1965). In der vorliegenden Arbeit soll die paraneoplastische Myopathie besprochen werden.

a) Die akute Dermatomyositis-Polymyositis mit Neoplasie

Das Zusammentreffen einer Neoplasie mit Kollagenkrankheiten hat beim Erwachsenen lediglich hinsichtlich der akuten Dermatomyositis-Polymyositis (DP) größere Bedeutung erlangt (Talbott 1974), wenn auch sonst Malignome bei verschiedenen Kollagenosen beschrieben wurden (Lansbury 1953; Martin 1959; MacKenzie u. Scherbel 1963; Barden 1969; Tompkin 1969).

α) Geschichtliches

Die erste Beschreibung einer DP mit Neoplasie verdanken wir wahrscheinlich Stertz (1916). Ein 55jähriger Mann entwickelte Schwellungen der Augenlider, der Lippen und der Hände. Es fand sich außerdem eine Muskelschwäche des Schulter- und Beckengürtels. Die Autopsie ergab ein ulzerierendes Magenkarzinom. Histologische Veränderungen im Skelettmuskel bestanden in lympho- und plasmazytären Zellinfiltraten sowie Untergang von Muskelfasern. Im gleichen Jahr berichtete Kankeleit (1916) über eine 38jährige Frau mit DP und Mammakarzinom, die neben Schwellung und Erythem auch Dysphagie und Alopezie sowie einen für DP typischen Muskelbefund zeigte. Im Jahre 1926 beschrieb Schatzki einen Patienten mit DP und Karzinom der Gallenblase, und zwei weitere Fallbeschreibungen jeweils in Zusammenhang mit Ovarialkrebs folgten erst 9 bzw. 10 Jahre später (BEZECNY 1935; PICK 1936). Ausführliche Übersichtsartikel sind seither veröffentlicht worden (O'LEARY u. WAISMAN 1940; SCHÜRMANN 1951; CURTIS et al. 1952; DOWLING 1955; CHRISTIANSON et al. 1956; WILLIAMS 1959; ARUNDELL et al. 1960; BRUNNER u. LOBRAICO 1961; BARNES 1976; BOHAN et al. 1977; SCHIMRIGK 1977).

β) Häufigkeit und klinische Symptome

ROSE und WALTON (1966) errechneten aufgrund ihrer Beobachtungen, daß in England im Jahr auf 280000 Einwohner 1 Patient mit DP kommt mit Anstieg im 5. und 6. Lebensjahrzehnt (Abb. 1). Frauen überwiegen im Verhältnis 2:1 (PEARSON 1962; BOHAN et al. 1977).

Die entzündlichen Myopathien mit Neoplasie wurden nach der Einteilung von BOHAN und PETER (1975) als Gruppe 3 – Dermatomyositis (oder Polymyositis) mit Neoplasie – bezeichnet. Das Auftreten einer Neoplasie bei DP im Erwachsenenalter konnte bisher in 5–15% berichtet werden (WILLIAMS 1959; DEVERE u. BRADLEY 1975; BOHAN et al. 1977; ROWLAND et al. 1977). Damit finden sich Malignome 5–11mal häufiger bei der DP als in der Durchschnittsbevölkerung (DEVERE u. BRADLEY 1975; BARNES 1976).

In einer Übersicht der veröffentlichten Fälle von DP mit Neoplasie der Jahre 1916–1976 zeigte BARNES (1976), daß auch hier mit 62,5% Frauen dominierten. Die Patienten waren gewöhnlich älter als jene mit DP und jünger als Individuen mit Krebs und ohne DP.

Wie Abb. 1 zeigt, überwiegen bei DP und Malignität die Altersgruppen über 35 Jahre. SHY (1962) sowie SHY und SILVERSTEIN (1965) wiesen darauf hin, daß das Auftreten einer DP nach dem 50. Lebensjahr bei Männern in über 70% und bei Frauen in 24% mit einer Neoplasie verquickt ist. Andere Autoren sehen die gefährliche Altersgrenze für Männer bereits bei 40 Jahren.

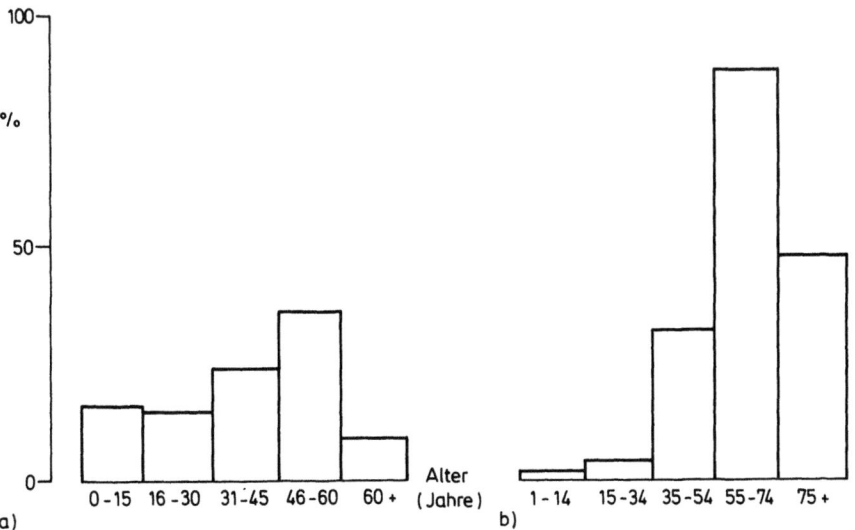

Abb. 1. a Alter und Ausbruch der DP bei 432 Patienten (BARWICK u. WALTON 1963). b Ausbruch der DP mit Neoplasie bei 258 Patienten (BARNES 1976)

Neoplasien werden dabei mit einer Dermatomyositis in etwa 20% und mit einer Polymyositis in ca. 3% gefunden (ARUNDELL et al. 1960; DEVERE u. BRADLEY 1975; CALLEN 1979). Bei Kindern mit DP ist eine gleichzeitige Neoplasie nicht häufiger als in einer vergleichbaren Bevölkerung (BARNES 1976).

Muskelschwäche und Schmerzen vorwiegend im Schulter- und Beckengürtelbereich sind für DP und Neoplasie typisch. Die Schwäche ist schleichend progredient, meist symmetrisch und kann zusammen mit Dysphagie und respiratorischer Muskelschwäche der Entdeckung des Malignoms um 2–3 Jahre vorausgehen (DOWLING 1955; WILLIAMS 1959; ARUNDELL et al. 1960; SHY 1962).

TALBOTT (1977) geht in seiner zusammenfassenden Darstellung nicht weiter auf den schleichenden Beginn ein, sondern nennt das Krankheitsbild „acute dermatomyositis-polymyositis und malignancy". Nach der Sichtung von 258 Fällen mit DP und Malignom (BARNES 1976) ging die Myopathie der Neoplasie in über 40% der Fälle um 6 Monate oder weniger voraus. In etwa 20% waren es 6–12 Monate, und darüber hinaus bestand kein großer Zeitunterschied zwischen Beginn der Myopathie und Neoplasie und umgekehrt. Das längste Zeitintervall zwischen Myopathie und Malignität betrug 8 Jahre und zwischen Tumor und Myopathie 5 Jahre.

γ) Pathologisch-histologische Befunde, Ätiologie

Bei Frauen mit DP und Tumoren dominieren Neoplasien der Genitalien und der Mammae, während bei Männern Karzinome der Lunge und des Gastrointestinaltraktes häufiger sind (DORRA 1965; BARNES 1976) (Abb. 2). Im einzelnen handelt es sich bei den häufigeren Tumoren um Lokalisationen in Lunge, Mammae, Ösophagus, Magen, Kolon, Zervix, Ovarien und Prostata. Seltenere Verbindungen sind Galle, Parotis, Thymus und Schilddrüse (WILLIAMS 1959), Pankreas, chromophobes Adenom, multiples Myelom und Leukämie (PEARSON 1972; GOLDSTEIN 1978), Teratoblastoma testiculi, malignes Melanom und histioplasmozytäre Retikulose (HEGEWALD u. HAGEMANN 1966; TALBOTT 1977). Aus Asien stammen Berichte über DP und Karzinom des Nasopharynx, wobei es sich auch hier in 69% um Patienten über 40 Jahre handelte (WONG 1969; CHUANG et al. 1974).

Im Frühstadium der DP mit Neoplasie ist die Haut- und Muskelbiopsie ohne pathologischen Befund. Ein positiver Befund hängt schließlich auch davon ab, ob die richtige Stelle biopsiert wurde. Einige Autoren haben darauf hingewiesen, daß der Muskel bei der DP mit Malignität mehr Nekrose und Phagozytose als entzündliche Veränderungen zeigt (ATSMON et al. 1959; SMITH 1969; BOHAN et al. 1977; MARSH 1978).

Ein ursächlicher Zusammenhang zwischen DP und Neoplasie bleibt nach wie vor ungeklärt. Autoimmuntheorie (FESSEL u. RAAS 1968; DAWKINS u. MASTAGLIA 1973) und Virusgenese (GOODMAN et al. 1973) werden diskutiert, sind aber sehr umstritten.

Erklärungen werden von PEARSON (1978) über mögliche Zusammenhänge von DP und Neoplasie gegeben: Die Myopathie könnte Folge einer vom Tumor abgegebenen toxischen Substanz sein. Es könnte sich aber auch um das Ergebnis eines immunologischen Fehlverhaltens oder Folge einer Reaktion handeln, bei der Tumorzellen und Muskelfasern ein gemeinsames Antigen haben und eine Immunantwort beide Systeme betrifft. Es wäre auch möglich, daß Myopathie und Neoplasie voneinander unabhängige Folgen einer auslösenden Ursache darstellen.

δ) Laboruntersuchungen

Muskelschwäche im Rahmen des Gewebsunterganges kann der Neoplasie vorausgehen, ihr nachfolgen oder beide kommen gleichzeitig vor. Dem entspricht als sensibler Laborparameter die erhöhte CPK im Serum (MM-Isoenzym), wenn auch die Transaminasen, Aldolase und LDH gewöhnlich hohe Serumspiegel erreichen. Im übrigen ist es nicht möglich, aufgrund blutchemischer Veränderungen eine DP mit Neoplasie von einer DP ohne Tumor zu unterscheiden. Auch das EMG kann nicht zu einer Differenzierung beitragen (BOHAN u. PETER 1976). Weitere Blutbild- und Serumveränderungen sind im Kapitel „Entzündliche Muskelkrankheiten" beschrieben.

ε) Prognose und Therapie

Als Todesursache sind die Folgen der fortschreitenden Muskelschwäche, Dysphagie und Kachexie zu nennen. Atemversagen kann rasch nach massiver Aspiration oder langsam im Rahmen einer Pneumonie eintreten. Auch die zugrundeliegende Neoplasie spielt je nach Tendenz zu Metastasenbildung, spezifischem Organbefall und Malignität in der Prognose eine große Rolle. Gelegentlich kann nach chirurgischer Entfernung des Tumors eine totale Remission eintreten (CURTIS et al. 1952; WILLIAMS 1959; ARUNDELL et al. 1960; ALLAN et al. 1972). Die frühzeitige Erkennung des Tumors und dessen Entfernung ist wohl die beste Form der Behandlung. Die Suche nach einer Neoplasie steht also beim Mann mit 40 und mehr Jahren mit den klinischen Symptomen einer Myopathie an erster Stelle. Kortikosteroide und Immunsuppressiva mögen im Einzelfall wenigstens vorübergehend eine Besserung bewirken. Auf Dauer sind sie jedoch unwirksam, und die Prognose bleibt infaust (THOMAS et al. 1972; BOHAN et al. 1977; TALBOTT 1977).

ζ) Differentialdiagnose

Zunächst gilt es, die DP mit Tumor von einer DP alleine zu unterscheiden. BOHAN et al. (1977) beobachteten bei der DP ohne Neoplasie mehr Muskelschwäche, Arthralgien, Hautausschläge und Raynaud-Symptomatik. Das Alter lag bei DP mit Malignom um 15 Jahre höher.

In der Differentialdiagnostik müssen vor allem das klinische Bild der DP (s. oben) und die Serumenzyme berücksichtigt werden. Besonders die CPK erreicht bei der progressiven Muskeldystrophie Duchenne-Aran hohe Werte. Normale oder leicht erhöhte Enzymspiegel finden sich bei anderen Formen der muskulären Dystrophie.

b) Die karzinomatöse Myopathie ohne Dermatomyositis-Polymyositis

Im Jahre 1954 berichteten HENSON et al. bei 1000 Fällen von Bronchialkarzinom über das Vorliegen einer Neuromyopathie in 1,1%. FURTADO (1960) fand einen etwas höheren Prozentsatz unter 4000 Karzinompatienten. Nach CROFT und WILKINSON (1963) waren es sogar 16% bei 250 Frauen mit Karzinom der Mamma. Die gleichen Autoren (1965) fanden unter 1500 Patienten mit

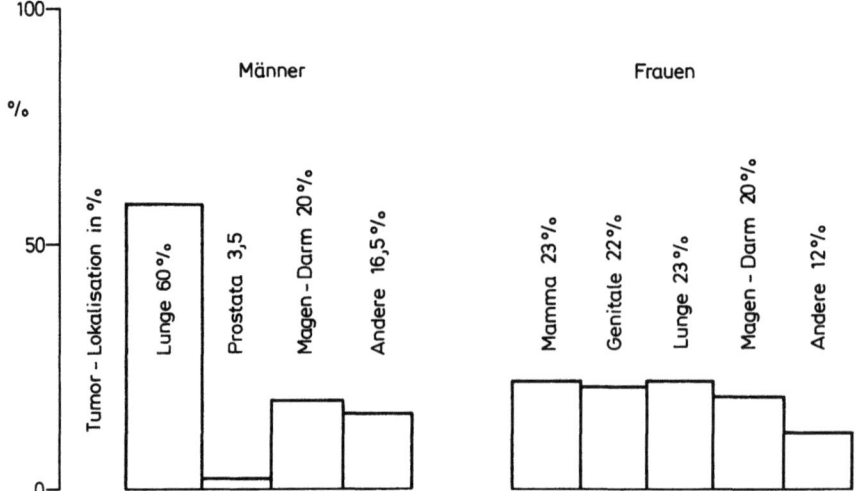

Abb. 2. Hauptlokalisation maligner Tumoren mit metakarzinomatösen Myopathien bei Männern und Frauen. (Entnommen aus Kaeser 1974; z.T. nach Croft u. Wilkinson 1965)

malignen Tumoren in 7% eine metakarzinomatöse Neuromyopathie. Bei Neoplasien der Bronchien und Ovarien waren es sogar 16%.

Dayan et al. (1965) untersuchten von 37 Fällen mit Neuromyopathie die Histologie des assoziierten Lungenkarzinoms und verglichen sie mit 120 Patienten mit Lungenkrebs und ohne Neuromyopathie. Sie fanden überwiegend kleinzellige Bronchuskarzinome vom Oat-cell-Typ und im Vergleich zu einer Kontrollgruppe ein Überwiegen des weiblichen Geschlechts.

Es ist nicht klar, ob die Beobachtungen als eigene Krankheitsgruppe oder als „Varianten der Dermatomyositis mit Neoplasie" aufgefaßt werden können. Shy und Silverstein (1965) sahen proximale Atrophie und Muskelschwäche in 3,5% von 1 500 Patienten mit Malignomen. Die Neuromyopathie kam teils vor und teils nach Entdeckung der Geschwulst vor. In einem Fall bestand die Myopathie 4 Jahre, bevor sich Symptome seitens eines Karzinoms einstellten. In einem anderen Fall kam die Muskelschwäche erst 3 Jahre nach Auftreten der Neoplasie. Da die Muskelbiopsien viele, der Dermatomyositis ähnliche Veränderungen zeigten, handelte es sich wahrscheinlich um kein eigenständiges Krankheitsbild bzw. höchstens um eine „Formvariante" der DP mit Neoplasie.

Ähnlich müssen die von Trojaborg et al. (1969) zusammengetragenen Befunde von Neuromyopathien bei 55 Patienten mit Lungenkrebs beurteilt werden. Drei zeigten eine Polyneuropathie und einer eine Myopathie der Schulter und des Beckengürtels mit Atrophie der kleinen Handmuskeln. In 4 weiteren Fällen fanden sich ausgeprägte sensible Störungen. Kortikosteroide brachten keine klinische Besserung.

c) Das myasthenische Syndrom von Eaton und Lambert

Synonyme: Lambert-Eaton-(Rooke-)Syndrom, Pseudomyasthenie, paraneoplastische Myasthenie, myopathisch-myasthenisches Syndrom

Dieses Syndrom wurde erstmals in Zusammenhang mit dem kleinzelligen Bronchialkarzinom beschrieben (Lambert et al. 1956; Eaton u. Lambert 1957;

Tabelle 1. Myasthenia gravis und Lambert-Eaton-Syndrom. (Zusammengestellt nach OTSUKA u. ENDO 1960; LAMBERT 1966; MCQUILLEN u. JOHNS 1967; SLOANE u. TRUONG 1972; CAMPBELL u. PATTY 1974; REICHENMÜLLER 1974; CROFT 1976; RICKEN et al. 1977; MCFARLIN 1978; RICKEN u. HERTEL 1978)

	Myasthenia gravis	Lambert-Eaton-Syndrom
Schwäche u. vorzeitige Ermüdbarkeit der Muskulatur	Vorhanden	Vorhanden
Muskelverhalten bei Dauerkontraktion	Rasche Kraftabnahme	Progrediente Kraftzunahme
Okuläre oder bulbäre Muskelschwäche	Vorhanden	Fehlt oder selten
Physiologischer Defekt	Immunologisch bedingte postsynaptische Schädigung	Präsynaptische Läsion – toxisch bedingt?
Bevorzugtes Alter und Geschlecht	Zweimal häufiger Frauen, bevorzugt 3. Dekade	Häufiger Männer (Raucher) mittleren Alters
Neoplasie	Thymome 8–10%	Kleinzelliger Bronchialkrebs vom Oat-cell-Typ
Einfluß von Medikamenten	Guter Erfolg mit Neostigmin	Oft dramatische Besserung von Guanidin-HCl

LAMBERT 1966). Nach LAMBERT und ROOKE (1965) findet sich das myasthenische Syndrom in weniger als 1% der Patienten mit Bronchialkrebs. Beim kleinzelligen Bronchialkarzinom vom Oat-cell-Typ kommt es allerdings in etwa 6% vor.

Die Symptome des Lambert-Eaton-Syndroms (LES) können einem sich manifestierenden Tumor um 2 Jahre vorausgehen (ADAMS 1977). Das Vorkommen einer Neoplasie liegt bei 70% (POSSINGER et al. 1980). Andere Neoplasien als Lungenkarzinome sollen vorkommen, außerdem ist das LES auch ohne Tumor beschrieben worden (ELMQUIST u. LAMBERT 1968).

Wie die Myasthenia gravis geht das LES mit Schwäche und vorzeitiger Ermüdbarkeit der Muskulatur einher. Charakteristische klinische und elektrophysiologische Veränderungen erlaubten die Unterscheidung von der Myasthenia gravis (Tabelle 1).

Schon ANDERSON et al. (1953) war bei manchen Patienten mit Bronchialkrebs bei der Narkose eine abnorme Empfindlichkeit auf Endplattenblocker (Tubocurarin, Decamethonium) aufgefallen. Es handelt sich dabei um eine neuromuskuläre Überleitungsstörung, die sich von der Myasthenia gravis unterscheidet.

Betroffen sind gewöhnlich starke Raucher mittleren Alters mit Schwäche und Ermüdbarkeit an den proximalen Muskeln: Beckengürtel und Oberschenkel und später Schultern und Arme. Sie werden begleitet von Steife und Schmerzen, zunehmender Mundtrockenheit, Potenzverlust und Parästhesien. Augen- und Schluckmuskeln sind im Gegensatz zur Myasthenia gravis nicht oder nur leicht befallen. Anders ist beim LES auch das Muskelverhalten bei Dauerkontraktion, indem es zu einer progredienten Kraftzunahme kommt (LAMBERT u. ROOKE 1965; KAESER 1974; CROFT 1976; POSSINGER et al. 1980). Elektrophysiologische Untersuchungen von ELMQUIST und LAMBERT (1968) zeigen, daß der Defekt in einer verminderten Freisetzung von Acetylcholin an der Motorendplatte besteht.

Im Labor gelingt die Abgrenzung zwischen Myasthenia gravis und LES durch den Nachweis von antinukleären Faktoren (20% vom IgG-, IgA- und IgM-Typ) sowie Antikörpern gegen Endplatte und Skelettmuskulatur (30% bei Myasthenia gravis alleine, 95% bei Myasthenia gravis mit einem Thymom). Schilddrüsenantikörper kommen in etwa 30% vor, während Rheumafaktoren und Antikörper gegen Magenmukosa seltener nachgewiesen werden. Erniedrigte Serum-Komplementspiegel korrelieren mit dem Aktivitätsstadium der Krankheit der Myasthenie (McFARLIN 1978).

Literatur

Adams RD (1977) The Eaton-Lambert-Syndrome. In: Harrison TR (ed) Principles of internal medicine. McGraw-Hill, New York, p 1999
Allan RN, Dykes PW, Harris OD (1972) Dermatomyositis associated with hepatic secondaries from carcinoma of the colon. Gastroenterology 62:1227
Anderson HJ, Churchill-Davidson AC, Richardson AP (1953) Bronchial neoplasm with myasthenia prolonged apnoe after administration of succinylcholine. Lancet II:1291
Arundell FD, Wilkinson RD, Haserick JR (1960) Dermatomyositis and malignant neoplasms in adults: A survey of 20 year's experience. Arch Dermatol 82:772
Atsmon A, Shibolet S, Kessler E (1959) Dermatomyositis associated with malignancy: A report of 2 cases. Isr Med J 18:120
Barden RP (1969) Collagen disease and cancer. Radiology 92:972
Barnes BE (1976) Dermatomyositis and malignancy: A review of the literature. Ann Intern Med 84:68
Barwick DD, Walton JN (1963) Polymyositis. Am J Med 35:646
Berthoud E, Martin E (1959) La fréquence des tumeurs malignes dans la dermatomyosite et les autres collagenoses. Schweiz Med Wochenschr 89:953
Bezecny R (1935) Dermatomyositis. Arch Dermatol Syph 171:242
Bohan A, Peter JB (1975) Polymyositis and dermatomyositis. N Engl J Med 292:344
Bohan A, Peter JB (1976) Dermatomyositis and polymyositis: A review of basic concepts. In: Buchanan WW, Dick CW (eds) Recent advances in rheumatology, part 1. Livingstone, Edinburgh London New York, pp 39–66
Bohan A, Peter JB, Bowman RL, Pearson CM (1977) A computer-assisted analysis of 153 patient with polymyositis and dermatomyositis. Medicine 56:255
Brunner MJ, Lobraico RV (1961) Dermatomyositis as an index of malignant neoplasm: Report of a case and review of the literature. Ann Intern Med 34:1269
Callen JP (1979) Dermatomyositis. J Dermatol 18:423
Campbell MK, Patty DW (1974) Carcinomatous neuromyopathy. I. Electrophysiological studies. J Neurol Neurosurg Psychiatry 37:131
Christianson HB, Brunsting LA, Perry HO (1956) Dermatomyositis: Unusual features, complications, treatment. Arch Dermatol 74:581
Chuang TY, Lu YC, Deng JS, Hsieh T (1974) Dermatomyositis and nasopharyngeal carcinoma. J Formosan Med Assoc 73:365
Croft P (1976) Carcinomatous neuropathy. Practitioner 216:407
Croft PB, Wilkinson M (1963) Carcinomatous neuropathy: Its incidence in patients with carcinoma of lung and carcinoma of the breast. Lancet I:184
Croft PB, Wilkinson M (1965) The incidence of carcinomatous neuromyopathy in patients with various types of carcinoma. Brain 88:427
Curtis AC, Blaylock HC, Harrell ER (1952) Malignant lesions associated with dermatomyositis. JAMA 150:844
Dawkins RL, Mastaglia FL (1973) Cell-mediated cytotoxicity to muscle in polymyositis. N Engl J Med 288:434
Dayan AD, Croft PB, Wilkinson M (1965) Association of carcinomatous neuromyopathy with different histological types of carcinoma of the lung. Brain 88:435

Denny-Brown D (1948) Primary sensory neuropathy with muscular changes associated with carcinoma. J Neurol Neurosurg Psychiatry 11:73
DeVere R, Bradley WG (1975) Polymyositis: Its presentation, morbidity and mortality. Brain 98:637
Dorra M (1965) Dermato-polymyosite et cancer notion de „syndrome paranéoplasique". France Méd 28:293
Dowling GB (1955) Scleroderma and dermatomyositis. Br J Dermatol 67:275
Eaton LM, Lambert EH (1957) Electromyography and electric stimulation of nerves in diseases of motor unit. Observations on myasthenic syndrome associated with malignant tumors. JAMA 163:1117
Elmquist D, Lambert EH (1968) Neuromuscular transmission in patients with the myasthenic syndrome sometimes associated with bronchogenic carcinoma. Mayo Clin Proc 43:689
Fessel WJ, Raas MC (1968) Autoimmunity in the pathogenesis of muscle disease. Neurology 18:1137
Furtado D (1960) The precancerous neuropathies. Rev Otoneuroophtalmol 32:364
Goldstein J (1978) Dermatomyositis complicated by acute granulocytic leukemia. South Med J 71:1160
Goodman JR, Sylvester RA, Talal N (1973) Virus-like structures in lymphocytes of patients with systemic and discoid lupus erythematosus. Ann Intern Med 79:396
Hegewald G, Hagemann H (1966) Dermatomyositis und neoplastische histioplasmozytäre Retikulose. Ein Beitrag zur Klinik und Pathologie. Z Ges Inn Med 21:471
Henson RA, Russel DS, Wilkinson M (1954) Carcinomatous neuropathy and myopathy: A clinical and pathological study. Brain 77:82
Kaeser HE (1974) Metakarzinomatöse Myopathien und Neuropathien. Fortbildungskurse Rheumatol 3:147–156
Kankeleit H (1916) Über die primäre nichtsuppurative Polymyositis. Dtsch Arch Klin Med 120:335
Lambert EH (1966) Defects of neuromuscular transmission in syndromes other than myasthenia gravis. Ann NY Acad Sci 135:367
Lambert EH, Rooke ED (1965) Myasthenic state and lung cancer. In: Brain WR, Norris FH (eds) Remote effects of cancer on the nervous system. Grune & Stratton, New York, p 67
Lambert EH, Eaton LM, Rooke ED (1956) Defects of neuromuscular conduction associated with malignant neoplasms. Am J Physiol 187:612
Lansbury J (1953) Collagen disease complicated by malignancy. Ann Rheum Dis 12:301
MacKenzie AH, Scherbel AL (1963) Connective tissue syndromes associated with carcinoma. Geriatrics 18:745
Marsh CBC (1978) Polymyositis leading to diagnosis and resection of occult localized carcinoma of cecum. South Med J 71:1441
McFarlin DE (1978) Myasthenia gravis. In: Samter M (ed) Immunological diseases, Little, Brown & Co, Boston, pp 1383–1399
McQuillen NP, Johns RJ (1967) The nature of the defect in the Eaton-Lambert syndrome. Neurology 17:527
O'Leary PA, Waisman M (1940) Dermatomyositis. Arch Dermatol 41:1001
Otsuka M, Endo M (1960) The effect of guanidine on neuromuscular transmission. J Pharmacol Exp Ther 128:273
Pearson CM (1962) Polymyositis: Clinical forms, diagnosis and therapy. Postgrad Med 31:450
Pearson CM (1972) Polymyositis and dermatomyositis. In: Hollander JL (ed) Arthritis and allied conditions. Lea & Febiger, Philadelphia, pp 940–961
Pearson CM (1979) Polymyositis and dermatomyositis. In: McCarty DJ (ed) Arthritis and allied conditions. Lea and Febiger, Philadelphia, p 757
Pick W (1936) Dermatomyositis. Arch Dermatol Syph 173:302
Possinger K, Hartenstein R, Ehrhart H (1980) Zur Frühdiagnose maligner Tumoren: Paraneoplastische Syndrome – Turmorteste. Bayer Ärzteblatt 11:1050
Reichenmüller HE (1974) Paraneoplastische neurologische Syndrome. Fortschr Med 92:1265
Ricken K, Hertel G (1978) Das Eaton-Lambert-Syndrom. Aktuel Neurol 5:9
Ricken K, Hertel G, Stodieck S (1977) The influence of local cooling on neuromuscular transmission in the myasthenic syndrome of Eaton and Lambert. J Neurol 217:95
Rose AL, Walton JN (1966) Polymyositis: A survey of 89 cases with particular reference to treatment and prognosis. Brain 89:747

Rowland LP, Clark C, Olarte M (1977) Therapy for dermatomyositis and polymyositis. Adv Neurol 17:63
Schatzki R (1926) Die Frage über die Dermatomyositis. Med Dissertation, Universität Berlin
Schimrigk K (1977) Die Myositis. Med Welt 28:1957
Schürmann H (1951) Maligne Tumoren mit Dermatomyositis und progressiver Sklerodermie. Arch Dermatol Syph 192:575
Shy GM (1962) The late onset myopathy: A clinicopathologic study of 131 patients. World Neurol 3:149
Shy GM, Silverstein I (1965) A study of the effects upon the motor unit by remote malignancy. Brain 88:515
Sloane AM, Truong XT (1972) Neuromuscular weakness associated with carcinoma. S Afr Med J 46:120
Smith B (1969) Skeletal muscle necrosis associated with carcinoma. J Pathol 97:207
Stertz G (1916) Polymyositis. Berl Klin Wochenschr 53:489
Talbott JH (1974) Collagen-vascular diseases. Grune & Stratton, New York
Talbott JH (1977) Acute dermatomyositis-polymyositis and malignancy. Semin Arthritis Rheum 6:305
Thomas FB, LeBauer S, Greenberger NJ (1972) Polymyositis masquerading as carcinoma of the cervical esophagus. Arch Intern Med 129:984
Tompkin GH (1969) Systemic sclerosis associated with carcinoma of the lung. Br J Dermatol 81:213
Trojaborg W, Frantzen E, Andersen I (1969) Peripheral neuropathy and myopathy associated with carcinoma of the lung. Brain 92:71
Uehlinger E (1957) Sensorische und motorische Neuropathie beim Lungenkarzinom. Schweiz Med Wochenschr 87:1580
Williams RC (1959) Dermatomyositis and malignancy: A review of the literature. Ann Intern Med 50:1174
Wong KO (1969) Dermatomyositis: A clinical investigation of twenty-three cases in Hong-Kong. Br J Med 81:544

13. Die Neoplasien der Muskulatur

Von

R. Maurach und F. Strian

Die meisten neoplastischen Erkrankungen der quergestreiften Muskulatur sind selten. Dieser Tatsache entspricht die relativ spärliche aktuelle Originalliteratur zu diesem Thema und ihre kursorische (Walton 1974; Heyck 1978) oder fehlende (Harriman 1976; Jerusalem 1979) Würdigung in synoptischen Darstellungen der Muskelerkrankungen. Aus allerdings vorwiegend morphologischer Sicht finden sich ausführlichere Darstellungen bei Pack und Ariel (1958), Soule (1960) und Adams (1975).

Entsprechend den Geschwülsten anderer Organe lassen sich auch die Neoplasien der Muskulatur in primäre und sekundäre Tumoren gliedern.

a) Die primären Neoplasien der Muskulatur

α) Das Rhabdomyom

Das Rhabdomyom ist ein extrem seltener, gutartiger Tumor, der seinen Ausgang von quergestreiften Muskelzellen nimmt und vorwiegend in der Zunge, der Nackenmuskulatur, der Uvula, dem Larynx, der Nasenhöhle und der Vulva vorkommt (Stout u. Lattes 1967).

Häufiger ist das kongenitale Rhabdomyom des Herzens (Wolbach 1907; Schminke 1922; Batchelor u. Maun 1945), welches das Myokard solitär, multinodulär oder diffus befallen kann und als embryogenetische Störung eher in die Kategorie der Mißbildungen als die der echten Neoplasien einzuordnen ist (Bennington 1974; Adams 1975). Wesentlich ist das gehäufte Auftreten dieser Erkrankung bei tuberöser Hirnsklerose (Batchelor u. Maun 1945). Schließlich muß auch noch dem metaplastischen Rhabdomyom (Adams 1975) Rechnung getragen werden, das in allen Organen, die glatte Muskulatur enthalten, auftreten kann.

Die Pathogenese dieses Tumors ist unklar. Neben einer Metaplasie glatter Muskelzellen in quergestreifte wird in erster Linie eine neoplastische Transformation pluripotenter Mesenchymzellen diskutiert.

β) Das Rhabdomyosarkom

Das Rhabdomyosarkom ist ein hochmaligner Tumor, der nach Sulser (1978) 10–20% aller Weichteilsarkome der Extremitäten ausmacht und im Kindesalter nach Enzinger und Shiraki (1969) den häufigsten bösartigen Weichteiltumor überhaupt darstellt. Das Rhabdomyosarkom kann prinzipiell zwar in jedem Alter auftreten, bevorzugt aber das frühe Kindes- und das späte Erwachsenenalter, wobei sich die juvenilen und adulten Rhabdomyosarkome auch hinsichtlich ihrer histologischen Bilder unterscheiden, deren Differenzierung in vier Typen Horn und Enterline (1958) vorschlugen: 1. das pleomorphe Rhabdomyosarkom, 2. das embryonale Rhabdomyosarkom, 3. das alveoläre Rhabdomyosarkom, 4. das botryoide Rhabdomyosarkom. In dieser Klassifikation, die inzwischen auch von der WHO akzeptiert wurde, entspricht das pleomorphe Rhabdomyosarkom dem adulten, das embryonale, alveoläre und botyroide Rhabdomyosarkom dem juvenilen Typus.

Adultes und juveniles Rhabdomyosarkom unterscheiden sich aber nicht nur im Hinblick auf ihre Altershäufigkeit und ihre Morphologie, sondern auch hinsichtlich ihrer Pathogenese: Während das adulte pleomorphe Rhabdomyosarkom als ein Produkt der Dedifferenzierung quergestreifter Muskelzellen aufzufassen ist (PATTON u. HORN 1962) und demzufolge auch nur in der quergestreiften Skelettmuskulatur auftritt, entwickeln sich die juvenilen Rhabdomyosarkome aus perivaskulären mesenchymalen Elementen (WILLIS 1962) mit entsprechend ubiquitärer Manifestation.

Die Prognose des Rhabdomyosarkoms ist ungünstig. Nach SULSER (1978) beträgt die mittlere Überlebenszeit nach Diagnose 12,3 Monate, kann aber bei optimaler Therapie auf 22 Monate angehoben werden. Das Schicksal der Patienten, das weniger durch den histologischen Typus des Rhabdomyosarkoms als durch dessen Stadium und Lokalisation bestimmt wird, entscheidet sich innerhalb der ersten zwei Jahre: Nach LAWRENCE et al. (1964) kann ein Patient, der zwei Jahre nach der Diagnosestellung noch lebt, als geheilt erachtet werden.

1. *Das pleomorphe Rhabdomyosarkom* (STOUT 1946) stellt den häufigsten und bekanntesten Typ des Rhabdomyosarkoms dar und tritt mit einem Maximum in der fünften Lebensdekade (SULSER 1978) vorwiegend im späten Erwachsenenalter auf.

Histologisch entspricht der Tumor dem Spindelzellsarkom mit polymorphen Zellen, die teilweise erhebliche Größe erreichen können.

Der Tumor ist entsprechend seiner beschriebenen Pathogenese in der quergestreiften Muskulatur lokalisiert, wobei vorwiegend die Extremitäten, aber auch Rumpf, Kopf und Hals befallen werden können.

Klinisch manifestiert sich das Leiden zunächst nur als meist tiefliegende Geschwulst unterschiedlicher Konsistenz. Schmerzen treten nur auf, wenn der Tumor in periphere Nerven einwächst oder sie komprimiert. Die Metastasierung erfolgt wie bei den anderen Rhabdomyosarkomen hämatogen und lymphogen, in abnehmender Häufigkeit in Lymphknoten, Lungen, Pleura, Knochen, Leber und Myokard.

2. *Das embryonale Rhabdomyosarkom* ist eine maligne Geschwulst des Kindes- und Jugendalters, die prinzipiell wie die anderen juvenilen Rhabdomyosarkome ubiquitär auftreten kann. Vorwiegend ist der Tumor jedoch in der Orbita, dem Innenohr, der Nacken- und Gesichtsmuskulatur sowie im Urogenitaltrakt lokalisiert (STOBBE u. DARGEON 1950; HORN u. ENTERLINE 1958; SULSER 1978).

Histologisch ist das embryonale Rhabdomyosarkom durch entdifferenzierte kleine, teilweise spindelförmige Zellen charakterisiert.

Das klinische Bild wird vorwiegend durch den Manifestationsort bestimmt.

3. *Das alveoläre Rhabdomyosarkom* tritt ebenfalls vorwiegend im Kindes- und Jugendalter auf mit einem mittleren Erkrankungsalter von 15 (ENZINGER u. SHIRAKI 1969) bis 27 Jahren (SULSER 1978).

Die histologischen Eigenarten des Tumors wurden von RIOPELLE und THÉRIAULT (1956) sowie HORN und ENTERLINE (1958) beschrieben und bestehen in der Tendenz seiner kleinen, wenig differenzierten Zellen zur Bildung von Gruppen oder Nestern, die durch Bindegewebe voneinander getrennt sind.

Auch bei diesem Tumor hängt das klinische Bild weitgehend von der Lokalisation ab.

4. *Das botryoide Rhabdomyosarkom* tritt meist im frühen Kindesalter auf und befällt vorwiegend Uterus, Vagina, Prostata und Testes, aber auch die Gallenwege und die Kopforgane.

Das makroskopische Erscheinungsbild des Tumors ist mit seiner polypoiden Struktur relativ charakteristisch. Das histologische Bild ist mit spindelförmigen Zellen, die alle Übergänge zu quergestreiften Muskelzellen zeigen, sowie knorpeligen und gallertartigen Arealen differenziert und komplex, was als Hinweis für eine dysembryogenetische Störung gewertet werden kann und das botryoide Rhabdomyosarkom in die Nähe teratomatöser Mischgeschwülste rückt (SYMMONDS u. DOCKERTY 1955; ADAMS 1975).

Abgesehen von den bisher behandelten myoblastischen Tumoren, gibt es in der Muskulatur auch primäre Neoplasien, die ihren Ausgang von den Gefäßen, dem Bindegewebe und den Nerven nehmen, wie Angiome, Fibrome, Desmoidfibrome, Neurinome, Lipome und Synovialome. Wegen ihres eigenständigen klinischen Charakters und der Häufigkeit und Regelmäßigkeit ihres Auftretens in der Skelettmuskulatur, soll im folgenden auf die Angiome und die Desmoidfibrome im einzelnen eingegangen werden.

γ) Das Angiom der Skelettmuskulatur

Angiome der Skelettmuskulatur treten im Kindes- und frühen Erwachsenenalter auf und können alle Körperregionen befallen, wobei der M. rectus femoris am häufigsten betroffen ist (JENKINS u. DELANEY 1932; JONES 1953).

Morphologisch unterscheiden sich die Angiome der Skelettmuskulatur nicht von denen anderer Organe.

Klinisch steht der palpable Tumor im Vordergrund.

Schmerzen und funktionelle Beeinträchtigung des betroffenen Muskels sind häufig.

Die Therapie besteht in der chirurgischen Exstirpation. Die Prognose ist günstig. Sarkomatöse Entartung ist nicht beschrieben.

δ) Das Desmoidfibrom

Desmoidfibrome sind gutartige Tumoren, die ihren Ausgang vom Muskelbindegewebe nehmen und sich von den Fibromen durch ihr lokal invasives Wachstum und das Fehlen einer Kapsel unterscheiden (MUSGROVE u. MCDONALD 1948; BOOHER u. PACK 1951).

Zwei Drittel der Desmoidfibrome entwickeln sich in der vorderen Bauchwand, die anderen verteilen sich ohne weitere Prädilektion auf die übrige Skelettmuskulatur (PEARMAN u. MAYO 1942).

Klinisch imponiert die Erkrankung als palpabler Tumor unterschiedlicher Größe. Manchmal bestehen Schmerzen. Wegen des lokal invasiven Wachstums muß bei der chirurgischen Exstirpation Radikalität angestrebt werden.

b) Die sekundären Neoplasien der Muskulatur

Während das Einwachsen eines malignen Tumors in benachbarte Muskeln, wie z.B. die Infiltration der Pektoralmuskulatur durch ein Mammakarzinom ein geläufiges Ereignis darstellt, ist die metastatische Absiedelung von Malignomen in die quergestreifte Muskulatur selten (WILLIS 1948; PEARSON 1959). Angesichts des Gesamtvolumens der quergestreiften Muskulatur und ihres hohen Vaskularisierungsgrades wäre jedoch eher das Gegenteil zu erwarten. Diese Diskrepanz ist bis heute nicht erklärbar. Wahrscheinlich spielen jedoch qualitative und quantitative Besonderheiten des inneren Milieus der quergestreiften Muskulatur dabei eine entscheidende Rolle.

Literatur

Adams RD (1975) Diseases of muscle. A study in pathology, 3rd ed. Harper & Row, Hagerstown, Maryland
Batchelor TM, Maun ME (1945) Congenital glycogenic tumors of the heart. Arch Pathol 39:67–73
Bennington JL (1974) Pathology of muscle. Saunders, Philadelphia London Toronto
Booher RJ, Pack GT (1951) Desmomas of the abdominal wall in children. Cancer 4:1052–1065
Enzinger FM, Shiraki M (1969) Alveoral rhabdomyosarcoma – an analysis of 110 cases. Cancer 24:18–31
Harriman DGF (1976) Muscle. In: Blackwood W, Corsellis JAN (eds) Greenfield's neuropathology, 3rd ed. Arnold, London, pp 849–902
Heyck H (1978) Muskelkrankheiten. Springer Berlin Heidelberg New York
Horn RC, Enterline HTA (1958) A clinicopathological study and classification of 39 cases of rhabdomyosarcoma. Cancer 11:181–199
Jenkins HP, Delaney PA (1932) Benign angiomatous tumors of skeletal muscles. Surg Gynecol Obstet 55:464–480
Jerusalem F (1979) Muskelerkrankungen. Thieme, Stuttgart
Jones KG (1953) Cavernous hemangioma of strated muscle. J Bone Joint Surg (Am) 35:717–728
Lawrence W Jr, Jegge G, Foote FW Jr (1964) Embryonal rhabdomyosarcoma. A clinicopathological study. Cancer 17:361–376
Musgrove JE, McDonald JR (1948) Extra-abdominal desmoid tumors; their differential diagnosis and treatment. Arch Pathol 45:513–540
Pack GT, Ariel IM (1958) Tumors of the soft somatic tissues; a clinical treatise. Hoeber-Harper, New York
Patton RB, Horn RC Jr (1962) Rhabdomyosarcoma; clinical and pathological features and comparison with human fetal and embryonal skeletal muscle. Surgery 52:572–584
Pearman RO, Mayo CW (1942) Desmoid tumors. Ann Surg 115:114–125
Pearson CM (1959) The incidence and type of pathologic alterations observed in muscles in a routine autopsy survey. Neurology (Minneap) 9:757–766
Riopelle JL, Thériault JP (1956) Sur une forme méconnue de sarcoma des parties molles, le rhabdomyosarcome alvéolaire. Ann Anat Pathol (Paris) 1:88–111
Schminke A (1922) Kongenitale Herzhypertrophie, bedingt durch diffuse Rhabdomyombildung. Beitr Pathol Anat Allg Pathol 70:513
Soule EH (1960) Tumors of striate muscle. In: Adams RD, Eaton LM, Shy GM (eds) Neuromuscular disorders, vol 38. Williams & Wilkins, Baltimore
Stobbe GD, Dargeon HW (1950) Embryonal rhabdomyosarcoma of the head and neck in children and adolescents. Cancer 3:826
Stout AP (1946) Rhabdomyosarcoma of the skeletal muscles. Ann Surg 123:447–472
Stout AP, Lattes R (1967) Tumours of the soft tissues. In: Atlas of tumour pathology. Fascicle 1. Second Series. Armed Forces Institute of Pathology, Bethesda, Maryland
Sulser H (1978) Das Rhabdomyosarkom. Virchows Arch [Pathol Anat] 379:35–71
Symmonds RE, Dockerty MB (1955) Sarcoma and sarcomalike proliferations of the endometrial stroma; a clinicopathologic study of 19 mesodermal mixed tumors. Surg Gynecol Obstet 100:232
Walton JN (ed) (1974) Disorders of voluntary muscle, 3rd ed. Churchill Livingstone, Edinburgh London
Willis RA (1948) Pathology of tumors. Mosby, St Louis
Willis RA (1962) Pathology of tumors of children. Oliver & Boyd, Edinburgh London
Wolbach SB (1907) Congenital rhabdomyoma of the heart: report of a case associated with multiple nests of neurologic tissue of the meninges of the spinal cord. J Med Res 16:495–519

H. Erkrankungen der Sehnen, Sehnenscheiden, Bänder und Faszien mit fakultativer entzündlicher Reaktion

I. Entzündliche Erkrankungen der Sehnen, Sehnenscheiden, Bänder, Bursen und Faszien

Von

J.M. ENGEL

Mit 6 Abbildungen und 2 Tabellen

1. Sehnen, Sehnenscheiden und Bänder

a) Anatomie

Sehnen, Sehnenscheiden und Bänder sind wichtige Strukturen des motorischen Systems des Bewegungsapparats. Den Sehnen kommt die Überträgerfunktion der motorischen Kraft der Muskulatur auf die Knochen zu, während die Bänder unverzichtbare Bestandteile einer ordnungsgemäßen Gelenkfunktion sind. Die zellulären Elemente der Sehnen und Bänder sind Sonderformen der Fibrozyten, deren Zellausläufer flügelartig größere Kollagenbündel umgreifen (Flügelzellen) und so ein Verbundsystem zwischen Zellen und Kollagenfibrillen bilden. Zusätzlich sind die Kollagenbündel durch feinfilamentäre Strukturen miteinander verbunden. Diese Primärbündel werden von einem lockeren, gefäßreichen Endotenium zu Sekundärbündeln zusammengefaßt, die dann zur Umgebung durch das Peritendineum abgeschlossen werden. Die Sehnen sind durch zahlreiche sensible Nerven versorgt, die vorwiegend in der Nähe des muskulotendinösen Übergangs liegen. Die Übertragung der propriozeptiven Reize erfolgt über die spannungsempfindlichen Sehnenspindeln. Die Gefäßversorgung der Sehne wird mit zunehmendem Lebensalter spärlicher: Im Erwachsenenalter sind nur wenige Gefäße nachweisbar. Kleine Sehnen sind sogar ganz gefäßfrei. Im knorpeligen Anteil der Ansatzstruktur am Knochen gibt es keine Gefäße, wohl aber in der fibroplastischen Zone. Das umgebende Sehnengleitgewebe ist eine vielblättrige Bindegewebsschicht, bei langen Sehnen in Form einer Sehnenscheide, die einen röhrenförmigen, synovialen Sack darstellt.

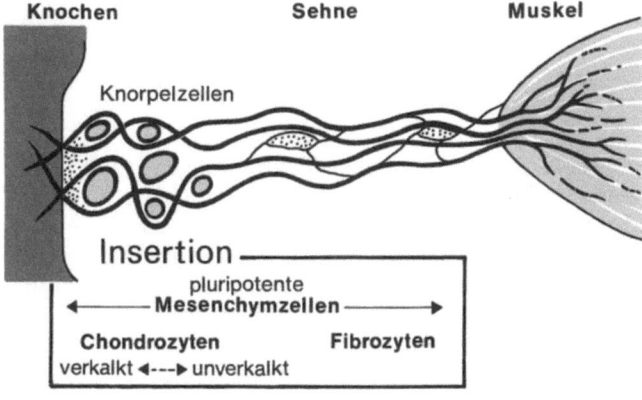

Abb. 1. Anatomie der Sehnen (schematisch)

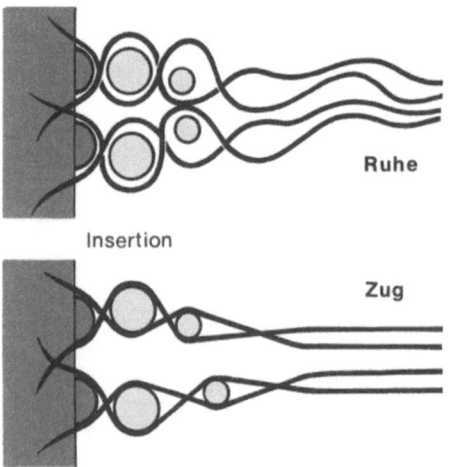

Abb. 2. Schematische Darstellung der Insertion in Ruhe (oben) und unter Zugbeanspruchung (unten). Die eingelagerten, knochenwärts zunehmend verkalkten Chondrozyten dienen der Elastizitätsanpassung von der Sehne zum Knochen

Der Sehnenansatz, der Übergang von der Sehne zum Knochen besteht aus einer unverkalkten knorpeligen Zone, die knochenwärts zunehmend verkalkt. Hier findet eine Transformation der Mesenchymzellen von Sehnen über Knorpel- zu Knochengewebe statt. Die Sehnenfibrillen durchziehen diesen Bezirk kontinuierlich bis in die bindegewebigen Knochenstrukturen. Die Architektur dieses Sehnen-Knochen-Übergangs ist den normalen Zug- und Druckbelastungen entsprechend ausgebildet: Durch Einlagerungen von Knorpelzellen mit zunehmender Verkalkung werden die elastischen Eigenschaften der Sehne denjenigen des Knochens kontinuierlich angeglichen (BUCHER 1962; BARGMANN 1967; DAHMEN 1964, 1965a, b, 1968, 1973; KRAHL 1974; ARNOLD 1972; CHAPLIN u. GREENLEE 1975; BECKER u. KRAHL 1978) (Abb. 1 u. 2).

Von einer „Periostitis"am Sehnenansatz zu sprechen, ist anatomisch nicht gerechtfertigt, weil es an dieser Stelle kein Periost gibt (LANG u. SCHNEIDER 1953; DAHMEN 1973).

Die anatomischen Gegebenheiten im Bereich der Bänder entsprechen im wesentlichen denen der Sehnen, mit der Einschränkung, daß hier Knochen-Knochen-Verbindungen bestehen. Zusätzlich gibt es faserige Übergänge zu bindegewebigen Strukturen der Gelenkkapsel. Umgebende Gleitstrukturen (analog den Sehnenscheiden) fehlen.

b) Pathologie und Ätiologie

Die Pathogenese der entzündlichen Erkrankungen im Bereich der Sehnen, Sehnenscheiden und Bänder ist entgegen der gebräuchlichen Nomenklatur (Tendinitis, Tendovaginitis, Tenosynovitis, Periostitis) entsprechend der Ätiologie in zwei große Gruppen einzuteilen. In der ersten Gruppe stehen die ätiopathogenetischen Veränderungen, die auf entzündliche Systemerkrankungen zurückzuführen sind. Hierzu zählen die chronische Polyarthritis, die Spondylitis ankylosans, M. Reiter, alle Kollagenosen, die Arthritis urica und Infektionen mit Erregernachweis. In diesen Fällen läßt sich ein unmittelbarer Zusammenhang zur Grunderkrankung herstellen. Die Veränderungen im Bereich der Sehne, Sehnenscheiden und Bänder entsprechen den im Rahmen der Grunderkrankung

Tabelle 1. Entzündliche Erkrankungen der Sehnen/Sehnenscheiden/Insertionen

Mit nachweisbarer, primär entzündlicher Ursache	Mit primär mechanischer, degenerativer Ursache
Tendinitis	Tendinose
Tendovaginitis	Tendinopathie
Tenosynovialitis	Tendovaginopathie
Insertionstendinitis	Hygrom/„Ganglion"
Fibroostitis	Fibroosteopathie
bei	nach
chronischer Polyarthritis	Mikrotraumen
Spondylitis ankylosans	Chronischer Überlastung
Morbus Reiter	Degeneration
Kollagenosen	
Hyperurikämie	
Infektionen	

auftretenden pathologischen Veränderungen. So sind bei einer Tendovaginitis im Rahmen einer rheumatoiden Arthritis alle pathologisch-histologischen Merkmale nachweisbar, wie sie auch im Rahmen der Synovialitis der Gelenke beobachtet werden.

Von dieser ersten Gruppe abzugrenzen sind die ebenfalls als „-*itis*" bezeichneten pathologischen Zustände, die aber im Gegensatz zu den erstgenannten Erkrankungen keinen Zusammenhang mit einer Grunderkrankung aufweisen. Hier handelt es sich vielmehr um lokale Vorgänge, die pathologisch-histologisch durch unspezifische, degenerative und reparative Prozesse gekennzeichnet sind. Der ätiopathogenetische Mechanismus ist eine chronische oder akute Überlastung der Sehnenansatzstruktur oder der Bänder. Ob Mikrorupturen oder degenerative Vorgänge primär auslösend sind, ist nicht endgültig geklärt. Bei dieser zweiten Gruppe sollte der Begriff „Tendinitis" vermieden und durch den Terminus „Tendi*nose*"/„Ligamen*tose*" ersetzt werden, um den primär degenerativen Prozeß zu kennzeichnen. Die histologisch nachweisbaren degenerativen Veränderungen bestehen in ödematösen Auflockerungen und Faserverquellungen mit Nekrosezonen und teilweise auch Kalkeinlagerungen. Zusätzlich sind Strukturunterbrechungen im Bereich der Kollagenfibrillen nachweisbar. Nur selten sind Entzündungsreaktionen oder regenerative Prozesse nachweisbar, die aber beide als Sekundärphänomene zu deuten sind. Auslösende Ursache ist das akute oder chronische Mikrotrauma. Entsprechend werden Tendinosen und Ligamentosen vorwiegend durch mechanische Überbeanspruchung oder „Fehlbeanspruchung" hervorgerufen, denen die Strukturen des Sehnen- oder Bandansatzes nicht gewachsen sind (Tabelle 1); (LANG u. SCHNEIDER 1953; BECKER u. KRAHL 1978; MIEHLKE 1977).

c) Diagnostik und klinisches Bild der Tendinitis

Im Rahmen der leichteren rheumatischen Beschwerden an den Sehnenansätzen, Sehnenscheiden und Bändern stehen die Tendinosen zahlenmäßig ganz im Vordergrund. Sie werden in einem eigenen Kapitel abgehandelt.

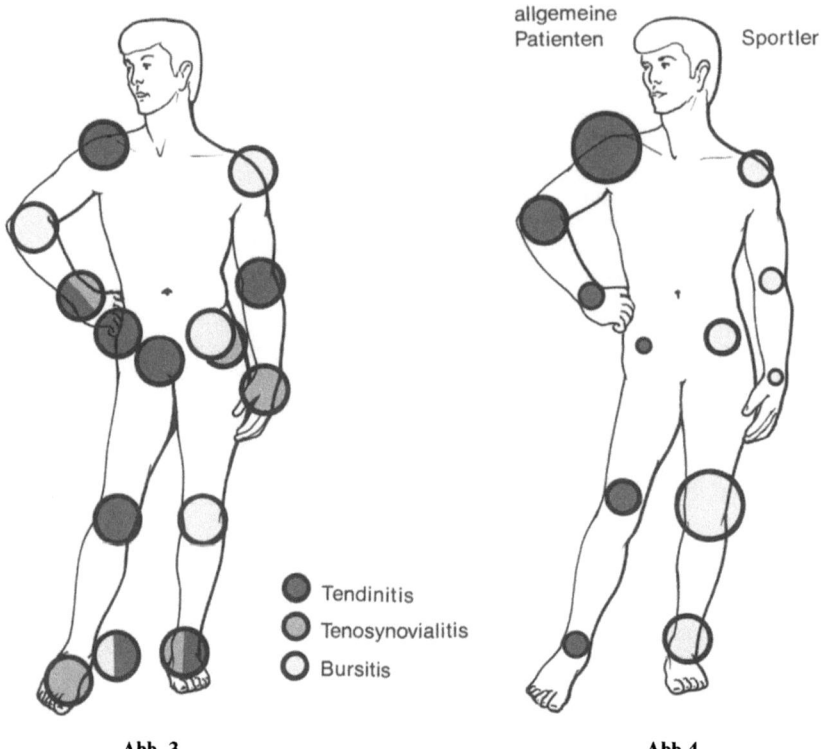

Abb. 3. Prädilektionsstellen für entzündliche Veränderungen der Sehnen, Sehnenscheiden und Bursen

Abb. 4. Verteilung der Häufigkeit von Tendopathien in einem allgemeinen Krankengut und bei Sportlern. Auffällig häufig ist bei Sportlern die untere, bei allgemeinen Patienten dagegen die obere Extremität betroffen. (Modifiziert nach BECKER u. KRAHL 1978)

Das klinische Bild der *Tendinitis,* insbesondere an den Insertionen, der *Fibroostitis* und *Ligamentitis* im Verlauf systemischer, rheumatischer Erkrankungen entspricht dem klinischen Lokalbefund bei den Tendinosen. Subjektiv bestehen umschriebene Schmerzen an den Insertionen der Sehnen und Bänder mit umschriebener Hyperalgesie und Schmerzausstrahlung entlang der Sehne in die zugehörigen Muskeln. Objektiv läßt sich bei der Untersuchung ein lokalisierter Druckschmerz über den Insertionsstellen provozieren, der sich aber auch durch Druck im Verlauf der Sehnen und zugeordneten Muskulatur auslösen läßt. Charakteristisch ist der Dehnungsschmerz bei Bewegung gegen Widerstand sowie ein Nachlassen des Schmerzes in Ruhe bzw. bei Entspannung der Muskulatur. Gleiches gilt analog für die Ligamentitis bei Änderung der Gelenkstellung: Schmerzverstärkung bei Anspannung, Schmerzminderung bei Entspannung des betroffenen Bandes (Abb. 3).

Röntgenologisch sind Insertionstendinitis und Fibroostitis durch Auffaserung der Knochenstruktur an der Sehnenansatzstelle gekennzeichnet. Hier können auch feinzystische Veränderungen der Knochenstruktur mit leichter Usurierung vorliegen, ebenso eine lokale Osteoporose.

Grundsätzlich können eine Fibroostitis und Insertionstendinitis bei allen systemischen, entzündlichen rheumatischen Erkrankungen auftreten. Eine charakteristische Häufung findet sich jedoch bei der Spondylitis ankylosans und dem Morbus Reiter.

Im Bereich der Sehnenscheiden kommt es bei *rheumatischen Systemerkrankungen* häufig zu *Synovialitiden*, die primär entzündlich-rheumatischer Genese sind. Die Synovialis der Sehnenscheide weist dann histologisch alle Veränderungen auf, wie sie auch bei der Synovialitis der Gelenke beobachtet werden. Synovitiden treten bevorzugt an den langen Sehnen der Extensoren an Hand und Fuß auf. Aber auch im Beugesehnenbereich können Tenosynovitiden auftreten. Über der befallenen Sehnenscheide ist eine Rötung und Überwärmung sowie bei Palpation ein Erguß und granulomatöses Gewebe tastbar. Die Überwärmung kann thermographisch objektiviert werden und dient dann der differentialdiagnostischen Abgrenzung von Sehnenscheidenhygromen und Tendopathien, wie sie durch Überlastung der Sehne und ihres Gleitlagers bei Fehlstellung der zugehörigen Knochen in benachbarten Gelenken auftreten können. Gerade im Handbereich ist hier die Differentialdiagnose rheumatische/mechanische Veränderung häufig schwierig. Allerdings sollte eine Abklärung herbeigeführt werden, weil die entzündlich-rheumatische Tenosynovitis die Sehne gefährdet, während die mechanisch bedingte Tenosynovitis nach Beseitigung der Fehlstellung und Sehnenüberlastung meist spontan rückbildungsfähig ist.

Im Handbereich führt eine entzündlich-rheumatische Tenosynovialitis häufig zu Kompressionssyndromen. Typisches Beispiel ist die Kompression des N. medianus im Rahmen eines *Karpaltunnel-Syndroms*. Bei jeder Tenosynovialitis im Bereich der Beugesehnen ist nach den Symptomen eines Karpaltunnel-Syndroms gezielt zu fahnden. Neben den exudativen Formen kommen bei systemischen, entzündlich-rheumatischen Erkrankungen auch trockene Formen der Tenosynovitis vor. Kennzeichen sind krepitierende, schmerzhaft holpernde Veränderungen mit besonderer Bevorzugung der Beugesehnen der Hand.

Bei der chronischen Polyarthritis kommt es häufig auch zu einer Tenosynovitis im Bereich des M. extensor carpi ulnaris mit nachfolgender oder begleitender Arthritis des distalen Radio-Ulnargelenks. Klinische Symptome des *Caput-ulnae-Syndroms* sind zunächst Greifkraftminderungen, dorsal vorspringedes Caput ulnae. In fortgeschrittenen Fällen können eine Arrosion des Caput ulnae und eine Usurierung des Radius eintreten mit der Gefahr einer Strecksehnenruptur. Analog zum Karpaltunnel-Syndrom kann es an der unteren Extremität infolge einer Tenosynovitis zum *Tarsaltunnel-Syndrom* mit Einklemmung des N. tibialis und/oder seiner Äste unter dem Retinaculum flexorum kommen. Das Fersenbein mit seinen vielfältigen Muskelansätzen ist für Insertionstendopathien (Enthesopathie) im Rahmen entzündlich-rheumatischer Systemerkrankungen prädestiniert, insbesondere bei der Spondylitis ankylosans, M. Reiter und Arthritis psoriatica.

Von den genannten Ursachen abzugrenzen sind die *Tendinitis und Tendovaginitis infektiöser Ursache* mit Eindringen von Erregern in die Sehnenscheide und Sehneninsertion. Besonders spezifische Erkrankungen wie die Tuberkulose oder die Syphilis können lokale Entzündungserscheinungen verursachen. Die Differentialdiagnostik läuft hier über die Diagnose der Grundkrankheit. Infektionen mit anderen Erregern verlaufen eher fudroyant mit massiven Entzündungserscheinungen. Anamnestisch ist eine entsprechende Verletzung mit Bildung einer Eintrittspforte für die Erreger verschiedenster Art erkennbar.

Besonders gefürchtet sind *Sehnenscheidenphlegmonen*, die sich entlang der Sehnenscheiden ausbreiten und – insbesondere im Bereich der Beugesehnen der Hand – auf kommunizierende Sehnen übergreifen können (V-Phlegmone) (Abb. 5). Ein primärer Infektionsort (z.B. Panaritium, Verletzung) ist immer

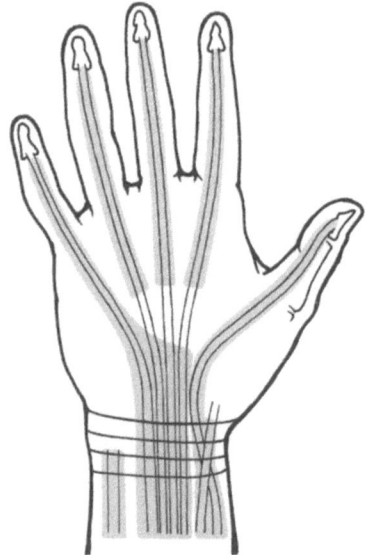

Abb. 5. Sehnenscheiden der Hand (palmar). Die Nachbarschaft der Sehnenscheiden I und V im Bereich des Carpus ist bedeutsam für die Entstehung der V-Phlegmone bei Panaritien des Daumens oder des Kleinfingers. Die Massierung der Sehnenscheiden am Karpaltunnel kann bei Tenosynovialitiden zur Kompression des N. medianus führen („Karpaltunnel-Syndrom")

nachweisbar. Wie bei allen Infektionen begünstigen krankheitsbedingte oder medikamentöse Schwächungen der Immunabwehr das Ausbreiten der Entzündung. Ein Keimnachweis ist fast immer möglich. Septische Allgemeinreaktionen sind nur in verschleppten Fällen oder bei schweren Störungen der Immunabwehr zu befürchten.

Symptomatische Tenosynovitiden können ebenso wie symptomatische Arthritiden im Verlauf von bakteriellen oder viralen Infektionen auftreten. Sie sind meist wenig ausgeprägt, eher flüchtig, und verschwinden nach Abklingen der Infektion vollständig.

d) Therapie und Prognose

Grundsätzlich ist eine kausale Therapie anzustreben. Bei mechanisch bedingten Entzündungen im Bereich der Sehnen, Sehnenscheiden und Bänder sind die mechanischen Ursachen zu beseitigen. Eine lokale physikalische Therapie unterstützt den Reparationsprozeß.

Bei Vorliegen einer rheumatischen Systemerkrankung ist eine systemische antirheumatische Therapie einzuleiten, begleitet von lokalen Maßnahmen der physikalischen Behandlung. Bilden sich die entzündlichen Erscheinungen hierunter nicht zurück, sind insbesondere bei rheumatischen Tenosynovitiden die Sehnen durch das aggressiv wachsende Synovialgewebe gefährdet. In diesen Fällen ist eine chirurgische Intervention mit Tenosynovialektomie erforderlich. Lokale Injektionen mit Kortikosteroiden können allenfalls einmalig oder in den Fällen angewandt werden, die einer operativen Therapie nicht zugänglich sind. Durch wiederholte lokale Kortison-Injektionen können die positiven und erwünschten antiphlogistischen Wirkungen des Kortisons durch die negativen Einflüsse am Bindegewebe zunichte gemacht werden: Kortison deformiert Fibroblasten und Fibrozyten sowie kollagene Fasern. Die Umsatzgeschwindigkeit

Tabelle 2. Differentialtherapie entzündlicher/degenerativer Erkrankungen der Sehnenscheiden und Ligamente

Lokal	Tendinitis	Tendovaginitis	Tenosynovialitis	Insertionstendinitis	Fibroostitis	Ligamentitis	Tendinose	Tendinopathie	Tendovaginopathie	Hygrom/„Ganglion"	Fibroosteopathie	Ligamentose
Entlastung	●	●	●	●	●	●	●	●	●		●	●
Ruhigstellung	○		○	○	○		○	○			○	○
Bewegungsübungen	○	○	●	○	○	○	●	●	○		○	○
Kryotherapie	●	●	●	●	●	●						
Thermotherapie							●	●	●	●	●	●
Diadynam. Strom	●	●	●	●	●	●	○	○			○	○
Interferenzstrom	●	●		●	●	●	○	○			○	○
Iontophorese	○			○	●	○	●	●	○	○	●	●
Kurzwelle							●	●	●		●	●
Mikrowelle							●	●	●		●	●
Ultraschall							●	●	●		●	●
Massagen							●	●			●	●
Injektion Lokalanästhetikum	?	⌀	⌀	○	?	○	●	○	○		○	○
Kortikosteroid	??	?	?	?	?	?						
Antiphlogistische Externa	●	●	●	●	●	●	●	●	●	●	●	●

Operative Eingriffe *rechtzeitig* in die therapeutischen Überlegungen einbeziehen!

Systemisch

Analgetika	●	●	●	●	●	●	●	●	○		○	○
Antiphlogistika	●	●	●	●	●	●	○	○	○		○	○
Kortikosteroide	nur bei entzündlich-rheumat. Systemerkrankung
Antibiotika	nur bei bakteriell bedingter Entzündung
Therapie der Grunderkrankung	immer vor/parallel zu lokaler Therapie

Zeichenerklärung: ● induziert; ○ möglich; ⌀ kontraindiziert; ? zweifelhaft von Hyaluronsäure und Chondroitinschwefelsäure sinkt ab. Beide Substanzen werden verlangsamt synthetisiert mit nachfolgender negativer Bilanz der Kollagensynthese. Sehnenrupturen nach wiederholten lokalen Kortison-Injektionen sind keine Seltenheit. Hinzu kommt ein mechanischer Faktor, sofern Kortison-Kristallsuspensionen injiziert wurden. Hier können die Kristalle einen negativen mechanischen Reiz im Gleitlager des Sehnengewebes darstellen. Grundsätzlich ist daher zum Erhalt der Sehnenfunktion ein chirurgisches Eingreifen unumgänglich. Eine infektiöse Tendinitis/Tendovaginitis erfordert primär eine geeignete antibiotische, parenterale oder orale Medikation begleitet von lokalen antiphlogistischen pyhsikalischen Maßnahmen: Ruhigstellung, Kryotherapie. Je nach Ausmaß der Infektion ist eine chirurgische Intervention erforderlich mit Spaltung der Sehnenscheide und Drainage, ggf. mit Spülung (STOCK 1976; WILLIAMS 1977).

Eine symptomatische Tenosynovitis/Tendovaginitis wird primär mit lokalen physikalischen Maßnahmen behandelt, während der zugrundeliegende Allgemeininfekt einer einschlägigen systemischen Therapie zugeführt wird (DIXON 1979; SCHMITT u. WILLERT 1971; DAHMEN 1973; MAYFIELD 1977; BECKER u. KRAHL 1978; GRAY et al. 1978; NEVIASER 1978; NORRIS u. MANKIN 1978; TREUMANN 1971; VALTONEN 1978; ANTEZANA 1979; BANSAL et al. 1979; HALLA et al. 1979; JENSEN 1979; LUND et al. 1979; PETERSON 1979; BECK 1980; ZICHA 1980; ZENKER 1980; ROELS et al. 1978; SCHEEF 1979; SCHULITZ 1969; PROBST 1980; PATHY 1979; NIRSCHL 1977; NOLAN 1979; NAGLER 1977; MITTELMAYER 1975; MANZ u. RAUSCH 1965; KRAUSE 1980; KRÄMER 1980; KOPPENFELS 1975; KOPEL u. THOMPSON 1963; KOOB u. SCHUH 1975; JANUS 1975; GROSS 1966; HOHMANN 1933; EIGLER 1980; FILIPPA 1978; GERSTER et al. 1977; TREUMANN 1971; STEINBRUCK u. ROMPE 1980; PENNERS et al. 1977).

2. Bursitis

a) Anatomie der Bursen

Tiefe Bursen entwickeln sich ebenso wie Gelenke und Sehnenscheiden bereits während des ersten Trimesters der Schwangerschaft, während oberflächliche Bursen wie die Bursa olecrani und die Bursa praepatellaris sich erst nach der Geburt und unter der Belastung ausbilden. Sie entstehen überall dort, wo Druck und Reibung auf bindegewebige Formationen treffen, die über Knochenvorsprüngen liegen.

Reibung und Druck sind durchaus normale Reize zur Ausbildung der Bursen. Auch ohne Verbindungen zu Gelenkhöhlen oder Sehnenscheiden ist die Grenzschicht der oberflächlichen Bursen im licht- und elektronenmikroskopischen Bild der Synovialmembran der Gelenke sehr ähnlich. Über Innervation und Vaskularisierung sowie Physiologie und Eigenschaften der Bursenflüssigkeit ist relativ wenig bekannt. Es bestehen gewisse Ähnlichkeiten mit der Synovia, ohne daß jedoch die Normalwerte für Viskosität, Zellzahl, Enzym- und Substratgehalt unmittelbar vergleichbar wären. Außerdem scheint die „Synovialis" der Bursen auf Entzündungsreize insbesondere im Rahmen systemischer, entzündlicher Erkrankungen geringer zu reagieren (KEY 1932; BLACK 1934; BYWATERS 1965; BECKER u. RAUTERBERG 1970; PSAILA u. MANSEL 1978; CANOSO u. YOOD 1979a, b).

Entzündliche Erkrankungen der Sehnen, Sehnenscheiden, Bänder, Bursen und Faszien 455

b) Pathologie und Pathogenese der Bursitis

Die häufigste Ursache einer Bursitis ist eine mechanische, traumatische Schädigung mit sekundärer bakterieller oder abakterieller Entzündung. Besonders betroffen sind die präpatellaren Bursen, die Bursa calcanei sowie die Bursa olecrani (Abb. 6a–d). Aber auch an Schulter und Hüfte können *traumatisch bedingte Bursitiden* auftreten. Ursachen sind ein chronisches Trauma durch berufliche Belastungen (z.B. Bergarbeiter, Fußbodenleger, Sportler) oder mechanische Belastungen sonstiger Art (z.B. schlecht sitzendes Schuhwerk). Seltener sind akzidentelle, leichtere Traumen mit Hämatombildung und sekundärer Bursitis.

Eine *„idiopathische" Bursitis* ist wahrscheinlich in der Mehrzahl der Fälle auch mechanisch bedingt, allerdings weniger durch ein dem Patienten erinnerliches Trauma als vielmehr durch eine mechanische Überlastung, eine besondere anatomische Situation mit einem exzessiven Knochenvorsprung oder Variationen im Verlauf der Sehnen und Muskeln.

Septische Bursitiden können primär oder sekundär auftreten. Hämatogen entstandene Bursitiden sind die Ausnahme. Zumeist ist der Infektionsweg im Zusammenhang mit einem Trauma und Verletzung der Haut nachzuweisen. Auch iatrogene septische Bursitiden kommen vor als Zustand nach diagnostischer oder therapeutischer Punktion, insbesondere nach Injektion von Kortikosteroiden bei vorbestehender, mechanisch bedingter Bursitis.

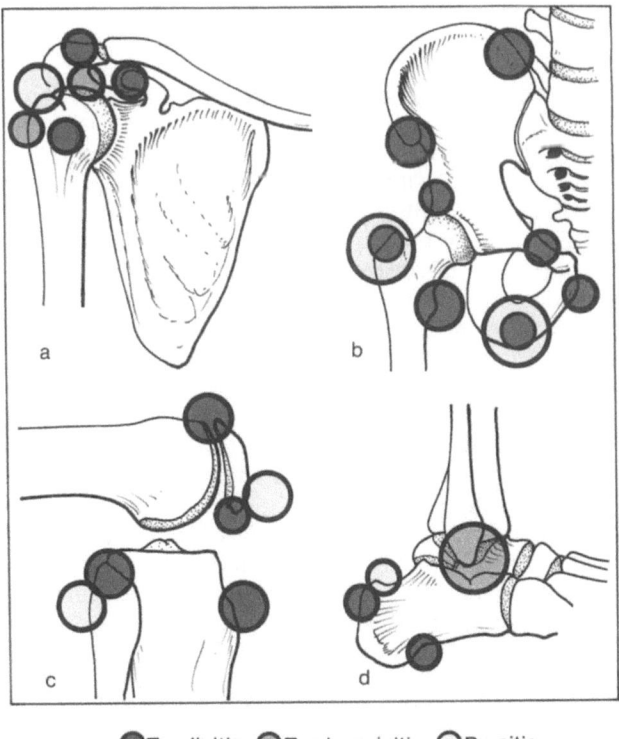

Abb. 6a–d. Schematische Darstellung der Lokalisation von Tendinitis, Tendovaginitis und Bursitis im Bereich der Schulter **a**, des Hüftgelenks **b**, des Kniegelenks **c** und des Kalkaneus **d**

Selten sind *Bursitiden im Rahmen entzündlich-rheumatischer Systemerkrankungen*. Obwohl eine Bursitis auch im Verlauf z.B. einer rheumatoiden Arthritis auftreten kann, sind diese Bursitiden oft mechanisch oder traumatisch bedingt, wenn durch die Deformierungen der Gelenke veränderte anatomische und biomechanische Verhältnisse entstehen. Die einzige Ausnahme bildet die Arthritis urica. Hier sind Bursitiden vergleichweise häufig. Der Verlauf ist anfallsweise bis chronisch, vergleichbar der Gelenksymptomatik. Ein Nachweis von Harnsäurekristallen aus dem Bursa-Punktat ist in den meisten Fällen möglich.

Eine Sonderform der Bursitis ist die Baker-Zyste im Bereich des Kniegelenks. Die Baker-Zyste ist keine Aussackung der Kniegelenkskapsel – wie häufig angenommen –, sondern eine Vergrößerung der Bursa subgastrocnemii. Oft besteht eine nachweisbare ventilartige Verbindung zur Gelenkhöhle, über die Synovia in die Bursen der Kniekehle gelangt. Im Rahmen der entzündlich-rheumatischen Grunderkrankung kann dann eine Bursitis zusätzlich vorliegen. Baker-Zysten können aber auch posttraumatisch entstehen oder im Rahmen aller mit Ergußbildung des Kniegelenks einhergehenden Veränderungen.

Bei Patienten mit Nierenversagen und Dauerdialyse kann eine *urämische Bursitis* auftreten, die sich sehr oft an der Bursa olecrani manifestiert. Neben der rein mechanischen Ursache (Lagerung des Arms zur Hämodialyse) scheint auch ein primär entzündlicher Prozeß eine Rolle zu spielen, wie er auch andere seröse Oberflächen wie Perikard, Pleura und Peritoneum im Rahmen der Urämie betrifft (CANOSO 1977; GIBBONS 1978; HO et al. 1978; HANDA 1979; CANOSO u. SHECKMAN 1979; CANOSO u. YOOD 1979 a, b; COSH u. YEOMAN 1979; THOMPSON et al. 1978; PELT u. RILEY 1968).

c) Klinisches Bild und Diagnostik

Die klinische Symptomatik der Bursitis ist streng lokalisiert mit Schwellung, Rötung und Überwärmung. Oft sind Spuren des vorausgegangenen Traumas an der Hautoberfläche erkennbar. Eine Begleitreaktion des benachbarten Gelenks fehlt in nahezu allen Fällen. Ein septisches Krankheitsbild mit Fieber und Allgemeinsymptomen ist ausgesprochen selten.

Die Diagnose der Bursitis ist durch die klinische Untersuchung mit Inspektion und Palpation meist relativ leicht zu stellen. Zu einer diagnostischen Punktion soll man sich nur entschließen, wenn ein Keimnachweis erforderlich erscheint bzw. eine Bursitis urica durch Kristallnachweis im Punktat differentialdiagnostisch abgeklärt werden soll. Finden sich starke Flüssigkeitsansammlungen in der betroffenen Bursa, sollte eine diagnostisch-therapeutische Punktion durchgeführt werden, um die Flüssigkeit zu entleeren und gleichzeitig die Möglichkeit eines Keimnachweises zu haben.

Ein Punktat muß auf jeden Fall bakteriologisch untersucht werden. Zu empfehlen ist auch eine mikroskopische Untersuchung mit Bestimmung der Zellzahl, ggf. eine Gram-Färbung und bei Verdacht auf Bursitis urica eine polarisationsmikroskopische Untersuchung zum Nachweis von Uratkristallen. Auf biochemische Untersuchungen des Punktats (Glukose, LDH, Eiweiß, Bilirubin) kann eigentlich verzichtet werden, da sich hieraus keine besonderen differentialdiagnostischen Erkenntnisse ergeben. Harnsäure- und Komplementbestimmungen (C3) sind nur bei entsprechendem klinischen Verdacht indiziert und können dann zusätzliche Hinweise liefern.

Eine weitergehende technische Diagnostik mit Röntgen, Szintigraphie und Thermographie ist in der Regel nicht erforderlich. Ausnahmen sind allenfalls solche Patienten, bei denen der Verdacht auf ein Übergreifen der Entzündung auf benachbarte anatomische Strukturen besteht (CANOSO u. SHECKMAN 1979; CANOSO u. YOOD 1979a, b).

d) Therapie und Prophylaxe

Entsprechend der lokalen Symptomatik beschränkt sich die Therapie der unspezifischen, *mechanisch oder traumatisch bedingten Bursitis* auf eine antiphlogistische Lokaltherapie in Verbindung mit Schutz vor mechanischer Beanspruchung. Die systemische Gabe von Antibiotika ist nur in schweren Fällen erforderlich. Eine lokale antiphlogistische/antibiotische Therapie ist jeweils zu entscheiden.

Bei einer *septischen Bursitis* ist eine diagnostisch-therapeutische Punktion angezeigt, wobei nach Entleerung des Eiters die Bursa gespült und ggf. lokal ein Antibiotikum instilliert werden kann. In schweren Fällen ist eine wiederholte Punktion oder auch eine chirurgische Intervention mit Eröffnung der Bursa und Einlegen einer Lasche erforderlich. In diesen Fällen müssen immer systemische Antibiotika gegeben werden. Eine systemische Antibiotikagabe ist auch bei Patienten mit geschwächter Immunabwehr (Diabetes mellitus, Behandlung mit Immunsupressiva, Malignome, Kortikosteroid-Therapie) erforderlich.

Die *Bursitis urica* ist zu behandeln wie eine Arthritis urica mit lokalen antiphlogistischen Maßnahmen, systemischer Gabe von Antiphlogistika/Analgetika in Verbindung mit harnsäuresenkenden Medikamenten.

Die *rezidivierende Bursitis* aus mechanischer Ursache erfordert eine konsequente Prophylaxe durch Druckentlastung der betroffenen Körperabschnitte, um einen dauerhaften Heilungserfolg zu erzielen.

Aufgrund des Lokalbefundes kann eine Bursektomie in Einzelfällen notwendig werden. Allerdings werden hierdurch Rezidive nicht sicher verhindert, zumal dann, wenn es sich um eine Bursitis mechanischer Ursache handelt. Hier müssen die mechanischen Verhältnisse konservativ oder operativ korrigiert werden. Sind Exostosen oder besondere Knochenformationen für eine rezidivierende Bursitis verantwortlich, so ist eine chirurgische Intervention mit Abtragung des Knochensporns durchzuführen. Auch Kalkeinlagerungen in der Bursa selbst können für ein Rezidiv verantwortlich sein. Hier ist dann eine Bursektomie indiziert.

Bei der Bursitis urica ist eine konsequente harnsäuresenkende Therapie erforderlich, um einem Rezidiv vorzubeugen.

In den meisten Fällen ist die Prognose der Bursitis gut, zumal bei traumatischer oder mechanischer Ursache. Die auslösenden Faktoren der pathologischen Druckbelastung müssen nur adäquat ausgeschaltet werden. Personen mit prädisponierenden Berufen sollten zur Prophylaxe bereits die entsprechende Arbeitshaltung einnehmen und Schutzkleidung (Knie- und Ellbogenpolster) tragen. Bei Sportlern ist durch Änderung des Trainingsprogramms (oder der Sportart!) eine Prophylaxe zu betreiben.

3. Fasziitis

a) Infektiöse Fasziitis

Die entzündlichen Erkrankungen insbesondere der oberflächlichen Faszien sind seltene Erkrankungen. Ein Zusammenhang mit einem chirurgischen Eingriff oder einem Trauma ist zumeist offenkundig. Auf diesem Weg dringen Erreger bis zu den oberflächlichen Faszien vor und breiten sich entlang der bindegewebigen Grenzschicht aus. Bei den betroffenen Patienten liegt in der Regel eine Störung der Immunabwehr vor, sei es aufgrund einer entsprechenden Erkrankung (Diabetes mellitus) oder medikamentösen Therapie (Immunsupressiva, Kortikosteroide).

Eine besonders schwere Verlaufsform ist die *nekrotisierende Fasziitis,* deren charakteristisches klinisches Bild die Diagnose einfach macht. Innerhalb von 24–48 h nach Eindringen der Bakterien zeigen sich Rötung, Schmerz und Ödem über dem betroffenen Körperabschnitt, vorwiegend dem Abdomen, seltener im Bereich der Extremitäten. Über den Circulus vitiosus: Infektion, lokales Ödem und verminderte Infektabwehr kommt es rasch zu dem typischen Bild: livide Verfärbung, Induration, serosanguinöse Blasen mit bläulicher Verfärbung, die innerhalb weniger Tage nekrotisch werden. Dabei sind neben der Faszie auch die benachbarten Weichteilstrukturen betroffen. Auslösende Erreger sind neben β-hämolysierenden Streptokokken (MELENEY 1924) zahlreiche grampositive und gramnegative Keime bis hin zu Anaerobiern. In vielen Fällen können Gasansammlungen in den Weichteilen röntgenologisch nachgewiesen werden, klinisch imponiert ein Knistern, auch wenn keine clostridienabhängige Infektion vorlag (FISHER et al. 1979).

Die nekrotisierende Fasziitis wird vorwiegend im Abdominalbereich beobachtet, vor allem nach gynäkologischen Eingriffen oder Infektion des äußeren Genitale. Aber auch stammnahe Abschnitte der Extremitäten können betroffen sein.

Die Mortalität dieses schwer verlaufenden, zumeist mit septischen Zuständen einhergehenden Krankheitsbildes ist hoch. Die Angaben der Literatur schwanken zwischen 19 und 60%. Nur eine rechtzeitig einsetzende, aktive chirurgische Intervention mit Debridement und eine gezielte systemische, hochdosierte Antibiotika-Medikation können den Patienten retten. Infektions-begünstigende Faktoren wie Therapie mit Kortikosteroiden oder Immunsuppressiva auszuschalten, ist nach Lage des Einzelfalles abzuwägen. Im wesentlichen abhängig ist die Prognose von der Radikalität des chirurgischen Eingriffs mit Exzision der Haut, der Weichteile und der betroffenen Faszienanteile. Eine hyperbare Sauerstofftherapie hat keinen wesentlichen Einfluß auf die Prognose, mit Ausnahme der anaeroben Infektionen. Hier ist sie in Ergänzung zu den chirurgischen Maßnahmen erforderlich. (WILSON 1952; STONE u. MARTIN 1971; BORKOW 1973; GOLDE u. LEDGER 1977; TEHRANI u. LEDINGHAM 1977; KOEHN 1978; FISHER et al. 1979; LEE u. OH 1979; REA u. WYRICK 1970; SCHEIBEL et al. 1979).

b) Eosinophile Fasziitis

Eine besondere entzündliche Erkrankung der Faszien ist das wahrscheinlich eigenständige Krankheitsbild der eosinophilen Fasziitis, das erstmals von SHULMAN (1974, 1975) beschrieben wurde. Charakterisiert wird es durch entzündliche Symptome im Bereich der Muskelfaszie mit nachfolgender Entzündung der angrenzenden Gewebe: Muskel, Subkutis und Haut. Typisch sind die begleitende Eosinophilie und Hypergammaglobulinämie und das gute Ansprechen auf Kortison-Therapie.

Bis heute berichteten verschiedene Autoren (RODNAN et al. 1975; ANSELL et al. 1976; ATHERTON u. WELLS 1976; CAPERTON et al. 1976; CHEVRANT-BRETON et al. 1977; BENNETT et al. 1977; GODEAU et al. 1977; NASSONOVA et al. 1978,

1979; GIORDANO et al. 1980; ENGFELDT u. ZETTERSTRÖM 1956; ODEBERG 1965; PIERCE et al. 1967; SCHUMACHER 1975; GRAY u. POPPO 1977; LAYZER et al. 1977; TORRES u. GEORGE 1977; DON et al. 1978; FLEISCHMAJER et al. 1978; WEINSTEIN u. SCHWARTZ 1978; GULLBERG et al. 1979) über etwa 60 Fälle, bei denen aufgrund unvollständiger Angaben aber nicht immer eine eindeutige Zuordnung möglich ist. Die angegebenen Befunde deuten jedoch darauf hin, daß die eosinophile Fasziitis als eigenständige Krankheit angesehen werden kann.

Das klinische Bild der eosinophilen Fasziitis ist gekennzeichnet durch Sklerodermie-artige Verhärtung der Haut, insbesondere über den Extremitäten mit sekundären Veränderungen bis hin zu Flexionskontrakturen, allerdings unter Aussparung der Finger. Ein Raynaud-Phänomen fehlt ebenso wie die scharfe Abgrenzung zur Umgebung und die atrophischen Erscheinungen der Morphea. Vorherrschend ist eine rasch auftretende Schwellung einer oder mehrerer Extremitäten, seltener des Gesichts oder des Körperstamms, mit mäßigen Schmerzen und Einschränkung der Muskelaktivität durch Verdickung der subkutanen Faszien. Es besteht eine gewisse Tendenz, daß diese Veränderungen lokalisiert bleiben und keine generelle Ausbreitung zeigen.

Der Verdacht auf eine eosinophile Fasziitis wird durch die Analyse des Differentialblutbildes erhärtet; auffällig ist eine massive Eosinophilie mit Werten um 20–30 rel.%. Die Blutsenkungsgeschwindigkeit ist meist nur mäßig erhöht um 30–60 mm n.W. in der ersten Stunde. Die begleitende Hypergammaglobulinämie manifestiert sich in Werten um 30 rel.%. Aufgrund dieser blutchemischen Änderungen in Verbindung mit Sklerodermie-ähnlichen klinischen Veränderungen ohne Raynaud-Phänomen und Beteiligung viszeraler Organe läßt sich die Verdachtsdiagnose einer eosinophilen Fasziitis stellen. Der Beweis ist nur durch eine bioptische Untersuchung der Haut, Unterhaut, Faszie und Muskulatur zu erbringen. Hier zeigt sich bei einer regulären Hautstruktur eine Verdickung der Faszien mit Hypertrophie des kollagenen Materials, das dicht mit Plasmazellen und Lymphozyten infiltriert ist. Eine tiefe, alle Schichten umgreifende Biopsie erlaubt dann auch eine differentialdiagnostische Abgrenzung zum Skleromyxödem (metachromatische Infiltration und Fibrose der oberen Epidermis) und zur Sklerodermie (Veränderungen vor allem im Bereich des subkutanen Gewebes mit Vermehrung der Grundsubstanz mit kollagenen Vorstufen, zahlreiche Fibroblasten, Lymphozyteninfiltrate). Entzündliche Veränderungen der Muskulatur im Sinne einer Myositis fehlen bei der eosinophilen Fasziitis. Dagegen können ebenso wie in der Faszia auch im Perimysium eosinophile Infiltrate nachgewiesen werden.

Hochdosierte Kortison-Gaben sind die einzig erfolgversprechende Therapie der eosinophilen Fasziitis. Ein promptes Ansprechen auf die Kortison-Therapie kann als differentialdiagnostisches Kriterium gewertet werden. Zusätzlich können nicht-steroidale Antiphlogistika verabreicht werden. Begleitend sollte eine krankengymnastische Übungsbehandlung und physikalische Therapie erfolgen, um Kontrakturen der benachbarten Gelenke vorzubeugen.

Die Prognose der eosinophilen Fasziitis unter Kortison-Therapie ist im allgemeinen gut. Spontane Remissionen kommen vor. Ein Übergang in eine Sklerodermie mit Beteiligung viszeraler Organe sollte an der Diagnose der eosinophilen Fasziitis zweifeln lassen. Allerdings ist die Abgrenzung dieses Krankheitsbildes noch zu unscharf, als daß eine endgültige Aussage gemacht werden könnte. Solange über die pathogenetischen und nosologischen Zusammenhänge keine endgültige Klarheit besteht, können auch keine verläßlichen Aussagen über die Prognose gemacht werden. Die überwiegenden Angaben in der Literatur bezeichnen die eosinophile Fasziitis als gutartige Erkrankung des Bindegewebes. Allerdings wurden kürzlich schwerwiegende, begleitende Erkrankungen wie Knochenmarksaplasie und thrombozytopenische Purpura berichtet (SHULMAN et al. 1979). Daher muß derzeit noch offenbleiben, ob die eosinophile Fasziitis eine benigne Variante der lokalisierten Sklerodermie ist oder eine nosologisch eigenständige "oligotope Konnektivitis" (GIORDANO 1980).

Literatur

Ansell BM, Nasseh GA, Bywaters EGL (1976) Scleroderma in childhood. Ann Rheum Dis 35:189
Antezana E (1979) Polytenosynovitis caused by Toxoplasma Gondii. S Afr Med J 56:746
Arnold G, Worthmann W (1972) Mechanical recovery properties of human tendons. Experientia 28:455
Atherton DJ, Wells RS (1976) Scleroderma of Buschke? Eosinophilic fasciitis. Br J Dermatol [Suppl 14] 95:36
Bansal S, Magnussen CR, Napodano RJ (1979) Haemophilus influenzae tenosynovitis. Ann Rheum Dis 38:561–562
Bargmann W (1967) Histologie und mikroskopische Anatomie des Menschen, Thieme, Stuttgart
Beck E (1980) Muskel-, Sehnen- und Bandverletzungen beim Sport. Z Allg Med 56:228–235
Becker W, Rauterberg K (1970) Zur Mikromorphologie auskleidender Gewebe der Bursa. Arch Orthop Unfallchir 68:197–203
Becker WH, Krahl H (1978) Die Tendopathien. Grundlagen, Klinik, Therapie. Thieme, Stuttgart
Bennett RM, Herron A, Kéogh L (1977) Eosinophilic fasciitis. Ann Rheum Dis 36:354–359
Black BM (1934) The prenatal incidence, structure and development of some human synovial bursae. Anat Rec 60:333–355
Borkowf HI (1973) Bacterial gangrene associated with pelvic surgery. Clin Obstet Gynaecol 16:40–65
Bucher O (1962) Histologie und mikroskopische Anatomie des Menschen, 3. Aufl. Huber, Bern
Bywaters EGL (1965) The bursae of the body. Ann Rheum Dis 24:215–218
Canoso JJ (1977) Idiopathic or traumatic olecranon bursitis. Arthritis Rheum 20:1213–1216
Canoso JJ, Sheckman PR (1979) Septic subcutaneous bursitis. Report of sixteen cases. J Rheumatol 6:96–102
Canoso JJ, Yood RA (1979b) Acute gonty bursitis. Report of fifteen cases. Ann Rheum Dis
Canoso JJ, Yood RA (1979a) Reaction of superficial bursae in response to specific disease stimuli. Arthritis Rheum 22
Caperton EM, Hat-Away DE, Dehner LP (1976) Morphea, fasciitis and scleroderma with eosinophilia. A broad spectrum of disease. Arthritis Rheum 19:792
Chaplin DM, Greenlee TK, Jr (1975) The development of human digital tendons. J Anat 120:253–274
Chevrant-Breton J, Mondaud M, Saboraud D, Hugenin A (1977) Le syndrome de Shulman. Fasciite avec éosinophilie; pseudosclérodermie à éosinophiles. Ann Derm Vénoréol 104:616
Chusid MJ, Dale DC, West BC, Wolff SM (1975) The hypereosinophilic syndrome. Analysis of fourteen cases with review of the literature. Medicine 54:1
Comfort Th, Arafiles RP (1978) Barbotage of the shoulder with image-intensified fluoroscopic control of needle placement for calcific tendinitis. Clin Orthop 135:171–178
Cosh JA, Yeoman PM (1979) Der schmerzende Fuß. Eular Bull 8
Dahmen G (1964) Alterungs- und Degenerationsveränderungen des Bindegewebes in ihrer Bedeutung für die Klinik. Z Rheumaforsch 23:393
Dahmen G (1965a) Untersuchung über die Reifung des menschlichen Bindegewebes. Z Orthop 100:359
Dahmen G (1965b) Feingewebliche und submikroskopische Kennzeichen des reifenden Bindegewebes. Arch Orthop Unfallchir 57:360
Dahmen G (1968) Physiologische und pathologische Veränderungen des Bindegewebes. Ergeb Chir Orthop 51:37
Dahmen G (1973) Tendopathien, Tendovaginopathien und Bursopathien. Münch Med Wochenschr 115:1945–1955

Dahmen G (1980) Schulterschmerz aus orthopädischer Sicht. Münch Med Wochenschr 122:186–187
Dixon StJA (1979) Schulterschmerz. Eular Bull 8:83
Don IJ, Khettry U, Canaso JJ (1978) Progressive systemic sclerosis with eosinophilia and a fulminanting course. Am J Med 65:346
Eigler E (1980) Verblüffende Erfolge mit Elektrotherapie. Medical Tribune 13:59
Engfeldt B, Zetterström R (1956) Disseminated eosinophilic "Collagen disease". Acta Med Scand 153:336
Filippa G (1978) Die Myotendinitis crepitans des M Abd poll long und Ext poll brev mit reaktiver Cheralgia paraesthetica. Arch Orthop Trauma Surg 91:277–281
Fisher JR (1979) Necrotizing asciitis. JAMA 241:803
Fleischmajer R, Jacotot AB, Shore S, Binnick SA (1978) Scleroderma, eosinophilia, and diffuse fasciitis. Arch Dermatol 114:1320
Gerster JC, Vischer TL, Bennani A, Fallet GH (1977) The painful heel. Ann Rheum Dis 36:343–348
Gibbons RB (1978) "Last" bursitis: A second location. Arthritis Rheum 21:872–873
Giordano M, Ara M, Rossiello R, Cicala C, Valentini G (1980) Die eosinophile Fasziitis. Eine kürzlich herausgestellte oligotope Konnektivitis. Beschreibung eines Falles. Z Rheumatol 39:236–250
Godeau P, Bletry O, Teillac D, Herreman G, Wechsler B (1977) Les sclérodermies à début oedémateux. Nouv Presse Med 6:4039
Golde S, Ledger WJ (1977) Necrotizing fasciitis in postpartum patients. Obstet Gynecol 50:670–673
Gray RG, Poppo MJ (1977) Eosinophilic fasciitis. A sclerodermalike illness. JAMA 237:529
Gray RG, Kiem IM, Gottlieb NL (1978) Intratendon sheath corticosteroid treatment of rheumatoid arthritis-associated and idiopathic hand flexor tenosynovitis. Arthritis Rheum 21
Gross D (1966) Klinik der Tendomyosen. Z Rheumaforsch 25:226
Gullberg R, Lagerlöf B, Lerndal T, Ström H (1979) Eosinophil fasciit. Läkartidningen 76:211
Halla JT, Gould JS, Hardin JG (1979) Chronic tenosynovial hand infection from Mycobacterium terrae. Arthritis Rheum 22
Handa SP, MD (1979) Uremic bursitis. Ann Rheum Dis 89:75
Ho G Jr, Tice AD, Kaplan SR (1978) Septic bursitis in the prepatellar and olecranon bursae. An analysis of 25 cases. Ann Intern Med 89:21
Hohmann G (1933) Das Wesen und die Behandlung des sogenannten Tennisellenbogens. Münch Med Wochenschr 80:250
Janus L (1975) Psychophysiologische Untersuchungen bei funktionellen Muskelverspannungen im Nackenbereich. In: Weintraub A (Hrsg) Psyche und Rheuma: Psychosomatische Schmerzsyndrome des Bewegungsapparates. Schwabe/Eular, Basel
Jensen G (1979) Extensive evaluation preferred. Phys Ther 59:1141–1142
Key JA (1932) The synovial membrane of joints and bursae. Special cytology. Cowdry-Hoeber, New York
Koehn GG (1978) Necrotizing fasciitis. Arch Dermatol 114:581–583
Koob E, Schuh R (1975) Die ambulante medikamentöse und physikalische Therapie des Supraspinatussehnensyndroms. Orthop Prax 5/XI:315
Kopel HP, Thompson WAC (1963) Peripheral entrapment neuropathies. Williams & Wilkins, Baltimore
Koppenfels RV (1975) Die Strahlenbehandlung entzündlicher und degenerativer Erkrankungen im Schulterbereich. Orthop Prax 5/XI:321
Krämer J (1980) Periarthropathia humero scapularis. DIA 6:22–32
Krahl H (1975) Zur Belastbarkeit menschlicher Sehnengewebe. DGOT 61. Kongreß Saarbrücken 1974. Z Orthop 113:731
Krause W (1980) Die Epicondylopathia humeri lateralis (sive Epicondylitis radialis) und ihre konservative Behandlung. Therapiewoche 30:3652–3661
Lang FJ, Schneider H (1953) Die sogenannte Periarthritis, Epicondylitis und Styloiditis. Zentralbl Allg Pathol 91:342
Layzer RB, Shearn MA, Satya-Murti S (1977) Eosinophilic polymyositis. Ann Neurol 1:65
Lee C, Oh C (1979) Necrotizing fasciitis of genitalia. Urology 13:604–606
Lund IM, Donde R, Knudsen FA (1979) Persistent local cutaneous atrophy following corticosteroid injection for tendinitis. Rheumatol Rehabil 18:91–93

Manz A, Rausch W (1965) Zur Pathogenese und Begutachtung der Epicondylitis humeri. Münch Med Wochenschr 29:1406
Mayfield GW (1977) Popliteus tendon tenosynovitis. Am J Sports Med 5:31–36
Meleney FL (1924) Hemolytic streptococcus gangrene. Arch Surg 9:317
Miehlke K (1977) Zur Ätiologie und Pathogenese rheumatischer Erkrankungen. Documenta Geigy, Basel: Folia rheumatologica
Mittelmeier H (1975) Operative Behandlung der therapieresistenten Insertionstendopathien. Beitr Orthop Traumatol 22:61
Nagler W (1977) Tennis elbow. Am Fam Physician 16:95–102
Nassonova VA, Ivanova MM, Akhnazarova VD, Oskilko TG (1978) Diffuse eosinophilic fasciitis. Ter Arkh 50:7
Nassonova VA, Ivanova MM, Akhnazarova VD, Oskilko TG, Bjelle A, Hofer PA, Henriksson KG, Ström T (1979) Eosinophilic fasciitis. Scand J Rheumatol 8:225–233
Neviaser RJ (1978) Closed tendon sheath irrigation for pyogenic flexor tenosynovitis. J Hand Surg 3:462–466
Nirschl RP (1977) Tennis Elbow. Primary care. 4:367–382
Nolan MF (1979) Internal rotator-adductor tendinitis. A shoulder injury analogous to tennis elbow. Physic Ther 59:544–545
Norris SH, Mankin HJ (1978) Chronic tenosynovitis of the posterior tibial tendon with new bone formation. J Bone Joint Surg [Br.] 60:523–526
Odeberg B (1965) Eosinophilic leukemia and disseminated eosinophilic collagen disease – a disease entity? Acta Med Scand 177:129
Pathy JG, Jr (1979) Flexor carpi ulnaris tendinitis. Arthritis Rheum 22:97–98
Pelt RW van, Riley WF Jr (1968) Traumatic subcutaneous calcaneal bursitis (capped hock) in the horse. J Am Vet Med Assoc 153:1176–1180
Penners W, Schnitzler M, Kircher E, Goettinger W (1977) Epicondylitis humeri. Tennis-Ellenbogen. Fortschr Med 95:1587–1592
Peterson RR, (1979) Prevention! A new approach to tendinitis. Occupational health nursing 27:19–23
Pierce LE, Hosseinian AH, Constantine AB (1967) Disseminated eosinophilic collagen disease. Blood 29:540
Probst JY (1980) Der invalidierende Verlauf von Tendomyosen, die nicht oder nur von leichten Arthrosen begleitet sind. Aktuel Rheumatol 5:147–149
Psaila JV, Mansel RE (1978) The surface ultrastructure of ganglia. J Bone Joint Surg [Br.] 60:228–233
Rea WJ, Wyrick WJ (1970) Necrotizing fasciitis. Ann Surg 172:957
Rodnan GP, Bartolomeo A di, Medsger TA, Barnes EL (1975) Eosinophilic fasciitis. Report of seven cases, of a newly recognized scleroderma-like syndrome. Arthritis Rheum 18:422–423
Roels J, Martens M, Mulier JC, Burssens A (1978) Patellar tendinitis (Jumpers's knee). Am J Sports Med 6:362–368
Scheef SE (1979) Zur Behandlung der Periarthritis humero-scapularis. Z Allg Med 55:1474
Scheibel JH, Nielsen ML, Gerstenberg T, Justesen T (1979) Anaerobic non-clostridial fasciitis and myonecrosis of the abdominal wall. Scand J Infect Dis 11:253–255
Schmitt E, Willert HG (1971) Gewebsnekrosen nach intratendinösen und periarticulären Cortison-Injektionen. Orthop Prax 6/VII:158
Schulitz KP (1969) Die Periarthritis coxae. Z Orthop 106:110–112
Schumacher RH (1975) A scleroderma-like syndrome with fasciitis, myositis and eosinophilia. Ann Intern Med 84:49–50
Shulman LE (1974) Diffuse fasciitis with hypergammaglobulinaemia and eosinophilia. A new syndrome? J Rheumat 1:46
Shulman LE (1975) Diffuse fasciitis with eosinophilia. A new syndrome? Clin Res 23:443
Shulman LE (1979) Antibody-mediated aplastic anemia and thrombocytopenic purpura in diffuse eosinophilic fasciitis. Arthritis Rheum 22:659
Steinbruck K, Rompe G (1980) Sportschäden und -verletzungen am Schultergelenk. Deutsches Ärzteblatt 8:443–448
Stock HJ (1976) Zur Therapie der Sehnenscheidenphlegmone. Beitr Orthop Traumatol 23:488–492
Stone HH, Martin JD Jr (1971) Synergistic necrotizing cellulitis. Ann Surg 175:702
Tehrani MA, Ledingham IM (1977) Necrotizing fasciitis. Postgrad Med J 53:237–242

Thompson GR, Manshady BM, Weiss JJ (1978) Septic bursitis. JAMA 240:2280–2281
Torres VM, George WM (1977) Diffuse eosinophilic fasciitis. Arch Dermatol 113:1591
Treumann F (1971) Die Behandlung der Paratenonitis achillea. Orthop Prax 10:268
Valtonen EJ (1976) Subacromial triamcinolone mexacetonide and methylprednisolone injections in treatment of supra spinam tendinitis. A comparative trial. Scand J Rheumatol 16:1–13
Valtonen EJ (1978) Double acting betamethasone (celestone chondrose) in the treatment of supraspinatus tendinitis. A comparison of subacrominal and gluteal single injections with placebo. J Int Med Res 6:463
Weinstein D, Schwartz RA (1978) Eosinophilic fasciitis. Arch Dermatol 114:1047
Williams JG (1977) Surgical management of traumatic non-infective tenosynovitis of the wrist extensors. J Bone Joint Surg [Br.] 59:408–410
Wilson B (1952) Necrotizing fasciitis. Am Surg 18:416
Zenker H (1980) Krepitation bei Sehnenscheidenentzündung obligat? Med Klin 75:8
Zicha K, Zabel M (1980) Proliferationstherapie bei Enthesopathien. Aktuel Rheumatol 5:109–115

II. Reizzustände des Sehnengleitgewebes

(Tendopathia nodosa – Tendovaginopathia stenosans –
Tendovaginopathia und Peritendinopathia crepitans)

Von

D. WESSINGHAGE

Mit 1 Abbildung

Mit den Klassifikationsnummern 3231–33 werden identische oder ähnliche Krankheitsbilder mit gleichem Entstehungsmechanismus belegt, die sich allerdings hinsichtlich Genese, Ausprägung und Lokalisation unterscheiden können. Ursächlich liegt eine entzündliche Reizung oder Entzündung des Sehnengleitgewebes, eine *Tenosynovitis,* zugrunde. Der entzündliche Reizzustand kann u.a. auf einem Mißverhältnis zwischen gleitenden – Sehnen und Sehnenscheiden – und fixierenden Strukturen – Bändern (z.B. Karpaltunnel: Lig. carpi transversum; Handgelenkstreckseite: Retinaculum dorsale; Hohlhand: Anularligamente) – beruhen. Auch andere mechanische Faktoren können in Frage kommen. So kann der länger bestehende Druck eines Schuhschaftes einen Reizzustand an der unter Belastung gleitenden Achillessehne auslösen. Auch lassen sich vor allem in frühem Entwicklungszustand begriffene rheumatische Tenosynovitiden bei noch nicht manifest gewordener Arthritis oder bei unspezifischen bzw. spezifischen Infektionen (z.B. tuberkulöses Sehnenscheiden-Hygrom) noch nicht sicher von den tenosynovialen Reizzuständen abgrenzen.

Noduläre Veränderungen der Sehnen selbst sahen wir bei zahlreichen Sehneneingriffen nur extrem selten. Lediglich beim angeborenen Pollex rigidus des Säuglings sind anscheinend primär als Knötchen angelegte Auftreibungen der Sehne des M. flexor pollicis longus nahe dem Anularligament erkennbar, die eine Blockade des Daumens in Streck- oder Beugestellung verursachen können.

Nur selten sichtbare, häufiger bei Fingerbewegungen tastbare knötchenartige Verdickungen in der Hohlhand entsprechen einer tenosynovitischen Gewebswucherung am Anularligament. Reaktiv kann hierdurch unter dem Ringband selbst eine Einschnürung der Beugesehne verursacht werden, wobei distal oder proximal davon eine stauungsbedingte Auftreibung in Erscheinung tritt. Dies verstärkt den Eindruck eines Sehnenknötchens (Abb. 1). Differentialdiagnostisch kommen intratendinöse oder Anularligament-Ganglien in Frage.

Das Krepitieren oder Knarren – weniger zu hören als zu tasten – ist ebenfalls Ausdruck der entzündlichen Reizreaktion des Tenosynovialgewebes oder der Tenosynovitis. Hervorgerufen wird dieses Phänomen durch mechanische Ursachen, möglicherweise als Folge einer Reibung während des Gleitvorganges von Sehnen bzw. Tenosynovialgewebe unter den fixierenden Bändern. Die Krepitation kann verursacht werden durch:

tenosynovitische Zottenbildungen,
partielle, u.a. auch narbig bedingte Adhäsion der Sehnen in ihrem Gleitkanal,
ausgefälltes, u.U. organisiertes Fibrin,
Ödemansammlung im Tenosynovialgewebe oder im Gleitspalt.

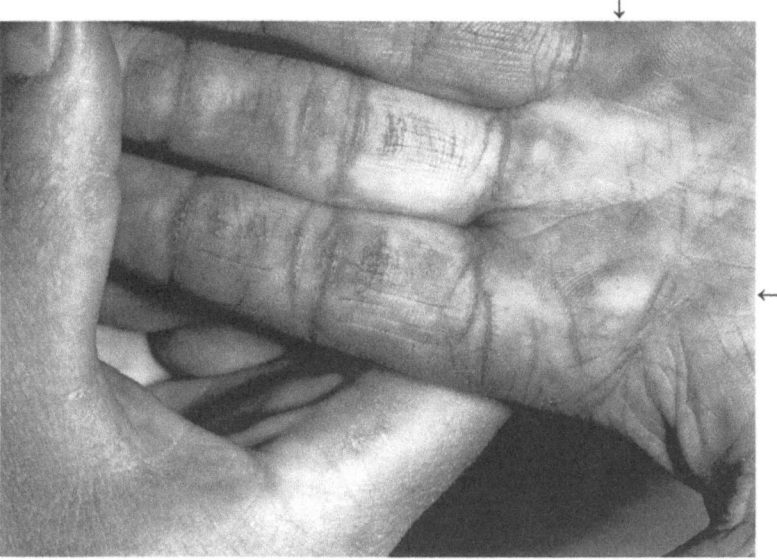

Abb. 1. Weitgehend auf den Anularligamentbereich des 2. Strahls beschränkte, als Sehnenknötchen imponierende Beugertenosynovitis. Sie wird nur selten bei maximaler passiver Dorsalflexion des betroffenen Fingers sichtbar

Nehmen diese Faktoren allein oder kombiniert zu, so kann es, wie genauer im Abschnitt „Tenosynovitis" (s. Kap. XIII, Abschn. 2, in Handb. d. inn. Medizin, Bd. VI/2A) beschrieben, zur Adhäsion des Sehnengleitgewebes oder zur Stenosierung unter den Bändern kommen. Dies führt dann bei Bewegungen der Fingerbeugesehnen zum Symptom des schnellenden, schnappenden oder schnackelnden Fingers, schließlich auch zu seiner Blockade in Streck- oder Beugestellung. Die Folge hiervon kann eine stenosierende, besser adhäsive Tenosynovitis sein. Bei Befall der Strecksehnen des Daumens im 1. Sehnenfach des Retinaculum dorsale (Mm. ext. poll. brevis et abd. longus) entspricht die Sehnenadhäsion der sog. de Quervainschen Krankheit. Sie soll gehäuft bei Frauen im Klimakterium auftreten. Je mehr Beuger oder Strecker im Fuß- oder Handbereich eine Tenosynovitis aufweisen, um so näher liegt der Verdacht, daß sich eine chronisch-entzündliche Gelenkerkrankung entwickelt, wenn sie auch erst im weiteren Verlauf als solche erkannt wird. Isolierter oder vereinzelter Befall läßt eher an einen unspezifischen Reizzustand des Sehnengleitgewebes denken.

Therapie: Eine Tenosynovitis, auch wenn sie reizbedingt ist, kann äußerst therapieresistent sein. Behandelt wird zunächst durch Ausschaltung der aktiven Bewegungen, vielleicht durch eine kurzfristige Ruhigstellung mit dorsaler Gipsschiene. Lokal kann durch Hyperämika und andere Externa sowie durch unterschiedliche apparative Behandlungsmethoden eine Besserung der Beschwerden erreicht werden. Unterstützt werden kann diese Behandlung durch antiphlogistisch wirkende – allerdings kortison-freie – Symptomatika. Erst wenn diese Therapieversuche nicht helfen oder irreversible Schäden – vor allem Funktionsausfälle durch Stenosen oder Blockaden – drohen, kann eine operative Behandlung diskutiert werden. Beim Eintreten dieser Funktionsausfälle ist eine Tenosynovektomie zur Verbesserung oder Wiederherstellung der Gleitfähigkeit der Sehnen, u.a. auch eine Bandresektion, indiziert.

III. Fasziopathien

Von

D. Wessinghage

Mit 5 Abbildungen und 1 Tabelle

1. Fasciopathia palmaris (Dupuytren-Kontraktur) – Fasciopathia nodularis – Fasciopathia plantaris

Unter dem Begriff der Fasziopathien (Aponeuropathien) werden Veränderungen der Palmar- oder Plantarfaszie bzw. -aponeurose im Bereich von Hohlhand und Fingerbeugeseiten sowie Fußsohle zusammengefaßt. Der Erkrankung – von Dupuytren an der Hand beschrieben und nach ihm benannt – müssen eine genetische Prädisposition in Verbindung mit unterschiedlicher traumatischer Beeinflussung mechanischer, toxischer, nervaler oder infektiöser Ursache und gewisse Autoimmunvorgänge (Millesi) zugrunde liegen. Eine Irritation des Nervus ulnaris (Mumenthaler u.a.) ist sicher nicht allein die Ursache der Dupuytren-Kontraktur.

Es kommt, möglicherweise aufgrund einer Autoaggression im Rahmen dieser Erkrankung, zu einer Beeinflussung des Kollagenstoffwechsels, die zu einer Veränderung des Aufbaus kollagener Fasern führt. Erkrankte Fasern werden zunächst abgebaut, während einer Regenerationsphase werden neue Fasern mit ungeordneter Struktur gebildet. Vor allem im Bereich der Aponeurose von Hand und Fuß bilden sich häufiger isolierte, auch multiple Knoten (Fasciopathia nodularis) sowie strangförmige oder flächenhafte Verhärtungen aus. Die Erkrankung des kollagenen Bindegewebes braucht sich nicht auf den Extremitätenbereich zu beschränken, vielmehr kann auch das Bindegewebe innerer Organe, wie Pankreas (mögliche Folge: Diabetes mellitus), Leber (Leberzirrhose), Arterien (Verschlußkrankheiten), betroffen sein. Dies erklärt die relativ häufige Koinzidenz zwischen Fasziopathien und den übrigen genannten Erkrankungen. Neuere Untersuchungen ergaben, daß bestimmte HLA-Gruppen bei Patienten mit einer Fasziopathie gehäuft nachweisbar sind (Boyes). Erkrankt sind etwa 2,4–3,4% der Bevölkerung, vorwiegend Männer, im Alter häufiger als in der Jugend; eine familiäre Häufung ist auffällig. Die Dupuytren-Kontraktur tritt in etwa 80% beidseits auf, ansonsten überwiegt der Befall der rechten Hand (re:li = 3:2). In 5–12% liegt ein gleichzeitiger Befall von Palmar- und Plantaraponeurose vor, nur etwa 2,3–2,7% der Patienten mit Dupuytren-Kontraktur sollen eine Induratio penis plastica aufweisen (Hueston, Millesi).

Die Entwicklung der Aponeuropathien erfolgt meist über Jahre, wenn auch unterschiedliche Progressionsperioden festzustellen sind. Patienten mit Veränderungen der Palmarfaszie kommen meist zu einem früheren Zeitpunkt zum Arzt als mit Plantarfaszienbeteiligung. Zu Beginn der Erkrankung lassen sich vor allem Knoten (Fasciopathia nodularis) oder dünne strangartige Verhärtungen im Bereich der Hohlhand oder der Fingerbeugeseiten erkennen, wobei die darüberliegende Haut, nicht selten V-förmig eingezogen, fest auf ihnen haftet. Häufig wirkt die Haut der betroffenen Gebiete und ihrer Umgebung trocken, derb und aufgrund der in die Erkrankung einbezogenen Verbindungsfasern zwischen Aponeurose und Haut unelastisch.

Bei einem anderen Typ der Dupuytren-Kontraktur sind die Strangbildungen bei leicht schwitzender Haut wesentlich weicher. Zwar ist eine objektivierbare Schwellung von Hand und Fingern selten, wenn auch hin und wieder vom

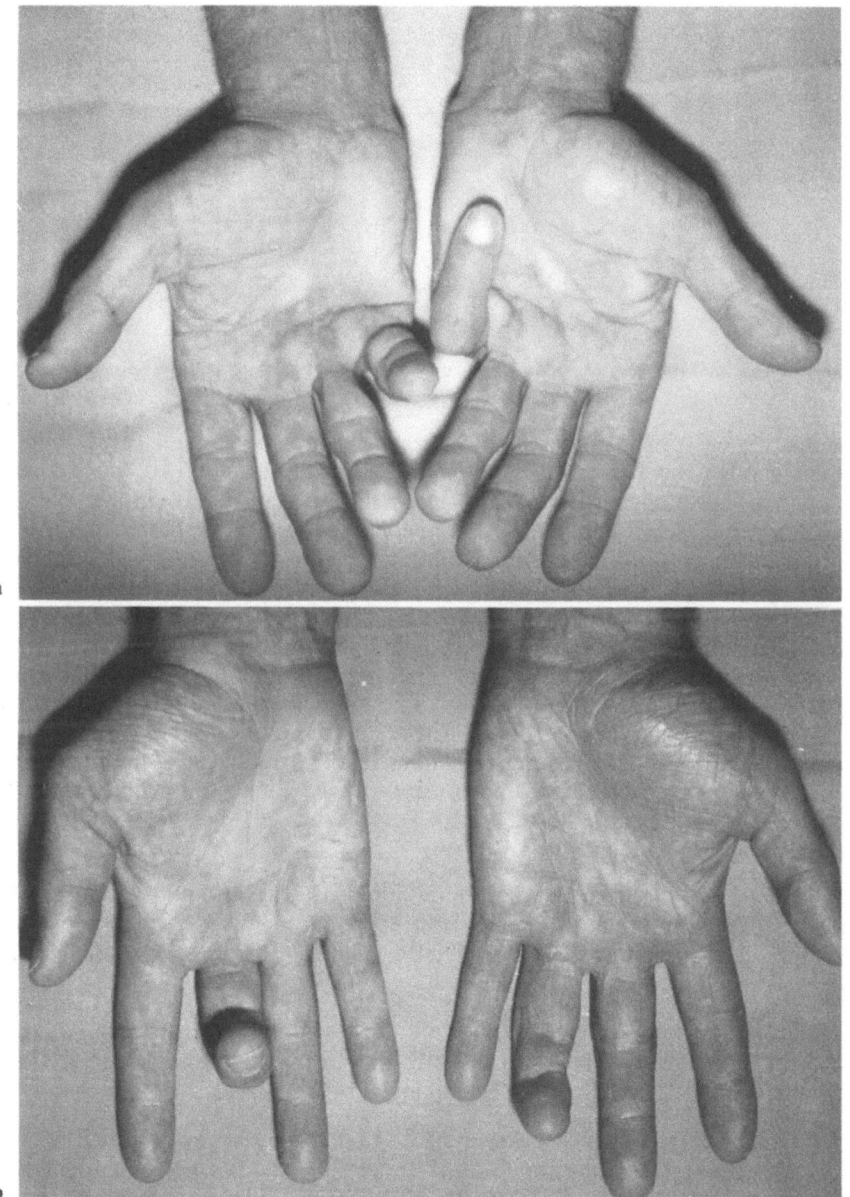

Abb. 1a, b. Erhebliche Einziehung der 5. Finger (re.: II. Grad; li.: III.–IV. Grad) in die Hohlhand. Nur geringes Streckdefizit der 3.–4. Finger (**a**). Weitgehend auf 4. Finger li. und 3. Finger re. beschränkte Kontraktur (**b**)

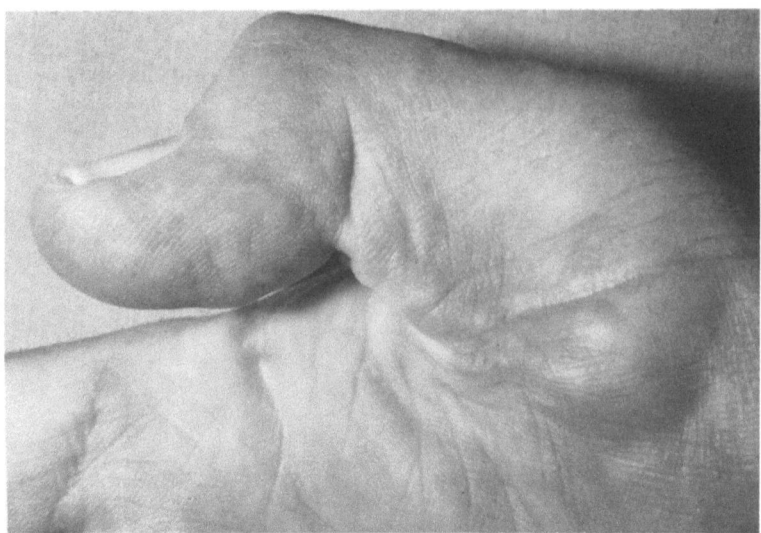

Abb. 2. Dupuytrensche Kontraktur im Bereich des 1. Strahls bei 61jährigem

Patienten ein entsprechendes Gefühl angegeben wird. In frühem Entwicklungsstadium werden die Patienten häufig durch Bagatelltraumen auf noch relativ diskrete Veränderungen aufmerksam. Dies führt oft zu der Meinung, daß ein traumatisches Geschehen Ursache der jedoch schon vorher bestehenden Veränderungen sei. Hier überwiegt das Kausalitätsbedürfnis gegenüber den tatsächlichen Entstehungsursachen, wenn auch weiter zurückliegenden traumatischen Einzelereignissen oder Dauerwirkungen, von Fall zu Fall wechselnd, eine gewisse partielle Beeinflussung der Entwicklung nicht immer abgesprochen werden kann.

Die Erkrankung erfaßt vorwiegend die längsverlaufenden Fasern der Hohlhandfaszie des 4. und 5. Strahles, auch mit Übergang auf die entsprechenden Finger, die Beteiligung der restlichen Finger, u.a. auch des 1. Strahles ist nicht so häufig (Abb. 1 u. 2). Werden die queren Fasern der Schwimmhautfalten befallen, kommt es zur Adduktionskontraktur der Finger mit eingeschränkter Spreiz- und Rotationsfähigkeit. Je nach Ausprägung erfolgt die Einteilung der Dupuytren-Kontraktur in vier Gruppen:

I. Grad: Kleine, subkutane Knotenbildung in der Hohlhand – häufig über dem 4. Mittelhandknochen –, die Haut verwächst mit dem Knoten unter Schwund des Unterhautfettgewebes. Die Bewegungen der Finger sind nicht behindert (Abb. 3).

II. Grad: Das pathologisch verhärtete Gewebe nimmt in distaler Richtung an Ausdehnung zu und zieht strangartig die Grundglieder in Beugestellung. Es resultiert ein Streckdefizit der beteiligten Finger.

III. Grad: Erstrecken sich die in der Mitte oder mehr seitlich auf den Grundgliedbeugeseiten gelegenen Knoten bzw. Stränge bis zur Basis des Mittelgliedes, so kommt es zur Beugekontraktur im Mittelgelenk: Das Streckdefizit nimmt zu (Abb. 4).

IV. Grad: Das verhärtete Gewebe umwächst und fixiert die Sehnen der Musculi interossei et lumbricales. Es besteht eine rechtwinklige Beugekontraktur

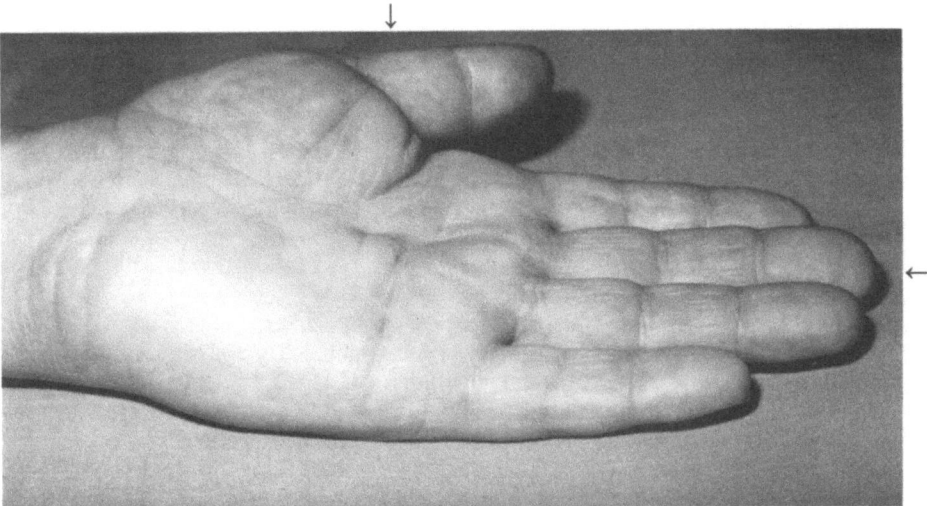

Abb. 3. Knötchen- bis strangartige Verdickung der Palmaraponeurose im Bereich des 4. Strahls. Dupuytrensche Kontraktur I. Grades (Fasciopathia nodularis)

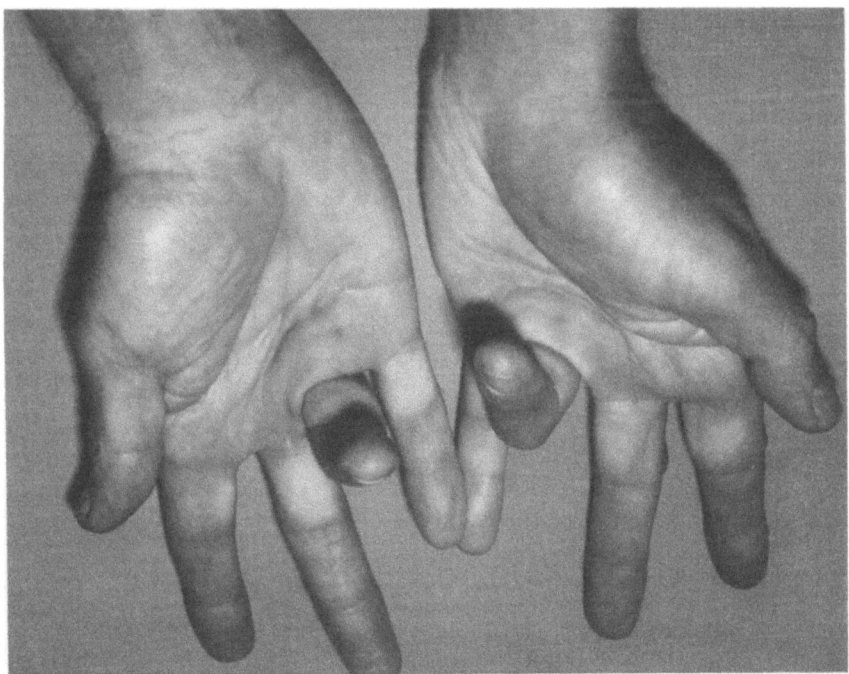

Abb. 4. Einziehung der Haut in beiden Hohlhänden mit symmetrischer Kontraktur beider Ringfinger. An der rechten Hand ist gerade noch das Streckdefizit des 4. Fingers (St.D. = Abstand zwischen Unterlage und Fingerkuppe bzw. Nagelende in cm) zu bestimmen; links muß infolge fortgeschrittener Kontraktur der Fingerkuppen-Hohlhand-Abstand (FHA) gemessen werden

im Mittelgelenk. Durch Beeinträchtigung der Streckaponeurose über dem Mittelgelenk kommt es zum Herabgleiten ihrer seitlichen Anteile unter die Achse des Mittelgelenks und durch den verstärkten Zug auf die Seitenzügel zur Überstreckung des Endgliedes.

Im allgemeinen treten Beschwerden als Folge einer Fasziopathie bzw. einer Dupuytren-Kontraktur nicht auf. Aufgrund der Strangbildungen kann jedoch eine Kompression einzelner Digitalnerven, u.a. auch des Nervus ulnaris mit neuralgiformen Beschwerden eintreten.

Zur Beurteilung der Progredienz der Dupuytren-Kontraktur hat sich die Messung des Streckdefizits bewährt:
Handgelenk, Handrücken und Fingerstreckseiten der erkrankten Hand werden auf den Tisch des Untersuchers gelegt. Bei maximaler Abspreizung des Daumens wird der erste Mittelhandknochen ebenfalls auf der Unterlage aufgelegt und der Fingerkuppenabstand zwischen Daumen und Zeigefinger gemessen. Anschließend erfolgt die Messung des Abstands zwischen Unterlage und Fingerkuppe bzw. Nagelende = *Streckdefizit* (St.D. II–V) eines jeden Langfingers, ebenso der Abstand der Daumenkuppe (!) von der Unterlage (St.D. I).

Ist infolge fortgeschrittener Kontraktur der Finger bereits „in die Hand eingezogen", so wird der senkrechte Abstand der Fingerkuppe zur Hohlhand = Fingerkuppen-Hohlhand-Abstand (FHA) gemessen. Die Wertangaben erfolgen in Zentimetern. Sie werden unter Angabe des Untersuchungsdatums in eine Tabelle (s. Tabelle 1) eingetragen.

Tabelle 1

Finger rechts	I	II	III	IV	V	Finger links	I	II	III	IV	V
3.4.79	St.D. 0	St.D. 0	St.D. 0	St.D. 4	St.D. 3		St.D. 0	St.D. 0	St.D. 1	St.D. 2	St.D. 2
18.1.80	1	1	2	FHA 4	FHA 2		0	½	2	3	3

rechts: relativ schnelles;   links: relativ langsames Fortschreiten.

Die Diagnose wird – vor allem in fortgeschrittenen Stadien – aufgrund des typischen klinischen Befundes gestellt. Eine Röntgenaufnahme gibt im allgemeinen keine weiteren Informationen. Sie sollte aber zumindest in einer Ebene, wenn möglich im Vergleich zur Gegenseite präoperativ angefertigt werden, um zusätzliche Veränderungen auszuschließen.

Differentialdiagnose: Im frühen Stadium sind Verwechslungen der Knoten- und Strangbildungen mit Verhärtungen aufgrund einer Beugertenosynovitis möglich. Auch ein infolge einer Beugertenosynovitis in Beugestellung blockierter – d.h. nicht mehr streckfähiger – Finger kann zur Fehldiagnose der Dupuytren-Kontraktur verleiten, zumal oft in der Hohlhand über dem Anularligament eine tastbare Knotenbildung – allerdings mit darüber gut verschieblicher Haut – nachweisbar ist. Kontrakturen isolierter Finger können eine Verwechslung mit der Knopflochdeformität (Ursache: u.a. chronische Polyarthritis, Trauma) oder mit Kampto- und Klinodaktylie ermöglichen.

Auch eine Kompression des Nervus ulnaris, proximal am Ellbogengelenk in seinem Sulcus oder distal am Handgelenk in der Loge de Guyon, kann

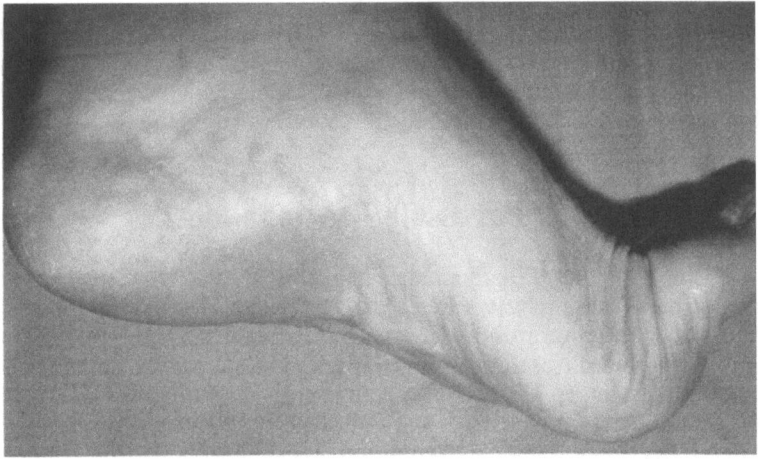

Abb. 5. Fasciopathia plantaris des li. Fußes, die sog. Ledderhosesche Erkrankung

durch die neurogen bedingte Beugestellung des 4. und 5. Fingers eine Dupuytren-Kontraktur vortäuschen. Meist ist eine Strangbildung nicht zu tasten.

Im Bereich der Plantaraponeurose ist u.U. eine Verwechslung mit einem Ballenhohlfuß möglich. Hierbei ist jedoch eine deutlich sicht- und tastbare knoten- und strangförmige Verhärtung der Plantaraponeurose nicht vorhanden (Abb. 5).

Therapie: Zur konservativen Behandlung der Fasziopathien werden eine Reihe von Externa oder von Injektionspräparaten, u.a. Kortikosteroide, Fibrolysin, Heparin, Hyaluronidase, Pepsin, schließlich auch Vitamin E angegeben. Es mag sein, daß diese Präparate eine gewisse Auflockerung diskreter Knoten-, vielleicht sogar kleinerer Strangbildungen bewirken und so dem Patienten das Gefühl einer Erleichterung – vielleicht gerade in einer Remissionsperiode – vermitteln. Auch die Strahlen- und Ultraschalltherapie werden als konservative Maßnahme angegeben. Wesentliche Verbesserungen konnten wir bisher bei keiner der angewandten konservativen Behandlungsmethoden beobachten. Besonders bei fortgeschrittenen Strangbildungen mit erheblichen Funktionsbehinderungen ist die operative Behandlung indiziert. Liegt lediglich eine Strangbildung an Hohlhand und/oder Fingern ohne Streckdefizit einzelner Finger vor, wird eine operative Behandlung noch nicht angeraten. Wegen einer relativen Rezidivhäufigkeit ist ein Eingriff erst bei einem Streckdefizit mit Tendenz zur Zunahme an einem oder mehreren Fingern indiziert. Die operative Therapie besteht in der totalen Faszektomie, sich erstreckend vom Ligamentum carpi transversum bis in den distalen Fingerbeugebereich. Wir bevorzugen je nach Situation einen Y- bzw. T-förmigen Schnitt in der Hohlhand, während auf der Fingerbeugeseite meist Z-förmige Schnittführungen zur entsprechenden Verschiebelappen-Plastik angewandt werden. Diese sollen eine drohende Narbenkontraktur bei längsverlaufender Narbenbildung verhindern. Hautdefekte sind durch freie oder gestielte Transplantationen zu überbrücken.

Eine Dissektion einzelner Kontrakturstränge – u.U. in Lokalanästhesie – sollte lediglich bei erheblicher Behinderung alter bzw. inoperabler Patienten versucht werden. Meist tritt schon nach kurzer Zeit eine stärkere Kontraktur auf.

Die postoperative krankengymnastische Nachbehandlung ist vorwiegend aktiv. Eine Ruhigstellung im Gipsverband halten wir für nicht erforderlich; Massagen sind kontraindiziert. Eine passive Quengelbehandlung muß äußerst vorsichtig dosiert angewandt werden und bleibt Ausnahmefällen vorbehalten. Alle passiven Manipulationen können von einer Sudeck-Dystrophie gefolgt sein.

2. Parossale Fasziopathie

Verknöcherungen und Kalkeinlagerungen in Fasziengewebe (Fascia lata, Tractus iliotibialis) sind relativ selten. Als Ursache werden entzündliche Reizungen – möglicherweise aufgrund einer mechanischen Irritation – und Traumen, u.a. mit lokalisierten diffusen oder abgekapselten Hämatombildungen diskutiert. Faszienverknöcherungen können z.B. auch in Laparotomienarben auftreten. Beschwerden sind meist diskret, sie treten vor allem bei Bewegungen und Kontraktionen der umgebenden und benachbarten Muskulatur auf, die infolgedessen mechanisch behindert wird.

Differentialdiagnostisch kommen die Myositis ossificans localisata und die Verkalkungen von Bursen, die in unmittelbarer Nachbarschaft von Faszien liegen (z.B. Fascia lata: Bursa trochanterica), in Frage. Die Abgrenzung von einer periartikulären Ossifikation oder Verkalkung im Anschluß an die Implantation einer Hüftgelenksendoprothese, die bis zu völliger Einmauerung mit totalem Bewegungsverlust führen kann, dürfte ohne Schwierigkeiten möglich sein.

Therapie: Nur bei erheblichen bzw. stärker zunehmenden Beschwerden kann die operative Entfernung der Verknöcherung oder Kalkeinlagerung indiziert sein.

IV. Tylositas articulorum, Joint Callosities, Knöchelpolster, Knuckle (Garrod's) Pads

Von

D. WESSINGHAGE

Mit 1 Abbildung

Bei den Knöchelpolstern handelt es sich um eine derbe Verdickung der Haut bzw. des ansonsten äußerst spärlichen Subkutangewebes über den Mittelgelenkstreckseiten der Finger, die mehr oder minder ausgeprägt alle befallen sind. Eindrucksmäßig scheinen primär kräftig ausgebildete oder schwielige Arbeitshände von Männern häufiger befallen zu sein als zarte, graziler geformte Hände (Abb. 1). Die Veränderungen sind nahezu ausschließlich schmerzfrei, bei beginnenden Fingerbewegungen, z.B. am frühen Morgen, wird jedoch ein Rigiditätsgefühl angegeben, das bei fortschreitender Verdickung der Haut zunehmen kann und in Ausnahmefällen bis zur Beugebehinderung in den proximalen Interphalangealgelenken führt. Bei Streckung ist die normale querverlaufende Hautfältelung bis auf spaltartige querverlaufende Einkerbungen aufgehoben. Die Knöchelpolster scheinen nicht fest mit der Dorsalaponeurose verhaftet zu sein.

Der Entwicklungsbeginn der Veränderungen liegt bevorzugt im mittleren Alter. Es besteht nur eine leichte Neigung zur Progredienz; der Prozeß kommt langsam zur Ruhe, so daß auch im Endstadium keine ausgeprägten funktionellen, sondern höchstens kosmetische Beeinträchtigungen bestehen.

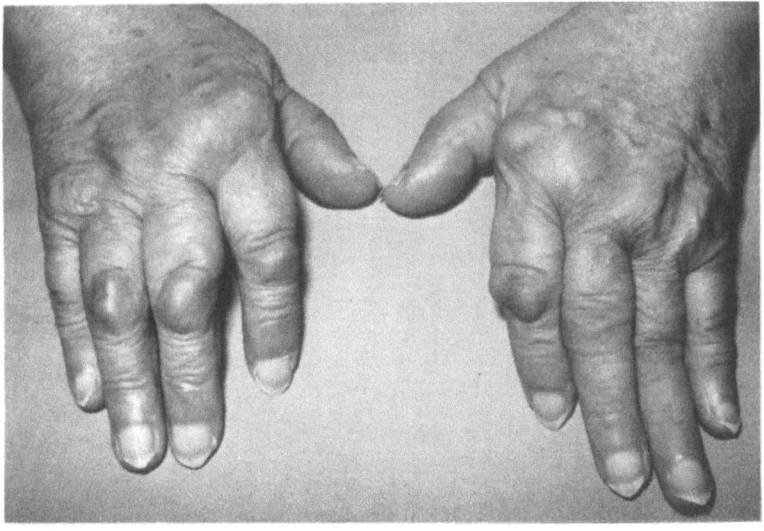

Abb. 1. Knöchelpolster über den Mittelgelenken der rechten Hand. Unabhängig davon besteht eine chronische Polyarthritis mit Synovitis, beginnender Luxation und ulnarer Deviation in den Grundgelenken. Rheumaknoten über Mittelgelenkstreckseite des 2. Fingers li

Differentialdiagnostisch kommen eine Mittelgelenksbeteiligung bei chronischer Polyarthritis, Bouchard-Mittelgelenksarthrose und eine Dupuytren-Kontraktur in Frage.

Therapie: Es ist keine Therapie bekannt, die die Entwicklung aufhalten oder eine Besserung bringen könnte. Von einer Gesamtexzision der befallenen Haut mit anschließender Hautnaht muß im allgemeinen abgeraten werden. Die plastische Deckung der Defekte nach Exzision bei dieser Veränderung ist aufgrund ihrer Aufwendigkeit höchstens in Ausnahmefällen gerechtfertigt. Auch besteht postoperativ die Gefahr einer Funktionsbehinderung.

V. Sehnendegeneration mit konsekutiver Ruptur

Von

D. Wessinghage

Mit 5 Abbildungen

Das bradytrophe Sehnengewebe ist an exponierter Stelle einem besonderen Verschleiß unterworfen. Dieser degenerative Prozeß ist abhängig
- von einer gewissen Disposition mit Neigung zur Degeneration,
- vom Alterungsprozeß des Individuums und damit auch des Sehnengewebes,
- von der speziellen Lokalisation der entsprechenden Sehnen und
- von ihrer besonderen Beanspruchung.

Zwischen diesen Faktoren bestehen bestimmte Wechselbeziehungen, die den Degenerationsprozeß beeinflussen.

Das Auftreten einer Sehnenruptur als Folge ihrer degenerativen Schädigung – eine gesunde Sehne reißt nur in Ausnahmefällen bei entsprechend starkem traumatischen Ereignis – wird bestimmt durch
- das Ausmaß der degenerativen Veränderungen,
- Intensität und Dauer einer einmaligen, relativ extremen Belastung,
- unphysiologische Dauerbeanspruchung.

Diese unterschiedlichen Faktoren stehen ebenfalls in einer gewissen Wechselbeziehung. Die Problematik der spontanen Sehnenrupturen soll anhand von Beispielen erläutert werden:

1. Die extreme, häufig unphysiologische Dauerbeanspruchung des Gewebes exponierter Sehnen eines Leistungssportlers kann bei besonderer Disposition schon in relativ niedrigem Alter frühzeitig zu degenerativen Veränderungen führen. Es bedarf dann zur Auslösung einer Ruptur lediglich einer entsprechend starken Belastung, bei der eine unveränderte Sehne niemals reißen würde (z.B. Achillessehnenruptur beim Sprung eines jungen Leistungssportlers).

2. Degenerative Veränderungen im mittleren und fortgeschrittenen Alter, die weitgehend als normal anzusehen sind, führen nicht immer zu einer Ruptur. Erst bei einer relativen Extrembelastung tritt die Ruptur ein (z.B. Achillessehnenruptur beim Fußballspieler in einer sog. Altherrenmannschaft).

3. Es ist nicht anzunehmen, daß degenerative Veränderungen (z.B. der Bizepssehne) beruflich bedingt sind. Hierfür spricht, daß eine Periarthropathia humeroscapularis – in deren Verlauf es häufig auch zur Schädigung der Bizepssehne kommt – bei weitem nicht nur auf Schwer- und Handarbeiter beschränkt bleibt, sondern ebenso Menschen in sog. Schreibtischberufen betroffen sind.

Die berufliche Exposition des Handarbeiters scheint jedoch zu einer Häufung von Rupturen zu führen, u.a. durch das regelmäßige Tragen schwerer Gegenstände. Diese oft erhebliche Kraftanstrengung wäre jedoch nicht in der Lage, eine normale und nicht degenerativ veränderte Sehne zur Ruptur zu bringen. Auch das gehäufte Auftreten von Spontanrupturen in Schreibtischberufen während eines ungewöhnlich starken, sonst unüblichen Einsatzes der oberen Extremität bestätigt diese Annahme.

4. Unterstützt werden kann die Rupturbereitschaft durch lokal verabreichte Kortisoninjektionen – vorwiegend Kristallsuspensionen – die sowohl intratendinös als auch über das peritendinöse Gleitgewebe die Sehnenstruktur beeinträchtigen oder schädigen.

Für den Geschädigten bzw. den Patienten – in den meisten Fällen verbietet sich die Anwendung des Terminus: „Verletzten!" – ist es verständlicherweise nicht ohne weiteres einsehbar, daß ein während eines *normalen* Arbeitsablaufs eingetretener Sehnenriß nicht als Arbeitsunfall gelten kann. Aus diesem Grund ist es äußerst wichtig, daß schon der erstkonsultierte Arzt Anamnese und Befund genau erhebt: Beachtung finden müssen frühere, entsprechend lokalisierte Beschwerden, eine – auch vorübergehende – funktionelle Behinderung, dadurch bedingte Behandlungen bzw. Arbeitsunfähigkeitsperioden. Eine genaue Beschreibung der Tätigkeit vor und während des Eintritts der Ruptur, eine exakte, aber kritische Befunderhebung und eine abwägende Beurteilung zwischen echter traumatischer und pathologischer Spontanruptur der geschädigten Sehne müssen durch den Arzt vor allem unter dem Gesichtspunkt erfolgen, daß gedeckte echte traumatische Sehnenrupturen äußerst selten sind und nur unter Extrembedingungen und unter deutlich nachweisbaren sonstigen echten Verletzungszeichen auftreten. Die als Ursache der Ruptur angesehene Tätigkeit wird von vielen täglich ausgeführt, ohne daß es zur Ruptur kommt. Allerdings könnte auch eine Kontusion – durch die stumpfe Gewalt eines Schlags oder indirekt, beim Fall auf einen kantigen Gegenstand, – Ursache einer traumatischen Ruptur sein. Die die entsprechende Gewalteinwirkung kennzeichnende Hautläsion, oberflächliche Hämatombildungen mit Zeichnung der Haut und ein Décollement, meist mit gefangenem Hämatom, wären u.a. ein deutlicher Hinweis auf ein echtes Trauma. Eine diffuse Hämatombildung mit Schwellung ohne traumatisch bedingte Hautmarkierung hingegen kann durchaus Folge eines im Rahmen der Sehnenspontanruptur eingetretenen Gefäßrisses sein. Im Zusammenhang mit Spontanrupturen muß der Arzt die Begriffe *Unfall, Trauma, Verletzung* usw. vermeiden und durch *Ereignis, Geschehen, Schädigung* ersetzen! Trotzdem muß in jedem Einzelfall eine individuelle Beurteilung erfolgen, um dem Patienten gerecht zu werden.

Spontanrupturen von Sehnen treten vorwiegend plötzlich = schlagartig auf, wobei ein Schlag fühl- und auch durch andere hörbar ist. Ein Schmerz – häufig bald vorübergehend – kann vor allem beim Riß großer Sehnen auftreten, ist jedoch durchaus nicht obligatorisch. Funktionsausfälle sind zu beobachten, wenn kein kompensatorischer Ausgleich durch die benachbarte Muskulatur erfolgt. Auffällig sind bei Anspannung des durch eine proximale Ruptur betroffenen Muskels je nach Lokalisation eine deutliche, oft kugelförmige Wulstbildung distal mit proximal davon gelegener Dellenbildung, bei distaler Sehnenruptur ein proximaler Wulst mit distaler Delle. Zur genaueren Beurteilung ist der Vergleich mit der Gegenseite unerläßlich.

Wird direkt im Anschluß an die Spontanruptur einer Sehne eine operative Behandlung durchgeführt, so kann Sehnengewebe aus dem Rupturbereich zur histologischen Untersuchung entnommen werden. Hier ist das etwaige Vorliegen degenerativer Schädigungen nachweisbar. Erfolgt der Eingriff Tage oder erst Wochen nach eingetretenem Sehnenriß, läßt sich anhand des entnommenen Materials nicht immer mit Sicherheit sagen, ob zum Zeitpunkt der Ruptur bereits eine Degeneration vorlag.

1. Sehnenruptur des M. supraspinatus

Im Rahmen der Periarthropathia humeroscapularis kann es aufgrund des besonderen anatomischen Aufbaus des Schultergelenks mit seiner komplexen Bewegungsfunktion zur degenerativen Schädigung der Supraspinatussehne mit nachfolgender Ruptur kommen. Befallen werden Männer im mittleren und höheren Alter häufiger als Frauen. Zeichen der Ruptur sind Druck- und Bewegungsschmerz. Zusätzlich werden Abduktion – ab etwa 45° geht das Schulterblatt mit – und Rotationsbewegungen des Oberarmes durch die Ruptur der Sehne kräftemäßig beeinträchtigt, passiv ist die Beweglichkeit frei. Mit Hilfe der Schultergelenksarthrographie ist eine Ruptur des M. supraspinatus bzw. der gesamten Rotatorenmanschette durch Übertritt des Kontrastmittels in die Bursa subacromialis nachweisbar.

Therapie: Die Behandlung erfolgt weitgehend konservativ, wenn auch in vereinzelten Publikationen die Naht, vorwiegend der frischen Ruptur, empfohlen wird. Der Eingriff ist nur in besonders gelagerten Fällen und bei jüngeren, äußerst aktiven Patienten zu empfehlen. Die postoperativ nötige Immobilisation und die zusätzlich durch den Eingriff auftretende Schmerzhaftigkeit wirken sich auf Schultergelenk und Umgebung ungünstig aus, so daß sich auch die Periarthropathia humeroscapularis insgesamt verschlechtern kann.

Im übrigen ist sowohl bei konservativem als auch nach operativem Vorgehen eine intensive funktionelle Behandlung unterstützt durch alle übrigen Maßnahmen, die bei der Behandlung einer Periarthropathia humeroscapularis erforderlich sind, anzuwenden.

2. Sehnenruptur des M. biceps brachii

Vorwiegend bei Männern mittleren bis fortgeschrittenen Alters kommt es zur Ruptur der Sehne des langen Bizepskopfes im Bereich des Ursprungs bzw. des Sulcus intertubercularis humeri (Abb. 1). Ursachen sind vor allem eine mechanische Beeinträchtigung durch Omarthrose, Sehnenscheidenentzündung oder Verklebung der Sehne sowie ihre erhebliche degenerative Schädigung. Oft genügt nur noch eine relativ geringe Kraftentfaltung über den gebeugten Unterarm als Hebelarm, um die vorgeschädigte Sehne reißen zu lassen.

Bei der Untersuchung nach erfolgter Ruptur fällt insbesondere beim Versuch der Anspannung des M. biceps mit rechtwinklig gegen Widerstand gebeugtem Unterarm vor allem im Seitenvergleich der auf der Oberarmvorderseite nach distal gewanderte kontrahierte kugelförmige Muskelbauch auf. Proximal davon findet sich meist eine leichte Dellenbildung. Vor allem direkt im Anschluß an die Ruptur liegt eine Einschränkung der Beugung im Ellbogengelenk bei Supination vor. Häufig besteht kein nennenswerter bleibender Funktionsausfall, eine genaue Funktionsprüfung ist jedoch unerläßlich.

Reißt der Ansatz des M. biceps am Tuberculum radii – hier scheint wohl etwas häufiger eine echt traumatische als eine degenerativ bedingte Ruptur vorzuliegen –, so resultiert durch den Ausfall des gesamten Bizeps während der Kontraktion bei nach proximal ausgewichenem Muskel eine erhebliche Einschränkung der Beugung im Ellbogengelenk, aber auch der Supination. Bei einem unserer Patienten war es durch den zusammengeschnurrten Muskelwulst zu einer hohen Medianuskompression mit Sensibilitätsstörungen entsprechend dem Karpaltunnelsyndrom gekommen.

Therapie: Bei frischer Ruptur im proximalen Bereich mit ausgeprägter funktioneller Einschränkung kann die Sehnennaht diskutiert werden. Die operative Behandlung älterer Rupturen ist schon wegen der Retraktion der Sehnenstümpfe, ihrer Verklebung und der inzwischen weitgehend erfolgten funktionellen Anpas-

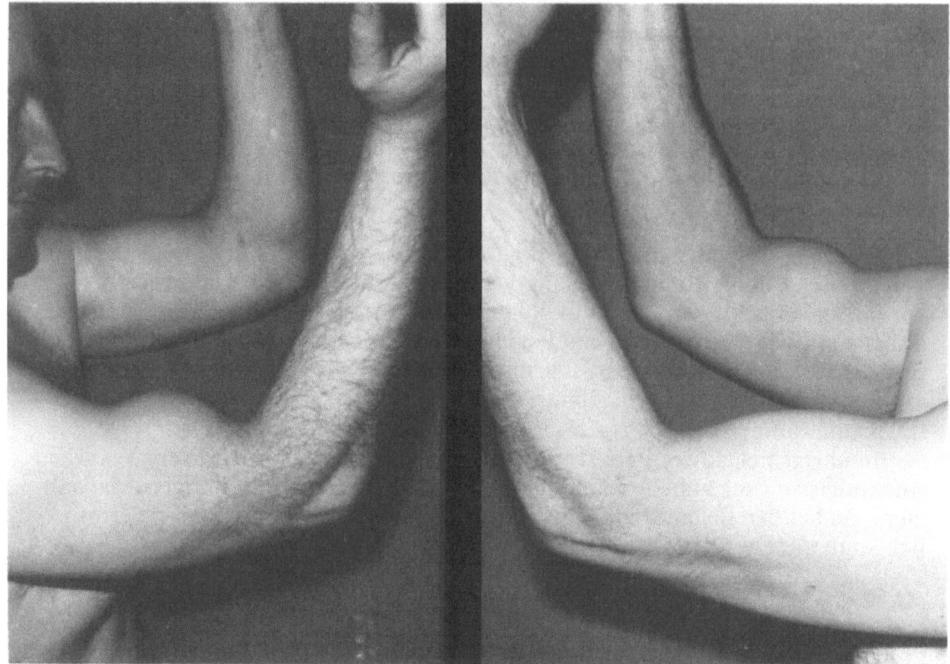

Abb. 1. Spontaner Abriß der langen Bizepssehne re. mit distaler Muskelwulstbildung. Proximal davon Dellenbildung

sung nicht unbedingt sinnvoll. Eine gezielte aktive Übungstherapie zur Kräftigung der verbliebenen Oberarm- und Schultermuskulatur und zur Erhaltung von Beweglichkeit und Einsatzfähigkeit des Schultergelenks ist nötig.

Nach der Ruptur des Sehnenansatzes am Tuberculum radii ist möglichst bald die Reinsertion erforderlich.

3. Sehnenruptur des M. triceps

Eine Ruptur des M. triceps ist relativ selten. Gelegentlich ist eine Wulstbildung etwa in der Mitte der Oberarmstreckseite nachweisbar. Es resultiert ein Streckausfall, auch ist ein Fixieren des Arms in Streckstellung zur Abstützung des Körpers nicht möglich.

Durch Röntgenaufnahmen muß ein Olekranonabriß, der jedoch im Gegensatz zur vorwiegend spontanen Trizepssehnenruptur traumatisch bedingt ist, ausgeschlossen werden.

Therapie: Die Spontanruptur der Trizepssehne bedarf meist einer operativen Behandlung durch Naht oder plastischen Eingriff.

4. Sehnenrupturen im Bereich von Hand und Fingern

Vorwiegend degenerative Schäden sind verantwortlich für die hauptsächlich solitär auftretenden Strecksehnenrupturen der Langfinger im Bereich ihrer Inser-

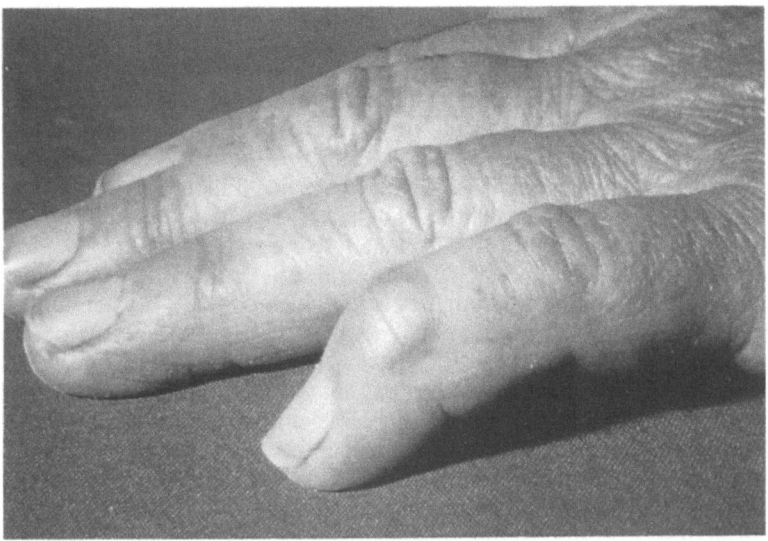

Abb. 2. Spontanruptur Strecksehne des 5. Fingers am Ansatz im Bereich der Endgliedbasis beim Betten-Beziehen. Eine aktive Streckung im Endgelenk ist nicht mehr möglich

tion an der Basis des Fingerendglieds (Abb. 2). Betroffen sind vor allem Frauen in fortgeschrittenem Alter. Gelegentlich finden sich gleichzeitig Heberden-Knötchen oder/und eine Fingerendgelenksarthrose, da die degenerativen Veränderungen sowohl Gelenk als auch Sehnenansatz beeinträchtigen können.

Typisch als auslösende, nicht als verursachende Faktoren der Strecksehnenruptur sind bestimmte Tätigkeiten, die mit einzelnen oder mehreren Fingern in Streckstellung ausgeübt werden und bei denen es zum Abbremsen bzw. Anstoß der Fingerkuppe mit Tendenz zur Beugung kommt:
– Pflanzarbeiten in unterschiedlich hartem Boden,
– Betten-Beziehen mit Laken,
– Einsortieren und Herausnehmen von Wäsche aus einem Stapel,
– Reiben bzw. „Radieren" mit der Fingerkuppe auf Papier und sonstiger Unterlage.

Echte Traumata sind im allgemeinen seltener. Sie kommen vor allem bei Fangversuchen eines mit großer Wucht geworfenen Balls (u.a. beim Baseball, Hand-, Basketball) vor, der die Fingerkuppe des gestreckten Fingers trifft.

Beim Strecksehnenabriß resultiert ein Funktionsausfall in Form eines Streckdefizits des Endglieds, das in einer Beugestellung von über 150° steht. Aktive Streckung ist nicht, Beugung meist jedoch voll möglich. Passiv ist der Finger – bei frischer Ruptur unter Schmerzauslösung – zu strecken.

Differentialdiagnostisch kommen die Heberden-Knoten bzw. die Endgelenksarthrose und die seltenere -arthritis mit Streckdefizit in Frage.

Auch die Fingerbeugesehnen, vor allem die Profundussehne vor ihrem Durchtritt durch die Superficialissehne bis zum Ansatz an der Basis des Endglieds, können, u.a. auch als Spätfolge nach Knochenverletzung im Finger-, Mittelhand- und Handgelenksbereich, rupturieren (s. Tabelle 1, Kap. XIII in Handbuch d. inn. Medizin, Bd. VI/2A).

Therapie: Die früher geübte Ruhigstellung im Gipsverband bei Überstreckung im Endgelenk und Beugung im Mittelgelenk erscheint wenig sinnvoll. Die nötige totale Immobilisation wird meist nicht erreicht. Ferner resultieren häufig durch Gipsdruck und Reibung Läsionen von Haut und Dorsalaponeurose über der Mittelgelenkstreckseite und im Rupturbereich.

Die Überstreckungsschiene nach STACK aus Plastik bringt unserer Erfahrung nach nur nach konsequentem Tragen und in Einzelfällen ein gutes Ergebnis. Die sinnvollste Behandlung besteht sowohl bei frischen als auch mehrere Wochen alten Rupturen in der temporären Arthrodese bzw. transartikulären Fixation des Endgelenks mit Hilfe eines Kirschner-Drahts – eingebohrt unter dem Bildwandler in einer Überstreckstellung des Endglieds von 10–20°. Der Draht wird unter die Haut versenkt und bei knöchernem Ausriß 4, bei Ruptur ohne Knochenbeteiligung 6 Wochen belassen. Nach Abheilung der nur geringfügigen Hautläsion an der Fingerkuppe ist der Patient zuhause wie im Beruf oft wieder voll einsatzfähig. Die funktionellen Ergebnisse sind im allgemeinen sehr gut.

Außer den entzündlich bedingten Sehnenrupturen bei chronischen Polyarthritiden* kann es auch noch längere Zeit, oft Jahre im Anschluß an eine distale Radiusfraktur oder andere knöcherne Verletzungen des Handgelenks zu einer direkt mechanisch (durch Reibung) oder degenerativ (u.a. sog. Trommlerlähmung nach Ruptur bei Trommlern) bedingten Ruptur der Sehne des M. ext. pollicis longus kommen. Diese fällt durch den plötzlich auftretenden Streckausfall des Daumenendglieds auf (s. Tabelle 1*). Ein Sehnentransfer ist hier erforderlich*.

5. Sehnenrupturen im Bereich von Hüftgelenk und Oberschenkel

Rupturen der Sehnenansätze im Bereich von Becken und Oberschenkel treten häufig bei Leistungssportlern aufgrund unphysiologischer Dauer-, aber auch einer einmaligen Extrembeanspruchung (z.B. maximales Spreizen der Beine unter Einwirkung des Körpergewichts) – dann aber als echtes Trauma – auf. Hierbei kann es auch zu Knochenaus- oder -abrissen im Bereich des Sehnenansatzes kommen (z.B. Trochanter major und minor, Spina iliaca anterior superior, Sitz- und Schambein). Die genannten Verletzungen oder Schädigungen wie auch der Abriß der Adduktoransätze können bei Fußballspielern, Wasserski- und Skiläufern auftreten. Unphysiologische Dauerbeanspruchung ruft das sog. Schambeinsyndrom des Fußballspielers hervor. Röntgenologisch können Verkalkungen bzw. Verknöcherungen im Ansatzbereich der Muskulatur an den Schambeinen nach längerer Zeit der unphysiologischen Beanspruchung nachgewiesen werden.

Spontane Rupturen im proximalen Oberschenkelbereich, z.B. der Mm. rectus und biceps femoris, sind ebenfalls häufiger bei Sportlern zu sehen (Abb. 3 u. 4). Funktionelle Ausfälle größeren Ausmaßes sind auch hier selten. Bei Rupturen der Quadrizepssehne oder des Ligamentum patellae kann es sich hingegen um echte Verletzungen handeln (u.a. als Folge eines Schlags gegen den gebeugten Unterschenkel bei stark kontrahiertem M. quadriceps). Bereits eine leichtere Beanspruchung kann bei degenerativ vorgeschädigtem Sehnengewebe zur Ruptur führen. Eine spezielle berufliche Exposition, die zu einer unphy-

---

* s. Kap. XIII „Operative Therapie" in Handbuch d. inn. Medizin, Bd. VI/2A

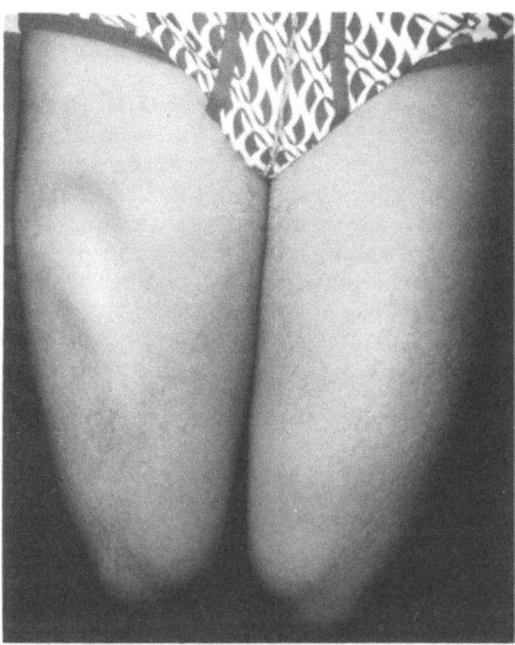

Abb. 3. Ruptur des M. rectus femoris re. mit distaler Wulst- und proximaler Dellenbildung bei 22jährigem. Ausgelöst ohne eigentliches Trauma beim Fußballspielen. Kein wesentlicher Funktionsverlust

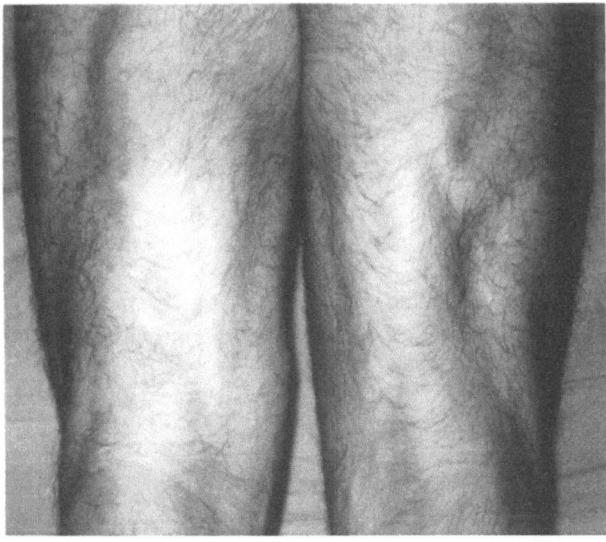

Abb. 4. Ruptur des Caput longum musc. bic. fem. re. bei 41jährigem Gelegenheitssportler ohne besonderen Funktionsausfall

siologischen Dauerbeanspruchung führt, scheint nicht zu bestehen. Beim Quadrizepsriß zeigt sich oberhalb der Patella eine Dellenbildung mit proximal davon gelegener Muskelwulstbildung bei Kontraktion und mitunter heftigem Druck- und Bewegungsschmerz mit Hämatom. Der Riß des Ligamentum patellae ist u.a. durch das Hochgleiten der Patella (Seitenvergleich; seitliche Röntgenaufnahme) zu erkennen. Eine Patellafraktur ist auszuschließen. Die totale Ruptur der Quadrizepssehne oder des Ligamentum patellae haben einen Ausfall der Kniegelenksstreckung und des Hebens des gestreckten Beins zur Folge; vor allem im Stehen ist es in Streckstellung nicht mehr zu fixieren. Eine partielle Quadrizepsruptur hingegen ist funktionell – u.a. über den Reservestreckapparat des Kniegelenks – ausgleichbar. Streckungsversuche unter Belastung (z.B. aus der Hocke) sind schmerzhaft und lassen sich meist nicht optimal durchführen.

Therapie: Rupturen von Sehnen mit und ohne Knochenbeteiligung in der Umgebung von Hüftgelenk und Oberschenkel erfordern meist keine Operation. Eine konservative Therapie – zunächst Schonung, u.U. Nichtbelastung, anschliessend aktive Übungen zur Kräftigung der noch intakten Muskulatur – reicht meist aus. Die Totalruptur des Quadrizeps muß durch Naht oder plastische Überbrückung (u.U. unter Zuhilfenahme eines autologen oder homologen Bindegewebstransplantats) versorgt werden. Der Abriß des Ligamentum patellae erfordert die sofortige Reinsertion.

6. Achillessehnenruptur

Eine der häufigsten Rupturen ist der Achillessehnenriß, der vor allem Männer im mittleren und fortgeschrittenem Alter, aber auch schon jüngere Leistungssportler betrifft. Als eine weitgehend eindeutige echte Verletzung könnte die Läsion bei einem Skiläufer gelten, der bei fixiertem Schuh unter großer Geschwindigkeit direkt nach vorn fällt. Hierbei reißt die Sehne vorwiegend am Übergang zur Muskulatur oder am Fersenbeinansatz mit einer Knochenlamelle aus. Alle übrigen Schädigungen (Sprinterstart, Absprung eines Leichtathleten oder Turners u.a.) sind nicht sicher eindeutig traumatisch bedingt, sondern beruhen auch bei jungen Leistungssportlern zu einem nicht unerheblichen Teil auf bereits eingetretenen degenerativen Veränderungen. Gerade für die normalerweise extrem stark ausgebildete Achillessehne gilt, daß ohne Vorschädigung (u.a. degenerative Schäden, lokale Kortisoninjektionen) eine Spontanruptur trotz einer plötzlichen Belastung nur unter ungünstigsten Bedingungen auftreten kann.

In einem Fall mit einer äußerst aggressiven chronischen Polyarthritis (Behandlung durch Imurek und Kortikosteroide) sahen wir eine Achillessehnenruptur. In einem weiteren Fall trat sie bei einem Patienten ein, der einen Lupus erythematodes disseminatus aufgrund einer antiepileptischen Therapie entwickelte (Abb. 5). Beide erhielten mehrfach lokale Kortisoninjektionen mit Kristallsuspensionen. Aber auch bei sonst gesunden Patienten kann nach mehrfacher lokaler Kortisoninjektion durchaus eine Sehnenruptur provoziert werden.

Typisch für die Diagnose der Ruptur ist, daß der Patient *schlag*artig, gelegentlich unter heftiger Schmerzauslösung den Riß fühlt, hört und anschließend eine mehr oder weniger ausgeprägte Funktionsbehinderung, vor allem bei Belastung, bemerkt. Nicht immer ist eine Dellenbildung am Übergang der Sehne in die Wadenmuskulatur trotz Seitenvergleichs zu erkennen. Muskelwulstbildungen sind selten. Auffällig ist die meist vorhandene Verstreichung der medialen und

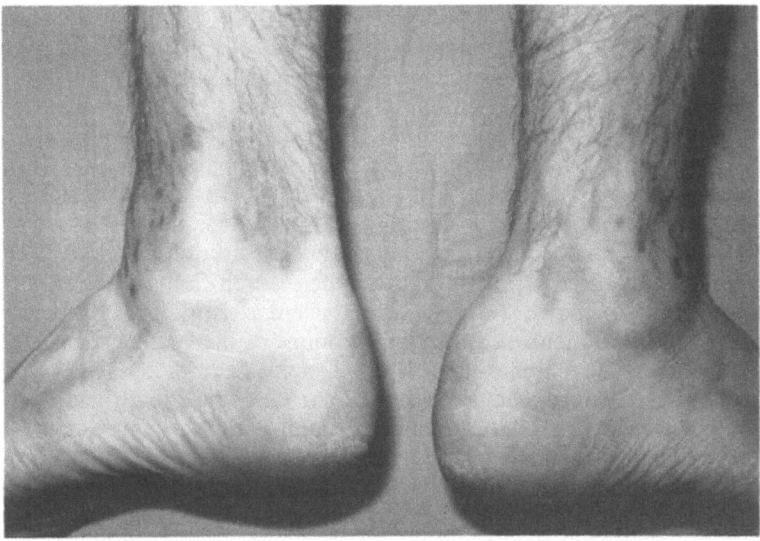

Abb. 5. Spontaner Riß der Achillessehne re. beim Zehenstand. Als Folge einer antiepileptischen Therapie entwickelte sich in der Vorgeschichte ein Lupus erythematodes. Wegen Beschwerden im Achillessehnenbereich erfolgten mehrfach lokale Kortisoninjektionen

lateralen Fersengrube. Dies braucht nicht immer auf einem Hämatom, bedingt durch ein echtes Trauma, sondern kann auch auf einem bei der Sehnenruptur ausgelösten Gefäßriß beruhen.

Aktive Bewegungen ohne Belastung im oberen Sprunggelenk sind meist annähernd normal ausführbar. Die Plantarflexion unter Belastung, vor allem beim Zehenstand und -gang, ist jedoch erheblich eingeschränkt, wenn auch nicht vollständig aufgehoben, da die Sehnen der Mm. peronaei, tibialis posterior und plantaris meist intakt sind. Die Behinderung der Plantarflexion ist u.a. auch in Bauchlage des Patienten feststellbar, wenn der Untersucher bei Kontraktion der Wadenmuskulatur durch die Daumen auf beide Achillessehnenbereiche einen Druck ausübt. Beim Versuch aktiver Bewegungen läßt sich im Seitenvergleich die unterschiedliche Anspannung feststellen. Röntgenaufnahmen des Kalkaneus lassen die allerdings seltenen Ausrisse der Sehne unter Knochenbeteiligung erkennen. Differentialdiagnostisch sind eine Distorsion des Fußgelenks oder relativ schmerzhafte Muskelrisse im Bereich der Wade abzugrenzen. Eine seitliche Weichteilröntgenaufnahme der Unterschenkel im Seitenvergleich läßt die Achillessehnenruptur erkennen (Karger-Zeichen).

Therapie: Frische und veraltete Achillessehnenrupturen bedürfen einer operativen Behandlung durch primäre Naht bzw. plastische Rekonstruktion. Das kann durch eine Umkehrplastik oder unter Verwendung autologen (Faszie) oder homologen Materials (Dura) erfolgen. Anschließend ist eine längere Immobilisation mit nachfolgender funktioneller Behandlung erforderlich.

Darüber hinaus wird vereinzelt die Ruptur der Sehne des M. tibialis anterior beschrieben, wodurch die Dorsalflexion bzw. Supination des Fußes beeinträchtigt wird.

7. Sehnenverletzungen

Die echten traumatischen Sehnenverletzungen sind von Spontanrupturen abzugrenzen. Unterschieden werden hinsichtlich der Entstehungsart scharfe (durch Schnitt) und stumpfe (durch Kontusion) Sehnenverletzungen. Aufgrund der Exposition sind Beuge- und Strecksehnen im Bereich von Fingern, Hand und Handgelenk, weniger häufig vom Fuß, besonders gefährdet. Gleichzeitig können periphere Nerven (Handgelenksbeugeseite: N. medianus, N. ulnaris; -streckseite: N. radialis; Finger und Zehen: Digitalnerven; Tarsaltunnelbereich: N. tibialis) durchtrennt sein. Durch Kontusion, aber auch durch Schnittverletzung ist die Streckseite des proximalen Interphalangealgelenks und damit die kompliziert aufgebaute Dorsalaponeurose gefährdet. Kommt es hierbei zur Durchtrennung ihres Mittelzügels, so entwickelt sich ein Defekt über dem Gelenk, es droht eine Knopflochdeformität entsprechend der chronischen Polyarthritis*. Eine differenzierte diagnostische Abgrenzung der Sehnen- und Nervenverletzungen muß bereits vor Einleitung von Narkose und Operation erfolgen (s. Tabelle 1 u. 2* zur Diagnostik von Sehnen- und Nervenläsionen, S. 594–596, Tabelle 1 u. 2).

Therapie: Die frische Sehnenverletzung bedarf der Beurteilung des Chirurgen oder Orthopäden. In vielen Fällen ist eine sofortige operative Behandlung erforderlich. Die operative Therapie von Sehnenverletzungen im Bereich der Hand bleibt dem handchirurgisch Erfahrenen vorbehalten. Er muß je nach Lokalisation, Art und Ausmaß der Verletzung und den durch sie verursachten Funktionsausfällen entscheiden, ob und welche Sofort-, verzögerte und Sekundäreingriffe nötig sind oder ob sich bei einer funktionellen Kompensation durch erhaltene Sehnen eine Operation erübrigt. Die Verletzungskriterien sind mitentscheidend dafür, ob eine primäre Sehnennaht, ein Sehnentransfer, ein primärer oder sekundärer Sehnenersatz oder ein sonstiger rekonstruktiver Eingriff erfolgen soll.

---

* s. Kap. XIII „ Operative Therapie" in Handb. d. inn. Medizin, Bd. VI/2A

VI. Überlastungs-(Peri-)Tendinopathien (-Tendinosen) -Fasziopathien (außer Periarthropathien), -Insertions-Tendinopathien (-Tendinosen) (Fibroosteopathien bzw. Fibroostosen der Ursprünge und Insertionen)

Von

D. WESSINGHAGE

Hierbei handelt es sich um überlastungsbedingte schmerzhafte Veränderungen oder Schmerzen im Verlauf von Sehnen oder Faszien einschließlich ihrer Ursprünge oder Ansätze auch mit Ausstrahlungen in die Muskulatur. Meist haben sie eine vorwiegend schmerzbedingte Einschränkung der Funktion zur Folge. Fließende Übergänge, aber auch Wechselbeziehungen zu Tendomyosen sind häufiger nachzuweisen. Tendinosen – isoliert wie generalisiert – können Sehnen (Faszien) einschließlich ihrer Muskeln im Bereich des Stammes wie auch der Extremitäten betreffen. Von der generalisierten ist die Ketten-Insertionstendomyose, die eine Extremität oder den Stamm insgesamt befallen kann, abzugrenzen. Tend(in)opathien bzw. Tendinosen lassen sich oft nur aufgrund subjektiver Kriterien nachweisen. Lokaler Spontan- oder umschriebener Druckschmerz – im Bereich der Insertion auch mit Hyperalgesien verbunden –, Ausstrahlungen im Sehnenverlauf in die abhängige Muskulatur können ebenso auftreten wie ein Bewegungsschmerz, vor allem auch beim Bewegungsversuch gegen Widerstand. Das Ausmaß der Schmerzen, deren Charakterisierung von ständig-dumpf bis plötzlich-stechend erfolgt, ist vor allem abhängig von der Toleranz der Schmerzempfindung. Im akuten Stadium kann es gelegentlich – selten in Verbindung mit lokaler Rötung, Schwellung und Überwärmung – zu heftigen, langanhaltenden, auch spontan auftretenden Schmerzperioden kommen. Im chronischen Stadium sind die Schmerzen mehr von Funktion bzw. Belastung abhängig. Objektiv läßt sich gelegentlich die auch schmerzhafte Verspannung der betroffenen Muskulatur nachweisen. Bei längerem Bestehen wird sich, vor allem aufgrund der schmerzbedingten Schonung, eine Atrophie der mitbeteiligten Muskulatur einstellen. Kraftlosigkeit und herabgesetzte Kontraktionsbereitschaft beeinträchtigter Muskeln führen zu unkontrolliertem Fallenlassen von Gegenständen.

Bei der Erhebung der Anamnese werden häufig sport- oder berufsbedingte Überanstrengungen als auslösende Faktoren der Tendinopathien angegeben. Durch aufmerksame Exploration sollte versucht werden, den Vorstellungen des Patienten hinsichtlich der Entstehung gerecht zu werden. Die Einstellung des Patienten zu diesen Beschwerden ohne und mit objektiven Veränderungen, die unterschiedliche Verarbeitung des Schmerzes – von der Bagatellisierung bis zur extremen Beeinträchtigung – kennzeichnet aufgrund dieser subjektiven Wertung auch die Beteiligung psychischer Faktoren in Entstehung und Entwicklung dieser Krankheitsbilder. Allerdings werden auch bei rein psychischen Störungen ähnliche Schmerzreaktionen angegeben. Die Beschwerden werden oft durch eine der individuellen Belastbarkeit nicht entsprechende und somit zu große Belastung auf das tendomyogene System einschließlich seiner Ansätze ausgelöst. Die genannten Krankheits- bzw. Beschwerdebilder kommen ferner bei reaktiven Myosen und Myalgien, bei neuraler Fehlsteuerung, wie auch gehäuft posttraumatisch und schließlich vor allem auch schonungsbedingt vor. Bei einem Großteil läßt sich eine Ursache nicht sicher eruieren. Dauerschädigungen infolge ständiger Überlastungen, z.B. bei Hochleistungssportlern, weisen darauf hin, daß eine unphysiologische Beanspruchung eine große Rolle spielt. Ein etwaiges Kausalitätsbedürfnis des Patienten – nicht nur durch das Anstreben einer Entschädigung oder Anerkennung, sondern auch durch das Suchen nach einer Erklärung bestimmt – bedarf einer richtigen Einschätzung. Wichtig ist hierbei, daß ein als berufs- bzw. tätigkeitsbedingt angesehener Schaden tatsächlich auch berufs- bzw. tätigkeitsabhängig ist. Es muß also u.a. zur Anerkennung neben dem direkten Nachweis eines Zusammenhangs zwischen Tätigkeit und Veränderungen bzw. Beschwerden eine durch statistische Untersuchungen belegte Häufung gleichartiger Veränderungen bzw. Beschwerden bei unter ähnlichen Bedingungen Tätigen nachgewiesen werden können. Durch degenerative Veränderungen vorgeschädigtes Weichteilgewebe – z.B. im Bereich eines Epicondylus humeri – kann infolge einer einmaligen überanstrengenden Tätigkeit (Hobbyarbeiten, Tennisspielen nach längerer Pause), aufgrund von Abkühlung mit kältebedingter Verspannung der abhängigen Muskulatur oder aber durch einen bagetellhaften Stoß mit einer Epikondylopathie reagieren. Auch die hierauf folgende schmerzbedingte Schonung mit Einschränkungen der Bewegungen, kann schon nach Tagen bis Wochen zu einer Zunahme der Beeinträchtigung auch über die Trias: „Schmerz – Muskelverspannung – Bewegungseinschränkung" führen, wobei jeweils einer der Faktoren abhängig von den beiden übrigen ist.

Grundsätzlich können Tendinopathien ubiquitär sowohl im Bereich des Stammes als auch der Extremitäten vorkommen. Die obere Extremität ist bei der Allgemeinbevölkerung, die untere jedoch beim Sportler häufiger befallen. Tendinopathien unter Einbeziehung der Ansätze finden sich oft ĩm Bereich des Schultergelenks, so des M. supraspinatus, wie auch seines Ansatzes am Tuberculum majus. Ferner kann die Sehne des langen Bizepskopfes befallen sein und so u.a. ebenfalls als auslösender Faktor der Periarthropathia humeroscapularis (s.S. 500) in Frage kommen. Durch die Schädigung der Mm. pectoralis minor et coracobrachialis und des kurzen Bizepskopfes bzw. ihrer Sehnen wird im Bereich ihres Ansatzes die sog. Korakoidopathie ausgelöst. Insertionstendinosen finden sich ferner an den das Schulterblatt bewegenden Muskeln (Mm. rhomboidei, serratus anterior et levator scapulae). Im Bereich des Ellbogengelenks sind es die Epicondylopathia humeri radialis (lateralis) et ulnaris (medialis), die häufig über die dort ansetzende Muskulatur (radial: Handgelenks- und Fingerstrecker, ulnar: Handgelenks- und oberflächliche Fingerbeuger) entsteht. Die Bezeichnung Epikondylitis ist in diesen Fällen nicht zutreffend, da eine der Entzündung ähnelnde akute Reizerscheinung nur relativ selten und dann kurzfristig vorkommt. Vielmehr handelt es sich insgesamt um einen mehr degenerativen Prozeß, der unterschiedliche Gewebe befällt. Die radiale Epikondylopathie entspricht dem Tennisellbogen, der sich vor allem nach längeren Trainingspausen oder bei verkrampftem Halten des Schlägers, durchaus aber auch infolge anderer, vorwiegend unphysiologischer Tätigkeiten mit unkontrolliertem überanstrengendem Zwangshalten entwickelt. Schmerzen bestehen vor allem bei längerem Halten von Gegenständen mit dorsalflektierter Hand. Die mediale Epikondylopathie – der sog. Werferellbogen – ist seltener als die laterale. Sie kommt vor allem durch intensive und unphysiologische Betätigung der Beugermuskulatur zustande. Am distalen Ansatz des M. biceps brachii am Tuberculum radii kann ebenso wie am Trizepsansatz am Olekranon – hier u.U. auch unter Spornbildung oder durch Ausbildung von Verkalkungsherden im distalen Sehnenbereich – eine Tendinopathie auftreten. Möglicherweise läßt sich auch die sog. Styloiditis (Styloidopathia) radii im Ansatzbereich des M. brachioradialis unter diese Beschwerdebilder einordnen.

In der Umgebung des Hüftgelenks ist es u.a. die am Trochanter major (kleine Glutaeen) et minor (M. iliopsoas) ansetzende Muskulatur, die aufgrund von Veränderungen ein der Periarthropathia humeroscapularis ähnliches Krankheits- bzw. Beschwerdebild in Form der Periarthropathia coxae verursachen kann. Sehnen und Muskeln einschließlich ihrer und der Insertion der Fascia lata am Beckenkamm, vor allem auch am Tuber ischiadicum (ischiocrurale Muskulatur), an den Spinae iliacae ant. inferior (M. rectus femoris) et superior (Mm. sartorius et tensor fasciae latae), auch am Schambein – bei längerem Bestehen röntgenologisch durch die Osteonecrosis pubis als Zeichen des Gracilis-Syndroms gekennzeichnet – werden vor allem bei Sportlern, insbesondere bei Fußballern befallen. Die Erkennung von Tendinopathien im Kniegelenksbereich bereitet durch die große Zahl von Veränderungen mit Beschwerden unterschiedlicher Genese in diesem Bereich oft diagnostische Schwierigkeiten. Hier sind vor allem der Pes anserinus, die Adduktoren bzw. der Tractus ileotibialis einschließlich ihrer Ansätze anfällig. Am Fuß sind Insertionstendinopathien vor allem auf den Kalkaneusbereich lokalisiert. Direkte und indirekte, jedoch unphysiologische Beanspruchung, u.a. langdauernde Fußbewegungen unter besonderer Belastung, wobei auch angeborene oder erworbene Fußdeformitäten und ungünstiges Schuhwerk eine Rolle spielen, führen zu Beschwerden. Größere Belastungen vor allem des Längsgewölbes können über Reaktionen der Plantaraponeurose und der Fußbinnenmuskulatur zur Kalkaneodynie führen. Ein gleichzeitig bestehender Fersensporn, der für sich allein im allgemeinen nicht schmerzverursachend ist, kann hierbei beteiligt sein. Über der Achillessehne und ihrer Insertion kann es zur schmerzhaften Achillodynie kommen. Sie ist von der vorwiegend wohl mechanisch bedingten entzündlichen Reizung ihres Gleitgewebes, der Paratenonitis, abzugrenzen. Auch Ansätze und Sehnenverläufe anderer im Fußbereich inserierender Muskeln, Mm. tibialis anterior, posterior et peronaeus brevis, können eine Beteiligung aufweisen.

Tendinopathien und Insertionstendinopathien treten ebenfalls im Bereich der gesamten Rückenmuskulatur, vom Hinterhaupt bis zum Steißbein reichend, – isoliert oder generalisiert, ebenfalls als sog. Kettentendinose – auf. Insbesondere ist der Lumbalbereich betroffen. Schmerzen bestehen im Verlauf einzelner muskulärer Abschnitte der Rückenstrecker. Segmentale Ausstrahlungen – auch entsprechende neurologische Ausfälle – lassen sich nicht nachweisen. Dorn- und Querfortsätze sind in den befallenen Bereichen meist intensiv druckschmerzhaft. Jede Kontraktion der Muskulatur kann erhebliche Schmerzen verursachen. Die Tendinopathien im Sakralbereich sind von den hier bestehenden Copemanschen Knötchen, Fettgewebshernien in Lücken zwischen sich kreuzenden Faszienzügen, – die wir gelegentlich operativ entfernen – abzugrenzen. Im Bereich des Rumpfes kann der M. rectus abdominis sowohl am Processus ensiformis wie auch an der Symphyse eine Tendinopathie oder Insertionstendinopathie hervorrufen.

Laboruntersuchungen zeigen im allgemeinen keine charakteristischen Veränderungen. Allerdings müssen durch sie in Zusammenhang mit Anamnese, Klinik und röntgenologischen Untersuchungen u.a. chronisch-entzündliche Gelenk- und Wirbelsäulenerkrankungen sowie die Gicht ausgeschlossen werden.

Ein nachgewiesener Rheumafaktor bzw. HLA-B 27 sind lediglich ein Hin- und noch kein Beweis auf bzw. für das Vorliegen einer dieser Erkrankungen. Weder durch normale Röntgenaufnahmen, noch durch spezielle röntgenologische Untersuchungsmethoden der Weichteile lassen sich häufig sichere Veränderungen im Beschwerdebezirk erkennen. Nach längerem Bestehen sind durch die Anfertigung von Tangentialaufnahmen in unterschiedlichen Richtungen im Bereich der Insertion gelegentlich Knochenveränderungen nachzuweisen, so u.a. Strukturauflockerungen bis zu zystenähnlichen Gebilden, ebenfalls auch unregelmäßige Verdichtungen bis zu spornartigen Ausziehungen. Differentialdiagnostisch müssen ferner von den isoliert auftretenden Insertionstendinosen die ossifizierenden Insertionstend(in)opathien bei der Spondylosis hyperostotica (M. Forestier) abgegrenzt werden. Ebenso ist eine Insertionstendinitis als Folge einer chronisch-entzündlichen Wirbelsäulenerkrankung, Spondylitis ankylosans und M. Reiter, auszuschließen.

Therapie: Zur Behandlung der genannten Veränderungen stehen eine Reihe von Maßnahmen zur Verfügung, die vorwiegend am Ort der Schädigung und der direkten Umgebung angreifen können. Trotzdem sind alle Beschwerdebilder als ausgesprochen therapieresistent zu bezeichnen. Bei der akuten Form soll vor allem ein Rückgang der entzündlichen Reizerscheinungen einschließlich der heftigen Schmerzen erzielt werden. Die Behandlung der chronischen Formen von (Insertions-)Tendino- und Fasziopathien strebt an, die wechselnden Beschwerdezustände zu bessern und einen lokalen Heilungs- und Regenerationsbzw. Reparationsprozeß einzuleiten. Ferner soll hierdurch eine funktionelle Integration der gestörten Extremität oder einzelner ihrer Abschnitte in den normalen Bewegungsablauf bewirkt werden. Eine kurzfristig auftretende, meist vorübergehende Verschlimmerung der Beschwerden durch unterschiedliche Behandlungsmethoden kann erwartet werden und ist zu tolerieren. Bleibt sie jedoch bestehen oder weist sie eine Zunahmetendenz auf, muß die Therapie eine individuelle Änderung erfahren. Ist das Beschwerdebild Folge einer Grunderkrankung und damit sekundär bedingt, so muß die Behandlung auch die weitere Umgebung des Schädigungsbezirks einbeziehen, so den proximalen Abschnitt der Extremität bzw. übergreifend den abhängigen Wirbelsäulenabschnitt, vielleicht auch die kontralaterale Extremität. Nach der eigentlichen Ursache muß gefahndet werden; wird sie erkannt, erfolgt auch ihre Behandlung. Eine therapeutische Beeinflussung des abhängigen Wirbelsäulenbereichs einschließlich evtl. beeinträchtigter neuraler Elemente, Nervenwurzeln, Plexus oder peripherer Nerven, ist zusätzlich erforderlich, da über die segmentale wie auch die periphere Ausbreitung des Nervensystems eine ungünstige Beeinflussung des Schädigungsortes ermöglicht werden kann. Sind die geschilderten Beschwerden durch psychische Faktoren (mit)bestimmt oder treten sie im Rahmen psychischer Erkrankungen auf, so muß eine gezielte Behandlung auch dieser Ursachen erfolgen.

Die akute Form der Überlastungs-Tendinosen erfordert gelegentlich eine – allerdings kurzfristige – Immobilisation. Sie kann z.B. am Schultergelenk durch eine Thorax-Abduktionsschiene, am Ellbogengelenk durch einen nicht zu engen zirkulären Oberarm-Gipsverband bzw. eine -Gipsschiene erfolgen. Die Immobilisation wird in der für die einzelnen Gelenke angegebenen Funktionsstellung – z.B. Ellbogengelenk: Beugestellung von 90°, Mittelstellung zwischen Supination/Pronation zur Behandlung der Epicondylopathia humeri bzw. der Styloidopathia radii – vorgenommen. Die Ruhigstellung soll etwa 1 bis maximal 3 Wochen bestehen. In der akuten Phase kann auch eine Immobilisation des

Kniegelenks bzw. des Fußes zur Ruhigstellung und gleichzeitigen Entlastung von Muskulatur, Sehnen und Ansätzen indiziert sein.

In der chronischen Phase besteht die Möglichkeit, funktionelle sog. Tape-Verbände – dachziegelartig (nicht zirkulär!) übereinandergelegte Pflasterstreifen – anzulegen, die bei Fortbestehen der Beanspruchung über eine Muskelzügelung nur eine Teilbelastung der Sehne bewirken. Die Gelenke werden ebenfalls durch eine partielle Ruhigstellung entlastet. Tape-Verbände kommen vorwiegend an Ellbogen-, Hand- und Kniegelenk sowie im Fußbereich zur Anwendung. Ansatztendinopathien im Bereich des Fußes lassen sich darüber hinaus durch eine Schuhkorrektur, u.a. Absatz-, Schuhranderhöhung, und durch individuelle Einlagenversorgung günstig beeinflussen.

Im Mittelpunkt der Therapie aber muß die aktive Übungsbehandlung stehen. Hierdurch müssen Stamm- und Extremitätenmuskulatur gelockert und gekräftigt werden. Die gesteigerte funktionelle Beanspruchung führt zu einer Zunahme der Durchblutung und des Stoffwechsels der gesamten Extremität, insbesondere aber auch der geschädigten Partien. Die oberen Extremitäten müssen durch die sog. Mobergschen Übungen behandelt werden: Beide Arme, nicht nur der geschädigte, werden bei gleichzeitiger maximaler Anspannung der Nacken- und Schultergürtelmuskulatur sowie sämtlicher Muskelgruppen des Armes bis zur Hand entweder seitlich oder nach vorn zur völligen Streckstellung gehoben. Die Hände werden hierbei zur Faust geballt. Nach dem Verharren in dieser Stellung unter Anspannung der gesamten Muskulatur für die Dauer von einigen Sekunden können die Arme unter gleichzeitiger völliger Entspannung der vorher kontrahierten Muskulatur in hängende Position gebracht werden. In Anlehnung an MOBERG lassen wir diese Übungen bei zahlreichen pathologischen Veränderungen oder Beschwerdezuständen an der oberen Extremität, u.a. auch posttraumatisch oder -operativ, routinemäßig 20–30 mal pro Stunde durchführen. Diese Übungen dienen der Prophylaxe drohender Einsteifungen, vor allem im Schultergelenk. Darüber hinaus bewirkt der Wechsel zwischen Kontraktion und Entspannung der Muskulatur einen Pumpmechanismus, der aktiv die Durchblutungsverhältnisse bessert, eine Stauung oder/und ein Ödem verhindert oder verarbeitet. Beweglichkeit, Schmerz- und Schwellungszustände werden also günstig beeinflußt, ferner kann die Sudecksche Dystrophie weitgehend verhindert werden. Ebenso wird die oft erheblich atrophierte Muskulatur gekräftigt. Diese Übungen können während der gesamten Zeit der Erkrankung – zunächst unter Aufsicht der Physiotherapeutin, später allein – durchgeführt und durch weitere krankengymnastische Übungen zu einem vollen, täglich mehrfach auszuführenden Programm ergänzt werden. Zusätzlich sollten krankengymnastische Übungen auch im Bewegungsbad erfolgen, da durch Wärme und Auftrieb eine Entspannung und so eine Zunahme der Beweglichkeit der ebenfalls beeinträchtigten Muskulatur ermöglicht wird. Passive Manipulationen – auch Massagen – im akuten Stadium der Tendinopathien, vor allem im Bereich der Schädigung und der direkten Umgebung, halten wir weitgehend für kontraindiziert. Auch im chronischen Stadium ist für diese Anwendungen im Bereich der Beeinträchtigung Vorsicht und psychologisches Einfühlungsvermögen auf die individuelle Situation des Patienten geboten. Massagen sollten in weiterer Entfernung des Schädigungsbereiches an der Extremität, aber auch an dem zugehörigen Wirbelabschnitt vorgenommen werden. Bei Zunahme der Beschwerden kann es nötig sein, Intensität und Dauer der Massage zu reduzieren. Im allgemeinen jedoch kann sie, wie auch Unterwasser- und Bindegewebsmassage, zu einer erheblichen Verbesserung des Zustandes führen.

Die Lokalbehandlung mit Hilfe des Eisbeutels führt über eine Unterkühlung mit nachfolgender Hyperämisierung des geschädigten Bezirks zur Schmerzlinderung, aber auch zur Verbesserung der Stoffwechselvorgänge, ferner zum Rückgang der Schwellneigung. Die Anwendung des ebenfalls stark kühlenden, jedoch bisweilen schädigenden Chloräthyls dürfte auf akute Formen der Beschwerdebilder während Sportveranstaltungen beschränkt bleiben, da hier der sofortige Wiedereinsatz des Sportlers bei weitgehender Schmerzfreiheit erforderlich ist.

Einmalige oder serienmäßige Injektionen oder Infiltrationen mit Lokalanästhetika in den Hauptschmerzbereich sowie seine engere und weitere Umgebung können bei Tendinopathien etc. unterschiedlicher Lokalisation eine auch länger währende Schmerzfreiheit bringen.

In der Anwendung von Kortison-Injektionen sind wir äußerst zurückhaltend. Trotzdem läßt sich insbesondere bei den akut-entzündlichen Formen der Krankheitsbilder diese Injektionsbehandlung nicht immer umgehen. Anstelle der gesamten Kristallsuspension wenden wir jedoch lieber ihren Überstand oder auch wasserlösliche Kortikosteroide an. Lokale Fremdkörperreize aufgrund der Kristalle werden so weitgehend vermieden. Trotzdem kann es nach Injektionen zu Gewebsschädigungen der Haut oder des subkutanen Fettgewebes kommen. Auch die intratendinöse Injektion von Kortikosteroiden muß wegen der drohenden Sehnenrupturen vermieden werden.

Hyperämisierende Externa können in allen Schädigungsbereichen direkt oder über einen psychosomatischen Effekt zu einer Besserung führen. Angewendet werden ätherische Öle und Nikotinsäurederivate sowie Auszüge aus Kohlen- und Holzteeren u.a. auch Rheumon-Gel. Wir verabreichen vor allem auch Externa mit Pflanzenextrakten, vor allem Enelbin und Kytta-Plasma als hyperämisierende Substanzen. Peloide, wie Moor, verabreicht in Form von Bädern und Packungen, wirken nicht nur aufgrund der Erwärmung, sondern auch durch die Einwirkung von Huminsäuren, die eine Aktivierung der Nebennierenrinde verursachen sollen.

Galvanische Ströme sind in der Lage, über sensible Nerven (Insertions-)-Tendinopathien zu beeinflussen. Sie bewirken eine Analgesie, über eine Gefäßerweiterung aber auch eine Stoffwechselsteigerung. Dies führt zu einem Schmerzrückgang, ferner zu einer Entzündungshemmung und Resorptionsförderung. Auf elektrolytischem Weg lassen sich über die Iontophorese Medikamente perkutan in tiefere Gewebsschichten des Schädigungsbereichs einbringen. Diadynamische Impulsströme haben ebenfalls eine hyperämisierende wie auch schmerzlindernde Wirkung. Durch eine Interferenzstromtherapie ist ein Rückgang vor allem der entzündlichen Erscheinungen im Bereich der Schädigung zu erreichen. Die Ultraschallbehandlung vermindert die Gewebsazidose, so daß es zu einem Schmerzrückgang kommt. Ferner erfolgt hierdurch eine Erregung vegetativer Bahnen. Die Röntgenbestrahlung – u.a. auch mit Hochvolt-Therapiegeräten – kann, insbesondere im akuten Stadium, ebenfalls zu einer Besserung des Entzündungs- und Schmerzzustandes führen.

Unterstützend zur sonstigen Therapie lassen sich oral und parenteral eine ganze Reihe von antirheumatisch wirkenden Symptomatika verabreichen. Besonders gute Erfahrungen konnten wir mit den relativ neuen Retard-Formen des Diclofenac-Na (Voltaren) und Indometacin (Amuno) sammeln. Sie können, vor dem Schlafengehen verabreicht, aufgrund ihres langsamen Abbaus die nächtliche Schmerzbereitschaft erheblich dämpfen und so die Nachtruhe weitgehend sichern. Werden diese Medikamente vertragen, so können sie darüber hinaus auch früh gegeben werden. Zurückhaltung sollte geübt werden mit der oralen und parenteralen Applikation von Kortikosteroiden, da diese meist nur im hochakuten Stadium eine positive Beeinflussung der Krankheitsbilder bewirken. Insbesondere Kombinationspräparate von Kortikosteroiden mit anderen symptomatisch wirkenden Antirheumatika sollten nicht angewandt werden. Sie verführen zu einer „3 × 1-Therapie", so daß das Kortison über den Tag verteilt gegeben und somit bleibend die Kortisol-Eigenproduktion gedrosselt wird. Bei schmerzhaften Tendomyosen ohne Muskelatrophie können darüber hinaus Myotonolytika wie Chlormezanon (Muskel Trancopal) und Phenprobamat (Gamaquil) verabreicht werden. Auch Diazepam (Valium) verwenden wir – allerdings relativ kurzfristig – vor allen Dingen nachts, da es nicht nur allgemein sedierend, sondern auf die Muskulatur auch relaxierend wirkt.

Bereits HOHMANN wies nach, daß bei Epikondylopathien am Humerus durch die operative Entspannung infolge Einkerbung eines kontrakten Sehnenansatzes eine Besserung, wenn nicht gar Heilung hervorgerufen werden kann. Diese Methode wurde ergänzt durch die Ablösung von Sehnen und Muskeln im Insertionsbereich und die Ausräumung des degenerativ veränderten Gewebes mit den dieses Gebiet sensibel versorgenden Nerven. Inzwischen wurde diese operative Therapie auch zur Behandlung der Insertionstendinosen anderer Lokalisation übertragen (HESS u. MITTELMEIER) und ausgedehnt auf die operative Lösung, Spaltung bis zur Durchtrennung kontrakten Gewebes bei Tendino- und Fasziopathien. Im Schultergelenksbereich sind wir mit der Ablösung von Insertionen (z.B. Mm. deltoideus et subscapularis), auch der Naht der rupturierten Bizeps- und Supraspinatussehnen sowie der Entfernung des veränderten Gewebes und der vorhandenen Kalkherde eher zurückhaltend. Gleiches gilt für die Insertions-Tendinopathien der Mm. levator scapulae und rhomboidei am medialen Skapularand. Die kontrakte Schulter versuchen wir, jedoch nach sorgfältiger Aufklärung des Patienten über etwaige negative Folgen (Bewegungsbeeinträchtigung, Frakturen), durch eine Mobilisation in Narkose hinsichtlich der Beweglichkeit und des Schmerzes zu bessern. Im Bereich des Hüftgelenks können sich Diszisionen im Abduktoren- und Außenrotatorenbereich sowie am Trochanter major und der Spina iliaca posterior superior gelegentlich beschwerdebessernd auswirken. Ferner kann die Diszision des M. glutaeus maximus, auch des Tractus iliotibialis, der Adduktoren und des M. gracilis sowie der Sehnen des M. quadriceps femoris, aber auch des Ligamentum patellae von seiner Umgebung diskutiert werden. Über der Achillessehne kann das Gleitgewebe bis zur Insertion gespalten oder insgesamt entfernt werden. Auch im Bereich der Nackenmuskulatur, am Hinterhaupt, den Dornfortsätzen oder den Kostotransversalgelenken können Diszisionen nötig sein.

VII. Rezidivierende Sehnenluxationen

Von

D. Wessinghage

Angeborene Fehlbildungen, u.a. auch Fehlstellungen der Gelenkachsen und erworbene degenerativ, entzündlich und traumatisch bedingte Veränderungen von Knochen und Gelenken, eine Lockerung der die Sehnen im Gelenkbereich kreuzenden Bänder bzw. Retinacula, können Ursache rezidivierender Sehnenluxationen sein. Muskelkontraktionen bewirken ein Springen der Sehne über die kantenartigen Knochenvorsprünge. Dieses Springen ist nicht nur für den Betroffenen fühlbar, es kann auch getastet und beobachtet werden. Bei Entspannung der Muskulatur springen die luxierten Sehnen meist in ihr Gleitlager zurück.

Therapie: Nur bei crheblich störenden bzw. Beschwerden verursachenden und häufigen Sehnenluxationen kann durch eine Verstärkung der Retinacula, durch Raffung bzw. plastische Deckung versucht werden, die Sehnenluxation zu verhindern.

1. Lange Bizepssehne

Bei Lockerung der Bizepssehne in ihrem Sulcus intertubercularis kann es bei Abduktion und Außenrotation des Oberarms zur Luxation der Bizepssehne unter einem gelegentlich schmerzhaften Schnappen kommen. Differentialdiagnostisch müssen eine habituelle Schultergelenksluxation (Anfertigung von Röntgenbildern!) und eine Ruptur der Supraspinatussehne, bei der während Retroversion und Innenrotation des Oberarms das Schnappen ausgelöst wird, ausgeschlossen werden.

2. Sehne des M. extensor carpi ulnaris

Vorwiegend bei der chronischen Polyarthritis, gelegentlich aber auch bei einem angeboren oder traumatisch bedingt instabilen, distalen Radioulnargelenk mit dem Symptom der federnden Elle kann es zum ulnaren Abgleiten der Sehne des M. extensor carpi ulnaris in Volarrichtung kommen, wobei das instabile Ulnaköpfchen nach dorsal luxieren kann. Während der Entwicklung ist die Sehnenluxation bei chronischer Polyarthritis noch reversibel, bei fortgeschrittenen Veränderungen im Handgelenk wird sie manifest (Caput-ulnae-Syndrom).

3. Langfingerstrecksehnen

Kontusion oder scharfe Verletzung können ebenso wie angeborene Fehlbildungen im Bereich des distalen Handrückens bzw. der Metakarpalköpfchen zu einer Schädigung von Strecksehnen, Dorsalaponeurosen bzw. der Connexus intertendinei (Juncturae tendinum) der Langfinger II–V führen. Unter einem

Schnapphänomen kommt es zur Luxation der Strecksehne in den ulnar gelegenen Interdigitalraum. Diese Luxation wird durch die auf die Strecksehnen wirkende Zugrichtung bei Muskelkontraktion und die Konfiguration der Metakarpalköpfchen begünstigt.

Auch bei chronischen Polyarthritiden kommt es zu einer ulnaren Luxation der Strecksehnen. Ursache ist außer den bereits genannten anatomisch-funktionell bedingten Gründen die Artikulosynovitis der Metakarpophalangealgelenke. Kapsel bzw. Dorsalaponeurose werden langsam, vorwiegend radial überdehnt, die Strecksehne selbst liegt im sog. indifferenten Gleichgewicht auf der höchsten Erhebung des erheblich vergrößerten Synovialsäckchens. Aus dieser Stellung gleitet die Sehne – begünstigt durch eine oft auftretende radiale Abduktion der rheumatischen Hand im Handgelenk – in den ulnar gelegenen Interdigitalraum. Da der synovitische Prozeß häufig alle Fingergrundgelenke gleichzeitig befällt, werden die vier Langfinger ulnarwärts gezogen. Ist diese Luxation zunächst reversibel, wird sie später manifest. Gleiten die luxierten Sehnen in den ulnar gelegenen Interdigitalräumen unter die Bewegungsachse der Metakarpophalangealgelenke, so resultiert ein Streckdefizit (Einschränkung bzw. Aufhebung der aktiven Streckbarkeit) der Finger, das auch durch Schienen nicht mehr behoben werden kann.

4. Quadrizepssehne

Angeborene Normabweichungen der Achsen von Femur und Tibia, Valgusdeformität im Kniegelenk, Dysplasie der Femurkondylen, des Tibiakopfes und der Patella, seltener traumatische Schädigungen von Knochen und Kapsel-Band-Apparat, Inkongruenz korrespondierender Gelenkflächen in Verbindung mit einer Insuffizienz des M. quadriceps und einer angeborenen oder erworbenen Lockerung der Bänder führen zu einer Luxationstendenz der Patella einschließlich der Quadrizepssehne nach lateral. Die Luxation wird meist während der Beugung im Kniegelenk ausgelöst, wobei ein Druck auf den Medial- und ein Zug auf den Lateralbereich der Patella wirkt. Es besteht die Gefahr, daß sich eine habituelle Luxation der Patella (bzw. der Quadrizepssehne) entwickelt.

5. Peronäalsehnen

Vor allem die Sehne des M. peronaeus longus, aber auch des M. peronaeus brevis, tendieren aufgrund ihres ungünstigen nahezu rechtwinkligen Verlaufs um den Außenknöchel und damit in etwa um die Achse des oberen Sprunggelenks zur Luxation. Angeborene Abweichungen, z.B. ein lockeres Retinakulum oder ein im Verlauf der Sehnen abgeflachter Außenknöchelbereich, begünstigen die Luxation. Sie kann aber auch nach Verletzungen, wie Luxation des Sprunggelenks, mit Läsionen des Bandapparats und Außenknöchelfrakturen auftreten. Ausgelöst wird die Luxation vorwiegend durch die Dorsalflexion mit Abduktion des Fußes.

Eine Luxation des M. tibialis posterior ist sehr selten und wird meist durch Verletzungen der Bänder und des Innenknöchels verursacht.

VIII. Schnappende Hüfte

Von

D. Wessinghage

Die Ursache dieses pathologischen Erscheinungsbildes liegt darin begründet, daß der Tractus iliotibialis in Streckstellung des Beins hinter dem Trochanter major-Massiv bzw. dem Hüftgelenk liegt. Beim Anbeugen des Hüftgelenks, aber auch beim Drehen des Beckens um das fixierte Bein springt der vordere Anteil des Tractus unter einem objektiv hör- und fühlbaren Schnappen, gelegentlich aber auch mit Schmerzen, über und vor den Trochanter major. Der Vorgang kann u.U. willkürlich ausgelöst werden. Der abnorme unwillkürliche und schmerzhafte Gleitvorgang der Faszie führt im Bereich des wohl zu stark prominenten Trochanter major zur Ausbildung einer Bursa, die das Gleiten des Tractus iliotibialis verbessern soll. Anatomische Varianten des Trochanter major, der Fascia lata, Fehlstellungen im Hüftgelenksbereich können möglicherweise Ursache des Hüftschnappens sein.

Therapie: Bei störenden und zunehmenden Beschwerden kann die operative Behandlung diskutiert werden. Sie besteht in einem plastischen Korrektureingriff, u.U. einer Doppelung der Fascia lata. Sollte eine Bursa vorhanden sein und aufgrund ihrer entzündlichen Reizung stören, so kann sie gleichzeitig ektomiert werden.

IX. Faszienlücken

Von

D. Wessinghage

Scharfe Traumen (u.a. auch operative Eingriffe) und einmalig auftretende oder ständige stumpfe Traumen können mehr oder weniger ausgeprägte Faszienläsionen verursachen. Hierdurch kommt es primär oder sekundär zur Eröffnung bzw. Lückenbildung im Bereich der Faszien. Die Muskulatur tritt vor allem ohne Kontraktion hernienartig durch diese Lücke hervor. Die Hernie verschwindet bei Anspannung der Muskulatur. Faszienlücke und Muskelhernie können bei nicht zu stark ausgeprägtem Subkutangewebe durch die Haut tastbar sein.

Differentialdiagnostisch kommen Tumoren des Subkutan- und des Fasziengewebes in Betracht.

Therapie: Bei Beschwerden und bei Einklemmungstendenz der Muskulatur ist der operative Verschluß der Faszie durch Naht oder plastische Deckung zu diskutieren.

X. Ganglien der Sehnen, Sehnenscheiden und Bänder (Retinacula)

Von

D. Wessinghage

Mit 2 Abbildungen

Vor allem im Bereich der fibrösen Verstärkungen der Sehnenscheiden bzw. der Führungsbänder (Retinacula) kann es zur Ausbildung von Ganglien kommen. Gelegentlich, aber selten, entstehen sie in den Sehnen. Die Pathogenese der Ganglien ist noch nicht mit Sicherheit geklärt. Möglicherweise handelt es sich um echte Tumorbildungen (Zystom); (Stellbrink u.a.) oder um einen Prozeß auf dem Boden einer degenerativen Veränderung des kollagenen Muttergewebes, ferner besteht die Möglichkeit einer Neubildungstendenz im Bereich versprengter arthrogener Gewebskeime. Ganglien – sie weisen meist eine prallelastische Konsistenz auf – bestehen aus einer fibrösen, u.U. auch gekammerten Kapsel, die eine klare gallertige Flüssigkeit enthält. Relativ häufig finden sich Sehnenscheidenganglien, vor allem der Anularligamente – der Führung beider Fingerbeugesehnen –, auf der Beugeseite etwa in Höhe der Metacarpophangealgelenke. Auch im Retinaculum dorsale auf der Streck- und im Ligamentum transversum auf der Beugeseite des Handgelenks (möglicherweise Ursache eines Karpaltunnelsyndroms) lassen sich gelegentlich Ganglien nachweisen (Abb. 1).

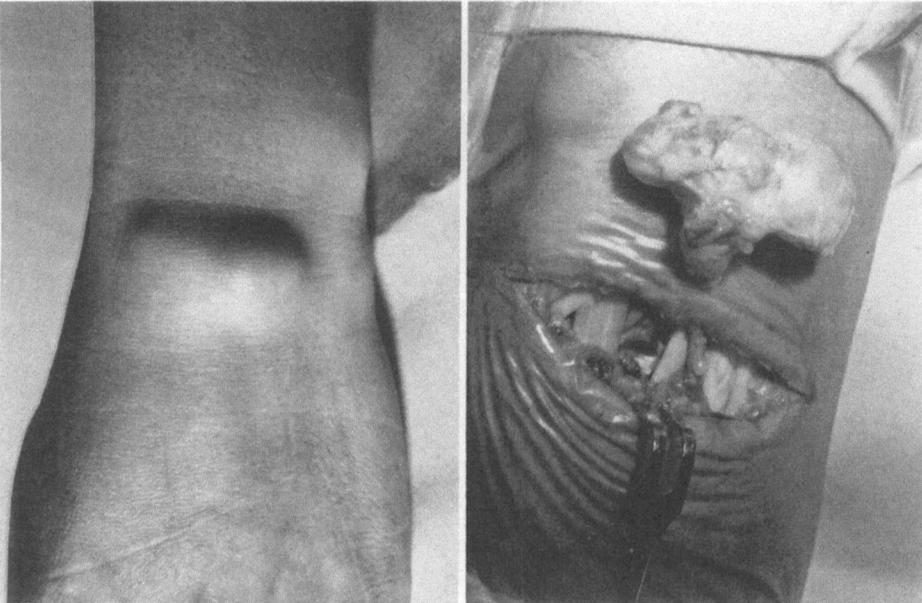

Abb. 1a, b. Ganglion des Retinaculum dorsale über der Streckseite des Handgelenks vor (a) und (b) nach Exstirpation

Das Anularligamentganglion läßt sich als harter, hirsekorn- bis fast bohnengroßer Tumor im distalen Hohlhand- bzw. proximalen Grundgliedbereich tasten. Es verursacht Beschwerden durch Druck auf die Schmerzrezeptoren, vor allem beim Grobgriff und beim Händedruck, sowie durch den Periostzug bzw. die Periostdehnung im Ligamentansatz bei Fingerbeugung (Abb. 2). Das Ganglion haftet fest auf der Unterlage, während sich die beschwielte Haut darüber verschieben läßt. Bei Bewegungen des Fingers und damit der Beugesehnen geht der Tumor nicht mit. Eine Spontanruptur der Kapsel ist möglich, die Beschwerden verschwinden dadurch weitgehend. Rezidive nach Ruptur sind relativ häufig. Seltene intratendinöse Ganglien sind von dem Anularligament dadurch abzugrenzen, daß sie bei Fingerbewegungen entsprechend der Verschiebung der Sehnen mitwandern. Sie können durch Sehnenbewegungen proximal oder distal des Anularligaments zu liegen kommen, beim Daruntergleiten das Symptom des schnellenden Fingers verursachen und durch Aufhebung des Gleitvorgangs zu Blockaden führen.

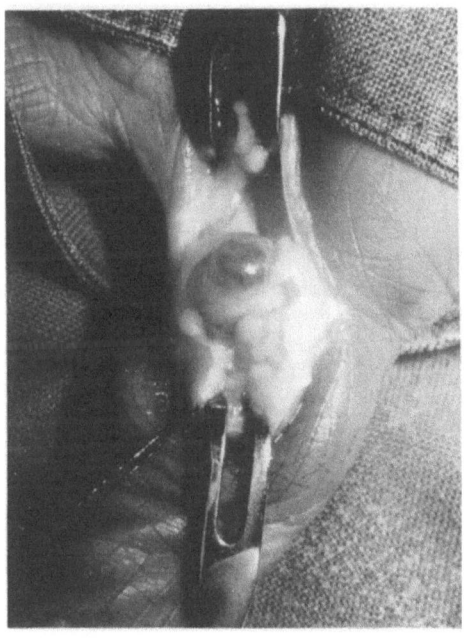

Abb. 2. Anularligamentganglion: Ganglion des Ringbandes, des fibrösen Anteils der Beugersehnenscheide im Bereich des Fingergrundgelenks

Differentialdiagnostisch kommen derbe Tumoren, wie Fibrome, Epithelzysten, Exostosen, u.a. auch bei degenerativen Gelenkveränderungen im Bereich der Metacarpophalangealgelenke, Knochenzysten, -tumoren sowie posttraumatische Knochenveränderungen in Frage. Eine Verwechslung mit einem Sesambein ist möglich. Articulo- wie tenosynovitische Veränderungen bei chronischer Polyarthritis stehen ebenfalls zur Diskussion.

Therapie: Sollten die genannten Ganglien den Bewegungsvorgang stören oder darüber hinaus erhebliche Beschwerden bereiten, so kann die operative Entfernung – in Blutleere erfolgend – indiziert sein. Je ausgedehnter der Eingriff, um so mehr wird die Rezidivbereitschaft herabgesetzt. Sie ist jedoch nicht vollständig auszuschließen.

XI. Neoplasmen von Sehnen, Sehnenscheiden, Bändern, Faszien

Von

D. Wessinghage

Mit 1 Abbildung

Tumoren von Sehnen, Sehnenscheiden, Bändern, Faszien sind relativ selten. Unterschieden werden gut- und bösartige Geschwülste. Unter den gutartigen Tumoren – sie treten häufiger im Bereich der Hand auf – finden sich vorwiegend Fibrome (Abb. 1), Fibrolipome und Myxofibrome, seltener Lipome. Faszienfibrome bestehen u.a. im Nackenbereich (hier als Elastofibrom), solitär oder multipel werden sie auch in den Bauchdecken, vorwiegend in den Rektusscheiden gefunden, und hier als Desmoide bezeichnet. Xanthome – isoliert, multipel und generalisiert (im Rahmen einer Stoffwechselstörung) sind fibromatöse Tumoren, die Pigment speichern und Schaum- bzw. Riesenzellen enthalten. Infiltrierend wachsende Xanthome der Sehnen sind zuweilen in der Lage, deren Struktur bis zur Ruptur zu zerstören. Nur selten kommt es zur malignen Entartung von Xanthomen.

Darüberhinaus existieren in den genannten Gewebsarten gutartige Riesenzellgeschwülste ohne begleitende Stoffwechselstörungen. Auch das benigne Synovialom, die lokalisierte pigmentierte noduläre Synovitis kann sich, außer an Gelenken, an den Sehnenscheiden manifestieren. Extrem selten sind Osteochondrome, die von den Fingerbeugesehnenscheiden ausgehen sollen. Ferner finden sich

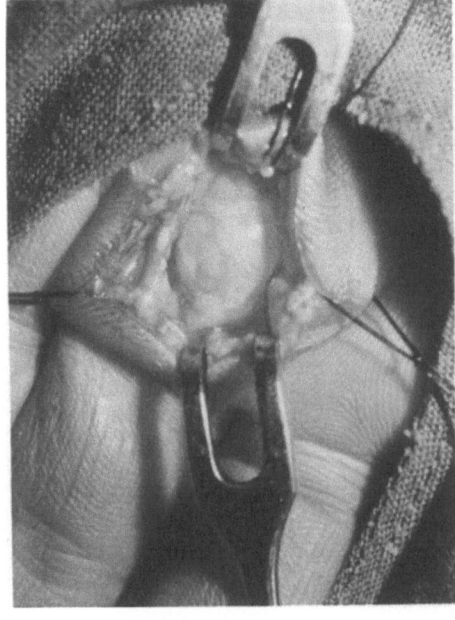

Abb. 1. Fibrom der Sehnenscheide im Anularligamentbereich

Faszienosteome, bei denen es sich allem Anschein nach um verknöchernde Sarkome handelt.

Erwähnt werden sollten ferner die Ganglien, die sich in der Gelenkkapsel, aber auch in den genannten Geweben bilden können. Bisher konnte noch nicht sicher geklärt werden, ob es sich bei Ganglien eindeutig um echte Tumoren handelt.

Die malignen Tumore werden unterteilt in primäre und sekundäre Tumoren. Relativ häufig sind Fibrosarkome der Faszien. Wesentlich seltener hingegen sind Sarkome des Synovialgewebes, wie auch das maligne Synovialom. Myxo- oder Myxofibrosarkome befallen u.a. auch die Schleimbeutel.

Ein sekundärer Befall der genannten Gewebe durch Metastasen ist selten. Häufiger kommt es durch direkten Übergriff von Primärtumoren anderen Ursprungs zu einer sekundären Beteiligung.

Therapie: Bestehen im Bereich der Sehnen, Sehnenscheiden, Bänder und Faszien tumorartige Veränderungen bei denen sich der Verdacht auf Malignität nicht mit Sicherheit ausschließen läßt, die Beschwerden bereiten oder die den Patienten stören, so sollten sie nicht ohne Röntgenuntersuchung entfernt werden.

Eine pathologische Untersuchung des entfernten Gewebes – wo nötig, ein Schnellschnitt – ist zu fordern.

Literatur zu Kapitel II–XI (Wessinghage)

Becher W, Krahl H (1978) Die Tendopathien. Thieme, Stuttgart
Bouchard Ch (1882) Maladies par ralentissement de la nutrition. Liber F. Savy, Paris
Boyes JH (1979) persönl. Mitteilung
Copeman WS (1954) Textbook of the rheumatic diseases, 3rd ed. Livingstone, Edinburgh
Dupuytren G (1832) Leçons orales de clinique chirugicale faites à l'Hotel-Dieu de Paris. Tome I, Germer Bailière Paris
Forestier J, Rotès-Querol J (1950) Hyperostose ankylosante vertebrale senile. Rev Rhum 17:525
Garrod AE (1893) On an unusual form of nodule upon the joints of the fingers. St Barth Hosp Rep 29:157
Hohmann G (1933) Das Wesen und die Behandlung des sogenannten Tennisellbogens. Wochenschr Munch Med Wochenschr 80:250
Hueston JT (1963) Dupuytren's contracture. Livingstone, Edinburgh
Ledderhose G (1897) Zur Pathologie der Aponeurose des Fußes und der Hand. Langenbecks Arch klin Chir 55:694
Mathies H, Otte Pl, Villiaumey J, Dixon ASt (1978) Klassifikation der Erkrankungen des Bewegungsapparates, Bd. 4. In: H Mathies, Wagenhäuser FJ (Hrsg) Compendia Rheumatologica. Eular Verlag, Basel
Millesi H (1965) Zur Pathogenese und Therapie der Dupuytrenschen Kontraktur. In: Ergebnisse der Chirurgie u. Orthopädie, Bd. XLVII. Springer, Berlin
Mittelmeier H (1975) Operative Behandlung der therapieresistenten Insertionstendopathien Beitr Orthop Traum 22:61
Moberg E (1964) Dringliche Handchirurgie. Thieme, Stuttgart
Mumenthaler M (1961) Zur Dupuytrenschen Kontraktur. In: M. Mumenthaler (ed) Die Ulnarisparesen. Thieme, Stuttgart
Nigst H, Buck-Gramcko D, Millesi H (1981) (Hrsg) Handchirurgie, Bd. I. Thieme, Stuttgart-New York
Reiter H (1916) Über eine unerkannte Spirochäteninfektion (Spirochaetosis arthritica). Dtsch Med Wochenschr 42:1535
Schneider H (1959) Die Abnützungserkrankungen der Sehnen und ihre Therapie. Thieme, Stuttgart
Stellbrink G, Englert M (1970) Die ganglioplastischen Tumoren der Hand. Handchirurgie 2:152
Wessinghage D (1978) Operative Möglichkeiten bei weichteilrheumatischen Erkrankungen, vol 5. FortbildK Rheumatol Karger, Basel, 346

XII. Periarthropathia humeroscapularis*

Von

F.J. WAGENHÄUSER

Mit 13 Abbildungen und 18 Tabellen

1. Nomenklatur, Epidemiologie, Begriffsbestimmung

Schon im Jahre 1872 prägte DUPLAY den Begriff der „Periarthritis humeroscapularis" (PHS) für eine traumatisch ausgelöste schmerzhafte Versteifung des Schultergelenkes. DUPLAY nahm an, daß diese posttraumatische Schultersteife durch eine Verklebung der verödeten Bursa subacromialis bedingt sei. Seine Hypothese der Bursaadhärenzen konnte durch spätere Untersuchungen nicht bestätigt werden. Trotzdem bleibt es das unbestrittene Verdienst DUPLAYS, erstmals klar herausgestellt zu haben, daß es schmerzhafte Funktionsstörungen im Bereich der Schulter gibt, die nicht primär durch Erkrankungen des Humeroskapulargelenkes im engeren Sinne – der Articulatio humeri – sondern durch krankhafte Prozesse im periartikulären Gewebe bedingt sind. Der von ihm geprägte *PHS-Begriff*, welcher sich ursprünglich allein auf eine posttraumatische Schultersteife bezog, wurde in der Folge zu einem *Sammelbegriff* für schmerzhafte Funktionsstörungen verschiedenster Ursachen im Schultergelenk ausgedehnt, was eher verwirrend als klärend wirkte. Der PHS-Begriff erwies sich zwar in der klinischen Praxis als sehr handlich, wurde aber gerade daher in der Folge zu oberflächlich und verwässert angewendet. Erst die neuere, verfeinerte klinische Aufschlüsselung des Syndroms aufgrund anatomophysiologischer und pathologischer Gegebenheiten führte zu einer Neugliederung des PHS-Begriffes und schuf damit eine gewisse Ordnung für das diagnostische und therapeutische Procedere. Das wesentliche des PHS-Syndromes bezieht sich aber definitionsgemäß weiterhin auf Schmerzen und Funktionsstörungen im Schulterbereich, die primär durch kombinierte, krankhafte Prozesse im periartikulären Gewebe (Sehnenscheiden, Bursen, Ligamente, Muskulatur) und der Gelenkkapsel bedingt sind. Da die degenerativen Vorgänge bei diesen schmerzhaften Schultersyndromen stark im Vordergrund stehen und die entzündlichen Phänomene eine weit untergeordnete sekundäre Rolle spielen, ist es auch hier zweckmäßiger, im Sinne eines Oberbegriffes von einer „Periarthropathia humeroscapularis" zu sprechen. Die Periarthropathia humeroscapularis ist eine sehr *häufige Erkrankung*. An unserer Universitätsrheumapoliklinik in Zürich behandeln wir jährlich durchschnittlich 400 Patienten mit PHS-Syndromen, wobei im Krankengut die Frauen deutlich überwiegen (Tabelle 1). Dies mag allerdings zu einem Teil darauf beruhen, daß in unserem gesamten Poliklinikkrankengut die weiblichen Patienten viel häufiger sind. In der Literatur gibt WELFLING (1965) ebenfalls ein gehäuftes Vorkommen der PHS bei weiblichen Patienten seines großen Krankengutes an, während DAHMEN (1966) und SCHNEIDER (1959) unter den von ihnen untersuchten Patienten in bezug auf das Geschlecht gleiche Prozentsätze von Männern und Frauen fanden. Dabei leuchtet eben ein, daß die Patienten-Selektionen von Klinik zu Klinik sehr different sein können. Bei unserer epidemiolo-

---

* Aus „Aktuelle Rheumatologie", Band 4, Teil 1: S. 65–79; Teil 2: S. 123–131, 1979

Tabelle 1. Altersverteilung von 325 PHS-Patienten (Univ.-Rheumapoliklinik Zürich)

Altersgruppe	Männer		Frauen		Total	
	n	%	n	%	n	%
bis 20	1	0,3			1	0,3
21 bis 30	4	1,2	6	1,8	10	3,0
31 bis 40	12	3,6	15	4,7	27	8,3
41 bis 50	25	7,7	58	17,8	83	25,5
51 bis 60	34	10,5	76	23,4	110	33,9
61 bis 70	23	7,1	40	12,4	63	19,5
71 und darüber	13	4,0	18	5,5	31	9,5

Tabelle 2. Seitenlokalisation von 325 PHS-Fällen (Univ.-Rheumapoliklinik Zürich)

Seitenlokalisation	rechts	links	beidseitig
Total (325) 100%	(186) 57%	(123) 38%	(16) 5%

gischen Bevölkerungsuntersuchung im Bauerndorf Hirzel bei Zürich (WAGENHÄUSER 1969b) fanden wir eine aktuelle manifeste Häufigkeit der PHS bei 8,9% der Gesamtbevölkerung, wobei Männer und Frauen praktisch gleichhäufig erkrankt waren. Subjektiv gaben anamnestisch 16,1% der Probanden PHS-Beschwerden an, die Männer mit 17,4% etwas häufiger als die Frauen mit 15,3%.

Was die *Abhängigkeit der PHS vom Alter* anbelangt, so zeigt die Analyse unseres Krankengutes, daß nach dem 20. Lebensjahr die Erkrankungshäufigkeit kontinuierlich bis zum 50. Lebensjahr ansteigt (Tabelle 1). Das Maximum der Krankheitsmanifestation findet sich in der Zeitspanne vom 51. bis 60. Altersjahr, sowohl für Frauen als auch für Männer. Dieses Ergebnis stimmt insbesondere mit den großen Statistiken von SCHNEIDER (1959) überein. Die *Seitenlokalisation* der PHS zeigt eine Bevorzugung der rechten Schulter (Tabelle 2), wobei in unserem Krankengut der gleichzeitige bilaterale Befall relativ selten vorkommt. Erfahrungsgemäß befällt die PHS die rechte und linke Schulter eher abwechselnd. Dies wird auch von SCHNEIDER (1959) bestätigt, der bei den Männern einen bilateralen Befall in 7,9% und bei den Frauen in 6,1% der Fälle fand. Hingegen hat WELFLING (1965) mit 20% einen wesentlich höheren Prozentsatz bilateraler Lokalisation in seinem Krankengut aufzuweisen. Eine überwiegend rechtsseitige Lateralisation der PHS wird von den meisten Autoren angegeben (BLOCH u. FISCHER 1958; SCHNEIDER 1959; WELFLING 1965). DAHMEN (1966) hingegen berichtet über ein eindeutig häufigeres Auftreten auf der linken Seite. Bei unserer epidemiologischen Bevölkerungsuntersuchung fanden wir ebenfalls einen etwas bevorzugten Befall des rechten Schultergelenkes mit 7,5% gegenüber dem linken mit 5,3%, der Unterschied ist jedoch keineswegs signifikant.

In unserer Krankenstatistik (Tabelle 3) fällt auf, daß über 80% der PHS-Patienten uns durch den vorher behandelnden Arzt zur weiteren Therapie zugewiesen werden. Dies zeigt, wie problematisch die *Behandlung* einer chronisch verlaufenden PHS sein kann. Nach unserer Erfahrung beruhen aber die Behandlungsmißerfolge nicht selten darauf, daß der PHS-Begriff diagnostisch zu pau-

Tabelle 3. Patienten mit Periarthropathia-humeroscapularis-Syndrom (Univ.-Rheumapoliklinik Zürich)

	♂	♀	Total	Ärztlich zugewiesen	
				n	%
1973	173	268	441	365	83%
1974	164	273	437	362	86%
1975	179	251	430	372	87%
	516	792	1308	1099	84%

Tabelle 4. Intensität der Leitsymptome Schmerz und Funktionsstörungen bei den verschiedenen PHS-Formen

	Schmerz ↔	Funktionsstörung
PHS simplex		
subacuta	+ +	+ +
chronica	+ +	+
partim ankylosans	+	+ +
PHS acuta	+ + +	+ + +
PHS pseudoparetica	+ + + →(+)∅	+ + +
PHS ankylosans	(+)∅	+ + +

schal, kursorisch und nichtssagend angewendet wurde. Die *klinische Leitsymptomatik* scheint ja zunächst verblüffend einfach, sie äußert sich in Schmerzen und einer funktionellen Störung, d.h. Bewegungseinschränkungen verschiedenen Grades bis zur vollständigen Schultersteife. Die beiden Leitsymptome Schmerz und Bewegungsstörung sind bei den verschiedenen PHS-Syndromen in wechselnder Intensität vorhanden (Tabelle 4). Eine völlig eingefrorene Schulter kann schmerzfrei sein, während andererseits trotz erheblicher Schmerzen zum mindesten die passive Beweglichkeit noch weitgehend erhalten bleibt. Schmerz und Funktionsstörung unterstehen einer intensiven gegenseitigen Wechselwirkung. Bewegungen können jederzeit Schmerzen auslösen, umgekehrt verursachen Schmerzzustände eine reflektorische Ruhigstellung des Gelenkes, die schließlich zu erheblichem Bewegungsverlust führt, auch zwingen sie oft den Patienten zu gewissen Trickbewegungen, welche das funktionelle Gelenkspiel fortschreitend verschlechtern. Diese Tatsachen sind therapeutisch enorm wichtig, sie zwingen dazu, bei einer PHS stets beide Kardinalsymptome, nämlich den Schmerz und die funktionelle Störung, zu behandeln. In der Praxis kommt leider die funktionelle gezielte Bewegungstherapie meist zu kurz, weshalb denn auch der erwünschte Therapieerfolg ausbleibt.

2. Anatomische und pathophysiologische Grundlagen des PHS-Syndromes

Die klinische Symptomatik der PHS-Syndrome ist nur dann verständlich, wenn sie durch die besondere Anatomie, Physiologie und Pathologie des Schultergelenkes erklärt wird. Im folgenden beschränken wir uns auf einige wesentliche Aspekte dieses außerordentlich komplizierten Problems.

Das Schultergelenk ist das beweglichste Gelenk des menschlichen Körpers. Seine extreme Beweglichkeit geht auf Kosten einer gewissen soliden Stabilität. Klinisch-funktionell gesehen weist es mehrere Gelenkflächen auf (Abb. 1). Das *Humeroskapulargelenk* (Articulatio humeri) ist das Schultergelenk im engeren Sinne zwischen Humeruskopf und Gelenkpfanne. Unter *Subakromialgelenk* versteht man den Gleitraum zwischen Humerus und Akromion; dieser wird gebildet durch das knöcherne Schulterdach, das aus dem Akromion und dessen straffer ligamentären Verbindung zum Processus coracoideus besteht, sowie aus der Oberseite des Tuberculum majus (humeri), mit der als Gleitschutz dazwischengelagerten Bursa subacromialis (B. subdeltoidea). Obwohl es sich nicht um ein Gelenk im strengen Sinne handelt, haben die Anatomen diesem subakromialen Gleitraum zu Recht den Wert eines „Schulternebengelenkes" zuerkannt, was vom klinischen Standpunkt aus nur begrüßenswert ist. Die funktionelle Einheit des Schultergelenkes wird im weiteren durch das Akromioklavikular- und das Sternoklavikulargelenk sowie durch die skapulothorakale Gleitebene ergänzt. Diese Elemente sind in der klinischen Beurteilung stets mitzuberücksichtigen.

Das *Humeroskapulargelenk* (Articulatio humeri) ist sehr unstabil. Die Gelenkkapsel ist weit und schlaff, die Ligamentverstärkung schwächlich. Eine auffällige Besonderheit dieses Gelenkes besteht darin, daß die Gelenkhöhle von der langen Bizepssehne durchzogen wird. Diese setzt am oberen Pol der Gelenkpfanne an, durchläuft horizontal das Gelenk, macht einen rechten Winkel und taucht dann in die Knochenschiene des Sulcus intertubercularis des Humeruskopfes ein (Abb. 2). Hier wird sie von einer Ausstülpung der Gelenkkapsel begleitet, welche die Rolle einer Sehnenscheide spielt. Sehnige Fasern überbrük-

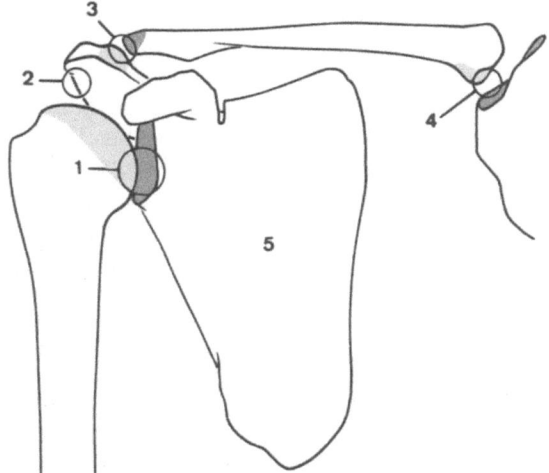

Abb. 1. Die klinisch-synergistischen Gelenkelemente des Schultergürtels. *1* Humeroskapulargelenk (Articulatio humeri), *2* subakromialer Gleitraum (Subakromialgelenk, Schulternebengelenk), *3* Akromioklavikulargelenk, *4* Sternoklavikulargelenk, *5* skapulothorakale Gleitebene

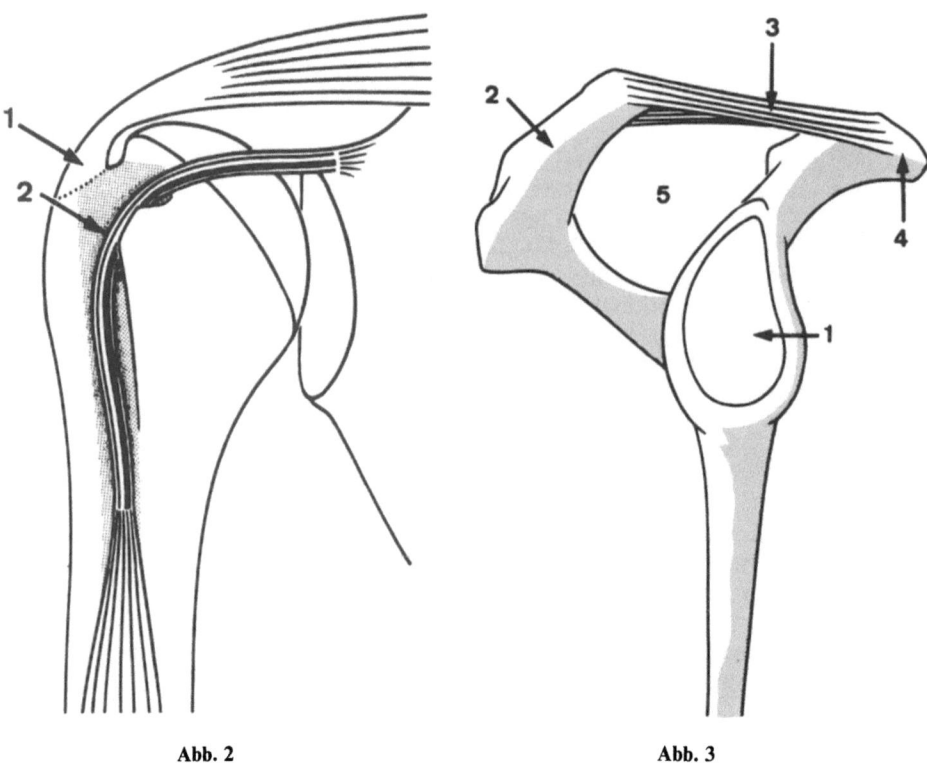

Abb. 2 **Abb. 3**

Abb. 2. Die Insertionsstelle der Supraspinatussehne (*1*) und die Umbiegestelle der langen Bizepssehne im Sulcus intertubercularis (*2*) werden mechanisch am intensivsten beansprucht und frühzeitig abgenutzt

Abb. 3. Das Schulterblatt von lateral. *1* Gelenkpfanne der Articulatio humeri, *2* Akromion, *3* Ligamentum coracoacromiale, *4* Processus coracoideus, *5* subakromialer Gleitraum („Gleittunnel" der Sehne des M. supraspinatus); $2+3+4$ = knöcherne Schulterarkade (Fornix humeri)

ken zum Schutz den Sulcus intertubercularis und halten dort die Bizepssehne fest.

Das *Subakromialgelenk* wird oben durch die starre Schulterarkade, den Fornix humeri begrenzt, der aus Akromion und Processus coracoideus besteht, welche durch das Ligamentum coracoacromiale verbunden sind (Abb. 3). Die untere Gelenkhälfte besteht aus der Oberseite des Tuberculum majus sowie der Ansatzstelle und Sehne des M. supraspinatus (Abb. 2). Die Supraspinatussehne zieht durch den schmalen Raum zwischen Fornix und Tuberculum durch und ist mit der Gelenkkapsel eng verwoben. Zwischen Supraspinatussehne und Fornixspange ist die Bursa subacromialis eingelagert, sie liegt wie ein Kissen schräg über dem Tuberculum majus und der Supraspinatussehne. Bei der Abduktion bewegt sich nicht nur der Humeruskopf gegen die Gelenkpfanne im Sinne einer Dreh-Gleitbewegung, sondern auch das Tuberculum majus mit der Ansatzstelle des M. supraspinatus unter einem gewissen Druck gegen das Akromion. Normalerweise gleitet dabei das Tuberculum dank dem Gleitschutz der Bursa subacromialis unbehindert unter dem Schulterdach hinweg. Sicherung und Bewegungsführung des Schultergelenkes sind der Muskulatur und den Sehnen übertra-

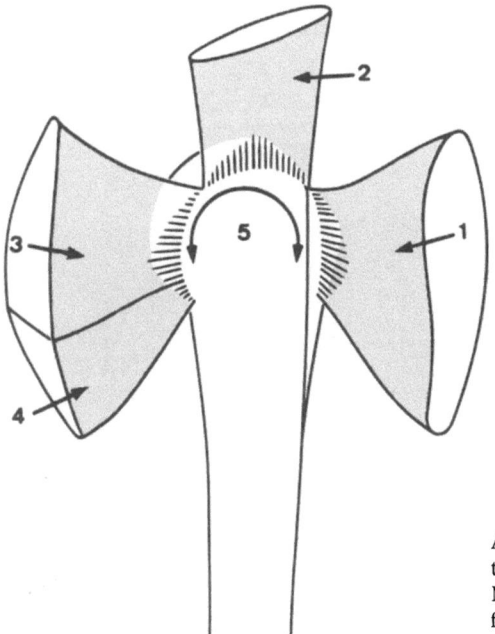

Abb. 4. Der Muskelrotatorenmantel des Schultergelenkes, aufgeklappt von lateral gesehen. *1* M. subscapularis, *2* M. supraspinatus, *3* M. infraspinatus, *4* M. teres minor, *5* gemeinsame Sehnenhaube (Rotatorensehnenplatte)

gen, welche wie ein Mantel das Gelenk umschließen. Folgende vier Muskeln überlagern die Articulatio humeri (Abb. 4): von vorn der M. subscapularis, der am Tuberculum minus inseriert, von oben der M. supraspinatus mit der Insertionsstelle am Tuberculum majus, von hinten der M. infraspinatus und der M. teres minor, die am mittleren und unteren Drittel des Tuberculum majus ansetzen. Die Sehnen dieser Muskeln strahlen in eine gemeinsame Ansatzzone zusammen, die eine Art Haube bildet und mit der Gelenkkapsel in ihrem distalen Teil eng verwoben ist. *Muskelrotatorenmantel* und *Rotatorensehnenhaube* umschließen somit kappenartig den Humeruskopf. In dieser Sehnenhaube bildet die Supraspinatussehne gleichsam den Boden des subakromialen Nebengelenkes und das Dach des Schultergelenkes im engeren Sinne.

Für die *Pathologie* des Schultergelenkes sind drei anatomische und funktionelle Besonderheiten von entscheidender Bedeutung: die beiden Reibungszonen im Bereich des Subakromialraumes und des Gleitweges der langen Bizepssehne sowie als drittes die Schlaffheit der Gelenkkapsel. Im Subakromialgelenk ist besonders die Insertionszone der Supraspinatussehne bei Elevationsbewegungen starken Reibungen ausgesetzt (Abb. 5). Zwar werden die Gleitbewegungen des Tuberculum majus bei der Elevation durch die Bursa subacromialis erleichtert, jedoch kann diese die Reibung nicht völlig unterdrücken. Der Schleimbeutel ist gleichsam in das Walzwerk zwischen Akromion und Humeruskopf eingespannt und nützt sich relativ rasch ab. Damit fällt aber der Schutz für die Supraspinatussehne weg, welche, wie erwähnt, den Boden des subakromialen Gelenkes bildet, wodurch ebenfalls mechanische Abnutzungserscheinungen in diesem Bereiche der Supraspinatussehne gefördert werden. Weitere Phänomene beschleunigen zusätzlich die Degeneration. Da die Supraspinatussehne unmittelbar nach ihrer Insertion die Richtung ändert (Abb. 2), treten an dieser Stelle besonders starke Zug- und Druckspannungen auf. Kontraststudien des Schmier-

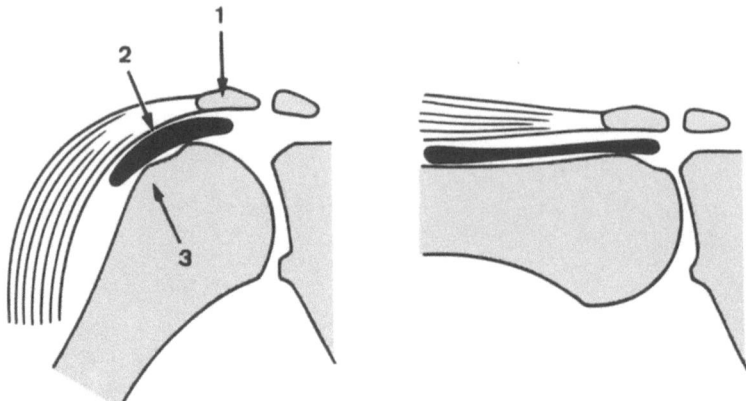

Abb. 5. Der subakromiale Gleitraum („Subakromialgelenk"). *1* Akromiongewölbe, *2* Bursa subacromialis, *3* Oberseite des Tuberculum majus. Bei der Elevation des Armes muß das Tuberculum majus mit der Supraspinatussehne unter dem knöchernen Schulterdach hinweggleiten; diese Gleitbewegung wird durch die Bursa subacromialis erleichtert, sie schützt die Supraspinatussehne gegen Druck und Reibung

vorganges bei Schulterbewegungen (BATEMAN 1972) zeigten zusätzlich, daß am hängenden leicht abduzierten Arm der obere Gelenkspalt von Synovia benetzt wird. Bei Elevation seitwärts hingegen und gleichzeitiger Außenrotation findet sich eine Ansammlung von Gelenkflüssigkeit im unteren Rezessus. Somit ist gerade in dem Augenblick, wo der Humeruskopf am knöchernen Schulterdach ansteht, nur ein Minimum an Schmierung vorhanden. Weiterhin zeigten Kontrastmittelinjektionen in die Arteria subclavia, daß proximal des Supraspinatussehnenansatzes und des Bizepssehnenursprunges konstant eine avaskuläre Zone bis zu 1 cm Durchmesser vorliegt (MACNAB u. RATHBUN 1970). Diese avaskulären Zonen am Supraspinatusansatz sowie am Bizepssehnenursprung können eine weitere Erklärung für die rasch auftretenden degenerativen Veränderungen in diesen Gebieten geben. Des weiteren ist bekannt, daß langzeitig forcierte Belastungen des Schultergelenkes bei abduziertem und außenrotiertem Arm eine chronische Irritation der Rotatorenmanschette verursachen. Die funktionell günstigen Vorteile einer enormen Beweglichkeit der Schulter können damit zu mechanisch bedingten Nachteilen werden, wobei nach DE PALMA (1973) zu Recht als schwächster Punkt des Schultergelenkes das Subakromialgebiet bezeichnet werden muß. Ähnlichen erheblichen Zug- und Reibungsbelastungen wie die Rotatorenmanschette ist auch die lange Bizepssehne in ihrer Gleitschiene, dem Sulcus intertubercularis, ausgesetzt, wobei die Sehne mechanisch dort am stärksten beansprucht wird, wo sie um das Tuberculum minus herum biegt, d.h. an der Eintrittsstelle zum Sulcus intertubercularis (Abb. 2). Die schützende begleitende röhrenförmige Ausstülpung der Gelenkkapsel vermag die lange Bizepssehne nicht zufriedenstellend vor diesen massiven mechanischen Beanspruchungen zu schützen.

Aus dem Geschilderten geht hervor, daß die Supraspinatussehne und die Biceps longus-Sehne für mechanisch verursachte Tendopathien besonders anfällig sind. Die extreme Beweglichkeit des Schultergelenkes setzt die Schlaffheit der Gelenkkapsel, insbesondere des Gelenkrezessus voraus. Eine Schrumpfung der Gelenkkapsel wird demnach die Schulterfunktion wesentlich behindern oder sie sogar völlig blockieren.

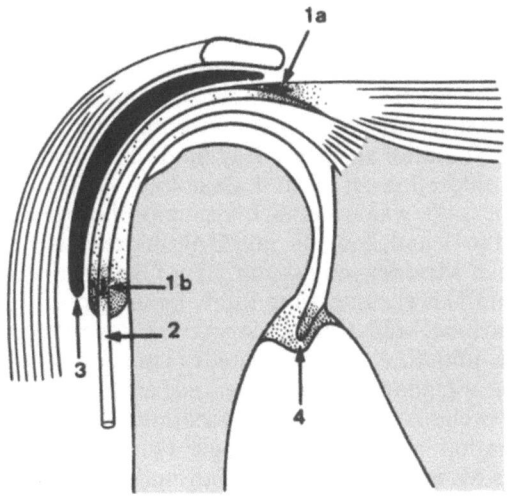

Abb. 6. Häufigste Lokalisation der degenerativen Tendopathien mit möglichen Einrissen und Kalkeinlagerungen. *1a* Supraspinatussehne, *2* Biceps-longus-Sehne; sekundär mögliche kollaterale akute, subakute oder chronisch proliferative Entzündungsreaktionen (*1b* Tendovaginitis, *3* Bursitis, *4* retraktile Kapsulose)

Die drei geschilderten anatomischen und funktionellen Besonderheiten des Schultergelenkes bilden die wichtigste Grundlage für die Entstehung eines primären PHS-Syndromes (Abb. 2, 6). Mechanische Tendopathien der stark beanspruchten Sehnen (Supraspinatussehne und übrige Abschnitte der Rotatorensehnenhaube, lange Bizepssehne, später auch kurze Bizepssehne) verursachen den tendopathischen Schulterschmerz. Fibröse Schrumpfungen der Schultergelenkkapsel („retraktile Kapsulose") führen zur Schultersteife. Als zusätzliche Komplikationen können Perforationen und Rupturen in den pathologisch veränderten Sehnen und Sehnenplatten auftreten sowie eine sekundäre akute Bursitis, Tendovaginitis oder Kapsulitis, die ein entsprechendes Krankheitsbild mit akut entzündlicher Symptomatik hervorrufen. Die degenerativen Sehnenveränderungen setzen bemerkenswert früh, nämlich schon vor dem 30. Lebensjahr ein (SCHÄR 1939; SCHNEIDER 1959; GLATTHAAR (1938) und andere). Elektronenmikroskopisch zeigen sich die Störungen zunächst im Bereich der Struktur und der Lagerung der Kollagenfibrillen, später im Bereich der interfibrillären Grundsubstanz (DETTMER et al. 1951). Noch später treten geringfügige Änderungen im Bereich der Doppelbrechung im polarisierten Licht auf und schließlich kommt es zu Veränderungen des Polymerisationsgrades mit Präzipitatbildungen von Protein und Glykosaminglykanen. Die rheologischen Eigenschaften der Fasern (Dehnbarkeit, Relaxationsvermögen) und der Grundsubstanz (Viskosität) verändern sich in pathologischer Weise (HARTMANN 1974). Daraus resultiert eine vermehrte Gewebsbrüchigkeit. Hyalinisierung, Zersplitterung und Zerreißung von Sehnenfasern, die so ausgeprägt sein können, daß sie zur Spontanruptur der Sehne führen, vervollständigen das Bild der Degeneration. Klinisch sind diese Nekrosezonen, welche zu Rißbildungen führen, von entscheidender Bedeutung. Die Spalträume sind mit Schollen und Detritus gefüllt. Fettablagerungen, sei es als ausgeprägte Tendolipoidose oder nur als feine Lipoidbestäubung, finden sich häufig. Gelegentlich kommt es zu Kalkniederschlägen in Kristallform (Hydroxylapatit) in den degenerativ veränderten Zonen. Prädisponiert für solche Kalkniederschläge ist die Supraspinatussehne, dort werden die Einlagerungen bei entsprechendem Ausmaß im Röntgenbild sichtbar und damit diagnostisch relevant. Die Ätiologie dieser Kalkniederschläge, welche eine breiartige Konsistenz haben, ist nicht eindeutig geklärt, möglicherweise wird sie beeinflußt durch pH-Verschiebungen im entarteten Gewebe. Die Degeneration des Sehnengewebes erschöpft sich aber nicht in den beschriebenen regressiven Vorgängen. Innerhalb des zellarmen Fasergewebes kommt es zu herdförmigen Fibroblastenproliferationen, die FASSBENDER (1975) im Extremfall als „mesenchymoide Transformation" bezeichnet hat. Diese Zellproliferation ist nach FASSBENDER (1975) die Folge einer lokalen Gewebshypoxie und wahrscheinlich das morphologische Äquivalent der von HAUSS et al. (1964) und anderen mit Hilfe biochemischer Parameter definierten „unspezifischen Mesenchymreaktion". Im Gegensatz zur Muskulatur, wo die Hypoxie nur zum Gewebeuntergang führt, kann also offenbar der Sauerstoffmangel in den zellarmen, bradytrophen Strukturen des Sehnengewebes auch eine Zellproliferation und eine mesenchymoide Transformation verursachen. Neben den degenerativ-tendopathischen Veränderungen treten nach SCHNEIDER (1959) im Sehnengewebe auch regenerativ-reparative Vorgänge auf. Die Intensität dieser Regeneration ist sowohl abhängig vom Grad der angeborenen Reaktionsfähigkeit des Mesenchyms als auch von anderen Faktoren, insbesondere vegetativ-zirkulatorischen. Bei überschießenden regenerativen Vorgängen können Sehnenverdickungen narbiger Art oder sogar die Ausbildung von Sehnenknochen entstehen. So ist zum Beispiel die produktive Fibroostose der morphologische Ausdruck eines intensiven reparativen Vorganges. Sobald das Sehnengewebe als solches pathologisch verändert ist, kommt es meist auch zu krankhaften Veränderungen des paratendinösen Gleitgewebes, indem man histologisch meist ein ödematös aufgelockertes Bindegewebe mit Rundzellinfiltrationen, Kapillarsprossung, leichter Proliferation von Fibroblasten und stellenweise Fibrinausscheidung findet, offenbar als morphologische Manifestation einer rein sekundären chronischen Entzündungsreaktion, die primär mit den degenerativen Veränderungen nichts zu tun hat, aber doch wieder eine klinische Bedeutung besitzt.

Die erwähnten Kalkdepots von Stecknadelkopf- bis Bohnengröße, welche als mörtelartiger Brei zwischen die Sehnenbündel der Supraspinatussehne eingelagert werden, können, sobald die Kalkschollen eine gewisse Größe angenommen haben, zur Sehnenoberfläche und in benachbarte Gewebsabschnitte durchbrechen, so z.B. in die Bursa subacromialis, möglicherweise aber auch in das Schultergelenk. Rupturen treten vor allem ebenfalls im Supraspinatusgebiet und an der langen Bizepssehne in den nekrotischen Zonen auf. Hier sind alle Übergänge von kleinsten Erosionen bis zur vollständigen Perforation und zum totalen Abriß möglich. Komplette Perforationen und Rupturen im Bereich der Rotatorensehnenplatte führen zu einer pathologischen Verbindung zwischen Humeroskapulargelenk und Subakromialgelenk, die sich in einer Arthrographie meist sehr schön darstellen läßt (Abb. 7–9). An der Übergangsstelle der Sehnen zum Knochen, insbesondere im Ansatzbereich des Supraspinatus, aber auch der Bizepssehne, kommt es zu sekundären, ossären Veränderungen, die ein morphologisches Analogon zum degenerativ-arthrotischen Geschehen im Gelenkknorpel darstellen. Sklerosierung, Atrophie und Osteophytose sind die Hauptsymptome dieser ossären Sekundärerscheinungen. Osteophytäre Reaktionen können auch an der Unterfläche des Akromions als knöcherne Wucherungen auftreten, sie bilden dann eine zusätzliche Reibungsfläche für die Supraspinatussehne beziehungsweise die Bursa subacromialis und engen zudem den subakromialen Gleitraum wesentlich ein. Diese *Arthrose des Schulternebengelenkes* (Abb. 10) ist von großer klinischer Bedeutung und darf nicht verwechselt werden mit der Omarthrose

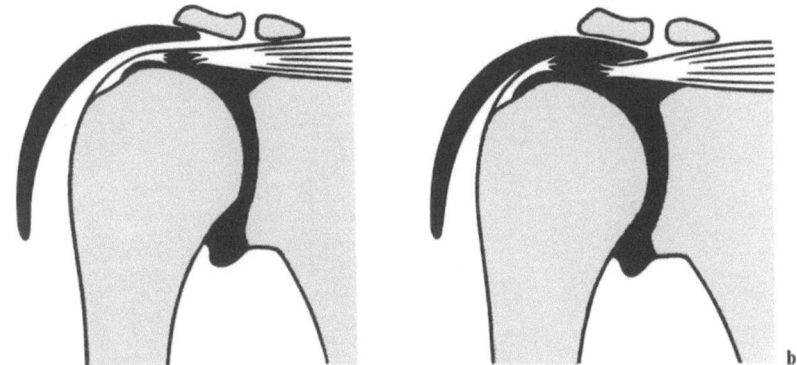

Abb. 7. Partielle (**a**) und totale (**b**) Ruptur der Supraspinatussehne. Der Riß in der Supraspinatussehne schafft eine – arthrographisch nachweisbare – Verbindung zwischen Gelenkhöhle und Bursa subacromialis

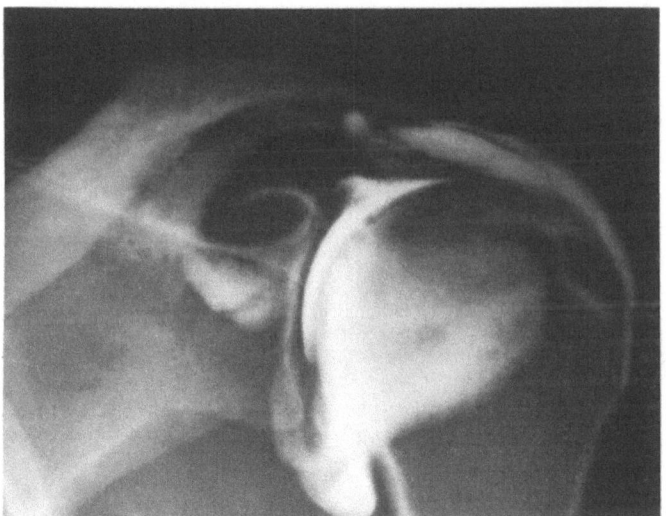

Abb. 8. Arthrographiebefund bei Ruptur der Rotatorenmanschette (Supraspinatussehne). Das Kontrastmittel ist durch die Rupturstelle in die Bursa subacromialis hineingeflossen und bringt diese pathologisch zur Darstellung

des Schultergelenkes im engeren Sinne, welche als primäre Arthrose nur selten auftritt.

Auf all die primär-degenerativen Veränderungen können sich, wie schon betont, sekundäre entzündlich-reaktive Vorgänge, insbesondere im paratendinösen Gleitgewebe in der Bursa subacromialis, in der Vagina synovialis der langen Bizepssehne und an der Gelenkkapsel abspielen. Diese rein sekundären kollateralen Entzündungen verlaufen entweder akut-exsudativ oder aber mehr chronisch-proliferativ, wobei sie dann mit der Zeit zu fibrösen Verklebungen und auch zu einer Kapselschrumpfung führen. Offenbar sind diese sekundär-entzündlichen Vorgänge in vereinzelten Fällen der Grund für die plötzliche schmerzhafte Manifestation eines vorher latenten tendopathischen Schulterleidens. Daneben aber

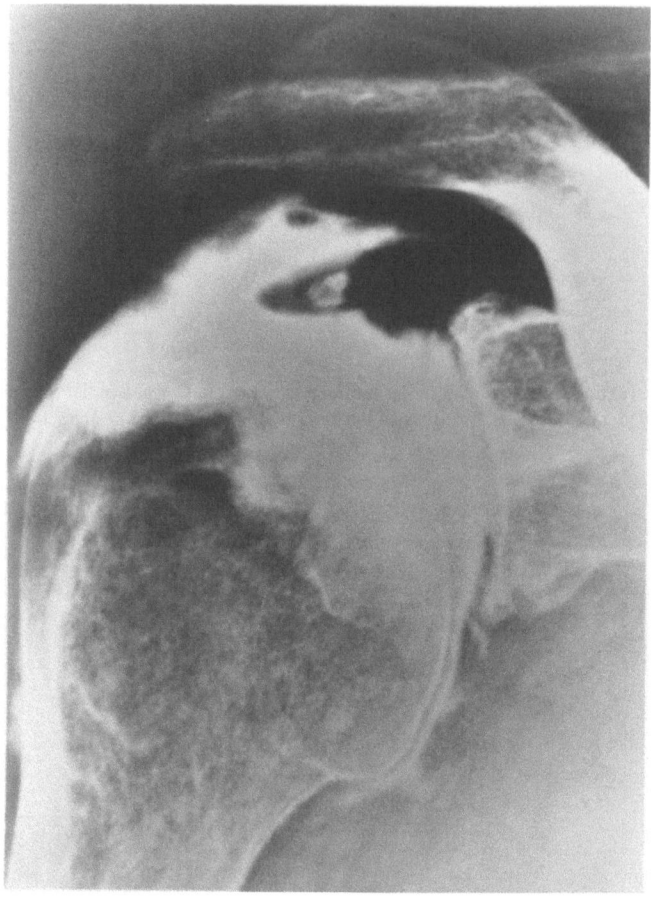

Abb. 9. Arthrographiebefund einer PHS ankylosans bei Status nach ausgedehnter Ruptur der Rotatorensehnenmanschette. Der breite Sehnendefekt ist gut erkennbar; die chronisch-entzündlich veränderte Bursa subacromialis ist geschrumpft und in ihrem Volumeninhalt vermindert; die retraktile Kapsulose hat zu einer deutlichen Verminderung des Gelenkinnenvolumens geführt

wirken zahlreiche andere Faktoren schmerzauslösend, welche mit einem entzündlichen Vorgang nichts zu tun haben. Das pathologisch-anatomische Substrat einer degenerativen Tendopathie kann ähnlich wie bei einer Arthrose lange Zeit klinisch latent und stumm bleiben. Die Gründe, welche die Tendopathie schmerzhaft werden lassen, sind in einzelnen Fällen klar erkennbar, in anderen aber nie zu durchschauen (Abb. 11), wie bei der Arthrose ist auch hier die Intensität der morphologischen Veränderungen niemals ein sicheres Korrelat zum Fehlen, Vorhandensein oder zur Intensität der subjektiv geäußerten Beschwerden. Zudem soll der Kliniker sich immer wieder davor hüten, bei den Tendopathien die ätiopathogenetischen Faktoren mit den schmerzauslösenden Faktoren zu verwechseln, insbesondere da zugegebenermaßen beide zeitweilig – zum mindesten teilweise – identisch sein können. Ohne Zweifel spielen allerdings bei der Schmerzentstehung mechanische Faktoren eine Hauptursache, wie sich schon bei einer exakten Anamnese und einer subtilen klinischen Untersu-

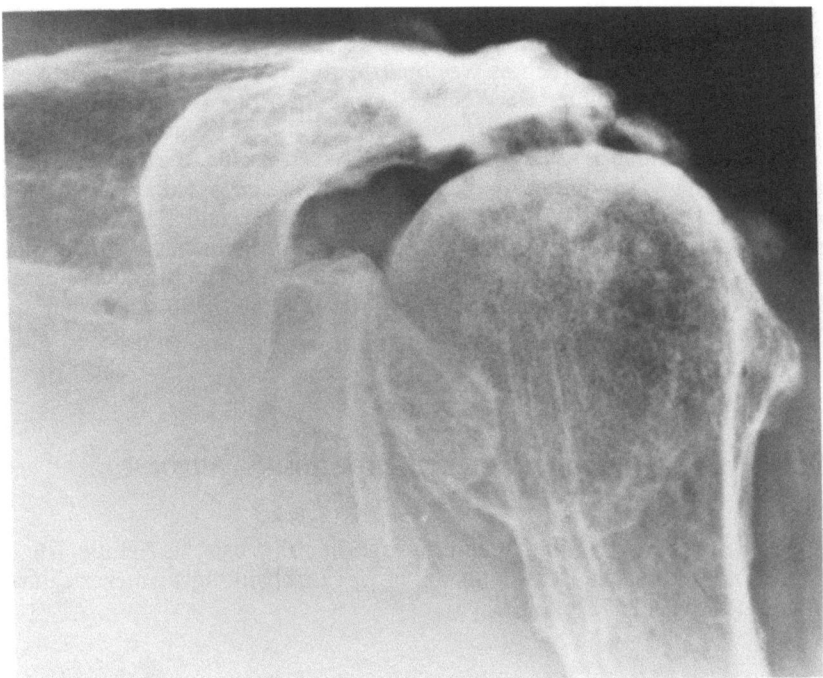

Abb. 10. Radiologische Symptome einer schweren Schädigung der Rotatorensehnenmanschette. Hochstand des Humeruskopfes gegenüber der Skapulapfanne, Deformierung des Tuberkulummassivs, Osteophytose an der Unterfläche des Akromions („Arthrose des Subakromialgelenkes")

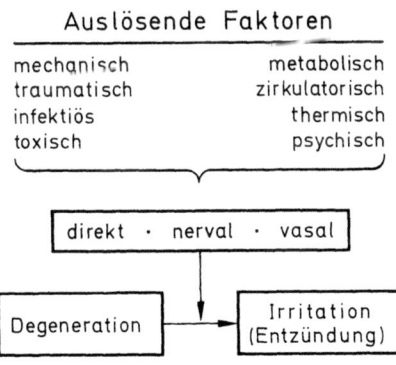

Abb. 11. Schmerzmanifestationsfaktoren bei Tendopathien

chung feststellen läßt, zu diesen Faktoren sind nicht nur die geschilderten Reibe-, Preß- und Zugmechanismen zu rechnen, möglicherweise spielen nach SCHNEIDER (1959) bei der Schmerzentstehung auch Schwielen im Sehnengewebe, die eine Dicke bis zu 1,5 cm erreichen können, mechanisch eine Rolle. Diese Schwielen könnten durch einen übermäßig starken Druck auf die zahlreichen Nervenendigungen, welche eine Sehne dicht durchflechten, Schmerzen auslösen.

Ähnlich wie bei den Arthrosen läßt sich zeitweilig klinisch eine *primäre PHS* von *sekundären PHS-Syndromen* unterscheiden. Von einer „primären PHS" spricht man dann, wenn ursächlich die degenerativen Tendopathien gegebenenfalls gefolgt von zeitweiligen reaktiven, lokalen, sekundären entzündlichen Irritationsphänomenen eindeutig im Vordergrund stehen; im klinischen Sinne handelt es sich hier somit um ein echtes weichteilrheumatisches Syndrom der Schulter im Sinne einer „kombinierten Weichteilerkrankung". Als „sekundäre Form" werden jene bezeichnet, bei denen eine Erkrankung des Schultergelenkes, d.h. der Articulatio humeri (z.B. traumatische Arthropathie, Arthrose, Arthritis, Tumoren usw.) oder anderer Organe (z.B. spondylogene zervikale Wirbelsäulensyndrome, Erkrankung der Organsysteme von Thorax und Abdomen wie z.B. Herzinfarkt, Lungentumoren, Cholezystitiden, Pankreatitiden, Mediastinaltumoren usw.) oder Krankheiten des Nerven-Gefäß- oder Muskelsystems, die Entwicklung einer PHS direkt erkennbar induzieren oder zum mindesten akzelerieren und unterhalten.

3. Klinische Periarthropathie-Syndrome

Es hat sich bewährt, in Anlehnung an die französische Schule (DE SÈZE 1960, 1961) das klinische PHS-Syndrom in vier Erscheinungsformen zu unterteilen (WAGENHÄUSER 1973); Tabelle 5).

Tabelle 5. Klinische PHS-Syndrome

PHS tendopathica simplex (subacuta, chronica, partim ankylosans)
    Supraspinatus-Syndrom
    Biceps-longus-Syndrom
    Biceps-brevis-Syndrom
PHS acuta
PHS pseudoparetica
PHS ankylosans
Mischformen

---

a) Die Periarthropathia humeroscapularis tendopathica

Die *PHS tendopathica simplex* (subacuta, chronica, partim ankylosans) äußert sich *subjektiv* (Tabelle 6) vorwiegend in Form von Bewegungsschmerzen, die gewöhnlich nur in einer bestimmten Bewegungsphase (meist Abduktion, kombiniert mit Rotation) auftreten. Spontanschmerzen werden weniger häufig angegeben, sie treten mit Vorliebe nachts auf, wenn die Patienten auf dem kranken Arm gelegen haben. Charakteristisch sind ferner die Ausstrahlungsschmerzen in den Oberarm sowie eine eindeutige Steigerung der Beschwerden bei mechanischer Mehrbelastung (insbesondere Zug- und Anstrengungsschmerz). Komplexe Bewegungen im Alltag mit Elevationen und Rotationen des Armes, z.B. beim Anziehen, Kämmen usw., können so heftige Beschwerden auslösen, daß diese Tätigkeiten nur mit Hilfe von Trickbewegungen ausgeführt werden können. Die Funktionsstörungen äußern sich somit bei der PHS tendopathica überwiegend in Form von Schmerzhemmungen, gegebenenfalls kann sich aber mit der Zeit eine zunehmende Ankylosierung entwickeln. *Klinisch* besteht die klassische Symptomatik einer Tendopathie (Tabellen 6 und 7), häufig liegt eine

Tabelle 6. Periarthropathia humeroscapularis tendopathica

Subjektiv
Wechselnd starke Spontanschmerzen
Vorwiegend Bewegungsschmerz (besonders Elevation und Rotation)
Schmerzausstrahlungen im Sehnen-Muskel-Gebiet (besonders Oberarm – Nacken)
Nachtschmerz
Zug-, Dehnungs-, Druck- und Anstrengungsschmerz
Behinderung (durch Bewegungsschmerz oder partielle Ankylosierung; „Trickbewegungen")

Objektiv
Tendopathische Druckdolenzen mit typischer Lokalisation
Auslösung von selektiven Bewegungsschmerzen durch gezielte Bewegungen besonders gegen Widerstand
Sekundäre Tendomyosen mit entsprechenden Druckdolenzen
Eventuell tendovaginitisches Reiben im Sulcus bicipitalis
Eventuell partielle Ankylosierung
Eventuell Symptome einer chronischen Bursopathie

Tabelle 7. Leitsymptomatik der Tendinosen, Ligamentosen, Periostosen

Beschwerden
Lokale Schmerzen an den Knocheninsertionsstellen der Sehnen und Ligamente und an den freien Periostzonen
Schmerzausstrahlung entlang der Sehne in den zugehörigen Muskelbauch
Verschlimmerung durch Bewegung, Belastung, Dehnung, Reibung, Druck, Zug, intensive Wärme
Besserung durch Ruhe, Entspannung, Kühle
Umschriebene Hyperalgesie, Dysästhesie, „Brennschmerz"

Befunde
Topographisch eindeutige Druckdolenzen von Sehnen und Ligamenten (Verlauf und besonders Insertionsstellen) und freien Periostzonen
Passiver Dehnschmerz
Muskel-, Sehnen- und Periostschmerz bei gezielter Bewegung gegen passiven Widerstand
Meist mit Tendomyose, häufig mit Bursitis kombiniert

Tabelle 8. Leitsymptomatik der Bursitiden und Tendovaginitiden

Beschwerden
Lokale Schmerzen
Verschlimmerung durch Bewegung und Druck
Besserung durch Ruhe, Entlastung

Befunde
Lokale Druckdolenz, Schwellung
Eventuell Überwärmung
Krepitation

Häufiges Vorkommen nicht nur bei statisch-mechanischen Störungen, sondern auch bei Arthrosen, Arthritiden (Bursitiden, besonders häufig bei Gicht); können sekundäre neurologische Kompressionssyndrome verursachen (z.B. Karpaltunnelsyndrom)

zusätzliche Tendovaginitis im Sulcus intertubercularis vor, gegebenenfalls auch eine Bursitis subacromialis mit entsprechender Symptomatik (Tabelle 8). Meist wird das Bild von ausgedehnten sekundären Tendomyosen im Schultergürtelbereich überlagert (allgemeine Leitsymptomatik der Tendomyosen s. Tabelle 9).

Tabelle 9. Leitsymptomatik der Tendomyosen

Beschwerden
Schmerzen in einzelnen Muskeln und Muskelgruppen (Topographie!)
Muskelsteifigkeit
Schmerz und Steifigkeit am ausgeprägtesten bei Bewegungsbeginn
Halte-, Ermüdungs- und Dehnungsschmerz
Besserung durch Bewegung, Wärme, Lockerung
Verschlimmerung durch Überanstrengung, Unterkühlung, Witterung, Psyche
Selten lokale Dysästhesien

Befunde
Lokalisierte Muskelhärten (Knötchen, Myogelosen)
Hartspann ganzer Muskeln
Lokalisierte Muskeldruckplatte („trigger points", „myalgic spots")
Häufig mit Tendinosen, Periostosen und Ligamentosen kombiniert
Charakteristische Zuordnung zu einzelnen Gelenken und vertebralen Segmenten
Hauptursache der pseudoradikulären Syndrome

Aus therapeutischen Gründen kann es wichtig sein, bei der PHS tendopathica im weiteren zwischen einem Supraspinatus- und einem Biceps-longus- sowie einem Biceps-brevis-Syndrom zu unterscheiden. Diese Teilsyndrome treten selten einzeln auf, meist bestehen sie gleichzeitig und überlagern sich gegenseitig in der Symptomatik. Beim *Supraspinatus-Syndrom,* das auch häufig mit einem gleichzeitigen Infraspinatus-Syndrom verbunden ist, lokalisiert der Patient seine Beschwerden überwiegend seitlich unmittelbar unter dem Schulterdach an der Insertionsstelle des M. supraspinatus am Tuberculum majus. Charakteristischerweise treten die Schmerzen häufig beim seitlichen Heben des Armes zwischen 80 und 120 Grad auf („schmerzhafter Bogen"), d.h. in dem Augenblick, wo das Tuberkulummassiv an das knöcherne Schulterdach anstößt und die geschädigte Supraspinatussehne unter dem Fornix durchgequetscht wird (Abb. 5). Durch Elevation gegen Widerstand werden diese Schmerzen deutlich verstärkt, auch beim Senken des Armes werden nach Überschreiten der Horizontale die typisch lokalisierten Schmerzen geäußert. Oft sucht der Patient den schmerzhaften Bogen mit einer Trickbewegung zu umgehen, indem er beim Seitwärtsheben des Armes gleichzeitig außenrotiert und damit den dorsal etwas weiteren Abstand zum Akromion zur schmerzhaften Passage benutzt. Der Supraspinatusschmerz kann auch durch einen gezielten Fingerdruck an der Insertionsstelle des M. supraspinatus am Tuberculum majus ausgelöst werden (Abb. 12). In gleicher Weise ist von hinten eine Druckdolenz jenes Abschnittes der Rotatorensehne nachweisbar, welche der Insertion des M. infraspinatus entspricht. Nicht selten läßt sich eine entzündlich verdickte und geschwollene Bursa subacromialis über dem Tuberculum majus palpieren. Beim *Biceps-longus-Syndrom* lokalisiert der Patient die Schmerzen mehr in die vordere Schulterpartie, sie sind durch eine kräftige Beugung des Vorderarmes, insbesondere wenn sie mit einer Supination verbunden ist, auslösbar und lassen sich ebenfalls durch Bewegung gegen Widerstand steigern. Auch kombinierte Abduktions-, Streck- und Innenrotationsbewegungen (Mantelankleiden) oder Drehbewegungen mit gebeugtem Vorderarm gegen Widerstand (Schraubenzieherbewegung) sowie das Einschlagen der Hand auf den Rücken (Schürzengriff) werden als sehr schmerzhaft empfunden. Die Schmerzen wandern entlang dem Sulcus intertubercularis und strahlen in Rich-

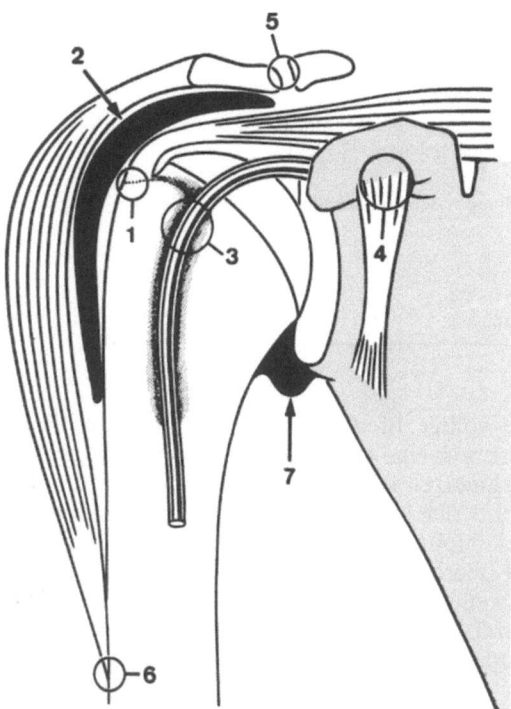

Abb. 12. Typische für die Diagnostik und Therapie wichtige Lokalisationen der Druckdolenzen beim PHS-Syndrom. *1* Insertionsstelle der Sehne des M. supraspinatus am Tuberculum majus, *2* Bursa subacromialis, *3* lange Bizepssehne im Sulcus intertubercularis, *4* Insertionsstelle der kurzen Bizepssehne am Processus coracoideus (Korakoideopathie), *5* Akromioklavikulargelenk, *6* Insertionsstelle des M. deltoideus („Deltoidalgie"), *7* axilläre Kapselfalte

tung Bizepskopf aus. Der Sulcus intertubercularis ist dort, wo die Sehne um den Humeruskopf in ihrer Knochenschiene herumläuft, druckempfindlich (Abb. 12). Manchmal läßt sich an dieser Stelle bei raschen Bewegungen ein für eine Tendovaginitis chronica typisches Krepitationsgeräusch palpieren. Bei einer Ruptur des Ligamentum intertuberculare fühlt man, wie die Sehne bei raschen Drehbewegungen aus dem Sulkus springt. Bei der PHS tendopathica ist meist auch die kurze Bizepssehne tendopathisch irritiert und deshalb druckempfindlich (Abb. 12), besonders an ihrer Insertionsstelle am Processus coracoideus. Palpatorisch sind häufig zudem Reizzustände an den Ansatzstellen des Deltoideus sowie über dem Akromioklavikular- und Sternoklavikulargelenk nachweisbar (Abb. 12). Tendomyotische Druckdolenzen findet man insbesondere im Bereich des M. supraspinatus, infraspinatus, pectoralis, deltoideus und trapezius.

b) Die Periarthropathia humeroscapularis acuta

Die *PHS acuta,* eine eher seltene Komplikation der PHS tendopathica, ist gekennzeichnet durch einen plötzlich auftretenden brutalen, rasenden Dauerschmerz, der Tag und Nacht anhält, in die ganze Schulter, den Oberarm und zuweilen bis in die Fingerspitzen ausstrahlt und den Patienten zu einer absoluten Ruhigstellung des Schultergelenkes zwingt. Dabei wird der Oberarm bei hochgezogener Schulter eng an den Thorax adduziert und mit Hilfe des gesunden Armes in einer entlastenden Stellung gehalten (Tabelle 10).

Tabelle 10. Periarthropathia humeroscapularis acuta

Subjektiv
Plötzliches Auftreten
Intensivste Dauerschmerzen in ganzer Schulter
Schmerzausstrahlung Nacken – Arm
Schonstellung
Entlastende Ruhigstellung („Scheinblockade")

Objektiv
Diffuse Druckdolenz
Schmerz – Bewegungssperre
Eventuell Überwärmung

Objektiv besteht scheinbar eine völlige Blockierung der Schulter, es liegt aber keine echte Versteifung, sondern nur eine vollständige Schmerzbewegungssperre vor. Wegen der intensiven Schmerzen können keine Funktionsprüfungen durchgeführt werden, der Patient wehrt sich auch ängstlich gegen jede Palpation. Die ganze Schulter ist diffus druckempfindlich, am ausgeprägtesten sind die Druckdolenzen aber in der Gegend oberhalb des Tuberculum majus. Zuweilen findet man eine leichte diffuse Schwellung und eine lokale Überwärmung wie bei einem entzündlichen Gelenkprozeß. Überhaupt erinnert das ganze Bild klinisch an eine akute Infektarthritis oder eine Kristallarthritis, wie z.B. bei Gicht oder Chondrokalzinose.

Aufgrund von Operationsergebnissen (CODMAN 1934; MOSELEY 1969) kann angenommen werden, daß die PHS acuta durch akute Entzündungsreaktionen um Kalkherde in den Sehnen, insbesondere in der Supraspinatussehne verursacht wird. Die Kollateralentzündung kann eine heftige Tendinitis, Peritendinitis und vor allem Bursitis, aber auch eine Kapsulitis zur Folge haben, insbesondere dann, wenn der intratendinotische Kalkfurunkel in die benachbarte Bursa subacromialis oder in das Gelenk durchbricht. Nach der spontanen Entleerung des Kalkmaterials in den Schleimbeutel tritt meist Ruhe ein. Die Kalkmassen können über sehr lange Zeit in der Bursa liegenbleiben oder werden langsam mehr oder weniger vollständig resorbiert.

c) Die Periarthropathia humeroscapularis pseudoparetica

Die *PHS pseudoparetica* beginnt als Erkrankung meist plötzlich und fast immer nach einer abrupten Bewegung mit starker Anstrengung (z.B. Gewichtheben, Reißen, Stemmen) oder beim Auffangen eines Sturzes mit ausgestrecktem Arm oder Ellenbogen. Dabei verspürt der Patient einen unmittelbaren heftigen Schmerz in der Schulter („Messerstich"), der nicht selten mit einem Gefühl des „Reißens" und einem hörbaren „Krachen" einhergeht. Er stellt zugleich fest, daß er den Arm nicht mehr aktiv seitlich heben und auch nicht mehr außenrotieren kann (Tabelle 11). Die passiven Bewegungen sind erhalten, hingegen kann der passiv horizontal abduzierte Arm nicht aktiv gehalten werden und fällt sofort wieder nach unten. Der passiv vollständig elevierte Arm hingegen kann in dieser Stellung gehalten werden. Bei einer Ruptur des hinteren Teiles der Rotatorensehnenplatte ist die aktive Außenrotation eingeschränkt und kraftlos. Im Gegensatz zu den Schädigungen des Plexus brachialis oder des N. axialis sind bei der klinischen Untersuchung keine neurologischen Ausfallstörungen

Tabelle 11. Periarthropathia humeroscapularis pseudoparetica

Subjektiv
Plötzlicher heftiger Schmerz nach abrupter, anstrengender Bewegung oder Trauma (Sturz auf Ellenbogen oder ausgestreckten Arm)
Plötzliche „Armlähmung"
Eventuell schleichendes „mehrzeitiges" Auftreten der Symptome

Objektiv
Aktive Elevation und Außenrotation unmöglich
Passiv bis 100° elevierter Arm kann nicht gehalten werden
Passiv vollständig elevierter Arm kann gehalten werden
Keine neurologischen Ausfallstörungen
Im akuten Stadium eventuell Suffusionen am Oberarm
Später Muskelatrophien (M. supraspinatus, M. infraspinatus)

nachweisbar (Tabelle 11); gegebenenfalls treten später Ekchymosen im Bereiche des Oberarmes auf. Mit der Zeit entwickeln sich ziemlich rasch deutliche Atrophien im Bereiche des M. supraspinatus, manchmal auch des M. infraspinatus, die in der frühen Phase am besten palpatorisch festgestellt werden. Die geschilderte Pseudoparese der Schulter muß nicht immer so akut dramatisch auftreten, sie kann sich auch subklinisch schleichend in mehrzeitigen Phasen entwickeln.

Pathologisch-anatomisch ist die Pseudoparese der Schulter durch eine ausgedehnte Ruptur der Rotatorensehnenplatte vorwiegend im Bereiche des M. supraspinatus verursacht (Abb. 7–9). Zusätzlich können auch weitere Sehnenpartien der Rotatorenhaube eingerissen sein, dies gilt besonders für die Infraspinatussehne. Bei therapieresistenten Schulterschmerzen soll man auch immer an Partialeinrisse der Rotatorensehnenmanschette denken. Verdächtig ist insbesondere eine Bewegungsschwäche bei selektiven Einzelbewegungen gegen Widerstand (Rotationen, Elevationen).

Auch die lange Bizepssehne kann bekanntlich plötzlich oder schleichend in ihrer Gleitschiene rupturieren. Charakteristisch dafür ist die weiche kugelige Schwellung am Oberarm, die dem äußeren Bizepskopf entspricht. Bei den aktiven Funktionsprüfungen läßt sich nachweisen, daß sich der Bizeps bei Beugung des Vorderarmes nicht mehr anspannt.

d) Die Periarthropathia humeroscapularis ankylosans (fibröse Schultersteife)

Die *PHS ankylosans,* die fibrös versteifte Schulter („frozen shoulder", „épaule bloquée") geht meist nur im Entwicklungsstadium mit Schmerzen einher, die im Sinne einer PHS tendopathica besonders nachts und bei Bewegungen auftreten, gewöhnlich aber relativ schnell wieder verschwinden. Die fibröse Versteifung einer Schulter kann aber auch ohne jegliche Beschwerden langsam schleichend auftreten, und der Patient leidet schließlich nun mehr an seiner Behinderung (Tabelle 12). Objektiv läßt sich eine vollständige Blockierung des Schultergelenkes auch bei passiven Bewegungen nachweisen (Tabelle 12). Schon gleich zu Beginn der Abduktion geht das Schulterblatt mit. Beim langen Verlauf ist oft die gesamte Schultergürtelmuskulatur sekundär atrophisch.

Tabelle 12. Periarthropathia humeroscapularis ankylosans (fibröse Schultersteife, „frozen shoulder", „épaule bloquée")

Subjektiv
Langsam, nach anderen PHS-Syndromen oder praktisch ohne Beschwerden auftretend
Geringe oder fehlende Schmerzhaftigkeit
Blockierung des Schultergelenkes
Behinderung

Objektiv
Aktiver und passiver Bewegungsausfall
Unbedeutender Schmerz bei passiver Bewegungsprüfung und Palpation
Eventuell sekundäre Muskelatrophie
Eventuell zusätzlich PHS tendopathica

Die PHS ankylosans kann sich als Folge einer PHS tendopathica chronica sowie als Folge einer PHS acuta entwickeln, vor allem aber auch nach allen Ruhigstellungen des Schultergelenkes, besonders nach Traumen oder internistischen Erkrankungen. Ferner tritt sie auf im Verlauf von neurologischen Erkrankungen (Hemiplegie, radikuläre Syndrome, Hemi-Parkinson, Zerviko-omarthrobrachial-Syndrom usw.) und nicht selten als Folge einer Erkrankung der Thoraxorgane (Herzinfarkt, Lungen- und Mediastinaltumoren usw.). Medikamente, welche das zentrale Nervensystem dämpfen, insbesondere Barbiturate und Antiepileptika, können die Entstehung einer PHS ankylosans fördern, ebenso die Anwendung von Tuberkulostatika und Radiojod bei Hyperthyreosen.

Wie DE SÈZE und seine Mitarbeiter (1960, 1961) nachgewiesen haben, besteht die pathologisch-anatomische Ursache der fibrösen Schultersteife nicht in einer Verklebung der Bursa subacromialis, sondern in einer fibrösen Schrumpfung des Kapselgewebes durch eine „retraktile Kapsulose" (HUBAULT 1965). Die Verkleinerung des Gelenkinnenraumes durch die Kapselschrumpfung läßt sich sehr schön in Arthrographien nachweisen (Abb. 9).

e) Mischformen

Nicht immer treten die geschilderten Erscheinungsformen der PHS klinisch sauber getrennt auf. Oft überlagern sie die einzelnen Bilder und gehen ineinander über, es entstehen verschiedenfältige *Mischformen* („épaules mixtes"). So kann z.B. die PHS tendopathica ein subakutes Stadium aufweisen, das dem Bilde einer PHS acuta sehr nahe kommt. Umgekehrt kann sie schleichend in eine PHS ankylosans übergehen, die ihrerseits selber wieder ein gewisses tendopathisches Beschwerdebild beibehält. Diese Überschneidungsformen sind bei der therapeutischen Planung zu berücksichtigen.

f) Schulter-Hand-Syndrom

Unter „Schulter-Hand-Syndrom" versteht man nach STEINBROCKER (1972) die Kombination einer PHS mit einer SUDECKschen Dystrophie im Bereiche der Hand. Es tritt meist ein-, seltener beidseitig auf. Das klinische Bild ist gekennzeichnet einerseits durch das Periarthropathiesyndrom, das mehr oder

Tabelle 13. Schulter-Hand-Syndrom

Symptomatik
Periarthropathia-humeroscapularis-Syndrom kombiniert mit SUDECKscher Dystrophie im Bereich der Hand, meist ein-, seltener beidseitig

Ursachen
Erkrankungen des Schultergelenkes
PHS-Syndrom, Arthrose, Arthritis, Tumoren

Erkrankungen der Thoraxorgane
Myokardinfarkt
Tumoren der Lunge und der Pleura (Bronchuskarzinom, Pancoasttumor)
Tumoren des Mediastinums

Erkrankungen der Halswirbelsäule
Degenerative Veränderungen mit radikulären oder pseudoradikulären Syndromen
Metastasen
Spondylitiden (selten)

Erkrankungen der Abdominalorgane (selten)
Krankheiten (Tumoren von Leber, Gallenblase und Pankreas)

Erkrankungen des zentralen Nervensystems
Hemiplegie, Tumoren

Erkrankungen des peripheren Nervensystems
Läsionen des Armplexus

Periphere arterielle Durchblutungsstörungen (selten)

Psychogen

Medikamentöse Langzeittherapie mit Barbituraten, Tuberkulostatika, Radiojod

Idiopathisch

---

weniger ausgeprägt ist und meist eine ankylosierende Komponente aufweist, andererseits durch ein neurozirkulatorisches dystrophisches Syndrom im Bereiche der Hand, das alle klassischen Stadien eines SUDECK-Syndromes durchlaufen kann. Die Dystrophiesymptome sind manchmal ganz milde und werden dann leicht verkannt. Der Röntgenbefund muß nicht obligat im Sinne einer fleckigen Osteoporose vorhanden sein. Die zahlreichen möglichen Ursachen für ein Schulter-Hand-Syndrom sind in Tabelle 13 angeführt. Jedes Schulter-Hand-Syndrom verpflichtet zu einer eingehenden internistischen Abklärung, vor allem der Thoraxorgane, da erfahrungsgemäß Krankheitsprozesse in diesem Bereiche besonders häufig ein Schulter-Hand-Syndrom verursachen. Auch eine neurologische Untersuchung ist selbstverständlich unerläßlich. Alle jene Medikamente, welche eine PHS ankylosans fördern (Barbiturate, Antiepileptika, Tuberkulostatika, Radiojod) können auch ein Schulter-Hand-Syndrom provozieren (Tabelle 13).

4. Radiologische Diagnostik

Für die radiologische Abklärung eines PHS-Syndromes genügt eine einfache AP-Aufnahme nicht, es sollen drei Aufnahmen angefertigt werden: in Innen- und Außenrotation sowie in Abduktion (sogenannter Schwedenstatus). In Son-

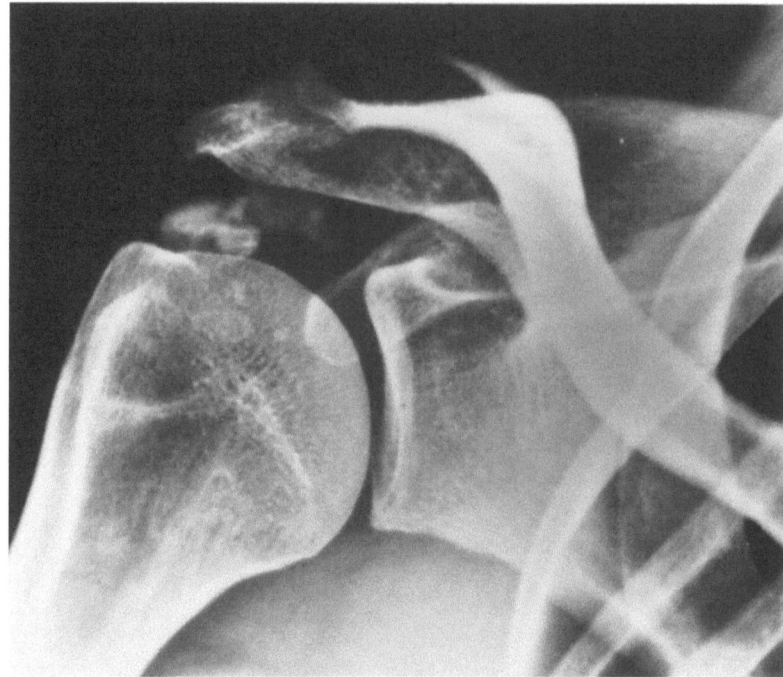

Abb. 13. Charakteristische Kalkeinlagerungen in die tendopatische Supraspinatussehne (schollige Kalkmassen im Subakromialraum)

derfällen, insbesondere bei einer posttraumatischen PHS, ist eine axiale Aufnahme des Sulcus intertubercularis angezeigt. Perforationen oder Rupturen des Sehnenmantels sowie Kapselschrumpfungen oder Veränderungen an der Gelenkknorpelfläche des Humerus lassen sich nur mit der Arthrographie darstellen, wobei heute vor allem die Pneumoarthrographie und gegebenenfalls sogar die Arthropneumotomographie angewandt wird, Methoden, mit denen sich Krankheitsbefunde oft erstaunlich exakt aufdecken lassen. Bei unklaren ossären Strukturveränderungen bei Verdacht auf Arthritis oder Tumoren sind gewöhnliche Tomogramme angezeigt, selbstverständlich kann die Diagnostik mit Hilfe der Szintigraphie erweitert werden.

Der PHS-Begriff bezieht sich primär auf ein klinisches Krankheitsbild. Ein negativer Röntgenbefund schließt das Vorliegen eines klinischen PHS-Syndromes niemals aus, umgekehrt beweisen pathologische radiologische Befunde keineswegs, daß der Patient klinisch an einem manifesten PHS-Syndrom leidet. Je länger und chronischer eine PHS verläuft, desto eher kommt es zur morphologisch erfaßbaren Veränderung. Kalkeinlagerungen in die degenerativ veränderten Sehnen projizieren sich meist in Form einer ovalen homogenen Schattendichte auf der Supraspinatussehne oder über der kranialen Facette des Tuberculum majus (Abb. 13). Diese Kalkschatten liegen meist deutlich im Subakromialraum. Kalkmaterial, das in die Bursa subacromialis durchgebrochen ist, stellt sich in großen, schollligen Massen dar. Wolkige Schatten zeigen an, daß die Kalkmassen in Auflösung begriffen sind. Bei durchschnittlich 20% der PHS-Patienten lassen sich bei der beschriebenen Röntgentechnik Sehnenverkalkungen finden (RÜTTIMANN 1959). Kalkeinlagerungen in die Bizepssehne kommen weniger häufig vor. Erosionen, Ausfransungen, Perforationen sowie Ein- und Abrisse im Bereiche der Rotatorenhaube sind in der Pneumoarthrographie ausgezeichnet nachweisbar. Mit der Kontrastmittelarthrographie lassen sich vor allem Einengungen und Rupturen der Sehnenscheide der langen Bizepssehne nachweisen. Bei Rupturen kann es zu einem Kontrastmittelaustritt am unteren Ende der Sehnenscheide kommen. Große Sehnenperforationen und -abrisse führen in den Standardaufnahmen erst in späterer Zeit zu charakteristischen Symptomen: Wenn die Sehne des M. supraspinatus ausgerissen ist, zeigt das Tuberkulum an der Insertionsstelle eine Inaktivitätsatrophie. Der Humeruskopf flacht sich ab. Diese Abplattung des Tuberculum majus ist ein recht sicherer radiologischer Hinweis für einen Sehnenmanschettenabriß. Bei einer breiten Perforation der Sehnenmanschette verursachen die abnormen Reibungen zwischen Akromion und Tuberculum majus osteophytäre und osteosklerotische Veränderungen im Bereiche des Akromions und des Tuberkulummassivs (Abb. 10). Wenn der Schutzmantel der Rotatorenmanschette durchgerissen ist, steigt der Humeruskopf bei der Kontraktion des Deltoideus oder beim Aufstützen des ausgestreckten Armes gegen das Akromion auf. Dieses Höhertreten des Humeruskopfes mit einer Verschmälerung des subakromialen Raumes ist deutlich in einer AP-Aufnahme bei 45 Grad Abduktion erkennbar (LECLERCQ 1950). Oft ist sie schon auf gewöhnlichen Aufnahmen oder wie gesagt, bei „abgestützter Aufnahme" zu erkennen. Die osteophytären Aufrauhungen im Sulcus intertubercularis, die im Rahmen eines chronischen Bizepssyndromes auftreten können, stellen sich besonders gut in der axialen Aufnahme des Sulkus dar. Die chronische Supraspinatusinsertionstendopathie führt meist zu ossären fibroostotischen, oft spornförmigen Aufrauhungen am Tuberculum majus; typisch ist auch eine band- bis strichförmige Sklerosezone am Sehnenansatzgebiet. Im Tuberkulummassiv treten mit der Zeit zystische Aufhellungen auf, und es entwickelt sich eine Apophysenporose. Die Kapselschrumpfung bei der fibrösen Schultersteife läßt sich mit der Arthrographie sehr gut nachweisen (Abb. 9). Ein Durchtreten des Kontrastmittels in die Bursa subacromialis und B. subdeltoidea ist immer ein Beweis für eine Ruptur in der Rotatorenmanschette (Abb. 8, 9).

5. Laborbefunde

Die PHS verursacht als weichteilrheumatisches Syndrom genau wie die degenerativen Tendopathien an sich keine pathologischen Laborbefunde. Aus differentialdiagnostischen Gründen muß aber bei jedem PHS-Syndrom ein Minimum an Laborroutineuntersuchungen durchgeführt werden. Die PHS acuta kann mit einer vorübergehenden Blutsenkungsreaktionserhöhung und einer Leukozytose einhergehen. Bei fraglichen rheumatisch-entzündlichen Affektionen ist die Rheumaserologie zu kontrollieren. Nicht nur bei der PHS acuta, sondern auch bei einer chronisch rezidivierenden PHS tendopathica ist es empfehlenswert, die Harnsäure zu bestimmen, da sich hinter diesen Bildern oft eine chronische Hyperurikämie ohne klassische Gichtsymptomatik versteckt. Bei jungen Männern mit PHS-Beschwerden und gleichzeitigen Rückenschmerzen denke man an das Frühstadium einer Spondylitis ankylosans. Bei der PHS acuta kann die Punktion der Bursa subacromialis nicht nur von differentialdiagnostischer Bedeutung in bezug auf eine Infektarthritis sein, sie führt zudem durch Entleerung der Bursa zu einer augenblicklichen Erleichterung.

6. Therapie

Wir betonen nochmals, daß die sorgfältige Aufschlüsselung des klinischen Periarthropathie-Syndromes Voraussetzung für eine erfolgreiche Therapie ist. In Tabelle 14 sind die wichtigsten Therapiemaßnahmen für die verschiedenen PHS-Syndrome zusammengestellt. Gemischte Syndrome erfordern entsprechende gemischte Behandlungsmaßnahmen. Die medikamentöse Therapie muß praktisch immer mit der Physiotherapie kombiniert werden. Stets sind beide Kardinalsymptome der PHS, der Schmerz und die funktionelle Störung zu behandeln (WAGENHÄUSER 1969a). Bei der *PHS tendopathica subacuta* werden *medikamentös* nichtsteroidale Antirheumatika, d.h. Analgetika und Antiphlogistika eingesetzt, evtl. zusammen mit kleineren Steroiddosen über kurze Zeit. Keineswegs dürfen die Kortikosteroide, insbesondere nicht in Form von Kombinationspräparaten, über längere Zeit verabreicht werden. Sehr gute Erfolge zeigen die intra- und periartikulären Injektionen mit Kortikosteroiden an den klassischen Druckdolenzstellen. *Physikalisch therapeutisch* wendet man vor allem feuchte milde Wärme, am besten in Form des Prießnitzwickels, an. Er wird kalt aufgelegt und mindestens 1 Stunde lang liegen gelassen, bis er erwärmt und ausgetrocknet ist. Das Vorgehen wird mehrmals täglich wiederholt. Der Priessnitzwickel stellt eine Übergangstherapie dar, indem auf den anfänglichen Kältereiz ein milder Hyperämisierungseffekt mit langsam einsetzender Gefäßdi-

Tabelle 14. Therapieschema der verschiedenen PHS-Syndrome

	PHS tendopathica subacuta	PHS chronica	PHS acuta	PHS ankylosans	PHS pseudoparetica
Medikamentöse Therapie					
Analgetika-Antiphlogistika (nichtsteroidale Antirheumatika)	++	++	+++	+	++
Steroide (peri- und intraartikulär)	+++	+++	+	++	++
Steroide per os („Stoßtherapie")	+	−	+++	−	−
Myotonolytika	−	++	−	−	−
Psychopharmaka	−	evtl. +	−	−	−
Physikal. Therapie					
Kälte	++	(+)[a]	+++	(+)[a]	(+)[a]
milde Wärme	+++	++	+	+	−
intensive Wärme	−	+++	−	++	−
Elektrotherapie	+	+++	−	(+)	(+)
Ultraschall	+	+++	−	+	(+)
Massage	(+)	+++	−	++	+[a]
Bindegewebs- und Segmentmassage	−	++	−	+	−
Funkt. Therapie	+	+++	−	+++	+++
Manipulative Therapie	evtl. +	evtl. +	−	−	−
Röntgentherapie	+	++	−	−	−

[a] evtl. als Vorbehandlung vor der funktionellen Therapie

latation erfolgt. Sobald er als unangenehm empfunden wird, ersetzt man ihn durch lauwarme Sole- und/oder Heublumenwickel. Bereits im subakuten Stadium soll die vorsichtige aktive und passive Bewegungstherapie einsetzen, wenn möglich im Bewegungsbad, um der rasch drohenden Ankylosierung vorzubeugen.

Bei der *PHS tendopathica chronica* bilden *medikamentös* gezielte lokale Infiltrationen mit Kortikosteroiden das Mittel der Wahl. Die Injektion erfolgt am Ort der größten Schmerzhaftigkeit, wegweisend sind dabei die typischen Periarthropathiedruckpunkte (Abb. 6). Die Infiltration kann mit einer zusätzlichen direkten Steroidapplikation ins Schultergelenk verbunden werden, diese ist jedoch von untergeordneter Bedeutung.

Wegen der Gefahr einer Sehnennekrose darf niemals intratendinös, sondern nur paratendinös injiziert werden. Die Glukokortikoid-Kristallösung ist zweckmäßig mit 3–5 cm^3 eines Lokalanästhetikums zu verdünnen. Je ausgeprägter der Schmerzzustand, desto häufiger sind die lokalen Infiltrationen anzuwenden, im allgemeinen sollen aber nicht mehr als insgesamt drei bis vier Injektionen eines Glukokortikoid-Kristalldepotpräparates innerhalb 3 Wochen appliziert werden. Die Injektionsintervalle sollen anfänglich kurzgehalten und erst später erweitert werden. Niemals darf es sich um eine Dauerbehandlung handeln. Die Wirkung der periartikulären Injektionen hängt weitgehend von der Zieltechnik ab. Eine sorgfältige Palpation ist daher unbedingte Voraussetzung (Abb. 12). Die Injektionswirkung kann unterstützt werden durch orale Analgetika, eventuell auch durch Myotonolytika, wenn Muskelverspannungen vorliegen. Zusätzlich empfiehlt es sich, die Nachtruhe des Patienten mit Hilfe von Sedativa oder Tranquilizern wiederherzustellen. Beim Vorliegen psychosomatischer Faktoren können sich Psychopharmaka günstig auswirken. Eine medikamentöse „Basistherapie" mit Eingriff in den pathogenetischen Mechanismus im Sinne einer „Sehnenschutztherapie" ist problematisch. Knorpel-Knochenmark-Extrakt intramuskulär ist wirkungslos. Hingegen können bei der PHS tendopathica chronica Injektionen von Arteparon (Mucchopolysaccharidschwefelsäureester) in den Subakromialraum zum mindesten subjektiv wirksam sein.

Das chronische Stadium der PHS tendopathica stellt eine Hauptdomäne der *physikalischen Therapie* dar. Die Schmerzbekämpfung erfolgt in erster Linie durch trockene oder feuchte Wärmeanwendungen: Heißluft, Fango-, Moor-Paraffin- oder Schlammpackungen, Sole- oder Heublumenwickel, Ultrakurzwellen mit Intensität III. (Durchblutung im Kondensatorenfeld und lokale Monoden- oder Spulenbehandlung im Bizeps, bzw. Supraspinatusbereich). Auch Jontophorese, diadynamische Ströme (analgetisch und detonisierend) sowie Ultraschall werden eingesetzt. Die individuelle Ansprechbarkeit kann stark variieren. Die lockernde Massage bei ausgedehnten Tendomyosen ist Voraussetzung für die funktionelle Therapie. Bindegewebsmassage und Segmenttherapie sind weitere bewährte Therapiemaßnahmen bei hartnäckigen Schmerzen. Die Kältebehandlung kann ebenfalls als Vorbereitung für die Übungstherapie angewandt werden. Die funktionelle krankengymnastische Behandlung ist von entscheidender Bedeutung. Mit passiven Maßnahmen allein kommt man oft nicht zum Ziel. Ziel der Übungsbehandlung ist die Lockerung der verspannten Muskulatur, eine Verbesserung des Gelenkspieles sowie eine Kraft- und Koordinationsschulung. Verlorene oder eingeschränkte Bewegungsfunktionen müssen bestmöglich wiederhergestellt und sollen durch fortlaufende Therapie auch erhalten werden. Aus diesem Grunde darf die Bewegungstherapie nicht dem Therapeuten allein überlassen werden, der Patient muß die Übungen lernen und nach einem vorgeschriebenen Programm täglich selber durchführen. Die Intensität der Bewegungs-

Tabelle 15. Klinisches Zusammentreffen von PHS und Zervikalsyndrom bei 325 PHS-Patienten

Total		Klinisch positives Zervikalsyndrom		Klinisch negatives Zervikalsyndrom	
n	%	n	%	n	%
325	100	106	33	219	67

therapie sowie die Schwerpunkte ihrer Ziele müssen dem zugrunde liegenden klinischen Syndrom angepaßt werden. Haltungsstörungen im Bereiche des Schultergürtels, des Nackens und des gesamten Rückens sind in die funktionelle Behandlung miteinzubeziehen. Die funktionelle Einheit Wirbelsäule-Schulter-Arm muß sinngemäß wiederhergestellt werden. Eine Erziehung zur „Haltungshygiene" ist wesentlich. In zahlreichen therapieresistenten Fällen bewährt sich auch die PNF-Methode (Proprioceptive neuromuscular facilitation). An weiteren Therapiemaßnahmen kommen in Frage: Die *Röntgentherapie* (Entzündungsbestrahlung), wenn nötig in mehreren Bestrahlungsserien von total 1200 ROD in 6–8wöchigen Intervallen. Die *Ganglion-stellatum-Anästhesie* kann indiziert sein bei therapieresistenten, sehr schmerzhaften tendopathischen Periarthropathien mit dystrophischer Komponente, insbesondere auch bei einem Schulter-Hand-Syndrom. Die *manipulative Therapie* ist insbesondere von Nutzen, wenn reflektorische Muskelverspannungen bei Blockierungen der Segmente C4/5 oder C5/6 sowie im Bereich der ersten bis dritten Rippe als sekundäre Schmerzursache vorliegen. Nicht selten sind ja chronische Periarthropathien überlagert vom Symptomenbild einer zervikalen Osteochondrose mit spondylogener Irritationssymptomatik, die dann ebenfalls zu behandeln ist. Hier muß aber betont werden, daß wir nicht der Ansicht sind, daß jedes schmerzhafte PHS-Syndrom als spondylogen verursacht betrachtet werden kann. In unserem Krankengut zeigt nur $1/3$ der Patienten gleichzeitig mit der PHS klinisch die eindeutige Symptomatik eines zervikalen vertebralen Syndroms (Tabelle 15).

Ein besonderes Problem bilden die intratendinotischen Kalkmassen. Der Versuch, diese Kalkbrocken mit physiologischer Kochsalzlösung nach Punktierung auszuspülen, ist nicht so einfach, weil bei ungeeigneter Technik die Supraspinatussehne wesentlich verletzt werden kann, was dann die Bildung von Rupturen fördert. Der Eingriff muß auf jeden Fall unter dem Bildschirm erfolgen und darf niemals blindlings durchgeführt werden. Eine Indikation für die *operative* Entfernung von Kalkeinlagerungen ist nach GSCHWEND (1975) dann gegeben, wenn größere, d.h. über 1–1,5 cm im Durchmesser messende Herde vorliegen, die bewegungsabhängige Schmerzen auslösen und jeder konservativen Therapie trotzen. Eine weitere Indikation stellen polytope Herde dar, deren Ausdehnung einen meist jahrelangen Krankheitsverlauf bis zur Spontanauflösung erwarten läßt. Beim therapieresistenten Supraspinatussyndrom kann eine partielle Akromiektomie, beim Bizepssyndrom eine operative Fixation der Sehne im Sulcus oder deren Verpflanzung auf das Coracoid angezeigt sein (DEBEYRE 1962). Es soll überhaupt in Erinnerung gerufen werden, daß die Einstellung zur operativen Behandlung des PHS-Syndroms in den letzten Jahren – beeinflußt durch Erfolgsmitteilungen aus dem englischen und französischen Schrifttum – zunehmend aktiver wurde (BOITZY 1972; CODMAN 1934; DEBEYRE 1962; GSCHWEND 1975; MOSELEY 1969 u.a.). Sehr günstig wirkt sich bei der chronischen PHS tendopathica erfahrungsgemäß oft die *Balneotherapie* aus. Durch eine gezielte *Ergotherapie* kann eine mobilisierende Behandlung intensiv unterstützt werden.

Bei der *PHS acuta* ist die erste therapeutische Maßnahme eine vollständige Ruhigstellung. *Medikamentös* ergibt ein kurzer Kortikosteroidstoß per os die beste Wirkung. Nach Bedarf können zusätzlich Antirheumatika verabreicht werden, sie sind aber hoch zu dosieren. Erst wenn der Schmerzschub abklingt, geht man zu periartikulären Steroidinjektionen über, eventuell kombiniert mit intraartikulärer Applikation. Die optimale *physikalische Therapie* besteht in Kälteanwendungen, am besten in Form einer Eisblase, auch kalte Fangopackungen bewähren sich. Die Kryotherapie muß mindestens ununterbrochen 24–48 Stunden angewandt werden, sie wird erst abgesetzt, wenn die stärksten Schmerzen und die entzündlichen Reizsymptome abgeklungen sind und der Patient die Kälte als unangenehm empfindet. Eine verfrühte Wärmeanwendung verursacht sofort schwerste Rezidive. Sobald die akute Phase überwunden ist, entsprechen die Therapiemaßnahmen denjenigen im subakuten Stadium. Wenn ausgedehnte Kalkmassen in die Bursa subakromialis durchgebrochen sind, kann eine Entleerung der Bursa durch *Punktion* und *Spülung* mit Kochsalzlösung eine augenblickliche Erleichterung bringen.

Bei der *PHS ankylosans* steht die *Mobilisierung* im Vordergrund, eventuell kombiniert mit anderen Maßnahmen, wie bei der PHS tendopathica chronica, sofern deren Symptomatik zusätzlich vorliegt. Es muß eine intensivste passive und aktive Übungstherapie eingesetzt werden, diese kann man unterstützen durch wiederholte intra- und periartikuläre Steroidinjektionen sowie hyperämisierende Behandlungen. Diese Behandlungsart erfordert aber viel Zeit und Geduld. DE SÈZE (1965) berichtet, daß er mit diesem konservativen Vorgehen bei 90 Patienten mit PHS ankylosans in 72% der Fälle einen sehr guten, in 20% einen guten, in 7% einen mittelmäßigen Erfolg erreichte. Beweglich wurden schließlich alle Patienten. Die Behandlung dauert jedoch sehr lange, nur bei 55% betrug sie weniger als 6 Monate, bei 32% war eine Behandlungsdauer von 6–12 Monaten notwendig, bei 10% eine solche von 12–18 Monaten und 2,5% benötigten eine Behandlung, die länger als 18 Monate dauerte. Wir selber ziehen die Behandlungsart der *Mobilisation in Narkose* nach BLOCH u. FISCHER (1958) vor und haben übereinstimmend mit SCHÄFER (1972) und DUNOYER (1972) damit sehr gute Erfahrungen gemacht. Das Verfahren führt nicht nur schneller zum Ziel, es kürzt den Heilungsverlauf auch erheblich ab. Der Eingriff setzt jedoch große Erfahrung voraus und erfordert während der ersten 3 Wochen eine außerordentlich intensive tägliche funktionelle Nachbehandlung durch eine geschulte Therapeutin, die sich mit der Problematik der Schultermobilisation gut auskennt. Diese funktionelle Therapie, bei welcher der Patient unerbittlich mitmachen muß, ist für den Erfolg des Eingriffes entscheidend. Während der ersten 10 Tage nach der Mobilisation verabreicht man zweckmäßig Steroide per os, eventuell kombiniert mit intraartikulären Steroidinjektionen. Kälteapplikationen als Vorbereitung für die Bewegungstherapie haben sich auch hier sehr bewährt. Die Prognose der posttraumatischen Ankylosen ist eher etwas schlechter als diejenigen der primären PHS-ankylosans-Fälle. BISAZ (1970) hat in unserem Krankengut von 155 mobilisierten Patienten 96 sorgfältig nachkontrolliert. Der Zeitabstand zur vorangegangenen Mobilisation betrug mindestens 3 Jahre. Die wichtigsten Spätresultate sind aus Tabelle 16 ersichtlich. Es zeigt sich eindeutig, daß die Behandlung der „eingefrorenen" Schulter durch eine Mobilisation in Narkose eine dankbare Therapie darstellt. Beinahe die Hälfte der Patienten (49%) hat bei der Nachkontrolle nach zum Teil mehreren Jahren überhaupt keine Schmerzen mehr. 71% beurteilen subjektiv ihre Schulterbeweglichkeit als

Tabelle 16. Spätresultate nach Schultermobilisation in Narkose (D. GROSS und F.J. WAGENHÄUSER) wegen PHS ankylosans (96 Patienten der Univ.-Rheumapoliklinik Zürich)

		%
Schmerzen	keine	49
	gering	51
Druckdolenzen	keine	45
	vereinzelte	53
	viele	2
Beweglichkeit	(subjektiv) frei	71
	gehemmt	29
	(objektiv) frei	49
	gehemmt	32
	deutlich eingeschränkt	19

völlig frei. In unserem Krankengut findet sich überhaupt kein einziger Patient, der über starke Schmerzen oder über eine starke Beweglichkeitseinschränkung klagt. Von den 51%, die über geringe Schmerzen und von 29%, die über eine leichte Bewegungshemmung klagen, waren in den wenigsten Fällen die Klagen spontan, sondern wurden erst auf genaues Befragen geäußert. In der gesamten klinischen Beurteilung kann das Spätresultat nach Schultermobilisation bei unseren Patienten in 57% der Fälle als sehr gut bezeichnet werden, in 37% als gut und in 6% als mäßig. Diese Statistik deckt sich durchaus mit den Erfahrungen anderer Autoren, so gibt zum Beispiel SCHÄFER (1972) einen sehr guten Erfolg von 50% und DUNOYER (1972) von 60% an. Bei 92% unserer Patienten war das Endresultat in weniger als 6 Monaten erreicht, was doch einen erheblichen Unterschied gegenüber den nur konservativ behandelten Fällen darstellt.

Bei der *PHS pseudoparetica* ist sofort eine chirurgische Versorgung zu erwägen (operative Behandlung nach der Technik von DEBEYRE (1965)). Die chirurgische Behandlung kommt vor allem bei frischen posttraumatischen ausgedehnten Rissen bei nicht zu alten Patienten in Frage. Wenn die schweren degenerativen Veränderungen zu ausgedehnt sind und wenn zu lange mit dem Eingriff zugewartet wurde, ist der Erfolg oft unbefriedigend. Vor dem Eingriff muß eine Arthrographie vorgenommen werden. Die konservative Behandlung der PHS pseudoparetica entspricht im Frühstadium derjenigen der PHS acuta, später derjenigen der PHS tendopathica chronica, wobei der heilgymnastischen Behandlung zur Kräftigung der noch intakten Schultergürtelmuskulatur und Vermeidung einer Ankylose die Hauptbedeutung zufällt. Bei älteren Patienten ist das subjektive Behandlungsresultat meist recht zufriedenstellend, man staunt immer wieder, wie die Patienten den vorliegenden Elevations- und Rotationsausfall durch gelernte Trickbewegungen kompensieren. Oft bewährt es sich, diesen behinderten Patienten Hilfsmittel zur Erleichterung der Selbstbesorgung abzugeben.

Die Erfahrung zeigt, daß der *Therapieerfolg* bei einem PHS-Syndrom um so rascher eintritt, je akuter das Krankheitsbild auftrat. Je chronischer und schleppender das Krankheitsbild, desto länger die Therapiedauer. Diese beträgt an unserer Poliklinik im Mittel 2,5 Monate. In bezug auf die Verlaufsformen haben die Nachuntersuchungen von KAMM (1976) bei unserem Patientengut recht interessante Resultate ergeben. Von 325 Poliklinikpatienten, die bei uns

Tabelle 17. Krankheitsverlauf bei 180 PHS-Patienten innerhalb 10 Jahren (Univ.-Rheumapoliklinik Zürich)

Verlaufsform	Anzahl der Patienten	
	n	%
Schubweiser Verlauf	79	43,8
Rezidiver Verlauf	68	37,8
Chronischer Verlauf	33	18,4
Total	180	100,0

Tabelle 18. Anzahl Rezidive bei 180 PHS-Patienten (in Abhängigkeit vom Alter) innerhalb 10 Jahren (Univ.-Rheumapoliklinik Zürich)

Altersgruppen	1 Rezidiv		2 Rezidive		3 Rezidive		4 Rezidive	
	n	%	n	%	n	%	n	%
bis 20								
21 bis 30								
31 bis 40			1	11,1	1	11,1		
41 bis 50	3	20,0	4	26,7	1	6,7		
51 bis 60	9	17,0	7	13,2	5	9,4	3	5,7
61 bis 70	17	23,3	8	11,0	7	9,6	2	2,7
und darüber	5	16,7	3	10,0	2	6,6	1	3,3

ambulant wegen eines PHS-Syndroms behandelt wurden, konnten 10 Jahre später 180 Patienten klinisch und radiologisch nachkontrolliert werden. Aus den Tabellen 17 u. 18 geht hervor, daß 37,8% in diesem Dezennium aufgrund des Behandlungsresultates beschwerdefrei blieben, bei 43,8% traten Rezidive auf, 14,8% waren in der Zwischenzeit nie absolut beschwerdefrei gewesen (s. Tabelle 17). Aus Tabelle 18 gehen die Häufigkeiten der Rezidive und ihre Abhängigkeit vom Alter hervor. Mehr als 4 Rückfälle traten bei keinem Patienten auf. Wie die Tabelle 18 zeigt, haben die meisten Patienten aller Altersstufen am ehesten mit einem, höchstens mit zwei Rezidiven zu rechnen. Drei oder gar vier Rückfälle treten im Verlauf von 10 Jahren nach unseren Erhebungen seltener auf. Die Rezidivhäufigkeit nimmt mit zunehmendem Alter nicht zu und auch die Anzahl der Rezidive, die auftreten können, ist vom Alter unabhängig.

Die klinische Erfahrung zeigt, daß die Rezidivhäufigkeit wesentlich durch sinnreiche *Präventivmaßnahmen* heruntergesetzt werden kann. Eine wesentliche Rolle spielen häufig berufliche Über- und Fehlbelastungen, die vermieden bzw. korrigiert werden müssen. Eine ungeeignete oder falsche Arbeitstechnik kann auch die beste Therapie unnütz machen. Schädlich sind vor allem stereotype und repetitive Betätigungen mit Rotation und Elevation. Bei der PHS tendopathica wirkt schweres Tragen und Heben fast immer schmerzauslösend. Ungeeignete oder technisch schlechte sportliche Betätigung kann das Schmerzsyndrom ebenfalls auslösen oder unterhalten, diesbezüglich ist die Anamnese sehr genau aufzunehmen. Thermostreß (Unterkühlung, Durchzug) ist selbstverständlich zu meiden. Eine entlastende korrekte Lagerung im Schlaf, evtl. mit Hilfe von Spezialkissen, kann einen wesentlichen therapeutischen Faktor darstellen. Auf die Bedeutung der Schultergürtel- und Rückenhaltung wurde bereits hingewiesen. Noch einmal sei betont, daß gerade in chronischen Fällen die „funktionelle" Eigenbehandlung eine wesentliche Rolle spielt und meist viel erfolgversprechender ist als eine andauernde medikamentöse Behandlung.

Literatur

Bateman JE (1972) The shoulder and neck. Saunders, Philadelphia
Bisaz R (1970) Spätresultate nach Mobilisation der eingefrorenen Schulter in Narkose. Dissertation, Zürich
Bloch J, Fischer F (1958) Probleme der Schultersteife. Documenta Rheumatologica Geigy 15, Basel
Boitzy A (éd 1972) Périarthrite de l'épaule. Huber, Bern Stuttgart Wien
Codman EA (1934) The shoulder. Boston
Dahmen G (1966) Krankhafte Veränderungen des Bindegewebes. Z Orthop Beil Heft
Debeyre J, de Sèze S, Patte D (1962) Une nouvelle technique chirurgicale de réparation des ruptures de la coiffe. Rev Rhum 29:303
Debeyre J, Patte D, Elmelik E (1965) Repairs of ruptures of the rotator cuff of the shoulder. J Bone Joint Surg [Br] 47:36
Dettmer N, Jeckel J, Ruska H (1951) Elektronenmikroskopische Befunde an versilberten kollagenen Fibrillen. Z Wiss Mikrosk 60:290
Dunoyer ER (1972) Indications de la mobilisation forcée de l'épaule sous anesthésie générale. In: Boitzy A (éd) Périarthrite de l'épaule. Huber, Bern Stuttgart Wien
Duplay S (1972) De la périarthrite scapulohumérale et des raideurs de l'épaule qui en sont la conséquence. Arch Gén Méd 2:513
Fassbender HG (1975) Pathologie rheumatischer Krankheiten. Springer, Berlin Heidelberg New York
Glatthaar E (1938) Zur Pathologie der Periarthritis humeroscapularis. Dtsch Z Chir 251:414
Glatthaar E (1943) Über Tendinosen. Dtsch Z Chir 258:393
Gschwend N (1969) Die Periarthritis humeroscapularis in orthopädischer Sicht. Praxis 58:1493
Gschwend N, Patte D, Zippel J (1972) Die Therapie der Tendinitis calcarea des Schultergelenkes. Arch Orthop Unfallchir 73:120
Gschwend N, Zippel J, Liechti R, Grass S (1975) Die Therapie der Rotatorenmanschette an der Schulter. Arch Orthop Unfallchir 83:129
Hartmann F (1974) Physikalische Eigenschaften der Biopolymere von Bindegeweben als Grundlage der Biomechanik von Bindegewebssystemen. In: Neue Gesichtspunkte zu den Folgen der chronischen Polyarthritis. Byk Gulden, Konstanz
Hauss WH, Junge-Hülsing F, Gerlach U, Wirth W (1964) Über die Veränderungen des Mesenchymstoffwechsels durch Umweltfaktoren, durch Hormone und bei rheumatischen Krankheiten. Der Rheumatismus 36:40
Hubault A (1965) Les rétractions capsulaires et leurs expressions cliniques. In: Problèmes actuels de rhumatologie. Zollikofer, St. Gallen
Kamm P (1967) Beitrag zum Verlauf der Periarthritis humeroscapularis. Dissertation, Zürich
Leclercq R (1950) Diagnostic de la rupture du susépineux. Rev Rhum 10:510
MacNab I, Rathbun JB (1970) The microvascular pattern of the rotator cuff. J Bone Joint Surg [Br] 52:524
Moseley HF (1969) Shoulder Lesions. Livingstone, Edinburgh London
Palma AF de (1957) The painful shoulder. Postgrad Med 21:368
Palma AF de (1973) Surgery of the shoulder, 2nd edn. Lippincott, Philadelphia
Rüttimann G (1959) Über die Häufigkeit röntgenologischer Veränderungen bei Patienten mit typischer Periarthritis humeroscapularis und bei Schultergesunden. Dissertation, Zürich
Schäfer R (1972) Technique de la mobilisation forcée de l'épaule sous anesthésie générale. In: Boitzy A (ed) Périarthrite de l'épaule. Huber, Bern Stuttgart Wien

Schär H (1939) Die Duplaysche Krankheit. Med Klin 1:413
Schneider H (1959) Die Abnützungserkrankungen der Sehnen und ihre Therapie. Thieme, Stuttgart
Schneider H, Corradini V (1953) Aufbrauchveränderungen in sehr beanspruchten Sehnen der oberen Extremitäten und ihre klinische Bedeutung. Z Orthop 83:278
Schneider H, Corradini V (1954) Aufbrauchveränderungen der oberen Extremitäten. Z Orthop 84:33
Sèze S de, Ryckewaert A, Caroit M, Hubault A, Poinsard G, Renier JC, Welfling J (1960, 1961) Etude sur l'épaule douloureuse. Rev Rhum 27:9 und 28:3
Sèze S de, Ryckewaert A, Caroit M, Hubault A, Poinsard G, Renier JC, Welfling J (1965) Le démembrement de la „périarthrite de l'épaule"; rétraction capsulaire et détérioration tendineuse. In: Problèmes actuels de rhumatologie. Zollikofer, St. Gallen
Sèze S de, Ryckewaert A, Welfling J, Caroit M, Hubault A (1974) Epaule pseudoparalysée, épaule douloureuse, épaule bloquée, le démembrement anatomo-clinique de la „périarthrite de l'épaule". Presse Méd 72:1795
Steinbrocker O (1972) The painful shoulder. In: Hollander JL (ed) Arthritis and allied conditions. Lea & Febiger, Philadelphia
Wagenhäuser FJ (1969a) Die Behandlung des Periarthritis-humeroscapularis-Syndroms. Dtsch Med Wochenschr 94:1579
Wagenhäuser FJ (1969b) Die Rheumamorbidität. Eine klinisch-epidemiologische Untersuchung. Huber, Bern Stuttgart Wien
Wagenhäuser FJ (1972) Die rheumatischen Brachialgien. Orthopäde 1:87
Wagenhäuser FJ (1973) Die Periarthropathiesyndrome. Praxis 25:2562
Wagenhäuser FJ (1979) Die Periarthropathia humeroscapularis (PHS-Syndrom). Akt Rheumatol 4:65, 123
Welfling J (1965) Etude anatomique des détériorations tendineuses de l'épaule. In: Problèmes actuels de rhumatologie. Zollikofer, St. Gallen

J. Neurologische Erkrankungen

I. Neurodystrophische Syndrome (Algodystrophie)

Von

W. Miehle

Mit 8 Abbildungen

1. Einleitung – Synonyma – Definition

HUNTER (1766), MITCHELL et al. (1864) und SUDECK (1900) gaben erste Beschreibungen und Hinweise auf das von ihnen unterschiedlich genannte Krankheitsbild. DE SÈZE und RYCKEWAERT bezeichneten 1951 das Syndrom als sympathische Algodystrophie. Der Begriff „Algodystrophie" scheint am günstigsten, da er sich nicht an irgendeine morphologische Struktur bindet.

Synonyma: Algoneurodystrophy, migratory osteolysis or regional osteolysis, posttraumatic painful osteoporosis, posttraumatic sympathetic atrophy, reflexdystrophy, shoulder-hand-syndrom, sympathetic reflex-dystrophy (alle englisch); algodystrophie ou algodystrophie décalcifiante, algoneurodystrophie-réflexe, pseudo-rheumatisme ou rheumatisme neurotrophique syndrôme de Sudeck-Lériche (alle französisch); Algodystrophie, akute Knochenatrophie, Sudecksche Dystrophie, Sudecksche Erkrankung, Sudecksches Syndrom, reflexdystrophische Pseudoarthritis, Schulter-Hand-Syndrom (alle deutsch).

Nach DOURY et al. (1981) ist die Algodystrophie folgendermaßen definiert: *Es handelt sich um ein pseudoinflammatorisches klinisches Syndrom, das laborchemisch keine Entzündungszeichen erkennen läßt. Radiologisch ist es immer mit einer mehr oder weniger ausgeprägten homo- oder heterogenen lokalen Demineralisation, szintigraphisch meist mit einem deutlich erhöhten uptake des Radioisotops verbunden.*

2. Ätiologie

Nach einigen Autoren, so HARIF (1962), LEJEUNE et al. (1966) und SERRE et al. (1973), ist ein vorangehendes *Trauma* die Ursache in 40–70%. Zwischen der Schwere und der Art der Traumatisierung einerseits und der Auslösung einer Algodystrophie andererseits besteht keine positive Korrelation. Eine Kontusion, ein flüchtiges Hinfallen oder eine nur leichte Verwundung können die Krankheit auslösen. In mehr als der Hälfte aller Fälle folgen Algodystrophien Frakturen. Verletzungen der Gelenke führen weit häufiger zu Algodystrophien als Verletzungen im diaphysären Bereich. Andererseits folgen allgemein Algodystrophien einem Trauma oder einer Fraktur nur in 1–8% der Fälle (BELENGER 1956).

Die *nichttraumatische* Auslösung durch eine Krankheit des Bewegungsapparats ist in der Literatur nach Panaritien, Phlegmonen, nach septischen Arthritiden, im Rahmen einer Arthritis urica, einer chronischen Polyarthritis oder auch einer Spondylitis ankylosans beschrieben worden. Nervenquetschungen und Nervenkompressionen können ebenso Algodystrophien verursachen wie ein Herpes zoster. Das Krankheitsbild kann nach radikulären Schmerzsyndromen auftreten. So beschreiben CARLSON et al. (1977) zwei Fälle, die einer Diskushernie im Bereich der unteren Extremität folgten.

DAVIS et al. (1977) untersuchten retrospektiv 540 hemiplegische Patienten, die eine Thrombophlebitis durchgemacht hatten. Bei 12,5% dieser Patienten wurde ein Schulter-Hand-Syndrom diagnostiziert. Die Reihe der Krankheiten des zentralen Nervensystems, denen Algodystrophien folgen können, wird durch intrakranielle Hypertension, zerebrale Tumoren, neurochirurgische Interventionen, Verletzungen des knöchernen Schädels, Epilepsie, Parkinson-Krankheit, die Wilson-Krankheit usw. ergänzt. 5% aller Patienten mit einer *koronaren Herzkrankheit* leiden auch an einer Algodystrophie (LENÈGRE u. FLAMENT 1946). Nach FROMENT et al. (1956) führt ein Herzinfarkt in 10% aller Fälle zur Algodystrophie. Meist bietet sich dabei das Bild einer Periarthropathia humeroscapularis, seltener das eines Schulter-Hand-Syndroms. Die Algodystrophie beginnt 4–8 Wochen nach dem Beginn der Herzerkrankung, sie ist in etwa 30% aller Fälle doppelseitig und betrifft die linke obere Extremität in mehr als 50% (DOURY et al. 1981).

Viele *Lungenerkrankungen* (Lungentuberkulose, Bronchialkarzinom, Lungeninfarkt, Pneumothorax usw.) und intrathorakale Operationen sind in einen ursächlichen Zusammenhang mit einer Algodystrophie gebracht worden. Etwa die Hälfte der Fälle, in denen vermutlich eine Algodystrophie einer Hyperthyreose folgt, entwickelt ein Schulter-Hand-Syndrom. Diese Hyperthyreosen sind meist vom Basedow-Typ. KAISER (1976) und DOURY et al. (1981) schildern das Auftreten einer Algodystrophie nach dem Einsatz von Jod 131 im Rahmen einer Radio-Jod-Therapie. Auch scheint es sicher, daß es barbituratinduzierte Algodystrophien gibt. Andere Medikamente, die nach der Literatur dieses Krankheitsbild provozieren können, sind Tuberkulostatika wie Isonikotinsäurehydrazid und Äthionamid (MCKUSICK u. HSU 1961; BROUET et al. 1961). Wie die Schwangerschaft sind auch die Akupunktur und die Impfung gegen Tetanie (BENSASSON et al. 1977) als Ursache erwähnt worden. Zwischen 30 und 50% aller Algodystrophien lassen keinen objektivierbaren Grund der Auslösung erkennen: RAVAULT und DURANT (1961), LEQUENSNE (1968) sowie Doury et al. (1981).

Zusammenfassend kann man von einer *idiopathischen Form* der Algodystrophie sprechen. Sie muß gegen *sekundäre Algodystrophien* abgegrenzt werden, deren Ursachen bekannt sind: traumatische, organreflektorische (SCHILLING 1980), neurogene, medikamentöse – oder eine der vielen (hypothetischen) aufgezählten Ursachen.

3. Pathogenese

Jede schmerzhafte Verletzung provoziert einen Fluß von Impulsen durch die afferenten Nervenbahnen zum Rückenmark. Dort löst dieser Impulsfluß Reflexe aus, die sich durch den untereinander verbundenen Neuronenpool nach oben, nach unten und über das Rückenmark in langen und kurzen Reglerkreisen von unterschiedlichem Ausmaß ausbreiten (WRIGHT 1981). Diese Reflexe liefern durch ihre Übertragung von Impulsen einen kontinuierlichen, stimulierenden Fluß zu den vorderen und seitlichen Strangbahnen. Von diesen wiederum geht eine efferente, autonome und motorische Stimulierung hin zur Peripherie. Dort werden dann Reflexsymptome hervorgerufen (WRIGHT 1981). Diese „Reflexpathogenese" ist heute allgemein anerkannt. Zielorgane sind die vom Sympathikus innervierten peripheren Gefäße. Nach OTT (1974) können gestörte Reglerfunktionen der höheren vegetativen Zentren das Terrains darstellen.

4. Pathologische Anatomie

Nach einer Zusammenfassung bei ASCHERL und BLÜMEL (1981), die sich an RIEDER (1936, 1941), BLUMENSAAT (1956), JESSERER (1971), FARKAS und NEMES (1975), THORBAN (1977) und LAGIER und VAN LINDHOUT (1979) orientiert, spielen sich folgende morphologischen Veränderungen an den verschiedenen anatomischen Substraten ab:

Initial zeigt die *Haut* eine Auflockerung der Epidermis, es kommt zur Blasenbildung im Stratum papillare und zu einem Unterhautödem. Im Stadium der Dystrophie entwickelt sich ein periglanduläres, perifolliculäres und perivaskuläres Ödem. Es sprossen vermehrt Fibroblasten ein, die Ostien vermehren sich ebenfalls und die basale Pigmentierung nimmt zu. Im Endstadium schwinden die Kollagenlagen, die Zahl der elastischen Fasern nimmt ab. Es kommt zu einer Kollagen-Klumpung im Korium, und die Epidermis atrophiert.

Die *Muskulatur* zeigt anfangs ein Ödem, das sich später im Stadium II zum interstitiellen Ödem ausweitet. Das Stadium II ist durch kernreiche Muskelfasern und eine Atrophie gekennzeichnet. Im Stadium III finden sich Lipofuscin-Ablagerungen sowie Vakate in Form von Fettgewebe und unregelmäßigem Faseruntergang.

Im Bereich der *Gefäße* erweitern sich zu Beginn die Kapillaren: Es zeigen sich Extravasate, histiozytäre Infiltrate und ödematöse Auflockerungen aller Schichten. Stadium II und Stadium III entwickeln dann eine Fibrosklerose sowie eine Media- und Intima-Hypertrophie der Gefäße.

Im Bereich der *Nerven* bilden sich Ödeme im Endo- und Perineureum – in späteren Stadien dann Vakuolen.

Der *Knochen* zeigt im Anfangsstadium erweiterte Markräume, ein Überwiegen der Osteoklasten gegenüber den aktiven Osteoblasten, flache Resorptionsmulden sowie eine Hyperämie in Knochen und Periostgefäßen. Im Stadium II verdünnen sich die Kortikalis und die Spongiosabälkchen. Der osteoklastisch-lakunäre Abbau dominiert. Im Endstadium sistieren diese Umbauprozesse, es kommt zu einer erheblichen Erweiterung der Markräume, z.T. zu Um- und Abbauvorgängen in Nekrose-Zonen.

Die *Gelenke* können initial einen hyalinen oder fibrösen Pannus, im Stadium II ein perikapsuläres Ödem und im Endstadium bindegewebige Ankylosen entwickeln.

5. Epidemiologie

In selektiertem, rein rheumatologischem Krankengut behaupten Algodystrophien etwa 1–2% der Fälle (DOURY et al. 1981). Der Beginn der Erkrankung liegt zwischen dem 40. und 60. Lebensjahr (LEJEUNE et al. 1966; LOUYOT et al. 1967). Allerdings sind auch Erkrankungen von Kindern beschrieben. So beobachteten BERNSTEIN et al. (1978) an 23 Kindern zwischen 9 und 16 Jahren verschiedene Formen der Algodystrophie. Frauen erkranken häufiger als Männer: Die Aussagen über das genaue Verhältnis differieren zwischen 3 und 2 zu 1.

6. Klinik

a) Verlauf und Stadieneinteilung

Die nichtbehandelte Algodystrophie kann in einem Zeitraum von einigen Monaten bis zu einigen Jahren folgenlos ausheilen. Andererseits muß man stets mit Folgen wie einer fibroaponeurotischen Retraktion an der Hand rechnen, verbunden mit vasomotorischen und trophischen Störungen. Der Verlauf der Algodystrophie im Bereich der Hüfte ist günstig: Durchschnittlich bildet sie sich in 4–6 Monaten zurück. Die Therapie des Syndroms bewirkt in der Hälfte aller Fälle einen günstigen Verlauf. Jede frühzeitige Therapie beeinflußt den Verlauf besser als eine erst im Stadium der Dystrophie oder der Atrophie einsetzende. SERRE et al. (1973) führten Verlaufsstudien von 3 Monaten bis zu 10 Jahren durch: Sie beobachteten 122 Algodystrophien des Fußes. Die mittlere Verlaufsdauer der Krankheit lag bei 12 Monaten, mit Extremen zwischen 4 und 28 Monaten. Lediglich für die oberen Extremitäten lassen sich ein genormter Verlauf und eine exakte Stadieneinteilung festhalten: Meist ist Schmerz das erste Symptom, Schmerz, der nach einem freien Intervall zwischen einigen Tagen über einige Wochen bis hin zu 5 Monaten auftritt (MAY et al. 1973; SCHIANO et al. 1976).

Das erste Stadium (*Stadium I*) ist durch den eben beschriebenen Schmerz (Spontanschmerz, Belastungs- und Bewegungsschmerz, Schmerz auf Reize) charakterisiert. Dieser Schmerz kann durch passive Manipulation erheblich verstärkt werden. Schwellung und Störung der Vasomotorik, mit entzündungsgleichen Aspekt runden das klinische Bild ab. Eine weiche, schwammige, ödematöse Infiltration der Handrücken kann auftreten, die die Finger wie Würstchen aussehen und die Hautfalten und das Profil der Sehnen verschwinden läßt. Die Haut ist gespannt (rosa bis rötlich), manchmal purpurfarben. In der Regel ist die lokale Temperatur erhöht. Nägel und Haare wachsen vermehrt; es besteht eine Hpyerhydrosis. Ganz allgemein ist der Muskeltonus herabgesetzt. Die jetzt einsetzende Steifheit der Handgelenke und der Finger wird durch das beschriebene Ödem verursacht.

Im *Stadium II* dominieren die trophischen Störungen. Dieser Abschnitt folgt dem ersten innerhalb einiger Wochen bis zu einigen Monaten. Sowohl der Spontanschmerz als auch Bewegungs- und Belastungsschmerz lassen nach – auch die Störungen im Gefäßbereich werden deutlich geringer. Die Haut ist rötlich, blaßgrau und trocken. Sie beginnt zu glänzen. Die Nägel werden brüchig, die Haare können ausfallen. Das subkutane Gewebe erscheint atrophiert. Jetzt ist die lokale Temperatur herabgesetzt – die algodystrophische Hand wird kälter als die andere Hand. Muskelatrophie und Muskelatonie verstärken sich.

Im *Stadium III* besteht so gut wie kein Spontanschmerz mehr. Meist sind die Patienten schmerzfrei. Die Atrophie der Muskulatur nimmt weiter zu; die Haut ist dünn, zyanotisch und kann gespannt sein. Die Steifheit der Metakarpophalangeal- und Interphalangealgelenke ist auf die beginnende (fortgeschrittene) Kontraktur der kapsulären und ligamentären sowie tendinösen Anteile im Handbereich zurückzuführen.

b) Aufteilung der Lokalisation

Im Bereich der oberen Extremitäten ist der Befall der Hand alleine, ebenso wie die Mitbeteiligung des Ellenbogens im Rahmen der klassischen bipolaren

Algodystrophie (des Schulter-Hand-Syndroms) selten. Auch wenn man jede retraktile Kapsulitis zur Algodystrophie zählt (DOURY et al. 1981) gehört die allein im Schultergelenksbereich lokalisierte Algodystrophie ebenfalls zu den Seltenheiten.

Umstritten – und auch sehr schwierig zu objektivieren – ist die Algodystrophie der Wirbelsäule. Der Fuß erkrankt im Bereich der unteren Extremitäten weitaus am häufigsten. Selten ist die Algodystrophie des Kniegelenks – wahrscheinlich häufiger als bisher diagnostiziert die Verlaufsform an der Hüfte.

c) Obere Extremitäten

Im Bereich der Schulter bestehen Steifheit und Schmerzen. Diese Schmerzen können stechend sein und zu einer völligen Funktionsunfähigkeit des Schultergelenks führen. Im Bereich der Hand, die ein verquollenes Bild bietet (Abb. 1), entwickelt sich eine diffuse Schwellung, die vor allem in der Initialphase auf Druck Dellenbildung zeigt. Im weiteren Verlauf wird das Gewebe dann fester. Meist wird die Hand leicht gebeugt gehalten, die grobe Kraft ist deutlich abgeschwächt, und die Finger sind nicht selten in ihrer vollen Beugung behindert: Der Faustschluß ist nicht mehr möglich. Oft ist die lokale Hauttemperatur erhöht; auch das äußere Bild läßt auf eine verstärkte Durchblutung schließen. Im initialen Stadium ist die Hand nicht selten feucht und bläulich verfärbt. Die zuerst auftretenden Einschränkungen in der Bewegung sind Beeinträchtigungen der Abduktion und Innenrotation der Schulter bei diffuser Schmerzempfindlichkeit, besonders an den oberen und lateralen Partien des Schulterblatts und an den Halsmuskeln. Häufig besteht eine empfindliche Stelle zwischen der Spina scapulae und ihrer seitlichen Begrenzung (WRIGHT 1981). Schreitet die Krankheit voran, wird die Haut straff und glänzend, die Haare fallen aus, es kommt zu einer Verödung der dorsalen Hautfalten und zur Kontraktur der Finger (Abb. 2). Meist bleibt die Schulter steif – konsekutiv entwickelt sich eine deutliche Atrophie der Muskulatur.

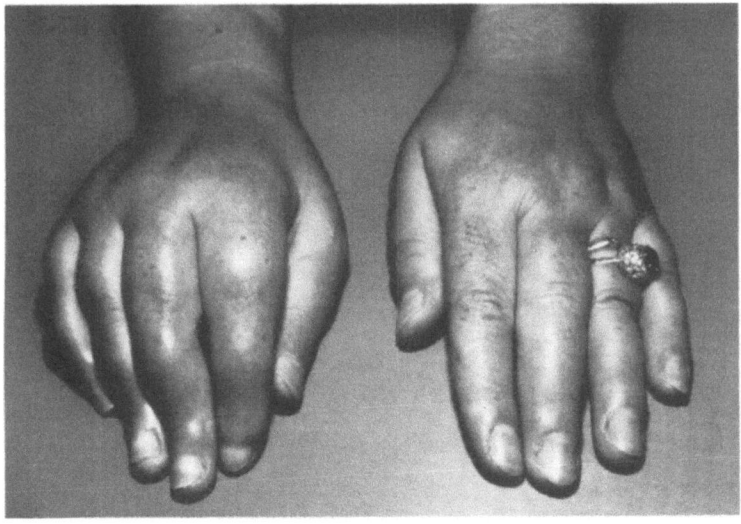

Abb. 1. Florides Stadium I bei Algodystrophie im Handbereich

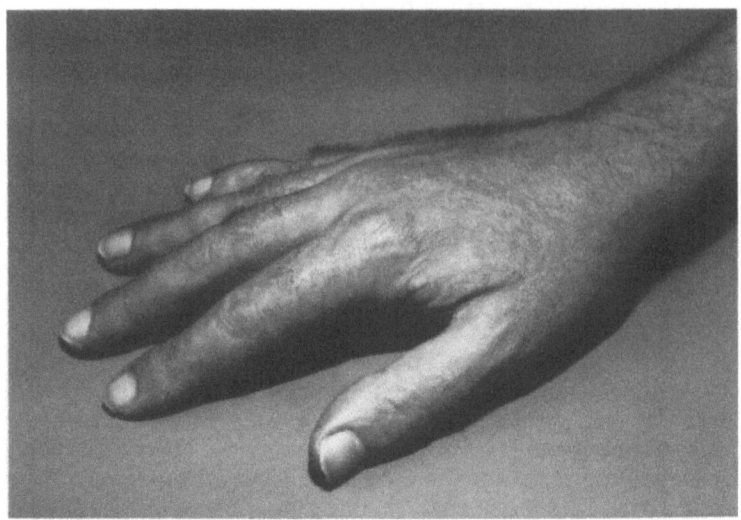

Abb. 2. Stadium II einer Algodystrophie an der Hand

d) Untere Extremitäten

Im Bereich des Fußes ist der akute Beginn eher selten. Auch hier dominiert im initialen Stadium der Schmerz und aus ihm resultierend die Bewegungsbehinderung. Meist ist der Fuß diffus verschwollen, die Haut ist erythematös verändert, zeigt eine deutlich gesteigerte lokale Temperatur und Hyperhydrosis. Insgesamt bietet sich das Bild einer „Entzündung".

Später dann ändert sich das klinische Bild: Der Schmerz nimmt ab und verschwindet dann ganz. Auch die Schwellungen gehen zurück, allerdings – die trophischen Störungen, die alle Gewebearten betreffen, bleiben. Die Haut wird dünner und kälter, das vermehrte Schwitzen bleibt. Auch hier erklärt sich die Steifheit aus einer Retraktion der Sehnen und einer Kapsulitis der Gelenke.

Andauernder Schmerz, der durch aktive und passive Bewegung verstärkt wird, kennzeichnet auch die seltene Form der Algodystrophie im Bereich des Kniegelenks. Auch hier lassen sich Temperaturerhöhungen und Schwellungen beobachten. Die Kniegelenksbeweglichkeit ist sowohl bei Extension als auch bei Flexion eingeschränkt. Im Bereich der Hüfte ist das Haupt-Symptom der Schmerz, der in der Inguinalregion lokalisiert sein kann oder aber sich durch die ersten Symptome im Bereich des Kniegelenks objektivieren läßt. Dieser Schmerz kann durch Bewegung, durch verstärktes Gewichttragen, durch Gehen verstärkt werden und verschwindet bei Ruhe manchmal vollständig. Die Haut hat hier eine normale Farbe; eine lokale Erhöhung der Temperatur kommt nicht vor. Die Bewegungseinschränkungen im Bereich des Hüftgelenks sind meist nur sehr gering.

7. Röntgenbefunde – Nuklearmedizin

In Frühphasen der Algodystrophie fehlen radiologische Zeichen. Erst 4–6 Wochen nach dem Krankheitsbeginn lassen sie sich objektivieren. Weichteilveränderungen in Form einer diffusen Verschwellung und Nivellierung, z.B. von Fingerkonturen, dagegen sind nachweisbar.

Der Gelenkspalt verändert sich meist weder im initialen Geschehen noch im weiteren Verlauf. Die allgemeinen radiologischen Kennzeichen der Algodystrophie, jeweils stadienorientiert, sind Osteoporose (diffus, juxtaartikulär, fleckig usw.) und Veränderungen an der Kortikalis (subperiostale Resorptionsvorgänge führen zu einem Dünnerwerden der Kortikalis). Meist ist die Epiphyse betroffen – selten reagiert die Diaphyse mit.

Im Stadium I entstehen Veränderungen, die sich mit den Begriffen Rarefizierung der subchondralen Spongiosa und leichter diffuser Spongiosaaufhellung umschreiben lassen (Abb. 3). Im Stadium II wird eine lokale oder diffuse Demineralisation sichtbar (Abb. 4). Die Rarefizierung der Spongiosa erfolgt erst epiphysär, später metaphysär. Das daraus resultierende Bild zeigt eine diffus fleckige Entschattung, die durch eine bleistiftähnliche Umrandzeichnung noch deutlicher kontrastiert wird (ASCHERL u. BLÜMEL 1981). Im III. Stadium verdünnt sich die Kortikalis und die knöcherne Struktur atrophiert milchglasähnlich (Abb. 5). DOURY et al. (1981) schildern neben der strahlenförmigen Algodystrophie, die meist an der Hand oder am Fuß einen oder zwei Phalangen umfaßt, die Form der auf eine bestimmte Region beschränkten Demineralisation: Diese zweite Form kommt besonders bei der Algodystrophie der Hüfte und des Knies vor. Dort kann ausschließlich der mediale oder laterale Femurcondylus oder aber ein bestimmter Anteil des Femurkopfes erkranken. Der bipolare Typ der Algodystrophie (Synonym: Schulter-Hand-Syndrom) spart den Ellbogen aus – in der Regel werden die Diaphysenanteile nicht mitbetroffen. An der Hand finden sich manchmal Mikroerosionen im Bereich der Fingergelenke und subchondrale Aufhellungszonen.

Am häufig erkrankenden Fuß stellt die Demineralisation der Sesambeine (DOURY et al. 1981) ein Frühzeichen dar. Auch hier zeigen sich subchondrale

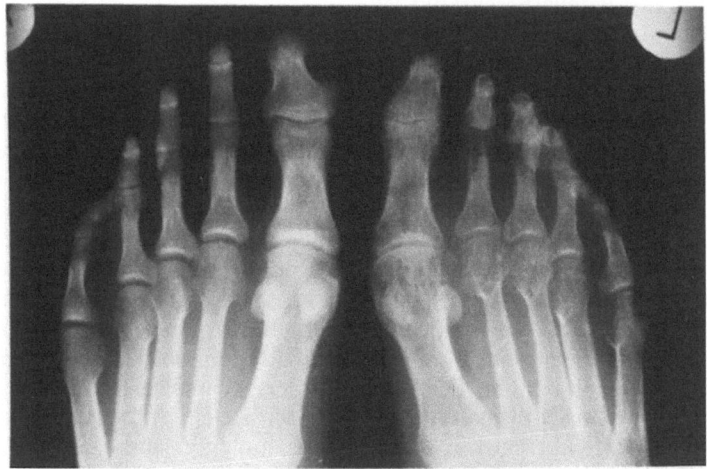

Abb. 3. Stadium I Röntgenzeichen der Algodystrophie

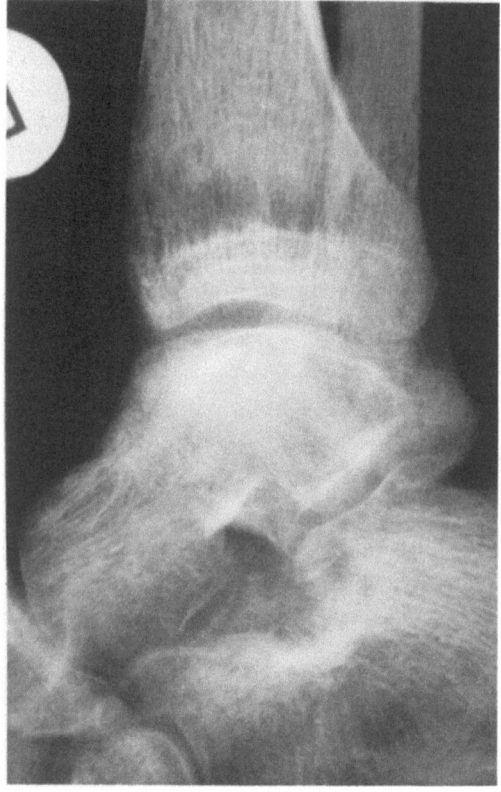

Abb. 4. Stadium II Röntgenzeichen der Algodystrophie

Aufhellungsbereiche. Häufiger als an den knöchernen Anteilen der oberen Extremität entsteht am Fuß eine diffuse, milchglasähnliche Osteoporose.

Im Bereich des Kniegelenks manifestiert sich die Algodystrophie oft durch eine Demineralisation, die ausschließlich auf einen Femurkondylus oder einen kleinen Teil der Patella beschränkt ist.

Die Algodystrophie der Hüfte bringt als besonderes und fast regelmäßig vorkommendes Zeichen die Auslöschung der subchondralen Grenzlamelle des Hüftkopfes mit sich (SCHILLING 1980). Die Demineralisation kann auf einen Teil des Hüftkopfes limitiert sein, aber auch diffus das ganze Gebiet erfassen.

Bei den meisten *nuklearmedizinischen* Untersuchungen wird Technetium 99 M, Polypyrophosphat in einer Dosierung von 15–20 mC verwendet. Untersuchungen mit Radioisotopen sind unspezifisch. Auch gibt es einige wenige Fälle in denen – bei pathologisch-klinischem Bild – normale Knochenszintigramme erhalten wurden. Die Mehrspeicherung des Radioisotops bei der Algodystrophie ist allerdings sehr häufig. Bemerkenswert ist auch, daß sie sehr früh an den Tag tritt. Damit kann die nuklearmedizinische Untersuchung den Zeitraum abdecken, der zwischen dem Auftreten von radiologischen Zeichen und ersten klinischen Anzeichen besteht. Die Intensität der Mehrspeicherung von Isotopen korreliert mit der osteoblastären Aktivität: Sie ist ein Anzeichen für die Geschwindigkeit des Knochenstoffwechsels. Zusammenfassend kann die nuklearmedizinische Untersuchung, vor allem in der Frühdiagnostik und als Screening-Methode, sehr nutzvoll sein.

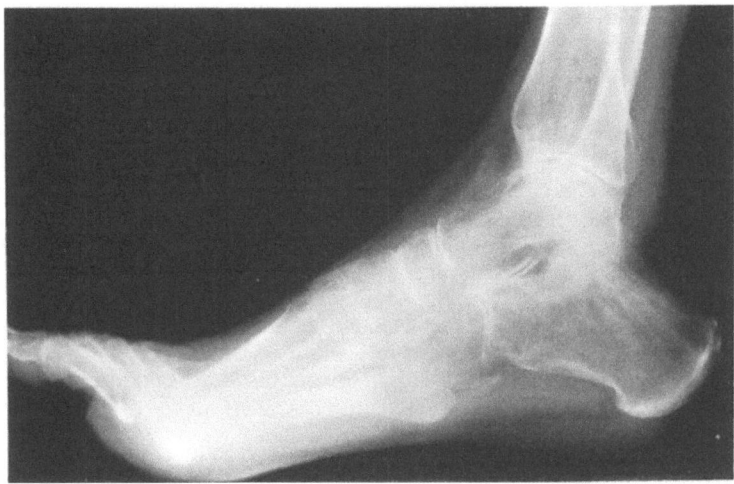

Abb. 5. Röntgenologisches Stadium III einer Algodystrophie

8. Labor

Die unspezifischen Entzündungsparameter wie die Blutsenkungsgeschwindigkeit, das Verteilungsmuster der Proteine in der Elektrophorese usw. sind überwiegend unauffällig. Auch Kalzium, Phosphor und die alkalische Phosphatase im Blut zeigen sich meist ebenso wie Kalzium und Phosphate im Urin physiologisch. In den manchmal vor allem im Kniegelenksbereich auftretenden Ergüssen sind keine speziellen Veränderungen nachweisbar. Die muskulären Enzyme sind alle unauffällig. Eine spezifische HLA-Korrelation ließ sich bisher ebenfalls nicht verifizieren.

Obwohl immer zu bedenken ist, daß die Hydroxyprolin-Ausscheidung im Urin, die den knöchernen Metabolismus reflektiert, von einigen Variablen, so z.B. vom Alter oder einer speziellen Diät abhängig ist, hat es sich gezeigt, daß diese Hydroxyprolin-Ausscheidung im Urin bei Algodystrophie häufig erhöht ist. Entsprechende Untersuchungen machten EISINGER et al. (1967, 1974). Die erhöhte Hydroxyprolinurie ist also ein nützliches, aber leider inkonstantes Zeichen in der Diagnose der Algodystrophie. DOURY et al. (1981) schildern einen speziellen metabolischen Hintergrund der Algodystrophien, der häufig durch eine diabetogene Stoffwechsellage, eine Hyperlipoproteinämie (AMOR et al. 1980) sowie eine Hpyerurikämie entsteht.

9. Diagnose

Die Algodystrophie ist eine schmerzhafte Krankheit, die initial mit einer umschriebenen Schwellung und einer deutlich erhöhten lokalen Wärmeentwicklung einhergeht. Die Haut der betroffenen Region kann zyanotisch oder aber rosafarben werden. Neben der verminderten Fähigkeit zu schwitzen imponiert besonders die ausgeprägte Einschränkung der Funktion. Der gleichzeitige Befall von Schulter und Hand (Schulter-Hand-Syndrom) legt die Diagnose Algodystrophie nahe. Im Röntgenbild ist meist eine fleckige und heterogene Demineralisation zu beobachten, die im Bereich der Epiphyse am ausgeprägtesten auftritt und manchmal auf den Bereich der Diaphyse übergreift. Die Unversehrtheit des Gelenkspalts, überwiegend pathologische Szintigramme und die Abwesenheit von Entzündungszeichen im Blut sind charakteristisch. Auch kann man die Wirkung einer Kalzitonin-Therapie als diagnostisches Kriterium verwenden. GLICK (1979) hat als Kriterien für die Diagnose einer Algodystrophie Schmerz, Hyperalgesie, Gefäßveränderungen, eine Hyperhydrose und die Osteoporose vorgeschlagen. Definitiv ist die Diagnose Algodystrophie, wenn fünf dieser Kriterien, wahrscheinlich wenn vier und möglich, wenn drei dieser Kriterien vorhanden sind. DOURY et al. (1981) schlagen folgende fünf Kriteriengruppen vor:

Gruppe A:
1. Schmerzen vom regionalen, lokalen, mechanischen, entzündlichen oder gemischten Typ.
2. Hyperästhesie der Haut.
3. Vasomotorische Störungen, die lokale oder regionale Hyper- oder Hypothermie verursachen.
4. Hautveränderungen: Lokale oder regionale Rötung, Blässe oder Zyanose.
5. Hyperhydrosis.
6. Ödem.
7. Aponeurotische oder tendinöse Retraktion.

Gruppe B:
1. Lokale oder regionale Demineralisation des Knochens, homo- oder heterogen, ohne verdichtete Knochenränder oder Veränderungen an den Gelenkspalten.
2. Lokale oder regionale Mehrfixation von Knochen-Tracern.

Gruppe C:
1. Abwesenheit von biochemischen Entzündungszeichen.

Gruppe D:
1. Zellarmer Gelenkerguß.
2. Synovialhistologie, die vaskuläre Veränderungen ohne signifikante zelluläre Infiltration zeigt.
3. Normale knöcherne Histologie oder erhöhte Osteoklastentätigkeit.

Gruppe E:
1. Sehr gutes Ansprechen auf eine Therapie mit Kalzitonin oder Beta-Blockern.

Die Diagnose einer Algodystrophie ist *gesichert,* wenn wenigstens ein Kriterium aus jeder der Gruppen A, B und C oder A, C und E vorhanden ist. Die Diagnose ist *wahrscheinlich,* wenn ein Kriterium aus jeder der Gruppen B, C und D erfüllt ist oder zwei Kriterien der Gruppen C und D, oder aber zwei Kriterien der Gruppen A und das Kriterium E. Die Diagnose ist *möglich,* wenn aus den Gruppen A und B oder A und C oder A und E oder B und C ein Kriterium vorhanden ist.

10. Differentialdiagnose

Alle Mono- oder Oligoarthritiden der Sprunggelenke, der Vorfüße, der Handgelenke und Schultern fordern differentialdiagnostische Überlegungen. Die

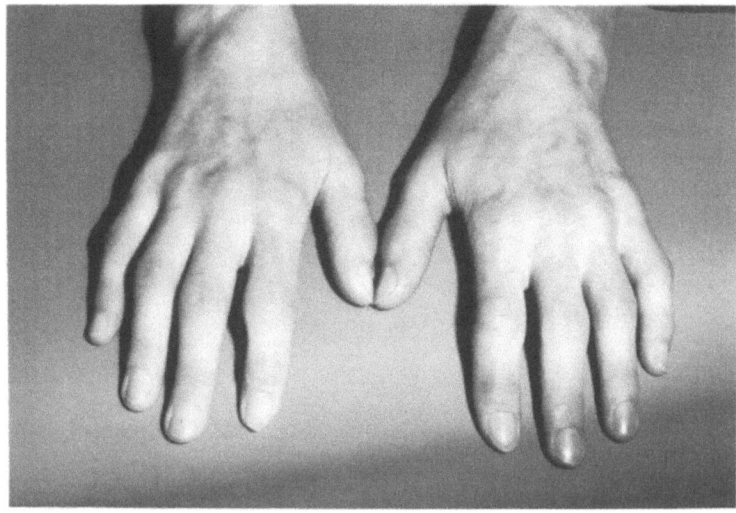

Abb. 6. Florides Stadium einer chronischen Polyarthritis im Steinbrocker-Stadium I

häufigste entzündliche Krankheit des rheumatischen Formenkreises, die *chronische Polyarthritis,* bietet allerdings – ähnlich wie alle anderen entzündlichen Gelenkerkrankungen – eine Fülle von differierenden Symptomen: Die unspezifischen Entzündungsparameter des Blutes sind deutlich erhöht; es gibt spezielle serologische und immunologische Zeichen (HLA-Untersuchungen, Rheumafaktor); das besondere Gelenkbefallmuster (Abb. 6) der einzelnen Krankheiten kann ebenso zur Diagnose führen wie das Röntgenbild, das Gelenkspaltveränderungen zeigt. Die Gelenkflüssigkeit – manchmal auch im Rahmen der Algodystrophie vermehrt zu finden – ist entzündlich verändert (Zellreichtum, Fibrinreichtum usw.). Eine Biopsie der Synovialis zeigt bei der chronischen Polyarthritis und anderen Arthritiden meist spezielle pathohistomorphologische Kennzeichen. Besonders erwähnenswert sind zwei Krankheiten: Zum einen die *Arthritis psoriatica,* die nach STADELMANN und SCHILLING (1981) nicht selten ein diffus teigiges, ebenfalls globales Handödem entwickeln kann, das nach Ansicht dieser Autoren durch eine obstruktive Lymphangiopathie verursacht wird (Abb. 7). Zum anderen die Polymyalgia arteriitica, die nicht selten schmerzhaft beide Schultern betrifft. Besonders im Fall der letzteren Krankheit sind laborchemische Veränderungen sowie das Ansprechen auf eine Therapie mit Glucokortikoiden differentialdiagnostisch beweisend. Die *progressive systemische Sklerose* (Sklerodermie), nicht selten ausschließlich im Bereich der Hand ihre Hauptmanifestation setzend (Sklerodaktilie) (Abb. 8), muß aus diesem Grund auch von der Algodystrophie abgegrenzt werden: Die Hautbiopsie, ein der Krankheit oft jahrelang vorangehendes Raynaud-Phänomen, und die im Verlauf sich fast immer einstellenden viszeralen Manifestationen (Ösophagus, Lunge usw.) klären die Diagnose.

Natürlich müssen alle Prozesse, die sich am Knochen abspielen können, überdacht werden. Es kann in Einzelfällen schwierig sein, eine Algodystrophie von einer „balalen" Arthrose – so z.B. des Kniegelenks – abzugrenzen. Ohne auf Einzelheiten einzugehen, seien hier *Knochenabszesse, benigne und maligne Tumoren, Knochennekrosen, Ermüdungsfrakturen, Chondromatosen, idiopathische Osteolysen oder aber Osteolysen nach Tabes, nach Lepra oder im Rahmen einer Syringomyelie* aufgezählt.

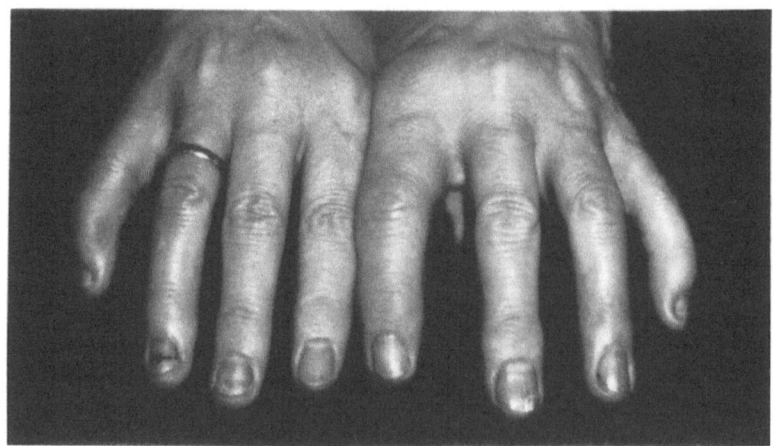

Abb. 7. Arthritis psoriatica

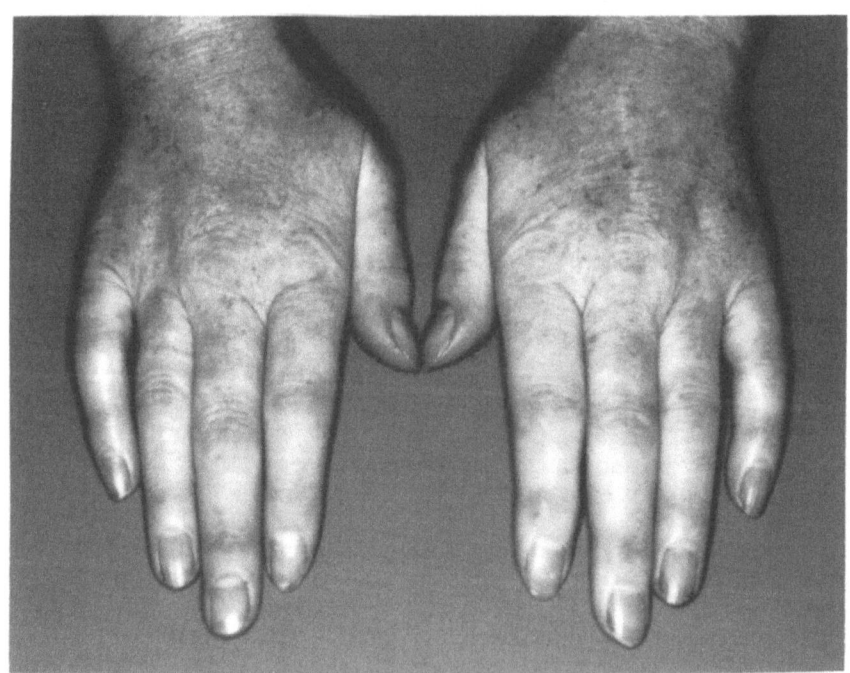

Abb. 8. Sklerodermie

Das Bild einer *Phlebitis* oder *Thrombophlebitis* kann eine Algodystrophie täuschend ähnlich nachahmen: Hier kann eine Phlebitis/Thrombophlebitis sowohl im Bereich der oberen als auch der unteren Extremitäten vorhanden sein. Im Gegensatz zur Thrombophlebitis erhöht die Algodystrophie die Blutsenkungsgeschwindigkeit nicht, das Szintigramm zeigt deutliche Zeichen der Mehrfixation und im Röntgenbild läßt sich eine Demineralisation objektivieren.

11. Therapie

a) Medikamentöse Therapie

Um über eine Dämpfung der Schmerzen Entspannung zu erreichen, sind im Stadium I Analgetika und auch nichtsteroidale Antirheumatika einzusetzen. Systemische Kortikoide spielen in der Therapie keine Rolle. Lokal können Injektionen der Schultergelenke (z.B. bei retraktiler Kapsulitis) von Nutzen sein. Zur Gefäßerweiterung sind alphablockierende Substanzen (Dihydroergotoxin), Gangioplegica (Pentamethonium) oder auch postganglionäre Blocker wie Guanethidin indiziert.

BAUDOIN (1974) setzte *Griseofulvin,* ein Fungistatikum, bei Schulter-Hand-Syndrom ein. Er hatte in 75% seiner Fälle Erfolg. Griseofulvin wurde in einer täglichen Dosis bis zu 3 g gegeben. Das Medikament wird gut toleriert: Die einzigen Nebenwirkungen sind Magenbeschwerden. Möglicherweise beeinflußt Griseofulvin die Mikrozirkulation (DOURY et al. 1981). *Beta-Blocker,* wie Propranolol, Pindolol oder Timolol, werden vielfach angewendet: Die Ergebnisse variieren mit den Autoren. Der direkte Angriffspunkt von *Kalzitonin* an der osteoklastischen Knochenresorption führte zur Applikation dieser Substanz. Nach BREITENFELDER (1979) sind täglich 50 IE Lachs-Kalzitonin i.m. in den ersten 10 Tagen zu geben, danach bis zum Ende der 4. Woche wöchentlich 3 Injektionen.

Während OTT (1974) eindringlich von einer Stellatumanästhesie abrät, berichten andere Autoren (STEINBROCKER et al. 1953) von guten Ergebnissen dieser Methode, für deren Erfolg das Stadium, in dem sie eingesetzt wird, entscheidend zu sein scheint. Nur wenn die Krankheit noch ohne trophische Störungen einhergeht, erzielt die Stellatumanästhesie gute Ergebnisse. Bei Erkrankung der oberen Extremitäten wird die Blockade des Stellatum, für die unteren Extremitäten die Infiltration der lumbalen sympathischen Kette vorgeschlagen. Die Anzahl der für einen Erfolg nötigen Injektionen hängt von der Reaktion des Patienten ab. Meist sind zwei Injektionen pro Woche mit etwa 5-10 ml von 2%igem Procain oder Lidocain erforderlich.

b) Physikalische Therapie

Die physikalische Therapie hat in der Behandlung der Algodystrophie überragende Bedeutung. Sie muß streng stadienorientiert eingesetzt werden.

So sind im *Stadium I* noch prophylaktische Maßnahmen indiziert (s. 11.c). Alle Applikationen, die zu einer vermehrten vegetativen Reizung führen können, sind zu vermeiden. Die Gelenke sollen leicht erhöht und in optimaler Stellung gelagert werden, um einer Kontraktur vorzubeugen. Kälte wird oft und mit Erfolg eingesetzt: Das kann in Form von Eisbeuteln, Eistupfern oder Eiswickeln oder auch mit kaltem Fango (3-5mal täglich) geschehen. Dieser kalte Fango darf nicht warm werden, da er sonst wärmestauend wirkt. An der betroffenen Extremität sollte im Stadium I nicht mit Wärme therapiert werden: Alle lokalen passiven physikalischen Maßnahmen sollen unterbleiben. Das erkrankte Gelenk darf nicht aktiv bewegt werden. Dagegen sind alle anderen, besonders die stammnahen Gelenke, täglich aktiv zu bewegen. Weiter wichtig ist ein allgemeines Muskeltraining unter Schonung der befallenen Extremität. Eine kontralateral ansetzende Bindegewebsmassage, kleiner Aufbau und im Segmentbereich, aber nicht im Herdbereich selbst, ist, ebenso wie der gleichartig einzusetzende Ultraschall, indiziert.

Hauffe-Bäder, vorerst nur kurz und nicht über 39° ansteigend, sollten anfänglich nur an der gesunden Extremität angewendet werden. Wichtig: Alle diese Maßnahmen dürfen keine Schmerzen hervorrufen.

Im *Stadium II* sind weiterhin Hauffe-Bäder indiziert, allerdings keine absteigenden Bäder mehr, da das Stadium der „Entzündung" vorbei ist. Weitergeführt werden können auch die Bindegewebsmassagen sowie die aktiven Übungen der Gelenke. Grundsätzlich noch kontraindiziert sind passive Maßnahmen. Im Unterschied zum Stadium I sollen im Stadium II kalter Fango oder andere Kälteanwendungen nicht mehr appliziert werden. Auch Eispackungen zur Erzielung einer reaktiven Hyperämie haben sich nicht bewährt. Dagegen können Gefäßtraining (Umlagerung, Stauung nach BIER, Drosselung), isometrische Spannungsübungen der ganzen betroffenen Extremität, auch im Herdgebiet, sowie athermische Durchflutungen mit Ultrakurzwellen eingesetzt werden. Auch in diesem Stadium ist noch jede Überbelastung zu vermeiden, die Schmerzen dürfen während der Übung nicht zunehmen.

Im Stadium der Atrophie (*Stadium III*) ändert sich die physikalische Therapie: Eine völlige Wiederherstellung der Beweglichkeit und der Kraft ist nicht mehr zu erwarten. Nicht selten sind die Gelenke fibrös fixiert – sogar Ankylosen können vorkommen. Das physiotherapeutische Ziel ist die Erhaltung und Kräftigung der noch vorhandenen Muskelfasern und die Verbesserung der Beweglichkeit. Jetzt kann die Durchblutung durch intensive Wärmeapplikationen oder Bindegewebsmassagen (nun auch im Herdgebiet) gesteigert werden. Das intensive Gefäßtraining muß fortgeführt werden. Aktive und passive Bewegungsübungen – jetzt auch über die Schmerzgrenze hinaus – müssen einsetzen. In diesem Stadium kommt auch die klassische Massage zum Einsatz. Die Kontraktur wird durch aktive und passive Arbeit, durch Dehnung durch den Therapeuten, durch Dehnlagerung mit relativ großen Gewichten beeinflußt.

c) Sonstiges

Die früher vielgeübte *Sympathektomie* bzw. *Stellektomie* sind heute weitgehend aufgegeben worden. Verschiedene elektrotherapeutische Verfahren sind für die Algodystrophie empfohlen worden – so u.a. galvanische und diadynamische Ströme. Die *Röntgentherapie* mit der Bestrahlung des zervikalen und oberen thorakalen Bereichs der Sympathikuskette wird heute nur noch selten durchgeführt. DOURY et al. (1981) setzen die Röntgentherapie überwiegend bei Algodystrophien der Schulter ein. Sie bestrahlen die Halswirbelsäule nie und begnügen sich mit einer Bestrahlung des skapohumoralen Gelenks. Ziel dieser Behandlung ist die Schmerzlinderung. Verschiedene Autoren sprechen auch der *Akupunktur* eine positive Wirkung zu (z.B. NARR 1981). Ausführliche Erfahrungen liegen aber noch nicht vor.

Die in den Kapiteln „Ätiologie" und „Pathogenese" aufgezählten *auslösenden Faktoren zu vermeiden* – vielleicht ist das die einfachste und vielversprechendste Form der Therapie: Eine schonende und *schmerzfreie Reposition* ist von genauso großer Bedeutung wie die frühe Reposition und später dann die absolut schmerzlose Mobilisation. Die *frühe Schmerzbekämpfung,* verknüpft mit *exakter Ruhigstellung* und *Ödemprophylaxe,* gehört ebenfalls zu den präventiven Maßnahmen. Die *krankengymnastische Prophylaxe* sieht das Vermeiden passiver Maßnahmen bei prädestinierenden Verletzungen vor. Aktive Bewegungsübungen aller freien, besonders der stammnahen Gelenke dagegen in Verbindung mit Krankengymnastik, gehören auch in diesen Rahmen. Nicht zuletzt: Wichtig ist die *intensive Information* des Patienten, damit er selbst auch nicht die Umgebung der Verletzung „passiv behandelt", *Stoffwechselstörungen* wie Hyperlipoproteinämie und Diabetes mellitus sollten nach der Diagnose schnell behandelt werden, entsprechendes *psychisches Terrain* rechtfertigt den Einsatz von Anxiolytika. Bei Traumatisierungen ohne Verletzung oder Fraktur sollten Verbände nur dann angelegt werden, wenn es sich nicht vermeiden läßt.

12. Prognose

Die Prognose ist nicht genau zu stellen: Weder das Ausmaß der Hydroxypolinurie noch die Schwere der radiologischen Zeichen oder aber auch die Intensität der Fixation von Radioisotopen sind Schlüssel für die Prognose. Prognostischen Wert hat die Lokalisation: Gutartige und kurze Verläufe finden sich an den Hüften, den Knien und an den Ellbogen. Auch das Ansprechen auf Therapie läßt sich prognostisch verwerten. Je früher die Therapie einsetzt, desto günstiger ist die Prognose.

Literatur

Amor B, Gery A de, Saporta L, Aberlgel S, Delbarre F (1980) Algodystrophies et hyperlipidémies. Rev Rhum Mal Osteoartic 47:353–358

Ascherl R, Blümel G (1981) Zum Krankheitsbild der Sudeckschen Dystrophie. Fortschr Med 19:712–720

Baudoin P (1974) Algodystrophies et Griséofulvine (Griséfuline). Concours Méd 35:5277–5279

Belenger M (1956) Aspect clinique et méthodes thérapeutiques des ostéoporoses post-traumatiques. Acta Chir Belg [Suppl] 1:219–440

Bensasson M, Lanoe R, Assan R (1977) Un cas de syndrome algodystrophique du membre supérieur survenu après vaccination antitétanique. Sem Hop Paris 53:1965–1966

Bernstein BH, Singsen BH, Kent JJ, Kornreich H, King K, Hicks R, Hanson U (1978) Reflex neurovascular dystrophy in childhood. J Pediatr 93:211–215

Blumensaat C (1956) Der heutige Stand der Lehre vom Sudeck-Syndrom. Hefte Unfallheilkd 51

Breitenfelder J (1979) Zur Therapie des Sudeck-Syndroms. Therapiewoche 29:6578

Brouet G, Marche J, Chevallier J, Nicolle MH, Nevot T (1961) Traitement d'attaque de la tuberculose commune par l'association d'izoniazide et d'éthionamide. Rev Tuberc Pneumol 25:145–190

Carlson DH, Simon H, Wegner W (1977) Bone scanning and diagnosis of reflex sympathetic dystrophy secondary to herniated lumbar disc. Neurology 27:791–793

Davis SW, Petrillo CR, Eichberg RD, Chu DS (1977) Shoulder-hand-syndrome in a hemiplegic population: a 5 year retrospective study. Arch Phys Med Rehabil 58:353–356

Doury P, Dirheimer Y, Pattin S (1981) Algodystrophy. Diagnosis and therapy of a frequent disease of the locomotor apparatus. Springer, Berlin Heidelberg New York

Eisinger J (1967) L'hydroxyprolinurie. MD dissertation, University of Marseille

Eisinger J, Acquaviva P, D'Omezon Y, Schiano A, Recordier AM (1974) L'hydroxyprolinurie au cours des algodystrophies. Déductions thérapeutiques. Rev Rhum Mal Osteoartic 41:455–458

Eisinger J, Acquaviva PC, D'Omenzo Y, Recordier AM (1974) Traitement des algodystrophies par calcitonin. Premiers résultats. Mediterrannée Méd 10:30

Farkas TA, Nemes GA (1975) Beitrag zur Morphologie des Sudeck-Syndroms. Z Orthop 113:421

Froment D, Perrin A, Gonin A, Jandet R (1956) Périarthrites scapulo-humérales et autres manifestations neurotrophiques d'origine corona rienne. IIIe Conférence du Rhumatisme, Aix les Bains

Glick EN (1979) Algodystrophy: proposal of diagnostic criteria (abstr 431). IVth European Congress of Rheumatology, Wiesbaden

Harif V (1962) Les algodystrophies sympathiques du membre inférieur. MD dissertation, University of Paris
Hunter J (1843) Oeuvres complètes, vol I. Tortin-Masson, Paris
Jesserer H (1971) Knochenkrankheiten. Urban & Schwarzenberg, München Berlin Wien
Kaiser H (1976) Medikamentös ausgelöste Algodystrophien. Verh Dtsch Ges Rheumatol 4:358–361
Lagier R, Lindhout D van (1979) Articular changes due to disuse in Sudeck's atrophy. SICOT 3:1
Lejeune E, Bouvier M, Maitrepierre J, Siradj el Dine A (1966) Le pied décalcifié douloureux ou algodystrophie du pied; à propos d'une statistique personnelle de 40 observations. Rhumatologie (Aix les Bains) 18:377–393
Lenègre J, Flament J (1946) Angine de poitrine et épaules douloureuses et raides. Paris Méd 1:1–7
Lequesne M (1968) Transient osteoporosis of the hip. A nontraumatic variety of Sudeck's atrophy. Ann Rheum Dis 27:463–471
Louyot P, Gaucher A, Montet Y, Combebias JF (1967) Algodystrophie du membre inférieur. Rev Rhum Mal Osteoartic 34:733–737
May V, Aristoff H, Glowinski J (1973) Algodystrophie posttraumatique du membre supérieur. Rhumatologie (Aix les Bains) 25:35–39
McKusick AB, Hsu JM (1961) Clinical and metabolic studies of the shoulder-hand syndrome in tuberculosis patients. Arthritis Rheum 4:426
Mitchell SW, Morehouse GR, Keen WW (1864) Gunshot wounds and other injuries of nerves. Lippincott, Philadelphia
Narr H (1981) Behandlung der Sudeckschen Dystrophie nach Handverletzung. Phys Ther 543–546
Ott VR (1974) Die Reflexdystrophie. Fortbildk Rheumatol 3:166–181
Ravault PP, Durant J (1961) Le rhumatisme neurotrophique du membre supérieur. Rev Lyon Méd 10:3–32
Rieder W (1936) Die akute Knochenatrophie. Dtsch Z Chir 248
Rieder W (1941) Akuter kollateraler Knochenumbau. Langenbecks Arch Klin Chir 1:202
Schiano A, Eisinger J, Acquaviva PC (1976) Les algodystrophies. Laboratoire Armour-Montagu, Paris
Schilling F (1980) Das reflexdystrophische Syndrom. Verh Dtsch Ges Rheumatol 6:167–172
Serre H, Simon L, Claustre J, Sany J (1973) Formes cliniques des algodystrophies sympathiques des membres inférieurs. Rhumatologie (Aix les Bains) 23:43–54
Sèze S de, Ryckewaert A (1951) Algodystrophies sympathiques du membre supérieur. In: Maladies des os et des articulation. Flammarion, Paris
Stadelmann MF, Schilling F (1981) Die Daktylitis und das entzündliche Handödem bei der Arthritis psoriatica. Vortrag auf der Südd. Tag. der Deutschen Gesellschaft für Rheumatologie
Steinbrocker O, Neustadt D, Lapin L (1953) Shoulder-hand syndrome. Sympathetic block compared with corticotropin and cortisone therapy. JAMA 153:788–792
Sudeck P (1899–1900) Zur Altersatrophie (einschl Coxa vara senium) und Inaktivitätsatrophie der Knochen. Fortschr Geb Roentgenstr 3:201–205
Sudeck P (1900) Über die akute entzündliche Knochenatrophie. Arch Klin Chir 62:147–156
Sudeck P (1901–1902) Über die akute (reflektorische) Knochen atrophie nach Entzündungen und Verletzungen an den Extremitäten und ihre klinischen Erscheinungen. Fortschr Geb Roentgenstr 5:277–293
Thorban W (1977) Das Sudeck'sche Syndrom. In: Sturm A, Birkmayer W (Hrsg) Klinische Pathologie des vegetativen Nervensystems. Fischer, Stuttgart New York
Wright V (1981) „Das Schulter-Hand-Syndrom". Eul Buch 3:51–52

II. Periphere Neuropathien

Von

W. Krämer

Mit 2 Abbildungen und 1 Tabelle

1. Einleitung

Periphere Neuropathien gehören, wenn sie auch nicht sehr häufig sind, zu den Krankheiten mit den vielfältigsten Ursachen und können zu einer schwerwiegenden Beeinträchtigung und auch Lebensgefährdung des Betroffenen führen. Die Kenntnis ihrer wichtigsten Formen und Ursachen ist daher nicht nur für den Neurologen unerläßlich.

Als periphere Neuropathien bezeichnet man Krankheiten der Anteile peripherer Neurone, deren Axon von peripherer Glia – den Schwann-Zellen – umgeben ist. Man unterscheidet sie dadurch von Prozessen, die das periphere Neuron im Rückenmark oder Hirnstamm in Mitleidenschaft ziehen. Wenn eine solche Abgrenzung auch nicht immer streng durchführbar ist, so erweist sie sich doch für klinische Belange als sinnvoll. Lange Zeit haben sie in Forschung und Klinik ein Schattendasein geführt. Vor allem die Entwicklung neuer Untersuchungsmethoden hat jedoch in den letzten Jahrzehnten eine Fülle bedeutsamer Erkenntnisse gebracht, die in zwei Bänden des *Handbook of Clinical Neurology* (Vinken u. Bruyn 1970), der Monographie von Dyck et al (1975), knapp, aber umfassend auch von Bradley (1974) zusammengefaßt sind. Im deutschen Schrifttum ist eine umfassende Beschreibung seit dem Beitrag von Scheller (1953) nicht erschienen. Doch vermitteln zahlreiche, vorwiegend klinischen Aspekten gewidmete Beiträge u.a. von Wieck (1955), Erbslöh (1967) und Neundörfer (1973a, mit umfangreicher Literaturübersicht) einen Eindruck von dem bedeutenden Fortschritt im Verständnis peripherer Nervenkrankheiten.

Eine befriedigende nosologische Klassifizierung ist zur Zeit noch illusorisch, eine unmittelbar ätiologisch orientierte Diagnostik nur selten möglich. Für den Einzelfall ist aber eine lückenlose Klärung von Pathogenese und Ätiologie oft entbehrlich. Neben Anamnese und Allgemeinbefund reichen eine sorgfältige Analyse des klinisch-neurologischen Syndroms – im folgenden als Manifestationstyp bezeichnet – und der elektrophysiologischen Befunde, ergänzt in ausgesuchten Fällen durch bioptische Untersuchungen – im folgenden als Strukturtyp bezeichnet –, als „Eckpfeiler einer klinisch brauchbaren Systematik" (Erbslöh 1967) aus. Die Koordinierung manifestations- und strukturtypischer Eigenheiten einer peripheren Neuropathie ist nicht nur Hilfe zur ätiologischen Diagnostik, sondern auch zur Klärung der dem Einzelfall zugrunde liegenden Schädigung funktionsvermittelnder Strukturen und damit der bestehenden therapeutischen und prognostischen Chancen. Sie zeigen darüber hinaus, daß periphere Nervenkrankheiten nicht, wie häufig vermutet, eine weitgehend unspezifische, polygenetische Reaktionsform darstellen, sondern eine vielfältige Gruppe offensichtlich ursachenspezifischer Syndrome.

2. Allgemeine Symptomatologie und Diagnostik

a) Manifestationstyp

Charakteristika des klinischen Syndroms sind Krankheitsverlauf, Lokalisation und Qualität der neurogenen Funktionsstörungen (Tabelle 1).

Für die Kennzeichnung des Verlaufs ist nur die Zeit bis zur vollständigen Entwicklung der klinischen Ausfälle zu berücksichtigen, die bei akuten Prozessen rascher als in einer Woche, bei chronischen langsamer als in einem Monat erfolgt. Der weitere Verlauf hängt weniger von krankheitsspezifischen als vielmehr Sekundärfaktoren ab, vor allem dem Ausmaß der aufgetretenen Strukturschäden am Neuron.

Symmetrische Syndrome – Polyneuropathien – findet man selten allein an den oberen, meist an den unteren oder an allen vier Extremitäten. Asymmetrische Syndrome können streng auf das Versorgungsgebiet eines einzelnen Nervs – Mononeuropathie – oder mehrerer, aber bestimmter Nerven – multiple Neuropathie, Mononeuropathia multiplex – begrenzt sein, sie können aber auch als Schwerpunkte im Rahmen einer klinisch latenten (subklinischen) Polyneuropathie auftreten – Schwerpunktpolyneuropathie nach ERBSLÖH (1967). Letzteres Verteilungsmuster kann primär vorhanden sein oder sekundär durch Druck oder Ischämie an vorgeschädigten Nerven entstehen.

Die Einzelfunktionen peripherer Nerven werden selten isoliert gestört, meist stehen aber motorische oder sensible, selten vegetative Symptome im Vordergrund. Leichte Schäden äußern sich nur in Reizerscheinungen sensibler oder motorischer Neurone – Mißempfindungen, Taubheitsgefühl oder Schmerzen einerseits, Verkrampfungen andererseits. Bei schwereren Verläufen gehen sie oft den Ausfällen voraus und können auch, vor allem bei chronischen Krankheiten, neben diesen bestehen bleiben. Bemerkenswert ist, daß motorische und sensible Ausfälle bei Polyneuropathien unterschiedlich lokalisiert sein können: motorische Ausfälle überwiegend proximal oder distal, sensible fast ausschließlich distal. Nur in schweren Fällen sind alle Qualitäten generalisiert gestört. Wesentlich ist außerdem die häufig zu beobachtende Dissoziation sensibler Ausfälle. Während in manchen Fällen der Ausfall der Berührungssensibilität imponiert, sind bei anderen Schmerz- und Temperaturempfindung oder auch die Tiefensensibilität am stärksten in Mitleidenschaft gezogen und können zu einer Fehldeutung als spinales Syndrom führen. Oft beobachtet man als frühestes oder auch einziges sensibles Symptom einen Ausfall der Vibrationsempfindung, deren Prüfung bei der Untersuchung erfahrungsgemäß meist vernachlässigt wird.

Tabelle 1. Charakteristische Merkmale des Manifestationstyps

Manifestationstyp	
Verlauf	akut – subakut
	chronisch – rezidivierend
Verteilungsmuster	symmetrisch – asymmetrisch
	proximal – distal – generalisiert
	unsystematisch – Hirnnerven
Qualität	motorisch – sensibel – gemischt
	vegetativ peripher – viszeral

Die Muskeleigenreflexe können sowohl durch eine Affektion sensibler wie auch motorischer Neurone beeinträchtigt sein. Ihre Prüfung dient mehr der Abgrenzung peripherer Neuropathien von Myopathien, zentralen Erkrankungen oder Syndromen anderer Genese. – Paresen sind meist offensichtlich. Schwieriger, für die Klassifizierung einer Neuropathie aber von großer Bedeutung, ist die Erkennung neurogener Muskelatrophien und ihre Unterscheidung von Folgen der Inaktivität oder Mangelernährung, die bei Neuropathien ebenfalls häufig festzustellen sind. In Zweifelsfällen hilft das Elektromyogramm zur Klärung.

b) Strukturtyp

Morphologische Untersuchungen am Lebenden sind nur an sensiblen Nerven möglich, ihre Aussagefähigkeit ist daher begrenzt. Der enge Zusammenhang zwischen Struktur, Funktion und elektrophysiologischen Eigenschaften peripherer Nerven gestattet es jedoch, mit ausreichender Genauigkeit die wesentlichen morphologischen Veränderungen bei Neuropathien aus elektromyographischen und -neurographischen Befunden zu erschließen. Sieht man von ätiologisch bedingten Besonderheiten ab, so beruhen Neuropathien prinzipiell auf zwei unterschiedlichen Schädigungsmustern: der segmentalen Entmarkung und der axonalen Degeneration (KRÜCKE 1955, 1959, 1962; SLUGA 1969, 1974; BOTS 1970; DYCK 1975).

1. Segmentale Entmarkung besteht in einem diskontinuierlichen Untergang von Markscheiden. Die Axone bleiben in der Regel verschont, nur selten führen sehr intensiv wirkende Noxen auch zu deren Untergang. Kurze entmarkte Strecken bewirken eine Leitungsverzögerung, meßbar als herabgesetzte Leitgeschwindigkeit, längere eine Blockierung der Nervenleitung. Die Anzahl der blockierten Neurone bestimmt den Paresegrad (KAESER 1970a; HOPF 1974a). Verschonung der Axone bedeutet aber, daß die Kontinuität der Nervenzelle mit ihrem Erfolgsorgan erhalten bleibt, der Muskel somit nicht denerviert ist und daher auch nicht atrophiert (Abb. 1). Entmarkung führt darüber hinaus zu charakteristischen elektromyographischen Veränderungen (STRUPPLER 1974; RUPRECHT 1974; LUDIN 1977). Die Reparation entmarkter Axone erfolgt rasch durch Regeneration des Markscheidensegmentes oder Proliferation von Schwann-Zellen mit Bildung neuer Markscheidensegmente (ALLT 1969), so daß die Rückbildung von Funktionsstörungen schon nach wenigen Tagen beginnen kann.

2. Axonale Degeneration kann, offensichtlich abhängig von ihrer Ursache, an verschiedenen Stellen des Neurons auftreten (CAVANAGH 1964; SLUGA 1974). Erfolgt sie im Verlauf des Axons, führt dessen Kontinuitätsunterbrechung zu einem Untergang seines distalen Abschnittes einschließlich der Markscheide entsprechend der Waller-Degeneration nach Nervendurchtrennung. Sie kann aber auch an den terminalen Axonverzweigungen einsetzen und nach proximal fortschreiten (nukleodistale Regeneration, „dying back"). In diesem Fall wird als Ursache eine primäre Schädigung des Nervenzelleibs vermutet, die zu mangelhaftem Metabolitentransport im Axoplasmastrom führt, so daß die terminale Region der längsten Neurone am frühesten in Mitleidenschaft gezogen wird. Damit wird die bevorzugte Lokalisation von Ausfällen an den distalen Extremitätenabschnitten vor allem der Beine erklärt. Die Reparation von Axonausfällen kann durch kollaterale Sprossung aus intakt gebliebenen Neuronen erfolgen (WOHLFART 1958; GILLIATT 1966; COËRS 1970), vor allem aber durch die bekannte Regeneration des Neurons von seinen proximalen, intakt gebliebenen Abschnitt aus, die täglich etwa 1 mm fortschreitet. Sie kann daher nach wurzel-

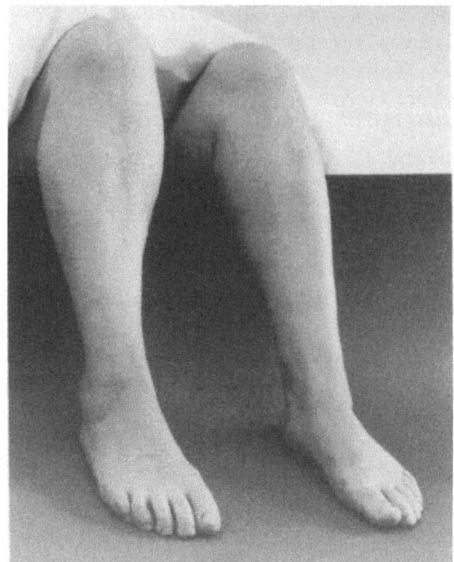

Abb. 1a

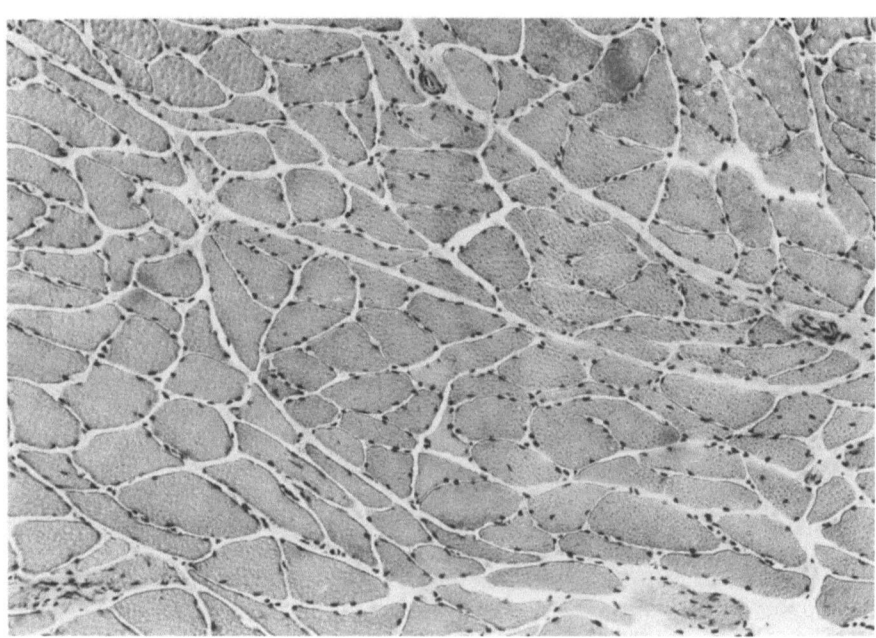

Abb. 1b

Abb. 1a, b. Chronisch-idiopathische Polyneuritis. Motorische Leitgeschwindigkeit an allen Extremitäten unter 20 m/s. Trotz monatelanger Paraplegie klinisch und bioptisch (M. tibialis anterior) keine Denervationsatrophie

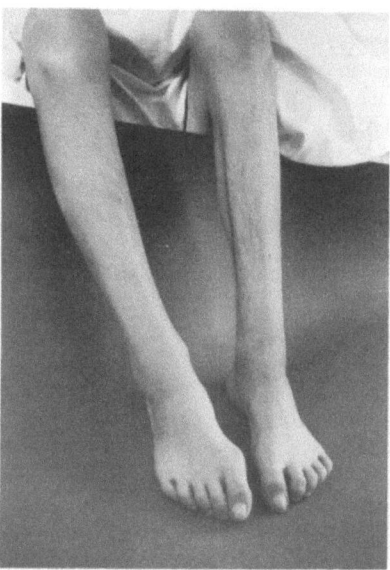

Abb 2a

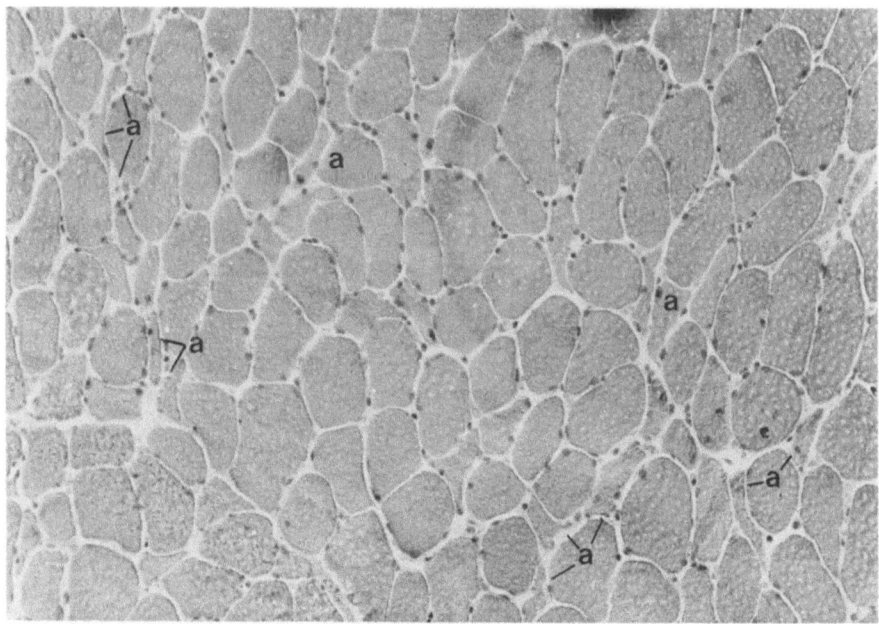

Abb. 2b

Abb. 2a, b. Frühes Stadium einer metabolisch-toxischen Polyneuropathie. Paraparese. Im EMG ausgedehnte Spontanaktivität, motorische Nervenleitgeschwindigkeit zwischen 45 und 60 m/s. Neben Abmagerung und Muskelatrophie deutliche Denervationsatrophie im M. tibialis anterior (**a**). Mikrophotographien von Priv. Doz. Dr. D. PONGRATZ, II. Medizinische Klinik der Universität München naher Unterbrechung des Neurons erst nach Jahren abgeschlossen sein. Kommt es zu retrograder Degeneration des Zelleibs, bleibt sie aus. – Im EMG treten zusätzlich zu den Zeichen der Parese Denervationspotentiale auf. Die Nervenleitgeschwindigkeit kann, wenn einzelne Neurone intakt bleiben, normal sein. Oft ist sie gering herabgesetzt (s. RUPRECHT 1974). Sind alle Neurone betroffen, erlischt selbstverständlich die Leitfähigkeit.

Axonale Degeneration ist auch bei der Muskelbiopsie an stark ausgeprägter Denervationsatrophie von Muskelfasern nachweisbar (Abb. 2, PONGRATZ 1976).

3. Weitere Differenzierungen axonaler Schäden sind durch elektiven Befall motorischer, sensibler oder autonomer Neurone möglich, außerdem durch die Kombination von axonaler Degeneration und segmentaler Entmarkung. Ob letztere nur ein sekundäres Phänomen darstellt (DYCK 1971) oder möglicherweise auch unabhängig von der Axondegeneration durch selbständige Schädigung der Schwannschen Zellen auftritt (BISCHOFF 1968), ist noch nicht geklärt.

Segmentale Entmarkung ist ein typischer Befund entzündlicher Neuropathien sowie leichter ischämischer oder traumatischer Schäden, axonale Veränderungen überwiegen bei allen übrigen Formen peripherer Nervenschäden. Die herkömmliche, auf histologischen Kriterien beruhende Einteilung peripherer Nervenkrankheiten in entzündliche und degenerative mit ihren jeweiligen Untergruppen bleibt daher sinnvoll.

3. Allgemeine Therapie

Die Prognose peripherer Neuropathien ist in der Regel gut, vorausgesetzt, daß ihre Ursache ausgeschaltet werden kann. Ein befriedigendes Endresultat ist jedoch nur dann zu erzielen, wenn Komplikationen und Sekundärfolgen der nervalen Funktionsstörung, unter denen neben Auswirkungen der gestörten Sensibilität und autonome Regulation Inaktivitätsfolgen an der Muskulatur im Vordergrund stehen, vermieden werden. Der Einsatz aller verfügbaren Möglichkeiten physikalischer Therapie ist notwendig, um am Bewegungsapparat die besten möglichen Voraussetzungen für eine Rehabilitation nach Wiederherstellung der nervalen Leitung zu schaffen. Darüber hinaus scheint auch eine Anregung der neuronalen Regeneration möglich. Nach SUNDERLAND (1950) ist bis zu einem Jahr nach vollständiger Denervation immer eine komplette Restitution möglich, doch kann diese Frist unter günstigen Bedingungen bis zu drei Jahre dauern. Eine ausführliche Darstellung der Behandlungsmöglichkeiten, Probleme wie auch der grundlegenden Literatur findet man bei BROWN und OPITZ (1970), HOPF (1974b) und STILLWELL (1975).

4. Entzündliche Neuropathien (Neuritiden)

Entzündliche Krankheiten peripherer Nerven erscheinen im Schrifttum unter zahlreichen Namen, von denen einige auf topische Besonderheiten, andere auf kausale Zusammenhänge hinweisen sollen. Sie drücken jedoch nur selten gesicherte Erkenntnis, meist vielmehr die mehr oder weniger wahrscheinliche Ansicht des jeweiligen Autors aus. Es ist allgemein üblich, Neuritiden, deren Ätiologie gesichert ist, mit dem Namen der jeweiligen Grundkrankheit zu bezeichnen, z.B. lepröse Neuritis. Sie sind selten. Daneben existiert aber eine große Gruppe von Neuritiden, deren Ätiologie unbekannt, deren entzündliche Genese aber gesichert ist (KRÜCKE 1959; HABERLAND 1955; SLUGA 1969; ASBURY et al. 1969). Um eine fragwürdige Klassifizierung zu vermeiden, hat ERBSLÖH (1967) vorgeschlagen, einer weiteren Differenzierung allein die regelmäßig zu beobachtenden Manifestationstypen zugrunde zu legen, die wahrscheinlich tiefreichenden pathogenetischen Unterschieden entsprechen. Darüber hinaus besitzen wir augenblicklich in der Tat keine Informationen, die eine weiterreichende Differenzierung rechtfertigen würden.

a) Symmetrische Polyneuritiden

α) Idiopathische Polyneuritis

GUILLAIN et al. beschrieben 1916 eine später nach ihnen benannte Polyneuritis, die durch akuten Verlauf, symmetrische, vor allem motorische Ausfälle, Eiweißerhöhung im Liquor und günstige Prognose charakterisiert wurde. Sie wurde von ihnen wie auch von anderen Autoren (COIRAULT et al. 1958; CAMBIER u. SCHOTT 1966; OSLER u. SIDELL 1960) als Krankheitseinheit angesehen, die sich von anderen Polyneuritiden unbekannter Ätiologie unterscheiden läßt. Durch zahlreiche, klinisch beobachtete Varianten und Obduktionsbefunde (HAYMAKER u. KERNOHAN 1949) wurde die Sonderstellung des Guillain-Barré-Syndroms bezweifelt, sein Name aber synonym mit „idiopathischer Polyneuritis" beibehalten. Die sich bis heute erstreckende Kontroverse wurde zuletzt von MASUCCI und KURTZKE (1971) referiert. Demgegenüber haben KANDEL (1955), SCHEID (1961) u.a. betont, daß klinischer Manifestationstyp wie auch Liquorbefund bei idiopathischer, post- oder parainfektiöser Polyneuritis identisch sind. Auch morphologische Unterschiede (KRÜCKE 1955) sind ebensowenig erkennbar wie topische Besonderheiten, etwa eine Beschränkung auf die Wurzelregion. Vielmehr dehnt sich der entzündliche Prozeß über den ganzen Verlauf des Nervs bis in die terminalen Axonverzweigungen aus (ERBSLÖH 1967; ASBURY et al. 1969). Einheitlich ist auch die zelluläre Reaktion in Form von Lymphozyten- und Makrophageninfiltration, der eine segmentale Entmarkung und Proliferation der Schwann-Zellen, aber nur selten auch ein Untergang der Axone folgt.

Ein Erreger konnte bisher nie gefunden werden. Von den meisten Untersuchern wird heute in Anlehnung an die schon früh aufgestellte Hypothese einer Neuroallergie (PETTE 1942) eine Immunpathogenese der idiopathischen Polyneuritis vermutet. Diese Auffassung wird gestützt durch histologische, vor allem elektronenmikroskopische Befunde, die eine auffallende Übereinstimmung der Veränderungen mit Befunden bei Überempfindlichkeitsreaktionen vom Spättyp wie auch experimenteller allergischer Neuritis zeigen (KERSTING u. PETTE 1959; SCHRÖDER u. KRÜCKE 1970), durch den Nachweis humoraler (MELNICK 1963; COOK et al. 1971; DUBOIS-DALCA et al. 1971) und zellulärer Antikörper (CURRIE u. KNOWLES 1971; ABRAMSKY et al. 1975) gegen peripheres Markscheidenprotein im menschlichen Serum und durch die Übertragbarkeit dieser Eigenschaften auf Markscheiden in der Gewebekultur (ARNASON et al. 1969). Wie ARNASON (1975) hervorhebt, sind diese Merkmale auf Kranke mit „idiopathischer Polyneuritis" beschränkt und unabhängig von vorausgegangenen Krankheiten. SCHRADER et al. (1976) kommen daher zu dem Schluß, daß bei allen symmetrischen Polyneuritiden unbekannter Ätiologie eine einheitliche Immunpathogenese unterstellt werden kann.

Manifestationstyp

Bei etwa der Hälfte der Kranken geht dem neurologischen Syndrom ein unspezifischer Infekt, Infektionskrankheiten meist viraler Natur, aber auch unspezifische Ereignisse wie Operationen (ARNASON u. ASBURY 1968), Schwangerschaft (BARBANO u. LIFSHUTZ 1956; BRAIN 1962), Bluttransfusionen (WIECK 1951; DESTUNIS u. WIGAND 1952), Verbrennungen (FLÜGEL 1947), Vakzinationen oder Seruminjektionen (GATHIER u. BRUYN 1970a, b), Frischzellenbehandlung (BAROLIN 1969) wie auch Intoxikationen (s. 5) voraus. Mehrfach wurde auch Heroinmißbrauch angeschuldigt (RICHTER et al. 1973; SMITH u. WILSON 1975).

Nach meist subakutem, seltener akutem oder chronischem Beginn mit sensiblen und motorischen Reizerscheinungen tritt als Achsensymptom eine mehr oder weniger vollständige Tetraparese mit Beteiligung der Gesichtsmuskulatur auf, die in leichteren Fällen aber nur elektromyographisch nachweisbar ist. Initial treten die Paresen meist an den Beinen auf, proximal ebenso häufig wie distal (NEUNDÖRFER 1973a). Ein Beginn in den Armen oder im Hirnnervenbereich ist aber nicht ungewöhnlich. Die Ausbreitung der Paresen folgt nicht starren Gesetzen. Die rein aszendierende Form nach Art einer Landry-Paralyse, von den distalen Beinmuskeln ausgehend, ist nicht die Regel. Schwerpunkte – proximal oder distal – können während des ganzen Verlaufs bestehen bleiben (WIECK 1950; GIBBELS 1969). Frühzeitig erlöschen die Eigenreflexe auch dann, wenn die Paresen nur gering ausgeprägt sind. Häufig treten leichte Sensibilitätsstörungen, selten eine komplette Anästhesie auf. Durch zahlreiche Mitteilungen belegt sind Rezidive (THOMAS et al. 1969; PRINEAS 1970; ASHWORTH et al. 1969; AUSTIN 1958). Chronische Verläufe kommen ebenfalls vor (HINMANN u. MAGEE 1967; THOMAS et al. 1969; PRINEAS u. MCLEOD 1975; MATTHEWS et al. 1970), deren Abgrenzung von angeborenen Polyneuropathien wie der hypertrophischen Neuritis wegen identischer elektrophysiologischer und histologischer Befunde schwierig sein kann (ISCH et al. 1973; KASMAN et al. 1976).

Liquor

Häufigster Befund ist eine Eiweißerhöhung bei normaler Zellzahl. Sie kann jedoch in den ersten Wochen fehlen und erst in der Rückbildungsphase auftreten. Selten bleibt der Liquor auch bei fortlaufender Kontrolle normal. Die Eiweißerhöhung ist keineswegs pathognomonisch, sondern nach übereinstimmender Ansicht aller Autoren lediglich Ausdruck der Wurzelbeteiligung.

Auch Pleozytosen mäßigen Grades treten bei ca. 10% der Kranken auf. Zellzahlen zwischen 200/3 und 300/3 wurden bei sonst typischen Verläufen beschrieben (GADOLA 1964; WIEDERHOLT et al. 1964; RAVN 1967). GLANZMANN (1964) sieht darin, gestützt auf tierexperimentelle Befunde von WAKSMAN (1961), lediglich einen Hinweis auf das seltene Übergreifen des Prozesses auf Meningen und Rückenmark. Zwar bleibt der Prozeß in der Regel auf das periphere Nervensystem begrenzt, doch hat schon PETTE (1942) Übergangsfälle erwähnt. BOSHES und SHERMAN (1953) schließen ebenso wie MASUCCI und KURTZKE (1971) in ihrer kritischen Übersicht gelegentlich auftretende Herd- und Allgemeinsymptome des Zentralnervensystems nicht aus.

Strukturtyp

Charakteristisch ist, der ausgedehnten Entmarkung entsprechend, eine stark herabgesetzte Leitgeschwindigkeit der Nerven, vorausgesetzt, daß im Bereich der Meßstrecke eine Entmarkung besteht. Sie kann daher im Anfangsstadium fehlen, asymmetrisch oder nur proximal oder distal nachweisbar sein (ISCH-TREUSSARD et al. 1962; LAMBERT u. MULDER 1964; KAESER 1965, 1970a; HOPF 1974a; KING u. ASHBY 1976). Selbst bei chronischen Verläufen bleiben die Axone weitgehend erhalten, eine Denervationsatrophie bleibt daher aus (Abb. 1) oder tritt nur lokal begrenzt in Erscheinung (ERBSLÖH 1967). Letztere kann, wenn auch selten, Ursache bleibender Defekte sein, wie elektromyographische Befunde bestätigen (PLEASURE et al. 1968; Kaeser 1964). Ansonsten kann die Rückbildung sehr früh einsetzen, nach 4–6 Monaten ist sie bei 85% der Kranken abgeschlossen (PLEASURE et al. 1968).

Therapie

Prinzipiell ist die Prognose günstig. Gefahren drohen von respiratorischer Insuffizienz, Thromboembolien oder Herzrhythmusstörungen (FUHRMEISTER et al. 1975; WIENER et al. 1976). Die Behandlung mit Kortikosteroiden wird von manchen Autoren (HELLER u. DEJONG 1963; BAMMER 1963; WIEDERHOLT et al. 1964; FELDMAN 1965; FRICK u. ANGSTWURM 1968; KAESER 1971) skeptisch beurteilt. Andererseits zeigen dramatische Besserungen bei rezidivierenden oder chronischen Formen wie auch Rückfälle bei Unterbrechung der Therapie (MATTHEWS et al. 1970; DEVIVO u. ENGEL 1970) ihre deutliche Wirksamkeit, die KAESER (1970a) auch an einer Verbesserung der Nervenleitfähigkeit demonstriert hat. Angesichts dessen, daß der Verlauf kaum voraussehbar ist, hält ARNASON (1975) sie in jedem Fall für vernünftig. Die bisherigen Erfahrungen mit immunsuppressiver Behandlung sind gering. KAESER (1971) und BALZEREIT (1966) sahen keine Wirkung. PALMER (1965) und YUILL et al. (1970) konnten anhaltende Rückbildungen beobachten, die vorher mit Kortikoiden nicht zu erzielen waren.

β) Diphtherische Polyneuritis

Wegen ihrer erwiesenen toxischen Genese wird sie von manchen Autoren den toxischen Neuropathien zugeordnet (MCDONALD u. KOCEN 1975). Klinisches Syndrom, histologische und elektrophysiologische Befunde sind jedoch nahezu identisch mit denen bei idiopathischer Polyneuritis. Ein charakteristisches Merkmal, das die Diagnose auch dann erlaubt, wenn die Grundkrankheit unbemerkt bleibt, ist jedoch der biphasische Verlauf mit Frühlähmungen im Bereich der Hirnnerven und der einige Wochen später auftretenden symmetrischen Polyneuritis, die fast immer an den proximalen Extremitätenabschnitten beginnt (SCHEID 1948; BODECHTEL 1974).

γ) Andere symmetrische Polyneuritiden

Vereinzelt wurden Syndrome nach Art einer idiopathischen Polyneuritis bei vermuteten Infektionen der Liquorräume mitgeteilt, ein Erreger war aber nur in Ausnahmefällen nachweisbar (u.a. FLEISCHHAUER et al. 1972: Mycoplasma pneumoniae). Sie sind zweifellos selten. Eher dürfte es sich in solchen Fällen um eine idiopathische Polyneuritis oder um sekundär generalisierte, primär lokal begrenzte Neuropathien handeln, wie sie ERBSLÖH (1967) beim Herpes zoster und bei Boeck-Sarkoidose erwähnt hat (s. 4.b, β).

b) Asymmetrische Polyneuritiden

Lokal begrenzte Neuritiden erscheinen im Schrifttum unter einer großen Zahl von Namen, u.a. entzündliche Plexuslähmung, Armneuritis, Typ der serogenetischen Polyneuritis oder der in den letzten Jahren häufiger verwendeten Bezeichnung „neuralgische Amyotrophie" (PARSONAGE u. TURNER 1948; WURMSER u. KAESER 1963; WIECZEREK u. JUNG 1965; FOTOPULOS u. LEHMANN 1968; GATHIER u. BRUYN 1970c; TSAIRIS 1975; BENINI 1976). SCHALTENBRAND (1962), BAMMER und SCHENK (1965) und ERBSLÖH (1967) haben darauf hingewiesen, daß von diesem Syndrom eine besondere Gruppe mit lymphozytärer Meningitis abzugrenzen ist.

α) Neuralgische Amyotrophie, serogenetische Polyneuritis

Die Ursache dieser Polyneuritisform ist unbekannt. Sie kann wie die idiopathische Polyneuritis durch eine Vielzahl von Noxen wie Infektionen, Inkorporation von Fremdeiweiß, Medikamente und andere Toxine, u.a. auch Heroin (CHALLENOR et al. 1973), ausgelöst werden. Pathogenetisch nehmen die Fälle nach Seruminjektionen insofern eine Sonderstellung ein, als sie immer im Rahmen einer Serumkrankheit entstehen. Ihre allergische Genese wurde daher nie bezweifelt. ARNASON (1975) vermutet, daß sowohl der Serumneuritis wie auch der neuralgischen Amyotrophie lokale histiotoxische Reaktionen bei einer Immunkomplexkrankheit (Arthus-Phänomen) zugrunde liegen, worauf auch schon FRICK und LAMP'L (1953) hingewiesen haben. Für die Schädigung der Neurone wäre dabei ein vasaler Faktor verantwortlich. Die schwerpunktartige Lokalisation ist damit nicht erklärt. Bei manchen Kranken werden zusätzliche mechanische Schäden vermutet (BROSER 1952; MERTENS u. GERLACH 1974). Als weitere Teilfaktoren werden die physiologische Enge im Bereich der Foramina intervertebralia (TSAIRIS 1975) und das Fehlen einer Blutnervenschranke im Bereich der Wurzelnerven (FRICK u. LAMP'L 1953; OLSSON 1968) angesehen. In vielen Fällen ist eine befriedigende Erklärung nicht möglich.

Manifestationstyp

Unabhängig von in Einzelfällen bekannten Noxen sind alle der hier zu besprechenden Syndrome durch schwerpunktartige Manifestation, am häufigsten proximal an den oberen Extremitäten, seltener an den Hirnnerven oder an den unteren Extremitäten gekennzeichnet. Die Asymmetrie bleibt auch dann erkennbar, wenn bilaterale Ausfälle vorhanden sind. Typisch ist auch der Beginn mit heftigen lokal begrenzten Schmerzen, denen nach einem unterschiedlichen Intervall vorwiegend motorische Ausfälle folgen. Sensibilitätsstörungen können – falls vorhanden – in peripheren oder radikulären Mustern angeordnet sein.

Liquor

Er ist unverändert oder weist uncharakteristische Befunde auf.

Strukturtyp

In Übereinstimmung mit der mehr oder weniger deutlichen Denervationsatrophie paretischer Muskeln, die nach GUGGENHEIM (1955) immer vorhanden ist, weisen elektromyographische und muskelbioptische Befunde darauf hin, daß im Gegensatz zur idiopathischen Polyneuritis frühzeitig ein Untergang der Axone erfolgt. Die Prognose ist daher ungewiß, bleibende Defekte nicht selten (KAESER 1964; ERBSLÖH 1967; GATHIER u. BRUYN 1970c; TSAIRIS 1975). Auch zeigt das Elektromyogramm, daß der zugrunde liegende Prozeß meist wesentlich ausgedehnter ist, als die klinischen Ausfälle vermuten lassen (GATHIER u. BRUYN

1960; WURMSER u. KAESER 1963; HOPF 1963; ERBSLÖH 1967; WEIKERS u. MATTSON 1969).

β) Schwerpunktpolyneuritis bei lymphozytärer Meningitis

In neuerer Zeit wurden wiederholt jahreszeitlich und örtlich gehäuft Polyneuritiden mit asymmetrischer, lokal begrenzter Ausbreitung und dem Liquorsyndrom einer lymphozytären Meningitis beobachtet (SCHALTENBRAND 1962; BAMMER u. SCHENK 1965; ERBSLÖH 1967; HÖRSTRUP u. ACKERMANN 1973). Sie beginnen mit lokal begrenzten Schmerzen, die sich an den folgenden Tagen auf die Umgebung ausbreiten. Nach Tagen oder Wochen folgen Lähmungen, die, falls keine rasche Rückbildung erfolgt, zur Atrophie der betroffenen Muskeln führen. Unilokuläre Manifestation an Extremitäten oder Hirnnerven, oft bilateral, kommt ebenso vor wie multiple Lokalisationen, seltener eine sekundäre Generalisation. Häufig folgen, unabhängig von dem Schweregrad peripherer Syndrome, meningitische, myelitische oder enzephalitische Symptome. Die Remission erfolgt oft vollständig. Bleibende Defekte sind jedoch nicht selten, Todesfälle kommen vor. In vielen Fällen entwickelte sich das Krankheitsbild nach einem Zeckenbiß mit Erythema migrans und nachgewiesener Arbo-Virusinfektion (Virus der zentraleuropäischen Enzephalitis oder dessen Untergruppen: SCHALTENBRAND 1962; ČERNÁČEK u. BALEK 1961; GRINSCHGL 1961). Nach GRINSCHGL kann eine Übertragung des Virus aber auch durch Nahrungsmittel erfolgen. In zahlreichen Fällen konnte jedoch eine Virusinfektion nicht nachgewiesen werden.

Das neurologische Syndrom entspricht den Krankheitsbildern, wie sie nach Ausbreitung eines Herpes zoster (STAMMLER u. STRUCK 1958; ERBSLÖH u. KOHLMEYER 1968) oder bei Boeck-Sarkoidose (MATTHEWS 1965; ERBSLÖH 1967) vorkommen. In zahlreichen anderen Fällen bleibt die Ätiologie der Krankheit jedoch ungeklärt (BONDUELLE et al. 1965; Boudin et al. 1965). ERBSLÖH und KOHLMEYER (1968) vertreten die Ansicht, daß die weitgehende Übereinstimmung von Syndrom und Verlauf solcher Fälle mit denen nach gesicherter Virusinfektion für eine infektiöse Genese der Schwerpunktpolyneuritis spricht.

c) Infektiöse Polyneuritiden

Infektiöse Neuritiden mit gesicherter Ätiologie kommen in Mitteleuropa extrem selten vor. Häufig sind sie bei Tropenkrankheiten, vor allem bei Lepra (BRADLEY 1974). Aufgrund der Beobachtungen von BODECHTEL (1974) und SCHLIACK und THIES (1974) muß mit ihr in Einzelfällen auch bei uns gerechnet werden. Selten werden auch Polyneuritiden bei Sepsis, Tuberkulose und anderen Infektionskrankheiten (KRÜCKE 1955; NEUNDÖRFER 1973a) sowie bei der Acrodermatitis chronica atrophicans (HOPF 1966) erwähnt. Sie zeichnen sich in der Regel durch einen chronischen Verlauf, Überwiegen von Sensibilitätsstörungen und schlechtere Prognose aus.

5. Toxische Neuropathien

Toxische Nervenschäden bilden eine zwar kleine, jedoch wichtige und heterogene Gruppe, deren Zusammensetzung sich durch die Entwicklung der Chemie einerseits, der Schutzmaßnahmen andererseits ständig ändert. Einen Überblick über die gegenwärtig wichtigsten Substanzen findet man bei COHEN (1970), NEUNDÖRFER (1973a), HOPKINS (1975), GOLDSTEIN et al. (1975) und LEQUESNE (1975).

a) Manifestationstyp

Im Gegensatz zu der Vielzahl neurotoxischer Substanzen ist das peripherneurologische Syndrom relativ gleichförmig. Symmetrische, meist distal und an den Beinen betonte Ausfälle, unter denen relativ häufig, wenn Paresen auftreten, eine Muskelatrophie auffällt, sind typisch. Leichte Erkrankungen, die nur zu Reizerscheinungen führen, bilden sich rasch, schwere Verläufe mit Ausfällen dagegen sehr langsam und oft unvollständig zurück. Abweichungen von dieser Regel erlauben oft differentialdiagnostische Rückschlüsse auf die kausale Noxe wie z.B. das Überwiegen motorischer Ausfälle bei der Blei-, Gold- oder Triorthokresylphosphatvergiftung. Weitere Unterscheidungsmerkmale liefern gleichzeitige Hirnnervenstörungen, eine Beteiligung des zentralen Nervensystems oder innerer Organe. Atypische Syndrome sind auch bei Vorschädigungen peripherer Nerven, bei Polytoxikosen oder durch zusätzliche Druckschäden bei Koma zu erwarten. Darüber hinaus sind jedoch asymmetrische Manifestationen extrem selten, wie NEUNDÖRFER (1973a) aufgrund seiner umfangreichen Literaturkenntnis feststellt. Treten sie auf, sind auch vasale oder allergische Mechanismen wie z.B. bei medikamentös induzierter Arteriitis nodosa zu erwägen (MERTENS 1962; STAFFORD et al. 1975; WEBER 1976) oder allergische Reaktionen, wie sie bei einigen Schwermetallen wie Gold und Quecksilber und bei Medikamenten, vor allem Penicillin (KOLB u. GRAY 1946) und Sulfonamiden (LONGCOPE 1943) diskutiert werden. ERBSLÖH (1955) wies wie auch andere Autoren auf die Ähnlichkeit von Penicillinschäden und serogenetischer Polyneuritis hin.

b) Strukturtyp

Histologische Untersuchungen zeigen schwere Schäden am Achsenzylinder, die je nach zugrunde liegender Noxe entweder in Form eines „dying back" (u.a. bei Triorthokresylphosphat- oder Acrylamidvergiftung: CAVANAGH 1967; PRINEAS 1969) oder primär im Verlauf des Axons mit konsekutivem Untergang der distalen Anteile auftreten können (u.a. bei INH-, Nitrofuran- und Vinkristinneuropathie: CAVANAGH 1967; SCHRÖDER 1970). Eine Zusammenfassung morphologischer Befunde am Nerven brachte SLUGA (1974). Für klinische Belange wesentlich ist, daß Neuropathien vom Typ des „dying back" wegen der kürzeren Regenerationsstrecke sich rascher zurückbilden als andere (LEQUESNE 1975).

Elektrophysiologische Befunde stehen mit den klinischen und morphologischen Fakten in Einklang. Denervationspotentiale treten relativ früh auf. Die Nervenleitgeschwindigkeit ist normal oder nur gering herabgesetzt, wobei letzteres auch Ausdruck einer erfolgreichen Regeneration sein kann (GILLIATT 1973).

c) Medikamentös-toxische Polyneuropathien

Viele Heilmittel wie Salvarsan, einige Sulfonamide oder Thalidomid – früher häufig Ursache peripherer Neuropathien – sind verschwunden. Bei zahlreichen neueren Medikamenten wird eine neurotoxische Wirkung vermutet, ist aber nicht bewiesen (GIBBELS 1973; LEQUESNE 1975).

α) Antituberkulotika

Die Polyneuropathie durch Isonikotinsäurehydrazid (INH) gehört zu den klinisch und experimentell am besten aufgeklärten Neuropathien. Nach oft lange bestehenden Mißempfindungen an den Akren entwickeln sich langsam symmetrische sensomotorische Ausfälle (s. u.a. BÜNGER u. SCHULZ-EHLBECK 1953; KLINGHARDT et al. 1954; MERTENS 1962; NEUNDÖRFER 1973 b). Die histologischen Veränderungen, die im Verlauf des ganzen Axons auftreten können, wurden eingehend untersucht (SCHLAEPFER u. HAGER 1964; CAVANAGH 1967; SCHRÖDER 1970; OCHOA 1970). Ihre Pathogenese durch Inaktivierung von Pyridoxin (Vitamin B_6) konnte u.a. durch EVENS et al. (1960) und KLINGHARDT (1966) aufgeklärt werden. KLINGHARDT (1963) fand darüber hinaus, daß auch chemisch verwandte Medikamente durch Bindung des Pyridoxins zu Neuropathien führen können. Die antituberkulöse Wirkung des INH wird durch Kombination mit Vitamin B_6 nicht eingeschränkt, eine Polyneuropathie aber verhindert (BOONE u. WOODWARD 1953). – Vereinzelt wurden auch Neuropathien bei Äthionamid, Myambutol und Streptomycin beschrieben, ohne daß ein kausaler Zusammenhang gesichert ist.

β) Andere Antibiotika und Chemotherapeutika

Zu den häufigsten Neuropathien dieser Gruppe gehören solche durch Nitrofurantoin, in zahlreichen Arbeiten u.a. von MÜLLER und HENNING (1965), SUCHENWIRTH und DAHL (1968), HAKAMIES (1970), HAKAMIES und MUMENTHALER (1971) sowie TOOLE und PARRISH (1973) beschrieben. Auffallend ist die nach längeren subjektiven Beschwerden rasche Ausbreitung der motorischen und sensiblen Ausfälle. Niereninsuffizienz begünstigt zweifellos ihr Auftreten. LINDHOLM (1967) fand aber elektromyographische Veränderungen auch bei Nierengesunden. Die morphologischen Veränderungen sind schwer und ausgedehnt (LHERMITTE et al. 1963), dementsprechend die Rückbildungschancen begrenzt.

Vereinzelt wurden Neuropathien bei anderen Antibiotika beobachtet (s. LEQUESNE 1975; NEUNDÖRFER 1973b). Meist ist ihre kausale Bedeutung zweifelhaft. Auf vasoallergisch bedingte Neuropathien bei Penicillin und Sulfonamiden wurde oben bereits hingewiesen. Häufiger werden Neuropathien bei Medikamenten, die gegen Tropenkrankheiten verwendet werden, beobachtet, vor allem nach Stilbamidin und verwandten Substanzen (s. COHEN 1970), nach Dapsone (GUTMAN et al. 1976). Größere Bedeutung haben Antimalariamittel erlangt, vor allem Chloroquin wegen seiner Verwendung bei der Behandlung des Rheumatismus (KLINGHARDT 1970).

Lebhafte Diskussion entstand über Polyneuropathien, kombiniert mit Optikus- und Rückenmarksläsionen, unter Therapie mit Oxychinolinen, die vor allem in Japan gehäuft auftraten (SMON: subakute Myelo-Optiko-Neuropathie). Selten wurden sie auch in westlichen Ländern diagnostiziert, ihre Ätiologie ist noch ungeklärt (KAESER u. WÜTHRICH 1970; KAESER 1970b; OAKLEY 1973).

γ) Schlafmittel und Psychopharmaka

Neuerkrankungen durch Thalidomid kommen zwar nicht mehr vor, mit Spätfolgen ist aber zu rechnen (HAFSTRÖM 1967; FULLERTON u. O'SULLIVAN 1968; BROSER et al. 1969; KRÜCKE et al. 1971; GIBBELS et al. 1973). Eine periphere neurotoxische Wirkung ist zu berücksichtigen bei Glutethimid (s. COHEN 1970; NEUNDÖRFER 1973b), bei Metaqualon (FINKE u. SPIEGELBERG 1973; CONSTANTI-

NIDIS 1975) sowie bei den Psychopharmaka Chlorprotixin, Imipramin und Meprobamat wie auch bei dem Mao-Hemmer Nialamid (COHEN 1970; LEQUESNE 1970; NEUNDÖRFER 1973b). Unter Hydantoinbehandlung wurden nicht nur elektromyographische Veränderungen (HOPF 1968), sondern auch meist leichte, vorwiegend sensible Polyneuropathien beobachtet (LOVELACE u. HORWITZ 1968). Vor einer Kombination mit anderen neurotoxischen Medikamenten, vor allem INH und Disulfiram, ist daher zu warnen (BRENNAN et al. 1970; GIBBELS 1973). – FILIPIDIS und SUCHENWIRTH (1968) sahen eine Polyneuropathie nach Sultiam.

δ) Zytostatika

Vereinzelt bei Vinblastin-, häufig bei Vinkristinbehandlung entstehen Neuropathien, die, wenn die Behandlung nicht rechtzeitig unterbrochen wird, zu schweren Ausfällen mit schlechter Rückbildungstendenz führen (GOTTSCHALK et al. 1968; FREUND et al. 1969; MCLEOD u. PENNY 1969; SANDLER et al. 1969; BRADLEY et al. 1970; DAUN u. HARTWICH 1971). VOLLES et al. (1971) erwähnen einen Fall unter Nitrofuraltherapie. COHEN (1970) weist auf die prinzipiell neurotoxische Wirkung auch anderer Zytostatika hin.

ε) Andere Medikamente

Die häufig beschriebene Neuropathie durch Disulfiram (BRADLEY u. HEWER 1966; GARDNER-THORPE u. BENJAMIN 1971) erfordert eine Abgrenzung gegenüber Neuropathien bei Alkoholismus. Erwähnenswert sind Polyneuropathien durch Hydralacin, für deren Genese wie bei INH eine Inaktivierung von Pyridoxin diskutiert wird (KLINGHARDT 1963; LEQUESNE 1970). Weitere Medikamente, deren kausale Bedeutung für Neuropathien für möglich erachtet wird, wurden von COHEN (1970), NEUNDÖRFER (1973b) und Gibbels (1973) zusammengestellt.

d) Neuropathien durch Metalle

Wenn auch berufliche oder medikamentöse Metallneuropathien selten geworden sind (DELANK 1973), so werden sie doch durch unbemerkte Einnahme oder bei Suizid regelmäßig beobachtet. Nach GOLDSTEIN et al. (1975) ist die Neurotoxizität von Arsen, Blei, Quecksilber und Thallium gesichert, wahrscheinlich bei Gold, umstritten bei Barium, Antimon, Wismut, Mangan und anderen Metallen. In der Regel erzeugen sie, vom Blei abgesehen, das typische Syndrom toxischer Neuropathien. Einzelne Merkmale erlauben jedoch differentialdiagnostische Vermutungen. Die Quecksilber-Polyneuropathie tritt nur bei chronischen Intoxikationen auf, kann auch zu spinalen Symptomen ähnlich der amyotrophen Lateralsklerose führen und geht häufig mit Eiweißerhöhung im Liquor einher (STUTTE u. GROH 1961; ROSS 1964). Eine allergische Genese der Parenchymschäden wird diskutiert. Arsen (JENKINS 1966; CHUTTANIE et al. 1969) und vor allem Thallium (PASSARGE u. WIECK 1965) rufen frühzeitig quälende Parästhesien und Spontanschmerzen hervor. Bei Arsen-Polyneuropathien wurden ebenfalls Liquoreiweißerhöhungen gefunden (JENKINS 1966). Hirnnervenausfälle kommen selten vor, weisen am ehesten auf eine Thallium-Intoxikation hin. – WALSH (1970) beschrieb periphere Neuropathien durch Gold, für deren Genese ENDTZ (1958) eine allergische Verursachung erwogen hat.

Eine Sonderstellung nimmt die Blei-Polyneuropathie ein, beim Erwachsenen gekennzeichnet durch Schwerpunktbildung an der Streckmuskulatur der Unterarme und weitgehendes Fehlen von Sensibilitätsstörungen (CANTAROW u. TRUMPER 1944; TELEKY 1955). Ausnahmen sind jedoch nicht selten (GOLDSTEIN et al. 1975). Auf Schwierigkeiten bei der Diagnostik haben auch BEHSE et al. (1972) hingewiesen. In Anbetracht der Bleibelastung exponierter Bevölkerungsgruppen (LEHNERT et al. 1950; PATTERSON 1965; SCHMIDT et al. 1972; MELGAARD et al. 1976) ist auch die Provokation von Bleipolyneuropathien durch gleichzeitigen Alkoholkonsum zu berücksichtigen (CRAMER 1966; ERBSLÖH 1967).

e) Andere chemische Substanzen

Dank gewerbehygienischer Maßnahmen sind Berufsschäden seltener, akzidentielle Vergiftungen oder mißlungene Suizide als Ursache einer Polyneuropathie häufiger geworden (GIBBELS 1973). Die relativ wenigen in Frage kommenden Substanzen (s. COHEN 1970; NEUNDÖRFER 1973a; HOPKINS 1975) werden vor allem als Lösungsmittel, Herbizide und Insektizide verwendet. Von wenigen Ausnahmen abgesehen führen sie zu typischen symmetrischen Neuropathien, bei denen Sensibilitätsstörungen vor allem initial hervortreten können.

α) Organische Phosphate

Triorthokresylphosphat (TOKP) ist trotz seiner bekannten Neurotoxizität eine der häufigsten Ursachen toxischer Neuropathien, wie immer wieder auftretende Massenvergiftungen, zuletzt 1959 in Marokko, 1962 in Bombay und 1969 auf den Fiji-Inseln zeigen. Die TOKP-Neuropathie wurde durch von ALBERTINI et al. (1967) ausführlich beschrieben. Charakteristisch sind die nach Rückbildung der peripheren Ausfälle manifest werdenden spinalen Syndrome (JANZ u. NEUNDÖRFER 1968; KÖNIG 1969). Histologische Untersuchungen, wegen der exemplarischen Bedeutung der TOKP-Neuropathie häufig durchgeführt, demonstrieren den hohen Grad der Neurotoxizität (CAVANAGH 1964; BISCHOFF 1967; PRINEAS 1969; PLEASURE u. ENGEL 1970). – Andere organische Phosphate, klinisch wegen ihrer Cholinesterasehemmung bekannt, wurden nur selten als Neuropathieursache erörtert (PETRY 1951; BILDSTRUP et al. 1953).

NAMBA et al. (1981) kommen nach Erörterung der Literatur zu dem Schluß, daß flüchtige oder chronische Neuropathien möglich, aber außerordentlich selten sind.

β) Halogenkohlenwasserstoffe

Sowohl aliphatische – Trichlorethylen, das vorwiegend Hirnnerven, vor allem den Nervus trigeminus, schädigt (STUBER 1931; BUXTON u. HAYWARD 1967; FELDMAN et al. 1970), Tetrachlorkohlenstoff (STEVENS u. FORSTER 1953; GLATZEL et al. 1970) und andere (KOELSCH 1962; HENSCHLER et al. 1970) –, vor allem aber aromatische Verbindungen (s. HOPKINS 1975), u.a. DDT (VELBINGER 1947; KLINGEMANN 1949) und polychlorierte Diphenyle (MURAI u. KUROIWA 1971), wurden als Ursachen von peripheren Neuropathien bekannt.

γ) Sonstige

Vergiftungen durch Schwefelkohlenstoff führen häufig zu Polyneuropathien, in typischer Weise mit Optikusschäden und zerebralen Symptomen kombiniert

(V. D. HEYDT 1951; LUKAS 1969; HOPKINS 1975). – Wiederholt wurden in jüngster Zeit Polyneuropathien durch Mißbrauch (Schnüffeln) von Klebemittelverdünnern beobachtet (GONZALES u. DOWNEY 1972; GOTO et al. 1974; SHIRABE et al. 1974; KOROBKIN et al. 1975; ALTENKIRCH u. MAGER 1976), als deren Ursache n-Hexan vermutet wird, dessen Neurotoxizität auch durch gewerbliche Vergiftungen bekannt wurde (HERSKOWITZ et al. 1971). – Vereinzelt erschienen Mitteilungen über Neuropathien durch Benzin oder Petroleum (CONTAMIN et al. 1960; MERTENS 1962; KOELSCH 1962; LIÉVRE et al. 1967). Die eigentlich neurotoxisch wirkende Verbindung in diesen Fällen ist nicht bekannt. – Auf Polyneuropathien bei CO-Vergiftungen wird immer wieder hingewiesen. Schon 1953 stellte SCHELLER fest, daß es sich nicht um toxische, sondern kombinierte Läsionen durch die Gefäß-, Druck- und Zirkulationsschäden handeln dürfte, da sie in Form multipler Neuropathien auftreten. Vereinzelt sind jedoch auch symmetrische Manifestationen beschrieben worden, deren Genese unklar ist (SNYDER 1970). – Selten sind Neuropathien durch Acrylamid (HOPKINS 1975), die aber als Prototyp einer „dying-back"-Polyneuropathie Modellcharakter besitzen (FULLERTON 1969; PRINEAS 1969; PLEASURE u. ENGEL 1970).

6. Vaskuläre Neuropathien

Nach einigen Berichten um die Jahrhundertwende erschienen nur wenige Arbeiten, die sich mit Zirkulationsschäden peripherer Nerven befaßten (KAZMEIER 1950; RICHARDS 1951; KALM u. SEITZ 1959; KALM 1962; HUTCHINSON 1970; ASBURY 1970; DAUBE u. DYCK 1975). Übereinstimmend stellen sie fest, daß ihre klinische Bedeutung unterschätzt wird. DAUBE und DYCK (1975) begründen ihre Vermutung durch eine ausführliche Erörterung experimenteller und klinischer Arbeiten. Kausaler Faktor bei vaskulären Nervenschäden ist die Ischämie (ASBURY 1970), gegen die der periphere Nerv i. allg. zwar durch ausgedehnte Gefäßnetze geschützt ist. Kritische Bedingungen können aber durch eine Beeinträchtigung der Endstrombahn selbst oder an einigen Nerven mit einer primär schlechteren Gefäßversorgung auftreten. Klinische Manifestation und Strukturschäden sind uneinheitlich. Über histologische Befunde berichten CHOPRA und HURWITZ (1967), EAMES und LANGE (1967), GARVEN et al. (1962), HESS (1969), KORTHALS und WISNIEWSKI (1975). Elektromyographische Befunde wurden von MIGLIETTA und LOWENTHAL (1962) veröffentlicht, die im Gegensatz zu CHOPRA und HURWITZ (1968, 1969a) auf eine Verminderung der Leitgeschwindigkeit hinwiesen, auch wenn keine klinischen Ausfälle bestanden, außerdem von HOPF (1974a).

a) Akute Ischämiesyndrome

Meist stehen zwar die Folgen für Muskulatur und Haut im Vordergrund. Bleibt eine Gangrän aus, können aber nervale Ausfälle sowohl bei Embolien, Thromben, Gefäßkompression oder -traumen, auch nach versehentlicher intraarterieller Injektion (DAUBE u. DYCK 1975) durchaus das klinische Bild beherrschen (HAIMOVICI 1950; MUFSON 1952; BURI 1974). SUNDERLAND (1945) zeigte, daß einige Nerven nur eine spärliche Gefäßversorgung besitzen, vor allem der Nervus fibularis superficialis, nach BIEMOND (1970) auch der Nervus femoralis innerhalb des Beckens. FERGUSON und LIVERSEDGE (1954) wiesen erstmals auf die ischämische Fibularislähmung hin, BIEMOND (1970) auf ischämische Femoralislähmungen bei Kranken, bei denen eine andere Ursache der Paresen auszuschließen war.

b) Chronische arteriosklerotische Durchblutungsstörungen

HAIMOVICI (1950), HUTCHINSON und LIVERSEDGE (1956) sowie EAMES und LANGE (1967) betonen, daß auch chronische arteriosklerotische Durchblutungsstörungen zu Neuropathien führen können. Nach ASBURY (1970) findet man bei der histologischen Untersuchung meist Veränderungen an den Vasa nervorum, möglicherweise infolge von Hypertonie oder von Mikroembolien. Klinisch überwiegen meist distale Sensibilitätsstörungen und Reflexausfälle, selten Paresen.

c) Erkrankungen der Endstrombahn

Neuropathien durch Prozesse an den Vasa nervorum werden beim Diabetes mellitus (s. 7.a), bei Dys- und Paraproteinämien (MCLEOD u. WALSH 1975), bei einigen Formen der Amyloidose (KRÜCKE 1955; MISSMAHL 1964; COHEN u. BENSON 1975) und auch bei Fettembolien (HILL 1961; JONES et al. 1965; FESSEL 1971) beobachtet. Unterschiedliche Bedeutung erlangen sie auch bei entzündlichen Systemerkrankungen des Bindegewebes. Häufig ist eine Läsion peripherer Nerven bei der Periarteriitis nodosa (LOVSHIN u. KERNOHAN 1948; BECKER 1961; BLEEHEN et al. 1963; ERBSLÖH 1967). – Früher wenig beachtet, in den letzten Jahren wiederholt eingehend erörtert ist die rheumatische Neuropathie (PALLIS u. SCOTT 1965; MEIENBERG et al. 1972; CONN u. DYCK 1975). Seltenere Ursachen sind Sklerodermie, Polymyositis, Wegner-Granulomatose, Lupus erythematodes, Sjögren-Syndrom u.a. (GLASER 1970; NEUNDÖRFER 1973a; CONN u. DYCK 1975). Charakteristischer Manifestationstyp ist die Neuritis multiplex mit initial meist asymmetrischen, im weiteren Verlauf oft symmetrisch verteilten sowohl motorischen als auch sensiblen Ausfällen. Chronische Verläufe mit akuten Exazerbationen herrschen vor. Diagnostisch entscheidend ist jedoch immer nur der klinische Gesamtbefund (ERBSLÖH 1967; STAMMLER 1950).

d) Funktionelle Zirkulationsstörungen

Neben Druckschäden werden sie als Ursache von Neuropathien nach längerem Koma angesehen (MERTENS 1961; KUNZE 1976). Bei metabolischen oder toxischen Komata sind sie in der Regel aufgrund ihres Verteilungstyps und des elektromyographischen Befundes von Folgen der jeweiligen Komaursache zu differenzieren.

7. Neuropathien bei Stoffwechselkrankheiten

a) Diabetische Neuropathie

Im Gegensatz zu der umfangreichen Literatur, aus der die Monographien von BISCHOFF (1963) und FEUDELL (1963) sowie die Beiträge von FAGERBERG (1959), BRUYN und GARLAND (1970), GIBBELS und SCHLIEP (1971), THOMAS und

ELIASSON (1975) und DEJONG (1976) erwähnt seien, verfügen wir weder über sichere Kenntnisse ihrer Pathogenese (PROCKOP 1976) noch über ausreichend verläßliche diagnostische Kriterien. Daher schwanken Angaben über ihre Häufigkeit zwischen nahezu 0 und 100%. SCHRADER und WEINGES (1961), MULDER et al. (1961) sowie BISCHOFF (1963) schätzen sie auf etwa 50%. Verläufe mit deutlicher motorischer Beeinträchtigung sind jedoch wesentlich seltener (GASTAGER et al. 1962; ERBSLÖH 1967). BRUYN und GARLAND (1970) geben zu bedenken, daß Neuropathien bei einem Diabetes mellitus nicht unkritisch diesem zur Last gelegt werden können. Nach ERBSLÖH (1967) haben 10% der Kranken mit einer nicht-diabetischen Neuropathie einen Diabetes mellitus.

α) Manifestationstyp

Die Symptomatologie ist uneinheitlich und läßt sich drei Grundtypen zuordnen:
1. Die chronische, distal-symmetrische, sensible Neuropathie zeigt ein vieldeutiges Syndrom. Charakteristisch ist ihre Kombination mit intermittierend auftretenden asymmetrischen Ausfällen beim Altersdiabetes sowie mit vegetativen Störungen, vor allem beim Jugendlichen (BISCHOFF 1976).
2. Die akute, überwiegend asymmetrisch, proximal lokalisierte und motorische Neuropathie („diabetische Amyotrophie"), oft mit starken Schmerzen verbunden, manifestiert sich meist am Oberschenkel, gelegentlich isoliert im Hirnnervenbereich, an Armen oder auch distalen Muskelgruppen.
3. Die autonome diabetische Neuropathie kann sich sowohl mit periphervegetativen Symptomen – orthostatische Hypotension, Zirkulationsstörungen mit Ödemen, Osteoarthropathien an den Füßen sowie Hautulzera – als auch viszeralen Symptomen, vor allem Störungen der Blasen- und Darmmotilität und Impotenz äußern. Meist ist sie für lange Zeit klinisch latent. Sie ist die häufigste Neuropathie des jugendlichen Diabetikers, kommt aber in allen Altersstufen vor (BISCHOFF 1976).

β) Strukturtyp

Elektromyographische Befunde korrelieren gut mit klinischen Symptomen (MULDER et al. 1961; BUCHTHAL 1970; NOËL 1973). – Histologisch findet man bei der symmetrischen Neuropathie (THOMAS u. LASCELLES 1966; BISCHOFF 1968; CHOPRA u. HURWITZ 1969b) wie auch bei der autonomen Form (APPENZELLER u. RICHARDSON 1966; LUSE u. MOON 1966; HENSLEY u. SOERGEL 1968; BROWN et al. 1976) Entmarkung und axonale Degeneration, die als Folge einer metabolischen Schädigung angesehen werden. Den asymmetrisch-paretischen Syndromen liegen vermutlich vaskuläre Nervenschäden zugrunde (DREYFUS et al. 1957; RAFF u. ASBURY 1968; WEBER et al. 1970). Die Prognose der diabetischen Neuropathie ist auf lange Sicht nicht schlecht, die Bedeutung der Diabetestherapie wird jedoch uneinheitlich beurteilt (ELLENBERG 1963; BRUYN u. GARLAND 1970; THOMAS u. ELIASSON 1975).

b) Urämische Neuropathie

Sie fand erst in neuerer Zeit stärkere Beachtung dank verbesserter Überlebenschancen bei Urämie durch Dauerdialyse oder Nierentransplantation (As-

BURY et al. 1963; DOBBELSTEIN et al. 1968; TYLER 1968; THOMAS et al. 1971; ASBURY 1975; NEUNDÖRFER et al. 1976). Nach anfänglichen Reizerscheinungen entstehen distal-symmetrisch, vorwiegend an den Beinen angeordnete sensible, später in geringem Maß auch motorische Ausfälle. Früh tritt eine Abnahme der Nervenleitgeschwindigkeit auf, deren Verhalten nach JEBSEN et al. (1967) und CADILHAC et al. (1973) auch der beste Indikator für eine adäquate Dialyse ist. Sie bewirkt meist eine rasche Besserung, refraktäre Syndrome können sich nach Nierentransplantation noch zurückbilden (TYLER 1968; THOMAS et al. 1971). Die Erholungszeiten schwerer sensomotorischer Ausfälle ist lang, entsprechend der zugrunde liegenden axonalen Degeneration. Leichtere Fälle mit überwiegenden Markscheidenschäden sind rascher reversibel (ASBURY et al. 1963).

c) Porphyrische Neuropathie

Selten, aber bedrohlich sind akute Neuropathien bei verschiedenen Formen hepatischer, vor allem der akuten intermittierenden Porphyrie (s. u.a. SCHMIDT 1952; BECKER u. ESSER 1955; MATIAR-VAHAR u. LUNGERSHAUSEN 1967; RIDLEY 1975). Sie manifestiert sich akut mit proximal betonten Lähmungen, begleitet von Parästhesien und Schmerzen. Charakteristisch sind außerdem neben den abdominellen Schmerzen zerebrale Syndrome mit Psychosen, Bewußtseinsstörungen oder epileptischen Anfällen. Denervationszeichen im EMG bei normaler Nervenleitgeschwindigkeit und langsame Rückbildung der Paresen sind Folgen der axonalen Degeneration (CAVANAGH u. MELLICK 1965).

d) Paraneoplastische Polyneuropathie

Nach MCLEOD (1975) haben 2–5% der Kranken mit malignen Tumoren oder Retikulosen Neuropathien, klinisch latente Formen sind jedoch bei nahezu 50% der Kranken nachweisbar. Sie kommen bei allen malignen Tumoren vor, am häufigsten jedoch beim Lungenkarzinom. Neben zahlreichen Kasuistiken (NEUNDÖRFER 1973a) existieren ausführliche Beschreibungen durch HENSON und URICH (1970b) und MCLEOD (1975). Ihre eminente Bedeutung liegt in der Tatsache, daß sie der Manifestation des Primärtumors Monate oder Jahre vorausgehen können. Bei der Differentialdiagnose von Neuropathien unbekannter Ursache müssen sie stets berücksichtigt werden.

Klinisch können sensible Neuropathien durch schwere Veränderungen an Spinalganglien und Wurzeln (DENNY-BROWN 1948) und die häufigeren sensomotorischen Neuropathien, die auch zu Spontanremission und Rezidiv neigen, unterschieden werden. Selten sind vorwiegend motorische generalisierte Manifestationen, die sich nicht von der idiopathischen Polyneuritis unterscheiden (HENSON u. URICH 1970b). Neben Denervationszeichen im EMG sind meist stark herabgesetzte sensible und motorische Nervenleitgeschwindigkeiten nachweisbar (MCLEOD et al. 1973; TROJABORG et al. 1969; CROFT et al. 1967).

e) Andere metabolische Neuropathien

Sie werden bei Schilddrüsenfunktionsstörungen, Leberkrankheiten, Gicht und Hämochromatosen beschrieben. Ihre Pathogenese ist noch umstritten (HENSON u. URICH 1970a).

f) Neuropathien bei hereditären Stoffwechselstörungen

Bei der Differentialdiagnose chronisch-symmetrischer Polyneuropathien sind zahlreiche heredodegenerative Krankheiten zu berücksichtigen wie Leukodystrophien, Refsum- und Fabry-Krankheit, A-Betalipoproteinämie, hereditäre sensible Neuropathie und besonders verschiedene Typen der Amyloidose (s. VINKEN u. BRUYN 1970; NEUNDÖRFER 1973a).

8. Neuropathien bei Mangelerkrankungen

Mangel an wesentlichen Nahrungsfaktoren, sei er durch ungenügende Zufuhr, gestörte Resorption oder Speicherung, überschüssigen Bedarf oder Blockierung durch Antienzyme oder Toxine bedingt, kann zu einer Schädigung peripherer Nerven führen. Ursächlich kommt vor allem Vitamin-, aber auch Eiweiß-, Mineralien- oder auch genereller Kalorienmangel in Frage. Komplex wie die Pathogenese sind in der Regel auch die klinischen Syndrome. Meist ist das neurologische Syndrom nicht auf das periphere Nervensystem beschränkt und fast stets mit allgemeiner Abzehrung, Haut- und Schleimhautveränderungen, Skelett- sowie Herz- und Kreislaufschäden vergesellschaftet. Wenn auch grundsätzlich chronische Ursachen zugrunde liegen, kann ihre Manifestation plötzlich erfolgen, wobei klimatische Einflüsse, Infekte, Schwangerschaft und andere körperliche Belastungen oder auch eine veränderte Zusammensetzung der Nahrung auslösend wirken (ERBSLÖH u. ABEL 1970; PALLIS u. LEWIS 1974; CRUICKSHANK 1976).

a) Manifestationstyp

Ihr peripherer Manifestationstyp entspricht dem anderer metabolischer oder toxischer Neuropathien und ist durch symmetrische, distal an den Beinen beginnende Reiz- und Ausfallssymptome motorischer, sensibler oder vegetativer Neurone charakterisiert. Die Arme werden seltener, Hirnnerven in der Regel nicht in Mitleidenschaft gezogen.

b) Strukturtyp

Morphologische Untersuchungen stammen vor allem von Kranken mit Beri-Beri, Alkohol-Polyneuropathie und experimentellem Vitamin-B_1-Mangel (DÜRCK 1908; COLLINS et al. 1964; WALSH u. MCLEOD 1970; BISCHOFF 1971; KUNZE et al. 1975). Der regelmäßig anzutreffenden Degeneration der Achsenzylinder entspricht die elektromyographisch nachweisbare Denervationsaktivität. Daneben imponiert häufig eine ausgedehnte segmentale Entmarkung, die sich auch in oft stark herabgesetzter Nervenleitgeschwindigkeit äußert (CASEY u. LEQUESNE 1973). Ihre Genese ist noch nicht geklärt. DYCK (1971) vermuten, daß es sich um ein sekundäres Phänomen an geschädigten, aber noch nicht degenerierten Axonen handelt.

c) Nutritive Polyneuropathien

α) Neuropathien bei Mangelernährung

Globale Unterernährung führt auch in extremem Ausmaß, wie Erfahrungen bei Anorexia nervosa zeigen, nicht zu Neuropathien. Voraussetzung für ihr Auftreten sind weitere Faktoren wie relativer Überschuß an Kohlenhydraten, ungewöhnliche Ernährungsgewohnheiten, Laxantienabusus oder Nebenwirkungen von Medikamenten (JANZEN 1964; ERBSLÖH u. ABEL 1970; VICTOR 1975).

β) Neuropathien bei Vitaminmangel

Klassische Vitaminmangelkrankheiten spielen heute nur in wenigen Ländern eine Rolle. Weltweite Bedeutung kommt aber dem Vitaminmangel als wesentliche Ursache peripherer Neuropathien bei komplexen Mangelsyndromen zu, vor allem dem Vitamin-B_1-Mangel, in geringerem Ausmaß auch dem Tryptophan- und Nikotinsäure- sowie Pantothensäuremangel (ERBSLÖH u. ABEL 1970; KANIG 1976). Umstritten ist noch die Rolle von Vitamin B_{12} (MAYER 1965; WERNER u. RÖSSLER 1973; SPATZ et al. 1976). Nach bisherigen Erfahrungen sind Neuropathien durch Vitamin-B_{12}-Mangel klinisch weitgehend latent, oft nur elektromyographisch nachweisbar (ERBSLÖH u. ABEL 1970; VICTOR 1975).

γ) Polyneuropathie bei Alkoholismus

Die Frage, ob eine Alkohol-Polyneuropathie derjenigen bei Vitamin-B_1-Mangel vergleichbar ist, ob es sich um ein toxisches, durch Alkohol oder seine Abbauprodukte verursachtes Syndrom handelt oder ob beide Ursachen eine Rolle spielen, wird seit Jahrzehnten lebhaft diskutiert. Heute überwiegt die Ansicht, daß sie Folge einer komplexen Ernährungsstörung ist (VICTOR u. ADAMS 1961; FENELLY et al. 1964; JANZEN u. BALZEREIT 1968; NEVILLE et al. 1968; ERBSLÖH u. ABEL 1970; FARMER 1976), hervorgerufen durch mangelhafte und einseitige Nahrungsaufnahme und enterale Resorptionsstörung, bei der eine ungenügende Zufuhr, Resorption und Speicherung von Vitamin B_1 eine wesentliche Rolle spielt (TOMASULO et al. 1968; THOMSON et al. 1970). Fakultativ verschlimmernd wirken Hepatopathien, gastrointestinale Erkrankungen, Medikamente, erhöhter Vitamin-B_1-Bedarf bei Infektionen oder anderen ungewöhnlichen Belastungen (JANZEN 1971). Eine wesentliche Stütze für diese Ansicht sind auch die schon 1935 von STRAUSS mitgeteilten Befunde, daß sich die Polyneuropathie trotz fortgesetzten Alkoholkonsums zurückbildet, wenn eine optimale Ernährung mit Vitamin- und Eiweißanreicherung gewährleistet ist. Auch ließ sich bisher ein Einfluß des Alkohols auf das EMG oder die Nervenleitgeschwindigkeit nicht nachweisen (MAYER 1966; PEIRIS et al. 1966).

Wenn es auch ein spezifisches neurologisches Syndrom nicht gibt, so sind doch einige Befunde charakteristisch. Obligat sind initial hervortretende sensible Reizerscheinungen oder Ausfälle. Paresen allein kommen nie vor. Schwere Lähmungen sind, wie schon SCHELLER (1953) hervorhob, selten, werden aber durch allgemeine Schwäche und Immobilisationsfolgen vorgetäuscht (VICTOR 1975). Charakteristisch ist, wie sie in ähnlicher Form auch bei anderen Mangelkrankheiten beobachtet wird, die Kombination mit zerebralen Symptomen in Form von epileptischen Anfällen, Wernicke-Enzephalopathie oder Korsakow-Syndrom (SCHNEEMANN u. KUNZE 1973). Diesen sind in der Regel auch die Störungen im Hirnnervenbereich zuzuordnen. Eine Sonderstellung nimmt die auch histologisch verifizierte Läsion des Nervus vagus und des sympathischen Grenzstrangs ein (KRÜCKE 1955; APPENZELLER u. RICHARDSON 1966; VICTOR 1975), die einerseits zu Heiserkeit, Störungen der Schluckmuskulatur und Ösophagusperistaltik, andererseits zu Hypotonie und Hypothermie führen kann.

d) Polyneuropathie bei Malabsorption

Primäres wie auch sekundäres Malabsorptionssyndrom führen zwar häufig zu einer Schädigung des zentralen Nervensystems, vor allem des Rückenmarks (ERBSLÖH et al. 1969; CRUICKSHANK 1976; COOKE 1976), periphere Neuropathien sind dagegen relativ selten, meist klinisch latent und nur elektromyographisch nachweisbar. Sie sind stets nur nachgeordnete Folge der schweren enteralen Resorptionsstörung, die durch Kachexie, Osteoporose und Immobilisierung ein neurologisches Ausfallssyndrom vortäuschen kann. Treten schwerwiegende Neuropathien auf, ist an zusätzliche Kausalfaktoren wie Diabetes mellitus, Alkoholismus oder Nebenwirkungen von Medikamenten zu denken. Analoge Überlegungen gelten auch für Neuropathien bei Erkrankungen von Leber und Pankreas (ERBSLÖH u. ABEL 1970). Falls diese zu einem Koma führen, ist auch die Möglichkeit von Druck- und Zirkulationsschäden an Nerven zu berücksichtigen.

9. Traumatische Neuropathien

Im Rahmen dieses Beitrages können nur prinzipielle Aspekte traumatischer Nervenschäden besprochen werden. Ausführlichere Darstellungen findet der Interessierte u.a. bei KRAMER (1971), MUMENTHALER und SCHLACK (1974) und SIMPSON (1970).

Die klinische Untersuchung nach einem Trauma ermöglicht die Feststellung, welcher oder welche Nerven betroffen wurden. Die für die Therapie und Prognose entscheidende Frage, welche Strukturschäden am Nerven aufgetreten sind, ist mit klinischen Methoden nicht ausreichend sicher zu beantworten. Kompletter Funktionsausfall muß nicht durch Kontinuitätsunterbrechung des Nerven hervorgerufen sein, offene Weichteilverletzungen, vor allem Schußverletzungen, können ohne unmittelbare Schädigung des Nerven seine Funktion ausschalten. Andererseits kann ein unvollständiger Funktionsausfall durch eine partielle Kontinuitätsunterbrechung des Nerven verursacht sein. Eine elektromyo- und neurographische Untersuchung ist daher bei jeder schwerwiegenden und nicht rasch reversiblen Nervenverletzung notwendig.

Nach SEDDON (1943) werden Nervenverletzungen in drei Schweregrade eingeteilt:

1. Neurapraxie. Diesem Typ liegt eine Leitungsunterbrechung ohne Kontinuitätsunterbrechung des Nervs zugrunde. Sie beruht wahrscheinlich auf einer Schädigung der Markscheide. Sie hält meist nur wenige Tage an und ist vollständig reversibel.

2. Axonotmesis. Charakteristisch für diesen Schweregrad ist die Kontinuitätsunterbrechung der Achsenzylinder, so daß der distale Nervenabschnitt degeneriert (Waller-Degeneration). Ein bis zwei Wochen nach dem Trauma treten

die elektromyographisch nachweisbaren Denervationszeichen auf. Eine Regeneration ist möglich, kann aber, je nach Lokalisation der traumatischen Läsion, Wochen bis Jahre dauern. Hinweise auf eine beginnende Reinnervation sind elektromyographisch aber wesentlich früher erkennbar.

3. Neurotmesis. Mit diesem Begriff wird die komplette Unterbrechung eines Nervs einschließlich seines Bindegewebes bezeichnet. Die Symptomatologie unterscheidet sich in der Frühphase nicht von der bei Axonotmesis. Fehlen nach angemessener Zeit Reinnervationszeichen im EMG in den der Verletzungsstelle am nächsten gelegenen Muskeln, treten Kausalgien oder Neuromschmerzen auf, muß eine Neurotmesis angenommen werden. Diagnostische Schwierigkeiten können durch Scheinbewegungen, anomale Innervation oder Doppelinnervation eines Muskels entstehen. Sie lassen sich durch Leitungsanästhesie des lädierten oder des in Frage kommenden nicht betroffenen Nervs klären.

Literatur

Abramsky O, Webb C, Teitelbaum T, Arnon R (1975) Cell-mediated immunity to neural antigens in idiopathic polyneuritis and myeloradiculitis. Neurology 25:1154–1159
Albertini A von, Gross D, Zinn WM (1967) Die Tri-Aryl-Phosphatvergiftung in Marokko 1959. Thieme, Stuttgart
Allt G (1969) Repair of segmental demyelination in peripheral nerves: an electron microscope study. Brain 92:639–646
Altenkirch H, Mager J (1976) Toxische Polyneuropathien durch Schnüffeln von Patex-Verdünner. Dtsch Med Wochenschr 101:195–198
Appenzeller O, Richardson EP (1966) The sympathetic chain in patients with diabetic and alcoholic polyneuropathy. Neurology 16:1205–1209
Arnason BGW (1975) Neuropathy of serum sickness. In: Dyck PJ, Thomas PK, Lambert EH (eds) Peripheral neuropathy, vol II. Saunders, Philadelphia London Toronto, pp 1104–1109
Arnason BGW (1975) Inflammatory polyradiculoneuropathies. In: Dyck PJ, Thomas PK, Lambert EH (eds) Peripheral neuropathy, vol II. Saunders, Philadelphia London Toronto, pp 1110–1148
Arnason BGW, Asbury AK (1968) Idiopathic polyneuritis after surgery. Arch Neurol 18:500–507
Arnason BGW, Winkler GF, Hadler NM (1969) Cell-mediated demyelination of peripheral nerve in tissue culture. Lab Invest 21:1–10
Asbury AK (1970) Ischemic disorders of peripheral nerve. In: Vinken PJ, Bruyn GW (eds) Handbook of clinical neurology, vol 8. North Holland, Amsterdam, pp 154–164
Asbury AK (1975) Uremic neuropathy. In: Dyck PJ, Thomas PK, Lambert EH (eds) Peripheral neuropathy, vol II. Saunders, Philadelphia London Toronto, pp 982–992
Asbury AK, Victor M, Adams RD (1963) Uremic polyneuropathy. Arch Neurol 8:413–428
Asbury AK, Arnason BG, Adams RD (1969) The inflammatory lesion in idiopathic polyneuritis. Medicine 48:173–215
Ashworth B, Smyth GE (1969) Relapsing motor polyneuropathy. Acta Neurol Scand 45:342–350
Austin JH (1958) Recurrent polyneuropathies and their corticosteroid treatment. Brain 81:157–192
Balzereit F (1966) Therapie bei Polyneuritiden. Dtsch Med Wochenschr 91:1194–1196
Bammer H (1963) ACTH- und Corticoidbehandlung neurologischer Krankheiten. Dtsch Z Nervenheilkd 185:121–149
Bammer H, Schenk K (1965) Meningo-Myelo-Radiculitis nach Zeckenbiß mit Erythem. Dtsch Z Nervenheilkd 187:25–34
Barbano AJ, Lifshutz S (1956) The Guillain-Barré syndrome complicating the puerperium. Am J Obstet Gynecol 71:893–894
Barolin GS (1969) Akutes Polyneuritis-Syndrom nach Frischzellenapplikation. Wien Z Nervenheilkd 27:221–224
Becker J (1961) Akute Porphyrie und Periarteriitis nodosa in der Neurologie. Monogr Gesamtgeb Psychiatr (Berlin) 92:1–56

Becker J, Esser H (1955) Zur Klinik der Porphyrie. Dtsch Z Nervenheilkd 173:359
Behse F, Pach J, Dorndorf W (1972) Bleipolyneuropathie. Klinische, elektrophysiologische und bioptische Befunde. Z Neurol 202:209–216
Benini A (1976) Die neuralgische Schulteramyotrophie. Dtsch Med Wochenschr 101:336–337
Bidstrup PL, Bonnell JA, Beckett AG (1953) Paralysis following poisoning by a new organic phosphorus insecticide (mipafox). Br Med J I:1068–1072
Biemond A (1970) Femoral neuropathy. In: Vinken PJ, Bruyn GW (eds) Handbook of clinical neurology, vol 8. North Holland, Amsterdam, pp 303–310
Bischoff A (1963) Die diabetische Polyneuropathie. Thieme, Stuttgart
Bischoff A (1967) The ultrastructure of tri-ortho-cresyl-phosphate poisoning. I. Studies on myelin and axonal alterations in the sciatic nerve. Acta Neuropathol (Berl) 9:158–174
Bischoff A (1968) Diabetische Polyneuropathie. Pathologische Anatomie, Pathophysiologie und Pathogenese aufgrund elektronenmikroskopischer Befunde. Dtsch Med Wochenschr 93:237–241
Bischoff A (1971) Die alkoholische Polyneuropathie. Dtsch Med Wochenschr 96:317–322
Bischoff A (1976) Die autonome (viszerale) diabetische Neuropathie. Ther Umsch 33:605–611
Bleehan SS, Lovelace RE, Cotton RE (1963) Mononeuritis multiplex in periarteritis nodosa. Q J Med 127:193–209
Bodechtel G (1974) Differentialdiagnose neurologischer Krankheitsbilder, 3. Aufl. Thieme, Stuttgart
Bonduelle M, Bonygues P, Baurand-Moreau G (1965) Polyradiculonévrite atypique avec hyperalbuminorachie et pléiocytose. Rev Neurol (Paris) 112:385–396
Boone IU, Woodward KT (1953) Relationship of pyridoxine and its derivates to the mechanism of action of isoniazid. Proc Soc Exp Biol Med 84:292–296
Boshes B, Sherman IC (1953) Variability of course of the Guillain-Barré syndrome. Neurology 3:789–799
Bots G Th AM (1970) Pathology of nerves. In: Vinken PJ, Bruyn GW (eds) Handbook of clinical neurology, vol 7. North Holland, Amsterdam, pp 197–243
Boudin G, Labet R, Amsili J (1965) Polyradiculonévrite primitives avec pléiocytose rachidienne et évolution favorable. Rev Neurol (Paris) 112:396–400
Bradley WG (1974) Disorders of Peripheral Nerves. Blackwell, Oxford
Bradley WG, Hewer RL (1966) Peripheral neuropathy due to disulfiram. Br Med J II:449–450
Bradley WG, Lassman LP, Pearce GW, Walton JN (1970) The neuromyopathy of vincristine in man. J Neurol Sci 10:107–131
Brain Lord WR (1962) Diseases of the nervous system, 6th ed. Oxford University Press, London
Brennan RW, Dehejia H, Kutt H, Verebely K, McDowell F (1970) Diphenylhydantoin intoxication attendant to slow inactivation of isoniazid. Neurology 20:687–693
Broser E (1952) Der Einfluß mechanischer Faktoren auf die Lokalisation allergischer Serumerkrankungen des Nervensystems. Nervenarzt 25:369–372
Broser E, Hopf HC, Hohl J (1969) Zur Frage der Dauerschädigung bei der Contergan-Polyneuropathie und bei anderen Polyneuropathien bzw. Polyneuritiden. Nervenarzt 40:33–35
Brown JR, Opitz JL (1970) Treatment of neuropathies. In: Vinken PJ, Bruyn GW (eds) Handbook of clinical neurology, vol 8. North Holland, Amsterdam, pp 373–411
Brown MJ, Martin JR, Asbury AK (1976) Painful diabetic neuropathy. Arch Neurol 33:164–171
Bruyn GW, Garland H (1970) Neuropathies of endocrine origine. In: Vinken PJ, Bruyn GW (eds) Handbook of clinical neurology, vol 8. North Holland, Amsterdam, pp 29–71
Buchthal F (1970) Electrophysiological abnormalities in metabolic myopathies and neuropathies. Acta Neurol Scand [Suppl] 43:129–176
Bunger P, Schulz-Ehlbeck HW (1953) Polyneuritis unter Isoniazidtherapie. Dtsch Med Wochenschr 78:1459–1462
Buri P (1974) Die vaskuläre Neuropathie der Beine. Aktuel Neurol 1:195–198
Buxton PH, Hayward M (1967) Polyneuritis cranialis associated with industrial trichloroethylene poisoning. J Neurol Neurosurg Psychiatry 30:511–518
Cadilhac J, Dapres G, Fabre JL, Mion C (1973) Follow-up study of motor conduction velocity in uraemic patients treated by hemodialysis. In: Desmedt JE (ed) New developments in electromyography and clinical electrophysiology, vol II. Karger, Basel, pp 372–380
Cambier J, Schott B (1966) Nosologie des polyradiculonévrites inflammatoires. Rev Neurol (Paris) 115:811–842
Cantarow A, Trumper M (1944) Lead poisoning. Williams & Wilkins, Baltimore

Casey EB, LeQuesne PM (1973) Alcoholic neuropathy. In: Desmedt JE (ed) New developments in electromyography and clinical electrophysiology, vol 2. Karger, Basel, pp 279–285
Cavanagh JB (1964) The significance of the „dying back" process in experimental and human neurological disease. Int Rev Exp Pathol 3:219–267
Cavanagh JB (1967) On the pattern of change in peripheral nerves produced by isoniazid intoxication in rats. J Neurol Neurosurg Psychiatry 30:26–33
Cavanagh JB, Mellick RS (1965) On the nature of the peripheral nerve lesions associated with acute intermittend porphyria. J Neurol Neurosurg Psychiatry 28:320–327
Černáček J, Balek F (1961) Folgezustände, chronische und periphere Formen der Zeckenenzephalitis in der Tschechoslowakei. In: Libíková H (Hrsg) Zeckenenzephalitis in Europa. Akademie-Verlag, Berlin, S 189–191
Challenor Y, Richter RW, Brunn B, Pearson J (1973) Nontraumatic plexitis and heroin addiction. JAMA 225:958–961
Chopra JR, Hurwitz LJ (1967) Internodal length of sural nerve fibres in chronic occlusive vascular disease. J Neurol Neurosurg Psychiatry 30:207–214
Chopra JS, Hurwitz LJ (1968) Femoral nerve conduction in diabetes and chronic occlusive vascular disease. J Neurol Neurosurg Psychiatry 31:28–33
Chopra JS, Hurwitz LJ (1969a) A comparative study of peripheral nerve conduction in diabetes and non-diabetic chronic occlusive peripheral vascular disease. Brain 92:83–96
Chopra JS, Hurwitz LJ (1969b) Sural nerve myelinated fibre density and size in diabetics. J Neurol Neurosurg Psychiatry 32:149–154
Chuttanie PN, Chawla LS, Sarma TD (1969) Arsenical neuropathy. Neurology 17:269–274
Coërs C (1970) Morphological changes in motor units in human and experimental neuropathies. Excerpta Med Int Congr Ser 199:365–376
Cohen MM (1970) Toxic neuropathy. In: Vinken PJ, Bruyn GW (eds) Handbook of clinical neurology, vol 7. North Holland, Amsterdam, pp 510–526
Cohen AS, Benson MD (1975) Amyloid neuropathy. In: Dyck PJ, Thomas PK, Lambert EH (eds) Peripheral Neuropathy, vol II. Saunders, Philadelphia London Toronto, pp 1067–1091
Coirault R, Larcan A, Daridon P (1958) Le syndrome de Guillain-Barré. Masson, Paris
Collins GH, Webster H de F, Victor M (1964) The ultrastructure of myelin and axonal alterations in sciatic nerves of thiamine deficient and chronically starved rats. Acta Neuropath (Berl) 3:511–521
Conn DL, Dyck PJ (1975) Angiopathic neuropathy in connective tissue diseases. In: Dyck PJ, Thomas PK, Lambert EH (eds) Peripheral neuropathy, vol II. Saunders, Philadelphia London Toronto, pp 1149–1165
Constantinidis K (1975) Severe peripheral neuropathy after Mandrax overdose. Br Med J II:370–371
Contamin F, Goulon M, Margairaz A (1960) Polynévrites observées chez des sujets utilisant comme moyen de chauffage des appareils à combustion catalytique de l'essence. Rev Neurol (Paris) 103:341–354
Cook SD, Dowling PC, Murray MR, Whitaker JN (1971) Circulating demyelinating factors in acute ideopathic polyneuritis. Arch Neurol 24:136–144
Cooke WT (1976) Neurologic manifestations of malabsorption. In: Vinken PJ, Bruyn GW (eds) Handbook of Clinical Neurology, vol 28. North Holland, Amsterdam, pp 225–241
Cramer K (1966) Predisposing factor for lead poisoning. Acta Med Scand [Suppl 445] 179:56–59
Croft PB, Urich H, Wilkinson M (1967) Peripheral neuropathy of sensorimotor type associated with malignant disease. Brain 90:31–66
Cruickshank EK (1976) Effects of malnutrition on the central nervous system and the nerves. In: Vinken PJ, Bruyn GW (eds) Handbook of clinical neurology, vol 28. North Holland, Amsterdam, pp 1–41
Currie S, Knowles M (1971) Lymphocyte transformation in the Guillain-Barré syndrome. Brain 94:109–116
Daube JR, Dyck PJ (1975) Neuropathy due to peripheral vascular disease. In: Dyck PJ, Thomas PK, Lambert EH (eds) Peripheral neuropathy, vol I. Saunders, Philadelphia London Toronto, pp 714–733
Daun H, Hartwich G (1971) Die Vincristin-Polyneuritis. Fortschr Neurol Psychiatr 39:151–165
DeJong RN (1976) The neurologic manifestations of diabetes mellitus. In: Vinken PJ, Bruyn GW (eds) Handbook of clinical neurology, vol 27. North Holland, Amsterdam, pp 99–142

Delank HW (1973) Berufsschäden am peripheren Nervensystem. Z Neurol 205:71–81
Denny-Brown D (1948) Primary sensory neuropathy with muscular changes associated with carcinoma. J Neurol Neurosurg Psychiatry 11:73–87
Destunis G, Wigand H (1952) Aufsteigende allergische Polyneuritis nach wiederholter Bluttransfusion. Dtsch Med Wochenschr 77A:18–20
DeVivo DC, Engel WK (1970) Remarkable recovery of a steroid-responsive recurrent polyneuropathy. J Neurol Neurosurg Psychiatry 33:62–69
Dobbelstein H, Altmeyer B, Edel H, Gurland HJ, Müller R, Pichlmaier H, Jabour A (1968) Periphere Neuropathie bei chronischer Niereninsuffizienz, bei Dauerdialysebehandlung und nach Nierentransplantation. Med Klin 63:616–622
Dreyfus PM, Hakim S, Adams RD (1957) Diabetic ophthalmoplegia: report of case with postmortem study and comments on vascular supply of human ocular nerve. Arch Neurol Psychiatry 77:337–349
Dubois-Dalco M, Buyse M, Buyse G, Gorce F (1971) The action of Guillain-Barré syndrome serum on myelin. A tissue culture and electron microscopic analysis. J Neurol Sci 13:67–83
Dürck H (1908) Untersuchungen über die pathologische Anatomie der Beri-Beri. Fischer, Jena
Dyck PJ (1971) The concept of secondary segmental demyelination. Excerpta Med Int Congr Ser 237:74
Dyck PJ (1975) Pathologic alterations of the peripheral nervous system of man. In: Dyck PJ, Thomas PK, Lambert EH (eds) Peripheral neuropathy, vol I. Saunders, Philadelphia London Toronto, pp 296–336
Dyck PJ, Thomas PK, Lambert EH (eds) (1975) Peripheral neuropathy. Saunders, Philadelphia London Toronto
Eames RA, Lange LS (1967) Clinical and pathological study of ischaemic neuropathy. J Neurol Neurosurg Psychiatry 30:215–226
Ellenberg M (1963) Diabetic complications without manifest diabetes. JAMA 183:118–121
Endtz LJ (1958) Complications nerveuses du traitement aurique. Rev Neurol (Paris) 99:395–410
Erbslöh F (1955) Die polyneuritischen Krankheitsbilder in der inneren Medizin. Münch Med Wochenschr 97:753–756, 785–788
Erbslöh F (1967) Peripheres Nervensystem: Polytope Erkrankungen (Polyneuritiden). In: Almanach für Neurologie und Psychiatrie. Lehmann, München
Erbslöh F, Abel M (1970) Deficiency neuropathies. In: Vinken PJ, Bruyn GW (eds) Handbook of clinical neurology, vol 7. North Holland, Amsterdam, pp 558–663
Erbslöh F, Kohlmeyer K (1968) Über polytope Erkrankungen des peripheren Nervensystems bei lymphozytärer Meningitis. Fortschr Neurol Psychiatr 36:321–342
Erbslöh F, Abel M, Kohlmeyer K (1969) Der funikuläre Symptomenkomplex als führendes neurologisches Krankheitsbild bei Malabsorption. Med Klin 64:679–688
Evans DAP, Manley KA, McKusick VA (1960) Genetic control of isoniacid metabolism in man. Br Med J II:485–491
Fagerberg SE (1959) Diabetic neuropathy. A clinical and histological study on the significance of vascular affection. Acta Med Scand [Suppl 345] 164:5–80
Farmer Th W (1976) Vitamin B_1 deficiency. In: Vinken PJ, Bruyn GW (eds) Handbook of clinical neurology, vol 28. North Holland, Amsterdam, pp 49–57
Feldman RG, Mayer RM, Taub A (1970) Evidence for peripheral neurotoxic effect of trichlorethylene. Neurology 20:599–606
Feldman S (1965) Clinical observations on the value of adrenocortical therapy in the Guillain-Barré syndrome. Confin Neurol 26:76–88
Fenelly J, Frank O, Baker H, Leevy CM (1964) Peripheral neuropathy of the alcoholic: I. Aetiological role of aneurin and other B-complex vitamins. Br Med J II:1290–1292
Ferguson FR, Liversedge LA (1954) Ischaemic lateral popliteal nerve palsy. Br Med J II:333–335
Fessel WJ (1971) Fat disorders and peripheral neuropathy. Brain 94:531–540
Feudell P (1963) Neuropathia diabetica. VEB Verlag Volk and Gesundheit, Berlin
Filipidis V, Suchenwirth R (1968) Polyneuritis nach Sulfamylbutansultam (Ospolot). Med Wochenschr 22:129–130
Finke J, Spiegelberg U (1973) Polyneuropathie nach Metaqualon. Nervenarzt 44:104–106
Fleischhauer P, Hüben U, Mertens H, Sethi KK, Thürmann D (1972) Nachweis von Mycoplasma pneumoniae im Liquor bei akuter Polyneuritis. Dtsch Med Wochenschr 97:678–682

Flügel F (1947) Polyneuritis nach Verbrennung. Nervenarzt 18:499–501
Fotopulos D, Lehmann W (1968) Über das Parsonage-Turner-Syndrom bzw. das Krankheitsbild einer neurologischen Amyotrophie im Bereich des oberen Plexus brachialis. Psychiatr Neurol Med Psychol (Leipz) 90:81–90
Freund H-J, Kendel K, Obrecht P (1969) Zur Klinik und Pathophysiology der Vincristinwirkungen am Nervensystem. Dtsch Z Nervenheilkd 196:319–330
Frick E, Angstwurm H (1968) Zur Kortikosteroid-Behandlung der idiopathischen Polyneuritis. Münch Med Wochenschr 110:1265–1271
Frick E, Lamp'l F (1953) Lokal-anaphylaktische Entzündungsvorgänge am peripheren Nervensystem. Dtsch Z Nervenheilkd 170:274–284
Fuhrmeister U, Berndt SF, Mertens HG (1975) Neue Gesichtspunkte zur Behandlung des Guillain-Barré-Syndroms auf der Intensivstation. Intensivmed 12:233–240
Fullerton PM (1969) Electrophysiological and histological observations on peripheral nerves in acrylamide poisoning in man. J Neurol Neurosurg Psychiatry 32:186–192
Fullerton PM, O'Sullivan DJ (1968) Thalidomide neuropathy: a clinical, electrophysiological and histological follow-up study. J Neurol Neurosurg Psychiatry 31:543–551
Gadola GB (1964) Hirnnervenbeteiligung beim Guillain-Barré-Syndrom. Schweiz Arch Neurol Neurochir Psychiatr 93:241–274
Gardner-Thorpe C, Benjamin S (1971) Peripheral neuropathy after disulfiram administration. Z Neurol Neurosurg Psychiatry 34:253–259
Garven HSD, Gairns FW, Smith G (1962) The nerve fiber populations of the nerves of the leg in chronic occlusive arterial disease in man. Scott Med J 7:250–265
Gastager H, Korp W, Lalouschek L (1962) Zur Häufigkeit der „diabetischen" Neuropathie. Eine Querschnittsuntersuchung zum Problem neurologischer Störungen beim Diabetiker. Wien Klin Wochenschr 74:906–909
Gathier JC, Bruyn GW (1960) La paralysie humeroscapulaire aiguë. Psychiatr Neurol Neurochir 63:307–332
Gathier JC, Bruyn GW (1970a) The vaccinogenic peripheral neuropathies. In: Vinken PJ, Bruyn GW (eds) Handbook of clinical neurology, vol 8. North Holland, Amsterdam, pp 86–94
Gathier JC, Bruyn GW (1970b) The serogenetic peripheral neuropathies. In: Vinken PJ, Bruyn GW (eds) Handbook of clinical neurology, vol 8. North Holland, Amsterdam, pp 95–111
Gathier JC, Bruyn GW (1970c) Neuralgie amyotrophy. In: Vinken PJ, Bruyn GW (eds) Handbook of clinical neurology, vol 8. North Holland, Amsterdam, pp 77–85
Gibbels E (1969) Zur Differentialdiagnose der Polyneuritiden. Nervenarzt 40:470–475
Gibbels E (1973) Medikamentös-toxische Polyneuropathien. Aktuel Neurol 1:175–180
Gibbels E, Schliep G (1971) Fragen der Ätiologie, Pathogenese, Syndromgenese und Therapie bei der diabetischen Polyneuropathie. Fortschr Neurol Psychiatr 39:579–626
Gibbels E, Scheid W, Wieck HH, Kinzel W (1973) The Thalidomid-Polyneuropathie im Spätstadium. Fortschr Neurol Psychiatr 41:378–417
Gilliatt W (1966) Axon branching in motor nerves. In: Andrew BL (ed) Control and innervation of skeletal muscles. Livingstone, Edinburgh, pp 53–61
Gilliatt RW (1973) Recent advances in the pathophysiology of nerve conduction. In: Desmedt JE (ed) New developments in electromyography and clinical neurophysiology, vol 2. Karger, Basel, pp 2–18
Glanzmann H (1964) Aszendierende Polyradikulitiden mit Zell- und Eiweißveränderung im Liquor (Pseudo-Guillain-Barré-Syndrom). Schweiz Arch Neurol Neurochir Psychiatr 93:275–300
Glaser GH (1970) Neuropathies in collagen disease. In: Vinken PJ, Bruyn GW (eds) Handbook of clinical neurology, vol 8. North Holland, Amsterdam, pp 118–130
Goldstein NP, McCall JT, Dyck PJ (1975) Metal neuropathy. In: Dyck PJ, Thomas PK, Lambert EH (eds) Peripheral neuropathy. Saunders, Philadelphia London Toronto, pp 1227–1262
Gonzales EG, Downey JA (1972) Polyneuropathy in a glue sniffer. Arch Phys Med Rehabil 53:333–337
Goto I, Matsumura M, Inone N, Murai Y, Shida K, Santa T, Kuroiwa Y (1974) Toxic polyneuropathy due to glue sniffing. J Neurol Neurosurg Psychiatr 37:848–853
Gottschalk PG, Dyck PJ, Kiely JM (1968) Vinca alkaloid neuropathy: Nerve biopsy studies in rats and in man. Neurology 18:875–882
Grinschgl G (1961) Konfrontation klinischer Erfahrungen und therapeutischer Methoden bei der

Zeckenenzephalitis. In: Libikowa H (Hrsg) Zeckenenzephalitis in Europa. Akademie-Verlag, Berlin, S 177–180
Guggenheim P (1955) Über die Serumneuritis, mit besonderer Berücksichtigung der elektiven Lokalisation. Schweiz Arch Neurol Psychiatr 75:47–66
Guillain G, Barré JA, Strohl A (1916) Sur un syndrome de radiculo-nevrite avec hyperalbuminose du liquide céphalo-rachidien sans réaction cellulaire. Bull Soc Méd Hôp Paris 40:1462–1470
Glatzel W, Grunes JV, Lahl R, Tietze K (1970) Tetrachlorkohlenstoff in seinen Auswirkungen auf periphere Nerven (Tierexperimentelle Studie an Kaninchen). Z Gesamte Inn Med 25:600–601
Gutman L, Martin JD, Welton W (1976) Dapsone motor neuropathy. An axonal disease. Neurology 26:514–516
Haberland C (1955) Comparative histopathological study of polyneuritis of different etiology. Monatsschr Psychiatr Neurol 130:281–298
Hafström T (1967) Polyneuropathy after Neurosedyn (Thalidomide) and its prognosis. Acta Neurol Scand [Suppl] 32:1–10
Haimovici H (1950) Peripheral arterial embolism; a study of 330 unselected cases of embolism of the extremities. Angiology 1:20–45
Hakamies L (1970) Die Nitrofurantoin-Polyneuropathie. Schweiz Med Wochenschr 100:2212–2218
Hakamies L, Mumenthaler M (1971) Besonderheiten der Nitrofurantoin-Polyneuropathie. Dtsch Med Wochenschr 96:792–793
Haymaker W, Kernohan JW (1949) The Landry-Guillain-Barré syndrome. Medicine 28:59–141
Heller GL, DeJong RN (1963) Treatment of the Guillain-Barré syndrome. Use of corticotropin and glucocorticoids. Arch Neurol 8:179–193
Henscher D, Broser F, Hopf HC (1970) „Polyneuritis cranialis" durch Vergiftung mit chlorierten Acetylenen beim Umgang mit Vinylidenchlorid-Copolymeren. Arch Toxicol (Berl) 26:62–75
Hensley GT, Soergel KH (1968) Neuropathologic findings in diabetic diarrhoea. Arch Pathol 85:587–597
Henson RA, Urich H (1970a) Metabolic neuropathies. In: Vinken PJ, Bruyn GW (eds) Handbook of clinical neurology, vol 8. North Holland, Amsterdam, pp 1–28
Henson RA, Urich H (1970b) Peripheral neuropathy associated with malignant disease. In: Vinken PJ, Bruyn GW (eds) Handbook of clinical neurology, vol 8. North Holland, Amsterdam, pp 131–148
Herskowitz A, Ishii N, Schaumburg H (1971) n-Hexane neuropathy. N Engl J Med 285:82–85
Hess N (1969) Zur Frage der vaskulären ischämischen peripheren Neuropathie. Schweiz Arch Neurol Psychiatr 105:1–17
Heydt A v d (1951) Schwefelkohlenstoffpolyneuritis. Nervenarzt 22:93–969
Hill RB (1961) Fatal fat embolism from steroid-induced fatty liver. N Engl J Med 265:318–320
Hinman RC, Magee KR (1967) Guillain-Barré syndrome with slow progressive onset and persistent elevation of spinal fluid protein. Ann Intern Med 67:1007–1012
Hörstrup P, Ackermann R (1973) Durch Zecken übertragene Meningopolyneuritis (Garin-Bujadoux, Bannwarth). Fortschr Neurol Psychiatr 41:583–606
Hopf H Ch (1963) Electromyographic study on so-called mononeuritis. Arch Neurol 9:307–312
Hopf H Ch (1966) Acrodermatitis chronica atrophicans (Herxheimer) und Nervensystem. Springer, Berlin Heidelberg New York
Hopf HC (1968) Über die Veränderungen der Leitfunktion peripherer motorischer Nervenfasern durch Diphenylhydantoin. Dtsch Z Nervenheilkd 193:41–56
Hopf HC (1974a) Impulsleitung im peripheren Nerven. In: Hopf HC, Struppler A (Hrsg) Elektromyographie. Thieme, Stuttgart, S 110–160
Hopf HC (1974b) Konservative Therapie und Rehabilitation der Lokalerkrankungen peripherer Nerven. Aktuel Neurol 1:38–45
Hopkins A (1975) Toxic neuropathy due to industrial agents. In: Dyck PJ, Thomas PK, Lambert EH (eds) Peripheral neuropathy, vol 2, Saunders, Philadelphia London Toronto, pp 1207–1226
Hutchinson EC (1970) Ischaemic neuropathy and peripheral vascular disease. In: Vinken PJ, Bruyn GW (eds) Handbook of clinical neurology, vol 8. North Holland, Amsterdam, pp 149–153
Hutchinson EC, Liversedge LA (1956) Neuropathy in peripheral vascular disease. Q J Med 25:267–274

Isch F, Stoebner P, Jesel M, Isch-Treussard C, Sengel A (1973) Conduction velocity and ultrastructure of nerves. In: Desmedt JE (ed) New developments in electromyography and clinical neurophysiology, vol 2. Karger, Basel, pp 240–247
Isch-Treussard C, Buchheit F, Isch F (1962) Évolution de la vitesse de conduction nerveuse dans trois cas de polyradiculonévrite de Guillain-Barré. EEG Clin Neurophysiol [Suppl] 22:51–54
Janz D, Neundörfer P (1968) Klinische und elektromyographische Untersuchungen nach Triarylphosphat-Polyneuropathie. Dtsch Z Nervenheilkd 194:51–65
Janzen R (1964) Nervensystem und Resorptionsstörungen (Malabsorption). Dtsch Med Wochenschr 89:296–301
Janzen R (1971) Generalisierte metabolisch-toxische und systematische Neuromyopathien. In: Kugler J, Lechner H, Fontanari D (Hrsg) Generalisierte und lokalisierte Neuropathien. Thieme, Stuttgart, S 1–10
Janzen R, Balzereit F (1968) Polyneuropathie bei Alkoholabusus. Internist 9:260–263
Jebsen RH, Tenckhoff H, Honet JC (1967) Natural history of uremic polyneuropathy and effects of dialysis. N Engl J Med 277:327–333
Jenkins RB (1966) Inorganic arsenic and the nervous system. Brain 89:479–498
Jones JP, Engleman EP, Najarian JS (1965) Systemic fat embolism after renal homotransplantation and treatment with corticosteroids. N Engl J Med 273:1453–1458
Kaeser HE (1964) Klinische und elektromyographische Verlaufsuntersuchungen beim Guillain-Barré-Syndrom. Schweiz Arch Neurol Neurochir Psychiatr 94:278–286
Kaeser HE (1965) Veränderungen der Leitgeschwindigkeit bei Neuropathien und Neuritiden. Zur Klassifizierung der Erkrankungen der peripheren Nerven nach dem EMG. Fortschr Neurol Psychiatr 33:221–250
Kaeser HE (1970a) Nerve conduction velocity measurements. In: Vinken PJ, Bruyn GW (eds) Handbook of clinical neurology, vol 7. North Holland, Amsterdam, pp 116–196
Kaeser HE (1970b) Nebenwirkungen von Mexaform. Dtsch Med Wochenschr 95:1375–1376
Kaeser HE (1971) Behandlung der Polyneuritiden. Dtsch Med Wochenschr 96:1442–1443
Kaeser HE, Wüthrich R (1970) Zur Frage der Neurotoxizität der Oxychinoline. Dtsch Med Wochenschr 95:1685–1688
Kalm H (1962) Gefäßfaktor und Polyneuropathie. Regensburg Jb aerztl Fortbild 10:299–305
Kalm H, Seitz D (1959) Gefäßfaktor und Polyneuropathie. Dtsch Z Nervenheilkd 179:323 332
Kandel P (1955) Das klinische Bild und die Abgrenzung des Guillain-Barré'schen Syndroms. Schweiz Arch Neurol Psychiatr 75:83–119
Kanig K (1976) Other deficiencies and toxicities of water-soluble vitamins. In: Vinken PJ, Bruyn GW (eds) Handbook of clinical neurology, vol 28. North Holland, Amsterdam, pp 199–224
Kasman M, Bernstein L, Schulman S (1976) Chronic polyradiculoneuropathy of infancy. Neurology 26:565–573
Kazmeier F (1950) Der vasale Faktor bei Erkrankungen der peripheren Nerven. Nervenarzt 21:353–361
Kersting G, Pette E (1959) Die experimentelle Polyneuritis. Dtsch Z Nervenheilkd 179:333–352
King D, Ashby P (1976) Conduction velocity in the proximal segments of a motor nerve in the Guillain-Barré syndrome. J Neurol Neurosurg Psychiatr 39:538–544
Klingemann H (1949) Die DDT-Vergiftung. Aerztl Wochenschr 4:465–469
Klinghardt GW (1963) Ein gemeinsames biochemisches Schädigungsprinzip bei einigen ätiologisch verschiedenen Formen von Polyneuropathie. Nervenarzt 34:231–234
Klinghardt GW (1966) Arzneimittelschädigung des peripheren Nervensystems unter besonderer Berücksichtigung der Polyneuropathie durch INH. Proc V Int Congr Neuropathol Zürich 1965. Int Congr Ser 100:292–301
Klinghardt GW (1970) Experimentelle Untersuchungen zur Ätiologie der Polyneuropathie durch Nitrofurane und zur Histopathologie der Neuromyopathie durch Chloroquindiphosphat (Resochin). Beitr Neurochir 16:55–61
Klinghardt GW, Radenbach KL, Mrowka S (1954) Neurologische Komplikationen bei der Tuberkulosebehandlung mit Isonikotinsäurehydrazid. Wien Med Wochensch 104:301–306
Koelsch F (1962) Handbuch der Berufskrankheiten, 3. Aufl. Fischer, Jena
König L (1969) Spätschäden nach Trikresylphosphat-(TKP-)Intoxikationen. Nervenarzt 40:163–176
Kolb LC, Gray SJ (1946) Peripheral neuritis as a complication of penicillin therapy. JAMA 162:323–326

Korobkin R, Asbury AK, Sumner AJ, Nielsen SL (1975) Glue sniffing neuropathy. Arch Neurol 32:158–162
Korthals JK, Wiśniewski HM (1975) Peripheral nerve ischemia. I. Experimental model. J Neurol Sci 24:65–76
Kramer W (1971) Lokalisierte, traumatische und neoplastische Neuromyopathien. In: Kugler J, Lechner H, Fontanari D (Hrsg) Generalisierte und lokalisierte Neuromyopathien, S 111–127. Stuttgart, Thieme 1971
Krücke W (1955) Erkrankungen der peripheren Nerven. In: Lubarsch O, Henke F, Rössle R (Hrsg) Handbuch der speziellen pathologischen Anatomie und Histologie. Bd XIII/5. Springer, Berlin Göttingen Heidelberg
Krücke W (1959) Histopathologie der Polyneuritis und Polyneuropathie. Dtsch Z Nervenheilkd 180:1–39
Krücke W (1962) Das morphologische Bild der Erkrankungen peripherer Nerven. Regensburg Jb aerztl Fortbild 10:235–245
Krücke W, Hartrott HH v, Schröder JM, Thomas E, Gibbels E, Scheid W (1971) Licht- und elektronenmikroskopische Untersuchungen zum Spätstadium der Thalidomid-Polyneuropathie. Fortschr Neurol Psychiatr 39:15–50
Kunze K (1976) Neuropathie und Koma. Intensivmed 13:298–305
Kunze K, Bitsch I, Bischoff A (1975) Neurophysiological and electronmicroscopic studies in experimental thiamine-deficient polyneuropathy. In: Nutrition Proc 9th int Congr Nutrition, Mexico 1972, vol 2. Karger, Basel, pp 254–259
Lambert EH, Mulder DW (1964) Nerve conduction in the Guillain-Barré syndrome. Electroencephalogr Clin Neurophysiol 17:86–89
Lehnert G, Mastall M, Stadkowski D, Schalla KH (1950) Berufliche Bleibelastung durch Autoabgase in Großstadtstraßen. Dtsch Med Wochenschr 95:1097–1099
LeQuesne PM (1975) Neuropathy due to drugs. In: Dyck PJ, Thomas PK, Lambert EH (eds) Peripheral neuropathy, vol II. Saunders, Philadelphia London Toronto, pp 1263–1280
Lhermitte F, Frite D, Cambier J, Marteau R, Gauthier JC, Nocton F (1963) Polynévrites au cours des traitements par la nitrofurantoine. Presse Méd 71:767–770
Lièvre JA, Benichon C, Desroy M (1967) Polynévrite par poêle à combustion catalytique. Bull Soc Méd Hôp Paris 118:91–99
Lindholm T (1967) Electromyographic changes after nitrofurantoin therapy in non-uremic patients. Neurology 17:1017–1023
Longcope WT (1943) Serum sickness and analogous reactions from certain drugs particularly the sulphonamides. Medicine 22:251–286
Loshvin LL, Kernohan JW (1949) Peripheral neuritis in periarteritis nodosa: a clinicopathologic study. Proc Mayo Clin 24:48–52
Lovelace RE, Horwitz SJ (1968) Peripheral neuropathy in longterm diphenylhydantoin therapy. Arch Neurol 18:69–77
Ludin H-P (1977) Pathophysiologische Grundlagen elektromyographischer Befunde bei Neuropathien und Myopathien, 2. Aufl. Thieme, Stuttgart
Lukas E (1969) Leitgeschwindigkeit peripherer Nerven bei Schwefelkohlenstoff ausgesetzten Personen. Int Z Klin Pharmakol Ther Toxikol 2:354–358
Luse SA, Moon TR (1966) Ultrastructural study of peripheral nerves in human diabetes mellitus and in steroidinduced hyperglycemia in the rabbit. Anat Rec 154:380–391
Masucci EF, Kurtzke JF (1971) Diagnostic criteria for the Guillain-Barré syndrome. An analysis of 50 cases. J Neurol Sci 13:483–501
Matiar-Vahar H, Lungershausen E (1967) Zur Symptomatologie der akuten intermittierenden Porphyrie. Dtsch Med Wochenschr 92:1809–1816
Matthews WB (1965) Sarcoidosis of the nervous system. J Neurol Neurosurg Psychiatr 28:23–29
Matthews WB, Howell DA, Hughes RC (1970) Relapsing corticosteroid-dependent polyneuritis. J Neurol Neurosurg Psychiatr 33:330–337
Mayer RF (1965) Peripheral nerve function in vitamin B_{12} deficiency. Arch Neurol 13:335–362
Mayer RF (1966) Peripheral nerve conduction in alcoholics. Psychosom Med 28:475–483
McDonald WI, Kocen RS (1975) Diphtheritic neuropathy. In: Dyck PJ, Thomas PK, Lambert EH (eds) Pheripheral Neuropathy, vol II. Saunders, Philadelphia London Toronto, pp 1281–1300

McLeod JG (1975) Carcinomatous neuropathy. In: Dyck PJ, Thomas PK, Lambert EH (eds) Peripheral Neuropathy, vol II. Saunders, Philadelphia London Toronto, pp 1301–1313

McLeod JG, Penny R (1969) Vincristine neuropathy: an electrophysiological and histological study. J Neurol Neurosurg Psychiatr 32:297–304

McLeod JG, Walsh JC (1975) Neuropathies associated with paraproteinemias and dysproteinemias. In: Dyck PJ, Thomas PK, Lambert EH (eds) Peripheral Neuropathy, vol II. Saunders, Philadelphia London Toronto, pp 1012–1029

McLeod JG, Prineas JW, Walsh JC (1973) The relationship of conduction velocity to pathology in peripheral nerves. In: Desmedt JE (ed) New developments in electromyography and clinical neurophysiology, vol 2. Karger, Basel, pp 248–258

Meienberg O, Bischoff A, Regli F, Ryffel M (1972) Polyneuropathie bei progressiv chronischer Polyarthritis. Dtsch Med Wochenschr 97:1595–1598

Melgaard B, Clausen J, Rastogi SC (1976) Electromyographic changes in automechanics with ionised heavy metal levels. Acta Neurol Scand 54:227–240

Melnick SG (1963) Thirty-eight cases of the Guillain-Barré syndrome: an immunological study. Br Med J I:368–373

Mertens HG (1961) Die disseminierte Neuropathie nach Koma. Nervenarzt 32:71–79

Mertens HG (1962) Toxische Polyneuritiden mit besonderer Berücksichtigung von Therapieschäden. Regensburg Jb aerztl Fortbild 10:288–298

Mertens HG, Gerlach J (1974) Die neuralgische Schulteramyotrophie, Syndrom einer Plexuskompression. Aktuel Neurol 1:12–17

Miglietta O, Lowenthal M (1962) Nerve conduction velocity and refractory period in peripheral vascular disease. J Appl Physiol 17:837

Mißmahl HP (1964) Erbbedingte generalisierte Amyloidosen. Dtsch Med Wochenschr 89:709–712

Müller K, Henning H (1965) Polyneuritis als Nebenwirkung von Nitrofurantoin. Med Klin 60:2085–2089

Mufson J (1952) Diagnosis and treatment of neural complications of peripheral arterial obliterative disease. Angiology 3:392–396

Mulder DW, Lambert EH, Bastron JH, Sprague RG (1961) The neuropathies associated with diabetes mellitus. A clinical and electromyographic study of 103 unselected diabetic patients. Neurology 11:275–284

Mumenthaler M, Schliack H (1974) Läsionen peripherer Nerven, 2. Aufl. Thieme, Stuttgart

Murai Y, Kuroiwa Y (1971) Peripheral neuropathy on chlorobiphenyl poisoning. Neurology 21:1173–1176

Namba T, Nolte CT, Jackrel J, Grob D (1971) Poisoning due to organophosphate insecticides. Am J Med 50:475–492

Neundörfer B (1973a) Differentialtypologie der Polyneuritiden und Polyneuropathien. Schriftenr Neurol 11:1–206

Neundörfer B (1973b) Medikamentös bedingte neurologische und muskuläre Störungen. Med Welt 24:676–679

Neundörfer B, Kayser-Gatchalian C, Huber W, Werner W (1976) Neuropsychiatric symptomatology with chronic renal insufficiency in the stage of compensated and decompensated retention. II. Peripheral nerve disturbances. J Neurol 211:263–274

Neville JN, Eggles JA, Samson G, Olson RE (1968) Nutritional status of alcoholics. Am J Clin Nutr 21:1329–1340

Noël P (1973) Diabetic neuropathy. In: Desmedt JE (ed) New developments in electromyography and clinical neurophysiology, vol II. Karger, Basel, pp 318–332

Oakley GP (1973) The neurotoxicity of the halogenated hydrooxyquinolines: a commentary. JAMA 225:395–397

Ochoa J (1970) Isoniacid neuropathy in man: quantitative electron microscope study. Brain 93:831–850

Olsson Y (1968) Topographical differences in the vascular permeability of the peripheral nervous system. Acta Neuropathol 10:26–33

Osler LD, Sidell AD (1960) The Guillain-Barré syndrome. The need for exact diagnostic criteria. N Engl J Med 262:964–969

Pallis CA, Lewis PD (1974) The neurology of gastrointestinal disease. Saunders, London Philadelphia Toronto

Pallis CA, Scott JT (1965) Peripheral neuropathy in rheumatoid arthritis. Br Med J I:1141–1147
Palmer KNV (1965) Polyradiculoneuropathy (Guillain-Barré Syndrome) treated with 6-mercaptopurine. Lancet I:733–734
Parsonage MJ, Turner JW (1948) Neuralgic amyotrophy; the shoulder girdle syndrome. Lancet 254:973–978
Passarge C, Wieck HH (1965) Thallium-Polyneuritis. Fortschr Neurol Psychiatr 33:477–557
Patterson CC (1965) Contaminated and natural lead environment of man. Arch Environ Health 2:344–360
Peiris OA, Miles DW, Anderson WN (1966) The action of ethylalcohol on the peripheral nerves. Am J Med Sci 251:207–210
Petry H (1951) Polyneuritis durch E 605. Zentralbl Arbeitsmed 1:86–89
Pette H (1942) Die akut entzündlichen Erkrankungen des Nervensystems. Thieme, Leipzig
Pleasure D, Engel WK (1970) Axonal protein flow in experimental neuropathies. J Neuropathol Exp Neurol 29:140
Pleasure DE, Lovelace RE, Duvoisin RC (1968) The prognosis of acute polyradiculoneuritis. Neurology 18:1143–1148
Pongratz D (1976) Differentialdiagnose der Erkrankungen der Skelettmuskulatur an Hand von Muskelbiopsien. Thieme, Stuttgart
Prineas J (1969) The pathogenesis of dying-back polyneuropathies. Part I: An ultrastructural study of experimental triorthocresyl phosphate intoxication in the cat. J Neuropathol Exp Neurol 28:571–579
Prineas J (1970) Polyneuropathies of undetermined cause. Acta Neurol Scand [Suppl] 44:1–72
Prineas JW, McLeod JG (1975) Chronic relapsing polyneuropathy. J Neuropathol Exp Neurol 34:104
Prockop LD (1976) Hyperglycemia: effects on the nervous system. In: Vinken PJ, Bruyn GW (eds) Handbook of Clinical Neurology, vol 27. North Holland, Amsterdam
Raff MC, Asbury AK (1968) Ischemic mononeuropathy and mononeuropathy multiplex in diabetes mellitus. N Engl J Med 279:17–22
Ravn H (1967) The Landry-Guillain-Barré syndrome. Acta Neurol Scand [Suppl] 30:1–64
Richards RL (1951) Ischaemic lesions of peripheral nerves, a review. J Neurol Neurosurg Psychiatr 14:76–87
Richter RW, Pearson J, Brunn B (1973) Neurological complications of addiction of heroin. Bull NY Acad Med 49:3–21
Ridley A (1975) Porphyric Neuropathy. In: Dyck PJ, Thomas PK, Lambert EH (eds) Peripheral Neuropathy, vol II. Saunders, Philadelphia London Toronto, pp 942–955
Ross AJ (1964) Mercuric polyneuropathy with albuminocytologic dissociation and eosinophilia. JAMA 188:830–831
Ruprecht EO (1974) Befunde bei Neuropathien. In: Hopf HC, Struppler A (Hrsg) Elektromyographie. Thieme, Stuttgart, S 37–65
Sandler SG, Tobin W, Henderson ES (1969) Vincristine-induced neuropathy. Neurology 19:367–377
Schaltenbrand G (1962) Radikulomyelomeningitis nach Zeckenbiß. Münch Med Wochenschr 194:I:829–834
Scheid W (1948) Zur Klinik der neurologischen Komplikationen der Diphtherie. Dtsch Med Wochenschr 73:585–589
Scheid W (1961) Zur Klinik der Polyneuritiden. Dtsch Med Wochenschr 86:149–157
Scheller H (1953) Die Erkrankungen der peripheren Nerven. In: Bergmann G v, Frey W, Schwiegk H (Hrsg) Handbuch der inneren Medizin, Band 5/2. Springer, Berlin Göttingen Heidelberg
Schlaepfer WW, Hager H (1964) Ultrastructural studies in INH induced neuropathy in rats. I. Early axonal change. II. Alteration and decomposition of the myelin sheath. III. Repair and regeneration. Am J Pathol 45:209–220, 423–433, 679–689
Schliack H, Thies W (1974) Über leprose Neuritis. Aktuel Neurol 1:189–194
Schmidt D, Samsoni B, Kracke W, Dietl F, Bauchinger M, Stich W (1972) Die Bleibelastung der Münchener Verkehrspolizei. Münch Med Wochenschr 114:1761–1763
Schmidt PR (1952) Neurologische und psychische Störungen bei Porphyrinkrankheiten. Fortschr Neurol Psychiatr 20:422–441
Schneemann N, Kunze K (1973) Inhaltsanalyse von 152 Krankengeschichten Alkoholkranker und statistische Beziehungen der wichtigsten Folgezustände. Schweiz Arch Neurol Psychiatr 113:73–86

Schrader A, Weinges K (1961) Peripher-neurologische Erkrankungen beim Diabetes mellitus. Internist (Berl) 2:100–105
Schrader A, Frick E, Ross A (1976) Nervensystem. In: Vorlaender K-O (Hrsg) Praxis der Immunologie. Thieme, Stuttgart, S 391–403
Schröder JM (1970) Zur Pathogenese der Isoniazid-Neuropathie. I. Eine feinstrukturelle Differenzierung gegenüber der Wallerschen Degeneration. II. Phasenkontrast- und elektronenmikroskopische Untersuchungen am Rückenmark, an Spinalganglien und Muskelspindeln. Acta Neuropathol (Berl) 16:302–323, 324–341
Schröder JM, Krücke W (1970) Zur Feinstruktur der experimentell-allergischen Neuritis beim Kaninchen. Acta Neuropathol (Berl) 14:261–283
Seddon HJ (1943) Three types of nerve injury. Brain 66:237–288
Shirabe T, Tsuda T, Terao A, Araki S (1974) Toxic neuropathy due to glue-sniffing. J Neurol Sci 21:101–113
Simpson JA (1970) Nerve injuries. General aspects. In: Vinken PJ, Bruyn GW (eds) Handbook of Clinical Neurology, vol 7. North Holland, Amsterdam, pp 244–256
Sluga E (1969) Neuropathologische Aspekte von Polyneuritiden und Polyneuropathien. Wien Z Nervenheilkd 27:225–242
Sluga E (1974) Polyneuropathien. Typen und Differenzierung. Schriftenr Neurol 14:1–155
Smith WR, Wilson AF (1975) Guillain-Barré syndrome in heroin addiction. JAMA 231:1367–1368
Snyder RD (1970) Carbon monoxide intoxication with peripheral neuropathy. Neurology 20:177–180
Spatz R, Thimm R, Heinze HG, Ross A, König M (1976) Zum klinischen Gestaltwandel der Vitamin B_{12}-Mangelerkrankungen. Nervenarzt 47:169–172
Stafford CR, Bogdanoff BM, Green L, Spector HB (1975) Mononeuropathy multiplex as a complication of amphetamine angiitis. Neurology 25:570–572
Stammler A (1950) Neurologische Syndrome bei der Periarteriitis nodosa. Fortschr Neurol Psychiatr 18:606–622
Stammler A, Struck G (1958) Zur Klinik und Pathomorphologie der polyradiculomyelitischen Verlaufsform des Zoster. Dtsch Z Nervenheilkd 178:313–329
Stevens H, Forster FM (1953) Effect of carbon tetrachloride on the nervous system. Arch Neurol Psychiatr 70:635–649
Stillwell GK (1975) Rehabilitation procedures. In: Dyck PJ, Thomas PK, Lambert EH (eds) Peripheral neuropathy, vol 2. Saunders, Philadelphia London Toronto, pp 1419–1438
Strauss MB (1935) The etiology of „alcoholic" polyneuritis. Am J Sci 189:378–382
Struppler A (1974) Elektromyographie und Elektroneurographie in der Differentialdiagnose von Bewegungsstörungen. In: Bodechtel G (Hrsg) Differentialdiagnose neurologischer Krankheitsbilder, 3. Aufl. Thieme, Stuttgart, S 1051–1071
Stuber K (1931) Gesundheitsschädigungen bei gewerblicher Verwendung des Trichloräthylens und die Möglichkeit ihrer Verhütung. Arch Gewerbepathol 2:398–456
Stutte H, Groh I (1961) Zur Neuropathologie der Quecksilbervergiftung im Kindesalter. Fortschr Neurol Psychiatr 29:464–474
Suchenwirth R, Dahl P (1968) Die Nitrofurantoin-Polyneuritis. Fortschr Neurol Psychiatr 36:100–115
Sunderland S (1945) Blood supply of the sciatic nerve and its popliteal divisions in man. Arch Neurol Psychiatr 54:283–289
Sunderland S (1950) Capacity of reinnervated muscles to function efficiently after prolonged denervation. Arch Neurol Psychiatr 64:755–771
Teleky L (1955) Gewerbliche Vergiftungen. Springer, Berlin
Thomas PK, Eliasson SG (1975) Diabetic neuropathy. In: Dyck PJ, Thomas PK, Lambert EH (Hrsg) Peripheral Neuropathy, vol II. Saunders, Philadelphia London Toronto, pp 956–981
Thomas PK, Lascelles RG (1966) Pathology of diabetic neuropathy. Q J Med 35:489–502
Thomas PK, Lascelles RG, Hallpike JF, Hewer RL (1969) Recurrent and chronic relapsing Guillain-Barré polyneuritis. Brain 92:589–606
Thomas PK, Hollinrake K, Lascelles RG, O'Sullivan DJ, Baillod RA, Moorhead JF, Mackenzie JC (1971) The polyneuropathy of chronic renal failure. Brain 94:761–780
Thomson AD, Baker H, Leevy CM (1970) Patterns of S^{35}-thiamine hydrochloride absorption in the malnourished alcoholic patient. J Lab Clin Med 76:34–45
Tomasulo PA, Kater RMH, Iber FL (1968) Impairment of thiamine resorption in alcoholism. Am J Clin Nutr 21:1340–1344

Toole JF, Parrish ML (1973) Nitrofurantoin polyneuropathy. Neurology 23:554–559
Trojaborg W, Frantzen E, Andersen I (1969) Peripheral neuropathy and myopathy associated with carcinoma of the lung. Brain 92:71–82
Tsairis P (1975) Brachial plexus neuropathies. In: Dyck PJ, Thomas, PK, Lambert EH (eds) Peripheral neuropathy, vol I. Saunders, Philadelphia London Toronto, pp 659–681
Tyler HR (1968) Neurologic disorders in renal failure. Am J Med 44:734–748
Velbinger HH (1947) Zur Frage der „DDT"-Toxizität für Menschen. Dtsch Geswesen 2:355–358
Victor M (1975) Polyneuropathy due to nutritional deficiency and alcoholism. In: Dyck PJ, Thomas PK, Lambert EH (eds) Peripheral neuropathy, vol II. Saunders, Philadelphia London Toronto, pp 1030–1066
Victor M, Adams RD (1961) On the etiology of the alcoholic neurologic disease with special reference to the role of nutrition. Am J Clin Nutr 9:379–397
Vinken PJ, Bruyn GW (eds) (1970) Handbook of clinical neurology, vol 7 and 8. Diseases of nerves. North Holland, Amsterdam
Volles E, Prill A, Heckner F (1971) Die Nitrofural-(Furacin R) Polyneuropathie. Dtsch Med Wochenschr 96:1334–1337
Walsh JC (1970) Gold neuropathy. Neurology 20:455–462
Walsh JC, McLeod JG (1970) Alcoholic neuropathy. An electrophysiological and histological study. J Neurol Sci 10:457–469
Weber E (1976) Medikamentös verursachte Schäden der Arterien- und Venenwand. Med Welt 27:702–706
Weber RB, Daroff RB, Mackey EA (1970) Pathology of oculomotor nerve palsy in diabetics. Neurology 20:835–838
Weikers NJ, Mattson RH (1969) Acute paralytic brachial neuritis. Neurology 19:1153–1158
Werner W, Rössler B (1973) Die neurologischen Folgen des Vitamin-B_{12}-Mangels (1949–1970). Fortschr Neurol Psychiatr 41:301–326
Wieck H (1950) Zur Verteilung der Paresen bei Polyneuritiden. Dtsch Z Nervenheilkd 165:201–230
Wieck HH (1951) Über eine tödliche Polyneuritis nach Bluttransfusion. Nervenarzt 22:87–90
Wieck HH (1955) Probleme der Polyneuritiden. Fortschr Neurol Psychiatr 23:379–473
Wieczerek V, Jung H (1965) Zum Krankheitsbild der neuralgischen Amyotrophie. Nervenarzt 36:318–319
Wiederholt WC, Mulder DW, Lambert EH (1964) The Landry-Guillain-Barré-Strohl syndrome in polyradiculoneuropathy. Historical review, report on 97 patients and present concepts. Mayo Clin Proc 39:427–451
Wiener S, Meyer M, Baumann PC (1976) Die akute Polyradikulitis – Erfahrungen einer Intensivstation –. Schweiz Med Wochenschr 106:70–78
Wohlfart G (1958) Collateral regeneration in partially denervated muscles. Neurology 8:175–180
Wurmser P, Kaeser HE (1963) Zur neuralgischen Amyotrophie. Schweiz Med Wochenschr 93:1393–1403
Yuill GM, Swinburn WR, Liversedge LA (1970) Treatment of polyneuropathy with azathioprine. Lancet II:854–856

III. Periphere Nervenkompressionssyndrome

Von

D. Wessinghage

G. Stellbrink gewidmet

Mit 5 Abbildungen und 2 Tabellen

Synonyma:
Syndromes de compression des nerfs périphériques (f)
Peripheral nerve compression syndromes (e)
Nr. 3772

Im anatomischen Verlauf peripherer Nerven kann es aufgrund der Beziehungen zur Umgebung zu Dauerschädigungen kommen. Diese treten dann auf, wenn es im Bereich von Engpässen – in tunnelartigen Gebilden, unter Bändern und in Knochenrinnen – wegen pathologischer Veränderungen zu einem Dauerdruck auf den Nerven kommt. Der mechanische Effekt führt zur Irritation des Nerven, die sich in heftigen Beschwerden und Funktionsausfällen äußert. Hierdurch kann der Patient in erheblichem Maße behindert und sein Wohlbefinden beeinträchtigt werden. Die Symptomatik von Nervenkompressionssyndromen unterschiedlicher Lokalisation weist bestimmte Charakteristika auf. Es wird differenziert zwischen subjektiven und objektiven Symptomen (Tabelle 1 u. 2, S. 594–596).

Subjektiv lassen sich feststellen:
Schmerzen
    lokal im Kompressionsbereich
        Ausstrahlungen nach distal entsprechend der Ausbreitung des Nerven über efferente Bahnen
        Ausstrahlungen nach proximal über afferente Bahnen
Parästhesien im Innervationsgebiet
Hypo- und Anästhesie im Innervationsgebiet
Objektiv zeigen sich:
Deformierungen am Ort der Nervenschädigung
(diskrete Schwellung bis schwerste Gelenkdestruktionen)
Muskelatrophien mit Funktionsausfällen und EMG-Veränderungen im Innervationsgebiet
Schweißsekretionsverminderung im Innervationsgebiet
Trophische Störungen im Innervationsgebiet

Die Lokalisation subjektiver und/oder objektiver Veränderungen dieser Art innerhalb eines peripheren Innervationsgebietes weist auf ein Nervenkompressionssyndrom hin und dürfte gegenüber einer mehr zentralen Schädigung mit dermatomartiger Lokalisation abzugrenzen sein. Der genauen Erhebung der Anamnese kommt hinsichtlich der Diagnosestellung eine besondere Bedeutung zu.

Häufig werden periphere Nervenkompressionssyndrome über lange Zeit nicht diagnostiziert. Hier ist die Verlegenheitsdiagnose „rheumatische Beschwerden", die für viele nicht erkannte Beschwerden an Extremitäten und Stamm gestellt wird, nahezu die Regel.

1. Karpaltunnel-Syndrom

Synonyma:
Distales Medianus-Kompressionssyndrom (d)
Syndrome de compression du nerf médian
Syndrome du canal carpien (f)
Median nerve compression syndrome
Carpal tunnel (channel) syndrome (e)
Nr.: 3772.1

Definition: Durch einen Dauerdruck auf den N. medianus im Bereich des Karpaltunnels verursachte Nervenirritation. Es besteht ein Mißverhältnis zwischen dem aus den Handwurzelknochen und dem Ligamentum carpi transversum gebildeten Karpaltunnel und seinem Inhalt (Fingerbeugesehnen, Sehnenscheiden, N. medianus). Während Sehnen und Sehnenscheiden meist keinerlei Zeichen einer Druckschädigung erkennen lassen, wird der N. medianus als empfindlichstes Gebilde schon frühzeitig bei einer absoluten oder relativen Verkleinerung der lichten Weite des Tunnels in Mitleidenschaft gezogen.

a) Pathogenese

Die Irritation des N. medianus im Karpaltunnelbereich kann durch Traumata, aber auch durch Erkrankungen ausgelöst werden. Ursächlich kommen Weichteilkontusionen mit Hämatombildung, Handgelenksfrakturen der verschiedensten Lokalisation (distaler Radius, Hamulus ossis hamati u.a.) sowie Luxationen (perilunäre Luxation u.a.) in Frage. Sekundär führen Infektionen der Sehnenscheiden nach offenen Verletzungen, Narbenbildungen nach Weichteilläsionen, ferner eine in Fehlstellung verheilte Fraktur oder eine übermäßige Kallusbildung, auch die posttraumatische Sekundärarthrose zu einer entsprechenden Symptomatik.

Unter den nichttraumatischen Ursachen werden isolierte lokale Veränderungen von Allgemeinerkrankungen unterschieden. Lokal finden sich unspezifische Tenosynovitiden, die wohl als Hauptursache bei der Entstehung des Karpaltunnel-Syndroms angesehen werden können. Tumorartige Veränderungen wie Ganglien (ausgehend vom Handgelenk in der Karpalrinne oder vom Ligamentum carpi transversum bzw. einer der Beugesehnen), Lipome, Hämangiome, aber auch andere Tumoren (Riesenzelltumor) sind hier zu nennen. Als degenerative Veränderung wäre die primäre Arthrose zu erwähnen.

Systemerkrankungen, vor allem die chronischen Polyarthritiden (chronische Polyarthritis des Erwachsenen und des Kindes, Psoriasis-Arthritis) führen über eine Tenosynovitis, aber auch eine Karpalarthritis zum Karpaltunnel-Syndrom. Dieses kann, hervorgerufen durch eine rheumatische Tenosynovitis, schon vor dem Auftreten von Gelenkveränderungen der erste Hinweis auf eine Polyarthritis sein. Ferner kann das Karpaltunnel-Syndrom durch Amyloidose, Sarkoidose, Gicht sowie durch Infektionskrankheiten (Tuberkulose, Lues u.a.) hervorgerufen werden. Endokrine Umstellungen und Erkrankungen (Gravidität, Laktationsperiode, Klimakterium, Myxödem, Akromegalie) sind ebenfalls an der Genese beteiligt. Auffällig ist das gehäufte Auftreten eines Karpaltunnel-Syndroms bei Frauen im Klimakterium.

In der Literatur wird darüber hinaus auf eine idiopathische Form hingewiesen. Eine Bauplanabweichung des Tunnels, der ungewöhnliche Verlauf oder

Ansatz der Muskulatur usw. mögen hier eine gewisse Rolle spielen. Inwieweit diese Anomalien direkt zur Ausbildung eines Karpaltunnel-Syndroms führen oder sekundär zu einem Reizzustand über eine Tenosynovitis dieses auslösen können, vermag nicht sicher abgegrenzt zu werden.

b) Häufigkeit, Altersverteilung

Periphere Nervenkompressionssyndrome sind relativ häufiger als i. allg. angenommen wird; dies gilt insbesondere auch für das Karpaltunnel-Syndrom. Durch die enorme Zunahme von Publikationen im letzten Jahrzehnt erfolgt auch die Erkennung dieser Krankheitsbilder wesentlich früher. So ergab eine Nachuntersuchung von Patienten, die wir bis 1970 wegen eines Karpaltunnel-Syndroms operierten, daß die Dauer bis zur Erkennung dieses Krankheitsbildes durchschnittlich noch über $2^1/_2$ Jahre – in einem Fall trotz deutlicher Symptomatik sogar 25 Jahre – betrug. Hier ist inzwischen eine erhebliche Verbesserung eingetreten. Das Verhältnis Männer:Frauen beträgt etwa 1:1,7–2,4. Hierbei muß berücksichtigt werden das Überwiegen traumatisch bedingter Karpaltunnel-Syndrome bei im Erwerbsleben stehenden Männern, bei Frauen im höheren Lebensalter mit der für Alter und Konstitution typischen distalen Radiusfraktur und u.a. die Bevorzugung des weiblichen Geschlechts hinsichtlich der chronischen Polyarthritis. Auffällig ist das vermehrte Auftreten des Karpaltunnel-Syndroms bei Frauen im sechsten Dezennium, auch ein Befall beider Hände ist in diesem Alter häufiger zu erkennen.

c) Krankheitsbild, Diagnose, Differentialdiagnose

Das Krankheitsbild ist charakterisiert durch ein entsprechendes Befallmuster: Im Medianus-Innervationsgebiet (Beugeseiten Daumen bis einschließlich radiale Hälfte des Ringfingers mit entsprechendem Hohlhandanteil) bestehen Gefühlsstörungen mit frühzeitig Hyper-, später Anhidrosis, Nagel- und Nagelwulstwachstumsstörungen, Verlust der taktilen Gnosis (des Erkennens von Gegenständen durch den Tastsinn mit den betroffenen Fingern), Daumenballenatrophie (Abb. 1). Oft besteht eine Beteiligung beider Hände gleichzeitig.

Auf der Handgelenkbeugeseite findet sich eine Schwellung (bei der häufigsten Ursache Tenosynovitis, bei Tumoren, bei Arthrose oder Arthritis usw.) mit Schmerzen, die nach distal ins Innervationsgebiet und nach proximal bis zur Schulter ausstrahlen können. Beim Beklopfen des Nerven über der Handgelenkbeugeseite werden Parästhesien im Innervationsgebiet ausgelöst (Hoffmann-Tinel-Zeichen). Bei maximaler passiver Dorsalflexion des Handgelenks oder Stauung mit der Blutdruckmanschette am Oberarm können die Beschwerden provoziert werden.

Der Beginn der Erkrankung ist meist schleichend. Häufig tritt sie bei älteren Frauen jenseits der Menopause, aber auch aufgrund der Flüssigkeitsanreicherung des Gewebes während der Gravidität und der Stillzeit auf. Typisch ist eine beschwerdebedingte mehrfache Schlafunterbrechung. Die Beschwerden veranlassen den Patienten zum Schütteln, Reiben und Heraushängenlassen der Hände aus dem Bett. Es wird eine nächtliche Beschäftigung gesucht, wodurch eine Besserung erfolgt. Früh bestehen Schmerzen und Greifschwierigkeiten. So ist der Patient oft nicht in der Lage, Zahnbürste, Kaffeetasse und Zeitung beim Frühstück zu halten. Bei zunehmender Fingerbewegung und damit Verteilung

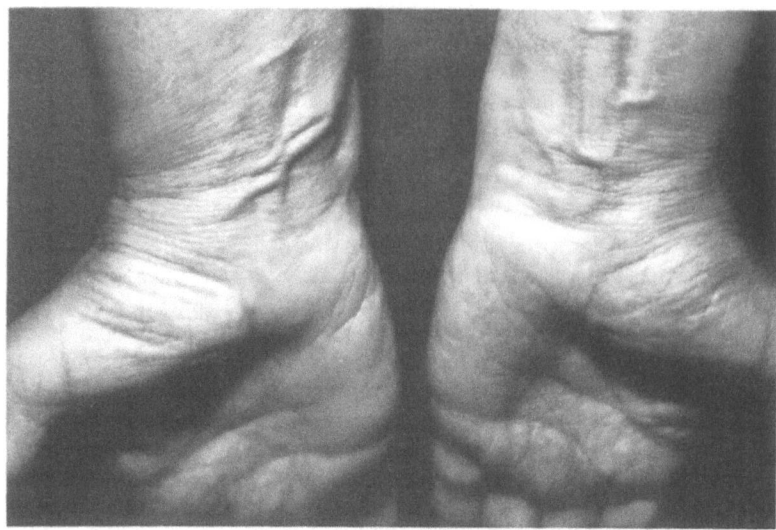

Abb. 1. Daumenballenatrophie bei Karpaltunnel-Syndrom

des in Ruhe angereicherten Ödems im Sehnenscheidengewebe (=Beschwerdeursache: erzeugt Nervenkompression und Herabsetzung der Sehnengleitfähigkeit) des Karpaltunnels, können sich die Beschwerden während des Tages bessern. Ferner finden sich Mißempfindungen wie Brennen, Kribbeln, „Gefühl des rohen Fleisches", Taubheits- oder Pelzigkeitsgefühl, Schwellungsgefühl. Das Verrichten feiner manueller Arbeiten, u.a. Nadelhalten, Knöpfen, ist unmöglich.

Wichtig sind Hinweise auf eine eventuelle Ursache. Ein vorausgegangenes echtes Trauma des Handgelenks, das Bestehen degenerativer Veränderungen wie Handgelenks- oder Rhizarthrose, eine beginnende oder vorliegende chronische Polyarthritis – besonders bei Beteiligung der Beugesehnenscheiden der Hand – müssen in Verbindung mit übrigen anamnestischen Angaben und dem klinischen Befund an ein Karpaltunnel-Syndrom denken lassen.

Gleiches gilt beim Bestehen einer Akromegalie oder eines Myxödems.

Bei der Untersuchung muß auf das Vorliegen von Daumenballenatrophie, dystrophischen Fingernägeln oder Wulstbildungen unter den Nägeln im Innervationsgebiet geachtet werden. Beim zarten Bestreichen der Finger des Patienten fällt dem erfahrenen Untersucher der Unterschied der Schweißsekretion gegenüber dem Ulnaris-Innervationsgebiet ($1^1/_2$ ulnare Fingerbeugeseiten) auf. Am Beginn der Erkrankung findet sich eine Hyper-, später eine Anhidrosis, u.U. in Verbindung mit einer Hyperkeratose. Beim leichten Bestreichen der Fingerkuppen ohne besonderen Druck (nicht mit dem Nadelrad!) wird häufig eine Gefühlsminderung im Medianus- gegenüber dem Ulnaris-Innervationsgebiet angegeben. Ein wichtiger Hinweis ist die Angabe eines Gefühlsunterschiedes zwischen radialer und ulnarer Seite des Ringfingers. Ebenfalls besteht eine verbreiterte Zweipunktediskrimination (Unterscheidung zweier Punkte bei Aufsetzen eines Tastzirkels):

Normalwerte
  Fingerkuppe: kleiner als 5 mm
  Volarflächen der Finger: kleiner als 6 mm
  Hohlhand: kleiner als 8 mm
  Handrücken: kleiner als 12 mm.

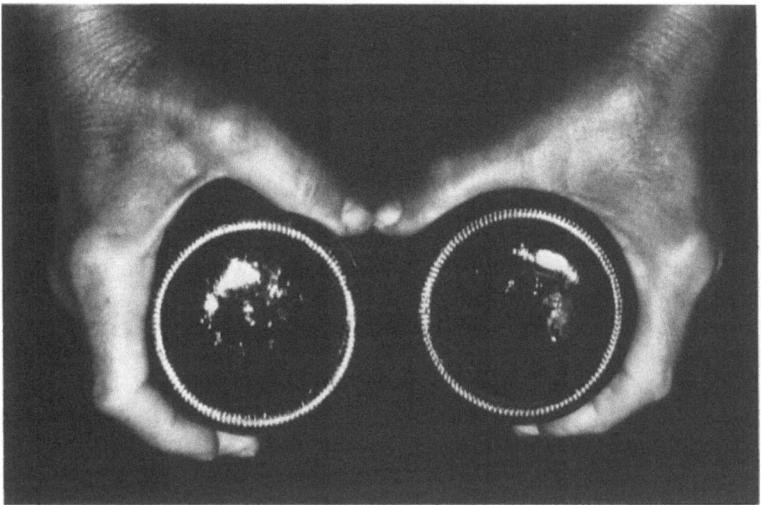

Abb. 2. Flaschenzeichen rechts

Routinemäßig führen wir ein Elektroneurogramm durch. Hinweisend auf ein Karpaltunnel-Syndrom ist eine motorische und/oder sensible Leitungsverzögerung des N. medianus, während im Elektromyogramm ein Ausfall motorischer Einheiten an der medianusinnervierten Thenarmuskulatur zu erkennen ist. Ein Vergleich des Elektroneuro- bzw. -myogramms der Nn. medianus et ulnaris mit der Gegenseite sollte vorgenommen werden. Nicht immer besteht eine Korrelation zum anamnestischen bzw. klinischen Befund, da die objektivierbare Beeinträchtigung sich erst im weiteren Verlauf einstellt.

Wichtig ist das sog. *Flaschenzeichen:* Beim Umgreifen eines Flaschenbodens mit der Hand bleibt ein Zwischenraum zwischen Flasche und erster Interdigitalfalte (normal: Beugeseite des 1. und 2. Fingers umgreifen den Flaschenboden unter Anlegen der ersten Interdigitalfalte) (Abb. 2).

Differentialdiagnostisch kommen Karpalarthrose bzw. -arthritis in Frage, die aber durchaus mit einem Karpaltunnel-Syndrom gekoppelt sein können. Eine Rhizarthrose (1. Karpometakarpalgelenk = Daumensattel- bzw. -wurzelgelenk) kann mit einer Thenaratrophie einhergehen, typisch ist jedoch hier ein lokalisierter Druck- und Bewegungsschmerz in der deformierten Umgebung des Gelenks. Eine häufig bestehende Adduktionskontraktur des 1. Metakarpale dürfte in Verbindung mit dem Röntgenbefund die Ursachen der Beschwerden erkennen lassen. Bei mehr proximal gelegener Medianuskompression (Pronator-teres-Syndrom) sind sensible Störungen auf die Hohlhand und Unterarmbeugeseite, motorische auf höhere Muskeläste ausgedehnt. Radikuläre Syndrome zeigen keine eindeutigen auf das Medianusgebiet beschränkte sensible und motorische Ausfälle.

Die häufig beidseits auftretende Erkrankung und die gelegentliche Mitbeteiligung des N. ulnaris an Hand- oder Ellbogengelenk, hervorgerufen durch eine Tenosynovitis oder durch eine Arthritis, läßt zu der Fehldiagnose „HWS-Syndrom" verleiten. Diese Fehldiagnose wird durch angefertigte Röntgenaufnahmen der HWS, die in entsprechend höherem Alter normalerweise auch degenerative Veränderungen aufweisen müssen, noch gestützt.

d) Röntgenbefunde

Zur Sicherung der Diagnose Karpaltunnel-Syndrom sollten nach Möglichkeit folgende Röntgenaufnahmen angefertigt werden:
1. Röntgenaufnahmen beider Hände zum Vergleich einschließlich beider Handgelenke.
2. Seitliche Aufnahmen der Handgelenke.
3. Karpaltunnel-Spezialaufnahmen beidseits:
    a) Der sitzende Patient legt die Unterarmbeugeseite auf den Röntgentisch und flektiert die erkrankte Hand durch die zweite Hand maximal passiv nach dorsal. Der Zentralstrahl trifft in einem Winkel von etwa 30° zur Unterlage auf die Mitte der Handgelenkbeugeseite.
    b) Der stehende Patient stützt mit dem Rücken zur Röhre die Handfläche auf den Röntgentisch und beugt den Unterarm zur Erzielung einer maximalen Dorsalflexion im Handgelenk. Der Zentralstrahl trifft in einem Winkel von ca. 30° zur Unterlage auf die Mitte der Handgelenkbeugeseite.

Aufgrund der angefertigten Röntgenaufnahmen lassen sich posttraumatische Veränderungen wie Fehlstellung nach Radiusfraktur, überschießende Kallusbildung, Fraktur oder Pseudarthrose des Hamulus ossis hamati u.a. feststellen. Ferner können eine Karpal- oder Rhizarthrose bzw. -arthritis oder tumorartige Knochenveränderungen nachweisbar sein. Auf den Karpaltunnel-Spezialaufnahmen läßt sich gelegentlich darüber hinaus auch eine Weichteilverdichtung aufgrund einer Tenosynovitis feststellen.

Es bestehen keine krankheitstypischen Veränderungen von Laborbefunden.

e) Diagnosesichernde Symptomenkombinationen

Das Ausmaß der Veränderungen läßt vier unterschiedliche Stadien des Karpaltunnel-Syndroms voneinander abgrenzen:

1. Initialstadium: Uncharakteristische, nicht lokalisierbare Beschwerden und Mißempfindungen im Handbereich ohne deutliche Abgrenzung auf ein bestimmtes Innervationsgebiet (Diagnose schwierig).

2. Stadium der sicheren Nervenirritation: Brachialgia paraesthetica nocturna (dies ist kein eigenständiges Krankheitsbild, sondern lediglich ein Symptom!): gelegentliche, meist nächtlich auftretende, mehrfach den Schlaf unterbrechende Schmerzen, verbunden mit Parästhesien, Hyper-, Hypo- und Anästhesie im Medianusbereich (die $3^1/_2$ radialen Finger = Daumen bis Mittelfinger und radiale Hälfte des Ringfingers sowie der entsprechende Anteil der Hohlhand); Beeinträchtigung der taktilen Gnosis (Erkennung von Gegenständen mit dem Tastsinn).

3. Stadium ausgeprägter Schmerzen und Funktionsbehinderung: Gehäufte nächtliche Schmerzattacken mit Parästhesien und Anästhesie (Medianuskompression durch Ödemanreicherung während der Ruhe verstärkt); Patient sucht zur Ödemverteilung nächtliche Beschäftigung (Heraushängenlassen der Hände aus dem Bett, Schütteln, Reiben); morgendliche Greifunfähigkeit, Behinderung der Beweglichkeit und der Haltefunktion (Kaffeetasse und Zeitung beim Frühstück). Durch die Verteilung des Ödems im Tenosynovialgewebe bei Bewegung und der dadurch bedingten Druckminderung auf den Medianus am Tag zunehmende Besserung der Beschwerden. Objektiv kann eine Schwellung auf der Handgelenkbeugeseite bestehen.

4. Stadium der objektiven Veränderungen: Isolierte Daumenballenatrophie. Störungen der Trophik: Herabsetzung der Schweißsekretion, Ulkusbildungen, Nagelveränderungen, Alföldi-Nagelbettzeichen = Wulstbildungen des Nagelbetts unter dem Nagelende, Hyperkeratose.

Die Stadien entwickeln sich nicht kontinuierlich in der Reihenfolge 1 bis 4. Die heftigsten Schmerzattacken können über längere Zeit bestehen, ohne daß sich die objektiven Zeichen einer Medianuskompression bemerkbar machen. Ebenso kann sich beispielsweise eine ausgeprägte Daumenballenatrophie entwickeln, ohne daß auch nur die geringsten Beschwerden bestehen.

f) Therapie

α) Konservative Therapie

Die Behandlung peripherer Nervenkompressionssyndrome hängt von der Lokalisation, den Beschwerden des Patienten aber auch dem Ausmaß der objektiven Veränderungen ab. Einige nur die Sensibilität beeinträchtigende Nervenkompressionssyndrome erfordern lediglich – vor allem im Beginn – eine abwartende Haltung. Die Beschwerden können durch lokale Maßnahmen, u.a. auch eine Infiltrations- oder gezielte Injektionsbehandlung mit Lokalanästhetika gebessert werden. Eine medikamentöse antiphlogistische Therapie durch symptomatisch wirkende Antirheumatika kann – auch in Höchstdosis verabreicht – eine Besserung bringen. Auf die Verabreichung von Kortikosteroiden, vor allem auch in Form von Kombinationspräparaten mit steroidfreien Antiphlogistika, sollte weitgehend verzichtet werden, da sie i.allg. keine Besserung, sondern höchstens Therapieschäden verursachen. Auch eine allgemeine Injektionstherapie mit Kortikosteroiden ist nicht indiziert. Lokale Kortisoninjektionen sollten dem Geübten vorbehalten bleiben, da eine intratendinöse Injektion Sehnenrupturen, die intraneurale Injektion jedoch bleibende Nervenschädigungen zur Folge haben können. Eine bewegungsfördernde Übungstherapie ist i.allg. einer Ruhigstellung durch fixierende Verbände vorzuziehen.

Während Schwangerschaft und Stillperiode ebenso wie bei einer posttraumatischen und postoperativen Schwellung ist einem konservativem Behandlungsversuch, u.a. auch mit einer Dehydrierung wegen der Ödemanreicherung, zunächst der Vorzug zu geben.

β) Operative Therapie

Bei gesichertem Karpaltunnel-Syndrom, aber auch schon beim dringenden Verdacht auf das Bestehen dieses Symptomenkomplexes befürworten wir den relativ frühzeitigen Eingriff. Dieser besteht in der völligen Spaltung und partiellen Resektion des oft stark verdickten Ligamentum carpi transversum bis tief in die Hohlhand, so daß das Gleiten der Beugesehnen nicht mehr beeinträchtigt werden kann. Gleichzeitig führen wir meist eine partielle Resektion des distalen Abschnitts der Palmaris-longus-Sehne durch. Anschließend erfolgt die ausgedehnte Synovektomie der Fingerbeuger – wo nötig – des Handgelenks. Eine ausgedehnte Revision des gesamten Karpaltunnels und die Ausschaltung anderer Kompressionsursachen ist erforderlich. Darauf erfolgt eine ausgedehnte Neurolyse des N. medianus – u.a. auch interfaszikulär – im Bereich der häufig sichtbaren oder nur tastbaren Kompressionsstelle (Abb. 3). Gleichzeitig wird, insbesondere beim Vorliegen einer Thenaratrophie, die Neurolyse des motorischen Daumenballenastes vorgenommen. Diese operativen Maßnahmen, die bei pneuma-

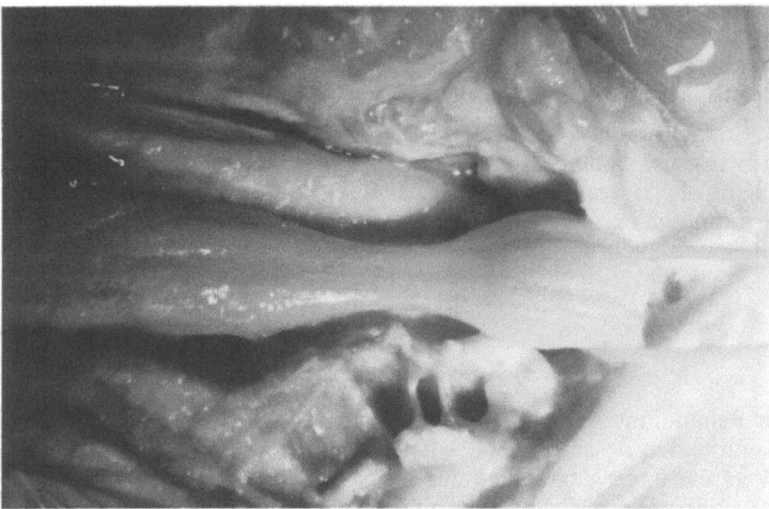

Abb. 3. Deutlicher Kompressionseffekt des N. medianus unter dem bereits resezierten Lig. carpi transversum bei Karpaltunnel-Syndrom

tischer Blutleere des Armes in Narkose, Plexus- oder intravenöser Regionalanästhesie erfolgen, bieten keine besonderen Schwierigkeiten. Beim geringsten Verdacht auf eine Kompression des N. ulnaris in Höhe des Handgelenks, in der sog. „Loge de Guyon", sollte gleichzeitig die Revision dieses Gebiets mit einer eventuell nötigen Ulnaris-Dekompression erfolgen. Eine Redon-Saugdrainage für die Dauer von 2–3 Tagen postoperativ sorgt für die Ableitung eines möglicherweise auftretenden Hämatoms.

Bereits am ersten postoperativen Tag beginnt der Patient mit aktiven Übungen, die bald intensiviert werden müssen. Nach Ablauf einer Woche soll spätestens eine volle Funktion, d.h. Faustschluß und normale Fingerstreckung erreicht sein. Von einer direkt im Anschluß an den Eingriff vorgenommenen Immobilisierung durch eine dorsale Gipsschiene sind wir seit langem abgekommen, da sich anschließend für die Dauer von mehreren Wochen Schwierigkeiten bei der Mobilisierung ergaben.

Sind beide Hände erkrankt, kann vor allem bei Frühfällen zunächst mit der operativen Behandlung der zweiten Hand einige Zeit gewartet werden, da sich die Beschwerden nach dem Ersteingriff spontan zurückbilden können.

2. Proximales und distales Ulnariskompressionssyndrom

Synonyma:
Syndrome de compression du nerf cubital (f)
Ulnar nerve compression syndrome (e)
Nr.: 3772.2

Eine Kompression des N. ulnaris kann im Bereich des Sulcus n. ulnaris am Ellbogengelenk (proximales Ulnaris-Kompressionssyndrom) auftreten und ist abzugrenzen vom distalen Ulnaris-Kompressionssyndrom, das durch einen

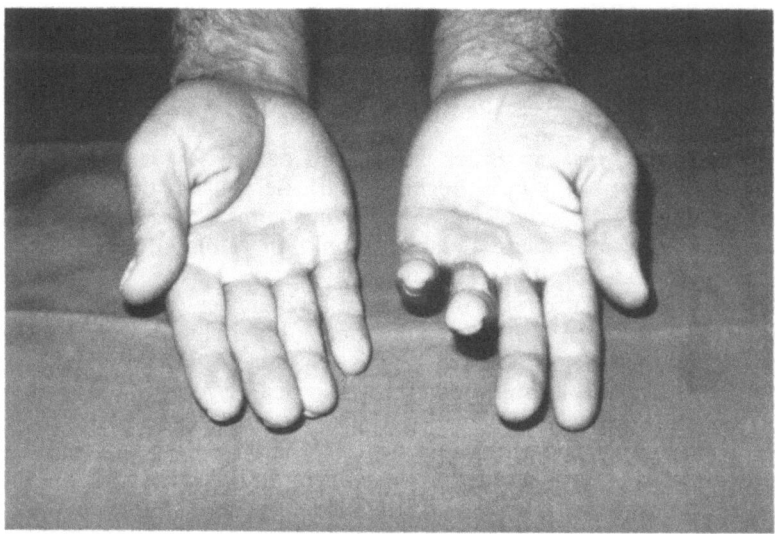

Abb. 4. Mangelnde Streckfähigkeit des IV. und V. Fingers links bei distalem Ulnaris-Kompressionssyndrom

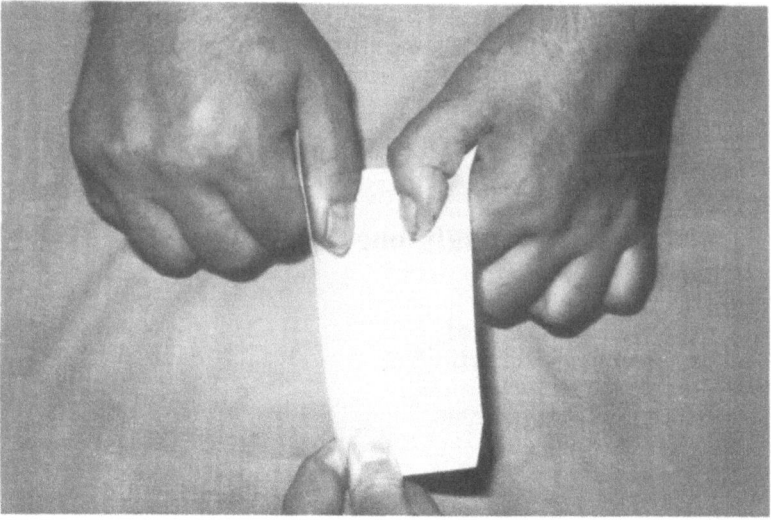

Abb. 5. Froment-Zeichen als Folge eines distalen Ulnaris-Kompressionssyndroms

Druckeffekt in der Loge de Guyon im Ligamentum carpi transversum sich ausbildet. Beiden gemeinsam ist die Sensibilitätsstörung im Bereich der Beugeseiten von Kleinfinger und der ulnaren Hälfte des Ringfingers. Bei längerem Bestehen kommt es zu einer Atrophie eines Teils der kleinen Fingermuskulatur im Bereich von Thenar, Hypothenar und den Intermetakarpalräumen. Funktionell sind Fingerspreizung und Fingerschluß, aber auch die vollständige Streckung des 4. und 5. Fingers beeinträchtigt (Abb. 4). Die Langfinger können ferner bei einer Beugung in den Grundgelenken in den Mittel- und Endgelenken nicht gestreckt werden. Beim proximalen Ulnaris-Kompressionssyndrom kommt es ferner zu einer Sensibilitätsstörung im ulnaren Anteil des Unterarms bzw. zu einer Beteiligung der vom N. ulnaris innervierten Unterarmmuskulatur. Ein deutlicher Hinweis auf eine proximale und distale Ulnarisschädigung ist das Froment-Zeichen:

Normalerweise wird ein Stück Papier mit dem Schlüsselgriff zwischen 1. und 2. Finger gehalten (Abb. 5: rechte Hand). Bei Ausfall des vom N. ulnaris versorgten M. adductor ersetzt der vom N. medianus versorgte M. flexor poll. long. dessen Funktion. Diese Ersatzgreiffunktion erfolgt durch Beugung des Daumenendgliedes (Abb. 5: linke Hand).

Differentialdiagnostisch sind die genaue Erhebung der Anamnese, das Vorliegen von entsprechenden klinischen und röntgenologischen Veränderungen von Bedeutung. Ein proximales Ulnaris-Kompressionssyndrom wird hervorgerufen durch eine primäre oder sekundäre Arthrose, sowie eine Arthritis des Ellbogengelenks. Auch traumatische Weichteil-, Gelenk- und Knochenläsionen, ebenso wie die Dauerschädigung (Preßluftarbeiter) können oft erst nach Jahren zu einem proximalen Ulnaris-Kompressionssyndrom führen. Distal kann der Nerv durch eine Tenosynovitis, ebenso durch eine entzündliche, degenerative oder tumoröse Veränderungen im Bereich von Knochen oder Weichteilen des Handgelenks auf Dauer komprimiert werden.

a) Therapie

Die Ulnaris-Kompressionssyndrome erfordern zunächst eine Dekompression des Nerven. Am Ellbogengelenk wird er anschließend aus seinem Sulcus auf die Volarseite in eine Einkerbung der am Epicondylus ulnaris humeri ansetzenden Muskulatur verlagert.

3. Tarsaltunnel-Syndrom

Synonyma:
Tibialis-Kompressionssyndrom (d)
Syndrome de compression du nerf tibial
Syndrome du canal tarsien (f)
Tibial nerve compression syndrome
Tarsal tunnel syndrome (e)
Nr.: 3772.3

Der N. tibialis zeigt eine Kompressions-Symptomatik als Tarsaltunnel-Syndrom im Tarsaltunnel, der nach außen von dem zwischen Innenknöchel und Fersenbein sich erstreckenden Retinaculum musculorum flexorum (Ligamentum laciniatum) abgedeckt wird. Hier verlaufen außer dem Nerv noch die Sehnen der hinteren oder Flexorengruppe des Fußes. Ursache ist meist – wie an der Hand – eine Tenosynovitis des Sehnengleitgewebes. Das Tarsaltunnel-Syndrom entspricht dem Karpaltunnel-Syndrom, wenn auch die Beschwerden weniger differenzierbar als im Bereich der Hand sind. Außer der Tenosynovitis kann ebenso eine direkte traumatische oder eine posttraumatische Schädigung im Bereich von Sprunggelenk bzw. Fersenbein als Ursache in Frage kommen.

Auch hier sind eine operative Dekompression des Nervs, Resektion des Ligamentum laciniatum und eine Tenosynovektomie angebracht.

4. Cutaneus-Femoris-Lateralis-Kompressionssyndrom

Synonyma:
Meralgia paraesthetica
Syndrome de compression du nerf femoro-cutane (f)
Lateral femoral cutaneous nerve compression syndrome (e)
Nr.: 3772.5

Der N. cutaneus femoris lateralis wird ebenfalls häufiger durch eine Kompression in seinem Durchtritt durch den lateralen Anteil des Leistenbandes geschädigt. Die Folge ist eine Sensibilitätsstörung im Bereich der Vorderseite des Oberschenkels, die den Patienten in Form einer Meralgia paraesthetica erheblich stören kann. Eine langdauernde Streckung oder Überstreckung im Hüftgelenk löst die Beschwerden aus, die sich durch eine Beugung im Hüftgelenk bessern. Durch eine Nervendekompression mit Spaltung des Leistenbandes im Bereich der Durchtrittsstelle läßt sich eine Besserung dieses Krankheitsbildes erzielen.

5. Plantaris-Kompressionssyndrom

Synonyma:
Morton-Metatarsalgie (d)
Syndrome de compression des nerfs plantaires (f)
Plantar nerves compression syndrome
Morton's metatarsalgia (e)
Nr.: 3772.6

Die Morton-Metatarsalgie kommt durch eine Druckschädigung der Digitalnerven auf der Fußsohle mit anschließend knötchenförmiger Auftreibung dieser Nerven zustande. Diese Nervenschädigung äußert sich ähnlich wie das Tarsaltunnel-Syndrom in einem Brennen der Fußsohle in Ruhe, aber auch bei Belastung.

Hinsichtlich einer Therapie wird zunächst eine entsprechende Einlagenversorgung vorgenommen. Sollte dies zu keinem Ergebnis führen, ist eine Dekompression der Nerven, vielleicht auch ihre Durchtrennung oder aber bei einer Fehlstellung im Zehengrundgelenkbereich die Resektion der Mittelfußköpfchen zu diskutieren.

6. Sonstige Nervenkompressionssyndrome

Nr. 3772.9 (Siehe Tabelle 1 und 2, S. 594–596).

Tabelle 1. Häufige chronische Nervenkompressionssyndrome der oberen Extremität

Nerv	Lokalisation der Kompression	Sensibilitäts-Ausfall
N. suprascapularis	Tunnel: gebildet aus Incisura scapulae u. Lig. trans. scapulae	
N. radialis	Humerusschaft (dorsal)	Radial- bzw. Streckseite Unterarm u. Handrücken, s.u.!
	Durchtritt durch M. supinator	Streckseite der $2^1/_2$ radialen Finger
N. medianus		
– proximales Medianus-Kompressionssyndrom (selten)	Processus supracondylicus humeri (kurz oberhalb Ellbogengelenk)	
– Pronator-teres-Syndrom	Durchtritt durch M. pronator teres	
– Karpaltunnel-Syndrom (häufig)	Karpaltunnel	Radiale $3^1/_2$ Finger (Beugeseiten) u. zugehöriger Hohlhandanteil: Verminderung der taktilen Gnosis (Erkennung mit Hilfe des Tastsinns)
N. ulnaris		
– proximales Ulnaris-Kompressionssyndrom	Sulcus n. ulnaris	Ulnarer Unterarmanteil, s.u.!
– distales Ulnaris-Kompressionssyndrom	Loge de Guyon (im Lig. carpi transversum)	$1^1/_2$ ulnare Finger (Beugeseiten) u. zugehöriger Hohlhandanteil

Weiterführende Literatur

Mathies H, Bach G, Wessinghage D (1974) Klinik des Weichteilrheumatismus. Internist 15:285
Miehlke K, Wessinghage D (1976) Entzündlicher Rheumatismus. Die Rheumafibel 1, 3. Aufl. Springer, Berlin Heidelberg New York
Mumenthaler M, Schliack H (1982) Läsionen peripherer Nerven. Diagnostik und Therapie, 4. Aufl., Thieme, Stuttgart

Tabelle 1 (Fortsetzung)

Motorischer Ausfall	Typische Symptomatik	Ursachen
M. supraspinatus M. infraspinatus	Schulterschmerz; Abduktion u. Außenrotation des Armes im Schultergelenk behindert	Kompression in der Incisura scapulae (u.U. durch Tragen von Lasten)
Supination Unterarm, s.u.!	Extensionsbehinderung Hand und Fingern (u.U. Fallhand)	Posttraumatische Spätlähmung; Drucklähmung („Parkbank", Schlaf, Bewußtlosigkeit)
Streckung Handgelenk und Finger II–IV im Grundgelenk, Daumenstreckung		Tumoren der Nerven bzw. der umgeb. Weichteile (Lipom u.a.); Einschnürung durch Faszien- bzw. Sehnenanteile des M. supinator
Unterarmpronation, radiale Volarflexion, s.u.!		Anatomische Varianten
Abduktion, Opposition u. Rotation 1. Strahl, Daumenballenatrophie	Sensibilitätsausfall D I–III $^1/_2$ Brachialgia paraesthetica nocturna. Mehrfach Aufwachen, Schütteln und Reiben der Hände, Daumenballenatrophie.	
Daumenballenmuskulatur, partiell	Früh: Steifigkeit, ausstrahlende Schmerzen nach distal und proximal, Hoffmann-Tinel-Zeichen, Herabsetzung der Nervenleitgeschwindigkeit	Mißverhältnis zw. Karpaltunnel u. seinem Inhalt: Tenosynovitis (unspezif., chronische Polyarthritis, Tbc) Ganglien, Knochentumoren, Myelom, Amyloidose, Gichttophi, Arthrose/-itis u.a.
Ausfall Unterarmmuskulatur Ulnare Handgelenkflexion, s.u.!	Bei Druck auf Sulcus n. ulnaris: Schmerz mit nach distal ausschließenden „elektrischen" Sensationen, s.u.!	N. ulnaris: Luxation u. posttraumatische Spätkompression (Weichteile od. Knochen); Arthrose/-itis, Chondromatose, Bettlägerigkeit
Hypothenar, Interossei; Flexion Fingerendgelenke IV+V, Fingerspreizung u. -schluß, Parese Mm. interossei	Froment-Zeichen; Atrophie Spatium interosseum I u.a. (u.a. Krallenhand) Sensibilitätsausfall D V–III $^1/_2$	Tenosynovitis; Tumoren (Ganglion u.a.); Schaltknochen

Wessinghage D (1969) Klinik und Therapie des Carpaltunnel-Syndroms. Dtsch Med Wochenschr 94:2544
Wessinghage D (1973) Periphere Engpaßsyndrome. Ärztl Prax 25:2157
Wessinghage D (1974) Das Carpaltunnelsyndrom. Mat Med Nordmark 26:169

Tabelle 2. Häufige chronische Nervenkompressionssyndrome der unteren Extremität

Nerv	Lokalisation der Kompression	Sensibilitäts-Ausfall	Motorischer Ausfall	Typische Symptomatik	Ursachen
N. ilioinguinalis	Durchtritt durch Bauchmuskulatur knapp vor u. unterhalb der Spina iliaca ant. sup.	Leistengegend		Leistenschmerz; im Stehen Entlastung durch Vorbeugung	Anatomische Varianten, „Abknickung" des Nervs mit mechanischer Reizung
N. cutaneus femoris lateralis – Meralgia paraesthetica –	Durchtritt durch lateralen Abschnitt des Leistenbandes	Im Bereich der Vorder-/Außenseite der Oberschenkelmitte, etwa handtellergroß		Brennender Schmerz, Parästhesien bei u. nach längerer Hüftstreckung, Druckschmerz lateraler Leistenbandanteil	Anatomische Varianten, Abknickung des Nerven mit mechanischer Reizung
N. peronaeus	Dorsal des Fibulaköpfchens	Fibularer Unterschenkelbereich einschl. Fußrücken u. Streckseite 1.–3. Zehe dorsal	Extension von Fuß und Zehen	Steppergang, Ausfall Großzehenstreckung	Druck durch Lagerung, Gips, Ganglion oder synovitische Aussackung des proximalen Tibiofibulargelenks
N. tibialis – Tarsaltunnel-Syndrom –	Unter dem Retinac. mm. flexorum (Lig. laciniatum) zw. Innenknöchel u. Fersenbein	Fußsohle und lateraler Fußbereich	Kleine Fußmuskulatur (Intrinsics)	Fußsohle: brennende Parästhesien bei Belastung; Anhidrosis; Zehenspreizung eingeschränkt	Tenosynovitis (Mm. tib. post., flex. hall. et. digit. lg.); Traumafolge
Nn. digitales plantares – Morton-Metatarsalgie –	Vorwiegend in den 2 fibularen Interdigitalräumen	Distaler fibularer Fußsohlenbereich mit zugehörigen Zehenbeugeseiten		Gaensslen-Zeichen (Schmerz bei Querkompression der Metatarsalköpfchen), plantarer Druckschmerz auch beim Gehen, „Spreizfußbeschwerden"	Druck durch Metatarsalköpfchen, Ausbildung von Digitalnerven-Neuromen

IV. Zentral und spinal ausgelöste Störungen des Weichteilapparates

Von

F. Strian und R. Maurach

1. Einleitung

Da die rheumatischen Erkrankungen des Nervensystems in speziellen Beiträgen dargestellt sind, sollen in diesem Kapitel Leitsymptome zentralnervöser Störungen besprochen werden, die für den Rheumatologen von differentialdiagnostischem Interesse sind.

Bis vor kurzem wurden nervöse Funktionssysteme als afferente bzw. efferente „Einbahnstraßen" aufgefaßt. Die moderne Neurophysiologie versteht das ZNS als informationsverarbeitendes System, in dem Wahrnehmung und Verhalten eine funktionelle Einheit bilden. Die Darstellung nach Leitsymptomen macht es erforderlich, einzelne zentralnervöse Leistungen isoliert zu betrachten, die als didaktische Abstraktionen zu verstehen sind. Die für den Rheumatologen wichtigen zentralnervösen Leistungen sind Motorik, Sensibilität und Trophik. Von den Bewegungsstörungen sind in erster Linie die motorischen Defizite bedeutsam, während die motorischen Plusphänomene ebenso wie die koordinativen Dysfunktionen in den Hintergrund treten. Das rheumatologisch relevante Leitsymptom einer zentralen oder spinalen Störung des Funktionssystems Motorik ist das motorische Defizit (spastische Parese, schlaffe Parese, Rigor).

Da Schmerzen, die durch zentralnervöse Läsionen bedingt sind, Erkrankungen des Weichteilapparates vortäuschen können, ist dieses sensible Supplementärsymptom im Zusammenhang mit rheumatischen Beschwerden klinisch von Bedeutung. Das rheumatologisch relevante Leitsymptom einer zentralen oder spinalen Störung des Funktionssystems Sensibilität ist der Schmerz.

Das Leitsymptom der trophischen Störung läßt sich demgegenüber keinem Funktionssystem eindeutig zuordnen.

2. Leitsymptom „motorisches Defizit"

(Barbeau u. McDowell 1970; Brodal 1962; Calne 1976; Dimitijevic u. Nathan 1967; Evarts 1966, 1971; Granit u. Burke 1973; Haase 1976; Hassler 1965; Henatsch 1976; Landau 1969; Laursen u. Wiesendanger 1966; Monnier 1970; Pedersen 1962; Siegfried 1972; Steg 1966; Struppler 1972a; Wiesendanger 1969).

a) Neurofunktionelle Aspekte

Der motorische Kortex entspricht in seiner Ausdehnung nicht nur dem Gyrus praecentralis. Man unterscheidet drei kortikale Areale mit motorischen Efferenzen: den *primär*-motorischen Kortex, der etwa der Präzentralregion entspricht (Brodman-Area 4, teilweise 6 und 1–3), das *supplementär*-motorische Feld auf der Medianfläche der Großhirnhemisphäre (Teile der Brodman-Areae 6 und 4 und des Gyrus cinguli) und das *sekundär*-motorische Feld, das im Bereich der sylvischen Furche liegt, aber in seiner Ausdehnung noch nicht exakt bekannt ist. In diesen Bereichen ist die mimische und Extremitätenmuskulatur nach ihrer funktionellen Bedeutung und somatotopisch gegliedert kontralateral repräsentiert, während die Rumpfmuskulatur und symmetrisch arbeitende Muskeln bilateral vertreten sind.

Von diesen Rindenarealen – die über Assoziations- und Projektionsfasern und über thalamisch-subthalamische Relaisstationen sensibel-sensorische Informationen erhalten – entspringen im wesentlichen drei Arten motorischer Efferenzen: *kortiko-spinale Direktverbindungen,* die auf spinaler Ebene zum größeren Teil über Interneurone die motorischen Vorderhornzellen erreichen, *kortiko-nukleo-spinale Bahnen,* die nach subkortikaler Verschaltung ebenfalls an den Motoneuronen enden, und *kortiko-nukleo-kortikale Fasern,* die über tiefere Hirnstrukturen zur Rinde zurücklaufen. Die *kortiko-spinale Direktverbindung* wird in ihrem Verlauf von Fasern unterschiedlicher Provenienz begleitet, so daß man in der Neuropathologie eine reine Läsion des Tractus corticospinalis immer vermissen wird. Auf ihrem Weg gibt diese Bahn Kollateralen zu zahlreichen Strukturen ab: über Interneurone zu den eigenen Ursprungszellen, möglicherweise zu den Basalganglien, zur Formatio reticularis, zu sensiblen Thalamuskernen, zum sensiblen Trigeminuskern, zum Nucleus cuneatus und gracilis und zu Interneuronen der Hinterhorngegend.

Eine *Funktion* der kortiko-spinalen Direktverbindung besteht in Hemmung oder Erregung der Alphamotoneurone des Vorderhorns, wobei sich mit Einschränkung sagen läßt, daß an den Flexoren die Erregung und an den Extensoren die Hemmung überwiegt und eine Unterdrückung der posturalen Antischwerkraftmechanismen zur Ermöglichung freier Selbstbewegung resultiert. Die Gammamotoneurone unterliegen ebenfalls diesen Förderungs- und Hemmungseffekten, die in der Regel das Prinzip der Alpha-Gamma-Koppelung nicht beeinträchtigen. Darüber hinaus moduliert die kortiko-spinale Bahn alle multineuronalen intraspinalen Reflexwege.

Versuche, die Leistungsfähigkeit des Tractus corticospinalis alleine experimentell zu überprüfen, zeigten, daß seine Funktion nicht die Willkürmotorik schlechthin ist, sondern „rasche, präzise abgestimmte Greif- und Tastbewegungen von exploratorischem und manipulatorischem Charakter" (HENATSCH 1976), was auch seiner phylogenetischen Entwicklungsstufe entspricht.

Kortiko-nukleo-spinale und *kortiko-nukleo-kortikale* Bahnen dürfen nicht als Substrat unwillkürlicher Motorik dem Tractus corticospinalis gegenübergestellt werden, da willkürliche und unwillkürliche Elemente bei allen Bewegungsabläufen untrennbar verknüpft sind und eine strenge anatomisch-funktionelle Trennung dieser Systeme – die gerade durch enge morphologische Verflechtungen auf allen Ebenen miteinander verbunden sind und deren Zusammenarbeit einen ungestörten Bewegungsablauf überhaupt erst ermöglicht – nicht gerechtfertigt ist.

Ihren kortikalen Ursprung nehmen diese Fasern in erster Linie in den supplementär-motorischen und sekundär-motorischen Feldern. Ihre subkortikalen Relaisstationen sind der telenzephale Nucleus caudatus und putamen (=Corpus striatum), der dienzephale Globus pallidum und der Nucleus subthalamicus, die mesenzephale Substantia nigra und der Nucleus ruber, die pontine und medulläre Formatio reticularis sowie der Nucleus vestibularis lateralis. Die letzten vier stellen den Ausgangspunkt der Bahnen dar, die die Verbindung mit der spinal-motorischen Ebene herstellen: Tractus reticulospinalis, Tractus rubrospinalis und Tractus vestibulospinalis (kortiko-nukleo-spinale Bahnen). Teilweise werden von diesen Kerngebieten Fasern über den Thalamus (Ventro-Oralkerne und Centrum medianum) zum Kortex zurückgeführt (kortiko-nukleo-kortikale Bahnen).

Obwohl die *Funktionen* der einzelnen Kernmassen und Fasersysteme nur teilweise bekannt sind, kann man einige grobe Zuordnungen treffen: Nucleus caudatus und putamen haben auf zentralmotorische Funktionen hemmenden Einfluß, das Pallidum wirkt demgegenüber, besonders mit seinem inneren Glied, aktivierend. Der Nucleus subthalamicus ist an der Kontrolle von Körperbewegungen beteiligt, die Substantia nigra wirkt über dopaminerge Bahnen hemmend auf das Striatum. Die retikulo-spinalen Bahnen enden über spinale Interneurone an den Alpha- und Gammamotoneuronen, wobei dem Tractus reticulospinalis lateralis vorwiegend extensorenbegünstigende, dem Tractus reticulospinalis ventralis vorwiegend flexorenbegünstigende Wirkungen zugeschrieben werden. Die rubrospinale Bahn ist ähnlich dem Tractus corticospinalis überwiegend flexorenbegünstigend. Die vestibulospinale Bahn besitzt ausgeprägt extensorenfördernde Gesamteffekte.

Im Nebenschluß zu den bisher genannten zentralmotorischen Strukturen liegt das Zerebellum, das über seine drei Stiele Sinnesmeldungen und Afferenzen aus dem motorischen System erhält und verarbeitet. Die Kleinhirnefferenzen beeinflussen über ausschließlich hemmende Synapsen die medulläre und pontine Formatio reticularis, den Nucleus ruber und Nucleus vestibularis lateralis sowie über den Nucleus ruber und den Ventrolateralkern des Thalamus den motorischen Kortex und dessen absteigende Bahnen. Die Funktionen des Kleinhirns bestehen im wesentlichen in der Regulation der gesamten Motorik, der dynamischen Ausformung von Bewegungen und wahrscheinlich auch im Erlernen motorischer Fähigkeiten.

Die gemeinsame Endstrecke aller motorischen Systeme ist das spinale Motoneuron. Es werden schnell leitende Alphamotoneurone, die etwa 70% der motorischen Vorderhornzellen ausmachen, von langsam leitenden Gammamotoneuronen unterschieden. Alphamotoneurone versorgen die extrafusale, Gammamotoneurone die intrafusale Muskulatur. Impulse der Alphamotoneurone führen zur Kontraktion der Arbeitsmuskulatur, Impulse der Gammamotoneurone bewirken eine Kontraktion der Muskelspindeln und somit über die Spindelafferenz eine reflektorische Aktivierung der Alphamotoneurone.

b) Klinische Störungen

α) Spastische Parese

Jede zielgerichtete Bewegung baut auf einer intakten, der Schwerkraft entgegengerichteten Stützmotorik auf. Voraussetzung ist eine tonische Innervation der Skelettmuskulatur, die durch spinale Reflexe unter supraspinaler Kontrolle aufrechterhalten wird.

Die tonische Aktivierung der motorischen Vorderhornzelle erfolgt monosynaptisch durch Afferenzen aus den Muskelspindeln, wobei die Gammaschleife vorzugsweise die die Extensoren versorgenden Motoneurone aktiviert. Darüber hinaus unterliegt die motorische Vorderhornzelle direkt oder indirekt über Gammaaktivitätsänderung supraspinalen Einflüssen, deren Substrate oben beschrieben wurden. Der Formatio reticularis kommt hierbei besondere Bedeutung zu insofern, als sie vorwiegend bahnende Einflüsse auf die Motoneurone ausübt, zugleich aber durch kortikale und subkortikale Strukturen gehemmt wird.

Wird dieses Funktionsgleichgewicht durch Enthemmung bahnender Einflüsse der Formatio reticularis oder spinaler Reflexe gestört, kommt es zu einer Erhöhung des Muskeltonus, die man als Spastik bezeichnet. Eine reine Läsion des Tractus corticospinalis („Pyramidenbahn") oder der Area 4 reicht hierzu nicht aus. Es müssen stets auch „extrapyramidalmotorische" Fasern betroffen sein, so daß man – wenn man mit diesen Begriffen operieren will – die Spastik nicht als ein pyramidales, sondern als ein extrapyramidales Symptom verstehen muß.

Der Verteilungstyp der klinischen Störung hängt bei der Spastik vom Ort der Läsion ab: Läsionen im Bereich von Rinde und Marklager führen bei intaktem strio-pallido-retikulären System kontralateral zu einer Flexionshaltung der oberen und einem Extensionshypertonus der unteren Extremität. Bei beidseitigen Störungen dieser Art spricht man von Dekortisationsrigidität. Liegt die Läsion zwischen Stammganglien und Nucleus ruber, entsteht durch Enthemmung rubrospinaler Mechanismen eine generelle Beugehypertonie. Bei Läsionen unterhalb des Nucleus ruber überwiegt die vestibulospinale Bahn, und es kommt zum allgemeinen Strecktonus (Dezerebrierungsrigidität). Bei noch tiefer sitzenden Läsionen kommt es nach vorübergehender Hypotonie wegen des Wegfalls höher entspringender Bahnen schließlich zum Überwiegen der spinalen Reflexautomatismen und somit ebenfalls zur Spastik.

Klinisch ist die Spastik durch vier Phänomene charakterisiert: spastische Tonuserhöhung, spastische Parese, gesteigerte Muskeleigenreflexe und abgeschwächte Fremdreflexe, pathologische Reflexe und Reflexautomatismen.

An welchen Muskeln bzw. Muskelgruppen und in welchem Ausmaß diese Grundphänomene nachweisbar sind, hängt vom Ort der Schädigung und z.T. von der Dauer ihres Bestehens ab. Die isolierte Spastik stellt ein relativ seltenes Phänomen dar, da in der Regel je nach Topik und Ätiologie des zugrundeliegenden Prozesses weitere Funktionssysteme affiziert sind.

Charakteristisch für die *spastische Tonuserhöhung* ist der federnde, geschwindigkeitsabhängige Dehnungswiderstand und sein plötzliches Zusammenbrechen bei starker Dehnung (Taschenmesserphänomen), das auf der autogenen Hemmung der Alphamotoneurone durch die Golgi-Sehnenorgane beruht. Gelegentlich ist die spastische Tonuserhöhung so gering ausgeprägt, daß sie bei der üblichen passiven Durchbewegung der Extremitäten dann nicht auffällt, wenn diese nicht schnell genug durchgeführt wird, um die Spindelentladung zu provozieren.

Die Beurteilung des Ausmaßes einer *spastischen Parese* wird durch die Tonuserhöhung erschwert. Eine noch mögliche Willkürbewegung kann durch die Enthemmung spinaler und supraspinaler Reflexbögen erschwert oder verhindert werden. Umgekehrt kann die spastische Tonuserhöhung einen Rest an Willkürmotorik erst über die Schwelle effizienter Bewegung heben. Dieser Mechanismus kann krankengymnastisch genutzt werden, schränkt aber andererseits die Anwendung zentraler und peripherer Myotonolytika ein.

Aus der für das spastische Syndrom kennzeichnenden Erhöhung des Alphatonus ergibt sich auch die *Steigerung der Muskeleigenreflexe*. Sie zeigt sich als einfache Reflexbetonung gegenüber den nicht betroffenen Gliedmaßen, sicherer jedoch, aber nicht immer nachweisbar durch Verbreiterung der reflexogenen Zonen und Kloni. Die normalen Fremdreflexe, die durch die bei der Spastik unterbrochene Efferenz gebahnt werden, fehlen oder sind abgeschwächt.

Die Reflexe der *Babinski-Gruppe* stellen möglicherweise einen atavistischen Rest phylogenetisch alter Beugereflexsynergien dar und sind das einzig sichere Zeichen einer eigentlichen Pyramidenbahnläsion. Alle Auslösemethoden haben bei korrekter Durchführung und positivem Ausfall den gleichen Reflexerfolg: eine langsame tonische Dorsalextension der Großzehe, die oft von einer Spreizung und Beugung der übrigen Zehen begleitet ist.

Die Spastik erfordert neben aktiven und passiven krankengymnastischen Übungen eine Behandlung des zugrundeliegenden Prozesses. Inwieweit das Teilsymptom der Tonuserhöhung einer zusätzlichen Pharmakotherapie mit Myotonolytika bedarf, muß im Einzelfall entschieden werden, wobei besonders der mit einer solchen Medikation verbundene Kraftverlust gegen die Behinderung durch die Tonuserhöhung abgewogen und die individuell optimale Dosierung einschleichend ermittelt werden muß. Über die neuropharmakologischen Wirkprinzipien der üblichsten Myotonolytika herrscht keine einhellige Meinung. Für Baclofen, ein Derivat der Gamma-Aminobuttersäure, werden unterschiedliche Mechanismen diskutiert: Inhibition der Alpha- und Gammamotoneurone, Fazilitierung der Renshaw-Hemmung, Hemmung polysynaptischer spinaler Reflexbögen usw. Diazepam scheint über eine Reduktion spontaner Entladungen von Hirnstammneuronen sowie über Verstärkung präsynaptischer Hemmung und Dämpfung der fusimotorischen Aktivität zu wirken. Das Hydantoin-Derivat Dantrolene setzt wahrscheinlich unmittelbar am Muskel an, wo es die zur elektromechanischen Kopplung erforderliche Kalzium-Freisetzung antagonisieren soll.

β) Schlaffe Parese

Der Muskeltonus ist der Ausdruck der tonischen Aktivierung der Vorderhornzelle durch Afferenzen aus der Körperperipherie und absteigende Impulse aus kortikalen und subkortikalen Strukturen. Eine Lähmung kann nur dann mit Tonusverlust einhergehen, wenn die gemeinsame Endstrecke der motorischen Efferenz, die motorische Vorderhornzelle oder ihr Neurit affiziert ist. Dadurch wird die nervöse Erregungsleitung zum betroffenen Muskel eingeschränkt oder blockiert. Die drei wesentlichen Folgen dieser Deefferentierung sind die Unterbrechung des spinalen monosynaptischen Reflexbogens, die Störungen des Muskelstoffwechsels und der Stabilität seiner Membran. Klinischer Ausdruck der Unterbrechung des Reflexbogens ist die Abschwächung oder das Erlöschen des Muskeleigenreflexes und die Muskelhypotonie. Die Störung des Muskelstoffwechsels führt zur Myatrophie, während sich die Membranlabilität in erhöhter Azetylcholin-Empfindlichkeit und der Spontanaktivität einzelner Muskelfasern oder -fasergruppen (Faszikulationen) äußert. Die schlaffe Lähmung wird am häufigsten bei Läsionen peripherer Nerven gesehen. Sie findet sich aber auch bei spinalen Prozessen mit Vorderhornbeteiligung. Zentrale Störungen führen nur unter bestimmten Bedingungen zu schlaffen Lähmungen: akute zentrale Lähmungen im Frühstadium, isolierte kortikale Läsionen (Area 4) und zentrale Lähmungen, die mit zerebellaren Hemisphärenläsionen verbunden sind.

γ) Rigor

Für die Regulation des Muskeltonus ist das System Substantia nigra – Neostriatum – inneres Pallidumglied – Ventro-Oralkern des Thalamus – Kortex (Area 6) von besonderer Bedeutung. Es scheint u.a. für die physiologische Abstimmung zwischen alpha- und gammamotorischer Efferenz mitverantwortlich zu sein, für die ein Gleichgewicht zwischen cholinergen und dopaminergen Synapsen innerhalb des Systems Voraussetzung ist. Ein anatomischer oder funktioneller Ausfall des dopaminergen Einflusses der Substantia nigra auf das Neostriatum führt möglicherweise über eine Enthemmung des exzitatorisch wirkenden inneren Pallidumgliedes, das dann über den vorderen Ventro-Oralkern des Thalamus vermehrt erregende Impulse zur Area 8 sendet, zu einem Überwiegen alphamotorischer Innervation, die sich klinisch in einer charakteristischen Erhöhung des Muskeltonus, den man als Rigor bezeichnet, manifestiert. Beim Rigor ist der Muskeltonus bereits im Zustand körperlicher Ruhe erhöht. Der passiven Durchbewegung der Gliedmaßen wird ein zäh-wächsener Widerstand entgegengesetzt, der von ihrem Ausmaß, ihrer Geschwindigkeit und ihrer Richtung unabhängig ist, da im Gegensatz zur Spastik weder eine Enthemmung spinaler Reflexmechanismen noch eine Bevorzugung von Extensoren- bzw. Flexorengruppen vorliegt. Kennzeichnend ist das ruckartige Nachlassen und Zunehmen des Dehnungswiderstandes, das sog. Zahnradphänomen, das häufig bei passiver Durchbewegung der Hand- und Ellenbogengelenke am deutlichsten auffällt. Differentialdiagnostisch muß der Rigor in erster Linie gegen die spastische Tonuserhöhung und gegen das Gegenhalten abgegrenzt werden, welches ein kortikales Enthemmungsphänomen darstellt.

Die therapeutischen Möglichkeiten zur Beeinflussung des Rigors ergeben sich aus der Pathophysiologie und bestehen in der pharmakotherapeutischen Korrektur der cholinerg-dopaminergen Imbalanz oder der stereotaktischen Ausschaltung überschießend exzitatorischer Efferenzen. Ausgehend von dem zügelnden Antagonismus zwischen cholinergen und dopaminergen Synapsen, ergeben sich zwei Wege medikamentöser Einflußnahme bei Verschiebung dieses Gleichgewichtes zugunsten der cholinergen Neurone, wie es für die Entstehung des Rigors charakteristisch ist: zum einen Hemmung der cholinergen Synapsen durch Blockierung der Rezeptoren für Azetylcholin mit Anticholinergika, zum anderen Förderung der dopaminergen Synapsen durch Zufuhr von L-Dopa mit oder ohne Decarboxylasehemmer. Bleibt das Symptom Rigor durch konservative Maßnahmen unbeeinflußbar oder müssen die oben angesprochenen Substanzen aus Gründen der individuellen Unverträglichkeit abgesetzt werden, kann die Indikation zu einem stereotaktischen Eingriff im Thalamus oder in der Zona incerta des Subthalamus erwogen werden.

3. Leitsymptom „Schmerz"

(HASSLER 1967, 1972; KERR 1975; LOESER u. BLACK 1975; MARTIN 1969; SCHMIDT 1972; STRUPPLER 1972b).

Die Schmerzperzeption erfolgt weitgehend über freie Nervenendigungen. Der Vielzahl schmerzhafter Reize entspricht wahrscheinlich eine Spezifität der Rezeptoren und eine getrennte periphere Leitung der nozizeptiven Erregung. Die Afferenz zum Rückenmark erfolgt durch dünne, markhaltige (A-Delta-) und dünne, marklose (C-)Fasern, die sich durch eine erhebliche Differenz ihrer Leitungsgeschwindigkeit voneinander unterscheiden.

Nach Eintritt in das Rückenmark enden die afferenten Fasern in der Substantia gelatinosa rolandi und gehen teils unmittelbar, teils über Interneurone synaptischen Kontakt mit den Strangzellen des Tractus spinothalamicus ein, die in der vorderen Kommissur kreuzen und im Vorderseitenstrang nach oben ziehen. Die Substantia gelatinosa rolandi stellt einen ersten Integrationsort dar, in dem eine starke Erregungskonvergenz der nozizeptiven Afferenzen u.a. mit Kollateralen der Hinterstrangfasern sowie mit deszendierenden Fasern aus dem sensomotorischen Kortex und der Formatio reticularis erfolgt, die auf die Substantia gelatinosa steuernde Funktionen ausüben.

Der Tractus spinothalamicus gibt auf seinem Weg zahlreiche Fasern an die verschiedenen Ebenen der Formatio reticularis, den Nucleus tractus solitarii, das Zerebellum und an das zentrale Höhlengrau des Aquäduktes ab. Diese Verschaltungen sind für komplexe vegetative, motorische und allgemeine Reaktionen auf Schmerzreize verantwortlich (Kreislauf, Atmung, Weg- und Zuwendereaktionen, affektive Verarbeitung, Wut- und Fluchtreaktionen, stimmliche Äußerungen). Auf dieser Integrationsstufe wird aus der „Lokalreaktion Schmerz die Globalreaktion des Individuums" (STRUPPLER 1972b).

Am mesodienzephalen Übergang spaltet sich der Tractus spinothalamicus in einen kleineren medialen und einen größeren lateralen Teil auf. Die medianen Fasern enden gemeinsam mit retikulären Axonen an den unspezifischen Thalamuskernen (Nucleus limitans und intralaminäre Kerne), die nicht zum Kortex, sondern zu „extrapyramidalen" Strukturen, insbesondere zum Pallidum projezieren (*subkortikale Schmerzleitung*). Der laterale Zug endigt vornehmlich im Nucleus ventrocaudalis lateralis parvocellularis, der eine somatotopische Gliederung aufweist und zum primär-sensiblen Kortex (Area 3b) projeziert (*kortikale Schmerzleitung*). Ein kleiner Teil des lateralen Bündels wird im medialen Kniehöcker umgeschaltet und endet im sekundär-sensiblen Kortex am Oberrand der sylvischen Furche.

Grundsätzlich besteht die Möglichkeit, Schmerzerleben in zwei Kategorien zu beschreiben: Schmerzempfindung und Schmerzgefühl (HASSLER 1972). Beiden entsprechen bestimmte anatomisch-funktionelle Substrate und ein unterschiedliches phylogenetisches Alter. Die Schmerzempfindung des hellen oder scharfen Schmerzes aus der Körperperipherie mit relativ geringer emotionaler Beteiligung erlaubt durch kurze Latenz genaue Lokalisierbarkeit der Noxe und hohe kortikale Integration, eine objektive Beurteilung der zugrundeliegenden räumlichzeitlichen Umweltänderung. Ihr Substrat sind die schnell leitenden A-Delta-Fasern und die Weitergabe ihrer Information über die neo-spino-thalamischen Bahnen zum Kortex.

Dem Schmerzgefühl des dumpfen, stark affektiv getönten Schmerzes aus tieferliegenden Organen, für den lange Latenz und schlechte Lokalisierbarkeit charakteristisch sind, entsprechen die langsam leitenden C-Fasern und das subkortikale pallaeo-spino-retikulo-thalamische System. Zwischen den beiden Systemen der kortikalen und subkortikalen Schmerzleitung besteht ein Antagonismus insofern, als das erstere die Tätigkeit des letzteren hemmt.

Bei Thalamusläsionen, insbesondere Läsionen des kleinzelligen Ventrokaudalkernes, kann es zur Ausbildung eines charakteristischen zentralen Schmerzsyndroms kommen. Der Schmerz ist dabei von unerträglicher, aber inkonstanter Stärke. Seine Ausbreitung betrifft die gesamte kontralaterale Körperhälfte oder nur Teile derselben. Auch viszerale Strukturen können betroffen sein. Der Charakter des Schmerzes kann von den Patienten nur schwer beschrieben werden. Er ist schwer lokalisierbar und stark affektiv getönt. Sensible, sensorische oder emotionale Stimuli können zu paroxysmalen Verschlimmerungen führen. Schmerzreize, die in den betroffenen Arealen gesetzt werden, führen trotz der meist ausgeprägten Hypästhesie nach verlängerter Latenz zum plötzlichen Auftreten eines heftigen Schmerzes mit Ausstrahlungstendenz und ungewöhnlicher Nachdauer. Pathophysiologisch liegt diesem Syndrom wahrscheinlich ein Ausfall der kortikalen Schmerzleitung zugrunde. Diesem Umstand kann im Sinne des oben angegebenen Antagonismus durch stereotaktische Koagulation des Nucleus limitans bei diesen sonst unbeeinflußbaren Schmerzen mit Erfolg Rechnung getragen werden. Ähnliche Schmerzsyndrome werden bei kortikalen oder subkortikalen, parietalen und bulbopontinen Läsionen beschrieben.

Intramedulläre Prozesse (z.B. Hydromyelie, Syringomyelie, Hämatomyelie, Neoplasmen) führen durch Hinterhornreizung, ehe sie durch dessen Zerstörung eine entsprechende Anästhesie bewirken, zu zentralen Schmerzen in den zugehörigen Dermatomen.

4. Leitsymptom „trophische Störung"

(APPENZELLER 1976; CHOKROVERTY et al. 1976; DRACHMAN 1974; EDSTRÖM 1968, 1970; EXTON-SMITH u. CROCKETT 1957; FENICHEL et al. 1964; MCCOMAS et al. 1973; SERRATRICE et al. 1975).

Der Begriff der trophischen Funktion des Nervensystems ist umstritten, sein physiologisches und pathophysiologisches Korrelat Gegenstand z.T. kontroverser Untersuchungen und Diskussionen. Vom Postulat spezifisch trophischer Neurone, denen die Verantwortung für die Ernährung der Gewebe obliege, bis zu dem Konzept, daß trophische Störungen ihre ausreichende Erklärung in Inaktivität, mangelnder Durchblutung und sensiblem Defizit fänden, werden alle Meinungen vertreten.

Es sollte prinzipiell zwischen trophischen Störungen der Haut, der Unterhaut und der Hautanhangsgebilde einerseits und den trophischen Störungen der Muskulatur andererseits unterschieden werden. Trophische Störungen der Haut und ihrer Anhangsgebilde erweisen sich in zunehmendem Maße als Sekundäreffekte. So führt beispielsweise die verminderte Bewegung einer paretischen Gliedmaße zur Lymphstase mit Eiweißretention und onkotisch bedingten Ödemen. Verminderte Muskelarbeit hat ein Absinken der Temperatur und eine verminderte Konzentration vasodilatatorischer Metabolite zur Folge, die zu Minderdurchblutung mit Mangelversorgung der erkrankten Extremität führt, was sich klinisch u.a. in Störungen des Nagelwachstums, Neigung zu Dekubitalulzera und schlecht heilenden Wunden äußert.

Demgegenüber scheint die bei peripheren und zentralen Läsionen beobachtete Myatrophie zumindest teilweise unmittelbare Konsequenz einer gestörten trophischen, d.h. Stoffwechsel und Struktur des betroffenen Muskels direkt beeinflussenden Funktion des ersten oder zweiten Motoneurons zu sein. Läsionen der motorischen Vorderhornzelle führen u.a. zu einer vermehrten Synthese sarkoplasmatischer Proteine, zu einer Zunahme der DNA, einer vermehrten Aktivität proteolytischer Enzyme und zu einer Abnahme des Glykogengehaltes. Störungen des ersten Motoneurons führen jedoch häufig ebenfalls zu charakteristischen biochemischen, histochemischen und elektrophysiologischen Veränderungen der Muskulatur, so daß die bei zentralen Läsionen zu beobachtende Muskelatrophie nicht ohne weiteres auf die Inaktivität allein zurückgeführt werden darf, sondern Störungen zentraler trophischer Funktionen und die Folge einer transsynaptischen Degeneration des zweiten Motoneurons mit erwogen werden müssen.

Literatur

Appenzeller O (1976) The autonomic nervous system. An introduction to basic and clinical concepts. North Holland-American Elsevier, Amsterdam Oxford New York

Barbeau A, McDowell F (1970) L-DOPA and Parkinsonism. Davis, Philadelphia
Brodal A (1962) Spasticity – anatomical aspects. Acta Neurol Scand [Suppl 3] 38:9–40
Calne D (1976) The pharmacology of spasticity. Clin Neuropharm 1:137
Chokroverty S, Reyes M, Rubino F, Barron K (1976) Hemiplegic amyotrophy. Arch Neurol 33:104
Dimitijevic M, Nathan W (1967) Studies of spasticity in man. Brain 90:1, 333
Drachman D (ed) (1974) Trophic functions of the neuron. Ann NY Acad Sci 228
Edström L (1968) Histochemical changes in upper motor lesions, parkinsonism and dissue. Differential effect on white and red muscle fibres. Experientia 24:916
Edström L (1970) Selective changes in the sizes of red and white muscle fibres in upper motor lesions and Parkinsonism. J Neurol Sci 11:537
Evarts E (1966) Pyramidal tract activity associated with a conditioned hand movement in the monkey. J. Neurophysiol 29:1011
Evarts E (ed) (1971) Central control of movement. Neurosciences Research Program, Bulletin 9, No 1
Exton-Smith A, Crockett D (1957) Nature of oedema in paralysed limbs of hemiplegic patients. Br Med J 2:1280
Fenichel GM, Daroff RB, Glaser GH (1964) Hemiplegic atrophy. Neurology 14:883
Granit R, Burke R (1973) The control of movement and posture. Brain Res 53:1
Haase J (1976) Haltung und Bewegung und ihre spinale Koordination. In: Gauer O, Kramer K, Jung R (Hrsg) Physiologie des Menschen, Bd 14. Urban & Schwarzenberg, München Berlin Wien, S 99–191
Hassler R (1965) Über die nervösen Systeme der Körperbewegungen und des Muskeltonus. Jahrbuch der Max-Planck-Gesellschaft, S 86
Hassler R (1967) Die am Schmerz beteiligten Hirnsysteme und ihre gegenseitige Beeinflussung. Verh Dtsch Ges Inn Med 72:15
Hassler R (1972) Über die Zweiteilung der Schmerzleitung in die Systeme der Schmerzempfindung und des Schmerzgefühls. In: Janzen R, Keidel WD, Herz A, Steichele C (Hrsg) Schmerz. Grundlagen – Pharmakologie – Therapie. Thieme, Stuttgart, S 105–120
Henatsch HD (1976) Zerebrale Regulation der Sensomotorik. In: Gauer O, Kramer K, Jung R (Hrsg) Physiologie des Menschen, Bd 14. Urban & Schwarzenberg, München Berlin Wien, S 265–411
Kerr F (1975) Neuroanatomical substrates of nociception in the spinal cord. Pain 1:325
Landau WM (1969) Spasticity and rigidity. In: Plum F (ed) Recent advances in neurology. Blackwell, Oxford
Laursen AM, Wiesendanger M (1966) Pyramidal effects on alpha and gamma motoneurons. Acta Physiol Scand 67:165–172
Loeser J, Black R (1975) A taxonomy of pain. Pain 1:81
Martin J (1969) Thalamic syndromes. In: Vinken P, Bruyn G (eds) Handbook of clinical neurology, vol 2. North Holland – American Elsevier, Amsterdam New York, p 469
McComas AJ, Sica REP, Upton ARM, Aguilera N (1973) Functional changes in motoneurons of hemiparetic patients. J Neurol Neurosurg Psychiatry 36:183
Monnier M (1970) Functions of the nervous system. Vol 2: Motor and psychomotor functions. Elsevier, Amsterdam London New York
Pedersen E (ed) (1962) Spasticity. Acta Neurol Scand [Suppl 3] 38
Schmidt RF (1972) Schmerz. In: Gauer O, Kramer K, Jung R (Hrsg) Physiologie des Menschen, Bd 11. Urban & Schwarzenberg, München Berlin Wien, S 131–154
Serratrice G, Gastaut JL, Pellissier JF, Baret J, Roux H, Cartouzou G (1975) Amyotrophies et dépopulations neuronales d'origine encéphalique. Rev Neurol 131:185
Siegfried J (ed) (1972) Parkinson's disease, vol 1. Lead of statement, Bern
Steg G (1966) Efferent muscle control in rigidity. In: Granit R (ed) Muscular afferents and motor control. Almquist and Wiksell, Stockholm, pp 437–443
Struppler A (1972a) Zur Physiologie und Pathophysiologie des Skelettmuskeltonus. In: Birkmayer W (Hrsg) Aspekte der Muskelspastik. Huber, Bern Stuttgart Wien, S 9–20
Struppler A (1972b) Zentralnervöse Verarbeitung und efferente Beeinflussung des Schmerzes. In: Janzen R, Keidel WD, Herz A, Steichele C (Hrsg) Schmerz, Grundlagen – Pharmakologie – Therapie. Thieme, Stuttgart, S 125–130
Wiesendanger M (1969) The pyramidal tract. Recent investigations on its morphology and function. Ergeb Physiol 61:73–136

K. Gefäßerkrankungen in der Differentialdiagnose zu rheumatischen Erkrankungen

Von

H. Hess

I. Einleitung

Zum Angiologen kommen viele Patienten mit Beschwerden, die sie oder sogar der überweisende Arzt für Symptome einer Durchblutungsstörung halten, während sie nach genauer Untersuchung einer rheumatischen Erkrankung zuzuordnen sind. Umgekehrt werden oft Symptome einer Durchblutungsstörung lange Zeit als rheumatisch bedingt fehlgedeutet und erfolglos behandelt. Es ist deshalb gerechtfertigt, in einem Handbuch der Rheumatologie ein Kapitel Gefäßerkrankungen in der Differentialdiagnose zu rheumatischen Erkrankungen zu bringen.

Die in Betracht kommenden rheumatischen und angiologischen Krankheitsbilder sind in den betreffenden Spezialkapiteln dieses Handbuchs eingehend dargestellt. Hier sollen nur ihre Beziehungen zueinander und die daraus resultierenden differentialdiagnostischen Fragen behandelt werden.

II. Gefäßerkrankungen in Verbindung mit rheumatischen Erkrankungen

In Verbindung mit fast allen wichtigen rheumatischen Erkrankungen kann eine Mitbeteiligung des Gefäßapparates im Sinne einer Gefäßkrankheit zustande kommen. Andererseits kann eine Reihe von Gefäßerkrankungen mit rheumatischen Erkrankungen bzw. Beschwerden einhergehen.

1. Erkrankungen des rheumatischen Formenkreises und Gefäßkrankheiten

a) Rheumatisches Fieber

Das akute rheumatische Fieber ist eine allergisch-hyperergisch bedingte Komplikation einer Infektion mit β-hämolisierenden Streptokokken. Es ist damit nicht eine Erkrankung, die nur einzelne Organe betreffen kann, sondern alle mesenchymalen Gewebe, u.a. auch die Gefäße.

Die verschiedenen Erythemformen, die in Verbindung mit rheumatischem Fieber auftreten können (Erythema marginatum, Erythema nodosum), sind Ausdruck einer Alteration der Endstrombahngefäße der Haut. Bei hochakuten Verlaufsformen kommen sehr selten auch einmal nekrotisierende Arteriitiden vor.

b) Primär chronische Polyarthritis (PcP)

Die entzündlichen Veränderungen der PcP bleiben nicht auf Gelenke und einzelne andere Organe beschränkt, sondern können das gesamte Bindegewebe betreffen (BOCK 1974). Das typische subkutane rheumatische Knötchen entsteht auf der Grundlage einer lokalen Vaskulitis (SOKOLOFF et al. 1953).

Auch eine nekrotisierende Arteriitis kommt vor, die für die einen zum Vollbild der PcP gehört (FASSBENDER 1967), für die anderen nur Folge der Kortikoidtherapie ist (JOHNSON et al. 1959; GERDES u. SCHMITZ-MOORMANN 1968). Charakteristisch für diese nekrotisierende Arteriitis soll eine „monstranzähnliche Histiozytenproliferation" sein, wie sie dem Rheumatismus nodosus entspräche (FASSBENDER 1967). Andere wiederum meinen, daß der histologische Befund nur die Diagnose einer Vaskulitis erlaube, nicht aber Rückschlüsse auf deren Genese (FEHR 1972). Die Angaben über die Häufigkeit des Vorkommens der „rheumatischen Arteriitis" variieren ganz erheblich, was vor allem damit zusammenhängt, daß viele rheumatische Vaskulitiden offenbar klinisch symptomlos verlaufen.

Klinisch ist die Arteriitis, die lokalisiert als akutes akrales Ischämie-Syndrom (sekundäres Raynaud-Syndrom) mit digitalen arteriellen Obliterationen und dadurch bedingten mehr oder weniger ausgedehnten Nekrosen an den Fingern oder Zehen, seltener darüber hinaus an den Armen und Beinen (HESS 1979) auftreten oder systemisch wie eine Periarteriitis nodosa verlaufen kann, eine Seltenheit (BROVELLI u. FÜRST 1961). Die klinischen Symptome einer generalisierten rheumatischen Vaskulitis sind Fieber, Tachykardie, Leukozytose, periphere Sensibilitäts- und Motilitätsstörungen, Muskelschmerzen, Hautnekrosen (punktförmig-trocken, Ulzera, Gangrän), Perikarditis, Pleuritis, Peritonitis, seltener Purpura, Erytheme, pneumonische Infiltrate, Lungenfibrose, Herzinfarkt. Die Symptomatik entspricht also der der Periarteriitis nodosa. Ob es eine spezifische „rheumatische Arteriitis" überhaupt gibt, ist noch nicht entschieden (DOUGLAS 1965). Angenommen kann sie beim heutigen Wissensstand werden, wenn die Arteriitis nach längerem Verlauf einer PcP bei einem Patienten mit hohem Rheumafaktortiter und subkutanen Rheumaknoten auftritt. Fast 90% der Patienten mit „rheumatischer Arteriitis" sollen Rheumaknoten aufweisen (SCOTT u. ROWELL 1965).

Die Seltenheit von Digitalarterienverschlüssen bei PcP zeigt eine Untersuchung von NEU (1968), der nur bei 1 von 80 Patienten mittels elektronischer Oszillographie solche fand. Kapillar-mikroskopische Untersuchungen von Nagelbettgefäßen ergaben dagegen bei 34% der männlichen und 60% der weiblichen PcP-Patienten klinisch meist symptomlose vaskulitische Veränderungen (GOLDING et al. 1965). Autoptisch wurden bei 25% der PcP-Patienten Arteriitiden gefunden (CRUICKSCHANK 1954).

Differentialdiagnose: Unabhängig von der noch ungeklärten Frage, ob es eine spezifische Arteriitis der PcP gibt, ist praktisch wichtig, daß bei bestehender PcP möglicherweise eine Behandlung mit Kortikoiden, einem nichtsteroidalen Antirheumatikum (Indomethazin) (KALLIAMÄKI u. LAURÉN 1965) oder einem anderen Medikament eine Arteriitis auslösen kann (HESS 1979). In solchen Fällen kann das Weglassen der Noxe zum Sistieren der Arteriitis führen, Fortsetzen der Medikation zur Progression.

c) Spondylitis ankylosans

Berichte über Gefäßerkrankungen in Verbindung mit Spondylitis ankylosans sind spärlich. Einzelne Fälle von Aortitis sind beschrieben (ÖSTBERG 1973).

Die Veränderungen betreffen die Aorta ascendens und die Aortenklappe, führen zu Aorteninsuffizienz und sind verschieden von der Aortitis syphilitica und rheumatischen Klappenerkrankungen.

d) Kollagenkrankheiten

Unter Kollagenkrankheiten werden eine Gruppe von klinischen Syndromen zusammengefaßt, denen systematisierte Bindegewebsveränderungen gemeinsam sind. Diese können u.a. den Bewegungsapparat und die Blutgefäße betreffen und deshalb z.T. sowohl als rheumatische Erkrankungen als auch als Gefäßkrankheiten betrachtet werden.

α) Lupus erythematodes disseminatus

Lupus erythematodes disseminatus (LED) ist eine Krankheit unbekannter Ursache, bei der es auf dem Boden einer Störung des zellulären und humoralen Immunapparates zu systemhaften Veränderungen des mesenchymalen interstitiellen Bindegewebes und des Gefäßsystems kommt.

In etwa der Hälfte der Fälle tritt eine generalisierte Arteriitis mit fibrinoiden Nekrosen und anschließenden Fibroblastenwucherungen auf, die die ganze Gefäßwand durchsetzen können. Bei etwa $1/4$ der Patienten kommt es zu einem sekundären Raynaud-Syndrom. Thrombosen können akute und chronische Verschlüsse größerer Arterien verursachen. An den Nieren betreffen die ersten charakteristischen Veränderungen die Glomerulumkapillaren in Form von „Drahtschlingenbildung" der Basalmembran (wire-loop). Später kann es zu glomerulonephritischen Symptomen kommen.

Klinische Kriterien für die Diagnose sind: Allgemeinkrankheit, Fieber, Gelenkbeschwerden, Hauteffloreszenzen, Lymphknotenschwellungen, sekundäres Raynaud-Syndrom, pathologische Urinbefunde, Blutbildveränderungen (Anämie, Leukopenie, Thrombozytopenie), Vermehrung der γ-Globuline.

Immunologisch sind in praktisch allen Fällen antinukleäre Antikörper nachweisbar, in 60–80% ist der LE-Zelltest positiv, in 75% besteht Komplementverminderung.

Differentialdiagnostisch ist ein Arzneimittel-induzierter LE auszuschließen, der nach Hydralazin, Antiepileptika, INH, Procainamid, Perchlorat, Reserpin, Thiaziden, Penicillin u.a. beobachtet wurde und nach Absetzen der Noxen meist reversibel ist. Dies spricht dafür, daß eine individuelle Disposition zu abnormalen immunologischen Reaktionen bestehen kann und eine klinische Manifestation u.a. auch in Form eines akuten akralen Ischämiesyndromes durch eine Reihe von Arzneimitteln möglich ist (HESS 1979).

β) Progressive Sklerodermie

Die progressive Sklerodermie ist eine Kollagenkrankheit unbekannter Ursache, die äußerlich zu Indurationen der Haut und an den Gefäßen zu charakteristischen Intimaverdickungen bis hin zu sehr seltenen nekrotisierenden Prozessen führt und in vergleichbarer Weise verschiedene innere Organe betreffen kann.

Klinisch tritt sie in 2 vor allem auch prognostisch verschiedenen Formen auf:

1. Als Akrosklerose, der Jahre und Jahrzehnte eine scheinbar primäre Raynaudsche Erkrankung anscheinend auf vasospastischer Grundlage vorausgehen kann mit dem einzigen Symptom chronisch intermittierender, durch Kältereiz

oder Emotion ausgelöster akraler Ischämien. Schließlich kommt es aber dann doch zu Verschlüssen von Digitalarterien, Nekrosen an den Fingern und Akroosteolysen. Im Laufe der Erkrankung kann es schließlich zum systemischen Befall innerer Organe kommen.

Sonderformen sind das Thibièrge-Weissenbach-Syndrom mit multiplen subkutanen Kalkeinlagerungen an den Fingern und das CRST-Syndrom, eine Kombination von *C*alcinosis, *R*aynaud-Syndrom, *S*klerodermie und *T*eleangiektasien.

2. Als rasch progressive Sklerodermie, die schon im Beginn und vorwiegend die inneren Organe betrifft. Dabei kann ein Raynaud-Syndrom völlig fehlen, und das Fortschreiten bis zum Exitus letalis meist an Niereninsuffizienz dauert oft nur 1–5 Jahre.

Differentialdiagnostisch muß auch eine durch Vinylchlorid induzierte Sklerodermie in Erwägung gezogen werden, die bei rechtzeitiger Vermeidung der Noxe reversibel ist.

Akute Gefäßverschlüsse können womöglich durch thrombolytische Therapie noch rückgängig gemacht werden. Wenn es dabei schon zu chronischen Gefäßverschlüssen gekommen ist, sind diese nicht mehr rückbildungsfähig.

γ) Dermatomyositis

Die Dermatomyositis ist eine akut, subakut oder chronisch verlaufende Krankheit unbekannter Genese, die mit schmerzhafter Muskelschwäche, Ödem (besonders des Gesichts) und Dermatitis einhergeht.

Pathologisch-anatomisch werden perivaskuläre entzündliche Infiltrate, Teleangiektasien und fokale Muskelnekrosen gefunden. Entsprechend kommt es im Blut zu einer Erhöhung der muskeleigenen Enzyme (Kreatininphosphokinase, Aldolase, Laktatdehydrogenase und Glutamat-Oxalazetat-Transaminase).

Differentialdiagnose: In $^1/_3$ der Fälle werden Beschwerden ähnlich wie bei rheumatischem Fieber oder bei PcP geklagt. Die Diagnose wird nach klinischem Verdacht durch den Nachweis einer Erhöhung der Muskelenzyme im Blut und evtl. durch Haut- und Muskelbiopsie gesichert.

δ) Sharp-Syndrom (Mixed Connective-Tissue-Syndrome)

Nach den klinischen Symptomen ist dieses Syndrom eine Kombination aus Lupus erythematodes disseminatus, Sklerodermie und Polymyositis. Eine Abtrennung von jeder einzelnen dieser Krankheiten ist immunologisch möglich. Typisch für LED ist der Nachweis von 2 nicht DNA enthaltenden nukleären Antigenen, des Ribonuklease-sensitiven nuklearen Ribonukleoproteins (nRNP) und der Ribonuklease-resistenten Antigenkomponente (Sm), während beim Sharp-Syndrom nur nRNP, aber nicht Sm gefunden wird (SHARP et al. 1976).

ε) Sjögren-Syndrom

Beim Sjögren-Syndrom, dieser Erkrankung mit Insuffizienz aller Drüsen mit äußerer Sekretion, kombiniert mit polyarthritischen Symptomen und manchmal auch einer Kollagenose, kommen Teleangiektasien und sekundäres Raynaud-Syndrom vor.

ζ) Ehlers-Danlos-Syndrom

Bei allen Formen dieses Syndroms besteht eine Störung der enzymatisch gesteuerten Kollagensynthese. Klinisch manifestieren sich diese Störungen am

Hautbindegewebe, an der Muskulatur, am Kapsel-Band-Apparat der Gelenke (in Form extremer Schlaffheit und Überdehnbarkeit) und u.a. auch an den Gefäßen. Hier ist vor allem das Typ III-Kollagen für den Zerreißwiderstand der Gefäße von großer Bedeutung. Beim Typ IV des Ehlers-Danlos-Syndrom (Sack-Barabas-Syndrom) ist dessen Synthese gestört. Klinische Folgen sind Neigung zu Hautblutungen, zu Aneurysmabildung und zu Arterienrupturen (BARABAS 1967).

2. Gefäßerkrankungen, die mit rheumatischen Erkrankungen bzw. Beschwerden einhergehen können

a) Vaskulitiden

Darunter werden zusammengefaßt alle entzündlichen Erkrankungen der arteriellen und venösen Strombahn. Meist handelt es sich um eine hyperergische Reaktion auf verschiedene Noxen (Bakterien, Pilze, Medikamente).

Betroffen sind vorwiegend die Haut, aber häufig auch andere Organe im Sinne einer Systemerkrankung. Je nachdem, ob mehr die oberflächlichen oder mehr die tiefen Hautschichten befallen sind und je nach Art der Gefäßveränderungen (fibrinoide Insudationen der verschiedenen Wandschichten, nekrotisierende, proliferierende, granulombildende, thrombosierende), entstehen Exantheme vom hämorrhagischen, nodulären, papulösen, nekrotischen Typ oder Infiltrate der tieferen Hautschichten. Lokalisation im Bereich von Gelenken oder der direkte Befall von Gelenken in Form einer Arthritis kann dabei zu Gelenkschmerzen führen.

Die Palette der klinischen Erscheinungsformen einer Vaskulitis ist so bunt, daß im Rahmen dieses Kapitels darauf nicht näher eingegangen werden kann und auf die entsprechenden speziellen Kapitel verwiesen werden muß.

b) Periarteriitis nodosa

Die Periarteriitis nodosa ist eine Systemerkrankung, die segmental alle Arterien, bevorzugt aber die kleineren und mittleren Kalibers und vielfach auch kleine Venen betreffen kann und in Schüben verläuft. Befallen sind dabei alle Wandschichten der Gefäße im Sinne einer Panarteriitis. Ihre Ursache ist unbekannt. Diskutiert wird hyperergische Reaktionen auf infektiöse oder toxische Antigene. Rheumatisches Fieber wird in 10% der Fälle angegeben.

Pathologisch-anatomisch ist typisch das Nebeneinander von frischen und älteren Läsionen, die praktisch in allen Organen vorkommen können.

Entsprechend dem ubiquitär möglichen Gefäßbefall kann die Periarteriitis nodosa klinisch in der Maske beinahe jeder Organkrankheit beginnen. Eine rheumatische Erkrankung kann vorgetäuscht werden durch Fieber, Gelenk- und Muskelschmerzen, die häufig sind, oder Gelenkschwellungen, die nur in 10% der Fälle beobachtet werden. Arterielle oder venöse Thromben mit akuten Ischämiesyndromen des oder der betroffenen Organe können in jedem Stadium der Erkrankung vorkommen.

Die wichtigsten Laborbefunde: Blutsenkung (BKS) meist stark beschleunigt, Leukozytose, manchmal Eosinophilie. Transaminasenerhöhung bei Leberbeteiligung, die in mehr als der Hälfte der Fälle vorkommt.

Objektivierung durch Leber-, Muskel- und Hautbiopsie.

Verlauf und Prognose der Periarteriitis nodosa unterschiedlich von foudroyant rasch zum Tode führend bis chronisch remittierend über Jahre und Jahrzehnte. Ausheilung nur sehr selten.

Differentialdiagnose: Primär chronische Polyarthritis, Lupus erythematodes disseminatus, Dermatomyositis, progressive Sklerodermie, Sepsis, Miliartuberkulose.

c) Hypersensitivitätsangiitis

Sonderform der nekrotisierenden Panangiitis. Im Gegensatz zur Periarteriitis nodosa nicht subchronisch in Schüben, sondern akut verlaufend.

Gefäßveränderungen sind ähnlich wie bei Periarteriitis nodosa, aber alle Gefäßläsionen gleichen Alters.

Als möglicher Auslöser der Krankheit werden häufig Medikamente gefunden.

Krankheitsbild kann ähnlich bunt wie bei Periarteriitis nodosa sein, u.a. die dort genannten rheumatischen Symptome bieten. Befall der Extremitäten besonders häufig in Form von akuten akralen Ischämien, aber auch Verschlüssen großer Arterien.

Prognose bei isoliertem Extremitätenarterienbefall bei zweckmäßiger Therapie und Möglichkeit der Ausschaltung der auslösenden Noxe günstig. Die viszerale Form hat eine wesentlich ungünstigere Prognose.

Differentialdiagnose ähnlich der bei Periarteriitis nodosa.

d) Riesenzellarteriitis

„Riesenzellarteriitis" ist neuerdings vorläufig ein Oberbegriff für Krankheitsbilder, die mit einer granulomatösen, nekrotisierenden Panarteriitis einhergehen. Ihre Hauptmerkmale sind: Intimaproliferation, mononukleäre Infiltrate, Riesenzellen, Fragmentation und Verlust der Lamina elastica interna und Nekroseherde. Die charakteristischen „Riesenzellen" sind in allen Wandschichten zu finden und imponieren elektronenmikroskopisch als zusammengelagerte, aber nicht verschmolzene Histiozyten und können bis zu 30 Zellkerne enthalten (GERBER 1978). Mononukleäre Riesenzellen können bei allen Krankheitsbildern dieser Arteriitis aber auch fehlen und haben deshalb wahrscheinlich keine zentrale Bedeutung. Korrekterweise sollte man dann von „unspezifischer Arteriitis" sprechen (HAMRIN 1972). Bei allen gleich zu beschreibenden Krankheitsbildern ging in der Mehrzahl der autoptisch untersuchten Fälle der arteriitische Befall über die Lokalisation der für die Symptome verantwortlichen Gefäße im Sinne einer Generalisierung hinaus.

Allen gemeinsam ist ein Beginn mit unspezifischen Allgemeinsymptomen wie Schwäche, Müdigkeit, Kopfschmerzen verschiedener Lokalisation, Nacken- und Schulterschmerzen und mäßigen, selten hohen Temperaturen. Wichtigstes gemeinsames Symptom ist eine meist starke Beschleunigung der BKS.

Die Ätiologie ist unbekannt.

Der Verlauf geht meist über Jahre. Spontane Remissionen kommen vor. Im akuten Schub sind Steroide wirksam. Vollständige Ausheilung ist fraglich.

Alle diese Gemeinsamkeiten geben die Begründung dafür, die verschiedenen Krankheitsbilder vorläufig als Teilaspekte einer größeren nosologischen Einheit „Riesenzellarteriitis" zu beschreiben. Dies soll in der chronologischen Reihenfolge Ihres Bekanntwerdens geschehen.

α) Takayasu-Syndrom (Pulseless Disease)

TAKAYASU, ein japanischer Ophthalmologe, beschrieb 1908 eine Krankheit, die durch Pulslosigkeit an der oberen Extremität und fortschreitende Augenveränderungen gekennzeichnet war und nahezu ausschließlich junge Frauen befiel. In der Folgezeit ergab sich, daß ihr eine segmentale Panarteriitis mit Riesenzellen zugrunde liegt, die überwiegend die thorakale Aorta und deren Arterien betrifft und dort zu segmentalen Verschlüssen der großen Arterien führt. Beim Vollbild der Krankheit können die großen Armarterien und nahezu alle großen extrakraniellen Hirnarterien segmental verschlossen sein. Daß dabei dennoch Symptome einer Durchblutungsstörung des Zerebrums oder der Arme lange Zeit ganz fehlen können oder vergleichsweise gering sind, spricht für eine langsame Progredienz der Verschlußprozesse, die dann eine erstaunlich gute Kollateralkreislaufentwicklung ermöglichen. In einem Teil der Fälle wurden gleiche arteriitische Prozesse und ihre Folgen auch in anderen Gefäßprovinzen beobachtet. Die fortschreitenden Augenveränderungen bestehen in Katarakt, Glaukom oder Abnormitäten der Retina. Diese oder eine Mangeldurchblutung können schließlich zur Erblindung führen.

Differentialdiagnose: Das Krankheitsbild kann wie eine rheumatische Erkrankung im Schultergürtel-Hals-Bereich beginnen. In späteren Stadien bei ausgedehnten Verschlüssen kommt differentialdiagnostisch vor allem eine obliterierende Arteriosklerose in Frage, ferner Aortenaneurysma, kongenitale Anomalien der Aorta oder Mediastinaltumor. Im Stadium der unspezifischen Symptome sollte eine hohe BKS bei jungen Frauen immer auch an Takayasu-Syndrom denken lassen.

β) Arteriitis cranialis (Arteriitis temporalis)

HORTON et al. beschrieben 1934 dieses Krankheitsbild, das fast ausschließlich Frauen und Männer etwa gleich häufig erst jenseits des 55. Lebensjahres befällt.

Beginn der Erkrankung mit den bereits obengenannten Allgemeinsymptomen, vor allem manchmal auch mit rheumatoiden Nacken- und Schulterschmerzen. Bei einem Großteil der Fälle tritt gleichzeitig oder erst nach Wochen eine schmerzhafte Entzündung der Temporalregion einseitig oder beidseitig auf. Fast die Hälfte der Patienten bekommt Sehstörungen. Ein Teil der Patienten erblindet einseitig, 10% beidseitig. In 20% der Fälle kommt es im Laufe von Monaten zu anderen Organmanifestationen.

Auch dieser Krankheit liegt eine Panarteriitis meist mit Riesenzellen zugrunde, die häufig die Temporalarterien und die A. ophthalmica aber in gleicher Weise auch die großen Äste des Aortenbogens, die Koronarien, die Lungen-, Nieren- und Darmarterien oder die terminale Bauchaorta und die Arterien der unteren Extremität befallen kann.

Kortikosteroidtherapie kann die Allgemeinsymptome rasch beheben und Erblindung verhindern. Sie kann die Arteriitis unter Kontrolle halten, ob sie zu einer Ausheilung führt, ist fraglich.

Differentialdiagnose: Wie bei Takayasu-Syndrom. Die Arteriitis cranialis befällt jedoch nahezu ausschließlich ältere Menschen beiderlei Geschlechts, während das Takayasu-Syndrom fast nur junge Frauen betrifft.

γ) Polymyalgia rheumatica

Auch dieses Krankheitsbild geht häufig, vielleicht sogar immer mit einer Panarteriitis mit Riesenzellen einher, die generalisiert sein kann (GERBER 1978).

Ihre Ätiologie ist unbekannt. BARBER hat es 1957 beschrieben und Polymyalgia rheumatica genannt.

Die Polymyalgia rheumatica befällt ganz überwiegend ältere Menschen beiderlei Geschlechts, Frauen etwas häufiger als Männer. Sie beginnt mit Zeichen einer konsumierenden Allgemeinkrankheit wie Appetitlosigkeit, Schwäche, Gewichtsverlust, subfebrile Temperaturen.

Leitsymptome sind akut auftretende, starke Gliederschmerzen im Nacken-, Schulter- oder Beckenbereich. Die Schmerzen sind anhaltend und führen durch aktive und passive Bewegung, vor allem nach der Nachtruhe, verstärkt zu Morgensteifigkeit. Sie können wochenlang anhalten und dann spontan oder unter Kortikosteroidbehandlung abklingen. Sie werden von dem Patienten meist nicht eindeutig in Muskel oder Gelenke lokalisiert. Wenn überhaupt eine Druckschmerzhaftigkeit der Muskulatur angegeben wird, ist diese wesentlich geringer als bei Dermatomyositis. Symmetrische Schmerzen und Bewegungseinschränkung vor allem der Schulter- und Hüftgelenke sind sehr häufig, in einem Teil der Fälle auch eine Synovitis objektivierbar.

Die Riesenzellarteriitis der Polymyalgia rheumatica kann vor allem bei langjährigem unbehandelten Verlauf grundsätzlich alle Segmente des arteriellen Gefäßbaums betreffen und zu Symptomen einer Mangeldurchblutung an den Extremitäten, am Gehirn, am Herzen und an den Bauchorganen führen.

Die BKS ist so gut wie immer beschleunigt. Eine normo- oder hypochrome Anämie und Erniedrigung des Serum-Eisenspiegels bei normaler Eisenbindungskapazität wurde bei 75% der Patienten beobachtet. Die Anämie kann der Schmerzsymptomatik um Wochen vorausgehen. Die Plasma-Elektrophorese gibt meistens eine Erniedrigung der Albuminkonzentration und Erhöhung der α-1- und α-2-Globuline. Die Muskelenzyme sind bei Polymyalgia rheumatica normal.

Durch bilaterale Temporalisbiopsie läßt sich, auch wenn klinisch diese Arterie keine Symptome zeigt, in mehr als der Hälfte der Fälle eine Riesenzellarteriitis nachweisen und damit die Diagnose sichern (GERBER 1978). Haut- und Muskelbiopsien bringen dagegen so gut wie nie pathologische Befunde und sind deshalb wertlos.

Differentialdiagnose: Ein ähnliches Krankheitsbild können die Kollagenosen machen, die primär chronische Polyarthritis im Frühstadium und Tumoren. Vom Schmerzbild her sind auch eine Periarthritis humero-scapularis, von der Wirbelsäule ausgehende Beschwerden, M. Bechterew und M. Reiter auszuschließen, die aber nie zu den charakteristischen Allgemeinerscheinungen der Polymyalgia rheumatica führen.

Für Polymyalgia rheumatica sprechen schwere Allgemeinerscheinungen und stammnahe, akut einsetzende, über Wochen anhaltende Gliederschmerzen, verbunden mit erhöhter BKS, Anämie, Hypalbuminämie, Erhöhung der α-1- und α-2-Globuline, keine Erhöhung der Muskelenzyme, im späteren Verlauf Verschlüsse größerer Arterien.

III. Gefäßbedingte Beschwerden in der Differentialdiagnose zu rheumatischen Erkrankungen

Bei arteriellen und venösen Durchblutungsstörungen kommen Schmerzzustände vor, die mit rheumatischen Schmerzen verwechselt werden können.

1. Symptome arterieller Durchblutungsstörungen

Der akute Verschluß einer Extremitätenarterie führt zu einer kritischen Minderdurchblutung und dadurch u.a. zu anhaltenden Schmerzen in ihrem Versorgungsgebiet. Die Mangeldurchblutung führt in der stoffwechselaktiven Muskulatur rascher zu Symptomen als in den bradytrophen Geweben. Die Schmerzen halten solange an, bis der sofort in Funktion tretende Kollataralkreislauf zusammen mit der ebenfalls sofort spontan einsetzenden Rücknahme des funktionellen Widerstandes jenseits eines Verschlusses so viel Blut zu fördern in der Lage sind, daß die Bedürfnisse der ruhenden Muskulatur und der übrigen Gewebe wieder erfüllt werden können und das O_2-Defizit gedeckt wird. Gelingt dies nicht ausreichend rasch, kommt es zu Funktionsstörungen (Paresen) und schließlich zu Nekrosen der Muskulatur und/oder der Haut.

Zum akuten Verschluß einer Extremitätenarterie kann es kommen durch Embolie, Thrombose, Aneurysma dissecans, traumatische Arterienläsion, Kompression und schließlich Spasmus (z.B. bei akutem Ergotismus). Hauptkriterien für die Diagnose eines akuten Extremitätenarterienverschlusses sind neben dem anhaltenden Schmerz Blässe bis fleckig-livide Verfärbung, Kälte und fehlende Pulse peripher der Obliteration. Im weiteren Verlauf kann es zu Gangrän kommen.

Differentialdiagnostisch kommen Schmerzzustände in einer Extremität in Frage, die durch rheumatische und eine Reihe anderer Erkrankungen bedingt sein können, wie Myositis, Myalgie, Muskelriß, Muskelkatersyndrom, akute tiefe Beinvenenthrombose, Baker-Zyste, akute periphere Nervenläsion, Polyneuropathie, Arthritis, Osteomyelitis, Tumor. Bei peripheren Nervenläsionen kann es auch gleichzeitig zu funktioneller Minderdurchblutung der Haut mit fühlbarer Temperaturverminderung kommen. Bei allen übrigen Zuständen fehlen aber andere Symptome einer Minderdurchblutung, und die peripheren Pulse sind tastbar – soweit der Patient nicht zufällig gleichzeitig eine chronische arterielle Verschlußkrankheit hat.

Das Leitsymptom des chronischen Verschlusses einer Extremitätenarterie auf dem Boden einer obliterierenden Arteriosklerose oder Thrombangiitis obliterans oder als Zustand nach einem nicht behobenen, akuten arteriellen Verschluß anderer Genese ist das intermittierende Hinken.

Nach kürzerer oder längerer Gehstrecke – oder bei Lokalisation an einer Armarterie nach Arbeiten mit der betroffenen Extremität – kommt es zu einer relativen Hypoxie in den am schlechtesten durchbluteten Muskelgruppen und zu ziehenden Beschwerden bis Schmerzen derselben, die bei Aufhören der Belastung immer rasch zurückgehen. Nur die Beschwerden, die immer erst nach einer gewissen Belastung auftreten und mit dem Aufhören derselben rasch, d.h. innerhalb von 30 s abklingen, sind charakteristisch für eine Mangeldurchblutung.

Beschwerden, die in den Beinen (auch) im Sitzen, Liegen oder Stehen auftreten oder gar beim Gehen nachlassen, sind nicht Folge einer Durchblutungsstörung. Ausnahme davon ist der ischämische Ruheschmerz, der in Horizontallage in der Peripherie der betroffenen Extremität auftritt und beim Aufstehen und Herumgehen wieder abklingt. In diesem Fall ist infolge eines ungenügenden Kollateralkreislaufs der Druckgradient über das Strombahnhindernis so groß, daß jenseits der arterielle Druck so weit absinkt, daß es zu einem Kollaps von Endstrombahngefäßen und damit zur Mangeldurchblutung in Ruhe kommt, die durch Hängenlassen des Beines und damit Hinzukommen des hydrostatischen Druckes behoben werden kann.

Diagnose: Der aufgrund der typischen Beschwerden schon zu äußernde Verdacht auf ein arterielles Strombahnhindernis wird durch die Pulspalpation und die Auskultation entlang der großen Arterien bestätigt. Jenseits eines hämodynamisch wirksamen Strombahnhindernisses sind die Pulse entweder deutlich abgeschwächt oder überhaupt nicht palpabel. Die Auskultation entlang der großen Gefäße kann segmentale Stenosen wahrscheinlich machen.

Wenn charakteristische Beschwerden des intermittierenden Hinkens in Oberschenkel-, Hüft- und Gesäßbereich auftreten, aber alle Pulse tastbar und keine Strömungsgeräusche zu hören sind, liegt mit großer Wahrscheinlichkeit ein isolierter Verschluß der betreffenden A. iliaca interna oder A. profunda femoris vor. Der Nachweis dieser Verschlüsse kann durch ein Angiogramm geführt werden.

Differentialdiagnose: Nur bei nicht sorgfältiger Erfragung des Beschwerdebildes und Erhebung des klinischen Gefäßbefundes können die Symptome einer chronischen arteriellen Durchblutungsstörung der Extremitäten verwechselt werden mit rheumatischen Beschwerden im weitesten Sinne (Arthritis, Arthrose, vertebragenen Syndromen oder neurologischen Erkrankungen).

2. Symptome tiefer Extremitäten-Venenthrombosen

Spannungs- und Belastungsschmerzen sowie ein Schweregefühl sind die ersten Symptome einer akuten tiefen Extremitätenvenenthrombose. Diese Erscheinungen können sehr diskret sein und werden häufig verkannt. Wenn eine deutliche Schwellung und eine zyanotische Verfärbung zu sehen sind, deren Ursache eine Phlebothrombose ist, ist die venöse Strombahn in der unteren Extremität wenigstens im Bereich der V. poplitea und herzwärts davon oder an der oberen Extremität fast immer im Segment der V. subclavia blockiert.

Bei diskreter Symptomatik sind die verschiedenen klinischen Zeichen unsicher und können auch bei eindrucksvolleren Symptomen mit Schmerzen und Schwellungen in der Differentialdiagnose zu anderen Ursachen irreführen.

Einen wesentlichen Fortschritt in der nichtinvasiven Diagnostik haben die Ultraschallmethoden gebracht. Mit markiertem Fibrinogen sind Thrombosen in der Entstehung und im Fortschreiten gut nachzuweisen. Die Methode versagt aber, wenn das Fibrinogen zu einer Zeit gespritzt wird, in der der Thrombus nicht mehr wächst. Die zuverlässigste Methode zur Diagnose einer akuten tiefen Extremitäten-Venenthrombose ist nach wie vor die Phlebographie.

Differentialdiagnose:

Muskelriß: Akuter Schmerz, Schwellung aber meist nur lokal, nicht wie bei Venenthrombose von distal nach proximal fortschreitend. Erhöhung der CPK in den ersten Tagen. Später Sichtbarwerden eines Hämatoms in den abhängigen Partien.

Schwere Muskelkaterreaktion: Kommt bei ungewohnten körperlichen Aktivitäten vor. Anhaltende Schmerzen der überbelasteten Muskeln, Schwellungen. Starke Erhöhung der CPK; in schweren Fällen Myoglobinurie.

Myositis: Erhöhung der BKS und der CPK.

Baker-Zyste: Akute Vergrößerung einer solchen Zyste kann zu Anschwellung und Schmerzen im Unterschenkel führen. Mit der Sonographie kann die Zyste, mit dem Ultraschall-Dopplerverfahren die Durchgängigkeit der V. poplitea nachgewiesen werden. Im Zweifelsfall Phlebogramm.

Akute Osteomyelitis, Phlegmonen und Tumoren können ebenfalls schmerzhafte Schwellungen verursachen, die zu Verwechslungen mit tiefen Beinvenenthrombosen Anlaß geben. Auch die durch Tendovaginitis oder Tendoperiostitis verursachten Schmerzen können in diesem Sinne fehlgedeutet werden.

Die oberflächlichen Thrombophlebitiden kommen in der Differentialdiagnose zu rheumatischen Erkrankungen kaum in Betracht, ebensowenig das *postthrombotische Syndrom.*

Literatur

Barabas AP (1967) Heterogeneity of the Ehlers Danlos' syndrome: Discription of three clinical types and a hypothesis to explain the basic defects. Br Med J 2:612–613

Barber HS (1957) Myalgic syndrome with constitutional effects. Polymyalgia rheumatica. Ann Rheum Dis 16:230–237

Bock HE (1974) In: Heberer G, Rau G, Schoop W (Hrsg) Angiologie. Hyperergische Arterienerkrankungen. Thieme, Stuttgart, S 530–555

Brovelli L, Fürst C (1961) Primär chronische Polyarthritis und Periarteriitis nodosa. Z Rheumaforsch 22:56

Cruickschank B (1954) The arteritis of rheumatoid arthritis. Ann Rheum Dis 13:136

Douglas W (1965) The digital artery lesion of rheumatoid arthritis. Ann Rheum Dis 24:40

Fassbender HG (1967) Die Bedeutung visceraler Prozesse für Pathologie und Nosologie der primär chronischen Polyarthritis. Frankf Z Pathol 76:243–269

Fehr K (1972) Gefäßbeteiligung bei progredient-chronischer Polyarthritis. In: Kappert A (Hrsg) Nichtdegenerative Arteriopathien. Huber, Bern Stuttgart Wien, S 108–119

Gerber NJ (1978) Polymyalgia rheumatica. Ein Teilaspekt der Riesenzellarteriitis. Ergeb Inn Med Kinderheilkd 40:86–140

Gerdes H, Schmitz-Moormann P (1968) Nekrotisierende Arteriitis bei steroidbehandelter rheumatoider Polyarthritis mit sekundärer Amyloidose. Dtsch Med Wochenschr 93:1363–1367

Golding JR, Hamilton MG, Gill RG (1965) Arthritis of rheumatoid arthritis. Br J Dermatol 77:207

Hamrin B (1972) Polymyalgia arteritica. Acta Med Scand [Suppl] 533:1–131

Hess H (1979) Akute und subakute akrale Ischämiesyndrome. Münch Med Wochenschr 121:517–520

Horton BT, Magath TB, Brown GE (1934) Arteritis of the temporal vessels. Arch Intern Med (Chicago) 53:400–409

Johnson RL, Smith CJ, Holt GW, Lubchenco A, Valentine E (1959) Steroid therapy and vascular lesions in rheumatoid arthritis. Arthritis Rheum 2:224

Kalliamäki JL, Laurén PA (1965) Development of a temporal arteritis in a patient with rheumatoid arthritis during treatment with indomethacin. Acta Rheum Scand 11:131–136

Neu JS (1968) Akrale Durchblutungsstörungen bei Patienten mit einer primär chronischen Polyarthritis. Inaugural-Dissertation, Ludwig-Maximilians-Universität München

Östberg G (1973) On arteritis with special reference to polymyalgia arteritica. Acta Pathol Microbiol Scand [A] 237:1–59

Scott JT, Rowell NR (1965) Preliminary investigations of arteritic lesions using fluorescent antibody techniques. Br J Dermatol 77:211

Sharp GC, Irvin WS, May CM, Holman HR, McDuffie FC, Hess EV, Schmid FR (1976) Association of antibodies to ribonucleoprotein and Sm antigenes with mixed connective-tissue disease, systemic lupus erythematodes and other rheumatic diseases. N Engl J Med 295:1149–1154

Sokoloff L, McCluskey RT, Bunim JJ (1953) Vascularity of the early subcutaneous nodule of rheumatoid arthritis. AMA Arch Pathol 55:475

Takayasu M (1908) A case of strange anastomosis of the central vessels of the retina. J Jap Ophthalmol Soc 12:554

L. Systemerkrankungen des Binde- und Stützgewebes mit fakultativer Manifestation am Bewegungsapparat

I. Rheumatisches Fieber – Streptokokkenrheumatismus

Von

F. Graser

Mit 6 Abbildungen und 4 Tabellen

1. Einleitung

Das *rheumatische Fieber*, das in den letzten zwei Jahrzehnten in Nord- und Mitteleuropa nur noch ausgesprochen selten und dann meist in seiner blanden Form vorkommt, wird seit einiger Zeit in der deutschsprachigen Medizin entsprechend seiner Ätiologie auch als Streptokokkenrheumatismus bezeichnet. Weitere Synonyma sind 1. Morbus rheumaticus, 2. rheumatische Infektion, 3. akuter Gelenkrheumatismus, 4. akute Polyarthritis, 3. Rheumatismus verus und 6. Morbus Bouillaud.

Es würde an dieser Stelle zu weit führen, auf die klassischen Arbeiten zur akuten Polyarthritis seit der Darstellung des Krankheitsbildes durch BOUILLAUD im Jahre 1840 im einzelnen einzugehen. Bekannte Kliniker wie LASÈGUE, SCHÖNLEIN, FANCONI und BLAND, um nur einige zu nennen, haben der Krankheit ihre Aufmerksamkeit geschenkt. ASCHOFF, GEIPEL, KLINGE, MURPHY und andere mehr haben wichtige Beiträge zur Morphogenese des Rheumatismus verus geliefert. Von der Allergielehre ausgehend haben SCHICK (1907) und WEINTRAUD (1913) das akute rheumatische Krankheitsgeschehen interpretiert. Dann rückten die Wirkungen der Bakterientoxine vorübergehend in den Mittelpunkt der Betrachtung, bis sich die Immunologie des rheumatischen Fiebers bemächtigte. KAPLAN und MEYESERIAN (1962a), BURGIO et al. (1966), GOLDSTEIN et al. (1967) und VORLAENDER (1973) haben dabei die Bedeutung von Autoimmunprozessen hervorgehoben.

An dieser Stelle darf man aber bei aller Aktualität der immunologischen Betrachtungsweise das wissenschaftliche Lebenswerk von REBECCA LANCEFIELD nicht vergessen, das der Erforschung der hämolytischen Streptokokken gewidmet war, weil es bis heute eine wichtige Grundlage für die Bearbeitung ätiopathogenetischer Fragen des Streptokokkenrheumatismus bildet.

2. Ätiologie

Seit dem Hinweis von TROUSSEAU (1865) auf die epidemiologischen Beziehungen zwischen Scharlach und akutem Rheumatismus blieb es lange unklar, daß dieser Parallelität eine ätiologische Basis eigen ist. Während der Zusammenhang zwischen Streptokokkenbefall des Rachenraumes und der Scharlacherkrankung schon bald nach der Mitteilung LÖFFLERS (1884) eine breite Anerkennung fand, dauerte es noch eine Reihe von Jahrzehnten, bis GLOVER (1930) die Streptokokkenätiologie des rheumatischen Fiebers zur Diskussion stellte. COLLIS (1931) konnte dann ebenso wie COBURN (1931) den Zusammenhang zwischen dem epidemischen Auftreten von Streptokokkeninfekten und akutem Rheumatismus nachweisen.

In der Folgezeit ließen sich die ätiologischen Zusammenhänge zwischen A-Streptokokkeninfektionen und akutem Rheumatismus vor allem durch die von TODD (1932) entwickelte serologische Bestimmung des Antikörpertiters gegen Streptolysin O noch besser erfassen. TODD hat auch als erster das Verhalten des Antistreptolysin-S-Titers beim rheumatischen Fieber mit COBURN und HILL (1939) untersucht. In der Folgezeit haben dann RANTZ et al., die Gruppe um RAMMELKAMP, STOLLERMAN sowie WANNAMAKER und AYOUB das Verhalten der Antikörper gegen A-Streptokokken beim akuten Rheumatismus untersucht und zeigen können, daß sich bei der Bestimmung von mehreren Antikörpern in 90% der Fälle der Zusammenhang zwischen dem rheumatischen Fieber und der Infektion mit β-hämolysierenden Streptokokken der Gruppe A nachweisen läßt.

Der ätiologische Zusammenhang zwischen der A-Streptokokkeninfektion und dem akuten Rheumatismus hat in der Prophylaxe der Erkrankung und ihrer Rezidive mit Penicillin eine eindrucksvolle ärztliche Bestätigung erfahren. Schon die Erfolge in der Prophylaxe des Streptokokkenrheumatismus mit Sulfonamiden (COBURN u. MOORE 1939), die von einer Reihe anderer Autoren bestätigt wurden, sprachen eindeutig für die bakterielle Ätiologie der Erkrankung, zumal sich diese Ergebnisse durch eine sehr gründliche Studie von MORRIS et al. (1956) eindeutig für die primäre Prävention sichern ließen. Die grundlegenden Arbeiten zur Penicillinprophylaxe des Streptokokkenrheumatismus, die für das heutige Vorgehen maßgebend sind, stammen von MASSEL et al. (1948, 1951). Die Streptokokkenätiologie des akuten Rheumatismus hat durch die wirkungsvolle und prognostisch so ausschlaggebende Rezidivprophylaxe auch dort Anerkennung gefunden, wo man ihr zunächst mit erheblicher Reserve gegenüberstand.

3. Pathogenese

Die Pathogenese des Streptokokkenrheumatismus konnte bisher ungeachtet aller interessanten Einzelbefunde keiner endgültigen Klärung zugeführt werden, da die Frage nach dem Pathomechanismus, welcher der Entwicklung der akuten rheumatischen Entzündung bei disponierten Personen nach wiederholten Infektionen mit bestimmten A-Streptokokkentypen zugrunde liegt, nicht sicher beantwortet werden kann. Mit großer Wahrscheinlichkeit handelt es sich dabei weder um eine bakterielle Streuungskrankheit noch um eine einfache infektiös-toxische Entzündung. Nach SCHICK (1907) und WEINTRAUD (1913) hat KLINGE (1933) aufgrund tierexperimenteller Untersuchungen die These vertreten, daß der entzündliche Rheumatismus auf einem allergisch-hyperergischen Krankheitsvorgang beruhe. Diese Annahme läßt sich durchaus mit der mittlerweile als bewiesen geltenden Streptokokkenätiologie vereinbaren, wenn man das Konzept der bakteriellen Allergie (THOMAS u. GOOD 1952; LAWRENCE u. PAPPENHEIMER 1956; CHASE 1957) berücksichtigt. In diesem Sinne hat auch KLINKE (1958) seine abschließende Stellungnahme zur Frage des rheumatischen Fiebers formuliert.

Nach dem heutigen Wissen dürfte der Rheumatismus verus auf einer Immunreaktion nach wiederholten und genügend lange einwirkenden A-Streptokokkeninfektionen basieren (DENNY et al. 1950; CATANZARO et al. 1954; RAMMELKAMP 1961). STOLLERMAN et al. (1975) sowie andere Gruppen konnten zeigen, daß nur bestimmte A-Streptokokkenstämme bzw. -typen ein rheumatisches Fieber nach sich ziehen können. Damit sind für das Zustandekommen der Reaktionskrankheit „rheumatisches Fieber" besondere antigene bzw. rheumatogene Eigenschaften bestimmter A-Streptokokkenstämme erforderlich, die zu einer entsprechenden Immunkomplexbildung führen.

Es liegt daher auf der Hand, daß die Antigene der A-Streptokokken in diesem Zusammenhang von großem Interesse sind. Seit einiger Zeit findet das M-Protein der Zellwandoberfläche der A-Streptokokken besondere Beachtung, weil es sowohl für die Typenspezifität als auch für die Pathogenität der Erreger verantwortlich ist (LANCEFIELD 1962). Bemerkenswerterweise erfolgt die Antikörperbildung gegen dieses M-Protein ausgesprochen langsam und läßt sich durch Penicillin „unterdrücken" (DENNY et al. 1957). Die Annahme, daß dieses Antigen eine wichtige Rolle in der Pathogenese des Streptokokkenrheumatismus spielt, liegt nahe.

Die Bedeutung des Persistierens der A-Streptokokken für die Entwicklung einer schweren anhaltenden Karditis hat MORTIMER et al. (1959) diskutiert. Darüber hinaus wurde die Rolle von persistierenden L-Formen der A-Streptokokken im Verlauf des rheumatischen Krankheitsprozesses von WITTLER (1962), KARGAN (1962) und v. WASIELEWSKI (1964) besprochen. Dabei lassen eigene klinische Beobachtungen vermuten, daß solchen L-Formen für das Zustandekommen von Rebounds und Rezidiven Beachtung zu schenken ist.

Spekulationen, nach denen Viren oder Bakteriophagen im Zusammenhang mit den A-Streptokokken für die Pathogenese des akuten Rheumatismus von Belang sein könnten, haben bisher keine Bestätigung gefunden (QUINN 1973). Die Möglichkeit einer direkten Gewebsschädigung durch Toxine der A-Streptokokken, wie sie zuletzt durch KAPLAN (1975) erwogen wurde, kann man nicht völlig ablehnen. Sie könnte u.a. auch bei einer persistierenden A-Streptokokkeninfektion eine Rolle spielen. Für derartige direkte toxische Schädigungen kommen in erster Linie die Exotoxine der Erreger, also das Streptolysin O und das Streptolysin S sowie die Diphosphopyridin-Nukleotidase (s. Tabelle 1) in Frage. Dabei wird dem Streptolysin S von WALLIS und VIERGIVER sowie von v. WASIELEWSKI (1964) besonderes Interesse schon deshalb geschenkt, weil es vorzugsweise in den A-Streptokokken vorkommt. Die Instabilität des Streptolysin S steht aber einer genaueren Analyse seiner toxischen Wirkung entgegen.

Im übrigen sollte man das sicher kardiotoxische Streptolysin O (BERNHEIM 1954), auch wenn es keine für die rheumatische Entzündung spezifische Wirkung entfaltet, als additiven Faktor nicht ganz vernachlässigen. In diesem Zusammenhang sei auch noch kurz auf die Hyaluronidase hingewiesen, die durchaus einen schädlichen Effekt auf die hyaluronsäurehaltigen Strukturen des Bindegewebes

Tabelle 1. Substanzen der A-Streptokokken

Endotoxine (zelluläre Komponenten)	Exotoxine bzw. Sekretionsprodukte
Hyaluronsäure	Streptolysin O und S
Gruppenspezifische Polysaccharide	Streptokinase
M-, T- und R-Proteine	Hyaluronidase
Mukopeptide	DPNase
Polyglycerophosphate	Dick-Toxin
β-Glucuronidase	Nukleasen
Lipoproteinase	Proteinasen
Nukleoproteide bzw. DNA, RNA	Amylase

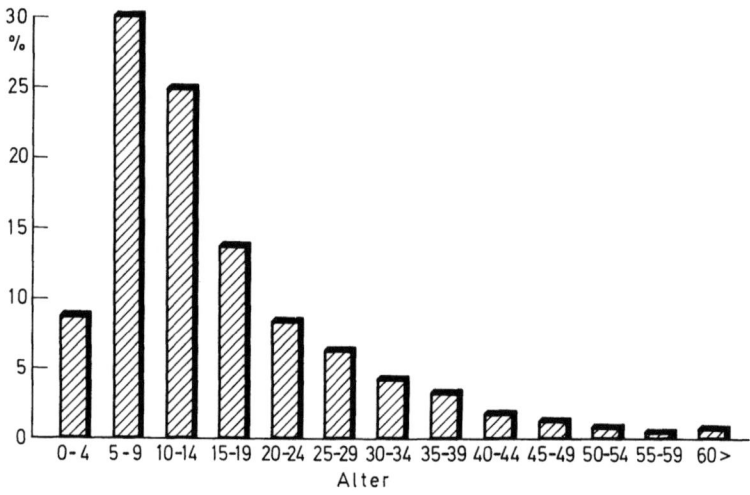

Abb. 1. Altersverteilung von 2539 Erstschüben von rheumatischem Fieber. (Nach HEDLEY 1940)

entfalten kann, jedoch für die Pathogenese des Streptokokkenrheumatismus, wie DORFMAN (1952) dargelegt hat, kaum von Belang sein dürfte. Alle diese Exotoxine oder Enzyme der A-Streptokokken dürften aber nur Nebenrollen im Rahmen des akuten Rheumatismus spielen.

An dieser Stelle muß noch auf die ungelöste Frage nach möglichen Mediatoren, die zum Zustandekommen von rheumatischen Prozessen beitragen, hingewiesen werden. Ob die Prostaglandine dabei zu beachten sind, ist ebensowenig geklärt wie die Rolle der Menkin-Stoffe. Darüber hinaus kommt, wie neuere Arbeiten zeigen, zellulären Immunreaktionen im Hinblick auf den Ablauf der rheumatischen Entzündung ein verstärktes Interesse zu (READ et al. 1974; LUEKER et al. 1975).

Für die Pathogenese bestimmter kardialer Schäden im Rahmen des Streptokokkenrheumatismus spielen sehr wahrscheinlich Autoantikörper eine entscheidende Rolle. Es ist das Verdienst VORLAENDERS (1952), diesen Aspekt herausgestellt zu haben. Durch die Arbeiten von M.H. KAPLAN und seinen Mitarbeitern konnte eine Kreuzreaktion zwischen einem Streptokokkenantigen und Herzmuskelgewebe nachgewiesen werden. Die dadurch ausgelöste Autoantikörperbildung läßt sich bei einem Teil der Patienten mit rheumatischer Karditis aufzeigen (HESS et al. 1964). Diesem Mechanismus haben eine Reihe von Autoren besonderes Interesse entgegengebracht. Darüber hinaus hat GOLDSTEIN eine Kreuzreaktion zwischen Antikörpern gegen Polysaccharide der A-Streptokokken und einem Glykoprotein der Herzklappen nachgewiesen (GOLDSTEIN et al. 1967; GOLDSTEIN 1972). Dieser Reaktion kommt möglicherweise eine entscheidende Bedeutung für die Ausbildung schwerer irreversibler Schäden an den Herzklappen zu, wie dies auch FASSBENDER (1975) in seiner morphologischen Betrachtung der rheumatischen Endokarditis unter dem Aspekt der Immunpathologie zum Ausdruck gebracht hat (s. Abschnitt 4).

Im Zusammenhang mit der Pathogenese des Streptokokkenrheumatismus kann man die Frage nach der Disposition des Makroorganismus nicht außer acht lassen, da nur ein sehr kleiner Teil der von „rheumatogenen" A-Streptokokken befallenen Personen an einem akuten Rheumatismus erkrankt. Neben der Altersdisposition (Abb. 1), die selbstverständlich in Verbindung mit der A-Streptokokkendurchseuchung gesehen werden muß, kommt dabei der Kondition einschließlich des Ernährungszustandes und der Veranlagung (genetische Prädisposition) Beachtung zu. Seit langem wird eine familiäre Häufung des akuten Rheumatismus diskutiert. Schon 1923 nahmen DRAPER und SEEGAL eine erbliche Disposition an. IRVING-JONES (1933), KAUFMANN und SCHEERER (1938), GAULD et al. (1939), WILSON (1940) und vor allem CLAUSSEN (1955) sowie TARANTA et al. (1959) lieferten wichtige Beiträge zum Nachweis einer genetischen Disposition für den Rheumatismus verus, so daß heute kein Zweifel an der wichtigen Rolle erblicher Faktoren in der Pathogenese des Streptokokkenrheumatismus besteht. Bei erbgleichen Zwillingen herrscht eine Konkordanz von 30%, bei nicht identischen Zwillingen von 9% für den Rheumatismus verus. Trotz aller Bemühungen ließ sich ein klarer Erbgang noch nicht festlegen, zumal die Penetranz im interfamiliären Bereich erheblich differieren soll. Offensichtlich müssen neben Infektionen mit virulenten A-Streptokokken noch andere Umwelteinflüsse wirksam werden, damit es beim Vorliegen einer genetischen Disposition zur Ausbildung des Streptokokkenrheumatismus kommt.

Wie problematisch sich die zur Zeit diskutierten Hypothesen zur Pathogenese des rheumatischen Fiebers ausnehmen, hat erst kürzlich TARANTA (1978) zum Ausdruck gebracht.

4. Pathologie

Seit der Mitteilung von L. ASCHOFF „Zur Myocarditisfrage" im Jahre 1904 mit der Beschreibung des entzündlichen Granuloms haben sich dank der Arbeiten von GEIPEL (1906), DE VECCHI (1910), THOREL (1915), FAHR (1921), TALALAJEW (1929), SWIFT (1924) u.a. die Kenntnisse über pathohistologische Befunde bei dem Rheumatismus verus rasch erweitert. Aufgrund eingehender Untersuchungen hat dann KLINGE (1930, 1933) einen einheitlichen Ablauf der rheumatischen Entzündung postuliert: Fibrinoid – Granulom – Narbe. Auch wenn die unitaristische Auffassung KLINGES nicht mehr akzeptiert werden kann und seine Arbeitshypothese selbst beim Streptokokkenrheumatismus in ihrer Gültigkeit eingegrenzt wird, so darf man nicht verkennen, daß er mit seinem Werk eine wesentliche Grundlage für die moderne pathologische Rheumaforschung geschaffen hat, wie dies in eindrucksvoller Weise die Monographie von FASSBENDER (1975) ausweist.

Unter Berücksichtigung neuerer Arbeiten hat FASSBENDER (1975) seine nosologische Differenzierung der rheumatischen Granulome (1963) zu einem überzeugenden Konzept über die Morphogenese des akuten Rheumatismus ausgebaut. Dabei geht er davon aus, daß der Kapillarschädigung durch Immunkomplexe nach einem A-Streptokokkeninfekt eine entscheidende Schlüsselrolle für die Ausbildung der rheumatischen Entzündung zukommt. Die Vereinigung von M-Antigen mit den entsprechenden Antikörpern und Komplement soll für die Gefäßwandschädigung maßgebend sein. Die Irritation der Kapillaren führt zur Plasmaexsudation, Fibrinoidbildung und nachfolgender Zellproliferation bis hin zum typischen Aschoff-Granulom. Neben diesem elementaren Entzündungsvorgang beim Streptokokkenrheumatismus nimmt FASSBENDER in Anlehnung an die experimentellen Ergebnisse von KAPLAN (1962) und GOLDSTEIN et al. (1967) für das Zustandekommen der myogenen Schäden und der valvulären Defekte je eine besondere Autoimmunreaktion an. Dieses interessante Konzept läßt sich im Hinblick auf die heute in Mitteleuropa stark dominierende Form des blanden Streptokokkenrheumatismus auf den Grundvorgang der rheumatischen Entzündung und dabei auf die Kapillarschädigung mit nachfolgender Plasmaexsudation beschränken.

a) Extrakardiale Veränderungen

Schäden an den Gefäßwänden der Arterien und Venen, ausgehend von den Vasa vasorum der Adventitia und von dort bis auf die Media übergreifend, sind ebenso wie Intimaveränderungen ähnlich der Kapillarwandaffektionen bei schwerem akutem Rheumatismus nachweisbar (v. GLAHN u. PAPPENHEIMER 1926; KLINGE 1933). Alle Gefäße von den Koronararterien über die Bauchaorta, die Arterien der Bauchorgane bis hin zu den Extremitäten können mehr oder weniger schwer geschädigt sein. Dabei weist FASSBENDER (1975) darauf hin, daß die Wandverquellung der Koronararterien so hochgradig sein kann, daß sie zum Herztod führt. In den meisten Fällen kommt es im Verlauf des Prozesses zur Infiltration, Fibrinoidbildung, Proliferation und Granulombildung sowie narbigen Ausheilung mit herdförmiger Sklerose der Adventitia und Media bzw. Intima. Eine nekrotisierende Panarteriitis soll beim Streptokokkenrheumatismus nicht vorkommen.

Die subkutanen Noduli beim akuten Rheumatismus beruhen offensichtlich ebenfalls auf einer Zellproliferation im Gefolge einer fibrinoiden Exsudation.

In der Lunge sind neben einer hämorrhagischen Pneumonie Exsudationen im Bereich der Bronchioli und Alveolen zu beobachten, die den hyalinen Membranen ähneln können und bei stärkerer Einsprossung von Bindegewebszellen zu sog. Masson-Bodies werden (MASSON et al. 1937; FASSBENDER 1975).

Selbstverständlich kann es auch zur rheumatischen Pleuritis im Sinne eines Exsudationsphänomens kommen.

In der Skelettmuskulatur sind seit GEIPEL (1909) rheumatische Gewebsschäden bekannt. GRÄF hat 1927 rheumatische Granulome im Bindegewebe der Skelettmuskulatur beschrieben, die er als Folge eines exsudativen Prozesses im Interstitium auffaßte. Die Zugrichtung der das Granulom umgebenden Muskelfasern dürfte die Gestalt der Granulome mitbestimmen. Bei diffuser Ausprägung des exsudativ-proliferativen Prozesses kann es zu einer stärkeren Beeinträchtigung der betroffenen Muskelpartien kommen. Daneben finden sich auch primäre Fasernekrosen im Skelettmuskel, wie sie erstmals von BROGSITTER (1928) beschrieben wurden. FASSBENDER (1975) vertritt die Auffassung, daß diesen „muskelaggressiven Granulomen" ein Autoimmunmechanismus entsprechend dem Kaplan-Modell für das myogene Granulom des Herzens zugrunde liegt, zumal er diese Veränderungen bei Patienten fand, die entsprechende Granulome im Myokard boten.

Die Gelenkveränderungen beim Streptokokkenrheumatismus sind nicht destruktiver Art, wenn man hier einmal von der seltenen chronisch-rezidivierenden Sonderform im Sinne von JACCOUD (1869) absieht. Die entzündlichen Prozesse beschränken sich auf die Synovialis.

Neben dem mehr oder weniger deutlich ausgeprägten Gelenkerguß findet man Fibrinexsudationen auf der Synovialis der betroffenen Gelenke, die nach kurzer Zeit von einer neuen Schicht von Deckzellen überzogen wird. Gelegentlich kann es im Synovialstroma zu fibrinoiden Verquellungen an den kollagenen Fasern kommen, denen eine lockere Anhäufung von Fibroblasten und Histiozyten wie bei der Ausbildung des Aschoff-Granuloms folgt. Mit dem Rückgang dieser Proliferation heilt die Synovitis in der Regel ohne relevante Restschäden aus. An dieser Stelle erscheint es angebracht darauf hinzuweisen, daß vor allem am gelenknahen Periost, aber auch an Faszien und Sehnen im Rahmen des akuten Rheumatismus fibrinoide Veränderungen nachgewiesen werden können.

Das ZNS weist im Zusammenhang mit dem Streptokokkenrheumatismus nach den Untersuchungen von KLINGE (1933), WILSON und LUBSCHEZ (1940), BUCHANAU (1941), HUECK (1952) u.a. vor allem perivaskuläre Infiltrate auf, die sich, wie auch KERNOHAN et al. (1939) betonen, an den Basalganglien, aber auch am Zerebellum und am Kortex nachweisen lassen. Auch endangitische Veränderungen sind im Bereich des Gehirns beschrieben worden. Eine feste Beziehung zwischen diesem Befund und der klinischen Symptomatik läßt sich nicht herstellen, denn mikroskopisch nachweisbare Veränderungen im ZNS finden sich auch bei Patienten mit akutem Rheumatismus ohne Zeichen der Chorea minor. Da die klinischen Symptome der Chorea erst Monate nach dem auslösenden Streptokokkeninfekt in Erscheinung treten, nimmt diese Spätkomplikation eine Sonderstellung im rheumatischen Krankheitsgeschehen ein.

b) Kardiale Veränderungen

Die rheumatischen Befunde am Herzen, die im Hinblick auf ihre Bedeutung für den Ausgang der Krankheit im Mittelpunkt des Interesses stehen, sind seit den Publikationen von ASCHOFF (1904) und von GEIPEL (1906, 1909) immer wieder diskutiert worden. Dabei erscheint es zweckmäßig, die Veränderungen im Bereich des *Myokards* wegen ihrer charakteristischen Ausprägung an erster Stelle zu beachten. Das Ausbreitungsmuster dieser entzündlichen Veränderungen läßt nach DOERR (1967) eine Bevorzugung der linken Kammerwand, der Herzspitze, der Hinterwand des linken Vorhofs und des Vorhofseptums erkennen.

Bekanntlich kommt es wohl aufgrund einer entzündlichen Kapillarschädigung im Bereich des Herzmuskelinterstitiums zur Exsudation von Fibrin (Fibrinoid) und zu nachfolgender Bindegewebszellproliferation sowie späterer Narbenbildung. Die typischen im Gefäßbindegewebe des Herzens liegenden frischen Aschoff-Knötchen sind gekennzeichnet durch eine zentrale Fibrinablagerung, die von Histiozyten, Makrophagen, Mastzellen und vereinzelten Granulozyten umlagert sind (Abb. 2). Diese blühenden Granulome können oft rund bzw. rosettenförmig erscheinen, während die alternden Knötchen meist eine spindelige Form aufweisen. Mit zunehmender Entwicklung von kollagenen Fasern und einer Abnahme der zellulären Elemente kommt es zur narbigen Rückbildung des Granuloms. Aufgrund seiner Erfahrungen vertritt FASSBENDER (1975) den Standpunkt, daß ein Vorkommen vereinzelter Lymphozyten in den narbigen perivaskulären Schwielen keine Bedeutung im Sinne einer rheumatischen Aktivität besitzt. Ganz anders sind frische fibrinoide Infiltrate oder Granulome bei Rezidiven zu werten, die im Bereich von Narben auftreten. Möglicherweise kommt der produktiven Variante des Aschoff-Granuloms nach FASSBENDER (1975) gerade im Hinblick auf die leichten Verlaufsformen des Streptokokkenrheumatismus von heute ein besonderes Interesse zu. Diese lockeren Granulome, die keine deutliche Fibrinoidbildung aufweisen, lassen sich als Reaktionsprodukte auf blande exsudative Prozesse deuten.

Eine andere Variante der interstitiellen rheumatischen Myokarditis stellt die schwere, rein exsudative Form dar (FASSBENDER 1963, 1975), die in erster Linie

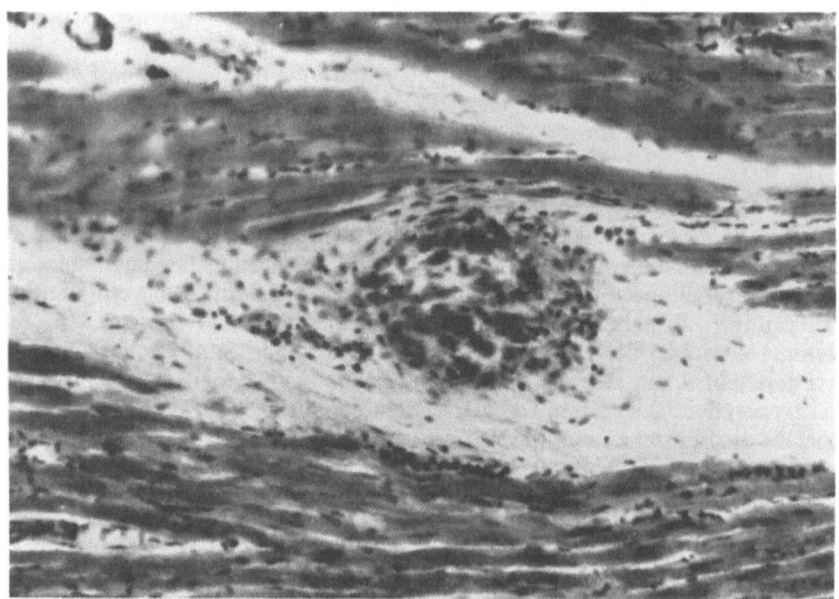

Abb. 2. Aschoff-Knötchen im Myokard (nach einem histologischen Präparat von Fassbender)

für die früher vor allem im Kindesalter vorkommenden letalen Verläufe der akuten rheumatischen Karditis verantwortlich gemacht wird. Dabei kommt es zu einer massiven diffusen serofibrinösen Exsudation, die auf das Herzmuskelgewebe übergreift und eine Invasion von Granulozyten sowie Lymphozyten, aber keine echten Granulome nach sich zieht. Wenn dieser Prozeß, den Fassbender in Analogie zum Arthus-Phänomen setzt, nicht rechtzeitig gebremst wird, dann kommt es zur deletären myokardialen Insuffizienz. Diese Spielart der rheumatischen Karidts wird heute in Mitteleuropa kaum noch beobachtet.

Die auf Geipel (1906) zurückgehende Frage nach den myogenen Granulomen und ihrer Sonderstellung (Fahr 1921) wurde durch die Befunde am Biopsiematerial von Kommissurotomien und die experimentellen Studien von Murphy (1952) neu belebt. Diese Knötchen, die sich um in Auflösung befindliche Muskelfasern bilden und kein Fibrinoid einschließen, werden vor allem durch Makrophagen und Riesenzellen gebildet und sind dadurch vom typischen Aschoff-Granulom des Gefäßbindegewebes abzugrenzen. Im linken Herzohr werden diese myogenen Granulome nach den Biopsiebefunden in der subendokaridialen Schicht lokalisiert (Kuschner u. Levieff 1953). Sie bilden sich um die destruierten Fasern der subendokardialen Muskellamelle. Fassbender (1975) deutet diese myogenen Granulome als das morphologische Substrat eines muskelaggressiven Autoimmunisationsprozesses, der im Rahmen des rheumatischen Fiebers durch die Kreuzreaktion zwischen einem zellwandständigen Streptokokkenantigen und dem Herzmuskelgewebe (Kaplan u. Meyeserian 1962a) zur Ausbildung kommen kann.

Daß eine *serofibrinöse Perikarditis* infolge der Exsudation nach der primären Kapillarschädigung auftreten kann, ist nach dem Gesagten leicht verständlich. Dabei kommt es nur selten zur Entwicklung von Granulomen. Die Ausheilung erfolgt in der Regel durch eine Mesothelregeneration, die eine neue Verschiebeschicht bildet. Eine konstriktive Perikarditis findet man beim Streptokokkenrheumatismus offensichtlich kaum.

Die Endokarditis spielt im Rahmen der rheumatischen Herzerkrankung eine wichtige Rolle, weil sie bekanntlich zur Ausbildung von Klappenfehlern führen kann. Auch wenn heute Vitien im Gefolge des akuten Rheumatismus immer seltener auftreten, muß man der Frage der Endokardbeteiligung im Rahmen der Karditis besonderes Interesse entgegenbringen, zumal nach den Versuchen von GOLDSTEIN et al. (1967) mit der Möglichkeit gerechnet werden muß, daß für das Zustandekommen schwerer stenosierender Klappenschäden eine Kreuzreaktion zwischen Antikörpern gegen Polysaccharide der A-Streptokokken und einem Glykoprotein des Endokards mitverantwortlich ist (GOLDSTEIN et al. 1967, 1972).

Im Bereich der Herzklappen kommt es im Gefolge der Insudation (und bei Rezidiven auch Exsudation) zu herdförmigen Fibrineinlagerungen in das subendotheliale Gewebe. Neben diesen Verquellungsherden, die gelegentlich bei entsprechender Größe zu Deformierungen der Herzklappen führen können, verdienen vor allem die wärzchenförmigen Fibrinauflagerungen an den Schließungsrändern der Klappen besonderes Interesse. Nach FASSBENDER (1975) spielt dabei eine autoaggressive Schädigung der Deckzellen im Sinne der von GOLDSTEIN et al. beschriebenen Kreuzreaktion eine wichtige Rolle. Durch die dadurch bedingte Aufrauhung des Endothels kommt es dann zur Fibrinauflagerung und schließlich mit deren Organisation zur Verlötung von Segeln oder Taschen, d.h. zur Klappenstenose.

Im Unterschied dazu muß man die Vernarbungsvorgänge im Klappengerüst und im Bereich der Sehnenfäden für das Zustandekommen der Klappeninsuffizienz verantwortlich machen.

An dieser Stelle ist noch zu beachten, daß die rheumatische Endokarditis zu einer Vaskularisierung des (in der Regel) gefäßlosen Stromas der Klappen führen kann. Die Bedeutung dieser Veränderung für eine schwere fortschreitende Schädigung des vaskulären Apparats bei Rezidiven liegt auf der Hand. Kann es doch damit zur Fibrinexsudation in das vorgeschädigte subendotheliale Gewebe mit allen Folgeerscheinungen kommen.

Der gelungene Versuch FASSBENDERS, den morphologischen Veränderungen, die der Streptokokkenrheumatismus herbeiführt, eine immunpathologische Deutung zu geben, unterstreicht die multifaktorielle Pathogenese des akuten Rheumatismus und trägt zum Verständnis des Krankheitsbildes in seiner verschiedenartigen klinischen Ausprägung bei.

5. Epidemiologie

Die Parallelen in der Verbreitung von Scharlach und akutem Rheumatismus, die schon im vergangenen Jahrhundert erkannt wurden (TROUSSEAU 1865), gelten selbstverständlich auch für die Epidemiologie der A-Streptokokkeninfektionen und des Rheumatismus verus, wie die entsprechenden Untersuchungen der letzten Jahrzehnte bestätigten (COBURN u. YOUNG 1949; RAMMELKAMP et al. 1952; SIEGEL et al. 1961; GOSLINGS et al. 1963). Aufgrund der vorliegenden Erfahrungen kann man feststellen, daß ein stark gehäuftes Auftreten akuter A-Streptokokkenerkrankungen stets eine Zunahme frischer rheumatischer Erkrankungen nach

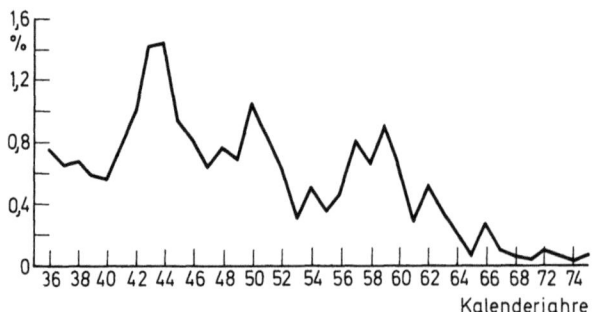

Abb. 3. Rheumatisches Fieber in Prozent der Gesamtklinikaufnahmen. (Nach JÜNGST 1975)

sich zieht, wie dies z.B. ZIMMERMAN et al. (1962) wieder beschrieben haben. Im Rahmen der endemischen Durchseuchung mit weniger virulenten A-Streptokokken, wie sie seit zwei Jahrzehnten in Europa dominiert, kommt es nur noch selten zum Auftreten des akuten Rheumatismus. Die kürzlich von JÜNGST (1975) für das Krankengut der Universitätskinderklinik in Mainz demonstrierte Abnahme des Streptokokkenrheumatismus (Abb. 3) ist durchaus repräsentativ für den Rückgang der Krankheit in unserem Land. Dieser Abfall der Morbidität dürfte 1. auf einem Virulenzverlust der A-Streptokokken, wie er sich auch im Rahmen des Scharlachs zeigt, 2. auf der Penicillintherapie von Infekten der oberen Luftwege und 3. auf den verbesserten Lebens- und Ernährungsbedingungen beruhen. Welche Bedeutung dabei dem Pathogenitätsverlust der A-Streptokokken bei nahezu gleichbleibender Durchseuchung zukommt (JÜNGST u. SETAJESCH 1967), geht daraus hervor, daß auch in sozialen Randgruppen der Streptokokkenrheumatismus ausgesprochen selten geworden ist. Dabei muß man wissen, daß nach eigenen Feststellungen die blanden Infekte der oberen Luftwege heute keineswegs mehr in ihrer Mehrzahl mit Penicillin behandelt werden, so daß die antibiotische Prophylaxe des akuten Rheumatismus nicht maßgebend für dessen geringe Häufigkeit ist. Zur Zeit lassen sich klimatische Einflüsse auf die Verbreitung des Streptokokkenrheumatismus wohl kaum nachweisen. Der Rückgang des Rheumatismus verus gilt hierzulande nicht nur für alle Altersgruppen, sondern auch für die aus Ländern mit hoher Rheumamorbidität kommenden Ausländer, z.B. die Türken, soweit sie bzw. ihre Kinder nicht schon mit einem frischen Streptokokkenrheumatismus einreisen. Von nicht geringerer Bedeutung ist der Rückgang der Rezividve, der allerdings in hohem Maß der Penicillinprophylaxe zu verdanken sein dürfte.

6. Der auslösende Streptokokkeninfekt

Wenn der akute Streptokokkenrheumatismus hierzulande wie in großen Teilen Europas seinen Schrecken in den letzten Jahrzehnten weitgehend verloren hat, weil er nicht nur selten auftritt, sondern dazu noch leicht verläuft, dann besagt dies nicht, daß er damit kein ärztliches Interesse mehr verdiene. Das meist blande Krankheitsbild des akuten Rheumatismus wirft nicht nur diagnostische, sondern auch therapeutische Fragen auf, die sich nur schwer und zum guten Teil auch nur mit Vorbehalt beantworten lassen.

Der vorausgehende Streptokokkeninfekt verläuft heute leicht. Eine klassische Angina, wie sie EDSTRÖM (1937) noch in der Mehrzahl seines damaligen Krankengutes in der Anamnese verzeichnet fand, bildet heute nur noch selten den Ausgangspunkt des rheumatischen Fiebers. Die klassische Streptokokkenangina mit plötzlichem Fieberanstieg, Kopfschmerzen, Übelkeit, Brechreiz, Schluckbeschwerden, hochrotem Rachen, geschwollenen Tonsillen und meist auch deutlich tastbaren Kieferwinkellymphknoten kommt z.Zt. kaum noch vor und findet sich selbst beim Scharlach nur in Ausnahmefällen.

Es kann daher nicht überraschen, daß in den letzten Jahrzehnten die anamnestischen Angaben über den initialen Infekt, wenn sie nicht fehlen, meist nur für einen leichteren Katarrh der oberen Luftwege sprechen. Darüber hinaus muß man auch dabei Entzündungen der Nasennebenhöhlen beachten.

Der Anteil der inapparenten bzw. abortiven A-Streptokokkeninfekte, die durchaus zur Antikörperbildung führen und den Rheumatismus verus auslösen bzw. einleiten (STOLLERMAN 1956) können, hat gegenüber früheren Angaben (GIRAUD, KUTTNER, LEMON, RAMMELKAMP, SWIFT u.a.) erheblich zugenommen. In den letzten Jahren sind kaum noch anamnestische Hinweise auf einen vorausgehenden Katarrh des Nasen-Rachen-Raumes zu erhalten, wie dies auch MIEHLKE und WESSINGHAGE (1976) feststellen. Dementsprechend ist eine gezielte Penicillinprophylaxe des Streptokokkenrheumatismus bei einem großen Teil der möglichen Patienten aufgrund des inapparenten Initialinfektes nicht gegeben. Man darf daher die Bedeutung der antibiotischen Therapie für den starken Rückgang der Morbidität des akuten Gelenkrheumatismus nicht überschätzen. Für den erscheinungsarmen Verlauf der meisten A-Streptokokkeninfektionen einschließlich des Scharlachs muß ebenso wie für die Rückläufigkeit des Rheumatismus verus ein Pathogenitätswandel der hämolytischen Streptokokken der Gruppe A verantwortlich gemacht werden.

In der sog. Latenzperiode (Phase II), die zwischen dem auslösenden A-Streptokokkeninfekt (Phase I) und dem Beginn der rheumatischen Erkrankung (Phase III) liegt, finden die für die Pathogenese entscheidenden Immunisierungsvorgänge statt. Diese Zwischenphase dauert in der Regel 10–20 Tage und soll bei Rezidiven oft eine Verkürzung erfahren. Die Latenzperiode, in der nach den Untersuchungen CANTANZAROS (1954) innerhalb von 9 Tagen nach Beginn des Initialinfektes mit der Penicillinmedikation begonnen werden muß, wenn man die Ausbildung des Streptokokkenrheumatismus verhüten will, scheint zumindest in ihrer ersten Hälfte noch durch die Auseinandersetzung zwischen den A-Streptokokken und ihren Antigenen ausgefüllt zu sein. Dementsprechend muß es keineswegs immer zu einem symptomfreien Intervall zwischen auslösendem Infekt und der rheumatischen Folgekrankheit kommen, insbesondere nicht, wenn eine Sinusitis oder eine chronische Tonsillitis das Fortschwelen des Katarrhs begünstigt. Auf der anderen Seite kann ein inapparenter A-Streptokokkeninfekt und ein schleichender Beginn des Rheumatismus verus, wie dies heute relativ häufig zu konstatieren ist, nicht nur der Abgrenzung der Phasen I–III, sondern der Früherkennung des Streptokokkenrheumatismus im Wege stehen.

7. Krankheitsbild und Verlauf

Das klassische Krankheitsbild des „rheumatischen Fiebers" bzw. der akuten Polyarthritis kommt seit einer Reihe von Jahren in Mitteleuropa wie in anderen hochzivilisierten Regionen selbst im Kindesalter nur noch ganz vereinzelt zur

Ausbildung. Übriggeblieben ist lediglich die Abortivform des Streptokokkenrheumatismus. Diese blande, wenig charakteristische Spielart ist in den letzten Jahren ebenfalls ausgesprochen selten zu finden, so daß die Annahme, der Streptokokkenrheumatismus sei im Aussterben begriffen, nicht vollkommen abwegig erscheint. Nicht zuletzt könnte für eine solche Hypothese der erhebliche Rückgang der chronischen rheumatischen Herzerkrankungen im Gefolge des Rheumatismus verus bei Kindern und Erwachsenen bis zum 4. Lebensjahrzehnt sprechen. Wenn an dieser Stelle dennoch die Krankheitserscheinungen des Streptokokkenrheumatismus in ihrer ganzen Breite besprochen werden, so geschieht dies einmal im Hinblick auf eine durchaus mögliche neuerliche Pathomorphose der A-Streptokokkeninfektion und ihrer Folgekrankheiten in Mitteleuropa sowie zum anderen in Bezug auf die Patienten, die aus den Balkanländern, der Türkei und Nordafrika mit schwerem rheumatischem Fieber in unser Land kommen.

Die z.Zt. dominierende abortive Form des Streptokokkenrheumatismus beginnt in den meisten Fällen mit leichtem Fieber, einer deutlichen Beeinträchtigung des Allgemeinbefindens und Gelenkschmerzen. Die Patienten machen dabei aber keinen schwerkranken Eindruck. Kopfschmerzen, Blässe und Schweißausbrüche fehlen in der Regel. Eine Schwellung und Rötung der schmerzhaften großen Gelenke läßt sich nur selten notieren und ist – wenn überhaupt vorhanden – nur flüchtig ausgebildet. Eine sehr starke Beschleunigung der BKS, die früher beim voll ausgebildeten „rheumatischen Fieber" zumindest im Kindesalter fast immer vorlag, wird kaum noch verzeichnet; die BKS ist vorwiegend leicht bis mittelstark beschleunigt. Der ASO-Titer ist nach wie vor in rund 80% der Fälle auch von blandem Streptokokkenrheumatismus deutlich erhöht. Bei wiederholten EKG-Kontrollen in den ersten Krankheitstagen findet man frequenzunabhängige Schwankungen der PQ-Dauer, z.T. mit einem ausgesprochenen AV-Block 1. Grades. Der komplette AV-Block bzw. die AV-Dissoziation, Extrasystolen, Erregungsausbreitungsstörungen, sichere Herzvergrößerungen, apikale systolische Geräusche, perikarditisches Reiben oder eine manifeste Herzinsuffizienz mit Stauungserscheinungen kommen nur noch in Ausnahmefällen bei Kindern und Jugendlichen vor. Das gleiche gilt für das Erythema anulare.

Das blande rheumatische Fieber, das nicht selten mit einem noch schwelenden A-Streptokokkeninfekt vorkommt, spricht verständlicherweise nicht direkt auf eine Penicillinbehandlung an und kann sich ohne die Gabe von Antiphlogistika über mehrere Wochen erstrecken, bis es langsam abklingt und ausheilt. Wenn man in diesem Zusammenhang an die sog. Spätrheumatoide beim Scharlach und nach Streptokokkenangina denkt, dann drängen sich Analogieschlüsse in klinischer wie in pathogenetischer Beziehung durchaus auf. KÜSTER (1966) hat daher die scharfe Abgrenzung des „Spätrheumatoids" beim Scharlach vom rheumatischen Fieber in Frage gestellt. Im Gegensatz dazu fordert HÖRING (1970) nach französischem Vorbild die Unterscheidung des postanginösen Rheumatoids (nach A-Streptokokkeninfekten) von der Polyarthritis rheumatica. Dies ist zumindest für das sog. Spätrheumatoid beim Scharlach in der Regel nicht gerechtfertigt, weil es im Rahmen des 2. Krankseins meist keine Erscheinung der allergischen Nachphase, sondern allenfalls eine anaphylaktoide Reaktion sein dürfte. Die postanginöse Infektarthritis kann man in Einzelfällen ungeachtet ihrer A-Streptokokkenätiologie vom rheumatischen Fieber dann abgrenzen, wenn sie 1. vor Ablauf der 2. Woche nach Beginn der Angina einsetzt oder wenn sie 2. ohne nennenswerte akut entzündliche Reaktionen innerhalb von 3 Tagen wieder abklingt. Bei allen rheumatischen Prozessen in der 3.–4. Krankheitswoche nach einer Streptokokkenangina, die sich länger hinziehen, sollte man im Hinblick auf Therapie und Rezidivprophylaxe von einem Rheumatismus verus ausgehen. Selbst der blande Streptokokkenrheumatismus bietet mehr als ein dreitägiges Nachfieber mit Arthralgien; vielmehr ist er eine Erkrankung, die sich auch bei larviertem Verlauf über mehr als 10 Tage erstreckt.

In diesem Zusammenhang muß betont werden, daß die leichte Form des rheumatischen Fiebers, die heute die Krankheit in Nord- und Mitteleuropa präsentiert, sich durchaus von den flüchtigen Infekten mit Glieder- und Gelenkschmerzen abhebt. Das gleiche gilt für die sehr schmerzhafte bakterielle Monarthritis.

Da keineswegs nur in Anatolien bzw. im Nahen Osten und in Nordafrika, sondern auch in den Balkanländern der Streptokokkenrheumatismus in seiner schweren Form nach wie vor häufig auftritt, erscheint es nicht völlig ausgeschlossen, daß durch eine Verschiebung in der A-Streptokokkenpopulation in Mitteleuropa das klassische rheumatische Fieber mit all seinen Folgen hierzulande wieder in Erscheinung treten kann. Aus diesem Grund soll die Symptomatik des voll ausgeprägten Rheumatismus verus hier die gebührende Beachtung finden.

Die Krankheitserscheinungen des akut beginnenden schweren Streptokokkenrheumatismus früherer Jahrzehnte war durch den plötzlichen Fieberanstieg im Zusammenhang mit einer erheblichen Beeinträchtigung des Allgemeinbefindens und dem Auftreten starker Schmerzen an mehreren großen Gelenken, verbunden mit Schonung, Schwellung und Rötung gekennzeichnet. Inappetenz, Kopfschmerzen, Blässe und Schweißausbrüche kamen hinzu. Dabei war ein rascher und starker Anstieg der BKS zu verzeichnen. Viele Patienten boten in wenigen Tagen bis Wochen Symptome einer manifesten Karditis. Unter dem hohen Fieber trat – insbesondere im Verein mit einer schweren Endomyokarditis – das Erythema anulare bei 9–13% der Fälle auf. Später, nämlich in der 3. Krankheitswoche, gesellten sich subkutane Noduli bei Patienten mit einer Herzbeteiligung in 10% (7,4–21,7%) hinzu. Bauchschmerzen, Nasenbluten und pneumonische Erscheinungen kamen als Nebenmanifestationen hinzu.

An dieser Stelle sei betont, daß es im Rückblick nicht zwingend erscheint, zwischen einem viszeralen und einem polyarthritischen Typ des akuten Rheumatismus (TALALAJEW 1929) zu unterscheiden, denn auch Patienten mit sehr akut auftretenden hochschmerzhaften Gelenkerscheinungen konnten gelegentlich außerdem eine schwere Pankarditis aufweisen. Dies schließt nicht aus, daß bei einem Teil der Patienten mit einer massiven Karditis die Gelenkerscheinungen leichter Art waren, ja daß bei einer Reihe von Patienten mit Chorea und/oder chronischer rheumatischer Herzerkrankung bzw. Herzklappenfehler der akute Streptokokkenrheumatismus einschließlich der Karditis so erscheinungsarm ablief, daß er nicht beachtet wurde. Der große Anteil von Erwachsenen mit rheumatischen Vitien und leerer Rheumaanamnese in früheren Jahren zeugt dafür, daß kardiale Dauerschäden auch im Gefolge eines weitgehend symptomarmen Verlaufs zur Ausbildung kommen konnten. Dies ist, wie schon gesagt, bei dem blanden Streptokokkenrheumatismus der letzten zwei Jahrzehnte allerdings kaum zu verzeichnen gewesen.

Angesichts der seit BOUILLAUD (1840) erkannten zentralen Bedeutung der Karditis für die Prognose des akuten Rheumatismus, die auch im Hinblick auf die Therapie und Rezidivprophylaxe zu berücksichtigen ist, erscheint es angezeigt, die Klinik der rheumatischen Herzerkrankung hier gesondert zu besprechen. Der bekannte Satz von LASÈQUE (1864): „Le rhumatisme aigu lèche les jointures, la plèvre, les meninges même, mais il mord le coeur" hatte in der ersten Hälfte unseres Jahrhunderts durchaus noch eine volle Gültigkeit, wenn man sich an die Langzeitstudie von BLAND und JONES (1951) und andere Arbeiten erinnert.

Die Karditis im Rahmen des Streptokokkenrheumatismus, die bekanntlich alle Schichten der Herzwand betreffen kann, vermag z.T. ganz leicht zu verlaufen und braucht dann keinerlei Schäden zurückzulassen; sie kann sich aber auch, wie frühere Erfahrungen insbesondere bei Kindern lehren, rasch entwickeln und in 3 Wochen zum tödlichen Herzversagen führen. Dazwischen liegt ein Spektrum von Variationen im Verlauf der akuten rheumatischen Herzaffektionen. In der Regel kommt es bei der Karditis nach wenigen Tagen zur Ausbildung von Überleitungsstörungen im EKG und zu überhöhten Tachykardien. Die PQ-Verlängerung als häufiges Frühsymptom der rheumatischen Karditis wurde von BURGEMEISTER et al. (1961) beschrieben. MIROWSKI et al. stellten 1964 den sog. PR-Index heraus. Schließlich haben erst kürzlich LENOX et al. (1978) auf die Wichtigkeit der Überleitungsstörungen mit Rhythmusstörungen bis hin zu Adams-Stokes-Anfällen hingewiesen. Nur selten tritt schon gegen Ende der 1. Krankheitswoche eine Herzvergrößerung auf. In solchen Fällen muß man an die Möglichkeit eines Perikardergusses denken. Präkardiale, perikarditische Beschwerden sind bei Kindern ausgesprochen selten. EKG-Befunde, die Herzsilhouette im Röntgenbild und die Echokardiographie können zum Nachweis des Herzbeutelergusses beitragen. Selbstverständlich macht sich in vielen Fällen die rheumatische Perikarditis ohne merklichen Erguß durch die typischen systolisch-diastolischen Reibegeräusche bemerkbar. In der 2. Krankheitswoche können neben perikarditischen Befunden ventrikuläre Erregungsstörungen und gelegentlich auch dyspnoische Beschwerden sowie Stauungszeichen als Symptome der fortschreitenden Myokarditis hinzutreten. Bei dem Auftreten eines apikalen systolischen Geräusches bei großem Herzen sollte man mit der Annahme einer endokarditisch bedingten Mitralinsuffizienz zurückhaltend sein. Sehr oft handelt es sich um eine relative Mitralinsuffizienz. Mit der Rückbildung der Herzdilatation verschwinden gerade diese Geräusche wieder. Im Gegensatz dazu spricht die Kombination eines über lange Zeit anhaltenden bzw. bleibenden systolischen Spitzengeräusches mit einem kurzen an den III. Herzton anschließenden mesodiastolischen Carey-Coombs-Geräusch weit eher für das Vorliegen einer echten Mitralinsuffizienz. Ein apikales diastolisches Crescendogeräusch ist in der Regel Ausdruck einer relativen Mitralstenose. Basale diastolische Geräusche am linken Sternalrand, die nur bei sorgfältiger Auskultation zu hören sind und eine Aorteninsuffizienz anzeigen, kommen heute so gut wie gar nicht mehr vor. Die wechselnde Ausprägung der rheumatischen Endokarditis und ihrer unterschiedlichen Formen soll in diesem Zusammenhang nicht noch weiter vertieft werden, zumal die Klinik z.Zt. mit dieser Fragestellung in allen Altersstufen so gut wie gar nicht konfrontiert wird. Abgesehen von den extrem seltenen schweren Erregungsausbreitungsstörungen mit Schenkelblockbefunden im EKG aufgrund subendothelialer Prozesse können nach den früheren Erfahrungen beim ersten Schub des Streptokokkenrheumatismus eigentlich nur die vereinzelt im Kindesalter vorkommenden, rasch fortschreitenden Endomyokarditiden bedrohlich werden. Erfreulicherweise gibt es hierzulande heute kaum noch letale Ausgänge im Primärverlauf des akuten Rheumatismus. Selbst schwere Pankarditisfälle sind in den letzten beiden Jahrzehnten ohne Klappendefekte zur Ausheilung gekommen. Die rheumatische Pleuritis, die Polyserositis, die Meningitis, die Lungen-, Leber- und Pankreasbeteiligung sollen an dieser Stelle nicht eingehend besprochen werden, da sie nur im Zusammenhang mit den Hauptmanifestationen überhaupt dem Streptokokkenrheumatismus zugeordnet werden können. Die sog. Purpura rheumatica (anaphylaktoide Purpura Schönlein Henoch) kann zwar als Folgekrankheit nach A-Streptokokkeninfekten auftreten, gehört aber an sich nicht zum Rheumatismus verus. Eine rheumatische Nephritis im eigentlichen Sinn gibt es nicht. Die Kombination des Streptokokkenrheumatismus mit einer Glomerulonephritis ist recht selten zu finden. In den Nieren hat nicht nur KLINGE (1933) rheumatische Veränderungen vermißt, sondern STOLLERMAN u. PEARCE (1968) haben gefunden, daß die A-Streptokokkenstämme, die einen akuten Rheumatismus nach sich ziehen, nicht identisch sind mit denen, die zur Glomerulonephritis führen. Man sollte daher bei der Bewertung leichter Proteinurien und Erythrozyturien im Rahmen des Streptokokkenrheumatismus sehr vorsichtig sein.

Die Randerscheinungen des akuten Rheumatismus, nämlich anfängliche Bauchschmerzen (initiale Pseudoappendizitis) (FANCONI u. WISSLER 1943), u.U. sogar Durchfälle, Nasenbluten und allergische Exantheme von der Urtikaria bis zum Erythema nodosum, sind vieldeutig und können bei geringer Erfahrung leicht zu einer Fehlbeurteilung des Krankheitsbildes führen.

Eine besondere Stellung im reaktiven Krankheitsgeschehen des Streptokokkenrheumatismus nimmt die Chorea minor als Spätmanifestation ein. Diese in den letzten Jahrzehnten nur noch selten vorkommende zentralnervöse Störung, die bei starker Mädchenwendigkeit vornehmlich Patienten im Schulalter betrifft, bildet sich mit einem Intervall von 1–7 Monaten – im Mittel 12 Wochen – nach dem auslösenden Streptokokkeninfekt aus. Da die Chorea minor auch in reiner Form, d.h. ohne vorausgehende andere rheumatische Erscheinungen wie Karditis und Polyarthritis auftreten kann, hat man ihre Zugehörigkeit zum Streptokokkenrheumatismus lange Zeit angezweifelt (GERSTLEY et al. 1935; COBURN u. MOORE 1937; KARGAN u. MIRMAN 1947; PETTE 1949). Durch die Untersuchungen von TARANTA und STOLLERMAN (1956) und TARANTA (1959) sowie neuerdings von KINGSTON und GLYNER (1976) u.a. ist aber inzwischen der Nachweis eines Zusammenhanges zwischen der Chorea und dem vorausgehenden Streptokokkeninfekt erbracht worden.

Aufgrund neuerer Untersuchungen läßt sich nicht nur die reine Chorea, sondern auch die Chorea minor im Rahmen des systemischen Lupus erythematodes und der anaphylaktoiden Purpura als Reaktionskrankheit auf einen A-Streptokokkeninfekt einordnen. Ihre besonders enge Beziehung zum klassischen Streptokokkenrheumatismus geht aus der Langzeitstudie von BLAND und JONES (1951) hervor, nach der früher mehr als die Hälfte der Patienten mit einem Rheumatismus verus im Laufe der Krankheit einschließlich der Rezidive eine Chorea minor bekamen. Heute überwiegt in Mitteleuropa die reine Chorea minor.

Wenngleich die Pathogenese der Sydenham-Chorea noch nicht genügend geklärt ist, so haben immunologische Untersuchungen aus den letzten Jahren doch einen wichtigen Ansatz zum Verständnis dieser Spätmanifestation des Streptokokkenrheumatismus geliefert. Nach HUSBY et al. (1976) finden sich vornehmlich bei Patienten mit Chorea minor, aber auch bei einem kleinen Teil der Kranken mit rheumatischer Karditis spezifische IgG-Antikörper, die sowohl mit einem Zellwandantigen bestimmter A-Streptokokken als auch mit dem Zytoplasma der Nervenzellen aus den subthalamischen Kerngebieten reagieren. Offensichtlich bedarf es einer längeren Einwirkung dieser Antikörper auf die sensiblen Neurone des ZNS, bis es zur Ausbildung der Chorea minor im Sinne einer autoaggressiven rheumatischen Spätmanifestation kommt.

In diesem Zusammenhang erscheint es interessant, daß es bei Patienten mit rheumatischer Karditis gehäuft zu den gleichen EEG-Veränderungen wie bei Choreatikern kommt (ERTUGRUL et al. 1976). Der späte, schleichende Beginn der Chorea Sydenham, der meist erst einsetzt, wenn die akuten Entzündungsreaktionen sowie die diagnostisch relevanten Antikörpertiter schon wieder weitgehend abgeklungen sind, mag im Lichte dieser neueren Befunde ebenso verständlich erscheinen wie das zugehörige histologische Substrat (s.S. 625).

An dieser Stelle sei nur kurz auf das bekannte Krankheitsbild der Chorea minor eingegangen. Die betroffenen Patienten wirken motorisch unruhig. Ihre Bewegungen sind unkontrolliert und fahrig. Gezielte Bewegungen beim Spielen, Zeichnen, Schreiben, Gehen usw. sind aufgrund der einschießenden choreatischen Impulse kaum noch möglich. Interessanterweise kann die Störung seitenbetont als sog. Hemichorea in Erscheinung treten. In schweren Fällen kommt es zu einer unablässigen motorischen Aktivität durch spontane Zwangsbewegungen, die die befallenen Kinder kaum noch zur Ruhe kommen und abmagern lassen. Gelegentlich bildet sich eine schwere muskuläre Hypotonie aus. Diese schweren, sich über viele Wochen hinziehenden Verlaufsformen der Chorea minor sind in Mitteleuropa kaum noch anzutreffen (WENDLER 1967). In der Regel finden sich hierzulande vereinzelte Krankheitsfälle einer leichten Chorea minor, auch Hemichorea, die man sorgfältig von zerebralen Bewegungsstörungen anderer Genese abgrenzen muß.

Insgesamt kann man nach den Erfahrungen der letzten zwei Jahrzehnte feststellen, daß der Streptokokkenrheumatismus von Ausnahmen abgesehen in Nord- und Mitteleuropa – soweit er überhaupt noch auftritt – in all seinen Erscheinungsformen von der akuten Polyarthritis bis zur Chorea minor sehr bland verläuft und kaum noch zu Herzklappenfehlern führt, zumal Rezidive nicht zuletzt durch die Langzeitprophylaxe mit Penicillin nur noch ganz vereinzelt vorkommen, nämlich in einer Rate von 3–4%. In diesem Zusammenhang sei hier nur auf die Untersuchung von ANSCHÜTZ (1973) zur Abnahme der Herzklappenfehler verwiesen.

8. Diagnose

Ein pathognomonisches Leitsymptom, das für die Diagnose des Streptokokkenrheumatismus von wesentlicher Bedeutung ist, bietet sich nach dem Gesagten nicht an. Auch unter den Laborbefunden gibt es keinen, der allein für den akuten Rheumatismus als spezifisch und obligat gelten kann. Alle Bemühungen um eine Präzision in der Diagnostik des Streptokokkenrheumatismus haben bis heute nur zu Annäherungslösungen geführt. Dies gilt auch für die Jones-Kriterien (Tabelle 2) einschließlich ihrer verschiedenen Modifikationen. Selbst in der ersten Hälfte unseres Jahrhunderts, als das klassische Bild des Rheumatismus verus noch vorherrschte, dürfte es kaum möglich gewesen sein, allein aufgrund des von JONES (1944) vorgeschlagenen diagnostischen Vorgehens die Diagnose des „rheumatischen Fiebers" anhand von zwei Hauptmanifestationen oder einem Haupt- und zwei Nebenkriterien zu stellen. Man muß sich darüber im klaren sein, daß allein zwei der Hauptmanifestationen, nämlich die Polyarthritis wie auch die subkutanen Knötchen, sowohl beim Streptokokkenrheumatismus als auch beim chronischen Gelenkrheumatismus vorkommen können. Berücksichtigt man in diesem Zusammenhang noch, daß auch die chronische Polyarthritis bei Kindern und Jugendlichen mit akuten Entzündungszeichen, also hohem Fieber, starker BKS-Beschleunigung und Leukozytose, beginnen kann und bei einem Fünftel dieser Patienten ein erhöhter ASO-Titer gefunden wird, dann ergibt sich damit ganz zwangsläufig der begrenzte Wert der Jones-Kriterien für die Diagnostik des Streptokokkenrheumatismus.

Die Schwierigkeit bei der Anwendung auch der modifizierten Jones-Kriterien in der Fassung der American Heart Association aus dem Jahre 1965 liegt aber

Tabelle 2. Revidierte Jones-Kriterien

Hauptmanifestationen	Nebenmanifestationen
Karditis	Fieber
Polyarthritis	Arthralgien
Chorea, Erythema anulare	Früheres rheumatisches Fieber oder rheumatische Herzerkrankungen
Subkutane Noduli	Akute-Phase-Reaktion (BKS-Beschleunigung, C-reaktives Protein, Leukozytose)

plus
ansteigender A-Streptokokkenantikörpertiter oder A-Streptokokkennachweis im Rachenabstrich

Tabelle 3. Diagnostische Kriterien

Hauptkriterien	Nebenkriterien
	I. Fieber
I. Karditis ←—	II. Überleitungsstörungen im EKG
II. Polyarthritis ←—	III. Gelenkschmerzen mit Schonung
III. Chorea	IV. BKS-Beschleunigung, Leukozytose
IV. Subkutane Noduli	V. Früheres rheumatisches Fieber oder Nachweis einer rheumatischen Herzerkrankung
V. Erythema anulare	VI. A-Streptokokkennachweis

nicht nur in der Frage der Abgrenzung gegenüber der chronischen Polyarthritis, sondern in ihrer einseitigen Ausrichtung auf das Vollbild des akuten Gelenkrheumatismus oder der akuten rheumatischen Karditis. Ganz abgesehen von dem Umstand, daß man nach den Manifestationsmerkmalen von Jones für die Karditis die Herzbeteiligung erst in einem schon fortgeschrittenen Krankheitsstadium erfassen kann, so daß das Ziel der Früherkennung und frühzeitigen Behandlung dabei meist nicht erreicht werden kann bzw. konnte, ist es inzwischen durch die Pathomorphose des Streptokokkenrheumatismus zu einem blanden Krankheitsprozeß nur noch in Ausnahmefällen überhaupt möglich, anhand dieser Kriterien die Diagnose zu stellen. Wenn man bedenkt, daß die schwere klinisch manifeste Karditis mit Herzvergrößerung, Mitralinsuffizienz, Stauungszeichen und/oder Perikarditis nur noch extrem selten beim akuten Rheumatismus vorkommt, das Erythema anulare jüngeren Ärzten nur noch aus Büchern bekannt ist, eine Arthritis mit schmerzhafter Schwellung von mindestens zwei Gelenken heute kaum noch zu finden ist und subkutane Knötchen auch bei eingehendem Suchen (fast) nicht mehr zu tasten sind, dann ist zur Zeit von den Jones-Kriterien wenig Hilfe bei der Diagnostik zu erwarten. Die in Tabelle 3 vorgeschlagene Modifikation der diagnostischen Kriterien beinhaltet eine Anpassung an das derzeitige blande Krankheitsbild.

Die Schwierigkeiten bei der Diagnostik des Streptokokkenrheumatismus dürfen allerdings nicht nur durch eine einseitige Orientierung an den klassischen Hauptmanifestationen von einst beleuchtet werden, liegen sie doch in praxi heute vielfach in einer Fehleinschätzung der Aussagekraft des ASO-Titers begründet. Grippale Infekte mit Gliederschmerzen oder rezidivierende Tonsillitiden sind auch im Zusammenhang mit einem erhöhten ASO-Titer und Erregungsrückgangsstörungen im EKG kein ausreichender Grund zur Annahme eines Streptokokkenrheumatismus. Man muß in diesem Zusammenhang in Rechnung stellen, daß der ASO-Titer im Schul- und Jugendalter bei jedem Fünften erhöht gefunden wird. Auch ein über längere Zeit stark erhöhter Streptokokkenantikörpertiter ist an sich kein diagnostisch relevanter Hinweis für das Vorliegen eines Rheumatismus verus. Eine Labordiagnose des Streptokokkenrheumatismus, wie sie kürzlich JÜNGST (1975) erwogen hat, erscheint sehr problematisch. Selbst ein ansteigender ASO-Titer spricht lediglich für die Diagnose A-Streptokokkeninfekt und kann nur in Verbindung mit entsprechenden klinischen Befunden in die Rheumadiagnostik einbezogen werden.

Eine besondere Schwierigkeit kann dabei im Zusammenhang mit der anaphylaktoiden Purpura dann auftreten, wenn diese mit Gelenkschmerzen und -schwellungen verbunden ist und im Gefolge eines A-Streptokokkeninfektes zur Ausbildung kommt. In solchen Fällen sollte die Verlaufskontrolle in differentialdiagnostischer Hinsicht einen Rheumatismus verus bzw. eine rheumatische Karditis nicht unberücksichtigt lassen.

An dieser Stelle sei aber auch nachdrücklich betont, daß ein Fehlen einer ASO-Titcrerhöhung – selbst bei wiederholter Kontrolle – es allein nicht erlaubt, einen begründeten Verdacht auf einen Rheumatismus verus fallen zu lassen.

Die Erkennung des blanden Streptokokkenrheumatismus unserer Tage ist vor allem gebunden an arthritische Reaktionen von mindestens zwei Gelenken mit Schonung bzw. Bewegungsschmerzen sowie flüchtigen Schwellungen und/oder kardialen Befunden wie AV-Block, PQ-Verlängerungen, Erregungsausbreitungsstörungen sowie apikalen systolischen Geräuschen in Verbindung mit akuten Entzündungsreaktionen sowie dem Nachweis eines vorausgegangenen oder noch fortbestehenden A-Streptokokkeninfektes. Nur bei kritischer Wertung der ätiologischen und klinischen Gegebenheiten wird man heute die Diagnose mit befriedigender Wahrscheinlichkeit stellen können. Dabei muß man wissen, daß eine flüchtige Monarthritis nicht gegen einen blanden Streptokokkenrheumatismus spricht, aber als einziges rheumatisches Symptom auch bei Ausschluß einer chronischen Arthritis (rheumatoiden Arthritis) für die Diagnose nicht ausreicht.

Häufig werden systolische Geräusche oder Verlängerung der Kammererregungsdauer im EKG (QT-Dauer) diagnostisch überwertet. Die Ausbildung einer nicht frequenzgebundenen Verzögerung der Überleitungszeit verdient unter den kardialen Befunden eine verstärkte Beachtung. Da sie nicht selten in den ersten beiden Wochen nur passager auftritt, sind bei möglichem frischen Streptokokkenrheumatismus häufige EKG-Kontrollen angezeigt, wie dies schon früher BURGEMEISTER et al. (1961) (s. Abb. 4) dargelegt haben. Bedenkt man, daß die PQ-Verlängerung bei unklaren fieberhaften Infekten nicht bzw. nur extrem selten zur Ausbildung kommt und beim chronischen Gelenkrheumatismus kaum nachweisbar ist (GRASER et al. 1966), sollte sie nach wie vor ein starkes Interesse finden, zumal sie beim leichten akuten Rheumatismus nach wie vor häufig auftritt (s. Abb. 5).

Die Herzbeteiligung beim blanden Streptokokkenrheumatismus läßt sich nach eigenen Erfahrungen nur z.T. durch Enzymbestimmungen im Serum erfassen. Der Nachweis von zirkulierenden Autoantikörpern gegen Herzmuskel- oder -klappengewebe (KAPLAN 1965; BURGIO et al. 1966; GOLDSTEIN et al. 1967; VORLAENDER 1973; BOLTE 1975) gelingt vornehmlich bei klinisch ausgeprägten Fällen der rheumatischen Endomyokarditis und besitzt daher für die Diagnostik keinen hervorragenden Rang, wenn man von der Abgrenzung zur schweren Virusmyokarditis einmal absieht.

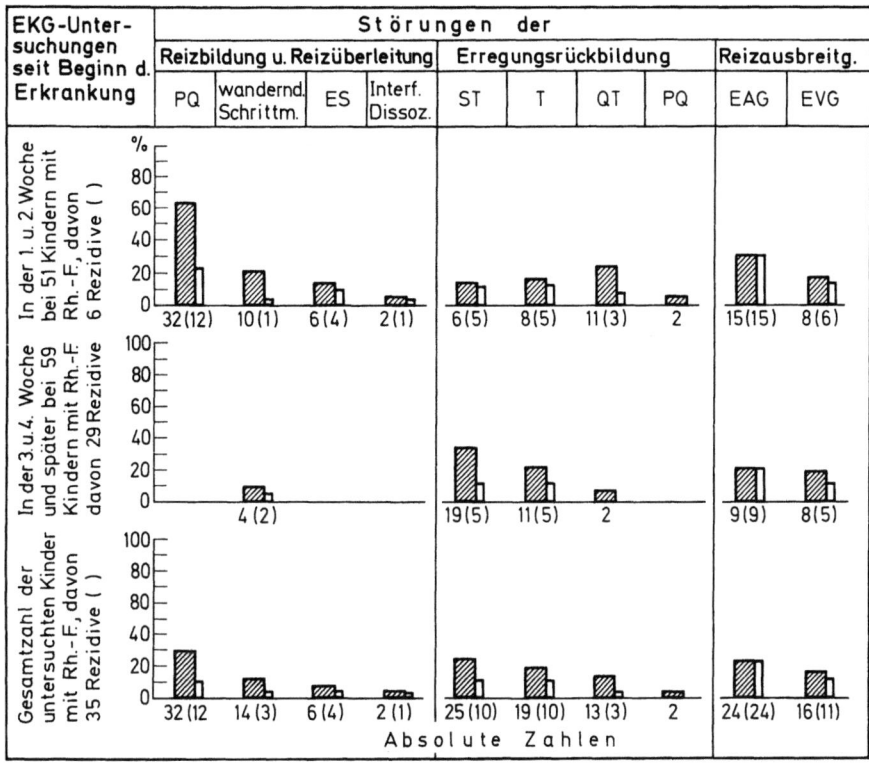

Abb. 4. EKG-Befunde bei 110 Kindern mit rheumatischem Fieber. (Nach BURGEMEISTER et al. 1961)

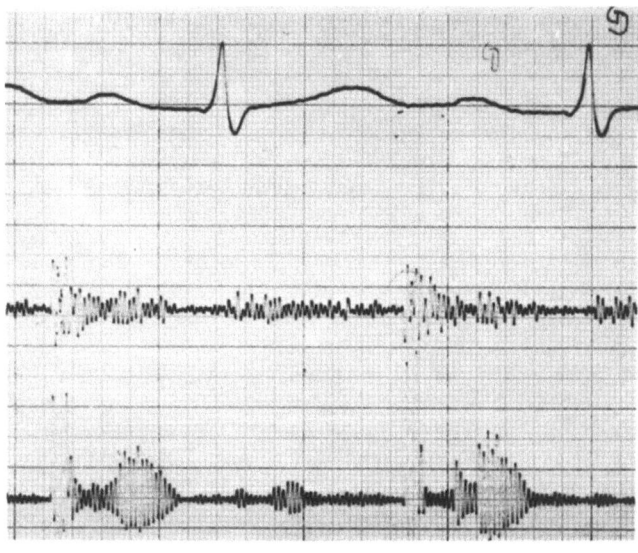

Abb. 5. EKG und PKG bei rheumatischer Pankarditis

Die diagnostische Bedeutung der Entzündungsreaktionen ist heute mehr denn je von begrenztem Wert. Eine sehr starke Beschleunigung der Blutkörpersenkungsgeschwindigkeit, die seinerzeit oft als diagnostischer Hinweis gewertet wurde, findet sich beim blanden Streptokokkenrheumatismus unserer Tage ebenso selten wie eine ausgesprochene Leukozytose. Auch die Bestimmung des C-reaktiven Proteins bringt keine in diagnostischer Hinsicht bedeutsame Information. Selbst die Abnahme des Komplementspiegels darf man in diesem Zusammenhang nicht überschätzen.

Die Diagnose des Streptokokkenrheumatismus muß sich z.Zt. in der überwiegenden Mehrzahl der Fälle auf eine kritische Bewertung der Symptome und der Laborbefunde stützen. Dabei kommt besondere Bedeutung zu

1. den karditischen Befunden, mit Schwankungen bzw. Verlängerungen der PQ-Dauer,
2. den arthritischen Schmerzen, Ruhigstellung (und flüchtigen Schwellungen) von mindestens zwei großen Gelenken,
3. dem Nachweis eines A-Streptokokkeninfektes durch Erregerbefund oder einen eindeutig ansteigenden bzw. erhöhten Streptokokkenantikörpertiter (ASO-Titer) und
4. der BKS-Beschleunigung und anderen Entzündungsreaktionen.

Eine Überdiagnostik wird sich bei einer richtigen Einschätzung dieser diagnostischen Gesichtspunkte vermeiden lassen, zumal wenn man davon ausgeht, daß mindestens drei der vier Kriterien erfüllt sein müssen. Das Erkennen der blanden rheumatischen Karditis ohne das Vorliegen deutlicher Arthralgien dürfte eine der wesentlichen Schwierigkeiten in der Diagnostik des Streptokokkenrheumatismus beinhalten (GRASER 1970).

Die differentialdiagnostische Überprüfung der Diagnose „Streptokokkenrheumatismus" sollte mehr denn je auch während des Krankheitsverlaufs wiederholt vorgenommen werden. Dies ist vor allem im Hinblick auf die Frage der Endokarditis lenta, der Virusmyokarditiden, der chronischen Polyarthritis, des subakuten Rheumatismus und der Penicillinallergie wichtig. In besonderen Fällen muß man neben dem LE-Zellphänomen auch antinukleäre Serumfaktoren gegen DNA, RNA und Mitochondrien bestimmen, um einen Lupus erythematodes visceralis auszuschließen. Die Unterscheidung von der Dermatomyositis

Tabelle 4. Symptomatik der wichtigsten rheumatischen Erkrankungen

Störungen bzw. Symptome	Rheumatisches Fieber	Rheumatoide Arthritis	Lupus erythematodes disseminatus	Anaphylaktische Purpura	Dermatomyositis	Periarteriitis nodosa
Arthritis	+	+ +	+	(+)	(+)	(+)
Exanthem	(+)	+	+ +	+ +	+	(+)
Myositis	0	(+)	+	0	+ +	(+)
Subkutane Noduli	(+)	+	(+)	0	0	(+)
Karditis	+	(+)	(+)	0	(+)	(+)
Polyserositis	((+))	(+)	+ +	(+)	((+))	+
Gastroenteritis	0	0	0	+ +	+	+
renale Symptome	((+))	(+)	+ +	+	0	+ +
Hypertonie	0	0	+	(+)	0	+ +
Augensymptome	0	(+)	(+)	0	0	0
Laborbefunde	A-St-AK	Rheum. F.	DNS-AK	?	LDH↑	?

kann in Zweifelsfällen durch die Enzymdiagnostik und die Elektromyographie erfolgen. Bei der anaphylaktoiden Purpura kommt dem Krankheitsbild mit seinen kutanen und inneren Blutungen besondere Beachtung zu (Tabelle 4). Selbstverständlich sind auch die Infektarthritis und Rheumatoide abzugrenzen. Die Differentialdiagnose zu den Leukämien dürfte heute in der Regel keine Schwierigkeiten mehr bereiten. Angesichts des blanden Bildes der akuten Polyarthritis kann ein promptes Ansprechen auf ein antiphlogistisches Analgetikum nicht mehr wie früher als diagnostisches Hilfsmittel gelten.

9. Die primäre Prävention

An dieser Stelle ist es angemessen, vor der Besprechung der Therapie auf die Verhütung des rheumatischen Fiebers einzugehen. Angesichts der A-Streptokokken-Ätiologie des Rheumatismus verus und der hohen Penicillin-Empfindlichkeit dieser Erreger liegt die Annahme nahe, daß man durch eine Penicillinbehandlung von A-Streptokokkeninfektionen zugleich die Ausbildung der möglichen rheumatischen Folgekrankheit verhindern könne. Diese Arbeitshypothese hat MASSEL bereits 1948 vertreten. DENNY et al. (1950) und WANNAMAKER et al. (1951) konnten dann die Wirksamkeit der Penicillintherapie bei A-Streptokokkeninfektionen auch hinsichtlich der Prävention des rheumatischen Fiebers nachweisen. Seitdem sind diese Erfahrungen immer wieder bestätigt worden, so daß die American Heart Association schon 1955 ihre Empfehlungen zur Verhütung des rheumatischen Fiebers herausgeben konnte. In Übereinstimmung mit der Prävention hat sich in letzten Jahrzehnten zeigen lassen, daß ein Streptokokkenrheumatismus nur dann auftreten kann, wenn eine ausreichende Penicillinbehandlung der primären Infektion unterblieben ist. Diese wiederholt geäußerte Feststellung konnten SIEGEL et al. (1961) in einer kontrollierten Untersuchung bestätigen.

In diesem Zusammenhang ist es wichtig, nochmals auf die Ergebnisse von CATANZARO et al. (1954) hinzuweisen, nach denen eine wirksame Prävention des rheumatischen Fiebers sich auch dann erreichen läßt, wenn die Penicillinbehandlung des primären A-Streptokokkeninfektes nicht sofort nach dessen Beginn, aber innerhalb der ersten 9 Tage eingeleitet wird. Daraus ergibt sich, daß man bei blanden Infekten durchaus das Kulturergebnis des Rachenabstrichs vor der Aufnahme einer Penicillinmedikation hinsichtlich der Verhütung eines möglichen rheumatischen Fiebers abwarten kann.

An dieser Stelle muß aber nachdrücklich betont werden, daß die primäre Prophylaxe des rheumatischen Fiebers die Behandlung der A-Streptokokkeninfektion bis zur restlosen Ausschaltung der Erreger erforderlich macht. Aus diesem Grunde ist hier eine bakteriostatische Therapie (mit Sulfonamiden) nicht zweckmäßig. In Übereinstimmung mit der bewährten Antibiotikatherapie des Scharlachs steht hier die Medikation von V-Penicillinpräparaten an erster Stelle. Mit 3 mal 400 000 E Oralpenicillin pro 24 h über mindestens 10 Tage ist dieses Ziel sicher zu erreichen, wenn eine Reinfektion vermieden werden kann. Bei dem Vorliegen einer Penicillinallergie kann man auf Erythromycin oder Cephalosporinderivate zurückgreifen. Die primäre Prävention ist bei Patienten, die aus mit rheumatischer Karditis stark belastenden Familien stammen, von besonderer Bedeutung. Welcher Anteil ihr am Rückgang des Streptokokkenrheumatismus zukommt, ist schwer abzuschätzen. Das weitgehende Verschwinden der Spätrheumatoide beim Scharlach nach Einführung der Penicillinbehandlung mit anschließender Expositionsprophylaxe läßt aber erkennen, daß der bakteriziden Antibiotikatherapie der A-Streptokokkeninfektionen eine Mitwirkung zuerkannt werden muß.

10. Therapie

In der Behandlung des rheumatischen Fiebers steht nach wie vor die Ausschaltung der meist noch fortbestehenden A-Streptokokkeninfektion an erster Stelle. Man muß sich jedoch darüber klar sein, daß der rheumatische Entzündungsprozeß durch die Penicillintherapie nicht mehr entscheidend beeinflußt werden kann; vielmehr sind dazu antiphlogistisch wirkende Substanzen erforderlich. Darüber hinaus sollte man die Behandlung der heute in Mitteleuropa äußerst selten vorkommenden kardialen Störungen nicht völlig vergessen.

Auf die antibakterielle Therapie der A-Streptokokkeninfektion mit Penicillin oder anderen bakterizid wirkenden Antibiotika muß hier nicht näher eingegangen werden, da diese schon im Zusammenhang mit der primären Prävention besprochen wurde. An dieser Stelle ist lediglich der Hinweis angebracht, daß im Anschluß an die 10tägige Behandlungsphase sich die Penicillin-Dauerprophylaxe zur Verhütung von neuen Streptokokkeninfekten bzw. Rezidiven des rheumatischen Fiebers anschließen muß.

In der antirheumatischen Therapie stehen heute die Salizylate nach der Eliminierung der Aminophenazonpräparate ganz im Vordergrund. Auch wenn bis heute noch nicht alle Fragen der Wirkungen der Salizylate beim Streptokokkenrheumatismus geklärt sind, obschon diese seit 1876 dabei zur Anwendung kommen, so haben sie sich in der Therapie der akuten Polyarthritis durchaus bewährt und durchgesetzt. Dagegen besteht im Gegensatz zu der Meinung von COBURN (1943), daß hohe intravenös verabreichte Salizylat-Dosen auch gegen die Karditis wirksam seien, bei einer Reihe von Autoren Zweifel an dem therapeutischen Effekt der Salizylsäureverbindungen gegenüber dem kardialen Entzündungsprozeß. BYWATER und THOMAS (1961) sowie ALEXANDER und SMITH (1962) schätzten die Salizylate als potentiell gefährlich für Patienten mit einer aktiven rheumatischen Karditis ein. Auch wenn man in Übereinstimmung mit FEINSTEIN nicht soweit geht, so ist doch die intravenöse Salizylattherapie mit hohen Dosen beim rheumatischen Fieber wieder weitgehend aufgegeben worden, wie dies auch MARKOWITZ und KUTTNER (1965) zum Ausdruck gebracht haben. In der Regel wird heute eine Behandlung mit Azetylsalizylsäure in einer Dosierung vom 100 mg/kg/24 h, verteilt auf 4 Einzeldosen pro Tag empfohlen. Dabei sollte ein Wirkspiegel von 30–35 mg/dl im Serum erreicht werden. Bei höheren Serumkonzentrationen oder Nebenerscheinungen bzw. einem Anstieg der Transaminasen ist die Tagesdosis auf 75–80 mg/kg zu reduzieren. Treten zentralnervöse Intoxikationssymptome (motorische Unruhe, Delirien usw.) auf, so muß man die Salizylatmedikation sofort unterbrechen und eine Kontrolle des Serumspiegels vornehmen. Nach den eigenen Erfahrungen ist es empfehlenswert, die Azetylsalizylsäure-Serum-Konzentration spätestens nach einer 8tägigen Gabe der Initialdosis von 100 mg/kg/24 h zu kontrollieren.

Bei dem blanden rheumatischen Fieber ohne Karditis sollte die Salizylatmedikation über 4 Wochen durchgeführt werden. Dabei sind in den ersten beiden Wochen strenge Bettruhe und danach mit Normalisierung der BKS noch 2 Wochen körperliche Schonung angezeigt.

Auch wenn der Einfluß der Glukokortikoidtherapie auf die rheumatische Karditis und ihren Verlauf nicht restlos geklärt werden konnte (Combined Rheu-

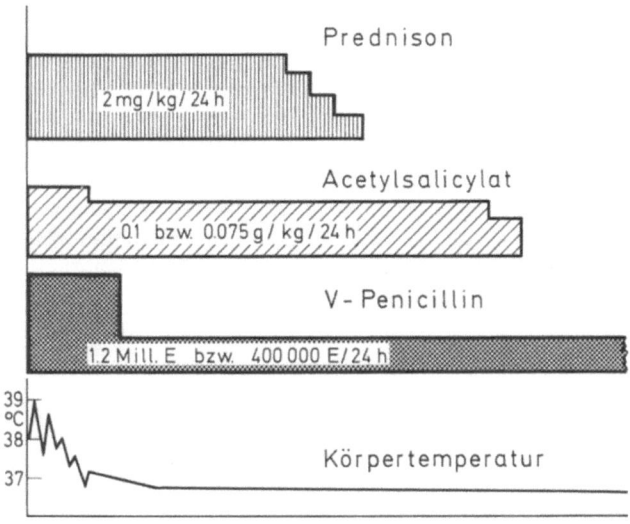

Abb. 6. Medikamentöse Therapie des rheumatischen Fiebers

matic Fever Study Group (1960/1965)), so hat sich nach einer Reihe von Erfahrungsberichten (MARKOWITZ u. KUTTNER 1955; WILSON 1960; MASSEL et al. 1961; DORFMAN et al. 1961) sowie anderen Mitteilungen die Tendenz durchgesetzt, beim Vorliegen einer Herzbeteiligung des rheumatischen Fiebers die Salizylatbehandlung durch eine Prednisonmedikation zu ergänzen.

Selbstverständlich wird man dabei die Dauer der Kortikoidanwendung von Schwere und Verlauf der Karditis abhängig machen. Bei einer minimalen Herzbeteiligung, die lediglich in „überhöhten" Tachykardien, PQ-Verlängerungen oder vereinzelten Extrasystolen ihren Ausdruck findet, ist die Prednisonbehandlung mit 2 mg/kg/24 h auf 10–14 Tage zu begrenzen. Salizylatmedikation und Bettruhe sollten in solchen Fällen über insgesamt 4 Wochen fortgeführt werden. Liegt eine Karditis mit Herzvergrößerung vor, so ist die Kortikoidmedikation über mindestens 3 Wochen in voller Dosis fortzuführen und dann an jedem 2. Tag abzubauen, so daß dann nur noch an dem jeweils anderen Tag 2 mg/kg Prednison in einer Dosis am Morgen gegeben werden und schließlich auch diese Medikation reduziert und eingestellt werden kann (Abb. 6). Die Salizylatbehandlung sollte darüber hinaus noch für 10–14 Tage fortgeführt werden. Bei diesen Patienten erscheint eine Bettruhe von 6–8 Wochen und eine körperliche Schonung für weitere 3–4 Monate angezeigt.

11. Rezidivprophylaxe

Bekanntlich können A-Streptokokkeninfektionen bei Kindern, die schon ein rheumatisches Fieber oder eine Chorea minor durchgemacht haben, relativ häufig zu einem Rezidiv des akuten Rheumatismus führen. Dies gilt in erhöhtem Maße für Patienten mit einer chronischen rheumatischen Herzerkrankung (erworbener Herzklappenfehler). Angesichts der besonderen Gefahr von schweren kardialen Schädigungen durch Rezidive ist die Verhütung von erneuten A-Streptokokkeninfekten bei allen Patienten, die ein rheumatisches Fieber durchgemacht haben, von großem Belang. Dies gilt vor allem für die ersten 3–5 Jahre nach einer Ersterkrankung an rheumatischem Fieber, da die überwiegende Mehrzahl aller Rezidive in diesen Zeitraum fällt, wie man seit der Untersuchung von ROTH et al. (1937) weiß; siehe auch MARIENFELD et al. (1964) und TARANTA et al. (1964).

Zur Verhütung von Rezidiven bietet sich aufgrund vielfacher Erfahrungen die Langzeitmedikation von Penicillin bzw. Sulfonamiden oder Erythromycin an. Die sicherste Form der Rezidivprophylaxe mit Penicillin besteht in der vierwöchentlichen Gabe von 1,2 Mill. E Benzathin-Penicillin i.m. (STOLLERMAN u. RUSOFF 1952), weil ihre korrekte Durchführung einfach zu überwachen ist. Ist die intramuskuläre Benzathin-Penicillin-Prophylaxe durch Nebenwirkungen belastet oder wird sie nicht akzeptiert, so kann man je nach Alter der Patienten 200000–400000 E V-Penicillin täglich verabreichen lassen. Nur wenn eine Penicillin-Allergie vorliegt, sollte man bei der Rezidivprophylaxe des rheumatischen Fiebers auf Sulfonamide zurückgreifen. Ebenso wie das Sulfodiazin läßt sich dazu das Sulfanilamidpyridin in einer Dosierung von 0,5–1,0 g/24 h verwenden. Liegt eine Überempfindlichkeit gegen Penicillin und Sulfonamide vor, so kann man auf Erythromycin (2 × 250 mg/24 h) zurückgreifen. Kommt es unter der Langzeitprophylaxe doch zur Ausbildung eines A-Streptokokkeninfektes, dann gelten selbstverständlich die Empfehlungen für die primäre Prävention.

Die Dauer der Prävention bzw. Rezidivprophylaxe auch nach blandem rheumatischen Fieber einschließlich der reinen Chorea minor sollte im Regelfall mindestens 3 Jahre betragen. Danach ist es auch weiterhin angebracht, bei A-Streptokokkeninfekten eine gezielte Behandlung durchzuführen. Eine längere Dauer der Antibiotika-Prophylaxe über 5–10 Jahre ist nach jeder manifesten rheumatischen Karditis wegen der erhöhten Rezidivgefahr (TARANTA et al. 1964) angezeigt. Da die Gefahr der chronischen rheumatischen Herzerkrankung mit jedem Rezidiv stark ansteigt (BLAND u. JONES 1951; KÜSTER 1961; KÖTTGEN u. CALLENSEE 1961; GUASCH 1962), ist die Prophylaxe erneuter Krankheitsschübe im Gefolge einer rheumatischen Karditis eine besonders wichtige Aufgabe. Patienten mit einer chronischen rheumatischen Herzerkrankung (rheumatischer Herzklappenfehler) sind sicherheitshalber durch eine lebenslange Penicillinmedikation zu schützen.

An dieser Stelle sei der Hinweis erlaubt, daß nach den Erfahrungen der letzten 10 Jahre eine Verkürzung der Rezidivprophylaxe auf 3 Jahre bei dem in Mitteleuropa heute dominierenden abortiven rheumatischen Fieber durchaus empfohlen werden kann. Bei 39 Patienten mit leichtem rheumatischen Fieber ohne Karditis im eigenen Krankengut kam es nach der verkürzten Penicillinmedikation zu keinem nachfolgenden Spätrezidiv. Diese Erfahrung, die auch von anderen Zentren in gleicher Weise gemacht wurde, stimmt mit den schon erwähnten Beobachtungen früherer Jahre überein, daß die Mehrzahl aller Rezidive des Streptokokkenrheumatismus in die ersten 3 Jahre nach der Erstmanifestation fällt. Ein entsprechendes Vorgehen ist auch bei der reinen Form der Chorea minor angebracht. In diesem Zusammenhang ist es allerdings angezeigt, nochmals darauf hinzuweisen, daß diese Beschränkung der Dauerprophylaxe mit Penicillin auf 3 Jahre nur für das blande rheumatische Fieber ohne nachweisbare Herzbeteiligung empfohlen werden kann. Im Anschluß daran sollten die Patienten nicht nur noch jährlichen Kontrolluntersuchungen, sondern auch einer gezielten Behandlung von A-Streptokokkeninfekten wie bei der primären Verhütung des rheumatischen Fiebers unterzogen werden.

Die Wirksamkeit der Rezidivprophylaxe konnte in zahlreichen Arbeiten seit den Publikationen von THOMAS und FRANCE (1939) und COBURN und MOORE

(1939) immer wieder belegt werden. Ihr besonderer Wert liegt in erster Linie in der Bekämpfung bzw. Verhütung der rheumatischen Herzerkrankung bzw. der erworbenen Herzklappenfehler. Die Erfolge in dieser Richtung sind sehr beachtlich (ANSCHÜTZ 1973). Gerade angesichts dieser günstigen Resultate erscheint es nicht vertretbar, auf diese Prophylaxe zu verzichten, auch nicht nach den leichten Erstmanifestationen des rheumatischen Fiebers. Vielmehr ist es wichtig, die Diagnose rheumatisches Fieber heute sehr sorgfältig zu stellen, damit eine echte Indikation für die Durchführung der Rezidivprophylaxe in jedem Fall gegeben ist.

12. Prognose

Es kann kein Zweifel daran bestehen, daß die Prognose des rheumatischen Fiebers durch die Karditis bzw. die chronische rheumatische Herzerkrankung bestimmt wird. Seit mehreren Jahrzehnten hat sich in der Morbidität des Streptokokkenrheumatismus in Nordamerika und weiten Teilen Europas ein Wandel vollzogen, während in anderen Regionen der Erde die Krankheit kaum an Gefährlichkeit verloren hat, wie HALFON und DAVIES (1980) in einer Zusammenstellung der Häufigkeitsrate der rheumatischen Herzerkrankungen bei Schulkindern aufzeigen konnten. Mit dem Rückgang des rheumatischen Fiebers in Nordamerika wie Europa (MAYER et al. 1963; GRASER 1967; SIEVERS u. HALL 1971; JÜNGST 1975) kam es zugleich auch zu einem leichteren Verlauf und zu einer starken Abnahme der Rezidivhäufigkeit. In Übereinstimmung damit ist die Letalität des rheumatischen Fiebers (Frühsterblichkeit) nach KEITH und ROWE (1958) und KÖTTGEN und CALLENSEE (1959) im Absinken begriffen und spielt von sehr seltenen Ausnahmen abgesehen in Deutschland keine Rolle mehr. Auch die Karditis im Rahmen des rheumatischen Fiebers kommt nur noch bei einem Bruchteil der betroffenen Patienten zur Ausbildung (WENDLER 1967; GRASER 1982). Angesichts der früher nicht selten zu verzeichnenden erworbenen Herzklappenfehler mit leerer Rheumaanamnese (oder nach reiner Chorea minor) erschien in den sechziger Jahren noch Vorsicht geboten. Doch in der Zwischenzeit hat sich gezeigt, daß auch die chronischen rheumatischen Herzerkrankungen bei Kindern, Jugendlichen und jüngeren Erwachsenen stark rückläufig sind, wie nicht nur die Erfahrungen der Pädiater, sondern auch der Internisten (ANSCHÜTZ 1973) zeigen. Dementsprechend hat sich in den modernen Industrienationen die Prognose des rheumatischen Fiebers auch im Hinblick auf die Spätfolgen wesentlich gebessert.

Zu dieser günstigen Entwicklung dürfte neben dem Wandel des genius epidemicus und der Besserung der Lebensverhältnisse vor allem die Prävention einschließlich der Rezidivprophylaxe beigetragen haben. Daher sollte man die Bedeutung der antibakteriellen Prävention des rheumatischen Fiebers und seiner Rezidive auch im Hinblick auf den abortiven Streptokokkenrheumatismus von heute nicht für entbehrlich halten. Die Chance, die mit der modernen Herzchirurgie einschließlich des Klappenersatzes den Patienten mit rheumatischen Vitien gegeben werden (BORMAN u. GOTSMAN 1980) hat die Spätprognose des rheumatischen Fiebers darüber hinaus noch weiter verbessert.

Literatur

Ainger LE, Ely RS, Done AK, Kelley VC (1955) Sydenham's chorea. Effects of hormone therapy. Am J Dis Child 89:580

Albam B, Epstein JA, Feinstein AR (1964) Rheumatic fever in children and adolescents. Ann Intern Med [Suppl 5] 60

Albertini AV (1961) Zur Morphologie und Pathogenese des fibrinoiden Gewebeschadens im rheumatischen Granulom. Z Rheumaforsch 20:1

Alexander WD, Smith G (1962) Disadvantageous circulatory effects of salicylate in rheumatic fever. Lancet 1:768

Altman RS, Caffray PR (1964) Isolated subcutaneous rheumatic nodules. Paediatr 34:869

Anderson HC, McCarty M (1950) Determination of C-reactive protein in the blood as a measure of the activity of the disease process in acute rheumatic fever. Am J Med 8:445

Anschütz F (1973) Die rheumatische Karditis – Klinik, Differentialdiagnose und Therapie. Monatskunde Ärztl Fortbild 8:335–343

Arevalo AC, Spagnuolo M, Feinstein RR (1963) A simple electrocardiographic indication of left atrial enlargement. JAMA 185:338

Aschoff L (1904) Zur Myocarditisfrage. Verh Dtsch Ges Pathol 8:46

Ayoub EM, Ayoub LW (1962) Evaluation of the streptococcal desoxyribonuclease B and diphosphopyridine nucleotidase antibody tests in acute rheumatic fever and acute glomerulonephritis. Pediatrics 29:527

Baldauf H (1957) Das C-reaktive Protein im Serum als Indikator für die Durchführung einer antirheumatischen Behandlung, besonders für die Anwendung der Hormontherapie. Med Monatsschr II:575

Baldauf H, Meyer WC (1957) Über den klinischen Wert des Nachweises C-reaktiver Proteine im Serum bei akuten und chronischen Entzündungsvorgängen, besonders bei der mit Dysproteinämie einhergehenden chronischen Entzündung. Medizinische 377

Baldwin JS (1943) Sulfadiazine prophylaxis in children and adolescents with inactive rheumatic fever. J Pediatr 30:284

Baldwin JS, Kerr JM, Kuttner AG, Doyle EF (1960) Observations on rheumatic nodules over a 30-year period. J Pediatr 56:465

Bannert N (1963) Über die Bedeutung des C-reaktiven Proteins beim rheumatischen Fieber im Kindesalter. Kinderaerztl Prax 31:307

Barlow JB, Pocock WA, Marchand P, Denny M (1963) The significance of late systolic murmurs. Am Heart J 66:443

Beatty EC (1959) Rheumatic like nodules occurring in nonrheumatic children. Arch Pathol 68:154

Behrend T, Hartmann F, Schlegel B (1961) Über die Therapie der chronischen Polyarthritis mit Chloroquin. Dtsch Med Wochenschr 86:2037

Behrend T, Hartmann F, Deicher H (1962) Über die Notwendigkeit einer Unterscheidung von primär und sekundär chronischer Polyarthritis. Dtsch Med Wochenschr 87:944

Bergman AB, Werner RJ (1963) Failure of children to receive penicillin by mouth. N Engl J Med 268:1334

Bernheimer AW (1954) Streptolysins and their inhibitors. In: McCarty M (ed) Streptococcal infections. Columbia Univ Press, New York

Besterman E (1970) The changing face of acute rheumatic fever. Br Heart J 32:579

Blackman NS (1963) Rheumatic fever: the problem of diagnosis based on insufficient evidence. Pediatrics 31:969

Bland EF, Jones TD (1951) Rheumatic fever and rheumatic heart disease. A twenty year report on 1000 patients followed since childhood. Circulation 4:836

Böhmig R (1962) Morphologie und Genese des akuten Rheumatismus. Z Rheumaforsch 21:329

Böhmig R, Klein P (1953) Pathologie und Bakteriologie der Endokarditis. Springer, Berlin Göttingen Heidelberg

Bolte HD (1975) Die rheumatische Karditis. Internist (Berlin) 16:501

Borman JB, Gotsman MS (1980) Rheumatic valvular disease in children. Springer, Berlin Heidelberg New York

Bouillaud JB (1840) Traité clinique du rhumatisme articulaire et de la loi coincidence des inflammations du coeur avec cette maladie. Baillére, Paris

Brown G, Goldring D, Behrer MR (1958) Rheumatic pneumonia. J Pediatr 52:598
Brundy WE, McCus CM, Porter RR (1952) The control of rheumatic fever recurrences with sulfadiazine and gantrisin. J Pediatr 41:320
Buchanau DN (1941) Pathologic changes in chorea. Am J Dis Child 62:443
Burgemeister GH, Rautenburg HW, Kolrep W (1961) Kriterien zur Früherfassung der Carditis rheumatica im Kindesalter. Monatsschr Kinderheilkd 109:119
Burgio GR, Severi F, Vaccaro R, Rossoni R (1966) Antibodies reacting with heart tissue in the course of rheumatic fever in children. Schweiz Med Wochenschr 96:431
Burke JB (1955) Erythema marginatum. Arch Dis Child 30:359
Byers RK, Bergman AB, Joseph MC (1962) Steroid myopathy. Report of five cases occuring during treatment of rheumatic fever. Pediatrics 29:26
Bywaters EGL (1956) Treatment of rheumatic fever. Circulation 14:1153
Bywaters EGL, Thomas GT (1961) Bed rest, salicylates and steroid in rheumatic fever. Brit Med J 1:1628
Callensee W (1962) Das rheumatische Fieber und seine Folgeerscheinungen als Todesursache in der amtlichen Statistik. Med Klin 57:1127
Callensee W (1964) Zur Altersdisposition der rheumatischen Karditis. In: Graser F (Hrsg) „Die erworbenen Herzkrankheiten im Kindesalter". Schattauer, Stuttgart S 43
Calvelti PhA (1948) Experimentelle Studien über den fieberhaften Rheumatismus (Polyarthritis acuta rheumatica). Schweiz Med Wochenschr 78:83
Cammarata RJ, Rodman GP, Crittenden IO (1963) Systemic lupus erythematosus with chorea. JAMA 184:971
Catanzaro FJ, Stetson CA, Morris AJ, Chamowitz CR, Rammelkamp BL, Stolzer BL, Perry WD (1954) The role of the streptococcus in the pathogenesis of rheumatic fever. Am J Med 17:749
Chaptal J, Jean R, Campo Cl (1956) La maladie de Bouillaud et son traitement. Rappel anatomique, notions cliniques, concernant la cardiopathie rhumatismale, étude biologique. Sem Hôp Paris 32:1175
Chase MW (1957) The mechanism of sensitization. J Allergy 28:30
Christ P (1959) Über die Bedeutung von Streptokokkeninfektionen in der Pathogenese der akuten Polyarthritis und der akuten Nephritis. Ergeb Inn Med Kinderheilkd (NF) 11:379
Christ P (1961) Serologische Reaktionen beim akuten und chronischen Gelenkrheumatismus und ihre klinische Bedeutung. Klin Wochenschr 39:1079
Clarke M, Keith JD (1972) Atriventricular conduction in acute rheumatic fever. Br Heart J 34:472
Claussen F (1955) Beiträge der Zwillingsforschung zum Rheuma-Problem. Z Rheumaforsch 14:145
Coburn AF (1931) The factor of infection in the rheumatic state. Williams & Wilkins, Baltimore
Coburn AF, Moore LV (1939) The prophylactic use of sulfonamide in streptococcal respiratory infections with especial reference to rheumatic fever. J Clin Invest 18:147
Coburn AF, Moore LV (1942) Salicylate prophylaxis in rheumatic fever. J Pediatr 21:180
Coburn AF, Moore LV (1943) Zit nach Coburn AF (ed) Lancet. Am J Dis Child 65:744; Lancet (1960) I:867
Coburn AF, Young DC (1949) The epidemiology of hemolytic streptococcus during World War II in the United States Navy. Williams & Wilkins, Baltimore
Coburn AF, Graham CE, Haninger J (1954) The effect of egg yock in diets on anaphylactic arthritis (Passioc Arthus phenomen) in the guinea pig. J Exp Med 100:425
Collins SD (1947) The incidence of rheumatic fever as recorded in general morbidity surveys of families. Public Health Rep [Suppl] 198
Collis WRF (1931) Acute rheumatism and hemolytic streptococci. Lancet I:1341
Collis WRF, MacDonald AJ (1954) The beta streptococcal theory of rheumatic fever in the modern treatment of the condition. Acta Paediatr (Uppsala) [Suppl 228] 43:100
Corbella T, Tomaselli R, Rossi L (1963) Chorea minor, clinical, biological and electroencephalographic considerations. Acta Neurol Belg 63:923
Cristal N, Stern J, Gueron M (1971) Atrioventricular dissociation in active rheumatic fever. Br Heart J 33:12
Czoniczer G, Lees M, Massel BF (1961) Streptococcal infection: the need for improved recognition and treatment for prevention of rheumatic fever. N Engl J Med 265:951
Czoniczer G, Amezuca F, Pelargonio S, Massel BF (1964) Therapy of severe rheumatic carditis: comparison of adrenocortical steroids and aspirin. Circulation 29:813

Dahl M, Nordmann R (1960) Über den Morbus rheumaticus bei Kindern. Kinderaerztl Prax 28:51

Davies ALM, Lazarow E (1960) Heredity, infection and chemoprophylaxis in rheumatic carditis: an epidemiological study of a communal settlement. J Hyg (Camb) 58:263

Debré RCA, Droubet Madame (1954) Valeur de la recherche de l'antistreptolysine-O pour le diagnostic de la maladie de Bouillaud. Sem Hôp Paris 30:2087

Denny FW, Wannamaker LW, Brink WR, Rammelkamp CH, Custer EA (1950) Prevention of rheumatic fever. Treatment of the preceding streptococcal infection. JAMA 143:151

Denny FW jr, Perry WD, Wannamaker LW (1957) Type-specific streptococcal antibody. J Clin Invest 36:1092

Diamond EF (1957) Hereditary and environmental factors in the pathogenesis of rheumatic fever. Pediatrics 19:908

Diamond EF, Tentler R (1962) The electroencephalogram in rheumatic fever. JAMA 182:685

Doerr W (1967) Entzündliche Erkrankungen des Myokard. Verh Dtsch Ges Pathol 51:67–99

Dorfman A (1952) In: Thomas L (ed) Rheumatic fever. University of Minnesota. Press, Minneapolis

Dorfman A (1964) Treatment of acute rheumatic pancarditis. Circulation 29:811

Dorfman A, Gross JJ (1961) The treatment of acute rheumatic fever. Pediatrics 27:692

Draper G, Seegal D (1923) The importance to the clinician of the study of genetics. Eugenic News 8:63

Edström G (1937) Die Klinik des rheumatischen Fiebers. Ergeb Inn Med Kinderheilkd 52:439–503

Edström G (1955) Rheumatic fever, its symptoms, prevention and treatment. Acta Rheum Scand I:145–173

Elster SK, Braunwald E (1956) A study of C-reactive protein in the serum of patients with congestive heart failure. Am Heart J 51:553

Ertugrul A, Renda Y, Saraciar M (1976) Electroencephalographic study in acute rheumatic carditis. Am Heart J 91:163

Fahr Th (1921) Beiträge zur Frage der Herz- und Gelenkveränderungen beim Rheumatismus und Scharlach. Virchows Arch [Pathol Anat] 232:134

Fahr Th (1938) Die rheumatische Granulomatose vom Standpunkt des Morphologen. Ergeb Inn Med Kinderheilkd 54:357

Fanconi G, Wissler H (1943) Der Rheumatismus im Kindesalter. Steinkopff, Dresden

Fassbender HG (1963) Nosologische Typen des rheumatischen Granuloms und ihre biologische Bedeutung. Frankfurt, Z Pathol 72:586

Fassbender HG (1964) Zur Morphogenese und Pathologie der rheumatischen Herzerkrankungen. In: Graser F (Hrsg) Die erworbenen Herzkrankheiten im Kindesalter. Schattauer, Stuttgart S 1–6

Fassbender HG (1975) Pathologie rheumatischer Erkrankungen. Springer, Berlin Heidelberg New York

Feinstein AR, Spagnuolo M (1962) The clinical patterns of acute rheumatic fever: a reappraisal. Medicine (Baltimore) 41:279

Feinstein AR, Arevalo AC (1964) Manifestations and treatment of congestive heart failure in young patients with rheumatic heart disease. Pediatrics 33:661

Feinstein AR, Stern EK, Spagnuolo M (1964a) The prognosis of acute rheumatic fever. Am Heart J 68:817

Feinstein AR, Wood HF, Spagnuolo M, Taranta A, Tursky E, Kleinberg E (1964b) Oral prophylaxis of recurrent rheumatic fever. Sulfadiazine as a double daily dose of penicillin. JAMA 188:489

Fletcher TF (1960) Sydenham's chorea treated with cortisone. Penn Med J 63:63

Frenger W, Schleiffarth F, el-Hassan A (1965) Nachweis des C-reaktiven Proteins, des Rheuma- und Antinukleoproteinfaktors sowie des heterophilen Hämaglutinins im Kältepräzipitat und Vollserum verschiedener Krankheitsgruppen. Med Welt 2682

Freimer EH, McCarty M (1959) Studies of L-forms and protoplasts of group A streptococci: I. Isolation, growth and bacteriologic characteristics. J Exp Med 120:853

Gauld RL, Ciocco A, Read F (1939) Further observation on the occurence of rheumatic manifestation in the families of rheumatic patients. J Clin Invest 18:213

Geipel P (1906) Untersuchungen über rheumatische Myocarditis. Dtsch Arch Klin Med 85:74

Geipel P (1909) Über die Myocarditis und Veränderungen der quergestreiften Muskulatur beim Rheumatismus. Münch Med Wochenschr 48:2469

Gerstley JR, Wife SA, Falstein EL, Gayle M (1935) Chorea: Is it a manifestation of rheumatic fever. J Pediatr 6:42
Giraud P, Bernhard R, Wilson J, Moine C (1957) Amygdalectomie et rhumatisme articulaire aigu. Pediatrie 12:564
Glahn WC v, Pappenheim AM (1927) Specific lesions of peripheral blood vessels in rheumatism. Am J Pathol 3:583
Glanzmann E (1935) Die rheumatische Infektion im Kindesalter unter besonderer Berücksichtigung der Grenzgebiete. Thieme, Leipzig
Glover, JA (1930) Incidence of rheumatic diseases. I. The incidence of acute rheumatism. Lancet I:449
Goldring D, Remsen Behrer M, Brown G, Elliot G (1958) Rheumatic pneumonitis. Part II. Report on the clinical and laboratory findings in twenty-three patients. J Pediatr 53:547
Goldstein I (1972) Reactions immunologiques croisées hôte parasite. Cas particulier du streptocoque du groupe A. Rev Immunol 36/6:203–266
Goldstein I, Halpern B, Robert L (1967) Immunological relationship between streptococcus A, polysaccharide and structural glycoproteins of heart valve. Nature 44
Goldstein I, Caravano R, Parlebas J (1974) Action of group A streptococcus extracellular product(s) on the connective tissue of the bovine heart valve. Inf Immunol 9/1:20–26
Goslings WRO, Valkenburg HA, Bots AW, Lorrier JC (1963) Attacks rates of streptococcal pharyngitis, rheumatic fever and glomerulonephritis in the general population. N Engl J Med 268:687
Gowans J, Evangelista D, Sullivan MAD (1964) Familial factors in rheumatoid arthritis. Arch Intern Med 113:744
Gräff S (1927) Zur pathologischen Anatomie und Pathogenese des Rheumatismus infectiosus. Dtsch Med Wochenschr 58:708
Graser F (1960) Die rheumatischen Erkrankungen bei Kindern. In: Linneweh F (Hrsg) „Die Prognose chronischer Erkrankungen". Springer, Berlin Göttingen Heidelberg, S 375
Graser F (1967) Rheumatische Erkrankungen im Kindesalter. Ergeb Inn Med Kinderheilkd 25:102
Graser F (1970) Akuter Gelenkrheumatismus – die Pathomorphose des rheumatischen Fiebers im Hinblick auf Diagnostik und Therapie. Schweiz Rundsch Med 59:1381
Graser F, Kölle G, Berger H, Schwenck W, Schultze-Rhonhof J (1966) EKG-Veränderungen bei Kindern mit rheumatoider Arthritis. Z Kinderheilkd 97:31
Gray FG, Quinn RW, Quinn JP (1952) A longterm survey of rheumatic and no rheumatic families. Am J Med 13:400
Green CA (1939) Researches into the aetiology of acute rheumatism. Ann Rheum Dis 1:86
Guasch J, Vignau A, Mortimer EA, Rammelkamp CH (1962) Studies of the role of continuing or recurrent streptococcal infection in rheumatic valvular heart disease. Am J Med Sci 244:290
Grossman BJ, Stamler J (1962) Potential preventability of first attacks of acute rheumatic fever in children. JAMA 183:985
Halfon ST, Davies AM (1980) Epidemiology and prevention of rheumatic heart disease. In rheumatic valvular disease in children. Edn by Borman and Gotsman. Springer, Berlin Heidelberg New York
Hartmann F (1957) Serologische Reaktionen beim Rheumatismus. Z Rheumaforsch 16:150
Hartmann SA, Bland EF (1951) Rheumatic fever and glomerulonephritis. Am J Med 10:47
Hedley OF (1940) Rheumatic heart disease in Philadelphia hospitals. Public Health Rep 55:1647
Hess EV, Fink CV, Taranta A, Ziff M (1964) Heart muscle antibodies in rheumatic fever and other diseases. J Clin Invest 43:886
Hitchens RAN (1956) Decline of acute rheumatism. Ann Rheum Dis 15:160
Höring FO (1970) Rheumatoide bei Infektionskrankheiten. In: Schoen R, Böni A, Miehlke K (Hrsg) Klinik der rheumatischen Erkrankungen. Springer, Berlin Heidelberg New York
Hueck W (1952)   In: Hochrein M (Hrsg) Rheumatische Erkrankungen, 2. Aufl. Thieme, Stuttgart
Husby G, Rijn J van de, Zabrinskie JB (1976) Antibodies reacting with cytoplasma of subthalamia and caudate nucleic neurons in chorea and acute rheumatic fever. J Exp Med 144:1994
Illingworth RS, Lorber J, Holt KS, Rende-Short J, Jowet GH, Gibson WM (1954) Acute rheumatic fever in children: a comparison of six forms of treatment in 200 cases. Q J Med 23/177
Irving-Jones F (1933) Acute rheumatism as a familial disease. Am J Dis Child 45:1184
Jaccoud FS (1869) Leçons de clinique médicale faites àl'Hospital de la Charité. Delhage, Paris

Johnson DA, Klass DW, Millichap JG (1964) Electroencephalogramm in Sydenham's chorea. Arch Neurol 10:21

Johnson EE, Stollerman GH, Grossman BJ (1964) Rheumatic recurrences in patients not receiving continuous prophylaxis. JAMA 190:407

Jones TD (1944) The diagnosis of rheumatic fever. JAMA 126:481

Jüngst B-K (1975) Das klinische Bild des rheumatischen Fiebers heute. Monatsschr Kinderheilkd 123:588

Jüngst B-K, Setajesch M (1967) Untersuchungen des Antistreptolysintiters im Kindesalter. Monatsschr Kinderheilkd 115:326

Kagan BM, Mirman B (1977) Sydenham's chorea, a syndrom for differential diagnosis. J Pediatr 31:322

Kaiser AD (1931) Influence of the tonsils on rheumatic infection in children. Am J Dis Child 41:568

Kalgan GY, Mikheilova VS (1963) Isolierung der L-Formen von Streptokokken aus dem Blut von Kranken mit Rheuma und Endocarditis. J Hyg Epidemiol (Praha) 7:327; Zit. Zentralbl Bakteriol 195:448/449

Kaplan EL (1975) Epidemiology and pathogenesis of acute rheumatic fever. Recent concepts. Minn Med 58/8:592–597

Kaplan MH (1963) Immunologic relation of streptococcal and tissue antigens. I. Properties of an antigen in certain strains of group A streptococci exhibiting an immunologic cross-reaction with human heart tissue. J Immunol 90:595

Kaplan MH (1964) Immunologic cross-reaction between group A streptococcal cells and mammalian tissues – possible relationship to induction of autoimmunity in rheumatic fever. In: Uhr JW (ed) The streptococcus rheumatic fever and glomerulonephritis. Williams & Wilkins, Baltimore

Kaplan MH (1965) Induction of autoimmunity to heart in rheumatic fever by streptococcal antigen(s) cross-reactive with heart. Fed Proc 24:109

Kaplan MH, Craig J (1963) Immunologic studies of heart tissue. IV. Cardiac lesions in rabbits associated with autoantibodies to heart induced by immunization with heterologous heart. J Immunol 90:725

Kaplan MH, Meyeserian M (1962) An immunological cross-reaction between group A streptococcal cells and human heart tissue. Lancet 706

Kaplan MH, Meyerserian M (1962b) Immunologic studies of heart tissue. J Immunol 88:450

Kaplan MH, Bolande R, Rakita L, Blair J (1964) Presence of bound immunoglobulins and complements in the myocardium in acute rheumatic fever. Association with cardiac failure. N Engl J Med 271:637

Kaufmann O, Scheerer E (1938) Über die Erblichkeit des akuten Gelenkrheumatismus. Z Menschl Vererb Konstitutionsl 21:687

Keith JD (1960) Modern trends in acute rheumatic fever. Can Med Assoc J 83:789

Kernohan JW, Woltman HW, Barnes AR (1939) Involvement of the nervous system associated with endocarditis. Neuropsychiatric and neuropathologic observations in 42 cases of fetal outcome. Arch Neurol Psychiat 42:789

Keuth U, Demuth E (1965) Polyarthritis rheumatica mit meningitischer Beteiligung. Z Kinderheilkd 93:80

Kingston D, Glyner LE (1976) Antistreptococcal antibodies reacting with brain tissue. I. Immunofluorescent studies. Br J Exp Pathol 57:114

Kitlak W, Händel D (1965) Seltenes musikalisches diastolisches Herzgeräusch bei akuter Endomyokarditis rheumatica. Monatsschr Kinderheilkd 113:646

Klein P (1955) Die Bedeutung der Streptokokken für die Pathogenese des rheumatischen Fiebers. Monatsschr Kinderheilkd 103:103

Klibanoff E, Freiden J, Spagnuolo M, Feinstein AR (1965) Rheumatic activity. A clinicopathologic correlation. JAMA 195:895

Klinge F (1933) Der Rheumatismus: pathologisch-anatomische und experimentell-pathologische Tatsachen und ihre Auswertung für das ärztliche Rheuma-Problem. Ergeb Allg Pathol 27:1

Klinke K (1958) Das rheumatische Fieber in heutiger Sicht. Medizinische I:12–15

Körver G (1951) Über das Serumeiweißbild bei kindlichem akuten Gelenkrheumatismus. Z Rheumaforsch 10:184

Köttgen U, Callensee W (1959) Statistische Untersuchungen zum kindlichen Rheumatismus. Steinkopff, Darmstadt

Künstler S (1948) Spezifischer und unspezifischer Rheumatismus im Kindesalter. Arch Kinderheilkd 135:193

Küpper K, Langer E, Klein P (1961) Nachweis komplementbindender Strukturen in Aschoffschen Knötchen operativ entfernter Herzohren. Virchows Arch [Pathol Anat] 334:342

Kuschner M, Levieff L (1953) Correlation between active rheumatic lesions in the left anicular appendage and elsewhere in the heart. Am J Med Sci 226:290

Küster F (1955) Pathogenese und Klinik des rheumatischen Fiebers. Monatsschr Kinderheilkd 103:106

Küster F (1961) Die Prophylaxe der rheumatischen Herzkrankheiten. Ergeb Inn Med Kinderheilkd 16:1

Küster F (1965) Verlauf und Behandlung des rheumatischen Fiebers. In: Graser F (Hrsg) Die erworbenen Herzkrankheiten im Kindesalter. Schattauer, Stuttgart S 63–71

Küster F, Kroeger K (1957) Weitere Untersuchungen über den Nekrosefaktor im Serum bei rheumatischem Fieber. Klin Wochenschr 35:1076

Küster F (1966) Klinik des rheumatischen Fiebers. Handbuch Kinderheilkunde, Bd III. Springer, Berlin Heidelberg New York

Küster F, Pothmann FJ (1954) Zur Pathogene der sog. Subsepsis hyperergica (Wissler). Monatsschr Kinderheilkd 102:13

Kuttner AG (1959) Rheumatic fever. In: Nelson WE (ed) Textbook of pediatrics. Saunder, Philadelphia London

Kuttner AG, Krumwiede E (1941) Observations on the effect of streptococcal upper respiratory infections on rheumatic children. J Clin Invest 20:273

Kuttner AG, Mayer FE (1963) Carditis during second attacks of rheumatic fever. Its incidence in patients without clinical evidence of cardiac involvement in their initial rheumatic episode. N Engl J Med 268:1259

Labesse J, Dagonet Y, Fidelle J, Faure A, Debetz J, Mozziconacci P (1957) Prophylaxie des rednutes de rhumatisme articulaire aigu. Sem Hop Paris 33:5

Lancefield RC (1962) Current knowledge of type-specific M antigens of group A streptococci. J Immunol 89:307

Lasègue C (1864) Considération sur la sciatique. Arch Gén Méd 2:558

Lavy L, Lavy R, Brand A (1964) Neurological and electroencephalographic abnormalities in rheumatic fever. Acta Neurol Scand 40:76

Lawrence HS, Pappenheimer AM (1956) Transfer of delayed hypertensitivity to diphtheria toxin in man. J Exp Med 104:321

Leiber B (1952) Zur Altersbiologie des akuten Rheumatismus. Aerztl Wochenschr 7:3

Leichtentritt B (1955) Die Prophylaxe und Therapie der rheumatischen Erkrankungen. Monatsschr Kinderheilkd 109:112

Lemon HM, Hamburger M (1946) Missed cases and contact carriers among nasal carriers of beta hemolytic streptococci. J Immunol 54:189

Lenox CC, Zuberbühler JR, Park SC (1978) Arrhythmias and Stokes-Adams attacks in acute rheumatic fever. Pediatrics 61:599

Letterer R (1956) Die allergisch-hyperergische Entzündung. In: Büchner F, Letterer E, Roulet F (Hrsg) Handbuch der allgemeinen Pathologie, Bd. VII/1. Springer, Berlin Göttingen Heidelberg, S 496

Levy MJ, Varco RL, Lillihei CW, Edwards JE (1963) Mitral insufficiency in infants, children and adolescents. J Thorac Cardiovasc Surg 45:434

Lim WN, Wilson MG (1959) Comparison of the rate of recurrence of rheumatic carditis among children receiving oral penicillin, continuous and on indication. IXth Int Congress of Pediatrics, Montreal

Lindbjerg JF (1964) Juvenile rheumatoid arthritis. A follow-up of 75 cases. Arch Dis Child 39:576

Löffler FAJ (1963) Zit nach E. Hoen: Scharlach Handb Kinderheilkd Bd V. Springer, Berlin Heidelberg New York, S 453

Lorenz E (1959) Epidemiologie und Prophylaxe des akuten rheumatischen Fiebers im Kindesalter. Wien Med Wochenschr 109:147

Lorenz K, Lorenz J (1964) Rheumatisches Fieber und Nierenbeteiligung. Monatsschr Kinderheilkd 112:1

Lorenz K, Schmidt G (1962) Klinische und elektroencephalographische Beobachtungen bei und nach Chorea minor. Dtsch Gesundheitswes 17:1499, 1532

Lueker RD, Abdin ZH, Williams RC (1975) Peripheral blood T and B lymphocytes during acute rheumatic fever. J Clin Invest 55/5:975–985
Macdonald ME, Hagberg KL, Grossman BJ (1963) Social factors in relation to participation in follow-up care of rheumatic fever. J Pediatr 62:503
Mallén MS, Evans M, Balcazar J (1957) Further studies on rheumatic fever epidemiology. Comparative incidence of rheumatic fever, streptococcal carriers and antistreptolysin titers in the tropics and in Mexico City. Am Heart J 53:767
Marienfeld CJ, Robins M, Sandidge RP, Findlan C (1964) Rheumatic fever and rheumatic heart disease among U.S. college freshmen, 1956–60. Public Health Rep 79:789
Markowitz M (1963) Cultures of the respiratory tract in pediatric practice. Am J Dis Child 105:12
Markowitz M, Kuttner AG (1955) The effect of intensive and prolonged therapy with cortison and hydrocortison in first attacks of rheumatic carditis. Pediatrics 16:325
Markowitz M, Kuttner AG (1965) Rheumatic fever Sounders, Philadelphia London
Massel BF (1958) The diagnosis and treatment of rheumatic fever and rheumatic carditis. Med Clin North Am 42:1343
Massel BF, Dow JW, Jones TD (1948) Orally administered penicillin in patients with rheumatic fever. JAMA 138:1030
Massel BF, Sturgis GP, Knobloch JD, Hall TN, Norcross P (1951) Prevention of rheumatic fever by prompt penicillin therapy of hemolytic streptococcic respiratory infections. JAMA 146:1469
Massel BF, Jhaveri S, Czoniczer G, Barnet R (1961) Treatment of rheumatic fever and rheumatic carditis. Observation providing a basis for selection of aspirin or adrenocortical steroids. Med Clin North Am 45:1349
Massie RW, Stahlman M (1958) Serum oxalvacetic transaminase activity in acute rheumatic fever. J Dis Child 95:469
Masson P, Riopelle JL, Martin P (1937) Poumon rheumatismal. Ann Anat Path 14:359
Mayer FE, Doyle EF, Herrera L, Brownell KD (1963) Declining severity of first attack of rheumatic fever. Am J Dis Child 105:146
McCarty M (1958) Further studies on the chemical basis for the serological specifity of group A streptococcal carbohydrate. J Exp Med 108:311
McCarty M (1960) Der Nachweis von C-reactivem Protein. Triangel 4:142
McEwen C (1959) Current status of the therapy in rheumatic fever. JAMA 170:1056
Meier G, Mässner G, Maurer H (1963) Zur Prophylaxe des rheumatischen Fiebers. Münch Med Wochenschr 105:1666
Meyer WT, Zimmermann RA, Doto IL (1973) A specific cytotoxic effect of antiheart antibodies on cardiac derived cells in a newly defined in vitro system. J Mol Cell Cardiol 5/6 537–546
Meyer zum Büschenfelde KH, Knolle J (1966) Ergebnisse verschiedener Methoden zur Trennung spezifischer und unspezifischer Antistreptolysin-O-Titer in menschlichen Seren. Klin Wochenschr 44:870
Miehlke K, Wessinghage D (1976) Entzündlicher Rheumatismus, 3. Aufl. Springer, Berlin Heidelberg New York
Mirowski M, Rosenstein BJ, Markowitz M (1964) A comparison of atrio-ventricular conduction in normal children and in patients with rheumatic fever, glomerulonephritis and acute febrile illnesses: a quantitative study with determination of the P-R index. Pediatrics 33:334
Miyata K (1973) Experimental studies on rheumatic fever. Relationship between streptococcus haemolyticus and body response. Acta Med 43/4:241–269
Morris AJ, Chamovitz R, Catanzaro FJ, Rammelkamp CH Jr (1956) Prevention of rheumatic fever by treatment of previous streptococcic infections. Effect of sulfadiazine. JAMA 160:114
Mortimer EA jr, Vaisman BS, Vigneau IA, Guasch LJ, Schuster CA, Rakita L, Krause RM, Roberts R, Rammelkamp CH jr (1959) The effect of penicillin on acute rheumatic fever and valvular heart disease. N Engl J Med 260:101
Murphy GE (1952) Evidence that Aschoff bodies of rheumatic myocarditis develop from injured myofibers. J Exp Med 95:319
Nishimura T, Kumagai N, Kobayashi T (1965) Studies on type-specific streptococcal antibody in rheumatic heart disease. Jpn Heart J 6:4
Nydick I, Tang J, Stollerman GH, Wroblewski F, Due JS La (1955) The influence of rheumatic fever on serum concentrations of the enzyme, glutamine oxalacetic transaminase. Circulation 12:795

Paradise JL (1960) Sydenham's chorea without evidence of rheumatic fever. Report of its association with the Henoch-Schönlein syndrome, and with systemic lupus erythematosus, and review of the literature. N Engl J Med 263:625

Pette H (1949) Rheumatische Erkrankungen des Nervensystems (unter besonderer Berücksichtigung des Diskusprolapses). Regensburg Jahrb Aerztl Fortb 1:309

Pirquet C v (1908) Allergie. Ergeb Inn Med Kinderheilkd 1:420

Pirquet C v, Schick B (1905) Die Serumkrankheit. Deuticke, Leipzig Wien

Quinn RW (1973) Rheumatic fever and rheumatic heart disease. Public Health Rev 2/2:155

Rammelkamp ChH jr, Stolzer BL (1961) The latent period before the onset rheumatic fever. Jale J Biol Med 34:386

Rammelkamp ChH, Denny FlW, Wannamaker LW (1952) Studies on the epidemiology of rheumatic fever in the armed service. In: Thomas L (ed) Rheumatic fever. University of Minnesota Press, Minneapolis, pp 72

Rantz LA (1952) The prevention of rheumatic fever. Thomas, Springfield, Ill

Rantz LA, Maroney M, DiCaprio JM (1952) Infection and reinfection by hemolytic streptococcus in early childhood. In: Thomas L (ed) Rheumatic fever. University of Minnesota Press, Minneapolis, pp 90

Rautenburg HW (1964) Zur Diagnostik der rheumatischen Karditis. In: Graser F (Hrsg) Die erworbenen Herzkrankheiten im Kindesalter. Schattauer, Stuttgart, S 53–61

Read SE, Fischetti VA, Utermohlen V (1974) Cellular reactivity studies to streptococcal antigens. Migration inhibition, studies in patients with streptococcal infections and rheumatic fever. J Clin Invest 54/2:439–450

Reagle A, Colella C, Bruno AM (1963) Mitralstenosis in children – Clinical and therapeutic aspect. Am Heart J 66:15

Roberts C (1953) Use of sulfonamides and penicillin to prevent recurrence of rheumatic fever. A twelve year study. J Dis Child 85:643

Rolicka M, Masell BF (1973) Antipeptidoglycan in rheumatic fever. Agreement with carditis. Proc Soc Exp Biol Med 144/3:892–895

Roth JR, Ling C, Whittemore A (1937) Heart disease in children. A rheumatic group. I. Certain aspects of the age of onset and of recurrences in 488 cases of juvenile rheumatism ushered in by major clinical manifestations. Am Heart 7 13:36

Rotta J, Karakawa WW, Krause RM (1965) Isolation of L-forms from group A streptococci. Exposed to bacitracin. J Bacteriol 89:1581

Sairanen E (1958) On rheumatoid arthritis in children. Acta Rheum Scand [Suppl] 2

Scheiffarth F (1964) Zur Pathogenese der rheumatischen Endokarditis. In: Graser F (Hrsg) Die erworbenen Herzkrankheiten im Kindesalter. Schattauer, Stuttgart, S 29–49

Scheiffarth F, Berg G (1957) Die klinische Bedeutung der Antistreptolysin-Reaktion. Dtsch Med Wochenschr 82:1690

Schick B (1907) Die Nachkrankheiten des Scharlach. Jahrb Kinderheilkd 65, Ergänzungsheft 132

Schoen R, Tischendorf W (1954) Der akute Gelenkrheumatismus. In: Schwiegk H (Hrsg) Handbuch der inneren Medizin, Bd. VI/1. Springer, Berlin Göttingen Heidelberg, S 907–949

Seidel K, Reuter W (1962) Ergebnisse der C-reaktiven Protein-Bestimmung bei rheumatischen Krankheiten, insbesondere operierten rheumatischen Herzfehlern, und ihre Korrelationen zu anderen Serum-Untersuchungsmethoden. Z Rheumaforsch 21:79

Shiokawa Y (1962) Vascular lesions of rheumatic heart disease, with special reference to rheumatic activity. Jpn Heart J 3:393

Siegel AC, Johnson EE, Stollerman GH (1961) Controlled studies of streptococcal pharyngitis in a pediatric population. I. Factors related of the attack rate of rheumatic fever. N Engl J Med 265:559

Sievers J, Hall P (1971) Incidence of acute rheumatic fever. Br Heart J 33:833

Simon JL (1963) Long-term follow-up of children suspected of having rheumatic fever. South Med J 56:893

Spagnuolo M, Feinstein AR (1961) The rebound phenomenon in acute rheumatic fever. II. Treatment and prevention. Yale J Biol Med 33:279

Stamler J (1962) Cardiovascular diseases in the United States. Am J Cardiol 10:319

Stecher RM (1957) Das Problem der Vererbung bei Gelenkerkrankungen. Documenta Rheumatica Geigy 12

Stevenson AC, Cheaseman EA (1953) Heredity and rheumatic fever. Ann Eugenics 17:177
Stollerman GH (1957) Immunologic evidence of group A streptococcal infection in patients undergoing initial commissurotomy. Circulation 15:267
Stollerman GH (1960) Die Behandlung und Überwachung des rheumatischen Fiebers. Documenta Geigy 13
Stollerman GH (1972) Rheumatic fever in pediatrics. Appleton-Century-Crofts, New York
Stollerman GH (1975) Rheumatic fever and streptococcal infection. Grune and Stratton, New York
Stollerman GH, Pearce IA (1968) The changing epidemiology of rheumatic fever and acute glomerulonephritis. Adv Intern Med 14:201
Stollerman GH, Rusoff JH (1952) Prophylaxis against group A streptococcal infections in rheumatic fever patients. JAMA 150:1571
Stollerman GH, Glick S, Patel DJ, Hirschfeld I, Rusoff JH (1953) Determination of C-reactive protein in serum as a guide to the treatment and management of rheumatic fever. Am J Med 15:645
Stollerman GH, Lewis AJ, Schultz J, Taranta A (1956) The relationship of the streptococcal immune response to the course of acute, chronic and recurrent rheumatic fever. Am J Med 20:163
Stollerman GH, Rytel M, Oklitz J (1963) Accessory factors involved in the bactericidal test for type-specific antibody to group A streptococci. J Exp Med 117:1
Stollerman GH, Markowitz H, Taranta A, Wannamaker LW, Whittemore R (1965) Jones criteria (revised) for guidance in the diagnosis of rheumatic fever. In: Markowitz M, Kuttner AG (eds) Rheumatic fever. Saunders, Philadelphia London, pp 187–195
Streitfeld MM, Saslaw MS, Doff SD (1956) Group A beta hemolytic streptococcus and rheumatic fever in Miami, Florida. Public Health Rep 71:745
Swift HF (1924) Die Pathogenese des Rheumatismus. J Exp Med 39:497
Swift HF (1947) Relationship of streptococcal infections to rheumatic fever. Am J Med 2:168
Talalajew WT (1929) Der akute Rheumatismus. Klin Wochenschr 8:124
Taran LM (1941) The value of convalescent care for rheumatic children. J Pediatr 18:737
Taranta A (1959) Relation of isolated recurrences of Sydenham's chorea to preceding streptococcal infections. N Engl J Med 260:1204
Taranta A (1962) Occurrence of rheumatic-like subcutaneous nodules without evidence of joint or heart disease. N Engl J Med 266:13
Taranta A (1978) Rheumatic fever made difficult: a critical review of pathogenetic theories. Paediatrician 5:74
Taranta A, Stollerman GH (1956) The relationship of Sydenham's chorea to infection with group A streptococci. Am J Med 20:170
Taranta A, Torosdag S, Metrakos JD, Jegier W, Uschida I (1959) Rheumatic fever in monozygotic and dizygotic twins. Circulation 20:778
Taranta A, Spagnuolo M, Feinstein AR (1962) Chronic rheumatic fever. Ann Intern Med 56:367
Thomas L, Good RA (1952) Studies on the generalized Shwartzman reaction. J Exp Med 96:605
Thorel Ch (1915) Pathologie der Kreislauforgane des Menschen. Erg Allg Path Path Anat 17(II):90
Todd EW (1932) Antigenic streptococcal hemolysin. J Exp Med 55:267
Todd EW, Coburn AF, Hill AB (1939) Antistreptolysin S titers in rheumatic fever. Lancet 2:1213
Trousseau A (1865) Clinique médicinale de l'Hôtel-Dieu de-Paris, 2nd ed, vol I. Balliere et fils, Paris, p 106
Uchida J (1958) Familial incidence of rheumatic fever and rheumatic heart disease. In: Keith JD, Rowe RD, Vlad P (eds) Heart disease in infancy and childhood. Macmillan, New York, pp 932–937
Usher SJ, Jasper H (1941) The etiology of Sydenham's chorea: electroencephalographic studies. Can Med Assoc J 44:365
Vecchi De (1975) Zit nach Fassbender
Vorlaender KO (1973) Etiology, pathogenesis and immunological aspects of rheumatic fever. Allergol Immunopathol (Madr) 1/6:411–422
Vorlaender KO, Fritz KW, Braun HJ (1959) Rheumatismus und Nierenentzündung. Münch Med Wochenschr 101:150
Wallis und Viergiver (1964) Zit n v Wasielewski

Wannamaker LW (1959) The paradox of the antibody response to streptodornase. Am J Med 27:567

Wannamaker LW (1960) The continuing challenge of streptococcal infections and their complications. Minn Med 43:39

Wannamaker LW, Ayoub EM (1960) Antibody titers in acute rheumatic fever. Circulation 21:598

Wannamaker LW, Ayoub EM (1962) Evaluation of the streptococcal desoxribonuclease B and diphosphopyridine nucleotidase antibody tests in acute rheumatic fever and glomerulonephritis. Pediatrics 29:527

Wannamaker LW, Rammelkamp CH, Denny FW, Brink WR, Houser HB, Hahn EO, Dingle JH (1951) Prophylaxis of acute rheumatic fever by treatment of the preceding streptococcal infection with various amounts of depot penicillin. Am J Med 10:673

Wasielewski E v (1964) Pathogenitätsmerkmale von A-Streptokokken als ätiologische Faktoren beim rheumatischen Fieber. In: Graser F (Hrsg) Die erworbenen Herzkrankheiten im Kindesalter. Schattauer, Stuttgart, S 7–28

Weintraud W (1913) Über die Pathogenese des akuten Gelenkrheumatismus. Berl Klin Wochenschr 50:1381

Wendler H (1967) Über den Verlauf und die Prognose der Erst-Attacken des rheumatischen Fiebers. Arch Kinderheilkd 175:139

Westergren A (1955) Zur Bedeutung von Infektionen bei rheumatischen Gelenkkrankheiten. Wien Z Inn Med 36:377

Wilson MG (1940) Rheumatic fever. The Commonwealth Found, New York

Wilson MG (1960) Present status of hormone therapy in rheumatic fever with special reference to short-term treatment in active carditis. Adv Pediatr 11:243

Wilson MG, Lubschez R (1944) Recurrence rates in rheumatic fever. The evaluation of etiologic concepts and consequent preventive therapy. JAMA 126:477

Wilson MG, Lubschez R (1948) Longevity in rheumatic fever. JAMA 138:794

Wilson MG, Schweitzer M (1954) Pattern of hereditary susceptibility in rheumatic fever. Circulation 10:699

Wittler RG, Tuckett JD, Muccione VJ, Gangarosa EJ, O'Connell RC (1962) Transposition forms and LH forms from the blood of rheumatic fever patients. VIII International Congress of Microbiology, Abstracts, p 125

Zabriski JD (1964) The role of temperate bacteriophage in the production of erythrogenic toxin by group A streptococci. J Exp Med 119:761

Zegler E (1941) Rheumatismus nodosus als einzige Manifestation der rheumatischen Krankheit. Arch Kinderheilkd 122:1

Zimmerman RA, Siegel AC, Steele CP (1962) An epidemiological investigation of a streptococcal and rheumatic fever epidemy in Dickenson, North Dakota. Pediatrics 30:712

II. Conjunctivo-urethro-synoviales Syndrom (Reiter-Syndrom)

Von

W. MIEHLE

Abschnitt 4 von W. MOHR

Mit 22 Abbildungen und 7 Tabellen

1. Definition und Synonyma

Seit der Beschreibung von REITER (1916) wird die Trias Urethritis – Arthritis – Konjunktivitis im deutschen Sprachraum als Reiter-Syndrom (R.S.) bezeichnet. Mit wachsenden Fallzahlen und damit wachsender Erfahrung erkannte man, daß eine Reihe anderer Symptome häufig im Rahmen dieser Krankheit auftritt: Hauterscheinungen, Schleimhautulzerationen, Erkrankungen des kardiovaskulären Systems. Die häufig inkomplette Form des Syndroms besteht aus Urethritis und Arthritis; sie wird oft durch Haut-/Schleimhautsymptome ergänzt. Eine zeitlich enge Korrelation zwischen Arthritis und Urethritis sowie spezifische Vorerkrankungen (Urethritis, Dysenterie) sind ebenfalls Grundbedingungen für eine Diagnose.

Synonyma: Reiter-Syndrom; Reiter's disease; Reiter-Krankheit; inkomplettes Reiter-Syndrom; Uropolyarthritis, infektiöse Uroarthritis; venerische Arthritis; Arthritis post-dysenterica; Okulo-Urethro-Synovitis; urethro-conjunctivales Syndrom; Syndrome de Fiessinger-Leroy; FLR-Syndrom; Morbus Reiter; Reitersche Trias; Polyarthritis enterica; Ruhrrheumatismus; rhumatisme urétral; urétrite de Waelsch; rhumatisme blénnorrhagique.

2. Ätiologie und Pathogenese

Die Ursache ist noch nicht bekannt; es wurden beschrieben: Spirochäten (REITER 1916, 1917a+b), Toxine der Dysenteriebakterien (DORENDORF 1917), die Erreger der Nicolas-Favre-Krankheit (COUTTS 1943), allergische Reaktionen (GROSS u. MATTIL 1944; LAUDA 1946; GÜLDEN 1950; SCHOENEICH 1950; WALTHER 1952; BEIGLBÖCK u. HOFF 1952), Enterokokken (VALLEE 1946), Fokalinfektionen (CREECY u. BEAZLIE 1948), Adenoviren (THABAUT et al. 1962), Gewebsüberempfindlichkeit (WESTON 1965) und ein staphylokokkenbedingtes infektiös-allergisches Geschehen (EFTIMESCU 1969). Eine *spezifische Infektionskrankheit* (Mykoplasmen, virusartige Antigene, Bedsonia, Spirochäten, Dysenteriebakterien) wird als Ursache ebenso diskutiert wie die *pathophysiologische Reaktion des Makroorganismus auf eine infektiöse Schädigung* (Bazillenruhr, unspezifische Enterokolitis, venerisch oder nicht venerisch erworbene Urethritis). Auch eine Autoimmunerkrankung ist denkbar. Der epidemischen Form geht gewöhnlich eine Dysenterie (Shigella), der endemischen eine unspezifische Urethritis (HAHN u. MASI 1968) voraus. *Ein* spezifisches auslösendes infektiöses Agens könnte verantwortlich sein für *alle* Fälle; aber auch *mehrere* infektiöse Agenzien könnten eine nichtspezifische Antwort induzieren, die sich dann klinisch mit Arthritis, Urethritis, Dermatitis und Konjunktivitis präsentiert.

In einer Umfrage (REITER 1967) bejahten den Charakter des Reiter-Syndroms als *Nachkrankheit urethraler Infektionen* BENEDEK (Hinweis auf PPLO, Virusinfektionen), BERNFELD, BÖNI, COPEMAN (Hinweis auf die chronische Prostatitis als Vorkrankheit), CSONKA (in 77% gehen unspezifische Urethritiden, in 16% Go-Urethritiden voraus), DUNLOP (Hinweis auf Bedsonia), EFTIMESCU (Hinweis auf Staphylokokken), FALCK, FORD (T-Stamm der Mykoplasmen), LAIRD, LENNOCH, OATES, POPERT, ROMANUS, SCHOEN, WRIGHT und BOHNSTEDT. Verneint wurde dieser Zusammenhang von BERNARD, BOCK und KALKHOFF. Das R.S. als *Nachkrankheit enteraler Infektionen* sehen DUNLOP, GSELL, WRIGHT, DENKO, SCHOEN, COPEMAN und BOCK. BENEDEK, CSONKA und LENNOCH lehnen diese Korrelation ab. Das Auftreten von Reiter-Syndromen nach Dysenterieepidemien, verursacht durch Shigella, beschrieben PARONEN (1948) und NOER (1966). Erwiesene Shigella-flexneri-Infektionen gingen bei DAVIES et al. (1969) und GOOD und SCHULZ (1977) voraus. Einige andere Ursachen wurden ebenfalls als Ersterkrankung diskutiert: ein *Trauma* im Bereich des Urogenitaltrakts (chirurgische Intervention; Prostatamassage), eine *Angina,* verursacht durch hämolytische Streptokokken (NAGYVARADI 1953; REITER 1963). URMAN et al. (1977) berichten über ein durch Kampylobacter fetus ausgelöstes R.S. Auch an primäre Darmerkrankungen gebundene *Durchfälle* werden verantwortlich gemacht. CSONKA (1965) beobachtete die Entwicklung von Reiter-Syndromen nach von Breitbandantibiotika verursachten Durchfällen; er räumt aber ein, daß diese Durchfälle zufällig entstanden oder ein Teil der Krankheit selbst gewesen sein könnten.

Mykoplasmen sind, da ihnen eine Zellwand fehlt, morphologisch variable Bakterien; als Erreger wichtiger Tierkrankheiten sind sie schon lange bekannt (Peripneumonie der Rinder; pleuropneumonia-like organism – PPLO). Diese penicillinresistenten und tetracyclinempfindlichen Bakterien haben eine besondere Affinität zu Schleimhäuten des Respirationstrakts und der ableitenden Harnwege sowie zu Synovialmembranen. Im Menschen können Mykoplasmen fakultativ eine seromuköse oder purulente Urethritis verursachen; sie sind beim Mann wie auch bei der Frau als Saprophyten im Genitaltrakt und in der normalen Darmflora nachweisbar.

1937 isolierten DIENES und EDSALL *Mykoplasmen* bei einem Patienten mit einem Bartholini-Abszeß. HARKNESS (1947) fand diese Mikroorganismen im Rahmen der unspezifischen Urethritis in 16,8%; DIENES und SMITH (1942) sowie SALAMAN (1946) schreiben über ihr Vorkommen bei Prostatitis. Auch im Gesunden (BEVERIDGE et al., Zit. nach KRÜCKEN u. FABRY 1955; NICOL u. HEDWARD 1953; RÖCKL et al. 1954) lassen sie sich nachweisen. Sowohl im Verlauf der kompletten Trias (HARKNESS u. HENDERSONBERG 1948) als auch bei der urethroartikulären, inkompletten Form (DIENES et al. 1948; WARTHIN 1948; LOWMAN u. BOUCEK 1948; WEINBERGER u. BAUER 1955) treten Mykoplasmen auf. DIENES et al. (1948), KUZELL und MANKLE (zit. nach KRÜCKEN u. FABRY 1950), KRITSCHEVSKIJ et al. (1954) sowie KRÜCKEN und FABRY (1955) wiesen sie in der Gelenkflüssigkeit nach. SHEPARD (1954, 1960, 1964) berichtet über PPLO bei 53% aller Patienten mit einer nichtspezifischen Urethritis und in 46% bei gesunden Kontrollpersonen. Er schildert ein noch häufigeres Vorkommen des *T-Stammes, eines Unterstammes der Mykoplasmen.* FORD und DU VERNET (1963) bestätigen seine Ergebnisse. Sie fanden den ebenfalls tetracyclinempfindlichen T-Stamm in über 80% aller Patienten mit nichtspezifischer Urethritis und auch bei einigen an R.S. Erkrankten (auch FORD 1968; DUNLOP et al. 1969). Zwischen dem Vorkommen des T-Stammes und sexueller Aktivität scheint eine enge Beziehung zu bestehen (McCormack et al. 1972). Da das R.S. durch Tetracycline nicht zu heilen ist, ist die Hypothese der tetracyclinempfindlichen Mykoplasmen in den Hintergrund getreten.

Bedsonien (Synonym Chlamydia) sind Parasiten, die zur Übergangsgruppe zwischen Bakterien und Viren zählen. Sie können beim Menschen Psittakose, Ornithose, Lymphogranuloma inguinale, Trachom, die Einschlußkonjunktivitis und die maladie des griffes des châts hervorrufen. Dunlop et al. (1967) fanden 13 Serotypen der Untergruppe A.

Die Untersuchungsergebnisse über das Isolieren von *Chlamydia* divergieren. So fanden in Frankreich Amor et al. (1965, 1967) und Amor (1969) in nahezu allen Fällen Anzeichen für eine Infektion mit *Bedsonien,* während in Kanada keiner von 83 untersuchten Patienten diese Parasiten nachweisen ließ (Ford 1968; Ford u. McCandlish 1969, 1971). Gordon et al. (1973) beobachteten Chlamydia nur bei einem von 16 R.S.-Kranken. Vaughan-Jackson et al. (1972) dagegen beschreiben bei 3 von 10 Reiter-Patienten eine urethrale Infektion mit Bedsonien; diese Mikroorganismen ließen sich nicht bei vorher mit Antibiotika behandelten Patienten nachweisen. Eine Verbindung der Bedsonien mit dem R.S. ergibt sich aus folgenden Gründen: Im Experiment waren sie Ursache der Polyarthritis bei Schafen (Mendlowski u. Serge 1960; Storz et al. 1965; Norton u. Storz 1967); als Folge von Injektionen in die Kniegelenke von Neuseelandratten entwickelte sich ebenfalls eine Arthritis (Schachter et al. 1966). Im Menschen können sie eine unspezifische Urethritis (NSU) verursachen (Jones 1964; Pasieczny u. Sommerville 1966; Ford 1968; Dunlop et al. 1968); sie waren im Rahmen der nichtspezifischen Urethritis in 20–40% nachzuweisen (Richmond et al. 1972). Sie wurden an der Konjunktiva, aus der Urethra, der Synovialis und aus der Synovia in 43–62% aller Reiter-Syndrome isoliert (Siboulet u. Galistin 1962; Amor et al. 1965; Dunlop et al. 1968; Ford u. McCandlish 1971; Gordon et al. 1973). Bei gleichzeitig bestehender Urethritis wiesen Kousa und Lassus (1977) Chlamydia in über 70% nach. Durch venerische Übertragung können sie eine Zervizitis bei der Frau verursachen; sie sind einer der Hauptgründe für die nicht gonokokkal verursachte Urethritis (Dunlop et al. 1972; Kuo et al. 1972; Oriel et al. 1972; Richmond et al. 1972). Schachter (1976) untersuchte 98 R.S.-Kranke. Er konnte in 17,2% aus der Synovialis Chlamydia isolieren; in 11,8% fand er sie im Gelenkerguß, in 14,8% in der Urethra und in 9,1% in der Konjunktiva. Der Komplementfixationstest brachte in 22,5% erhöhte Titer. Ebenfalls einen erhöhten Titer beschreiben Schachter et al. (1966), Kinsella et al. (1968) und Ostler et al. (1971). Auch Weidner et al. (1981) konnten in 13 von 27 Fällen Chlamydia trachomatis nachweisen. Die Unterschiede zwischen den Komplementfixationstestergebnissen bei der Gonorrhö (9,1%), bei der nicht gonorrhoischen Urethritis (5,2%) und beim R.S. (28,4%) sind statistisch signifikant (Schachter 1976). Mordhorst und Dawson (1971) untersuchten 16 Kinder mit einer Einschlußkonjunktivitis (Chlamydia oculogenitalis) und deren Eltern. Von 16 Müttern zeigten 4 eine Entzündung der Sakroiliakalgelenke; unter den Vätern fanden sich 2 klassische Reiter-Syndrome. An einen Zusammenhang glauben auch Jones et al. (1966), Gordon et al. (1969), Dawson et al. (1970), Smith et al. (1973) sowie Shatkin et al. (1973). Pattin et al. (1976) berichten über einen Lymphoblastentransformationstest, der in Anwesenheit von Bedsoniaantigen in 72% positiv ausfiel. Dagegen ergaben serologische Studien (Sharp 1974), daß Antikörper gegen Bedsonia bei Patienten mit einem R.S. und Patienten, deren Arthritis mit Urethritis verknüpft war, gleich häufig gefunden wurden wie im Patientengut einer Klinik für Geschlechtskrankheiten. Das läßt SHARP (1974) am Zusammenhang R.S./ Bedsonia zweifeln. Nach NASEMANN (1975) ist die Reiter-Symptomatik nicht charakteristisch für den Ablauf der Erkrankungen aus der Bedsonia-Gruppe. Es ist unwahrscheinlich, daß Bedsonien die *einzige* Ursache des R.S. sind; sie lösen vielleicht einen Teil der klinischen Symptomatik aus. GRIMBLE (1963, 1964), GRIMBLE und LESSOF (1965) fanden Antikörper gegen Prostataantigene in 53,6% ihrer Reiter-Fälle. Sie schlossen daraus, daß der *autoimmunologische* Aspekt bei der Suche nach der Ursache des R.S. mehr Aufmerksamkeit verdiene.

Da nach heutiger Auffassung das R.S. eine Zweiterkrankung nach enteralen oder urethralen Erkrankungen ist, liegt der Gedanke nahe, *daß Darm und Urethra die Eingangspforte für unbekannte Erreger bilden* (FEHR 1970). Unter Einbeziehung viszeroreflektorischer Vorgänge glaubt HAUSER (1969) an *Ausgangsherde im Urogenital- und Enddarmbereich*. Es gibt auch die Hypothese einer *Adaptationskrankheit als pathophysiologische Reaktion des Makroorganismus auf eine exogene Schädigung*. Durch die von GRIMBLE (1964) gefundenen Antikörper gegen Prostatagewebe ist die Diskussion um eine *autoimmunologische Hypothese* belebt worden. Grundsätzlich stellt sich die Frage nach einer multifaktoriellen Pathogenese: *Auf der Basis einer endogenen Disposition (HLA-B 27, Familienstudien) sowie vorhandener Eintrittspforten (Urethra, Darm) führen noch unbekannte Erreger zur klinischen Symptomatik des R.S.*

Lassen sich keine der beiden charakteristischen Vorerkrankungen eruieren, kann man vom idiopathischen R.S. sprechen. Die Zahl dieser Fälle liegt nach WAGENHÄUSER (1977, persönliche Mitteilung) und SCHILLING und TACHMATZIDIS (1977) zwischen 20 und 40%.

3. Epidemiologie

Morbidität: Das R.S. kommt nach dysenterischen Infektionen in 0,24% (PARONEN 1948) bis 1,5% (NOER 1966) der Fälle vor. Als Zweiterkrankung nach einer Urethritis (nichtspezifische Urethritis, Go-bedingte Urethritis, venerisch oder nicht venerisch erworben) beschreiben es CSONKA (1958a, 1972 in 0,8 bis 1,0%), das britische Gesundheitsministerium in einer Studie von 1963 (in 1,2%) und MORTON (1972, in 1%). Nach CATTERALL (1975) entwickeln 2% aller NSU-Patienten die Krankheit; POPERT et al. (1964) schätzen die Erkrankungsrate bei Kaukasiern mit einer NSU auf das Vier- bis Fünffache im Vergleich zu einem Negerkollektiv.

Geographische Verteilung: Das R.S. gibt es überall (WRIGHT 1963; BOHNSTEDT 1964; OSTLER et al. 1971). DOURY (1972) berichtet über frustrane Formen im Kindesalter in Marokko; MACMAHN und ARMSTRONG (1974) schreiben über das Vorkommen bei Eskimos. In den Regionen der Welt, die häufiger unter dysenterischen Epidemien leiden, findet sich vorwiegend die postdysenterische Form: Asien, Nordafrika, Ost-, Nord-, Südeuropa (HANCOCK 1965; HANCOCK u. MASON 1965; FORD 1970). MASBERNARD (1959) und FELIX et al. (1961) beobachteten in Algerien und Tunesien, daß sich 95% der Fälle in den heißen Monaten des Jahres entwickeln. Die posturethritischen Krankheitsbilder ohne besondere Jahreszeitendisposition (LAIRD 1958; CSONKA 1959a) sieht man vorwiegend in Großbritannien, Zentral- und Westeuropa und Nordamerika (HANCOCK 1965; HANCOCK u. MASON 1965; SCHIRMER u. BÖNI 1967; FORD 1970) (Abb. 1). Das Reiter-Syndrom kommt also in zwei Hauptformen vor: der *epide-*

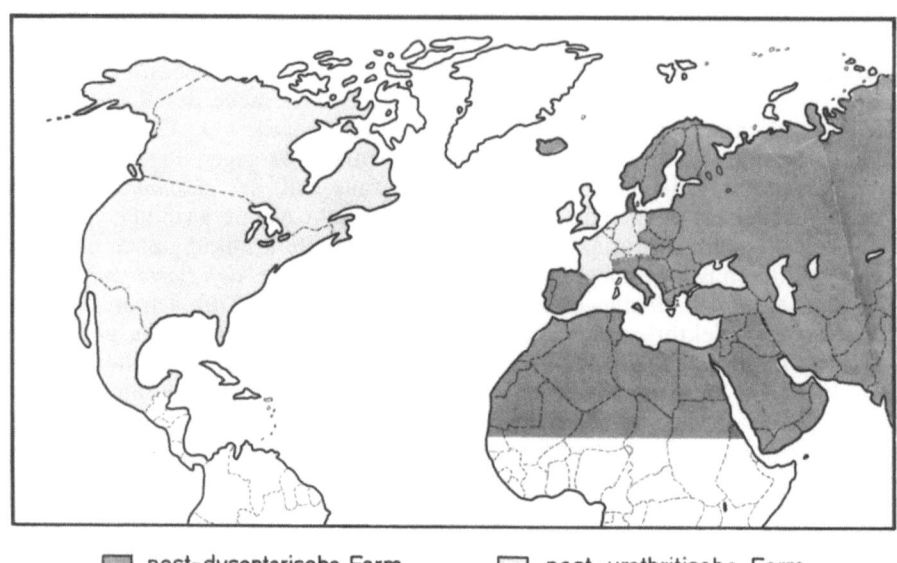

■ post-dysenterische Form   □ post-urethritische Form

Abb. 1. Geographische Verteilung des Reiter-Syndroms

mischen Form, die durch ungünstige hygienische Bedingungen begünstigt wird und meist über den Darmtrakt übertragen wird (hauptsächlich im Sommer und Herbst), und der *sporadischen Form,* die in der Regel auf venerischem Weg, seltener über den Darmtrakt übertragen wird. Reiter-Syndrome, in deren Vorgeschichte weder eine Enteritis noch eine Urogenitalinfektion eruierbar sind, werden „*idiopathische* Reiter-Syndrome" genannt. Immerhin kommt SCHILLING (1978) in einer Analyse von 147 Fällen auf 29,3% dieser idiopathischen (?) Reiter-Syndrome.

Geschlechtsverteilung: Die Bevorzugung des männlichen Geschlechts ist ausgeprägt. Viele Gründe erklären, warum bisher so wenig weibliche Syndrome beschrieben wurden: Der Verlauf ist milder – oft wird er nicht erkannt; die genitale Komponente steht bei der Frau nicht so im Vordergrund wie beim Mann und wird deshalb meist nicht objektiviert. Immerhin beobachtete PARONEN (1948) 10% weibliche Fälle; diese Krankheitsbilder wurden aus einer Armee mit höchstens 10% Frauen rekrutiert (HAHN u. MASI 1968). ZEWI (1947) fand unter 10 seiner Patienten 6 Frauen. Die Relation Männer/Frauen von 10/1 gibt bei der dysenterischen Form (PARONEN 1948) wohl die richtige Verteilung wieder. Die Prozentangaben für den weiblichen Anteil an der posturethritischen Form (venerisch, nicht venerisch übertragen, nicht spezifisch, gonokokkenbedingt) liegen bei 1–2% (HARKNESS 1950; OATES u. CSONKA 1959; MORTON 1972).

Manifestationsalter: Zwischen dem 20. und 40. Lebensjahr zeigen sich 80% aller Reiter-Fälle; das ist die überwiegende Meinung der Autoren (HALL u. FINEGOLD 1953; HAUSER 1964; POPERT et al. 1964; CSONKA 1965; HANCOCK 1965; FANTA u. SÖLTZ-SZÖTS 1971). In diesem Alter tritt die unspezifische Urethritis am häufigsten auf. Kinder – in 83% (MOSS 1964) an der postdysenterischen Form – erkranken ebenso wie Greise. CSONKA (1965) schildert den Beginn bei einem 72jährigen Patienten. Über juvenile Fälle berichten: BATSCHWAROFF (1943), GLAUNER (1947), ZEWI (1947), PARONEN (1948), FLORMANN und GOLD-

Tabelle 1. HLA-B 27-Vorkommen beim Reiter-Syndrom

Autoren	Jahr	Zahl der Reiter-Syndrome	Davon HLA-B 27 ⊕ (%)	HLA-B 27 Kontrollgruppen ⊕ (%)
BERG	1974	33	76	6
AHO et al.	1974	40	90	14
CROSS et al.	1975	6	100	7,9
ZACHARIAE et al.	1975	48	65	8
FELDMANN et al.	1975	50	80	4,7
SCHATTENKIRCHNER et al.	1976	25	80	7

STEIN (1948), MUSUMECI (1948), CORNER (1950), LATTAQUIÊ (1950), SCHOENEICH (1950), HENCKEL (1954), MOSS (1964), DOURY (1972) und DAVID-CHAUSSE et al. (1974).

Vererbung: Wie für viele andere rheumatische Erkrankungen diskutiert man auch beim R.S. eine genetische Disposition (LAWRENCE 1974), die durch spezifische exogene Einflüsse zum Durchbruch kommt. Diese These wird durch die enge Korrelation zwischen HLA-B 27 und dem Syndrom (Tabelle 1) unterstützt. CAUGHEY (1975) schildert eine Familie mit einer Mutter als Spondylitis-ankylosans-(Sp.a.-)Patientin; von ihren zwei Söhnen hatte einer ebenfalls eine Sp.a., der andere ein R.S. ROSE (1976) berichtet über einen Fall von Sp.a. und R.S. in derselben Familie. Familienstudien gibt es auch von KOSTER und JANSEN (1946), GLAUNER (1947), PARONEN (1948), SCHOENEICH (1950), TRIER (1950), MORTON (1958), MASON (1959), HAUSER (1964), DAVIES et al. (1969), GOOD (1971) und LAWRENCE (1974). Die meisten dieser Fälle sind postdysenterische: die gastrointestinale Infektion als gemeinsame Basis und Ausgangssituation für die Krankheit! In diesem Rahmen entwickelt sich das R.S. schnell und zeitlich eng zur Vorkrankheit korreliert. Die Familienstudien über postvenerische Syndrome sind seltener. CSONKA (1958a) berichtet von zwei Brüdern, die, in verschiedenen Teilen Englands wohnend, an einer venerischen Urethritis erkrankten, der in beiden Fällen ein R.S. folgte. GOUGH (1962) schildert, daß der 15jährige Sohn eines Vaters, der an einem R.S. nach einer postvenerischen Arthritis litt, vier Jahre danach ohne irgendeinen sexuellen Kontakt eine volle Reiter-Symptomatik zeigte. Oft wird über das gemeinsame Vorkommen einer Psoriasis im Rahmen eines Reiter-Syndroms und über die Überlappung dieser Krankheitsgruppen mit der Sp.a. berichtet. Stellvertretend für viele sei LAWRENCE (1974) zitiert: Er untersuchte 110 Verwandte und 20 Eheleute von 35 R.S.-Patienten. Er fand heraus, daß die Verwandten gleich oft an c.P. erkrankten wie Vergleichskollektive. Eine Psoriasis zeigte sich bei den männlichen Verwandten 14mal, eine Sp.a. 8mal und eine Entzündung der Iliosakralgelenke 3mal so häufig wie in Vergleichskollektiven.

4. Pathologische Anatomie

In den meisten Fällen des Reiter-Syndroms bleibt der entzündliche Prozeß an den Gelenken auf die Synovialmembran beschränkt. Die Miteinbeziehung von Knorpel und Knochen stellt ein seltenes Phänomen dar.

a) Zellen der Synovialflüssigkeit

Im akuten Stadium der Erkrankung wird der Gelenkraum ausgefüllt von einem fibrinös eitrigen Exsudat. Die Bestimmungen der Zellzahl zeigten, daß in den meisten Fällen zwischen 20000 und 50000 Zellen vorhanden, daß aber auch Werte über 100000 Zellen/mm^3 möglich sind (WEINBERGER et al. 1962; JASANI et al. 1969; SHARP 1974). Untersuchungen über den Ablauf der Erkrankung von ROPES und BAUER (1953) ergaben, daß mit der Dauer der Erkrankung die Zellularität abnimmt. Während in dem frühen Stadium der Erkrankung die neutrophilen Granulozyten dominieren, liegen in späten Stadien nur noch wenige neutrophile Granulozyten vor (Tabelle 2).

Ragozyten können beim R.S. vorhanden sein, allerdings stellen sie kein diagnostisches Kriterium dar. So wurden Ragozytenwerte zwischen 0 und 20% von PELTIER et al. (1967), 18% von GANGL et al. (1969), 47% von DELBARRE et al. (1966) beschrieben. HEMMER und GAMP (1968) sahen beim R.S. nur äußerst selten Ragozyten.

Eine besondere Bedeutung wurde den Pekin-Zellen (PEKIN et al. 1967) beigemessen, die von verschiedenen Autoren beschrieben wurden (NORTON et al. 1966; BERNSTEIN et al. 1973). Dieser Zelltyp, bei dem es sich um Makrophagen und phagozytierte neutrophile Granulozyten handelt, besitzt jedoch keine Spezifität für die Erkrankung, da solche Zellen auch bei anderen entzündlichen Gelenkprozessen auftreten können (TAKASUGI u. HOLLINGSWORTH 1967; BENEKE u. MOHR 1973).

Elektronenmikroskopische Untersuchungen zeigten, daß die neutrophilen Granulozyten und Makrophagen häufig Zelldetritus phagozytiert enthalten (ZUCKER-FRANKLIN 1966).

Durch immunologische Untersuchungen konnten keine Immunglobuline in den neutrophilen Granulozyten nachgewiesen werden (KRASSININE et al. 1966; GHOSE et al. 1975).

Makroskopisch ist das Gelenkkapselgewebe in frühen Stadien der Erkrankung stark gerötet und ödematös aufgelockert und kann eine villöse Hyperplasie zeigen (WEINBERGER et al. 1962) (Abb. 2). Die Synovialzellschicht ist in frühen Stadien der Erkrankung verbreitet (Tabelle 3, Abb. 3), und sie kann von Fibrinauflagerungen bedeckt sein (Tabelle 3) (KULKA 1962). Gelegentlich finden sich auch kleinere Nekrosen der oberflächlichen Synovialzellen (Tabelle 3, Abb. 4) (KULKA 1962), auch kann in sehr frühen Fällen die gesamte Synovialdeckzellschicht zerstört sein (WEPLER 1942).

Im Stratum synoviale können mikroskopisch sichtbare Hyperämie und das Ödem bestätigt werden (Abb. 5). Darüber hinaus liegen entzündlich-zelluläre

Tabelle 2. Zellkonzentrationen (Zellen/mm^3) und relativer Anteil der neutrophilen Granulozyten (*N.Gr.*) in der Synovialflüssigkeit beim Reiter-Syndrom bei einer Ergußdauer von 3 Tagen bis 12 Wochen. (Nach ROPES u. BAUER 1953)

Ergußdauer	3 Tage		4 Tage		16 Tage		4 Wochen		9 Wochen		12 Wochen	
	Zellen pro mm^3	% N.Gr.	Zellen pro mm^3	% N.Gr.	Zellen pro mm^3	% N.Gr.	Zellen pro mm^3	% N.Gr.	Zellen pro mm^3	% N.Gr.	Zellen pro mm^3	% N.Gr.
1. Fall			44300	89	11250	92			14950	90	2250	22
2. Fall	20700	84					25000	75	9200	56		

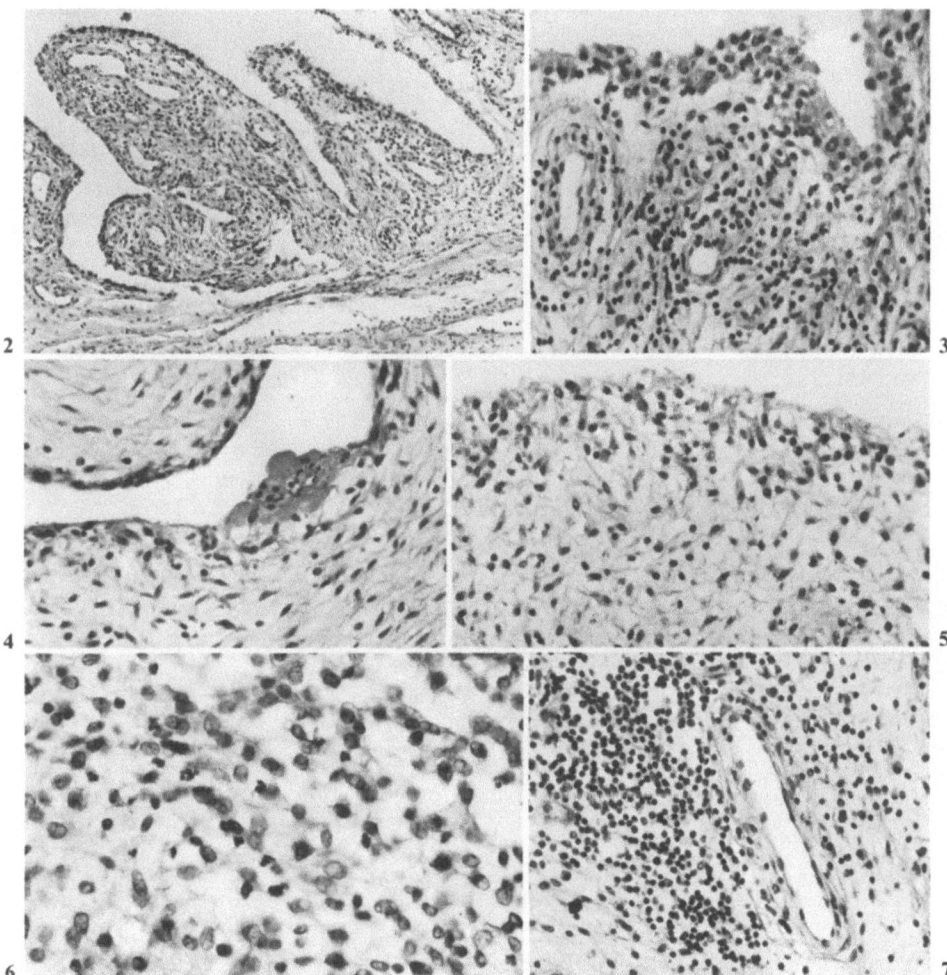

Abb. 2–7. Zottige Hyperplasie des Gelenkkapselgewebes (2) HE. Verbreiterung der Synovialzellschicht (3) HE. Kleine oberflächliche Nekrose mit Fibrinauflagerung (4) HE. Ödematöse Auflockerung des Stratum synoviale (5) HE. Infiltrate aus neutrophilen Granulozyten im ödematös aufgelokkerten Stratum synoviale (6) HE. Perivaskuläre Lymphozyteninfiltrate (7) HE. (Reiter-Syndrom: 40jähriger Mann; Krankheitsdauer 1 Jahr; E 3472/76)

Infiltrate vor. Der Charakter dieser entzündlich-zellulären Infiltrate ist abhängig von der Zeitdauer der Erkrankung (Tabelle 3). Während in frühen Stadien die Infiltrate aus neutrophilen Granulozyten dominieren (Abb. 6), wobei der Aufbau des Gelenkkapselgewebes dem eines Granulationsgewebes gleichen kann (JANIS u. HAMERMAN 1969), kommt es in späteren Stadien zu Auftreten von Lymphozyten (Abb. 7) und Plasmazellinfiltraten (WILKINSON u. JONES 1964). Die lymphozytären Infiltrate sind meist auf die oberflächlichen vaskularisierten Anteile der Synovialmembran beschränkt (HOLLANDER et al. 1945; KULKA 1962). In unterschiedlichem Ausmaß können die Bindegewebszellen in der Membrana synovialis proliferiert sein (KULKA 1962; Tabelle 3). Auch eine Fibrose der Synovialmembran kann sichtbar werden.

Tabelle 3. Wesentliche morphologische Veränderungen beim Reiter-Syndrom am Gelenk. Zusammenstellung nach den Fällen von WEINBERGER et al. (1962)

Fall Nr.	1	7	4	8	1	8	6	5	5
Alter der Patienten (Jahre)	25	33	18	24	25	24	23	25	25
Geschlecht	m.	m.	m.	m.	m.	m.	m.	m.	m.
Dauer der Erkrankung	4 T.	8 T.	14 T.	20 T.	28 T.	3 M.	13 W.	15 M.	$3\frac{1}{2}$ J.
Villöse Hyperplasie	+			+	+		+	+	+
Synovialzellschicht									
Hyperplasie	+	+			+				
Fibrinauflagerungen	+		+	+	+	+	+		
Nekrosen				+					
Stratum synoviale									
Hyperämie	+	+	+	+	+		+	+	+
Ödem	+	+	+	+	+			+	+
Lymphozyteninfiltrate	+	+	+	+	+	+	+	+	+
Plasmazellinfiltrate				+		+	+	+	+
Lymphfollikel								+	+
Neutroph. Granulozyteninfiltrate	+	+	+	+	+				
Nekrosen		+							
Bindegewebsproliferation	+	+	+	+	+		+		
Inkorporierte Knorpelsequester				+					
Fibrose						+	+		
Endothelzellproliferation		+							
Knorpel									
Pannus									

b) Knorpel und Knochen

Der Gelenkknorpel wird nur selten in den Krankheitsprozeß einbezogen. JANIS und HAMERMAN (1969) beschrieben einen Fall von R.S., in dem ein normaler Knorpel vorhanden war. In den von KULKA (1962) beschriebenen Fällen war in den frühen Stadien der Erkrankung kein pathologischer Befund am Gelenkknorpel zu erheben. Allerdings kann der entzündliche Prozeß auch in Form einer pannösen Entzündung zur Knorpeldestruktion fortschreiten (vgl. Tabelle 3) (KULKA 1962), was dann zu einer fibrösen Ankylose führen kann (GUCK u. WOLF 1952; MORI u. ZAK 1960). Ein relativ häufiger morphologischer Befund ist das Auftreten einer lokalisierten Periostitis, die mit einer periostalen Knochenneubildung einhergehen kann (MASON et al. 1959a; KULKA 1962).

c) Abgrenzung des Reiter-Syndroms gegen andere entzündliche Gelenkerkrankungen

Auch wenn die Veränderungen nicht spezifisch sind, so kann doch der Charakter der Entzündung, insbesondere in frühen Phasen der Erkrankung, diagnostisch richtungweisend sein. Im frühen Zeitpunkt der Erkrankung dominieren nämlich im Gelenkkapselgewebe die starken Infiltrate aus neutrophilen Granulozyten [allerdings sah WEPLER (1942) auch in einem Fall mit nur kurzer Krankheitsdauer schon sehr starke lymphozytäre Infiltrate], in späteren Stadien dagegen ist keine Unterscheidung von der chronischen Polyarthritis mehr zu treffen (MORI u. ZAK 1960; KULKA 1962; WEINBERGER et al. 1962; WILKINSON u. JONES 1964; SHARP 1974; CAUGHEY u. WAKEM 1973). Nach NORTON et al. (1966) sollen beim R.S. häufig phagozytierte neutrophile Granulozyten in mononukleären Rundzellen gefunden werden.

d) Evolution des Gelenkprozesses

Die Erkrankung beginnt mit einer exsudativen Entzündung, die sich durch einen hohen Anteil an neutrophilen Granulozyten auszeichnet. In späten Stadien kann sich ein pannusartiges Gewebe ausbilden, das so zu Knorpel- und Knochenabbau führen kann, wobei lysosomale Enzyme in der Gelenkflüssigkeit (gesteigerte Aktivität der sauren Phosphatase: JASANI et al. 1969; GANGL et al. 1969; kollagenolytische Aktivität: WIZE et al. 1975) wegbereitend sein können.

5. Klinik

a) Symptomatik

Die charakteristische Symptomatik entwickelt sich 10–30 Tage nach einer Infektionskrankheit, einer Dysenterie (Ruhr) oder einer spezifischen, bzw. unspezifischen Urethritis. Im akuten Stadium, das 2–4 Wochen dauert, hat der Kranke meist Fieber zwischen 38 und 39° C. Die Blutsenkung nach Westergren ist in dieser Zeit stark beschleunigt; 100 mm Hg in der ersten Stunde sind nicht selten. Zum Krankheitsbild gehören ein allgemeiner Erschöpfungszustand, Schwäche und nächtliche Schweißausbrüche.

α) Genito-urethraler Bereich

Die *Urethritis* steht großen Häufigkeitsstatistiken nach an dritter Stelle hinter Arthritis und Konjunktivitis (HAUSER 1964). Das klinische Bild kann geringfügig sein; die Urethralmündung ist gerötet, verschwollen, das Orificium extroponiert. Während und nach der Miktion verspürt der Kranke ein leichtes Ziehen oder Brennen. Oft ist Ausfluß das erste Symptom (KLEINE-NATROP 1948; PEKIN et al. 1967; FANTA u. SÖLTZ-SZÖTS 1971), anfangs klar, grau und schleimig, später schleimig-eitrig, manchmal hämorrhagisch, dick und gelblich. Das Ausflußmaß variiert. Im Ausstrich finden sich Schleim, Epithelien (CIMBAL 1943; COLBY 1944; MILLER u. MCINTYRE 1945; BAINES 1947; PINCK 1947; PARONEN 1948; PIORA 1953; WEINBERGER u. BAUER 1955; BOHNSTEDT 1964), granulozytäre Leukozyten, viele Eosinophile; PARONEN (1948) beobachtete eine Eosinophilie in 17–57%. Meist sind keine Bakterien nachweisbar (MOORE 1943; BAINES 1947; KLEINE-NATROP 1948; TELLER 1964). Nach FEHR (1970) sollte man Bakterienbefunde durchweg als Superinfektion auffassen. MORTON und REED (1957), GRIMBLE (1960), MASON (1973) und GOOD (1974) sprechen von überwiegend abakteriellen Urethritiden. Grundlage der *nichtspezifischen Urethritis (NSU)* sind nach WEINBERGER et al. (1962) fokale Schleimhautulzerationen. Diese Urethritiden verlaufen oft so bland, daß sie vom Patienten selbst nicht bemerkt oder vernachlässigt werden (MASON 1973). Eine postdysenterische Urethritis läßt sich nicht von einer durch Geschlechtsverkehr erworbenen unterscheiden. Die Differenzierung gegenüber der gonokokkenbedingten Urethritis ist für die Therapie wichtig; nach HANCOCK (1965) gibt es bei bis zu 60% der venerischen R.S. eine Gonorrhö. Eine durch Gonokokken verursachte Urethritis wird vom Patienten gern verschwiegen: 25% der Kranken, die ihre Urethritis durch sexuellen Kontakt erwarben, gehen erst spät zum Arzt (MASON 1973). Manchmal ist ein positiver Komplementbindungstiter auf Gonokokken als Anzeichen einer früheren Go gegeben. Neben einer unspezifischen kann auch eine gonokokkenverursachte Urethritis bestehen, die gut auf Penicillin anspricht, jedoch eine nicht entdeckbare nichtgonorrhoische Urethritis hinterläßt (CSONKA 1965; MASON 1973). Weiter komplizierend ist, daß die Go die Reiter-Symptomatik nachahmen kann. BORK und KUNDE (1972) beschreiben einen Fall, der mit einer abakteriellen Urethritis begann, um dann eine Gonokokkenophthalmitis zu entwickeln. Folge der Urethritis ist manchmal (in etwa 3%: PARONEN 1948; HARKNESS 1950; CSONKA 1958a) eine *Zystitis:* Die klinische Symptomatik reicht vom milden, blanden Verlauf bis hin zur mit Dysurie, Hämaturie und Pollakisurie verbundenen schmerzhaften Form. PARONEN (1948), HALL und FINEGOLD (1953), CSONKA (1958a), WEINBERGER (1962) und SHARP (1974) beobachteten diese Zystitis, die sich durch eine Makrohämaturie verrät (HAUSER 1964; DIEM u. OPPOLZER 1974); 8–20% aller Fälle – ausschließlich junge Männer – sind betroffen. Einer Urethritis folgt in ca. 5% eine hämorrhagische Zystitis (MASON 1973). Die Zystoskopie zeigt ödematöse Blasenschleimhautschwellungen, multiple Ulzerationen, oder auch eine fleckförmige, schwere Zystitis. Sehr selten sind die *Spermatozystitis* (BROCKS 1952; ROMANUS 1952; JAFFE 1972) und die *Epididymitis* (OLENICK u. SARGENT 1947; PARONEN 1948; KRITSCHEVSKIJ et al. 1954; JAFFE 1972). Eine *Orchitis* wird von SICK (1918), TIEMANN (1932) und PARONEN (1948) geschildert. Die *Prostatitis* als Folge der Urethritis oder als Komplikation beschreiben WIEDMANN (1934), BAUER und ENGLEMAN (1942), HOLLANDER et al. (1945), MILLER und MCINTYRE (1945), VALLEE (1946), PINCK (1947), TRIER (1950), ROMANUS (1952), KRITSCHEVSKIJ et al. (1954), WEINBERGER und BAUER (1955), MASON et al. (1958) und CSONKA (1959a). Die Prostata ist vergrößert, weich; das Prostatasekret – von dem die Diagnose abhängt (MASON 1973) – enthält eine große Anzahl von Eiterzellen (SHARP 1974). In bis zu 90% aller Fälle hat HANCOCK (1965) eine chronische unspezifische Prostatitis als Folge einer Urethritis objektiviert. Selten ist der Prostataabszeß (COLBY 1944). Auch im Rahmen des juvenilen Reiter-Syndroms gibt es die NSU (LOCKIE u. HUNDER 1971). Da die weibliche Urethra nur ein Zehntel der Länge der männlichen hat, ist sie nicht der bevorzugte Manifestationsort (CSONKA 1965). Neben der Vaginitis (SCHITTENHELM u. SCHLECHT 1918; CSONKA 1965) werden in der Literatur Fälle von Vulvitis (REICH 1966), Zervizitis, Salpingitis und hämorrhagischer Zystitis beschrieben.

β) Gelenke, Wirbelsäule, Sehnen und Bänder

Das wesentlichste Symptom der Reiterschen Trias ist die *Arthritis*. Sie ist *der* Teil der Krankheit, dessen Verlauf die Prognose entscheidend bestimmt. HOLLANDER (1946) sowie HALL und FINEGOLD (1953) fanden bei all ihren Patienten eine Gelenkbeteiligung; PARONEN (1948) in 97,2%, BOHNSTEDT (1964) in 97%, SCHIRMER und BÖNI (1967) in 90%, HARKNESS (1949b) in 89% sowie CIMBAL (1943) in 64,9%. Der Beginn der Trias mit einer Arthritis, sei es als Mon- oder als Polyarthritis, sei es in Form von Arthralgien oder in der *typischen, die unteren Extremitäten bevorzugenden Folge,* ist nicht häufig. Meist bildet

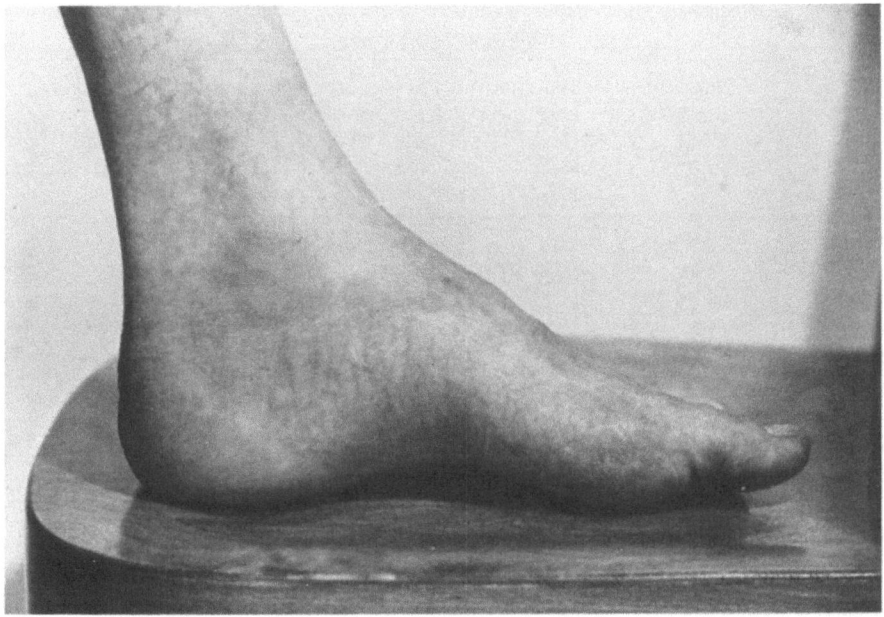

Abb. 8. Fußgelenkarthritis beim Reiter-Syndrom (Beobachtung aus der Universitätsrheumaklinik Zürich)

die Arthritis das Zweit- oder das Drittsymptom, das für die Diagnose eines R.S. mit den anderen Symptomen *zeitlich eng korrelieren muß*. An diese Stellen rücken die Arthritis OTT (1969), MOLL (1972), DIEM und OPPOLZER (1974). Eine Monarthritis sahen SCHITTENHELM und SCHLECHT (1918) in 10%, PARONEN (1948) in 2,8% und HARKNESS (1950) in 7%; die Polyarthritis schildern JAFFE (1972), MASON (1973), SHARP (1974), MOSKOWITZ (1975) sowie in 80–90% ihrer Fälle PARONEN (1948), CSONKA (1958b) und BERNARD et al. (1964). Der Beginn zeigt sich meist akut (CSONKA 1965; JAFFE 1972; MOSKOWITZ 1975) bis subakut. Sehr schnell, innerhalb von 8–10 Tagen entwickelt sich die Arthritis. Ein Gelenk *nach* dem anderen wird angegriffen; der gleichzeitige Befall mehrerer Gelenke ist ungewöhnlich. Die Polyarthritis ist unmittelbar nach dem Ausbruch der Erkrankung am stärksten ausgeprägt. Während der Genesung wird kein neues Gelenk erfaßt. Die Haut über den Gelenken kann, muß aber nicht gerötet sein. Das Kniegelenk zeigt meist keine Rötung im Gegensatz zu den Fuß- (Abb. 8) und Metatarsalgelenken. Die Haut über den Gelenken kann erwärmt sein. Eine Muskelatrophie entwickelt sich schnell, besonders im Quadrizepsbereich. Manchmal werden auch die Akromioklavikular-, die Sternoklavikular- und die Temporomandibulargelenke befallen; betroffene Gelenke sind funktionell behindert und druckschmerzhaft. Ergußbildung – vor allen Dingen im Knie (FORD 1953; WEINBERGER et al. 1962; BERNARD et al. 1964; WEESE u. MCCARTHY 1969; JAFFE 1972; GARNER u. MOWAT 1972; MOLL 1972) ist häufig. Auch Synovialisrupturen, in deren Folge die Synovia in den Wadenbereich fließt – oft als Thrombophlebitis fehlinterpretiert – sind nicht selten. Im Gegensatz zum Muster bei der chronischen Polyarthritis ist die *Asymmetrie* des Gelenkbefalls und die Beteiligung isolierter Gelenke charakteristisch (GOLDING 1971; SHARP 1974). Lediglich im Bereich der großen Gelenke wird eine symmetrische

Tabelle 4. Gelenkbeteiligung beim Reiter-Syndrom (Prozent der Fälle auf Beteiligung entsprechender Gelenke; gemäß Literatur)

Gelenke	PARONEN (1948) (334) (%)	HARKNESS (1950) (116) (%)	POPERT et al. (1964) (82) (%)	SCHIRMER u. BÖNI (1967) (11) (%)	SHOLKOFF et al. (1970) (44) (%)
Finger	6,5	18,6	26,8	15,6	6,9
Hand	6,5	9,2	9,2	3,1	1,8
Ellbogen	4,9	3	3	6,3	1,8
Schulter	7,8	4,6	7,3	9,4	–
Zehen	14,2	25	27,8	–	40,2
Sprung	16,2	55,4	31,7	25	27,4
Knie	25,4	70,3	58,5	34	8,2
Hüfte	4,2	0,4	7,3	–	–
ISG.	4,3	0,4		–	13,3
Wirbelkörper			Zervikal 12,2 Thorakal 13,2 Lumbal 18,3		0,4

Affektion beschrieben (HALL u. FINEGOLD 1953; CSONKA 1958a; WEINBERGER et al. 1962; WRIGHT 1963; POPERT et al. 1964). *Die gewichttragenden Gelenke der unteren Extremitäten sind am häufigsten beteiligt;* aber auch die kleinen Gelenke der Füße und Hände werden angegriffen. In absteigender Reihenfolge sind Knie-, Sprung-, Metatarsal-, Schulter-, Ellbogen-, Hand-, Finger-, Schlüsselbein-, Kiefer-, Wirbel- und Iliosakralgelenke betroffen (MOLL 1972; JAFFE 1972) (Tabelle 4). Häufig entwickeln sich dorsale Dislokation und fibuläre Deviation der Metatarsalgelenke bei gestreckten Zehen und ein Pes cavus und/oder Pes planus (CSONKA 1965; JAFFE 1972; GOOD 1974). Die Beteiligung der Hüftgelenke wird von PARONEN (1948) mit 4,2%, von HARKNESS (1949b) mit 0,4%, von REYNOLDS und CSONKA (1958) mit 18% und von POPERT et al. (1964) mit 20% angegeben. Arthralgiforme Beschwerden finden CIMBAL (1943) in 35%, PARONEN (1948) in 2,7%, HARKNESS (1949b) in 7,1% und CSONKA (1965) in 2,3%. Die Gelenksymptomatik kann unterschiedlich lang andauern; von vielen Autoren wird sie mit dem Zeitraum der ersten Attacke gleichgesetzt, der etwa 2–6 Monate beträgt (HOLLANDER 1946; PARONEN 1948; FORD 1958; CSONKA 1958a; WEINBERGER et al. 1962; WRIGHT 1963; BERNARD et al. 1964; MOLL 1972). Die vollständige Ausheilung nach der ersten Attacke ist häufig und wird von HOLLANDER (1946), FORD (1953), CSONKA (1960) sowie MONTGOMERY et al. (1963) beschrieben. CSONKA (1965) schildert eine persistierende erste Gelenkattacke mit einer Dauer von 3 Jahren. Da das R.S. zu Rezidiven neigt, kann sich auch ein langer Verlauf mit chronisch-rezidivierender Gelenkbeteiligung entwickeln. Die Literaturangaben über die Häufigkeit der *Iliosakralgelenkbeteiligung schwanken* stark: HARKNESS (1950) 5,4%, MARCHE (1950) 60–80%, OATES (1958) 49,3%, CSONKA (1965) 20,1%. Nach DELBARRE et al. (1969) gab es bei 50% seiner Patienten klinische und/oder radiologische Zeichen für eine Beteiligung der ISG und der Wirbelsäule, die in der Mehrzahl der Fälle gleichzeitig mit der klassischen Symptomtrias auftrat. Rückenschmerzen und Iliosakralgelenkveränderungen finden sich sowohl beim postdysenterischen (MARCHE 1950) als auch

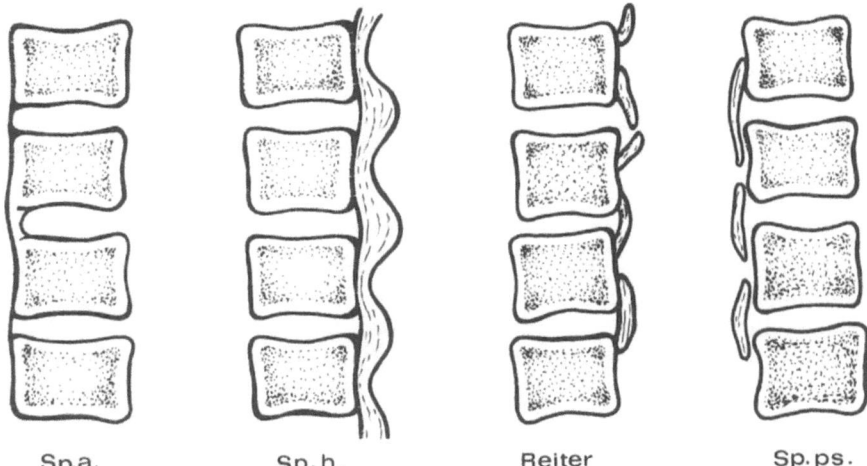

Sp.a.   Sp.h.   Reiter   Sp.ps.

Abb. 9. Schema der Veränderungen an der Wirbelsäule bei der Spondylitis ankylosans, Spondylitis hyperostotica, Reiter-Syndrom, Spondylitis psoriatica

beim posturethritischen R.S. (FORD 1953). Die Iliosakralarthritis kann sehr spät auftreten, bland und symptomarm verlaufen, spät zur Synostosierung führen und der Syndesmophytenbildung nachhinken. Nach POPERT et al. (1964) sind die Rückenschmerzen vorwiegend milde, vorübergehender Natur und erfassen nur wenige Segmente. MASON (1973) meint dagegen, daß heftige Schmerzen die Folge sein können. Von der Sp.a. unterscheidet sich die Iliosakralarthritis des Reiter-Syndroms zum einen (CSONKA 1959b) durch ihre häufige Symptomlosigkeit, zum anderen (KING u. MASON 1970) durch den nicht seltenen unilateralen Befall. Nach SCHILLING et al. (1965) korrelieren lange Dauer, Heftigkeit der akuten Attacken, dysenterische Anamnese, ernsthafte Hautläsionen mit dem Vorkommen und der klinischen Relevanz der Iliosakral- und Wirbelsäulenveränderungen. Über 50% aller Patienten mit mehr als fünf Jahre andauerndem Leiden erwerben eine einseitige Iliosakralgelenkarthritis (GOLDING 1971). Den Zusammenhang zwischen Dauer der Krankheit und Häufigkeit der Iliosakralveränderungen betonen auch SCHIRMER und BÖNI (1967). Auch sind Fälle mit einer frühen Iliosakralgelenkalteration ernster und chronischer als der Durchschnitt (CSONKA 1965). Daneben besteht eine deutliche Beziehung zwischen ISG-Befall und chronisch rezidivierender Iritis. Eine Spondylitis kommt häufiger vor, wenn periphere Gelenksymptome fast oder ganz fehlen (MOSKOWITZ 1975); sie wird beschrieben von REYNOLDS und CSONKA (1958), CSONKA (1958b), MASON et al. (1959b), WELDON und SCALETTAR (1961). Meist liegen die paraspinalen Ossifikationen lateral; im Gegensatz zur Sp.a. die LWS bevorzugend. Diese Parasyndesmophyten (DIHLMANN 1968) erscheinen oft solitär, mit Abstand von der Bandscheibenbegrenzung und meist ohne Verbindung zum Wirbelkörper; es sind nicht Verknöcherungen des Anulus fibrosus (Abb. 9). Klinisch sind sie von geringerer Relevanz als die Verknöcherungen der Sp.a.: Blander, milder, schmerzfreier ist der Verlauf. Die Bewegungseinschränkungen sind meist gering – die Ossifikation schreitet langsamer fort.

Die *Tendinitis* der Achillessehne wird von CSONKA (1965) – in 12% der Fälle – und von FORD (1953), WRIGHT (1963) und MASON (1973) gefunden. Eine *Fasciitis plantaris* schildert CSONKA (1965) in 19,5%; auch FORD (1953),

WRIGHT (1963) und MASON (1973) beschreiben sie. Nach POPERT et al. (1964) ist der *Kalkaneussporn* mit Erosionen und/oder floriden periostalen Proliferationen typisch. Eine Kalkaneitis beobachteten PARONEN (1948), CSONKA (1958a, 1959b) und POPERT et al. (1964). DELBARRE et al. (1969) stellten bei 50% der R.S.-Fälle mit einer Beteiligung der Iliosakralgelenke und Wirbelkörper Fersenschmerzen fest, gegenüber nur 25% der Patienten ohne Wirbelsäulenmanifestation.

γ) **Augen**

Nach BOHNSTEDT (1964) entwickelt sich zunächst eine uncharakteristische katarrhalische *Konjunktivitis*. Sie ist an den konjunktivalen und episkleralen Gefäßen durch eine extreme Blutfülle zu erkennen, die dem Auge die charakteristische Verfärbung gibt (Abb. 10). In der Nähe des Hornhautrandes gibt es oft Hämorrhagien; vor allem nachts kann ein flüchtiges Ödem des Hornhautepithels entstehen, das beim Aufwachen vorübergehend Sehstörungen verursacht. Vielfach schwellen auch die Lider ödematös an. Die meist fibrinöse Sekretion überzieht die Bindehaut schleierförmig. Diese Fibrinfäden lassen sich abheben; sie werden als Fremdkörper empfunden. Nach 4–6 Tagen läßt die Sekretion nach, die Chimosc bildet sich zurück. Rezidive können zu jeder Zeit beginnen; in den tieferen Schichten des Hornhautepithels treten dann unregelmäßig angeordnete Trübungen auf. Wenn die Keratitis superficialis in schichtiger Form erscheint, ist die Hornhaut diffus getrübt, die Epithelienschichten sind stark aufgelockert und erodiert. Neben der konjunktivalen kommt es auch zu einer ziliaren Injektion, zur Irishyperämie und zur Trübung des Kammerwassers. Der Kranke leidet an Lichtscheu und Lidkrampf. Außer der Keratitis superficialis werden auch interstitielle Keratitiden, Ulcus corneae und die Bildung von Katarakten beschrieben. Die Erkrankung der Augen im Rahmen des Reiter-Syndroms wird in der Literatur allgemein als sehr hoch angegeben: CIMBAL (1943) ermittelte 82%, PARONEN (1948) 91%, BOHNSTEDT (1964) 90%, LEMKE (1965) 80%, GOLDING (1971) 33,4%, MASON (1973) 30% und OSTLER et al. (1971) 60,8%. Die Konjunktivitis ist meist doppelseitig, nur ausnahmsweise unilateral; manchmal wird das eine Auge erst 2–3 Tage nach dem anderen krank. In wenigen Tagen abheilend, wird sie in vielen Fällen übersehen. Lediglich ein leichtes Brennen in den Augen und verklebte Augenlider am Morgen weisen zuweilen auf eine überstandene Konjunktivitis hin, die in 17,4% der Fälle bei OSTLER et al. (1971) allen anderen Symptomen des Reiter-Syndroms vorausging. Auch SHARP (1974) erwähnt die Konjunktivitis als Erstsymptom. HANCOCK (1965) betont, daß sie beim ersten Schub in 45% aller Fälle diagnostiziert werden konnte, ihre mögliche Zahl aber wahrscheinlich noch viel höher sei, da sie oft symptom- und schmerzlos auftrete. Manchmal verbirgt sich dahinter eine nur vom Ophthalmologen aufzudeckende Iritis (REMKY 1977). REITER (1916), HOLLANDER (1946) und PARONEN (1948) halten die purulente abakterielle Konjunktivitis mit starker Schwellung der dann verklebenden Augenlider für pathognomonisch. IVESON et al. (1975) schreiben über bilaterale Konjunktividen beim juvenilen R.S. Das Vorkommen der *interstitiellen Keratitis* bestätigen: CIMBAL (1943), FEIRING (1946), WRIGLEY (1946), HALL und FINEGOLD (1953), KRITSCHEVSKIJ et al. (1954), MATTSSON (1955), CSONKA (1958a), WEINBERGER et al. (1962) und REICH und JÜNEMANN (1971). OSTLER et al. (1971) fanden in 34,7% mit Konjunktividen verknüpfte Keratitiden. Kornealulzerationen schildern SICK (1918), STÜHMER (1921), VALLEE (1946), PARONEN (1948). Die Untersuchungen von HANCOCK (1965) ergaben in 3% superfizielle Keratitiden

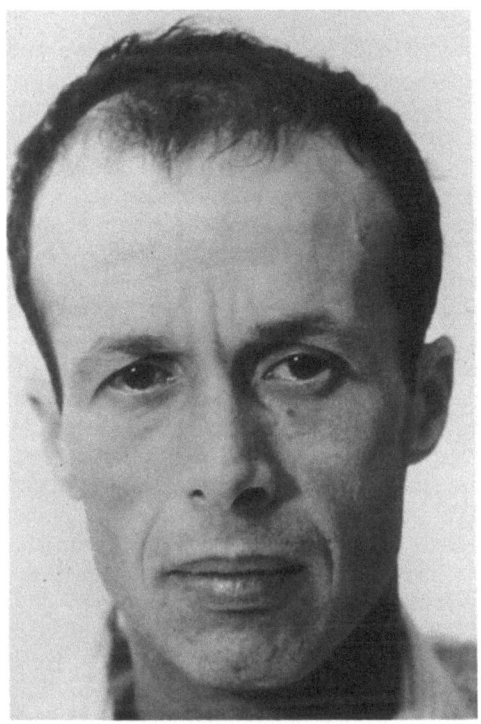

Abb. 10. Konjunktivits beim Reiter-Syndrom (Beobachtung aus der Universitätsrheumaklinik Zürich)

und Kornealulzerationen. Eine *Kataraktbildung* beobachteten KATZIN und VALLEE (1947), LEFKOVITS (1949) und GORDON et al. (1951). HANCOCK (1965) fand eine *Iritis* in 8% beim ersten Reiter-Schub, später – besonders bei gleichzeitiger Entzündung der Sakroiliakalgelenke – in bis zu 50% der Fälle. Die gleiche Meinung vertritt GOLDING (1971). Nach MASON (1973) ist die Iritis im ersten Krankheitsschub sehr selten; bei Rezidiven erscheint sie immer häufiger; bis zu 50%, wenn die Symptomatik der Arthritiden in die einer chronischen Polyarthritis mündet.

Nach SHARP (1974) entstehen anfangs in 5–10%, später in 20–50% aller Fälle Iritiden. CATTERALL (1961) untersuchte 211 Patienten mit einer Uveitis anterior. Er fand in 21,3% ein R.S. Nach CSONKA (1965) entwickeln sich Iritiden oder *Iridozyklitiden* im Rahmen des ersten Schubs nur sehr spät – wahrscheinlicher sei das Auftreten während eines Rezidivs. OSTLER et al. (1971) ermitteln in 26% der Fälle Iridozyklitiden; nach LEMKE (1965) folgt in 10% der Fälle die Iritis einer Konjunktivitis.

Über Iritis/Iridozyklitis berichten noch: STETTNER (1917), STÜHMER (1921), CIMBAL (1943), LINDSAY-REA (1947), GÜLDEN (1950), MARCHE (1950), CSONKA (1959b), WEINBERGER et al. (1962), WRIGHT (1963), POPERT et al. (1964), SCHIRMER und BÖNI (1967), REICH und JÜNEMANN (1971), CLIFF (1971). Nach DECHELOTTE et al. (1973) sind Augensymptome bei „Militärpersonen" mit 83,5 gegenüber 57% bei zivilen Patienten deutlich häufiger. Seltene Komplikationen schildern CAVARA (Hypopyoniritis), BAXTER (Fundusblutungen) und ALANGIA, BONNET, ZEWI (Neuritiden des Nervus opticus) (zit. nach LEMKE 1965).

δ) Haut, Schleimhäute und Nägel

Hauterscheinungen beschreibt PARONEN (1948) in 0,9%. TELLER (1964) und BOHNSTEDT (1964) in 14%; einen Prozentsatz zwischen 2,9 und 5% erwähnen HARKNESS (1950), HALL und FINEGOLD (1953), CSONKA (1959b), MONTGOMERY et al. (1959), HANCOCK (1960), WEINBERGER et al. (1962), WRIGHT (1963), FORD und RASMUSSEN (1964). Diese Veränderungen stellen sich als linsen- bis kirschkerngroße Flecke oder flache papillöse Effloreszenzen dar. Im weiteren Verlauf bilden sich Pusteln mit gelbem, rahmigem Eiter, umgeben von einer entzündlichen Randzone; danach können die Pusteln eintrocknen, die Bildung einer Schuppenkruste ist möglich. Die Pusteln liegen oft eng beieinander, sind mit einer Schuppenkruste bedeckt und können ein Bergrelief nachahmen (BOHNSTEDT 1964). Alleinstehende Pusteln werden mit Tapeziernägeln verglichen. Es gibt Fälle mit einzelnen, wenigen Hauterscheinungen, andere, in denen sich die Hautschäden generalisieren (HAUSER 1964). Die bevorzugten Lokalisationen bilden in absteigender Reihenfolge: Fußsohlen, Zehen, Handflächen, Finger, die Extensorenseite beider Beine und Arme, der Haarschopf (BOHNSTEDT 1964; MASON 1973). Seltener befallene Gebiete sind Ober- und Unterschenkel (KUSKE 1939; HOLLANDER 1946), Handgelenke und Rücken (KUSKE 1939), Nabel (ROBERT 1948), Skrotum und Penis (KUSKE 1939; LUTZ 1948). Sehr oft entwickeln sich die Veränderungen über den arthritisch angegriffenen Gelenken (TELLER 1964): Auffallend ist die ausgesprochene Symmetrie der disseminierten und konfluierenden Herde. In der Regel bilden sich die Hauterscheinungen mit dem Schwinden der Gelenkbeschwerden zurück, um vielleicht bei arthritischen Rezidiven wieder aufzutauchen (TELLER 1964). MORTON (1972) schildert, daß in 50% seiner Fälle die Arthritis von Haut und/oder Schleimhautveränderungen begleitet wird; KULKA (1962) weist auf eine Hyperkeratose in 25% der Fälle hin. Das sog. Keratoderma blenorrhagicum (Abb. 11) kommt nach MASON (1973) in 10% aller Fälle vor, hauptsächlich beim venerisch ausgelösten Typ. Auch HANCOCK (1965) betont, daß 8% seiner venerisch ausgelösten Reiter-Syndrome keratodermaähnliche Veränderungen aufzeigten. Über das Keratoderma blenorrhagicum berichten VIDAL (1893), CARR und FRIEDMANN (1944), SHATIN et al. (1960), STURDE (1963), POPERT et al. (1964), PETERSON und SILBIGER (1967), RICHARDS (1970), REICH und JÜNEMANN (1971), HOWELL (1971) und SHARP (1974).

Die *Psoriasis* in ihren verschiedenen Erscheinungsformen ist manchmal nur sehr schwer vom Keratoderma blenorrhagicum abzugrenzen. Psoriasiforme (keratodermöse) Hautveränderungen (Abb. 12) beschreiben BOLGERT et al. (1955), HADIDA und TIMSIT (1956), KHAN und HALL (1965), SCHILLING et al. (1965), BOXLEY (1973), MASON (1973), DIEM und OPPOLZER (1974) sowie KAULEN-BEKKER (1974). Auch Sairanen et al. (1969) berichten über eine Psoriasis vulgaris. Besonders in späteren Stadien ist die Psoriasis pustulosa weder histologisch noch klinisch vom Keratoderma blenorrhagicum zu unterscheiden (MONTGOMERY et al. 1959; Weinberger et al. 1962; KULKA 1962; WRIGHT u. REED 1964; FANTA u. SÖLTZ-SZÖTS 1971; WAUGH 1972). EPSTEIN et al. (1961), WRIGHT und REED (1964), KHAN und HALL (1965) sowie MAXWELL et al. (1966) beobachten typische Reiter-Syndrome, in deren chronisch-rezidivierendem, schwerem Verlauf sich später die eindeutige Symptomatik einer Arthritis psoriatica zeigte. Der Übergang vollzog sich sowohl im Bereich der Haut als auch der Gelenke. Charakteristisch (HAUSER 1964) sind in späteren Stadien Erytheme an intertriginösen Partien, die ihre zentrale Schuppung verloren haben und parakeratotische Randleistenbildung zeigen. Durch die Lokalisation zwischen Zehen und Fingern

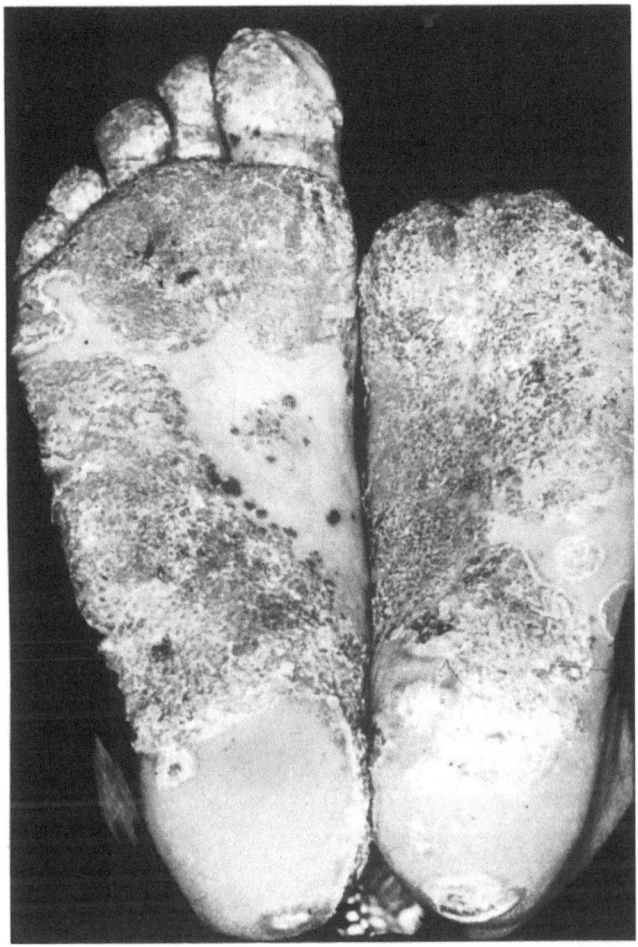

Abb. 11. H.E., 38 Jahre; chronisches Reiter-Syndrom; Keratoderma blenorrhagicum (Beobachtung von H. MATHIES)

ist eine Verwechslung mit Interdigitalmykosen (STURDE 1963; TELLER 1964) möglich. Es gibt auch verschiedene andere Hauterscheinungen, die aber bei weitem nicht so bedeutend sind wie das Keratoderma blenorrhagicum oder die psoriasiformen Veränderungen: JACKSON (1946) und EVANG (1952) schildern makulopapulöse Veränderungen; CAHN (1916) und ROSE (1918) schreiben über Urtikaria und Erythema exsudativum multiforme (zit. nach PARONEN 1948). SCHITTENHELM und SCHLECHT (1918) sowie MAKARI (1950) erwähnen hämorrhagische Eruptionen.

Die *Balanitis circinata* (Abb. 13) ist die häufigste Haut- und Schleimhautveränderung. Sie stellt eines der ersten Symptome dar, überdauert manchmal alle übrigen Krankheitserscheinungen und kann erstes Zeichen eines Rezidivs sein (REICH u. JÜNEMAN 1971). Man findet auf Glans und inneres Vorhautblatt beschränkte primär stecknadelkopfgroße, vielfach lichenoide Veränderungen, die offenbar das Feuchtkammermilieu im Vorhautraum brauchen. Später entste-

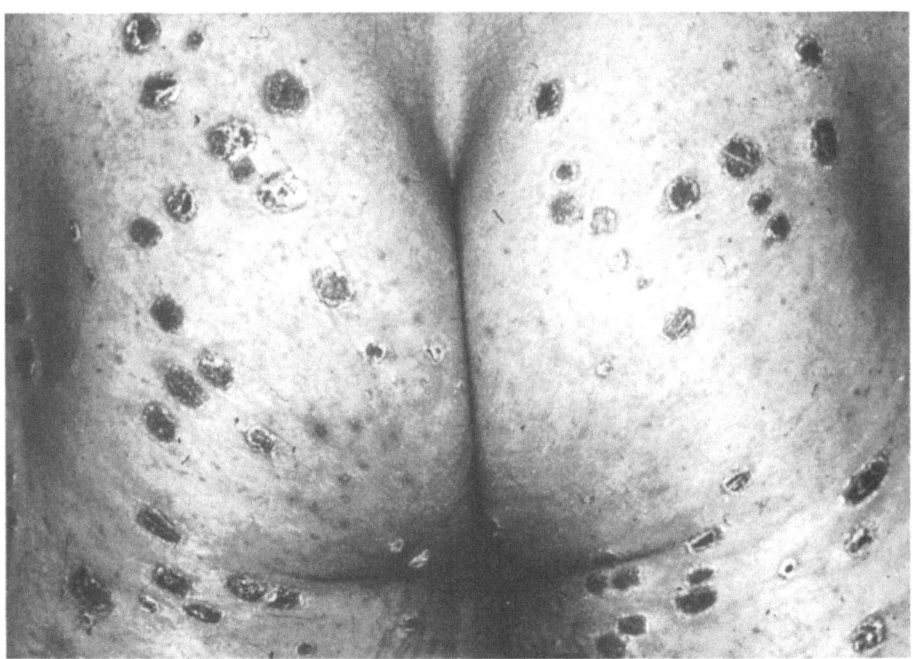

Abb. 12. R.E., 44 Jahre; chronisches Reiter-Syndrom; psoriasiforme Hautveränderungen (Beobachtung von H. MATHIES)

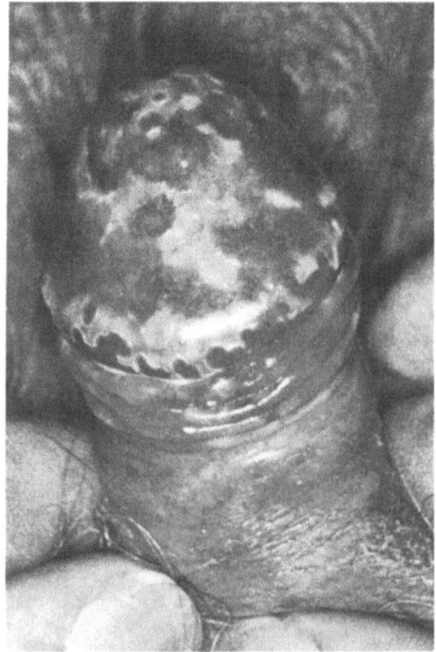

Abb. 13. S.L., 27 Jahre; postdysenterisches Reiter-Syndrom mit flüchtiger Urethritis und noch kurzdauernder Konjunktivitis. Wenige Tage nach Beginn der Urethritis begannen plötzlich die Gelenkbeschwerden gleichzeitig an allen betroffenen Gelenken. Typische Balanitis circinata (Beobachtung von H. MATHIES)

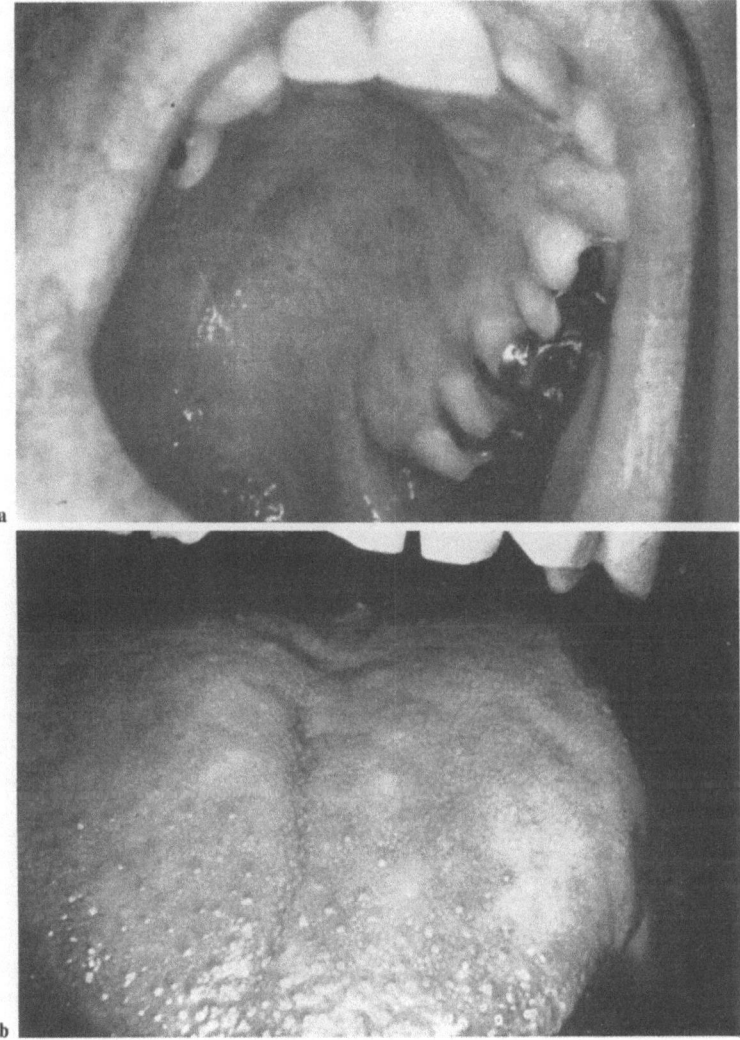

Abb. 14 a, b. Mundschleimhautveränderungen beim Reiter-Syndrom. **a** Flache, schmerzlose Ulzerationen mit einem umgebenden Randwall. **b** Veränderungen an der Zunge in Form von opaken Vesikeln in einem erythematösen Bett. (Aus EHRLICH 1973)

hen daraus rundliche, fleckförmige, konfluierte, kleinbogig begrenzte, landkartenartige Bezirke von Erythemen mit leicht erhabenem Randsaum (CIMBAL 1943: 21%; FANTA u. SÖLTZ-SZÖTS 1971: 21–43%; GOLDING 1971: 25%; DIEM u. OPPOLZER 1974: 25%; HANCOCK 1965: 25%, PARONEN 1948: 26%; BOHNSTEDT 1964: 27,4%; HARKNESS 1949b: 43%; TELLER 1964; MORTON 1972; SHARP 1974: alle 50%). Dieses Krankheitsbild beschreiben auch: HAUSER (1964, 1969), SCHILLING et al. (1965), HANCOCK (1965), KHAN und HALL (1965), NOER (1966), SLONINA (1966), PETERSON und SILBIGER (1967), GOOD (1971), WAUGH (1972), MOLL (1972), MASON (1973), KAULEN-BECKER (1974). Bei Beschnittenen ist sie diskreter; der schuppende Randraum ist hyperkeratotisch (BOYLE u. BUCHANAN

1971). Die Balanitis circinata im Rahmen des juvenilen R.S. schildern FLORMAN und GOLDSTEIN (1948) sowie CANTARUTTI (1954) und JACOBS (1961).

Mundschleimhautveränderungen erscheinen als rundliche, weißlich-graue, scharf begrenzte Flecken am weichen und harten Gaumen, an der Wangenschleimhaut, an den Lippensaumgebieten, der Lippenschleimhaut und an der Zunge (Abb. 14a). Die Herde zeigen oft feinste Hämorrhagien (HAUSER 1964, 1969) und kommen in bis zu 40% aller Fälle vor (MONTGOMERY et al. 1959). Diese Erosionen sind kurzlebig, *schmerzlos* und oberflächlich. Sie können überall in der Mundschleimhaut entstehen und auch der Zungenrücken (Abb. 14b) mit einschließen. Interessant ist die Fallbeschreibung von ABRAHAMSEN (1956): Einer seiner Reiter-Kranken litt bei dreimaligen Rezidiven jeweils 14 Tage vor dem Ausbruch der Kardinalsymptome an Blasen und Ulzerationen an der Zunge. Im Gegensatz dazu messen DIEM und OPPOLZER (1974) den Mundschleimhautveränderungen wenig Bedeutung bei. Über diese Schäden berichten noch: ROSE (1918, zit. nach PARONEN, 1948), FEIRING (1946), OLENICK und SARGENT (1947), PARONEN (1948), SEIRO (1955), MAYNE (1955), FOXWORTHY et al. (1956), HAMNER und GRAYKOWSKI (1964), KAHN und HALL (1965), PETERSON und SILBIGER (1967), GOOD (1971) und WAUGH (1972). HALL und FINEGOLD (1953) finden eine Mundschleimhautbeteiligung in 48%, WEINBERGER und BAUER (1955) in 33% der Fälle. Ihre klinischen Besonderheiten lassen sie von anderen Mundschleimhautbeschädigungen mit Arthritis und Augenbeteiligung wie dem Lupus erythematodes oder dem Behçet-Syndrom unterscheiden. Sie werden vom Patienten meist nicht bemerkt (MORTON 1972; SHARP 1974). Eine *Stomatitis* mit starkem Foetor ex ore und heftigen Schmerzen wird von einigen Autoren beschrieben (SCHILLING et al. 1965; FANTA u. SÖLTZ-SZÖTS 1971; MOLL 1972). WEATHERS et al. (1974) schildern psoriasiforme Veränderungen an der Mundschleimhaut. Als Papillitis oder als opake Bläschen können Symptome in einem erythematösen Bett beginnen und sich zu schmerzlosen Geschwüren entwickeln. Die Veränderungen an der Zunge werden meist als *Exfoliata areata linguae* bezeichnet, die nach STURDE (1963), SCHIRREN und STURDE (1970) vielleicht Initialsymptom des Reiter-Syndroms oder eines Rezidivs sein können.

Nagelveränderungen: Die Nagelplatten sind verdickt, brüchig, manchmal längsgeriffelt. Subunguale Hornmassen können zur Onycholyse, Onychodystrophie und sogar zur Abstoßung der Nägel führen. Parakeratotische schuppende Erytheme mit Randbetonung liegen paraungual (HAUSER 1964; TELLER 1964). Ähnliche Veränderungen werden von STORM-MATHISEN (1946), EVANG (1952), HALL und FINEGOLD (1953), WEINBERGER und BAUER (1955), HANCOCK (1965), KHAN und HALL (1965), SLONINA (1966), FANTA und SÖLTZ-SZÖTS (1971), GOLDING (1971), MASON (1973) und KAULENBECKER (1974) geschildert. Nach POPERT et al. (1964) zeigen sich in 20–30% der Fälle Nagelläsionen.

b) Viszerale Manifestationen

α) Kardiovaskuläres System

Herzbeteiligungen beschreiben MASTER und JAFFE (1934), FEIRING (1946), WARTHIN (1948), TRIER (1950), MAYNE (1955), CSONKA und OATES (1957), NEU et al. (1960), WEINBERGER et al. (1962). FEHR (1970) spricht von reversiblen, einige Monate anhaltenden, benignen EKG-Veränderungen. Auch BOHNSTEDT (1964) und FORD (1970) halten die kardialen Manifestationen des Reiter-Syndroms für nur vorübergehend; die kardiale Dekompensation fehle. Dieser Auffassung widersprechen Good und Preston (1969), Böttiger und Edhag (1972) sowie Good (1974): Man könne nicht zwischen benignen EKG-Veränderungen und späteren Aortopathien unterscheiden. Die für die entsprechenden Krankheitsbilder typischen EKG-Veränderungen (AV-Blöcke, ST- und T-Veränderungen, abnorme Q-Wellen) fallen besonders frühe und akute Phasen (Cosh et al. 1973; Mason 1973). Herzbeteiligungen im Rahmen akuter Reiter-Attacken schildern Feiring (1946), Mayne (1955), Csonka und Oates (1957) sowie Sairanen et al. (1969). Von Aorteninsuffizienzen, die mit Überleitungsstörungen und kompletten AV-Blöcken gekoppelt sein können, berichten Jaquet und Ghika (1897), Schuermann (1943), Pirani und Bennett (1951), Gamp (1956), Weinberger et al. (1962), Pearson (1963), Zvaifler und Weintraub (1963), Rodnan et al. (1964), Paulus et al. (1972) und Block (1972). Paronen fertigte bei 320 von 344 seiner Fälle ein EKG an; 7mal konnte er eine Perikarditis diagnostizieren, in weiteren 16 Fällen fand er EKG-Veränderungen wie verbreiterte QRS-Komplexe, ST-Hebungen usw. Böttiger und Edhag (1972) beobachteten AV-Blöcke ersten und zweiten Grades, komplette AV-Blöcke, ventrikuläre und supraventrikuläre Extrasystolen bei Uropolyarthritis. Erst in den letzten Jahren hat sich die Meinung durchgesetzt, daß die *Aorteninsuffizienz* eine spezifische Komplikation des Reiter-Syndroms sei. Eine lange Latenz zwischen erster Attacke und ihrem Auftreten wird oft geschildert (8 Jahre oder mehr, nach Paulus et al. 1972). Gamp (1956) entdeckte eine Aorteninsuffizienz und einen AV-Block bei einem Patienten 11 Jahre später. Siguier et al. (1970) fanden zum ersten Mal entsprechende Symptome 27 Jahre nach Beginn der Krankheit. Im Gegensatz dazu stehen Beobachtungen über das Auftreten einer Aorteninsuffizienz bei akutem R.S. nach geringerer zeitlicher Latenz (Block 1972; Machado et al. 1974; Rappoport et al. 1981). Dieser Auffassung schließen sich Fehr (1970), Cliff (1971), Collins (1972), Paulus et al. (1972) und Good (1974) an. Da die „Reiter-Aorteninsuffizienz" pathologisch-anatomisch von der Aorteninsuffizienz der Spondylitis ankylosans nicht zu unterscheiden ist und da sich auch eine proximale zur Aortendilatation führende Aortitis entwickelt, stellt Dixon (1960) zur Diskussion, ob nicht jede „sogenannte" Sp.a. mit Herzvergrößerung, Perikarditis und Leitungsdefekten im EKG oder mit einer Aorteninsuffizienz als mögliches R.S. betrachtet werden sollte.

Eine *Myokarditis* wird beschrieben von Dorendorf (1971), Otto (1941), Beiglböck (1943), Vallee (1946), Nyfos (1951) und Bolgert et al. (1955). *Perikarditiden* schildern Mayne (1955) und Csonka und Oates (1957); *Endokarditiden* fanden Sick (1918) und Dechelotte (1966).

Im Rahmen des Reiter-Syndroms sind demnach Myokarditiden, Perikarditiden, Reizleitungsstörungen und Aorteninsuffizienzen möglich. Mit Ausnahme der Aorteninsuffizienz scheinen sich die kardialen Symptome zu jedem Zeitpunkt, bevorzugt aber in den frühen Stadien und in akuten Phasen entwickeln zu können. Die Aorteninsuffizienz ist an einen langen – evtl. komplikationsreichen – Verlauf mit Wirbelsäulen- und Sakroiliakalbeteiligung gebunden.

β) Respirationstrakt

Eine *Rhinitis* kommt häufig vor: Cimbal (1943), Feiring (1946), Vallee (1946) und Schuermann (1943). Hauser (1964) untersuchte das Nasensekret und fand dort vorwiegend Leukozyten und wenig Eosinophile. Nach Paronen (1948) beträgt die Häufigkeit der Rhinitis beim R.S. 8,4%. Am Beginn der Krankheit soll häufig eine *Epistaxis* gegeben sein (Schittenhelm u. Schlecht

1918; SOMMER 1918; GOUNELLE et al. 1941). Neben einer *Pharyngitis* (FEIRING 1946) und *Laryngitis* (MAZUREK 1950) wird die *Pleuritis* geschildert: SCHITTENHELM und SCHLECHT (1918), SICK (1918), HOLLER (1941), CIMBAL (1943), BAINES (1947), PARONEN (1948), ORLOWSKI (1949) und THIERS und PINET (1950). Sie erscheint meist einseitig, sowohl trocken als auch feucht; die feuchte Pleuritis verursacht flüchtige, heftige Exsudate.

γ) Nervensystem

Neuritiden beschreiben CAHN (1916, zit. nach PARONEN 1948), SCHITTENHELM und SCHLECHT (1918), HOLLER (1941), WILKE (1943), ZEWI (1947) und WALTHER (1952). Nach Shigellaepidemien, nach Infektionen mit Dysenteria und/oder Flexeria kann sich eine *Polyneuritis* entwickeln, die vorwiegend im Hüft- und Schultergürtelbereich lokalisiert ist und sich hauptsächlich motorisch manifestiert. *Periphere Neuritiden* nach Amöbenruhr erkannten GRABY und GRABY (1949), OATES und HANCOCK (1959) und CATTERALL et al. (1965). JAQUET und GHIKA (1897) sowie ROST (1911) schildern das gemeinsame Vorkommen eines generalisierten schweren Keratoderma blenorrhagicum und einer progressiven Muskelatrophie sowie Empfindungsstörungen und Hyperreflexien. Interkurrierende, degenerative Bandscheibenschäden der Lendenwirbelsäule sind Ursache der von WEINBERGER et al. (1962), CATTERALL et al. (1965) und NOER (1966) beschriebenen ischialgiformen, lumbalen Schmerzen. Im akuten Stadium sah CSONKA (1958b) eine Fazialisparese. Eine Neuritis des Nervus opticus wurde von ZEWI (1947), LINDSAY-REA (1947) sowie OATES und HANCOCK (1959) beobachtet. USSEGLIO und ZANCAN (1940) berichten über Nystagmus. Postdysenterischen R.S.-Attacken folgt eine Meningeoenzephalitis nach Untersuchungen von LAUDA (1946) und OATES und HANCOCK (1959). CSONKA (1958b) und GOOD (1962) fanden Stereotypien. Weitere zentralnervöse Erscheinungen wurden beschrieben: ein postenzephalitischer Morbus Parkinson (SAIRANEN et al. 1969), eine chronisch-aktive Enzephalitis (KLEMPEL 1970) und eine Chorea als Folge eines postdysenterischen Reiter-Syndroms (LOCKIE u. HUNDER 1971). Die depressiv-ängstliche Verstimmung fiel CSONKA (1965) sowie GOOD (1974) auf.

δ) Drüsensystem

Zervikale, axillare und Inguinalknotenschwellungen beobachteten MOLTKE (1936), USSEGLIO und ZANCAN (1940), BAUER und ENGLEMAN (1942), STORM-MATHISEN (1946), TWISS und Douglas (1946) sowie FEIRING (1946). REICH (1966) erwähnt einen Fall mit Lymphknotenbeteiligung; er wertet regionale *Lymphknotenschwellungen* nicht als Ausdruck einer banalen Lymphadenitis. Daneben gibt es generalisierte Lymphknotenschwellungen (TWISS u. DOUGLAS 1946) und autonome Lymphknotenerkrankungen (STORM-MATHISEN 1946; HALL u. FINEGOLD 1953). Die meisten der bisher mit einer Parotitis verknüpften R.S. waren postdysenterische Fälle (OTTO 1941; HOLLER 1941; GOUNELLE et al. 1941; MANSON-BAHR 1943; BOUREL 1954). RECKLESS (1972) schildert eine Frau, die an der venerischen Form unter Beteiligung der Parotis erkrankt war. Seltenere Manifestationen sind die von SICK (1918) und PARONEN (1948) gefundene Mastitis bei der Frau sowie der Befall der Tränendrüsen (SICK 1918).

ε) Andere

Über *Amyloidose* wird von SCHILLING et al. (1965) und BLEEHEN et al. (1966) berichtet. In welchem Ausmaß die von CSONKA (1966) beschriebene *Thrombo-*

phlebitis zum R.S. gehört, ist nicht objektiviert: Er fand bei 302 Patienten 10 Fälle einer sich einige Tage nach Beginn der Arthritis zeigenden Thrombophlebitis der tiefen Beinvenen; sie bildete sich schnell und unkompliziert zurück. Wahrscheinlich waren viele dieser Fälle in Wirklichkeit rupturierte Poplietalzysten („Baker-Zysten"), wie sie beim R.S. auch von WEESE und MCCARTHY (1969), SOLOMON und BERMAN (1972), SCHMIDT et al. (1974) sowie LEVITIN (1976) beschrieben werden. Selten sind der Kehlkopf (SCHUERMANN 1943) oder Nasen- und Ohrmuschelknorpel (CIMBAL 1943) beteiligt.

c) Verlauf

Das Intervall zwischen Urethritis/Enteritis und dem Beginn des Reiter-Syndroms variiert; die Regel sind 10–30 Tage (CSONKA 1965). Die erhebliche zeitliche Breite der Manifestation hat ihre Ursache in der multifaktoriellen Pathogenese. Eine endgültige Einteilung des Reiter-Syndroms in Stadien ist bisher nicht möglich; folgende Formen sind bekannt:
1. Akutes R.S. mit Ausheilung im Zeitraum von 2–6 Monaten.
2. Von Anfang an chronisches R.S. ohne längere Remissionsphasen.
3. Chronisch-rezidivierendes R.S. mit längeren Remissionen und einem Verlauf über mehrere Jahrzehnte.
4. Juveniles R.S./R.S. bei Frauen.
5. Sonderformen: Einmündung, Übergang
   in eine Spondylitis ankylosans;
   in eine atypische chronische Polyarthritis;
   in eine Arthritis psoriatica.

Das Syndrom beginnt meist mit der Urethritis; auch die Konjunktivitis kann am Anfang der Symptomatik stehen; seltener führt die Arthritis die klassische Trias an. Urethritis und Konjunktivitis heilen oft in 1–4 Wochen aus. Unkomplizierte Fälle sind nach 6 Monaten beendet (SCHIRMER u. BÖNI 1967). Die *Zeitdauer der von der Arthritis bestimmten ersten Attacke* liegt zwischen 2 und 6 Monaten (PARONEN 1948; BOHNSTEDT 1964). Protrahierte Verläufe im Rahmen des ersten Schubs können bis zu $1^1/_2$ Jahre dauern. Ohne Remissionen, von Beginn an chronisch, sind nach CSONKA (1960) 14%, nach OTT (1969) 10% aller Fälle. Die *Rezidivquote* ist hoch (HOLLANDER 1946; CSONKA 1965). Nach CSONKA (1960) liegt sie bei 62%. Rezidive können auch noch sehr lange Zeit nach der ersten Attacke eintreten; z.B. 15–20 Jahre später (KARDUNG 1931; VALLEE 1946; THIERS u. JOLY 1948). Eine feste Regel für die *Intervalle zwischen den Schüben* gibt es nicht; sehr kurze bis zu Jahreszwischenräumen sind möglich. Verschiedene Autoren machen sexuellen Verkehr als *Rezidivursache* verantwortlich (BERNFELD 1967; GOOD 1967). ABRAHAMSEN (1956) berichtet, daß Dermatitiden die Rezidive einleiten können. Auch Reinfektionen, Nahrungsmittelvergiftungen, Prostatamassagen, Infektionen des Respirationstrakts (WEINBERGER et al. 1962; WAGENHÄUSER, 1977, persönliche Mitteilung) sowie die chronische nicht ausgeheilte Prostatitis und Prostatovesikulitis (IL'IN u. KOVAL'EV 1977) werden dafür verantwortlich gemacht. Nach STORM-MATHISEN (1946), REICH (1952) und HAUSER (zit. nach REITER 1967) kann eine Balanitis circinata Rückfälle ankündigen. Meist sind die Rezidive milder und symptomärmer – man kann von einer *Symptomverdünnung* sprechen – als der erste Krankheitsschub. Besonders gerne rezidivieren Iritiden. Auch ein Rezidiv kann schwere, späte Deformationen verursachen. In diesem Rahmen dominiert oft die Arthritis (BENEDEK u. GOOD, zit. nach REITER 1967). Der *Rezidivverlauf* zeigt die gleiche

Variationsbreite und Heilungstendenz wie eine Erstattacke (POPERT, zit. nach REITER 1967). Der Versuch, venerische Infektionen zu vermeiden (OATES, zit. nach REITER 1967), das Tragen von Kondomen (FORD, GOOD, LAIRD, POPERT, zit. nach REITER 1967) soll das Rezidivrisiko vermindern. COPEMAN (zit. nach REITER 1967) empfiehlt eine Dauertherapie mit kleinen Dosen antientzündlicher Drogen wie Phenylbutazon oder Indometazin. Einige Attacken unterscheiden sich durch zeitlich weite Zwischenräume der einzelnen Symptome vom normalen Ablauf. So beschreibt CSONKA (1958a) einen Patienten mit einer nichtspezifischen Urethritis und Polyarthritis, der 9 Jahre später während eines Rezidivs eine Konjunktivitis entwickelte. Bei einem anderen Kranken umfaßte das Intervall zwischen erster inkompletter Episode und dann folgender klassischer Trias 18 Jahre. Der *chronische Verlauf* zeigt folgende Eigenheiten: Nach einer Langzeitstudie, in der SAIRANEN et al. (1969) 100 Fälle 20 Jahre nach der Erstbeschreibung von PARONEN (1948) untersuchten, waren 20% dieser Fälle gleich nach der ersten Attacke ausgeheilt; 34% hatten die *Symptomatik und Klinik einer Spondylitis ankylosans* (Sakroiliitis, Kastenwirbel, Syndesmophyten, Bambusstabform der Wirbelsäule); 18% zeigten eine lang anhaltende Gelenksymptomatik ohne Zeichen der Sp.a., und 30% litten unter chronisch-rezidivierenden leichten Gelenkbeschwerden. Eine höhere Beteiligung der Iliosakralgelenke bei chronischem Ablauf wird oft beschrieben (DELBARRE et al. 1969; CLIFF 1971). Die Reiter-Spondylitis verläuft i.allg. mild und abortiv (GOOD 1971). Die von CSONKA (1965) geschilderte schwerste mögliche Deformation ist die Launois-Deformation des Fußes; sie findet sich bei chronischen Verläufen häufiger. Die Aortitis und ihre Komplikation, die Aorteninsuffizienz (CLIFF 1971; COLLINS 1972; COSH et al. 1975), sind an einen langen und protrahierten Verlauf gebunden. Den *Übergang in eine Arthritis psoriatica* beobachteten KHAN und HALL (1965): Eine Reihe schwerer Reiter-Syndrome entwickelte sich langsam zur Arthritis psoriatica mit den charakteristischen Veränderungen an Haut, Gelenken und Nägeln. Enge Beziehungen zwischen beiden Krankheiten beschreiben auch WRIGHT und REED (1964). Oft diskutiert wird das *Einmünden eines Reiter-Syndroms in eine atypische chronische Polyarthritis,* eine periphere für eine c.P. typische Gelenksymptomatik mit gleichzeitiger Sakroiliakalbeteiligung und/oder Ausbildung eines entzündlichen Fersensporns. Chronische Polyarthritis und R.S. zur gleichen Zeit am selben Patienten schildern SHALIT et al. (1964), CSONKA (1965) und GOOD (1971). In ihrer Langzeitstudie kommen SAIRANEN et al. (1969) zu dem Ergebnis, daß eine c.P. nicht aus einem R.S. entstehen könne; dieser Meinung schließt sich auch GOOD (1965) an. HART (1971) hält Fälle mit versteiften Fußgelenken, Fußdeformationen und Zeichen einer typischen ankylosierenden Spondylitis für diagnostisch nicht erkannte R.S. Die Gemeinsamkeiten des chronischen R.S. mit der Spondylitis ankylosans wachsen mit der Verlaufsdauer (GOOD 1962). SCHILLING (1974) bezeichnet das chronische R.S. als eine der bekannten Ursachen der Spondylitis ankylosans. Bis zum Jahr 1980 waren 29 Fälle *jugendlicher Patienten* beschrieben worden (IVESON et al. 1975; FRIIS 1980). LOCKIE und HUNER (1971) fanden keine wesentlichen Abweichungen im Verlauf und in der Symptomatik gegenüber der adulten Form. Im Gegensatz zum Syndrom des Erwachsenen mit Diarrhö in 30–50% gibt es bei Kindern Diarrhön in bis zu 75%. 22 der bisher 29 geschilderten jugendlichen Reiter-Syndromen wurden von einer Diarrhö eingeleitet. Diese Reiter-Syndrome sind auch alle HLA-B27-positiv. Die geringe sexuelle Aktivität dient als Erklärung für die nur kleine Zahl bisher gefundener juveniler R.S. PARONEN (1948) stellt unter seinen postdysenterischen Fällen 1% juveniler R.S. fest. SINGSEN et al. (1977) schildern 7 juvenile R.S., 3 waren postdysenterischer, 2 venerischer Genese.

HLA-B 27 war in 6 von 7 positiv. Serum und Synoviaspiegel von CH_{50} und C3 waren erhöht. Der Anteil *weiblicher R.S.* liegt bei 1–10% der Fälle; es überwiegen postdysenterische Erkrankungen. Als Äquivalent zur männlichen Urethritis finden sich bei der Frau die Valvulitis, die Kolpitis und die Trichomonodiasis. Im allgemeinen ist der Verlauf bei Frauen milder und remissionsreicher. Entscheidende Differenzen gegenüber dem Verlauf und der Symptomatik beim Mann sind nicht beschrieben.

d) Röntgenbefunde[1]

Röntgenzeichen können bei mildem Verlauf oder in frühen Stadien fehlen. Bevorzugt befallen werden die *Gelenke der unteren Extremitäten* (PETERSON u. SILBIGER 1967), in typischer Weise *asymmetrisch* (SHOLKOFF et al. 1970, 1971), Knie-, Knöchel-, Hand-, Fuß- sowie Ellbogen-, Schulter- und Hüftgelenke werden der Häufigkeit nach in dieser Reihenfolge angegriffen (PETERSON u. SILBIGER 1967; SHOLKOFF et al. 1970). Nach DIHLMANN (1973) sieht man an den Gelenken *arthritische Direktzeichen, d.h.* Signal- und/oder Begleitzysten, Abbau der subchondralen Grenzlamelle, Usuren, Destruktionen und Dissektionen und eine juxtaartikuläre Osteoporose (auch PETERSON u. SILBIGER 1967) (Abb. 15). Gelenkspaltverschmälerungen und Destruktionen beschreiben PETERSON und SILBIGER (1967) in 22% ihrer Fälle; die sonst häufig befallenen Knie- und Sprunggelenke waren weniger betroffen als die kleineren Gelenke wie z.B. die Zehengrund-

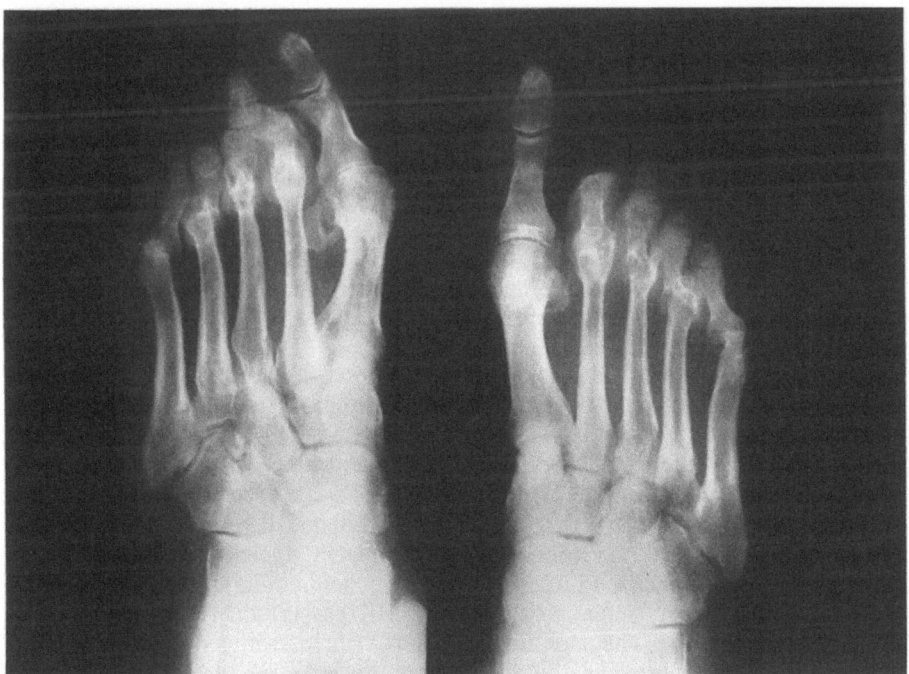

Abb. 15. Fehlhaltung bei destruierender Arthritis im Rahmen eines Reiter-Syndroms

---

[1] Für die Überlassung der Röntgenbilder bedanke ich mich herzlich bei Herrn Dr. W. MEYTHALER, leitendem Arzt der Röntgenabteilung des Rheumazentrums Bad Abbach

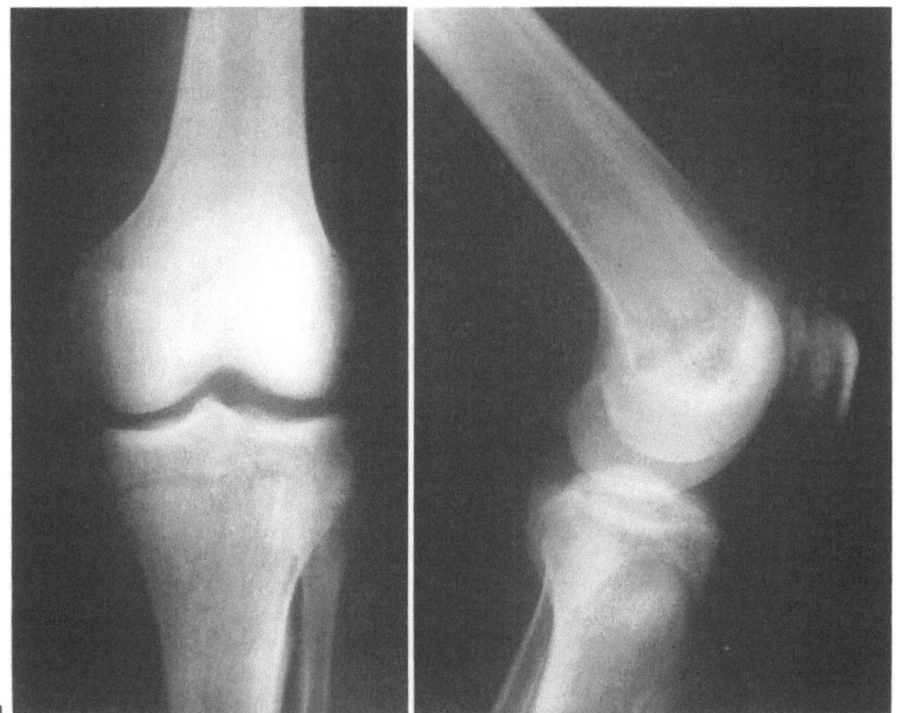

Abb. 16 a, b. Fleckige Spongiosaauflockerung, besonders deutlich im Patellarbereich. Bandförmige Entkalkung der Tibia im Epiphysenbereich. Ähnliches Bild wie bei einer Chondropathie

gelenke. Viele Jahre verneinte man allgemein bleibende Gelenkschäden beim R.S. In Langzeitstudien fanden WEINBERGER et al. (1962) und PETERSON und SILBIGER (1967) heraus, daß mehr als 50% der chronischen Reiter-Syndrome mit einem Gelenkdauerschaden enden. SCHILLING (1974) und STEINBACH und JENSEN (1976) beschreiben Destruktion bis zur Mutilation. Die Zerstörungen der Metatarsophalangealgelenke sind oft mit einer lateralen Deviation und dorsalen Dislokation der Zehen (Deformation von LAUNOIS) verbunden. Eine Fußgelenkankylose kann die Folge sein.

Besonders typisch ist die *Periostitis* (WELDON u. SCALETTAR 1961; BYWATERS u. DIXON 1965; PETERSON u. SILBIGER 1967; SHOLKOFF et al. 1970; DIHLMANN 1973; FORRESTER u. NESSON 1973; STEINBACH u. JENSEN 1976). Ihre Prädilektionsstellen sind Sehnenansätze, besonders die plantare Fläche des Kalkaneus (CSONKA 1960; SCHILLING 1974). Sie läßt sich als auf den Knochen von Ursprung- und Ansatzbändern entzündlich übergreifende Reaktion interpretieren, die Kontur- und Strukturveränderungen verursacht, Defekte schafft sowie zu Spongiosaverdichtungen und exophytären Knochenneubildungen führen kann. Sie kann sehr früh auftreten. FORRESTER und KIRKPATRICK (1976) sahen einen Patienten, der eine 14 Tage nach Beginn einer Arthritis röntgenologisch objektivierbare Periostitis hatte. In akuten Fällen kann man schon einige Tage nach Beginn der ersten arthritischen Attacke eine fleckige oder lokalisierte Osteoporose beobachten (CSONKA 1960) (Abb. 16a, b); PETERSON und SILBIGER (1967) fanden sie in 50% aller Fälle. Immer ist es eine genau begrenzte, *sich am Gelenkbefall orientierende Osteoporose.* Bei Rezidiven erscheint sie besonders

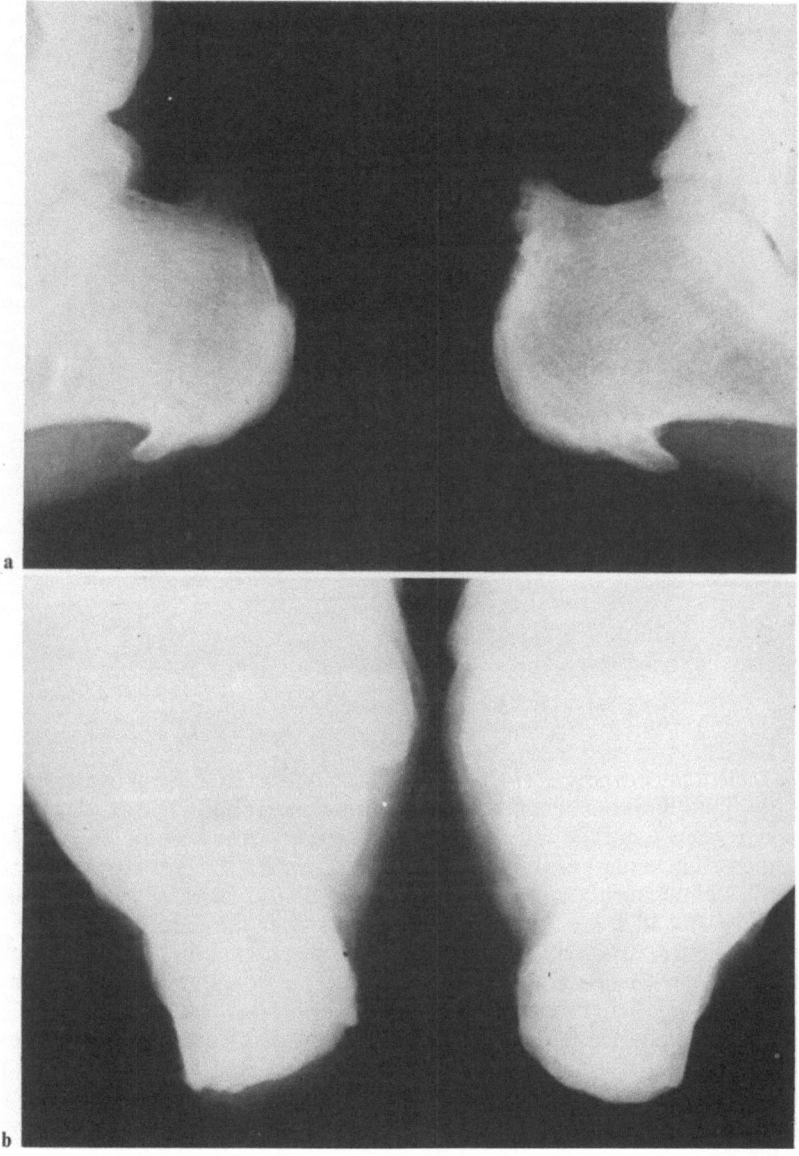

Abb. 17 a, b. Glatte Randkonturen des degenerativen vorderen Plantarsporns beidseits. Seitliche Kalkaneusaufnahme: Defektbildung an der Hinterkante des Kalkaneus an typischer Stelle (rarefizierende Fibroostitis)

häufig (HOLLANDER 1946; HARKNESS 1950; HALL u. FINEGOLD 1953; WELDON u. SCALETTAR 1961; WEINBERGER et al. 1962; POPERT et al. 1964; STEINBACH u. JENSEN 1976). Meist vorhanden, aber unspezifisch, findet sich verdichtetes, geschwollenes, periartikuläres Gewebe (PETERSON u. SILBIGER 1967). REYNOLDS und CSONKA (1958) sowie PETERSON und SILBIGER (1967) berichten von Sehnenverkalkungen und Sehnenverknöcherungen. In 40% aller Fälle fand SCHILLING (1974) den *degenerativen Typ des plantaren Fersensporns*, in 20% die besonders

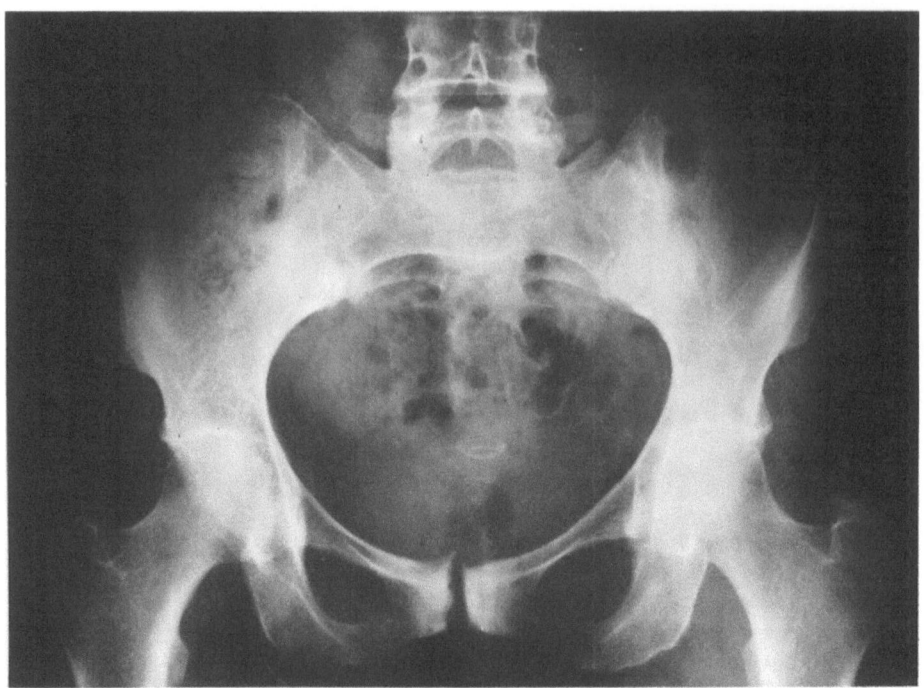

Abb. 18. Unilateraler Iliosakralgelenkbefall

typische, *unscharf begrenzte entzündliche Ausbildung*. In diesem Rahmen fällt das wollig-flaumig-aufgelockerte Bild der Knochenneubildung auf, das oft mit der Erosion eines deutlich entwickelten Kalkaneussporns verbunden ist. Daneben können sich auch Verknöcherungen des dorsalen Kalkaneusperiosts und des Achillessehnenansatzes bilden (HARKNESS 1950; CSONKA 1958b; POPERT et al. 1964) (Abb. 17a, b). Die Literaturangaben über die Häufigkeit des Kalkaneussporns liegen zwischen 14% (PETERSON u. SILBIGER 1967) und 30% (MURRAY et al. 1958; MASON et al. 1959a; WELDON u. SCALETTAR 1961). Wie bei der Sp.a. zeigt sich bei einer Beteiligung der Iliosakralgelenke das bunte Iliosakralbild, das sich aus Destruktions-, Sklerose- und Ankylosezeichen zusammensetzt. Zu sehen sind Unschärfe der Gelenkkonturen, Pseudoerweiterungen durch Demineralisation, durch Spongiosaresorption, Perlschnurform, sägeblattähnliche und briefmarkenzähnelungsähnliche Formen (DIHLMANN 1968). Im Unterschied zur Sp.a. beginnt die Reiter-Iliosakralarthritis oft unilateral (Abb. 18), um später meist in ein bilaterales Stadium überzugehen; MASON (1973) gibt das Vorkommen der Iliosakralarthritis in den ersten fünf Krankheitsjahren mit 10%, später mit bis zu 60% an. Die prozentualen Angaben sind breit gestreut: PARONEN (1948) 0,3%, HARKNESS (1949a u. b) 5,4%, MARCHE (1954) 19%, PURELL (1954) 11%, CSONKA (1958a) 32%, MASON et al. (1959) 54%, GOOD (1962) 68%, PETERSON und SILBIGER (1967) 24%, DELBARRE et al. (1969) 56%, SHOLKOFF et al. (1970) 43% sowie LATEUR und BAERT (1975) in 50%. STEINBACH und JENSEN (1976) finden nach fünfjährigem chronischem, rezidivierendem Verlauf in 50% der Fälle Veränderungen an den Iliosakralgelenken.

Die Läsionen an der Wirbelsäule haben große Ähnlichkeit mit denen bei der Arthritis psoriatica (Spondylitis psoriatica) und müssen von den Syndesmo-

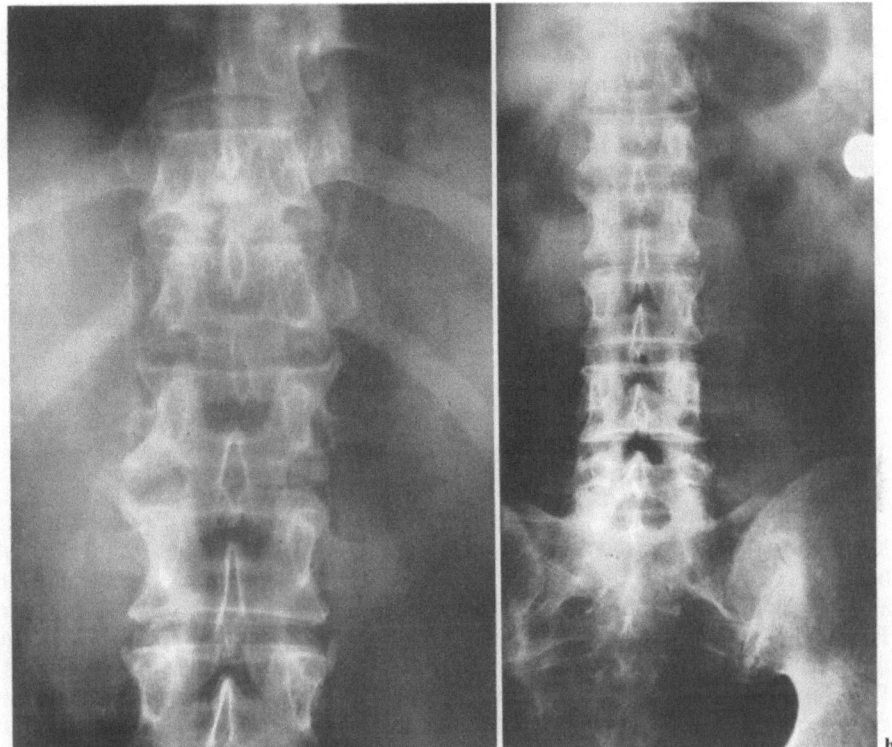

Abb. 19 a, b. Parasyndesmophyten beim Reiter-Syndrom. Focksegelartig am LWK 2

phyten der Sp.a. abgegrenzt werden. Das chronische R.S. (SHARP 1966) weist eine Wirbelsäulenbeteiligung von 75% auf.

Neben Syndesmophyten findet man vor allen Dingen atypische laterale Verknöcherungen, paraspinale Ossifikationen (SCHILLING u. SCHACHERL 1967; SUNDARAM u. PATTON 1975). Diese Ossifikationen (nach DIHLMANN seit 1968 Parasyndesmophyten), meist lateral liegend, bevorzugen die Lendenwirbelsäule, selten die unteren Anteile der Brustwirbelsäule. Sie sind keine Verknöcherungen des Anulus fibrosus (wie bei der Sp.a.), haben von diesem und den Wirbelkörpern Abstand und zeigen keine Neigung zur Generalisation (SCHILLING 1974) (Abb. 19a, b). Parasyndesmophyten werden beschrieben von STREDA (1964), GOOD (1965), DE SEZE et al. (1966), DIHLMANN (1968) und DELBARRE et al. (1969).

e) Nuklearmedizinische Diagnostik

Ebenso wie für die chronische Polyarthritis ist für das R.S. eine röntgenologische Diagnostik an Veränderungen der knorpeligen und knöchernen Anteile der Gelenke gebunden. Zwischen ihrem ersten Auftreten und einem pathologischen Röntgenbild liegt eine röntgenstumme Zeit. Dieses Intervall läßt sich mit der Isotopendiagnostik decken; besonders im Bereich der Iliosakralgelenke (DIHLMANN 1975) und bei einseitigem Befall ist eine frühere Information durch nuklearmedizinische Methoden möglich. Mit ^{99m}Technetium-markiertem Zinn oder Poly-Pyrophosphatkomplexen hat man in letzter Zeit einen Knochen/ Weichteilsucher gefunden, der hohen Ansprüchen gerecht wird. Das ^{99m}Technetium reichert sich in Gebieten vermehrten Knochenstoffwechsels ebenso an wie in kollagenen Strukturen, in denen sich Entzündungen entwickeln (Synovialis).

Besonders wichtig ist die Isotopendiagnostik für die *Frühdiagnose;* daneben bieten sich die *Verlaufsüberwachung* und die *Kontrolle der Therapie* an. Geringe Strahlenbelastung, geringer Aufwand sowie die Tatsache, daß der Patient nur stehen, liegen oder sitzen können muß, sind die Vorteile dieser Untersuchungsmethode. Nachteile ergeben sich aus der Unmöglichkeit einer artspezifischen Diagnostik. Röntgenmethode und Nuklearmedizin sollten immer zusammen eingesetzt werden; nur im Zusammenhang mit anderen klinischen Aussagen kann die Szintigraphie eine Verdachtsdiagnose ermöglichen.

f) Thermographie

Die Infrarotstrahlung wird aus einem Tiefenbereich von 0,1–0,3 mm der Körperoberfläche gemessen (ZYSNO u. RUSCH 1972). Die Thermographie ist bedeutend für die peripheren, direkt unter der Haut liegenden Gelenke. Je aktiver die Krankheit ist, desto stärker erhöht sich – um bis zu 3° C – die Hauttemperatur über den entzündeten Gelenken (WALLACE u. CADE 1974). Die umgebende Temperatur des Raumes darf 20° C nicht über- oder unterschreiten. Die Haut der Patienten sollte an diese Temperatur angeglichen sein, die Untersuchung immer zur gleichen Tageszeit stattfinden. Der besondere Tagesablauf einer Rheumaklinik stellt Probleme: Thermographien unmittelbar nach Gymnastik, heißen Bädern oder Packungen sind zu vermeiden. Der Patient sollte auch das Rauchen am Untersuchungstag unterlassen.

Indikationen liegen in der *Frühdiagnostik,* in *Verlaufskontrollen,* z.B. nach operativen Eingriffen oder während einer Therapie, sowie bei *Langzeitbeobachtungen.* RING et al. (1975) untersuchten die Wirksamkeit der antientzündlichen Behandlung bei Gelenkentzündungen: Die Thermographie ergab gute Charakteristika für die Abstufung der Entzündung. Die Autoren konnten sowohl den Erfolg intravenöser und intraartikulärer Kortikoidtherapie als auch den einer oralen, nicht steroidhaltigen Therapie objektivieren; thermographisch ließen sich auch verschiedene Behandlungsformen vergleichen. Auch BACON et al. (1976) halten die Thermographie für ein besonders wirksames Mittel für die Beurteilung des antientzündlichen Erfolges einer Therapie. Das Bild anderer Polyarthritiden (COSH u. RING 1970) unterscheidet sich thermographisch nicht von dem der c.P. Baker-Zysten sind, da wenig vaskularisiert, schlecht nachzuweisen. Im Gegensatz dazu sind Zysten im Ellbogenbereich gut darstellbar. Über Untersuchungen bei c.P.-Patienten haben WILLIAMS et al. (1968), HABERMANN et al. (1968), sowie RING und COLLINS (1970) berichtet. Den Verlauf der c.P. beobachteten mit thermographischen Methoden GOLDIE (1969) sowie COSH und RING (1970). RING und COLLINS (1970) schildern beim chronischen Verlauf ein komplexes Wärmemuster am Kniegelenk, oft mit dem Maximum über der Patella und suprapatellar. HABERMANN et al. (1968) beschreiben das für die c.P. typische Wärmemuster: sehr heiße Gelenke, verknüpft mit einem dominierenden venösen Abfluß. Degenerative Gelenkveränderungen sind weniger durch heiße Zonen gekennzeichnet. AGARWAL et al. (1970) erwähnen warme Zonen über den Iliosakralgelenken.

g) Laborbefunde

Die Laboruntersuchungen spielen im Rahmen der Diagnose des Reiter-Syndroms keine entscheidende Rolle.

Unspezifische Entzündungszeichen: Die Blutsenkungsgeschwindigkeit ist dem jeweiligen Stadium angepaßt, normal bis leicht oder massiv erhöht. Werte von 130–140 mm/h nach Westergren sind möglich. Die Senkung kann in den Fällen ohne Arthritis vollkommen normal sein. In der Elektrophorese findet man meist eine Alpha-1- und Alpha-2-, seltener eine Gamma-Globulinerhöhung; auch die elektrophoretischen Veränderungen sind an den Verlauf gekoppelt. Das C-reaktive Protein als akutes Phasenentzündungsprotein ist je nach Situation nachweisbar.

Blutbild: Eine normozytäre Anämie am Anfang des ersten Schubs, die sich nach seiner Beendigung normalisiert, beschreibt CSONKA (1965) in 20% der Fälle. Ähnliches schildern SCHIRMER und BÖNI (1967). Anämien werden von TWISS und Douglas (1946) und PARONEN (1948) beobachtet, von FEIRING (1946) verneint. SCHIRMER und BÖNI (1967) erwähnen eine diskrete Mononukleose. Nach dem Krankheitsstadium orientiert sich die Zahl der Leukozyten; meist zwischen 8000 und 14000. PARONEN (1948) und CSONKA (1965) weisen auf eine Eosinophilie in zwischen 5 und 15% der Fälle hin. Ebenso wie GRIMBLE (1963, 1964), GRIMBLE und LESSOF (1965) wiesen IL'IN und KROVAL'EV (1977) Autoantikörper gegen Prostatagewebe nach.

Weder mit dem Waaler-Rose-Test noch mit dem Latex-Fixations-Test läßt sich ein positiver *Rheumafaktor* nachweisen. Die Zahl der seropositiven Fälle ist genau so groß wie der Anteil des Rheumafaktors bei gesunden Kontrollkollektiven, zwischen 4 und 6%. Nicht nachweisbar sind antinukleäre Faktoren und der LE-Faktor. Der ASL-Titer ist normal. CSONKA et al. (1974) fanden im Serum von Patienten mit nichtspezifischer Urethritis (NSU) wie auch im Serum von Reiter-Kranken ein unbekanntes Beta-Globulin, das, ein normaler Bestandteil menschlichen Urins, nicht im Serum gesunder oder an Gonorrhö erkrankter Menschen vorkommt. CSONKA et al. (1974) halten es für ein nützliches, die Diagnose eines R.S. erhärtendes Laborkriterium. LARSEN (1976) fand in 66,7% einen erhöhten Agglutinationstiter gegen Yersinia enterocolitica. ROSENBAUM et al. (1981) untersuchten 30 Patienten: Mit Hilfe des Raji-Tests entdeckten sie bei 67% zirkulierende *Immunkomplexe*. Mit zwei weiteren Methoden, dem solid phase Anti-C3-Test sowie dem Konglutinin-Test waren insgesamt in 77% aller Reiter-Syndrom-Fälle zirkulierende Immunkomplexe nachweisbar. Diese Immunkomplexe könnten ein Beweis dafür sein, daß das Reiter-Syndrom immunologisch vermittelt wird. Die gefundenen Immunkomplex-Spiegel waren niedriger als die bei systemischem Lupus erythematodes oder der chronischen Polyarthritis mit einer aktiven Vaskulitis.

Wie für die Diagnostik der Spondylitis ankylosans war die Entdeckung des HLA-Systems auch für das R.S. ein großer Gewinn. Das HLA-B 27 ist in 75–90% aller Fälle positiv (AMOR et al. 1974) (Tabelle 5). Die Verbindung des HLA-B 27 mit dem R.S. ist nicht nur auf die Fälle mit einer Sakroiliitis und/oder einer Spondylitis beschränkt. Das Vorkommen von HLA-B 27 bei rein peripherem Gelenkbefall liegt bei über 60% (BREWERTON et al. 1973; ZACHARIAE et al. 1973; WOODROW et al. 1974; CAUGHEY et al. 1974; AHO et al. 1974; MCGLAMORY 1976). Auch die Diagnose eines unvollständigen R.S. kann durch ein positives HLA-B 27 erhärtet werden (ARNETT et al. 1976). LASSUS (1975) untersuchte 17 Patienten mit einer Balanitis circinata: 8 dieser Patienten hatten Symptome

Tabelle 5. HLA-B 27-Vorkommen beim Reiter-Syndrom, bei der Arthritis psoriatica, bei der Spondylitis ankylosans

Autor	Arthritis psoriatica			Reiter-Syndrom		Spondylitis ankylosans	
	HLA-B 27 %	bei W.S.-Beteiligung %	b. Kontrollen B-27 %	HLA-B-27 %	b. Kontrollen %	HLA-B 27 %	b. Kontrollen %
Feldmann et al. (1975)	20	50	4	80	4	84	4
Brewerton u. James (1975)	37	90	4	74	4	96	4
Schattenkirchner et al. (1976)	26		6,9	80	7	91,5	6,9

eines R.S. HLA-B 27-positive Werte zeigten 88% *aller* Untersuchten. Singsen et al. (1975) schildern fünf HLA-B 27-positive Fälle von R.S. im Jugendalter. Brewerton et al. (1973) und Harris et al. (1975) wiesen nach, daß das HLA-B 27 im Rahmen der NSU genau so häufig positiv wie bei Gesunden war. Im Hinblick auf die mögliche dysenterische Vorerkrankung empfiehlt Good (1977), Stuhlkulturen auf Shigella, Yersinia und Salmonella anfertigen zu lassen.

h) Synovia/Synovialis

Die Punktion eines Gelenks ist aus diagnostischen und therapeutischen Gründen immer vorteilhaft. Ziele der Synovialanalyse sind die Klärung der Fragen, ob ein entzündlicher Prozeß oder ein Reizerguß gegeben sind, ob Bakterien eine Rolle spielen, wie hoch die Aktivität des lokalen Prozesses ist, ob sich Kristalle nachweisen lassen. Auf prinzipielle Unterschiede zwischen Reizerguß und entzündlichem Exsudat weist Tabelle 6 hin. Das Gelenkpunktat des Reiter-Syndroms zeigt keine eindeutig charakteristischen Züge. Eine Reihe von Merkmalen entzündlicher Gelenkergüsse sind in ihrer Intensität meist nicht so stark ausgeprägt wie bei der c.P.

Zellbild: Ausgezählt und auf die Granulozyten des Gesichtsfeldes bezogen spricht der Befund von über 20% Ragozyten für eine c.P., von über 40% für eine seropositive c.P. (Hemmer u. Gamp 1968); die Sp.a. und andere Arthritiden zeigen dagegen häufig einen Prozentsatz von unter 20%, die Arthrosen zwischen 10% und 0% Ragozyten (Schilling 1974). Das R.S. entwickelt *keine hohe Zahl von Ragozyten*, die jedoch nach Delbarre et al. (1966b) und Astorga und Bollet (1965) in mehr als 50% der Fälle vorkamen. Pekin et al. (1967) berichten über häufiges Auftreten großer Makrophagen mit Einschlußkörperchen. Sie beschreiben diesen Zelltyp auch bei gramnegativen Gelenkinfektionen. Im Gegensatz zu ihnen fanden Takasugi und Hollingsworth (1967) Pekin-Zellen (Abb. 20) auch in der Synovia anderer entzündlicher Erkrankungen (Gicht, Pseudogicht, juvenile c.P.). Ihrer Ansicht nach arbeiten viele Zellen der Synovialis vorrangig als Phagozyten; ihr Auftauchen in der Gelenkflüssigkeit

Tabelle 6. Differentialdiagnose Gelenkpunktat

	Physiologischer Befund	Arthrose Sp.a.	R.S.	A.ps.		Septische A.	Chronische P.
Trübung Durchsichtigkeit	Klar	Klar	Leicht getrübt	Leicht getrübt	Leicht getrübt	Flockung eitrig	Flockung
Viskosität	Hoch	Mittel bis niedrig	Vermindert	Vermindert	Vermindert	Niedrig bis hoch	Niedrig
Leukozytenzahl im Durchschnitt/mm^3	150	400	>3000	>5000	>4000	50000	10000
Neutrophile	35	40	Vermehrt mononukleäre Zellen und Granulozyten	Hoher Anteil von Granulozyten	Vermehrt mononukleäre Zellen und Granulozyten	90	75
Lymphozyten	50	50				2	20
Mononukleäre Phagozyten	15	10				8	5
Verklumpung	–	–	Leicht flockig	Leicht flockig	Leicht flockig	Möglich	Deutlich
Proteine Durchschnitt in g/100 ml	2,5	3	>3	>3	>3	>3	4,5
Glukosegehalt gemessen an Serumgehalt	Wie im Serum	Wie im Serum	Erniedrigt	Erniedrigt	Erniedrigt	Erniedrigt	Erniedrigt
LDH, saure Phosphatase	Normal	Normal	↑	↑	↑	↑	↑
Lysosomale Enzyme	Normal	Normal	↑	↑	↑	↑↑↑	↑↑↑
Muzintest	Normal	Normal	(+)	(+)	(+)	++	+/++
Komplement	Normal	Normal	Leicht erhöhte Spiegel	Leicht erhöhte Spiegel	Normal-leicht erhöht	Erniedrigte Spiegel	Erniedrigte Spiegel
Rheumafaktor	–	–	–	–	–	–	+/++
antinukleäre Faktoren	–	–	–	–	–	–	+

repräsentiert den Zellgewebsstoffwechsel der Synovialis nach Phagozytose und Stimulation. Auch SPRIGGS et al. (1978) kommen in einer Untersuchung von Gelenkergüssen von 20 Patienten, die ein Reiter-Syndrom hatten, zu dem Ergebnis, daß die Anwesenheit von zytophagozytierenden Makrophagen (Pekin-Zellen) in der Gelenkflüssigkeit von Reiter-Patienten wenig differentialdiagnostische Aussagekraft hat. Sie finden diese Zellen in 46% der Ergüsse bei Reiter-Syndrom und in 45% bei Kniegelenkergüssen anderer entzündlicher Genese. Es werden bis zu 50000 Leukozyten und Neutrophile gezählt (FORD 1958; NORTON et al. 1966). ROPES und BAUER (1953) wiesen in frühen Phasen des Gelenkergusses Neutrophile und polymorphe Leukozyten nach, die wie in späteren Stadien durch Lymphozyten ergänzt und ersetzt wurden. COSTE und AMOR (1964) sowie AMOR et al. (1966) schildern kleine, vielfach angelegte, in Kernnähe gelegene ovuläre und durch Giemsa färbbare Körperchen, die sich vermehren oder wachsen können und den Kern an die Wand drücken. Die Autoren fanden diese

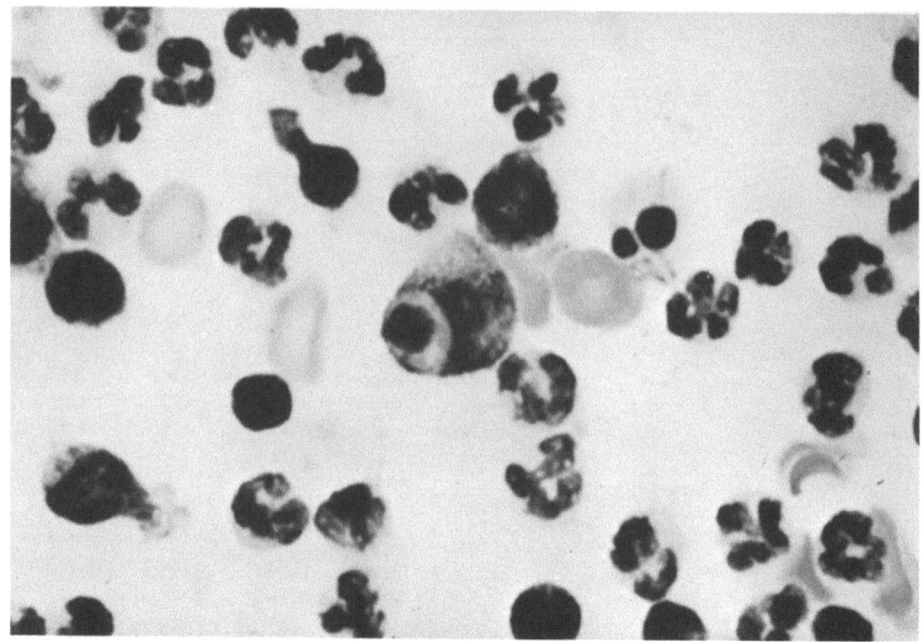

Abb. 20. Pekin-Zellen

Einschlüsse, die sie für Viren des PLT-Typs halten, bei 66% in Mukosazellen und großen Lymphozyten des Urethralabstrichs, in 60% in mononukleären Synovialexsudatzellen und Zellen des Konjunktivalsekrets, bei der nicht spezifischen Urethritis in 39% und im Rahmen der Sp.a. in 23%. Zytoplasmatische Einschlüsse im urethralen Epithelzellgebiet ließen sich in 73% beim R.S., in 46% bei der nicht gonokokkalen Urethritis und in 14% bei der Sp.a. nachweisen (DELBARRE et al. 1966a). Zusammengefaßt sind zytologische Charakteristika des Synovialzellbildes beim Reiter-Syndrom:
1. 20000/ccm weiße Blutzellen und Synovialzellen;
2. außerordentliche Polymorphie der desquamierten Synovialzellen und Makrophagen;
3. „Reiter-Zellen", Monozyten und Synovialzellen, die Zellfragmente und komplette polymorphkernige Leukozyten phagozytiert haben;
4. das Fehlen von Immunkomplexen, zellgebundenem Komplement und Immunglobulinen in den zytologischen Abstrichen der Synovialflüssigkeit (HUTH u. KLEIN 1977).

Enzyme: Die Synovia hat einen mäßig erniedrigten Muzingehalt (FORD 1958; NORTON et al. 1966; JAFFE 1972). JAFFE (1972) betont den im Verhältnis niedrigen Glukoseprozentsatz. Komplementtiter mit weit über den bei anderen Arthritiden gefundenen Werten schildern PEKIN et al. (1967) sowie MOSKOWITZ (1975); BUNCH et al. (1974) fanden das Komplement bei den meisten Patienten in normalem Wert. Hohe Aktivität der lysosomalen Enzyme maßen EBERHARD et al. (1972), hohe Aktivität glykolytischer und oxydativer Enzyme beobachteten WEST et al. (1963). Eine deutliche Erhöhung der Gamma-Globuline wird von WILKINSON und JONES beschrieben (1964). SCHER et al. (1976) weisen auf ein selektiv die lymphozytäre Antwort hemmendes Phytohämagglutinin im Erguß eines R.S.-

Kranken hin. WIZE et al. (1975) berichten über kollagenolytische Aktivitäten in der Synovia.

Die Histologie der Synovialis (s. ausführlich in 4) unterscheidet sich nicht von der Histologie der c.p.

6. Diagnose

Die akute Form des Reiter-Syndroms bietet keine diagnostischen Schwierigkeiten; die chronische Ausprägung erschwert in manchen Fällen die Abgrenzung gegenüber einer Sp.a. oder einer atypisch verlaufenden c.p. Am Beginn kann sich jedes einzelne Symptom in den Vordergrund drängen und zu einer Fehldiagnose verleiten. Daneben hindert das breite Spektrum der Verlaufsmöglichkeiten die genaue Einschätzung. Man kann ein R.S. diagnostizieren, wenn
1. sich die komplette Trias – Urethritis, Konjunktivitis, Arthritis – klinisch und/oder anamnestisch objektivieren läßt. Mindestens zwei dieser drei Sympto-

Tabelle 7. Diagnostische Hinweise für das Reiter-Syndrom

Anamnese	Hinweise auf Durchfälle, dysenterische Infekte, andere intestinale Erkrankungen, unspezifische/spezifische Urethritis (Ausfluß, Dysurie). Vor kurzer Zeit Augenerkrankung. Brennen in den Augen (wie Sand). Arthralgien. Zeitlich enge Korrelation zwischen mindestens zwei der drei Symptome der klassischen Trias. Manifestationsalter 20–40 Jahre. Geschlechtsverteilung Männer zu Frauen: a) postdysenterischer Typ 10:1 b) posturethritischer Typ 100:1
Klinik	
Gelenke und Wirbelsäule	Anfangs oft Monarthritis. Bevorzugt sind Gelenke der unteren Extremitäten (gewichttragende); selten stammnahe Gelenke. Launois-Deformation. Asymmetrisches Befallmuster. ISG-Beteiligung in ca. 30%. Spondylitis selten, kaum Versteifung
Harnwege	Ausfluß (anfangs klar, später schleimig/eitrig), Dysurie, evtl. Zystitis, Prostatitis
Augen	Konjunktivitis (meist bilateral), Iritis, Iridozyklitis (20–40%), vor allem bei Rezidiven
Haut/Schleimhaut Nägelveränderungen	Keratoderma blenorrhagicum, psoriasiforme Manifestationen an Haut und Nägeln, Balanitis circinata, Mundschleimhautveränderungen (schmerzlos!)
Viszerale Manifestationen	Herzrhythmusstörungen (AV-Blöcke, Schenkelblockbildung mit Extrasystolen; vor allem in akuten Phasen). Aorteninsuffizienz – meist an längere Verlaufsdauer gebunden. Möglich: Pleuritis, Neuritis, Lymphknotenschwellung
Röntgen	Periostitis, exakt lokalisierte Osteoporose. Arthritische Direktzeichen (Begleitzysten, Abbau der subchondralen Grenzlamelle, Usuren, Destruktionen, Gelenkspaltverschmälerung), evtl. entzündlicher Fersensporn, ISG-Befall, oft unilateral, dann buntes Iliosakralbild (DIHLMANN 1973), Parasyndesmophyten (focksegelartig)
Sonstiges	Positiver Scan; pathologisches Thermographiemuster; unspezifische Synoviaanalyse (evtl. Pekin-Zellen, vereinzelt Ragozyten)
Labor	BKS, Elektrophorese, C-reaktives Protein, Leukozyten phasengerecht. Rheumafaktor negativ. HLA-B 27 in 75–90% positiv

me, darunter immer die Arthritis, müssen während des ersten Schubs, wenn auch nicht gleichzeitig, zeitlich eng korreliert auftreten;

2. zwei Symptome der Trias – die Urethritis und die Polyarthritis – vorhanden sind: unvollständiges R.S.

Diese Diagnose erscheint berechtigt, da im Verlauf und in der Symptomatik kein Unterschied zum kompletten R.S. erkennbar ist. Für das Feststellen eines inkompletten Reiter-Syndroms wirkt das Vorhandensein anderer Reiter-spezifischer Symptome, wie z.B. die Balanitis circinata, des Keratoderma blenorrhagicum oder von Mundschleimhautveränderungen unterstützend (Tabelle 7).

7. Differentialdiagnose

Eine genaue Anamnese ist für die diagnostischen/differentialdiagnostischen Erwägungen wesentlich. Oft erinnern sich Patienten nicht mehr an eine symptomlos verlaufene Konjunktivitis oder Urethritis. Die chronische Form des Reiter-Syndroms bietet größere Schwierigkeiten in der Abgrenzung als ein akutes Syndrom. Auch die Kombinationen, z.B. Gonorrhö mit chronischer Polyarthritis oder Psoriasis bei chronischer Polyarthritis, bergen erhebliche differentialdiagnostische Hindernisse.

GRAY und ALTMANN (1976) beschrieben eine klassische c.P. bei einem Patienten mit einem R.S. Auch in eine atypische *chronische Polyarthritis* kann ein R.S. münden (CSONKA 1965).

Die c.P. mit akutem Beginn als Monarthritis an einem Gelenk der unteren Extremitäten ist anamnestisch und auch durch die Klinik (fehlende Konjunktivitis, Urethritis, Hauterscheinungen) abzugrenzen. Das R.S. wird meist zu Beginn der Erkrankung, in der akuten Phase, diagnostiziert; die c.P. dagegen, anfangs überwiegend schleichend, wird aus dem Erkrankungsverlauf festgestellt. Das Befallmuster der Gelenke im Rahmen der c.P. – symmetrisch, keine Bevorzugung der unteren Extremitäten, Befall auch der stammnahen Gelenke – unterscheidet sich deutlich von dem des Reiter-Syndroms. Die typische Deformation des Reiter-Syndroms ist der verformte Fuß, die der c.P. die deformierte Hand. Subkutane Knoten entwickelt das R.S. nicht. Frauen leiden häufiger unter der c.P. Der Rheumafaktor, im Rahmen der c.P. in 80% positiv, ist beim R.S. meist negativ. Unspezifische Entzündungszeichen (Anämie, Eisenerniedrigung, Kupfererhöhung, BKS-Beschleunigung, Verschiebung der Bluteiweiße) können bei beiden Krankheiten auftreten und liefern keinen Beitrag zur Differentialdiagnose. Das HLA-B 27 findet sich beim R.S. in 70–90% positiv, bei der c.P. in etwa 9% (SCHATTENKIRCHNER 1976). Auch röntgenologisch bestehen Unterschiede: Nur selten bietet die c.P. entzündlich veränderte Iliosakralgelenke, nie Parasyndesmophyten und nur ausnahmsweise entzündliche Fersensporne. Periostale Reaktionen sieht man beim R.S. häufiger.

Die Differentialdiagnose zwischen *Sp.a.* und R.S. kann sehr schwierig sein. Chronische Reiter-Syndrome gehen in eine Sp.a. über (MARCHE 1951; FORD 1953; SHARP 1957; GOOD 1965; SCHILLING 1974). Nach SCHILLING et al. (1965) ist das R.S. eine der wenigen bekannten Ursachen der Sp.a. (5–7% aller Fälle). Das chronische R.S. zeigt häufig eine Sakroiliitis, meist einseitig beginnend und oft schon kurz nach dem ersten Schub erkennbar; sie kann auch sehr spät auftreten, bland und symptomlos verlaufen. Der Zeitpunkt der Ersterkrankung ist bei beiden Krankheiten gleich; bei beiden kommen Iridozyklitiden und chronische Prostatiden häufig vor. In der Anamnese der Sp.a. fehlt meist die Urethritis, manchmal die Augenbeteiligung. Hautveränderungen, wie Keratoderma blenorrhagicum, Balanitis circinate und Stomatitis, bewirkt die Sp.a. nicht. Die periphere Gelenkbeteiligung erreicht beim R.S. fast 90%, bei der Sp.a. 30–50% der Fälle. Stammnahe Gelenke, wie die Hüfte, werden beim R.S. nur sehr selten, im Verlauf der Sp.a. dagegen sehr häufig befallen. Den typischen Syndesmophyten der Sp.a. stehen die Parasyndesmophyten des Reiter-Syndroms gegenüber, die meist lateral, vorwiegend an der Lendenwirbelsäule, selten an der unteren Brustwirbelsäule lokalisiert sind. Beide Krankheitsbilder sind rheumafaktornegativ; beide weisen in hohem Prozentsatz ein positives HLA-B 27 auf. Die unspezifischen Entzündungszeichen verhalten sich in beiden Fällen phasengerecht; im Verlauf der Sp.a. kann allerdings das Eisen erhöht, das Kupfer erniedrigt sein. Auch das Gelenkpunktat bietet keine eindeutige Hilfe. Eine Unterscheidung zwischen chronischem R.S. und Sp.a. ist also sehr schwierig, wenn nicht unmöglich; die akute Phase bereitet dagegen wenig differentialdiagnostische Schwierigkeiten.

In manchen Fällen sind das Reiter-Keratoderma und die pustulöse Psoriasis klinisch und histologisch nicht zu unterscheiden (WRIGHT u. REED 1964). BOXLEY (1973) beschrieb ein R.S. mit gleichzeitiger Psoriasis. R.S. wie *Arthritis psoriatica* können Nagelveränderungen zeigen. HARKNESS (1950), WRIGHT und REED (1964), KAHN und HALL (1965), PERRY und MAYNE (1965) und MAXWELL et al. (1966) schildern Übergänge von einer Krankheit in die andere. Die Psoriasis kann dem Gelenkbefall vorangehen, simultan mit ihm erscheinen, aber auch nachhinken. Ein R.S., das Haut- und Nagelveränderungen zeigt, muß also gegenüber der A.ps. abgegrenzt werden: Die Psoriasis pustulosa erscheint mehr generalisiert, selten in Einzelherden; Veränderungen im Sinne einer Psoriasis vulgaris treten ebenfalls auf. Schleimhautläsionen (Stomatitis, Balanitis circinata), Urethritis und Konjunktivitis kommen im Rahmen der A.ps. nicht vor. Die A.ps. befällt stärker Frauen. Sie bietet auch ein anderes Befallmuster (Abb. 21) als

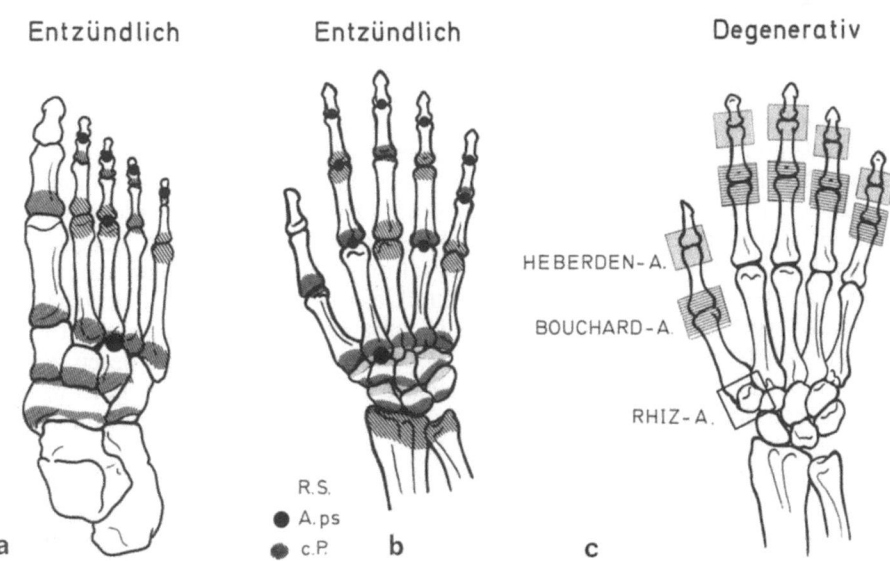

Abb. 21 a–c. Differentialdiagnose an der Hand und am Fuß: chronische Polyarthritis, Reiter-Syndrom, Arthritis psoriatica (**a, b**) Heberden-, Bouchard-, Rhiz-Arthrose (**c**)

das R.S.: Wurstfinger (der Axialtyp mit Befall sämtlicher Finger- oder Zehengelenke eines Strahls); der Befall der Finger- und Zehenendgelenke, oft einzeln; der Transversaltyp mit isoliertem Befall mehrerer Interphalangealgelenke. Röntgenologisch typisch für die A.ps. sind kleine Knochenproliferationen an den artikulierenden Knochen. Häufig ist eine Beteiligung der Iliosakralgelenke, die nicht von der des Reiter-Syndroms unterschieden werden kann. Auch die Parasyndesmophyten sind denen des Reiter-Syndroms ähnlich. Beiden Krankheiten fehlen die Rheumaknoten.

Die Konstellation Psoriasis bei chronischer Polyarthritis erscheint wahrscheinlich bei einem Muster des Gelenkbefalls, das nicht für die A.ps. oder das R.S. typisch ist. Laborchemisch fehlt in beiden Krankheiten der Rheumafaktor. Die Psoriasis (und mit ihr die A.ps.) entwickelt ein spezifisches HLA-Muster: Gehäuft kommen HLA 13, 17 und B 27 vor; jedoch wird das HLA-B 27 deutlich weniger oft positiv gefunden als beim R.S.

Das *rheumatische Fieber* (Streptokokkenrheumatismus), das durch die Erkrankung der großen Gelenke, Fieber, Vorkommen im Kindesalter, Erythema marginatum, Erythema anulara am Stamm und an den Beinen gekennzeichnet ist, beginnt meist als akute Polyarthritis und befällt dann wandernd andere Gelenke. Die Abgrenzung gelingt mit folgenden Fakten: überwiegendes Auftreten im Kindesalter; seltene Herzbeteiligung beim R.S.; differenzierendes Muster des Gelenkbefalls (nur große Gelenke beim rheumatischen Fieber); auch zeigt der *Streptokokkenrheumatismus* immer eine Streptokokkenanamnese (Angina) und oft die Erhöhung des ASL; Iritis und Genitalinfektionen werden nicht beobachtet; die Konjunktivitis fehlt, und im Gegensatz zum R.S. lassen sich Salicylate in der Therapie erfolgreich anwenden.

Die *Gonokokkenarthritis* vermag eine Reitersche Trias perfekt nachzuahmen (JAFFE 1972). Man unterscheidet zwei Formen: die lokalisierte Gonokokkenarthritis, sich meist in einer akuten Monarthritis mit Rötung, Schwellung und subfebrilen Temperaturen äußernd, und die generalisierte Form, die oft als akute/subakute Polyarthritis beginnt; sie bietet hohes Fieber und ein allgemeines Krankheitsgefühl; auch kleine Makulä, Vesikulä und Pusteln, aus denen sich später zentrale Nekrosen entwickeln. Charakteristisch für beide Formen ist eine Sehnenscheiden- und Sehnenentzündung. In der Anamnese findet sich ein meist noch nicht lange zurückliegender sexueller Kontakt. Frauen erkranken häufiger als Männer (CAPLAN 1960; GRABER et al. 1960). Die Diagnose wird erleichtert durch den direkten Nachweis der Erreger im Punktat oder durch die spezifische KBR-Reaktion. Die Gonokokkenarthritis spricht sehr gut auf Penicillin an.

Die *Arthritis urica* beginnt meist als akute Monarthritis; die Attacke entwickelt sich in wenigen Stunden zur vollen Stärke und dauert im Schnitt 3–5 Tage. Der Harnsäurespiegel ist hoch, in chronischen Fällen finden sich Tophi. Der Nachweis von Harnsäurekristallen im Gelenk- oder Tophuspunktat ist beweisend. Auch die *Pseudogicht* zeigt sich anfangs oft als akute Monarthritis. Ihr Ausbruch wird von Kalziumpyrophosphatkristallen induziert, deren Nachweis auch die Differentialdiagnose erleichtert. Die Gelenke sind geschwollen und schmerzhaft; typische Röntgenveränderungen, wie Verkalkung des Gelenkknorpels, führen zur Diagnose.

Die Enteritis regionalis (Morbus Crohn), die Colitis ulcerosa und der Morbus Whipple können Arthralgien, akute Polyarthritiden und chronische Polyarthritiden verursachen. Diese Gelenkbeschwerden treten vor, gleichzeitig oder erst nach der Darmsymptomatik auf.

Im Rahmen der *Colitis ulcerosa* sind es milde, flüchtige, wandernde Arthritiden, die röntgenologisch ein Bild wie die c.P. bieten. Eine Iritis findet sich, auch eine Iliosakralgelenkarthritis. Der Rheumafaktor ist negativ; manchmal zeigt sich ein Erythema nodosum (BYWATERS u. ANSELL 1958).

Die Arthritis nimmt auch beim *Morbus Crohn* einen milden Verlauf, tritt jedoch hier häufiger synchron mit den Darmsymptomen auf (SOREN 1966). Die Interphalangealgelenke der Finger und Zehen und das Kniegelenk sind Prädilektionsstellen. Auch nach längerem Verlauf der Gelenkentzündungen lassen sich keine röntgenologisch bleibenden Veränderungen beobachten (ANSELL u. WIGLEY 1964; SOREN 1966). Beide Erkrankungen können Spondylitiden verursachen, die von denen der Sp.a. (McEWEN et al. 1971) nicht zu unterscheiden sind.

Im Rahmen des *Morbus Whipple,* der durch Fieber, Bauchschmerzen, Malabsorption, Durchfälle, Pigmentierung der Haut und eine Adenopathie gekennzeichnet ist, treten akute, phasenweise flüchtige, nur Stunden oder Tage anhaltende Arthritiden auf (in 66% aller Fälle nach KELLY u. WEISINGER 1963), die den gastrointestinalen Symptomen um Jahre vorausgehen können (KELLY u. WEISINGER 1963). Bevorzugt befallen sind Knie- und Fußgelenke, aber auch die kleineren Gelenke können angegriffen werden. Eine Beteiligung der Iliosakralgelenke (SOREN 1966) und der Wirbelsäule (KELLY u. WEISINGER 1963) wird beschrieben. Die Diagnose gelingt durch den Nachweis PAS-positiver Einschlußkörperchen in Makrophagen, die man in der Mukosa des Dünndarms durch Biopsie sicherstellt.

Typisch für den *Morbus Behçet* sind Genitalgeschwüre, eine aphtöse Stomatitis und das Erkranken der Augen. In 76% aller Fälle (MASON et al. 1967) entwickeln sich Arthritiden. Im Gegensatz zum R.S. sind die Genital- und Mundschleimhautveränderungen des Morbus Behçet sehr *schmerzhaft;* die Augenveränderungen, meist Iridozyklitiden, sind progressiv; es kann sich ein Hypopyon entwickeln. Auch reagiert die Haut besonders empfindlich auf intrakutane Salzinjektionen: An der Injektionsstelle bildet sich eine Pustel (CSONKA 1965). JACOBS (1959), RAJASURIVA et al. (1959) und TRUELOVE (1960) beschrieben das Auftreten einer Polyarthritis und einer Konjunktivitis neben einem *Erythema nodosum.* Nach Streptokokkeninfekten, Colitis ulcerosa, Enteritis regionalis, Tuberkulose, Sarkoidose, aber auch nach verschiedenen Medikamenten (Jod, Brom, Sulfonamide, orale Kontrazeptiva), bilden sich nodöse, schmerzhafte, empfindliche und warme Hautveränderungen, besonders im Bereich der Streckseiten der Unterschenkel, aber auch der oberen Extremitäten (MOSKOWITZ 1975).

Der systemische *Lupus erythematodes* kann als akute Polyarthritis einsetzen und ist dann vom R.S. nur sehr schwer zu unterscheiden. Er erscheint häufiger bei Frauen. Fieber, Pleuraergüsse, das typische schmetterlingsförmige Exanthem, das Raynaud-Phänomen, die Sonnenempfindlichkeit sowie der Haarverlust im Zusammenhang mit den typischen Laborbefunden, wie LE-Zellen und antinukleären Faktoren, tragen die Diagnose. Auch andere Kollagenosen zeigen sehr oft das Bild subakuter chronischer Polyarthritiden (*Panarthritis nodosa, Dermatomyositis, Sklerodermie*). Die meist frühe viszerale Organbeteiligung macht sie leicht erkennbar. Das *Sjögren-Syndrom* beginnt mit einer subakuten/chronischen Polyarthritis. Der Tränen- und Speichelfluß versiegt (Schirmer-Test); LE-Phänomene und antinukleäre Faktoren können manchmal nachgewiesen werden; der Rheumafaktor ist positiv. Klinisch vervollständigen ein Sialogramm und ein Szintigramm der Speicheldrüsen neben den bereits erwähnten Merkmalen die Diagnose.

Systemische Veränderungen an den *Fingermittel- (Bouchard) und Fingerendgelenken (Heberden)* sind ihrer Häufigkeit wegen zu erwähnen (Abb. 22). Die Ätiologie dieser Erkrankungen ist noch nicht geklärt (Knorpelstoffwechseler-

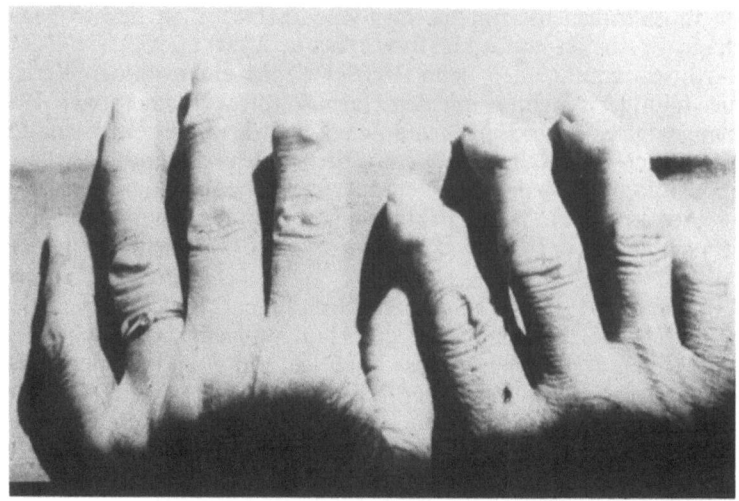

Abb. 22. Fingergelenkpolyarthrose (Heberden)

krankung? hormonelle Einflüsse?). Im Röntgenbild sieht man degenerative Zeichen. Besonders der Anfang kann eine entzündliche Gelenkerkrankung vortäuschen, da sowohl Heberden- als auch Bouchard-Knötchen aufschießen, gerötet und erhitzt sein können. Frauen, besonders im Klimakterium, werden etwa viermal so häufig befallen wie Männer. Oft finden sich in einer Familie, bei Mutter und Tochter, Fingergelenkpolyarthrosen. Alle Entzündungszeichen sind negativ. Der Rheumafaktor ist wie in gesunden Kollektiven in 6–8% der Fälle vorhanden.

Aus der Fülle der *symptomatischen Arthritiden* soll die Arthritis bei *viraler Hepatitis* (McCarthy u. Ormiste 1973) herausgegriffen werden. Sie ist meist mit einer Hepatitis-B-Infektion verknüpft, bietet ein oft symmetrisches, polyartikuläres Befallmuster und kann mit Morgensteifigkeit verbunden sein. Daneben sieht man urtikarielle und petechiale Ausschläge. Die Gelenksymptomatik verschwindet meist, wenn sich die Gelbsucht entwickelt. Die Laboruntersuchung stellt ein hohes Serumkomplement fest; das Hepatitis-B-Antigen ist positiv. Diese Gelenksymptome gibt es auch bei anikterisch verlaufenden Hepatitiden (Stevens 1972). *Infektiöse Arthritiden* reaktiver Natur, wie nach Salmonelleninfektionen (Berglöf 1963; Vartiainen u. Hurri 1964; Ansell 1976), oder nach Yersinia enterocolitica müssen unterschieden werden. Eine akute Monarthritis muß gegen das R.S. im Fall einer traumatischen Synovitis (akute Gelenkschwellung, Anamnese, normale Senkung, spezifisches Röntgenbild) oder einer *Gelenkbeteiligung bei Sarkoidose* abgegrenzt werden (Spilberg et al. 1969). Die *septische Arthritis* zeigt eine sich schnell entwickelnde Monarthritis, bevorzugt große Gelenke befallend und alle Zeichen der Entzündung bietend; daneben ist in der Anamnese nach Streptokokken, Staphylokokken, Pneumokokken, Haemophilus influenzae zu forschen. Bei der *Osteomyelitis, der Sichelzellanämie, der Serumkrankheit, bei Überempfindlichkeit gegenüber Medikamenten, im Rahmen der Henoch-Schönlein-Purpura, der Röteln oder Rötelimpfung* kommen ebenfalls symptomatische Arthritiden vor.

8. Therapie

Da die Ursache des R.S. unbekannt ist, kann es keine kausale Therapie geben. Im Vordergrund steht eine symptomatische, physikalisch-medikamentöse Therapie, die – wie auch der Versuch einer Basistherapie – durch die Rezidivfreudigkeit und die breite Palette der möglichen Verlaufsformen erschwert wird. In vielen Fällen limitiert sich die Krankheit selbst; auch ist zwischen akutem Stadium und chronischem Verlauf zu unterscheiden. In akuten Phasen sind Schmerzlinderung, Verhinderung von Muskelatrophie und Gelenkfehlstellungen sowie Eindämmung des entzündlichen Prozesses besonders wichtige Anliegen. Da der chronische Verlauf von der Arthritis geprägt ist, gilt es, die Mobilität der einzelnen Gelenke und auch der häufig mitbetroffenen Wirbelsäule zu erhalten und Deformationen zu verhindern. Da von der ersten Attacke bis zum letzten Rezidiv neben den Arthritiden andere Symptome des Syndroms erscheinen, stellen sich auch die Probleme der Behandlung der Augen-, Haut- und Schleimhauterkrankungen, sowie der genito-urethralen Beteiligungen.

a) Physikalische Therapie

Auch wenn im akuten Stadium aktive Gymnastik nicht möglich ist, wenn sogar Stillegung der entzündeten Gelenke und Dämpfung der Entzündung durch kalte Packungen indiziert sind (FEHR 1970), sollten die Gelenke des Patienten einmal am Tag passiv durchbewegt werden; längere Bettruhe wirkt sich ungünstig aus. Die Tendenz zu Muskelatrophien und Abnahme der Beweglichkeit ist groß (CSONKA 1965; MASON 1973). Die korrekte Lagerung in diesem Stadium (evtl. nächtliche Schienung) kann Deformationen vorbeugen. Die beginnende Ulnardeviation muß bekämpft werden; die Knierolle unter dem entzündeten Gelenk (die gern zur Schonung dorthin gelegt wird) ist verboten. Eine zu frühe Mobilisierung – besonders wenn die Gelenke der unteren Extremitäten befallen sind – zieht die Gefahr von Rezidiven nach sich; auch verlangsamt sich die Erholung während des Krankheitsverlaufs (MORTON 1972). Im chronischen Stadium ist oberstes Ziel die *ständige, aktive Bewegungstherapie,* die, gezielt verschiedene Gelenke und auch die Wirbelsäule ansprechend, das weitere Einschränken der Beweglichkeit verhindern soll. Auch ist für gewisse Zeitabschnitte eine entsprechende antirheumatische Therapie um einer aktiven, nicht schmerzgehemmten Gymnastik willen indiziert.

b) Medikamentöse Therapie

An erster Stelle wird immer eine steroidfreie antirheumatische Medikation stehen. Die entsprechenden Medikamente haben potentielle Nebenwirkungen, die vor allem während einer Dauerbehandlung sorgfältig durch entsprechende Kontrollen vermieden werden müssen. Die Azetylsalizylsäure, von gutem Erfolg bei der chronischen Polyarthritis, erweist sich beim R.S. als ineffizient. BOHNSTEDT (1964) spricht von einer salizylrefraktären Arthritis des Reiter-Syndroms. CSONKA (1965) und BERNARD (zit. nach REITER 1967) schildern die Unwirksamkeit der Salizylate auch in hohen Dosen. Nach GOLDING (1971) ist Phenylbutazon wirksamer. CSONKA (1959b) beobachtete in 80% der von ihm mit Phenylbutazon behandelten Patienten sehr gute Erfolge; allerdings werden die Dauer der Attakken nicht verkürzt und die Entwicklung neuer Symptome nicht verhindert. Über eine positive Wirkung dieses Medikaments berichten auch HANCOCK (1965), FORD (1967), CATTERAL (1971) und MORTON (1972). DIEM und OPPOLZER (1974) gaben über drei Tage hinweg mit gutem Erfolg je 1200 mg Phenylbutazon als Stoßtherapie. CATTERALL (1968) beschreibt einen Todesfall auf Phenylbutazon als Folge einer akuten Leberzellnekrose. Das Indometazin ist das Mittel der Wahl (MATHIES 1973). Die gastrointestinalen Nebenwirkungen (komplette, inkomplette Erosionen; Entstehung von Magen- und Darmulzera; Provokation von Magenblutungen) fordern eine genaue Überwachung während der Therapie. ACTH und Kortison sowie seine Derivate unterdrücken die entzündliche Aktivität der Arthritiden. Allerdings sind viele Autoren (CSONKA 1965; BENEDEK, BERNARD, zit. nach REITER 1967) darin einig, daß Kortison das R.S. weniger wirksam bekämpft als die c.P.; auch ist die Wirkung unberechenbarer. Die Steroide sollten deshalb auf äußerst schwere und sonst nur schlecht zu behandelnde Fälle beschränkt bleiben. Die intraartikuläre Applikation von Kortisonen unterliegt den üblichen Einschränkungen (vereinzelte, sonst therapierefraktäre Gelenke; Systemwirkung der intraartikulär gegebenen Kortisonoide, strengste aseptische Kautelen bei der Applikation) und erreicht lokal begrenzte Erleichterungen (FOXWORTHY et al. 1956). BÖNI (zit. nach REITER 1967) zieht die intraartikuläre Steroidmedikation der oralen vor. Während des Punktierens von Gelenkergüssen kann man mit der liegenden Nadel eine Kortisonkristallsuspension injizieren. Die bei der chronischen Polyarthritis erfolgreiche Goldtherapie wird von HARKNESS (1950) und BÖNI (zit. nach REITER 1967) abgelehnt; SABIN (1942), LENNOCH (zit. nach REITER 1967) und MOLL (1972) sowie MATHIES (1973, persönliche Mitteilung) befürworten sie. Für chronisch persistierende Formen verwenden AZZOLINI und PASCUSSI (1950) Gold, ebenso wie BERNARD (zit. nach REITER 1967), der mit Resochin kombinieren würde. Auch LENNOCH und FALCK empfehlen eine von BÖNI (zit. nach REITER 1967) abgelehnte Resochin-Therapie. Beide Therapieformen verlangen engmaschige Kontrollen: beim Resochin augenärztliche Untersuchungen anfangs in mindestens sechsmonatigen, im zweiten Jahr der Behandlung in vierteljährlichen Abständen – der möglichen reversiblen/irreversiblen Retinopathien wegen. Da Resochin besonders vorgeschädigte Augen angreift, ist bereits vor Beginn der Therapie eine ophthalmologische Untersuchung nötig. Auszuschließen sind eine Makulopathie bei Myopie, der Zustand nach Retinopathia centralis serosa, sowie eine präsenile und senile Degeneration. Blutbild, Transaminasen und Urinstatus müssen im Verlauf der Goldtherapie kontrolliert werden. Im Fall einer Hautbeteiligung sind beide Medikamente nur vorsichtig anzuwenden. Exazerbationen werden beschrieben. Dennoch stellen Hautschäden keine Kontraindikation gegen Resochin und Golsalze dar. Ausgehend von der These über immunologische, vielleicht autoimmunologische Prozesse als Ursache des Reiter-Syndroms werden in der letzten Zeit häufig Zytostatika, Antimetaboliten und Immunsupressiva genutzt. Persistierende, durch konservative Therapie nicht beeinflußbare aktive Gelenkentzündungen und strengste Kontrollen (und die Möglichkeit dazu) sind Voraussetzung für ihren Einsatz. Auch sollte die Nieren-, Leber- und Knochenmarksfunktion in Ordnung sein. Diese Medikamente sind nicht allgemein empfehlenswert, da viele Reiter-Patienten junge Menschen im zeugungsfähigen Alter sind; die Nebenwirkungen sind noch nicht genügend bekannt; das R.S. heilt zudem in einem hohen Prozentsatz nach relativ kurzer Zeit aus: Die Verhältnismäßigkeit der Mittel muß gewahrt sein. Über gute Erfolge mit dem Immunsuppressivum Azathioprin (Imurek) berichten MATHIES (1969) und METZ (1971, 1974).

METZ (1974) empfiehlt eine Anfangsdosis von 150–200 mg, um später dann auf 50–75 mg pro Tag zu reduzieren. Dieses Mittel kann man mit Kortison kombinieren – eine Verbindung, die in der Behandlung anderer autoimmun verursachter Krankheiten erfolgreich ist. Mit dem Antimetaboliten Amethopterin (Methotrexat), der nach GOOD (1974) für die kleine Gruppe von Patienten mit einer persistierenden generalisierten Dermatitis indiziert ist, wurden positive Ergebnisse erreicht. JETTON und DUNCAN (1969) beschreiben die rasche Besserung der Gelenksymptomatik und einen Rückgang der Hautveränderungen nach Methotrexat. Sie gaben anfangs oral 25 mg pro Woche, steigerten die Dosis später auf 30 mg, reduzierten dann im weiteren Verlauf auf 5 mg, um schließlich langsam auszuschleichen. FANTA und SÖLTZ-SZÖTS (1971) verordneten Methotrexat zu Beginn zweimal wöchentlich 15 mg intramuskulär; sie reduzierten später auf einmal 25 mg. Über gute Erfolge mit Methotrexat berichten außerdem MULLINS et al. (1966), FARBER et al. (1967), TOPP et al. (1971), MORTON (1972), DROSTE und SOENNICHSEN (1972), CHU (1976), HAAS (1976) sowie OWEN und COHEN (1979).

Die Auffassungen über den Einsatz von Antibiotika, insbesondere Tetracyclinen, differieren. Die Urethritis und die häufigen urogenitalen Superinfektionen (Prostatitis) verlangen eine Behandlung mit Antibiotika; diese ändern aber am Verlauf und der Symptomatik nichts (CSONKA 1965; SHARP 1974; GOOD 1974). Bei der durch Gonokokken verursachten Urethritis ist Penicillin indiziert. Solange Mykoplasmen als Ursache galten, stellten Tetracycline die Therapie der Wahl dar. FORD (zit. nach REITER 1967) dosierte sie im Sechsstundenabstand mit 500 mg. DIEM und OPPOLZER (1974) setzten bei purulenten Urethritiden und Konjunktivitiden Tetracycline ein. Im Gegensatz zu WHALEY et al. (1969) berichten MOWAT et al. (1967) über gute Erfahrungen mit Lincomycin-Hydrochloride. Positive Darstellungen über den Einsatz von Streptomycin gibt es von WARTHIN (1948), RAVINA et al. (1948), HEPBURN (1950), AZZOLINI und PASCUSSI (1950) und APPLEYARD (1950). Günstige Wirkungen des Auromycins schildern LOEVGREN (1950) und CAMERON (1956). FINDLAY et al. (1951) und WHEATLEY (1953) schreiben über Chloramphenicol. Eine Iridozyklitis wird mit Steroidpräparaten und Atropin behandelt (CATTERALL 1971; MORTON 1972; MASON 1973). Eine länger dauernde Steroidmedikation ist ungünstig, da bei lokaler (retrobulbärer) oder systemischer Anwendung eine Skleromalazie folgen kann. Glaukome nehmen durch eine Kortisontherapie zu. Die meist nur flüchtige Konjunktivitis heilt oft aus: Man kann einhalbprozentige Chloramphenicoltropfen einsetzen. Wird die Prostatitis durch Prostatamassagen und Antibiotika immer ganz ausgeheilt und werden neue Infektionen vermieden, soll die Rezidivquote stark absinken (MASON 1973). POPERT et al. (1964) schildern die Kombinationstherapie Prostatamassage und Oxytetracycline, die keinen Einfluß auf den Verlauf der Erkrankung hatte. Im akuten Stadium darf die Prostata wegen der Gefahr einer Exazerbation nicht massiert werden. Die multiplen Hauterscheinungen sind mit Breitbandantibiotika zu bekämpfen; die Läsionen sollten trocken gelassen werden. Die Balanitis circinata wird mit Hydrokortison behandelt (HANCOCK 1965; MORTON 1972).

c) Strahlentherapie

Die Röntgentiefenbestrahlung ist für die Wirbelsäule und die Iliosakralgelenke möglich (DIHLMANN zit. nach REITER 1967). Neben der operativen Synovektomie, deren positiver Einfluß auf das operierte Gelenk unumstritten ist (GSCHWEND et al. 1976), gibt es heute auch die *chemische* und *Radioisotopen-*

Synovektomie als Alternative. Bei Thiotepa fällt auf, daß nur in 25% aller Fälle ein Erfolg objektivierbar war und auch nur sehr kurz andauerte (6–9 Monate). Die Behandlung mit Osmiumsäure wird unterschiedlich beurteilt. Keine gut auswertbaren Fallzahlen liegen aus den Behandlungen mit *Varicocid* und *Goldinjektionen* vor. Die Radioisotopen-Synoviorthese erzielte 2 Jahre nach der Behandlung in 80% der Fälle eine Besserung, in 40% sogar noch 5 Jahre danach gute Ergebnisse (Gschwend et al. 1976). Bedeutsam ist die Abhängigkeit vom Krankheitsstadium (deutlich bessere Ergebnisse in den Frühstadien) und vom Gelenk (günstigere Ergebnisse am Kniegelenk im Vergleich zum Handgelenk). Das tief penetrierende *Yttrium 90* ist das Mittel der Wahl für Knie- und Hüftgelenke, allerdings nur für Patienten über 40 Jahre (Gschwend et al. 1976). Bei jüngeren Kranken gibt man der Osmiumsäure den Vorzug. Für die Fingergrund- und Interphalangealgelenke wird aus ähnlichen Überlegungen die Anwendung von *Erbium* empfohlen. Die *Vorteile* der Synoviorthese liegen in der einfachen Technik, dem kurzen Krankenhausaufenthalt, den geringen Kosten und den Tatsachen, daß eine Narkose unnötig und die Mobilisierung danach einfach ist. Um der Schmerzdämpfung willen sollte man immer gleichzeitig ein Lokalanästhetikum mit Steroidzusatz injizieren. Ein weiterer Vorteil der Synoviorthese besteht darin, daß ihrem Versagen noch die operative Synovektomie folgen kann. *Nachteile* liegen in der beschränkten Wirksamkeit bei mehrkammerigen Gelenken und in noch nicht abgegrenzten und geklärten Nebenwirkungen (Gschwend et al. 1976).

d) Operative (rheumachirurgische) Therapie

Durch Entzündung zerstörte Fußgelenke und Deformation verlangen orthopädisches Schuhwerk. Gelenkersatz ist indiziert in Fällen von Destruktion und Mutilation; besonders die großen Gelenke (Hüfte, Knie) können gut ersetzt werden. Auch Fingergelenkprothesen helfen, wieder eine größere Beweglichkeit zu gewinnen.

Die *Synovektomie* hat ihre Indikation bei therapieresistentem Verlauf, in der Hoffnung auf systemische Wirkung: als Frühsynovektomie, um den Ort der Entzündung zu entfernen, bevor es zu Schäden am Knorpel/Knochen gekommen ist. Auch wird die Krankheit manchmal durch Medikamente insgesamt gut beeinflußt. Ein einzelnes therapieresistentes Gelenk ist eine Indikation für operatives Vorgehen – ebenso wie drohende Sehnenkontrakturen oder die Korrektur von Fehlstellungen. Jeder Eingriff erfordert eine intensive prä- und postoperative Phase. Die optimale Einstellung mit Medikamenten vor der Operation und daneben ein tägliches Übungsprogramm zur Stärkung der Muskulatur sind wichtig. Ein gutes Arzt-Patienten-Verhältnis, ein Gespräch über Erfolge oder mögliche Mißerfolge der Operation einschließend, gehören auch in die präoperative Phase. Nach der Operation steht die physikalisch-krankengymnastische Therapie an erster Stelle. Mit ihrer Hilfe soll das neue (oder korrigierte) Gelenk möglichst viel von seiner ursprünglichen Funktionstüchtigkeit wiedergewinnen; eine begleitende medikamentöse Behandlung ist selbstverständlich.

e) Andere Therapieformen

Die früher viel geübte Fiebertherapie – das Erzeugen von Fieber durch TAB-Vakzine, E. coli vaccine, Milch, pyrogene Stoffe von menschlichen Leukozyten, physikalische Methoden durch heiße Umschläge oder Getränke – ist zunehmend in den Hintergrund getreten (LOWMAN u. BOUCEK 1948). Es gibt keinen Beweis, daß Fieber den Krankheitsverlauf beeinflußt; auch birgt diese Therapie erhebliche Risiken wie Schock, allergische Reaktionen und Tetanie (FLUKER 1962). Wegen einer möglichen allergischen Genese wurden Antihistaminika verordnet (BRUNS 1949; LANGE 1957). In einer neueren Arbeit bejahen IL'IN und KOVAL'EV (1977) die intraprostatische Applikation von Kortikosteroiden, die oft ohne jede andere Therapieform zur allmählichen Unterdrückung der klinischen Symptome führte.

Zusammenfassung: Im akuten Stadium reichen oft Bettruhe, Entlastung der gewichttragenden Gelenke und steroidfreie Antirheumatika aus. Je nach Verlauf müssen vielleicht Steroide eingesetzt werden; daneben werden andere Symptome der Erkrankung wie die Augen- und Hautbeteiligungen behandelt. Die Krankheit heilt dann oft im Verlauf von 2–6 Monaten aus. Im chronischen Stadium sind drei Ziele wichtig: eine aktive physikalische Therapie wird möglichst viel der Gelenkfunktion zu erhalten versuchen; eine medikamentöse Basistherapie soll die bestehende Entzündung unterdrücken; eine gute, das bedeutet nebenwirkungsfreie, nicht organschädliche Einstellung für längere Zeit auf ein steroidfreies Antirheumatikum für ein Maximum an Bewegung soll gefunden werden. Für weiter fortgeschrittene Gelenkveränderungen läßt sich operatives Vorgehen erwägen.

9. Prognose

Die Prognose des Reiter-Syndroms kann *quoad vitam* als gut bezeichnet werden (BOHNSTEDT 1964; CSONKA 1965; SCHIRMER u. BÖNI 1967). WEPLER (1942) und DENKO und VAN HAAM (1964) beschreiben Todesfälle als Folge massiver gastrointestinaler Blutungen! Da in beiden Fällen die Kranken hohe Dosen von Salizylsäure bekamen, sind die gastrointestinalen Blutungen Therapiefolge und nicht Folge der Grundkrankheit. LAUDA (1946) schildert den Tod einer Patientin durch eine Meningoenzephalitis.

Die Prognose *quoad sanationem* ist besser als bei der chronischen Polyarthritis und bei der Spondylitis ankylosans. Viele Fälle heilen nach 2–6 Monaten Krankheitsdauer aus. Das R.S. ist allerdings sehr rezidivfreudig und kann bei protrahiertem Verlauf erhebliche Behinderungen mit sich bringen. Die Langzeitbeobachtung ist wesentlich; über 50% aller Patienten mit einem R.S. erleiden Rezidive. Die Intervalle dazwischen können einige Monate, aber auch zwischen 10 und 15 Jahren betragen. Rezidive vermögen auf lange Sicht Deformitäten der Füße, der Wirbelsäule und anderer Gelenke zu verursachen (in bis zu 50% nach OTT 1969; CATTERALL 1975). Rezidivierende Iritiden können ebenfalls zur Frühinvalidität führen (HAUSER 1958; SCHIRMER u. BÖNI 1967; OTT 1969); ungünstig wirken auch die viszeralen Beteiligungen im Bereich des Herzens (Aortitis, Aorteninsuffizienz, Herzrhythmusstörungen) und des Urogenitalsystems (Amyloidose). Da nach SCHILLING (1974) das chronische R.S. mit Wirbelsäulenbeteiligung als Sonderform der Sp.a. gilt, spielt für diese Fälle die Prognose der Spondylitis ankylosans eine Rolle, die quoad vitam gut, quoad sanationem etwas schlechter als die des Reiter-Syndroms ist. Ein R.S. ohne HLA-B 27 wird allerdings nicht zu einer Sp.a. Alle Patienten mit „Reiter-Sp.a." haben ein positives HLA-B 27; unter den HLA-B 27-negativen Sp.a.-Fällen fanden SCHATTENKIRCHNER et al. (1976) in der früheren Anamnese nie eine Reiter-Symptomatik.

Literatur

Abrahamsen AF (1956) Reiter's syndrome with biopsy of recurrent glossitis. Acta Rheum Scand 2:75

Agarwal A, Lloyd KN, Dovey P (1970) Thermography of the spine and sacro-iliac joints in spondylitis. Rheumatol Physic Med 10:349–355

Aho K, Ahvonen P, Lassus E, Sievers K, Tiilikainen A (1974) HLA 27 in reactive arthritis – a study of Yersinia arthritis and Reiter's disease. Arthritis Rheum 17:521–527

Amor B (1969) Apport de la virologie dans la connaissance de rhumatismes in flammatoires. Gaz Med France 76:4985

Amor B, Coste F, Delbarre F (1965) Sur l'orgine virale possible du syndrome oculo-uréthro-synovial. Presse Med 73:1825

Amor B, Kahan A, Coste F (1966) Le problème des inclusions cellulaires de nature virale dans certaines affections rhumatismates. Sem Hop Paris 42:785–794

Amor B, Coste F, Delbarre F (1967) Mise en évidence par culture d'agentes du genre bedsonia dans liquide articulaire en cas de rhumatisme du Fiessinger-Leroy-Reiter. CR Acad Sci (Paris) 764:1365

Amor B, Feldman JL, Delbarre F, Hors J, Beaujan MM, Dausset J (1974) The HLA-Antigen B 27, genetic link between ankylosing spondylitis and Reiter's syndrome. N Engl J Med 290:572

Ansell BM (1976) Arthritis in gastrointestinal disease. In: Dumonde DC (ed) Infection and immunology in the rheumatic diseases. Blackwell, Oxford, p 129

Ansell BM, Wigley RAD (1964) Arthritic manifestations in regional enteritis. Ann Rheum Dis 23:64

Appleyard OB (1950) Streptomycin and Reiter's syndrome. Br Med J :1435

Arnett FC, Maj O, McClusky B, Schachter BZ, Lordon RE (1976) Incomplete Reiter's syndrome: discriminate features and HLA-W 27 in diagnosis. Ann Intern Med 84:8–12

Astorga G, Bollet AJ (1965) Diagnostic specifity and possible pathogenetic significance of inclusion in synovial leucocytes. Arthritis Rheum 8:511–523

Azzolini V, Pascussi F (1950) Streptomycin and gold in the therapy of Reiter's syndrome. G Ital Oftal 3:17

Bacon PA, Collins AJ, Ring FJ, Cosh JA (1976) Thermography in the assessment of inflammatory arthritis. In: Malcolm IVJ (ed) Clinics in rheumatic diseases. Diagnosis and assessment, vol 2. Saunders, London Philadelphia Toronto, pp 51–67

Baines GH (1947) Relation of abakterial pyurie to Reiter's syndrome. Br Med J 19:605

Batschwaroff B (1943) Morbus Reiter. Dermatol Wochenschr 116:186

Bauer W, Engleman EP (1942) A syndrome of unknown etiology characterized by urethritis, conjunctivitis and arthritis (so-called Reiter's synd). Trans Assoc Am Phycicians 57:307

Beiglböck W (1943) Zur Behandlung der Reiter'schen Krankheit (Ruhrrheumatismus). Dtsch Med Wochenschr 69:803

Beiglböck W, Hoff H (1952) Über das Sjögrensche Syndrom. Dtsch Med Wochenschr 7:42

Beneke G, Mohr W (1973) Zytologie der Gelenkflüssigkeit. Verh Dtsch Ges Pathol 57:108–117

Berglöf FE (1963) Arthritis and intestinal infection. Acta Rheum Scand 9:141

Bernard JG, Bradouillard R, Feline A, Lucares R (1964) Le syndrome de Fiessinger-Leroy-Reiter. I: Étude clinique et thérapeutique (à propos de 310 observations). Sem Hop Paris 40:1935–1941

Bernstein B, Glovsky M, Hanson V (1973) Reiter's syndrome in childhood (abstr) Arthritis Rheum 18:425

Bleehen SS, Everall JD, Tighe JR (1966) Amyloidosis complicating Reiter's syndrome. Br J Vener Dis 42:88–92

Block SR (1972) Reiter's Syndrome and acute aortic insufficiency. Arthritis Rheum 15:2

Böttiger LE, Edhag O (1972) Heart block in ankylosing spondylitis and uropolyarthritis. Br Heart J 34:487–492

Bohnstedt RM (1964) Morbus Reiter. In: Handbuch der Haut- und Geschlechtskrankheiten, Ergänzungswerk, Bd VI/1. Springer, Berlin Göttingen Heidelberg

Bolgert MG, Levy I, Benaim P (1955) Syndrome urétro-conjunctivo-synovial dit de Reiter avec manifestations cutanées extensives et atteinte cardiaque. Bull Soc Fr Dermatol Syph 5:486

Bork K, Kunde G (1972) Ophthalmoblenorrhoe bei Urethralgonorrhoe und consecutive Iritis sowie

Arthropathie trotz massiver Penicillinbehandlung (postgonorrhoisches Reiter-Syndrom). Dermatol Monatsschr 38:158
Bourel M (1954) Le syndrome de Fiessinger-Leroy-Reiter; Syndrome conjunctivo-urétéro-synovial. Rev Rhum Mal Osteoartic 21:249
Boxley JD (1973) Reiter's disease and psoriasis. Proc R Soc Med 66:440
Boyle JA, Buchanan WW (1971) Clinical rheumatology, 1st ed. Blackwell, Oxford Edinburgh
Brewerton DA, Caffrey M, Nicholls A, Walters D, Oates JK, James DC (1973a) Reiter's disease and HLA 27. Lancet II:996–998
Brewerton DA, James DCO (1975) The histocompatibility antigen (HL-A 27) and disease. Gemin Arthritis Rheum 4:191–207
Brocks H (1952) Morbus Reiter : Spermatocystitis. Ugeskr Laeger 115
Bruns W (1949) Reiter'sche Trias. Med Klin I:624
Bunch TW, Hunder GG, McDuffie FC, O'Brien PG, Markowitz H (1974) Synovial fluid complement. Determination as a diagnostic aid in inflammatory joint disease. Mayo Clin Proc 49:715–720
Bywaters EGL, Ansell BJ (1958) Arthritis associates with ulcerative colitis. Ann Rheum Dis 17:169
Bywaters EGL, Dixon AStJ (1965) Paravertebral ossification in psoriatic arthritis. Ann Rheum Dis 24:313–331
Cameron JM (1956) Keratodermia blenorrhagica. Br J Vener Dis 32:7
Cantarutti F (1954) La sindrome di Reiter nell infanzia. Acta Paediatr Lat 7:273–285
Caplan R (1960) Case presentation: acute arthritis. Sinai Hosp J (Baltimore) 9:219
Carr JL, Friedmann M (1944) Keratodermie blenorrhagicum. Report of a case with autopsy. Am J Pathol 20:709
Catterall RD (1961) Significance of nonspecific genital infection in uveitis and arthritis. Lancet II:739
Catterall RD (1968) Fatal reaction to phenylbutazone in a patient with Reiter's disease. Br Vener J Dis 44:151–153
Catterall RD (1971) Treatment of Reiter's syndrome. Practitioner 207:76
Catterall RD (1975) Reiter's disease. In: Danielsson D, Juhlin L, Mardh PA (eds) Genital infections and their complications. Almqvist und Wiksell, Stockholm, pp 205–209
Catterall RD, Rooney KJ, Kirby B (1965) Neuralgic amyotrophy in Reiter's disease. Br J Vener Dis 41:62–64
Caughey DE, Wakem CJ (1973) A fatal case of Reiter's disease complicated by amyloidosis. Arthritis Rheum 16:695–700
Caughey DE, Hawkes JG, Mills KR, Douglas R (1974) Reiter's disease and HLA 27. Curr Med Res Opin 2:17–22
Caughey DE (1976) Zit nach: Rose BS: Familial Reactive Arthritis of Reiter and Ankyloging Spondylitis Types in the HL A-27 genotype. New Zealand Med 25(2):108
Chu SM (1976) Reiter-syndrom – treatment with methotrexate. Singapore Med J 17/2:101–103
Cimbal O (1943) Das Reiter'sche Syndrom als Nachkrankheit der Ruhr. Albrecht von Graefes Arch Klin Ophthalmol 145:142
Cliff JM (1971) Spinal bony bridging and carditis in Reiter's disease. Ann Rheum Dis 30:171–179
Colby FH (1944) Renal complications of Reiter's disease. J Urol 52:415
Collins P (1972) Aortic incompetence and active myocarditis in Reiter's disease. Br J Vener Dis 48:300–303
Corner BP (1950) Reiter's syndrome in childhood. Arch Dis Child 25:398
Cosh JA, Ring EFJ (1970) Thermography and rheumatology. Rheumatol Physic Med 10:342–348
Cosh JA, Barritt DW, Jayson MI (1973) Cardiac lesions of Reiter's syndrome and ankylosing spondylitis. Br Heart J 35:553
Cosh JA, Gerber N, Baritt DW, Jayson MF (1975) Proceedings: Cardiac lesions in Reiter's syndrome and ankylosing spondylitis. Ann Rheum Dis 34:195
Coste F, Amor B (1964) Inclusions de type viral dans l'urèthre de certaines rhumatismants. Inclusions dans le liquide synovial? Bull Acad Nat Med 148:498–503
Coutts WE (1943) Associated gonorrhoea and lymphogranuloma venereum urethral infection in males. Br J Vener Dis 19:37
Creecy AA, Beazlie N (1948) Reiter's syndrom and focal infection. J Urol 59:234
Csonka GW (1958a) The course of Reiter's syndrome. Br Med J I:1088–1092

Csonka GW (1958b) Involvement of the nervous system in Reiter's syndrome. Ann Rheum Dis 17:334-336
Csonka GW (1959a) Bacteriological and biochemical investigations in Reiter's syndrome. Br J Vener Dis 35:84-88
Csonka GW (1959b) Significance of sacro-iliitis in Reiter's disease. Br J Vener Dis 39:77-80
Csonka GW (1960) Recurrent attacks in Reiter's disease. Arthritis Rheum 3:164-169
Csonka GW (1965) Reiter's Syndrom. Ergeb Inn Med Kinderheilkd (NF) 23:126-189
Csonka GW (1966) Thrombophlebitis in Reiter's syndrome. Br J Vener Dis 42:93-95
Csonka GW (1972) Reiter's disease. Br J Hosp Med 7:8
Csonka GW, Oates JK (1957) Pericarditis and electrocardiographic changes in Reiter's syndrome. Br Med J I:866
Csonka GW, Bassett EW, Furness G (1974) Raised levels of an unknown beta globulin in the serum of patients with non-specific urethritis and Reiter's disease. Br J Vener Dis 50:17-21
David-Chausse J, Lopez A, Dehais J (1974) Le syndrome de Fiessinger-Leroy-Reiter chez l'enfant. Rev Rhum Mal Osteoartic 41:407-412
Davies ME, Haverty JR, Boatwright M (1969) Reiter's disease associated with shigellosis. South Med J 62:1011-1014
Dawson CR, Schachter J, Ostler HR, Gilbert RM, Smith DE, Englemann EP (1970) Inclusion conjunctivitis and Reiter's syndrome in a married couple. Chlamydia infections in a series of both diseases. Arch Ophthalmol 83:300
Dèchelotte J (1966) Les endocardites au cours du syndrome de Fiessinger-Leroy-Reiter. Coeur Med Interne 5:81-85
Dèchelotte J, Bodin M, Hubault A, Seze S de (1973) Aspects cliniques et évolutifs du syndrome de Fiessinger-Leroy-Reiter. Rev Rhum Mal Osteortic 40/3:195-202
Delbarre F, Amor B, Renoux JP (1966) L'origine infectieuse du rhumatisme de Fiessinger-Leroy-Reiter. In: Proc of the Second Laurentian Rheumatology conference, Ste Marguerite, Quebec, Kanada. Excerpta Medica, vol 1, p 7996
Delbarre F, Kahan A, Amor B, Krassinine G (1966) Étude clinique et expérimentale de la ragocytose synoviale; intérêt pour la diagnostique et l'étude pathogénique des rhumatismes inflammatoires. Pathol Biol (Paris) 14:796-804
Delbarre F, Amor B, Panahi F (1969) Pelvi – Spondylitis beim Fiessenger-Leroy-Roeder-Syndrom. Verh Dtsch Ges Rheumatol vol 1. Steinkopf, Darmstadt, pp 195-200, 1969
Denko CW, Haam E van (1964) Reiter's syndrome. Clinicopathological study of a fatal case. JAMA 186:632
Diem E, Oppolzer R (1974) Die Reiter'sche Krankheit. Z Hautkr 49:157-163
Dienes L, Edsall G (1937) Observations on the L-organism of Kleineberger. Proc Soc Exp Biol Med 36:740
Dienes L, Smith WE (1942) Relationship of pleuropneumonia like (L) organisms to infections of human genital tract. Proc Soc Exp Biol Med 50:99
Dienes L, Ropes MW, Smitz WE, Madhoff S, Bauer W (1948) The role of pleuropneumonia like organism in genito-urinary and joint diseases. N Engl J Med 238:509-563
Dihlmann W (1968) Spondylitis ankylopoetica – die Bechterew'sche Krankheit. Thieme, Stuttgart
Dihlmann W (1973) Gelenk-Wirbelverbindungen. In: Glauner R (Hrsg) Röntgen Wer? Wie? Wann? Bd 3. Thieme, Stuttgart, S 13-26, 455-473
Dihlmann W (1975) In der Diskussion zum Thema Lungenveränderungen und Lungenfunktion beim Morbus Bechterew von Thumb M, Kroiss A, Kummer F, Lobenwein-Weinegg E. In: Prohaska E (Hrsg) Morbus Bechterew (Spondylitis ankylosans). Maudrich, Wien München Bern, S 15-19
Dixon AStJ (1960) Rheumatoid arthritis with negative serological reaction. Ann Rheum Dis 19:209
Dorendorf R (1917) Der Ruhrrheumatismus. Med Klin I:519
Doury P (1972) La spondylarthrite ankylosante à début infatile et juvénile au Maroc. Rev Rhum Mal Osteoartic 39:453-460
Droste KD, Soennichsen N (1972) Zur Therapie des Morbus Reiter mit Methotrexate. Dermatol Monatsschr 158:902-907
Dunlop EM, Harper IA, Jones BR (1968) Sero-negative polyarthritis. The Bedsonia (Chlamydia) groups of agents and Reiter's disease. A progress report Ann Rheum Dis 27:234-239

Dunlop EM, Hare MJ, Jones BR, Taylor-Robinson D (1969) Mycoplasmas and "non-specific" genital infection. II. Clinical aspects. Br J Vener Dis 45:274–281

Dunlop EMC, Vaughan-Jackson JB, Darougar S, Jones BR (1972) Chlamydial infection. Incidence in non-specific urethritis. Br J Vener Dis 48:425

Eberhard A, Laas A, Vojitisek O, Greiling H (1972) Lysosomale Enzymverteilungsmuster in der Synovialflüssigkeit bei chronischen Gelenkerkrankungen. In: Verhandlungen der Deutschen Gesellschaft für Rheumatologie. Z Rheumaforsch 31, Suppl 2. Steinkopff, Darmstadt

Eftimescu M (1969) Die Behçet'sche Krankheit und das Reiter-Syndrom. Betrachtungen zur Möglichkeit des Bestehens einer gemeinsamen Ätiologie. Dermatol Monatsschr 155:344–350

Ehrlich G (1973) Oculocutaneous manifestations of rheumatic diseases. Karger, Basel

Epstein E, Thal S, Pontius J, Ross L (1961) Recalcitrant pustular (1 case) eruption with generalised psoriaform keratoderma and pseudo-arthropathy. Dermatologica 123:265

Evang E (1952) Cortison bei Reiter's Syndrom. Nord Med 47:123

Fanta D, Söltz-Szöts J (1971) Zum Morbus Reiter. Wien Klin Wochenschr 83:841–845

Farber GA, Forshner JG, O'Quinn SE (1967) Reiter's syndrome: treatment with methotrexate. JAMA 200:171

Fehr K (1970) Das Reitersyndrom. In: Schoen R, Böni A, Miehlke K (Hrsg) Klinik der rheumatischen Erkrankungen. Springer, Berlin Heidelberg New York, S 219–231

Feiring W (1946) Reiter's disease with prolonged auriculoventricular conduction. Ann Intern Med 25:498

Felix H, Prieur F, Labrousse C, Mas JP, Lexure J (1961) The oculo-urethro-synovial syndrome of Fiesseringer-Leroy-Reiter apropos of 80 cases seen in the early stage. Sem Hop Paris 37:691

Feldmann JL, Amor B, Kohan A, Solnik C, Delbarre F (1975) Antigene HLA-W 27 intérêt Diagnostique en Rhumatologie, Rev du Rhum 42(2):85–92

Findlay GM, Willcox RR, Howard EM (1951) Die Behandlung der unspezifischen Urethritis – darunter ein Fall von Reiter'scher Krankheit – mit Chloramphenicol. Am J Syph 35:583

Florman AL, Goldstein HM (1948) Arthritis, conjunctivits and urethritis in a four-year old boy. J Pediatr 33:172

Fluker J (1962) Fatal hypersensitivity with oedema of the glottis after TAB Vaccine in a case of Reiter's syndrome. Br J Vener Dis 38:161

Ford DK (1953) Natural history of arthritis following veneral urethritis. Ann Rheum Dis 12:177–197

Ford DK (1958) Reiter's syndrome. Bull Rheum Dis VIII:

Ford DK (1968) Nongonococcal urethritis and Reiter's syndrome: personal experience with etiological studies during 15 years. Can Med Assoc J 99:900

Ford DK (1970) Reiter's syndrome. Bulletin on the Rheumatic Diseases. Arthritis Foundation, New York

Ford DK, McCandlish L (1969) Isolation of TRIC agents from the human genital tract. Br J Vener Dis 45:44

Ford DK, McCandlish L (1971) Isolation of human genital tric agens in nongonococcal urethritis and Reiter's disease by an irradiated all culture method. Br J Vener Dis 47:196–197

Ford DK, Rasmussen G (1964) Relationship between genitourinary infection and complicating arthritis. Arthritis Rheum 7:220–227

Ford DK, Vernet M du (1963) Genital strains of human pleuropneumonia like organisms. Br J Vener Dis 39:18

Forrester DM, Kirkpatrick J (1976) Periostitis and pseudoperiostitis. Radiology 118:597–601

Forrester DM, Nesson JW (1973) The radiology of joint disease, Chapt 3, Saunders, Philadelphia, pp 54–61

Foxworthy DT, Poske RM, Barton EM, Baker LA, Montgomery MM (1956) Adrenocorticotropin and cortisone in the treatment of severe Reiter's syndrome. Ann Intern Med 44:52

Friis J (1980) Reiter's disease with childhood onset having special reference to HLA-B 27. Scand J Rheumatol 9:250–252

Gamp A (1956) Zur Klinik und Prognose der Reiter'schen Krankheit. Münch Med Wochenschr 98:334

Gangl A, Horak W, Richter M, Thumb W, Weidinger P (1969) Die Synovialflüssigkeit bei verschiedenen rheumatischen Erkrankungen. Wiener Z Inn Med 50:382–390

Garner RW, Mowat AG (1972) Joint rupture in Reiters disease. Br J Surg 59:657
Ghose T, Woodbury JFC, Ahmad S, Stevenson B (1975) Immunopathological changes in rheumatoid arthritis and other joint diseases. J Clin Pathol 28:109–117
Glauner W (1947) Ist die post-infektiöse Trias: Arthritis, Urethritis und Conjunctivitis eine Erkrankung sui generis? Dtsch Med Wochenschr 72:552
Goldie I (1969) Thermographic evaluation of results of synovectomy in rheumatoid knee joints. Acta Orthop Scand 40:382
Golding DN (1971) Reiter Syndrom. In: Golding DN, Südhof H (Hrsg) Rheumatische Erkrankungen. Thieme, Stuttgart
Good AE (1962) Involvement of the back in Reiter's syndrome. Ann Intern Med 57:44
Good AE (1965) Reiter's disease and ankylosing spondylitis. Acta Rheum Scand 11:305–317
Good AE (1971) Reiter's disease, ankylosing spondylitis and rheumatoid arthritis occuring within a single family. Arthritis Rheum 14:753–763
Good AE (1974) Reiter's disease. A review with special attention to cardiovascular und neurologic sequellae. Semin Arthritis Rheum 3:253–286
Good AE (1977) Reiter's disease. Postgrad Med J 61:153–158
Good AE, Preston TA (1969) Atrioventricular (AV) block in ankylosing Spondylitis (AS). Arthritis Rheum 12:665
Good AE, Schulz JS (1977) Reiters syndrome following shigella flexneri 2a. Arthritis Rheum 20/1:100–104
Gordon DM, McLean JM, Koteen A, Bousquet FP, McCusker WD, Bakas J, Wetzig P, Norton E, Norton D (1951) The use of ACTH and cortisone in ophthalmology. Am J Ophthal 34:1675
Gordon FB, Harper IA, Quon AL, Treharne O, Dywer RS, Garland JA (1969) Detection of Chlamydia (Bedsonia) in infections in man. I. Laboratory procedures: comparison of yolk sac and cell culture for detection and isolation. J Infect Dis 120:451
Gordon FB, Quan AL, Steinman PI, Philip RN (1973) Chlamydial isolates from Reiter's syndrome. Br J Vener Dis 49:376
Gough KR (1962) Reiter's syndrome in father and son. Ann Rheum Dis 21:292–294
Gournelle HA, Bohn, Koskas C, Marche J (1941) Sur la maladie rhumatismale post-dysentérique. Bull Soc Med Hop Paris 56:821
Graber WJ, Sanford JP, Ziff F (1960) Sex incidence of gonococcal arthritis. Arthritis Rheum 3:309
Graby H, Graby A (1949) Syndrome de Fiessinger-Leroy-Reiter avec polyneurite Cah Med 4:93
Gray RG, Altmann DR (1976) Classical rheumatoid arthritis in a patient with Reiter's syndrome. Rheumatol 3/3:269–274
Grimble A (1960) Non-gonococcal urethritis and Reiter's syndrome. Guy's Hosp Gaz 74:54
Grimble A (1963) Auto-immunity in Reiter's syndrome. Br J Vener Dis 39:246–247
Grimble A (1964) Auto-immunity to prostate antigen in rheumatic disease. J Clin Pathol 17:264–267
Grimble A, Lessof MH (1965) Anti-prostate antibodies in arthritis. Br Med J 5456:263–264
Gross A, Mattil (1944) Infektallergische Reaktionen an Gelenken und Myalgien bei Infektionskrankheiten, insbesondere der Ruhr. Z Rheumaforsch 4
Gschwend N, Winter J, Böni A, Busse W, Dybowski R, Zippel J (1976) Die operative Synovektomie. Z Rheumatol 35:32–66
Guck JK, Wolf J (1952) Monoarticular and destructive arthropathy in Reiter's syndrome. Am J Med Sci 224:653–658
Gülden WF (1950) Über das Reiter'sche Syndrom und seine Behandlung. Med Wochenschr 4:186
Haas FDB (1976) A patient with Reiter's disease: good results of Methotrexate (Amethopetrin) treatment. Ned Tijdschr Geneeskd 120/4:611–614
Habermann JD, Ehrlich GW, Levenson C (1968) Thermography in rheumatic diseases. Arch Physic Med Rehabil 4:187–192
Hadida E, Timsit E (1956) Syndrome de Fiessinger-Leroy-Reiter. Bull Soc Fr Dermatol Syph 1:32
Hahn BH, Masi AT (1968) Topics in clinical medicine. Epidemiologic considerations in Reiter's syndrome. Johns Hopkins Med J 122:387–389
Hall WH, Finegold S (1953) A study of 23 cases of Reiter's syndrome. Ann Intern Med 38:533–550
Hamner JE, Graykowski EA (1964) Oral lesions compatible with a Reiter's disease: a diagnostic problem. J Am Dent Assoc 69:560–564

Hancock JAH (1960) Surface manifestations's of Reiter's disease in the male. Br J Vener Dis 36:36–39
Hancock JA (1965) Reiter's disease. Practitioner 195:605–612
Hancock JAH, Mason RM (1965) Reiter's syndrome. In: Dixon AStJ (ed) Progress in clinical rheumatology. Churchill, London, p 201
Harkness AH (1947) Reiter's syndrome. Br Med J 4504:611
Harkness AH (1949a) Discussion on Reiter's disease. Br J Vener Dis 25:199
Harkness AH (1949b) Reiter's disease. Br J Vener Dis 25:185
Harkness AH (1950) Non-gonococcal urethritis. Williams & Wilkins, pp 99–145
Harkness AH, Hendersonbegg A (1948) The significance of pleuropneumonia-like or "L" organisms in non gonococcal urethritis, Reiter's disease and abacterial pyuria. Br J Vener Dis 24:50
Hart RD (1971) The ankylosing spondylopathies. Clin Orthop 74:7
Hauser W (1958) Reiter'sche Krankheit. In: Gottron HA, Schoenfeld W (Hrsg) Dermatologie und Venerologie, Bd II/1. Thieme, Stuttgart, S 663–664
Hauser W (1964) Zur Diagnostik der Reiter'schen Krankheit (unter besonderer Berücksichtigung der Haut-, Nagel- und Mundschleimhautveränderungen). Med Welt 45:244–249
Hauser W (1969) Reiter Syndrom und ankylosierende Spondylitis. Verh Dtsch Ges Rheumatol 1:60–69
Hemmer P, Gamp A (1968) Ragozyten in der Synovia bei Arthritiden und Arthrosen: Klinische Beobachtungen. Z Rheumaforsch 27:261–269
Henckel H (1954) Das Reiter'sche Syndrom bei Kindern und seine Therapie. Z Kinderheilkd 74:3
Hepburn KH (1950) Erfolgreiche Behandlung des Reiter-Syndroms mit Dihydrostreptomycin. J Urol 64:413
Hollander JL (1946) The diagnosis and treatment of Reiter's syndrome. Med Clin North Am :716–723
Hollander JL, Fogarty CW, Abrams NR, Kydd DM (1945) Arthritis resembling Reiter's syndrome. JAMA 129:593–595
Holler G (1941) Erfahrungen mit Bazillenruhr. Urban & Schwarzenberg, Berlin Wien
Howell R (1971) Keratodermia blinnorrhagica in Reiter's disease. Br Med J I:725–726
Huth F, Klein W (1977) Punktionsdiagnostik von Gelenken. Enke Stuttgart
Il'in II, Koval'ev JN (1977) Über einige immunologische Merkmale der Kranken mit Reiter-Syndrom. Dermatol Monatsschr 163:638–644
Iveson JMI, Nanda JA, Hancock H, Pownall PJ, Wright V (1975) Reiter's disease in three boys. Ann Rheum Dis 34:364
Jackson WPV (1946) The syndrome known as Reiter's disease. Br Med J 4466:1197
Jacobs AG (1961) A case of Reiter's syndrome in childhood. Br Med J II:155
Jacobs WH (1959) Erythema nodosum in inflammatory disease of the bowel. Gastroenterology 37:286
Jaffe HL (1972) Reiter's syndrome. In: Jaffe HL (ed) Metabolic, degenerative inflammatory diseases of bones and joints. Urban & Schwarzenberg, München Berlin Wien, pp 823–827
Janis R, Hamerman D (1969) Articular castilage changes in early arthritis. Bull Hosp Joint Dis 30:136–152
Jaquet L, Ghika (1897) Sur un cas d'arthroblénnorrhagism avec troubles trophiques. Bull Soc Med Hop Paris 111:93
Jasani MK, Katori M, Lewis GP (1969) Intracellular enzymes and kinin enzymes in synovial fluid in joint disease. Ann Rheum Dis 28:497–512
Jetton RL, Duncan WC (1969) Treatment of Reiter's syndrome with Methotrexate. Ann Intern Med 70:349–351
Jones BR (1954) Ocular syndromes of TRIC virus infection and their possible genital significance. Br J Vener Dis 40:3
Jones BR, Ai-Hussaini MK, Dunlop EMC, Emarah MHM, Freedman A, Garland JA, Harper JA, Race DW, Toit MS du, Treharne JD (1966) Infection by TRIC agent and other member of the Bedsonia group; with a note on Reiter's disease. Ocular disease in adults. Trans ophthalmol Soc UK 86:291
Kardung W (1931) Ein unter dem Bild der Reiter'schen Erkrankung verlaufender Fall von Urethritis und Conjunktivitis. Med Welt I:403

Katzin HM, Vallee BL (1947) Reiter's disease. Am J Ophthalmol 30:203–205
Kaulen-Becker L (1974) Morbus Reiter. Z Hautkr 49:1003–1008
Kelly JJ, Weisinger BB (1963) The arthritis of Whipple's disease. Arthritis Rheum 5:615–632
Khan MY, Hall WH (1965) Progression of Reiter's syndrome to psoriatic arthritis. Arch Intern Med 116:911–917
King AJ, Mason RM (1970) Reiter's Disease. In: Copeman WSC (ed) Textbook of the rheumatic diseases, 4th ed. Edinburgh: Livingstone
Kinsella TD, Norton WL, Ziff M (1968) Complement-fixing antibodies to Bedsonie organisms in Reiter's syndrome and ankylosing spondylitis. Ann Rheum Dis 27:241–244
Kleine-Natrop HE (1948) Reiter'sche Krankheit – genorrhoische Allgemeininfektion. Ein differentialdiagnostischer und ätiologischer Beitrag. Arch Derm Syph (Berl) 187:431
Klempel K (1970) Zentralnervöse Ausfälle beim Reiter-Syndrom. Arch Neurol Neurochir Psychiatr 106:283
Koster MS, Jansen MT (1946) Morbus Reiter. Med T Genesk 90:483
Kousa M, Lassus A (1977) Chlamydia in Reiter's disease.
Krassinine G, Kahan A, Amor B, Delbarre F (1966) Etude, par immunofluorescence, des inclusions caractéristiques du ragocyte synovial. CR Acad Sci (Paris) 263:801–803
Kritschevskij AM, Michailova DV, Margolina MJ, Kusnetsow JD, Bagdanowa MG, Rotina SM (1954) Data on etiology, clinical aspects and therapy of so called urethro-oculosynovial syndrome. Vestn Dermatol Venerol 4:6–15
Krücken H, Fabry H (1950) Proc Soc Exp Biol Med 74:677
Krücken H, Fabry H (1955) Pleuropneumonia-like organisms bei Morbus Reiter und verwandten Syndromen. Aerztl Wochenschr 10:294
Kulka JP (1962) The lesions of Reiter's syndrome. Arthritis Rheum 5:195–201
Kuo CC, Wang SP, Wentworth BB, Grayston JT (1972) Primary isolation of TRIC organisms in HeLa 229 cells treated with DEAE-Dextran. J Infect Dis 125:665–668
Kuske H (1939) Über die Hauterscheinungen beim Morbus Reiter (ein Beitrag zur Differentialdiagnose der sog. gonorrhoischen Keratosen), Arch Derm Syph (Berl) 179:58
Laird SM (1958) Figures and fancies. Br J Vener Dis 34:137
Lange F (1957) Reiter'sches Syndrom. Dtsch Med Wochenschr 82:326
Larsen JH (1976) Yersinia enterocolitica infections and arthritis. In: Dumonde DC (ed) Infection and immunology in the rheumatic diseases. Blackwell, Oxford London Edinburgh Melbourne, pp 133–139
Lassus A (1975) Circinate erosive balanitis. Ann Rheum Dis [Suppl 1] 34:54–55
Lateur L, Baert A (1975) Radiological features in Reiter's disease. J Belge Radiol 58/3:205–211
Lattaquiè Z (1950) Un cas de syndrome de Reiter quéri par l'auréomycine. Bull Soc Fr Derm Syph II:595
Lauda E (1946) Zur Klinik und Therapie des Reiter'schen Syndroms. Wien Klin Wochenschr 58:55
Lawrence JS (1974) Family survey of Reiter's disease. Br J Vener Dis 50:140–145
Lefkovits AM (1949) Trial of urethritis, conjunctivitis, and arthritis. Am Parctic 3:619–625
Lemke L (1965) Augenbefunde bei Morbus Reiter. Münch Med Wochenschr 107:936–939
Levitin PM (1976) Dissecting popliteal cyst: an unusual complication of Reiter's syndrome. South Med J 69:1522–1523
Lindsay-Rea A (1947) A case of Reiter's disease. Trans Ophthalmol Soc UK 67:241–244
Lockie GN, Hunder GG (1971) Reiter's syndrome in children. A case report and review. Arthritis Rheum 14:767–772
Loevgren O (1950) Aureomyzin-Behandlung bei gewissen Fällen von rheumatischen Gelenkaffektionen. Z Rheumaforsch 9:297
Lowman EW, Boucek RJ (1948) Reiter's disease. Report of 5 cases including 2 successfully treated with hyperthermia. Ann Intern Med 28:1075
Lutz W (1948) Morbus Reiter. Dermatologica 97:132
Machado H, Befeler B, Morales AR, Vargas A (1974) Rapidly progressive aortic insufficiency in Reiter's syndrome. Ann Intern Med 81:121–122
Makari JG (1950) Reiter's Syndrom mit anaphylaktischer Purpura. J Trop Med Hyg 53:39
Manson-Bahr P (1943) The dysenteric disorders. Carel, London
Marche J (1950) Le syndrome dit de Reiter; une forme periculière de la maladie rhumatismale. Gaz Méd Fr 57:11–16

Marche J (1951) Syndrome de Fiessinger-Leroy-Reiter et spondylarthrite ankylosante. IIe Congreso Europeo de Rheumatologia, Barcelona 745
Marche J (1954) Syndrome de Fiessinger-Leroy Reiter et spondylarthrite ankylosante. Rev Rhum Mal Osteoartic 21:320
Masbernard A (1959) Le syndrome de Fiessinger-Leroy-Reiter; enseignements par l'étude de 80 cas observés en Tunisie. Rev Rhum Mal Osteoartic 26:21
Mason M (1973) Reiter'sche Krankheit. In: Mason M, Currey HL, Zinn WM (Hrsg) Einführung in die klinische Rheumatologie. Huber, Bern S 116–127
Mason RM (1959) Case presentation at Heberden society. Ann Rheum Dis 18:145
Mason RM, Murray RS, Oates JK, Young AC (1958) Prostatitis and ankylosing spondylitis. Br Med J I:748–751
Mason RM, Murray RS, Oates JK, Young AC (1959a) Comparative radiological study of Reiter's disease, rheumatoid arthritis and ankylosing spondylitis. J Bone Joint Surg [Br] 41:137–148
Mason RM, Murray RS, Oates JK, Young A (1959b) Spondylitis ankylopoetica und Reiter'sche Krankheit. Z Rheumaforsch 18:223
Mason RM, Murray RS, Oates JK, Young AC (1967) Maladie de Behçet. Soc Suisse Méd Phys Rhumat Assemblée Ann (Lausanne)
Master AM, Jaffe H (1934) Electrocardiographic evidence of cardiac involvement in acute disease. Proc Soc Exp Biol Med 31:931
Mathies H (1969) Erfahrungen in der Behandlung Rheumatischer Erkrankungen mit immundepressiven Substanzen. Z Rheumaforsch 28:7–11
Mattsson R (1955) Recurrent retinitis in Reiter's disease. Acta Ophthalmol (Kbh) 33/4:403–408
Maxwell JD, Greig WR, Boyle JA, Pasieczny T, Schofield CBS (1966) Reiter's syndrome and psoriasis. Scott Med J 11:14–18
Mazurek L (1950) Die Reiter'sche Krankheit. Plski Tyg lek 5:1017
Mayne GO (1955) Electrocardiographic changes in Reiter's syndrome. Br J Vener Dis 31/4:238–241
McCarthy DJ, Ormiste V (1973) Arthritis and B-Ag-positive hepatitis. Int Med 132:264
McCormack WM, Almeida TC, Bailey PE, Grady EM, Lee JH (1972) Sexual activity and vaginal colonization with genital mycoplasmas. JAMA 221:1375
McEwen C, Ditata D, Lingg C, Porini A, Good A, Rankin T (1971) Ankylosing spondylitis and spondylitis accompanying ulcerative colitis, regional enteritis, psoriasis and Reiter's disease. A comparative study. Arthritis Rheum 14:291–318
McGlamory JC (1976) HLA 27 in Reiter's syndrome. Milit Med 2:95–96
McMahn B, Armstrong MB (1974) Reiter's syndrome in eskimos. Arthritis Rheum 17:971–972
Mendlowski B, Serge D (1960) Polyarthritis in sheep. I. Description of the disease and experimental transmission. Am J Vet Res 21:68
Metz J (1974) Therapie beim Reiter-Syndrom. Med Welt 25:1442
Metz J, Metz G (1971) Zur Therapie der schweren Verlaufsform von Reiter'scher Krankheit. Münch Med Wochenschr 113:1278–1284
Miller CD, McIntyre WD (1945) A syndrome termed Reiter's disease (urethritis, conjunctivitis and arthritis). Ann Intern Med 23:673
Moll W (1972) Kompendium der Rheumatologie, 2. Aufl. Karger, Basel München Paris Linden New York Sydney
Moltke O (1936) Polyarthritis urethritica. Acta Med Scand 89:606
Montgomery MM, Poske MR, Barton EM, Foxworthy TF, Baker LA (1959) Mucocutaneous lesions of Reiter's syndrome. Ann Intern Med 51:99–109
Montgomery MM, Pilz CG, Barton EM, Foxworthy DT (1963) Reiter's syndrome. Gen Pract Kansas City 27:88
Moore T (1943) Sterile pyuria with special reference to true infective abacterial pyuria. J Urol 49:203
Mordhorst Ch, Dawson C (1971) Sequelae of neonatal. Inclusion conjunctivitis and associates disease in parents. Am J Ophthalmol 71:861–807
Mori K, Zak FG (1960) A case of Reiter's syndrome. Acta Dermatol (Stockh) 40:362–367
Morton RS (1958) Reiter's syndrome in first cousins. Br J Vener Dis 34:50
Morton RS (1972) Reiter's disease. Practitioner 209:631–638
Morton RS, Reed L (1957) Non gonococcal urethritis. An investigation to determine factors in the host influencing response to treatment and recurrence of symptoms. Br J Vener Dis 33:223–227

Moskowitz RW (1975) Clinical rheumatology. Lea & Febinger, Philadelphia
Moss I (1964) Reiter's disease in childhood. Br J Vener Dis 40:166-169
Mowat AG, Chalmers TM, Alexander WR, Duthie JJ (1967) Case of Reiter's disease treated with Lincomycin Hydrochloride. Br Med J 1:478
Mullins JF, Maberry JD, Stone OJ (1966) Reiter's syndrome treated with folic acid antagnosts. Arch Dermatol 94:335-339
Murray RS, Oates JK, Young AC (1958) Radiological changes in Reiter's syndrome and arthritis associates with urethritis. J Fac Radiol 9:37-43
Musumeci V (1948) Studio clinico interpretativo sulla sindrome di Reiter (a proposito di un caso clinico). G Ital Dermatol 89:391
Nagyvaradi J (1953) Terramycin therapy of Reiter's disease. Orv Hetil 94:106
Nasemann T (1975) Virus der Psittakose-Gruppe beim Morbus Reiter. Hautarzt 26:168
Neu LT, Reider RA, Mack RE (1960) Cardiac involvement in Reiter's disease, report of a case with review of the literature. Ann Intern Med 53:251
Nicol CS, Hedward DG (1953) Role of organisms of the pleuropeumoniagroup in human genital infections. Br J Vener Dis 24:141
Noer HR (1966) An "experimental" epidemic of Reiter's syndrome. JAMA 198:693-698
Norton WL, Lewis D, Ziff M (1966) Light and electron microscopic observations on the synovitis of Reiter's disease. Arthritis Rheum 9:747-755
Norton WL, Storz J (1967) Observations on sheep with polyarthritis produced by an agent of the psittacosis - lymphogranuloma venereumrachoma group. Arthritis Rheum 10:1
Nyfos L (1951) Reiter's syndrome. Nord Med 46:1858-1871
Oates JK (1958) Diagnosis of chronic prostatitis. Br J Vener Dis 34:250
Oates JK, Csonka GW (1959) Reiter's disease in the female. Ann Rheum Dis 18:37
Oates JK, Hancock JAH (1959) Neurological symptoms and lesions occurring in the course of Reiter's disease. Am J Med Soc 238:79
Olenick EJ, Sargent JW (1947) Urologic and ophthalmologic observations in two cases of Reiter's syndrome. US Nav Med Bull 47:657
Oriel JD, Reeve P, Powis P, Miller A, Nicol CS (1972) Chlamydia infection. Isolation of chlamydia from patients with non-specific genital infection. Br J Vener Dis 48:429
Orlowski KA (1949) Zur Symptomatik und Ätiologie der Reiter'schen Krankheit. Z Haut Geschl Kr 6:345
Ostler HB, Dawson CR, Schachter J, Engleman EP (1971) Reiter's syndrome. Am J Ophthalmol 71:986-991
Ott VR (1969) Sacroiliitis, Reiter-Syndrom und Wirbelsäulenrheumatismus. Dtsch Med J 20:301-307
Otto H (1941) Flexner-Ruhr in der Bretagne und ihre Behandlung. Dtsch Med Wochenschr 205:233
Owen TE, Cohen LM (1979) Metrotrexat in Reiter's disease. Ann Rheum Dis 38:48-50
Paronen J (1948) Reiter's disease. A study of 344 cases observed in Finland. Acta Med Scand [Suppl] 212:1-114
Pasieczny I, Sommerville RG (1966) Outbreak of nonspecific urethritis associated with the presence of complement-fixing antibodies to the LB 4 strain of TRIC agent. Br J Vener Dis 42:191
Pattin S, Durosoir JL, Thabaut A, Doury P (1976) Le test de transformation lymphoblastique avec l'antigène Bedsonien (TTL Bedsonien) dans les syndromes de Fiessinger-Leroy-Reiter anciens et récents et dans les spondylarthrites ankylosantes. Rev Rhum Mal Osteoartic 43/6:407-410
Paulus HE, Pearson CM, Pitts W (1972) Aortic insufficiency in five patients with Reiter's syndrome. A detailed clinical and pathological study. Am J Med 53:464
Pearson CM (1963) Rheumatism and arthritis, review of American and English literature of recent years. Ann Intern Med [Suppl 4] 59:62
Pekin TJ, Malinin TJ, Zvaifler NJ (1967) Unusual synovial fluid findings in Reiter's syndrome. Am Intern Med 66:677-684
Peltier AR, Delbarre F, Krassinine G (1967) Haemolytic complement level and ragocyte (RA cell) concentration in synovial fluid. Ann Rheum Dis 26:528-531
Perry HO, Mayne JG (1965) Psoriasis and Reiter's syndrome. Arch Dermatol 92:129-136
Peterson CC Jr, Silbiger ML (1967) Reiter's syndrome and psoriatic arthritis. Their roentgen spectra and some interesting similarities. Am J Roentgenol 101:860-871

Pinck B (1947) Reiter's syndrome. Am J Med Sci 214:76
Piora J (1953) Cystitis and haematuria as the predominant symptoms of Reiter's disease. Acta Med Scand 144:284–289
Pirani CL, Bennett GA (1951) Rheumatoid arthritis: report of three cases progressing from childhood and emphasizing certain systemic manifestations. Bull Hosp Joint Dis 12:335
Popert AJ, Gill AJ, Laird SM (1964) A prospective study of Reiter's syndrome: an interim report on the first 82 cases. Br J Vener Dis 40:160–165
Purell M (1954) Le syndrome de Fiessinger-Leroy-Reiter: Syndrome conjunctivo-urétro-synovial. Rev Rhum Mal Osteoartic 21:249
Rajasuriva RK, Nagartnam N, Somasunderam M (1959) Syndrome of erythema nodosum, bilateral hilar enlargement and polyarthritis. Br J Dis Chest 53:314
Rappoport G, Gerster JC, Saudan Y, Anani P (1981) Aorteninsuffizienz bei seronegativen Spondarthritiden. Verh Dtsch Ges Rheumatol 7:377–381
Ravina A, Pecher Y, Abric J, Pepin B (1948) Syndrôme de Reiter à rechutes éloignées très améliorées par la streptomycine. Bull Soc Méd Hôp (Paris) 65/13/14:539–541
Reich H (1952) Balanitis circinata bei Reiter'scher Krankheit. Arch Derm Syph (Berl) 194:1
Reich H (1966) Lymphknotenbeteiligung bei Reiter'scher Krankheit (Reiter-Lymphadenitis). Hautarzt 17:406–411
Reich H, Jünemann G (1971) Zur Diagnose der Conjunctivitis des Fiessinger-Leroy-Reiter-Syndromes. Klin Monatsbl Augenheilkd 159:198–202
Reiter H (1916) Über eine bisher unbekannte Spirochäteninfektion (Spirochaetosis arthritica). Dtsch Med Wochenschr 42:1535–1536
Reiter H (1917a) Eine bisher unbekannte Spirochäteninfektion. Dtsch Med Wochenschr 43:320
Reiter H (1917b) Über die Spirochaete forans. Zentralbl Bakteriol 79:176
Reiter H (1963) „Rheumatismus" – „Reiter" – „Bechterew". Med Welt 39:1972
Reiter H (1967) Reiter-Syndrome und Reiter'sche Krankheit im Urteil bekannter Fachkollegen des In- und Auslandes (aufgrund einer 1965/66 erfolgten Umfrage). Med Welt 32:1872–1880; 33:1922–1928
Remky R (1977) In: Arbeitstagung der Deutschen Rheumaliga vom 10. bis 13.2. 1977 in Garmisch-Partenkirchen
Reynolds DF, Csonka GW (1958) Radiological aspects of Reiter's syndrome („venereal" arthritis). J Fac Radiol 9:44–49
Richards AJ (1970) Extensive Keratodermia blennorrhagica in a woman with Reiter's disease. Br Med J IV:723–724
Richmond FJ, Hilton AL, Clarke FKR (1972) Chlamydiainfection; rule of chlamydia subgroup A in nongonococcal and postgonococcal urethritis. Br J Vener Dis 48:437
Ring EFJ, Collins AJ (1970) Quantitative thermography. Rheumatol Physic Med 10:337–341
Ring EFJ, Collins AJ, Bacon PA (1975) Évaluation thermographique des traitements anti-inflammatoires dans la polyarthrite rhumatoide. Rev Rhum Mal Osteoartic 42/2:131–133
Robert P (1948) Auffallend rasche Besserung eines Morbus Reiter, durch Reconvalescenten-Serum. Dermatologica 97:110
Rodnan GP, Benedek TG, Shaver JA, Fennell RH (1964) Reiter's syndrome and aortic insufficiency. JAMA 189:889
Röckl H, Nasemann TH, Stettwieser E (1954) Untersuchungen zur Pathogenität der pleuropneumonieähnlichen Organismen im Urogenitaltrakt des Menschen mit besonderer Berücksichtigung der unspezifischen Urethritis. Hautarzt 5:340
Romanus R (1952) Reiter's Syndrom und Prostatitis und ihre Beziehung zur abakteriellen, infektiösen Pyurie. Nord Med 48:1024
Ropes MW, Bauer W 1953 Synovial fluid changes in joint disease. Harvard University Press, Cambridge Mass
Rose BSR (1976) Familial reactive arthritis of Reiter's and ankylosing spondylitis. Types in the HLA 27 genotype. N Z Med J 2:107–109
Rosenbaum JT, Theofilopoulos AN, McDevitt HO, Pereira AB, Carson D, Calin A (1981) Presence of circulating immune complexes in Reiter's syndrome and ankylosing spondylitis. Clin Immunol Immunopathol 18:291–297
Rost G (1911) Seltene Komplikation der Gonorrhoe: Hyperkeratotische Exantheme und universelle ankylosierende Arthritis. Dermatol Z 18:233

Sabin AB (1942) A new gold salt for the treatment of rheumatoid arthritis, experimental and clinical studies. Proc Mayo Clin 17:542

Sairanen E, Paronen I, Maehoenen H (1969) Reiter's syndrome: a follow up study. Acta Med Scand 185:57–63

Salaman MH (1946) Non specific genital infections. The isolation of organisms of the pleuropneumonia group from the genital tract and their relation to the gonococcus. Br J Vener Dis 22:47

Schachter J (1976) Can chlamydial infection cause rheumatic diseases? In: Dumonde DC (ed) Infection and immunology in the rheumatic diseases. Blackwell, Oxford London Edinburgh Melbounre, pp 151–157

Schachter J, Barnes MG, Jones JP, Engleman EP, Meyer KF (1966) Isolation of Bedsoniae from the joints of patients with Reiter's syndrome. Proc Soc Exp Biol Med 122:283–285

Schattenkirchner M   Richtungsweisende serologische Phänomene bei versteifenden Wirbelsäulenerkrankungen. Vortrag im Rahmen der 17. Tagung der Dtsch Ges für Rheumatologie vom 28.9.–2.10.76 in Regensburg

Schattenkirchner M, Schürer W, Diem K, Scholz S, Albert ED (1976) Die Bedeutung der Histokompatibilitäts-Antigene (HCA-Antigene) für die Rheumakologie. Actual Rheumatol 1:23–34

Scher IL, Ahmed A, Strong DN, Wistar R (1976) Selective inhibition of lymphocyte responsiveness to phytohaemagglutinin in pleasent patients with Reiter's syndrome. Clin Exp Immunol 23:404–413

Schilling F (1974) Spondylitis ankylopoetica, die sog Bechterewsche Krankheit und ihre Differentialdiagnose (einschließlich Spondylosis hyperostotica, Spondylitis psoriatica und chronisches Reiter-Syndrom). In: Diethelm L (Hrsg) Röntgendiagnostik der Wirbelsäule, Bd VI/2. Handbuch der Medizinischen Radiologie. Springer, Berlin Heidelberg New York, S 452–689

Schilling F (1978) Das Reiter-Syndrom – klinisches Bild und Verlaufsform. In: Das Fiessinger-Leroy-Reiter-Syndrom. Französisch-deutsche Rheumatage, Straßburger Symposion. Herausgeber: H. Kaiser, F. Delbarre. S 97–102

Schilling F, Schacherl M (1967) Röntgenbefunde an der Wirbelsäule bei Polyarthritis psoriatica und Reiter-Dermatose: Spondylitis psoriatica. Z Rheumaforsch 26:450–459

Schilling F, Tachmatzidis G (1978) Das Reiter-Syndrom klinisches Bild und Verlaufsformen. In: Kaiser H, Delbarre J (Hrsg) Das Fiessinger-Leroy-Reiter-Syndrom. Französisch-deutsche Rheumatage, Straßburger Symposion. S 97–103

Schilling F, Gamp A, Schacherl M (1965) Das Reiter-Syndrom und seine Beziehung zur Spondylitis ankylopoetica. Rheumaforsch 23:342–353

Schirmer A, Böni A (1967) Kritische Stellungnahme zur Diagnostik des Reiter Syndroms. Z Rheumaforsch 26:142–152

Schittenhelm A, Schlecht H (1918) Über Polyarthritis enterica. Dtsch Arch Klin Med 126:329

Schmidt MC, Workman JB, Werner FB (1974) Dissection of rupture of a popliteal cyst. Arch Intern Med 134:694–698

Schoeneich P (1950) Zur Symptomatik und Ätiologie der Reiter'schen Krankheit. Z Haut Geschl Kr 8:48

Schuermann H (1943) Reiter'sche Krankheit mit Endokarditis und Myocarditis. Med Clin 39:327

Seiro I (1955) Keratoderma, blinnorrhagica with Reiter's disease. Duodecium (Helsinki) 71:436–442

Seze S de, Rackewart A, Kahn LF, Faces AA, Dryll A (1966) Sur quelques aspects particuliers du rhumatisme psoriasique. Rev Rhum Mal Osteoartic 33:617–624

Shalit FE, Wilske KR, Decker JL (1964) The occurence of the mucocutaneous lesions of Reiter's syndrome ("keratosis blennorrhagica") in a patient with classical rheumatoid arthritis. Arthritis Rheum 7:177–188

Sharp J (1957) Differential diagnosis of ankylosing spondylitis. Br Med J I:975–978

Sharp J (1966) The differential diagnosis of ankylosing spondylitis. Proc R Soc Med 59:453–455

Sharp JT (1970) Mycoplasmas and arthritis. Arthritis Rheum 13:263–271

Sharp JT Reiter syndrome. In: Hollander JL, McCarthy DJ (eds) Arthritis and allied condition. Lea & Febiger, Philadelphia, p 1229–1242

Sharp JT, Riggs S (1967) Mycoplasmas and rheumatic disease. Rheumatology 51:106

Shatin H, Canizares O, Ladany E (1960) Reiter's syndrome and keratosis blennorrhagica. Arch Dermatol 81:551

Shatkin AA, Agababova ER, Martynova VR, Sumarokova MI, Sidelnikova FI, Nicolskayia MV,

Borovik VZ (1973) Study of the etiological rule of halbrovia-microorganisms of PLP group in diseases of joints. Report 1. Isolation of halbrovia-arthritis from joints in plesents with rheumatoid monosynovitis and Reiter's syndrome. Vopr Revm 2:12

Shepard MC (1954) Recovery of pleuropneumonia like organisms from negro men with and without non-gonococcal urethritis. Am J Syph 38:113

Shepard MC (1960) Recovery, propagation and characteristics of T-Strain PPLO isolated from human cases of non-gonococcal urethritis. Ann NY Acad Sci 79:397

Shepard MC (1964) Possible role of T strain mycoplasma in non-gonococcal urethritis. JAMA 188:729

Sholkoff SD, Glickman MG, Steinbach HL (1970) Roentgenology of Reiter's syndrome. Radiology 97:497–503

Sholkoff SD, Glickman MG, Steinbach HL (1971) The radiographic pattern of polyarthritis in Reiter's syndrome. Arthritis Rheum 14:551–555

Siboulet A, Galistin P (1962) Arguments in favour of a virus aetiology of non-gonococcal urethritis, illustrated by three cases of Reiter's diseases. Br J Vener Dis 38:209

Sick K (1918) Über einen einheitlichen Symptomenkomplex unter den Nachkrankheiten der Ruhr. Münch Med Wochenschr 65:1152

Siguier F, Godeau P, Herreman G (1970) Insuffisance aortique, spondylarthrite ankylosante et syndrome de Fiessinger-Leroy-Reiter. À propos d'une observation anatomo-clinique. Cœur Med Interne 9:457

Singsen B, Bernstein B, Glovsky M, Hanson V (1975) Reiter's syndrome in childhood. Abstracts of the American Association Meetings, New Orleans, p 46

Singsen BH, Bernstein BH, Koster-King KG, Glovsky MM, Hanson V (1977) Reiter's syndrome in childhood. Arthritis Rheum [Suppl] 20/2:402–407

Slonina U (1966) Ein Fall von Reiter'scher Krankheit. Dermatol Wochenschr 152:800–807

Smith DE, James PG, Schachter J, Engleman EP, Meyer KF (1973) Experimental besonial arthritis. Arthritis Rheum 16:21–29

Solomon L, Berman L (1972) Synovial rupture of the knee joint. J Bone Joint Surg [Br] 54:460–467

Sommer A (1918) Drei wahrscheinlich als Spirochätosis arthritica (Reiter) anzusprechende Fälle. Dtsch Med Wochenschr I:403

Soren A (1966) Joint affections in regional ileitis. Arch Intern Med 117:78–83

Spilberg I, Siltzback LE, McEwen C (1969) The arthritis of sarcoidosis. Arthritis Rheum 12:126

Spriggs AI, Boddington MM, Mowat AG (1978) Joint fluid cytology in Reiters disease. Ann Rheum Dis 37:557–560

Steinbach HL, Jensen PS (1976) Roentgenographic changes in the arthritides (Part II). Semin Arthritis Rheum 5/3:203–209

Stettner E (1917) Gelenkrheumatismus und Ruhr. Münch Med Wochenschr 64:854

Stevens DP (1972) Anicteric hepatitis presenting as polyarthritis. JAMA 220:687

Storm-Mathisen A (1946) Hauttests für die Reiter'sche Erkrankung. Acta Derm Venereol (Stockh) 26:547

Storz J, Shupe JL, Mariott ME, Thornley WR (1965) Polyarthritis of lambs induced experimentally by a psittacosis agent. J Infect Dis 115:9

Streda A (1964) Charactère de disques intervertébraux au cours de la spondylarthrite ankylosante. Radiol Diagn (Berl) 5:19–42

Stühmer A (1921) Über die sogenannte „Spirochaetosis arthritica" (Reiter). Münch Med Wochenschr II:1053

Sturde HC (1963) Reiter'scher Symptomenkomplex mit „Symptomatischer Exfoliatio areata Linguae". Z Haut Geschlechtskr 35:271–276

Sundaram M, Patton JT (1975) Paravertebral ossification in psoriasis and Reiter's disease. Br J Radiol 48:628–633

Takasugi K, Hollingsworth JW (1967) Morphologic studies of mononuclear cells of human synovial fluid. Arthritis Rheum 10:495–501

Teller H (1964) Über das Urethro-ocuo-synoviale Syndrom (Fiessinger Leroy-Reiter) mit Hauterscheinungen. Hautarzt 15:616–623

Thabaut A, Laverdant C, Bertein J, Demazeau J, Sergoenfott J (1962) Contributions to the study of adenovirus infections. Adenoviruses and the Fiessinger-Leroy-Reiter syndrome. Rev Immunol (Paris) 26:335

Thiers H, Joly L (1948) Étude de l'allergie au cours du syndrome de Reiter: existence d'un allergène dans le plus urétral amicrobiens. Rev Rhum Mal Osteoartic 15:11

Thiers H, Pinet (1950) Syndrome de Reiter avec urétrite à inclusions, infiltrat pulmonaire labile et kératodermie. Rev Rhum Mal Osteoartic 17:590–592

Tiemann (1932) Über die Polyarthritis rheumatica enterica. Klin Med 122:724

Topp JR, Fam AG, Hart GD (1971) Treatment of Reiter's syndrome with methotrexate. Can Med Assoc J 105:1168–1169

Trier M (1950) On Reiter's syndrome with special reference to cardiac and failial occurence of the syndrome. Acta Med Scand [Suppl] 239:123–128

Truelove LH (1960) Articular manifestations of erythema nodosum. Ann Rheum Dis 19:174

Twiss JR, Douglas MR (1946) Reiter's disease, a report of two cases. Ann Intern Med 24:1043

Urman JD, Zurier RB, Rothfield NF (1977) Reiter's syndrome associated with champylobacter fetus infection. Ann Intern Med 86:444–445

Usseglio G, Zancan B (1940) Il morbo di Reiter. Arch Sci Med 69:79

Vallee BL (1946) Reiter's disease: review of literature, with presentation of case. Arch Intern Med 77:295

Vartiainen J, Hurri L (1964) Arthritis due to Salmonella typhimurium. Acta Med Scand 175:771

Vaughan-Jackson JD, Dunlop EM, Darougar S, Dwyer RS, Jones BR (1972) Chlamydial infection. Results of tests for Chlamydia in patients suffering from acute Reiter's disease compared wih results of tests of the genital tract and rectum in patients with ocular infection due to tric agent. Br J Vener Dis 48:445–451

Vidal E (1893) Éruption generalisée et symmétrique de croutes corneés, avec chute des ongles, d'origine blénnorrhagique coincidant avec une polyarthrite de mêuve nature. Ann Dermatol Syphiligr (Paris) 4:3

Wallace JD, Cade CM (1974) Clinical thermography. CRC Crit Rev Bioeng 2:39–94

Walther G (1952) Bazillenruhr. In: Bergmann G v, Frey W, Schwiegk H (Hrsg) Handbuch der Inneren Medizin Bd I/2, Springer, Berlin Göttingen Heidelberg, S 24

Warthin TA (1948) Reiter's syndrome: a report of four patients treated with streptomycin. Am J Med 4:827

Waugh MA (1972) Reiter's disease with keratoderma in a man with papulosquamous secondary syphilis. Br J Vener Dis 48:295–299

Weathers DR, Baker G, Archard HO, Burkes EJ (1974) Psoriasiform lesions of the oral mucosa (with emphasis on ectotic geographic tongue). Oral Surg 37:872–888

Weese WC, McCarthy DJ (1969) Spontaneous rupture of the knee joint in Reiter's syndrome. JAMA 208:825–827

Weidner W, Schmidt KL, Schäfer U, Schiefer HG (1981) Zur Diagnostik urogenitaler Infekte beim Reiter-Syndrom und bei der ankylosierenden Spondylitis. Verh Dtsch Ges Rheumatol 7:389–391

Weinberger HJ (1962) Reiter's syndrome re-evaluated. Arthritis Rheum 5:202–210

Weinberger HJ, Bauer W (1955) Diagnosis and treatment of Reiter's syndrome. Med Clin North Am 39:587–599

Weinberger HJ, Ropes MW, Kulka JP, Bauer W (1962) Reitersyndrom. Clinical and pathologic observations. A long term study of 16 cases. Med (Baltimore) 41:35

Weldon WV, Scalettar R (1961) Roentgen changes in Reiter's syndrome. Am J Roentgenol 86:344–350

Wepler W (1942) Zur Morphologie und Pathogenese der postdysenterischen Polyarthritis. Beitr Pathol 106:289–301

West M, Poske RM, Black AB, Pilz CG, Zimmermann HJ (1963) Enzyme activity in synovial fluid. J Lab Clin Med 62:175–183

Weston TET (1965) An allergic basis for nonspecific urethritis. Br J Vener Dis 41:107

Whaley K, Downie WW, Dick WC, Nuki G, Schofield CB, Anderson J (1969) Clinical trail of linomycin hydrochloride in Reiter's disease. Br Med J II:421–422

Wheatley D (1953) A case of Reiter's syndrome treated with chloramphenicol. Br J Vener Dis 29:162–163

Wiedmann A (1934) Reiter'sche Erkrankung. Wien Klin Wochenschr II:1245

Wilke G (1943) Polyneuritiden nach chronischer Enterocolitis, insb. nach Ruhr. Dtsch Med Wochenschr 69:433

Wilkinson M, Jones BC (1964) Electrophoretic studies of synovial fluid proteins. Ann Rheum Dis 23:22–29

Williams L, Ring EFJ, Cosh JA (1968) Proceedings of the conference held by Schweizerische Gesellschaft für physikalische Medizin und Rheumatologie. Burgenstock, Switzerland

Wize J, Sopata J, Gietka J, Jakubowski S, Kruze D (1975) Hydroxyproline levels and collagenolytic activity in synovial fluid of patients with rheumatic diseases. Scand J Rheumatol 4:65–72

Woodrow JC, Treanor B, Usher N (1974) The HL-A system in Reiter's syndrome. Tissue Antigens 4:533–540

Wright V (1963) Arthritis associated with the veneral disease. Ann Rheum Dis 22:77–90

Wright V, Reed WB (1964) The link between Reiter's syndrome and psoriatic arthritis. Ann Rheum Dis 23:12–21

Wrigley F (1946) Reiter's disease. Br Med J I:199

Zachariae H, Friis J, Grandal H, Hjortschøj A, Kissmeyer-Nielsen F, Svejgaard A, Svejgaard E, Zachariae E (1975) Reiters Disease and the histocompatibility Antigen, HL-A 27. Scand J Rheumatol 4:13–15

Zachariae H, Hjortshøj A, Kissmeyer-Nielsen F (1973) Reiter's disease and HLA 27. Lancet I:565–566

Zewi M (1947) Morbus Reiter. Acta Ophthalmol (Kbh) 25:47

Zucker-Franklin D (1966) The phagosomes in rheumatoid synovial fluid leukocytes: A light, fluorescence, and electron microscope study. Arthritis Rheum 9:24–36

Zvaifler NJ, Weintraub AM (1963) Aortitis and aortic insufficiency in the chronic rheumatic disorders, a reappraisal. Arthritis Rheum 6:241

Zysno EA, Rusch D (1972) Die Bedeutung thermographischer Methoden in der Rheumatologie. Verh Dtsch Ges Rheumatol 2:231–236

III. Lupus erythematodes

Von

G.L. BACH

Mit 13 Abbildungen und 22 Tabellen

Synonyme: Lupus erythematodes (chronicus), Lupus erythematodes disseminatus, Lupus erythematosus (systemicus), Systemischer Lupus erythematodes, Lupus erythematodes visceralis, „Innerer Erythematodes"

davon abzugrenzen sind: der kutane oder diskoide Lupus erythematodes
der arzneimittelinduzierte Lupus erythematodes

1. Problematik und Definition des Krankheitsbegriffes

Der Lupus erythematodes (LE) umfaßt ein weites Spektrum von Krankheitssymptomen und Organmanifestationen. Auf der einen Seite steht der benigne diskoide Lupus erythematodes (DLE). Das andere Ende des Spektrums wird vom Vollbild des Lupus erythematodes disseminatus (LED) geprägt. Dazwischen liegen „verschiedene Verlaufsvarianten".

Der LED als häufigste Kollagenose stellt ein variables Krankheitsbild dar, dessen Symptome von den jeweiligen Organmanifestationen abhängen. Sie bestehen in Gelenkbefall, Hautveränderungen an lichtexponierten Körperstellen (Fotosensibilität, „Schmetterlingsexanthem"), Neigung zur Allergie (insbesondere auf Sulfonamide, Penicilline), Haarausfall, Raynaud-Phänomen, Ulzerationen an Haut und Schleimhäuten, und Manifestation an inneren Organen wie: Nieren, Lunge, Herz, seröse Häute, zentrales und peripheres Nervensystem. Frauen sind häufiger befallen als Männer. Fieber unbekannter Ursache bei Frauen im gebärfähigen Alter sollte stets an die Diagnose eines LED denken lassen.

Die Bezeichnung DLE wird allein für den Hautbefall gebraucht ohne Rücksicht darauf, ob ein systemischer Befall (LED) vorliegt oder nicht.

2. Geschichtliches

Die Bezeichnung „Lupus" stammt von *Paracelsus* (1493–1541). RAYER (1826) beschrieb Eruptionen im Gesicht und CAZENAVE (1850–1851) prägte den Begriff „Lupus érythémateux". HEBRA (1845), ein Dermatologe aus Österreich, und KAPOSI (1872), sein Schwiegersohn, trugen zu einer weiteren Klärung des Krankheitsbildes bei. KAPOSI unterschied dabei den diskoiden Lupus von der „aggregierten Form" und erwähnte das Schmetterlingsexanthem. Im Jahre 1895 beschrieb dann OSLER den LED in der Form, wie wir ihn heute kennen: Mit Hautveränderungen, Arthritis und Organmanifestationen. LIBMAN und SACKS (1924) beschrieben eine verruköse Endokarditis, welche BAEHR et al. (1935) nach einer Analyse von 23 Sektionsfällen als Systemerkrankung erkannten. Die nachfolgenden Arbeiten von KLEMPERER (1941–1961) festigte die Auffassung, daß es sich beim LED um eine nosologische Entität handelt.

Die Entdeckung der LE-Zelle durch HARGRAVES et al. (1948) und der technisch leichtere Nachweis von antinukleären Faktoren durch FRIOU (1957), HOHLMANN und KUNKEL (1957), HOLBOROW et al. (1957) erleichterten nicht nur die Diagnostik des Krankheitsbildes, sie deckten auch mildere Verlaufsformen auf. Eine ausführliche geschichtliche Betrachtung zum Thema LED findet sich bei TALBOTT (1974).

3. Alter, Geschlechtsverteilung, Häufigkeit und Rasse

Unter den Konnektivitiden ist der LED am häufigsten. Die Krankheit kann in jedem Alter auftreten, kommt aber vermehrt zwischen dem 15. und 45. Lebensjahr vor. Frauen erkranken 8–9mal häufiger als Männer, und das gebärfähige Alter überwiegt (ESTES u. CHRISTIAN 1971; DUBOIS 1974). Männliche Patienten erkranken etwas häufiger im jugendlichen und höheren Alter.

Bei weißen Frauen wird die Krankheitshäufigkeit auf $1^0/_{00}$ geschätzt (SIEGEL u. LEE 1973). Schwarze Frauen sollen dagegen wenigstens 3mal häufiger befallen sein (SIEGEL et al. 1970; FESSEL 1974). Diese Häufigkeitsangaben basieren auf Untersuchungen, nach denen in New York City Neger 3mal häufiger und in Jefferson County, Alabama, 4,3mal häufiger erkrankt waren (SIEGEL et al. 1970). Weitere epidemiologische Studien signalisieren eine sogar noch höhere Prävalenz (HUGHES 1979; SIEGEL u. LEE 1973). In einer groß-angelegten Untersuchung der Einwohner von San Franzisco fand FESSEL (1974) bei Frauen im Alter zwischen 15 und 64 Jahren eine Lupus-Häufigkeit von $^1/_2^0/_{00}$.

Nach NASONOWA und WESSEL (1979) sind für die seither festgestellten ansteigenden Prävalenzraten des LED folgende Faktoren verantwortlich: Wahrscheinlich eine echte Zunahme, eine frühzeitige Diagnose, die Erkennung auch leichterer Fälle und ihre verbesserte Behandlung als deren Ergebnis sich die Überlebenszeit verlängert. So vervierfachte sich z.B. im Los Angeles County Hospital nach Einführung des LE-Zelltests innerhalb von 2 Jahren die Zahl neuentdeckter Lupus-Patienten (DUBOIS 1953).

4. Ätiologie und Pathogenese (Immunpathogenese)

Neuere Untersuchungen haben gezeigt, daß der LED ein vielgestaltiges Krankheitsbild darstellt, welches in seiner Immunpathogenese jedoch genauer definiert ist als derzeit die chronische Polyarthritis. Genetische, immunologische, hormonelle und virusbedingte Einflüsse spielen in der Pathogenese eine Rolle. Auch Umweltfaktoren dürfen als „auslösende Momente" angenommen werden.

Genetische Faktoren und Autoimmunität

Die Tabelle 1 zeigt das breite Spektrum des LED und seiner Subgruppen. „Fehler" im Komplementsystem, besonders ein C_2-Defekt, sind häufig (AGNELLO 1978). In anderen Fällen liegt ein Mangel der Komplementkomponenten C1r, C1s und C_4 vor (OSTERLAND et al. 1975).

Tabelle 1. Klinisches Spektrum des LED

Lupus erythematodes disseminatus
　　　　idiopathisch
　　　　C'-Mangel (C_1, C_2, C_3, C_4)
　　　　IgA-Mangel
Lupus erythematodes discoides
Lupus, arzneimittelinduziert
Lupus, subklinisch:
　　　　mit Hypergammaglobulinämie
　　　　mit Serumantikörpern
　　　　(Antikörper gegen RNS, Lymphozyten)

Patienten mit HLA-B8 scheinen ein höheres Risiko für die Entwicklung eines LED zu haben (GRUMET et al. 1971; STENSZKY et al. 1973). Viele Lupus-Patienten zeigen entweder eine oder beide Antigeneigenschaften DRw 2 und DRw 3 (REINERTSEN et al. 1978). HLA-DRw 2 soll häufiger mit C_2-Mangel und HLA-DRw 3 mit der Antikörperbildung gegen DNS vorkommen. Ein Zusammentreffen von HLA A1 + B8 mit schwerer Lupusnephritis, und HLA A_2 + B7 mit mildem Krankheitsverlauf wurde berichtet (RIGHBY et al. 1978).

Da eine gleichgewichtige Kopplung zwischen HLA-B8 und HLA Dw 3 nicht vorliegt, besteht die Möglichkeit von wenigstens vier Untergruppen von Lupus-Patienten hinsichtlich ihrer HLA D2 und 3 Locus-Antigene: DRw 2 positive und DRw 3 negative, DRw 2 negative und DRw 3 positive, DRw 2 und DRw 3 positive, DRw 2 und DRw 3 negative. Jede dieser Lupus-Subgruppen kann sich in einem anderen klinischen Bild ausdrücken.

a) Immunologische Veränderungen

Mit der Entdeckung der LE-Zelle und der antinukleären Antikörper begann die Erforschung der beim LED beteiligten immunologischen Mechanismen. Bereits 1957 fanden MELLORS, ORTEGA und HOLMAN Ablagerungen von Gammaglobulin und Komplement in den Gefäßen und Glomeruli der Nieren. Diese Befunde wurden von anderen Autoren bestätigt (PARONETTO u. KOFFLER 1965; McCLUSKY et al. 1966; KOFFLER et al. 1969). Weitere Untersuchungen ergaben als charakteristische Eigenschaft des LED eine massive Produktion der verschiedensten Gewebeantikörper. Ihr wichtigster Vertreter mit nachgewiesener Schädigungspotenz ist der gegen native DNS gerichtete Autoantikörper (LEMMEL 1980).

Der LED ist eine Immunkomplex-Krankheit. Diese Immunkomplexe lagern sich an „ihrem Zielorgan" ab und binden Komplement. Die eintretende Aktivierung der Komplementsequenz löst die entzündlichen Folgereaktionen mit Freisetzung der Entzündungsmediatoren aus. Untersuchungen haben ergeben, daß sowohl der klassische als auch der alternative Weg der Komplement-Aktivierung vorliegt (FRIES u. HOLMAN 1975; Zusammenfassung bei TAN u. ROTHFIELD 1978).

Das Auftreten der verschiedensten Autoantikörper wirft eine wichtige Frage auf: was ist die Ursache der verantwortlichen B-Zellen-Hyperaktivität. Eine plausible Erklärung bietet der Aktivitätsverlust von Suppressor-T-Zellen mit dem Wegfall einer regulierenden Funktion für B-Lymphozyten. Beim LED sind neuerdings auch polyklonale-B-Zell-Aktivatoren im Gespräch, deren Ursache

Tabelle 2. Folgen der gestörten Immunfunktion bei LED

Gesteigerte	Aktivität der B-Lymphozyten: Bildung von Autoantikörpern, gesteigerte Gammaglobulin-Synthese, (Polyklonale Aktivierung)
Verminderte	Aktivität der T-Lymphozyten: Verminderte Mitogenstimulation und Reaktion vom verzögerten Typ, Verminderte Rosetten-bildende T-Zellen, Nachweis von Antilymphozytenantikörpern (zytotoxisch für T-Zellen)
Verminderte	Rezeptor-Funktion: Verminderte Aktivität der Killer-Lymphozyten Verlängerter Umlauf für Immunkomplexe

endogen (Kernsäuren, Steroidhormone u.a.) oder exogen („Erreger") sein könnte. Die Tabelle 2 faßt mögliche Ursachen und Wirkungen der gestörten Immunfunktion des LED zusammen (MESSNER et al. 1975; ROSENTHAL u. FRANKLIN 1975).

b) Hormonale Einflüsse

Frauen sind häufiger von Autoimmunkrankheiten befallen als Männer. Möglicherweise sind Geschlechtshormone daran beteiligt. So zeigte die präpubertale Kastration der männlichen B/W Maus ein Krankheitsbild, welches sich durch eine frühe Produktion hoher Antikörpertiter gegen Kernsäure, schwere Immunkomplexnephritis und höhere Mortalität auszeichnete. Die präpubertale Kastration der weiblichen Maus resultierte in Verbindung mit der Gabe von Androgenen in einer Verminderung der Autoantikörperbildung und der Nephritis sowie in einer verlängerten Überlebenszeit. In wieweit solche Befunde auch auf den Menschen übertragen werden können, läßt sich derzeit noch nicht feststellen (ROUBINIAN et al. 1978).

c) Virusbedingte Einflüsse

Antikörper gegen native DNS kreuzreagieren mit bakteriellen und viralen Polynukleotiden, was die Theorie einer exogenen Auslösung des Krankheitsprozesses unterstützen könnte. So fanden sich bei Patienten mit LED hohe Antikörpertiter für Herpes- und Myxoviren sowie virusähnliche Einschlüsse in Niere, Haut und peripheren Lymphozyten. Viren bleiben in der Auslösung des Krankheitsbildes weiterhin im Gespräch, wenn auch die Vielfalt der bisher gefundenen Antikörper mehr als Beweis gegen die Hypothese einer Virusinfektion gelten könnte (TALAL 1970; PHILLIPS 1975; PANEM et al 1976; TALAL 1977).

d) Umweltfaktoren

Medikamente und Mikroorganismen scheinen hier an erster Stelle zu stehen. Ein Beispiel bietet das Penicillamin, welches neben einer Immunkomplex-Glomerulonephritis auch zur LE-Zellbildung Anlaß geben kann (Literatur bei LEE

u. CHASE 1975). Im übrigen darf hier auf das Kapitel über den arzneimittelinduzierten Lupus hingewiesen werden.

Die Bildung von Rheumafaktoren und antinukleären Faktoren im Rahmen chronischer Infektionskrankheiten, ausgelöst durch Bakterien, Viren, Pilze oder Parasiten, ist beschrieben worden. Es wäre also möglich, daß z.B. Viren auf die normale Immunregulation störend eingreifen und so Autoimmunität induzieren (ZINKERNAGEL 1977).

e) Tiermodelle

Eine Abhängigkeit der Funktion des Immunapparates von genetischen Faktoren scheint beim LED weitgehend erwiesen. Hierzu haben auch die Zwillingsforschung und die Untersuchungen über familiäre Anhäufung der Erkrankung beigetragen (Zusammenfassung bei RUSSELL 1981). Zwei Tiermodelle haben noch zu einem weit besseren Verständnis der Vorgänge beim humanen Lupus geführt. NZB und NZB/NZW F_1 (B/W) Mäusehybriden entwickeln LE-Zellen, antinukleäre Faktoren, Antikörper gegen DNS und RNS, autoimmunhämolytische Anämie und Immunkomplex-Nephritis. Es finden sich Organinfiltrationen von Plasma-Zellen und Lymphozyten. Eine Coombs-positive autoimmunhämolytische Anämie ist bei NZB Mäusen stärker ausgeprägt. Die Immunkomplex-Nephritis tritt dagegen überwiegend bei der weiblichen NZB/NZW F_1-Maus auf. Hier und beim Menschen mit Nephritis bestehen die Immunkomplexe gewöhnlich aus 7S IgG_1 und IgG_3, den hauptsächlichen Komplement fixierenden IgG-Subklassen des Menschen. Ebenso besteht bei beiden das identifizierte Antigen aus nativer DNS (DEHORATIUS et al. 1975; Zusammenfassungen bei ALARCON-SEGOVIA und DIAZ-JOUANEN 1980; RUSSELL 1981).

f) Pathologische Veränderungen

Pathohistologische Befunde, die in der Diagnosestellung jedoch wenig Hilfe bieten, sind in der Tabelle 3 zusammengefaßt. Am augenfälligsten ist die fibrinoide Nekrose in kleinkalibrigen Arterien, Arteriolen, Kapillaren, in der kollagenen Grundsubstanz und in den serösen Häuten. In diesen fibrinoiden Nekrosen lassen sich mit Hilfe der Immunfluoreszenz Gammaglobulin im Komplex mit Fibrin oder Grundsubstanz sowie Komplement und Fibrinogen nachweisen. Das Hämatoxilinkörperchen ist das Duplikat der LE-Zelle.

Die Veränderungen der Nieren sind bereits weitgehend im klinischen Kapitel dargestellt worden. Elektronenmikroskopische Untersuchungen zeigen Ablagerungen auf der endothelialen Seite der Membran. Immunologische Untersuchungen haben diese Ablagerungen identifiziert. Sie bestehen aus Gammaglobulin (besonders IgG) Komplement und Fibrinogen. Auch DNS konnte histochemisch nachgewiesen werden (BALDWIN u. GALLO 1975).

In der Haut finden sich Veränderungen bestehend aus Hpyerkeratose, Verschluß der Follikelostien, Vakuolisierung der Basalzellen, fibrinoide Nekrosen sowie perivaskuläre Infiltrate aus Lymphozyten und Plasmazellen. Gammaglobulin und Komplement können an der dermoepidermalen Junktion nachgewiesen werden. Solche Ablagerungen finden sich auch in klinisch nicht erkrankter Dermis (SHRAGER u. ROTHFIELD 1975).

In der Milz werden charakteristische „zwiebelschalenförmige" Läsionen beobachtet. Sie sind Folge einer perivaskulären Fibrose um Zentral- und Pinselarterien.

Tabelle 3. Hauptsächliche pathologische Veränderungen Beim LED (nach Hughes 1979)

Allgemein
1. Fibrinoide Nekrose
2. Hämatoxilinkörper (Gewebs-LE-Zelle)
3. Ablagerung von Immunkomplexen an der Basalmembran

Haut
Discoid – Verstopfung der Follikelostien und Narbenbildung
Systemisch – Ablagerung von Immunkomplexen an der dermoepidermalen Grenze (Junktionszone)

Nieren
Wärzchenförmige Immunkomplexablagerungen („lumpy-bumpy" Immunfluoreszenz)
Fokale oder diffuse Glomerulonephritis
Fibrinoide Nekrose von Arteriolen und Arterien

Zentrales Nervensystem
Mikroinfarkte, Komplexe im Plexus chorioideus

Herz
Perikarditis, Myokarditis, Libman-Sachs Endokarditis

Blutgefäße
Arteriolitis und Kapillaritis (größere Gefäße weniger betroffen)

Milz
Zwiebelschalenähnliche Verdickung

Gelenke
Fibrinoid-Ablagerung

Lungen und Pleura
Fibrinoid, Adhäsionen, Ergußbildungen
interstitielle Pneumonie, rezidivierende Atelektasen, Infektionen

Im Perikard und in den kleinen Herzgefäßen lassen sich fibrinoide Ablagerungen und Nekrosen nachweisen. Bekannt, wenn auch selten, sind die endokardialen Granulationen der „Libman-Sachs"-Karditis. Pleuritis und Adhäsionen, interstitielle Pneumonie und „wire loop" Formationen von Lungenkapillaren sind weitere pathohistologische Veränderungen (Hughes 1979).

5. Klinische Symptome und Organmanifestationen

Etwa in 20 bis 30% der Fälle setzt die Krankheit unter Temperaturanstieg akut ein. Häufiger ist jedoch ein schleichender Beginn (Lövgren 1970; Nasonova u. Wessel 1979). Als erste und häufigste Krankheitssymptome sind Polyarthritis/-arthralgien und Hautveränderungen zu nennen. Die Erstsymptome sind wechselhaft und oft uncharakteristisch, denn sie können dem Vollbild der Erkrankung, das zur endgültigen Diagnose führt um Jahre, ja sogar Jahrzehnte, vorausgehen (Wagenhäuser 1980). Eine Zusammenfassung der Primärsymptome gibt die Tabelle 4. Sehr häufig sind Allgemeinsymptome wie Müdigkeit und Abgeschlagenheit, Leistungsminderung und Gewichtsverlust. Ein wichtiges frühes Leitsymptom ist unklares Fieber. Zur Zeit der Diagnosestellung haben 83% der Patienten erhöhte Temperaturen (Wagenhäuser 1980, Rothfield 1981).

Tabelle 4. Häufigkeit von Primärsymptomen eines LED nach Angaben verschiedener Autoren (in %) entnommen aus Nasonova und Wessel (1979)

Symptom	HARVEY 1954	JESSAR 1953	LARSON 1961	DUBOIS 1966	W.A. NASONOWA 1967
Arthritis (Arthralgie)	47	48	58,5	45,7	50,0
Hautveränderungen	20	14	13,5	7,6	28,5
Fieber	23	25	1	4,2	6,3
Gewichtsabnahme	7	14		0,4	5,1
Pleuritis			2	3,6	3,8
Nephropathie			6	3,7	2,3
Meningoenzephalitis			4	1,7	2,8
Raynaud-Syndrom	11		0,5		2,3
Werlhof-Syndrom					0,6
hämolytische Anämie					0,6
Zystitis					0,6

a) Gelenkbefall

Gelenkbefall ist in Form von Polyarthritis oder Polyarthralgie häufigste Manifestation des LED und kann einem Organbefall Monate bis Jahre vorausgehen (LAMONT-HAVERS u. RAGAN 1953; ARMAS-CRUZ et al. 1958; DAVIS et al. 1973; TRIMBLE et al. 1974; DUBOIS 1976; ROPES 1976; NASONOVA u. WESSEL 1979; ROTHFIELD 1979). Morgendliche Steife ist in der Hälfte der Fälle vorhanden.

Die Synovitis ist überwiegend polyartikulär symmetrisch und befällt Fingermittel-, Knie-, Hand- und Fingergrundgelenke. Sprung-, Ellenbogen-, Schulter- und Fingerendgelenke sind weniger häufig betroffen (ROTHFIELD 1981). Im übrigen gleicht der Gelenkbefall dem der chronischen Polyarthritis, wobei in den meisten Fällen die Knorpel-Knochenerosionen fehlen (LABOWITZ u. SCHUMACHER 1971; RUSSEL et al. 1974; HUGHES 1979). In 10 bis 15% kommen deformierende Arthritiden mit Schwanenhalsveränderung und Ulnardeviation vor (ESTES u. CHRISTIAN 1971; ROTHFIELD 1981). Rheumaknoten und Tenosynovitiden finden sich in weniger als 10% (HAHN et al. 1970).

Das Vorkommen aseptischer Knochennekrosen (Abb. 1) wurde erstmals von DUBOIS und COSEN (1960) beschrieben. Ihre Häufigkeit scheint zwischen 10 und 30% zu liegen (KLIPPER et al. 1976; ABELES et al. 1978; KLIPPEL et al. 1979). Am häufigsten treten sie am Femurkopf auf (SIEMSEN et al. 1962; NOONAN et al. 1963; VELAYOS et al. 1966; GOLDIE et al. 1967; LABOWITZ u. SCHUMACHER 1971). Weiter betroffen sind die medialen Femurcondylen (LABOWITZ u. SCHUMACHER 1971), Talus, Patella, kleine Hand- und Fußknochen (GREEN u. OSNER 1968; ESTES u. CHRISTIAN 1971; LABOWITZ u. SCHUMACHER 1971; VRONINKS et al. 1972; LEVENTHAL u. DORFMAN 1974; GRENNAN et al. 1976). RUDERMAN u. MCCARTY (1964) berichteten über einen Patienten mit LED und 6 gleichzeitig vorliegenden Osteonekrosen. Die genaue Ursache der Entstehung solcher Nekrosen ist noch nicht geklärt. In den spontan aufgetretenen Fällen könnte die Ursache in einer Vaskulitis liegen (RICH 1947; SHARP 1957; TEILUM u. PAULSEN 1957; LABOWITZ u. SCHUMACHER 1971). Gehäuftes Vorkommen unter der Behandlung mit Kortikosteroiden wäre eine alternative Erklärung, die jedoch nicht auf alle beobachteten Fälle zutreffend ist (HEIMANN u. FREIBERGER 1960; LEVENTHAL u. DORFMAN 1974). Die Tabelle 5 zeigt eine Zusammenfas-

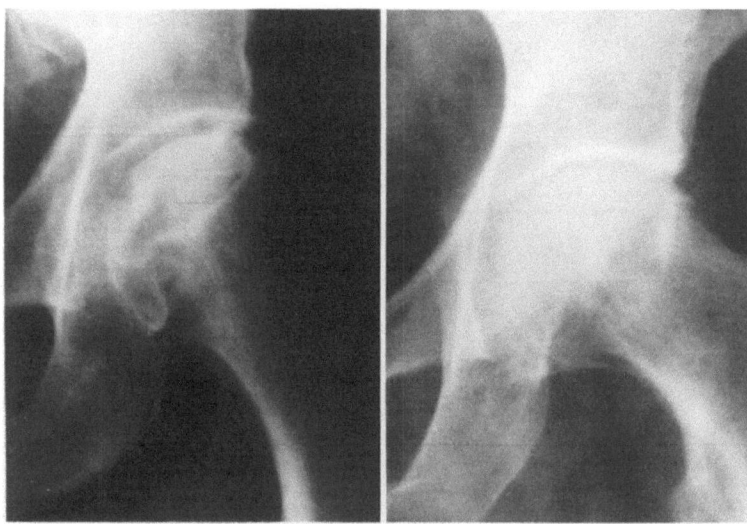

Abb. 1. Entstehung einer Osteonekrose des Femurkopfes bei LED. Links noch gut erhaltene Konturen und Gelenkspalt. Rechts Gelenkspalteinschmälerung, verwaschene Zeichnung der knöchernen Struktur des Femurkopfes (mit freundlicher Genehmigung der Arthritis Foundation, Clinical Teaching Collection, 1972)

Tabelle 5. Röntgenbefunde beim LED (nach WAGENHÄUSER 1980; BALDAUF 1981; MARTEL 1981)

Gelenkbefund wie bei chronischer Polyarthritis, u.U. regellose Gelenkfehlstellungen im Handbereich als Folge einer Kapselfibrose und Sehnenbeteiligung; Weichteilschwellung, Osteoporose und Gelenkspaltverschmälerung. Lokale Destruktionen sind seltener als bei der chronischen Polyarthritis.
Artikuläre und andere Weichteilverkalkungen (selten, sie ähneln dem Thibièrge-Weissenbach-Syndrom)
Aseptische Knochennekrosen (selten)
Gelenkferne periostale Knochenappositionen
Lungen: herdförmige Pneumonien, Plattenatelektasen, exsudative Pleuritis, diffuse interstitielle Fibrose. Bei Nierenbeteiligung und -insuffizienz evtl. ausgedehnte Pleura- und Perikardergüsse, Lungenödem
Herz: vergrößerter Herzschatten, radiologische Zeichen der Herzinsuffizienz
Intestinum: Faltenverbreiterung der betroffenen Darmabschnitte bei LE-Vaskulitis, Pseudoobstruktionen, nekrotisierende Enterokolitis, gelegentlich Pneumatosis intestinalis. Milde Formen von Ösophagusdilatation

sung der Röntgenbefunde des LED. Der Einfachheit halber enthält diese Tabelle bereits Organmanifestationen.

b) Haut- und Schleimhäute

Hautveränderungen sind beim LED in 85% vorhanden (Tabelle 4). In etwa der Hälfte der Fälle findet sich das typische Schmetterlingsexanthem (Abb. 2) mit scharfer Begrenzung und Lokalisation über Nase und Wangen. Oft ist dieser „butterfly rash" erstes Krankheitszeichen oder geht den anderen Manife-

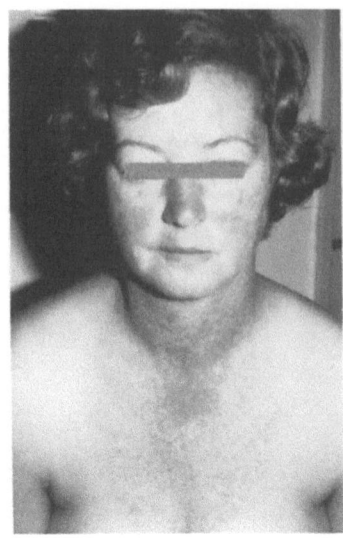 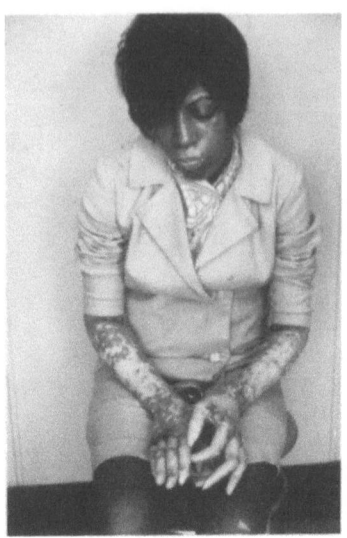

Abb. 2 **Abb. 3**

Abb. 2. Nach Sonneneinstrahlung entstandenes frisches bzw. akutes Lupusexanthem. Die nicht bedeckten Hautstellen sind betroffen

Abb. 3. Schwere Hautdepigmentierung bei einer Negerin mit LED-nephrotischem Syndrom

stationen des LED voraus. Nicht immer ist Sonneneinstrahlung auslösendes Moment (WEISMAN u. ZVAIFLER 1980; ROTHFIELD 1981). Unter den vielfältigen Hautmanifestationen sind meist juckende makulopapulöse Eruptionen, die sich an Stamm, Fingern, Handflächen und Fußsohlen manifestieren. Sie können auch am Kopf auftreten bzw. an allen Stellen, die Sonneneinstrahlung (UV-Einstrahlung) ausgesetzt sind. Im übrigen können sie arzneimittelbedingten Hautbildern ähneln. In der Regel heilen diese Veränderungen aus, selten hinterlassen sie atrophische Bezirke.

Eine Hautbeteiligung im Sinne eines DLE kommt ebenfalls vor. Betroffen sind Gesicht, Kopfhaut, Ohren, Stirn, Oberarme, Brust und Rücken. Der DLE läuft dabei in 3 Stadien ab: Erythem, Hyperkeratose und Atrophie. Die „ausgebrannten" atrophischen Stellen sind depigmentiert und zeigen eine hyperpigmentierte Randzone. Bei Negern kann eine Leukodermie (Abb. 3) recht ausgedehnt sein. Im übrigen können Veränderungen eines DLE dem LED Jahre bis Jahrzehnte vorausgehen (ROTHFIELD 1981). Für Hautveränderungen des LED siehe auch Tabelle 6.

Ablagerungen von Immunglobulinen und C_3 an der dermoepidermalen Hautjunktion (Lupus-Band-Test) (Abb. 4) sind in 90% beim LED vorhanden. Sie werden aber auch in der Hälfte nicht erkrankter Hautstellen und in nahezu 100% beim DLE beobachtet (CORMANE 1964; KAI u. TUFFANELLI 1969; SCHRAEGER u. ROTHFIELD 1975). Ob die Hautläsionen ausschließlich durch Immunkomplexe bzw. durch Komplementaktivierung ausgelöst werden, ist allerdings fraglich (GILLIAM 1975).

Als Lupus erythematodes profundus (Lupus profundus) wird eine seltene Lupusvariante bezeichnet, bei der subkutane Knoten ulzerieren und fibrotisch ausheilen. Im Gesicht können solche Knoten entstellend wirken (KLEIN u. TOMARO 1975).

Tabelle 6. Haut- und Schleimhautbeteiligung bei LED (nach GRIGOR et al. 1978)

Manifestation	%
Haut-Vaskulitis	70
Gesichtsausschlag	68
Alopezie	64
Positiver Schirmer-Test	40
Ulzerationen im Mund	34
Raynaud-Phänomen	32
Photosensibilität	28
Purpura	24
Subkutane Knoten	20
Diskoide Hautveränderungen	20

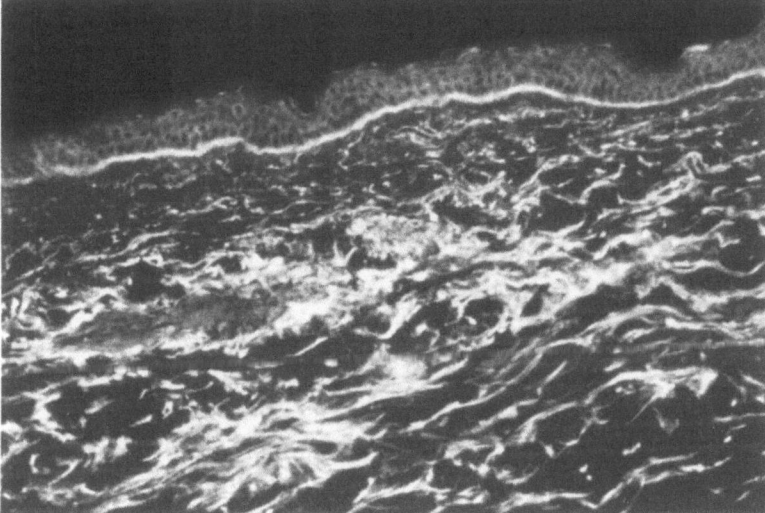

Abb. 4. Positiver „Lupus-Band-Test": Immunfluoreszenzmikroskopisch nachgewiesene Ablagerungen von IgG an der dermoepidermalen Junktion (mit freundlicher Genehmigung der Arthritis Foundation, Clinical Teaching Collection, 1972)

c) Periphere Gefäßmanifestationen

Ein Raynaud-Phänomen (Abb. 5) ist anamnestisch und während des Krankheitsverlaufs mit 20 bis 25% häufig (ESTES u. CHRISTIAN 1971; ROPES 1976; HOHMEISTER et al. 1978; WAGENHÄUSER 1980; ROTHFIELD 1981). Die Vaskulitis der Haut, gewöhnlich über der Streckseite des Unterarmes und an den Fingern, ist wahrscheinlich Ursache des Livedo reticularis (Abb. 6), einer netzähnlichen blauroten Hautverfärbung. Als Ursache kommen Immunkomplexablagerungen in Frage. Solche Vaskulitiden können am Unterschenkel (Malleolenbereich) zu Ausstanzgeschwüren, zu chronisch-rezidivierenden Thrombophlebitiden und an den Fingern und Zehen zur Gangrän führen (KIRSNER et al. 1971; GLANDSTEIN et al. 1979; RAPPAPORT 1980). Periunguale Eritheme mit Gefäßläsionen und Blutungen am Nagelbett sowie Purpura sind nicht selten. Schleimhautulzera-

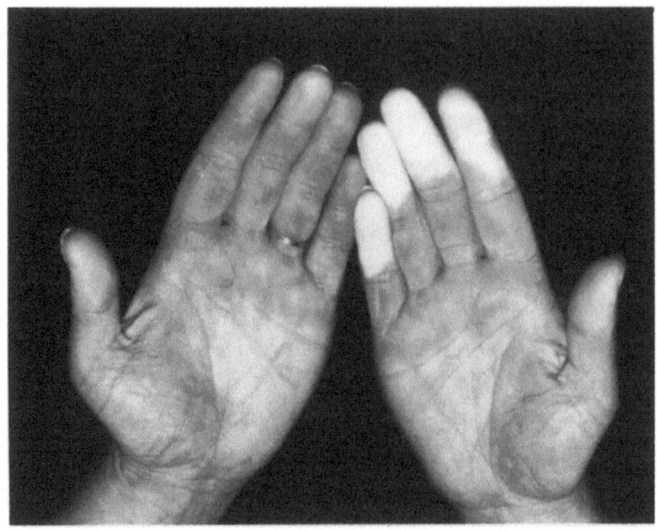

Abb. 5. Typischer Raynaud-Anfall mit Ablauf aller 3 Phasen (weiß, blau und rot)

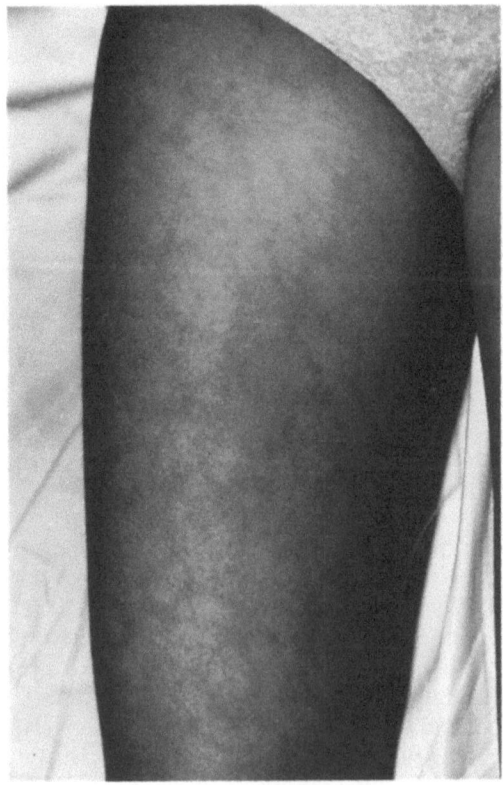

Abb. 6. Cutis marmorata bei einer 19jährigen Lupus-Patientin

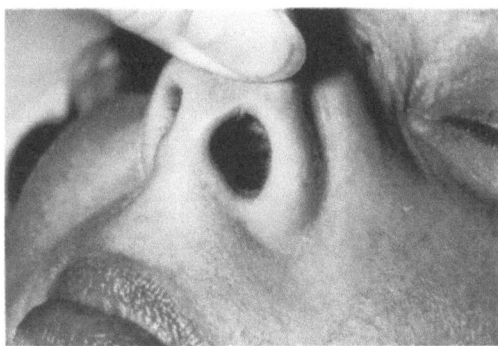

Abb. 7. Perforation des Nasenseptums bei einer 37jährigen Lupus-Patientin

tionen in Mund, Nase und Pharynx sind sogar häufig und können einen neuen Schub ankündigen (ROPES 1976). Ähnliches gilt für die so wenig erwähnte Perforation des Nasenseptums (Abb. 7) (SNYDER et al. 1974; BACH 1980).

d) Alopezie

Alopezie kommt in $^2/_3$ der Patienten mit LED vor (DAVIS et al. 1973). Eine diffuse, milde Verlaufsform mit brüchigen Haaren und nachwachsender kurzer Behaarung über der Stirn scheint häufiger als eine totale Alopezie. Erneuter Haarausfall kann einen neuen Schub ankündigen. Beim Vorliegen von DLE ist der Haarausfall kreisrund (Abb. 8) und nach narbiger Ausheilung der befallenen Hautstelle nicht mehr reversibel.

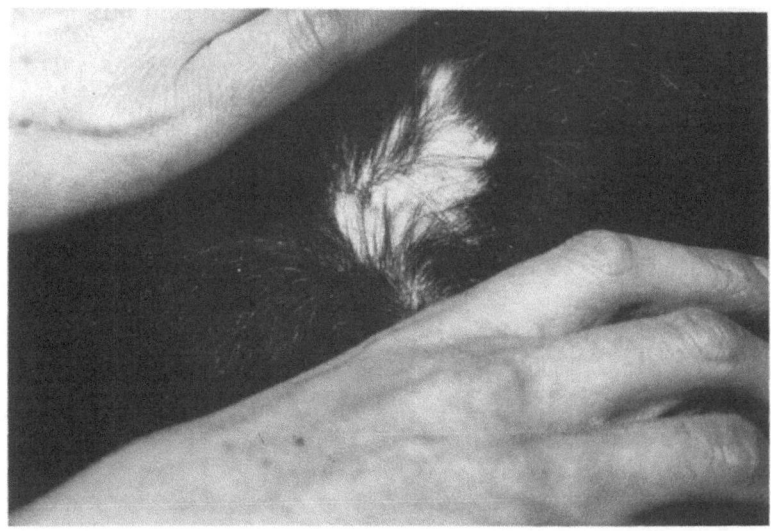

Abb. 8. Kreisrunder Haarausfall bei einer 44jährigen Lupus-Patientin

e) Photosensibilität

UV-Licht als auslösender Faktor der Symptome, lokal und generalisiert, ist bekannt. Nur ein Drittel der Patienten mit LED erscheinen jedoch „sensibel". Auf das Schmetterlingsexanthem als lokales Phänomen wurde bereits hingewiesen (ROTHFIELD 1981).

Myopathie

In den meisten Fällen wird es sich um eine durch Kortikosteroide induzierte Myopathie handeln. Jedoch kommt eine echte Begleitmyositis des LED vor. Ähnlich der Dermatomyositis (Überlappungssyndrom?) ist diese Myopathie von einer leichten Lidverfärbung und einem periorbitalen Ödem begleitet (ESTES u. CHRISTIAN 1971).

f) Nierenbeteiligung

In etwa 50% tritt eine klinisch signifikante Nierenbeteiligung auf. Es wird auf neuere Übersichten der Literatur zum Thema Niere und Lupus verwiesen (BALDWIN et al. 1977; CAVALLO 1977; HILL et al. 1978; TAN u. ROTHFIELD 1978; HUGHES 1979; NASONOVA u. WESSEL 1979; ROTHFIELD 1979, 1981). Die Nierenbeteiligung hat eine meist ungünstige Prognose. Das gilt jedoch nicht für den subklinischen Befall, bei dem die Veränderungen im Frühstadium der Erkrankung wahrscheinlich noch reversibel sind. Im übrigen haben Untersuchungen mit der Immunfluoreszenztechnik und dem Elektronenmikroskop in fast allen Fällen von LED eine „gewisse Nierenbeteiligung" angezeigt (HUGHES 1979; ROTHFIELD 1981). Nach PIRANI u. POLLAK (1978) werden 4 Typen der Nierenbeteiligung bei LED unterschieden.

Sehr gutartig ist die minimale (mesangiale) Lupusnephritis mit nahezu normalem Aussehen der Glomeruli und höchstens leichter Vermehrung von Mesangiumzellen. Die Diagnose stützt sich auf den Nachweis von IgG- und C_3-Ablagerungen im Mesangium und gelegentlich an Kapillarwänden. Der Urinbefund ist entweder normal oder es besteht eine geringgradige Hämaturie und Proteinurie. Übergänge in eine diffuse proliferative Nephritis sind selten.

Die fokale Lupusnephritis zeigt eine herdförmige Proliferation von Mesangium- und Endothelzellen sowie Kapseladhäsionen. Weitere Veränderungen sind Epithelzellproliferationen und fokale Halbmondbildungen. Es kommen in einzelnen Läppchen auch fibrinoide Nekrosen vor. Weniger als 50% der Glomerulifläche sind befallen. Immunglobuline und C_3 sind jedoch im Mesangium aller Glomeruli nachweisbar. Elektronenmikroskopisch lassen sich Ablagerungen im Mesangium und gelegentlich an der Basalmembran nachweisen. Klinisch besteht Hämaturie, häufig sogar Makrohämaturie, gefolgt von einer Proteinurie. Ein nephrotisches Syndrom kommt selten vor. Eine Niereninsuffizienz ist entweder leicht oder nicht vorhanden, obwohl viele dieser Patienten mit milder Lupusnephritis einen sonst schweren LED, z.B. mit Beteiligung des ZNS, haben können.

Eine ungünstige Prognose hat die diffuse proliferative Lupusnephritis (Abb. 9), bei der mehr als 50% der Gesamtfläche der Glomeruli befallen sind. Obwohl der proliferative Prozeß unregelmäßig ist, so sind doch alle Glomeruli betroffen. Neben interstitiellen Infiltraten mononukleärer Zellen finden sich gewöhnlich Kapseladhäsionen und sklerosierte Glomeruli. An Kapillarwänden, Mesangium und Basalmembran lassen sich Immunglobuline und C_3 nachweisen. Klinisch bestehen mäßige bis schwere Proteinurie bis zum Vollbild des nephro-

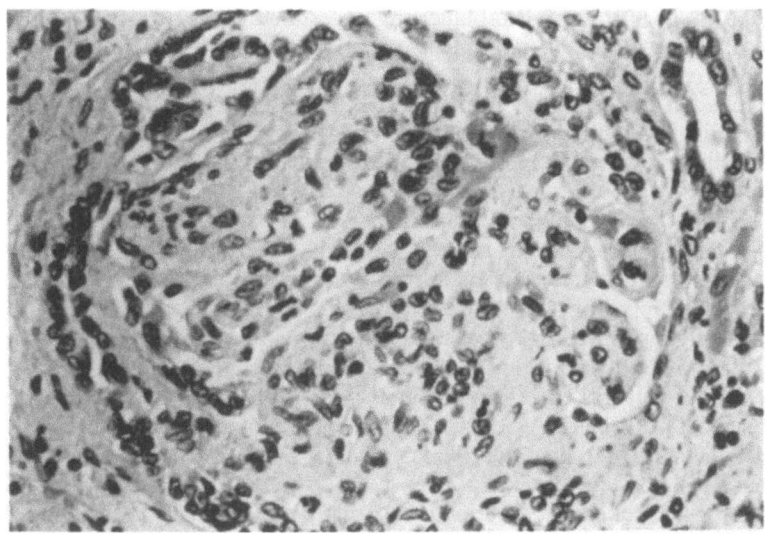

Abb. 9. Diffuse proliferative Glomerulonephritis: Obliteration des Glomerulus, Hyperzellularität und Verlust der Kapillarlumina (mit freundlicher Genehmigung der Arthritis Foundation, Clinical Teaching Collection, 1972)

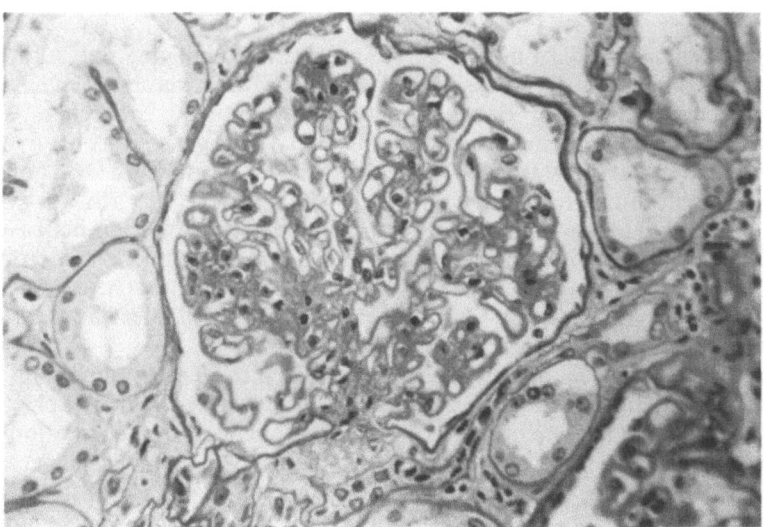

Abb. 10. Membranöse Glomerulonephritis: ausgedehnte Verdickung der Basalmembran der Kapillaren (mit freundlicher Genehmigung der Arthritis Foundation, Clinical Teaching Collection, 1972)

tischen Syndroms, Hämaturie und leichte bis mäßig schwere Niereninsuffizienz. Gelegentlich kommt es in Fällen mit schwerer Hypertonie zu einem schnell fortschreitenden Nierenversagen (BALDWIN u. GALLO 1975). Erythrozytenzylinder sind im Sediment nicht selten. Hohe Titer von Antikörpern gegen native DNS und erniedrigte Serumspiegel für C_3 und C_4 sind nachweisbar.

Die membranöse Lupusnephritis (Abb. 10) ist histologisch der membranösen Glomerulonephritis vergleichbar. Es besteht keine oder nur geringgradige Zellproliferation. Immunkomplexablagerungen bestehend aus IgG und Komplement sind an allen Basalmembranen nachweisbar. Zwischen den Ablagerungen bildet die verbreiterte Basalmembran „spikes-artige" Fortsätze (IgG), Hämaturie ist seltener als bei den anderen Lupusnephritiden. Ein nephrotisches Syndrom ist z.Zt. der Diagnose oft schon vorhanden. Die Prognose ist variabel, im allgemeinen jedoch recht gut (POLLAK et al. 1973; PIRANI u. POLLAK 1978; TAN u. ROTHFIELD 1978; ROTHFIELD 1979, 1981).

Eine interstitielle Nephritis kommt in etwa 50% vor (BRETJENS et al. 1975), histologisch finden sich herdförmige oder diffuse entzündliche Zellinfiltrate, Tubulusschädigung und interstitielle Fibrose. Immunglobuline und Komplement kommen in den peritubulären Kapillaren, im Interstitium und der tubulären Basalmembran vor. Mikroskopisch nachweisbare interstitielle Verkalkungen und renal-tubuläre Azidose werden vereinzelt beobachtet (ROTHFIELD 1981).

Die Häufigkeit der einzelnen Formen von Lupusnephritis kann, da Nierenbiopsien nicht routinemäßig durchführbar sind, nur abgeschätzt werden. Nach verschiedenen Autoren liegt die fokale zwischen 27–64%, die diffuse proliferative zwischen 13–61% und die membranöse Lupusnephritis zwischen 9–27%. Der Übergang von einer fokalen zu einer diffusen Lupusnephritis ist selten (POLLAK u. PIRANI 1969; POLLAK et al. 1964; ESTES u. CHRISTIAN 1971; MERY et al. 1973; GINZLER et al. 1974; BALDWIN u. GALLO 1975; ZIMMERMAN et al. 1975).

g) Gastrointestinaler Befall

Schon 1895 wies OSLER auf die gastrointestinale Beteiligung hin. Akute Serositis, nicht schmerzhafter Aszites und Arteriitis im Darm verursachen eine Reihe unspezifischer Symptome: Bauchschmerzen, Nausea und Erbrechen; seltener Diarrhoe. Solche Symptome kommen bei Kindern häufiger vor als bei Erwachsenen (MEISLIN u. ROTHFIELD 1968). Die Arteriitis der A. mesenterica kann perforierende Ulzerationen in Ileum und Kolon verursachen (TSUCHIYA et al. 1975; ZIZIC et al. 1975). Als weitere Ursache abdominaler Beschwerden bei LED wurden auch eine ulzerative Kolitis, Malabsorption und Proteinverlustenteropathien beschrieben (HEGGLIN 1961; LARSON 1961; PHILLIPS u. HOWLAND 1968; WEISMAN et al. 1980). SCHAFER und GREGORY (1970) berichteten über das Vorkommen von regionaler Enteritis beim LED.

Gastrointestinale Symptome sollen im übrigen in der Hälfte der an Lupus erkrankten Patienten vorkommen (WEISMAN u. ZVAIFLER 1980). Dysphagie liegt in 10% vor und kann mehrere Ursachen einschließlich der Ulzeration haben (STEVENS et al. 1964; TATELMAN u. KEECH 1966). Die Symptome der akuten Pankreatitis als Folge einer Lupusvaskulitis sprechen auf Kortikosteroide an (SEIFERT et al. 1967; DUBOIS 1974). Im Einzelfall bietet die Entstehung von Ulzera und deren Perforationen unter der Behandlung mit Kortikosteroiden oft große differentialdiagnostische Schwierigkeiten.

h) Neurolupus (ZNS-LED)

Über eine ZNS-Beteiligung bei LED wurde erstmals von CAPOSI (1872) berichtet. Neurologische und psychiatrische Manifestationen sind bis zur Hälfte der erkrankten Patienten zu verzeichnen (BAS u. VACHTENHEIM 1963; BERRY u. HODGES 1965; ESTES u. CHRISTIAN 1971; BENNAHUM et al. 1974; DORNDORFER 1980). Eine periphere Neuropathie in Form einer Mono- oder Polyneuritis

Tabelle 7. Neurologische Symptome bei Neurolupus (nach DUBOIS 1966; JOHNSON u. RICHARDSON 1968; ESTES u. CHRISTIAN 1971; BENNETT et al. 1972) in der Zusammenfassung von BENNAHUM und MESSNER (1975)

	Gesamt		Gesamt
Psychosen	59%	Paralyse	5%
Delirium		Paraplegie	
Schizophrenie		Hemiplegie	
Katatonie		Aphasie	
Paranoia		Myelitis transversa	
Verwirrungszustand		Störungen des Bewegungsablaufs	
Hypomanie		Chorea	
Progressive Demenz		Hemiballismus	
Epilepsie	13,8–50%	Zerebellare Ataxie	
Grand mal		Parkinson-ähnliche	
Petit mal		Störungen	
Fokal		Dysphagie	
Temporal-Lappen		Periphere Neuropathie	11,7%
Hirnnerven	5–33%	„Gefühllose Hände"	
Sehstörungen		Gemischter sensorischer und	
Homonyme Hemianopsie		motorischer Schmerz	
Erblindung		Hyperästhesie	
Papillödem		Dysästhesie	
Extraokuläre Bewegungsstörungen		Brennende Sensation	
Tinnitus und Vertigo		Mononeuritis multiplex	
Pupillen-Beteiligung		Guillain-Barré-Typ	
Nystagmus		Neurogene Blasenstörungen	
Ptose		Verlust der Sphinkterkontrolle	
Optikus-Atrophie			
Fazialislähmung			

kommt in etwas über 10% vor (FEINGLASS et al. 1976). Eine Zusammenfassung neurologischer Symptome bei Neurolupus bringt die Tabelle 7.

Beteiligung kranialer Nerven wird als relativ häufig vermerkt. Im Vordergrund stehen Störungen der extraokulären Bewegungen und Ptose (ohne Myasthenie) (JOHNSON u. RICHARDSON 1968; BENNETT 1972; KLIPPEL u. ZVAIFLER 1975). Beim N. trigeminus ist gewöhnlich der sensorische Teil auf beiden Seiten betroffen (ASHWORTH u. TAIT 1971; LUNDBERG u. WERNER 1972).

Eine Paralyse der Extremitäten soll in weniger als 4% vorkommen (KLIPPEL u. ZVAIFLER 1975). Klinische Symptome sind zumeist die einer halbseitigen Lähmung im Rahmen der Vaskulitis. Paralysen bei transverser Myelopathie, die in 60% den mittleren thorakalen Abschnitt betreffen, sind bisher Gegenstand von Fallbeschreibungen gewesen. Klinische Folgen sind komplette und irreversible Paraplegien (PENN u. ROWAN 1968; ANDREWS et al. 1970; CASTAING et al. 1970). Eine zervikale und lumbale Myelomalazie führt dagegen meist nur zu einem partiellen motorischen oder sensorischen Ausfall (PIPER 1953; ANDRIANAKOS et al. 1975; HACHEN u. CHANTRAINE 1979, 80). Untersuchungen der Spinalflüssigkeit zeigten hohen Eiweißgehalt und Erniedrigung von Glukose und Komplement.

Chorea bzw. choreiforme Hyperkinesien können zu jedem Zeitpunkt des Krankheitsverlaufes vorkommen (KLIPPEL und ZVAIFLER 1975), wobei bei Kindern mit LED im Unterschied zum Streptokokkenrheumatismus das Durchschnittsalter bei 18 Jahren und damit höher liegt. Auf die Möglichkeit eines LED bei Chorea postpartum sei hingewiesen (Donaldson u. Espiner 1971). Gelegentlich kann auch eine zerebellare Ataxie beobachtet werden (Dubois 1974).

Vor der Kortison-Ära hatten 17% der Patienten mit LED epileptische Anfälle (Ropes 1976). Bennett et al. (1972) sahen in 50% der Patienten mit Neurolupus solche epileptische Anfälle. Am häufigsten waren große Anfälle (grand mal). Es folgten Absenzen (petit mal), psychomotorische und motorische Anfälle vom Jackson-Typ. Todesfolge im Status epilepticus war nicht selten (Rothfield 1981).

Organisch bedingte Hirnsyndrome mit Störungen in der Orientierung, des Gedächtnisses, des Auffassungs- und Erinnerungsvermögens stellen schwere Komplikationen der LED-Manifestation dar (Klippel u. Zvaifler 1975). Sie treten rasch und fulminant auf, verlaufen fluktuierend, haben aber keinen Einfluß auf die Fünfjahresüberlebenszeit (Urman u. Rothfield 1977).

Starke Kopfschmerzen in etwa 10% waren meist mit einem organisch bedingten Hirnsyndrom und mit epileptischen Anfällen vergesellschaftet. Ansonsten sind migräneartige Kopfschmerzen nicht selten (Friedman 1976; Brandt u. Lessel 1978; Grigor et al. 1978). Gewöhnlich korrelieren sie mit dem Krankheitsverlauf, sprechen aber nicht in jedem Falle auf Kortikosteroide an (Brandt u. Lessel 1978).

Nichtorganische psychologische Probleme äußern sich meist in Depressionen verschiedener Schweregrade, unter denen leichtere Verlaufsformen als Reaktion (reaktive Depression) auf die Krankheit überwiegen. Bei manchen Patienten wurde schon eine Schizophrenie festgestellt, bevor man die wirkliche Natur der Krankheit erkannte. Solche Reaktionen dürfen auch nicht mit einer Steroidpsychose verwechselt werden (Hughes 1979; Rothfield 1981).

j) Leber, Milz und Lymphknoten

Eine Hepatosplenomegalie findet sich in 20–40% der Fälle. Eine Vergrößerung der Lymphknoten kommt in der Hälfte aller Patienten aber häufiger bei Kindern vor. Lymphknotenschwellung kann erster Hinweis auf einen neuen Schub des LED sein. Gelegentlich sind Leberenzyme etwas erhöht (Meislin u. Rothfield 1968; Estes u. William 1971; Ropes 1976; Weisman u. Zvaifler 1980).

k) Augen

Episkleritis, Konjunktivitis, subkonjunktivale Blutungen und Verschluß der zentralen Retinalarterie können vorkommen (Bishko 1972). Zytoide Körperchen, retinale Exsudate, treten während der aktiven Krankheitsphase an Gefäßen auf (Abb. 11). Es soll ein Zusammenhang mit ZNS-Beteiligung bestehen (Santos et al. 1975; Rothfield 1981.) Auf das gelegentliche Vorkommen der Keratokonjunktivitis sicca beim LED soll lediglich hingewiesen werden (Dubois 1966; Ropes 1976).

l) Kardiale Manifestationen

Eine schon früh erkannte kardiale Manifestation ist die bereits 1924 von Libman und Sachs beschriebene atypische verruköse Endokarditis (Abb. 12).

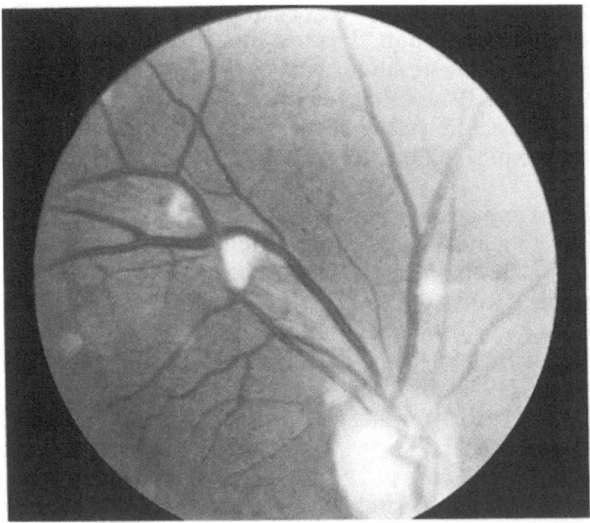

Abb. 11. Zytoide Körperchen beim LED: mikrovaskuläre Infarkte oder „Zytoide Körperchen" der Retina. Sie sind für die Erkrankung des LED nicht diagnostisch (mit freundlicher Genehmigung der Arthritis Foundation, Clinical Teaching Collection)

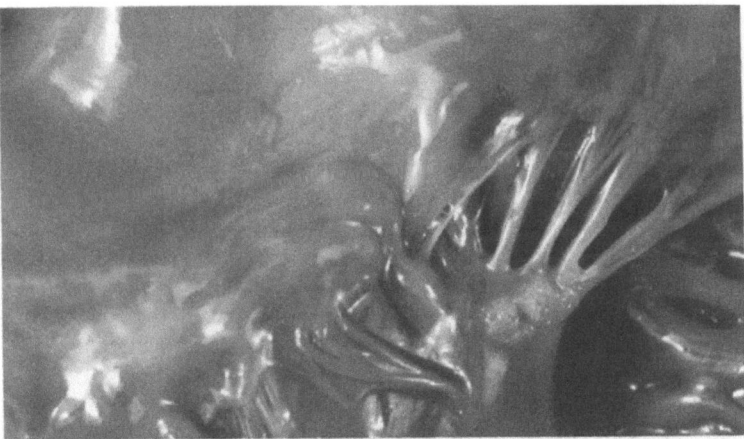

Abb. 12. Libman-Sachs-Endokarditis: Zwei warzenartige Ablagerungen am Endokard des linken Ventrikels knapp unterhalb der Insertion der Chordae tendineae der Mitralklappe (mit freundlicher Genehmigung der Arthritis Foundation, Clinical Teaching Collection)

Sie ist selten, hämodynamisch meist bedeutungslos und wird häufig erst vom Pathologen diagnostiziert (ROPES 1976). Als Ursache kommt eine Immunkomplexvaskulitis in Frage (SHAPIRO et al. 1977).

Häufigste Herzbeteiligung ist die Perikarditis, welche bei $^2/_3$ der Patienten vorliegt. Klinisch handelt es sich überwiegend um transitorische, milde Verläufe (ESTES u. CHRISTIAN 1971; DAVIS et al. 1973; HUGHES 1979). Meist handelt es sich um eine trockene schmerzhafte Perikarditis mit charakteristischen Reibegeräuschen. Auch exsudative Perikarditiden kommen vor (WAGENHÄUSER 1980). Die Feststellung von Reibegeräuschen ist klinisch ergiebiger als der röntgenologische Nachweis eines Perikardergusses, der in weniger als der Hälfte der Erkrankten nachgewiesen werden kann. Herzrhythmusstörungen und sonstige EKG-Veränderungen, insbesondere abnormale T-Wellen sind häufig (BRIGDEN et al. 1960; HEJMANCIK et al. 1964; ROPES 1976). Adhäsive Perikarditiden unterschiedlichen Schweregrades und verschiedener Ausdehnung wurden berichtet. Eine Herztamponade kommt selten vor (HEJMANCIK et al. 1964; YURCHAK et al. 1965).

Die Miterkrankung des Myokards wurde in 42% der Sektionsbefunde nachgewiesen. Neben entzündlichen Zellinfiltraten finden sich unter anderem fibrinoide Degenerationen und gelegentlich Aschoffsche Knötchen und freie Hämatoxylin-Körperchen (ROPES 1976).

Eine Arteriitis der Koronararterien mit Stenose- und Infarktbildung wurde in seltenen Fällen berichtet (COOK et al. 1960; HEJMANCIK et al. 1964; BONFIGLIO et al. 1972; DUBOIS 1976). Herzinfarkte mit tödlichem Ausgang kommen bei Lupuspatienten unter Kortisontherapie relativ spät vor, wenn auch unter Kortikosteroiden eine Koronarsklerose schon nach einjähriger Behandlung recht häufig ist. (BULKLEY u. ROBERTS 1975; UROWITZ et al. 1976).

Systolische Herzgeräusche sind bei Patienten mit LED keine Seltenheit. Meistens sind sie Folge von Anämie, Tachykardie und erhöhten Körpertemperaturen. Selten ist eine Beteiligung der Aorten- und Mitralklappen. Davon ist die Aorteninsuffizienz noch am häufigsten (BRIGDEN et al. 1960; HEJMANCIK et al. 1964; BERNHARD et al. 1969; SHULMAN u. CHRISTIAN 1969; MURRAY et al. 1975; PAGET et al. 1975).

m) Lungenbeteiligung

In 50% bestehen flüchtige exsudative Pleuritiden. Auch Pleuraadhäsionen sind häufig. Pleuraergüsse in variabler Stärke enthalten typische LE-Zellen und ein erniedrigtes Komplement. Der Glukosespiegel ist im Gegensatz zur chronischen Polyarthritis normal (CARR et al. 1970; COHEN et al. 1971; ESTES u. CHRISTIAN 1971). Selbst bei Patienten ohne klinische Symptome oder röntgenologisch nachweisbare Befunde zeigen Lungenfunktionstests deutliche restriktive Störungen, ein für die Frühdiagnose wichtiger Hinweis (HUANG u. LYONS 1966; LODDENKEMPER et al. 1970; GIBSON et al. 1977). Immunkomplexablagerungen im Lungeninterstitium, den Alveolenwänden und Kapillaren scheinen hierfür teilweise verantwortlich zu sein (EISENBERG et al. 1979; INOUE et al. 1979).

Eine chronische diffuse interstitielle Pneumonie (interstitielle Fibrose, „Kollagenlunge") mit Belastungsdyspnoe, schlecht atembeweglichen Zwerchfellen, basalen Rasselgeräuschen, Zyanose und evtl. Trommelschlegelfingern wird bei LE-Patienten beobachtet (EISENBERG et al. 1973). Die Diagnose basiert auf dem röntgenologischen Nachweis persistierender diffuser interstitieller Infiltrate. Zusätzliche Befunde sind die einer Pleuritis, eines zunehmenden Zwerchfellhochstandes und Entwicklung von Plattenatelektasen. Diffusionsstörung und Minderung der Vitalkapazität sind ausgeprägt. Histologisch lassen sich Verdickungen der Alveolenwände, mäßige plasmazelluläre Infiltrate im Interstitium und Nekrosen in den Alveolen und Bronchiolen nachweisen.

Eine akut verlaufende Lupuspneumonie wurde in 11,7% beobachtet (MATTHAY et al. 1974). Vor allem Dyspnoe, weniger konstant Husten und pleuritischer Schmerz sowie gelegentliche Hämoptysen sind klinische Symptome. Das Röntgenbild zeigt diffuse azinäre Lungeninfiltrate. Diese Infiltrate sind überwiegend doppelseitig und liegen basal. Erwartungsgemäß bleibt der Nachweis von Mikroorganismen negativ, wobei die Pneumonie auf Kortikosteroide anspricht.

Das histologische Bild zeigt ein interstitielles Ödem, hyaline Membranen, Schädigungen der Alveolen und gelegentlich perivaskuläre lympho- und plamazelluläre Infiltrate sowie arterielle Thrombosen.

6. Sogenannte Auslösefaktoren

a) Sonnenstrahlen

Untersuchungen von WEISSMANN (1964) zeigen, daß der Fotosensibilität des LED eine Schädigung lysosomaler Membranen von Hautzellen zugrunde liegt. Es kommt unter der Sonnenbestrahlung zur Freisetzung von schädigenden Lysenzymen. Sonnenstrahlen werden als primär provozierender Faktor meist beim akuten LED-Verlauf angeschuldigt. Ansonsten handelt es sich meistens um Exazerbationen der bereits manifesten Krankheit (NASONOWA und WESSEL 1979). Die Sonnenbestrahlung löst gewöhnlich die typischen Hautveränderungen des LED aus, die zunächst häufig als „Photodermatose" fehlgedeutet werden.

Nicht alle Patienten sind jedoch UV-lichtempfindlich. Trotzdem sollte exzessives Sonnenbaden vermieden und eine Sonnencreme (oder -öle) verwendet werden.

b) Infektionen

Bakterielle und virusbedingte Infektionen sind eine hauptsächliche Ursache der Lupus-Morbidität und -Mortalität. Sie waren es in der Zeit vor der Kortisonbehandlung und sind es auch danach geblieben. Selbstverständlich stellt die Therapie mit Kortikosteroiden und Immunsuppressiva selber ein erhöhtes Infektionsrisiko dar. So konnte ein achtfacher Anstieg von Infektionen bei Patienten unter der Behandlung mit 40 mg (oder mehr) Prednisolon tgl. beobachtet werden (GINZLER et al. 1978). Weitere Risiken sind ein im Krankheitsverlauf auftretendes nephrotisches Syndrom und eine Urämie. Die Tabelle 8 faßt eine Anzahl von Möglichkeiten zusammen, die für die hohe Infektionsanfälligkeit bei Lupus-Patienten in Frage kommen.

c) Chirurgische Eingriffe

ROPES (1976) beobachtete in einer Analyse von 126 operativen Eingriffen bei 29 Patienten eine Exazerbation der Grundkrankheit. Der Schub trat gewöhn-

Tabelle 8. Mögliche Ursachen, die beim LED zu einer erhöhten Infektionsgefahr führen (nach HUGHES 1979)

Erniedrigter Serumkomplementspiegel
Defekte Phagozytose
Verminderte Lymphozytenchemotaxis
Zirkulierende Lymphozytotoxine
Beeinträchtigung der Reaktion vom verzögerten Typ
Defekte der zellulären Immunität
Antikörper gegen zirkulierende Granulozyten
Verminderte Reduktionsfähigkeit von Nitroblautetrazolium
Abschwächung der Antikörperantwort (besonders IgM) auf bestimmte Antigene

lich innerhalb weniger Tage, gelegentlich aber auch nach einigen Wochen auf. Wahrscheinlich handelte es sich um Fälle, die weder vor noch nach der Operation medikamentös adäquat eingestellt waren. Sogar geringfügige Eingriffe wie eine Zahnextraktion oder eine Tonsillektomie können zum erneuten Schub führen (NASONOWA u. WESSEL 1979).

d) Weitere Auslösefaktoren

Weitere Provokationsfaktoren werden im Rahmen einer „Abkühlung" genannt. So beobachteten NASONOVA und WESSEL (1979) einen Zusammenhang mit einer Erkältung bei 29 Patienten, von denen 10 eine Primärmanifestation der Erkrankung aufwiesen. Sogar emotionaler Stress scheint sich auf die Schubbereitschaft negativ auszuwirken. Physiotherapeutische Anwendungen und klimatische Einwirkungen sind für den Patienten mit einem LED ebenfalls nicht als indifferent zu erachten, da Zusammenhänge zwischen einer Primärmanifestation der Erkrankung und ihren Rezidiven beobachtet wurden (NASONOWA u. WESSEL 1979).

7. Schwangerschaft und systemischer Lupus

Normale Funktionen der Nieren und des Herzens vorausgesetzt ist eine Schwangerschaft nicht kontraindiziert. Sie sollte allerdings im Stadium der Remission geplant werden (ESTES u. LARSON 1965; GRIGOR et al. 1977; ZURRIER 1975). Mütter mit LED scheinen jedoch häufiger Kinder mit komplettem Herzblock zu gebären. Als Ursache kommen diaplazentare antinukleäre Antikörper in Frage, welche das fetale Reizleitungssystem und Myokard schädigen (MCCUE et al. 1977).

Fertilitäts- und Sterilitätsraten sind bei Lupus-Patienten normal. Aborte vor und nach Ausbruch der Erkrankung sind mit 25–30% jedoch hoch (ARDELT u. BOEHM 1974; FRAGA et al. 1974). Für die hohe Zahl von spontanen Aborten werden immunologische Reaktionen, lymphozytotoxische Antikörper, verantwortlich gemacht (BRESNIHAN et al. 1977).

Nach FRIEDMAN und RUTHERFORD (1956) sind beim aktiven LED in den ersten $^2/_3$ der Schwangerschaft Exazerbationen und Remissionen gleich häufig. Schübe während der Schwangerschaft müssen mit Kortikosteroiden behandelt werden. Nach der Entbindung tritt in der Regel eine Verschlechterung ein. Eine ausführliche Darstellung des Problems „Schwangerschaft und LED" findet sich bei NASONOWA und WESSEL (1979).

8. Arzneimittelinduzierter Lupus

Unverträglichkeitsreaktionen gegenüber Kosmetika und bestimmten Medikamenten sind bei Patienten mit LED bekannt. DUBOIS (1966) fand schlechte Verträglichkeit gegen Penicillin in 6,7% und gegen andere Antibiotika und Sulfonamide in etwa 1%. LEE et al. (1966) berichteten über eine Häufigkeit von 3–12%, und NASONOVA (1967) über 36%. Letztere Autorin rechnete zu den Reaktionen bereits die Verstärkung von Symptomen der Grundkrankheit

Tabelle 9. Befunde bei arzneimittelinduziertem LED (nach HUGHES 1979)

Klinik:	Polyarthralgien/-arthritis Hautexantheme Hepatomegalie	Lymphadenopathie Polyserositis Lungenbeteiligung
Bemerkungen:	Befall der Nieren und des ZNS ist selten. Medikamente können nur auslösend gewirkt haben, wenn sie bereits vor Beginn der LED-Symptome gegeben wurden. Nach Absetzen des auslösenden Präparates verschwinden die Symptome	
Labor:	Leukozytopenie, Hypergammaglobulinämie, normaler Serumkomplementspiegel; ANF positiv, LE-Zellen vorhanden. Antikörper gegen native DNS negativ	

Tabelle 10. Arzneimittelinduzierter Lupus: krankheitsauslösende Faktoren (nach MATHIES et al. 1980)

Hydralazin	Propylthiouracil	Chinidin
Procainamid	Methylthiouracil	Allopurinol
Practolol	Trimethadone	fraglich: Sulfonamide
D-Penicillamin	Primidizone	fraglich: orale
Isoniacid	Chlorpromazin	Kontrazeptiva
Diphenylhydantoin	andere Phenothiazine	
Ethosuximid	Reserpin	

wie Ausdehnung des Schmetterlingsexanthems, verstärkte Fieberschübe und weitere Ausprägung der Polysymptomatik des Krankheitsbildes.

Wie durch UV-Lichteinstrahlung und andere physikalische Faktoren erscheint eine Provokation des LED durch verschiedene Pharmaka möglich. Wichtigste Präparate sind Hydralazin-Derivate, Hydantoine und Procainamid (Zusammenstellung bei GOERZ 1969; NASONOVA u. WESSEL 1979). Über Einzelfälle wurde unter der Behandlung mit Penicillin, Tetrazyklinen, Sulfonamiden, Tuberkulostatika, Goldpräparaten, Chloroquin und Kontrazeptiva berichtet.

Unter arzneimittelinduziertem Lupus werden lupusähnliche Krankheitsbilder mit bestimmten klinischen und serologischen Veränderungen verstanden (Tabelle 9). Fieber, Gewichtsverlust, Polyarthralgien/-arthritis, Pleuritis und Perikarditis sind charakteristische Symptome. Renale Beteiligung scheint eher eine Ausnahme zu sein (BLOMGREN et al. 1969; CONDEMI et al. 1970; LEE u. CHASE 1975; ALARCON-SEGOVIA 1975). Eine Erklärung hierfür bietet der Mangel an komplementbindenden Antikörpern.

Mehrere Substanzen können eine lupusähnliche Krankheit auslösen (Tabelle 10). Als erste beschrieben 1953 MORROW et al. das „Hydralazin-Syndrom", welches in 10% der Behandelten ohne Geschlechtsunterschied meistens nach einer Gesamtdosis von 100 g Substanz auftrat (LEE u. CHASE 1975). Häufigste Ursache des „Arzneimittellupus" ist Procainamid (LADD 1962). Die Hälfte der Patienten bilden LE-Zellen und antinukleäre Faktoren ohne klinische Symptome. Bei einem kleinen Teil, etwa 10%, entwickelt sich ein lupusähnliches Syndrom. Nach Absetzen der auslösenden Substanz verschwinden die Symptome innerhalb von Tagen. Serologische Veränderungen bleiben jedoch mehrere Monate bestehen.

Die Entstehung des arzneimittelinduzierten Lupus ist nach HUGHES (1979) von der Dosis und von „allergischen" Mechanismen abhängig. Medikamente wie Hydralazin und Procainamid können an DNS gebunden immunogen werden (TAN 1974; BLOMGREN u. VAUGHAN 1968). Eine weitere Erklärung bietet die längere Verweildauer für Hydralazin und Isoniazid bei verminderter Azetyltransferase. „Langsame" lassen sich so von „schnellen" Azetylatoren unterscheiden (PERRY et al. 1970; TAN 1974).

9. Laboruntersuchungen

Eine Anämie ist mit 70% häufigster hämatologischer Befund. Es handelt sich gewöhnlich um eine milde normochrome, normozytäre Anämie. Selbstverständlich kommen auch schwere Formen der Anämie vor (ESTES u. CHRISTIAN 1971; BUDMAN u. STEINBERG 1977). Eine hämolytische Anämie, Coombs-positiv oder -negativ, besteht in 10%. Eine Leukopenie ($< 4000/mm^3$) findet sich in etwa der Hälfte der Patienten. In extremen Fällen besteht eine absolute Lymphopenie. Sie ist Zeichen eines aktiven LED, wobei gleichzeitig auch eine verminderte Anzahl von T-Zellen vorliegt. Eine milde Thrombozytopenie ist ein bei $^1/_3$ der Patienten üblicher Befund ($< 100 000$ mm^3). Schwere Thrombozytopenien kommen im Krankheitsverlauf meistens entweder früh oder spät vor. Sie sollen in weniger als 5% auftreten (HUGHES 1979).

Die BKS ist in 90% der Patienten mit aktivem Lupus beschleunigt. Sie kann aber auch normal sein. Falsch-positive Tests für Syphilis in etwa 10%, Rheuma-Faktoren in 40% und eine polyklonale Hypergammaglobulinämie in über $^2/_3$ der Patienten sind weitere Befunde (ESTES u. CHRISTIAN 1971; DUBOIS 1974).

Quantitative Untersuchungen zeigen erhöhte Serumspiegel konstant für IgG, weniger für IgA und IgM (FISHBEIN 1972). Das C reaktive Protein ist bei Lupuspatienten im Schub oder bei Vorliegen einer Superinfektion erhöht (HONIG et al. 1977; ZEIN et al. 1978).

Eine hämorrhagische Diathese kann außer durch ein Werlhof-Syndrom auch durch Lupus-Hemmkörper bedingt sein, die gegen Thromboplastin gerichtet eine leichte Verlängerung der Thromboplastin-Zeit und eine deutliche Verlängerung der partiellen Thromboplastin-Zeit bewirken. Gefährliche Blutungen sind jedoch mehr mit Antikörpern verbunden, die gegen die Faktoren VIII, IX und XII gerichtet sind (RICK u. HOYER 1975).

Serologische Untersuchungen stehen in der Diagnostik an erster Stelle. Eine Zusammenfassung spezifischer Laboruntersuchungen beim Verdacht auf LED bietet die Tabelle 11. Antinukleäre Faktoren bzw. Antikörper kommen beim LED zwar in hohen Titern vor, sie sind für die Diagnose jedoch nicht spezifisch. Vielmehr setzen sich diese sogenannten antinukleären Faktoren (ANF) aus einer Vielzahl von Antikörpern (Tabelle 12) zusammen, deren Antigene bisher nur teilweise bekannt sind (FEDERLIN 1976). Die Tabelle 13 zeigt die Wechselbeziehung zwischen antinukleären Antikörpern und klinischer Lupus-Manifestation.

Während LE-Zellen im Serum eine Parallelität mit der Aktivität der Erkrankung vermissen lassen (FEDERLIN 1976), sind der Antikörpernachweis gegen native DNS und ein erniedrigter Serumkomplementspiegel (C_3, C_4) Beweis für einen aktiven LED. Beide Parameter können zur Überprüfung einer adäquaten medikamentösen Einstellung herangezogen werden. Antikörper gegen native DNS sind für die Diagnose des LED weitgehend spezifisch (Zusammenfassung bei HELMKE 1981). Von großer Bedeutung sind Bestimmungen von Immunkomplexen und Kryoglobulinen.

Tabelle 11. „Spezifische" Laboruntersuchungen beim Verdacht auf LED bzw. zur Verlaufskontrolle (Aktivitätszeichen) (FEDERLIN 1976)

1. Antinukleäre Faktoren (Leber-Nierenschnitte, Immunfluoreszenz), (ANF = AK gegen Nukleoproteine, Histone, DNS, RNS)
2. Anti-DNS-Antikörper (z.B. hämolysierte Hühnererythrozyten, Radioimmunoassay)
3. LE-Zell-Test
4. Komplementbestimmung i.S. (C_3) (CH_{50})
5. Nierenbiopsie (Histologie, Immunhistologie)

Tabelle 12. Übersicht über die wesentlichsten bisher erkannten Antigene bzw. Antikörper bei LED-Patienten und ihr Vorkommen bei anderen Erkrankungen. Die Antikörper sind als „antinukleäre" Faktoren (ANF) zusammengefaßt (FEDERLIN 1976)

Antikörper gegen:	Vorkommen bei:
Nukleoprotein	LED, diskoider LE, (LE-Zelltest)
DNS nativ	LED
DNS denaturiert	LED, cP, aggressive Hepatitis, Thyreoiditis u.a.
Histone	LED
Puffer lösl. Protein 1+2	LED, Sklerodermie, mixed connective tissue disease
Nukleolus	LED, Sklerodermie, Dermatomyositis
RNS	LED, Sklerodermie
Sm-Antigen	LED
lösl. Kernrezeptoren	LED

Tabelle 13. Antinukleäre Faktoren und klinische Lupus-Manifestation. (Nach ALARCON-SEGOVIA u. DIAZ-JOUANEN 1980)

ANF	entspricht...	Manifestation
Anti-native DNS	+	Lupus-Nephritis
Anti-Sm	+	Lupus-Enzephalopathie
Anti-RNP	−	Lupus-Nephritis
	+	Raynaud-Phänomen
	+	Ödem der Hände
	+	Myositis
	+	Kalzinose
Anti-Histon	−	Lupus-Enzephalopathie

Tabelle 14. Renale Befunde bei 50 Lupus-Patienten. (Nach GRIGOR et al. 1978)

Manifestation	%
Proteinurie (> 1 g/24 Std)	26
Abnormales Urin-Sediment	30
Erhöhtes Serum-Kreatinin	10
Abnormaler histologischer Befund	34

Die Untersuchung des Urins ist in der Hälfte der Patienten „pathologisch". Proteinurie, Zylindrurie und Mikrohämaturie zeigen das Ausmaß der Nierenbeteiligung an. Massive Proteinurie findet sich beim nephrotischen Syndrom. Die Tabelle 14 enthält eine Zusammenfassung renaler Befunde. Weitere Manifestationen: renal-tubuläre Azidose als Störung der tubulären Funktion (TU u. SHEARN 1967), freie Leichtketten im Urin (SPRIGGS u. EPSTEIN 1973). Letztere können als Parameter für das Ausmaß der Nierenbeteiligung gelten.

10. Diagnose und Differentialdiagnose

Die Diagnose des LED beruht auf typischen klinischen Symptomen. Sie wird durch serologische und histopathologische Befunde ergänzt und bestätigt. Der Nachweis antinukleärer Antikörper ist dabei besonders wertvoll. Es handelt sich um eine sehr heterogene und unspezifische Gruppe von Antikörpern. Lediglich ein signifikant hoher Antikörper-Titer gegen native DNS ist für den LED diagnostisch (NOTMAN et al. 1975). In einer Studie traf dies jedoch nur auf 82% klinisch aktiver Lupusfälle zu (WEINSTEIN et al. 1978). LE-Zellen finden sich in über 80% der Lupus-Patienten. Ihre Entstehung setzt antinukleäre Antikörper (vom IgG-Typ) und Komplement voraus. Der Nachweis von Anti-Sm ist für den LED spezifisch, kommt aber nur in einem Drittel der Erkrankten vor (HAMBURGER et al. 1977). Ein erniedrigter Komplementspiegel ist für die Diagnose nicht spezifisch. Er kommt auch bei anderen Krankheiten wie der Glomerulonephritis vor (SCHUR 1975).

Die erwähnten wichtigen serologischen Veränderungen konnten in den Kriterien (Tabelle 15) der Amerikanischen Gesellschaft für Rheumatologie (ARA) (COHEN et al. 1971) noch keine Aufnahme finden, da sie erst nach diesen entwickelt wurden. Eine Arbeitsgemeinschaft „Diagnostische Kriterien" der Deutschen Gesellschaft für Rheumatologie (MATHIES 1978) stellte klinische diagnostische Richtlinien auf, die eine Erweiterung und hilfreiche Ergänzung der ARA-Kriterien für die Lupus-Diagnostik darstellen. Die Tabelle 16 faßt diagnostisch hoch-

Tabelle 15. Kriterien zur Diagnose des LED nach der Amerikanischen Gesellschaft für Rheumatologie[a]

1. Gesichtserythem (Schmetterlingsexanthem)
2. Diskoider Lupus
3. Diffuser oder fleckförmiger Haarausfall (Alopezie)
4. Raynaud-Phänomen
5. Fotosensibilität; Hautreaktion nach Sonneneinstrahlung
6. Orale oder nasopharyngeale Schleimhautulzerationen
7. Nichtdeformierende Polyarthritis
8. LE-Zellen
9. Chronisch falsch-positive serologische Tests für Syphilis
10. Proteinurie
11. Beobachtung von Zylindern im Urinsediment
12. Pleuritis oder Perikarditis
13. Neuropsychiatrische Veränderungen: Psychose, Konvulsionen usw.
14. Hämolytische Anämie; Leukopenie (unter 4000/mm^3, Thrombozytopenie (unter 100000/mm^3)
(Zur Diagnose sind 4 Kriterien erforderlich)

[a] nach COHEN et al. 1971: Preliminary criteria for the classification of systemic lupus erythematosus

wertige klinische (einschließlich anamnestische) Symptome zusammen. Diese werden in der Tabelle 17 ergänzt durch Befunde, die ohne hinreichende Symptomatik die Diagnose nicht erlauben. Befunde, die bei sonst hinreichender Symptomatik die Diagnose nicht ausschließen müssen, sind in der Tabelle 18 aufgeführt. Differentialdiagnostisch wichtige, vom LED abzugrenzende Erkrankungen enthält die Tabelle 19.

Wie schwer die Diagnose des LED sein kann, zeigten CRUZ und SCHULER (1970). Bei 49 Lupus-Patienten fanden sie in 26 Fällen (54%) Fehldiagnosen in folgender Häufigkeit: chronische Polyarthritis, rheumatisches Fieber, Pleuritis, DLE, Psychose, rheumatische Enzephalitis, hämolytische Anämie, tuberku-

Tabelle 16. Diagnostisch hochwertige klinische (einschließlich anamnestische) Symptome des LED. (Nach MATHIES 1978)

Arthralgien und/oder Arthritiden
Fieber
Haarausfall
Allergieneigung
Polymorphe Hautveränderungen
Fotosensibilität
Raynaud-Symptomatik
Kleine Haut-Ulzera
Renale Ödeme
Nierenkoliken ohne Steinnachweis
Unklare Pneumonien
Pleuritis und/oder Perikarditiden und/oder Peritonitis
EKG-Veränderungen im Sinne einer Myokarditis
Stenokardie, Atemnot, Tachykardie
Zerebrale Durchblutungsstörungen
Epilepsie
Psychosen
Chorea (selten)
Polyneuritiden
Lymphknotenschwellungen und/oder Hepatomegalie und/oder Splenomegalie
Augenhintergrund: Retinopathien, Exsudat-Flecken
Pathologische EEG-Befunde
Nierenbiopsie: Befunde im Sinne einer Lupus-Nephritis

Tabelle 17. Befunde, die ohne hinreichende weitere Symptomatik die Diagnose eines LED nicht erlauben. (Nach MATHIES 1978)

Arthralgien und/oder Arthritiden + Fieber
Arthralgien und/oder Arthritiden + Haarausfall
Arthralgien und/oder Arthritiden + Allergien
Arthralgien und/oder Arthritiden + verschiedenartige Hautveränderungen
Arthralgien und/oder Arthritiden + pathologische Nierenbefunde
Arthralgien und/oder Arthritiden + Serositis (Pleuritis, Perikarditis oder Peritonitis)
Arthralgien und/oder Arthritiden + Raynaud-Symptomatik
Arthralgien und/oder Arthritiden + EKG-Veränderungen im Sinne einer Myokarditis
Arthralgien und/oder Arthritiden + Stenokardie und/oder Atemnot und/oder Tachykardie
Arthralgien und/oder Arthritiden + zerebrale Durchblutungsstörungen
  und/oder Epilepsie und/oder Psychosen und/oder Polyneuritis
Arthralgien und/oder Arthritiden + Augenhintergrundsveränderungen
Arthralgien und/oder Arthritiden + pathologische EEG-Befunde

Tabelle 18. Befunde, die bei sonst hinreichender Symptomatik die Diagnose eines LED nicht ausschließen müssen. (Nach MATHIES 1978)

BKS < 30 mm/1. Std.
Fehlende Leukopenie
Fehlende Thrombozytopenie
Fehlende Anämie
Nicht nachweisbare antinukleäre Faktoren
Fehlende Komplementverminderung
Fehlende Gelenksymptomatik
Fehlende Hautsymptomatik
Fehlende Organsymptomatik
Fehlende Hypergammaglobulinaemie (bes. bei nephrotischem Syndrom)
Positiver Rheumafaktor (besonders im Latex-Agglutinations-Test)

Tabelle 19. Befunde, die an der Diagnose eines LED zweifeln lassen müssen (mit Angabe evtl. differentialdiagnostisch zu beachtender Erkrankungen). (Nach MATHIES 1978)

Dermatologisch gesicherte Psoriasis der Haut oder der Nägel
    Arthritis psoriatica

Gelenkbefall im Strahl (Befall aller 3 Gelenke eines Fingers oder einer Zehe)
    Arthritis psoriatica

Lilafarbiges Erythem im Gesicht unter Einschluß der Augenlider zusammen mit Orbitalödem
    Dermatomyositis

Streptokokkeninfekt in der unmittelbaren Vorgeschichte
    Streptokokkenrheumatismus (Rheumatisches Fieber)

Erythema exsudativum multiforme
    Still-Syndrom

Erythema anulare
    Streptokokkenrheumatismus (Rheumatisches Fieber)

Erythema nodosum
    Akute Sarkoidose, Symptomatische Arthritiden infektiöser Genese

Purpura
    Anaphylaktoide Purpura (Schönlein-Henoch)

Sichelzellen
    Sichelzellenanämie

Bräunliche Hautpigmentierung (besonders an den Unterschenkeln)
    Felty-Syndrom

Schleimhautulzerationen
    Morbus Behçet, Reiter-Syndrom, Varikosis

Nierenkoliken ohne Anhalt für Papillennekrose
    Nephrolithiasis

Anamnestische Angabe der Einnahme spezieller Medikamente: Hydralazin, und/oder Procainamid und/oder Hydantoin und/oder Isoniazid und/oder Methyl-Dopa und/oder Reserpin und/oder Antibiotika und/oder Thyreostatika und/oder Phenothiazin
    Arzneimittelinduzierter Lupus erythematosus

Lymphknotenvergrößerung und/oder Milzvergrößerung
    Felty-Syndrom

löse Peritonitis, tuberkulöse Polyserositis, Syphilis, nephrotisches Syndrom, Morbus Poncet und Malaria. BÄUMER (1969) verwies auf die Möglichkeit der Verwechslung mit einer Dermatomyositis oder einer Panarteriitis nodosa und nannte eine Reihe weiterer Erkrankungen: Fieber unbekannten Ursprungs, unerklärbare oder bizarre Hautveränderungen, "wandernde" Polyarthritis, die ein rheumatisches Fieber oder eine rheumatoide Arthritis suggeriert; Pleuritis, auf Antibiotika nicht reagierende Pneumonie, Morbus Raynaud, idiopathische Myokarditis, "bakterielle Endokarditis", nephrotisches Syndrom, thrombopenische Purpura, akute hämolytische Anämie, idiopathische Epilepsie, aseptische Meningitis, latente Syphilis und Arzneimittelreaktionen.

Den genannten und weiteren Erkrankungen wären dann vor allen Dingen das Sharp-Syndrom sowie die echten (essentielle) "Overlapping"- und symptomatischen "Overlapping"-Syndrome hinzuzufügen (HAUSTEIN u. BARTHELMES 1973; weitere Literatur bei NASONOWA u. WESSEL 1979).

11. Therapie

Therapeutische Richtlinien zur Behandlung des LED wurden erarbeitet (MATHIES et al. 1980).

a) Ursächlich angreifende Therapie

Da die Ursache des LED nicht bekannt ist, steht eine solche Therapie und damit Heilung nicht in Aussicht. Herdsanierung kann, wo notwendig, den Organismus in eine bessere "Ausgangslage" bringen, die ihn mit der Erkrankung vorübergehend besser fertig werden läßt. Diätetische oder naturheilkundliche Maßnahmen können im Sinne einer ursächlichen Therapie nicht heilen. Fieberschübe gehören beim LED zu den krankheitsspezifischen Symptomen, weshalb der Einsatz von Antibiotika und Sulfonamide besonders überlegt werden muß. Diese Medikamente sind nämlich häufig krankheitsauslösende bzw. -verschlimmernde Faktoren und führen oft zu allergischen Reaktionen.

b) Medikamentöse Basistherapie

Bei geringer Krankheitsaktivität und ohne wesentliche Beteiligung innerer Organe eignen sich Chloroquin-Derivate. Immunsuppressiva finden bei Fällen mit stärkerer Aktivität und Beteiligung innerer Organe ihren Einsatz. Eine Kombination von Chloroquin und Immunsuppressiva kann im Gegensatz zur Anwendung bei der chronischen Polyarthritis angebracht sein.

c) Symptomatisch wirksame medikamentöse Therapie

Indikationen bieten alle Fälle mit Gelenkmanifestationen, bei denen antiphlogistische Maßnahmen notwendig sind. Das gilt auch für Fälle, in denen zu Beginn einer Basistherapie vor Einsetzen des Erfolges Sofortmaßnahmen notwendig sind oder eine Basistherapie allein nicht ausreichenden Erfolg gebracht hat.

Tabelle 20. Basistherapie des LED

Chemische Bezeichnung	Präparat	Tagesdosis		Therapie-Dauer
		Erwachsene	Kinder	
Antimalariamittel				
Chloroquin-diphosphat	Resochin	250 mg (evtl. in den ersten 2 Wochen 500 mg)	Richtdosis 4 mg/kg	Anlaufzeit beträgt 2–6 Monate. Bei Ansprechen und Verträglichkeit Dauertherapie unter entsprechenden Kontrollen
Hydroxy--Chloroquin-diphosphat	Quensyl	2 × 200 mg evtl. in den ersten 2 Wochen 3 × 200 mg)	wie oben	
Immunsuppressiva				
Podophyllin	Proresid	bis 1 g/tägl. als Infusion	keine Indikation	Infusionen über 20 Tage, dann Fortsetzung der Therapie mit Imurek
Azathioprin	Imurek	3 × 50 mg/tägl.	2,5–3 mg/kg	Nach Wirkungseintritt (gewöhnlich nach 6 Wochen) Reduktion auf 2 × 50 mg. Bei Wirkungslosigkeit trotz Gabe über 12 Wochen Präparat absetzen
Chlorambucil	Leukeran	0,2 mg/kg tägl. in 3 Einzeldosen über den Tag verteilt	Seltene Indikation	Keine Dauertherapie, höchstens über einige Wochen geben. Bei Wirkungslosigkeit nach 8 Wochen absetzen
Amethopterin	Methotrexat	2 × 2,5 mg/tägl.	Seltene Indikation	Nach Wirkungseintritt 2,5 mg/tägl. als Dauertherapie fortsetzen. Bei Wirkungslosigkeit trotz Gabe über 8 Wochen Präparat absetzen
Cyclophosphamid	Endoxan	50–100 mg/tägl. (Gesamtdosis 6–12 g)		Injektionen über maxiaml 15 Tage

Grundsätzlich können bei geringer Krankheitsaktivität ohne wesentliche viszerale Beteiligung nichtsteroidale symptomatische Antirheumatika versucht werden. Wegen des hohen Allergierisikos ist jedoch Vorsicht und Zurückhaltung geboten. Kortikosteroide sind vor allem bei viszeralem Befall Therapie der Wahl. Bei schwerer Beteiligung innerer Organe (Herz, Nieren, ZNS etc.) muß die Dosierung entsprechend hoch, z.B. 60 mg und mehr/täglich Prednisolon-Äquivalent betragen. Steht die Gelenksymptomatik im Vordergrund, dann ist die Prednisolon-Dosierung mit 15–20 mg/täglich gefolgt von langsamer Dosisreduktion anzusetzen. Durch vorsichtige Gabe eines nichtsteroidalen Symptomatikums kann die Menge des Kortisons oft wesentlich reduziert werden.

Basistherapie und symptomatische Behandlung müssen gleichzeitig begonnen werden, da die Wirkung der Symptomatika sofort einsetzt, während die Basistherapeutika erst nach längerer Gabe wirksam werden. Bei der Behandlung mit Kortikosteroiden sollte nach Möglichkeit die Kortisonmenge auf einmal frühmorgens gegeben werden.

Eine Zusammenfassung der Basistherapie mit Antimalariamitteln und Immunsuppressiva gibt die Tabelle 20.

d) Erfolgsbeurteilung der medikamentösen Therapie

Bei der Beurteilung eines Therapieerfolges seitens der Gelenkmanifestation entscheidet das klinische Bild. Laborwerte spielen eine untergeordnete Rolle. Dagegen sind Laborbefunde nebst Besserung klinischer Symptome für die Beurteilung der Beeinflussung viszeraler Manifestationen wichtig. Die quantitative Bestimmung des Serum-Komplements (am besten C_3) ist häufig entscheidend. Die Normalisierung des erniedrigten Komplementspiegels zeigt besonders bei der Lupus-Nephritis den Erfolg der medikamentösen Einstellung an. Abnahme der LE-Zellenzahl und Titerverminderung der antinukleären Faktoren zeigen meist keine zufriedenstellende Korrelation zur Krankheitsaktivität. Sinnvoll sind außerdem Kontrollen des Antikörper-Titers gegen native DNS, da ihr Anstieg in der Regel einen neuen Schub der Krankheit ankündigt.

e) Spezielle Behandlung bei Beteiligung innerer Organe

Eine allgemein-internistische Behandlung der Organmanifestationen und der damit verbundenen Symptome (z.B. Hypertonie, Niereninsuffizienz, Herzinsuffizienz etc.) kann natürlich, je nach dem vorliegenden Krankheitsbild, notwendig werden.

f) Weitere Maßnahmen

Neben der medikamentösen Behandlung sind je nach Fall und Verlauf funktionserhaltende physikalische Maßnahmen durchzuführen. Dabei ist jedoch zu berücksichtigen, daß „Überlastungen" vermieden werden müssen, da sie die Krankheit verschlechtern können.

Aktive Bewegungstherapie zur Vermeidung von Muskelatrophie, Lagerung in funktionsgerechter Stellung und bei fortgeschrittenem Krankheitsbild z.B. gelenkentlastende Funktionshilfen sind von Wichtigkeit.

12. Verlauf und Prognose

Mit der Erkennung milder Verlaufsformen hat sich die Prognose des LED gebessert (FESSEL 1974). Die Abb. 13 zeigt die 5-Jahresüberlebenszeit für 7 Manifestationen. Unter den renalen Befällen hat die diffuse proliferative Glomerulonephritis die schlechteste Prognose. Übergänge von der günstigen fokalen zur diffusen Lupus-Nephritis wurden berichtet (GINZLER et al. 1974; ZIMMERMAN

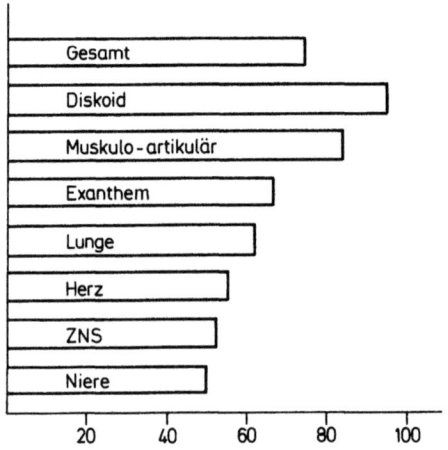

Abb. 13. 5-Jahre-Überlebenszeit in % für 7 Manifestationen des LED. (Nach Estes und Christian 1971)

Tabelle 21. Schematische Darstellung der verschiedenen Typen von Lupusnephritis (in der Einteilung von Pollak und Pirani 1978, modifiziert)

Typ der Lupus-nephritis	Urinbefund und „Komplikationen"	Therapievorschlag	Bemerkung
mesangial (minimal) Nephritis	normal oder nur geringe Proteinurie und Hämaturie	abwartend oder Prednisolon in niedriger Dosierung	sehr gute Prognose
fokale (proliferative) Nephritis	Proteinurie und Hämaturie	Prednisolon in niedriger Dosierung	5 Jahre Überlebenszeit 75%
diffuse proliferative Glomerulonephritis	Proteinurie und Hämaturie. Urämie, Hypertonie	Immunsuppression, Prednisolon in hoher Dosierung	2 Jahre Überlebenszeit 40%
membranöse Nephritis	Proteinurie, nephrotisches Syndrom	Prednisolon	5 Jahre Überlegenszeit 70%

et al. 1975; Morel-Maroger et al. 1976; Rothfield 1977). Es darf hier auch auf die Tabelle 21 verwiesen werden (Baldwin et al. 1977).

Eine weitere häufige Todesursache stellt die Beteiligung des ZNS dar. Gerade bei der Behandlung des Neurolupus ist oft schwer zu entscheiden, ob nicht eine steroidinduzierte Psychose vorliegt. Die Tabelle 22 zeigt auf therapieabhängige „Trends" in der Todesursache hin. Unter Kortikosteroiden und Immunsuppresion nehmen die Todesfolgen an Urämie und Neurolupus ab. Dagegen ist ein Anstieg durch Infektionen und Neoplasien zu verzeichnen. Für letztere sind Defekte im Immunsystem und die immunsuppressive Therapie verantwortlich (Dubois 1974).

Zusammenfassend darf gesagt werden, daß in der Mehrzahl der Fälle der Verlauf des LED von Schüben und Remissionen gekennzeichnet ist. Im Einzelfall mit recht unterschiedlicher Prognose, die jedoch trotz mancher Abstriche nach der Einführung der Kortikosteroide und Immunsuppressiva gebessert wurde. In 80% ist ein leichter oder mittelschwerer Verlauf zu erwarten. Im restlichen

Tabelle 22. „Trends" der Todesursachen bei LED. (Nach DUBOIS 1974)

	1950–1955 (n=57) %	1956–1962 (n=100) %	1963–1973 (n=93) %
Urämie	26,3	36,0	14,1
ZNS	26,3	11,0	7,6
Malignome	1,7	2,0	6,5
Infektionen	16,1	12,0	18,5

Krankengut ist der Verlauf schwer. Hier tritt der Tod durch Nierenversagen, Hirnblutung, Herzinfarkt und andere Folgen ein. Prognostisch am ungünstigsten sind Nieren- und ZNS-Befall (WAGENHÄUSER 1980).

Literatur

Abels M, Urman JD, Rothfield RS (1978) Aseptic necrosis in bone in systemic lupus erythematosus: relationship to corticosteroid therapy. Arch Intern Med 138:750

Agnello V (1978) Association of systemic lupus erythematosus and SLE-like syndromes with hereditary and acquired complement deficiency states. Arthritis Rheum 21:146

Alarcón-Segovia D (1975) Drug induced lupus erythematosus and related syndromes. In: Rothfield N (ed) Clinics in Rheumatic Diseases, Vol I. Saunders Philadelphia, S 573

Alarcón-Segovia D, Diáz-Jouanen E (1980) Lupus subsets: relationship to genetic and environmental factors. Sem Arthritis Rheum 10:18

Alarcón-Segovia D, Fishbein E (1972) Serum immunoglobulins in systemic lupus erythematosus. Clin Sci 43:121

Andrews JM, Cancilla PA, Kunim J (1970) Progressive spinal cord sign in a patient with disseminated lupus erythematosus. Bull Los Angeles Neurol Soc 35:78

Andrianakos AA, Duffy J, Zuzuki M (1975) Transverse myelopathy in systemic lupus erythematosus. Ann Intern Med 83:616

Ardelt W, Boehm N (1974) Abort bei Lupus erythematodes visceralis. Geburtshilfe Frauenheilk 34:473

Armas-Cruz R, Harnecker J, Ducach G, Jalil J, Gonzalez F (1958) Clinical diagnosis of systemic lupus erythematosus. Am J Med 25:409

Ashworth B, Tait GBW (1971) Trigeminal neuropathy in connective tissue disease. Neurology 21:609

Bach GL (1980) Perforation des Nasenseptums bei Lupus erythematodes (LED), Fallbeschreibung und Literaturübersicht. Z Rheumatol 39:22

Bach GL, Pillay VKG, Kark RM (1971) Immunoglobulin (IgA) deficiency in systemic lupus erythematosus. Report of a case and family studies. Acta Rheumatol Scand 17:63

Baehr G, Klemperer P, Shifrin A (1935) Diffuse disease of the peripheral circulation usually associated with lupus erythematosus and endocarditis. Trans Assoc Am Physicians 50:139

Bäumer A (1969) Kollagenkrankheiten. Therapiewoche 15:266

Baldauf G (1981) Röntgendiagnostik bei Kollagenosen. Dtsch Ärztebl, 503

Baldwin DS, Gallo GR (1975) Lupus nephritis. Clin Rheum Dis 1:639

Baldwin DS, Gluck MC, Lowenstein J, Gallo GR (1977) Lupus nephritis. Clinical course as related to morphologic forms and their transitions. Am J Med 62:12

Bas H, Vachtenheim J (1963) Neurologische Erscheinungen beim systemischen Lupus erythematodes. Dtsch Z Nervenheilkunde 185:244

Bennahum DA, Messner RP, Shoop JD (1974) Brain scan findings in central nervous system involvement by lupus erythematosus. Sem Arthritis Rheum 4:253

Bennett RM, Hughes GRV, Bywaters EGL, Holt PJL (1972) Neuropsychiatric problems in systemic lupus erythematosus. Br Med J 4:342

Bernhard GC, Lange RL, Hensley GT (1969) Aortic disease with valvular insufficiency as the principal manifestation of systemic lupus erythematosus. Ann Intern Med 71:81

Berry RG, Hodges JH (1965) Nervous system involvement in systemic lupus erythematosus. Trans Am Neurol Assoc 90:231

Bishko F (1972) Retinopathy in systemic lupus erythematosus. A case report and review of the literature. Arthritis Rheum 15:57

Blomgren SE, Condemi JJ, Bignali MC, Vaughan JH (1969) Antinuclear antibody induced by procainamide. N Engl J Med 281:64

Blomgren SE, Vaughan JH (1968) The immunogenecity of photo-oxidised DNA and of the product of DNA and procainamide hydrochloride. Arthritis Rheum 11:470

Bonfiglio TA, Botti RE, Hagstrom JWC (1972) Coronary arteriitis, occlusion and myocardial infarction due to lupus erythematosus. Am Heart J 83:153

Brandt KD, Lessel S (1978) Migrainous phenomena in systemic lupus erythematosus. Arthritis Rheum 21:7

Bresnihan B, Grigor R, Oliver M, Lewkonia R, Hughes GRV (1977) Immunological mechanism for spontaneous abortion in systemic lupus erythematosus. Lancet 2, 1205

Bretjens JR, Sepulneda M, Baliah T, Bentzel C, Erlanger BF, Mantes M, Hsu KD, Andres GA (1979) Interstitial-immune complex nephritis in patients with systemic lupus erythematosus. Kidney Int 7:342

Brigden W, Bywaters EGL, Lessof MH, Ross IP (1960) The heart in systemic lupus erythematosus. Br Heart J 22:1

Budman D, Steinberg AD (1976) Relationship between hypertension and renal disease in systemic lupus erythematosus. Arch Intern Med 136:1003

Budman DR, Steinberg AD (1977) Hematologic aspects of systemic lupus erythematosus. Ann Intern Med 86:220

Bulkley BH, Roberts WC (1975) The heart in systemic lupus erythematosus and the changes induced in it by corticosteroid therapy. A study of 36 necropsy patients. Am J Med 58:243

Carr DT, Lillington GA, Mayne JG (1970) Pleural-fluid glucose in systemic lupus erythematosus. Mayo Clin Proc 45:409

Castaing G, Vital C, Cardinaud JP (1970) Ramollissement médulaire au cours d' un lupus érythémateux disséminé. Étude anatomo-clinique d'une observation. Bordeaux Med 3:707

Cavallo T (1977) Immunopathology of early and clinically silent lupus nephropathy. Am J Pathol 87:1

Cazenave PLA (1950/51) Lupus érythémateux (érythème centrifuge). Ann Mala Peau Syph 3:297

Cohen AS, Reynolds WE, Franklin EC, Kulka JP, Ropes MW, Shulman LE, Wallace SL (1971) Preliminary criteria for the classification of systemic lupus erythematosus. Bull Rheum Dis 21:643

Condemi JJ, Blomgren SE, Vaughan JH (1970) The procainamide induced lupus syndrome. Bull Rheum Dis 20:604

Cook CD, Wedgwood RJP, Craig JM, Hartmann JR, Janeway CA (1960) Systemic lupus erythematosus. Pediatrics 26:570

Cormane RH (1964) "Bound" globulin in the skin of patients with chronic discoid lupus erythematosus and systemic lupus erythematosus. Lancet 1:534

Cruz A, Schuler B (1970) Irrtümer bei der Diagnose des systematisierten Lupus erythematosus. Z Rheumaforsch 29:102

Davis P, Atkins B, Jesse RG, Hughes GRV (1973) Criteria for classification of systemic lupus erythematosus. Br Med J 3:88

DeHoratius RJ, Pillarisetty R, Messner RP, Talal N (1975) Antinucleic acid antibodies in systemic lupus erythematosus patients and their families. Incidence and correlation with lymphocytotoxic antibodies. J Clin Invest 56:1149

Donaldson IM, Espiner EA (1971) Disseminated lupus erythematosus presenting as chorea gravidarum. Arch Neurol 24:240

Dorndorfer W (1980) Entzündliche Hirngefäßerkrankungen. Nervenarzt 51:449

Dobois EL (1953) The effect of the LE cell test on the clinical picture of systemic lupus erythematosus. Ann Intern Med 38:1265

Dubois EL, Cosen L (1960) Avascular (aseptic) bone necrosis associated with systemic lupus erythematosus. JAMA 174:966
Dubois EL (1966) Lupus erythematosus: A review of the current status of discoid and systemic lupus erythematosus and their variants. McGraw-Hill Book Comp, New York
Dubois EL (1974) Lupus erythematosus: A review of the current status of discoid and systemic lupus and their variants. Univ South California Press, Los Angeles
Dubois EL (1976) Lupus erythematosus: A review of the current status of discoid and systemic lupus erythematosus and their variants. Univ South California Press, Los Angeles
Dubois EL, Friou GJ, Chandor S (1972) Rheumatoid nodules and rheumatoid granulomas in systemic lupus erythematosus. JAMA 220:515
Eisenberg H, Dubois EL, Sherwin RP, Balchum OJ (1973) Diffuse interstitial lung disease in systemic lupus erythematosus. Ann Intern Med 79:37
Eisenberg H, Simmons DH, Barnett EB (1979) Profuse pulmonary interstitial disease: an immunohistologic study. Chest 75 [Suppl 1] 262
Estes D, Christian CL (1971) The natural history of systemic lupus erythematosus by prospective analysis. Medicine 50:85
Estes D, Larson DL (1965) Systemic lupus erythematosus and pregnancy. Clin Obstet Gynaecol 8:307
Federlin K (1976) Pathophysiologie und Laboratoriumsdiagnostik der Kollagenosen. Monatsschr Kinderheilkd 124:786
Feinglass EJ, Arnett FC, Dorsch CA, Zizic TM, Stevens MC (1976) Neuropsychiatric manifestations of systemic lupus erythematosus: Diagnosis, clinical spectrum and relationship to the other features of the disease. Medicine 55:323
Fessel WJ (1974) Systemic lupus erythematosus in the community. Arch Intern Med 134:1027
Fraga A, Mintz G, Orozco J, Orozco JH (1974) Sterility and fertility rates, fetal wastage and maternal morbidity in systemic lupus erythematosus. J Rheumatol 1:293
Friedman AP (1976) Headache. In: Baker AB, Baker LH (eds) Clinical neurology, vol 2. Hagerstown, Maryland, Harper and Row, p 7
Friedman EA, Rutherford JW (1956) Pregnancy and lupus erythematosus. Obstet Gynecol 8:601
Fries JF, Holman HR (1975) The fluorescent antinuclear reaction in systemic lupus erythematosus: A clinical analysis. Saunders, Philadelphia
Friou GJ (1957) Clinical application of lupus serumnucleoprotein reaction using fluorescent antibody technique (abstr). J Clin Invest 36:890
Gibson GJ, Edmonds GP, Hughes GRV (1977) Diaphragm involvement in systemic lupus erythematosus. Am J Med 63:926
Gilliam JN (1975) The significance of cutaneous immunoglobulin deposits in LE and NZB/NZW F_1 hybrid mice. J Invest Dermatol 65:154
Ginzler E, Diamond H, Kaplan D, Weiner M, Schlesinger M, Seleznick M (1978) Computer analysis of factors influencing the frequency of infection in systemic lupus erythematosus. Arthritis Rheum 21:37
Ginzler EM, Nicastri AD, Chun-Kuo C, Friedman EA, Diamond HS, Kaplan S (1974) Progression of mesangial and focal to diffuse lupus nephritis. N Engl J Med 291:693
Gladstein GS, Rynes RI, Parhami N, Bartholomew LE (1979) Gangrene of a foot secondary to systemic lupus erythematosus with large vessel vasculitis. J Rheumatol 6:549
Goerz G (1969) Erythematodes-Provokation durch Goldtherapie wegen primär-chronischer Polyarthritis. Dtsch Med Wochenschr 94:2040
Goldie I, Tibblin G, Scheller S (1967) Systemic lupus erythematosus and aseptic bone necrosis. Acta Med Scand 182:55
Green N, Osner JC (1968) Small bone changes secondary to systemic lupus erythematosus. Radiology 90:118
Grennan DM, El Ghobarey A, Hadidi T, El Maghraby M, El Bodawy S, Dick CW, Buchanan WW (1976) Articular manifestations and avascular necrosis in systemic lupus erythematosus. A Cairo-Glasgow co-operative study. Rheumatologie 6:455
Grigor RR, Shervington PC, Hughes GRV, Hawkins DF (1977) Outcome of pregnancy in systemic lupus erythematosus. Proc R Soc Med 70:99
Grigor R, Edmonds J, Lewkonia R, Bresnihan B, Hughes GRV (1978) Systemic lupus erythematosus. A prospective Analysis. Ann Rheum Dis 37:121

Grumet FC, Cookell A, Bodmer JG, Bodmer WF, McDevitt HO (1971) Histocompatibility antigens associated with systemic lupus erythematosus. N Engl J Med 285:193

Guardia J, Gomez J, Carmen Martin, Martinez-Vazquez JM, Bacardi R, Tornos J (1975) Pericarditis, pleural effusion, and pneumonitis with transient mitochondrial antibodies. Br Med J 1:370

Hachen HJ, Chantraine A (1979/80) Spinal cord involvement in systemic lupus erythematosus. Paraplegia 17:337

Hahn BH, Yardley JH, Stevens MB (1970) Rheumatoid nodules in systemic lupus erythematosus. Ann Intern Med 72:49

Hamburger M, Hodes S, Barland P (1977) The incidence and clinical significance of antibodies to extractable nuclear antigens. Am J Med Sci 273:21

Hargraves MM, Richmond H, Morton R (1948) Presentation of two bone marrow elements: the "tart" cell and "lupus erythematosus" cell. Proc Staff Meet Mayo Clinic 23:25

Harvey AM, Shulman LE, Tumulty A, Conley CL, Schoenrich EH (1954) Systemic lupus erythematosus: Review of the literature and clinical analysis of 138 cases. Medicine (Baltimore) 33:291

Hanstein UF, Bartelmes H (1973) "Overlapping"-Syndrome bei "Autoimmun-Krankheiten" in der Dermatologie. Dtsch Gesundheitswesen 28:2456

Hebra F v (1845) Hautkrankheiten, Bd 3, Teil 1. Wien

Hegglin R von (1961) Die gastrointestinalen Symptome beim Lupus erythematodes visceralis. Gastroenterologica 95:155

Heimann WC, Freiberger RH (1960) Avascular necrosis of femural and humoral heads after high dosage corticosteroid therapy. N Engl J Med 263:672

Hejmancik MR, Wright JC, Quint R, Jennings FF (1964) The cardiovascular manifestations of systemic lupus erythematosus. Am Heart J 68:119

Helmke K (1981) Antinukleäre Antikörper. Thieme, Stuttgart NY

Hill GS, Hinglais N, Tron F, Bach JF (1978) Systemic lupus erythematosus; morphologic correlations with immunologic and clinical data at the time of biopsy. Am J Med 64:61

Hohmeister R, Waldburger M, Hughes GRV (1978) Lupus erythematosus disseminatus: eine Analyse des Organbefalls. Schweiz Med Wochenschr 108:1797

Holman HR, Kunkel HG (1957) Affinity between the lupus erythematosus serum factor and cell nuclei and nucleoprotein. Science 126:162

Holborrow EJ, Weir DM, Johnson GD (1957) A serum factor in lupus erythematosus with affinity for tissue nuclei. Br Med J 2:732

Honig S, Gorevic P, Weissman G (1977) C-reaktive protein in systemic lupus erythematosus. Arthritis Rheum 20:1065

Huang CT, Lyons HA (1966) Comparison of pulmonary function in patients with systemic lupus erythematosus, scleroderma and rheumatoid arthritis. Am Rev Respir Dis 93:865

Hughes GRV (1979) Connective tissue diseases. Blackwell Scientific Publications, 2nd edn

Inoue T, Kanayama Y, Ohe A (1979) Immunopathologic studies of pneumonitis in systemic lupus erythematosus. Ann Intern Med 91:30

Jessar RA, Lamont-Havers RW, Ragan C (1953) Natural history of lupus erythematosus disseminatus. Ann Intern Med 38:717

Johnson RT, Richardson EP (1978) The neurological manifestations of systemic lupus erythematosus. Medicine 47:337

Kai DM, Tuffanelli DL (1969) Immunofluorescent techniques in clinical diagnosis of cutaneous disease. Ann Intern Med 71:753

Kaposi MK (1872) Neue Beiträge zur Kenntnis des Lupus erythematodes. Arch Derm Syph 4:36

Kirsner AB, Diller JG, Sheon RP (1971) Systemic lupus erythematosus with cutaneous ulcerations. JAMA 217:821

Klein SA, Tomaro AJ (1975) Lupus erythematosus profundus: Review of the literature and report of case. J Oral Surg 33:454

Klippel JH, Gerber LH, Pollak L (1979) Avascular necrosis in systemic lupus erythematosus. Silent symmetric osteonecrosis. Am J Med 67:83

Klippel JH, Zvaifler NJ (1975) Neuropsychiatric abnormalities in systemic lupus erythematosus. Clin Rheum Dis 1:621

Klipper AR, Stevens MB, Zizic TM (1976) Ischemic necrosis of bone in systemic lupus erythematosus. Medicine (Baltimore) 55:251

Koffler D, Angello V, Carr RI, Kunkel HG (1969) Variable patterns of immunoglobulins and complement deposition in the kidneys of patients with systemic lupus erythematosus. Am J Pathol 56:305

Labowitz R, Schumacher RH (1971) Articular manifestations of systemic lupus erythematosus. Ann Intern Med 74:911

Ladd AT (1962) Procainamid-induced lupus erythematosus. N Engl J Med 267:1357

Larson DL (1961) Systemic lupus erythematosus. Little Brown & Co, Boston

Lee SL, Chase HP (1975) Drug-induced systemic lupus erythematosus: A critical review. Sem Arthritis Rheum 5, 83, 1975

Lemmel EM (1980) Schwerpunktmedizin, Rheuma I. 3:5

Leventhal GH, Dorfman HD (1974) Aseptic necrosis of bone in systemic lupus erythematosus. Sem Arthritis Rheum 4:73

Libman E, Sachs B (1924) A hitherto undescribed form of valvular and mural endocarditis. Arch Intern Med 33:701

Loddenkemper R, Bach GL, Carton RW (1970) Diffusionsstörungen bei primär-chronischer Polyarthritis und Lupus erythematodes disseminatus. Beitr Klin Tuberk 141:230

Lövgren O (1970) Kollagenerkrankungen im engeren Sinne: Lupus erythematodes. In: Schoen R, Böni A, Miehlkel K (Hrsg) Klinik der rheumatischen Erkrankungen. Springer, Berlin Heidelberg New York, S 280

Lundberg PO, Werner I (1972) Trigeminal sensory neuropathy in systemic lupus erythematosus. Acta Neurol Scand 48:330

Maas D, Merz KP, Hahn, Schubothe H (1972) Ein Lupus-erythematodes-ähnliches Syndrom mit antimitochondrialen Antikörpern. Verlag Dtsch Ges Innere Med 78:895

Maas D, Schubothe H (1973) Ein Lupus-erythematodes-ähnliches Syndrom mit antimitochondrialen Antikörpern. Dtsch Med Wochenschr 98:131

Martel W (1981) Diagnostic radiology in the rheumatic diseases. In: Kelley WN, Harris ED, Ruddy S, Sledge CB (eds) Textbook of Rheumatology. Saunders, Philadelphia London Toronto, S 580–621

Mathies H (1978) Merkmale der wichtigsten rheumatischen Erkrankungen. Compendia Rheumatologica. Eular Publ Basel

Mathies H, Wagenhäuser FJ, Siegmeth W (1980) Richtlinien zur Therapie rheumatischer Erkrankungen. In: Mathies H, Wagenhäuser FJ (Hrsg) Compendia Rheumatologica 5 Eular Publ Basel

Matthay RA, Schwarz MI, Petty TL, Stanford RE, Gupta RC, Sahn SA, Steigerwald JC (1974) Pulmonary manifestations of systemic lupus erythematosus: Review of twelve cases of acute lupus pneumonia. Medicine 54:397

McCluskey RT, Vassalli P, Gallo G, Baldwin DS (1966) An immunofluorescent study of pathogenic mechanisms in glomerular diseases. N Engl J Med 274:695

McCue CM, Mantakas ME, Tingelstad JB, Ruddy S (1977) Congenital heart block in newborns of mothers with connective tissue disease. Circulation 56:82

Meislin A, Rothfield NF (1968) Systemic lupus erythematosus in childhood. Pediatrics 42:37

Mellors RC, Ortega LG, Holman HR (1957) Role of gammaglobulins in pathogenesis of renal lesions in systemic lupus erythematosus and chronic membranous glomerulonephritis, with observation on lupus erythematosus cell reaction. J Exp Med 106:191

Mery JP, Morel-Maroger L, Boelaert J, Richet G (1973) Evolution anatomoclinique des glomérulites diffuses et focales au course du lupus érythémateux disséminé. J Urol Nephrol (Paris) 45:321

Messner RP, Kennedy MS, Jelnik JG (1975) Antilymphocyte antibodies in systemic lupus erythematosus. Arthritis Rheum 18:201

Morel-Maroger L, Mery JPH, Droz D, Godin M, Verroust P, Kourilsky O, Richet G (1976) The course of lupus nephritis: Contribution of serial renal biopsies. Adv Nephrol 6:79

Morrow JD, Schroeder HA, Perry HM (1953) Studies on the control of hypertension by Hyphex. II. Toxic reactions and side effects. Circulation 8:829

Müller-Schoop JW, Grob PJ, Joller-Jemelka HI, Guggisberg HE (1975) Pseudolupus: eine schwere Nebenwirkung eines Venenpräparates? Schweiz Med Wochenschr 105:665

Murray FR, Fuleihan DS, Cornwall CS, Pinals RS (1975) Acute mitral regurgitation from ruptured chordae tendinea in systemic lupus erythematosus. J Rheumatol 2:454

Nasonowa WA (1979) zitiert in Nasonowa und Wessel, 1967 (zur Tabelle 1 gehörig)

Nasonowa WA (1967) Klinische Besonderheiten im Verlauf des Lupus erythematodes visceralis. Vopr Reumat 2:40

Nasonoa WA, Wessel G (1979) Lupus erythematodes visceralis. VEB Verlag Volk und Gesundheit, Berlin

Noonan CD, Odone DT, Engleman ET (1963) Roentgenographic manifestations of joint disease in systemic lupus erythematosus. Radiology 80:837

Notman DD, Kurata N, Tan EM (1975) Profiles of antinuclear antibodies in systemic rheumatic disease. Ann Intern Med 83:464

Osler W (1895) On the visceral complications of erythema exsudativum multiforme. Am J Med Sci 110:629

Osterland CK, Espinosa L, Parker LP, Schur PH (1975) Inherited C_2 deficiency and systemic lupus erythematosus, studies on a family. Ann Intern Med 82:323

Paget SA, Bulkley BH, Graver LE, Seningan R (1975) Mitral valve disease of systemic lupus erythematosus. A cause of severe congestive heart faiture reversed by valve replacement. Am J Med 59:134

Panem S, Ordonez NG, Kirstein WH, Katz AI, Spargo BH (1976) C-type virus expression in systemic lupus erythematosus. N Engl J Med 295:470

Paracelsus (1493–1541): zitiert von Talbott, 1974

Paronetto F, Koffler D (1965) Immunfluorescent localization of immunoglobulins, complement, and fibrinogen in human diseases. I. Systemic lupus erythematosus. J Clin Invest 44:1657

Penn AS, Rowan JR (1968) Myelopathy in systemic lupus erythematosus. Arch Neurol 18:337

Perry HM, Tane M, Carmody S, Sakomoto A (1970) Relationship of acetyl transferase activity to antinuclear antibodies and toxic symptoms in hypertensive patients treated with hydralazine. J Lab Clin Med 76:114

Phillips PE (1975) The virus hypothesis in systemic lupus erythematosus. Ann Inst Med 83:709

Phillips JC, Howland WJ (1968) Mesenteric arteritis in systemic lupus erythematosus. JAMA 206:1569

Piper PG (1953) Disseminated lupus erythematosus with involvement of the spinal cord, JAMA 153:215

Pollak VE, Pirani CL (1969) Renal histologic findings in systemic lupus erythematosus. Mayo Clin Proc 44:630

Pollak VE, Pirani CL, Dujovne I, Dillard MG (1973) The course of lupus nephritis. In: Kincaid-Smith P, Mathew TH, Becker EL (eds) Glomerulonephritis: Morphology, Natural History and Treatment, part II. Wiley, New York, S 1167

Pollak VE, Pirani DL, Schwarz SD (1964) The natural history of the renal manifestations of systemic lupus erythematosus. J Lab Clin Med 63:537

Pirani CL, Pollak VE (1976) Systemic lupus erythematosus glomerulonephritis. In: Andres GA, McCluskey RT (eds) Immunologically mediated renal disease: Criteria for diagnosis. Dekkar, New York

Rappaport SI, Mueh JR, Herbst KB (1980) Thrombosis in patients with lupus anticoagulant. Ann Intern Med 92:156

Rayer PF (1974) Theoretical and practical treatise on skin disease; based upon new research in anatomy and pathology, vol 1. Baillière, Paris, 1926. (Zit von Talbott)

Reinertsen JL, Klippel JH, Johnson AH (1978) B-lymphocyte alloantigens associated with systemic lupus erythematosus. N Engl J Med 299:515

Rich AR (1947) Hypersensitivity in diseases with special attention to periarteritis nodosa, rheumatic fever, systemic lupus erythematosus, and rheumat. arthritis. Harvey Lect 42:106

Rick ME, Hoyer LW (1975) Hemostatic disorders in systemic lupus erythematosus. Clin Rheum Dis 1:583

Rigby RJ, Dawkins RL, Wetherall JD (1978) HLA in systemic lupus erythematosus: Influence on severity. Tissue antigens 12:25

Ropes MW (1976) Systemic lupus erythematosus. Harvard University Press, Cambridge/Mass

Rosenthal CJ, Fanklin EC (1975) Depression of cellular-mediated immunity in systemic lupus erythematosus. Arthritis Rheum 18:207

Rothfield NF (1979) Systemic lupus erythematosus: Clinical and laboratory aspects. In: McCarty DJ (ed) Arthritis and Allied Conditions. Lea and Febiger, Philadelphia, S 691–714

Rothfield NF (1977) The Kidney in lupus erythematosus. Contrib Nephrol 7:128

Rothfield NF (1979) Lupus erythematosus. In: Fitzpatrick E (ed) Dermatology in General Medicine. McGraw-Hill Book Co, Lud Ed New York

Rothfield NF (1981) Clinical features of systemic lupus erythematosus. In: Kelley WN, Harvis ED, Ruddy S, Sledge CB (eds) Textbook of Rheumatology. Saunders, Philadelphia London Toronto, S 1106

Roubinian JR, Talal N, Greenspan JS (1978) Effect of castration and sex hormone treatment on survival, antinucleic acid antibodies, and glomerulonephritis in NZB/NZW F_1 mice. J Exp Med 58:1442

Ruderman M, McCarty DJ (1964) Aseptic necrosis in systemic lupus erythematosus: Report of a case involving 6 joints. Arthritis Rheum 7:709

Russell AS (1981) Genetic factors in systemic lupus erythematosus. Sem Arthritis Rheum 10:255

Russell AS, Percy JS, Rigal WM, Wilson GL (1974) Deforming arthropathy in systemic lupus erythematosus. Ann Rheum Dis 33:204

Santos R, Barojas E, Alarcón-Segovia D, Ibanez G (1975) Retinal microangiography in systemic lupus erythematosus. Am J Ophthalmol 80:249

Schrager MA, Rothfield NF (1975) The lupus band test. Clin Rheum Dis 1:597

Schur PH (1975) Complement in lupus. Clin Rheum Dis 1:519

Schafer RB, Gregory DH (1970) Systemic lupus erythematosus presenting as regional ileitis. Minn Med 53:789

Shapiro RS, Gamble CM, Wiesner KB (1977) Immunopathogenesis of Libman-Sacks endocarditis: assessment by light and immunofluorescent microscopy in 2 patients. Ann Rheum Dis 36:508

Sharp AA (1957) The vascular lesions in viscerocutaneous collagenosis. Br J Dermatol 69:50

Seifert GG, Heinz N, Ruffmann A (1967) Pancreatitis in visceral lupus erythematosus. Gastroenterologia 107:317

Shulman HJ, Christian CL (1969) Aortic insufficiency in systemic lupus erythematosus. Arthritis Rheum 12:138

Siegel M, Lee SL (1973) The epidemiology of systemic lupus erythematosus. Sem Arthritis Rheum 3:1

Siegel M, Holley HL, Lee SL (1970) Epidemiologic studies on systemic lupus erythematosus, comparative data for New York City and Jefferson County, Alabama, 1956-1965. Arthritis Rheum 13:802

Siemsen JK, Brook J, Meister L (1960) Lupus erythematosus and avascular bone necrosis. A clinical study of three cases and review of the literature. Arthritis Rheum 5:492

Snyder GG, McCarty RE, Toomey JM, Rothfield NF (1974) Nasal septal perforation in systemic lupus erythematosus. Arch Otol 99:456

Spriggs B, Epstein W (1973) Clinical correlation of elevated urine L-chain concentrations in systemic lupus erythematosus. Clinical Res 21:213

Stenszky V, Szegedi G, Aszodi L (1973) HLA and systemic lupus erythematosus. Haematologia 7:211

Stevens MB, Hookman P, Siegel CI, Esterly JR, Shulman LE, Hendrix TR (1964) Aperistalsis of the esophagus in patients with connective tissue disorders and Raynaud's phenomen. N Engl J Med 270:1218

Talal N (1977) Immunologic and viral factors in autoimmune diseases. Med Clin North Am 61:205

Talal N (1970) Immunologic and viral factors in the pathogenesis of systemic lupus erythematosus. Arthritis Rheum 13:887

Talbott JH (1974) Historical background of discoid and systemic lupus erythematosus. In: Dubois EL (ed) Lupus erythematosus. Univ Southern California Press, Los Angeles, S 1

Tan EM (1974) Drug induced autoimmune disease. Fed Proc 33:1894

Tan EM, Rothfield NF (1978) Systemic lupus erythematosus In: Samter M (ed) Immunological Diseases. Little Brown & Company, S 1038

Tatelman M, Keech MK (1966) Esophageal motility in systemic lupus erythematosus, rheum. arthritis and scleroderma. Radiology 86:1041

Teilum C, Poulsen HE (1957) Disseminated lupus erythematosus. Arch Pathol 64:414

Trimble RB, Townes AS, Robinson H, Kaplan SB, Chandler RW, Hanissian AS, Masi AJ (1974) Preliminary criteria for the classification of systemic lupus erythematosus: Evaluation in early diagnosed systemic lupus erythematosus and rheumatoid arthritis. Arthritis Rheum 17:184

Tsuchiya M, Okazaki I, Asakura H, Ohkubo T (1975) Radiographic and endoscopic features of colonic ulcers in systemic lupus erythematosus. Am J Gastroenterol 64:277

Tu WH, Shearn MA (1967) Systemic lupus erythematosus and latent renal tubular dysfunction. Ann Intern Med 67:100

Urman JD, Rothfield NF (1977) Corticosteroid treatment in systemic lupus erythematosus: Survival studies. JAMA 238:2272

Urowitz MB, Bookman AAM, Loehler BE, Gordon DA, Smythe HA, Ogryzlo MA (1976) The bimodal mortality pattern of systemic lupus erythematosus. Am J Med 60:221

Velayos EE, Leidholt JD, Smyth CJ, Priest R (1966) Arthropathy associated with steroid therapy. Ann Intern Med 64:759

Vroninks Ph, Remans J, Kahn MF, Sèze S de (1972) Les nécroses ossenes aseptiques du lupus érythémateux disséminé: A propos de 7 nouveaux cas. Sem Hôp Paris 48:3001

Wagenhäuser FJ (1980) Das klinische Bild des Lupus erythematosus systemicus. Therapiewoche 30:26

Weinstein A, Bordwell B, Rothfield N (1978) Anti-native DNA antibodies and serum C_3 levels: Candidates for the ARA preliminary criteria for the classification of systemic lupus erythematosus (abstract). Arthritis Rheum 21:602

Weisman MH, McDonald E, Wilson CB (1980) Studies of the pathogenesis of interstitial cystitis, obstructive uropathy, and intestinal malabsorption in an systemic lupus erythematosus. Am J Med 66:27

Weisman MH, Zvaifler NJ (1980) Vasculitis in connective tissue diseases. Clin Rheum Dis 6:351

Weissmann G (1964) Lysosomes, autoimmune phenomena, and diseases of connective tissue. Lancet 2:1373

Yurchak PM, Levine SA, Gorlin R (1965) Constrictive pericarditis complicating disseminated lupus erythematosus. Circulation 31:113

Zein N, Ganuza C, Kushner I (1978) Significance of serum C-reactive protein elevations in patients with systemic lupus erythematosus. Arthritis Rheum 21:605

Zimmerman SW, Jenkins PG, Shelp WD (1975) Progression from minimal or focal to diffuse proliferative lupus nephritis. Lab Invest 32:665

Zinkernagel RM (1977) H-2 restrictions of cell-mediated virusspecific immunity and immunopathology: Self-recognition, altered self, and autoaggression. In: Talal (ed) Autoimmunity: Genetic, Immunologic, Virologic, and Clinical Aspects. Academic Press, New York

Zizic TM, Schulman LE, Stevens MB (1975) Colonic perforations in systemic lupus erythematosus. Medicine 54:411

Zurrier RB (1975) Systemic lupus erythematosus and pregnancy. In: Rothfield N (ed) Clinics in Rheumatic Diseases, vol 1, S 613. Saunders, Philadelphia

IV. Das Sharp-Syndrom

Von

G.L. Bach

Mit 2 Abbildungen und 3 Tabellen

Synonyme: Sharp-Syndrom „mixed connective tissue disease" (MCTD) (teilweise identisch mit veröffentlichten früheren Fällen unter folgenden Bezeichnungen: Überlappungs-Syndrome, Mischkollagenosen oder Kombinationskollagenosen)

1. Krankheitsbegriff

Sharp et al. beschrieben 1972 unter der Bezeichnung „mixed connective tissue disease" (MCTD) das Krankheitsbild einer Mischkollagenose bestehend aus Merkmalen einer progressiven systemischen Sklerose (Sklerodermie), Lupus erythematodes disseminatus, Polymyositis und chronischer Polyarthritis. Polyarthritis/-arthralgien, Hand- und Fingerschwellung, Raynaud-Syndrom, Störungen der Ösophagusmotilität und des Gasaustausches der Lungen sowie Myositis sind klinische Leitmerkmale. Der Nachweis von Antikörpern gegen extrahierbare, Ribonuklease empfindliche Kernantigene (ENA) ermöglicht die Abgrenzung der MCTD gegenüber anderen Mischkollagenosen. Eine günstige Prognose und gutes Ansprechen auf Kortikosteroide zeichnen das Sharp-Syndrom aus. Die Entität dieses Krankheitsbildes ist allerdings nicht unumstritten. Neuere Übersichten informieren über die Problematik (Sharp 1975a, 1977, 1978, 1979, 1981; Singsen et al. 1977; Zuckner et al. 1977; Rosenthal 1978; Hughes 1979; Müller 1980; Seelig 1981).

2. Alter, Geschlechtsverteilung und Rasse

Etwa 80% der Erkrankten sind Frauen. Das Alter der Patienten liegt zwischen 9 und 80 Jahren, im Durchschnitt bei 37 Jahren. Davon sind 13% Kinder unter 16 Jahren. Rassische Unterschiede werden verneint (Sharp et al. 1976). Nach Bennett und O'Connell (1980) erkranken Weiße jedoch häufiger. Das Alter der an MCTD erkrankten Kinder liegt zwischen 5 und 16 Jahren (Singsen et al. 1976).

Das Sharp-Syndrom ist seltener als der LED und häufiger als die Polymyositis, wenngleich auch genauere Angaben noch fehlen (Sharp 1981).

3. Klinische Symptomatik

Das klinische Bild des MCTD ist in einer Zusammenfassung der Tabelle 1 dargestellt. Am Anfang der Erkrankung stehen Leitsymptome wie Gelenkschmerz, Raynaud-Syndrom und Schwellung der Hände.

Tabelle 1. Symptomatik des MCTD (Sharp-Syndrom).
(Nach Seelig 1981)

Arthralgien/Arthritiden	95%
Raynaud-Phänomen	85%
Ösophagus-Motilitätsstörungen	67%
Verminderte Diffusionskapazität der Lunge	67%
Schwellung der Hände und Finger	66%
Myositis	63%
Lymphadenopathie	39%
Erytheme	38%
Sklerodermoide Symptome	33%
Fieber	33%
Polyserositis	27%
Splenomegalie	19%
Hepatomegalie	15%
Neurologische Symptome	10%
Nierensymptomatik	10%
Sicca-Syndrom	7%
Hashimoto-Thyroiditis	6%

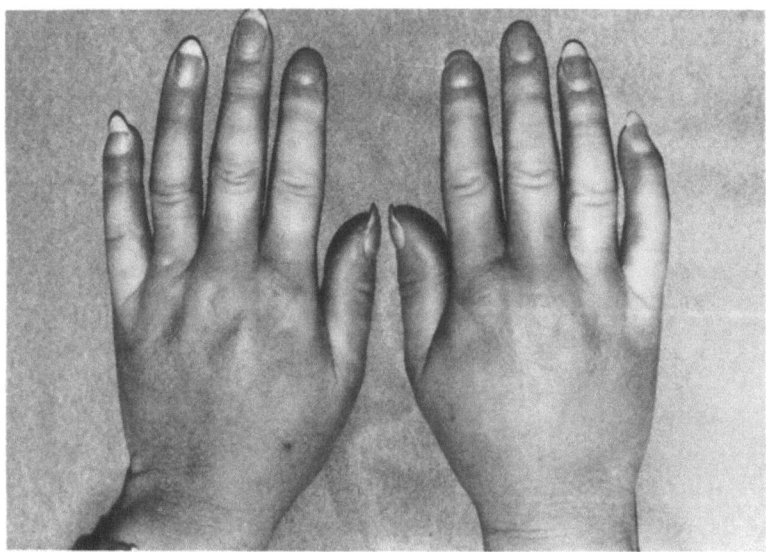

Abb. 1. 44jährige Patientin mit Sharp-Syndrom: teigig verdickte Finger mit Verfärbung und ablaufendem Raynaud-Phänomen

Hautveränderungen in Form von Schwellungen der Finger und Hände sind häufig. Die Haut über den Fingern ist gespannt, teigig geschwollen und zeigt Veränderungen wie bei der Sklerodermie (Abb. 1). Dadurch bedingte Kontrakturen und ischämische Nekrosen mit Ulzerationen sind selten (Abb. 2). Dagegen kommen Teleangiektasien häufiger vor. Übergänge von diskoidem LE in eine MCTD wurden beobachtet (Gilliam u. Prystowsky 1977b; Bauer et al. 1981). Die für den LED so typischen schmetterlingsförmigen Gesichtserytheme werden

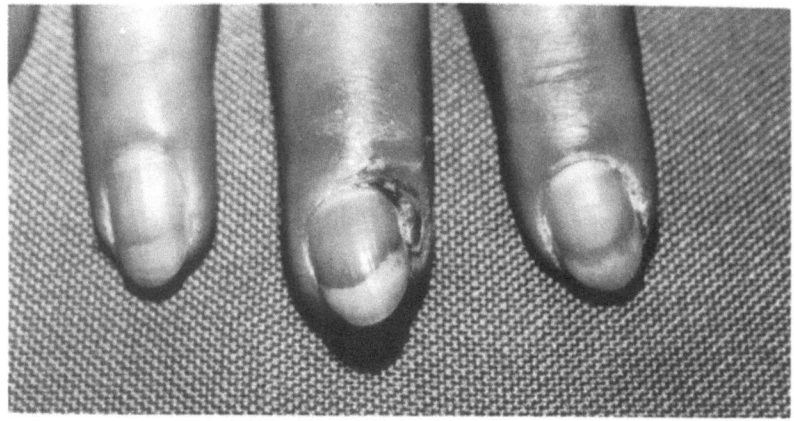

Abb. 2. 40jährige Patientin mit Sharp-Syndrom: teigig verdickte Finger, großer Nekrosebezirk mit Ulzeration am seitlichen Nagelbett des Mittelfingerendgelenks

Tabelle 2. Hautveränderungen bei 20 Patienten mit Sharp-Syndrom. (Nach BENNETT u. O'CONNELL 1980)

Hautveränderung	Anzahl der Fälle (%)
Raynaud-Phänomen	15 (75)
Haarausfall	10 (50)
Schwellung der Hand	6 (30)
Teleangiektasie	6 (30)
Sklerodaktylie	4 (20)
Erythema nodosum	2 (10)
Ulzera	2 (10)
E. multiforme	1[a] (5)
Lyell-Syndrom	1[a] (5)
Diskoider LE	1 (5)

[a] der gleiche Patient

ebenfalls beobachtet. Andere dermatologische Manifestationen nach Untersuchungen von BENNETT u. O'CONNELL (1980) sind in Tabelle 2 aufgeführt.

Ein Raynaud-Phänomen kann bereits Monate oder Jahre vor dem eigentlichen Ausbruch der Erkrankung auftreten und kommt in 85% der Patienten mit MCTD vor (SINGSEN et al. 1977). Beinulzera als Folge der Vaskulitis sind häufig, Alopezie kommt dagegen seltener vor (LEIBFARTH u. PERSELLIN 1976).

Polyarthritis oder Polyarthralgien sind nahezu bei allen Patienten nachweisbar. Die Gelenkbeschwerden manifestieren sich in den Fingergrund- und Fingermittel-, den Hand-, Zehengrund-, Knie-, Ellenbogen- und Schultergelenken (Tabelle 3). Wegen des zumeist symmetrischen Befalls mit Subluxationen, Ulnardeviation und Schwanenhalsdeformität können Verwechslungen mit einer chronischen Polyarthritis vorkommen. Die Polyarthritis ist in den meisten Fällen nicht-deformierend und nicht-erosiv, denn Flexionskontrakturen der Finger und mutilierende Verläufe sind selten (BENNETT u. O'CONNELL 1978). Gelegentlich finden sich auch subkutane Knoten (SHARP et al. 1972, 1976; HENCH et al. 1975; WOLFE et al. 1977).

Tabelle 3. Gelenkbeteiligung beim Sharp-Syndrom. (Nach BENNETT u. O'CONNELL 1978)

Gelenkbeteiligung	Anzahl der Fälle (%)
Fingergrund- und -mittelgelenke	20 (100)
Handgelenk	11 (55)
Zehengrundgelenke	11 (55)
Knie	5 (25)
Ellenbogen	4 (20)
Sprunggelenke	4 (20)
Schultern	3 (15)
Fingerendgelenke	2 (10)
Subtalarbefall	1 (5)

Die Myositis geht mit proximaler Muskelschwäche der Extremitäten mit und ohne Schmerzen einher. Im Serum sind die Muskelenzyme (CPK, Aldolase, SGOT) erhöht. Im EMG finden sich typische Veränderungen. Die Muskelbiopsie zeigt degenerierte Muskelfasern, interstitielle und perivaskuläre Infiltrate von Lymphozyten und Plasmazellen (SHARP et al. 1972, 1976; PARKER 1973; SHARP 1975a, b; GILLIAM u. PRYSTOWSKY 1977a; WOLFE et al. 1977; OXENHANDLER et al. 1977; HALLA u. HARDIN 1978; SINGSEN et al. 1978).

Die bei der progressiven Sklerodermie so häufig beobachteten Motilitätsstörungen des Ösophagus sind auch beim Sharp-Syndrom vorhanden. Die Veränderungen bestehen in einer verminderten Peristaltik und einem herabgesetzten Sphinkterdruck. Manometrisch und röntgenologisch können solche Störungen der Ösophagusfunktion oft schon vor Auftreten von Schluckbeschwerden festgestellt werden. Außerdem soll das Ausmaß dieser Störungen mit der Krankheitsdauer korrelieren (SHARP 1975a, b, 1977; SHARP et al. 1976; WINN et al. 1976; WOLFE et al. 1977).

Gewöhnlich werden Störungen der Lungenfunktion erst durch spezifische Untersuchungen entdeckt. Sie sind fast ebenso häufig wie die Ösophagusbeteiligung und bestehen in einer verminderten Diffusionskapazität und einem reduzierten Lungenvolumen. Beobachtet werden diffuse interstitielle Infiltrate, Pleuritiden und gelegentlich auch eine pulmonale Hypertension (CRYER u. KISSANE 1978; JONES et al. 1978; SINGSEN et al. 1978; ESTHER et al. 1981; EULDERINK u. CATS 1981; LESSARD et al. 1981). Perikarditis, Myokarditis und Aorteninsuffizienz kommen seltener vor, treten aber mehr bei Kindern auf als bei Erwachsenen (SINGSEN et al. 1977; GROSSMAN u. LI 1981).

Erkrankungen der Niere mit gewöhnlich guter Prognose kommen in 10% vor. Sie äußern sich in Proteinurie und Hämaturie. Ursache ist eine Immunkomplexnephropathie (HENCH et al. 1975; BENNETT u. SPARGO 1977; HAMBURGER et al. 1977; FULLER et al. 1977; BENNETT u. O'CONNELL 1980; KIDRIDOU et al. 1980). Nicht immer ist die MCTD-Nephropathie gutartig (SHARP et al. 1976; FULLER et al. 1977; WOLFE et al. 1977; MICHELS u. SCHUCHMANN 1980).

In 10% finden sich neurologische Störungen. Die Trigeminusneuropathie ist am häufigsten (SHARP 1975a, b; SHARP et al. 1976; WOLFE et al. 1977). Andere neurologische Veränderungen bestehen in aseptischer Meningitis, Krampfanfällen, multiplen peripheren Neuropathien, Hirninfarkten oder -hämorrhagien und vaskulären Kopfschmerzen (BENNETT et al. 1978; LAGARDE u. LAMOTTE-BARILLON 1979).

Fieber und Lymphknotenschwellungen sind in etwa einem Drittel der Erkrankten vorhanden (LEIBFARTH u. PERSELLIN 1976). Leichte bis mäßig ausgeprägte Hepatomegalie und Splenomegalie werden ebenfalls beobachtet. Nennenswerte Leberfunktionsstörungen sind jedoch nicht üblich (SHARP et al. 1972, 1976).

Eine Beteiligung des Gastrointestinaltraktes ist selten. Die Veränderungen gleichen der Sklerodermie (WOLFE et al. 1977; NORMAN u. FLEISCHMANN 1978). Weitere seltene Befunde bei MCTD sind das Vorkommen eines Sjögren-Syndroms, Hashimoto-Thyreoiditis (WOLFE et al. 1977), ein gleichzeitiges multiples Myelom (LEIBFARTH u. PERSELLIN 1976) oder ein selektiver Immunglobulindefekt (BENNETT u. O'CONNELL 1980). Auch autoimmunhämolytische Anämie und Immunthrombopenie werden gelegentlich beobachtet (SEGOND et al. 1978).

Röntgenologische Veränderungen am Skelett: Häufigster Skelettbefall ist die periartikuläre Kortikaliserosion an Händen und Füßen. Seltener ist eine destruktive Arthritis ähnlich der Arthritis psoriatica. Weitere Befunde: Periartikuläre Verkalkungen, Osteonekrose der Hüften, des Os naviculare pedis et manus, Fragmentation des seitlichen Condylus femoris und Knocheninfarkte (BENNETT u. O'CONNEL 1978, 1980).

4. Laborbefunde

Eine beschleunigte Blutsenkungsgeschwindigkeit, mäßige Anämie und Leukopenie sind häufig. Schwere Coombs-positive hämolytische Anämie und Thrombozytopenie sind selten (SHARP et al. 1972, 1976; SHARP 1975a, b). Bei Muskelbefall sind Serumspiegel für CPK, Aldolase und SGOT erhöht. Diffuse Hypergammaglobulinämie in 75%, erhöhtes IgG in 75%, falsch-positive VDRL in 10% und Rheuma-Faktoren in 25–50% sind weitere Befunde (SHARP et al. 1976; WOLFE et al. 1977; BENNETT u. O'CONNELL 1980). Serumkomplement-Spiegel sind in etwa 25% mäßig erniedrigt (WOLFE et al. 1977).

Fast alle Patienten haben im Immunfluoreszenznachweis hohe antinukleäre Antikörper-Titer mit fleckförmigem Bindungsmuster, hoher Antikörper-Titer gegen RNase-empfindliche ENA (extrahierbares nukleäres Antigen) und Antikörper gegen RNP (Ribonukleoprotein) und nicht gegen Sm (SHARP et al. 1972, 1976; WOLFE et al. 1977).

Für die Diagnose des Sharp-Syndroms ist der Nachweis von RNP-Antikörpern erforderlich. Antikörper gegen DNS sowie LE-Zellen sind selten (SHARP et al. 1972, 1976; BRESNIHAN et al. 1977; GILLIAM u. PRYSTOWSKY 1977b; WOLFE et al. 1977; LEIBFARTH u. PERSELLIN 1976; HOHMEISTER 1979). Weitere Informationen sind dem Abschnitt über die Serologie zu entnehmen.

5. Ätiologie und Pathogenese

Ätiologie und Pathogenese des Sharp-Syndroms sind nicht bekannt. Die Ursache der RNP-Antikörperbildung, einziges wirklich konstantes Merkmal dieses Krankheitsbildes, wurde noch nicht aufgeklärt. Mangels einer endgültigen Klärung muß das Sharp-Syndrom unter die Kollagenosen eingereiht werden.

Die immunhistologisch nachweisbaren Ablagerungen von Immunglobulinen und Komplement in den Glomeruli, der dermoepidermalen Hautjunktion, den

Muskeln und Gefäßen bestätigen die Bedeutung zirkulierender Immunkomplexe in der Entwicklung der Krankheitssymptomatik (SEELIG 1981).

Nachdem sich klinisch und serologisch die anfänglich scharfen Grenzen der MCTD gegenüber anderen Kollagenosen jedoch mehr und mehr zu verwischen scheinen, fragt man sich, ob das Sharp-Syndrom wirklich eine Entität darstellt (MÜLLER 1980). Beobachtungen über das Vorliegen von LED und MCTD in denselben Familien unterstützen diesen Zweifel (RAMOS-NIEMBRO u. ALARCÓN-SEGOVIA 1978). Wie wichtig die Rolle geschlechtsspezifischer und genetischer Faktoren in der Entstehung des Sharp-Syndroms ist, kann noch nicht abgeschätzt werden. Ein Geschwisterpaar mit identischem HLA-Genotyp 11, 12/2, 12 erkrankte an einer MCDT. Weitere 8 Personen der gleichen Sippe hatten klinische (inkomplette) Symptome, aber keine serologischen Befunde eines Sharp-Syndroms (HORN et al. 1978).

6. Diagnose und Differentialdiagnose

In der Differentialdiagnose sollte an ein Sharp-Syndrom gedacht werden, wenn folgende, mehr oder weniger ausgeprägte Krankheitskombinationen vorliegen: LED, progressive Sklerodermie, Polymyositis, chronische Polyarthritis und juvenile chronische Polyarthritis, Sjögren-Syndrom, Vaskulitis, Perikarditis und Lymphadenopathie (SHARP 1981). Gelegentlich muß auch bei fieberhaften Infekten an die MCTD gedacht werden.

Die Diagnose basiert auf den beschriebenen klinischen Symptomen und den charakteristischen serologischen Befunden hoher Antikörper-Titer gegen RNP (HOHMEISTER 1979; SHARP 1981). Sogenannte Überlappungssyndrome zeigen klinisch und immunologisch im Unterschied zur MCTD mehr das Bild einer spezifischen Kollagenose und haben bezüglich der 5-Jahres-Überlebenszeit gewöhnlich eine schlechtere Prognose (TAKANO 1978).

7. Verlauf und Behandlung

Das Sharp-Syndrom hat eine relativ gute Prognose. Die Krankheit spricht auf Kortikosteroide gut an (SHARP et al. 1972, 1976; WOLFE et al. 1977). In einer Untersuchung von 100 Patienten verstarben bei einer mittleren Krankheitsdauer von 6 Jahren nur 4 (SHARP et al. 1976). Neuere Untersuchungen über 300 Patienten mit MCTD zeigten eine Letalität von 7% bei einer durchschnittlichen Erkrankungsdauer von 7 Jahren (von einem bis zu fünfundzwanzig Jahren) WOLFE et al. (1977). Die Todesfolgen bestanden in Nierenversagen, Lungenerkrankung, Myokardinfarkt, Kolonperforation, Hirnblutungen, Infektionen und Suizid.

BENNETT u. O'CONNELL (1980) sahen bei 18 Frauen mit MCTD 47 Schwangerschaften, die 38mal problemlos waren. Aborte im ersten Trimester waren ansonsten häufigste Komplikation.

Geringere Häufigkeit und weniger ausgeprägte Beteiligung der Nieren scheinen die günstige Prognose des Sharp-Syndroms zu beeinflussen. Ein leichter Verlauf erfordert daher lediglich den Einsatz nichtsteroidaler symptomatischer Antirheumatika. Bei schwererem klinischen Verlauf müssen Kortikosteroide und Zytostatika kombiniert werden (SHARP et al. 1976).

Literatur

Bauer R, Schultzehrenburg U, Orfanos CE (1981) Progression of lupus erythematosus integumentalis into a mixed connective tissue disease. Hautarzt 1:23

Bennett RM, O'Connell DJ (1978) The arthritis of mixed connective tissue disease. Ann Rheum Dis 37:397

Bennett RM, O'Connell DJ (1980) Mixed connective tissue disease: A clinicopathological study of 20 cases. Semin Arthritis Rheum 10:25

Bennett RM, Spargo BH (1977) Immune complex nephropathy in mixed connective tissue disease. Am J Med 63:534

Bennett RM, Bong DA, Spargo BH (1978) Neuropsychiatric problems in mixed connective tissue disease. Am J Med 65:995

Bresnihan B, Bunn C, Snaith ML, Hughes GRV (1977) Antiribonucleoprotein antibodies in connective tissue diseases: Estimation by counterimmunelectrophoresis. Br Med J 1:610

Cryer PE, Kissane JM (1978) Mixed connective tissue disease. Am J Med 65:833

Esther JH, Sharp GC, Agia G, Hurst DJ (1981) Pulmonary hypertension in patients with connective tissue disease and antibody to nuclear ribonucleoprotein. Arthritis Rheum [Suppl] 24:105

Eulderink F, Cats A (1981) Fatal primary pulmonary hypertension in mixed connective tissue disease. Z Rheumatol 40:25

Fuller TJ, Richman AV, Auerbach D, Alexander RW, Lottenburg R, Longley S (1977) Immunecomplex glomerulonephritis in a patient with mixed connective tissue disease. Am J Med 62:762

Gilliam JN, Prystowsky SD (1977a) Mixed connective tissue disease syndrome: The cutaneous manifestations of patients with epidermal nuclear staining and high titer antibody to RNase sensitive extractable nuclear antigen (ENA). Arch Dermatol 113:583

Gilliam JN, Prystowsky SD (1977b) Conversion of discoid lupus erythematosus to mixed connective tissue disease. J Rheumatol 4:165

Grossman LA, Li JKH (1981) Myocardial involvement in mixed connective tissue disease. NY State J Med 81:379

Halla JT, Hardin JG (1978) Clinical features of the arthritis of mixed connective tissue disease. Arthritis Rheum 21:497

Hamburger M, Hodes S, Barland P (1977) The incidence and clinical significance of antibodies to extractable nuclear antigens. Am J Med Sci 273:21

Hench PK, Edington TS, Tan EM (1975) The evolving clinical spectrum of mixed connective tissue disease (MCTD). Arthritis Rheum 18:404

Hohmeister R (1979) Mixed connective tissue disease: eine Lupus-Variante. Aktuel Rheumatol 4:197

Horn JR, Kapur JJ, Walker SE (1978) Mixed connective tissue disease in sibblings. Arthritis Rheum 21:709

Hughes GRV (1979) Mixed connective tissue disease. In: Connective tissue diseases, 2nd edn. Blackwell, Oxford, pp 171–177

Jones MB, Osterholm RK, Wilson RB, Martin FH, Commers JR, Bachmayer JD (1978) Fatal pulmonary hypertension and resolving immunecomplex glomerulonephritis in mixed connective tissue disease: case report and review of the literature. Am J Med 65:855

Kitridou RC, Akmal M, Ehresmann GR, Quismorio FP, Massry S (1980) Nephropathy in mixed connective tissue disease. Arthritis Rheum 23:704

Lagarde P, Lamotte-Barillon S (1979) Neuropathie trigeminale isolée revelatrice d'un syndrome de Sharp ou MCTD (mixed connective tissue disease). Ann Med Interne (Paris) 130:337

Leibfarth JH, Persellin RH (1976) Characteristics of patients with serum antibodies to extractable nuclear antigens. Arthritis Rheum 19:851

Lessard JA, Terrell K, Fine R, Pope RM (1981) The prevalence of progressive lung involvement in patients with high titer antiribonucleoprotein. Arthritis Rheum [Suppl] 24:105

Michels H, Schuchmann L (1980) Das Sharp-Syndrom (MCTD), eine besondere Form der Kollagenose im Kindesalter. Klin Pädiatr 192:389

Müller W (1980) Mixed connective tissue disease (Sharp-Syndrom). Therapiewoche 30:4563

Norman DA, Fleischmann RM (1978) Gastrointestinal systemic sclerosis in serologic mixed connective tissue disease. Arthritis Rheum 21:811

Oxenhandler R, Hart M, Corman L, Sharp G, Adelstein E (1977) Pathology of sceletal muscle in mixed connective tissue disease. Arthritis Rheum 50:985
Parker MD (1973) Ribonucleoprotein antibodies: Frequencies and clinical significance in systemic lupus erythematosus, Scleroderma, and mixed connective tissue disease. J Lab Clin Med 82:769
Ramos-Niembro F, Alarcón-Segovia D (1978) Familial aspects of mixed connective tissue disease (MCTD). J Rheumatol 5:433
Rosenthal M (1978) Sharp-Syndrom (mixed connective tissue disease) bei Kindern. Helv Paediatr Acta 33:251
Seelig HP (1981) Das Sharp-Syndrom (Mischkollagenosen). Immun Infekt 9:223
Segond P, Yeni P, Jaquot JM, Massias P (1978) Severe autoimmune anemia and thrombopenia in mixed connective tissue disease. Arthritis Rheum 21:995
Sharp GC (1975a) Mixed connective tissue disease. Bull Rheum Dis 25:828
Sharp GC (1975b) Mixed connective disease – overlap syndromes. Clin Rheum Dis 1:561
Sharp GC (1977) Mixed connective tissue disease. Arthritis Rheum [Suppl] 20:181
Sharp GC (1978) Mixed connective tissue disease. In: Samter M (ed) Immunological diseases, 3rd edn. Little, Brown, Boston, pp 1142–1150
Sharp GC (1979) Mixed connective tissue disease. In: McCarty DJ (ed) Arthritis and allied conditions, 9th edn. Lea & Febiger, Philadelphia, pp 737–741
Sharp GC (1981) Mixed connective tissue disease and overlap syndromes. In: Kelley WN, Harris ED, Ruddy S, Sledge CB (eds) Textbook of Rheumatology. Saunders, Philadelphia London Toronto, pp 1151–1161
Sharp GC, Irvin WS, Tan EM, Gould RG, Holman HR (1972) Mixed connective tissue disease – an apparently distinct rheumatic disease syndrome associated with a specific antibody to an extractable nuclear antigen (ENA). Am J Med 52:148
Sharp GC, Irvin WS, May CM, Holman HR, McDuffie FC, Hess EV, Schmidt FR (1976) Association of antibodies to ribonucleoprotein and Sm antigens with mixed connective-tissue disease, systemic lupus erythematosus and other rheumatic diseases. N Engl J Med 295:1149
Singsen B, Kornreich H, King K, Bernstein B, Hanson V, Tan E (1976) Mixed connective tissue disease (MCTD) in children. Arthritis Rheum 19:822
Singsen BH, Bernstein BH, Kornreich HK, King KK, Hanson V, Tan EM (1977) Mixed connective tissue disease in childhood. J Pediatr 90:893
Singsen BH, Landing B, Wolfe JF, Bernstein B, Oxenhandler RW, Sharp GC, Hanson V (1978) Histologic evaluation of mixed connective tissue disease in children and adults. Arthritis Rheum 21:593
Takano M (1978) Clinical significance of antibodies to nuclear ribonucleoprotein in collagen diseases. Ryumachi 18:256
Winn D, Gerhardt D, Winship D, Sharp GC (1976) Esophageal function in steroid treated patients with mixed connective tissue disease (MCTD). Clin Res 24:545A
Wolfe JF, Kingsland J, Lindberg D, Sharp GC (1977) Disease pattern in patients with antibodies only to nuclear ribonucleoprotein (RNP). Clin Res 25:488A
Zuckner J, Baldassare A, Weiss T, Auclair R (1977) Mixed connective tissue disease in children. Arthritis Rheum 20:364

V. Progressive systemische Sklerodermie (Sklerose)

1. Teil: Allgemeines und Hautmanifestationen

Von

H. KRESBACH und H. KERL

Mit 13 Abbildungen und 1 Tabelle

1. Einleitung

Der folgende Beitrag bevorzugt die Krankheitsbezeichnung *progressive systemische Sklerodermie*. Dies nicht so sehr aus historischen Gründen oder aus Überbetonung der Tatsache, daß entsprechende Hautveränderungen nach wie vor die wichtigste Krankheitsmanifestation darstellen und eine diagnostische Leitfunktion ausüben, sondern vor allem deshalb, weil der von GOETZ (1945) inaugurierte Terminus *progressive systemische Sklerose* (auch bibliographische!) Verwechslungsmöglichkeiten offenläßt. Daß diese heute weitverbreitete Bezeichnung an sich richtig konzipiert ist, steht außer Frage.

Keineswegs soll außer acht gelassen werden, daß es Krankheitsfälle ohne Hautveränderungen geben dürfte (*Sklerodermie ohne Sklerodermie*). Das diesbezüglich bis jetzt vorliegende Beobachtungsgut ist allerdings eher spärlich. Die klinische Diagnose einer „Sklerodermie ohne Sklerodermie" dürfte nach wie vor problematisch und nur dann in Erwägung zu ziehen sein, wenn charakteristische Symptome gleichzeitig an verschiedenen inneren Organen nachzuweisen oder wahrscheinlich sind. Sollte nun bei entsprechenden Fällen etwa von Myokardfibrose, Pulmonalsklerose oder Nephrosklerose gesprochen werden? Auch die (offensichtlich sehr seltene) „Sklerodermie ohne Sklerodermie" kann uns also vorläufig von der generellen Bezeichnung „Sklerodermie" nicht abbringen. Es ist dies natürlich angesichts des das Hautorgan überschreitenden Systemcharakters dieser durch Sklerose gekennzeichneten Krankheit sicher keine befriedigende Nomenklatur (HURIEZ et al. 1973). Daß im übrigen Viszeralbefall (Herz) den Hautveränderungen um Jahre vorausgehen kann, haben DENK und KORTING (1964) herausgestellt.

Die progressive systemische Sklerodermie ist keineswegs eine „neue" oder „moderne" Krankheit. Es besteht auch keine auffallende Häufigkeitszunahme etwa in der jüngeren Vergangenheit. Der Ausdruck „Sklerodermie" wurde immerhin bereits 1847 von GINTRAC geprägt. Bezüglich interessanter historischer Einzelheiten sei auf KORTING und HOLZMANN (1967), BARNETT (1974) und JABLONSKA (1975a) verwiesen. Nahezu „modern" anmutend sind die Ausführungen von WOLTERS aus den Jahren 1892 und 1895, wird doch darin nicht nur der *Systemcharakter* der Krankheit, sondern auch deren *Phasenhaftigkeit* herausgestellt.

Die pathologischen Prozesse führen im Bereich der Haut – korrespondierend mit histopathologischen Vorgängen – über ein ödematöses Vorstadium (Stadium oedematosum) zu einem Stadium der Verhärtung (Stadium indurativum) und schließlich zur straffen Atrophie (Stadium atrophicum) (EHRMANN u. BRÜNAUER 1931; KORTING 1958; SCHNYDER u. SCHRÖTER 1970; THIES u. MISGELD 1975).

Worum handelt es sich bei der progressiven systemischen Sklerodermie? Einerseits um die zunehmende Verhärtung der Haut (=Sklerodermie) und andererseits um eine (fakultative) systemhafte extrakutane und viszerale polyorganische Ausbreitung dieses pathogenetischen Prinzips. Weil sich die Krankheit im Bereich des Gefäßbindegewebes abspielt, wird sie den „diffusen Bindegewebskrankheiten" zugezählt. Der Bindegewebsreichtum der Haut stellt dieses Organ zwangsläufig in den Mittelpunkt des Geschehens. Auf die Problematik, ob und wieweit *Bindegewebskrankheit* mit *Kollagenose* (KLEMPERER 1955) gleichgesetzt werden kann, soll hier nicht eingegangen werden (ROWELL 1972; KORTING 1976). Zweifellos wird der Nachweis oder das Fehlen fibrinoider Degeneration diesbezüglich kein Einteilungsprinzip sein, ebenso wie auch mit dem Kollagenosebegriff nicht von vornherein ein allergischer Mechanismus verbunden sein kann. Jede dem bisherigen Ordnungsbegriff „Kollagenose" (teils irrtümlich) zugezählte Krankheit kann separat identifiziert werden, wenn man genau diagnostiziert. Auf diesbezügliche Wesensunterschiede von Sklerodermie, Dermatomyositis und Lupus erythematodes acutus hat namentlich KORTING (1967, 1976) aufmerksam gemacht. Andererseits ist es heute offenkundig, daß gewisse Krankheiten der einschlägigen Kategorie aus mehr als einer separaten pathogenetischen Kondition bestehen (ROWELL 1972), wodurch ihre Diagnose fallweise schwierig wird. Die klinische Diagnose „Kollagenose" ist an sich unbrauchbar.

Nach UITTO und LICHTENSTEIN (1976) sollte die Bezeichnung „Kollagenkrankheit" für solche Krankheiten reserviert bleiben, bei denen eindeutig ein Defekt des Kollagens auf molekularer Ebene aufgezeigt werden kann (z.B. Ehlers-Danlos-Syndrom). Unter Berücksichtigung heutiger Erkenntnisse – auf die später einzugehen sein wird – scheint nun die Sklerodermie vielleicht die einzige unter den „klassischen Kollagenosen" zu sein, die *vorläufig* im Rahmen dieser Krankheitsgruppe zu klassifizieren wäre.

2. Klassifikation

Neben der *systemischen* Sklerodermie mit Haut- und Viszeralbefall gibt es eine *nichtsystemische* Krankheitsform mit ausschließlichem Hautbefall. Diese in verschiedener Erscheinungsweise auftretende *„lokalisierte"* oder *„zirkumskripte" Sklerodermie* stellt im allgemeinen eine Domäne der Dermatologie dar. Die umschriebene Sklerodermie unterscheidet sich klinisch, verlaufsmäßig, prognostisch und damit pathobiologisch sehr deutlich von den systemischen Krankheitsformen, wenngleich von der klinischen und allgemeinen Symptomatologie her Überschneidungen mitunter möglich sind. Daß es sich bei aller Verschiedenheit und trotz stets nötiger Differenzierung grundsätzlich um Spielarten eines einheitlichen oder zumindest sehr nahe verwandten pathologischen Bindegewebsprozesses handelt, wird durch feingewebliche und funktionsdiagnostische Untersuchungsergebnisse nahegelegt. Auch klinische Argumente sprechen in diesem Sinn, etwa das mögliche Nebeneinander von systemischer und zirkumskripter Sklerodermie, gelegentlich zu beobachtende Viszeralbefunde auch bei letzterer und schließlich (zweifellos sehr seltene) Übergänge einer zunächst zirkumskripten Sklerodermie in die systemische Erscheinungsform. Die Probleme der vielfach als *Morphaea* bezeichneten lokalisierten bzw. zirkumskripten Sklerodermie (Klassifikation, Klinik etc.) sind hier nicht weiter zu verfolgen. Diesbezüglich sei auf ausführliche Darstellungen (KORTING 1958; KORTING u. HOLZMANN 1967; JABLONSKA 1975a; THIES u. MISGELD 1975) bzw. auf interessante neuere Einzelmitteilungen (KORTING u. BRACHTEL 1972; BIKAKIS u. RUNNE 1976; SCHLAEGER u. KLEIN 1976) verwiesen.

Zur näheren *Klassifikation der progressiven systemischen Sklerodermie* sind einige weitere Überlegungen nötig. Es handelt sich um eine komplexe Krankheit mit vaskulären, bindegewebigen und entzündlichen Reaktionen bzw. mit verschiedenartigen Kombinationen dieser pathogenetischen „Primärereignisse" (WINKELMANN 1976). Bei der überwiegenden Mehrzahl der Fälle dürften primär nichtentzündliche Gefäßalterationen im Vordergrund stehen. Bei diesen Fällen, bei denen das System der kleinen und mittleren Gefäße offensichtlich das Zielorgan der noch unbekannten Krankheitsursache darstellt, imponiert das Leiden zumindest anfänglich als „Gefäßkrankheit" bzw. „Durchblutungsstörung". Die zur Bindegewebssklerose führenden Störungen im funktionellen Komplex der verschiedenen Komponenten des Bindegewebes (BARNETT 1974) bzw. im Bereich der „Makromoleküle der interzellulären Matrix" (ROBERT u. ROBERT 1973) sind hier der – vielfach neurovaskulär imponierenden – Gefäßdysfunktion offenbar nachgeordnet (KORTING u. HOLZMANN 1967), wenn man nicht im Sinne einer dualistischen Auffassung sowohl die Gefäß- als auch die Bindegewebsveränderungen als Ausdruck gemeinsamer Zielorgane betrachtet. Wie dem auch sei, entzündliche Reaktionen sind bei dieser *vascular-fibrosis form of scleroderma* (WINKELMANN 1976) sekundär und die spätere (namentlich viszerale) Symptomatik des Leidens ist vorwiegend auf verminderten Blutfluß und das Replacement des Organparenchyms durch sklerotisches Gewebe zu beziehen.

Bei einer anderen und viel kleineren Gruppe von Sklerodermiefällen spielen hingegen anscheinend primäre entzündliche Reaktionen die Hauptrolle. WINKELMANN (1976) spricht von der *inflammatory-fibrosis form of scleroderma*. Grob schematisiert sind das jene Fälle, die auch klinisch anderen „Bindegewebskrankheiten", besonders der Dermatomyositis und dem systemischen Lupus erythematodes, angenähert sind.

Diese moderne Klassifikation nach primär „vaskulär-betonten" und primär „entzündlich-betonten" Krankheitstypen stellt vielleicht einen Fortschritt dar. Es darf nur nicht übersehen werden, daß es sich dabei um den Versuch einer *pathogenetischen Klassifikation* handelt, die nur sehr bedingt ihren aktuellen klinischen Niederschlag finden kann. Im Einzelfall überschneiden sich möglicherweise diese beiden pathogenetischen Reaktionsmuster. Bei der „vaskulär-sklerotischen Form" können ebenso episodisch oder phasenhaft entzündliche pathogene Mechanismen wirksam werden, wie umgekehrt auch bei „entzündlich-mesenchymalen" Krankheitsformen immer wieder einmal nichtentzündliche vaskulär-sklerotische Manifestationen auftreten können. Die klinische Erfahrung kennt dafür genügend Beispiele.

Die Frage der entzündlichen Reaktivität ist naturgemäß eng mit immunologischen Hypothesen bzw. Befunden verbunden. Zweifellos muß heutzutage das Sklerodermieproblem auch unter immunologischen Gesichtspunkten betrachtet werden (MONIER et al. 1968; PERNIS 1975). Auf diesbezügliche Details sei später eingegangen. Hier sei festgehalten, daß eine kritische Bewertung der inzwischen sehr zahlreich gewordenen Untersuchungsergebnisse nach wie vor schwierig ist. Keinesfalls berechtigen sie dazu, die progressive Sklerodermie schlechthin als „Autoimmunkrankheit" zu interpretieren (KORTING 1967; SCHNYDER u. SCHRÖTER 1970; BARNETT 1974). Daß Immunvorgänge im gesamten Krankheitskomplex fakultativ involviert sind (HUGHES et al. 1974; BECKMANN et al. 1975), ist offensichtlich – wieweit sie „Ursache" oder „Folge", d.h. „Symptom" sind, bedarf aber noch der Klärung (KANSKY 1974; KANSKY u. KRISTAN 1975; VORLAENDER 1976). Grundsätzlich werden Immunmechanismen bei den „entzündlich-mesenchymalen" Formen häufiger und nosologisch gewichtiger sein als bei „vaskulären" Krankheitstypen. Angiospastische Phänomene im besonderen können kaum „immunologisch" erklärt werden (CURRIE et al. 1970; MEFFERT et al. 1975c).

Der Kliniker braucht in erster Linie eine *klinische Klassifikation* der extrem polymorphen (BRAUN-FALCO 1972) progressiven Sklerodermie. Die skizzierten pathogenetischen Muster lassen sich nicht direkt in jeweils scharf umrissene klinische Erscheinungsbilder umsetzen, weil Überschneidungen möglich sind. Das Problem der klinischen Klassifikation hat eine lange und teils verwirrende Geschichte (BARNETT 1974; JABLONSKA 1975a). Vermieden werden sollte einerseits eine „Übereinteilung" mit gewaltsamer Trennung von Zusammengehörigem und andererseits eine Verwischung von nosologischen und klinischen Grenzen.

Wir unterscheiden heute *zwei hauptsächliche Erscheinungsformen* der progressiven systemischen Sklerodermie (BRAUN-FALCO 1972; TUFFANELLI et al. 1972; BARNETT 1974; JABLONSKA 1975a; THIES 1976):
1. *die Akrosklerodermie,*
2. *die diffuse Sklerodermie.*

Die *Akrosklerodermie* ist viel häufiger und stellt nach historischen und klinisch-symptomatologischen Gesichtspunkten die „eigentliche, wahre progressive Sklerodermie" dar. Namentlich im deutschsprachigen Schrifttum wird auch vom *akro-asphyktischen Typ* gesprochen. Die viel seltenere *diffuse Sklerodermie* ist klinisch weniger scharf umrissen, zeigt mitunter mehr oder minder prägnante Kombinationen mit anderen „Bindegewebskrankheiten" und wird – im deutschsprachigen Schrifttum – auch als *rheumatoid-arthritischer Typ* bezeichnet. Diese Unterteilung in zwei klinische Haupttypen kann nur als relativ grober Maßstab gelten. In Wirklichkeit ist die Zuordnung oft schwierig, namentlich dort, wo es sich um „Übergangsformen" handelt. Versucht man nun, diese klinische mit der obenstehend angeführten pathogenetischen Klassifikation in Einklang zu bringen, dann ergibt sich etwa folgendes: Die Akrosklerodermie entspricht vordergründig weitgehend der „vascular-fibrosis form", die diffuse Sklerodermie eher der „inflammatory-fibrosis form" nach WINKELMANN (1976). Wie schon betont, lassen sich aber supponierte Pathogenese und Klinik nicht einfach zur Deckung bringen. Vom Klinischen und Nosologischen her sind also zu differenzieren: Fälle von „eigentlicher" oder „wahrer" progressiver Sklerodermie mit mehr oder weniger betontem „entzündlichen Einschlag", letztlich immer problematisch bleibende und von der Terminologie abhängige Kombinationsformen von progressiver Sklerodermie mit definierten anderen „Bindegewebskrankheiten" und schließlich sklerodermatische Hautveränderungen im Rahmen einer „mixed connective tissue disease" nach heute gültiger Definition. Daß sich die hier – sehr vereinfachend – als „*wahre*" Sklerodermie bezeichnete Erscheinungsform vorzugsweise (aber nicht ausschließlich) als „Akrosklerodermie" äußert, ist ebenso offensichtlich wie der Umstand, daß nicht jede „diffuse Sklerodermie" a priori eine „mixed connective tissue disease" oder überhaupt eine „entzündlichmesenchymale" Sklerodermie ist.

Letztere Feststellung wird auch durch die Erfahrung gestützt, daß es (ganz seltene) Fälle von foudroyanter progressiver Sklerodermie – offensichtlich vor allem bei jüngeren Patienten – zu geben scheint, die zwar klinisch eher der diffusen, pathogenetisch aber keinesfalls zwanglos der „entzündlichen" Sklerodermie zuzuordnen sind. Solche Beobachtungen aktualisieren zweifellos teilweise das Konzept einer „malignen" Sklerodermie besonderer Prägung (STAVA 1959).

Insgesamt stellt sich die progressive systemische Sklerodermie also als *ursächlich nach wie vor ungeklärte komplexe Bindegewebskrankheit* dar, die 2 unterschiedlich häufige klinische und vielleicht auch pathogenetische Hauptformen kennt. Angesichts dieser offensichtlichen Heterogenität muß die Frage einer einheitlichen Ätiologie offenbleiben (SCHNYDER u. SCHRÖTER 1970).

Es gibt für die Krankheit kein natürliches Tiermodell (KORTING u. HOLZMANN 1967; RODNAN 1971). Bestimmte experimentelle Tiermodelle (HARRIS u. ROBINSON 1974; ISHIKAWA et al. 1975) sind offensichtlich nur beschränkt relevant.

3. Zum Krankheitsbild der progressiven systemischen Sklerodermie

a) Vorkommen, Häufigkeit

Eine *rassische Prädisposition* besteht offensichtlich nicht, eine *genetisch-familiäre* wurde vielfach vermutet (NIERMANN 1966), konnte aber bis heute trotz einiger neuerer Hinweise nicht stichhaltig erfaßt werden (KORTING u. HOLZMANN 1967; RENDALL u. MCKENZIE 1974; WUTHRICH et al. 1975; GREGER 1975).

Die progressive Sklerodermie ist eine relativ *seltene* Krankheit. Häufigkeitsangaben haben aus verschiedenen, teils äußeren Gründen eine beträchtliche Schwankungsbreite. Die wahre Inzidenz der Krankheit läßt sich kaum präzisieren (JABLONSKA 1975a). Am verläßlichsten dürften Frequenzstatistiken aus großen Hautkliniken sein. Nach ihnen liegt die Häufigkeit bei etwa 0,1% des gesamten Krankengutes (KORTING 1958; THIES u. MISGELD 1975). Unter den stationären Hautkranken der Grazer Hautklinik der Jahre 1972–1976 ermittelten wir eine Häufigkeit von 0,25%. Andere Mitteilungen sprechen von 1 Fall auf 4.000 Hautkranke (SCHNYDER u. SCHRÖTER 1970).

Übereinstimmung herrscht über das deutliche *Überwiegen des weiblichen Geschlechtes*. Die Verhältnisangaben schwanken allerdings von etwa 2:1 bis etwa 10:1 zugunsten der Frauen (TUFFANELLI u. WINKELMANN 1961; JABLONSKA 1975a). Meist wird von einem 3:1-Verhältnis gesprochen. Daß es auch davon – wiederum z.T. aus bestimmten äußeren Gründen – erhebliche Abweichungen geben kann, zeigt die eigene Erfahrung der letzten Jahre: Von 37 Fällen waren 35 Frauen und 2 Männer. Hier spielen grundsätzlich epidemiologisch-klinische Faktoren eine große Rolle. Herrscht in einem Krankengut die Akrosklerodermie vor, wird das Übergewicht der Frauen besonders deutlich sein. Die diffuse Sklerodermie kommt nämlich bei beiden Geschlechtern etwa gleich häufig vor (BARNETT 1974; JABLONSKA 1975a).

Der *Beginn* der Krankheit fällt in der Regel zwischen das 30. und 50. Lebensjahr (KORTING 1958; KORTING u. HOLZMANN 1967; JABLONSKA 1975a; THIES u. MISGELD 1975). Ein Auftreten im Kindes- und Jugendalter ist zweifellos sehr selten. Dies steht im deutlichen Gegensatz zur Situation bei der Morphaea (KRESBACH 1959).

b) Zur Klinik der Akrosklerodermie

α) Haut- und Schleimhautmanifestationen

Eingeleitet wird die Krankheit nicht selten durch eher *uncharakteristische allgemeine Symptome* (Müdigkeit, Temperatursteigerungen, Störungen der Schweiß-, Tränen- und Speichelsekretion etc.), denen sich bald – schon charakteristischere – „rheumatische Beschwerden", morgendliche „Steifheiten", Störungen der Feinmotorik der Finger und mitunter eruptive Frühteleangiektasien hinzugesellen. Mindestens 60% der Kranken klagen sehr frühzeitig über erhöhte akrale Kälteempfindlichkeit und anfallsweises Absterben der Finger, seltener der Zehen. Dies leitet über in die für die frühe Akrosklerodermie hochcharakteristische *Raynaud-Symptomatik* der Finger II–IV, die zunächst diskontinuierlich in dem bekannten Wechsel von Synkope und Akroasphyxie besteht. Der Anfallscharakter der vasomotorischen Symptomatik verwischt sich schließlich und eine zunächst teigig-weiche, später derbe Schwellung von Fingern (Wurstfinger!)

und Handrücken wird offenkundig, die schließlich in Verhärtung der Haut und deren sklerotische Atrophie übergeht. Zwischen dem Einsetzen der vasomotorischen Raynaud-Phänomene und der *akralen Hautsklerose* können wenige Monate bis einige oder mehrere (teils viele) Jahre liegen. Wichtig erscheint uns der Hinweis, daß die Raynaud-Symptomatik bei der inzipienten Akrosklerodermie stets im Rahmen eines gewissen „allgemeinen Beschwerdekomplexes" auftritt. Das Endstadium stellen in Beugestellung fixierte Finger mit wachs- bis brettharter, spiegelnd glänzender Haut ohne Linienzeichnung dar. Sie ist der Unterlage fest angelötet, unverschieblich und nicht in Falten abhebbar. Die Fingerendglieder sind verjüngt bzw. konisch zugespitzt („Madonnenfinger", Abb. 1a), die Fingernägel zunächst vogelkrallenartig deformiert und später im Wachstum verkümmert, die Nagelhäutchen verdickt, hyperkeratotisch, mit petechialen Teleangiektasien durchsetzt und beim Zurückschieben schmerzhaft. An den Fingerkuppen entstehen (oft frühzeitig) *rattenbißartige Nekrosen*, über Knochenvorsprüngen schwer heilende, teils bakteriell infizierte Hautdefekte (Abb. 1b). Durch distale Rarefizierung können schließlich nur noch hölzernsteife Gliedstummel übrigbleiben (Abb. 1c). Noch vor Ausbildung des Vollbildes dieser *Sklerodaktylie* werden analoge Veränderungen im *Gesicht* offenkundig: Einschränkung der mimischen Motorik mit Reduktion des Mienenspiels bis zur maskenhaften Starre des Gesichtes infolge der straff über Stirne und Wangen gespannten Haut. Die Nase wird spitz, die Lippen sind verschmälert und über die Vorderzähne „zurückgezogen". Perioral ist die Haut „gummizugartig" radiär gefältelt, die Mundöffnung ist verkleinert (Mikrostomie). Diese sog. *Sklerodermie-Maske* (Abb. 2a–c) verleiht den Patienten allmählich ein ganz charakteristisches Aussehen (KORTING 1958; KORTING u. HOLZMANN 1967; SCHNYDER u. SCHRÖTER 1970), welches durch unvollständigen Lidschluß und Ektropium infolge Mitbeteiligung der Augenlider zusätzlich akzentuiert wird (THIES u. MISGELD 1975). Der sklerodaktylischen Krallenhand mit Kuppennekrosen – an den Füßen erreichen analoge Veränderungen niemals dieses Ausmaß! – und der Facies sclerodermatica als äußerer „Hauptsymptomatik" gesellen sich ferner – offensichtlich teils abhängig von der Krankheitsdynamik – weitere „Hautsymptome" hinzu: Punktblutungen, makulöse, papulöse oder Morbus-Osler-artige *Teleangiektasien* (namentlich an frei getragenen Körperstellen, besonders aber auch palmar!), vitiligoartige Depigmentierungen oder häufiger verschiedengestaltige Hyperpigmentierungen, Haarausfall (Capillitium!) oder auch Hypertrichose sowie schließliche Hemmung der Schweißsekretion (nach initialer Hyperhidrosis der kühlen akroasphyktischen Hände und Füße). Hin und wieder in flächenhaft sklerodermatischer Haut beobachtete *knotige* Hautverhärtungen (KORTING u. HOLZMANN 1967; THIES u. MISGELD 1975) müssen von knotig imponierenden Kalkablagerungen (s. später) unterschieden werden.

An den zunehmend trockener werdenden – Beziehungen zum Sjögren-Syndrom! – *Schleimhäuten* können sowohl im Mund als auch am Genitale umschriebene weißlich-sklerotische und später glänzend gespannte straff-atrophische Bezirke auftreten. Das *Zungenbändchen* ist oft frühzeitig sehnig sklerosiert und verkürzt (Abb. 2b). Die *Zunge* ist anfänglich ödematös, später verhärtet-atrophisch und weitgehend unbeweglich (Skleroglosson). Die *Gaumen-Raphe* erscheint glänzend weiß, Gaumenbögen und Uvula sind schließlich starr und geschrumpft. Durch alveoläre Resorptionsvorgänge werden die Zähne locker bis zum Zahnverlust, die Periodontalmembran wird verdickt, der Zahnabstand kann sich vergrößern („Prothese paßt nicht mehr").

Die Akrosklerodermie zeigt im allgemeinen einen protrahierten Verlauf. Proximal- bzw. stammwärts fortschreitend können immer größere Hautbezirke sym-

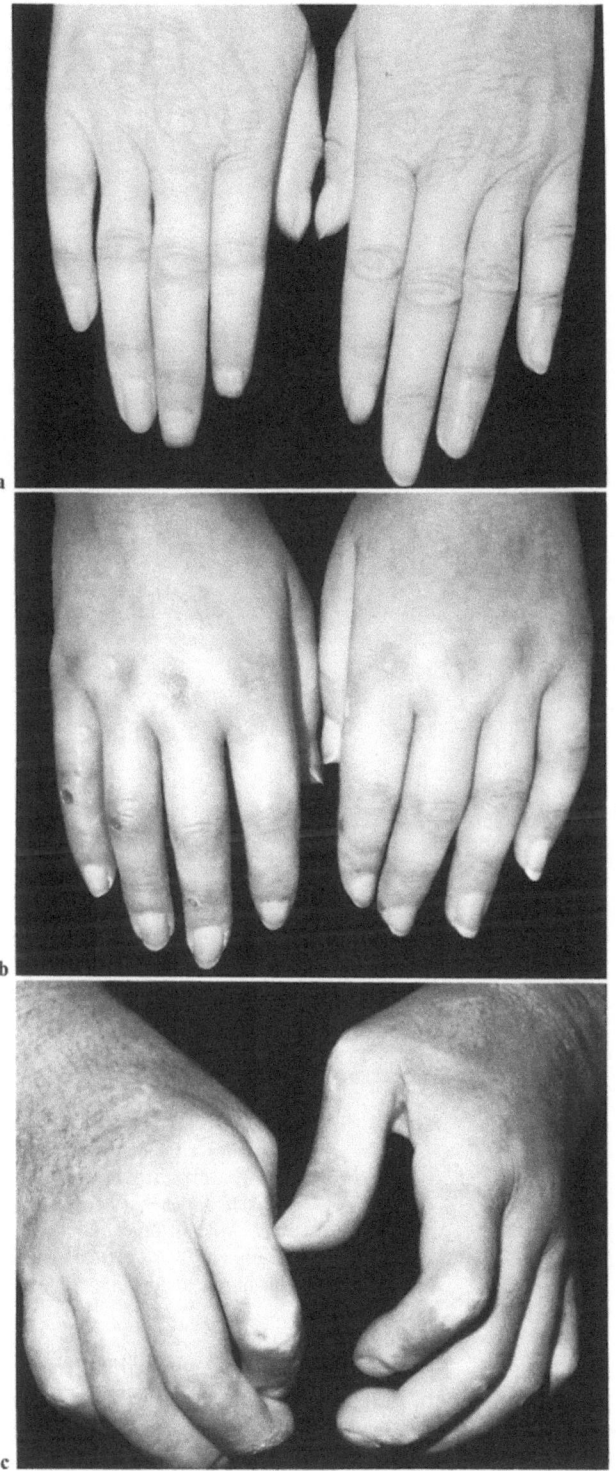

Abb. 1a–c. Akrosklerodermie im Bereich der Hände. **a** „Madonnenfinger", **b** akrale Hautsklerose mit Fingernekrosen, **c** Sklerodaktylie

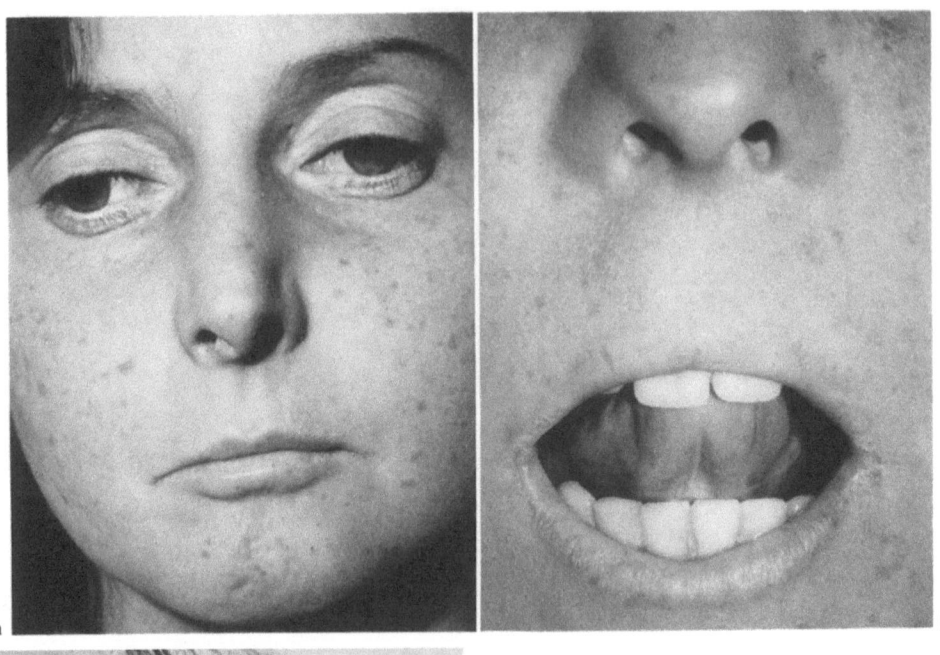
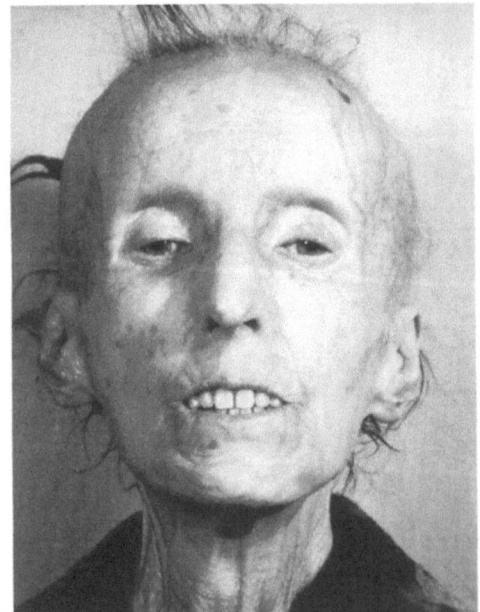

Abb. 2a–c. Akrosklerodermie im Bereich des Gesichtes. **a** Früheres Stadium mit Teleangiektasien; **b** Mikrostomie, sehnige Verkürzung des Zungenbändchens; **c** spätes Stadium: Hautatrophie, Mikrostomie, radiäre periorale Furchen, zugespitzte Nase, Teleangiektasien, Ektropium, Ohrmuscheldeformitäten, Alopezie

metrisch befallen werden, bis – bei extremen „generalisierten" Fällen – der gesamte Körper wie in einen Panzer eingemauert wird. Diese grundsätzliche Krankheitsdynamik kennt aber viele *Variationen* in zeitlicher und topographischer Hinsicht. Der *generalisierten Maximalvariante* (Abb. 3) steht sozusagen als (topische!) *Minimalvariante die reine Sklerodaktylie* gegenüber, bei der sich allerdings praktisch immer diskrete Hautveränderungen im Gesicht und am

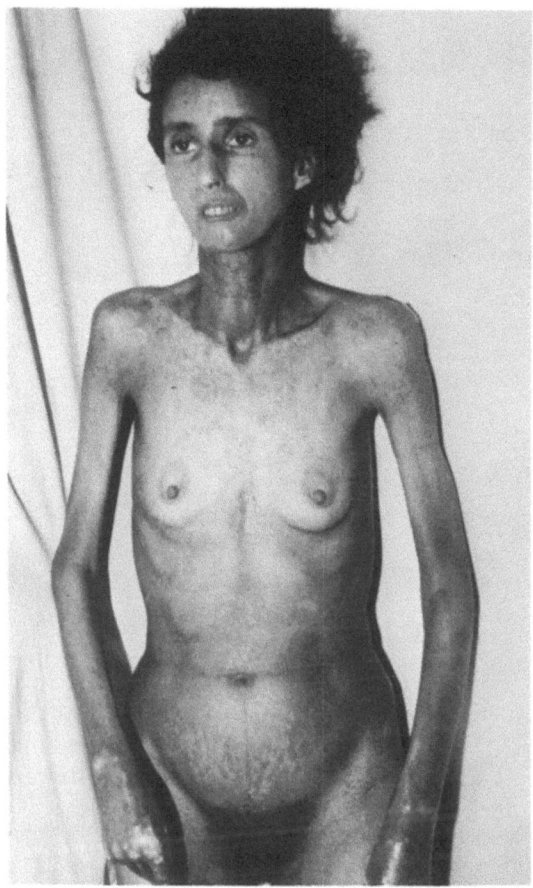

Abb. 3. Generalisierte Akrosklerodermie

Hals nachweisen lassen. Im allgemeinen stellen die lange Zeit oder ständig akral betonten Fälle chronische, mildere und prognostisch günstigere Krankheitsformen dar (s. später). Sie sind – ganz überwiegend bei Frauen – häufig auch durch umschriebene, in Gelenksnähe oder über Knochenvorsprüngen lokalisierte kutan-subkutane *interstitielle Kalkablagerungen* (Abb. 4) gekennzeichnet (Thibierge-Weissenbach-Syndrom). Sehr viele Fälle solcher Art imponieren als sog. CRST-Syndrom (*C*alcinosis, *R*aynaud-Phänomen, *S*klerodaktylie, *T*eleangiektasien) nach WINTERBAUER (1964).

Die Kalkablagerungen sind sekundäre gewebsdystrophische Erscheinungen ohne Primärerkrankung der Nebenschilddrüsen und ohne allgemeine Störung des Kalziumstoffwechsels. Die Kalkmassen der stets umschriebenen Calcinosis cutis können sich torpid schmerzhaft-geschwürig nach außen entleeren. Eine generalisierte Calcinosis cutis wie bei Dermatomyositis gehört nicht zur progressiven Sklerodermie. Im übrigen sind auch viszerale Kalkablagerungen möglich.

Nach übereinstimmender Auffassung werden heute die verschiedenen Manifestations- und Verlaufsformen der Akrosklerodermie nicht als separate Entitäten, sondern als *Varianten der gleichen Krankheit* mit allerdings unterschiedlicher biologischer und prognostischer Dignität aufgefaßt. Auch ihre Existenz unterstreicht die Heterogenität der progressiven Sklerodermie!

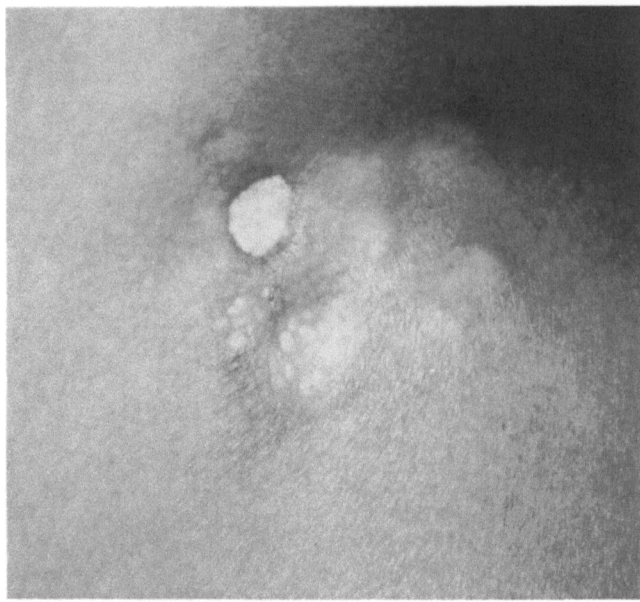

Abb. 4. Calcinosis interstitialis circumscripta

Mit der Vielseitigkeit und der Einstufung der klinischen Bilder beschäftigten sich unlängst GIORDANO et al. (1976) in einer interessanten Studie. Sie halten *R*aynaud-Syndrom, *O*esophagopathie, Haut*s*klerose und *T*eleangiektasien für die *symptomatische Basistetrade jeder Akrosklerodermie* („ROST-Syndrom"). Aus diesem ROST-Syndrom wird durch die Calcinosis fallweise ein "CROST-Syndrom". Das von den Autoren neben der „Akrosklerose sensu strictu" postulierte „Intermedia-Syndrom" mit ausgedehnterem Hautbefall und ausgeprägterer Viszeral- und Gelenksbeteiligung ist aber wohl mit der „generalisierten" Akrosklerodermie identisch. Eine Zwischenstufe zur diffusen Sklerodermie möchten wir darin eher nicht erblicken. Sehr wichtig und berechtigt erscheint uns der Hinweis auf die praktisch regelmäßige und frühzeitige Beteiligung des unteren Ösophagusdrittels bei jeder Akrosklerodermie! LORTAT-JACOB et al. (1974) leiten daraus eine gemeinsame Pathogenese von Raynaud-Phänomen und Ösophagusmotilitätsstörungen ab. Sie befürworten unter Hinweis auf primär betroffene sympathisch innervierte glatte Muskeln den neurogenen Ursprung der Akrosklerodermie. Auch BRAITSEV et al. (1975) halten Irritationen sympathischer Formationen für pathogenetisch maßgeblich.

β) Gefäße, Muskulatur, Bewegungsapparat

Gefäßsystem

Mikro- und mesoangiopathische Gefäßveränderungen stellen histopathologisch neben den Bindegewebsveränderungen das wichtigste Substrat bei der progressiven systemischen Sklerodermie dar. Auch klinisch und nosologisch haben sie eine große Bedeutung. Bei der Akrosklerodermie treten sie klinisch als Teleangiektasien, als vasomotorische Störungen nach Art des Raynaud-Phänomens und schließlich insgesamt als *Durchblutungsstörung* in Erscheinung, bei der diffu-

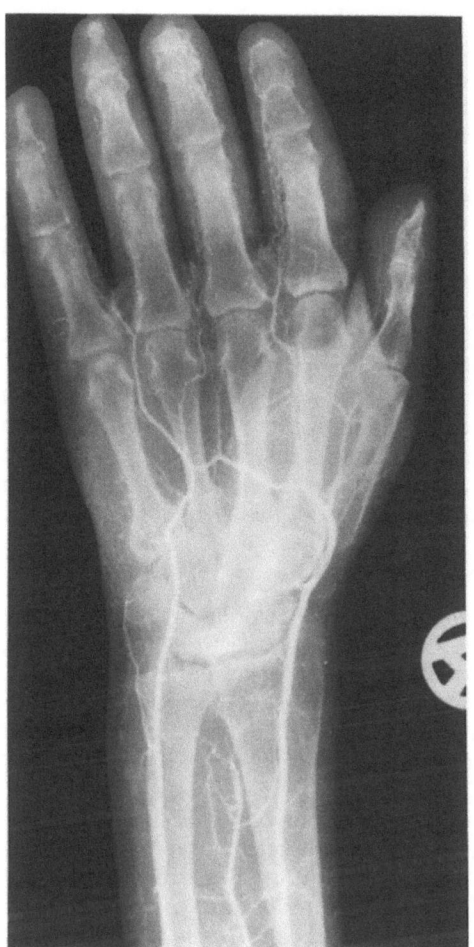

Abb. 5. Progressive systemische Sklerodermie. Arteriographie nach intraarterieller Injektion von Priscol. Multiple Verschlüsse der Fingerarterien in Höhe der Grundphalangen und im Bereich der Hohlhand. Ungenügender Kollateralkreislauf mit Darstellung von verengten peripheren Gefäßfragmenten. Obliteration der interarteriellen Anastomosen an den Fingerkuppen. Akroosteolyse am 2. und 3. Endglied (Universitätsklinik für Radiologie, Graz, Vorstand: Prof. Dr. E. VOGLER, Abteilung für spezielle Röntgendiagnostik, Leiter: Prof. Dr. H. SCHREYER)

sen bzw. der „entzündlich-mesenchymalen" Sklerodermie hingegen eher als *vaskulitische* und teils fluoreszenzimmunologisch zu präzisierende Prozesse. Dieser Dualismus aus „nichtentzündlichen" und „entzündlichen" Gefäßalterationen gilt für Haut und Viszeralorgane in gleicher Weise. Ein distinkter sklerodermatischer Gefäßprozeß existiert also offensichtlich nicht. Man kann die Gefäßveränderungen bei der progressiven systemischen Sklerodermie nicht a priori auf einen Nenner bringen (KORTING u. HOLZMANN 1967; THIES u. MISGELD 1975; VORLAENDER 1976).

Niemals dürfen altersmäßig bedingte (arteriosklerotische) Gefäßveränderungen übersehen werden, die sich namentlich mit jenen der chronisch-protrahiert verlaufenden Akrosklerodermie überschneiden können. Mit diesem Hinweis seien grundsätzlich die Beziehungen zwischen progressiver Sklerodermie und Alterungsvorgängen angesprochen.

Bezüglich der kaum zu übersehenden Fülle funktionsdiagnostischer und morphologischer angiologischer Detailbefunde muß auf die übersichtlichen Darstellungen bei KORTING (1958); KORTING und HOLZMANN (1967); JABLONSKA (1975a) sowie THIES und MISGELD (1975) hingewiesen werden.

Vaskulitische Gefäßveränderungen werden eher entzündliche Mesenchymprozesse, nichtentzündliche Gefäßveränderungen eher „katabiotische" Vorgänge auslösen, die insgesamt der Phänomenologie einer „chronischen Durchblutungsstörung" bzw. einer „arteriellen Verschlußkrankheit" entsprechen. Die funktionellen Störungen der akralen Blutgefäße lassen sich mit verschiedenen Methoden wie Kapillarmikroskopie, Plethysmographie, Wiedererwärmung nach Kälteschock, Thermographie und Messung des Blutdurchflusses mittels Clearance erfassen (COFFMAN u. COHEN 1970; MEFFERT et al. 1974; LEROY et al. 1971; MARICQ u. LEROY 1973). Angiographisch bzw. rheographisch wird man bei der Akrosklerodermie eine Verengung bzw. eine Okklusion der peripheren Strombahn erwarten und finden (KLEIN u. PAVEK 1974). Auch Endangiitisobliterans-ähnliche Bilder wurden wiederholt beschrieben. Über obliterative Veränderungen der Fingerarterien bei Akrosklerodermie berichteten aufgrund pharmakoangiographischer Befunde SCHREYER et al. (1976). Diese Autoren stellten auch quantitative Unterschiede der Gefäßveränderungen zwischen dem Stadium oedematosum und dem Stadium scleratrophicum heraus. Wesentlich dürfte ihre Feststellung sein, daß schon im Stadium oedematosum eine irreversible, durch Priscol nicht zu beeinflussende Kontrastmittelstase zu beobachten ist (Abb. 5).

Muskulatur

Die Beteiligung der *Skelettmuskulatur* ist an sich sehr häufig, nicht immer aber klinisch apparent. Bei KORTING (1958) findet sich die Frage aufgeworfen, ob es überhaupt eine progressive Sklerodermie ohne Muskelveränderungen gibt. Keineswegs sind jedenfalls nur Muskeln unter befallener Haut betroffen. Pathogenetisch handelt es sich um eine primäre Myopathie und nicht etwa um eine neurogene Schädigung (KORTING u. HOLZMANN 1967; RODNAN 1972a; BARNETT 1974).

Manchmal ist die Muskelbeteiligung nur elektromyographisch und histologisch zu erfassen. Nennenswerte Steigerungen der muskelcharakteristischen Fermentaktivitäten im Serum werden im allgemeinen vermißt (s. später), was mit der chronischen Verlaufsweise der Muskelschädigung erklärt wird. Dies kann zur Abgrenzung von der Dermatomyositis gelegentlich nützlich sein (KORTING u. HOLZMANN 1967; THIES u. MISGELD 1975).

Die Intensität der Muskelbeteiligung dürfte im übrigen sehr wesentlich vom Erscheinungstyp der Krankheit abhängen. Besonders ausgeprägt ist sie bei der diffusen Form bzw. bei Mischformen mit anderen sog. Kollagenosen. Es gibt aber auch zweifellos typische Akrosklerodermiefälle mit betonter muskulärer Symptomatik. Auch bei manchen – klinisch und pathogenetisch oft schwierig zu klassifizierenden – Fällen von progressiver Sklerodermie im Kindes- und Jugendalter mit meist schwerem Verlauf steht die Muskelbeteiligung sehr im Vordergrund.

Klinisch äußert sich der *Muskelbefall* im allgemeinen als Muskelschwäche, Muskelermüdbarkeit und Muskelatrophie, seltener als schmerzhafte Myopathie. Beteiligung der Kaumuskulatur führt zu Kauschwierigkeiten, Beteiligung der Interkostalmuskeln zur Einschränkung der Atemexkursionen (GERTLER 1970).

Insgesamt sind die *Muskelveränderungen nicht spezifisch* für die Sklerodermie, sie ähneln jenen anderer Kollagenkrankheiten, namentlich der Dermatomyositis. Eine Differenzierung zwischen Dermatomyositis und Sklerodermie kann im Bedarfsfall (z.B. „Sklerodermatomyositis") muskelbioptisch jedenfalls nicht oder kaum erfolgen (THIES u. MISGELD 1975), wenngleich die Sklerodermie-Myositis meist doch diskreter sein dürfte (KORTING u. HOLZMANN 1967). Auf die ungewöhnliche Kombination von Sklerodermie und Myasthenia gravis haben MITCHELL et al. (1975) hingewiesen.

Bewegungsapparat

Neben einer Reihe seltenerer struktureller Umwandlungen der *Knochen* (KORTING 1958; TUFFANELLI u. WINKELMANN 1961; THIES u. MISGELD 1975) und allgemeiner Osteoporose sind vor allem die resorptiv-osteolytischen Veränderungen an den distalen Abschnitten der (palmaren) Fingerendglieder charakteristisch. Sie sind vielgestaltig und können zur völligen Knochenzerstörung und damit zur Mutilation führen. Laterale Osteolysen bedingen das Bild der konisch zugespitzten Finger. Die *Akroosteolyse* erscheint symmetrisch an beiden Händen, allerdings nicht an allen Phalangen gleichzeitig. Weniger ausgeprägt ist sie an den Zehen zu sehen. Zu ihrer Erkennung ist eine besondere Röntgenaufnahmetechnik nötig. Diese Akroosteolyse ist im übrigen kein sklerodermiespezifisches Phänomen. Man kann sie auch – seltener – bei anderen Zuständen krankhafter Trophik oder verminderten Blutflusses beobachten (LESZCZYNSKI 1975).

Gelenksbeteiligung ist seit über 100 Jahren bekannt. Arthralgien vor allem der Fingergelenke, weniger häufig der Hand-, Knie- und Sprunggelenke, sind oft Initialsymptome, nach TUFFANELLI und WINKELMANN (1961) bei etwa 12% und nach RODNAN (1972a) bei etwa 41% der Fälle. Rötung, Schwellung und Schmerzhaftigkeit sind seltener als schleichender Beginn und langsame Progredienz. Im Verlauf der Krankheit sind bei etwa 50% der Fälle schwerere Gelenksveränderungen festzustellen, freilich auch abhängig vom Typ der systemischen Sklerodermie. Fieberhafte, akute arthritische Schübe sind beim diffusen Krankheitstyp häufiger.

Bezüglich spezieller Einzelheiten sei auf den 2. Teil dieses Beitrages verwiesen. Hier sei nur grundsätzlich auf die Häufigkeit der Gelenksbeteiligung aufmerksam gemacht, ebenso auf die immer wieder nötige Differentialdiagnose zwischen sklerodermatischer Arthropathie und rheumatoider Arthritis (RABINOWITZ et al. 1974; LESZCZYNSKI 1975).

Die *Synovialmembran* zeigt offensichtlich gefäßabhängige Veränderungen. Sind sie anfänglich rundzellig-entzündlicher Art und ähnlich wie bei milder rheumatoider Arthritis, so sind sie später durch schwere bindegewebige Synovialsklerose und Gefäßobliteration gekennzeichnet. In diesem Stadium können sie von einer rheumatoiden Arthritis histologisch einwandfrei differenziert werden. Es sei hier deshalb auf die Möglichkeit der (späten) Synovialbiopsie zur Differentialdiagnose zwischen progressiver Sklerodermie mit Arthralgien und rheumatoider Arthritis hingewiesen (THIES u. MISGELD 1975). Die entzündliche Komponente der Sklerodermie läßt sich im übrigen in der Synovialmembran am besten studieren (GLYNN 1972).

Auch die *Sehnen und Sehnenscheiden*, namentlich im Bereich der Unterarme, Hände, Kniegelenke, Unterschenkel, gelegentlich aber auch in der Halswirbelsäulenregion, beteiligen sich mit milder Entzündung (Tendosynovitis) und später starker Bindegewebsproliferation. Verdickte Sehnen bzw. Sehnenscheiden mit Fibrinablagerungen an der Oberfläche führen zu Schmerzen und Krepitationen bei Bewegung, gelegentlich auch zum Karpaltunnelsyndrom (LESZCZYNSKI 1975).

c) Zur Klinik der diffusen Sklerodermie

Über diesen Begriff besteht im internationalen Schrifttum nach wie vor keine Übereinstimmung. Die „Häufigkeit" der „diffusen Sklerodermie" ist also von der jeweiligen Terminologie abhängig. Wir verstehen darunter mit TUFFANELLI und WINKELMANN (1961), BARNETT (1974), u.v.a. jene *primär den Stamm und die proximalen Anteile der Gliedmaßen* befallende und frühzeitig zur Generalisierung neigende Form, die durch eher *akuten (oft fieberhaften) Beginn* und rasche Progredienz sowie betonte Allgemeinerscheinungen meist „entzündlicher" Art gekennzeichnet ist. Die Gelenksbeteiligung erinnert mitunter an einen akuten fieberhaften Gelenksrheumatismus, weshalb im deutschsprachigen Schrifttum auch vom *rheumatoid-arthritischen Typ* gesprochen wurde (KORTING u. HOLZMANN 1967; THIES u. MISGELD 1975). Der Hautbefall ist anfangs weder immer großflächig-diffus noch symmetrisch, so daß mitunter Abgrenzungsschwierigkeiten gegenüber einer generalisierten Morphaea entstehen (Abb. 6). Vasomotorische Phänomene (Raynaud-Syndrom) und akrale Hautsymptomatik (Sklerodaktylie, Facies sclerodermatica) fehlen anfangs zumeist, können sich aber im weiteren Verlauf einstellen. Ist dies der Fall, erscheint das Raynaud-Phänomen

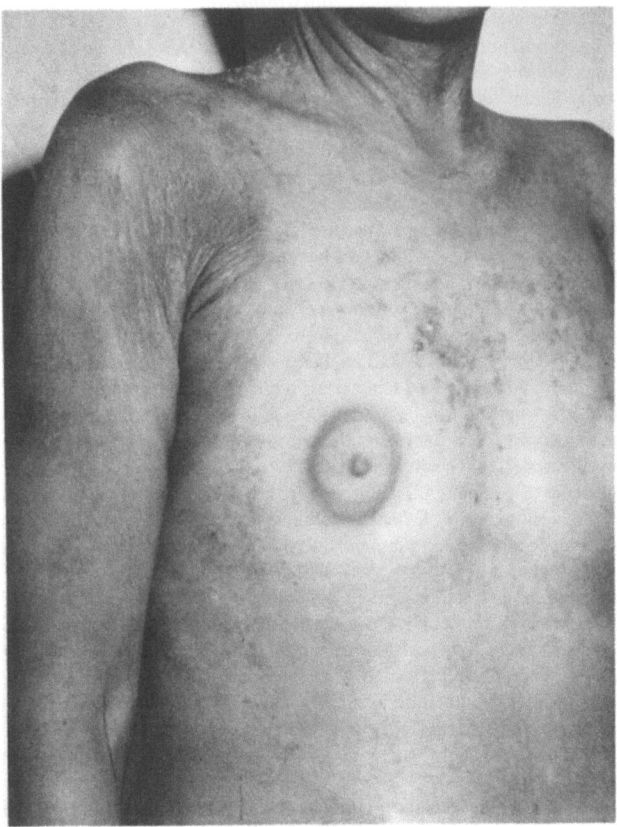

Abb. 6. Generalisierte Morphaea

gleichzeitig mit oder auch nach den Hautveränderungen an den Händen. Diese sind im allgemeinen weniger durch Skleratrophie, sondern durch „indurierte Ödeme" bzw. Induration „verdickter" Haut gekennzeichnet. Auffallend sind ferner ausgedehnte Pigmentierungen am Stamm und das Fehlen von Fingerkuppennekrosen und Teleangiektasien. Muskelbeteiligung und Arthropathien sind gewöhnlich sehr ausgeprägt, der Viszeralbefall entspricht grundsätzlich dem der progressiven systemischen Sklerodermie schlechthin.

Dieses hier kurz skizzierte Krankheitsbild ist zweifellos selten. Höchstens 5–10% aller Fälle entsprechen diesem Erscheinungs- und Verlaufstyp (ROWELL 1976). Männer und Frauen werden – im Gegensatz zur Akrosklerodermie – etwa gleich häufig betroffen (Männer sogar häufiger?).

Die Konturen der diffusen Sklerodermie – und damit werden Frequenzstatistiken problematisch – sind zweifellos viel unschärfer als jene der Akrosklerodermie. Unter diesen Begriff fallen nämlich – neben der vorstehend geschilderten Erscheinungsweise – mindestens teilweise auch solche Fälle, die seinerzeit als „ödematöse Sklerodermie" bezeichnet wurden, ferner Fälle sog. maligner Sklerodermie (STAVA 1959) und nicht zuletzt gelegentliche *Kombinationsformen* mit anderen Bindegewebskrankheiten – namentlich mit Dermatomyositis, rheumatoider Arthritis und systemischem Lupus erythematodes. Schließlich sind hier auch die Beziehungen zur „mixed connective tissue disease" im Sinne von SHARP et al. (1972) bzw. SHARP (1975) nicht zu übersehen. Grundsätzlich ist aber nochmals festzustellen, daß man weder die diffuse Sklerodermie als solche noch sog. „Overlap"-, „Cross-over"- oder „Indeterminate"-Syndrome von vorneherein mit der „mixed connective tissue disease" gleichsetzen kann. Letztere ist – dem äußeren Bild nach – vorwiegend durch Arthritis bzw. Arthralgien, Raynaud-Phänomen, „geschwollene Hände", Myositis und Lymphadenopathie gekennzeichnet (SHARP et al. 1972; SHARP 1975; STINGL et al. 1975; MINKIN u. RABHAN 1976). Sklerodermiforme Hautveränderungen, namentlich solche ausgebreiteter Art, wurden dabei bisher offensichtlich nur bei etwa 20–30% der Fälle beobachtet. Die Vermutung von BANDILLA (1975), daß die progressive systemische Sklerodermie die mögliche Endstufe dieser durch einen besonderen Antikörper immunologisch präzisierten Krankheit darstellt, ist also bis jetzt unbewiesen bzw. unwahrscheinlich.

Für jene Fälle, die der *„mixed connective tissue disease"* entsprechen, hat WINKELMANN (1976) – pathogenetisch – die Bezeichnung *mesenchymale Sklerodermie* vorgeschlagen. WINKELMANN (1976) hat selbst betont, daß seine „inflammatory-fibrosis form of scleroderma" nur teilweise in diese Kategorie paßt.

d) Zur Mikromorphologie der progressiven systemischen Sklerodermie

α) Histologische Befunde

Die *Initialveränderungen* der Sklerodermie sind durch ein mukoides Ödem mit Verquellung der Kollagenfasern und durch oft ausgeprägte, vorzugsweise perivaskuläre lymphozytäre Infiltrate gekennzeichnet. Mit Fortschreiten des Prozesses wird die Kutis verbreitert und zellarm. Die Kollagenfasern erscheinen als homogen-sklerosierte oder auch hyalinisierte Bündel (O'LEARY et al. 1957; SCHNYDER 1973) (Abb. 7).

Die elastischen Fasern bleiben im wesentlichen erhalten; in den tieferen Kutisschichten kann gelegentlich auch eine Fragmentierung festgestellt werden (KORTING et al. 1969). Die Hautanhangsgebilde weisen eine Druckatrophie auf. Von BLANCHET-BARDON et al. (1975) wurden morphologische Alterationen des Musculus arrector pili beschrieben.

FLEISCHMAJER et al. (1972) vertreten die Meinung, daß das morphologische Primärereignis in der Subkutis stattfindet und nach Art einer Pannikulitis abläuft. Von den Bindegewebssepten aus erfolgt ein Ersatz des Fettgewebes durch neusynthetisierte Kollagenfasern („hyperplastic substitutive collagenosis"; REED et al. 1973) (Abb. 8).

Die *vaskulären Veränderungen* sind sehr unterschiedlich (NORTON u. NARDO 1970; ISHIKAWA et al. 1974; HAUSTEIN 1976; FLEISCHMAJER et al. 1976). Neben unauffällig erscheinenden Gefäßen zeigen vor allem Kapillaren, Arteriolen und auch Venolen an der Kutis-Subkutis-Grenze pathologische Befunde, die durch eine stellenweise verbreiterte und ödematös aufgelockerte Subendothelzone („fibrös-muzinöse Plaques"; WINKELMANN 1976) mit Proliferation der Endothelzellen charakterisiert sind (Abb. 9). In Autopsiebefunden von Patienten mit progressiver systemischer Sklerodermie und Raynaud-Syndrom wiesen die Aa. digitales subendotheliale Fibrinablagerungen mit Wandfibrose, perivasale Sklerose und teilweise einen kompletten Verschluß des Lumens auf (RODNAN 1971).

In unterschiedlicher Intensität und Frequenz ist fallweise eine Mitbeteiligung der *quergestreiften Muskulatur* faßbar. Das histopathologische Substrat reicht

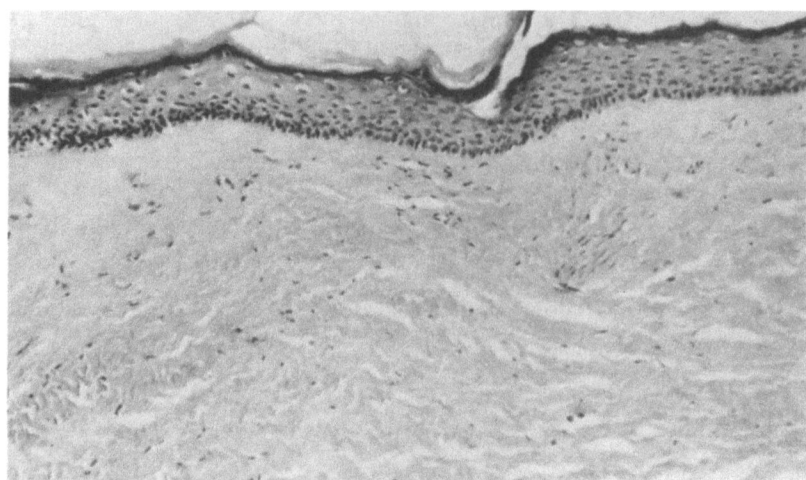

Abb. 7. Progressive systemische Sklerodermie. Sklerosestadium. Zellarme Kutis mit homogenen und hyalinisierten Kollagenfasern. HE

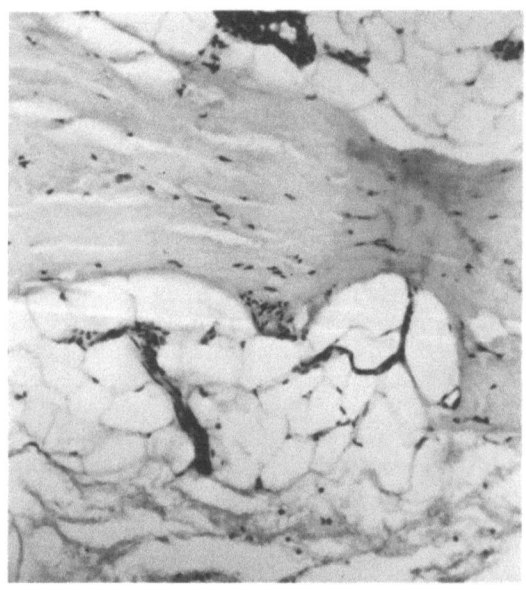

Abb. 8. Progressive systemische Sklerodermie. Ersatz des Fettgewebes durch breite eosinophil-homogene Bindegewebssepten. HE

in leichten Fällen von geringfügigen degenerativen Veränderungen mit fokalen lymphoidzelligen Infiltraten bis zum ausgeprägten Bild einer Dermatomyositis bei schweren Verlaufsformen bzw. bei „overlap syndromes" (JABLONSKA et al. 1970; MEFFERT et al. 1975c).

Im Zusammenhang mit der Darstellung der histopathologischen Befunde erscheint es wichtig darauf hinzuweisen, daß die Diagnose *inzipiente Sklerodermie* ("Präsklerodermie") *oft schwierig zu stellen* ist und keine signifikanten Unterschiede zur Raynaud-Krankheit erkennen läßt. Eine Hautbiopsie aus der Fingerkuppe kann in fraglichen Fällen durch den Nachweis polymorpher und pykno-

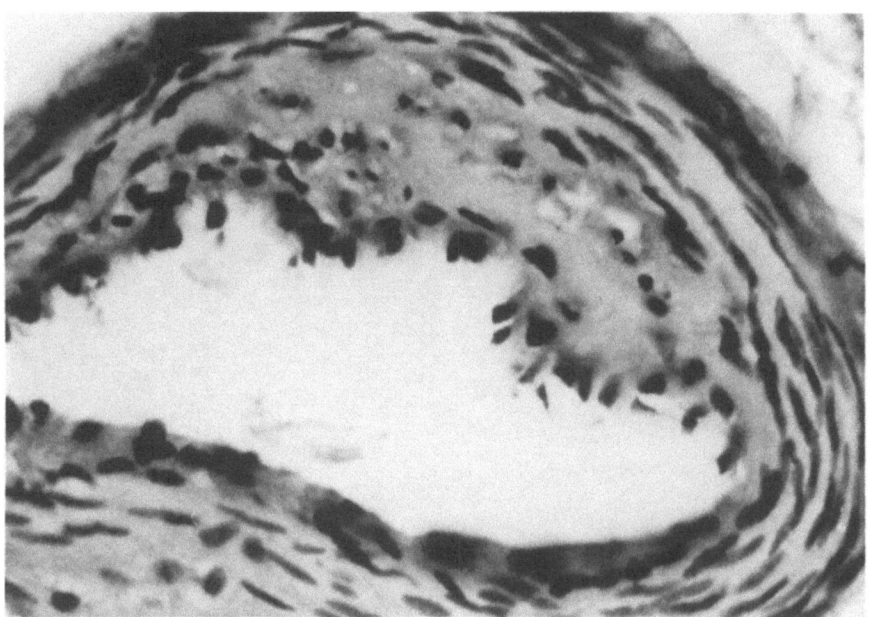

Abb. 9. Initialstadium einer progressiven systemischen Sklerodermie. Arteriole an der Kutis-Subkutis-Grenze mit Endothelzellproliferation und stellenweise verbreiterter, ödematös aufgelockerter Intima („muzinös-fibröser" Plaque). HE

tischer Riesenkerne der myoepithelialen Zellen in den arterio-venösen Anastomosen auf einen Morbus Raynaud hinweisen (DUPERRAT 1972).

β) Histochemische Befunde

Untersuchungen der *Grundsubstanz* mit Hilfe histochemischer Methoden ergeben in den frühen Krankheitsphasen (mukoides Ödem) eine Zunahme der Glykosaminoglykane (GAG) bzw. der sauren Mukopolysaccharide.

Das Vorhandensein von GAG als homogene und fibrilläre Ablagerungen zwischen den Kollagenfasern, in der Umgebung der Anhangsgebilde und um die Gefäßwände konnte vor allem durch deren starke Eisen-Bindungsfähigkeit (Hale-Reaktion) und ihre Affinität für Alcianblau identifiziert werden (BRAUN-FALCO 1957, 1965; BOLCK 1969; ISHIKAWA et al. 1967; ISHIKAWA 1974; KREYSEL et al. 1973; KREYSEL et al. 1976a). Im weiteren Verlauf der Sklerodermie kommt es zu einem Verschwinden der GAG (Maskierungseffekt), welches mit dem Einsetzen der Sklerose in Zusammenhang gebracht wird (ISHIKAWA et al. 1967).

Auch in den *Gefäßwänden* kann vielfach eine Vermehrung und Akkumulation von GAG, insbesonders in enger histotopographischer Korrelation zum subendothelialen Bereich, festgestellt werden. Es wird vermutet, daß die Intimaveränderungen den Initialprozeß bei der progressiven systemischen Sklerodermie darstellen (WINKELMANN 1976). Bei Darstellung der Kapillarendothelien mit der alkalischen Phosphatase-Technik läßt sich in Spätstadien als Zeichen einer Devaskularisation (Abb. 10) eine Kapillararmut nachweisen (KURBAN et al. 1964).

Die enzymatisch-histochemische Differenzierung und quantitativ-biochemische Analysen der GAG in der *Sklerodermie-Haut* ergaben bisher widersprüchliche Ergebnisse. Diese sind in erster Linie dadurch bedingt, daß die Verteilung

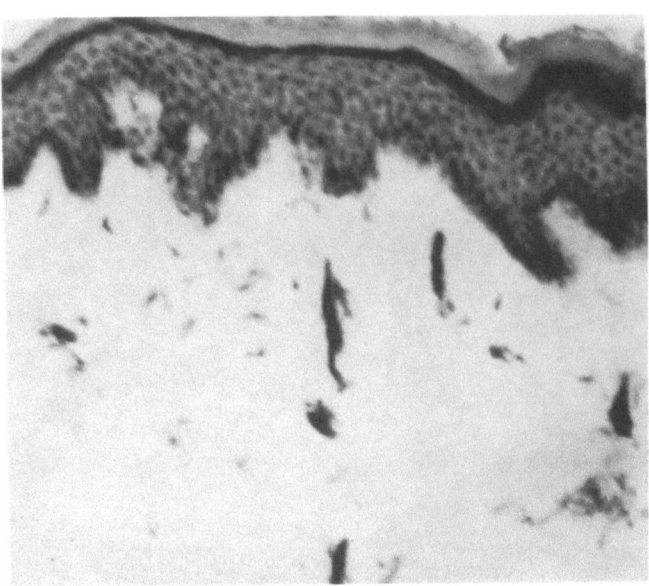

Abb. 10. Progressive systemische Sklerodermie. Zahl der Kapillaren in der Kutis vermindert. Alkalische Phosphatase

der GAG von der jeweiligen Krankheitsphase und der Entnahmestelle abhängig ist. So fanden FLEISCHMAJER und PERLISH (1972) sowie ISHIKAWA und HORIUCHI (1975), daß es sich bei dem vermehrt abgelagerten Substrat in erster Linie um Dermatansulfat (insbesonders in sklerotischer Haut) bzw. um Hyaluronsäure handelt, während von UITTO et al. (1971a) ein signifikantes Überwiegen von Chondroitin-4/6-sulfat gefunden wurde. Die von HOLLMANN et al. (1971) vorgelegten quantitativ-biochemischen Analysen von Sklerodermiehaut-Biopsien ergaben bei unverändertem Dermatansulfat eine deutliche Reduktion von Hyaluronsäure im Vergleich zu gesunden Kontrollpersonen. (In der normalen Erwachsenenhaut liegen ca. 30% Hyaluronsäure und 70% sulfatierte GAG, überwiegend Dermatansulfat, vor.) Es ist schwierig, aus diesen Ergebnissen detaillierte Rückschlüsse auf metabolisch-dynamische Aspekte der Mesenchym-Reaktion bei der Sklerodermie zu ziehen.

Beachtenswert erscheinen die mit der Zellulose-Azetat-Elektrophorese erzielten biochemischen Untersuchungsergebnisse von ISHIKAWA und HORIUCHI (1975), die in *klinisch unauffälliger* Rückenhaut vermehrte Mengen Hyaluronidase- und Chondroitinase-resistenter GAG feststellen konnten. Darunter fand sich eine Heparinsulfat-Fraktion, die im Hinblick auf die *Histogenese* und *Frühdiagnose* der Sklerodermie eine Rolle spielen könnte.

γ) Immunhistologische Befunde

Bei der *Akrosklerodermie* sind direkte Immunfluoreszenzbefunde negativ (HOLUBAR u. STINGL 1976). Um Fehldiagnosen zu vermeiden, sollten aus teleangiektatischen Hautbezirken keine Biopsien entnommen werden, da Untersuchungen von Teleangiektasien verschiedener Genese gelegentlich ein Immunfluoreszenzband geringer Intensität an der dermo-epidermalen Junktionszone ergaben (JABLONSKA et al. 1973a). Bei sog. *Mischformen* und bei der „mixed connective tissue disease" kann ein granuläres Immunfluoreszenzband im dermo-epidermalen Areal der befallenen und klinisch unbefallenen Haut gefunden werden (LEVITIN et al. 1975; HOLUBAR u. STINGL 1976). WINKELMANN et al. (zit. nach WINKELMANN 1976) beobachteten in Hautbiopsien von Patienten mit *„entzündlich-mesenchymaler" Sklerodermie* in allen untersuchten Fällen bandförmige IgM-Ablagerungen. Die immunhistologischen Befunde von ROWELL und SCOTT (1975), die fokal eine interfibrilläre Fluoreszenz bei Verwendung verschiedener Bindegewebsantigene beobachteten, sind als Hinweis einer verstärkten Kollagenneubildung bei der Sklerodermie aufzufassen.

Über Komplementablagerungen und feine Ig-Präzipitate in den Gefäßwänden von Kapillaren und Arteriolen des Musculus deltoideus bei Sklerodermie-Patienten berichteten MEFFERT et al. (1975c). Es wird daher vermutet, daß in den Muskelgefäßen der Sklerodermie-Patienten Immunkomplexe abgelagert werden. Der Nachweis einer Kryoglobulinämie bei zahlreichen Patienten mit systemischer Sklerodermie könnte diese Annahme unterstützen (HUSSON et al. 1976).

δ) Elektronenmikroskopische Befunde

Ultrastrukturell (Abb. 11a–c) sind in *Hautbiopsien* von Patienten mit Sklerodermie Kaliberschwankungen der Kollagenfasern mit einem Durchmesser von 100–2000 Å nachweisbar (HAUSTEIN u. KLUG 1975b). Die Häufigkeitsverteilung der Fibrillendicke an Querschnitten läßt erkennen, daß die Kollagenfibrillen von normaler Haut meistens um 700–900 Å dick sind, während bei der Sklerodermie als Ausdruck einer offenbar regionär gesteigerten Fibrillogenese eine Zunahme von Fibrillen eines dünneren Kalibers (durchschnittlich 300–500 Å) festzustellen ist (RUPEC u. BRAUN-FALCO 1964; KORTING et al. 1965; HOLZMANN u. KORTING 1967; HAYES u. RODNAN 1971; VOGEL u. MEVES 1971; FLEISCHMAJER et al. 1972; KOBAYASI u. ASBOE-HANSEN 1972; HAUSTEIN u. KLUG 1975b). Neben einer Verdünnung des Kalibers fanden HAYES und RODNAN (1971) als weitere Zeichen der Unreife bei 5–15% der Kollagenfibrillen "beaded filaments", welche für embryonales Gewebe charakteristisch sind.

Von den meisten Autoren wird eine hinsichtlich Periodizität und Querstreifung normale morphologische Struktur der Kollagenfibrillen betont. Die *Fibroblasten* weisen teilweise beträchtlich dilatierte, von granulärem Material erfüllte Zisternen des endoplasmatischen Retikulums auf, was als Hinweis einer gesteigerten Proteinsyntheseleistung bzw. Fibrillogenese zu werten ist (FLEISCHMAJER u. PRUNIÉRAS 1972).

Der hohe Gehalt an Glykosaminoglykanen in der Haut von Sklerodermie-Patienten wurde durch die elektronenmikroskopischen Untersuchungen (Färbung der Schnitte mit Ruthenium-Rot) von KOBAYASI und ASBOE-HANSEN (1972, 1974) bestätigt.

Die bisher durchgeführten submikroskopischen Untersuchungen an *Haut- und Muskelgefäßen* bei Sklerodermie-Patienten zeigen wesentliche pathologische Alterationen (HOLZMANN u. KORTING 1967; KLUG u. HAUSTEIN 1974; HAUSTEIN u. KLUG 1975a; NORTON u. NARDO 1970; FLEISCHMAJER et al. 1976), wobei die Situation in gewisser Weise mit der diabetischen Mikroangiopathie vergleichbar ist (NORTON 1970). Die Umstrukturierung der funktionell wichtigen Transitstrecke zwischen Zellbelag der Gefäße und perivaskulärem Raum äußert sich morphologisch in einer diffusen homogen verbreiterten Basalmembran (Abb. 12) bzw. in beträchtlich vermehrten und verdickten Basalmembranlamellen sowie Einengungen des Lumens mit Wanddefekten.

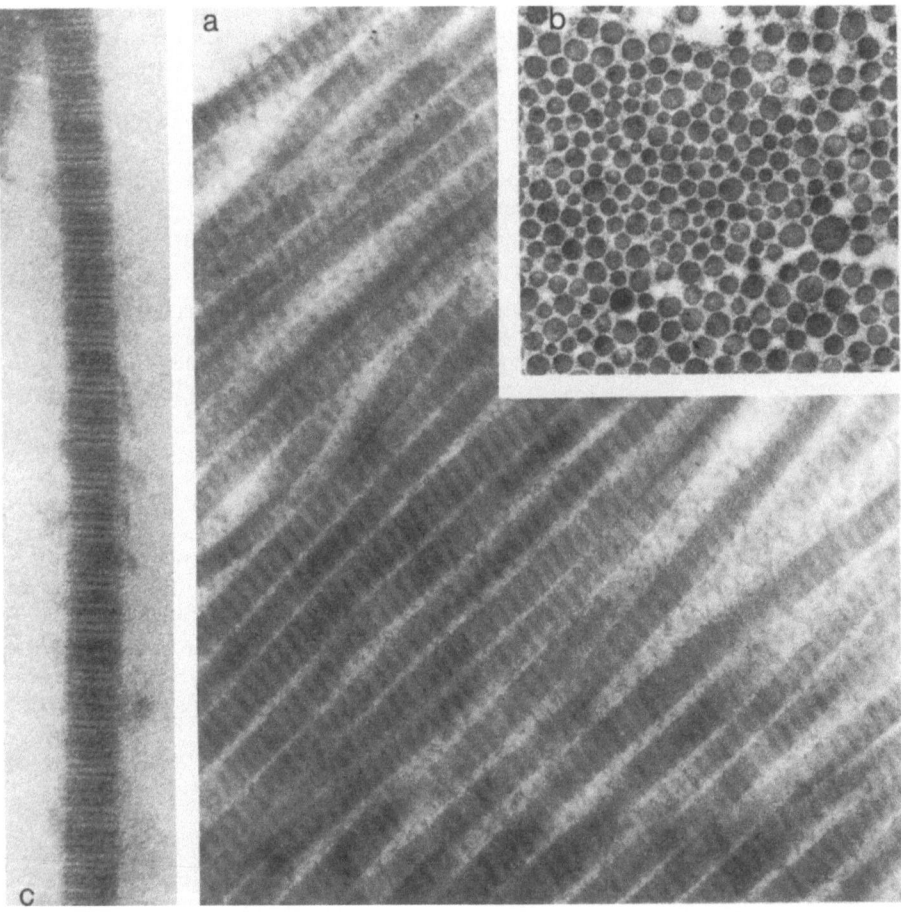

Abb. 11 a–c. Progressive systemische Sklerodermie. Biopsie von der Kutis-Subkutis-Grenze. **a** Dicht gepackte Kollagenfibrillen im Längsschnitt. ×58200. **b** Im Querschnitt getroffene Kollagenfibrillen mit relativ großen Kaliberschwankungen der Fibrillendurchmesser. ×38600. **c** Kollagenfibrille im Längsschnitt. Normale Querstreifung mit einer Periodizität von 650Å. ×128000

Bezüglich der auch bei der Sklerodermie gefundenen paramyxovirusähnlichen endoplasmatischen Strukturen (Literatur bei KERL 1976) sei auf Abschnitt 4 verwiesen.

e) Zur Laboratoriumsdiagnostik der progressiven systemischen Sklerodermie

α) Allgemeine Laboratoriumsbefunde

Es ist zu betonen, daß die Laboratoriumsuntersuchungen *keinen* für die Sklerodermie krankheitsspezifischen Befund ergeben. Ein spezifisches „diagnostisches Test-Profil" fehlt daher bei der progressiven systemischen Sklerodermie. Die Befunde richten sich im Einzelfall nach dem Sklerodermietyp und nach den Krankheitsmanifestationen an bestimmten Organen.

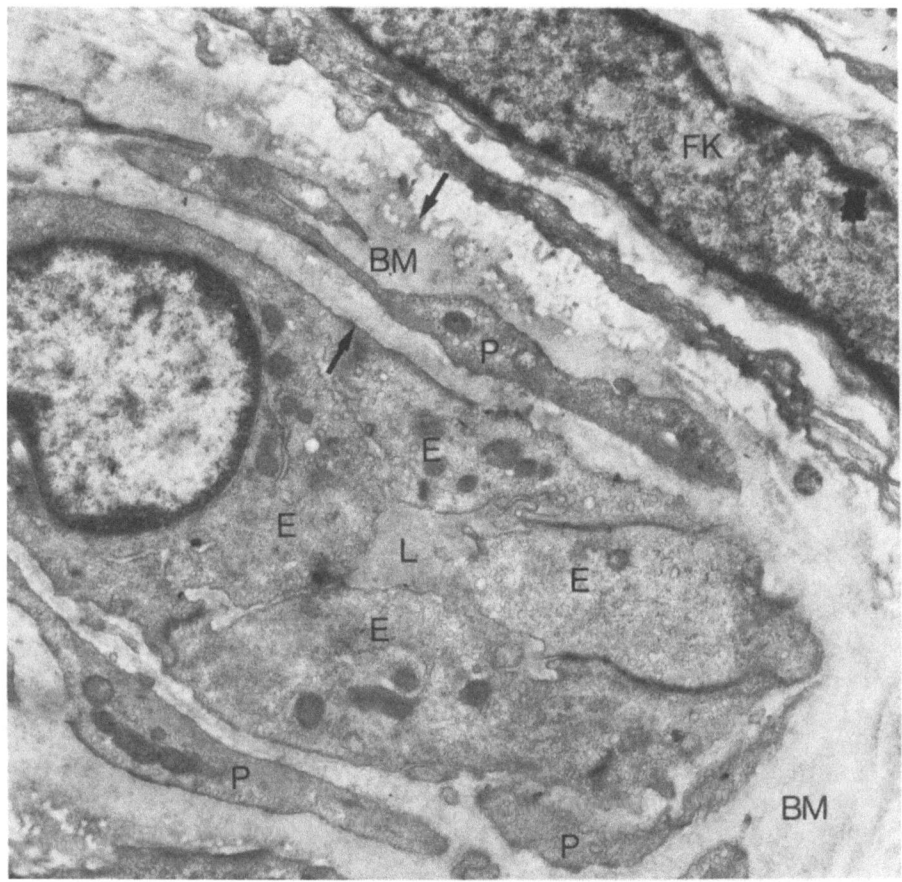

Abb. 12. Progressive systemische Sklerodermie. Kutis-Arteriole mit stark verengtem Gefäßlumen (L). Die Basalmembran (*BM* ↓) ist diffus verbreitert. *E* Endothelzellen; *FK* Fibroblastenkern; *P* Perizyten. ×17800

Bei etwa der Hälfte der Patienten sind die *Blutsenkung* mäßig oder deutlich beschleunigt und das *C-reaktive Protein* pathologisch.

Was die *hämatologischen Befunde* betrifft, so findet man nicht selten eine hypochrome Anämie, vor allem bei Patienten mit gastrointestinalem Malabsorptionssyndrom (SCHRAMM u. BRACHTEL 1976) oder Nierenbeteiligung. Mitunter wird auch eine Leukopenie und eine periphere und medulläre Eosinophilie beobachtet (ANGHELESCU et al. 1971).

Weitere Befunde betreffen eine Erhöhung des *Fibrinogenspiegels* bei Verminderung des *Heparingehaltes* des Blutes (BUGÁR-MÉSZAROS u. BERECZKY 1975) sowie eine Zunahme von *Kryofibrinogen* (ZVAIFLER 1972). Die Befunde eines erhöhten Fibrinogenspiegels konnten allerdings von KLÜKEN et al. (1975) nicht bestätigt werden.

Die *Gesamteiweißwerte* liegen meist im Normbereich, gelegentlich wird eine Hypoproteinämie beobachtet. Häufig ergibt sich eine Dysproteinämie mit einer Vermehrung der Gamma-Globuline oder der Alpha-2-Globuline.

Hinweise für einen gestörten *Elektrolythaushalt* liegen nicht vor, obwohl nach SÖNNICHSEN et al. (1968) dem Kalziumstoffwechsel bei der Sklerodermie mehr Beachtung geschenkt werden sollte.

Nach den Untersuchungen von FLEISCHMAJER (1970) ist bei der Sklerodermie in gehäuftem Maße ein *pathologischer Glukose-Toleranz-Test* festzustellen.

Hinsichtlich des Verhaltens der *Transaminasen* konnte im allgemeinen keine Aktivitätssteigerung festgestellt werden. Bemerkenswert ist die in allen Krankheitsphasen konstant nachweisbare Erhöhung der Phosphoglukose-Isomerase (HOLZMANN et al. 1967a). Störungen der *Leberfunktion* waren mit dem Bromsulphalein-Test faßbar. Allerdings ist es schwierig, die primäre Beziehung zwischen der Sklerodermie und der Leberbeteiligung zu sichern.

Zur Identifizierung der Begleitmyopathie bzw. Myositis dienen neben dem Elektromyogrammbefund und der Muskelbiopsie der Nachweis erhöhter CPK-Werte (DEBRECZENI u. LADÁNYI 1970), die Zunahme der Serum-Aldolase-Aktivität und eine erhöhte Kreatinausscheidung im Harn (RODNAN 1971). Wie bereits erwähnt verhalten sich die „muskelcharakteristischen" Fermente häufig stumm. Der *Magensaft* ist meist unauffällig, bisweilen wird eine Sub- oder Anazidität festgestellt. Erhöhungen des Reststickstoffs bzw. Harnstoffstickstoffs, eine Proteinurie, Hämaturie, Zylindrurie sowie das plötzliche Auftreten einer Hypertonie weisen auf *Nierenkomplikationen* hin und werden in den Anfangsstadien nur selten gesehen.

β) Immunologische Befunde

Konstante immunpathologische Kriterien *fehlen* bei der Sklerodermie. Rheumafaktoren (Antigammaglobulin-Faktoren) sind bei der Sklerodermie bei etwa 17–30% der Patienten nachweisbar. Hinsichtlich der Bestimmung der *Immunglobuline* (SPENCER u. WINKELMANN 1971) und der Beta-1-A-Konzentration bzw. der gesamthämolytischen Komplementaktivität (MONEGAT et al. 1974) ergibt sich kein diagnostisch verwertbarer Anhalt. Wie bei zahlreichen anderen Affektionen im Bereich des Gefäßbindegewebes findet man eine Erhöhung des Coeruloplasmins (VORLAENDER 1976). Kälteagglutinine können bei bis zu 25% der Sklerodermie-Patienten beobachtet werden, der Coombs-Test ist allerdings fast immer negativ (ROWELL 1972). Autoantikörper gegen Kollagen-Fraktionen finden sich in 30–50% aller Fälle (VORLAENDER 1976). Diesbezügliche immunpathogenetische Zusammenhänge sind bisher unklar.

Die klassischen serologischen *Syphilis-Reaktionen* zeigen fallweise (bei ca. 5%) ein biologisch aspezifisch reaktives Ergebnis. Das ebenfalls unspezifische „beading"-Phänomen im Rahmen des Fluoreszenz-Treponemen-Antikörper-(FTA)-Absorptions-Tests, wofür die DNA-Antikörper verantwortlich zu sein scheinen, wurde in seltenen Fällen auch bei der Sklerodermie beobachtet (MCKENNA et al. 1973). Der Nachweis von LE-Zellen gelingt bei 5–10% der Patienten.

Bei der progressiven systemischen Sklerodermie sind *antinukleäre Antikörper* (ANA) mit teilweise sehr hohem Titer häufig nachweisbar und in einer Frequenz von 60–100% zu erwarten (ROTHFIELD u. RODNAN 1968; JABLONSKA et al. 1973b; TAN u. RODNAN 1975). Über etwas niedrigere Werte, nämlich 48%, berichteten JORDON et al. (1971). Neuere Untersuchungen von BARTHELMES (1975) ergaben den Nachweis von ANA bei 92,5% von 68 Patienten mit progressiver systemischer Sklerodermie und bei 47,6% von 65 Patienten mit zirkumskripter Sklerodermie. Diese hohe Ausbeute an ANA wird allerdings nur bei „Längsschnittuntersuchungen" und bei Verwendung monospezifischer markierter Antiseren (und nicht polyvalenter gegen alle Ig-Typen gerichteter Seren) erzielt. Betrachtet man das Muster der ANA, so sind das fleckförmige oder gesprenkelte ("speckled

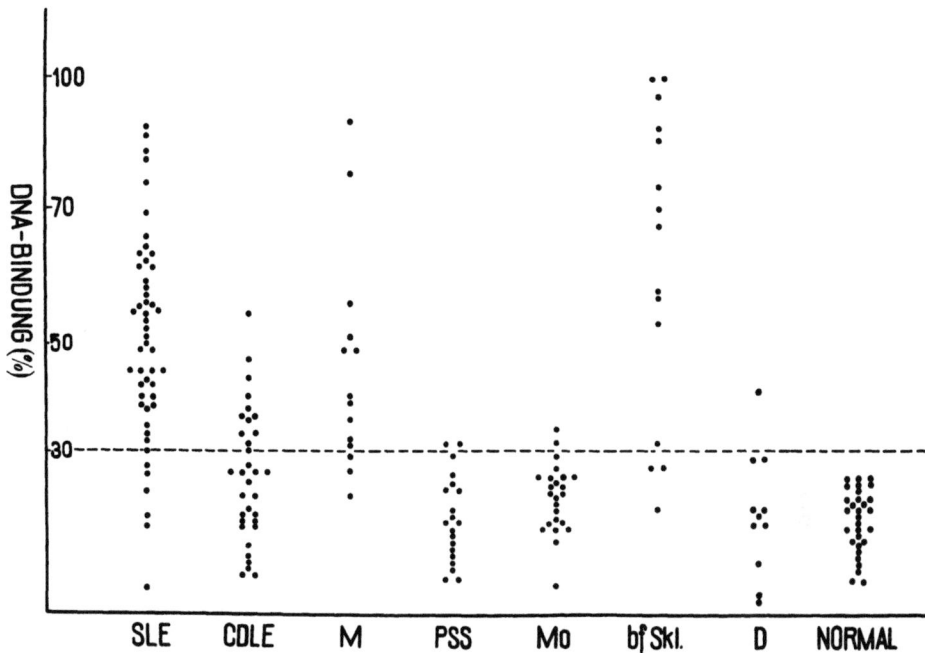

Abb. 13. Radioimmunologische Bestimmung der DNA-Antikörper (ausgedrückt in %-DNA-Bindung) bei verschiedenen Autoimmun- und Bindegewebserkrankungen. Normalwerte im Bereich von 30%-DNA-Bindung. *SLE* systemischer Lupus erythematodes; *CDLE* chronischer diskoider Lupus erythematodes; *M* Mischformen; *PSS* progressive systemische Sklerodermie; *Mo* Morphaea; *bf.Skl.* bandförmige Sklerodermie; *D* Dermatomyositis

pattern" durch Darstellung von Antikörpern gegen Sm-Antigen oder Ribonukleoprotein) und das nukleoläre (Antikörper gegen RNA) Immunfluoreszenzbild bei der Sklerodermie charakteristisch; eine homogene Fluoreszenz wird selten gesehen (TAN et al. 1973; BURNHAM u. BANK 1974). Das nukleoläre Muster wird als spezifisch für die Sklerodermie angesehen; seine praktische Bedeutung dürfte jedoch wegen des seltenen Vorkommens gering sein. Häufig sind die Fluoreszenzmuster bei der Sklerodermie gemischt.

In letzter Zeit wurden vermehrt Untersuchungen durchgeführt, die weniger die im Hinblick auf ihr spezifisches Antigensubstrat heterogenen und global gegen verschiedene Zellkernbestandteile gerichteten ANA, sondern die mehr gegen einzelne Kernkomponenten gerichteten *DNA- und RNA-Antikörper* (Abb. 13) berücksichtigen. Patienten mit progressiver systemischer Sklerodermie weisen im allgemeinen eine normale, teilweise aber auch eine erhöhte DNA-Antikörperaktivität (vor allem gegen Einstrang-DNA; MEFFERT et al. 1975b) auf (HUGHES et al. 1971; LUCIANO u. ROTHFIELD 1973; KERL et al. 1975; NOTMAN et al. 1975; MEFFERT et al. 1975d; HÄCKI u. GROB 1976; KERL 1976).

Die Identifizierung der ANA und der DNA-Antikörper hat bei der Sklerodermie keinesfalls die Bedeutung als immunologischer Parameter für Diagnose, Prognose und Therapie wie beim systemischen Lupus erythematodes. Bei der Akrosklerodermie sind zum Unterschied vom Lupus erythematodes die Höhe der ANA bzw. DNA-Antikörper nicht mit der klinischen Verlaufsform der Krankheit korreliert (JABLONSKA et al. 1973b; SANDHOFER et al. 1974). Die wichtige Frage nach der Entstehung dieser ANA ist ungeklärt. Aus den Studien beim systemischen Lupus erythematodes müssen wir aber folgern, daß beim Vorkommen entsprechend hoher ANA- und DNA-Antikörperwerte auch pathogenetisch wirksame Immunkomplexablagerungen möglich sind (BARTHELMES 1975).

ALARCÓN-SEGOVIA et al. (1975) konnten mittels Counter-Elektrophorese in allen von ihnen untersuchten Seren von Sklerodermie-Patienten *Antikörper* gegen *einsträngige RNA* nachweisen. Diese Antikörper waren spezifisch gegen die Uracil-Basen der RNA gerichtet. Offenbar sind beim systemischen Lupus erythematodes häufiger DNA-Antikörper, bei der Sklerodermie dagegen häufiger RNA-Antikörper nachzuweisen.

In seltenen Fällen sind auch Thyreoglobulin-Auto-Antikörper und Antikörper gegen Mitochondrien festzustellen. Der Nachweis antimitochondrialer Antikörper deutet mit großer Wahrscheinlichkeit auf das Vorliegen einer primären biliären Zirrhose hin.

Neben *humoralen Immunphänomenen* findet man bei der Sklerodermie auch Hinweise auf *zellvermittelte Reaktionen,* die besonders bei den „inflammatorischen" bzw. Mischtypen eine Rolle spielen dürften.

Nach WINKELSTEIN et al. (1972) sind allgemeine immunologische Parameter wie Hautteste mit verschiedenen Antigenen und die PHA-Stimulierung bei der Sklerodermie nicht beeinträchtigt. SCHULZE (1975) fand eine positive Lymphozytentransformationsrate mit Kalbsthymus-DNA. Hinweise für die Bedeutung zellvermittelter Immunreaktionen bei der progressiven systemischen Sklerodermie ergaben Untersuchungen mit dem Leukozytenmigrationstest von HUGHES et al. (1974) und ŠVEJCAR et al. (1974), die eine deutliche Migrationshemmung gegen ein weites Spektrum autologer und homologer Antigene bei der Sklerodermie fanden. Von CURRIE et al. (1970) wurde eine Lymphozytentoxizität gegen Kulturen von Muskelzellen, Fibroblasten und anderen Zellen gefunden.

Die bisher veröffentlichten Ergebnisse bezüglich der *T- und B-Lymphozyten* ergaben bei der Akrosklerodermie gelegentlich eine Verminderung der T-Zellen (CARAPETO u. WINKELMANN 1975; HUGHES et al. 1976; TILZ et al. 1976), während der B-Zellanteil normal war (SANDHOFER et al. 1975b). Nach den Untersuchungen von CARAPETO und WINKELMANN (1975) findet sich bei Patienten mit „mesenchymaler" Sklerodermie eine Hyperreaktivität der B-Lymphozyten und eine Depression der T-Lymphozyten. Die Vermehrung der B-Zellen steht auch in deutlicher Korrelation zu anderen Immunphänomenen wie Titer der ANA, erhöhten Immunglobulinen und der Basalmembranfluoreszenz in Hautbiopsien. Bei den Mischformen zeichnen sich mit dem Nachweis verschiedener immunologischer Parameter wie ANA und DNA-Antikörper zusammen mit der immunzytologischen Lymphozytendifferenzierung vielleicht neue Möglichkeiten in der Behandlung ab. Bei diesen Krankheitsbildern bieten sich Immunsuppression und Kortikoide an (s. 5).

γ) Biochemische Befunde

Bei der progressiven Sklerodermie wurde eine *gesteigerte Kollagenbiosyntheserate,* gemessen an der ^{14}C-Hydroxyprolinbildung (UITTO 1971; UITTO et al. 1971b; KREYSEL et al. 1976b) und eine signifikant erhöhte Protokollagen-Prolinhydroxylaseaktivität in der in vitro kultivierten Haut festgestellt (KEISER et al. 1971). Diesen Befunden kann die von KREYSEL et al. (1973) nachgewiesene Steigerung der Biosynthese der Proteoglykane an die Seite gestellt werden.

Die Ergebnisse über die *Mukopolysaccharid- und Mukoproteinwerte* im Serum und die Mukopolysaccharidausscheidung im Harn (WINKELMANN u. MCGUCKIN

1965; HOLZMANN et al. 1968; HARDY et al. 1971; ISHIKAWA 1974; KREYSEL u. KÖHLER 1974) sind widersprüchlich. Erhöhte Werte korrelieren im allgemeinen mit der Krankheitsaktivität. In diesem Zusammenhang sind die Versuche von ISHIKAWA et al. (1975) bedeutsam, die im Tiermodell an Mäusen nach intraperitonealer Einspritzung von Glykosaminoglykanen, welche aus dem Harn von Sklerodermie-Patienten fraktioniert wurden, Sklerodermie-ähnliche Veränderungen der Haut und des Ösophagus erzeugen konnten.

Analysen über den *Hydroxyprolingehalt* der Haut und die Hydroxyprolinausscheidung im Urin bei Sklerodermie-Kranken ergaben gegensätzliche Befunde (BLACK et al. 1970; MIER u. COTTON 1976). Von KREYSEL et al. (1976b) wurde kürzlich ein erhöhter Hydroxyprolingehalt im Harn vor allem bei schweren Sklerodermieformen festgestellt. Untersuchungen über den Spiegel des *collagenlike protein* im Serum zeigten bei der Sklerodermie erniedrigte oder erhöhte Werte. Über das Löslichkeitsverhalten des Kollagens bei Patienten mit Sklerodermie liegen zahlreiche Ergebnisse vor, die allerdings ebenfalls keine Einheitlichkeit widerspiegeln (KORTING et al. 1964; HARRIS u. SJOERDSMA 1966; UITTO et al. 1971b). Neuere Untersuchungen von ZIMMERMANN und BALDA (1972) mit verbesserten Methoden ergaben eine Erhöhung der löslichen Kollagenfraktion in sklerodermatischer Haut. Die deutlich vermehrte Löslichkeit könnte vor allem durch eine veränderte Quervernetzung erklärt werden. In diese Richtung weisen auch die Befunde von HERBERT et al. (1974), die in frischen Sklerodermieläsionen einen erhöhten Prozentanteil an reduzierbaren intermolekularen Quervernetzungen nachweisen konnten.

Die bisher erhobenen Befunde über den *Stoffwechsel der Aminosäuren* (insbesondere Tyrosin, Phenylalanin und Tryptophan) sind offenbar nicht pathognomonisch für die Sklerodermie (SÖNNICHSEN et al. 1968; WINKELMANN et al. 1971; THIES u. MISGELD 1975). Weiterhin ergab die Bestimmung der Katecholaminausscheidung (Dopamin und Noradrenalin) im Urin keine charakteristischen Ausscheidungsmuster im Vergleich zu den Kontrollgruppen (RANNEBERG u. KORTING 1973).

f) Verlauf und Prognose

Grundsätzlich erscheint es nicht sinnvoll, Akrosklerodermie und diffuse Sklerodermie allzu scharf zu trennen. Diese Unterteilung basiert ja letztlich auf der Hautbeteiligung. Die *Prognose* ist aber *von der Viszeralbeteiligung abhängig,* und diese ist bei beiden Typen im Prinzip gleich oder ähnlich. Freilich tritt sie da und dort unterschiedlich häufig, unterschiedlich rasch, unterschiedlich schwer und wahrscheinlich auch morphogenetisch unterschiedlich auf, bei Männern vermutlich „polyorganischer" als bei Frauen (ROWELL 1976). Die viszerale Progressivität ohne spontanen Stillstand (kein "burnout") ist offensichtlich noch ausgeprägter als bei den Hautveränderungen, wo es immer wieder einmal sogar spontane Regressionen zu geben scheint. Die viszerale Organwahl ist prognostisch entscheidend: Schwerer Nieren-, Herz- und Lungenbefall beschränken – in dieser Reihenfolge – die Lebenserwartung maßgeblich (GOTTRON u. KORTING 1963), wohingegen Beteiligung des Verdauungstraktes diesbezüglich weniger unmittelbar bedeutsam ist. Die frühe (und wahrscheinlich von Anfang an bestehende) Ösophagusbeteiligung der Akrosklerodermie kann jedenfalls die relativ günstige Prognose eines CRST- oder ROST-Syndroms nicht beeinträchtigen, wogegen der betontere Nieren- und Herzbefall der diffusen Sklerodermie diese Form von vornherein prognostisch ungünstiger macht. Weil aber Nierenbeteiligung bei der systemischen Sklerodermie insgesamt nicht besonders häufig ist, nimmt das Nierenversagen zwar qualitativ, nicht aber quantitativ den ersten Platz in der Todesursachenstatistik ein. Neben dem hauptsächlichen Tod an Versagen der Kreislauf- und Atmungsorgane gibt es auch einen „allgemeinen Kachexie-Tod" ohne bestimmte Organzuordnung (KORTING u. HOLZMANN 1967; SCHNYDER u. SCHRÖTER 1970), für den möglicherweise auch Malnutrition, Maldigestion und Malabsorption verantwortlich sind. Über ein frühzeitiges und foudroyant verlaufendes Malabsorptionssyndrom ("Sclerodermia malabsorptiva") hat KORTING (1972) berichtet.

Verlauf und Prognose der progressiven systemischen Sklerodermie sind also grundsätzlich *variabel* und *schwierig vorhersehbar*. Vom Hauterscheinungsbild her ist darauf nur bedingt zu schließen, wenngleich rasche Progredienz oder primäre Generalisation diesbezüglich ungünstig sind. „Schwere" des Bildes, Verlaufsdauer und endgültige Prognose gehen nicht immer parallel. Bei beiden Sklerodermieformen gibt es protrahiert verlaufende Krankheitsfälle, die relativ mild oder auch „schwer" sein können (JABLONSKA 1975a). Bei der Akrosklerodermie überwiegen allerdings eindeutig die chronisch-protrahierten milderen und bei der diffusen Sklerodermie die subakuten schweren bzw. vor allem die kurzen und ernsten („malignen") Verlaufsformen. Die Prognose der Akrosklerodermie ist also generell günstiger. Besonders chronisch und – quoad vitam – „gutartig" sind die rein sklerodaktylischen Formen und das CRST- bzw. ROST-Syndrom. Die Calcinosis cutis hat keine prognostische Bedeutung, sie ist vielmehr ein Attribut der Chronizität (und „Gutartigkeit"), namentlich bei Frauen.

Die *totale Überlebensdauer* ist ohne Kenntnis der jeweiligen klinischen Daten schwierig zu evaluieren. Sie kann von weniger als 1 Jahr bis zu etwa 30 Jahren betragen. Nach TUFFANELLI und WINKELMANN (1961) beträgt die 5-Jahres-Überlebensrate etwa 70% und die 10-Jahres-Rate etwa 59%. Zahlreiche andere Autoren kommen meist zu wesentlich niedrigeren Werten (MEDSGER et al. 1971; MEDSGER u. MASI 1973; JABLONSKA 1975a). Praktisch brauchbar erscheinen uns die Hinweise von BARNETT (1974): Etwa 60% der Akrosklerodermie-Kranken überleben 10 Jahre. Nur etwa die Hälfte von ihnen stirbt überhaupt an der Sklerodermie. Im Gegensatz dazu erlebt kein Patient mit diffuser Sklerodermie die 10-Jahres-Grenze. Er stirbt meist schon viel früher, und zwar immer an der Sklerodermie.

Je länger das Intervall zwischen Einsetzen des Raynaud-Phänomens und der Hautinduration ist, desto chronisch-protrahierter (aber nicht immer „milder"!) ist der Verlauf („Akrosklerodermie"). Tritt das Raynaud-Phänomen etwa gleichzeitig mit indurativen Hautveränderungen auf (die zu diesem Zeitpunkt meist auch am Stamm schon vorhanden sind), ist damit ein Hinweis auf akutere und schwere Krankheitsverläufe gegeben („diffuse Sklerodermie"). Männer haben generell eine schlechtere Prognose (ROWELL 1976), ebenso Fälle mit Krankheitsbeginn vor dem 20. oder nach dem 50. Lebensjahr. Davon gibt es aber immer wieder eklatante Ausnahmen: Wir selbst beobachten seit 20 Jahren eine Patientin, deren Akrosklerodermie im Alter von 11 Jahren begann. Daß im übrigen die systemische Sklerodermie bei Kindern und Jugendlichen besondere Probleme aufwerfen kann, wurde bereits angeschnitten. Darauf ist auch JABLONSKA (1975a) näher eingegangen.

Hohe Blutsenkungsgeschwindigkeit, Anämie und Proteinurie sind weitere Hinweise auf schweren und prognostisch ungünstigen Verlauf, wohingegen immunologische Befunde diesbezüglich wenig oder nicht relevant sind (ROWELL 1976). Innerhalb der Komplexität der systemischen Sklerodermie läßt sich bei der Akrosklerodermie offensichtlich am ehesten ein prognostisches „Staging" realisieren: Hier ist es völlig offenkundig, daß ausschließlich der Herz- und

Nierenbefall die Prognose entscheidend verschlechtert (WINKELMANN 1976). Weil ein solcher dabei doch eher selten und spät eintritt, überwiegen bei der Akrosklerodermie – oft trotz erheblicher äußerer „Schwere" – „gutartige" und die Lebenserwartung nicht kraß beeinträchtigende Abläufe über „ernste" oder gar "foudroyant maligne". Oft wird ein gewisses „Plateau" erreicht, das nicht nur Überleben ermöglicht, sondern fallweise sogar Partialregressionen einschließt (EISEN 1971).

g) Sklerodermie und maligne Tumoren

Diese Frage hat unter „paraneoplastischen" und immunologischen Gesichtspunkten neuerlich an Aktualität gewonnen. Die Ansichten sind widersprüchlich und reichen von positiver bis zu negativer Syntropie (=Dystropie). Nach KORTING und HOLZMANN (1967) sollte die *Seltenheit von bösartigen Geschwülsten* sogar als Beweis gegen einen etwaigen Zusammenhang oder eine nosologische Nähe mit der Dermatomyositis gelten. (Dies wird sich in dieser Form heute nicht aufrechterhalten lassen.) LYNCH (1972) vertritt die Auffassung, daß bei der Sklerodermie sogar gehäuft maligne Tumoren zu beobachten seien. Dies steht aber wohl im Gegensatz zu praktisch allen einschlägigen Mitteilungen. Die Quote von 19 Fällen unter insgesamt 727 Kranken (=2,6%) bei TUFFANELLI und WINKELMANN (1961) spricht für ein zufälliges Zusammentreffen. Diese Zufälligkeit wird – unter besonderen pathogenetischen Aspekten – da und dort aber auch bezweifelt (JABLONSKA 1975a). Wie dem auch sei, die Koinzidenz von Sklerodermie und malignen Tumoren ist tatsächlich selten und nichts spricht derzeit dafür, die systemische Sklerodermie insgesamt oder eine bestimmte Erscheinungsform etwa als „paraneoplastisches Syndrom" aufzufassen.

Um die Beziehungen zwischen Sklerodermie und Malignomen richtig analysieren zu können, muß viel mehr als bisher zwischen *„primären" und „sekundären" malignen Tumoren* differenziert werden (MEINHOF 1974; WINKELMANN 1976). „Primäre" entwickeln sich (zeitlich variabel) ohne topographischen Zusammenhang mit der Sklerodermie, „sekundäre" (später) auf dem Boden entsprechender sklerodermatischer Organveränderungen. „Sekundäre" Malignome sind im Bereich der Haut so gut wie unbekannt (HAENSCH 1951; MEINHOF 1974), kommen aber in der *Lunge* offensichtlich relativ häufig vor (ROWELL 1972; JABLONSKA 1975a; WINKELMANN 1976). Mag sein, daß entsprechende sklerotische und zystische Lungenveränderungen ein „präkanzeröses" Terrain abgeben. Ganz selten sind hingegen z.B. „sekundäre" Ösophaguskarzinome. Bestimmte *Bronchialkarzinome* produzieren *Serotonin,* welches u.U. bei „empfindlichen" Personen (namentlich Frauen) sklerodermatische Läsionen „verstärken" könnte. Die Zuständigkeit solcher „Serotonin-induzierter" sklerodermiformer Läsionen für die „spontane" Sklerodermie ist aber völlig ungeklärt, alles in allem eher unwahrscheinlich. Auch die Sklerodermie-ähnlichen Hautveränderungen der Unterschenkel beim Serotonin-produzierenden *Karzinoid-Syndrom* heben sich ganz entscheidend vom Bild der systemischen Sklerodermie ab (JABLONSKA 1975a). Pathogenetische Beziehungen zwischen internen Malignomen und progressiver systemischer Sklerodermie lassen sich derzeit insgesamt – vielleicht mit Ausnahme „sekundärer" Lungenkarzinome – weder epidemiologisch noch pharmakologisch oder immunologisch erfassen. Entsprechende Beobachtungen betreffen zweifellos sporadische und zufällige Ereignisse ohne grundsätzliche nosologische Relevanz. Bezüglich entsprechender Einzelmitteilungen, die allerdings zwischen „primären" und „sekundären" Malignomen nicht unterscheiden, sei namentlich auf KORTING und HOLZMANN (1967), THIES und MIS-

GELD (1975) sowie WINKELMANN (1976) verwiesen. Über das zweifellos sehr seltene Vorkommen einer chronischen lymphatischen Leukämie bei progressiver Sklerodermie haben SANDHOFER et al. (1975a) berichtet. Vielleicht verdienen in Zukunft Thymome stärkere Beachtung (SUNDSTRÖM 1976). Dabei spielt allerdings das Malignitätsproblem keine Rolle.

h) Diagnose

Einen spezifischen *„Sklerodermie-Test"* gibt es nicht. Auf dem Höhepunkt der Erkrankung ist die Diagnose meist nicht schwierig. Sie läßt sich *klinisch* stellen, weil das Symptom der verhärteten und unverschieblichen Haut mit Auge und Tastsinn zu erfassen ist. Feingewebliche Befunde werden diese „dermatologische" Diagnose erhärten. Entsprechend dem polyorganischen Systemcharakter sind aber auch Gefäßsystem, Muskulatur, Knochen und Gelenke sowie vor allem Ösophagus, Magen-Darm-Trakt, Lungen, Herz und Nieren organadäquat in die Diagnostik einzubeziehen. Auf funktionelle und organische Veränderungen wird gleicherweise Bedacht zu nehmen sein. Auf einzelne Untersuchungsmethoden muß und kann hier nicht eingegangen werden. Eine schwere periphere „Durchblutungsstörung" oder eine (vielleicht primär neurogene) Ösophagusmotilitätsstörung im unteren Drittel wird ebenso zum Bild passen wie eine (frühe) Restriktion der Diffusionskapazität der Lungen oder eine Akroosteolyse und eine umschriebene Weichteilkalzinose. Alles in allem wird die Erfassung fakultativer extrakutaner und viszeraler Beteiligung weniger diagnostisch als prognostisch bedeutsam sein. Ausgeprägte myositische oder arthritische Veränderungen werden eher differentialdiagnostische Überlegungen anregen, als die Diagnose erschüttern oder erhärten. Vom Nachweis einer Nieren- oder Herzbeteiligung wird kaum jemals die Diagnose abhängen, wohl aber – wie bereits erwähnt – sehr wesentlich die Prognose.

Die *Diagnose* voll ausgeprägter Fälle kann also *von den Hautveränderungen* aus gestellt werden. Natürlich wird sie sich stets auf die Gesamtheit klinischer, histologischer, radiologischer und funktioneller Befunde stützen. Schwierig ist hingegen die Diagnose der beginnenden systemischen Sklerodermie – namentlich dort, wo nur minimale Hautveränderungen vorliegen. Diese Problematik stellt sich naturgemäß eher bei der chronisch verlaufenden Akrosklerodermie. Entsprechend ihrer primären akral-vasomotorischen Akzentuierung wird sie immer wieder von anderen Ursachen des Raynaud-Phänomens abzugrenzen sein. Die Diagnose „Akrosklerodermie" kann man nicht selten erst nach 1–2 Jahren stellen (BARNETT 1974). Tritt das Raynaud-Phänomen zugleich mit (oder nach!) indurativen Hautveränderungen auf, so spricht dies wohl stets für die progressive Sklerodermie. Andererseits kennt man ödematös-indurative Hautveränderungen auch beim idiopathischen gynäkotropen Morbus Raynaud. Bleiben diese neben dem vasomotorischen Anfallsgeschehen über 2 Jahre stationär, dann spricht dies wohl eher für einen solchen. Bei der Akrosklerodermie verwischt sich bekanntlich der paroxysmale Charakter und die vielgestaltige „sklerodermatische" Hautsymptomatik tritt in den Vordergrund. Frühdiagnostisch brauchbar ist der *neck test* (BARNETT 1974): Beim Strecken (Heben des Kopfes) wird die scheinbar normale Haut des Halses dicht anliegend und furchig. Die Differenzierung einer frühen Akrosklerodermie von einem späten Morbus Raynaud wird aber trotzdem stets schwierig bleiben. Hier sind zweifellos *verschiedene diagnostische Kriterien und Prozeduren* wertvoll, wie sie unlängst wieder bei JABLONSKA (1975a) ausführlich dargestellt wurden (Sensibilitäts-Chronaxiemessung, Nagelfalz-Kapillarmikroskopie, Plethysmographie, Thermographie). Laboratoriumsbefunde allgemeiner oder immunologischer Art werden die Diagnose „Sklerodermie" niemals ausschließen oder beweisen, wohl aber gegebenenfalls bekräftigen können. *Direkte Immunfluoreszenzuntersuchungen der Haut* sind vor allem dazu geeignet, einen „entzündlichen" oder „immunologischen" Reaktionstyp aufzudecken. Der Nachweis von Immunglobulin- und Komplementablagerungen in „gesunder" Haut mittels der direkten Immunfluoreszenztechnik besitzt innerhalb der „Bindegewebskrankheiten" auch differentialdiagnostische Bedeutung. Man kann damit z.B. die rheumatoide Arthritis vom systemischen Lupus erythematodes differenzieren (SCHROETER et al. 1976). Bei der progressiven Sklerodermie (keine typische Autoimmunkrankheit!) liegt der Wert der direkten Immunfluoreszenztechnik aber nicht primär auf diagnostischem Gebiet. Man kann damit aber fallweise bestimmte Pathomechanismen und die pathogenetische Nähe zu bestimmten anderen – immunologisch geprägten – „Bindegewebskrankheiten" erfassen. Dies ist sicher bei der „rheumatoid-arthritischen" diffusen Sklerodermie wichtiger als bei der Akrosklerodermie. Man wird allerdings ganz vereinzelt auch bei Akrosklerodermiefällen mit betonter Arthritis und serologischer Aktivität Immunglobulin- und Komplementablagerungen in der Basalmembranzone nachweisen können.

Entsprechende diagnostische Maßnahmen werden auch die bei etwa 5–10% der Sklerodermiefälle zu erwartende (ROWELL 1972) *Kombination mit dem Sjögren-Syndrom* (ALARCÓN-SEGOVIA et al. 1974; FIESSINGER et al. 1975) berücksichtigen müssen.

Wichtiger wird bei bestimmten Formen oder in bestimmten Phasen aber stets die Abgrenzung von der rheumatoiden Arthritis und auch von der Dermatomyositis sein, weil gerade diese beiden Krankheiten mancherlei Gemeinsamkeiten mit der progressiven Sklerodermie aufweisen können (THIES u. MISGELD 1975). Läßt sich – was im allgemeinen sicher selten ist – eine solche Abgrenzung trotz aller klinischen, röntgenologischen, serologischen, immunologischen, histologischen und elektrophysiologischen Untersuchungen nicht durchführen, wird man – bereits wiederholt erwähnte – Kombinationsformen annehmen müssen. Das „Nahverhältnis" zur Dermatomyositis darf aber auch nicht überschätzt oder verallgemeinert werden. Antinukleäre Faktoren sind bei der progressiven Sklerodermie viel häufiger als bei der Dermatomyositis. „Typische" Fälle beider Krankheiten haben genügend Wesensunterschiede, die ihre Diagnose ermöglichen. Schwierigkeiten wird es in erster Linie einerseits bei der chronischen Dermatomyositis (namentlich im Kindesalter) und andererseits bei der „entzündlichen" oder „mesenchymalen" Sklerodermie mit ausgeprägter Muskelbeteiligung geben. Letztere Fälle scheinen derzeit häufiger als früher zu sein (BARTHELMES 1975).

j) Differentialdiagnose

Geht man vom diagnostischen Kardinalsymptom der *verhärteten, straff über die Unterlage gespannten und unverschieblichen Haut* aus, die fallweise verdickt oder auch deutlich atrophisch ist, dann wird sich der Kreis differentialdiagnostisch ernstlich in Betracht kommender Affektionen sehr einengen lassen. Der Terminus „sklerodermiform" impliziert eine erhebliche morphologische Variationsbreite. Dazu kommt, daß manche Krankheiten sich von der Gesamtsituation her so maßgeblich von der progressiven systemischen Sklerodermie abheben, daß wir sie hier nicht weiter verfolgen wollen. Hierher gehören z.B. auch die *sklerodermieähnlichen Krankheitsbilder des Neugeborenen- und Säuglingsalters*

(Adiponecrosis subcutanea neonatorum, Sclerema neonatorum), auf die u.a. THIES und MISGELD (1975) ausführlich eingegangen sind. Auch die indurativen und dermatosklerotischen Hautveränderungen der Unterschenkel im Rahmen eines *postphlebitischen oder postthrombotischen Syndroms* werden kaum jemals wirkliche Probleme aufwerfen. Sklerodermiforme Varianten der *Akrodermatitis chronica atrophicans* müssen höchstens von der lokalisierten Sklerodermie differenziert werden.

Praktisch wichtig – und mitunter schwierig – ist die Abgrenzung einer *generalisierten Morphaea* von einer „generalisierten" progressiven Sklerodermie. Auf mögliche Übergangsformen wurde in der Einleitung hingewiesen.

Daß bei der *rheumatoiden Arthritis* und namentlich bei der chronischen *Dermatomyositis* „sklerodermieähnliche" Hautveränderungen vorkommen können, wurde schon erwähnt. Die sog. Kollagenosen nehmen differentialdiagnostisch überhaupt eine Sonderstellung ein, weil es ja mit ihnen Koexistenz- und Überlappungssyndrome gibt.

Einer näheren Berücksichtigung bedürfen auch zweifellos *andere Ursachen des Raynaud-Phänomens,* abgesehen von der Raynaud-Krankheit: Nach beruflicher Verursachung (chronische Erschütterungstraumen, Intoxikationen mit Schwermetallen, Ergotismus) muß fallweise ebenso gefahndet werden wie nach arteriellen Verschlußkrankheiten oder – bei gleichzeitigen Durchblutungsstörungen an anderen akralen Körperabschnitten (Nase, Ohren, Kinn) – nach Kryoglobulinen, Kälteagglutininen oder einer paroxysmalen Hämoglobinurie (THIES 1976). Bei Einseitigkeit sind neurovaskuläre Störungen zu erwägen (Schulter-Arm-Syndrom, Halsrippe, neurologische Erkrankungen etc.). Ein Raynaud-Syndrom gibt es schließlich auch bei systemischem Lupus erythematodes, bei der Periarteriitis nodosa, bei der Dermatomyositis und bei der frühen Endangiitis obliterans. Zu erwähnen ist hier auch die neue „Vinylchlorid-Krankheit" nach jahrelangem beruflichen Kontakt mit unvollständigen Vinylchlorid-Polymerisaten bzw. hochmolekularen Zwischenprodukten in der PVC-herstellenden Industrie. Die Symptomatologie umfaßt Parästhesien, Kälteempfindlichkeit, Raynaud-Phänomen, „sklerodermiforme" Hautveränderungen an Händen, Unterarmen und im Gesicht und Akroosteolysen, daneben allerdings Thrombozytopenie, Leberschädigungen (auch Angiosarkome!), Splenomegalie und andere Innenorganbeteiligungen. Nach LANGE et al. (1974) finden sich an „Akrosklerodermie" erinnernde Symptome nur bei etwa 10% der Fälle dieser ehemals als „berufliche Akroosteolyse" bezeichneten Intoxikations-Krankheit. Neuerdings werden immunologische Mechanismen diskutiert (WARD et al. 1976). Eine ausführliche Information über das Leiden findet sich bei GAUVAIN (1976).

Namentlich von der akuten diffusen Sklerodermie muß das seltene *Scleroedema adultorum Buschke* abgegrenzt werden, das allerdings in etwa 50% der Fälle im Kindes- bzw. Jugendalter zu beobachten ist (THIES u. MISGELD 1975; THIES 1976). Dieses Krankheitsbild ist gekennzeichnet durch ziemlich plötzlich einsetzende prall-wachsartige, nicht eindrückbare Konsistenzvermehrung der Haut vor allem im Kopf-, Hals-, Nacken- und Schultergürtelbereich mit zuweilen trabekulärer oder orangenschalenartiger Oberflächenbeschaffenheit. Mitbefall der Hände findet sich nur ausnahmsweise. Unter den extrakutanen Manifestationen verdient die Mitbeteiligung der Skelettmuskulatur (elektromyographisch nachweisbar) und des Myokards noch am ehesten Beachtung (THIES 1976). Die Affektion neigt zur spontanen Involution. Sie tritt meist als Zweitkrankheit im Gefolge eines Streptokokkeninfektes auf. Ätiopathogenetisch dürfte es sich um eine passagere „dysorische Mukopolysaccharidose" handeln (KORTING 1958; KORTING u. HOLZMANN 1967; THIES u. MISGELD (1975). Das Krankheitsbild ist im übrigen zweifellos weitgehend mit der seinerzeitigen „ödematösen Sklerodermie" identisch (KORTING u. HOLZMANN 1967).

Das ebenfalls seltene *Skleromyxödem Arndt-Gottron* ist eine chronisch-progressive und nur sehr bedingt sklerodermieähnliche Krankheit. Klinisch handelt es sich um eine mit striär angeordneten Knötchen besetzte flächenhafte Hautverdickung mit grobwulstiger Faltenbildung („Elefantenhaut"), der eine diffuse Muzinose mit nachfolgender Fibrose zugrunde liegt. Die verdickte Haut bleibt auf der Unterlage stets verschieblich! Die Prognose ist durch zerebrale Manifestationen (Koma-Tod) schlecht. Die endgültige nosologische Klassifikation dieses euthyreoten „paraproteinämischen myelo-mesenchymalen Syndroms" (KRESBACH 1976; HÖDL et al. 1977) steht noch aus.

Sklerodermiforme Aspekte sind ferner im Rahmen der primären systemisierten *Hautmuskelamyloidose* (Paramyloidose) möglich („Scleroderma amyloidosum"). Auch hier liegt aber die verdickte wachsartig-gelbliche Haut nicht straff der Unterlage an. Die engen Beziehungen zu Paraproteinämien und Plasmozytomen sind stets im Auge zu behalten (JABLONSKA u. STACHÓW 1975a). Über eine interessante Kombination einer generalisierten Akrosklerodermie mit einer papulösen Hautamyloidose haben BARRIÈRE et al. (1974) berichtet.

Auch verschiedene *metabolische Krankheiten* mit genetischem Hintergrund sind hier zu erwähnen. Bei der Porphyria cutanea tarda findet man nicht selten – namentlich an belichteten Stellen – Hautindurationen, die klinisch und histologisch sehr stark an die Sklerodermie erinnern. Bei der kindlichen Phenylketonurie hingegen unterscheiden sich eventuelle sklerodermiforme Hautveränderungen nach Topographie und Histologie recht wesentlich von der Sklerodermie. Auf eine besondere Muskel-Glykogenose mit sekundären sklerodermiformen Hautveränderungen haben JABLONSKA und STACHÓW (1975b) aufmerksam gemacht.

Von kongenital-poikilodermatischen *Genodermatosen* ist hier ausdrücklich das Werner-Syndrom hervorzuheben. Diese „Progeria adultorum" kann im Hinblick auf Sklerodaktylie und Vogelgesicht einer betont atrophischen Form der systemischen Sklerodermie sehr ähneln (KORTING u. HOLZMANN 1967). Nach REED (1974) gibt es 13 genetische Konditionen, die „sklerodermoide" Hautveränderungen verursachen können. Die Analyse deren Entstehungsmodi mag teilweise ein Schlüssel zur Pathogenese der systemischen Sklerodermie sein.

Über ein neues (?), einer diffusen Sklerodermie (ohne Raynaud-Phänomen und ohne Viszeralbeteiligung) klinisch ähnliches Syndrom mit Beugekontrakturen der Ellbogen- und Kniegelenke haben SHULMAN (1974) bzw. SCHUMACHER (1976) berichtet. Zugrunde liegt eine *diffuse Fasziitis,* fallweise auch Myositis. Symptomatologisch bemerkenswert sind ferner Hypergammaglobulinämie und Eosinophilie.

Zusammenfassend finden sich sklerodermieartige Hautveränderungen also bei einer ganzen Reihe von Dermatosen und Allgemeinkrankheiten, von welch letzteren hier noch manche Endokrinopathie und – hinsichtlich akraler Lokalisation der Hautveränderungen – Hypoxämien kardialer oder pulmonaler Genese genannt seien. Gegen die Bezeichnung *Pseudosklerodermie* lassen sich verschiedene grundsätzliche Einwände geltend machen. Der Terminus hat sich jedoch zur groben Erfassung und Kennzeichnung entsprechender Hautsymptome bei zahlreichen ganz verschiedenen Krankheiten oder krankhaften Zuständen eingebürgert. „Die Pseudosklerodermie" schlechthin gibt es nicht. Am ehesten könnte man davon – in einem eingeengten Sinn – noch innerhalb der Gruppe der sog. Kollagenkrankheiten sprechen. Anhand von 2 Fallmitteilungen (Grundleiden: Metastasierendes Bronchialkarzinom bzw. normoproteinämisches Plasmozytom) hat GOERZ (1969) auf ein differentialdiagnostisches Kriterum akraler

Pseudosklerodermien bestimmter Art hingewiesen: keine „Madonnenfinger" wie bei progressiver Sklerodermie, sondern pranken- oder tatzenartige Verdickung der Hände (und Füße).

4. Ätiologie und Pathogenese

Obwohl sich gerade in den letzten Jahren eine Neuorientierung unserer Vorstellungen über die Ätiologie und Pathogenese der Sklerodermie angebahnt hat, zeichnet sich derzeit noch keine Lösung des Sklerodermieproblems ab.

Betrachten wir die in der Tabelle 1 angeführten sehr vielschichtigen Mechanismen, so erkennt man schon die Vielfalt aktueller Hypothesen, die teils mehr auf die supponierte Ätiologie und teils mehr auf die supponierte Pathogenese abzielen.

Über die *genetischen Voraussetzungen* für die Entstehung der Sklerodermie bestehen bis heute keine eindeutigen Vorstellungen.

Interessante Befunde kommen aus der *zytogenetischen Forschung*. In Lymphozyten und Fibroblastenkulturen sowie in direkten Präparationen vom Knochenmark wurden bei Patienten mit progressiver Sklerodermie komplexe Aberrationen der Chromosomen festgestellt (EMERIT u. CAMUS 1972; PAN et al. 1975), die durch einen Serumfaktor verursacht sein könnten (EMERIT et al. 1974). TOLCHIN et al. (1974) fanden eine deutliche Zunahme von Chromosomenanomalien bei Sklerodermie-Patienten, die mit Cyclophosphamid behandelt worden waren. Kürzlich wurde auch über das Überwiegen bestimmter Histokompatibilitätsantigene – z.B. ist HL-A 27 bei Patienten mit CRST-Syndrom bzw. Akrosklerodermie und HL-A 9 bzw. HL-A 8 bei „generalisierter" Sklerodermie prozentual gehäuft – berichtet (RABIN et al. 1975).

Neben der Möglichkeit eines genetisch determinierten Defektes ist für die Ätiopathogenese der Sklerodermie unbedingt auf die Rolle *bestimmter Umweltfaktoren* wie Medikamente, Nahrungsstoffe (NITZSCHNER 1975) und Chemikalien aus der Industrie hinzuweisen. Einen interessanten Aspekt bietet hierbei das gehäufte Vorkommen der Sklerodermie bei Bergarbeitern (Kohlen- und Goldminenarbeiter) bzw. bei Personen mit langfristiger Siliciumstaub-Exposition (RODNAN et al. 1967; GÜNTHER u. SCHUCHARDT 1970; EISEN 1971).

Es liegen auch Hinweise vor, daß *Mikroorganismen* bei der Sklerodermie eine Rolle spielen könnten.

In Haut- und Nierenbiopsien sowie in peripheren Lymphozyten von Sklerodermie-Patienten wurden auch die vom Lupus erythematodes her bekannten (GYÖRKEY et al. 1969) *virusähnlichen tubulären endoplasmatischen Strukturen*

Tabelle 1. Bei der Sklerodermie diskutierte ätiopathogenetische Mechanismen

Genetische Prädisposition
Viren und andere Erreger
Umweltfaktoren
Endokrine und metabolische Störungen
Immunpathologische Phänomene
Neurologische Veränderungen
Vaskuläre Mechanismen
Bindegewebsalterationen

nachgewiesen (NORTON 1969; ANDRES et al. 1972; PRUNIÉRAS et al. 1972; KERL u. AUBÖCK 1973; GRIMLEY et al. 1973; PRUNIÉRAS et al. 1975).

Wir sind der Meinung, daß diese Strukturen, die an Paramyxoviren erinnern, die Manifestation einer noch ungeklärten reaktiven Zellalteration darstellen könnten. Dies namentlich bei Krankheiten, bei denen immunologische Phänomene eine Rolle spielen (KERL 1976). Vergleichsuntersuchungen über die Häufigkeit der virusähnlichen Strukturen und über den Nachweis der antinukleären Antikörper in Sera von Patienten mit Autoimmunkrankheiten (Lupus erythematodes) und auch mit Sklerodermie ergaben deutliche Korrelationen (HELDER u. FELTKAMP-VROOM 1976).

Wenn man ein RNA-Virus in den hypothetischen Mittelpunkt des Krankheitsprozesses stellt, ist der konstante Nachweis von Antikörpern gegen einsträngige RNA in Sklerodermie-Seren (ALARCÓN-SEGOVIA et al. 1975) ein interessantes Phänomen (mögliche Reaktion auf virale Nukleinsäuren). RNA-Antikörper könnten auch im Rahmen der Alteration der Kollagensynthese eine Rolle spielen. Es ist allerdings bis heute unbekannt, ob eine „atypische" Virusinfektion („slow virus") in ätiologischer Hinsicht tatsächlich als Primärereignis in Betracht kommt.

Hauptargumente für *immunpathologische Krankheitsmechanismen* sind der Nachweis antinukleärer Antikörper und die nicht seltene Assoziation mit anderen immunologischen Erkrankungen, z.B. mit dem Lupus erythematodes und auch mit Thymusveränderungen (CARTER et al. 1973) sowie autoimmunen hämolytischen Anämien (CHAVES et al. 1970; ROSENTHAL u. SACK 1971).

Auch die in bestimmten Krankheitsphasen gefundenen *metabolischen* (Beziehungen zum intermediären Aminosäurestoffwechsel) und *endokrinen* Störungen sind in ihrer pathogenetischen Bedeutung noch nicht geklärt. Es wird vermutet, daß es sich lediglich um assoziierte Sekundärphänomene handelt (SÖNNICHSEN et al. 1968; BINAZZI u. CALANDRA 1973; STACHÓW 1975a).

Beziehungen zwischen der Sklerodermie und dem *Nervensystem* werden schon lange angenommen (Literatur bei JABLONSKA 1975c). Die Veränderungen des Nervensystems sind in Gestalt der verlängerten Sensibilitätschronaxie (JABLONSKA 1975b) und durch neurohistologische Befunde (Alterationen an den sympathischen Ganglienzellen und an den terminalen neurovegetativen Formationen) (Literatur bei THIES u. MISGELD 1975) faßbar.

Unter der begründeten Annahme, daß bei der Sklerodermie der *Gefäßpathologie* (NORTON u. NARDO 1970; ISHIKAWA et al. 1974; CAMPBELL u. LEROY 1975; HAUSTEIN u. KLUG 1975a; HAUSTEIN 1976) und den *Bindegewebsalterationen* (Fibroblasten, Kollagen und Glykosaminoglykane) eine *zentrale Bedeutung* zukommt, hat man sich besonders intensiv mit diesen Problemen beschäftigt.

Soweit es sich um morphologische *Gefäßbefunde* handelt, scheint namentlich bei der Akrosklerodermie primär eine Schädigung der Intima vorzuliegen. Andererseits könnten die Gefäßveränderungen die Folge bzw. das Endresultat einer gesteigerten Kollagenproduktion, die auch die Gefäßwände betrifft, darstellen. Die wichtige Frage nach dem morphologischen Primärereignis – krankheitsspezifische vaskuläre Störung (vaskuläre Dysfunktion) oder Bindegewebsalteration – ist aber nach wie vor ungeklärt. Bei „entzündlichen" Mischformen wird – insbesonders in viszeralen Organen (Niere) – vermutlich auch mit primär „vaskulitischen" Prozessen zu rechnen sein.

Betrachtet man die Sklerodermie unter dem Gesichtspunkt des *Kollagenpolymorphismus* (GIRO et al. 1974; MEIGEL u. MÜLLER 1975; GAY et al. 1976), so ergeben sich Unterschiede im Typ I/Typ III-Verhältnis. Im Vergleich zur normalen Haut ist bei der progressiven Sklerodermie der Anteil des Typ III-Kollagens (=wahrscheinlich die bisher als Retikulinfaser bekannte Kollagenform) weitgehend zurückgedrängt (GAY et al. 1976).

Es wurde bereits darauf hingewiesen, daß bei der Sklerodermie die Rate der Kollagensynthese erhöht ist (gesteigertes "turnover"; MIER u. COTTON 1976). Die gesteigerte Neofibrillogenese steht in engem Zusammenhang mit einer vermehrten Biosynthese der Glykosaminoglykane. Der Triggermechanismus für diese Vorgänge ist nicht bekannt.

Die In-vitro-Untersuchungen von LeRoy (1972, 1974) weisen auf Fehlfunktionen im Rahmen des komplexen Reaktionsablaufs der Biosynthese des Kollagens auf *zellulärer Ebene* hin. Die Fibroblasten von Sklerodermie-Patienten synthetisieren schneller bzw. vermehrt Hydroxyprolin-reiches, salzlösliches Kollagen. Daher könnte der Fibroblast das primäre Zielorgan bei der Sklerodermie sein.

Obwohl die bisherigen Untersuchungen sich noch in den Anfängen befinden, dürften im Hinblick auf die *Bindegewebsveränderungen* bei der Sklerodermie folgende Fragenkomplexe im Vordergrund stehen:

1. Fehlfunktionen, die die Biosynthese der Peptidkette des Kollagens und die sich anschließenden enzymatisch gesteuerten postribosomalen Modifikationsschritte des Kollagenmoleküls im intra- und extrazellulären Raum betreffen (enzymdefiziente Fibroblasten?).

2. Verschiebungen des Verhältnisses der einzelnen Kollagentypen (Kollagenpolymorphismus).

3. Störungen der makromolekulären Organisation und Interaktion des Kollagens mit Proteoglykanen (KIMMIG u. KREYSEL 1973).

Bei der Sklerodermie scheinen also neben den *vaskulären Phänomenen* auch Defekte in bestimmten Kontrollsystemen der *Kollagen- und Glykosaminoglykan-Synthese* maßgeblich beteiligt zu sein.

5. Therapie

Trotz bedeutender Fortschritte auf dem Gebiet des Bindegewebsstoffwechsels (KORTING u. HOLZMANN 1967; RODNAN 1972b; BALDA 1973; BARNETT 1974; STACHÓW 1975b; KORTING 1976) sind Ursache und Entstehungsweise der progressiven systemischen Sklerodermie nach wie vor nicht geklärt (THIES u. MISGELD 1975; THIES 1976). Ob es überhaupt eine einheitliche Ätiologie gibt, bleibt vorerst fraglich. Wie dem auch sei, eine *ätiotrope Therapie* existiert bis heute *nicht*. Diesbezüglich hat sich seit den Therapieübersichten von EHRMANN und BRÜNAUER (1931) oder KORTING (1958) nichts Grundsätzliches geändert. Behandlungsmaßnahmen sind immer noch auf bestimmte Krankheitsmanifestationen bzw. supponierte Pathomechanismen abgestellt. Diese *symptomatische Therapie* richtet sich demnach bald mehr gegen die Gefäßveränderungen, bald mehr gegen die Störungen im biologischen System des Bindegewebes und bald mehr gegen entzündliche bzw. immunologische Vorgänge.

Trotz nicht seltener Erfolgsberichte mit diesem oder jenem Medikament – die von Nachuntersuchern sehr oft nicht bestätigt werden konnten – bleibt die Therapie der progressiven systemischen Sklerodermie überwiegend empirisch und sehr unbefriedigend (RODNAN 1971; BARNETT 1974; JABLONSKA u. SZCZEPANSKI 1975; STEIGLEDER 1975; BANDILLA 1975; BANDILLA et al. 1975). Dies liegt nicht zuletzt auch an der „natürlichen" Heterogenität und an dem unvorhersehbaren, nicht selten phasenhaften Verlauf der Krankheit. Dazu kommt, daß Haut- und Viszeralmanifestationen hinsichtlich ihrer Dynamik (progressiv, stationär, regressiv) nicht parallel verlaufen. „Besserungen" des Hautbefundes sagen nichts über den organischen und funktionellen Zustand der prognostisch maßgeblichen inneren Organe aus. Topographische „Verschiebungen" der Krankheitsaktivität sind nicht unwahrscheinlich. Die „Hautfaltenmessung" ist also buchstäblich eine sehr „oberflächliche" Methode zur Erfassung eines „Behandlungserfolges". Auch eine „gebesserte Ösophagusmotilität" sagt über den Wert einer Therapie letztlich nichts aus, weil es darauf prognostisch nicht ankommt. Kontrollierte Therapiestudien über Funktionsverbesserungen von Lungen, Nieren und Herz liegen bis jetzt kaum vor. Man wird grundsätzlich zwischen „Beeinflussung oder Besserung der Krankheit an sich" und dem Ausmaß und der prognostischen Dignität dadurch erzielter Funktionsverbesserung differenzieren müssen. Zwangsläufig fehlen also zumeist verbindliche Beurteilungskriterien und „Kompromißurteile" werden damit unvermeidlich.

Beurteilung und Dokumentation eines „Therapieerfolges" sind also von vornherein schwierig. Geringe Fallzahlen, kurzfristige Behandlungszeiten, fehlende Nachkontrollen und fehlende „Doppel-Blind-Studien" erschweren zusätzlich eine kritische Übersicht. Systematisch organisierte, langfristige und entsprechend kontrollierte Therapiestudien an entsprechenden Zentren sind u.E. ein Gebot der Stunde. (Danach dürften allerdings von den bisherigen Therapieformen eher einige endgültig wegfallen, als daß sich eine als „Methode der Wahl" profiliert.) Eine wirklich wirksame oder spezifische Therapie ist bis jetzt nicht bekannt. Weder ist bisher eine Heilung möglich, noch hat irgendein Behandlungsverfahren nachweislich den periodischen Verlauf der Krankheit geändert (STEIGLEDER 1975; ROWELL 1976). Es gibt allerdings vereinzelt auch optimistischere Beurteilungen (ASBOE-HANSEN 1975).

Bezüglich einer ausführlichen Darstellung der empfohlenen und meist wieder aufgegebenen *Pharmaka* wird namentlich auf KORTING (1958), HURIEZ (1971), TUFFANELLI (1972), BARNETT (1974), THIES und MISGELD (1975), BANDILLA (1975) sowie JABLONSKA und SZCZEPANSKI (1975) verwiesen. Hier seien nur einige aktuelle Therapieformen grundsätzlich erwähnt bzw. unter neueren Aspekten kommentiert.

Kortikosteroide hemmen zwar die Kollagensynthese, fördern aber die Quervernetzung und besitzen einen ausgeprägten antianabolen Effekt. Im normalen Bindegewebe können sie letztlich „sklerodermieähnliche" Veränderungen verursachen. Ihre schematische oder gar langfristige Applikation ist daher auf keinen Fall indiziert. Eine ausgesprochene Kontraindikation dürften bestimmte (chronische) Nierenveränderungen darstellen (nicht allgemein anerkannt!) (EISEN 1971), wie überhaupt ausgesprochen chronische oder betont vaskulär-sklerotische Krankheitsformen dafür nicht in Betracht kommen. Akut-progressive ödematöse Krankheitsphasen oder „entzündliche" Formen mit ausgeprägter Myositis, Arthritis oder positiven Immunfluoreszenzbefunden in der Haut sind aber zweifellos vorübergehend günstig zu beeinflussen. Gute symptomatische Erfolge werden daher auch bei „Overlap-Syndromen" und bei der „mixed connective tissue disease" zu erwarten und zu erzielen sein. Ein differenzierter, die Krankheitsphase und -form berücksichtigender Einsatz ist daher ebenso notwendig wie kurzfristige oder periodische Anwendung kleiner und mittlerer Dosen. Das Schwergewicht liegt dabei auf der antiinflammatorischen (und immunsuppressiven?) Wirkung der Kortikosteroide.

Die von KORTING (HOLZMANN et al. 1965; KORTING 1967; HOLZMANN u. KORTING 1967; HOLZMANN et al. 1967b; HOLZMANN u. KORTING 1968; MORSCHES u. KORTING 1976) inaugurierte Therapie mit *Gestagenen* führt zur Hemmung der Kollagenreifung, Verstärkung des Kollagenabbaues, vermehrter Hydroxyprolinausscheidung, Anstieg des „Collagen-like-Protein"-Spiegels im Serum und (tierexperimentell) verminderter Reißfestigkeit der Epiphysenfuge. Die derzeit bei Frauen empfohlene Tagesdosis beträgt 10–15 mg Norethisteron

(Primolut-Nor) im 1. Monat, 20 mg im 2. Monat, 25 mg im 3. und 4. sowie 30 mg im 5. und 6. Monat. Danach 6 Wochen Pause und Fortsetzung bis zu etwa 2 Jahren. Die Gestagenbehandlung vergrößert die Hautelastizität, verbessert teilweise die periphere Durchblutung und kann Ösophagus- und Lungenveränderungen möglicherweise hinauszögern. Im Gegensatz zu RAU et al. (1972) (Besserungen bei 9 von 10 Fällen) sind andere Nachuntersucher zu unbefriedigenden Resultaten gekommen (BARNETT u. MARKS 1975; JABLONSKA u. SZCZEPANSKI 1975). Wir selbst (KRESBACH u. KERL 1972; KERL et al. 1973) sahen nur bei 2 von 7 Fällen eine „Besserung", hatten aber doch den Eindruck, daß auch bei anderen Fällen die Progression des Leidens gebremst werden konnte. Über eindeutige, teils „spektakuläre" Ergebnisse bei 5 behandelten Frauen haben DUPERRAT und COLLIARD (1975) berichtet. Auf eventuelle Kontraindikationen ist stets streng zu achten, die Medikation selbst ist im allgemeinen gut verträglich. Wir haben allerdings bei einer Patientin einen histologisch verifizierten Leberparenchymschaden beobachtet, der zweifellos mit der Behandlung zusammenhing. Eine eigentümliche Nebenwirkung (knotige granulomatöse Pannikulitis an beiden Unterschenkeln bei einer 36jährigen Frau) sahen CABRÉ et al. (1973).

Eine Substanz, die nach wie vor im Mittelpunkt der Diskussion zu stehen scheint, ist das *D-Penicillamin*. Aufgrund zahlreicher experimenteller Untersuchungen sind folgende Wirkungen bekannt (KRESBACH 1970; MATHIES et al. 1970; KERL et al. 1973; BALDA 1973; THIES 1976): 1. Zunahme des löslichen Kollagens auf Kosten des unlöslichen Anteiles durch Blockierung der intramolekularen Vernetzung und Spaltung der frühen Quervernetzung, 2. Chelatbildung mit Kupferionen, die für die Polymerisation der Glykosaminoglykane erforderlich sind, 3. vermehrter Abbau von unlöslichem Kollagen durch Hemmung des Zystein, das kompetitiv die Kollagenase blockiert. Bezüglich theoretischer und grundsätzlicher Details muß auf die einschlägige Speziallitteratur verwiesen werden, die u.a. bei KORTING und HOLZMANN (1967), THIES und MISGELD (1975) sowie JABLONSKA und SZCZEPANSKI (1975) referiert wird. Maßgebliche Befunde zum Wirkungsmechanismus wurden von BÖNI et al. (1969), ZIMMERMANN und BALDA (1972), BLUMENKRANTZ und ASBOE-HANSEN (1973), HERBERT et al. (1974) sowie KREYSEL et al. (1975) beigebracht.

Entgegen theoretischen Erwartungen sind die bisherigen klinischen Ergebnisse mit dieser Substanz leider nicht überzeugend. Von 13 Fällen, die wir selbst bis 1^1/$_2$ Jahre lang (Tagesdosis bis 2,4 g) behandelt und systematisch kontrolliert haben, wurde nur 1 Fall „gebessert" (KERL et al. 1973). Da und dort wird vermutet, daß höhere Dosen über längere Zeit bessere Resultate ergeben könnten (BALDA 1972, 1973; NIEBAUER 1976). Im allgemeinen waren aber die bisherigen klinischen Erfahrungen enttäuschend (JABLONSKA u. SZCZEPANSKI 1975; THIES 1976). Besonders günstige Ergebnisse scheint allerdings ASBOE-HANSEN (1975) beobachtet zu haben: Von 34 Patienten (Tagesdosen bis 2,4 g, durchschnittliche Behandlungsdauer 2^1/$_3$ Jahre) konnten bei 25 Fällen mehr oder minder deutliche Besserungen der Hautveränderungen festgestellt werden, davon bei 3 Fällen – bezogen auf die Hautsklerose – sogar mit dem Grad "complete cure" (!). Betont wird dabei, daß der positive Therapieeffekt zwar nicht prinzipiell von der Behandlungsdauer abhängt (negative Ergebnisse auch bei 2jähriger Therapie), daß er aber gegebenenfalls erst relativ spät sichtbar wird.

BRÖLL et al. (1976) konnten bei 5 Patienten mit (sklerodermatischer) interstitieller Lungenfibrose eine „signifikante Normalisierungstendenz" der pathologischen Befunde funktionell, röntgenologisch und szintigraphisch sichern. Sie halten D-Penicillamin bei dieser Indikation – wie bei der chronischen Polyarthritis (MIEHLKE 1976) – für ein geeignetes Basistherapeutikum. [Nach ROWELL (1976) sind allerdings gerade Lungenveränderungen generell „permanent" und keiner Behandlung zugänglich.] Auch nach BALDA (1973) wäre es denkbar, daß mit D-Penicillamin ein erster Schritt zu einer erfolgversprechenden Sklerodermiebehandlung getan wurde. QADRIPUR und BOSSE (1975) sahen gute Resultate in frühen Stadien.

Ein abschließendes Urteil über diese Therapieform ist also offensichtlich noch nicht möglich. Nicht zu übersehen sind die Häufigkeit und (fallweise) Schwere von *Nebenwirkungen,* die sich nicht immer einfach in toxische und allergische unterscheiden lassen. Ihre Häufigkeitsquote liegt nach MATHIES (1975) bei 50–70%! Mag sein, daß die Nebenwirkungen – ebenso wie die Wirkung? – vom jeweiligen Präparat abhängen. Im allgemeinen scheinen sie relativ früh aufzutreten. Neben Hautjucken, Geschmacksstörungen und Trockenheit im Gesicht sind zunächst hochfieberhafte Arzneiexantheme (etwa um den 9. Tag) mit Konjunktivitis, Rhinitis und Otitis media zu erwähnen, ferner Glossitis, Stomatitis, Onychopathien, bullöse (pemphigoide) Läsionen, Leberschädigungen, gastrointestinale Störungen, vor allem aber Thrombozytopenien und Nephropathien (KRESBACH 1970; KERL et al. 1973; BARNETT 1974). Bei jeder D-Penicillamin-Therapie sind eingehende allergologische Anamnesen (Penicillinallergie!) sowie laufende Kontrollen des Blut- und Harnstatus unbedingt nötig. Nicht alle Nebenwirkungen (auch Exantheme nicht) verbieten prinzipiell eine Wiederaufnahme der Therapie. Trotzdem erfordern sie besondere Aufmerksamkeit, weil sich daraus akut schwerste Krankheitserscheinungen entwickeln können. Aus jüngerer Zeit liegen bemerkenswerte Mitteilungen vor. BETTENDORF und NEUHAUS (1974) berichteten über schwerwiegende Autoimmunphänomene durch D-Penicillamin und im besonderen über eine fulminante letale Polymyositis. Wahrscheinlich ist die Grundkrankheit (hier: rheumatoide Arthritis) für ein derartiges Ereignis mitverantwortlich. HENNEMANN et al. (1975) sahen neben schweren flüchtigen Nebenwirkungen (Thrombozytopenie, nephrotisches Syndrom, retrobulbäre Neuritis) auch ein tödlich verlaufendes Lyell-Syndrom. Sie messen einer Proteinurie besonderen „Warncharakter" zu. Auf Beziehungen zwischen antinukleären Faktoren und D-Penicillamin-Therapie sind HELMKE et al. (1975) eingegangen. Nach ihnen sind Häufigkeit und Schwere bestimmter Nebenwirkungen eng mit dem Nachweis antinukleärer Antikörper korreliert. Solche können vor der Therapie vorhanden sein oder durch sie entstehen. KRISTENSEN und WADSKOV (1977) beobachteten nach 9monatiger Therapie die Induktion eines Pemphigus foliaceus.

Jenseits jedweder „Voreingenommenheit" wird also die Therapie mit D-Penicillamin stets unter den besonderen Aspekten der (häufigen) Nebenwirkungen zu betrachten sein.

Für *Antimetaboliten und Immunsuppressiva* (Azathioprin und Cyclophosphamid) dürfte im Prinzip Gleiches gelten wie für die Kortikosteroide. Dies erklärt sich z.T. aus dem antiphlogistischen Effekt vieler „Immunsuppressiva" (BACH 1975). Antilymphozytenglobulin hat enttäuscht, die übrigen Behandlungsergebnisse sind uneinheitlich (KERL et al. 1973). Keinesfalls drängt sich bisher eine solche Therapie auf. Nach eigenen Erfahrungen (ähnliche auch bei CZERNIELEWSKI u. OLSZEWSKA 1973) sind fallweise Besserungen des Allgemeinbefindens und einer ausgeprägten Arthropathie oder Myopathie bei etwa 20% der Fälle [ähnliche Quote auch bei ROWELL (1972)] möglich, vor allem in Kombination mit Penicillin und Kortikosteroiden. Wir möchten – in einem gewissen Gegensatz zu THIES (1976) – diese Therapie nicht als endgültig „aufgegeben" betrachten, sondern sie fallweise für „entzündliche" oder „mesenchymale" Sklerodermieformen (WINKELMANN 1976) im Auge behalten. Nur bestimmte klinische und pathogenetische Erscheinungsformen dürften überhaupt eine Indikation für eine entsprechende immunsuppressive Therapie abgeben, weil die systemische Sklerodermie an sich nicht als „typische Autoimmunkrankheit" bezeichnet werden darf. Dort, wo Immunmechanismen vielleicht tatsächlich eine pathogenetische Rolle spielen, müßten sie hinsichtlich ihrer Reaktionsdynamik (Relevante Antigene? Zuständiges Zellsystem? Komplexe Immunantwort?) allerdings näher präzisiert werden. Offen bleibt ja bisher auch die Frage, ob Immunmechanismen überhaupt generell inhibiert werden oder erhalten bleiben sollen. Erst wenn das „aktuellpathogene immunologische Profil" mancher Sklerodermiefälle besser abgeklärt ist, wird man sich mit einer individuell adjustierten Immunsuppression unter Berücksichtigung von Wirkungsspektren und dosisabhängigen Effekten weiter auseinandersetzen können. Erstrebenswert wird jedenfalls stets die gezielte Immunsuppression bzw. die Manipulation der Immunantwort in Richtung Immuntoleranz sein. Die bisherige weitgehend unselektive immunsuppressive Therapie hat jedenfalls im allgemeinen enttäuscht (THIES u. MISGELD 1975; JABLONSKA u. SZCZEPANSKI 1975).

Die Anwendung des *Kaliumsalzes der p-Aminobenzoesäure* (Potaba) geht auf ZARAFONETIS et al. (1950) bzw. ZARAFONETIS (1961) zurück. Theoretisch basiert sie auf der Annahme, daß die Sklerose bei der Sklerodermie durch ein gestörtes Monoaminooxydase-Serotonin-Gleichgewicht mit übermäßiger Serotonin-Wirkung im Gewebe bedingt ist. Die Monoaminooxydase und andere Enzyme, die sich am Tryptophan-Serotoninstoffwechsel beteiligen, sind sauerstoffabhängig. Paraaminobenzoat soll nun über eine erhöhte Sauerstoffaufnahme im Gewebe die Monoaminooxydase aktivieren und damit Serotonin hemmen. Ob allerdings Serotonin tatsächlich bei der Sklerosierung eine Rolle spielt, ist noch keinesfalls entschieden. Nach WINKELMANN et al. (1976) könnten zwischen besonderer Serotonin-„Empfindlichkeit", Raynaud-Phänomen und „vaskulärer" Sklerodermie Beziehungen bestehen. Ungeklärt ist ferner, ob Paraaminobenzoat Serotonin überhaupt maßgeblich inhibiert.

Einige Untersucher berichten von guten Behandlungsresultaten, andere vom Gegenteil (JABLONSKA u. SZCZEPANSKI 1975). Wir selbst sahen (Tagesdosis 12 g, Behandlungsdauer bis über 1 Jahr) bei 2 von 9 Fällen „Besserungen" (KERL et al. 1973). Sehr breite Anwendung scheint die Therapie mit Potaba bisher nicht gefunden zu haben.

Niedermolekulares Dextran (Rheomacrodex) kann zweifellos die periphere Durchblutung und die Raynaud-Symptomatik bessern. Ein Effekt auf die Hautveränderungen ist aber nicht zu erwarten. Bei etwa 20% der Fälle (jährlich 2 Infusionsserien mit 500 ml/die, 10%ig, 4–12 Tage) registrierten wir eine merkliche Besserung der vasomotorischen Phänomene (KERL et al. 1973). Kontraindikationen (Herz- und Niereninsuffizienz, Polyzythämie und Thrombozytopenie) sind ebenso zu beachten wie bestimmte Nebenwirkungen. Ein therapeutischer Versuch bei Frühstadien der Akrosklerodermie ist fallweise durchaus gerechtfertigt. Die Verbesserung der Mikrozirkulation äußert sich auch in Schmerzverminderung und Abheilung von Fingerkuppennekrosen. Manche Patienten berichten über „bessere Beweglichkeit". Die erhöhte Durchblutungsrate der Finger läßt sich auch funktionsdiagnostisch erfassen (WONG et al. 1974; JABLONSKA u. SZCZEPANSKI 1975). BALDA und CHRISTOPHERS (1970) vermissen allerdings die reproduzierbare Meßgenauigkeit bestimmter Funktionsgrößen und sahen im allgemeinen von der Dextran-Infusionsbehandlung keinen Effekt.

Auch von sonstigen *durchblutungsfördernden Mitteln* wie Sympathikolytika (Hydergin, Alphamethyldopa), Nikotinsäurepräparaten, Ganglienblockern und der intravenösen Procaintherapie etc. ist nur in Frühstadien eine gewisse Beeinflussung zu erwarten (THIES 1976). Nach RODNAN (1971) haben solche Maßnahmen kaum mehr Effekt als warme Handschuhe und Socken.

Die Verordnung von *Antimalariamitteln* aufgrund ihrer allgemeinen stoffwechselhemmenden Wirkung sowie der Hemmung des Fibroblastenwachstums und der Verzögerung der Kollagenreifung wird heute kaum mehr geübt, weil diese Effekte erst bei toxischen Dosen erreicht werden (THIES 1976).

Indometacin (Indocid) sowie andere Pharmaka mit antiinflammatorischer, antiödematöser und analgetischer Wirkung („Antirheumatika") sind hingegen zweifellos zur Bekämpfung schmerzhafter Manifestationen am Bewegungsapparat mit Erfolg heranzuziehen. Auf Gefäß- und Hautveränderungen haben sie keinen Einfluß.

Von den *Antibiotika* hat sich das *Penicillin* bis heute einigermaßen behaupten können, ohne daß der supponierte Wirkungsmechanismus bei der Sklerodermie hinlänglich präzisiert wäre. Neben einer Verbesserung der peripheren Durchblutung wurde auch eine chelatbildende Eigenschaft durch das im Organismus entstehende Penicillamin erwogen. Dazu ist allerdings zu sagen, daß auch die Behandlung mit dem seinerzeit propagierten Chelatbildner Äthylendiamintetradinatriumazetat (EDTA) bei der progressiven Sklerodermie keine entscheidende Beeinflussung des Krankheitsverlaufes gebracht hat (BARNETT 1974; JABLONSKA u. SZCZEPANSKI 1975; THIES 1976). Wieweit beim Procain-Penicillin eine Procainbezogene „Neuraltherapie" im Spiel ist, bleibe dahingestellt. *Tetrazykline* dürften ihren festen Platz bei der Bekämpfung bakteriellen Überwucherns beim sklerodermatischen Malabsorptionssyndrom haben, dessen Symptomatik damit wesentlich – und eindrucksvoller als mit „Verdauungspräparaten" – gebessert werden kann. Auf den Krankheitsprozeß als solchen haben sie keinerlei Einfluß. (An dieser Stelle sei im übrigen auf die grundsätzliche Problematik verminderter enteraler Resorption entsprechender Medikamente bei Sklerodermie-Patienten mit Dünndarmbeteiligung hingewiesen!)

Nicht ganz übersehen sollte man wahrscheinlich das *Vitamin E*. KORTING (1958) rechnet es zu den symptomatisch wirksamsten Mitteln bei der progressiven Sklerodermie, ohne daß seine Wirkungsweise auf das Bindegewebe bisher genauer bekanntgeworden wäre. Auch JABLONSKA und SZCZEPANSKI (1975) beurteilen eine Behandlung mit 300 mg/die über 2–3 Monate durchaus positiv, evtl. in Kombination mit Penicillin.

Tokopherol ist – neben anderen aktiven Komponenten – auch in der *unverseifbaren Fraktion von Soja- und Avocado-Öl* enthalten. Mit dem entsprechenden Pharmakon Piascledine in Kapselform wurden vereinzelt günstige Erfahrungen gemacht.

Weitere Versuche scheinen auch mit der pflanzlichen Droge *Asiaticosid* in Tablettenform (Madecassol) indiziert. Ähnlich den Kortikosteroiden supprimiert sie die Biosynthese saurer Mukopolysaccharide und der Kollagenfasern (SASAKI et al. 1972; JABLONSKA u. SZCZEPANSKI 1975; THIES u. MISGELD 1975).

Von neueren Behandlungsmethoden sei die *Defibrinogenisierungstherapie* erwähnt. Durch Fibrinogeneliminierung werden u.a. die Fließeigenschaften des Blutes verändert. Hieraus resultieren günstige klinische Effekte bei Patienten mit arteriellen Verschlußkrankheiten im Stadium III und IV. Entsprechend der angiographischen Analogie (und der Tatsache, daß bei der progressiven Sklerodermie mitunter periphere arterielle Thrombosen auftreten) wurde diese Maßnahme auch bei Fällen mit progressiver systemischer Sklerodermie therapeutisch erprobt, und zwar auf der Basis enzymatischer Fibrinogendenaturierung mit dem wirksamen Prinzip eines Schlangengiftes (Arwin) (KLÜKEN 1976). Bei 14

Kranken wurden bemerkenswerte Besserungen erzielt (KLÜKEN et al. 1975). Über Therapieerfolge mit Streptokinase bei Sklerodermie-Frühstadien haben kürzlich STÖCKL und SCHENK (1976) berichtet.

Über die therapeutische Anwendung des *Gerinnungsfaktors XIII* und entsprechende theoretische Überlegungen haben THIVOLET et al. (1975) berichtet. Die Autoren registrierten bei etwa $1/3$ von 20 behandelten Kranken bereits nach relativ kurzfristiger Anwendung auffallende Besserungen, die allerdings nicht „stabil" und „definitiv" waren.

Eine *Kombinationstherapie mit Aldosteron, Spirolacton-Derivaten und Elektrolyten* (ASE) wird von KOCZOREK (1971) empfohlen. Nach KERJASCHKI (1976) kann Kalium-Canrenoat (Aldactone) die Blutgaswerte bei fortgeschrittenen obstruktiven Lungensyndromen verschiedener Ätiologie bessern.

Mit diesen neueren Therapieformen liegen bisher bei der Sklerodermie ebensowenig allgemeine Erfahrungen vor wie mit der Behandlung in der *Sauerstoff-Überdruckkammer* (BARNETT 1974).

Keinesfalls gering zu schätzen sind *allgemeine symptomatische Behandlungsmaßnahmen*. Dazu gehören Schutz vor Kälte in jedweder Form (auch Verbot kalter Speisen und Getränke), fallweise die bereits erwähnten Antiphlogistika und Analgetika, seelische Beruhigung (evtl. geeignete Psychopharmaka), physikotherapeutische Verfahren [Massage, Warmwasserbäder, Unterwassermassage (MEFFERT et al. 1975a), Moorpackungen, aktive Bewegungsübungen, „Bäderkuren"], Nikotin- und Alkoholverbot, vitaminreiche hochkalorische Ernährung und verständnisvolle psychologische Betreuung. Zur *Lokalbehandlung* kommen grundsätzlich Heparinoid-Hyaluronidase-Salben und Kortikosteroidsalben [evtl. in Kombination mit Dimethylsulfoxyd (DMSO)] in Betracht. Ulzera und Sekundärinfekte erfordern spezielle dermatologische Maßnahmen, umschriebene Calcinosis-Herde können operativ beseitigt werden. [MEYERS (1976) empfiehlt zur Behandlung der Calcinosis circumscripta die Einnahme von Probenecid.]

Es ist immer wieder erstaunlich, welche *positiven subjektiven Effekte* allein durch *„Ruhigstellung" und Physikotherapie* zu erzielen sind. Sie werden naturgemäß auch in die Beurteilung medikamentöser Allgemeinmaßnahmen eingehen. Eine *planmäßige Polypragmasie* (über längere Behandlungszeiträume!) wird sich vorerst kaum je vermeiden lassen. Die Planmäßigkeit muß sich vor allem auf die typ- und phasengerechte Verordnung differenter Medikamente und deren eventuelle Kombination beziehen. Vielleicht läßt sich dadurch das allgemeine „prognostische Profil" der Krankheit doch geringfügig verbessern. Die „Polymorphie" des Leidens erschwert allerdings bis jetzt Beurteilungen und Vergleiche. Sehr wichtig wäre in diesem Zusammenhang ein spezifischer und quantitativer Index der Krankheitsaktivität, der die günstigste Behandlungsphase erkennen und den Effekt differenter Pharmaka beurteilen läßt. Über diesbezügliche Untersuchungen (Bestimmung bestimmter Hydroxyprolin-Fraktionen im Urin) haben BLUMENKRANTZ und ASBOE-HANSEN (1976) berichtet.

Literatur

Alarcón-Segovia D, Ibanez G, Hernandez-Ortiz J, Vélazquez-Forero F, González-Jimenez Y (1974) Sjögren's syndrome in progressive systemic sclerosis (scleroderma). Am J Med 57:78–85

Alarcón-Segovia D, Fishbein E, Garćia-Ortigoza E, Estrada-Parra S (1975) Uracil-specific anti-R.N.A. antibodies in scleroderma. Lancet I:363–370

Andres GA, Spiele H, McCluskey RT (1972) Viruslike structures in systemic lupus erythematosus. In: Schwartz RS (ed) Progress in clinical immunology, vol I. Grune & Stratton, New York, London, pp 23–44

Anghelescu M, Prodan I, Costea G (1971) Veränderungen im Sternalpunktat bei der progressiven Sklerodermie. Hautarzt 22:307–308
Asboe-Hansen G (1975) Treatment of generalized scleroderma with inhibitors of connective tissue formation. Acta Derm Venereol (Stockh) 55:461–465
Bach J-F (1975) The mode of action of immunosuppressive agents. North-Holland, Amsterdam Oxford
Balda B-R (1972) Die Behandlung der diffusen (progressiven) Sklerodermie. Dtsch Med Wochenschr 97:1876–1878
Balda B-R (1973) Behandlungsmöglichkeiten bei Sklerodermien. In: Braun-Falco O, Petzoldt D (Hrsg) Fortschritte der praktischen Dermatologie und Venerologie, Bd VII. Springer, Berlin Heidelberg New York, S 260–264
Balda B-R, Christophers E (1970) Dextran-Therapie bei diffuser (progressiver) Sklerodermie. Hautarzt 21:131–132
Bandilla K (1975) Sklerodermie und Mischkollagenerkrankung (MCTD). Med Welt (NF) 26:2258–2262
Bandilla K, Berg D, Horsch A, Lemmel EM, Maas D, Schmidt KL, Schulz A (1975) Gibt es eine spezifische Therapie für die verschiedenen Kollagenerkrankungen? Med Welt (NF) 26:2286–2292
Barnett AJ (1974) Scleroderma (progressive systemic sclerosis). Thomas, Springfield Ill
Barnett AJ, Marks R (1975) Norethisterone acetate in the treatment of scleroderma. Austral. J Derm 16:45–54
Barrière H, Gueguen H, Litoux P, Welin J (1974) Sclérodermie et amyloidose cutanée primitive. Bull Soc Franç Derm Syph (Paris) 81:383
Barthelmes H (1975) Das Verhalten der antinucleären Faktoren bei der Sklerodermie. Dermatol Monatsschr 161:536–544
Beckmann I, Sönnichsen N, Eckert J (1975) Immunologische Untersuchungen bei Sklerodermiekranken mit Brucella-Antigen. Dermatol Monatsschr 161:545–546
Bettendorf U, Neuhaus R (1974) Penicillamin-induzierte Polymyositis. Dtsch Med Wochenschr 99:2522–2525
Bikakis M, Runne U (1976) Disseminierte circumscripte Sklerodermie. Sitzungsbericht. Z Hautkr 51:1008
Binazzi M, Calandra P (1973) Tryptophan-niacin pathway in scleroderma and in dermatomyositis. Arch Dermatol Forsch 246:142–145
Black MM, Bottoms E, Shuster S (1970) Skin collagen content and thickness in systemic sclerosis. Br J Dermatol 83:552–555
Blanchet-Bardon C, Ganter P, Roujeau J (1975) Le muscle arrecteur chez les sclérodermiques. Étude histologique et histoenzymologique. Sem Hop Paris 51:455–460
Blumenkrantz N, Asboe-Hansen G (1973) Effect of chelating agents on the biosynthesis of collagen. Acta Derm Venereol (Stockh) 53:94–98
Blumenkrantz N, Asboe-Hansen G (1976) High molecular collagen peptide fraction in urine indicates disease activity in generalized scleroderma. Acta Derm Venereol (Stockh) 56:415–421
Böni A, Pavelka K, Kludas M (1969) Behandlung der progressiven Sklerodermie mit D-Penicillamin (Metalcaptase®). Münch Med Wochenschr 111:1580–1584
Bolck F (1969) Zur Morphologie des Lupus erythematodes, der Dermatomyositis und der Sklerodermie. Dermatol Monatsschr 155:3–35
Braitsev AV, Kochetkov VD, Marzeeva GJ (1975) Vegetative nervous disorders in scleroderma. Vestn Dermatol Venerol 3:66–69
Braun-Falco O (1957) Über Untersuchungen des Hautbindegewebes mit der Hale-PAS-Reaktion (Ritter und Oleson) unter normalen Bedingungen und bei Erkrankungen des Hautbindegewebes. Acta Histochem (Jena) 5:10–24
Braun-Falco O (1965) Zur Morphologie und Pathogenese von Sklerodermie und systemischem Lupus erythematodes. Dtsch Med Wochenschr 90:2269–2274
Braun-Falco O (1972) Les manifestations cutanées de la sclérodermie. In: Delbarre F (ed) La sclérodermie. Masson, Paris, pp 21–25
Bröll H, Tausch G, Eberl R (1976) Zur Behandlung der interstitiellen Lungenfibrose mit D-Penicillamin bei progressiver Sklerodermie (Langzeitstudie). Wien Klin Wochenschr 88:292–295
Bugár-Mészáros K, Bereczky M (1975) Blutgerinnungsuntersuchungen bei der Sklerodermia progressiva. Folia Angiol 23:316–317

Burnham ThK, Bank PW (1974) Antinuclear antibodies. I. Patterns of nuclear immunofluorescence. J Invest Dermatol 62:526–534

Cabré J, Gonzalez JA, Vidal J (1973) Paniculitis granulomatosa por gestagenos en el curso de la esclerodermia progresiva. Actas Dermosifiliogr 64:497–504

Campbell PM, LeRoy EC (1975) Pathogenesis of systemic sclerosis: A vascular hypothesis. Semin Arthritis Rheum 4:351–368

Carapeto FJ, Winkelmann RK (1975) Peripheral blood lymphocyte distribution in scleroderma. Dermatologica 151:228–235

Carter J, Ewen SWB, Gray E, Beck JS (1973) The thymus in systemic sclerosis. J Pathol 110:97–100

Chaves FC, Rodrigo FG, Franco ML, Esteves J (1970) Systemic sclerosis associated with autoimmune haemolytic anaemia. Br J Dermatol 82:298–302

Coffman JD, Cohen AS (1970) Skin blood flow in scleroderma. J Lab Clin Med 76:480–484

Currie S, Saunders M, Knowles M (1970) Immunologic aspects of systemic sclerosis. In vitro activity of lymphocytes from patients with the disorder. Br J Dermatol 84:400–409

Czernielewski A, Olszewska Z (1973) Results of 100-days' treatment of generalized scleroderma with Imuran. Przegl Dermatol 60:761–767

Debreczeni M, Ladányi É (1970) Die Bestimmung der Kreatin-Phosphokinase bei Sklerodermie und Dermatomyositis-Kranken. Hautarzt 21:81–82

Denk R, Korting GW (1964) Aspekte der Beziehungen von Haut und Herz bei den sog Kollagenosen. Hautarzt 15:147–151

Duperrat B (1972) Intérêt de la biopsie de la pulpe des doigts dans les sclérodermies. In: Delbarre F (ed) La sclérodermie. Masson, Paris, p 224

Duperrat B, Colliard H (1975) Essai de traitement de la sclérodermie systémique par les Progestativs, selon la méthode de Korting. Bull Soc Franç Derm Syph (Paris) 82:121–124

Ehrmann S, Brünauer StR (1931) Sclerodermie. In: Jadassohn J (Hrsg) Handbuch der Haut- und Geschlechtskrankheiten. Bd VIII/2. Springer, Berlin, S 717–923

Eisen AZ (1971) Scleroderma. In: Fitzpatrick ThB, In: Fitzpatrick ThB, Arndt KA, Clark WH, Eisen AZ, van Scott EJ, Vaughan JH (eds) Dermatology in general medicine. McGraw-Hill, New York, pp 1525–1532

Emerit I, Camus JP (1972) Anomalies chromosomiques au cours de la sclérodermie généralisée. Rev Rhum Mal Osteoartic 39:731–734

Emerit I, Levy A, Housset E (1974) Breakage factor in systemic sclerosis and protector effect of L-cysteine. Humangenetik 25:221–226

Fiessinger J-N, Blanchet-Bardon C, Drouillat J-P, Camilleri J-P, Housset E (1975) Rapport entre la sclérodermie et le syndrome de Sjögren. Nouv Presse Med 45:3177–3180

Fleischmajer R (1970) Systemic scleroderma. Arch Dermatol 101:696–697

Fleischmajer R, Perlish JS (1972) Glycosaminoglycans in scleroderma and scleredema. J Invest Dermatol 58:129–132

Fleischmajer R, Pruniéras M (1972) Generalized morphaea. II. Electron microscopy of collagen, cells and the subcutaneous tissue. Arch Dermatol 106:515–524

Fleischmajer R, Damiano V, Nedwich A (1972) Alteration of subcutaneous tissue in systemic scleroderma. Arch Dermatol 105:59–66

Fleischmajer R, Perlish JS, Shaw KV, Pirozzi DJ (1976) Skin capillary changes in early systemic scleroderma. Arch Dermatol 112:1553–1557

Gauvain S (1976) Vinyl chloride. Proc R Soc Med 69:275–310

Gay St, Müller PK, Meigel WN, Kühn K (1976) Polymorphie des Kollagens. Neue Aspekte für Struktur und Funktion des Bindegewebes. Hautarzt 27:196–205

Gertler W (1970) Systematische Dermatologie und Grenzgebiete, Bd I. Thieme, Leipzig

Gintrac M (1847) Note sur la sclérodermie. Rev Méd Chir (Paris) 2:263

Giordano M, Ara M, Capelli L, Tirri G, Vatti M (1976) Über die Vielseitigkeit und die Einstufung der klinischen Bilder der progredienten generalisierten Sklerodermie. Z Rheumatol 35:286–300

Giro MG, Peserico A, Volpin D (1974) Collagen and elastin in scleroderma. Connect Tissue Res 2:309–313

Glynn LE (1972) The Biology and immunology of scleroderma. In: Delbarre F La sclérodermie. Masson, Paris, pp 279–282

Goerz G (1969) Pseudosklerodermie. Z Hautkr 44:323–332
Goetz RH (1945) The pathology of progressive systemic sclerosis (generalized scleroderma, with special reference to changes in the viscera). Clin Proc 4:337–392
Gottron HA, Korting GW (1963) Dermatologische Letalitätsprobleme. In: Gottron HA, Schönfeld W (Hrsg) Dermatologie und Venerologie, Bd V/1. Thieme, Stuttgart, S 669–703
Greger RE (1975) Familial progressive systemic scleroderma. Arch Dermatol 111:81–85
Grimley PhM, Decker JL, Michelitsch HJ, Frantz MM (1973) Abnormal structures in circulating lymphocytes from patients with systemic lupus erythematosus and related diseases. Arthritis Rheum 16:313–323
Günther G, Schuchardt E (1970) Silikose und progressive Sklerodermie. Dtsch Med Wochenschr 95:467–468
Györkey F, Min K-W, Sinkovics JG, Györkey P (1969) Systemic lupus erythematosus and myxovirus. N Engl J Med 280:333
Häcki MA, Grob PJ (1976) Zur Diagnostik des systemischen Lupus erythematodes. Dtsch Med Wochenschr 101:13–16
Haensch R (1951) Sarkombildung bei einer Sclerodermia progressiva. Hautarzt 2:129–131
Hardy KH, Rosevear JW, Sams WM Jr, Winkelmann RK (1971) Scleroderma and urinary excretion of acidic glycosaminoglycans. Mayo Clin Proc 46:119–127
Harris ED, Sjoerdsma A (1966) Collagen profile in various clinical conditions. Lancet II:707–711
Harris ED Jr, Robinson MS (1974) Increased collagen synthesis by rat tail tendon cells in response to ergotamin (abstract). J Rheumatol [Suppl I] 1:82
Haustein U-F (1976) Das Gefäßsystem bei der progressiven Sklerodermie. Dermatol Monatsschr 162:721–725
Haustein U-F, Klug H (1975a) Zur Ultrastruktur der Hautkapillaren bei Lupus erythematodes, Dermatomyositis und progressiver Sklerodermie. Dermatol Monatsschr 161:353–363
Haustein U-F, Klug H (1975b) Ultrastrukturelle Untersuchungen bei der Sklerodermie. Dermatol Monatsschr 161:530–535
Hayes RL, Rodnan GP (1971) The ultrastructure of skin in progressive systemic sclerosis (scleroderma). Am J Pathol 63:433–440
Helder AW, Feltkamp-Vroom Th (1976) Tubuloreticular structures and antinuclear antibodies in autoimmune and non-autoimmune diseases. J Pathol 119:49–56
Helmke K, Velcovsky H-G, Federlin K (1975) Klinische und prognostische Bedeutung antinukleärer Faktoren bei einer D-Penicillamin-Therapie. Dtsch Med Wochenschr 100:2198–2203
Hennemann HH, Hubertus H, Stocker WG (1975) Schwere Nebenwirkungen bei der Therapie mit D-Penicillamin. Dtsch Med Wochenschr 100:1634–1638
Herbert CM, Lindberg KA, Jayson MIV, Bailey AJ (1974) Biosynthesis and maturation of skin collagen in scleroderma, and effect of D-penicillamine. Lancet I:187–192
Hödl St, Kerl H, Kresbach H, Auböck L (1977) Zur Morphologie und Pathogenese des Skleromyxoedem Arndt-Gottron. Hautarzt Suppl II:263–265
Hollmann EP, Mier PD, Staak WJ van de, Urselmann E, Warndorff JA (1971) Cutaneous acid mucopolysaccharides in some dermatoses. Br J Dermatol 85:421–423
Holubar K, Stingl G (1976) Verwendbarkeit von Immunfluoreszenzverfahren in der Diagnostik bullöser Eruptionen, des Lupus erythematodes und bestimmter Dermatosen. Hautarzt 27:30–39
Holzmann H, Korting GW (1967) Elektronenmikroskopische Untersuchungen der Haut bei der circumscripten Sklerodermie. Arch Klin Exp Dermatol 228:227–238
Holzmann H, Korting GW (1968) Die Behandlung der Sklerodermie. Dtsch Med Wochenschr 93:1721–1722
Holzmann H, Korting GW, Morsches B (1965) Zur Therapie der Sklerodermie mit Gestagenen. Hautarzt 16:456–458
Holzmann H, Morsches B, Korting GW (1967a) Zum Verhalten einiger Serum-Enzyme, insbesondere der Phosphoglucose-Isomerase, bei progressiver Sklerodermie. Arch Klin Exp Dermatol 229:131–138
Holzmann H, Korting GW, Morsches B, Schlaudecker A (1967b) Zum Verhalten des „collagenlike protein" im Serum von Sklerodermie-Kranken vor und nach Therapie mit Gestagenen. Arch Klin Exp Dermatol 230:69–83
Holzmann H, Korting GW, Morsches B (1968) Zur Beeinflussung der Mucopolysaccharide im

Serum und Urin von Sklerodermie-Kranken durch Gestagenbehandlung. Arch Klin Exp Dermatol 231:156–160

Hughes GRV, Cohen SA, Christian CL (1971) Anti-DNA activity in systemic lupus erythematosus. Ann Rheum Dis 30:259–264

Hughes P, Holt S, Rowell NR (1974) Leukocyte migration inhibition in progressive systemic sclerosis. Br J Dermatol 91:1–6

Hughes P, Holt S, Rowell NR, Dodd J (1976) Thymus-dependent (T) lymphocyte deficiency in progressive systemic sclerosis. Br J Dermatol 95:469–473

Huriez Cl (1971) Les sclérodermies. Arch Belg Dermatol 27:367–384

Huriez Cl, Bergoend H, L'Hermine C, Thomas P, Piette F, Brouet J-F (1973) Manifestations intestinales des sclérodermies. Ann Dermatol Syphiligr (Paris) 100:481–490

Husson JM, Druet Ph, Contet A, Fiessinger JN, Camilleri JP (1976) Systemic sclerosis and cryoglobulinemia. Clin Immunol Immunopathol 6:77–82

Ishikawa H (1974) Glykosaminoglykans of the skin and urine in patients with progressive scleroderma. In: Otaka Y (ed) Biochemistry and pathology of connective tissue. Thieme, Stuttgart; Igaku Shoin, Tokio, p 97–110

Ishikawa H, Horiuchi R (1975) Initial change of glycosaminoglycans in systemic scleroderma. Dermatologica 150:334–345

Ishikawa H, Thies W, Schumacher W, Klaschka F (1967) Vergleichende Untersuchungen über das Verhalten der sauren Mucopolysaccharide bei Sklerose der Haut nach Betatron-Bestrahlung, bei Sklerodermie und einigen sklerosierenden Dermatosen. Hautarzt 18:174–180

Ishikawa H, Saito Y, Suzuki S (1974) Die Hautgefäßveränderungen bei der progressiven Sklerodermie. Folia Angiol 22:421–423

Ishikawa H, Suzuki S, Horiuchi R, Sato H (1975) An approach to experimental scleroderma, using urinary glycosaminoglycans from patients with systemic scleroderma. Acta Derm.-Venereol (Stockh) 55:97–107

Jablonska S (ed) (1975a) Scleroderma and pseudoscleroderma, 2nd ed. Polish Medical Publishers, Warsaw

Jablonska S (1975b) Measurement of sensory chronaxie as a diagnostic procedure in scleroderma. Br J Dermatol 92:223–227

Jablonska S (1975c) The nervous system in scleroderma. In: Jablonska S (ed) Scleroderma and pseudoscleroderma, 2nd ed. Polish Medical Publishers, Warsaw, pp 65–83

Jablonska S, Stachów A (1975a) Scleroderma-like lesions in primary systemic amyloidosis. In: Jablonska S (ed) Scleroderma and pseudoscleroderma 2nd ed. Polish Medical Publishers, Warsaw, pp 512–520

Jablonska S, Stachów A (1975b) Scleroderma-like lesions due to disorders of glycogen metabolism. In: Jablonska S (ed) Scleroderma and pseudoscleroderma, 2nd ed. Polish Medical Publishers, Warsaw, pp 499–511

Jablonska S, Szczepanski A (1975) Drugs used in the treatment of systemic and localized scleroderma. In: Jablonska S (ed) Scleroderma and pseudoscleroderma, 2nd ed. Polish Medical Publishers, Warsaw, pp 610–631

Jablonska S, Jakubowicz K, Biczysko W, Dabrowski J (1970) Elektronenoptische Untersuchungen der Muskeln bei generalisierter und umschriebener Sklerodermie. Dermatol Monatsschr 156:162–174

Jablonska S, Chorzelski TP, Beutner EH, Holubar K (1973a) Indications for skin and serum immunofluorescent studies in dermatology. In: Beutner EH, Chorzelski TP, Bean SF, Jordon RE (eds) Immunopathology of the skin. Labeled antibody studies. Dowden, Hutchinson & Ross, Stroudsburg, pp 1–24

Jablonska S, Chorzelski TP, Blaszcyk M (1973b) Scleroderma: Immunologic studies. In: Beutner EH, Chorzelski TP, Bean SF, Jordon RE (eds) Immunopathology of the skin. Labeled antibody studies. Dowden, Hutchinson & Ross, Stroudsburg, pp 123–136

Jordon RE, Deheer D, Schroeter A, Winkelmann RK (1971) Antinuclear antibodies: Their significance in scleroderma. Mayo Clin Proc 46:111–113

Kansky A (1974) Antinuclear antibodies and LE-cells in systemic scleroderma. Acta Derm Iug 1:142–146

Kansky A, Kristan M (1975) Immunologic tests in systemic scleroderma. Acta Derm Iug 2:19–24

Keiser HR, Stein D, Sjoerdsma A (1971) Increased protocollagen proline hydroxylase activity in sclerodermatous skin. Arch Dermatol 104:57–60

Kerjaschki A (1976) Zur Therapie der fortgeschrittenen respiratorischen Insuffizienz mit Canrenoat-Kalium (Aldactone®). Wien Med Wochenschr 126:705–707

Kerl H (1976) Neuere Aspekte zur Morphologie und Ätiopathogenese des Lupus erythematodes. I. Teil: Zur Mikromorphologie des Krankheitsbildes. II. Teil: Zur Immunologie des Krankheitsbildes. Z Hautkr 51:143–162; 185–193 und 223–242

Kerl H, Auböck L (1973) Virusähnliche endoplasmatische Strukturen beim Lupus erythematodes und bei verschiedenen anderen ätiologisch unklaren Krankheiten. Hautarzt 24:95–105

Kerl H, Klein G, Sandhofer M (1973) Zur Therapie sog Kollagen- und Autoimmunkrankheiten. Wien Klin Wochenschr 85:769–774

Kerl H, Sandhofer M, Klein G, Altmann H (1975) DNS-Antikörper bei Patienten mit Lupus erythematodes, Sklerodermie und blasenbildenden Dermatosen. Hautarzt 26:30–34

Kimmig J, Kreysel HW (1973) Zur Morphologie und Funktion der Proteoglycane in der Dermatologie. Klin Wochenschr 51:207–213

Klein G, Pavek P (1974) Rheographische Untersuchungen zur Angiopathie der Digitalarterien bei progredient chronischer Polyarthritis, Sklerodermie und Dermatomyositis. Z Rheumatol 33:130–137

Klemperer P (1955) Der Begriff der Kollagenkrankheiten. Wien Klin Wochenschr 67:337–341

Klüken N (1976) Neuere Aspekte in der Therapie der Sclerodermia progressiva. Hautarzt Suppl I:138–139

Klüken N, Paar D, Katzorke T (1975) Die Defibrinogenisierungstherapie bei Sclerodermia progressiva. Folia Angiol 23:416–419

Klug H, Haustein U-F (1974) Zur Ultrastruktur der Muskelkapillaren bei Dermatomyositis, Lupus erythematodes und progressiver Sklerodermie. Zentralbl Pathol 118:452–462

Kobayasi T, Asboe-Hansen G (1972) Ultrastructure of generalized scleroderma. Acta Derm Venereol (Stockh) 52:81–93

Kobayasi T, Asboe-Hansen G (1974) Ultrastructural changes in the inflammatory zone of localized scleroderma. Acta Derm Venereol (Stockh) 54:105–112

Koczorek KHR (1971) Dermatologisch-venerologisches Kolloquium über immunosuppressive Therapie von Autoimmunerkrankungen. Med Klin 66:1583–1584

Korting GW (1958) Sklerodermie und sklerodermieähnliche Erkrankungen. In: Gottron A, Schönfeld W (Hrsg) Dermatologie und Venerologie. Bd II/2. Thieme, Stuttgart, S 886–956

Korting GW (1967) Über einige Wesensunterschiede von Sklerodermie, Dermatomyositis und Lupus erythematodes acutus und die darauf basierende differente Therapie. Dtsch Med Wochenschr 92:281–288

Korting GW (1972) Sclerodermia malabsorptiva. Hautarzt 23:12–16

Korting GW (1976) Einige dermatologische Prolegomena zur Kollagenforschung der Gegenwart. Hautarzt 27:193–196

Korting GW, Brachtel R (1972) Zur Raynaud-Symptomatik bei circumscripter Sklerodermie. Hautarzt 23:273–275

Korting GW, Holzmann H (1967) Die Sklerodermie und ihr nahestehende Bindegewebsprobleme. Thieme, Stuttgart

Korting GW, Holzmann H, Kühn K (1964) Biochemische Gewebsanalysen bei progressiver Sklerodermie. Klin Wochenschr 42:247–248

Korting GW, Holzmann H, Forssmann WG (1965) Zur Frage der Häufigkeitsverteilung der Kollagenfibrillendicken bei einigen Bindegewebskrankheiten. Arch Klin Exp Dermatol 223:105–110

Korting GW, Hoede N, Holzmann H (1969) Zur Frage des Elasticaverhaltens bei einigen sklerosierenden und atrophisierenden Hautkrankheiten. Hautarzt 20:351–361

Kresbach H (1959) Zur Kenntnis der Sklerodermien im Kindesalter. Z Hautkr 27:343–353

Kresbach H (1970) Zur Behandlung der progressiven Sklerodermie mit D-Penicillamin. Prakt Arzt 6:167–172

Kresbach H (1976) Zur Histochemie und Ultrastruktur des Skleromyxödems Arndt-Gottron. Dermatol Monatsschr 162:770–771

Kresbach H, Kerl H (1972) Zur Behandlung der progressiven Sklerodermie. VII. Kongreß der Jugoslawischen Dermatologischen Gesellschaft in Opatija-Rijeka, 4.–7. Oktober 1972; Kongreßband, pp. 73–75

Kreysel H-W, Köhler A (1974) Zur Mucopolysaccharidausscheidung im Urin bei den sog Kollagenosen. Dermatologica 148:19–27

Kreysel H-W, Köhler A, Kleine TO (1973) Biosynthese von Glycosaminoglycanen in der Haut bei der progressiven Sklerodermie. Klin Wochenschr 51:214–221

Kreysel HW, Schlichting A, Kimmig J (1975) Zur Therapie der progressiven Sklerodermie. Das Collagen-like-Protein bei der progressiven Sklerodermie unter D-Penicillamintherapie. Fortschr Med 93:1596–1599

Kreysel H-W, Brügge P, Jänner M, Kimmig J (1976a) Histochemische Untersuchungen bei Sklerodermien. Münch Med Wochenschr 118:1235–1240

Kreysel H-W, Blonck-Kranold D, Osborn H, Kimmig J (1976b) Der Kollagenstoffwechsel bei progressiver Sklerodermie und Dermatomyositis. Hautarzt 27:226–233

Kristensen JKj, Wadskov Sv (1977) Penicillamine-induced Pemphigus foliaceus. Acta Derm Venereol (Stockh) 57:69–71

Kurban AK, Farah FS, Chaglassian HT (1964) Capillary changes in some connective tissue diseases. Dermatologica 129:257–265

Lange C-E, Jühe S, Stein G, Veltmann G (1974) Die sogenannte Vinylchlorid-Krankheit – eine berufsbedingte Systemsklerose? Int Arch Arbeitsmed 32:1–32

LeRoy EC (1972) Connective tissue synthesis by scleroderma skin fibroblasts in cell culture. J Exp Med 135:1351–1362

LeRoy EC (1974) Increased collagen synthesis by scleroderma skin fibroblasts in vitro: A possible defect in the regulation or activation of the scleroderma fibroblast. J Clin Invest 54:880–889

LeRoy EC, Downey JA, Cannon PJ (1971) Skin capillary blood flow in scleroderma. J Clin Invest 50:930–939

Leszczynski S (1975) Radiologic diagnosis of systemic scleroderma. In: Jablonska S (ed) Scleroderma and pseudoscleroderma 2nd ed. Polish Medical Publishers, Warsaw, pp 323–382

Levitin PM, Weary PE, Guiliano VJ (1975) The immunofluorescent "band" test in mixed connective tissue disease. Ann Intern Med 83:53–55

Lortat-Jacob J-L, Giuli R, Estenne B, Duperrat B, Conte-Marti J (1974) Arguments chirurgicaux en faveur de l'origine nerveuse de la sclérodermie. Ann Dermatol Syphiligr (Paris) 101:121–134

Luciano A, Rothfield NF (1973) Patterns of nuclear fluorescence and DNA-binding activity. Ann Rheum Dis 32:337–341

Lynch HT (1972) Skin, heredity and malignant neoplasms. Huber, Bern Stuttgart Wien

Maricq HR, LeRoy EC (1973) Capillary blood flow in scleroderma. Bibl Anat 11:352–358

Mathies H (1975) Verträglichkeitsunterschiede von D-Penicillamin-Präparaten? Dtsch Med Wochenschr 100:1646

Mathies H, Schötz H, Schuh M (1970) Erfahrungen mit D-Penicillamin bei der chronischen Polyarthritis. Med Klin 65:1929–1933

McKenna ChH, Schroeter AL, Kierland RR, Stilwell GG, Pien FD (1973) The fluorescent treponemal antibody absorbed (FTA-ABS) test beading phenomenon in connective tissue diseases. Mayo Clin Proc 48:545–548

Medsger Th, Masi AT (1973) Survival with scleroderma – II: A life-table analysis of clinical and demographic factors in 358 male US veteran patients. J Chronic Dis 26:647–660

Medsger TA, Masi AT, Rodnan GP, Benedek TG (1971) Survival with systemic sclerosis (scleroderma); a life-table analysis of clinical and demographic factors in 309 patients. Ann Intern Med 75:369–376

Meffert H, Lemke U, Meffert B, Sönnichsen N (1974) Wiedererwärmung, Wärmeleitfähigkeit und Durchblutung der Haut bei Gesunden und Sklerodermiekranken. Dermatol Monatsschr 160:282–290

Meffert H, Lemke V, Fehlinger R, Schwarz R, Sönnichsen N (1975a) Der Einfluß der Unterwassermassage auf Wiedererwärmung, Wärmeleitfähigkeit und Durchblutung der Haut bei progressiver Sklerodermie. Dermatol Monatsschr 161:551–555

Meffert H, Falck P, Sönnichsen N (1975b) Nachweis von Serumantikörpern gegen Einstrang-DNS bei progressiver Sklerodermie mit der Farr-Technik. Dermatol Monatsschr 161:364–369

Meffert H, Barthelmes H, Klug H, Thormann Th, Schwarz R, Sönnichsen N (1975c) Beziehungen zwischen morphologischen, immunologischen und klinischen Befunden bei progressiver Sklerodermie, dargestellt an der Muskulatur. Dermatol Monatsschr 161:556–566

Meffert H, Falck P, Sönnichsen N (1975d) Radiochemischer Nachweis von Serumantikörpern gegen Doppelstrang-DNS bei progressiver und bei zirkumskripter Sklerodermie. Dermatol Monatsschr 161:771–772

Meigel WN, Müller PK (1975) Kollagenkrankheiten. Med Klin 70:1255–1264

Meinhof W (1974) Progressive Sklerodermie vom Akrosklerose-Typ bei Mutter und Tochter mit multiplen Hauttumoren bei der Mutter. Z Hautkr 49:653–660

Meyers D (1976) Treatment of calcinosis circumscripta and Raynaud's phenomenon. Med J Aust 2:457

Miehlke K (1976) Zur Ätiologie und Pathogenese rheumatischer Erkrankungen. Therapiewoche 26:3–11

Mier PD, Cotton DWK (1976) The molecular biology of skin. Blackwell, Oxford London Edinburgh Melbourne

Minkin W, Rabhan N (1976) Mixed connective tissue disease. Arch Dermatol 112:1535–1538

Mitchell GW, Lichtenfeld PJ, McDonald ChJ (1975) Myasthenia gravis and scleroderma. JAMA 233:531

Monegat JN, Joller-Jemelka HI, Grob PJ (1974) Antikörper gegen Zellkernbestandteile und Konzentration von Beta-1-A beim systemischen Lupus erythematosus und anderen Erkrankungen. Schweiz Med Wochenschr 104:1614–1623

Monier J-C, Sepetjian M, Thivolet J (1968) Immunbiologie de la sclérodermie. Lyon Med 220:1579–1595

Morsches B, Korting GW (1976) Zum Verhalten der Kollagenpeptidasen im Serum von Sklerodermie-Kranken unter Gestagen-Therapie. Arch Dermatol Res 257:179–183

Niebauer G (1976) Behandlung der Sklerodermie. Schrifttum und Praxis 7:166–167

Niermann H (1966) Erbliche Dispositionskrankheiten der Haut (Idiodispositionelle Hautkrankheiten). In: Gottron HA, Schnyder UW (Hrsg) Handbuch der Haut- und Geschlechtskrankheiten, Ergänzungswerk, Bd VII. Springer, Berlin Heidelberg New York, S 962–1030

Nitzschner H (1975) Die Ursache der Sklerodermie – eine „einfache" Allergie? Vermutungen und Beobachtungen. Dermatol Monatsschr 161:1003–1009

Norton WL (1969) Endothelial inclusions in active lesions of systemic lupus erythematosus. J Lab Clin Med 74:369–379

Norton WL (1970) Comparison of the microangiopathy of systemic lupus erythematosus, dermatomyositis, scleroderma and diabetes mellitus. Lab Invest 22:301–308

Norton WL, Nardo JM (1970) Vascular disease in progressive systemic sclerosis (scleroderma). Ann Intern Med 73:317–324

Notman DD, Kurata N, Tan EM (1975) Profiles of antinuclear antibodies in systemic rheumatic diseases. Ann Int Med 83:464–469

O'Leary PA, Montgomery H, Ragsdale WE (1957) Dermatohistopathology of various types of scleroderma. Arch Dermatol 75:78–87

Pan SF, Rodnan GP, Deutsch M, Wald N (1975) Chromosomal abnormalities in progressive systemic sclerosis (scleroderma) with consideration of radiation effects. J Lab Clin Med 86:300–308

Pernis B (1975) Immunocytes and connective tissue disorders. In: Silvestri LG (ed) The immunological basis of connective tissue disorders. North-Holland, Amsterdam Oxford, pp 241–246

Pruniéras M, Grupper C, Durepaire R, Eisenmann D, Régnier M (1972) Les inclusions type lupus dans la peau. Valeur diagnostique. Nouv Presse Méd 1:1133–1138

Pruniéras M, Grupper Ch, Durepaire R, Régnier M (1975) Particularités des lymphocytes au cours des dermatoses. Nouv Presse Med 4:787–789

Qadripur S-A, Bosse K (1975) Zur Therapie der progressiven Sklerodermie mit D-Penicillamin. Aktuel Dermatol 1:229–234

Rabin BS, Rodnan GP, Bassion S, Gill ThJ (1975) HL-A antigens in progressive systemic sclerosis. Arthritis Rheum 18:381–382

Rabinowitz JG, Twersky J, Guttadauria M (1974) Similar bone manifestations of scleroderma and rheumatoid arthritis. Am J Roentgenol Rad Ther Nucl Med 121:35–44

Ranneberg KM, Korting GW (1973) Zur Katecholamin-Ausscheidung im Urin bei progressiver Sklerodermie (im indurativen Stadium). Arch Dermatol Forsch 247:265–269

Rau R, Pandurovic L, Böni A (1972) Gestagenbehandlung der Sklerodermie. Dtsch Med Wochenschr 97:1283–1288

Reed WB (1974) Classification of the sclerodermoid genodermatoses. Arch Dermatol 110:641

Reed RJ, Clark WH, Mihm MC (1973) The cutaneous collagenoses. Hum Pathol 4:165–186
Rendall JR, McKenzie AW (1974) Familial scleroderma. Br J Dermatol 91:517–522
Robert B, Robert L (1973) Das Altern des Bindegewebes. Triangel 12:163–169
Rodnan GP (1971) Progressive systemic sclerosis (diffuse scleroderma). In: Samter M (ed) Immunological diseases. Little Brown & Co, Boston, pp 1052–1072
Rodnan GP (1972a) The rheumatic manifestations of progressive systemic sclerosis (scleroderma). In: Delbarre F (ed) La sclérodermie-scleroderma. Masson, Paris, pp 157–167
Rodnan GP (1972b) Connective tissue metabolism in progressive systemic sclerosis. In: Delbarre F (ed) La sclérodermie. Masson, Paris, pp 271–277
Rodnan GP, Benedek TG, Medsger TA, Cammarata RJ (1967) The association of progressive systemic sclerosis (scleroderma) with coal miners' pneumoconiosis and other forms of silicosis. Ann Intern Med 66:323–334
Rosenthal DS, Sack B (1971) Autoimmune hemolytic anemia in scleroderma. JAMA 216:2011–2012
Rothfield NF, Rodnan GP (1968) Serum antinuclear antibodies in progressive systemic sclerosis (scleroderma). Arthritis Rheum 11:607–617
Rowell NR (1972) Lupus erythematosus, scleroderma and dermatomyositis. In: Rook A, Wilkinson DS, Ebling FJG (eds) Textbook of dermatology, vol 2. Blackwell, Oxford London Edinburgh Melbourne, pp 1061–1136
Rowell NR (1976) The prognosis of systemic sclerosis. Br J Dermatol 95:57–60
Rowell NR, Scott DG (1975) Immunhistological studies, with anti-connective tissue and anti-immunoglobulin antisera, of the skin in lupus erythematosus and scleroderma. Br J Dermatol 93:431–441
Rupec M, Braun-Falco O (1964) Elektronenmikroskopische Untersuchungen über das Verhalten der Kollagenfibrillen der Haut bei Sklerodermie. Arch Klin Exp Dermatol 218:543–560
Sandhofer M, Kerl H, Klein G (1974) Vergleichende Untersuchungen über die DNS-Bindungsaktivität und das Kernfluoreszenzmuster antinucleärer Faktoren bei der Sklerodermie. In: Sailer S, Borkenstein G (Hrsg) Der heutige Stand der Rheumatologie in Forschung und Praxis. Robidruck, Wien, S 134
Sandhofer M, Grond K, Kresbach H (1975a) Gemeinsames Vorkommen von progressiver Sklerodermie und chronischer Lymphadenose. Wien Klin Wochenschr 87:183–185
Sandhofer M, Fritz J, Grond K, Klein G (1975b) T- und B-Lymphocyten bei sogenannten Kollagenosen. Z Rheumatol 34:418–424
Sasaki S, Shinkai H, Akashi Y, Kishihara Y (1972) Studies on the mechanism of action of Asiaticoside (Madecassol®) on experimental granulation tissue and cultured fibroblasts and its clinical application in systemic scleroderma. Acta Derm Venereol (Stockh) 52:141–150
Schlaeger M, Klein R (1976) Disseminierte circumscripte Sklerodermie. Sitzungsbericht. Z Hautkr 51:1011–1012
Schnyder UW (1973) Dermo-epidermale Erkrankungen. In: Doerr W, Seifert G, Uehlinger E (Hrsg) Spezielle pathologische Anatomie, Bd 7. Springer, Berlin Heidelberg New York, S 254
Schnyder UW Schröter R (1970) Progressive Sklerodermie und Dermatomyositis. In: Schoen R, Böni A, Miehlke K (Hrsg) Klinik der rheumatischen Erkrankungen. Springer, Berlin Heidelberg New York, S. 290–307
Schramm P, Brachtel R (1976) Das Blutbild bei progressiver Sklerodermie. Z Hautkr 51:1025–1028
Schreyer H, Schwarz G, Kerl H (1976) Pharmakoangiographie mit Priscol bei progressiver Sklerodermie. Fortschr Röntgenstr 125, 3:232–242
Schroeter AL, Conn DL, Jordon RE (1976) Immunoglobulin and complement deposition in skin of rheumatoid arthritis and systemic lupus erythematosus patients. Ann Rheum Dis 35:321–326
Schulze P (1975) Der Lymphocytentransformationstest bei der Sklerodermie. Dermatol Monatsschr 161:547–550
Schumacher HR (1976) A scleroderma-like syndrome with fasciitis, myositis and eosinophilia. Ann Intern Med 84:49–50
Sharp GC (1975) Mixed connective tissue disease. Bull Rheum Dis 25:828–831
Sharp GC, Irvin WS, Tan EM, Gould RG, Holman HR (1972) Mixed connective tissue disease – an apparently distinct rheumatic disease syndrome associated with a specific antibody to an extractable nuclear antigen. Am J Med 52:148–159
Shulman LE (1974) Diffuse fasciitis with hypergammaglobulinemia and eosinophilia: A new syndrome? (abstract). J Rheumatol I:46

Sönnichsen N, Feuerstein M, Kölzsch J (1968) Untersuchungen über die Ausscheidung von Tryptophan-Metaboliten bei Kranken mit zirkumskripter und progressiver Sklerodermie. Dermatol Wochenschr 154:601–608
Spencer SK, Winkelmann RK (1971) Immunoglobulins in systemic scleroderma. Mayo Clin Proc 46:108–110
Stachow A (1975a) Disorders of tryptophan metabolism in scleroderma. In: Jablonska S (ed) Scleroderma and pseudoscleroderma, 2nd ed. Polish Medical Publishers, Warsaw, pp 110–130
Stachow A (1975b) The role of disorders of collagen in scleroderma. In: Jablonska S (ed) Scleroderma and pseudoscleroderma, 2nd ed. Polish Medical Publishers, pp 86–95
Stava Z (1959) The problem of interrelation between diffuse generalized scleroderma, acrosclerosis, Raynaud's phenomenon and Raynaud's disease. Dermatologica 118:1–11
Steigleder GK (1975) Dermatologie und Venerologie. Thieme, Stuttgart
Stingl G, Holubar K, Scherak O, Fritzsche H, Thumb N (1975) "Mixed connective tissue disease". Ein neu geschaffener Krankheitsbegriff im Formenkreis der Kollagenosen. Z Hautkr 50:83–95
Stöckl G, Schenk H (1976) Behandlung der Sklerodermie mit Streptokinase. Vortrag. Symposion: Progressive systemische Sklerose, Venedig 27.–30. Mai 1976
Sundström C (1976) Thymoma in a case of scleroderma. Acta Pathol Microbiol Scand A 84:317–321
Švejcar J, Rovenský J, Pekárek J, Žitňan D, Cebecauer L (1974) Delayed hypersensitivity to DNA in systemic lupus erythematosus and related diseases. Z Immunitätsforsch. Immunbiol 148:244–253
Tan EM, Rodnan GP (1975) Profile of antinuclear antibodies in progressive systemic sclerosis. Arthritis Rheum 18:430
Tan EM, Northway JD, Pinnas JL (1973) The clinical significance of antinuclear antibodies. Postgrad Med J 54:143–150
Thies W (1976) Sklerodermiforme Hautkrankheiten. Med Welt (NF) 27:1941–1946
Thies W, Misgeld V (1975) Sklerosen. In: Gottron HA, Korting GW (Hrsg) Handbuch der Haut- und Geschlechtskrankheiten, Bd III/3A. Springer, Berlin Heidelberg New York, S 465–663
Tilz GP, Tilz M, Grond K (1976) Neuere immunologisch-metabolische Aspekte bei sogenannten Kollagenosen. Hautarzt Suppl I:81–83
Thivolet J, Perrot H, Meunier F, Bouchet B (1975) Action thérapeutique du facteur XIII de la coagulation dans la sclérodermie. Nouv Presse Méd 4:2779–2782
Tolchin SF, Winkelstein A, Rodnan GP, Pan SF, Nankin HR (1974) Chromosome abnormalities from cyclophosphamide therapy in rheumatoid arthritis and progressive systemic sclerosis (scleroderma). Arthritis Rheum 17:375–382
Tuffanelli DL (1972) Management of scleroderma. In: Delbarre F (ed) La sclérodermie. Masson, Paris, pp 291–296
Tuffanelli DL, Winkelmann RK (1961) Systemic scleroderma. A clinical study of 727 cases. Arch Dermatol 84:49–61
Tuffanelli DL, Reed WB, Jablonska S (1972) Scleroderma and sclerodermoid conditions. In: Delbarre F (ed) La sclérodermie. Masson, Paris, pp 3–18
Uitto J (1971) Collagen biosynthesis in human skin. A review with emphasis on scleroderma. Ann Clin Res 3:250–258
Uitto J, Lichtenstein JR (1976) Defects in the biochemistry of collagen in diseases of connective tissue. J Invest Dermatol 66:59–79
Uitto J, Helin G, Helin P, Lorenzen I (1971a) Connective tissue in scleroderma. Acta Derm Venereol (Stockh) 51:401–406
Uitto J, Ohlenschläger K, Lorenzen (1971b) Solubility of skin collagen in normal human subjects and in patients with generalized scleroderma. Clin Chim Acta 31:13–18
Vogel A, Meves C (1971) Elektronenmikroskopische Untersuchungen bei Sklerodermie. Die Intercellularsubstanzen bei zirkumskripter Sklerodermie. Dermatologica 143:1–11
Vorlaender K-O (1976) Gefäßbindegewebe (Kollagenkrankheiten). In: Vorlaender K-O (Hrsg) Praxis der Immunologie. Thieme, Stuttgart, S 338–357
Ward AM, Udnoon S, Watkins J, Walker AE, Darke CS (1976) Immunological mechanisms in the pathogenesis of vinyl chloride disease. Br Med J I:936–938
Winkelmann RK (1976) Pathogenesis and staging of scleroderma. Acta Derm Venereol (Stockh) 56:83–92

Winkelmann RK, McGuckin WF (1965) Bound hexose of the serum in scleroderma. Acta Derm Venereol (Stockh) 45:212–217

Winkelmann RK, Jones JD, Ulrich JA (1971) Urinary amino acid excretion in patients with scleroderma. Mayo Clin Proc 46:114–118

Winkelmann RK, Goldyne ME, Linscheid RL (1976) Hypersensitivity of scleroderma cutaneous vascular smooth muscle to 5-hydroxytryptamine. Br J Dermatol 95:51–56

Winkelstein A, Rodnan GP, Heilman JD (1972) Cellular immunity in progressive systemic sclerosis (scleroderma). Ann Rheum Dis 31:126–128

Winterbauer RH (1964) Multiple teleangiectasia, Raynaud's phenomenon, sclerodactyly and subcutaneous calcinosis: A syndrome mimicking hereditary hemorrhagic teleangiectasia. Bull Johns Hopk Hosp 114:361–383

Wolters M (1892) Beitrag zur Kenntnis der Sklerodermie. Arch Derm Syph (Wien und Lpz) 24:695–738

Wolters M (1895) Zur pathologischen Anatomie der Sklerodaktylie (Sklerodermie der Extremitäten). Arch Derm Syph (Wien und Lpz) 30:323–342

Wong WH, Freedman RI, Rabens SF, Schwartz S, Levan NE (1974) Low molecular weight Dextran therapy for scleroderma. Arch Dermatol 110:419–422

Wuthrich RC, Roenigk HH, Steck WD (1975) Localized scleroderma. Arch Dermatol 111:98–100

Zarafonetis CJD (1961) The treatment of scleroderma. In: Mills LC, Moyer JH (eds) Inflammation and diseases of connective tissue. Saunders, Philadelphia, pp 688–696

Zarafonctis CJD, Curtis AC, Gulick AE (1950) Use of para-aminobenzoic acid in dermatomyositis and scleroderma. Arch Intern Med 85:27–32

Zimmermann BK, Balda BR (1972) Untersuchungen über die Löslichkeit von Hautkollagen bei Sklerodermie und den Effekt von D-Penicillamin. Arch Dermatol Forsch 243:357–363

Zvaifler NJ (1972) Cryofibrinogens in scleroderma. Arthritis Rheum 15:133–134

Nachtrag[1]

Von

H. Kresbach und H. Kerl

1. Klinik, Diagnose, Differentialdiagnose

a) Allgemeines

Auch in der neuen Literatur wird an der Zweiteilung der progressiven systemischen Sklerodermie (Sklerose) in die prognostisch günstigere *Akrosklerodermie* und in die prognostisch ungünstige *generalisierte (diffuse) Sklerodermie* festgehalten. Hinsichtlich der Phasenhaftigkeit des pathologischen Prozesses werden ein nach wenigen Monaten zählendes ödematöses, ein inflammatorisches und ein fibrotisches Stadium unterschieden.

Statt „CRST"- oder „CROST-Syndrom" wird vom *„CREST-Syndrom"* gesprochen (*C*alcinosis, *R*aynauds Phänomen, *E*sophageal motility abnormalities, *S*klerodaktylie, *T*eleangiektasien). Betroffen von dieser Form sind vorwiegend ältere Frauen. Arthralgien oder Arthritis sind dabei eher selten (Velayos et al. 1979), Nierenbeteiligung fehlt. Charakteristisch für das Krankheitsbild ist der Nachweis eines Antikörpers, der fluoreszenzimmunologisch ein „speckled pattern" mit einer humanen Larynx-Karzinom-Zellinie (HEp-2) als Substrat produziert. Das Antigen ist in der Zentromer-Region der Metaphasen-Chromosomen lokalisiert (Fritzler u. Kinsella 1980). Der Antikörper gegen das zentromerische Chromatin könnte durch einen „chromosome breaking factor" verursacht sein. Die Identifikation dieses Antizentromer-Antikörpers gilt als Hinweis auf eine prognostisch günstigere Akrosklerodermie nach Art des CREST-Syndroms. Nach manchen Autoren entspricht das CREST-Syndrom der früheren „Akrosklerose" (Rodnan et al. 1979).

Nielsen et al. (1980) haben hinsichtlich der *Calcinosis* bei generalisierter Sklerodermie auf bisher nicht beachtete intervertebrale Verkalkungen in der Brust- und Lendenwirbelsäule hingewiesen. Eine *„bullöse Sklerodermie"* entsteht möglicherweise infolge einer Okklusion der Lymphgefäße durch die dermale Sklerose (Synkowski et al. 1981).

Als wichtiges *Frühsymptom* der systemischen Sklerodermie betrachten Palmer et al. (1981) das Zeichen der „gebogenen Finger" („bowed fingers"). Verursacht wird es durch eine Kontraktur der Unterarmbeugemuskulatur. Die Muskelbeteiligung wurde elektromyographisch und histologisch nachgewiesen.

b) Diagnose

Mit diagnostischen Kriterien beschäftigten sich sehr ausführlich Masi et al. (1979). Dabei geht es den Autoren ebenso um die Erfassung definitiver oder

---

[1] Der voranstehende Hauptbeitrag wurde im März 1977 zur Drucklegung eingereicht. Es war daher nötig, einen Nachtrag mit Berücksichtigung der neuen Literatur zu verfassen

früher (wahrscheinlicher) Sklerodermiefälle wie um deren Abgrenzung von systemischem Lupus erythematodes, Dermatomyositis und Raynauds Krankheit. Es hat sich gezeigt, daß eine „proximale Sklerodermie" (sklerodermatische Hautveränderungen proximal von den Metakarpo-Phalangeal- oder Metatarso-Phalangealgelenken, einschließlich eventuellem Befall des Gesichtes, des Halses, der proximalen Extremitätenanteile oder des Stammes) ein „major criterion" für eine systemische Sklerodermie ist, welches bei 91% der definitiven und bei 51% der wahrscheinlichen Fälle zu finden ist. Als „minor criteria" gelten Sklerodaktylie (Sklerodermie der Finger), digitale Grübchennarben und basale Pulmonalfibrosen. Eine proximale Sklerodermie und gleichzeitig 2 oder mehr Minor-Kriterien zeigen jedenfalls 97% der sicheren und 63% der wahrscheinlichen Sklerodermiefälle. Die entsprechenden Frequenzen für systemischen Lupus erythematodes, Dermatomyositis und Raynauds Krankheit lauten 1, 3 und 5%.

c) Mixed Connective Tissue Disease

Eine eindeutige Definition und Differenzierung der „Overlap-Syndrome" bleibt offensichtlich weiterhin ein Problem. Als relativ umrissene Einheit innerhalb dieser Syndrome stellt sich die „mixed connective tissue disease" (Sharp-Syndrom) dar. Befallen werden zu 80% Frauen, meist im jüngeren und mittleren Lebensalter (bei Kindern schlechtere Prognose). Leitsymptome sind Hand- und Fingerschwellungen, Raynaud-Syndrom, Polyarthralgien und Arthritis, Myalgien und Myositis. Häufig sind ferner Lymphadenopathie, Fieber und asymptomatische Ösophagus- und Lungenbeteiligung, wohingegen eine disseminierte Sklerodermie nur bei 15% der Fälle zu beobachten ist. Von Laboratoriumsbefunden sind Hypergammaglobulinämie, Leukopenie und Thrombozytopenie (bei Kindern) zu erwähnen. Entscheidend für die Diagnose „Sharp-Syndrom" ist das Auftreten von antinukleären Antikörpern in hohen Titern. Diese Antikörper sind spezifisch gegen zellkernständiges Ribonukleoprotein (RNP-Antigen) gerichtet. Sie erzeugen in der indirekten Immunfluoreszenz ein typisches gesprenkeltes Kernbindungsmuster, das charakteristischerweise nach Vorbehandlung des Antigensubstrats verschwindet. Das RNP-Antigen gehört zur sog. ENA-Fraktion („extractable nuclear antigens") des Zellkernes. Die RNP-Antikörper sind unabhängig vom Krankheitsverlauf jahrelang in gleichbleibend hohen Titern nachweisbar. Bei fast allen Patienten zeigt die klinisch unbefallene Haut in der direkten Immunfluoreszenz das typische gesprenkelte Antikörper-Bindungsmuster in den Epidermiszellkernen. Die Prognose ist günstiger als die der progressiven systemischen Sklerodermie, weil einerseits Nierenbeteiligung nur in 10–15% der Fälle auftritt und andererseits ein generalisierter Haut- und Organbefall wie bei Sklerodermie sehr selten ist (MEURER u. BRAUN-FALCO 1981). Hochtitrige Antikörper gegen Ribonuklease-sensitive Kernantigene lassen sich auch im Hämagglutinationstest nachweisen. Bei der Immundiffusion finden sich lediglich Antikörper gegen RNP, nicht aber gegen Sm-Antigen (SHARP u. ANDERSON 1980). (Die serologische Konstellation „hohe Titer von RNP-Antikörpern und Fehlen von Sm-Antikörpern" findet man kaum jemals bei der progressiven systemischen Sklerodermie.)

d) Eosinophile Fasziitis

Ob die eosinophile Fasziitis (Shulman-Syndrom) eine distinkte Entität (LEE 1981) oder eine inflammatorische Variante des Sklerodermiespektrums (JARRATT et al. 1979) darstellt, dürfte noch nicht endgültig entschieden sein. Nach BRAUN-FALCO u. MEURER (1981) sprechen die bisher publizierten etwa 40 Beobachtungen dafür, daß es sich um eine zeitlich begrenzte Variante der Sklerodermie handelt, die vor allem das subkutane Gewebe und die Muskelfaszie betrifft und eine relativ günstige Prognose hat. Über Spontanremissionen wurde berichtet, allerdings auch über gelegentliche Übergänge in diffuse Sklerodermie.

Diskutiert wird teils auch die Existenz einer „echten" eosinophilen Fasziitis einerseits und einer frühen ödematösen Phase einer subkutan lokalisierten Sklerodermie mit späterer Generalisation andererseits.

Im Gegensatz zu anderen Sklerodermieformen tritt das Shulman-Syndrom vorwiegend bei Männern auf. Dem Krankheitsausbruch gehen häufig ungewohnte körperliche Anstrengungen voraus. Befallen sind zunächst die distalen Extremitäten, später mitunter Rumpf, Hände, Füße und Gesicht. Lokalisierte Formen bleiben z.B. auf Unterarme beschränkt. Nach initialen entzündlichen Erscheinungen entwickelt sich rasch eine massive brettharte Induration des Unterhautzellgewebes mit Bewegungseinschränkungen und Beugekontrakturen. Die Haut selbst ist meist nicht induriert, sondern straff gespannt und zeigt eine höckerig-spiegelnde oder orangenschalenartige Oberfläche.

Raynaud-Syndrom, viszerale Beteiligung und antinukleäre Antikörper *fehlen* bei typischen Fällen (BRAUN-FALCO u. MEURER 1981). Prädilektionsstellen des pathologischen Prozesses sind die bindegewebigen Septen im subkutanen Fettgewebe, die Muskelfaszien und das interstitielle Bindegewebe in der Muskulatur. Nach einem frühen ödematösen Stadium kommt es zur Fibrose und Kollagenvermehrung mit perivaskulären, fleckigen und diffusen entzündlichen Infiltraten (Lymphozyten, Plasmazellen, Histiozyten, häufig auch Eosinophile) (BARNES et al. 1979; BRAUN-FALCO u. MEURER 1981).

Eine Verdickung und Fibrosierung der tiefen Faszie kommt im übrigen bei etwa 50% der Fälle mit systemischer Sklerodermie vor (BOTET u. SÁNCHEZ 1980), woraus sich eine gewisse Gemeinsamkeit zwischen Shulman-Syndrom und systemischer Sklerodermie ergibt.

Von Laboratoriumsbefunden sind neben hoher BSG Hypergammaglobulinämie und Bluteosinophilie zu erwähnen. Leukopenie und thrombozytopenische Purpura trüben die Prognose. (Todesfälle an aplastischer Anämie wurden beobachtet.) Eine Assoziation des im allgemeinen gut auf Kortikosteroide ansprechenden Leidens mit irgendeinem HLA-A- oder B-Antigen konnte nicht gefunden werden (LYNCH et al. 1981).

Die Differentialdiagnose dieser *„Fasziitis mit Eosinophilie"* hat in erster Linie – neben lokalisierten und systemischen Sklerodermieformen – die Dermatomyositis, das Endstadium verschiedener Pannikulitiden, das Sklerödema adultorum Buschke und proliferative Fasziitiden zu berücksichtigen.

e) Differentialdiagnose

Was die Differentialdiagnose der progressiven systemischen Sklerodermie betrifft, so sind folgende Gesichtspunkte nachzutragen: Sklerodermieähnliche Veränderungen werden anscheinend nach bestimmten *Medikamenten* beobachtet. Diesbezüglich erwähnt wurden Bleomycin, Isoniazid (INH bzw. Neo-Tizide) sowie Pentazocin (Fortral). Nach Therapie mit L-5-Hydroxytryptophan und Carbidopa wegen Myoklonus registrierten STERNBERG et al. (1980) eine „iatrogene Phänokopie" der Sklerodermie, verbunden mit hohen Kynurenin-Plasmaspiegeln. Für die Pathogenese sklerodermiformer Hautveränderungen scheinen ein hohes Plasma-Serotonin und eine metabolische Abnormität, die zu hohen Plasma-Kynurenin-Spiegeln führt, wichtig zu sein.

Auch die *Graft-versus-Host-Reaktion* (GVH-Reaktion) ist hier zu erwähnen. Bei der chronischen GVH-Reaktion (z.B. nach Knochenmarktransplantation wegen Leukämie oder aplastischer Anämie) können sklerodermieähnliche oder Lichen-planus-ähnliche Hautveränderungen beobachtet werden. Eine Spätkomplikation der GVH-Reaktion stellt eine ausgeprägte Fibrose dar. Diese späte sklerotische Phase erinnert an die Sklerodermie (SAURAT 1981). Allerdings fehlen Akrosklerose und Raynaud-Phänomen und beginnt die Sklerose – im Gegensatz zur Sklerodermie – in der oberen Dermis.

2. Ätiologie und Pathogenese

a) Allgemeines

Ein „fast konstanter", hinsichtlich seiner Bedeutung allerdings noch unklarer Befund ist der Nachweis von *Riesenmitochondrien* in den Hepatozyten. FELDMANN et al. (1977) konnten diese ultrastrukturelle Abnormität leberbioptisch bei 13 von 14 Fällen mit systemischer Sklerodermie, unabhängig von Typ und Dauer der Krankheit und auch bei histologisch normaler Leber, erheben.

An eine mögliche *bakterielle Ätiologie* erinnern CANTWELL (1980) bzw. CANTWELL u. KELSO (1980). Die Autoren fanden autoptisch nichtsäurefeste kokkoide Bakterien in der Haut und in inneren Organen, denen in vivo bakterielle L-Formen mit fehlender Zellwand vom Typ der „large bodies" entsprechen dürften.

Hinsichtlich der nach wie vor *ungeklärten Ätiologie* der Sklerodermie existieren verschiedene Arbeitshypothesen, die auch im „rheumatischen Formenkreis" immer wieder diskutiert werden. Im Mittelpunkt der *pathogenetischen* Betrachtungen stehen Grundsubstanz und Gefäßbindegewebssystem. Bedeutsam für das Verständnis der Bindegewebskrankheit „Sklerodermie" sind Veränderungen im Proteoglykan- und Kollagenstoffwechsel sowie Abnormitäten im Tryptophanmetabolismus (KREYSEL 1979). Hinzu kommen bestimmte vaskuläre, entzündliche und immunologische Parameter.

b) Gefäße

FLEISCHMAJER u. PERLISH (1980) fanden bei elektronenmikroskopischen Untersuchungen der *Kapillaren* im Stratum papillare der Kutis und in der Subkutis folgendes Schädigungsmuster: 1. Lücken und Spalten, Vakuolisierung und gelegentlich Destruktion der Endothelzellen; 2. Spaltung und Verdoppelung bzw. Reduplikation der Basallamina; 3. perivaskuläre entzündliche Infiltrate aus Lymphozyten, Plasmazellen und Makrophagen; 4. Fibroblasten und Perizyten mit vergrößertem rauhen endoplasmatischen Retikulum; 5. perivaskuläre Fibrose.

Diese Untersuchungsergebnisse weisen darauf hin, daß sich das *primäre Geschehen* bei der Sklerodermie *im Bereich der Blutgefäße* manifestiert. Endothelzellschädigung und perivaskuläre Infiltrate scheinen dem fibrotischen Stadium vorauszugehen.

Zu einigermaßen gegensätzlichen Schlußfolgerungen – allerdings den „makroskopischen" Bereich betreffend – kommen NILSEN u. JAYSON (1980) anhand ihrer Untersuchungen der Fingerdurchblutung mittels epikutaner Xenon-Clearance. Nur Patienten mit Raynaud-Symptomatik hatten eingeschränkte Durchblutungswerte, die nach Kälte weiter absanken. Nach Meinung der Autoren sind Störungen der kutanen Mikrozirkulation bei Sklerodermie zwar üblich, aber ohne fundamentale pathogenetische Bedeutung. Die vordergründige Bindegewebserkrankung muß durchaus nicht obligat auch die kleinen Gefäße betreffen.

Auf eine herabgesetzte Funktion der glatten *Gefäßmuskulatur* bei generalisierter Sklerodermie weist KRISTENSEN (1979) hin. Die vaskuläre Schädigung äußert sich funktionell in einer abnormen Reaktion auf Kälte (defekte Erholung nach Kältereizen) und substratmäßig in Ablagerung von Immunkomplexen und intravaskulärer Thrombose mit Fibrin- und Plättchendeposition.

Der systolische *Blutdruck* in den Fingern von Sklerodermiepatienten mit Raynaud-Syndrom (Akrosklerose) ist herabgesetzt (HENRIKSEN u. KRISTENSEN 1981). Dies ist ein Hinweis auf obliterative Veränderungen der Gefäße des Palmarbogens und der Digitalarterien. Das Raynaud-Phänomen scheint eine Folge partiell stenosierter Digitalarterien zu sein, nicht das Ergebnis einer gesteigerten vasokonstriktorischen Sympathikusaktivität. (Die Sympathektomie ist daher weitgehend ohne Effekt.) Auf Lumenveränderungen (z.B. nach Kältereizen) in Analogie zum primären Hypertonus wird hingewiesen.

Nach KAHALEH et al. (1979) enthält das Serum von Patienten mit progressiver systemischer Sklerodermie und Raynaud-Syndrom einen spezifisch gegen die *Endothelzellen* gerichteten *zytotoxischen Faktor*. Mit dem diagnostischen Potential der *Kapillaroskopie* (Nagelfalzkapillaren) bei systemischer Sklerodermie (und „ähnlichen Krankheiten") beschäftigten sich MARICQ et al. (1980). Es wurde ein distinktes mikrovaskuläres Muster mit dilatierten und verdrehten Kapillarschlingen, abwechselnd mit avaskulären Arealen, gefunden. Kapillaroskopische Untersuchungen können für die Sklerodermie nach Ansicht der Autoren eine große diagnostische und prognostische Bedeutung haben. („Gemischte Kollagenosen" mit einem kapillaroskopischen „Sklerodermie-Typ" zeigen angeblich einen schwereren Verlauf und bedürfen einer intensiveren Therapie.)

Die *Parodontoplethysmographie* (standardisierte Messung der Zahnpulsamplitude) wird zur Verlaufsbeobachtung bei progressiver Sklerodermie empfohlen (BÄURLE et al. 1979). Die jeweiligen Meßwerte korrelieren offensichtlich mit Besserung oder Verschlechterung des Krankheitsbildes.

c) Kollagen

Kollagen ist neben den Glykosaminoglykanen bzw. Proteoglykanen wichtigster Bestandteil der Bindegewebsgrundsubstanz und für den normalen Funktionszustand der Haut maßgeblich verantwortlich. Die Aminosäure Hydroxyprolin ist als Parameter der Kollagenstoffwechselaktivität anzusehen. Die Protokollagen-Prolinhydroxylase ist wahrscheinlich u.a. für die entscheidenden Schritte der Kollagenbiosynthese und für die Kollagenausschleusung in den extrazellulären Raum verantwortlich. Als *typische Reaktionsformen* der progressiven Sklerodermie sind bekanntgeworden (KREYSEL 1979): Erhöhung der Protokollagen-Prolinhydroxylase-Aktivität, Steigerung der Kollagenbiosynthese, erhöhter Nachweis des Collagen-like Proteins im Serum, Nachweis der Kollagenatypie. (Letzterer Befund unterstellt ein „Umschalten" der Kollagenbiosynthese in Richtung eines anderen Kollagentyps, wie es u.a. durch die Zunahme dünner Kollagenfibrillenkaliber bei der Sklerodermie angedeutet werden könnte.) Nach älteren Befunden kommt es in der Haut zu einer Erhöhung der neutralsalzlöslichen Kollagenfraktion. Kollagen- und Proteoglykansynthese erfolgen in den Fibroblasten. Eine Proliferation von Fibroblasten liegt bei der Sklerodermie offensichtlich nicht vor (SCHRAMM u. MAAS 1979).

Die für die Kollagenakkumulation in sklerodermatischer Haut verantwortlichen Mechanismen sind offensichtlich noch nicht eindeutig geklärt. Einen wichtigen Faktor stellt jedenfalls die gesteigerte Synthese durch die Sklerodermie-Fibroblasten dar (JIMENEZ et al. 1977). Die exzessive Bindegewebsvermehrung in der Sklerodermiehaut kann die Kollagentypen I und III, Fibronectin (Matrixprotein) und möglicherweise auch Veränderungen der Basalmembrankomponenten betreffen (FLEISCHMAJER et al. 1981).

FLEISCHMAJER et al. (1978) fanden im Frühstadium zelluläre Infiltrate und eine Zunahme von Typ-III-Kollagen in der tieferen Dermis. Im fibrotischen Stadium kam es zur Reduktion von Typ-III-Kollagen im Stratum papillare und zum Nachweis von Typ-I-Kollagen im Stratum reticulare und im Fettgewebe (neben Typ-III-Kollagen).

Im aktiven Stadium der Krankheit fanden KRIEG et al. (1981) sowie LUDERSCHMIDT et al. (1981) eine deutlich erhöhte Kollagensynthese, wohingegen das Verhältnis von Typ-I- zu Typ-III-Kollagen in allen Stadien dem gesunder Kontrollprobanden vergleichbar war.

Charakteristische Veränderungen in der Verteilung von Kollagentypen und Matrixproteinen in sklerodermatischer Haut beobachteten FLEISCHMAJER et al. (1980a). Die Fibrose dürfte nach diesen Autoren im Bereich der Kapillaren und in enger Beziehung zu den Fettzellen beginnen. Typ-III-Kollagen wurde besonders um die kleinen Blutgefäße, um Fettzellen und um die glatten Muskelfasern gefunden. Dünne Fibrillen könnten Typ-III- oder unreifes Typ-I-Kollagen repräsentieren (FLEISCHMAJER et al. 1980b).

Daß in den *unteren Hautschichten* eine bedeutende Zunahme von Typ-III-Kollagen erfolgt, wurde von GAY et al. (1980) immunhistologisch bestätigt. Darüber hinaus wird aus der gesteigerten Synthese von Kollagen mit A- und B-Ketten (charakteristisch für vaskuläre Strukturen) in tieferen Hautschichten bei frühen Fällen der Schluß gezogen, daß Veränderungen des vaskulären Gewebes pathogenetisch entscheidend sind.

Insgesamt scheint die erhöhte Kollagenbiosynthese besser mit der Krankheitsaktivität zu korrelieren als entzündliche und immunologische Begleitparameter (LUDERSCHMIDT et al. 1981). Allerdings steht die Kollagensyntheserate offensichtlich nicht bei allen Fällen mit der Aktivität der progressiven Sklerodermie in einem quantitativen Zusammenhang. Dieses Phänomen kann aber durch die Selektion von Fibroblasten aus bestimmten Hautschichten bedingt sein. So zeigen z.B. namentlich in Initialphasen Fibroblasten aus der kutan/subkutanen Grenzzone die höchste Induktion der Kollagensynthese. Fibroblasten aus verschiedenen Hautschichten differieren also in ihrer synthetischen Aktivität (FLEISCHMAJER et al. 1981). Diese neuen Erkenntnisse erklären manche kontroversiellen Ergebnisse hinsichtlich der Kollagensynthese bei Sklerodermie. Für die Vergleichbarkeit von Untersuchungsergebnissen ist nicht nur das Krankheitsstadium, sondern auch der anatomische „Level" der bioptischen Gewebsentnahme maßgeblich. Oberflächliche Biopsien (bzw. Fibroblasten aus oberflächlichen Hautschichten) können solcherart bei frühen Stadien zu „falsch negativen" Befunden führen. Alles in allem dürfte es heute unbestritten sein, daß in aktiven Stadien der progressiven Sklerodermie eine *deutlich erhöhte Kollagenbiosynthese* vorliegt.

d) Biochemie

Die *Katecholaminausscheidung* soll bei progressiver Sklerodermie erniedrigt sein. Dies impliziert im Hinblick auf Abweichungen des Vasokonstriktionstonus die Analyse des *Tryptophanstoffwechsels*. Eine herabgesetzte Monoaminooxidaseaktivität ist anzunehmen. Die vermehrte 5-Hydroxyindolessigsäure-Ausscheidung läßt tatsächlich auf eine Störung im Tryptophanabbau schließen. Die Bestimmung der Tryptophanmetaboliten nach oraler Tryptophanbelastung ist eine relevante Laboratoriumsuntersuchung. Ein gestörtes Ausscheidungsverhältnis namentlich von Tryptamin und Indolessigsäure könnte auch prognostische Bedeutung haben (STACHÓW et al. 1979).

Das Gleichgewicht zwischen Serotonin und Histamin bzw. Katecholaminen als Garanten eines normalen Gefäßtonus scheint gestört zu sein (KREYSEL 1979). *Serotonin* dürfte vor allem bei Fällen mit betonter vaskulärer Beteiligung im Serum erhöht sein (STACHÓW et al. 1979).

Weitere Parameter von besonderer Bedeutung sind der Hydroxyprolingehalt im Urin und in der Haut, die Hexosaminbestimmung im Urin und die Bestimmung des Collagen-like Proteins im Serum. Die Kollagenfraktionierung unter Verwendung radioaktiver Tracer vermittelt einen Eindruck von der Akuität der Krankheit und kann für die Therapie informativ sein (KREYSEL 1979).

Die Ausscheidung von *Hydroxyprolin* und Uronsäure sind Indikatoren für die Krankheitsaktivität (BLUMENKRANTZ u. ASBOE-HANSEN 1980a). Nach erfolgreicher Therapie sinken ihre erhöhten Werte wieder ab. In der sklerodermatischen Haut wurde eine Verminderung von Hydroxyprolin und Hydroxylysin festgestellt (BLUMENKRANTZ u. ASBOE-HANSEN 1980b). Diese Verringerung scheint eher von der Krankheitsdauer als von der Krankheitsaktivität abhängig zu sein. Als Erklärung bieten sich abnormes Kollagen oder eine Proportionsänderung der verschiedenen Kollagentypen an. Biochemische Analysen weisen auf das Vorliegen eines pathologisch veränderten Kollagens in der Sklerodermiehaut hin (ASBOE-HANSEN 1980). DORNER (1980) macht auf mögliche Zusammenhänge zwischen zeitlich bedingten Veränderungen der sklerodermatischen Haut nach Art der „Bindegewebsreifung" und der Mukopolysaccharidzusammensetzung in der erkrankten Haut aufmerksam. Widersprüchliche Aussagen hinsichtlich der Mukopolysaccharide könnten damit eventuell erklärt werden.

Von 5 lysosomalen Hydrolasen im Serum war die Enzymaktivität der *Beta-Galaktosidase* bei 19 Patienten mit progressiver Sklerodermie signifikant erhöht, und zwar besonders in frühen Stadien. Ein pathogenetischer Zusammenhang wird diskutiert (HERRMANN et al. 1981). HORNSTEIN u. SCHELL (1981) machten auf eine endogene, gegebenenfalls therapeutisch zu beachtende Alteration des *Kortisolrhythmus* bei progressiver Sklerodermie vom akrosklerotischen Typ aufmerksam.

e) Immunologie

Untersuchungen mit DNCB-Sensibilisierung deuten darauf hin, daß bei progressiver Sklerodermie die Induktion zellulärer Immunphänomene verzögert ist (JAKOBZA 1976). Auch HUGHES et al. (1977) wiesen eine Beeinträchtigung der *zellvermittelten Immunität* nach, namentlich bei Fällen mit ausgeprägter viszeraler Beteiligung. Pathogenetische Implikationen werden angenommen.

Diesbezüglich von Bedeutung könnten auch *Lymphokine* (MIF = Migration inhibition factor) sein, die von Patientenlymphozyten als Antwort auf Hautextraktantigene produziert werden. KONDO et al. (1976) fanden dies bei 10 von 16 Fällen mit diffuser Sklerodermie und nur bei 1 von 10 Fällen mit CREST-Syndrom. Eine zellvermittelte Immunreaktion auf Hautantigene könnte also einen pathogenetischen Faktor der diffusen Sklerodermie darstellen. Es wurde auch beobachtet, daß Lymphozytenmediatoren die Kollagensynthese stimulieren können. Eine gesteigerte Helfer-T-Zell-Funktion und eine alterierte B-Zell-Funktion haben KRAKAUER et al. (1981) nachgewiesen. Die *gesteigerte Helfer-T-Zell-Funktion* könnte zur Autoantikörpersynthese durch B-Zellen führen. Denkbar wäre über eine stimulierte Effektor-T-Zell-Funktion auch eine verstärkte Lymphokin-Produktion. Antigen-stimulierte T-Zellen normaler Probanden und das Serum von Patienten mit progressiver systemischer Sklerodermie können die Kollagensynthese steigern. So ist also möglicherweise die gesteigerte Helfer-T-Zell-Funktion direkt oder indirekt für eine gesteigerte Kollagenproduktion verantwortlich.

Auch GUPTA et al. (1979) unterstreichen das abnormale immunregulatorische System bei der progressiven systemischen Sklerose. Im speziellen fanden sie eine „tiefgreifende Gleichgewichtsstörung" zwischen Tμ-(Helfer-) und Tγ-(Suppressor-) Zellen mit einem erniedrigten Tμ/Tγ-Quotienten bei Verminderung der zirkulierenden T-Lymphozyten.

Was die Beziehungen zwischen Sklerodermie und *HLA-Antigenen* betrifft, so zeigt sich nach ERCILLA et al. (1981) eine erhöhte Frequenz der Antigene HLA A 9 und DR 3 mit einem relativen Risiko von 12.18, wenn beide Antigene beim gleichen Patienten nachzuweisen sind. Das Vorbandensein dieser Antigene ist offensichtlich weder mit Beteiligung innerer Organe noch mit immunologischen Veränderungen korreliert.

Die „inflammatorische Sklerodermie" (s. Hauptbeitrag, Abschnitt 2 Klassifikation) wird heute vielfach mit der „Mixed connective tissue disease" gleichgesetzt. Bei diesen Fällen, bei denen im übrigen ein positiver Therapieeffekt mit Kortikosteroiden erwartet werden kann, lassen sich mittels *direkter Immunfluoreszenz* Immunglobuline und Komplement im Basalmembranbereich und in den Gefäßwänden nachweisen. Patienten mit „vaskulärer Sklerodermie" (s. Hauptbeitrag, Abschnitt 2 Klassifikation) zeigen im allgemeinen negative direkte Immunfluoreszenz-Befunde, ebenso wie die befallene Haut von Patienten mit Akrosklerodermie. Das positive Immunfluoreszenz-Muster ist ähnlich jenem des Lupus erythematodes bzw. der Immunkomplexvaskulitis (WINKELMANN et al. 1977; CONNOLLY u. WINKELMANN 1981). Bei der sehr seltenen „akuten diffusen" oder „malignen Sklerodermie" (s. Hauptbeitrag, Abschnitt 2 Klassifikation) haben NUNZI et al. (1981) Antikörper gegen endotheliale Zellen in der Haut nachgewiesen. CUNNINGHAM et al. (1980) fanden bei 82% der Patienten mit Mixed connective tissue disease (MCTD) und bei 55% der Patienten mit progressiver Systemsklerose *zirkulierende Immunkomplexe* (RAJI cell assay). Deren Bedeutung bleibt vorerst unklar (bei MCTD Zusammenhang mit Krankheitsaktivität). Nach SØLLING et al. (1979) werden hingegen zirkulierende Immunkomplexe bei der progressiven systemischen Sklerodermie nur bei etwas über 10% der Fälle gefunden. Sie scheinen nach diesen Autoren kein wesentlicher pathogenetischer Faktor zu sein. Zum gleichen Urteil kommen O'LOUGHLIN et al. (1980), namentlich hinsichtlich der Fälle ohne Nierenbeteiligung.

Antinukleäre Antikörper werden – abhängig von Substrat und Methode – bei etwa 40–90% der Sklerodermiepatienten nachgewiesen. Wenn sowohl Gewebekulturen als auch Organschnitte als Substrat verwendet werden, zeigen „fast alle" Fälle antinukleäre (oder antinukleoläre) Antikörper. Durch Kombination von Immunfluoreszenz, Immundiffusion und biochemischen Analysen lassen sich nach TAN (1981 a, b) vier Muster antinukleärer und antinukleolärer Antikörper erfassen. Der Antikörper gegen das Scl-70-Antigen (Immunfluoreszenz: „diffuse fine speckles") scheint auf die Sklerodermie (einschließlich CREST-Syndrom) beschränkt zu sein und möglicherweise einen serologischen Marker der Sklerodermie zu repräsentieren. Das Scl-70-Antigen ist ein „non-Histon nuclear protein" mit dem Molekulargewicht 70,000. Multiple Antigene produzieren antinukleoläre Antikörper. Der Antizentromer-Antikörper (Antigen: an zentromerische DNA gebundenes Protein) ist nicht nur bei der Sklerodermie nachweisbar, wahrscheinlich aber – wie bereits erwähnt – besonders charakteristisch für das CREST-Syndrom. Negativität kann möglicherweise mit schlechterer Prognose assoziiert sein.

Insgesamt scheinen *3 Typen von Antikörpern* für die Sklerodermie von großer Bedeutung zu sein (TAN et al. 1980; TAN 1981a): Antikörper gegen Scl-70-Antigen („speckled pattern"), Antikörper gegen Zentromer-Protein („speckled pattern") und antinukleoläre Antikörper. Antikörper gegen Histone und gegen Sm-Antigen („Marker-Antikörper" für systemischen Lupus erythematodes) wurden bei der Sklerodermie nach TAN (1981a) nicht gefunden.

BURNHAM (1981) differenziert kernfluoreszenzimmunologisch das „speckled pattern" von einem „thready pattern". Ersteres („true speckles" oder – nach anderen Autoren – „discrete speckles") findet sich beim CREST-Syndrom bzw. als immunologischer Marker für eine „benigne" Untergruppe der systemischen Sklerodermie, letzteres bei der MCTD (Sharp-Syndrom).

Mit dem heute bekannten Spektrum der antinukleären und antizytoplasmatischen Antikörper und deren Antigenspezifität bei verschiedenen „Kollagenosen" beschäftigten sich MEURER u. RING (1980). Nach diesen Autoren sind die charakteristischen Kernfluoreszenzbindungsmuster bei progressiver Sklerodermie (Nachweisfrequenz 60–80%) nukleolär, homogen und gesprenkelt und beim Sharp-Syndrom (80–90%) gesprenkelt.

Das nukleoläre Muster kommt durch Antikörper gegen nukleoläre RNA (assoziierte Antigene u.a. 4–6 S RNA) zustande. Dieses Muster ist nach MEURER u. RING (1980) in hohen Titern charakteristisch für die progressive Sklerodermie, wird aber auch häufig beim Raynaud-Syndrom und Sjögren-Syndrom, sehr selten dagegen bei anderen „Kollagenosen" gesehen.

HELMKE et al. (1981) unterstreichen die allgemeingültige Tatsache, daß sich antinukleäre Faktoren mit den verschiedenen Methoden in unterschiedlicher Häufigkeit und Titerhöhe nachweisen lassen. Für klinische Zwecke (Diagnostik und Verlaufsbeobachtung) erscheint eine Kombination verschiedener Techniken am ehesten geeignet, um neben dem pauschalen Nachweis von antinukleären Antikörpern auch spezifische Antikörperbefunde zu erfassen.

f) Pathogenetisches Modell

Unter Berücksichtigung der vorliegenden aktuellen Literaturberichte läßt sich folgende (hypothetische) *Modellvorstellung* skizzieren:

Das Primärereignis ist die *Schädigung der Endothelzelle* (Autoimmunität? Virus? Chemische Einflüsse?). Diese Schädigung ist im ödematösen Stadium elektronenmikroskopisch (Spaltbildung etc.) zu erfassen. Durch diesen Primärschaden werden *Lymphozyten* angelockt und stimuliert. B-Lymphozyten produzieren schließlich nach entsprechender Differenzierung *antinukleäre Antikörper* (wie z.B. gegen das Scl-70-Antigen oder Antizentromer-Antikörper). T-Lymphozyten produzieren nach blastischer Transformation *Lymphokine* (z.B. MIF).

Die Lymphokine stimulieren die Kollagensynthese und führen damit schließlich zur *Kollagenzunahme* (Typ III und Fibronectin). Möglicherweise sind Lymphokine aufgrund ihrer Gefäßwirksamkeit auch für die Teleangiektasien und aufgrund ihrer zytotoxischen Wirkung auch für die Nekrosen und Ulzera verantwortlich.

3. Therapie

Vorausgeschickt muß werden, daß es offenbar nach wie vor weder einheitliche Therapieempfehlungen noch wirklich wirksame Therapiemaßnahmen (mit erwiesener Langzeit-Effektivität) gibt. Hinsichtlich grundsätzlicher therapeutischer Überlegungen und Modalitäten kann daher durchaus auf den Hauptbeitrag verwiesen werden. In diesem Nachtrag können lediglich gewisse Akzentuierungen vorgenommen werden.

Auch in den letzten Jahren waren die vaskulären Abnormitäten, die Störungen des Kollagenmetabolismus und die immunologischen Komponenten therapeutische Hauptansatzpunkte.

Zur Behandlung der *vaskulären Abnormitäten* (Raynaud-Phänomen) wurde eine „pharmakologische Sympathektomie" mit kombinierter Anwendung von Reserpin (0,25 mg/die) und Alpha-Methyldopa (125 mg/die–500 mg/die) und zusätzlicher Gabe eines Alpha-adrenergen Rezeptorenblockers (z.B. Tolazolin) empfohlen (PENNY 1978). Ähnliche Vorschläge stammen von HALPERIN u. COFFMAN (1979). Grundsätzlich beschäftigten sich mehrere Autoren mit der Anwendung vasodilatatorischer und antihypertensiver Medikamente zur Beeinflussung der Raynaud-Symptomatik. Genannt werden immer wieder Methyldopa (Aldomet), Hydralazin und Prazosin. Mit Prazosin-Hydrochlorid (Minipress) verfügen wir über eigene relativ gute Erfahrungen. AYLWARD (1979) erinnert mit positiven Ergebnissen an die Therapie des Raynaud-Syndroms mit Nikotinsäure-Derivaten. Die Notwendigkeit der Nikotinabstinenz unterstreicht HANSTEEN (1976). Dieser Autor sah im übrigen – vielleicht mit Ausnahme des Methyldopa – keine besonderen positiven Effekte vasodilatatorischer Medikamente. Auch KRISTENSEN (1981) nimmt an, daß vasodilatatorische Maßnahmen bei der Sklerodermie mit Raynaud-Syndrom ohne wesentliche Wirkung sind und daß evtl. nach einer solchen Medikation sogar eine Verschlechterung auftritt.

Über günstige Behandlungsergebnisse mit *D-Penicillamin* (in Kombination mit Glutamin sowie mit Hydralazin und jodiertem Penicillin) berichtete ASBOE-HANSEN (1980). Diese Therapie zielt in erster Linie auf die Inhibition der Biosynthese essentieller Bindegewebskomponenten ab. RODNAN (1981) behandelte 26 Patienten mit progressiver Systemsklerose und diffuser Sklerodermie durchschnittlich 19 Monate lang (6–50 Monate) mit D-Penicillamin (durchschnittliche Gesamtdosis 399 g, Schwankungsbreite 44–1,267 g). Er beobachtete eine Reduktion der Hautdicke mit einer Abnahme des Gewichtes von Hautbiopsien. Auch zeigten die mit D-Penicillamin behandelten Patienten nach RODNANS (1981) Urteil insgesamt eine bessere Prognose und seltener spätere viszerale Manifestationen. Wichtig ist offensichtlich, daß die Behandlung in einem frühen Stadium und langfristig erfolgt. Verwendet wurden im aktiven Stadium der Sklerodermie steigende Dosierungen von 250 mg–700 mg–1,000 mg/die. Neben der Verringerung der Hautdicke beobachtete RODNAN (1981) auch eine Besserung der Gelenksbeweglichkeit, aber keine Beeinflussung bestehender viszeraler Läsionen. Wenn Fibrose eingetreten ist, bleibt D-Penicillamin wirkungslos.

Unseres Erachtens sehr zu Recht erinnern STERNLIEB et al. (1981) wieder einmal an die mitunter sehr ernsten *Nebenwirkungen von D-Penicillamin*. Auf Interferenz mit Kollagen- und Elastinreifung beruhen die „Penicillamin-Dermatopathie", die Elastosis perforans serpiginosa und Cutis-laxa-Phänomene. Die Chelatbildung mit Zink (Verminderung des Serum-Zinkspiegels) führt zu psoriasiformen Dermatitiden und Alopezie. Autoimmunmechanismen sind für Pemphigus-artige, Lupus erythematodes- und Dermatomyositis-ähnliche Hautläsionen verantwortlich, akute allergische Reaktionen für verschiedenartige Exantheme. Auf unbekannte Mechanismen werden Lichen planus, Stomatitis aphthosa, Leukonychie und Wuchsstörungen der Fingernägel zurückgeführt. Nicht zu vergessen ist schließlich die Agranulozytose. Kein anderes Medikament hat offensichtlich zu so vielen krankhaften Hautveränderungen bestimmte pathogenetische Beziehungen wie D-Penicillamin, von schweren internen Komplikationen ganz abgesehen. Wir selbst verwenden deshalb seit langem D-Penicillamin zur Therapie der Sklerodermie nicht mehr. Unsere Behandlungsergebnisse waren überdies unbefriedigend.

Über günstige Erfahrungen mit dem Stilböstrolderivat *Cyclofenil* (Fertodur) berichteten HERBAI et al. (1977) sowie MENSING u. MEIGEL (1981). Es gibt Hinweise, daß einerseits der Prolineinbau in das Kollagenmolekül inhibitorisch beeinflußt wird und daß andererseits Cyclofenil auch in die Mukopolysaccharid-Synthese eingreift. Im Sinne einer stadienorientierten Therapie kommt das Präparat in erster Linie in der sklerotischen Spätphase in Betracht (Dosierung 3×200 mg/die). (Auf z.T. auch ernste Nebenwirkungen wurde in der Literatur bereits hingewiesen.)

Die wiederholt angewendete Therapie mit *Colchicin* beruht auf der potentiellen „antifibrogenischen" Wirksamkeit dieser Substanz. In vitro inhibiert Colchicin die Kollagensekretion von Kulturfibroblasten und steigert die Kollagenasen-Aktivität. Gute Ergebnisse bei Einzelfällen beobachtete PENNY (1978), negative bei 12 Patienten (Behandlungsdauer 6 Monate) FRAYHA (1979).

Nach intravenöser Verabreichung von *Faktor XIII* (fibrinstabilisierender Faktor, „Fibrogammin") in einem mehrwöchigen Behandlungszyklus wurde ein Rückgang der Hautinduration, eine verbesserte Gelenksbeweglichkeit und – in einem geringeren Ausmaß – eine Besserung der vasomotorischen Störungen im Extremitätenbereich beobachtet (DELBARRE et al. 1981). Der Wirkungsmechanismus könnte auf einem verstärkten Abbau des vermehrten Kollagens beruhen. Vielleicht liegt auch ein Effekt auf Fibronectin vor.

Was neuere Ergebnisse mit *immunsuppressiver Therapie* betrifft, so kommen MAAS et al. (1979) hinsichtlich der Langzeittherapie mit Azathioprin zu einem relativ günstigen Urteil. Die Autoren behandelten 19 Fälle durchschnittlich 47 Monate lang (6–114 Monate) mit täglich 2–2,5 mg Azathioprin/kg Körpergewicht. In 16 Fällen trat keine weitere Progredienz der progressiven Systemsklerose ein. Insbesondere konnten keine Verschlechterungen von bestehenden Lungen- und Nierenmanifestationen beobachtet werden. Die Azathioprin-Langzeitbehandlung kann also nach Ansicht der Autoren zu einem Stillstand der Erkrankung und damit zur Verbesserung der Prognose führen. Nach GOERZ u. MERK (1981) hingegen hat die medikamentöse Immunsuppression (Azathioprin, Chlorambucil, Glukokortikoide) bei der progressiven Sklerodermie versagt. Nur bei 2 von 28 Patienten registrierten diese Autoren eine Besserung, die allerdings auch als Spontanremission angesehen werden konnte.

Die Kombinationstherapie mit *Aldosteron, Spironolakton und Kalium-Magnesium-Hydrogenaspartat* kann bei Sklerodermie-Fällen mit Entzündungszeichen durch niedrig dosierte Glukokortikoide erweitert werden (LUDERSCHMIDT 1980).

Es ist im übrigen nicht bekannt, wie Aldosteron bzw. Spironolakton in den Pathomechanismus der Sklerodermie eingreifen. Für beide Substanzen wurden Immuneffekte postuliert. Berichte über Behandlungsergebnisse liegen aus neuerer Zeit nicht vor.

MICHAŁOWSKI u. KOZAK (1979) halten weitere Therapieversuche mit *Heparin* für angezeigt. Die Autoren gaben täglich 5,000–10,000 E Heparin, meistens intramuskulär, seltener intravenös, 2–4 Wochen lang. Nach 1monatiger Pause wurde die Behandlung wiederholt. Die Behandlungsdauer schwankte zwischen 1 Monat und 8 Jahren. Die Ergebnisse zeigten eine Besserung der digitalen Blutzirkulation, eine Verminderung der Hautverhärtung und eine Abnahme der Gelenksbeschwerden. Eine Besserung im Bereich der inneren Organe konnte nicht festgestellt werden.

Keinen positiven Effekt bei der progressiven Sklerodermie zeigt – entgegen vereinzelten älteren Mitteilungen – *Salazopyrin* (ŠŤÁVA u. KOBÍKOVÁ 1977). Allerdings konnten damit 2 Fälle mit generalisierter Morphaea mehr oder weniger „geheilt" werden.

Zur *Lokalbehandlung* schmerzhafter Ulzera (Raynaud-Syndrom) wurden Paraffinbäder und antibiotische Salben mit 2% Xylocain empfohlen. Über ausgezeichnete Therapieergebnisse berichtete kürzlich FRANKS (1982) mit 1% Nitroglyzerinsalbe (in Lanolin).

Literatur

Asboe-Hansen G (1980) Neue Entwicklungen der Pathologie, Pathophysiologie und Therapie der systemischen Sklerodermie. Hautarzt 31:584–587

Aylward M (1979) Hexopal in Raynaud's disease. J Int Med Res 7:484–491

Bäurle G, Niedermeier W, Hornstein OP, Hofmann M (1979) Die Parodontoplethysmographie. Eine Methode zur Objektivierung des Krankheitsverlaufes bei progressiver Sklerodermie. Hautarzt 30:427–431

Barnes L, Rodnan GP, Medsger TA Jr, Short D (1979) Eosinophilic fasciitis. A pathologic study of twenty cases. Am J Pathol 96:493–518

Blumenkrantz N, Asboe-Hansen G (1980a) Variation of urinary acid glycosaminoglycan and collagen metabolite excretion with disease activity in generalized scleroderma. Acta Derm Venereol (Stockh) 60:39–43

Blumenkrantz N, Asboe-Hansen G (1980b) Biochemical analysis of dermis and urine in generalized scleroderma. Acta Derm Venereol (Stockh) 60:115–118

Botet MV, Sánchez JL (1980) The fascia in systemic scleroderma. J Am Acad Dermatol 3:36–42

Braun-Falco O, Meurer M (1981) Eosinophile Fasziitis (Shulman-Syndrom). Hautarzt [Suppl V] 32:422–423

Burnham TK (1981) Nuclear immunofluorescent patterns in mixed connective tissue disease (MCTD). J Am Acad Dermatol 4:95–96

Cantwell AR Jr (1980) Histologic forms resembling "large bodies" in scleroderma and "pseudoscleroderma". Am J Dermpathol 2:273–276

Cantwell AR Jr, Kelso DW (1980) Autopsy findings of nonacid-fast bacteria in scleroderma. Dermatologica 160:90–99

Connolly SM, Winkelmann RK (1981) Direct immunofluorescent findings in scleroderma syndromes. Acta Derm Venereol (Stockh) 61:29–36

Cunningham PH, Andrews BS, Davis JS (1980) Immune complexes in progressive systemic sclerosis and mixed connective tissue disease. J Rheumatol 7:301–308

Delbarre F, Godeau P, Thivolet J (1981) Factor XIII treatment for scleroderma. Lancet II:204

Dorner RW (1980) Scleroderma skin – conflicting mucopolysaccharide data reflect stages in connective tissue maturation. J Rheumatol 7:128–129

Ercilla MG, Arriaga F, Gratacos MR, Coll J, Lecha V, Vives J, Castillo R (1981) HLA antigens and scleroderma. Arch Dermatol Res 271:381–385

Feldmann G, Maurice M, Husson JM, Fiessinger JN, Camilleri JP, Benhamou JP, Housset E (1977) Hepatocyte giant mitochondria: an almost constant lesion in systemic scleroderma. Virchows Arch [Pathol Anat] 374:215–227

Fleischmajer R, Gay S, Meigel WN, Perlish JS (1978) Collagen in the cellular and fibrotic stages of scleroderma. Arthritis Rheum 21:418–428

Fleischmajer R, Dessau W, Timpl R, Krieg T, Luderschmidt C, Wiestner M (1980a) Immunofluorescence analysis of collagen, fibronectin, and basement membrane protein in scleroderma skin. J Invest Dermatol 75:270–274

Fleischmajer R, Gay S, Perlish JS, Cesarini J-P (1980b) Immunoelectron microscopy of type III collagen in normal and scleroderma skin. J Invest Dermatol 75:189–191

Fleischmajer R, Perlish JS (1980) Capillary alterations in scleroderma. J Am Acad Dermatol 2:161–170

Fleischmajer R, Perlish JS, Krieg T, Timpl R (1981) Variability in collagen and fibronectin synthesis by scleroderma fibroblasts in primary culture. J Invest Dermatol 76:400–403

Franks AG (1982) Topical glyceryl trinitrate as adjunctive treatment in Raynaud's disease. Lancet I:76–77

Frayha RA (1979) Colchicine therapy in scleroderma. Dermatologica 159:78–81

Fritzler MJ, Kinsella TD (1980) The CREST syndrome: a distinct serologic entity with anticentromere antibodies. Am J Med 69:520–526

Gay RE, Buckingham RB, Prince RK, Gay S, Rodnan GP, Miller EJ (1980) Collagen types synthesized in dermal fibroblast cultures from patients with early progressive systemic sclerosis. Arthritis Rheum 23:190–196

Goerz G, Merk H (1981) Medikamentöse Immunsuppression in der Dermatologie. Z Hautkr 56:975–990

Gupta S, Malaviya AN, Rajagopalan P, Good RA (1979) Subpopulations of human T lymphocytes. IX. Imbalance of T cell subpopulations in patients with progressive systemic sclerosis. Clin Exp Immunol 38:342–347

Halperin JL, Coffman JD (1979) Pathophysiology of Raynaud's disease. Arch Intern Med 139:89–92

Hansteen V (1976) Medical treatment in Raynaud's disease. Acta Chir Scand [Suppl] 465:87–91

Helmke K, Scheuermann R, Boeder T, Oppermann M, Teuber J, Federlin K (1981) Nachweis und Bedeutung antinucleärer Antikörper in der Diagnostik der Erkrankungen des rheumatischen Formenkreises. Klin Wochenschr 59:287–296

Henriksen O, Kristensen JK (1981) Reduced systolic blood pressure in fingers of patients with generalized scleroderma (acrosclerosis). Acta Derm Venereol (Stockh) 61:531–534

Herbai G, Blom B, Boström H (1977) Treatment of progressive systemic sclerosis (scleroderma, PSS) with a new drug influencing connective tissue. Acta Med Scand 201:203–206

Herrmann K, Didt L, Haustein UF (1981) Beta-Galaktosidase-Aktivität im Serum bei progressiver Sklerodermie. Dermatol Monatsschr 167:91–95

Hornstein OP, Schell H (1981) Berücksichtigung von Biorhythmen bei der systemischen Dermatotherapie mit Kortikosteroiden. Hautarzt 32:551–557

Hughes P, Holt S, Rowell NR, Allonby ID, Dodd JK (1977) The relationship of defective cell-mediated immunity to visceral disease in systemic sclerosis. Clin Exp Immunol 28:233–240

Jakobza D (1976) Zum immunologischen Verhalten der progressiven Sklerodermie. Dermatol Monatsschr 162:909–911

Jarratt M, Bybee JD, Ramsdell W (1979) Eosinophilic fasciitis: an early variant of scleroderma. J Am Acad Dermatol 1:221–226

Jimenez SA, Yankowski RI, Frontino PM (1977) Biosynthetic heterogeneity of sclerodermatous skin in organ cultures. J Mol Med 2:423–430

Kahaleh MB, Sherer GK, LeRoy EC (1979) Endothelial injury in scleroderma. J Exp Med 149:1326–1335

Kondo H, Rabin BS, Rodnan GP (1976) Cutaneous antigen-stimulating lymphokine production by lymphocytes of patients with progressive systemic sclerosis (scleroderma). J Clin Invest 58:1388–1394

Krakauer RS, Sundeen J, Sauder DN, Scherbel A (1981) Abnormalities of immunoregulation in progressive systemic sclerosis. Arch Dermatol 117:80–82

Kreysel HW (1979) Dermatomyositis und Sklerodermie. In: Korting GW (Hrsg) Dermatologie in Praxis und Klinik, Bd III. Thieme, Stuttgart, S 34.27–34.60

Krieg T, Luderschmidt C, Weber L, Müller PK, Braun-Falco O (1981) Scleroderma fibroblasts: some aspects of in vitro assessment of collagen synthesis. Arch Dermatol Res 270:263–272

Kristensen JK (1979) Local regulation of digital blood flow in generalized scleroderma. J Invest Dermatol 72:235–240

Kristensen JK (1981) Blood flow in fingers in generalized scleroderma with Raynaud's phenomenon: influence of arterial blood pressure reduction and proximal vasodilatation. J Invest Dermatol 77:373–376

Lee P (1981) Eosinophilic fasciitis. New associations and current perspectives. J Rheumatol 8:6–8

Luderschmidt C (1980) Behandlung der Sklerodermie mit Spironolakton. Hautarzt 31:571

Luderschmidt C, Krieg T, Müller PK (1981) Neue klinische und experimentelle Ergebnisse zur Pathogenese der systemischen Sklerodermie. Hautarzt [Suppl V] 32:490–491

Lynch CJ, Rodnan GP, Singh G, Seibold JR (1981) HLA-A and B antigens in eosinophilic fasciitis. J Rheumatol 8:352–353

Maas D, Schramm A, Jäckle B, Raif W, Schubothe H (1979) Langzeitbehandlung der progressiven Systemsklerose mit Azathioprin. Immun Infekt 7:165–169

Maricq HR, LeRoy EC, D'Angelo WA, Medsger TA, Rodnan GP, Sharp GC, Wolfe JF (1980) Diagnostic potential of in vivo capillary microscopy in scleroderma and related disorders. Arthritis Rheum 23:183–189

Masi AT, Medsger ThA Jr, Rodnan GP, Fries JF, Altman RD, Brown BW, D'Angelo WA, LeRoy EC, MacKenzie AH, McShane DJ, Sharp GC (1979) Methods and preliminary results of the scleroderma criteria cooperative study of the American rheumatism association. In: Rodnan GP (ed) Clinics in rheumatic diseases, vol 5, no 1. Saunders, London Philadelphia Toronto, pp 27–48

Mensing H, Meigel W (1981) Cyclofeniltherapie der progressiven Sklerodermie. Hautarzt [Suppl V] 32:425–427

Meurer M, Braun-Falco O (1981) Mixed connective tissue disease (Sharp-Syndrom). Hautarzt [Suppl V] 32:420–421

Meurer M, Ring J (1980) Das Spektrum der antinukleären und antizytoplasmatischen Antikörper bei Kollagenosen. Hautarzt 31:478–485

Michałowski R, Kozak S (1979) Heparin bei diffuser Sklerodermie. Dermatol Monatsschr 165:833–837

Nielsen AO, Brun B, Secher L (1980) Calcinosis in generalized scleroderma. Acta Derm Venereol (Stockh) 60:301–307

Nilsen KH, Jayson MIV (1980) Cutaneous microcirculation in systemic sclerosis and response to intra-arterial reserpine. Br Med J I:1408–1415

Nunzi E, Rebora A, Cormane RH (1981) Acute diffuse scleroderma. Acta Derm Venereol (Stockh) 61:173–176

O'Loughlin S, Tappeiner G, Jordon RE (1980) Circulating immune complexes in systemic scleroderma and generalized morphea. Dermatologica 160:25–30

Palmer DG, Hale GM, Grennan DM, Pollock M (1981) Bowed fingers. A helpful sign in the early diagnosis of systemic sclerosis. J Rheumatol 8:266–272

Penny R (1978) Scleroderma: pathogenic factors and current management. Aust NZ J Med [Suppl 1] 8:143–148

Rodnan GP, Jablonska St, Medsger ThA Jr (1979) Classification and nomenclature of progressive systemic sclerosis (scleroderma). In: Rodnan GP (ed) Clinics in rheumatic diseases, vol 5, no 1. Saunders, London Philadelphia Toronto, pp 5–13

Rodnan GP (1981) Progressive systemic sclerosis and penicillamine. J Rheumatol [Suppl 7] 8:116–120

Saurat JH (1981) Cutaneous manifestations of graft-versus-host disease. Int J Dermatol 20:249–256

Schramm A, Maas D (1979) Progressive Systemsklerose. Med Klin 74:1689–1699

Sharp GC, Anderson PC (1980) Current concepts in the classification of connective tissue diseases. J Am Acad Dermatol 2:269–279

Sølling J, Sølling K, Jacobsen KU (1979) Circulating immune complexes in lupus erythematosus, scleroderma and dermatomyositis. Acta Derm Venereol (Stockh) 59:421–426

Stachów A, Jabłońska S, Skiendzielewska A (1979) Biogenic amines derived from tryptophan in systemic and cutaneous scleroderma. Acta Derm Venereol (Stockh) 59:1–5

Šťáva Z, Kobíková M (1977) Salazopyrin in the treatment of scleroderma. Br J Dermatol 96:541–544

Sternberg EM, Van Woert MH, Young SN, Magnussen I, Baker H, Gauthier S, Osterland CK

(1980) Development of a scleroderma-like illness during therapy with L-5-hydroxytryptophan and carbidopa. N Engl J Med 303:782–787
Sternlieb I, Fisher M, Scheinberg IH (1981) Penicillamine-induced skin lesions. J Rheumatol [Suppl 7] 8:149–154
Synkowski DR, Lobitz WC Jr, Provost TT (1981) Bullous scleroderma. Arch Dermatol 117:135–137
Tan EM, Rodnan GP, Garcia I, Moroi Y, Fritzler MJ, Peebles C (1980) Diversity of antinuclear antibodies in progressive systemic sclerosis. Anti-centromere antibody and its relationship to CREST syndrome. Arthritis Rheum 23:617–625
Tan EM (1981a) The biological and diagnostic significance of antinuclear antibodies. Aust NZ J Med 11:193–196
Tan EM (1981b) Antinuclear antibodies in scleroderma. Int J Dermatol 20:569–573
Velayos EE, Masi AT, Stevens MB, Shulman LE (1979) The 'CREST' syndrome. Comparison with systemic sclerosis (scleroderma). Arch Intern Med 139:1240–1244
Winkelmann RK, Carapeto FJ, Jordon RE (1977) Direct immunofluorescence in the diagnosis of scleroderma syndromes. Br J Dermatol 96:231–238

2. Teil: Die viszerale Organbeteiligung der progressiven systemischen Sklerodermie

Von

G. KLEIN

Mit 4 Abbildungen

Abschnitt 7 von G. STÖCKL

1. Arthropathie

Zu Beginn und im Verlauf der progressiven Sklerodermie werden bekanntlich relativ häufig Arthropathien beobachtet (FRÉNAUX 1963; GUSEVA 1964; DE SÈZE et al. 1965; LALIVE D'EPINAY 1966; PHOCAS et al. 1967; KORTING u. HOLZMANN 1967; SCHACHERL u. HOLZMANN 1967; SCHARER u. SMITH 1969; GIORDANO et al. 1976; GIORDANO 1982). Die von BOYD et al. (1954) in 50% und von ORABONA und ALBANO (1958) in 25% gefundenen polyarthritischen Symptome erschienen COSTE et al. (1965) allerdings zu hoch. ADRIAN und ROEDERER (1920) haben die Gelenksbeteiligung bei dieser Erkrankung unter die eigentlichen Krankheitszeichen eingereiht und vermutet, daß der Ursprung der Gelenksveränderungen in der Synovialmembran zu suchen sei. Dies wurde 1962 von RODNAN histologisch an Hand von Synovialbiopsien untermauert. Bei akut entzündlicher Gelenksaffektion mit Schmerzen, Schwellung und Gelenkserguß lassen sich herdförmige oder diffuse Infiltrationen von Lymphozyten und Plasmazellen in der Synovialmembran nachweisen. Bisweilen sind diese diversen Veränderungen von unterschiedlich dicken Fibrinauflagerungen an der Oberfläche der Synovialis begleitet. In späteren Stadien entwickelt sich eine zunehmende Fibrose der Gelenkinnenhaut, ähnlich den Befunden in sklerodermischer Haut, sowie eine Gefäßwandsklerose mit Einengung der Gefäßlichtung. Die Synovitis bei Sklerodermie kann zunächst Ähnlichkeit mit jener der chronischen Polyarthritis aufweisen, der wesentliche Unterschied besteht jedoch darin, daß bei Sklerodermie im allgemeinen die Ausbildung eines Pannus ebenso wie die Zerstörung des Knorpels vermißt wird, knöcherne Destruktionen eher selten sind und Ankylosen fehlen (RODNAN 1962; SCHACHERL u. HOLZMANN 1967).

FRÉNAUX (1963) unterscheidet bei der Sklerodermie-Arthropathie drei verschiedene Formen, nämlich die Pseudoarthropathie, welche vorgetäuscht wird durch Hautinduration (z.B. Sklerodaktylie), entzündliche periartikuläre Veränderungen und entzündlich-polyarthritische Veränderungen, welche an die chronische Polyarthritis erinnern. GUSEVA et al. (1964) weisen aufgrund klinischer und röntgenologischer Verlaufsuntersuchungen an 61 Sklerodermie-Kranken auf zwei Haupttypen von Gelenksprozessen hin. Die einen besitzen Ähnlichkeit mit der chronischen Polyarthritis, die anderen weisen pseudoarthritische Züge auf und führen zu keiner Zerstörung der Gelenksflächen.

Ist der Beginn der Erkrankung durch eine Synovitis mit Hauterscheinungen geprägt, so ist die Abgrenzung von einer chronischen Polyarthritis manchmal deshalb nicht einfach, weil eine echte chronische Polyarthritis auch mit pseudosklerodermieartigen Hautveränderungen einhergehen kann (JABLONSKA u. BUBNOW 1960). Die im Rahmen der Sklerodermie auftretenden Gelenksaffektionen betreffen in einem relativ hohen Prozentsatz das Handskelett, wobei es letztlich zu einer Fixierung der Finger in Beugestellung kommen kann (Sklerodaktylie). Die schleichende Krankheitsentwicklung kann sich aber vorerst lediglich durch ein Steifigkeitsgefühl in den Fingergelenken mit Erschwerung des Faustschlusses äußern, auch einfache mehr oder weniger unregelmäßige Arthralgien kommen vor (DE SÈZE et al. 1965). Bemerkenswert ist, daß die Patienten die Schmerzen in der Nacht und am Morgen am intensivsten empfinden. Durchblutungsstörungen im Sinne eines Morbus Raynaud oder nur Dys- oder Parästhesien sowie Hyperhidrosis können der eigentlichen Manifestation Monate oder Jahre vorausgehen (PHOCAS et al. 1967). Da die morphologischen Veränderungen am Gelenk durchaus nicht mit den Hautveränderungen konform gehen müssen, ergeben sich Varianten des klinischen Bildes, welche besonders im Frühstadium der Erkrankung diagnostische Schwierigkeiten bereiten können. In manchen Fällen geht die Gelenksveränderung den Hauterscheinungen voraus (PHOCAS et al. 1967), und nach einer Zusammenstellung von TUFFANELLI und WINKELMANN (1961) traten Gelenkssymptome in 11,8% als initiale Manifestation der Sklerodermie auf.

Findet sich zu Beginn der Erkrankung eine Polyarthritis, so wird diese oft als der Sklerodermie zugehörig verkannt, da die Zeitspanne zwischen Auftreten der Gelenkssymptome und der sklerodermischen Umwandlung der Haut mehrere Jahre betragen kann (JABLONSKA u. BUBNOW 1960). Der Kraftverlust in den Händen und die Steifigkeit der Fingergelenke sind im allgemeinen nicht so deutlich ausgeprägt wie bei chronischer Polyarthritis, und die für die chronische Polyarthritis typische Lokalisation des symmetrischen Gelenksbefalls an den proximalen Interphalangealgelenken und Metakarpophalangealgelenken läßt sich bei Sklerodermie nur selten nachweisen. Die distalen Interphalangealgelenke werden hingegen bevorzugt befallen und können schon frühzeitig ergriffen sein. Die livide Verfärbung der Finger tritt bei Sklerodermie deutlich und häufig in Erscheinung, während bei chronischer Polyarthritis Parästhesien überwiegen. Die für die späten Stadien der chronischen Polyarthritis charakteristische Interossei-Atrophie wird bei Sklerodermie vermißt, nennenswert ist überdies, daß Rheumaknoten und Ulnardeviation bei progressiver Sklerodermie nicht vorkommen (KORTING u. HOLZMANN 1967). Obwohl die bestehenden Gelenksveränderungen in vielen Fällen ursächlich auf eine Entzündung der Synovialis zurückzuführen sind (RODNAN 1962), konnten in der Synovialflüssigkeit nur selten Anhaltspunkte für einen entzündlichen Prozeß gefunden werden, während dies bei chronischer Polyarthritis fast immer gelingt (VOJTISEK 1963; PROHASKA 1967; GANGL et al. 1969; HÜTTL 1970; DEICHER 1970; KLEIN 1971; STIEHL u. GEILER 1974; KELLNER u. KLEIN 1976; KLEIN 1979; ZEIDLER 1982).

Die Ursache für die häufig vorkommende Bewegungseinschränkung ist nicht immer einheitlich, und es ist mitunter schwer zu unterscheiden, ob eine Schädigung der Synovialkapsel, der Sehnen oder die sklerodermieartige Umwandlung der Haut im Vordergrund steht. Wenn auch Veränderungen an der Gelenkskapsel eine Bewegungseinschränkung bedingen können, so scheint doch die Einschränkung der Motilität der Fingergelenke auch auf Veränderungen der Sehnen und der Haut zurückzuführen zu sein, da die Sehnen in der überwiegenden Zahl atrophisch und manchmal auch verkürzt sind (JABLONSKA u. BUBNOW 1960). Bleibende Deformationen wie sie bei chronischer Polyarthritis vorkommen, sind eher selten, relativ häufig jedoch sind mehr oder minder groteske Fehlstellungen der Finger (DE SÈZE et al. 1965). Auftretende Gelenksdeformationen und Kontrakturen in Beugestellung können sowohl durch die Beteiligung der Synovialis als auch durch skleratrophische Vorgänge der gelenknahen Haut

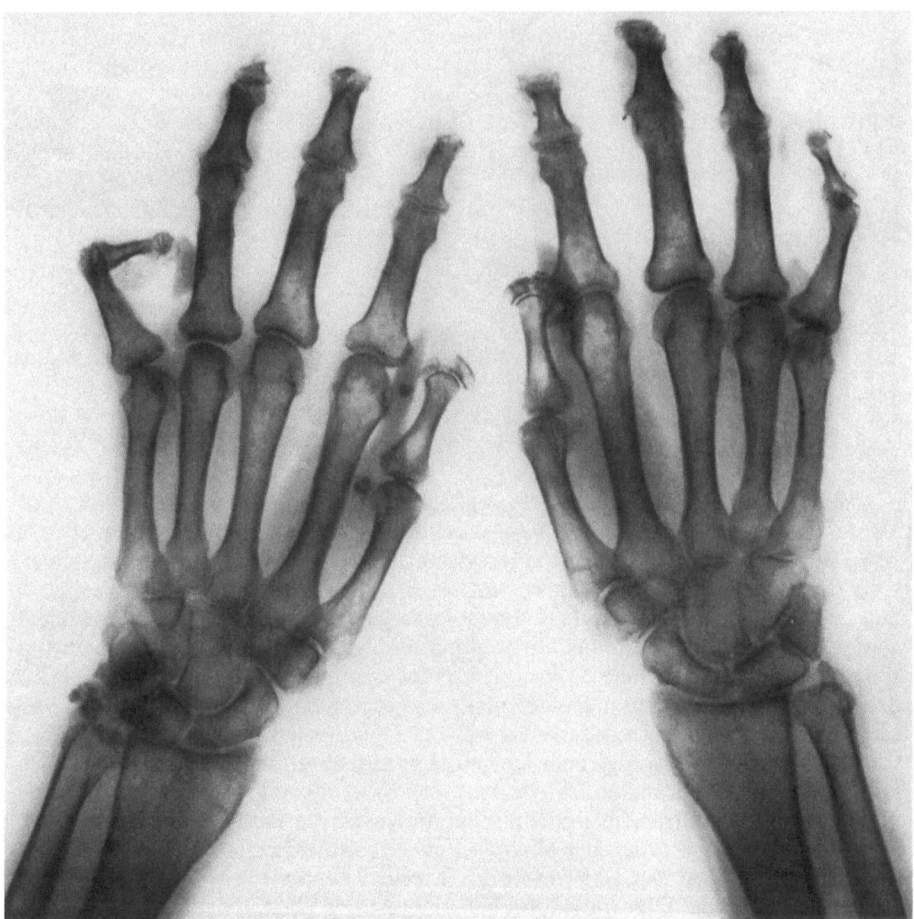

Abb. 1. Handskelett einer 54jährigen Patientin mit progressiver Sklerodermie. Klauenstellung der Finger und Akroosteolyse sämtlicher Endphalangen beider Hände. Gelenkspaltverengung der Endgelenke beider fünfter Finger. Weichteilverkalkung im Bereich beider Daumen und des Hypothenars. (Aus KLEIN u. SCHNEIDER, 1972)

bedingt sein (Pseudoarthropathie). Der Nachweis des Rheumafaktors im Serum (mittels Latex-Fixations-Test bzw. Waaler-Rose-Test) besitzt bei Sklerodermie keine Relevanz für die Differentialdiagnose gegenüber einer chronischen Polyarthritis, da bei Patienten mit Sklerodermie bei etwa 30% ein positiver Rheumafaktorbefund erhoben werden kann (ZIFF 1957; KELLGREN u. BALL 1959; VORLAENDER 1961; RODNAN 1962; PETERSON u. GOOD 1963; STORCK 1963; KHAN et al. 1965; SCHACHERL u. HOLZMANN 1967).

Schon oft bevor die äußeren Zeichen an der Hand eine gesicherte Diagnose zulassen, deckt das Röntgenbild der Hände Veränderungen am Skelettsystem auf. Die progressive Sklerodermie beginnt zuerst mit dem Schwund des Knochengewebes im Bereich der Endphalangen (Akroosteolyse). Akroosteolysen (Abb. 1) werden in 23–53% der Fälle gefunden (ROSSIER u. HEGGLIN-VOLKMANN 1954; RODNAN 1962; DE SÈZE et al. 1965; FRASER 1966). Die Resorption schreitet von distal nach proximal fort, und FRASER (1966) hebt hervor, daß diese zuerst an der Palmarseite der Endphalangen zu beobachten ist, weshalb im Initialstadium zum Nachweis seitliche Röntgenaufnahmen erforderlich sind (LESZLER 1955; SCHACHERL u. HOLZMANN 1967). Manchmal kann die Osteolyse in der Mitte der Endphalangen beginnen und so zu einer Trennung in einen distalen und einen proximalen Anteil der Endphalange führen. In schweren Fällen treten auch in den Mittel- und Grundphalangen sowie an den distalen Enden der Ulna und des Radius Osteolysen auf (GONDOS 1960; YUNE et al. 1971). Häufig findet sich auch eine Atrophie des Handskelettes, entweder als gelenksnahe Entkalkung oder diffuser Art (RODNAN 1962). Sie ist in erster Linie durch Inaktivität verursacht, möglicherweise spielen auch Phosphorkalzium-Stoffwechselanomalien eine Rolle (KAHN et al. 1965). In weiterer Folge der Krankheit entwickelt sich eine Gelenksspaltverengung, auch Gelenksdestruktionen, Synostosen und Subluxationen kommen vor. Manchmal wird eine scheinbare Knochenverdichtung in den Diaphysen der Phalangen beobachtet (MESZAROS 1958). Im fortgeschrittenen Stadium der Krankheit gelangen die Finger in eine Flexionskontraktur. Die Weichteile, die röntgenologisch dargestellt werden können, sind verschmälert, insbesondere ulnarseits, auch fehlen die zarten Aufhellungslinien, die dem Unterhautfettgewebe entsprechen (SCHACHERL u. HOLZMANN 1967).

Während COSTE et al. (1965) und DE SÈZE et al. (1965) das fast konstante Fehlen radiologischer Zeichen einer Gelenksdestruktion hervorheben, sprechen RODNAN (1962) sowie SACKNER (1966) von geringen Gelenksdestruktionen. SCHACHERL und HOLZMANN (1967) beschreiben das Vorkommen gröberer Destruktionen in 26,6% ihrer Fälle, auch FRASER (1966), SCHARER und SMITH (1969) sowie KLEIN und SCHNEIDER (1972) erwähnen solche Destruktionen an den Interphalangeal- und Metakarpophalangealgelenken. MESZAROS (1958) sowie GONDOS (1960) beobachteten mutilierende Prozesse an den distalen Enden von Radius und Ulna wie auch am Akromioklavikulargelenk. Destruierende Knochenveränderungen finden sich hauptsächlich an den Endphalangen, und ihre Entstehung wird auf eine Störung der Blutversorgung zurückgeführt. Als Ursache wird die Kompression der Fingergefäße durch die verdickte Haut, eine abnorme Vasomotorenreaktion, eine Intimaproliferation oder Thrombose der kleinen Blutgefäße diskutiert [SCHARER u. SMITH (1968), KRULL et al. (1972), GIORDANO (1977)]. KLEIN und PAVEK (1974) fanden rheographisch Zeichen von Sklerose und Angiospasmus an den Fingerarterien und auch an den Unterarmgefäßen. Diese Untersuchungen sprechen für eine arterielle Organmanifestation der generalisierten progressiven Sklerodermie an den Fingerarterien. Das funktionelle Syndrom scheint Folge einer Arterienwandfibrose zu sein, wobei sekundär thrombotische Auflagerungen auf die veränderte Intima eine zusätzliche Durchblutungsstörung bewirken können.

TAUCHMANNOVA und HAJZOK (1977) untersuchten Hände von Sklerodermiekranken mittels Thermographie mit flüssigen Kristallen und fanden ein thermographisches Bild, welches sie als charakteristisch für die Sklerodermie mit Raynaudschem Syndrom halten.

Dabei handelt es sich um einen zonenförmigen Befund an den Fingern mit großem Wärmegradient am Dorsum manus. Die kältesten Zonen stellen die Finger und ein Teil des Handrückens dar, die Wärmegipfel finden sich erst im Bereich des Handgelenkes.

Wie bereits erwähnt, ist es mitunter schwierig, die Sklerodermie in ihren Anfangsstadien von der progressiv chronischen Polyarthritis zu trennen. Beiden Erkrankungen gemeinsam ist das Auftreten von Atrophie und destruktiven arthritischen Prozessen an Finger- und Handgelenken, allerdings bevorzugt die chronische Polyarthritis die Fingergrundgelenke und proximalen Interphalangealgelenke, während bei Sklerodermie häufig die distalen Interphalangealgelenke betroffen sind (SCHACHERL u. HOLZMANN 1967). Die bei chronischer Polyarthritis zu beobachtenden zystoiden Aufhellungen im gelenksnahen subkortikalen Bereich werden bei Sklerodermie vermißt, und die für die Sklerodermie typische Akroosteolyse (s. Abb. 1) fehlt bei chronischer Polyarthritis. Wegen der fehlenden oder nur geringen Pannusbildung bei Sklerodermie entstehen keine Ankylosen im Bereich der Finger- und Handgelenke. Das Vorkommen von proliferativen Knochenprozessen spricht differentialdiagnostisch für die chronische Polyarthritis. Hyperostotische periostale Verbreiterungen an den Basen der Phalangen sowie die Periostitis ossificans der Phalangen als Frühsymptom im Kindesalter werden nur bei chronischer Polyarthritis beobachtet (SCHACHERL 1969).

In fortgeschrittenen Fällen tritt bei chronischer Polyarthritis die charakteristische Ulnardeviation der Finger ein, während für die progressive Sklerodermie die Krallenhand typisch ist. Eine interstitielle Calcinosis fehlt bei chronischer Polyarthritis, der Weichteilschatten der Finger, besonders im Bereich der Gelenke ist bei chronischer Polyarthritis verbreitert, bei Sklerodermie hingegen ist dieser verschmälert, wobei er sich ulnar meist ausgeprägter darstellen läßt als radial. Die bei Sklerodermie nachweisbaren feinen fleck- oder streifenförmigen Verkalkungen treten sehr häufig in den Fingerspitzen, besonders am Daumen, sowie periartikulär auf (SCHAAF 1953; SCHACHERL u. HOLZMANN (1967); GIORDANO et al. (1976) (s. Abb. 1).

2. Herz

Obwohl bereits Mitte des 19. Jahrhunderts auf eine Mitbeteiligung des Herzens bei Sklerodermie hingewiesen wurde, haben WEISS et al. erst 1943 den Begriff „Sklerodermieherz" geprägt. In den großen Sammelstatistiken wird die Herzbeteiligung mit 9 bzw. 21% angegeben (PFISTER u. NÄGELE 1956; TUFFANELLI u. WINKELMANN 1961). Schmerzen in der Herzgegend werden in etwa 15% der Fälle beobachtet und sind etwa auf eine Koronarinsuffizienz oder einen Perikarderguß zurückzuführen (SACKNER et al. 1966), allerdings gehören Perikarditis und Perikardergüsse zu den seltenen Befunden (ROSSIER u. HEGGLIN-VOLKMANN 1954; MELTZER 1956; SACKNER 1966; WEISS et al. 1980). Klinische Herzsymptome im Sinne einer pulmonal bedingten oder kardiogenen Herzinsuffizienz treten meist erst in späteren Stadien der Sklerodermie auf. Erhöhte Druckverhältnisse im kleinen Kreislauf haben erstmals SPAIN und THOMAS (1950) festgestellt. Eine pulmonale Hypertonie (SACKNER 1966; TRELL u. LINDSTRÖM 1971; CAPELLI 1976) mit Rechtshypertrophie und akzentuiertem zweitem Pulmonalton tritt in etwa 50% der Fälle auf, außerdem kann ein präsystolischer Galopprhythmus nachweisbar sein (TAUBENHAUS et al. 1955). Die röntgenologisch nachweisbare Dreiecksform mit nur geringen Herzpulsationen wird als typisch erachtet (GOETZ 1951; TAUBENHAUS et al. 1955). Die systolischen Geräusche sind im allgemeinen uncharakteristisch, manchmal entsprechen sie einer relativen Mitralinsuffizienz bei myogener Dilatation (BAUER u. PICHLER 1969).

Kurvenabweichungen im Elektrokardiogramm finden sich in etwa 40–60% (KALDOR u. TÖRÖK 1965; SACKNER 1966; ANSCHÜTZ 1971; CAPELLI 1976; GIORDANO et al. 1976; WEISS et al. 1980) sind aber nicht sklerodermiespezifisch. Als Ursache hierfür müssen die Myokardfibrose mit Störungen im Reizleitungssystem, Lungenveränderungen und die nephrogene Hypertonie und Urämie in Betracht gezogen werden (DENK 1969). Abgesehen von einer möglichen Niedervoltage, welche mitunter bedingt ist durch extrakardialen Potentialverlust infolge der sklerodermischen Hautveränderungen, werden Störungen der Reizbildung, der Erregungsausbreitung und -rückbildung beschrieben (FALCK 1956; WINDESHEIM u. PARKIN 1958; SABOUR u. MAHALLAWY 1966; LEV et al. 1966; SACKNER et al. 1964, 1966; DENK 1969; ANSCHÜTZ 1971; MORPURGO et al. 1972; CAPELLI 1976; RIDOLFI et al. 1976; WEISS et al. 1980). Das Vorkommen eines kompletten Rechtsschenkelblockes ist bei den „intermediären Syndromen" statistisch signifikant häufiger als bei Akrosklerosen (CAPELLI 1976). Das Auftreten eines totalen AV-Blockes wurde von ORABONA und ALBANO (1958), von KORTING und HOLZMANN (1967) sowie von RIDOLFI et al. (1976) mitgeteilt. Hinsichtlich herzdynamischer Zeitwerte besteht keine signifikante Differenz zwischen Sklerodermie und Kontrollfällen; das Kinetokardiogramm eignet sich gut zur Feststellung der ventrikulären Kontraktilität, die sich nach Untersuchungen von MORPURGO et al. (1972) in 61% der Fälle als vermindert erwies. Herzveränderungen bei Sklerodermie betreffen vorwiegend das Myokard (ANSCHÜTZ 1971; RIDOLFI et al. 1976), und eine interstitielle Myokardfibrose (SACKNER 1964, 1966; HERMS u. GEHRMANN 1967; BAUER u. PICHLER 1969; SCHNYDER u. SCHRÖTER 1970) kann ebenso zu einer Herzinsuffizienz führen wie ein durch die Lungenfibrose bedingtes Cor pulmonale (SCHNYDER u. SCHRÖTER 1970; KLEIN u. RAINER 1977), wobei sich Dekompensationserscheinungen meist als digitalisrefraktär erweisen (LEINWAND et al. 1954; NÄGELE 1959; SACKNER et al. 1964; KORTING u. HOLZMANN 1967). Das auch von uns mehrmals beobachtete schlechte Ansprechen auf Digitalis und Strophanthin ist offensichtlich auf das durch Fibrosierung eingeschränkte Sklerodermieherz zurückzuführen (EAST u. ORAM 1947; SCHMITZ 1951; PFISTER u. NÄGELE 1956).

Eine Herzklappenbeteiligung bei Sklerodermie gehört zu den Ausnahmen (SABOUR u. MAHOLLAWY 1966) und die gelegentlich berichteten leichten Klappenverdickungen sind meist unspezifischer Genese. Eine verruköse Endokarditis vom Typ des viszeralen Lupus erythematodes bei der progressiven Sklerodermie beschrieben SPÜHLER und MORANDI (1949) sowie GOTTSEGEN und ROMODA (1956).

Mittels der Echokardiographie fanden WEISS et al. (1980) bei 14 von 20 Patienten mit progressiver systemischer Sklerodermie abnormale Befunde.

Diese bestanden in Perikarderguß (5 Fälle), vergrößertem Durchmesser der rechten Kammer (5 Fälle), Verdickung der linken hinteren Kammerwand ohne arterielle Hypertonie (4 Fälle), unvollständigem diastolischen Mitralklappenschluß durch Befall des vorderen Klappensegels (5 Fälle) und abnormer Septumstruktur (4 Fälle).

Eine Dilatation der Aortenwurzel wurde bei 2 Patienten und eine mäßige Verdickung der vorderen Mitralklappe bei 1 Patienten festgestellt.

Pathologisch-anatomisch findet man am Perikard am häufigsten eine fibröse adhäsive Perikarditis (SPAIN u. THOMAS 1950; PIPER u. HELWIG 1955; SACKNER 1966). Bei Fällen mit Lungenmanifestation und/oder renaler Hypertonie infolge Nierenbeteiligung beobachtet man makroskopisch gewöhnlich eine Herzhypertrophie.

Histologisch stehen interstitielle Sklerosen am Myokard neben Degeneration der Muskelfasern im Vordergrund (LEINWAND et al. 1954; PIPER u. HELWIG 1955; ISRAEL u. HARLEY 1956; GOTTSEGEN u. ROMODA 1956; ORABONA u. ALBANO 1958; ROTTENBERG et al. 1959). Die Sklerosierungsbezirke können entweder diffus das Myokard durchsetzen oder perivaskulär liegen, und bei gleichzeitigem Fehlen einer Koronargefäßbeteiligung sind diese um so eher auf den sklerodermischen Grundprozeß zu beziehen. Häufig finden sich diese Sklerosen subepi-

oder subendokardial (SPAIN u. THOMAS 1950; LEINWAND et al. 1954; LALIVE D'EPINAY 1966). Bei gleichzeitigem Vorliegen einer Lungensklerose könnte auch die mangelhafte Arterialisation des Blutes über eine Hypoxämie verantwortlich für den Untergang von Herzmuskelfasern mit Ersatz von Bindegewebe sein.

Das Auftreten eines Myokardinfarktes wurde von GIORDANO et al. (1976) beschrieben und war bei dem Intermedia-Syndrom (18,7%) häufiger als bei Akrosklerose (4,5%).

Die Herzinsuffizienz ist, abgesehen von der Niereninsuffizienz, wohl die häufigste Komplikation und endet meist mit letalem Ausgang (LEINWAND et al. 1954; PFISTER u. NÄGELE 1956; KORTING u. HOLZMANN 1967).

3. Lunge

Auf die Mitbeteiligung der Lungen bei progressiver Sklerodermie wurde erstmals von FINLAY (1891), Zit. u. KORTING u. HOLZMANN (1967), WOLTERS (1892) und VON NOTTHAFFT (1898) hingewiesen. Hinsichtlich der Häufigkeit einer Lungenbeteiligung existieren in der Literatur unterschiedliche Zahlenangaben: SHUFORD et al. (1953) 13%, MAHRER et al. (1954) 20%, FISCHER (1963) 23,6%, TUFFANELLI und WINKELMANN (1961) 24,7%, BOYD et al. (1954) 44%, HADDAD et al. (1970) 50%, LEINWAND et al. (1954) 51%, FIASCHI und TODESCO (1976) 54%, JABLONSKA (1962) 55%, WILSON et al. (1964) 57%, DE MUTH et al. (1968) 62%, MORPURGO et al. (1972) 64,5%, MILLER et al. (1959) 82%. Verschiedene Beobachtungen deuten darauf hin, daß Lungenveränderungen den Hauterscheinungen bei Sklerodermie vorausgehen können (SPAIN u. THOMAS 1950; SHUFORD et al. 1953; ORABONA u. ALBANO 1958; FISCHER 1963; FIASCHI u. TODESCO 1976). Bei diesen pulmonalen Prozessen handelt es sich zunächst vorwiegend um exsudativ-infiltrative Entzündungen, welche offenbar Vorläufer der sklerodermischen Lungensklerose sind. ASHBE u. CHANEM (1965) weisen hingegen darauf hin, daß der Lungenbefall meist zu den Spätbefunden bei Sklerodermie gehört. Wie auch für andere viszerale Manifestationen gilt auch für die Lunge die Tatsache, daß keine Korrelation zwischen der Schwere der Hautveränderungen und den vasomotorischen Störungen einerseits sowie der Beteiligung innerer Organe andererseits bestehen muß.

Klinisch auffallend sind Dyspnoe, trockener Husten und schleimiger Auswurf (ZWI et al. 1969). Die sklerodermischen Hautveränderungen über dem Brustkorb können aufgrund physiologischer Untersuchungen nicht mehr als Ursache der respiratorischen Insuffizienz gedeutet werden, vielmehr ist hierfür eine interstitielle diffuse Lungensklerose verantwortlich (FISCHER 1963). Das Ausmaß der Veränderungen und die Dauer ihres Bestehens bedingen das Auftreten einer mehr oder weniger ausgesprochenen Lungeninsuffizienz mit den klinischen Zeichen von Dyspnoe und Zyanose sowie einer mit der Blutgasanalyse nachweisbaren Hypoxämie und Hyperkapnie. Die angelsächsische Schule macht für diese Schwierigkeit des Gasaustausches (Diffusionsstörung) einen „alveolo-kapillären Block" als Folge einer verdickten Austauschmembran verantwortlich; ROSSIER (zit. nach HEGGLIN 1961) nimmt verkürzte Kontaktzeiten bei quantitativer Einengung des pulmonalen Strombettes als Ursache des herabgesetzten Gasaustausches an. Die Beeinträchtigung der Lungenfunktion mit Einschränkung der Totalkapazität, der Vitalkapazität und des Residualvolumens sind bei einem Teil der Fälle bedingt durch die restriktiven Lungenveränderungen infolge Parenchymverlust und Änderung der Elastizität der Alveolen (SPAIN u. THOMAS 1950; FISCHER 1963; CASTELLUCIO et al. 1965; weitere Literatur bei SACKNER 1966).

FIASCHI und TODESCO (1976) weisen darauf hin, daß der Lungenfunktion großer diagnostischer Wert zukommt, da sich in einem hohen Prozentsatz frühzeitig Lungenveränderungen zu einem Zeitpunkt aufdecken lassen, an dem noch keine klinischen Symptome und radiologischen Veränderungen im Thorax-Röntgen zu finden sind. Den Autoren gelang es, Veränderungen in der Spirometrie in 54% der Fälle nachzuweisen, davon fand sich eine Restriktion in 29% und eine Obstruktion in 25%. Eine restriktive Ventilationsstörung wurde in 58% und eine Diffusionsstörung in 64,5% von MORPURGO et al. (1972) festgestellt. HUANG, LYONS (1966) beobachteten hingegen vorwiegend funktionelle Störungen vom restriktiven Typ, auch HADDAD et al. (1970) konnten in der Hälfte ihrer Fälle eine ausgeprägte restriktive Ventilationsstörung bei reduzierter Vital- und Totalkapazität zeigen. Parallel dazu findet sich eine deutliche Reduzierung der sog. Compliance der Lungen gegenüber gesunden Probanden (FIASCHI u. TODESCO 1976). Auch WILSON et al. (1964) messen der Lungenfunktionsprüfung große Bedeutung bei und stellten in 57% eine verminderte Diffusionskapazität bei Sklerodermie-Kranken fest. Elektronenmikroskopisch zeigte sich gelegentlich eine Verdickung der Basalmembran von Alveolen und kleinen Arterien. Nach Blutgasuntersuchungen von FIASCHI u. TODESCO (1976) findet sich ein p_{O_2} < 75 mm Hg in 41%, ein p_{CO_2} < 36 mm Hg in 50%, ein erniedrigter pH-Wert des Kapillarblutes bei 8%, ein erhöhter bei 12%. Die CO-Diffusionskapazität war bei 50% reduziert, der Totraumquotient in 33% erhöht. Die Lungenszintigraphie mit ^{133}Xe hat verschiedene Veränderungen der Ventilation bei 63% der Fälle ergeben; die Perfusion zeigte eine veränderte Verteilung bei 81% der Fälle, eine erhöhte Ventilation und reduzierte Perfusion (Totraum-Effekt) wurde in 72% registriert, während eine reduzierte Ventilation und erhöhte Perfusion (Shunt-Effekt) in 63% erhoben werden konnte.

Im Krankengut von KORTING und HOLZMANN (1967) kamen im Lungenszintigramm keine eindeutigen Veränderungen zur Darstellung, obwohl eine Lungensklerose vorlag. Nach Auffassung der Autoren könnten die Ausfälle im Gefäßsystem so fein und diffus über die Lunge verteilt sein, daß sie sich der Darstellung entziehen.

An röntgenologisch faßbaren Lungenveränderungen wurden zarte Pleuraschwarten, auch interlobär und basal, diffuse feinstreifige oder netzartige Zeichnungen, welche häufig vom Hilus fingerförmig ausstrahlen, beobachtet (SHUFORD et al. 1953; ROSSIER u. HEGGLIN-VOLKMANN 1954; FISCHER 1963; SACKNER 1966). Diffuse, netzförmige Verschattungen finden sich in der Regel in beiden Lungen vorwiegend in den Unterfeldern, im weiteren Verlauf können auch die mittleren Lungenfelder betroffen werden, während die Lungenspitzen im allgemeinen frei bleiben. Je nach Ausdehnung des Prozesses können diese Herde von einer diskreten verstärkten Lungengefäßzeichnung bis zur erheblichen Schattenbildung schwanken. Ein kompensatorisches Emphysem in den Oberfeldern ist häufig. HEGGLIN (1961) hebt die diagnostische Bedeutung eines Schallphänomens hervor, welches er Sklerosiphonie benannte. Es handelt sich dabei um ein eigenartiges, nur auf die Inspiration beschränktes Geräusch, welches sowohl an pleuritisches Reiben wie auch an die Crepitatio indux erinnert, wobei eine auskultatorische Unterscheidung gegenüber Bronchiektasen bei Kenntnis dieses Befundes möglich ist. Ob dieses Geräusch durch feine Fibrinauflagerungen oder Flüssigkeitsansammlungen im Interstitium bzw. lokalisierte Atelektasen bedingt ist, kann nur schwer entschieden werden (HEGGLIN 1961). Bronchiektasien wurden nur ausnahmsweise in fortgeschrittenen Fällen von Sklerodermie gesehen (ASHBE u. GHANEM 1965; SACKNER 1966), über Hiluslymphknotenvergrößerung mit Verkalkung berichten SCHACHERL und HOLZMANN (1968). Ebenfalls in späteren

Stadien lassen sich honigwabenartige Aufhellungen mit unterschiedlichen großen zystischen Hohlräumen nachweisen (BOYD et al. 1954; ISRAEL u. HARLEY 1956; FALCK 1956). Die Wabenlunge ist die Folge der Lungenfibrose, diese führt manchmal verbunden mit Gefäßprozessen zu Ernährungsstörungen; es treten kleine Infarkte und Nekrosen auf und bilden so die Wabenlunge, welche selbstverständlich streng von der angeborenen Zystenlunge getrennt werden muß (HEGGLIN 1961). Zweifellos ist es schwierig, in den Frühstadien der progressiven Sklerodermie die Lungenveränderungen entsprechend zu deuten, und vor allem ist die Abgrenzung gegenüber einer Silikose und Tuberkulose oft schwierig, um so mehr als diese bisweilen mit der Sklerodermie gemeinsam vorkommen können (ROSSIER u. HEGGLIN-VOLKMANN 1954; FALCK 1958; NÄGELE 1959; GONDOS 1960; THIEME 1967). Silikose und Sklerodermie stellen eine Kombination zweier phänotypisch völlig verschiedener Krankheitsbilder dar, gemeinsam sind beiden jedoch bestimmte Veränderungen des Bindegewebes. Die Kombination beider Krankheiten könnte dahingehend erklärt werden, daß der Silikose als Primärkrankheit die Rolle eines Katalysators zukommt, wobei die Ausbildung von Organ-Auto-Antikörpern im Lungengewebe die schnelle Entwicklung der Sklerodermie begünstigt (THIEME 1967). Das pulmonale Krankheitsbild der progressiven Sklerodermie in fortgeschrittenen Stadien entspricht einer diffusen, interstitiellen „Lungenfibrose", deren Ätiologie nicht einheitlich ist (EBERT 1963). Obwohl die Syntropie der progressiven Sklerodermie mit Malignomen im allgemeinen selten ist, scheint die Lungenmanifestation doch gelegentlich mit der Entstehung von Bronchialkarzinomen in Zusammenhang zu stehen (ROSSIER u. HEGGLIN-VOLKMANN 1954; DÖRKEN 1955; BOMBARDELLA 1960; PERNOD et al. 1962; ASHBE u. GHANEM 1965; SACKNER 1966; TOMKIN 1969; SEIGON et al. 1972; GIORDANO 1982). Letztgenannte Autoren fanden ein überzufällig häufiges Zusammentreffen von Sklerodermie und Bronchialkarzinomen, wobei es sich histologisch häufig um Karzinome vom Alveolarzelltyp handelte.

4. Verdauungstrakt

Die Beteiligung des Gastrointestinaltraktes bei progressiver Sklerodermie ist unterschiedlich ausgeprägt und steht nicht immer in unmittelbarer Beziehung zur Ausdehnung der Hautveränderungen (BALLARD et al. 1969), scheint jedoch in der Mehrzahl der Fälle bei ausgeprägter kutaner Sklerose und in den Spätstadien häufiger vorzukommen (TERUEL u. GOMEZ 1964). Es wurde vielfach darauf hingewiesen, daß Patienten mit Akrosklerose häufig Zeichen einer intestinalen Beteiligung und insbesondere die typischen Veränderungen der Speiseröhre aufweisen (HOSKINS et al. 1962; HERMS u. GEHRMANN 1967). Die Ösophagusbeteiligung, welche erstmals von EHRMANN (1903) erwähnt wurde, nimmt unter den viszeralen Manifestationen der Sklerodermie einen besonderen Platz ein [Ösophagusbefall in 45–65% nach ROSSIER und HEGGLIN-VOLKMANN (1954)]. NÄGELE (1959) fand einen Ösophagusbefall in 54% von 614 aus der Literatur zusammengestellten Fällen, TUFFANELLI und WINKELMANN (1961) eruierten einen Prozentsatz von 66,9% unter 481 röntgenologisch explorierten Sklerodermie-Kranken. In einem allerdings kleineren Krankengut fanden HARPER u. JACKSON (1965) eine Ösophagusbeteiligung in 80% und TIRRI (1976) eine solche in 75% seiner Sklerodermie-Patienten. Ösophagusveränderungen können bereits in frühen Stadien röntgenologisch nachweisbar sein (WEISSENBACH et al. 1937; GEBAUER u. HALTER 1948), jedoch ohne subjektive Beschwerden einhergehen (DORNHORST et al. 1954; PASQUIER 1958; TUFFANELLI u. WINKELMANN 1961). Möglicherweise kann sich diese viszerale Manifestation sogar vor der Ausbildung der Hautveränderungen einstellen (FRASER 1966). Klinisch imponieren Schluck- und Schlingbeschwerden, retrosternale oder epigastrische Schmerzen, Brennen in der Herzgegend (BETTARELLO et al. 1967b), Sodbrennen, Brechreiz, Aufstoßen sowie das Gefühl des Steckenbleibens von Speiseteilen im unteren Anteil des Ösophagus. (KORTING u. HOLZMANN 1967; HEITMANN u. ESPINOZA 1968; KLEIN 1972; MATHIES 1974). Die morphologischen Veränderungen konzentrieren sich im wesentlichen auf die unteren zwei Drittel des Organs (CYWINER-GOLENZER u. LECESTRE 1975), wobei ein teilweiser oder totaler Ersatz der glatten Muskulatur durch loses Bindegewebe erfolgt (TREACY et al. 1963). Die Einbeziehung des gastroösophagealen Sphinkters in das Krankheitsbild bringt wegen der Störung des Mechanismus, welcher normalerweise den Rückfluß des Mageninhaltes verhindert, Folgen und Komplikationen mit sich. Die mangelhafte Ösophagusdynamik, bedingt durch den Ausfall der Muskelelemente, erzeugt Dysphagie und Stauung (SALADIN et al. 1966; HEITMANN u. ESPINOZA 1968). Die wegen der Mikrostomie technisch schwierige und gelegentlich wegen einer tieferen Ösophagusstriktur gefahrvolle Ösophaguskopie zeigt unterschiedliche Schleimhautveränderungen. Neben Farbänderungen ist vor allem der Verlust der normalen Schleimhautfalten zu verzeichnen, in Spätstadien werden häufiger Leukoplakien und Stenosen angetroffen (GEBAUER u. HALTERS 1948; LEINWAND et al. 1954). Eine mittels Endoskopie nachgewiesene verdickte, glasig geschwollene und deutlich rigide Ösophagusschleimhaut beschrieben PASCHER und HERRMANN (1965). Trotz des häufigen Vorkommens einer Ösophagusbeteiligung ist eine ulzeröse Ösophagitis mit Blutung eine Rarität (BERLINER u. BURSON 1966).

KREJS et al. (1976) weisen darauf hin, daß durch eine Biopsie zwar histologisch die Diagnose einer Ösophagitis gestellt werden kann, diese jedoch nicht als diagnostische Hilfe für das Krankheitsbild der Sklerodermie verwertbar ist. Ausnahmsweise kann es zu einer Refluxösophagitis (SACKNER 1966) oder zur peptischen Ösophagitis (DÖRKEN 1955; NÄGELE 1959) kommen.

Intra-ösophageale Druckmessungen zeigen bei Patienten mit Sklerodermie einen absoluten Mangel an peristaltischen Schluckkontraktionen, also eine mangelhafte propulsive Kraft in den unteren zwei Dritteln des Ösophagus mit dem klinischen Korrelat von Dysphagie, Sodbrennen und Regurgitationen (SALADIN et al. 1966; HEITMANN u. ESPINOZA 1968; NESCHIS et al. 1970; KREJS et al. 1976; TIRRI 1976). Atonie bzw. Hypotonie des Ösophagus mit herabgesetzter Peristaltik läßt sich auch röntgenologisch bereits in den Frühstadien nachweisen (HARPER u. JACKSON 1965; NESCHIS et al. 1970; TIRRI 1976). Die daraus resultierende verzögerte Breipassage wird noch deutlicher, wenn gleichzeitig das untere Ösophagusdrittel verengt ist (NÄGELE 1957; FRASER 1966). Eine Verengung in den höheren Speiseröhrenabschnitten gehört zu den Ausnahmen (FOX 1938; GIORDANO 1982). In den fortgeschrittenen Stadien entwickelt sich eine Wandfibrose, und der Ösophagus erscheint als weites, starres, lufthaltiges Rohr mit fehlender Faltenzeichnung (TERUEL u. GOMEZ 1964; BALLARD et al. 1969; KLEIN 1972; GIORDANO 1982). Mitunter kann das Kontrastmittel lange liegenbleiben, wobei ursächlich für diese Passagestörung nicht nur die Wandsklerose, sondern auch vegetative Innervationsstörungen erwogen wurden (GOETZ u. BERNE 1945; SELVAAG 1950), wofür allerdings LORBER und ZARAFONETIS (1963) keine hinreichenden Anhaltspunkte fanden. Obwohl eine Ösophagusbeteiligung im Rahmen der Sklerodermie auffallend häufig angetroffen wird, so scheint ein Ösophaguskarzinom eher eine Rarität zu sein (SACKNER 1966). Seltene Befunde an der Speiseröhre sind auch ein schmaler starrwandiger Ösophagus (BOYD et al. 1954), eine

Ösophagus-Pleurafistel (PIPER u. HELWIG 1955), Hiatushernien infolge Schrumpfung und Verkürzung der Speiseröhre (SOMMERVILLE et al. 1959) sowie Pseudodivertikel und Striktur (SCHWARZ u. SKINSNES 1949).

Der Magensaft erweist sich meist als normal (TIRRI 1976), auch BETTARELLO et al. (1967a) fanden bei Untersuchungen der Magensekretion einschließlich der Histalogbelastung keine Unterschiede gegenüber gesunden Probanden. Bisweilen bestehen sub- oder anazide Säureverhältnisse (FRANZEN u. SIEBERT 1959), gelegentlich auch eine histaminrefraktäre Achylie (SCHMITT-ROHDE u. WEICHARDT 1955). Zur Entwicklung von Magen-Ulzera kommt es selten (HORNER et al. 1965), und im allgemeinen sind Röntgenbefunde des Magens unergiebig. Peptische Magen-Ulzera beobachteten PIPER und HELWIG (1955) in 2 von 31 Fällen, ferner OLSEN et al. (1955) und SACKNER (1966). Hinweise auf eine Magenbeteiligung am Grundprozeß sind Dilatation und Atonie mit verzögerter Entleerung (GOETZ u. BERNE 1945; ROSSIER u. HEGGLIN-VOLKMANN 1954; SACKNER 1966; CYWINER-GOLENZER u. LECESTRE 1975).

Während der Befall des Ösophagus die häufigste viszerale Manifestation im Bereich des Magen-Darm-Traktes ist, werden gastrointestinale Symptome wie epigastrische Schmerzen, intermittierende Diarrhö, Obstipation, Koliken, Brechreiz, Anorexie etc. seltener beobachtet, wobei Resorptionsstörungen und ileusartige Bilder in späteren Stadien dominieren (HEGGLIN 1961; HOULI u. REZEK 1965; HERMS u. GEHRMANN 1967; KORTING u. HOLZMANN 1967; SCUDAMORE et al. 1968; MIERCORT u. MERRILL 1969; LE PARCO et al. 1972; KOLAR et al. 1972). Nach CYWINER-GOLENZER und LECESTRE (1975) wird das Duodenum in 80%, das Jejunum in 95%, das Ileum in 23% und seltener das Kolon befallen. KOLAR et al. (1972) fanden einen Dünndarmbefall in 81,9%.

In der Pathogenese des Malabsorptionssyndroms spielen offensichtlich mehrere Faktoren zusammen und eine eindeutige Klärung konnte bisher nicht erreicht werden. Sicherlich entsteht eine Beeinflussung der Peristaltik durch kollagen-fibröse Durchsetzung der Muskularis (HERMS u. GEHRMANN 1967), welche sich auch röntgenologisch im Sinne einer herabgesetzten Beweglichkeit der Darmschlingen sowie einer Überblähung einzelner Darmabschnitte zeigt (BLUESTONE et al. 1969; TIRRI 1976). Ferner wurde ein gestörter Lymphabfluß für die gestörte Resorption verantwortlich gemacht (HOSKINS et al. 1962), auch Gefäßveränderungen im Sinne der Sklerodermie-Vaskulopathie mit konsekutiver Beeinträchtigung der Darmmotilität werden diskutiert (LENEMANN et al. 1962, zit. nach HERMS u. GEHRMANN 1967). Auch der Änderung der Darmflora als Folge der Motilitätsstörung wurde gewisse Bedeutung beigemessen. Dementsprechend soll nach intensiver antibiotischer Therapie in einigen Fällen mit Malabsorptionssyndrom eine deutliche Besserung eintreten (HOSKINS et al. 1962; LENEMANN et al. 1962, zit. nach HERMS u. GEHRMANN 1967; MCBRIEN u. MUMMERY 1962). SCUDAMORE et al. (1968) schließen die Möglichkeit einer relativen Pankreasinsuffizienz nicht aus, da günstige Therapieresultate nach Gabe von Pankreasfermenten zu erzielen waren. Ein Malabsorptionssyndrom kann mitunter den Hauterscheinungen vorausgehen und sich klinisch lediglich in Durchfällen und Gewichtsabnahme äußern, so daß die Resorptionsstörung in ihrem quantitativen Ausmaß nicht erkannt wird (HERMS u. GEHRMANN 1967). Prognostisch besonders ernst sind solche Fälle zu bewerten, bei welchen Erbrechen und Diarrhö kombiniert mit einem Eiweißmangelsyndrom auftreten (KORTING u. LACHNER 1972).

Der Dünndarm ist nach dem Ösophagus die zweithäufigste Stelle sklerodermischer Veränderungen im Verdauungstrakt [72% nach D'ANGELO et al. (1969), 81,9% nach KOLAR et al. (1972)]. Klinisch stehen krampfartige Schmerzen und

Durchfälle im Vordergrund. Wäßrige Diarrhö mit massiven hellen und übelriechenden Stühlen sind Ausdruck der Fehlresorption, die allerdings in ausgeprägter Form selten auftritt. Postprandiale Distensionsgefühle enden trotz einer verminderten Nahrungszufuhr mit Nausea und Erbrechen. Ein akuter Ileus kann überraschend auftreten und tödlich enden. Bei jenen Patienten, bei welchen der Magen-Darm-Befall zuerst mit Dünndarmveränderungen einhergeht, pflegt die Sklerodermie besonders schnell letal zu verlaufen (KOLAR et al. 1972; TIRRI 1976). Die röntgenologischen Veränderungen am Dünndarm sind recht charakteristisch, wobei das mittlere und distale Drittel des Duodenums und das Jejunum bevorzugt betroffen werden. Hervorzuheben ist eine beträchtliche, häufig segmentale Erweiterung der Darmschlingen mit herabgesetzter oder fehlender Peristaltik und stark verzögerter Breipassage (NÄGELE 1957; ORABONA u. ALBANO 1958; SOMMERVILLE et al. 1959; MCBRIEN u. MUMMERY 1962; TREACY et al. 1963; SACKNER 1966; BENDIXEN et al. 1968; BLUESTONE et al. 1969; ROTHENBERGER 1970; KOLAR et al. 1972; CYWINER-GOLENZER u. LECESTRE 1975; TIRRI 1976). Zu den auffallenden Befunden am oberen Dünndarm gehört eine hypotone Dilatation der Duodenalschlinge. Trotz beträchtlicher Überfüllung und Erweiterung des Duodenums bis auf das Doppelte oder sogar Dreifache des Normalen kommt keine wirksame Peristaltik zustande. Eine Verengung des distalen Lumens wie beim arteriomesenterialen Verschluß kann ebenfalls auftreten (KOLAR et al. 1972). Ähnliche Veränderungen wie im Duodenum finden sich auch in anderen Dünndarmschlingen, wobei das Jejunum häufiger Abweichungen aufweist als das Ileum. In seltenen Fällen finden sich am Jejunum große Pseudodivertikel (HARPER u. JACKSON 1965; BLUESTONE et al. 1969; TIRRI 1976). Als Ausnahmebefund tritt eine Pneumatosis cystoides intestinalis auf (MEIHOFF et al. 1968; MIERCORT u. MERRILL 1969) und signalisiert einen frühen tödlichen Ausgang der Erkrankung (KOLAR et al. 1972). Obwohl klinische Symptome von seiten des Dickdarmes relativ selten sind, beobachtet man röntgenologisch Kolondivertikel, die sich von den gewöhnlichen Divertikeln durch ihre quadratische Form mit weitem Hals unterscheiden (HEINZ et al. 1963; FRASER 1966; CYWINER-GOLENZER u. LECESTRE 1975; TIRRI 1976) und ausnahmsweise auch perforieren können (GARLAND u. SISSON 1954; HOSKINS et al. 1962). Eine ulzeröse Kolitis bei Sklerodermie beschrieben BICKS et al. (1958), DE LUCA et al. (1965) sowie SACKNER (1966).

5. Leber

Überraschenderweise gibt es in den zahlreichen Übersichtsarbeiten nur spärliche Hinweise auf Leberveränderungen bei Sklerodermie, obwohl man eigentlich eine Beteiligung auch des Lebermesenchyms am Sklerosierungsprozeß des Kollagens erwarten sollte.

Klinisch wurde eine Hepatomegalie von verschiedenen Autoren beschrieben (MILBRADT 1934; GIL 1951; CALVERT et al. 1958; MIDDLETON 1962). BOYD et al. (1954) sahen unter 24 Abdomenübersichtsaufnahmen eine Lebervergrößerung 13mal (54%), RIVELIS (1963) unter 66 Kranken 14mal (21,2%), RAU (1978) bei 9 von 24 Kranken (37%) und SACKNER (1966) unter 65 Kranken 18mal (28%), wobei die Hepatomegalie in 9 Fällen auf eine Rechtsherzinsuffizienz zurückgeführt wurde. Auch pathologisch-anatomisch wurde eine chronische Stauung oft beobachtet (PIPER u. HELWIG 1955; MIDDLETON 1962; CASTLEMAN u. KIBBEE 1963). D'ANGELO et al. (1969) fanden eine chronische passive Stauung in 67% ihrer 57 Sklerodermie-Sektionen, aber auch in 62% von 58 Kontrollen.

Mehrere Publikationen behandeln das Vorkommen von Leberzirrhosen bei Sklerodermie (GOETZ u. BERNE 1945; PIPER u. HELWIG 1955; EMMRICH 1952; LESZLER 1955; CALVERT et al. 1958; BATSAKIS u. JOHNSON 1960; SACKNER 1966; GIORDANO 1982). Die Seltenheit derartiger Beobachtungen geht aus der Statistik von TUFFANELLI und WINKELMANN (1961) sowie BARTHOLOMEW et al. (1964) hervor, die unter 727 Kranken der Myo-Klinik nur 8 Zirrhosen fanden. NÄGELE (1959), LEINWAND et al. (1954), FRIES et al. (1971) sowie D'ANGELO (1968) sprechen von einem zufälligen Zusammentreffen.

Nachdem sich die primäre biliäre Zirrhose (PBC) diagnostisch besser von den übrigen Formen chronischer Lebererkrankungen abgrenzen ließ, erschienen verschiedene Mitteilungen über ein überzufällig häufiges Zusammentreffen des CRST- bzw. ROST-Syndroms (MURRAY-LYON et al. 1970; REYNOLDS et al. 1971; LICHTENSTEIN et al. 1973) und der Sklerodermie (O'BRIEN et al. 1972; MORRIS et al. 1972; HENEGOUWEN et al. 1973) mit einer primären biliären Zirrhose bzw. mit einer chronisch-aktiven Hepatitis (MACKAY u. WOOD 1962; MORRIS et al. 1972; REYNOLDS et al. 1971). Vier der Fälle von BARTHOLOMEW et al. (1964) und die Kasuistik von GRILLIAT et al. (1967) sind hier einzureihen. Umgekehrt sahen REYNOLDS et al. (1971) unter 41 Kranken mit primärer biliärer Zirrhose 6 Patienten mit einem CRST-Syndrom. KLATSKIN und KANTOR (1972), zit. nach RAU (1978), beobachteten unter 188 Kranken mit primärer biliärer Zirrhose 11 mit Sklerodaktylie (5,9%) und unter 29 Patienten mit CRST-Syndrom 11 mit primärer biliärer Zirrhose (38%); 10 Patienten (34%) wiesen M-Antikörper auf. Nach Ansicht dieser Autoren besteht über die Autoimmunität eine pathogenetische Verknüpfung zwischen Sklerodermie und Leberleiden. Die gelegentlich beobachtete Kombination mit Sjögren-Syndrom und Colitis ulcerosa (CALVERT et al. 1958; BARTHOLOMEW et al. 1963) sowie mit Immunthyreoiditis (LICHTENSTEIN et al. 1973) spricht ebenfalls in diesem Sinne.

Als Ausdruck einer Mitbeteiligung der Leber an der allgemeinen Mesenchymopathie sind Schwellung und Verdickung des präkollagenen retikulären Gewebes (ORMEA u. APRÀ 1955), eine Bindegewebsvermehrung bzw. Sklerosierung der Portalfelder (NOTTHAFFT 1898; MASUGI u. YÄ-SHU 1938; ORABONA u. ALBANO 1958), eine fokale und perivaskuläre (RIVELIS 1963) sowie eine allgemeine Sklerose (BEIGELMAN et al. 1953; MASSIMO 1954; CASTLEMAN u. KIBBEE 1963; COPEMAN u. MEDD 1967) zu deuten, ebenso eine diffuse Sklerose der Gallenblase sowie der extrahepatischen Gallenwege (LEINWAND et al. 1954; COPEMAN u. MEDD 1967; WILDENTHAL et al. 1968).

Die Gefäße der Leber (NOTTHAFFT 1898; MASUGI u. YÄ-SHU 1938; NÄGELE 1959; RIVELIS 1963) und der Gallenblase bzw. der extrahepatischen Gallenwege (MASUGI u. YÄ-SHU 1938; LEINWAND et al. 1954) können sich am arteriitischen Prozeß der Sklerodermie beteiligen und mittelbar zu Infarzierung der Leber führen (MACMAHON 1972) oder einen Verschlußikterus infolge Ulzeration und Ödem in der Nähe der Papilla Vateri verursachen (WILDENTHAL et al. 1968).

Weitere beschriebene Befunde sind fokale Zellnekrosen (PIPER u. HELWIG 1955; ORABONA u. ALBANO 1958; MIDDLETON 1962; BARTHOLOMEW et al. 1964), zentrale Nekrobiose und kleine zelluläre Infiltrationen (ORABONA u. ALBANO 1958; BATSAKIS u. JOHNSON 1960) sowie Fettleber (ORABONA u. ALBANO 1958; GORDON 1928; MASUGI u. YÄ-SHU 1938).

Eine Prüfung der Leberfunktion durch BARNETT und COVENTRY (1969) zeigte bei 16 von 31 Kranken (52%) pathologische Werte (2mal eine Bilirubinerhöhung über 1,2 mg%, 6mal eine Vermehrung der alkalischen Phosphatase über 12 King-Armstrong-Einheiten, 4mal eine Erhöhung der Transaminasen und bei 8 Kranken eine Verminderung der Prothrombin-Konzentration unter 50%).

Rau et al. (1974) fanden bei 23 Patienten mit dem Bromsulfataleintest in zwei Drittel der Fälle beträchtliche Störungen der Leberfunktion; leichte bis mäßige Erhöhung der Transaminasen bestanden in ca. ein Drittel der Fälle. Morphologisch stand bei fast der Hälfte der Patienten die reaktive Hepatitis bzw. interstitielle Entzündung im Vordergrund und in allen Fällen waren Parenchymschäden erkennbar. Es handelte sich mit Ausnahme eines Falles mit schwerer reaktiver Hepatitis um gering bis mäßig ausgeprägte Veränderungen. Arteriitische Zustände oder für die Sklerodermie kennzeichnende Bindegewebsveränderungen kamen nicht vor. Einige Autoren halten die seltene Kombination von Sklerodermie und Lebererkrankung für rein zufällig, ein Teil sieht eine Verbindung über die Autoimmunität und ein Teil sieht sie im Rahmen der allgemeinen Mesenchymopathie. Die Frage, ob es Leberveränderungen bei der Sklerodermie gibt, läßt sich zwar bejahen, es kommt allerdings in den meisten Fällen nicht zur Ausbildung einer ausgeprägten Sklerose oder eines zirrhotischen Umbaues, da die Patienten vorher anderen Komplikationen ihres Grundleidens erliegen.

6. Milz

Eine primäre Mitbeteiligung der Milz scheint zwar möglich, ist jedoch eine Rarität (Boyd et al. 1954). Massimo (1954) beschrieb eine zwiebelschalenartige Sklerose um Milzarterien. Leinwand et al. (1954) fanden eine hochgradige Sklerose der Milzarterien und arteriitische Prozesse in der Gallenblasenwand.

7. Niere

Treten im Verlauf einer Sklerodermie Zeichen einer Nierenbeteiligung auf, so verschlechtert sich die Prognose quoad vitam entscheidend. Aus der Studie von Medsger und Masi (1973) über die Lebenserwartung von 358 Fällen starben alle 17 mit Nierensymptomen innerhalb von 10 Monaten. Cannon et al. (1974) verloren von 116 Patienten ohne Nierenbefall in 20jähriger Beobachtungszeit 10%, hingegen 60% aller Sklerodermie-Kranken, die Proteinurie, Hypertonie oder Azotämie aufwiesen. Andererseits hatten 82% aller Sklerodermie-Todesfälle dieser Serie Nierenveränderungen. D'Angelo et al. (1969) berichteten über 58% Nierenbefall in ihrem Sklerodermie-Obduktionsgut, Fisher und Rodnan (1958) beobachteten diesen in 9 von 11 Fällen.
Klinische Untersucher fanden eine Nierenbeteiligung in 8% (Nägele 1959), im Krankengut von Tuffanelli und Winkelmann (1961) betrug diese 2,6%, bei Giordano et al. (1976) 22,6%.
Relativ häufig finden sich bei der progressiven systemischen Sklerodermie geringgradige Proteinurien mit oder auch ohne wesentlichen Sedimentbefund [45% bei Cannon et al. (1974), 15% bei Tuffanelli u. Winkelmann (1961)]. Histologisch entsprechen diesem Befund lediglich Glomerulusveränderungen mit Schlingenverdickung und Basalmembranverbreiterung und evtl. gelegentlich auch Anklänge von „Wire-loop"-Formationen (Calvert u. Owen 1956; Fisher u. Rodnan 1958; Tange 1959; Khoo u. Stump 1960; Zollinger 1966; D'Angelo et al. 1969; Levine u. Boshell 1960; Cannon et al. 1974), Malaguzzi-Valdi u. Americo (1976).

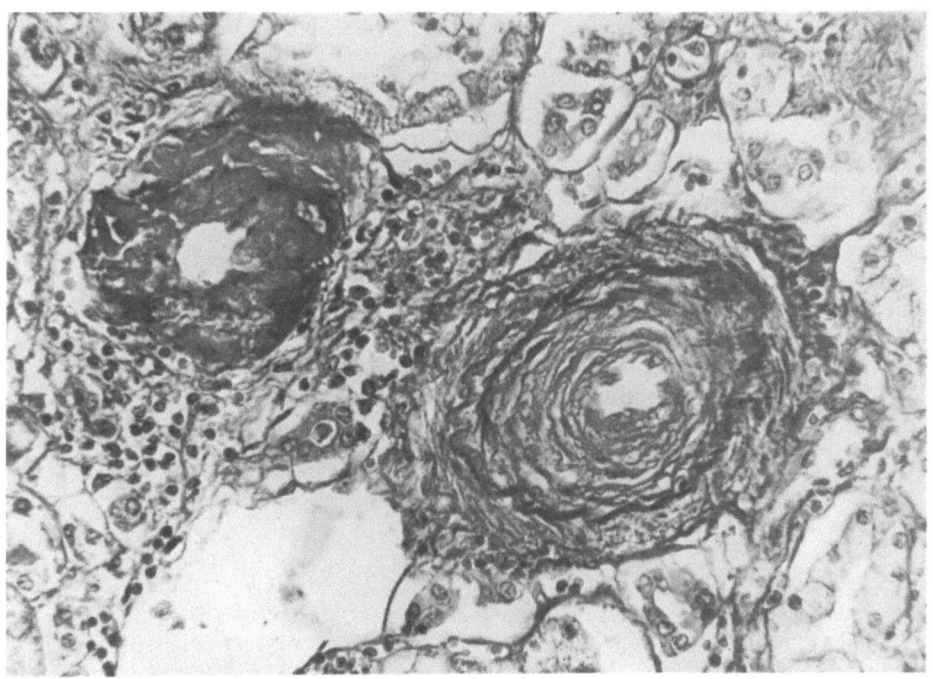

Abb. 2. A. corticalis radiata mit Einlagerung mukoider Massen und Neubildung von kollagenen Fasern. (Aus FLADERER u. KLEIN, 1972). Van Gieson-Elastica. ×250

Ein nephrotisches Syndrom gehört nicht zum Bild der Sklerodermie-Niere (TANGE 1959; TUFFANELLI u. WINKELMANN 1961).

URAI et al. (1958) fanden bei 25 Patienten ohne pathologischen Urinbefund eine deutliche Einschränkung der PAH-Clearance bei gering veränderter endogener Kreatinin-Clearance und erhöhter Filtrationsfraktion. Ähnliche Befunde wurden von KREYSEL (1966) mitgeteilt. Sklerodermie-Kranke weisen in der Regel eher niedrige Blutdruckwerte auf (ROSSIER u. HEGGLIN-VOLKMANN 1954; LEINWAND et al. 1954; NÄGELE 1959) und das Auftreten einer Hypertonie, insbesondere ihrer malignen Variante, ist ein prognostisch äußerst ungünstiges Zeichen. Zumeist führt dann eine rasch progrediente Niereninsuffizienz innerhalb von Tagen bis einigen Wochen zum Ende, gar nicht so selten unter dem Bild eines akuten Nierenversagens (NÄGELE 1959; TANGE 1959; LEVINE u. BOSHELL 1960; STONE et al. 1974; HUBERMANN u. SZYLMAN 1963).

In der Literatur wird allerdings in mehreren Fällen auch über Urämie-Todesfälle ohne Hypertonie berichtet (MOORE u. SHEEHAN 1952; CARPENT 1957; RODNAN et al. 1957; GLÜCK u. HUMERFVELT 1957; TANGE 1959; KHOO u. STUMP 1960; LEVINE u. BOSHELL 1960; FISCHER 1963; D'ANGELO et al. 1969; CANNON et al. 1974).

Die charakteristischen Gefäßveränderungen der Sklerodermie-Niere befallen bevorzugt die Arteriae arcuatae und interlobulares, seltener auch die Arteriae interlobares (MOOR u. SHEEHAN 1952; CALVERT u. OWEN 1956; RUTKAI 1958; FISHER u. RODNAN 1958; TANGE 1959; KHOO u. STUMP 1960; FENNELL et al. 1961; ZOLLINGER 1966; D'ANGELO et al. 1969; FLADERER u. KLEIN 1972; RODNAN et al. 1973; BUCHMANN et al. 1974). Histologisch findet man eine konzentri-

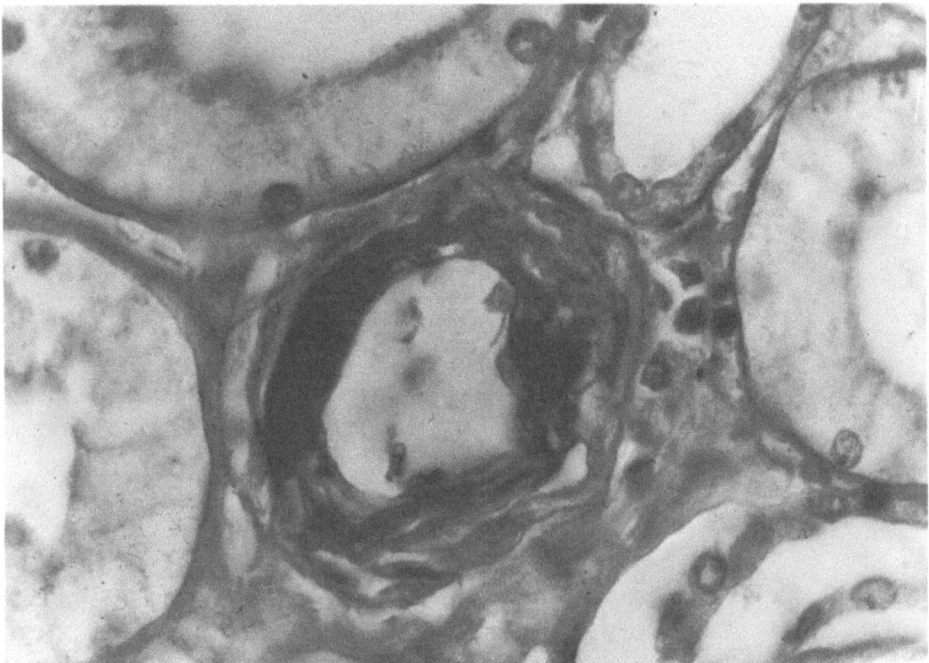

Abb. 3. Vas afferens mit fibrinoider Nekrose, 58jährige Patientin mit progressiver Sklerodermie. (Aus FLADERER u. KLEIN, 1972). HE, ×600

sche, schalenförmige Intimawucherung mit Einlagerung mukoider Massen. Die zunehmende Sklerosierung der Intima führt schließlich zu hochgradiger Einengung des Lumens bis zur völligen Obliteration (Abb. 2). Häufig werden auch Fibrinthromben beschrieben (MASUGI u. YÄ-SHU 1938; LEINWAND et al. 1954; FISCHER 1963; FENNELL et al. 1961; SALYER et al. 1973; BUCHMANN et al. 1974; CANNON et al. 1974; KINCAID-SMITH 1975).

Dieser Gefäßprozeß scheint rasch progredient zu verlaufen (KINCAID-SMITH 1975), da in den meisten Fällen fokale, disseminierte Rindeninfarkte gefunden werden, die den Nieren ihr charakteristisches granulär buntgeflecktes Bild verleihen (ZOLLINGER 1966 und andere). Größere Hämorrhagien werden vermißt.

Ein weiteres typisches histologisches Merkmal ist die fibrinoide Gefäßnekrose, insbesondere der Vasa afferentia (Abb. 3), die manchmal gleichsam auf die ersten Glomerulusschlingen überkriecht (Abb. 4) (MASUGI u. YÄ-SHU 1938; CALVERT u. OWEN 1956; RUTKAI 1958; TANGE 1959; FENNELL et al. 1961; D'ANGELO et al. 1969; FLADERER u. KLEIN 1972; CANNON et al. 1974).

ZOLLINGER (1966) hielt diese von der malignen Nephrosklerose Fahr nicht zu unterscheidenden Gefäßveränderungen (MASUGI u. YÄ-SHU 1938; CARPENT 1957; FISHER u. RODNAN 1958; KHOO u. STUMP 1960; LEVINE u. BOSHELL 1960; FENNELL et al. 1961; RODNAN et al. 1973) für eine Sekundärläsion, sei es aufgrund hochgradiger zentraler Arterienstenosen, sei es als Folge der renalen Hypertonie (weitere Literatur bei LEINWAND et al. 1954; RODNAN et al. 1957; FISHER u. RODNAN 1958; HOERNI 1960; RODNAN et al. 1973).

Fibrinoide Nekrosen wurden allerdings auch ohne Hypertonie beobachtet (CARPENT 1957; D'ANGELO et al. 1969; CANNON et al. 1974). Offensichtlich ist

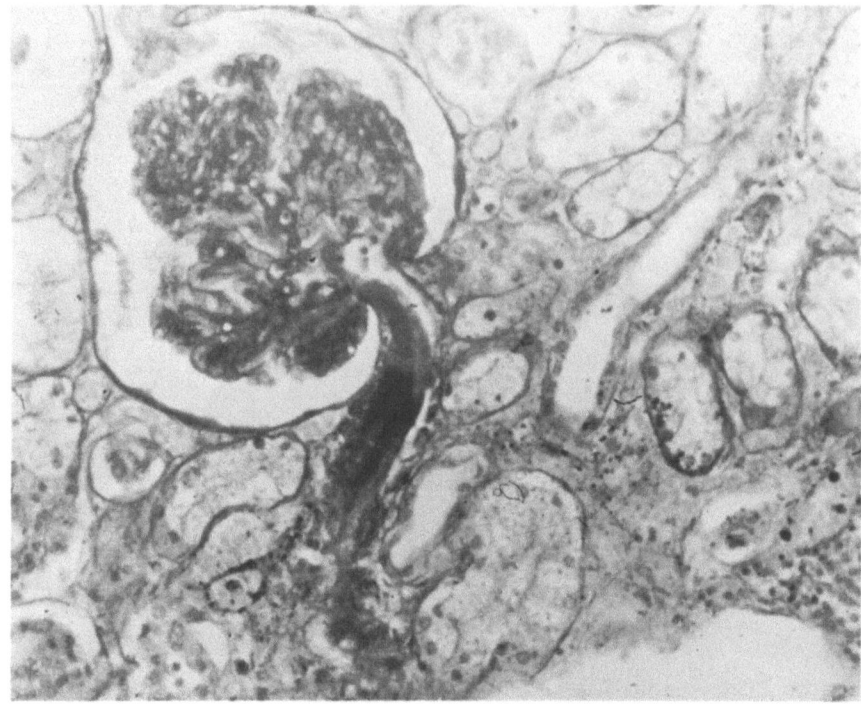

Abb. 4. Vas afferens mit Glomerulus: Überkriechen der fibrinoiden Nekrose auf die ersten Glomerulusschlingen. (Aus FLADERER u. KLEIN, 1972). PAS, ×300

für diese Veränderung nicht der systemische Blutdruck entscheidend, sondern es dürfte sich um die Folge einer primär intrarenalen, überschießenden Renin-Angiotensin-Wirkung handeln (STONE et al. 1974; CANNON et al. 1974).

Tatsächlich wurden auch bei solchen Patienten extrem hohe Plasmareninaktivitäten gemessen (RICHARDSON 1973; CANNON et al. 1974; STONE et al. 1974).

In der Pathogenese der Sklerodermie-Niere scheinen ganz ähnliche Mechanismen wie im Hautorgan wirksam zu werden. Seit vielen Jahren wurden schon Nierengefäßspasmen entsprechend dem Raynaud-Phänomen vermutet (SOKOLOFF 1956; RODNAN et al. 1957; FISHER u. RODNAN 1958; FISCHER 1963; NORTON u. NARDO 1970).

URAI et al. wiesen 1961 mittels Gefäßausguß-Korrosions-Technik eine hochgradige Rarefizierung des gesamten Gefäßsystems der Sklerodermie-Niere nach.

CANNON et al. (1974) berichteten über eine hochgradige Einschränkung der Nierendurchblutung anhand von Untersuchungen mittels Renovasographie (s. auch RODNAN et al. 1973) und Xenon washout. Mit letzterer Methode gelang es sogar nachzuweisen, daß die Nierendurchblutung bei Sklerodermie-Patienten ohne klinisch nachweisbare Nierenbeteiligung lediglich durch die Provokation einer Raynaud-Attacke mittels Abkühlung der Hände um 35% des Normalwertes absinkt, während bei gesunden Kontrollpersonen ein 10%iger Anstieg eintritt.

Sehr häufig tritt die progressive Niereninsuffizienz im Anschluß an eine Exsikkose, eine Laparatomie, eine längere Hypotonie, einen kongestiven Herzfehler oder einen Perikarderguß (MCWHRITER u. LE ROY 1974) auf, also Situationen, welche mit einer verminderten Nierendurchblutung einhergehen (CANNON et al. 1974).

Eine forcierte Diuretikabehandlung (LEYH u. COMMICHAU 1974; MCWHRITER u. LE ROY 1974; CANNON et al. 1974) wurde auch als Provokationsfaktor für eine Niereninsuffizienz angesehen, wobei der Reninstimulation eine zentrale pathogenetische Bedeutung zukommen dürfte.

Therapeutisch kommen bei manifester Niereninsuffizienz nurmehr die relativ frühzeitige *Hämodialyse* oder *Nierentransplantation* in Frage (RICHARDSON 1973; RODNAN et al. 1973; CANNON et al. 1974; BAKER u. FARR 1976). Den guten Ergebnissen dieser Autoren steht ein Fall von WOODHALL et al. (1976) gegenüber, welche ein Transplantat eines verwandten Lebendspenders schon nach zwei Monaten wieder entfernen mußten, wobei sich histologisch die gleichen Veränderungen fanden wie in den Nieren des Empfängers.

Bei der Behandlung der Sklerodermie sollten alle Maßnahmen, die zu einer Verminderung der Nierendurchblutung oder zu einer Reninstimulation führen könnten, unterlassen werden. Insbesondere liegt die Gefahr in einer kritiklosen antihypertensiven Therapie (RODNAN et al. 1957; LEVINE u. BOSHELL 1960) oder einer Diuretikabehandlung (LEYH u. COMMICHAU 1974). Stets ist auf eine ausreichende Herzbehandlung und einen guten Hydrierungszustand der Patienten zu achten.

In Frühstadien sollten nierengefäßerweiternde Medikamente verabreicht (CANNON et al. 1974) und bei ersten Anzeichen einer Niereninsuffizienz eine Osmodiurese mit Mannit versucht werden.

8. Endokrine Organe

Eine pathogenetische Bedeutung von Störungen innersekretorischer Organe wurde für die Sklerodermie früher zwar diskutiert, diese wird jedoch heute im allgemeinen abgelehnt. Dies gilt sowohl für eine Schilddrüsenfunktionsstörung (TUFFANELLI u. WINKELMANN 1961) als auch für den bei Sklerodermie nur extrem selten auftretenden primären Hyperparathyreoidismus (SAMUELSSON u. WERNER 1965).

Vorübergehend wurde auch eine primäre Schädigung der Nebenniere erwogen, da die 17-Ketosteroidausscheidung im Harn häufig erniedrigt gefunden wurde (GIL 1951; TUFFANELLI u. WINKELMANN 1961), dies dürfte jedoch mit der Schwere der chronischen Erkrankung oder sogar mit einer Kortisonoidlangzeittherapie in Zusammenhang zu bringen sein. Jedenfalls wurde ein Morbus Addison im Rahmen der Sklerodermie nur äußerst selten beobachtet (GIL 1951; STEPHAN u. THIEME 1960; SACKNER 1966).

Die Hypophyse kann neben einer Verkleinerung eine Bindegewebsvermehrung im Vorderlappen mit Zunahme der basophilen Zellen aufweisen (RÜBE 1952). Eine gesteigerte Gonadotropinausschüttung und herabgesetzte Androgenspiegel bei normalen Kortisolwerten wurde für beide Geschlechter von SZCZEPÁNSKI und KRZYWDZIŃKI (1972) mitgeteilt.

Zyklusstörungen werden gar nicht selten beobachtet, auch ein vorzeitiges Einsetzen der Menopause bei Sklerodermie ist bekannt (THIES u. MISGELD (1975). Eine bindende generelle Stellungnahme hinsichtlich der Frage bzw. Indikation einer Schwangerschaftsunterbrechung ist nicht möglich, da bei schwangeren Sklerodermie-Patienten zwar Fälle mit Verschlimmerung, jedoch auch solche mit Besserung beschrieben wurden, ferner sind Fälle bekannt, bei denen die

Gravidität keinerlei Einfluß auf die Grundkrankheit hatte (GOTTSEGEN u. ROMODA 1956; JOHNSON et al. 1964; SLATE u. GRAHAM 1968; TÓTH et al. 1969). Nach Beobachtungen von SACKNER (1966) scheint die Schwangerschaft eher keinen ungünstigen Einfluß auf die Sklerodermie auszuüben. In derart gelagerten Fällen muß somit jeweils eine genaue individuelle Überprüfung erfolgen, deren Ergebnis für das weitere Vorgehen bestimmend sein wird. Eine Beurteilung der fetalen Prognose ist eher möglich, diese soll in etwa der Hälfte der Fälle ungünstig sein (KORTING u. HOLZMANN 1967).

Literatur

Adrian C, Roederer J (1920) Les arthropathies au cours de la sclérodermie. Ann Dermatol Syphiligr (Paris) 299:394–399
Anschütz F (1971) Herz und rheumatische Erkrankungen. In: Mathes H (Hrsg) Organmanifestationen. Banaschewski, München-Grätching, S 9–15
Ashbe JK, Ghanem MH (1965) The lungs in systemic sclerosis. Dis Chest 47:52–64
Ballard JL, Snyder ChR, Jansen GTh (1969) The gastrointestinal manifestations of generalized scleroderma. South Med J 62:1243–1247
Barker DJ, Farr MJ (1976) Resolution of cutaneois manifestations of systemic sclerosis after haemodialysis. Br Med J I:501–507
Barnett AJ, Coventry DA (1969) Scleroderma: 2. Incidence of systemic disturbance and assessment of possible aetiological factors. Med J Aust 1:1040–1046
Bartholomew LG, Cain JC, Winkelmann RK, Baggenstoss AH (1964) Chronic disease of the liver associated with systemic scleroderma. Am J Dig Dis 9:43–55
Bauer R, Pichler E (1969) Herzbeteiligung bei progressiver Sklerodermie. Monatsschr Kinderheilkd 117:631–634
Batsakis JG, Johnson HA (1960) Generalized scleroderma involving lungs and liver with pulmonary adenocarcinoma. Arch Pathol Lab Med 69:633–638
Beigelmann PM, Goldner F, Bayles TB (1953) Progressive systemic sclerosis (scleroderma). N Engl J Med 249:45–58
Bendixen G, Jarnum S, Ottesen O, Schmidt H, Thomsen K (1968) Gastrointestinal involvement in systemic scleroderma. Dermatologia 137:26–33
Berliner StD, Burson LC (1966) Esophageal hemorrhagie in scleroderma. Gastroenterology 46:477–480
Bettarello A, Neves DP, Zaterka S (1967) Progressive systemic sclerosis. I. Gastric secretory pattern. Am J Dig Dis NS 12:804–807
Bettarello A, Brito Th, Zaterka S (1967b) Progressive systemic sclerosis. II. Esophageal involvement. Am J Dig Dis NS 12:808–812
Bicks RO, Goldgraber MB, Kirsner JB (1958) Generalized scleroderma associated with chronic ulcerativ colitis. Am J Med 24:477–482
Bluestone R, Macmahon M, Dawson JM (1969) Systemic sclerosis and small bowel involvement. Gut 10:185–193
Bombardella MP (1960) La sclerodermia generalizzata. Riv Anat Pathol 18:717–726
Boyd JA, Patrick SI, Reeves RJ (1954) Röntgen changes observed in generalized scleroderma. Arch Intern Med 94:248–258
Büchmann C, Zöllner H, Gutmann W (1974) Renale und pulmonale Gefäßveränderungen bei progressiver Sklerodermie. Med Welt 25:174–176
Calvert RJ, Owen TK (1956) True scleroderma kidney. Lancet II:19–22
Calvert RJ, Barling B, Sopher M, Feiwel M (1958) Systemic scleroderma with portal hypertension. Br Med J I:22–27
Cannon PJ, Hessar M, Case DB, Casarella WJ, Sommers SL, Le Roy EC (1974) The relationship of hypertension and renal failure in scleroderma (progressive systemic sclerosis) to structural and functional abnormalities of the renal cortical circulation. Medicine 53:1–46
Capelli L (1976) Die sklerodermische Kardiopathie. Vortrag. Symposion. Progressive systemische Sklerose (Sklerodermie), Venedig, 27.–30. Mai 1976

Carpent G (1957) Les lésions rénales de la sclérodermie. Acta Clin Belg 12:181–189

Castellucio A, Piane C, Vergani G, Cesena A, Morbelli E (1965) Lungenerscheinungen bei Sklerodermie. Lungenfunktionsprüfung. (Manifestazioni polmonari della sclerodermia. Studio pneumofunzionale). Klin Mailand Arch Pathol Clin Med 41:275–283

Castleman B, Kibbee BU (1963) Case records of the Massachusetts General Hospital. N Engl J Med 269:41–49

Catena E (1976) Lungenfunktion bei Patienten mit progressiver systemischer Sklerose. Symposion. Progressive systemische Sklerose (Sklerodermie), Venedig, 27.–30. Mai 1976

Copeman PWM, Medd WE (1967) Diffuse systemic sclerosis with abnormal liver and gall bladder. Br Med J III:353–354

Coste F, Delbarre F, Chouvaki L, Saporta L (1965) La sclérodermie en milieu rheumatologique. Rev Rhum 32:15–19

Cywiner-Golenzer Ch, Lecestre MJ (1975) Les troubles musculaires du sclérodermique. Etude clinique. Sem Hop Paris 51:451–454

D'Angelo WA, Fries JF, Masi AT, Shulman, LE (1969) Pathologic observations in systemic sclerosis (scleroderma). Am J Med 46:428–440

Deicher H (1970) Untersuchungsmethoden der Gelenksflüssigkeit. In: Schoen R, Brui A, Miehlke K (Hrsg) Klinik der rheumatischen Erkrankungen. Springer, Berlin Heidelberg New York, S 57

De Luca VA, Spiro HM, Thayer WR (1965) Ulcerative colitis and scleroderma. Gastroenterology 49:433–438

De Muth GR, Fürstenberg NA, Dabich L, Zarafonetis CJD (1968) Pulmonary manifestations of progressive systemic sclerosis. Am J Med Sci 255:94–102

Denk R (1969) Elektrocardiographische Untersuchungen bei Hautkranken. Arch Kreislaufforsch 60:33–42

Dörken H (1955) Beobachtungen bei progressiver Sklerodermie (Oesophagusveränderungen – Katarakt – Tod an Carcinom). Radiol Clin (Basel) 24:156–176

Dornhorst AC, Pierce JW, Whimster IW (1954) The oesophageal lesion in scleroderma. Lancet I:698–704

East T, Oram S (1947) The heart in scleroderma. Br Heart J 9:167–171

Ebert H (1963) Das Hamman-Rich-Syndrom. Diffuse progressive interstitielle Lungenfibrose. Dtsch Gesundh Wes 18:173–184

Ehrmann S (1903) Über die Beziehung der Sklerodermie zu den autotoxischen Erythemen. Wien Med Wochenschr 53, H 23:1097–1102

Emmrich R (1952) Die Skleropathie. Z Gesamte Inn Med 7, 21:987–995

Falck I (1956) Das Herz bei der Sklerodermie. Aerztl Wochenschr 11:1018–1021

Falck I (1958) Die Beteiligung des Lungeninterstitiums und der Pleura bei den Kollagenkrankheiten. Dtsch Arch Klin Med 205:326–334

Fennel RH, Reddy CRRM, Vazquez JJ (1961) Progressive systemic sclerosis and malignant hypertension. Arch Pathol Lab Med 72:91–97

Fiaschi E, Todesco S (1976) Pathophysiologie der sklerodermischen Lunge. Symposion. Progressive systemische Sklerose (Sklerodermie), Venedig, 27.–30. Mai 1976

Finlay DW (1967) Cystic pulmonary fibrosis in generalized scleroderma. Zit n Korting und Holzmann

Fischer H (1963) Klinische Beziehungen zwischen Haut und Lungen. In: Gottron HA, Schönfeld W (Hrsg) Dermatologie und Venerologie, Bd V/1. Thieme, Stuttgart, S 247

Fischer JA (1963) Die Sklerodermieniere. Schweiz Med Wochenschr 933:140–146

Fisher ER, Rodnan GP (1958) Pathologic observations concerning the kidney in progressive systemic sclerosis. Arch Pathol Lab Med 65:29–39

Fladerer H, Klein G (1972) Zur malignen Hypertonie bei progressiver Sklerodermie. Z Rheumaforsch 31:185–190

Fox H (1938) Progressive scleroderma associated with stricture of esophagus and rectum improvement after cervical sympathectomy. Arch Dermatol 38:975–979

Franzen F, Siebert G (1959) Kasuistischer Beitrag zum Thibièrge-Weissenbach-Syndrom. Dtsch Med Wochenschr 84:222–225

Fraser GM (1966) The radiological manifestations of scleroderma. Br J Dermatol 78:1–6

Frénaux B (1963) Contribution à l'étude des manifestations osteoarticulaires des sclérodermies, des polymyosites et des périartérites noueuses. Rev Rhum Mal Osteoartic 384–393

Fries JF, Hoopes JE, Shulman LE (1971) Reciprocal skin grafts in systemic sclerosis (Scleroderma). Arthritis Rheum 14:571–578
Gangl A, Horak W, Richter H, Thumb W, Weidinger P (1969) Die Synovialflüssigkeit bei versch. rheum. Erkrankungen. Wien Z Inn Med Heft 8, 50. Jg: 382–390
Garland LH, Sisson MA (1954) Roentgen findings in the collagen diseases. Am J Roentgenol 71:581–594
Gebauer A, Halter K (1948) Röntgenologische und endoskopische Studien bei progressiver Sklerodermie. Arch Dermatol Syphiligr (Paris) 186:283–304
Gil JR (1951) Clinical study of visceral lesions and endocrine disturbances in eight cases of diffuse scleroderma. Ann Intern Med 34:862–871
Giordano M, Ara M, Capelli L, Tirri G, Vatti M (1976) Über die Vielseitigkeit und die Einstufung der klinischen Bilder der progredienten generalisierten Sklerodermie. Z Rheumatol 35:286–300
Giordano M (1977) La scerosi sistemica progressiva. Edizioni L Pozzi, Roma, pp 25–33
Giordano M (1982) Sclerosi sistemica progressiva. In: Rheumatologia, Casa Editrice Idelson Napoli, S 317–338
Glück E, Humerfelt S (1957) Les manifestations viscérales de la sclérodermie. Ann Anat Pathol NS (Paris) 2:529–547
Goetz RH, Berne MB (1945) The pathology of progressive systemic sclerosis (generalized scleroderma) with special reference to changes in viscera. Clin Proc 4:337–392
Goetz RH (1951) Heart in generalized scleroderma: progressive systemic sclerosis. Angiology 2:555–563
Gondos B (1960) Roentgen manifestations in progressive systemic sclerosis. Am J Roentgenol 84:235–239
Gordon H (1928) Diffuse scleroderma, with case report and autopsy findings. Ann Intern Med 2:1309–1312
Gottsegen G, Romoda T (1956) Zur Kenntnis der sklerodermischen Herzerkrankung. Z Gesamte Inn Med 11:134–139
Grilliat JP, Rauber G, Laurent J, Drouin P (1967) Sclérose hépatosplénique et syndrome de Thibierge-Weissenbach. Presse Med 75, Nr 44:2235–2236
Guseva PA (1964) Osteoartikuläre Syndrome bei allgemeiner Sklerodermie. Sov Med 27, Heft 10:32–37
Haddad RG, Rotsztain A, Canter HG (1970) Pulmonary function studies in systemic sclerosis. Med Ann DC 39:14–16
Harper KRA, Jackson DC (1965) Progressive systemic sclerosis. Br J Radiol 38:825–834
Hegglin R (1961) Die viszeralen Erscheinungen der Kollagenosen. Z Rheumaforsch 20:99–114
Heinz ER, Steinberg AJ, Sackner MA (1963) Roentgenographic and pathologic aspects of intestinal scleroderma. Ann Intern Med 59:822–829
Heitmann P, Espinoza J (1968) Funktionelle Störungen des Oesophagus bei Patienten mit Sklerodermie. Dtsch Med Wochenschr 93:1960–1966
Henegouwen van Berge GP, Bronkhorst FB, Boersma JW (1973) Een patiente met primaire biliaire cirrose en sclerodermie. Ned Tijdschr Geneeskd 117, Nr 39:1453–1457
Herms W, Gehrmann G (1967) Kardiale und intestinale Manifestationen der Sklerodermie. Dtsch Med Wochenschr 92:1805–1808
Hoerni M (1960) Etude en coupes minces de deux cas de néphropathie sclérodermique. Ann Anat Pathol NS (Paris) 9:306–320
Horner BA, Scudamore HH, Winkelmann RK (1965) Duodenal and gastric ulcers in systemic scleroderma. Am J Gastroenterol 43:195–207
Hoskins LC, Norris HT, Gottlieb LS, Zamachek N (1962) Functional and morphologic alterations of the gastrointestinal tract in progressive systemic sclerosis. Am J Med 33:459–468
Houli J, Rezek J (1965) Digestive and articular manifestations of collagen diseases. Ann Rheum Dis 24:52–56
Huang ChT, Lyons HA (1966) Comparisons of pulmonary function in patients with systemic lupus erythematosus, scleroderma and rheumatoid arthritis. Am Rev Respir Dis 93:865–875
Hubermann ED, Szylman P (1963) Manifestations rénales de la sclérodermie. Rev Med Suisse Romande 83:605–614
Hüttl S (1970) Synovial effusion I und II. Acta Rheumatol Balneol Pistiniana 6:111–119
Israel MS, Harley BJS (1956) Spontaneous pneumathorax in scleroderma. Thorax 11:113–117
Jablonska S (1962) Sklerodermie und sklerodermieähnliche Zustände und ihre Behandlung. In:

Fortschritte der praktischen Dermatologie und Venerologie, Bd IV. Springer, Berlin Göttingen Heidelberg, S 103
Jablonska S, Bubnow B (1960) Lésions pseudo-sclérodermiques dans le rhumatisme. Ann Dermatol Syphiligr (Paris) 87:241–257
Johnson TR, Banner EA, Winkelmann RW (1964) Scleroderma and pregnancy. Obstet Gynecol 23:467–475
Kahn MF, Ryckewaert A, Rousselet F, de Sèze S (1965) Étude de 20 cas de sclérodermie observés dans un service de rhumatologie. Rev Rhum Mal Osteoartic 32:9–14
Kaldor J, Török E (1965) Skleroderma diffusum. Klinische und immunologische Verhältnisse. Dermatol Wochenschr 151:1044–1055
Kallgren JH, Ball J (1959) Clinical sygnificance of the rheumatoid serum factor. Br Med J I:523–531
Kellner G, Klein G (1976) Richtlinien zur Synovialcytologie. Z Rheumatol 35:141–153
Khoo EC, Stump TA (1960) Renal involvement in scleroderma. Ann Intern Med 52:717–728
Kincaid-Smith P (1975) Participation of intravascular coagulation in the pathogenesis of glomerular and vascular lesions. Kidney Int 7:242–253
Klatskin G, Kantor FS (1978) zit nach Rau R (1978) Die Leber bei entzündlich rheumatischen Erkrankungen. Steinkopff, Darmstadt, S 103
Klein G (1972) Beteiligung des Gastro-Intestinaltraktes bei rheumatischen Erkrankungen. Aerztl Prax 68:3163–3164
Klein G (1971) Möglichkeiten der Differentialdiagnose von Gelenksergüssen. Wien Med Wochenschr 43/44:774–779
Klein G (1979) Untersuchungsgang und Methoden der Synovia-Analyse für die Praxis. In: Thumb N, Kellner G, Klein G, Zeidler H (Hrsg) Synovialflüssigkeit und synoviales Milieu. Georg Thieme Verlag Stuttgart, S 33–41
Klein G, Pavek P (1974) Rheographische Untersuchungen zur Angiopathie der Digitalarterien bei progredient chronischer Polyarthritis, Sklerodermie und Dermatomyositis. Z Rheumatol 33:130–137
Klein G, Rainer F (1977) Herzmanifestationen bei rheumatischen Erkrankungen. Wien Klin Wochenschr 4:132–135
Klein G, Schneider G (1972) Die Arthropathia sclerodermica der Hand und ihre Differentialdiagnose gegenüber der progressiv chronischen Polyarthritis. Wien Klin Wochenschr 84:27–29
Kolar J, Drugova B, Stava Z (1972) Dünndarmbefall bei Sklerodermie. Z Gastroenterol 10:73–77
Korting GW, Holzmann H (1967) Die Sklerodermie und ihr nahestehende Bindegewebsprobleme. Thieme, Stuttgart
Korting GW, Lachner H (1972) Sclerodermia malabsorptiva. Hautarzt 23:12–16
Krejs GJ, Lobsinger MM, Rau R, Bron BA, v Büren US, Peter P, Brändli HH, Pirozynski W, Blum AL (1976) Esophageal function in progressive systemic sclerosis. Acta Hepatogastroenterol. 23:40–46
Kreysel HW (1966) Nierenfunktion bei progressiver Sklerodermie und Pyelonephritis. Z Hautkr 40:173–179
Krull P, Wagner HH, Ostertag H, Deicher H (1972) Das Raynaud-Syndrom als Ausdruck organischer Gefäßveränderungen bei der progressiven Sklerodermie. In: Schüler B, Ott VR, Schoen R (Hrsg) Verh Dtsch Ges Rheumatol 2, Suppl zu Z Rheumaforsch 31, S 130, Darmstadt
Lalive d'Epinay P (1966) 5 Fälle von Sklerodermie – Zusammenstellung der klinischen und pathologisch-anatomischen Befunde. Schweiz Med Wochenschr 96:787–796
Leinwand I, Duryee AW, Richter MN (1954) Scleroderma (based on a study of over 150 cases). Ann Intern Med 41:1003–1041
Le Parco JC, Chemaly A, Bader JP, Lambling A (1972) Localisations digestives de la sclérodermie et malabsorption. Sem Hop Paris 48:2057–2064
Leszler A (1955) Röntgenologische Beobachtungen bei der akrosklerotischen Form der generalisierten Sklerodermie. Fortschr Röntgenstr 83, 3:353–365
Lev M, Landowne M, Matchar JC, Wagner JA (1966) Systemic scleroderma with complete heart block. Am Heart J 72:13–18
Levine RJ, Boshell BR (1960) Renal involvement in progressive systemic sclerosis (scleroderma). Ann Intern Med 52:517–529
Leyh F, Commichau R (1974) Saluretica-induzierte Niereninsuffizienz bei progressiver Sklerodermie. Hautarzt 25:498–500
Lichtenstein H, Poupon R, Bodin F, Conte-Marti J, Conte M (1978) Cirrhose biliaire primitive

avec sclérodermie, syndrome de Raynaud, télangiectasies et atteinte thyroidienne. Sem Hop Paris 49:555–560

Lorber StH, Zarafonetis ChJD (1963) Esophageal transport studies in scleroderma. Am J Med Sci 245:654–662

Mackay IR, Wood IJ (1962) Lupoid hepatitis: a comparison of 22 cases with other types of chronic liver disease. Q J Med 31:485–492

MacMahon HE (1972) Systemic scleroderma and massive infarction of intestine and liver. Surg Gynecol Obstet 134:10–14

Mahrer PR, Evans JA, Steinberg J (1954) Scleroderma: relation of pulmonary changes to esophageal disease. Ann Intern Med 40:92–99

Malaguzzi-Valeri C, Amerio A (1976) Sklerodermie und Nieren. Vortrag. Symposion. Progressive systemische Sklerose (Sklerodermie), Venedig, 27.–30. Mai 1976

Massimo C (1954) Epatomegalia associata a sclerodermia nel quadro delle mesenchimopatie. Minerva Med 45:63–68

Masugi M, Yä-Shu (1938) Die diffuse Sklerodermie und ihre Gefäßveränderung. Virchows Arch 302:39–62

Mathies H (1974) Beteiligung des Magen-Darm-Kanals bei rheumatischen Erkrankungen. Therapiewoche 24:2928–2931

McBrien DJ, Mummery HEL (1962) Steatorrhoe in progressive systemic sclerosis. Br Med J II:1653–1656

McWhorter JE, Le Roy EC (1974) Pericardial disease in scleroderma (systemic sclerosis). Am J Med 57:566–575

Medsger TA, Masi AT (1973) Survival with scleroderma II: a life table analysis of clinical and demographic factors in 358 male U.S. veteran patients. J Chronic Dis 26:647–660

Meihoff WE, Hirschfeld JS, Kern FJ (1968) Small intestinal scleroderma with malabsorption and pneumatosis cystoides intestinalis. JAMA 204:854–861

Meltzer J (1956) Pericardial effusion in generalized sclerodermia. Am J Med 20:638–643

Meszaros WT (1958) Regional manifestations of scleroderma. Radiology 70:313–317

Middleton WS (1962) Diffuse systemic sclerosis. The Alfred Stengel Memorial Lecture. Ann Intern Med 57:183–197

Miercort RD, Merrill FG (1969) Pneumatosis and pseudoobstruction in sclerodermia. Radiology 92:359–364

Milbradt W (1934) Atypische diffuse Sklerodermie mit Oslerschem Syndrom und Leberstörung. Dermatol Wochenschr 99 Nr 30:973–979

Miller RD, Fowler WS, Helmholtz FH (1959) Scleroderma of the lungs. Mayo Clin Proc 34:66–72

Moore HC, Sheehan HL (1952) The kidney of scleroderma. Lancet I:68–70

Morpurgo M, Rampulla C, Beulcke G, Casaccia M, Finardi G, Venco A (1972) Funktionelle kardio-respiratorische Aspekte der Sklerodermie. Schweiz Med Wochenschr 102:605–611

Morris JS, Htut T, Read AE (1972) Scleroderma and portal hypertension. Ann Rheum Dis 31:316–318

Murray-Lyon IM, Thompson RPH, Ansell ID, Williams R (1970) Scleroderma and primary biliary cirrhosis. Br Med J III:258–259

Nägele E (1957) Röntgenbefunde bei progressiver Sklerodermie. Radiol Clin (Basel) 26:1–12

Nägele E (1959) Die viscerale Manifestation der progressiven Sklerodermie. Klin Wochenschr 37:697–704

Neschis M, Siegelmann StS, Rotstein J, Parker JG (1970) The esophagus in progressive systemic sclerosis. A manometric and radiographic correlation. Am J Dig Dis NS 15:443–447

Norton WL, Nardo JM (1970) Vascular disease in progressive systemic sclerosis (scleroderma). Ann Intern Med 73:317–324

Notthafft A v (1898) Neuere Arbeiten und Ansichten über Sklerodermie. Zentralbl Pathol 9:870–878, Fischer, Jena

O'Brien ST, Eddy WM, Krawitt EL (1972) Primary biliar cirrhosis associated with scleroderma. Gastroenterology 62:118–121

Olsen AM, O'Leary PA, Kirklin BR (1955) Esophageal lesions associated with acrosclerosis and scleroderma. Arch Intern Med 76:189–195

Orabona ML, Albano O (1958) Systemic progressive sclerosis. Acta Med Scand [Suppl] 160 333:1–170

Ormea F, Aprà A (1955) Sulle manifestazioni extracutanee della sclerodermia diffusa. Minerva Dermatol 12:395–398
Pascher W, Herrmann WP (1965) Oesophagusveränderungen bei der Sklerodermie. HNO 13:202–206
Pasquier J (1975) A propos des aspects radiologiques de la sclérodermie progressive. Zit nach Thies W und Misgeld V. Sklerosen, extracutane Manifestationen In: Gottron HA, Korting GW (Hrsg) Handbuch der Haut- und Geschlechtskrankheiten, Bd III. Springer, Heidelberg New York, S 514–541
Pernod J, Sors C, Chambatte C, Bousquet C, Batime J (1962) Sclérodermie et cancer du poumon de type dit "alvéolaire". J Fr Med Clin Thorax 16:515–523
Peterson RDA, Good RA (1963) Interrelationship of the mesenchymal diseases with considerations of possible genetic mechanisms. Ann Rev Med 14:1–7
Pfister R, Nägele E (1956) Die progressive Sklerodermie. Ergeb Inn Med Kinderheilkd 7:244–260
Phocas E, Andriotakis C, Kaklamanis Ph, Antonopoulus M (1967) Joint involvement in systemic lupus erythematosis and in scleroderma. Acta Rheum Scand 13:137–142
Piper WN, Helwig EB (1955) Progressive systemic sclerosis. Arch Dermatol 72:535–546
Prohaska E (1967) Differentialdiagnostische Möglichkeiten bei Gelenkserkrankungen durch Synovia-Analyse. Aerztl Fortbildung Nr 9, 17. Jg: 480–482
Rau R, Pfenninger K, Lobsiger M (1974) Zur Frage einer Leberbeteiligung bei progressiver Sklerodermie. Schweiz Med Wochenschr 104:1877–1879
Rau R (1978) Die Leber bei entzündlich rheumatischen Erkrankungen. Steinkopff, Darmstadt
Reynolds TB, Peters RL, Yamada S (1971) Chronic active and lupoid hepatitis caused by a laxative, oxyphenisatin. N Engl J Med 285:813–820
Richardson JA (1973) Haemodialysis and kidney transplantation for renal failure from scleroderma. Arthritis Rheum 16:265–271
Ridolfi RL, Bulkley BH, Hutchins GM (1976) The cardial conduction system in progressive systemic sclerosis. Am J Med 61:361–366
Rivelis AL (1963) Esclerosis sistémica progresiva. Arch Inter-Am Rheumatol 6:496–524
Rodnan GP (1962) The nature of joint involvement in progressive systemic sclerosis. Clinical study and pathologic examination of synovium in 29 patients. Ann Intern Med 56:422–431
Rodnan GP, Schreiner G, Black RL (1957) Renal involvement in progressive systemic sclerosis (generalised scleroderma). Am J Med 23:445–462
Rodnan GP, McEwen C, Wallace SL (1973) Primer on the rheumatic diseases. JAMA [Suppl], 224:662–812
Rossier PH, Hegglin-Volkmann M (1954) Die Sklerodermie als internmedizinisches Problem. Ein kasuistischer Beitrag. Schweiz Med Wochenschr 84:1161–1167
Rothenberger W (1970) Gastrointestinale Störungen durch sog. Kollagenosen. Fortschr Med 88:276–283
Rottenberg EN, Slocumb ChH, Edwards JE (1959) Cardial and renal manifestations in progressive systemic scleroderma. Mayo Clin Proc 34:77–84
Rübe W (1952) Sklerodermie und Sklerose der inneren Organe. Z. Hautkr 13:45–56
Rutkai P (1958) Gefäßveränderungen der Nieren im Scleroderma. Zentralbl Pathol 98:540–543
Sabour MS, Mahallawy N (1966) Mitral and aortic valve disease in a patient with scleroderma. Br J Dermatol 78:15–20
Sackner MA (1966) Scleroderma. Modern medical monographs. Grune & Stratton, New York
Sackner MA, Argun N, Kimbel P, Lewis DH (1964) The pathophysiology of scleroderma involving the heart and respiratory system. Ann Intern Med 60:611–620
Sackner MA, Heinz R, Steinberg AJ (1966) The heart in scleroderma. Am J Cardiol 17:542–559
Saladin ThA, French AB, Zarafonetis ChJD, Pollard HM (1966) Esophageal motor abnormities in scleroderma and related diseases. Am J Dig Dis NS 11:522–535
Salyer WR, Salyer DC, Hepinskall RH (1973) Scleroderma and microangiopathic hemolytic anemia. Ann Intern Med 78:895–897
Samuelsson SV, Werner I (1965) Systemic scleroderma, calcinosis cutis and parathyreoid hyperplasia. Acta Med Scand 177:673–681
Schaaf J (1953) Multilokuläre Verkalkungen bei Sklerodermie. Fortschr Röntgenstr 78:620–625
Schacherl M (1969) Röntgenologische Differentialdiagnose rheumatischer Erkrankungen. Therapiewoche 19:307–314

Schacherl M, Holzmann H (1967) Zur Polyarthritis bei progressiver Sklerodermie. Fortschr Röntgenstr 107:485–493

Schacherl M, Holzmann H (1968) Eierschalenartige Verkalkung vergrößerter Hiluslymphknoten bei progressiver Sklerodermie. Z Hautkr 43:273–276

Scharer L, Smith DW (1969) Resorption of the terminal phalanges in scleroderma. Arthritis Rheum 12:51–63

Schmitt-Rohde JM, Weichardt E (1975) Das Thibièrge-Weissenbach-Syndrom anhand eines Falles. Zit nach Thies W und Misgeld V. Sklerosen, extracutane Manifestationen. In: Gottron HH, Korting GW (Hrsg) Handbuch der Haut- und Geschlechtskrankheiten, Bd III. Springer, Berlin Heidelberg New York, S 514–541

Schmitz R (1951) Herzveränderungen bei progressiver Sklerodermie. Dermatol Wochenschr 124:882–889

Schnyder UW, Schröter R (1970) Progressive Sklerodermie und Dermatomyositis. In: Schoen R, Böni A, Miehlke K, Klinik der rheumatischen Krankheiten. Springer, Berlin Heidelberg New York, S 290

Schwarz GS, Skinsnes OK (1949) Generalized progressive scleroderma. Report of an instance of esophagoscopic perforation of the esophagus with description of the roentgenological and necropsy findings. Am J Roentgenol 62:359–363

Scudamore HH, Green PA, Hoffmann HN, Rosevear JW, Tauxe WN (1968) Scleroderma of the small intestine with malabsorption. Evaluation of intestinal absorption and pancreatic function. Am J Gastroenterol 49:193–208

Seigon B, Caulet T, Hopfner C, Gougeon J (1972) Sclérodermie et cancer alvéolaire du poumon. Sem Hop Paris 48:903–911

Selvaag O (1950) Veränderungen in inneren Organen bei Sklerodermie. Dermatol Wochenschr 122:803–809

Sèze S de, Ryckewaert A, Kahn F, Debeyre N, Hubault A, Frenaux B (1965) Etude de 20 cas de sclérodermie observés dans un service de rhumatologie. Rev Rhum Mal Osteoartic 32:3–8

Shuford WH, Seaman WB, Goldmann A (1953) Pulmonary manifestations of scleroderma. Arch Intern Med 92:85–92

Slate WG, Graham AR (1968) Scleroderma and pregnancy. Am I Obstet Csynec 101:335–343

Sokoloff L (1956) Some aspects of the pathology of collagen diseases. Bull NY Acad Med 32:760–767

Sommerville RL, Bargen JA, Pugh DG (1959) Scleroderma of the small intestine. Postgrad Med 26:3–9

Spain DM, Thomas AG (1950) The pulmonary manifestations of scleroderma: an anatomic physiological correlation. Ann Intern Med 32:152–160

Spühler O, Morandi L (1949) Sklerodermie und ihre Beziehungen zum Libman-Sachs-Syndrom, Dermatomyositis und rheumatischen Formenkreis. Helv Med Acta 16:147–153

Stephan H, Thieme E (1960) Die Sklerodermie im Blickfeld der inneren Medizin. Dtsch Ges Wes 23:481–490

Stiehl P, Geilen G (1974) Zur morphologischen Aktivitätsbeurteilung der Rheumatoid-Arthritis. Z Rheumatol 33:54–62

Stichl P, Geiler G (1974) Zur morphologischen Aktivitätsbeurteilung der Rheumatoid-Arthritis. Z Rheumatol 33:54–62

Stone RA, Tisher CC, Hawkins HK, Robinson RR (1974) Juxtaglomerular hyperplasia and hyperreninemia in progressive systemic sclerosis complicatied by acute renal failure. Am J Med 56:119–123

Storck H (1963) The dermatological aspects of collagen diseases. Int Arch Allergy Appl Immunol 22:205–210

Szczepánski A, Krzywdzinki K (1972) An appraisal of sufficiency of the hypophyseal-suprarenal-gonadal axis in diffuse scleroderma. Przegl Dermatol 59:609–616

Tange JD (1959) Renal lesions of scleroderma: clinical and pathological features. Aust Ann Med 8:27–34

Taubenhaus M, Eisenstein B, Pick A (1955) Cardiovascular manifestations of collagen diseases. Circulation 12:963–907

Tauchmannová H, Hajzok O (1977) Thermographie mit flüssigen Kristallen bei Sklerodermie. Z Rheumatol 36:299–304

Teruel FC, Gomez JB (1964) Alteraciones esofágicas en la colagenosis. Rev Med Univ Navarra 8:202–207

Thieme E (1967) Silikose und viscerale Sklerodermie. Med Klin 23:907–913
Thies W, Misgeld V (1975) Sklerosen, extracutane Manifestation. In: Gottron HA, Korting GW (Hrsg) Handbuch der Haut- und Geschlechtskrankheiten, Bd III/3A. Springer, Berlin Heidelberg New York, S 514–541
Tirri G (1976) Manifestationen der Magen-Darmzone bei systemischer Sklerose. Vortrag. Symposion Progressive systemische Sklerose (Sklerodermie), Venedig, 27.–30. Mai 1976
Tomkin GK (1969) Systemic sclerosis associated with carcinoma of the lung. Br J Dermatol 81:213–219
Tóth B, Fülöp E, Simon J (1969) Über die Wechselwirkung von Scleroderma diffusum und Schwangerschaft. Zentralbl Gynaekol 91:509–516
Treacy WL, Baggenstoss AH, Slocumb CH, Code CF (1963) Scleroderma of the esophagus, a correlation of histologic and physiologic findings. Ann Intern Med 59:351–364
Trell E, Lindström C (1971) Pulmonary hypertension in systemic sclerosis. Ann Rheum Dis 30:390–400
Tuffanelli DL, Winkelmann RK (1961) Systemic scleroderma. A clinical study of 727 cases. Arch Dermatol 84:359–371
Urai L, Nagy Z, Szinay G, Wiltner W (1958) Renal function in scleroderma. Br Med J II:1264–1266
Urai L, Munkacsi I, Szinacy G (1961) New date of the pathology of "true scleroderma kidney". Br Med J I:713–715
Vojtisek O (1963) Der Beitrag der morphologischen Untersuchungen der Synovia-Flüssigkeit zur Differentialdiagnostik der rheumatischen Krankheiten. Z Rheumaforsch 23:23–33
Vorlaender KO (1961) Immunpathologie in Klinik und Forschung. In: Miescher P, Vorlaender KO (Hrsg) Klinische Immunologie der entzündlichen-rheumatischen Erkrankungen. Thieme, Stuttgart, S 447–500
Weiss S, Stead EA, Warren JV, Bailey OT (1943) Scleroderma heart disease with a consideration of certain other visceral manifestations of scleroderma. Arch Intern Med 71:749–761
Weiss S, Zyskind Z, Rosenthal T, Arditti AJ, Lanioado S (1980) Cardiac involvement in Progressive Systemic Sclerosis – an echocardiographic study. Z Rheumatol 39:190–196
Weissenbach RJ, Stewart W, Hoesli H (1937) Les troubles fonctionels oesophagiens et les lésions de l'oesophage dans la sclérodermie. Bull Soc Fr Dermatol 44:1060–1066
Wildenthal K, Schenker S, Smiley JD, Ford KL (1968) Obstructive jaundice and gastrointestinal hemorrhage in progressive systemic sclerosis. Arch Intern Med 121:365–368
Wilson RJ, Rodnan GP, Robin ED (1964) An early pulmonary abnormality in progressive systemic sclerosis (scleroderma). Am J Med 36:361–368
Windesheim JH, Parkin TW (1958) Electrocardiograms of 90 patients with acrosclerosis and progressive diffuse sclerosis. Circulation 17:874–879
Wolters M (1892) Beitrag zur Kenntnis der Sklerodermie. Arch Derm Syph (Berl) 24:943–948
Woodhall RB, McCoy RC, Gunnells JG, Seigler HF (1976) Apparent recurrence of progressive systemic sclerosis in a renal allograft. JAMA 236:1032–1034
Yune HY, Vix VA, Klath EC (1971) Early fingertip changes in scleroderma. JAMA 215:1113–1117
Zeidler H (1982) Pathologisch-klinisch-chemische Befunde und pathologische Immunphänomene. Therapiewoche 32:803–827
Ziff M (1957) The agglutinations reaction in rheumatoid arthritis. J Chronic Dis 5:644–650
Zollinger HU (1966) Niere und ableitende Harnwege. In: Doerr W, Seifert G, Uehlinger E (Hrsg) Spezielle pathologische Anatomie, Bd 3. Springer, Berlin Heidelberg New York
Zwi S, Plit M, Goldman HI, Solomon A (1969) The lung in progressive systemic sclerosis. S Afr Med J 43:429–433

VI. Die multizentrische Retikulohistiozytose

Von

G.L. BACH

Mit 1 Abbildung und 1 Tabelle

Häufigstes Synonym: Lipoide Dermatoarthritis (Lipoiddermatoarthritis); andere Synonyme s. 1. „Geschichtliches".

Die multizentrische Retikulohistiozytose (MR) ist eine seltene systemische Erkrankung mit papulo-nodulären Veränderungen an Haut und Schleimhaut sowie einer schweren, häufig mutilierenden Polyarthritis, die sich infolge des Befalls der Fingerendgelenke von der chronischen Polyarthritis unterscheidet. Histologisch finden sich Granulome in der Haut und der Gelenkkapsel bestehend aus lymphozytären und histiozytären Zellen, darunter mehrkernige Riesenzellen mit eosinophilem, feingranuliertem PAS-positivem Zytoplasma.

1. Geschichtliches

Das seltene Krankheitsbild der MR wurde möglicherweise von TARGETT (1897), mit Sicherheit jedoch von WEBER und FREUDENTHAL (1936/37) beschrieben. Über die Vielfalt der Bezeichnungen für diese Erkrankung soll die folgende chronologische Aufzählung (Übersichten bei HOLUBAR u. MACH 1966; ROONEY et al. 1975) Aufschluß geben:

noduläre, nichtdiabetische kutane Xanthomatose (1936/37), generalisierte Riesenzellhistiozytose (1944), multiple Retikulohistiozytome (1946), Lipoidrheumatismus (1948), normocholesterolämische Xanthomatose (1952), Retikulohistiozytose (1954), retikulohistiozytäres Granulom (1957), Retikulomatose mit histiozytären Riesenzellen (1957), lipoide Dermatoarthritis (1957), paraxanthomatöse (thesaurotische) Systemhistiozytose (1960), Riesenzellretikulohistiozytose (1967), multizentrische Retikulohistiozytose (1968).

2. Klinik und Verlauf

Die MR beginnt schleichend und in wenigstens der Hälfte aller Fälle mit einer Polyarthritis. Monate bis Jahre später (im Durchschnitt nach 3 Jahren) erscheinen die Hautknötchen. Sie können aber auch als Erstmanifestation der MR und sogar gleichzeitig mit Ausbruch der Arthritis auftreten. Begleitende Allgemeinsymptome sind wiederholte Fieberschübe, starker Gewichtsverlust, Müdigkeit und Abgeschlagenheit.

Nach Angaben älterer Veröffentlichungen sind Frauen dreimal häufiger betroffen als Männer. Neuere Angaben sprechen jedoch von einem gleichen Verhältnis der Geschlechter und einem Durchschnittsalter von 43 Jahren bei Krankheitsausbruch. Dieses Alter liegt bei Frauen bei 41 und bei Männern bei 45 Jahren. Die MR kommt bei Kindern sehr selten vor.

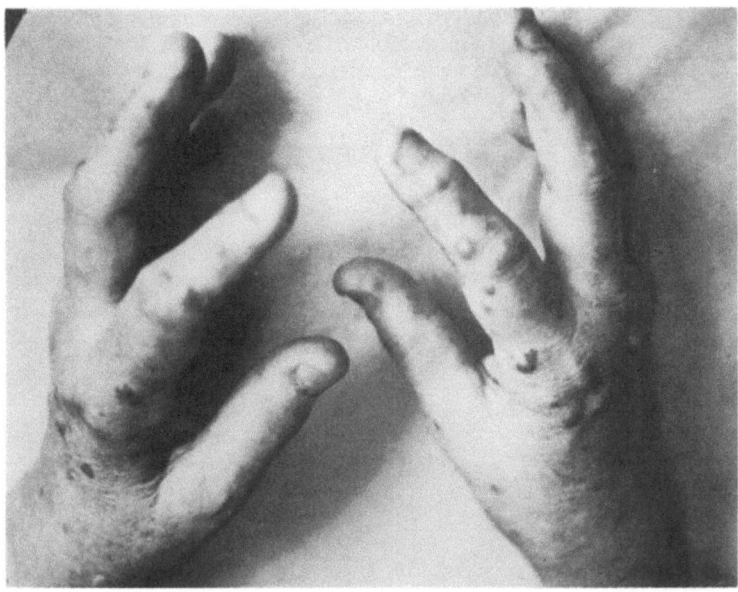

Abb. 1. Hände eines Patienten mit MR mit den typischen Knötchen (Mit freundlicher Genehmigung von Verlag und Autor, aus HANAUER 1972)

Wenn auch alle Rassen von der MR befallen werden können, so ist doch das Überwiegen weißer Kaukasier (insbesondere der anglosächsischen Länder) erwähnenswert.

Die charakteristischen Hautveränderungen bestehen in multiplen, derben bis erbsengroßen, gelbbraunen oder rötlichen, kaum druckschmerzhaften Knoten (Abb. 1), die von atrophischer Haut bedeckt nur wenig gegen die Unterlage verschieblich sind. Bevorzugte Lokalisationen sind die gelenknahen Anteile der Fingerstreckseiten, der Nagelfalz, das Gesicht mit der Umgebung der Nasenöffnung, der innere Augenwinkel, Stirn, Haaransatz, die Ohrmuschel und die Gegend hinter dem Ohr. Ähnliche Veränderungen finden sich auch an den übrigen Körperteilen, so zwischen den Schulterblättern, im Bereich des Beckengürtels und um die großen Gelenke.

Die Knötchen variieren von der Größe eines Stecknadelkopfes bis zu ausgedehnten Tumormassen, die rankenähnlich angelegt mehrere Zentimeter messen. Gesicht und Hände sind in 90%, die unteren Extremitäten jedoch in weniger als 20% von Hautknötchen übersät. In 30% finden sich periungual in Form einer Korallenkette kleine Tumoren, die zu einer Verkürzung der Nägel führen können. Im Gesicht können konfluierende Knötchen das Aussehen einer „Facies leontina" hervorrufen.

In etwas über 50% findet sich eine Schleimhautbeteiligung mit umschriebenen Veränderungen an den Lippen, den Wangen, den Zungenrändern, am Gaumen, den Nebenhöhlen, Pharynx, Larynx und Skleren. Eine Übersicht der verschiedenen Hautmanifestationen gibt Tabelle 1.

Charakteristisch ist die rasche Entwicklung einer schweren, symmetrischen Arthritis großer und kleiner Gelenke, die rasch zu Mutilationen führen kann. Die Interphalangealgelenke sind am häufigsten betroffen, dann folgen Knie-, Schulter-, Hand-, Hüft-, Sprung-, Ellenbogen- und Zehengelenke. Auch die

Tabelle 1. Die Hautmanifestationen der multizentrischen Retikulohistiozytose. (Nach CHEVRANT-BRETON 1977)

Veränderung der Haut	Bemerkungen
Papulo-nodulär	Die gewöhnlich vorkommenden „klassischen Knoten" der MR; es besteht Juckreiz
Xanthelasmen und Xanthome	In 25–36% der MR
Andere subkutane Knoten (?) ähnlich der chron. Polyarthritis	Bisher nur einmal berichtet
Erythematöser Ausschlag	In 17%, Hautveränderungen wie bei der Dermatomyositis, „peau d'orange", Erythrodermie, Skleromyxödem
Veränderungen der Schleimhaut	In 50%, im Text beschrieben; die Mukosa der Genitalien und des Anus bleibt intakt

Wirbelsäule und die Temporomandibulargelenke können beteiligt sein. Der Beginn der Gelenksveränderungen geht zumeist mit einem Steifigkeitsgefühl, schmerzhafter Bewegungseinschränkung und Rötung und Schwellung einher. In etwa 40–50% der Fälle zeigt die Arthritis eine rasche Progredienz und wird innerhalb weniger Jahre zu einer mutilierenden Arthritis mit der Deformität einer „Opernglashand". In anderen Fällen zeigt sich jedoch ein „stationärer Zustand" des Krankheitsbildes, wobei sogar spontane Remissionen auftreten können.

Ähnlich der chronischen Polyarthritis finden sich im Röntgenbild symmetrische Destruktionen vorwiegend der Interphalangealgelenke, wobei die Erosionen im Bereich der Gelenkflächen zu einer Erweiterung des Gelenkspalts und zu Mutilationen der Fingermittel- und Endgelenke führen. Periostale Reaktionen und Osteoporose sind nur gering oder nicht vorhanden. Erwähnenswert ist auch die Beteiligung des Atlantoaxialgelenks, die früh zu einer Subluxation führen kann. Im übrigen steht der Schweregrad der Destruktionen in den Gelenken häufig in keiner Beziehung zu den relativ milden klinischen Symptomen. Auch das Iliosakralgelenk kann bei der MR beteiligt sein.

Organmanifestationen finden sich in Form der Beteiligung des Herzens und der Lungen. Fibrinöse Perikarditis, Endomyokarditis und Pleuritis wurden beobachtet.

In der Hälfte der Fälle sind auch Skleren und Konjunktiven beteiligt. Im Fall eines Ulcus ventriculi bestätigte der histologische Befund das Vorliegen einer MR. Neurologische Komplikationen einschließlich Epilepsie und Hemiplegie sowie terminale Leukosen sind beobachtet worden. Eine generalisierte Lymphknotenschwellung ist in 15%, eine arterielle Hypertonie in 21%, eine Tendinitis in 24%, Instabilität der Gelenke und pathologische Frakturen in jeweils 6% bei MR festgestellt worden. Auch ein beidseitiges Karpaltunnelsyndrom kann vorkommen.

Das klinische Bild muskulärer Manifestationen umfaßt Myalgien, eine pseudomyopathische Atrophie und ein Polymyositis-ähnliches Bild (Übersichten: BARROW u. HOLUBAR 1969; CHEVRANT-BRETON 1977; weitere neuere Publikationen: BRODEY 1975; EHRLICH et al. 1972; FAST 1976; GOLD et al. 1975; TAYLOR 1977).

3. Histopathologie und Ätiologie

Histologische Untersuchungen von typischen Veränderungen der Haut, Schleimhaut, Gelenke und anderer Gewebe sind für die Diagnose sehr wichtig. Charakteristisch sind zahlreiche multinukleäre Riesenzellen und dichte Histiozyten-Proliferationen. Sie zeigen gewöhnlich ein feingranuliertes, eosinophiles, PAS-positives Zytoplasma, welches in seinem Aussehen als „ground glass" (Mattglas) bezeichnet wird. Die Riesenzellen können bis zu 20 Kerne haben. Die Histiozyten zeigen Übergangsformen in typische Riesenzellen und Fibroblasten. Stellenweise erkennt man in den Randzonen lymphoidzellige Infiltrate. Diese wuchernden Granulome zerstören das kollagene Bindegewebe in den erkrankten Stellen.

Das in den Zellen auftretende PAS-reaktive Material ist wahrscheinlich ein Glykolipid (BARROW u. HOLUBAR 1969; CHEVRANT-BRETON 1977). Die Ätiologie der MR ist unbekannt. Mehrfach wurde über eine Syntropie mit Erkrankungen der Schilddrüse (Hyperthyreose und Myxödem), Diabetes mellitus, Lungentuberkulose und Neoplasien berichtet. Von 41 Patienten mit MR hatten 11 (27%) Neoplasien. Es handelte sich dabei um Karzinome des Kolons, der Bronchien, des Magens, der Ovarien, der Zervix und der Brüste. Axilläres Sarkom und maligne Lymphome sowie 2 Patienten mit IgG-Paraproteinämie, erhöhter alkalischer Phosphatase und beschleunigter BKS wurden ebenfalls beobachtet. In einigen Fällen ging die MR der Neoplasie um einige Jahre voraus. Die Annahme eines paraneoplastischen Syndroms als Ätiologie der MR scheint jedoch nicht haltbar zu sein (CATTERALL u. WHITE 1978; GOLD et al. 1977; HALL-SMITH 1976; RENDALL et al. 1977; RIDGWAY u. RHODES 1979).

Auch mit anderen histiozytären Krankheiten (CARRINGTON u. WINKELMANN 1972) oder den Lipidspeicher-Erkrankungen (REIDBORD et al. 1972) konnten hinsichtlich der Ultrastruktur keine Ähnlichkeiten bei der MR festgestellt werden.

4. Laboruntersuchungen

Im Frühstadium und bei mildem Verlauf der MR kann die BKS normal sein; in der Regel ist sie jedoch mäßig beschleunigt. Eine vorliegende Anämie wird als „variabel" bezeichnet. Leukozytose mit Eosinophilie und Monozytose sind selten. Knochenmarksausstriche sind normal. Eine Hypergammaglobulinämie, besonders der IgG-Fraktion, war in 20% vorhanden. Zweimal fanden sich eine Kryoglobulinämie und Kälteagglutinine. Rheumafaktoren sind nur selten positiv.

Analysen von Gelenkpunktaten liegen nur in wenigen Fällen vor. Die Leukozytenzahl war gewöhnlich unter $30000/mm^3$ und zweimal unter $4000/mm^3$. Vorwiegend handelte es sich um polymorphonukleäre Zellen mit einem hohen Anteil von Monozyten und manchmal auch Schaumzellen. KREY et al. (1974) haben auf die Bedeutung der Nadelbiopsie der Gelenkkapsel hingewiesen.

Über eine Hypercholesterinämie im Serum wurde in älteren Veröffentlichungen in bis zu 50% berichtet. Gleichzeitig wurde auch ein abnormales Beta-Lipoprotein beobachtet. Neuere Untersuchungen lassen diese Ergebnisse fraglich erscheinen, zumal auch niedrige Cholesterin-Spiegel in 4 von 9 Patienten mit MR gefunden wurden.

Hautreaktionen auf Candida, Mumps und Tuberkulin zeigen eine normale Immunreaktion vom verzögerten Typ (BARROW u. HOLUBAR 1969; CHEVRANT-BRETON 1977).

5. Differentialdiagnose

Mehrere Autoren haben über eine ausführliche Differentialdiagnostik der MR berichtet (BARROW u. HOLUBAR 1969; CHEVRANT-BRETON 1977; FAST 1976; FLAM et al. 1972; GOLD et al. 1975). Wohl an erster Stelle steht die chronische Polyarthritis. Danach folgen Arthritis psoriatica, der Morbus Reiter und die Gicht. Weitere Möglichkeiten: lepromatöse Lepra, Sarkoidose, disseminierte Xanthome, tuberöses Xanthom, Fibroxanthome, solitäre Retikulohistiozytome, Riesenzelltumoren an den Sehnen, die Histiocytosis X, die Lipidproteinose von Urbach-Wiethe, die Lipogranulomatose von Farber, das kongenitale Retikulohistiozytom von Hashimoto und Pritzker und die familiäre histiozytäre Dermatoarthritis von Zayid.

6. Therapie

Es gibt keine spezifische Behandlung der MR. Mit symptomatischen Antirheumatika wie Salizylaten, Phenylbutazon und Indomethacin ließen sich nur mäßige Erfolge erzielen. Kortikosteroide wirkten sich auf die Gelenkmanifestation günstig aus. Clofibrat scheint bei einigen Fällen mit Hyperlipidämie sowohl auf die Gelenke als auch die Hautmanifestationen eine positive Wirkung zu haben. Wechselnd sind die Erfolge mit N-Lost, Chlorambucil, Azathioprin, Cyclophosphamid, Vinblastin und Hydroxychloroquin. Die in einigen Fällen mit diesen Medikamenten erreichte Besserung der Gelenksituation erwies sich als inkonstant. Noch viel unterschiedlicher war die Wirkung auf die Hautläsionen. Rekonstruktive operative Eingriffe wurden in einigen Fällen durchgeführt.

Die Interpretation der Ergebnisse einer bei der MR durchgeführten Therapie ist etwas problematisch, da die Krankheit zu Remissionen neigt. So kann innerhalb von 6–8 Jahren auch eine Stabilisierung des Gelenkzustandes eintreten (BARROW u. HOLUBAR 1969; CHEVRANT-BRETON 1977).

Literatur

Barrow MV, Holubar K (1969) Multicentric reticulohistiocytosis: A review of 33 patients. Medicine, (Baltimore) 48:287

Brodey PA (1975) Multicentric reticulohistiocytosis: A rare cause of distructive polyarthritis. Radiology 114:327

Carrington SG, Winkelmann RK (1972) Electron microscopy of histiocytic diseases of the skin, Acta Derm Venereol (Stockh) 52:161

Catterall MD, White JE (1978) Multicentric reticulohistiocytosis and malignant disease. Br J Dermatol 98:221

Chevrant-Breton J (1977) La réticulo-histyozytose multicentrique. Revue de la littérature récente. Ann Dermatol Venereol 104:745

Ehrlich GE, Young I, Nosheny SZ, Katz WA (1972) Multicentric reticulohistiocytosis (lipoiddermatoarthritis), a multisystem disorder. Am J Med 52:830

Fast A (1976) Cardiopulmonary complications in multicentric reticulohistiocytosis: Report of a case. Arch Dermatol 112:1139

Flam M, Ryan SC, Mah-Poy GL, Jacobx KF, Neldner KH (1972) Multicentric reticulohistiocytosis: Report of a case with atypical features and electron microscopic study of skin lesions. Am J Med 52:841

Gold KD, Sharp JT, Estrada RE (1977) Relationship between multicentric reticulohistiocytosis and tuberculosis. JAMA 237:2213

Gold RH, Metzger AL, Mirra JM, Weinberger HJ, Killebrew K (1975) Multicentric reticulohistiocytosis (lipoid dermato-arthritis). Am J Roentgenol 124:610

Hall-Smith P (1976) Multicentric reticulohistiocytosis with ovarian carcinoma. Proc R Soc Med 69:380

Holubar K, Mach K (1966) Histiocytosis giganto-cellularis: Ein Beitrag zur Klinik und Histologie. Hautarzt 17:440

Hanauer LB (1972) Arthritis Rheum 15:636–640

Krey PR, Comerford FR, Cohen AS (1974) Multicentric reticulohistiocytosis: Fine structural analysis of the synovium and synovial fluid cells. Arthritis Rheum 17:615

Reidbord HR, Horvat BL, Fisher ER (1972) Splenic lipidoses: Histochemical and ultrastructural differentiation with special reference to the syndrome of the sea-blue histiocyte. Arch Pathol 93:518

Rendall JRS (1977) Vanhegan RI, Robb-Smith AHT, Bowers RE, Ryan TJ, Vickers HR (1977) Atypical multicentric reticulohistiocytosis with paraproteinemia. Arch Dermatol 113:1576

Ridgway HA, Rhodes EL (1979) Multicentric reticulohistiocytosis with carcinoma-in-situ of the cervix. Br J Dermatol [Suppl 17] 101:61

Rooney PJ, Ballantyne D, Buchanan WW (1975) Disorders of the locomotor system associated with abnormalities of lipid metabolism and the lipidoses. Clin Rheum Dis 1:163

Targett JH (1897) Giant cell tumors of the integuments. Trans Pathol Soc (London) 58:230

Taylor DR (1977) Multicentric reticulohistiocytosis. Arch Dermatol 113:330

Weber FP, Freudenthal W (1936/37) Nodular non-diabetic cutaneous xanthomatosis with hypercholesterolemia and atypical histological features. Proc R Soc Med 30:522

VII. Kutaneo-uveales Syndrom (Behçet)

Von

E. Gundel

Synonyma: Gilbert-Behçet-Syndrom, Behçet-Krankheit, Behçet-Tripelsymptom, M. Behçet, Trisymptomenkomplex, Adamantiades-Behçet-Syndrom, kutaneo-muko-uveales Syndrom, Iridocyclitis septica (Gilbert), Iritis septica, Ophthalmia lenta (Gilbert), Behçet-Aphthen, syndrome trisymptomatique de Behçet.

1. Definition

Aus der ersten Beschreibung des türkischen Dermatologen Hulushi Behçet (1937) mit der Darstellung der drei führenden Symptome einer chronisch-rezidivierenden und meist zur Erblindung führenden Hypopyon-Iritis, einer aphthösen Mundschleimhaut- und einer aphthös-ulzerösen Genitalschleimhauterkrankung ergibt sich die Definition als „Trisymptomenkomplex". Frühere Erwähnungen solcher Krankheitserscheinungen sind in der Literatur bekannt, beginnend bei Hippokrates (s. Feigenbaum 1956), sie wurden aber anders eingeordnet oder nicht als syndromatische Krankheitseinheit definiert (ausführliche Literatur besonders von ophthalmologischer und dermatologischer Seite bei v. Hohenthal 1963). Zum Krankheitsbild können knotige Veränderungen an den Unterschenkeln nach Art des Erythema nodosum, polymorphe Eritheme, Thrombophlebitiden, gastrointestinale und kardiovaskuläre Beteiligungen, rheumatische Erscheinungen mit Arthropathien und Myalgien sowie neurologische einschließlich zentral-nervöser Veränderungen hinzukommen. Wilhelm Gilbert (1920, 1923, 1925, 1948) nannte das ophthalmologische Krankheitsgeschehen zunächst Iritis bzw. Iridocyclitis septica, später metastatische Ophthalmie bzw. „Ophthalmia lenta".

2. Ätiologie und Pathogenese

Trotz vielfältiger Bemühungen und theoretischer Deutung der erhobenen Befunde ist eine einwandfreie Klärung der *Krankheitsursache* noch nicht erfolgt. Weder der klinische Verlauf der beschriebenen Krankheitsfälle noch die mitgeteilten histologischen und bakteriologisch-kulturellen oder tierexperimentellen Befunde haben eine spezifische oder unspezifische *Infektion* bewiesen, von Gilbert selbst wurde sogar (1951) eine Leptospirose in Erwägung gezogen. Ebensowenig wie diese Befunde waren die Einzelfunde bestimmter anderer Krankheitskeime stichhaltig oder reproduzierbar (s. bei v. Hohenthal 1963), obwohl der chronisch-rezidivierende Verlauf mit der Neigung zu fieberhaften Temperaturen eine Infektion bzw. einen septischen Prozeß nahelegt.

Die Manifestation mit Symptomen am Stütz- und Bewegungsapparat und das Vorkommen von Organfibrosen lassen an Beziehungen zu den Kollagenosen und zu *rheumatischen* Krankheitsbildern denken. Dabei müssen auch von FALCK und SCHMIDT (1961) getroffene Vergleichsuntersuchungen berücksichtigt werden. Im Zusammenhang mit den erwogenen ursächlichen Infektionen wurden auch von zahlreichen Autoren (toxisch-)*allergische* Vorgänge bei der Krankheitsgenese angenommen. Hierzu sind die histologisch beobachteten Gefäßveränderungen an den Augen mit Periarteriitis und Endarteriitis von OLLENDORF-CURTH (1952) herangezogen worden. Sie könnten auch die Ursache der aphthösen Prozesse sein. Solche Vaskulitiden sind bekanntlich pathologisch-anatomisch bei völlig anderen Krankheitsbildern ebenfalls als allergisch-hyperergische Reaktion gedeutet worden.

Die größte Wahrscheinlichkeit liegt in der *viralen Genese,* wie sie für andere, mit aphthösen Erscheinungen einhergehende Schleimhautalterationen bekannt ist oder ebenfalls angenommen wird. Verschiedene Untersucher oder Einzeluntersuchungen hatten zwar negative Ergebnisse, doch mögen hier als positives Beispiel die aus Augenkammerwasser, Aphthenexsudat und Blut von SEZER (SEZER 1952, 1953, 1956; SEZER u. BENGISU 1959) gewonnenen elektronenmikroskopischen Befunde eines 100 nm großen Viruskörperchens, Tierversuche, Filtrations-, Komplementfixations- und Neutralisationsversuche stehen. Demgegenüber berichtet v. HOHENTHAL (1963) ausführlich über die in den Jahren 1953–62 in München durchgeführten Untersuchungen von NASEMANN. Als Argument für die Virus-Ätiologie werden auch die Therapieresistenz gegenüber Antibiotika und Kortisonoiden angeführt (BARTH u. MUNDT 1964), ein wichtiges Argument dagegen ist die fehlende Übertragbarkeit.

Somit läßt sich hinsichtlich der *Krankheitsentstehung* nur feststellen, daß zumeist am Anfang die aphthösen Mund- und Genitalschleimhautveränderungen stehen, oftmals ist auch ohne jede Prodromalerscheinung eine später rezidivierende Uveitis oder eine sehr schmerzhafte Iritis bzw. Iridozyklitis als akutes und remittierendes Bild die erste Manifestation. Die übrigen Begleiterscheinungen folgen dann ohne eine regelmäßige Beziehung.

3. Epidemiologie

Die Krankheit ist selten. Das überschaute Schrifttum umfaßt bisher etwa 300 Fälle. Die ursprüngliche Annahme eines bevorzugten Vorkommens im Orient hat sich in den Jahren nach der Erstbeschreibung als einer Krankheitsentität durch BEHÇET (1937) durch die Fallbeschreibungen aus der übrigen Welt nicht bestätigt. Fast alle mitgeteilten Fälle sind einzeln und nicht etwa in größeren Gruppen, wohl aber gelegentlich bei mehreren Familienmitgliedern aufgetreten (SEZER 1956; MASON u. BARNES 1968). Die Bevorzugung des männlichen Geschlechts scheint nicht ganz so extrem zu sein, wie früher geglaubt wurde (PHILLIPS u. SCOTT 1955). Hauptmanifestationsalter ist das 3.–5. Lebensjahrzehnt. Treten keine schwerwiegenden Komplikationen ein, kann sich der Verlauf über 15–20 Jahre hinziehen und sogar Spontanheilung eintreten. Die Manifestationen sind bei den Geschlechtern etwas unterschiedlich verteilt: bei Männern mehr Augen-, Gelenk- und neurologische Symptome, bei Frauen mehr und schwerere Schleimhauterscheinungen.

4. Pathologie und Pathophysiologie

Die beiden Hauptmanifestationen an der *Mundschleimhaut* mit den Aphthen und Erosionen sowie an der *Genitalschleimhaut* bis zu Ulzerationen zeigen am bioptischen Material die histologischen Kriterien einer Vaskulitis vom chronischen und unspezifischen Typ im zugehörigen gefäßführenden Bindegewebe, wobei alle Gefäßwandschichten erfaßt sein können, also eine Endo-, Meso-, Peri- und Panvaskulitis. Die kleinen Venen sind dabei gegenüber den Arterien bevorzugt (BEHÇET 1937; PHILLIPS u. SCOTT 1955), es treten interstitielles Ödem, Rundzelleninfiltrate und Granulationen auf. Die sehr häufig vom Krankheitsgeschehen erfaßte *äußere Haut* erfährt verschiedene Veränderungen vom klassischen Erythema nodosum über eine pustulöse Pyodermie („Hautsepsis") bis zu Ulzerationen, aber auch exsudative und makulo-papulöse sowie noduläre Formen (BERLIN 1960; MASON u. BARNES 1968). Thrombotische Gefäßverschlüsse sind hier wie an den Schleimhautgefäßen möglich.

Die dritte, das *Auge* betreffende Hauptmanifestation besteht nach den histologischen Untersuchungsergebnissen an enukleierten Augäpfeln in einer chronischen entzündlichen und ebenfalls unspezifischen Infiltration in den Organanteilen Iris, Ziliarkörper, Chorioidea, Retina und Sehnerv und mit allen Zelltypen eines Granulationsgewebes unter Bevorzugung der Gefäßumgebung. GILBERT (1921) hebt eine Eosinophilie hervor. Thrombotische bzw. thrombophlebitische Vorgänge führen zu Blutungen hinter die Retina, Netzhautablösung und Papillenödem bzw. Papillitis (WEISNER u. MÜLLER-JENSEN 1973). Übrige Bestandteile des Auges werden gleichfalls in Mitleidenschaft gezogen; so finden sich fibroblastische und fibrilläre Strukturen im Glaskörper, Linsentrübung und Hornhautödem (SANO 1956; FRÖSCHER et al. 1973). Je nach Umfang der Exsudation kommt es zu einem mehr oder weniger ausgeprägten Hypopyon. Die wechselnde und im schubweisen Verlauf auch in der Konsistenz und im Fibringehalt sich ändernde Exsudation, Infiltration und narbige Fibrosierung führen neben dem Befall des Sehnervs die schließlich eintretende Erblindung herbei.

Zu jedem beliebigen Zeitpunkt der Krankheit, selbst als Vorläufer, aber auch als Spätsymptom, kommt es in den allermeisten Fällen zu einer *Gelenkbeteiligung*. Diese ist multiartikulär und kann sämtliche großen und kleinen Gliedmaßengelenke in wechselnder Reihenfolge und Intensität ohne Symmetrie sowie die Wirbelsäule betreffen. Der schleichende Beginn ist typisch, die Kniegelenke sind bevorzugt, subakuter bis chronischer Verlauf und Abklingen des unspezifisch-entzündlichen Prozesses sind charakteristisch, ungünstiger Verlauf mit Destruktionen und gar Nekrosen muß als Ausnahme gelten und ist wohl nicht krankheitstypisch (ADAMANTIADES 1931; BEHÇET 1940; MASON u. BARNES 1968).

Den zentralnervösen Erscheinungen liegen *neuropathologisch* fibrinoide und entzündlich-zelluläre Gefäßwandinfiltrate im Gehirn, im Rückenmark und in den Meningen, Mikroinfarkte, Myelinschwund der Markscheiden und Gliawucherung zugrunde (v. HOHENTHAL 1963; FRÖSCHER et al. 1973). Verschiedenste Abschnitte von Gehirnkernen und Medulla oblongata können betroffen sein, rezidivierende Meningitiden sind möglich (WEISNER u. MÜLLER-JENSEN 1973).

Relativ häufig sind *gastrointestinale* Veränderungen (MASON u. BARNES 1968; LEHMANN et al. 1975). Diese scheinen denselben Grund wie die übrigen Schleimhautmanifestationen zu haben, sind aber wegen der diarrhoisch-dysenterischen Erscheinungen und der Schleimhautulzerationen an Ösophagus, Magen, Dünn- und Dickdarm ungleich gravierender für den Krankheitsverlauf. Auch kommen atrophische Schleimhautveränderungen des oberen Intestinaltraktes vor, offenbar vergesellschaftet mit fibrösen Prozessen parenchymatöser Organe (v. HOHENTHAL 1963).

Die Neigung zu intravasalen Thrombosen kleiner Gefäße begünstigt auch *Thrombosen* und *Thrombophlebitiden* oberflächlicher und tiefer Beinvenen. MASON und BARNES (1968) fanden sie bei fast einem Viertel ihrer Fälle. Anderweitige, in einzelnen Fällen beschriebene Gefäßkomplikationen einschließlich Blutungen, auch arterieller Art, sind wahrscheinlich keine für das Krankheitsbild typischen Ereignisse (LEMKE 1954; LINDEMAYR 1956).

Trotz der geringen Fallzahl mit eingehender Beschreibung dürfen Komplikationen und Vorgänge an *parenchymatösen Organen* mit z.T. charakteristischen Veränderungen nicht unerwähnt bleiben; so die wahrscheinlich durch Perivaskulitis bedingte Lungenmanifestation (LEMKE 1954 u.a.) mit Hämoptysen, Lungen- und Milzfibrosen (bei v. HOHENTHAL 1963) und Pleuritiden. Diese Pleuraveränderungen ebenso wie zahlreiche andere, nicht in jedem Fall mit einwandfrei vaskulären Vorgängen einhergehende Begleiterscheinungen sind eher koinzident als komplikativ zu deuten, also dem Symptomenkomplex nicht sicher zuzuordnen. Hierzu zählen die verschiedenen Herzvitien und entzündliche oder sog. fokal-entzündliche Prozesse an Einzelorganen (Zähne, Tonsillen, Appendix, Gallenblase etc.).

5. Klinik

a) Symptomatologie

Aus der Schilderung der diversen Manifestationen und ihrer pathologisch-anatomischen und histologischen Befunde ergibt sich die klinische Symptomatologie, wobei die chronologische Aufeinanderfolge der Einzelerscheinungen sehr unterschiedlich sein kann.

α) Auge

Der plötzliche Beginn kann in einer Iritis oder Iridozyklitis mit entsprechend heftigen Beschwerden bestehen und sogleich mit einem Hypopyon einsetzen. Hieraus ergeben sich die subjektiven Erscheinungen und objektiven Befunde; andere Symptome mit Sehstörungen entstehen durch Glaskörper- und Fundushämorrhagien; aus der begleitenden Konjunktivitis resultiert eine schmerzhafte Lichtscheu der Erkrankten.

Diese Vorgänge können sich unter Rückbildung der Exsudation bessern, wenngleich auch im entzündungsfreien oder erscheinungsarmen Intervall das Sehvermögen stark gelitten hat, und in einem neuen Rezidiv – Iritis kann in Iridozyklitis, Uveitis, Chorioretinitis, Papillitis und Neuritis optica übergehen – kann ein- oder beidseitig Erblindung eintreten (Phthisis bulbi) (BARTH u. MUNDT 1964). Der wie bei einer Sepsis lenta unaufhaltsame Verlauf hat GILBERT veranlaßt, die charakteristische Iritis mit einer Ophthalmia lenta zu bezeichnen (GILBERT 1925, 1948). Exsudationen, Blutungen, Resorptionen und Synechien wechseln einander ab oder folgen aufeinander, alle Augenabschnitte werden einbezogen in den Krankheitsprozeß, und im Wechsel von entzündlicher Zerstörung, Resorption und Organisation bestehen so erhebliche schmerzhafte Beschwerden neben dem Sehkraftverlust, daß augenärztlich die Enukleation oftmals der einzige Behandlungsweg wird. HAGIWARA (1959) hat den Verlauf der Augenbefunde in die fünf Stadien Allgemeinsymptome – Veränderungen der vorderen Augenabschnitte – Chorioidea- und Retinaveränderungen – Fundusvernarbung und Makuladestruktion – Erblindung durch Optikusatrophie, Netzhautablösung und sekundäres Glaukom eingeteilt.

β) Schleimhaut

Ohne zeitliche Gesetzmäßigkeit folgen, erscheinen gleichzeitig oder gehen den Augenprozessen voran die aphthösen, erosiven und ulzerösen Schleimhautveränderungen, die ihrerseits schubweise mit Remissionen und Rezidiven verlaufen. Die Erscheinungsform einer solchen weißbelegten Aphthe mit infiltriertem und hyperämisch-gerötetem Rand ist der gewöhnlichen, aus einem Bläschen entstehenden vergleichbar, wird aber als Einzeleffloreszenz deutlich größer und ist mit zahlreichen gleichzeitigen Herden vergesellschaftet. Alle Schleimhautoberflächen von Kopf und Hals können betroffen sein, die Schmerzhaftigkeit ist besonders zu betonen. Am Genitale sind diese Prozesse meistens noch größer und ausgedehnter, aber nicht so schmerzhaft. Nach Abheilung verbleiben entsprechend große und oft depigmentierte Narben. Beim Mann sind schmerzhafte Orchitis (GOTTSEGEN u. KOROSSY 1956) und mehrfach Epididymitis (u.a. BEHÇET 1937; NAZARRO 1960) beobachtet worden. Bei der Frau ist das äußere Genitale insgesamt betroffen, subjektiv und objektiv verschlimmern sich die Erscheinungen in Abhängigkeit von Zyklus und Gravidität.

γ) Haut

Fast alle Fallbeschreibungen erwähnen Hautveränderungen, bevorzugt nach Art des Erythema nodosum und naturgemäß besonders an den Streckseiten der Unterschenkel, wechselnde und gleichzeitig abheilende wie aufschießende Effloreszenzen werden beschrieben (die ausführlichste Literaturzusammenstellung findet sich bei v. HOHENTHAL 1963). Erytheme anderer Art, Exsudationen und Pyodermien der verschiedensten Erscheinungen sind beschrieben worden, sie machen in ihrer Erkennung keine Schwierigkeiten und werden nur mit weiteren einschlägigen Symptomen als Hinweis auf die Diagnose zu werten sein.

δ) Gelenke

Die Gelenkerscheinungen, ähnlich der chronischen Polyarthritis, aber ohne deren Symmetrie und Destruktion und mit der Neigung zur Remission ohne Bevorzugung großer oder kleiner Gelenke, sind beim Vorliegen anderer und führender Symptome des Syndroms leicht zu erkennen und einzuordnen. Weitgehend alle Autoren des Krankheitsbildes erwähnen unterschiedliche Gelenkbeschwerden (Arthralgien) bis zur rezidivierenden Arthritis. Am häufigsten scheint im Gegensatz zur chronischen Polyarthritis das Kniegelenk betroffen zu sein, gefolgt von den Sprunggelenken (MASON u. BARNES 1968). Hinzu kommen Myalgien vom sog. rheumatischen Typ als Begleitsymptom (LEMKE 1954; NAZARRO 1960). Differentialdiagnostisch ist beim Auftreten von entzündlichen Wirbelsäulenerscheinungen die Spondylitis ankylosans zu berücksichtigen.

ε) Nervensystem

Die Symptomatologie der neurologisch-psychiatrischen Beteiligung ist sehr vielgestaltig und abhängig von dem durch den Krankheitsprozeß befallenen Abschnitt des Zentralnervensystems oder bestimmt von den peripheren Versorgungsgebieten, oder sie ist gekennzeichnet von dem Ausmaß der Meningitis.

Die einfachste Form ist die von LINDEMAYR (1956) mitgeteilte, die auf eine rezidivierende Polyneuropathie zurückzuführen ist. Alle möglichen anderen und zentralen Manifestationen projizieren ihre Auswirkungen in die Körperperipherie mit sensiblen oder motorischen Ausfallserscheinungen, wobei oftmals rückfällige Paresen (BETETTO 1956) und je nach befallener Körperregion gelegentlich gefährlich progrediente Formen zu unterscheiden sind. Auch gutartiger Verlauf mit rezidivierender Meningitis ist möglich (WEISNER u. MÜLLER-JENSEN 1973). Alle Grade der Auswirkungen von Meningo-Enzephalo-Myelitis scheinen möglich zu sein und finden in der Literatur ihren Niederschlag.

ζ) Verdauungssystem

Gastrointestinale Veränderungen führen zu entsprechenden diarrhoischen oder dysenterischen Erscheinungen, können Magen- und Duodenalulzera, auch Blutungen zur Folge haben und damit vorübergehend im Vordergrund des Krankheitsgeschehens mit den typischen Symptomen stehen. Wegen der differentialdiagnostischen Abgrenzung zur Colitis ulcerosa und zum M. Crohn darf auch die Möglichkeit der multiplen intestinalen Ulzerationen nicht vernachlässigt werden (LEHMANN et al. 1975).

η) Blutgefäße

Thrombotische oder thrombophlebitische Komplikationen bedürfen keiner besonderen klinischen Erwähnung, da sie unschwer zu diagnostizieren und beim Vorliegen eindeutiger klinischer Kriterien einzuordnen sind. Ihr pathogenetisches Zustandekommen ist dabei nicht gesichert.

ϑ) Übriges

Die klinischen Erscheinungen aus den übrigen bei Besprechung der Pathologie aufgeführten Komplikationen ergeben sich aus dem jeweiligen Organbefall und haben möglicherweise keine charakteristische Symptomatik oder sind ein Zufallsergebnis bei der Analyse des Einzelfalls.

b) Diagnose

Aus den z.T. dramatischen akuten und z.T. allmählich hinzutretenden chronischen und rezidivierenden Erscheinungen ergeben sich die Schilderungen der Kranken. Im Zusammenhang mit den erhobenen klinischen Befunden haben sich (MASON u. BARNES 1968) empfehlenswerte diagnostische Haupt- und Nebenkriterien ergeben. Als *Hauptkriterien* gelten bukkale Ulzerationen, Ulzerationen im Genitalbereich, Augenveränderungen und Hautläsionen, als *Nebenkriterien* gastrointestinale Veränderungen, Thrombophlebitis, kardiovaskuläre Läsionen, Arthritis, Befall des Zentralnervensystems und die Familienanamnese. Die Diagnose wird bei mindestens drei Haupt- oder bei zwei Haupt- und zwei Nebenkriterien gestellt. Bisweilen sind die Zeichen der schweren Allgemeinerkrankung mit Fieber und ausgeprägter Entzündungssymptomatik der Labordaten vorhanden (BARTH u. MUNDT 1964).

Sonst gehört im aktiven Schub eine Beschleunigung der Blutsenkungsreaktion zum Krankheitsbild, ferner eine Leukozytose mit geringer Linksverschiebung, eine Dysproteinämie im Elektrophorese-Diagramm im akut bis chronisch entzündlichen Sinne, also Alpha-1- oder Alpha-2-Globulin-Vermehrung bzw. geringe Hypergamma-Globulinämie auf Kosten der Albumine (BECKER 1962). Bei zentralnervöser, insbesondere eindeutig entzündlicher Symptomatik sind auch entsprechende pathologische Liquorbefunde mit Proteinverschiebungen und Zellvermehrung zu erwarten. Die Gamma-G-Komponente der Immunglobuline ist im Liquor deutlich erhöht (WEISNER u. MÜLLER-JENSEN 1973). Es kommt auch Vermehrung von IgA und IgM im Serum vor. Eindeutige serologische oder immunbiologische Ergebnisse finden sich nicht, das Verhalten des Serumkomplements ist uneinheitlich. Die Ergebnisse von Autoantikörper-Untersuchungen unter dem Verdacht auf eine Autoaggressionskrankheit sind nicht schlüssig (O'DUFFY et al. 1971). Einen interessanten Aspekt teilen LEHMANN et al. (1975) mit. Sie fanden eine wiederholt reproduzierbare Herabsetzung der Stimulationseigenschaften der Lymphozyten im Blut, besonders in der Spätphase der Krankheit, wie sie sonst bei Virusinfektionen und bei Immunsuppression gesehen wird. Weder die vielfältigen Labordaten noch die von pathologisch-anatomischer Seite bioptisch und autoptisch vorgenommenen Untersuchungen haben das Krankheitsbild beweisende, vielmehr stets nur hinweisende Ergebnisse. Untersuchungen der Histokompatibilitätsantigene haben den Verdacht der Krankheitsentstehung auf dem Boden einer bestimmten immungenetischen Disposition erhärtet – und zwar mit unterschiedlicher rassischer Verteilung. HORNSTEIN und DJAWARI (1980) haben eine Zusammenstellung verschiedener Quellen gegeben, wonach die am häufigsten gefundenen Antigene HLA-A 2, HLA-B 5, HLA-Bw 35, HLA-B 12 und HLA-B 27 sind und sich zusätzlich noch quantitative Unterschiede je nach Manifestationstyp ergeben.

Die Klagen über weitere Beschwerden oder die Hinweise auf andere Organmanifestationen erfordern zusätzliche diagnostische Maßnahmen in der jeweiligen Richtung. Jedenfalls sollte bei entsprechenden Anhaltspunkten die Fixierung auf den Trisymptomenkomplex von Behçet aufgegeben werden.

Den Gelenkbeschwerden entsprechen Mono-, Oligo- oder Polyarthritiden, die nach DIHLMANN (1973) in der Regel röntgennegativ sind und somit auch nur als Arthralgien imponieren können. Auch die rheumaserologischen Untersuchungen haben negative Ergebnisse (u.a. MASON u. BARNES 1968).

c) Differentialdiagnose

Hier ist eine Vielzahl – teilweise wahrscheinlich sogar verwandter – Krankheitsbilder abzugrenzen, naturgemäß insbesondere solche, die ebenfalls mit Schleimhaut- und Hautläsionen einhergehen sowie innere Organe und Gelenke erfassen können. Nächst den Kollagenosen mit ihren Blutgefäßprozessen sind dies das urethro-konjunktivo-synoviale Syndrom (Reiter), das Sicca-Syndrom (Sjögren), die mit intermittierendem Fieber, wechselnden Exanthemen und vorübergehenden Gelenkbeschwerden ablaufende Subsepsis allergica (Wissler), das als Autoaggressionskrankheit gewertete, mit Schleimhauterosionen, juckenden Hauteffloreszenzen ähnlich dem Erythema exsudativum multiforme und Konjunktivitis einhergehende Lyell-Syndrom, zahlreiche andere erythematöse oder exanthematöse Hauterkrankungen sowie aphthöse und erosive Schleimhautprozesse. Diesen können beispielsweise Infektionen mit dem Herpes-simplex-Virus vorangehen, die Stomatitiden zur Folge haben. Pilzkrankheiten, Histoplasmose (wegen der Haut-, Lungen- und weiteren Erscheinungen an inneren Organen), dann auch Wegenersche Granulomatose (wegen der Vaskulitis und Schleimhautulzerationen), das Erythema exsudativum multiforme (STEVENS-JOHNSON), Dermatostomatitis (Baader) und einige andere, mutmaßlich zusammengehörige Krankheiten sind mit einzubeziehen.

Bezüglich der Augenprozesse ist die jetzt seltenere Tuberkulose abzugrenzen, was nach GILBERT (1921) aber keine Schwierigkeiten bereiten dürfte. Das Erythema exsudativum multiforme Hebra betrifft beim Augenbefall nur die ektodermalen Anteile, also Konjunktiven und Hornhaut (GOTTSEGEN u. KOROSSY 1956). Beim Heerfordt-Syndrom ist zusätzlich die beidseitige Parotishypertrophie zu fordern.

6. Therapie

Die Behandlung ist noch durchaus unbefriedigend, da ein wirksames Heilmittel nicht bekannt ist. Dieser Umstand dürfte sich nicht ändern, solange die Krankheitsursache ungeklärt bleibt. Es gibt eine große Zahl therapeutischer Berichte (v. HOHENTHAL 1963; WEISNER u. MÜLLER-JENSEN 1973 mit weiterführenden Literaturangaben), wonach zwischen polypragmatischen und rein symptomatischen Maßnahmen und je nach pathogenetischen Vorstellungen und Fachrichtungen der Therapeuten gewissermaßen alle Möglichkeiten medikamentöser und physikalischer Behandlung ausgeschöpft wurden. Da die Krankheitserscheinungen zu Remissionen und Exazerbationen neigen – und das ohne zeitliche oder lokale Regel der Manifestationen –, ist die Objektivierung therapeutischer Resultate besonders schwierig.

Von den modernen Bemühungen sei die Sulfonamid- und Antibiotikabehandlung erwähnt, die gelegentlich eine Beeinflussung gezeitigt haben soll. Es wird über den Einsatz von Tetrazyklin berichtet (FROMER 1970).

Zytostatika (Chlorambucil) wurden ebenso versucht (ABDALLA u. EL-DBAH'-OAT 1973) wie Immunsuppressiva (NOYA et al. 1974). Remissionen von längerer Dauer wurden beobachtet, sind aber nicht zuverlässig oder reproduzierbar. Der Wirkungsmechanismus ist ebenso unklar wie bei der erfolgreichen Behandlung des Lyell-Syndroms mit Azathioprin oder der Wegenerschen Granulomatose mit Cyclophosphamid.

Mit sehr unterschiedlicher Wirkung auf die verschiedenen Manifestationsorte scheint trotz widersprüchlicher Beurteilung seitens der Autoren eine antiphlogistische Therapie mit Nebennierenrindensteroiden bzw. Kortisonoiden gerechtfertigt zu sein, wenn auch die besonders gefährlichen zentralnervösen Beteiligungen selbst bei höherer Dosierung kaum oder gar nicht ansprechen (WEISNER u. MÜLLER-JENSEN 1973). Die sog. symptomatischen Antirheumatika haben gleichfalls nicht überzeugt.

Wenn nicht gleichzeitig gastrointestinale Ulzerationen vorliegen, dürfte sich bei thrombotischen oder thrombophlebitischen Komplikationen die Gabe von Thrombozytenaggregationshemmern empfehlen, dagegen wegen der stets latenten Blutungsgefahr nicht ohne Bedenken Antikoagulantien- oder gar fibrinolytische Behandlung, obwohl eine Störung der Gerinnungsphysiologie nicht gegeben ist (FRÖSCHER et al. 1973).

Eine nicht unbedenkliche Maßnahme stellt die im übrigen oft gut wirksame Behandlung mit Bluttransfusionen dar, die zu einigem Optimismus Anlaß gab (O'DUFFY et al. 1971; O'DUFFY u. TASWELL 1974). Außerdem wurde Gammaglobulin analog der Behandlung verschiedener Infektionskrankheiten eingesetzt.

Linderung, Reinigung und raschere Abheilung der Schleimhautherde sind von der lokalen Spülung oder Pinselung mit Kaliumpermanganat oder Chromsäurelösung zu erwarten. – Die außerordentlich schwierige und undankbare, von Fall zu Fall konservative oder auch operative Behandlung der Augenprozesse ist hier nicht zu erörtern.

7. Verlauf und Prognose

Die einzelnen Komponenten des Syndroms bestimmen durch ihr zeitliches Auftreten oder ihre Koinzidenz sowie durch die jeweilige Dauer, Ausprägung und den Schweregrad den Verlauf der Krankheit. Sie werden im folgenden wie bei der Darstellung der Klinik aufgeführt. Die Auswirkungen der Augenprozesse (Uveitis, Iridozyklitis, Netzhautablösung, Papillitis und Sehnervatrophie) sind nach jedem Krankheitsschub schwerwiegender und gehen mit sehr heftigen Schmerzen einher, die Sehkraftminderung ist gleichfalls schubweise progredient bis zur Erblindung. Die Haut- und Schleimhautveränderungen in der typischen aphthösen oder erosiven Ausprägung stellen keine besondere Gefahr dar – wenngleich sie auch unangenehme Behinderungen und Schmerzen (Nahrungsaufnahme, Sprechen) mit sich bringen und Eingangspforte für Sekundärinfektionen sein können. Verglichen damit sind die Gelenkbeteiligungen prognostisch von geringfügiger Bedeutung, da sie nicht die Destruktionen herbeiführen, wie sie von der chronischen Polyarthritis bekannt sind, vielmehr kurzfristig remittieren können.

Es herrscht Übereinstimmung darüber, daß die zentralnervöse Beteiligung mit einer therapieresistenten Meningoenzephalitis oder Myelitis die schwerwiegendste Komplikation darstellt, die auch das größte Kontingent der tödlich endenden Fälle stellt (v. HOHENTHAL 1963; WEISNER u. MÜLLER-JENSEN 1973). Die Mortalität wird zwischen ca. 20 und 40% angegeben.

Wenn Ösophagus, Magen, Dünn- und Dickdarm oder auch die Luftwege mit ulzerösen und nekrotisierenden sowie gefäßarrodierenden Prozessen und somit hämorrhagisch beteiligt sind, kann es zu bedrohlichen und unbeherrschbaren Blutungen oder Perforationen mit tödlichem Ausgang kommen (LEHMANN et al. 1975).

Je nach Lokalisation bergen die thrombotischen und thrombophlebitischen Prozesse an den Beinen oder auch anderweitige Gefäßverschlüsse, etwa im Bauchraum, durchaus erhebliche Gefahren; sie veranlassen chirurgische Intervention, die jeweilige Prognose ist überaus dubiös.

Aus dem für das Syndrom charakteristischen Wechsel von Remission und Rezidiv ergibt sich der über viele Jahre mögliche episodische Verlauf. Es sind somit längere und weitgehend beschwerde- und erscheinungsfreie Intervalle möglich, beispielsweise nur mit einer Visusverschlechterung nach dem vorangegangenen Krankheitsschub.

Insgesamt bleibt aber festzustellen, daß angesichts der unvorhersehbaren Prozesse des Einzelfalles und der unbestimmten Effektivität der gewählten therapeutischen Schritte eine höchst unsichere und zumeist ungünstige Prognose gestellt werden muß und daß es sich beim M. Behçet um ein sehr ernstes Krankheitsbild handelt.

Literatur

Abdalla MJ, El-Dbah'Oat N (1973) Long lasting remission of Behçet's disease after chlorambucil therapy. Br J Ophthalmol 57:706–711
Adamantiades B (1931) Sur un cas d'iritis à hypopyon récidivante. Am Oculist 168:271–278
Barth E, Mundt E (1964) Morbus Behçet. Med Welt 14:774–777
Becker J (1962) Die Behçet'sche Krankheit. Dtsch Med Wochenschr 87:1903–1906
Behçet H (1937) Über rezidivierende, aphthöse, durch ein Virus verursachte Geschwüre am Mund, am Auge und an den Genitalien. Dermatol Wochenschr (Lpz) 105:1152–1157

Behçet H (1940) Einige Bemerkungen zu meinen Beobachtungen über den Tri-Symptomenkomplex. Dermatologica (Basel) 81:73–83
Berlin Ch (1960) Behçet's disease as multiple symptom complex. Report of 10 cases. Arch Dermatol 82:73–79
Betetto G (1956) Meningoencephalomielite abatterica in morbo di Behçet. Riv Oto-Neuro-Oftalm. 31:211–227
Dihlmann W (1973) Röntgen, Gelenke-Wirbelverbindungen. Thieme, Stuttgart
Falck J, Schmidt G (1961) Beziehungen des Morbus Reiter und des Morbus Behçet zum rheumatischen Formenkreis. Med Klin 56:1744–1748
Feigenbaum A (1956, 1957) Description of Behçet's syndrome in the hippocratic third book of endemic disease. Br J Ophthalmol 40:335–357; Ref Zentralbl Ophthalmol 97:286
Fröscher W, Meyer-Lindenberg J, Schlieter F, Gullota F, Bechtelsheimer H (1973) Klinisch-morphologische Befunde beim Morbus Behçet. Dtsch Med Wochenschr 98:105–109
Fromer JL (1970) Behçet's syndrome. Arch Dermatol 102:116–117
Gilbert W (1920) Über rezidivierende eitrige Iridozyklitis (Iritis septica) und ihre Beziehungen zur septischen Allgemeinerkrankung. Arch Augenheilkd 86:29–49
Gilbert W (1921) Pathologisch-anatomische Befunde bei Iridocyclitis septica. Arch Augenheilkd 87:27–34
Gilbert W (1923) Zur Frage der Iridozyklitis mit rezidivierendem Hypopyon (Iritis septica). Klin Monatsbl Augenheilkd 71:409–414
Gilbert W (1925) Über chronische Verlaufsform der metastatischen Ophthalmie (Ophthalmia lenta). Arch Augenheilkd 96:119–130
Gilbert W (1948) Ophthalmia lenta. Klin Monatsbl Augenheilkd 113:1–8
Gilbert W (1951) Die Ophthalmia lenta als maligne Leptospirose des Auges. Zentralbl Ophthalmol 55:261
Gottsegen G, Korossy S (1956) Zur nosologischen Stellung der Behçet'schen Krankheit. Dermatol Wochenschr 133:33–36
Hagiwara (1959, 1959/60) On Behçet's disease. Acta Soc Ophthalmol Jpn 63:1504–1508; Ref. Zentralbl Ophthalmol 78:333
Hohenthal L v (1963) Zur Klinik und Ätiologie des Morbus Behçet. Dissertation, Universität München
Hornstein OP, Djawari D (1980) Nicht-infektiöse orale Aphthen-Erkrankungen. Teil 2: Morbus Behçet (maligne Aphthosis). Fortschr Med 98:1742–1747
Lehmann H, Stutte H-J, Zierott G, Schlaak M (1975) Morbus Behçet und multiple intestinale Ulzerationen. Dtsch Med Wochenschr 100:308–311
Lemke G (1954) Die Behçet'sche Krankheit. Medizinische 1:182–188
Lindemayr W (1956) Behçet's Symptomenkomplex. Hautarzt 7:287
Mason RM, Barnes CC (1968) Behçet-Syndrom mit Arthritis. Schweiz Med Wochenschr 98:665–671
Nazarro P (1960) La sindrome di Behçet. Policlinico Sez Prat 67/31:1907–1923
Noya M, Lema M, Alvarez-Prechous A (1974) Enfermedad de Behçet. Rev Clin Esp 133:285–292
O'Duffy JD, Taswell HF (1974) Blood transfusion therapy in Behçet's disease. Ann Intern Med 80:279–285
O'Duffy JD, Carney JA, Deodhar S (1971) Behçet's disease. Report of 10 cases, 2 with new manifestations. Ann Intern Med 75:561–570
Ollendorf-Curth H (1952) Behçet's syndrome (Aphthosis). Arch Dermatol 66:761–762
Phillips DL, Scott JS (1955) Recurrent genital and oral ulceration with associated eye lesions. Behçet's syndrome. Lancet I:366–371
Sano (1956, 1956/57) Zwei Fälle von Morbus Behçet. J Clin Ophthalmol (Tokyo) 10:630–635; Ref Zentralbl Ophthalmol 69:344
Sezer N (1952) Culture et identification du virus de la maladie de Behçet. Bull Soc Ophthalmol Fr 65:158–178
Sezer N (1953) The isolation of a virus as the cause of Behçet's disease. Am J Ophthalmol 36:301–315
Sezer N (1956) Further investigations on the virus of Behçet's disease. Am J Ophthalmol 39:41–55
Sezer N, Bengisu (1959, 1960) L'isolement du virus de la maladie de Behçet dans l'hypopyon. Bull Soc Ophthalmol Fr 72:168–174; Ref Zentralbl Ophthalmol 80:59
Weisner B, Müller-Jensen A (1973) Behçet-Syndrom mit den Leitsymptomen: rezidivierende Meningitis sowie seitenwechselnde Papillitiden. Nervenarzt 44:550–552

M. Das Sjögren-Syndrom (Sicca-Syndrom)

Von

G.L. BACH

Mit 4 Abbildungen und 1 Tabelle

Synonyme: Sicca-(Trockenheits-) Syndrom, Dacryosialoadenopathia atrophicans, Dacryo-Sialo-Cheilopathie, Keratoconjunctivitis sicca, Xerodermosteose, arthro-oculo-saliväres Syndrom, Gougerot-Houwer-Syndrom, v. Mikulicz-Sjögren-Syndrom, v. Mikulicz-Gougerot-Sjögren-Krankheit, Gougerot-Sjögren-Syndrom, Gougerot-Sjögren-Hagemann-Syndrom, Gougerot-Mulock-Houwer-Sjögren-Syndrom

1. Definition

Als Sjögren-Syndrom (SS) wird eine chronische systemische Krankheit bezeichnet, die hauptsächlich Drüsen mit äußerer Sekretion („autoimmune Exokrinopathie") befällt und häufig in der Kombination mit chronischer Polyarthritis oder einer anderen Kollagenose auftritt. Keratoconjunctivitis sicca, Xerostomie und Rhino-Pharyngo-Laryngitis sind typisch. Atemwege und Verdauungstrakt können ebenfalls erkrankt sein. Sind exokrine Drüsen in Form der Keratokonjunktivitis und/oder Xerostomie alleine beteiligt, dann spricht man vom Sicca-Syndrom.

2. Geschichtliches

In einer Monographie „Zur Kenntnis der Keratokonjunctivitis sicca" wies der Schwede HENRIK SJÖGREN 1933 auf krankhafte Veränderungen an Kornea, Konjunktiven und Tränendrüsen hin, die häufig mit Gelenk- und anderen Systembefällen einhergingen. Dem Schweden zu Ehren führte v. GROSZ (1936) drei Jahre später die Bezeichnung „Sjögren-Syndrom" ein. Teilbeschreibungen des Krankheitsbildes erfolgten schon früher von SAVA (1857, zit. nach ESCANDE 1970), LEBER (1882), FISCHER (1889) und HADDEN (1888). Klinische und pathologische Befunde wurden von v. MIKULICZ (1888, 1892) veröffentlicht. FUCHS (1919), MULOCK HOUWER (1927), GOUGEROT (1925) und MORGANS u. CASTLEMAN (1953) trugen in der Folgezeit zur Diagnostik des SS bei. Nach 1933 sind mehrere Übersichtsarbeiten erschienen, von denen einige angeführt werden sollen (ALSPAUGH u. WHALEY 1981; BERTRAM 1967; BLOCH et al. 1965; CREWS u. WHITFIELD 1963; CUMMINGS et al. 1971; DECHAUME et al. 1963; ESCANDE 1970; HENDERSON 1950; HUGHES 1979; HUGHES u. WHALEY 1972; KASSAN u. GRADY 1978; MARTIN u. RADI 1970; MASON et al. 1973; RUFFIÉ et al. 1963; SHEARN 1977; STRAND u. TALAL 1979/80; STOLTZE et al. 1960; STRIMLAN et al. 1976; TALAL 1979; VANSELOW et al. 1963; WEBB 1979; WHALEY et al. 1972a, b, 1973a, b).

3. Ätiologie und Pathohistologie

BÖNIE (1970) bezeichnet das SS als eine „Systemerkrankung der Drüsen mit äußerer Sekretion". Die Ursache ist unbekannt, wenn auch in glomerulären Endothelien und im Drüsengewebe tubuloretikuläre Strukturen nachgewiesen wurden, die Viruspartikel darstellen könnten (DANIELS et al. 1979; SHEARN et al. 1970). Hinweise auf eine genetische Disposition ergeben sich anhand der Häufung von zwei Antigenen, HLA-B 8 und HLA-DW 3. Im Vergleich zu 24 und 20% einer normalen Bevölkerung fanden sich bei Patienten mit SS HLA-DW 3 in 75 und HLA-B 8 in 55% (CHUSED et al. 1977; FYE et al. 1978). Angehörige von Patienten mit SS erkranken häufiger (ALSPAUGH u. WHALEY 1981). Im Tiermodel sind bei NZB-Mäusen und NZB × NZW F_1-Hybriden spontane Veränderungen in Tränen- und Speicheldrüsen zu beobachten, welche sich von denen des SS nicht unterscheiden (KESSLER 1968; KESSLER et al. 1971).

Das histologische Bild wird vom Stadium der Krankheit bestimmt. Im typischen Falle besteht eine lympho-plasmozytäre Infiltration der Speichel- und Tränendrüsen, wobei auch das Pankreas und die exokrinen Drüsen der Atemwege, des Magendarmtraktes und der Genitalien betroffen sein können. Myoepitheliale Zellinseln entstehen aus polsterförmig proliferierenden Gangepithelien und führen zur Verengung und zum Verschluß der Drüsengänge (Abb. 1). Später unterliegen diese Inseln regressiven Veränderungen, und im Endstadium wird Drüsengewebe durch Fettgewebe ersetzt (FASSBENDER 1975).

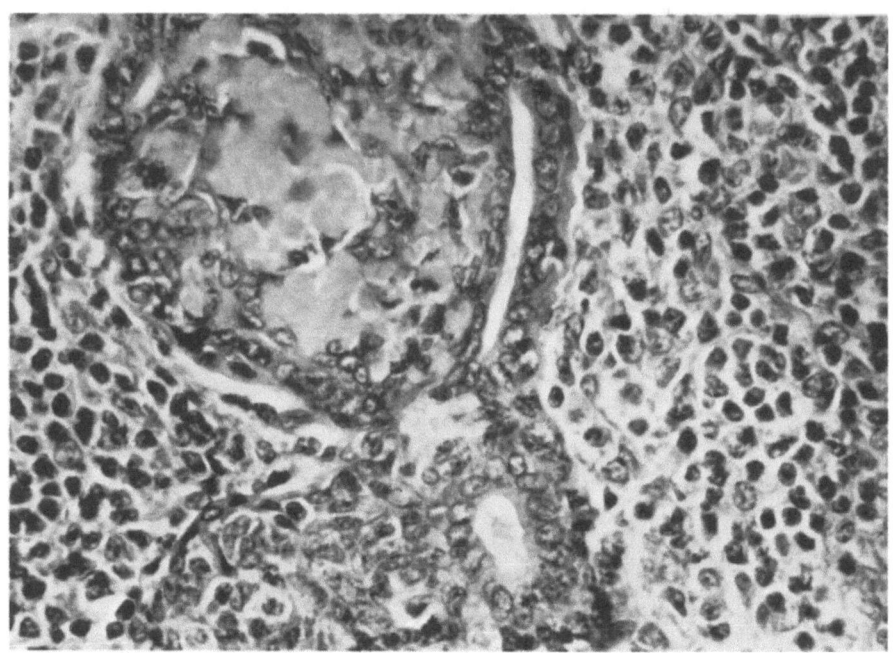

Abb. 1. Myoepitheliale Zellinsel mit Gangresten und hyalinen Abscheidungen. (Nach SEIFERT 1971)

4. Epidemiologie, klinische Symptome und Organmanifestationen
(Tabelle 1)

Frauen erkranken neunmal häufiger als Männer; bevorzugtes Alter: 40–60 Jahre (SHEARN 1972), also um die Zeit der Menopause. Als typische Erkrankung des Erwachsenen betrachtet, kommt das SS auch bei Kindern (BERNSTEIN et al. 1977) und bei über 80jährigen vor (WHALEY et al. 1972b). Rassische Unterschiede scheinen nicht zu bestehen (BLOCH et al. 1965; SHEARN 1971). Nach den Schätzungen von SHEARN (1972) kommt eine Keratokonjunctivitis sicca unter 525 Einwohnern einmal vor, während ein SS unter 900 Random-Sektionen viermal gefunden wird (SEIFERT u. GEILER 1957). Bei Nichtrheumatikern im Alter von 60–94 Jahren beobachtete HOLM (1949) in 2,6% eine Anfärbung der Kornea mit Bengalrot. Dagegen wurde eine Keratoconjunctivitis sicca in 14% von Patienten mit chronischer Polyarthritis diagnostiziert (HOLM 1949; THOMPSON u. EADIE 1956).

Klinisches Leitsymptom ist die Xerophthalmie, die den anderen Veränderungen oft vorausgeht. Es handelt sich um eine schubweise verlaufende Kerato-Konjunktivo-Blepharitis (MARTIN u. RADI 1970) mit Wund- und Schmerzgefühl, „Sand im Auge", Brennen, Lichtempfindlichkeit, Juckreiz, Schleiersehen, häufigem Lidschlag, vermatzten Augen und manchmal deutlicher Schwellung der Tränendrüsen. Zunächst besteht eine Sekretionssteigerung, später „Unfähigkeit zu weinen". Zum Arzt kommen die Patienten meistens erst nach rezidivierender Staphylokokken-Konjunktivitis. Eine seltene, aber schwere Komplikation ist die perforierende Skleromalazie (BÖKE et al. 1976).

In 88% der Patienten mit SS wird eine Xerostomie gefunden (MARTIN u. RADI 1970). Die Mundtrockenheit mit „klebendem Gaumen" erfordert häufiges Trinken, Vermeidung fester Speisen sowie Alkohol, starker Gewürze und saurer Nahrung (EHRLICH 1965). Es bestehen Beschwerden beim Sprechen, Kauen und Schlucken. Oft findet sich eine Verminderung des Geschmack- und Geruchsinnes. Die Zunge ist ausgetrocknet, intensiv gerötet und in der Mitte durchfurcht. Mundwinkelrhagaden, gerötete oder gelbliche Mundschleimhaut und evtl. Superinfektion mit Candida sind weitere Befunde. Rezidivierende Epistaxis und sogar Perforation des Nasenseptums, Halsschmerz, Heiserkeit, Hustenreiz, Blockierung der Tuba Eustachii mit chronischer Otitis und Schwerhörigkeit folgen der ausgetrockneten Schleimhaut (DOIG et al. 1971). Schluckstörungen können auch durch eine abnormale Motilität und postkrikoide stenosierende Schleimhautfalte des Ösophagus hervorgerufen werden (DOIG et al. 1971; SIMIL et al. 1978; RAMIREZ-MATA et al. 1976).

Eine Verbindung besteht zwischen der chronisch atrophischen Gastritis, Achlorhydrie und perniziöser Anämie (ADAMS et al. 1964; WHALEY et al. 1973b). Bei Pankreasbefall und intestinalen Resorptionsstörungen sind Diarrhöen häufig (BLOCH et al. 1965; FENSTER et al. 1964; HRADSKY et al. 1967). Funktionsstörungen der Gallenblase wurden beobachtet (DREILING u. SOTO 1976).

Vaginitis sicca mit Dyspareunie und evtl. rezidivierender Moniliasis sowie eine Reihe renaler Veränderungen wurden beschrieben. In einem Viertel besteht eine renal-tubuläre Azidose, Hyposthenurie, Aminoazidurie, Phosphaturie und verminderte Rückresorption von Harnsäure (KAHN et al. 1962; KALTREIDER u. TALAL 1969a; SHEARN 1971; SHEARN u. TU 1965–1968; SHIOJI et al. 1970; TALAL et al. 1968; WHALEY et al. 1973a). Das Fanconi-Syndrom ist selten. Eine „Minimalproteinurie", reich an Gammaglobulin und arm an Albumin, verschwand nach Korrektur der metabolischen Alkalose und Hypokaliämie (SAITO

Tabelle 1. Klinik des Sjögren-Syndroms. (Nach HUGHES 1979, erweitert)

Augen:	Keratoconjunctivitis sicca
	Konjunktivitis
	Korneale Vascularisation
	Ulkusbildung
	Photophobie
	Schwellung der Tränendrüsen
Mund:	Xerostomie
	Zahnkaries
	Schwellung der Parotis
Nase:	Epistaxis
	Septumperforation
	Sinusitis
	Seröse Otitis media
Gastrointestinal:	Dysphagie
	Atrophische Gastritis
	Achlorhydrie
	Pankreatitis
	Hepatomegalie
Urogenitaltrakt:	Vaginitis sicca
	Tubulusdefekt in der Niere mit renal-tubulärer Azidose
	interstitielle Nephritis
	Glomerulonephritis
Atemwege:	Tracheitis
	Bronchitis
	Pneumonie
	Atelektasen
	Pleuritis
	Fibrosierende Alveolitis
Muskeln:	Myopathie
Nervensystem:	Periphere und kraniale (Trigeminus) Neuropathien
Blut:	Anämie
	Thrombozytopenie
	Leukopenie
	Hyperviskositäts-Syndrom
	Hypergammaglobulinämie
	Verschiedene Autoantikörper
	Evtl. Paraproteine
	Kryoglobulinämie
Blutgefäße:	Raynaud-Phänomen
	Vaskulitis
Weitere Veränderungen:	Hypersensibilität auf Medikamente
	Trockene Haut
	Wachstumsstörungen der Nägel
	Hyperglobulinämische Purpura
	Entwicklung eines Lymphoms

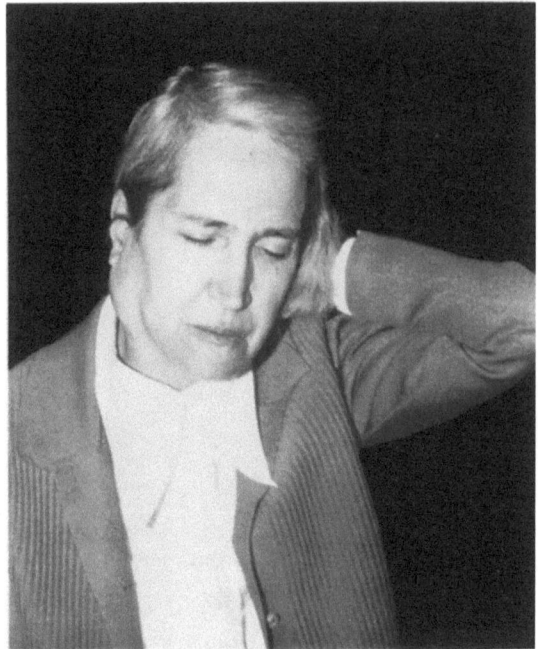

Abb. 2. Schwellung der Parotis bei einer 57jährigen Patientin mit Sjögren-Syndrom

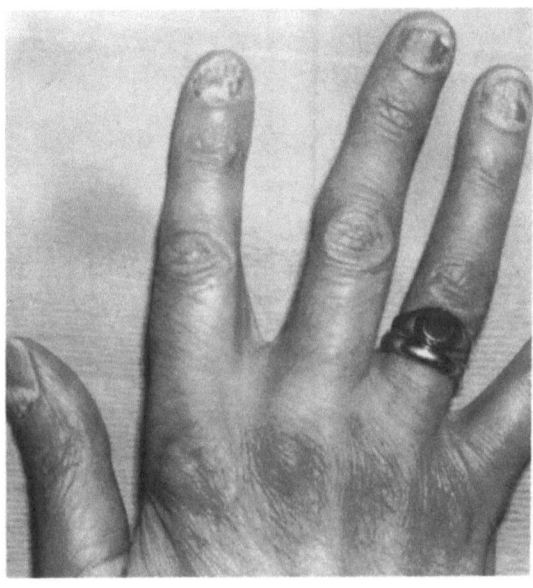

Abb. 3. Gleiche Patientin mit Veränderungen der Fingernägel bei Sjögren-Syndrom

et al. 1970). Eine Glomerulonephritis sollte auf vorliegenden Lupus erythematodes disseminatus, Kryoglobulinämie oder Immunkomplexablagerungen aufmerksam machen (MOUTSOPOULOS et al. 1978; SCHWARTZBERG et al. 1979; TALAL et al. 1968).

Komplikationen erschwerter Schleimexpektoration sind Tracheitis, Bronchitis, Pneumonie, Pleuritis und Atelektasen. Es besteht ein Zusammenhang zwischen SS, fibrosierender Alveolitis und renal-tubulärer Azidose (MASON et al. 1970; SHEARN 1971; TOMASI et al. 1962; TURNER-WARWICK 1968). Histologisch zeigt die fibrosierende Alveolitis verdickte Alveolenwände und große mononukleäre Zellen in den Alveolen. Die Lungenfunktion ist pathologisch verändert (SCADDING 1969; SCHERAK et al. 1977).

In 30–50% bestehen druckdolente, meist symmetrisch geschwollene Speicheldrüsen. Am auffälligsten ist dabei die Parotis (Abb. 2). Trockene Haut und Veränderungen der Fingernägel (Abb. 3) (FEUERMAN 1968; WHALEY et al. 1973b), Dys- und Parästhesien im Rahmen peripherer und kranialer (vor allem Trigeminus) Neuropathien (KALTREIDER u. TALAL 1969b), Hepatosplenomegalie und Lymphadenopathie sind weitere klinische Merkmale.

5. Das Sjögren-Syndrom und seine zentrale Stellung

Eine neuere Einteilung unterscheidet 1. eine primäre mehr dem Lupus erythematodes verwandte Form, 2. die mit der chronischen Polyarthritis oder einer Kollagenkrankheit einhergehende Form und 3. eine primär durch aggressive Eigenschaften der Lymphozyten ausgezeichnete Krankheit. Eine Unterscheidung mittels genetischer Untersuchungen ist möglich. HLA-DW 3 ist bei Patienten mit Lupus häufig; bei primärem SS liegt es in 64% vor. Das bei chronischer Polyarthritis vorkommende HLA-DW 4 wurde in 64% der Polyarthritiker mit SS beobachtet (MOUTSOPOULOS et al. 1979).

Das Zusammentreffen der SS mit verschiedenen autoimmunen Endokrinopathien läßt sich anhand gemeinsamer HLA-B und -D-Antigene erklären. Neben dem SS findet sich HLA-B 8 häufig bei der Autoimmun-Thyreoiditis (WHALEY et al. 1973b), Ovarialinsuffizienz (AYALA et al. 1979), chronisch aggressiven Hepatitis (GOLDING et al. 1973), Myasthenia gravis (WEBB 1979), bei Morbus Addison, juvenilem Diabetes mellitus, Dermatitis herpetiformis (FRASER et al. 1979) und Zöliakie (WHALEY et al. 1973b). Ähnliche Beziehungen könnten die Häufigkeit des SS bei Patienten mit primär-biliärer Zirrhose (ALARCON-SEGOVIA et al. 1973; GOLDING et al. 1970; GOLDING et al. 1973; GOUDIE et al. 1966; WALKER et al. 1965), Pemphigus (WALLACH et al. 1979), totaler und partieller Lipodystrophie (ALARCON-SEGOVIA u. NIEMBRO-RAMOS 1976; IPP et al. 1976) sowie Hyperlipoproteinämie erklären (GOLDMAN u. JULIAN 1977).

a) Sjögren-Syndrom, chronische Polyarthritis und andere Kollagenkrankheiten

Etwa die Hälfte der Patienten mit SS entwickeln eine Arthritis, die sich in Form, Röntgenbefund und Verlauf nicht von der chronischen Polyarthritis unterscheidet („eigentlicher" Morbus Sjögren). In etwa 10–25% wird die Polyarthritis durch eine Kollagenose ersetzt (BLOCH et al. 1965; CREWS u. WHITFIELD 1963; CUMMINGS 1977; GRENNAN et al. 1977; SHEARN 1971; STOLTZE et al. 1960;

VANSELOW et al. 1963; WHALEY et al. 1973b). In der Mehrzahl der Fälle ist die Polyarthritis seropositiv und zeigt vielfach auch antinukleäre Faktoren. Änderungen im Verlauf der Polyarthritis, die in der Regel anderen SS-Manifestationen vorausgeht, sind vom Verhalten des Sicca-Komplexes unabhängig. Die Augenbeteiligung soll allerdings beim SS alleine schwerer sein (GUMPEL et al. 1972; WRIGHT 1973), zit. nach MASON et al. 1973).

In einer früheren Untersuchung fand sich zwischen der A. psoriatica, dem Morbus Reiter, der Spondylitis ankylosans und dem SS kein Zusammenhang (WHALEY et al. 1972a). Dagegen wurde in einer neueren Veröffentlichung über die Entstehung eines SS bei der Spondylitis ankylosans mit peripherer Gelenkbeteiligung und Vaskulitis berichtet (CLAYMAN u. REINERTSEN 1978).

In etwa 10–25% wird die chronische Polyarthritis von einer Kollagenose ersetzt. Hierbei handelt es sich um eine progressive systemische Sklerose (ALARCON-SEGOVIA et al. 1974a; CIPOLETTI et al. 1977; KALDOR u. TÖRÖK 1965), einen LED (ALARCON-SEGOVIA et al. 1974b; GOLDING et al. 1973; KATZ 1972; STEINBERG u. TALAL 1971), eine Dermato-Polymyositis (GOLDING et al. 1973) und Mischkollagenosen (ALARCON-SEGOVIA 1976). Seltener findet sich eine Polychondritis (COSTE et al. 1961), ein diskoider LE (BENCZE u. LAKATOS 1963) oder eine Transplantations-anti-Wirt-Reaktion (GRATWOHL et al. 1977; LAWLEY et al. 1977).

b) Sjögren-Syndrom und hyperglobulinämische Purpura

Diese erstmals von WALDENSTRÖM 1943 beschriebene benigne nicht-thrombozytopenische, hauptsächlich bei Frauen an den unteren Extremitäten episodisch auftretende Purpura kommt gelegentlich beim SS vor. In einigen Fällen besteht eine Kryoglobulinämie meist vom gemischten IgG-IgM-Typ, Komplement und manchmal IgA. Die dissoziierte IgM-Komponente zeigt Rheumafaktoraktivität (MELTZER et al. 1966). Daneben wurde auch eine thrombotische thrombozytopenische Purpura beim SS beschrieben (STEINBERG et al. 1971).

c) Sjögren-Syndrom und lymphoretikuläre Neoplasien

Die histologische Unterscheidung zwischen benigner und maligner lymphoretikulärer Proliferation ist schwierig. Die Veränderungen reichen von der reaktiven Hyperplasie bis zum Retikulumsarkom (TALAL u. SCHNITZER 1977). Das Risiko zur Entwicklung eines Non-Hodgkin-Lymphoms soll beim SS 44mal höher sein als in einer normalen Bevölkerung (KASSAN et al. 1977, 1978). Klinische Hinweise ergeben sich aus der Beobachtung einer ausgedehnten und persistierenden Parotisschwellung, einer generalisierten Lymphadenopathie und Splenomegalie (Abb. 4).

Nach Lokalisation können diese Neoplasien als intra- oder extrasalivär (häufiger) unterteilt werden. Retikulumzellsarkome und „primitive" Stammzellenlymphome sind häufig. Es folgen Lymphosarkome, Morbus Hodgkin, großfollikuläres Lymphom, Thymome, Makroglobulinämie (Waldenström) und weitere B-Zell-Proliferationen mit Paraproteinämie (IgG, IgA, leichte und schwere Ketten) (AIZAWA et al. 1979; ANDERSON u. TALAL 1971; BOLOGNINI u. RIVA 1975; LICHTENFELD et al. 1979; PIERCE et al. 1979; REINER et al. 1979; TALAL et al. 1967; ZULMAN et al. 1978).

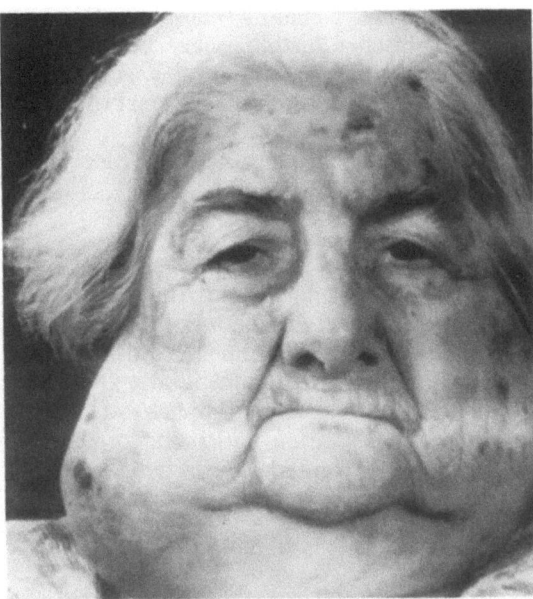

Abb. 4. Massive bilaterale Schwellung der Parotis, die auf eine maligne Entartung schließen läßt. (Aus der Clinical Slide Collection on the Rheumatic Diseases, The Arthritis Foundation, 1972, mit freundlicher Genehmigung)

Über das Vorliegen eines SS bei monoklonaler Kryoglobulinämie (ZINNEMAN u. CAPERTON 1977), primärer und sekundärer Amyloidose wurde ebenfalls berichtet (KUCZYNSKI et al. 1971; GARDNER 1965).

6. Diagnostische Methoden

Die Oberflächenmikroskopie des Augapfels mit Hilfe der Spaltlampe, direkter und indirekter (Stimulation der Tränenflüssigkeit) Schirmer-Test sowie die Bengalrotfärbung sind bekannte Untersuchungsmethoden (MARTIN u. RADI 1970; SHEARN 1972). Oberflächenmikroskopie und Bengalrotfärbung lassen Veränderungen der Kornea (filamentöse Keratitis) und der Konjunktiven erkennen.

Die Tränenflüssigkeit wird mit Hilfe des Schirmer-Tests gemessen. Unter der Stimulation mit Zitronensaft produziert die Parotis in 5 min etwa 1 ml Speichel. Die Messung erfolgt mit Lashley-Schalen, die über den Ausgang der Speicheldrüse gestülpt sind. Sialographische Untersuchungen dienen dem Nachweis einer vorliegenden Sialektasie. Im übrigen sind röntgenologische Veränderungen gerade in den Frühstadien schwer zu interpretieren (DIJKSTRA 1980). Szintigraphische Untersuchungen mit Technetium ^{99}m zeigen entweder eine schlechte Anreicherung und/oder eine verzögerte Ausscheidung (ALARCON-SEGOVIA et al. 1974; BÖRNER et al. 1965; DANIELS et al. 1979; SCHALL et al. 1971). Aussagekräftiger ist der Speicheldrüsen-Scan in Sequenz mit Technetium ^{99}m (SCHALL et al. 1971).

Die im Gegensatz zur Parotis leicht und komplikationslos durchführbare Biopsie der Lippendrüsen (CHISHOLM u. MASON 1968) hat in der Diagnostik des SS große Bedeutung erlangt. Neuere Kriterien zur Diagnose eines SS umfassen folgende Trias: 1. Typischer histologischer Befund der Lippenbiopsie, 2. vorliegende Keratoconjunctivitis sicca und 3. in Verbindung mit einer Kollagenose oder lymphoproliferativen Erkrankung (PITTSLEY et al. 1978).

7. Laboruntersuchungen

Eine leichte normozytäre, normochrome Anämie besteht in einem Viertel bis zur Hälfte, eine Leukopenie in etwa einem Drittel der Patienten. Unterschiedlich sind die Angaben über eine vorkommende Eosinophilie. Verschiedentlich ist sie Ausdruck einer Allergie auf Medikamente wie Gold und Penicillin analog Beobachtungen beim LED (BLOCH et al. 1965; WHALEY et al. 1973). Eine beschleunigte BSG liegt bei den meisten Patienten vor, eine Thrombozytopenie ist dagegen selten. Serologische Veränderungen des SS werden im Kapitel über „Serologische Diagnostik" besprochen.

8. Verlauf und Therapie

Verlauf, Prognose und Therapie des SS richten sich nach dem Schweregrad der Begleiterkrankung. Ansonsten stehen symptomatische Maßnahmen vor allem gegen die Austrocknung der Schleimhäute im Vordergrund. Hierzu gehören die Verwendung künstlicher Tränenflüssigkeit (Methylzellulose-Tropfen), häufiges Trinken, ungesüßter Zitronensaft und Zitronenbonbons als Speichellokker sowie die Verwendung eines Mucolyticums (z.B. Acetylcystein). Wichtig ist die Zahnpflege und die Vermeidung von Superinfektionen des Mundes und der Vagina mit Candida und der Augen mit Eitererregern.
Kortikosteroide und Immunsuppressiva sind aufgrund des benignen Verlaufes des SS-Komplexes nur selten angebracht. Dagegen ist ihr Einsatz bei gleichzeitiger Kollagenkrankheit und beim malignen Lymphom unumgänglich. Auch bei Organmanifestationen wie der Lungenfibrose und der peripheren Neuropathie kann der Einsatz von Kortisonoiden in hoher Dosierung notwendig werden. Der Einsatz von „low-dose" lokaler Röntgenbestrahlung und zytotoxischer Substanzen ist nicht unbestritten, denn möglicherweise erhöhen sie die Gefahr der Neoplasie-Entstehung.
Prognostische Bedeutung kommt einem niedrigen IgM-Spiegel zu, kann er doch die Entstehung einer malignen Lymphoproliferation ankündigen. Absinkendes Serum-IgM begleitet von einem Abfall des RF-Titers kann einer allgemeinen Hypogammaglobulinämie vorausgehen (TALAL 1979).

9. Differentialdiagnose

Die Differentialdiagnose richtet sich vor allem nach der Schwellung der Speicheldrüsen. Benigne und maligne Tumoren, Hyperlipidämien, Leberzirrhose und Diabetes mellitus kommen in Frage. Ebenso wichtig sind entzündliche

Prozesse wie Sarkoidose, Tuberkulose, Syphilis, Aktinomykose, Histoplasmose, bakterielle und virusbedingte Infektionen. Sicca-ähnliche Symptome finden sich bei der Hyperlipoproteinämie IV und V, Hämochromatose, Amyloidose und unter Einnahme anticholinergischer und anderer Medikamente (STRAND u. TALAL 1979/80). Beim v. Mikulicz-Syndrom handelt es sich um eine Schwellung der Tränen- und Speicheldrüsen im Rahmen einer Systemerkrankung, meistens einer Sarkoidose oder Retikulose.

Literatur

Adams JF, Glen AI, Kennedy EH (1964) The histological and secretory changes in the stomach in patients with autoimmunity to gastric parietal cells. Lancet 1:401

Aizawa Y, Zawadzki ZA, Micolonghi TS (1979) Vasculitis and Sjögren's syndrome with IgA-IgG cryoglobulinemia terminating in immunoblastic sarcoma. Am J Med 67:160

Alarcon-Segovia D (1976) Symptomatic Sjögren's syndrome in mixed connective tissue disease. J Rheumatol 3:191

Alarcon-Segovia D, Niembro-Ramos F (1976) Association of partial lipodystrophy and Sjögren's syndrome. Ann Intern Med 85:474

Alarcon-Segovia D, Jouanen ED, Fishbein E (1973) Features of Sjögren's syndrome in primary biliary cirrhosis. Ann Intern Med 79:31

Alarcon-Segovia D, Ibanez G, Hernandez-Ortiz J (1974a) Sjögren's syndrome in progressive sclerosis (scleroderma). Am J Med 57:78

Alarcon-Segovia D, Ibanez G, Hernandez-Ortiz J (1974b) Salivary gland involvement in diseases associated with Sjögren's syndrome. I. Radionuclide and roentgenographic studies. J Rheumatol 1:159

Alarcon-Segovia D, Ibanez G, Velazquez-Forero F (1974c) Sjögren's syndrome in systemic lupus erythematosus. Clinical and subclinical manifestations. Ann Intern Med 81:577

Alspaugh MA, Whaley K (1981) Sjögren's syndrome. In: Kelley WN, Harris ED, Ruddy S, Sledge CB (eds) Textbook of Rheumatology. Saunders, Philadelphia London Toronto, pp 971-999

Anderson LH, Talal N (1971) The spectrum of benign to malignant lymphoproliferation in Sjögren's syndrome. Clin exp Immunol 9:199

Ayala A (1979) Premature ovarian failure and hypothyroidism associated with sicca syndrome. Obstet Gynecol [Suppl] 53/3:98

Bencze G, Lakatos L (1963) Relationship of systemic lupus erythematosus to rheumatoid arthritis, discoid lupus erythematosus and Sjögren's syndrome. A clinical study. Ann Rheum Dis 22:273

Bernstein B, Koster-King K, Singsen B (1977) Sjögren's syndrome in childhood. Arthritis Rheum 20:361

Bertram U (1967) Xerostomia. Acta Odontol Scand [Suppl] 25:49

Bloch KJ, Buchanan WW, Wohl MJ (1965) Sjögren's syndrome: a clinical, pathological, and serological study of 62 cases. Medicine 44:187

Böke W, Thiel HJ, Winter R (1976) Hornhautveränderungen bei rheumatoider Arthritis und Sjögren-Syndrom mit besonderer Berücksichtigung der „rheumatischen" Keratomalazie. Klin Monatsbl Augenheilkd 168:483

Böni A (1970) Die progrediente chronische Polyarthritis. In: Schoen R, Böni A, Miehlke K (Hrsg) Klinik der rheumatischen Erkrankungen. Springer, Berlin Heidelberg New York, S 158

Börner W, Grünberg H, Moll E (1965) Die szintigraphische Darstellung der Kopfspeicheldrüsen mit Technetium 99m. Med Welt 42:2378

Bolognini G, Riva G (1975) Lymphoproliferative Erkrankungen und Paraproteinämien beim Sjögren-Syndrom. Schweiz Med Wochenschr 105:1493

Chisholm DM, Mason DK (1968) Labial salivary gland biopsy in Sjögren's disease. J Clin Pathol 21:656

Chused TM, Kassan SS, Opelz G (1977) Sjögren's syndrome associated with HLA-DW 3. N Engl J Med 296:895

Cipoletti JF, Buckinghgam RB, Barnes EL (1977) Sjögren's syndrome in progressive systemic sclerosis. Ann Intern Med 87:535

Clayman MD, Reinertsen JL (1978) Ankylosing spondylitis with subsequent development of rheumatoid arthritis, Sjögren's syndrome, and rheumatoid vasculitis. Arthritis Rheum 21:383
Coste F, Laurent F, Basset F (1961) Polychondrite, polyarthrite et syndrome de Gougerot-Sjögren. Rev Rhum 28:498
Crews SJ, Whitfield AG (1963) Sjögren's syndrome. Postgrad Med 39:324
Cummings NA, Schall GL, Asofsky R (1971) Sjögren's syndrome: newer aspects of research, diagnosis, and treatment. Ann Intern Med 75:937
Daniels TE, Powell MR, Sylvester RA (1979) An evaluation of salivary scintigraphy in Sjögren's syndrome. Arthritis Rheum 22:809
Dechaume M, Laudenbach DA, Payen J (1963) Xérostomie et syndrome de Gougerot-Hower-Sjögren. Rapport au XVIIIe Congrès de Stomatologie. Mason, Paris
Dijkstra PF (1980) Classification and differential diagnosis of sialographic characteristics in Sjögren's syndrome. Semin Arthritis Rheum 10:10
Doig JA, Whaley K, Dick WC (1971) Otolaryngological aspects of Sjögren's syndrome. Br Med J 4:460
Dreiling DA, Soto JM (1976) The pancreatic involvement in disseminated „collagen" disorders. Studies of pancreatic secretion in patients with scleroderma und Sjögren's disease. Am J Gastroenterol 1:546
Ehrlich GE (1965) Sour-ball sign of Sjögren's syndrome. JAMA 194:673
Escande JP (1970) Le syndrome de Gougerot-Sjögren. Expansion Scientifique Française, Paris
Fassbender HG (1975) Pathologie rheumatischer Erkrankungen. Springer, Berlin Heidelberg New York, S 231–234
Fenster LF, Buchanan WW, Laster L (1964) Studies of pancreatic function in Sjögren's syndrome. Ann Intern Med 61:498
Feuerman EJ (1968) Sjögren's syndrome presenting as recalcitrant generalized pruritus. Dermatologica 137:74
Fischer E (1889) Über Fädchenkeratitis. Gräfes Arch Klin Ophthalmol 35:201
Fraser NG, Rennie AGR, Donald D (1979) Dermatitis herpetiformis and Sjögren's syndrome. Br J Dermatol 100:213
Fuchs A (1919) Ein Fall von Fehlen der Tränen- und Mundspeichelsekretion. Z Augenheilkd 42:253
Fye KH, Terasaki PI, Michalski JP (1978) Relationship of HLA-DW 3 and HLA-B 8 to Sjögren's syndrome. Arthritis Rheum 21:337
Gardner DL (1965) Pathology of the connective tissue disease. Arnold, London
Golding PL, Brown R, Mason AMS (1970) Sicca complex in liver disease. Br Med J 4:430
Golding PL, Smith M, Williams R (1973) Multisystem involvement in chronic liver disease: studies on the incidence and pathogenesis. Am J Med 55:772
Goldman JA, Julian EH (1977) Pseudo-Sjögren syndrome with hyperlipoproteinemia. JAMA 237:1582
Goudie RB, MacSween RNM, Goldberg DM (1966) Serological and histological diagnosis of primary biliary cirrhosis. J Clin Pathol 19:527
Gougerot H (1925) Insuffisance progressive et atrophie des glandes salivaires et muqueuses de la bouche, des conjunctives (et parfois des muqueuses nasale, laryngée, vulvaire). Bull Soc Franç Dermatol Syph 35:376
Gratwhol AA, Moutsopoulos HM, Chased TM (1977) Sjögren-type syndrome after allogeneic bone-marrow transplantation. Ann Intern Med 87:703
Grennan DM, Ferguson M, Williams J (1977) Sjögren's syndrome in systemic lupus erythematosus: Part I and II: The frequency of the clinical and subclinical features of Sjögren's syndrome in patients with systemic lupus erythematosus. NZ Med J 86:374
Grosz S von (1936) Aetiologie und Therapie der Keratoconjunctivitis sicca. Klin Monatsbl Augenheilkd 97:472
Hadden WB (1888) On „dry mouth" or suppression of the salivary and buccal secretions. Trans Clin Soc (London) 21:176
Henderson JM (1950) Keratoconjunctivitis sicca. A review with survey of 121 additional cases. Am J Ophthalmol 33:197
Holm S (1949) Keratoconjunctivitis sicca and the sicca syndrome. Acta Ophthalmol [Suppl] 33:1

Hradsky M, Bartos V, Keller O (1967) Pancreatic function in Sjögren's syndrome. Gastroenterologia (Basel) 108:252
Hughes GRV (1979) Connective tissue diseases, 2nd edn. Blackwell Scientific, Oxford London Edinburgh Melbourne
Hughes GRV, Whaley K (1972) Sjögren's syndrome. Br Med J 4:533
Ipp MM, Howard NJ, Tervo RC (1976) Sicca syndrome and total lipodystrophy. Ann Intern Med 85:443
Kahn M, Merritt AD, Wohl MJ (1962) Renal concentrating defect in Sjögren's syndrome. Ann Intern Med 56:883
Kaldor I, Török E (1965) Skleroderma diffusum. Klinische und immunologische Verhältnisse. Dermatol Wochenschr 151:1044
Kaltreider HB, Talal N (1969a) Impaired renal acidification in Sjögren's syndrome and related disorders. Arthritis Rheum 12:538
Kaltreider HB, Talal N (1969b) The neuropathy of Sjögren's syndrome. Ann Intern Med 70:751
Kassan SS, Grady M (1978) Sjögren's syndrome: an update and overview. Am J Med 64:1037
Kassan SS, Hoover R, Kimberly RP (1977) Increased incidence of malignancy in Sjögren's syndrome (abstr). Arthritis Rheum 20:123
Kassan SS, Thomas TL, Moutsopoulos HM (1978) Increased risk of lymphoma in sicca syndrome. Ann Intern Med 89:888
Katz WA (1972) Acute salivary gland inflammation associated with systemic lupus erythematosus. Ann Rheum Dis 31:384
Kessler HS (1968) A laboratory model for Sjögren's syndrome. Am J Pathol 52:671
Kessler HS, Cubberly M, Manski W (1971) Eye changes in autoimmune NZB and NZB × NZW mice. Arch Ophthalmol 85:211
Kuczynski A, Courtenay Evans RJ, Mitchinson MJ (1971) Sicca syndrome due to primary amyloidosis. Br Med J 2:506
Leber T (1882) Über die Entstehung der Netzhautablösung. Klin Monatsbl Augenheilkd 14:165
Lichtenfeld JL, Kirschner RH, Wiernik PH (1979) Familial Sjögren's syndrome with associated primary salivary gland lymphoma. Am J Med 60:286
Martin E, Radi I (1970) Das Sjögrensyndrom. In: Schoen R, Böni A, Miehlke K (Hrsg) Klinik der rheumatischen Erkrankungen. Springer, Berlin Heidelberg New York, S 211–215
Mason AMS, McIllmurray MB, Golding PL (1970) Fibrosing alveolitis associated with renal tubular acidosis. Br Med J 4:596
Mason AMS, Gumpel JM, Golding PL (1973) Sjögren's syndrome: a clinical review. Semin Arthritis Rheum 2:301
Meltzer M, Franklin FC, Elias K (1966) Cryoglobulinemia – A clinical and laboratory study: II. Cryoglobulins with rheumatoid factor activity. Am J Med 40:837
Mikulicz J von (1888) In Diskussion beim Verein für wissenschaftliche Heilkunde in Königsberg. Berlin Klin Wochenschr 25:759
Mikulicz J von (1892) Über eine eigenartige symmetrische Erkrankung der Thränen- und Mundspeicheldrüsen. Beitr Chir Festschrift f Billroth 610
Morgans WS, Castleman B (1953) A clinicopathologic study of Mikulicz's disease. Am J Clin Pathol 29:471
Moutsopoulos HM, Balow JE, Lawley TJ (1978) Immune complex glomerulonephritis in sicca syndrome. Am J Med 64:955
Moutsopoulos HM, Mann DL, Johnson AH (1979) Genetic differences between primary and secondary sicca syndrome. N Engl J Med 301:761
Mulock Houwer AW (1927) Diseases of the cornea: Keratitis filamentosa and chronic arthritis. Trans Ophthalmol Soc 47:88
Pierce DA, Stern R, Jaffe R (1979) Immunoblastic lymphadenopathy with features of Sjögren's syndrome, SLE and associated immunoblastic sarcoma. Arthritis Rheum 22:911
Pittsley RA, Daniels TE, Fye KH (1978) Autoimmune exocrinopathy: a new definition of Sjögren's syndrome confirmed by labial salivary gland biopsy. Arthritis Rheum 21:584
Ramirez-Mata M, Pena-Ancira FF, Alarcon-Segovia D (1976) Abnormal esophageal motility in primary Sjögren's syndrome. J Rheumatol 3:63
Reiner M, Goldhirsch A, Kaplan E (1979) Ungewöhnliche autoimmune und neoplastische Begleiterkrankungen bei Sjögren-Syndrom. Schweiz Med Wochenschr 109:1741

Ruffié R, Fournié A, Ayrolles C (1963) Syndrome de Gougerot-Houwer-Sjögren. Ann Intern Med 58:124

Saito H, Furuyama T, Shioji R (1970) Polyacrylamid gel electrophoresis and immunochemical studies on urinary proteins in Sjögren's syndrome, with special reference to tubular proteinuria. Tohoku J Exp Med 101:205

Scadding JG (1969) The lungs in rheumatoid arthritis. Proc Soc Med 62:227

Schall GL, Anderson LG, Wolf RO (1971) Xerostomia in Sjögren's syndrome: evaluation by sequential salivary scintigraphy. JAMA 216:2109

Scherak O, Schernthauer G, Ludwig H (1977) Lungenfunktionsstörungen beim Sjögren-Syndrom. Z Rheumatol 36:22

Schwartzberg M, Burnstein SL, Calabro JJ (1979) The development of membranous glomerulonephritis in a patient with rheumatoid arthritis and Sjögren's syndrome. J Rheumatol 6:65

Seifert G (1971) Klinische Pathologie der Sialadenitis und Sialadenose. HNO 19:1

Seifert G, Geiler G (1957) Speicheldrüsen und Rheumatismus. Dtsch Med Wochenschr 82:1415

Shearn MA (1971) Sjörgren's syndrome. In: Smith LH (ed) Major problems in internal medicine, vol II. Saunders, Philadelphia

Shearn MA (1972) Sjögren's syndrome. Semin Arthritis Rheum 2:165

Shearn MA (1977) Sjögren's syndrome. Med Clin North Am 61:271

Shearn MA, Tu WH (1965) Nephrogenic diabetes insipidus and other defects of renal tubular function in Sjögren's syndrome. Am J Med 39:312

Shearn MA, Tu WH (1968) Latent renal tubular acidosis in Sjögren's syndrome. Ann Rheum Dis 27:27

Shearn MA, Tu WH, Stephens BG et al. (1970) Virus-like structures in Sjögren's syndrome. Lancet 1:568

Shioji R, Furuyama T, Onodera S (1970) Sjögren's syndrome and renal tubular acidosis. Am J Med 48:456

Simil AS, Kokkonen J, Kaski M (1978) Achalasia sicca – juvenile Sjörgren's syndrome with achalasia and gastric hyposecretion. Eur J Pediatr 129:175

Sjögren H (1933) Zur Kenntnis der Keratoconjunctivitis sicca. Acta Ophthalmol [Suppl 2] 11:1

Steinberg AD, Talal N (1971) The coexistence of Sjögren's syndrome and systemic lupus erythematosus. Ann Intern Med 74:55

Steinberg AD, Green WT, Talal N (1971) Thrombotic thrombocytopenic purpura complicating Sjögren's syndrome. JAMA 215:757

Stoltze CA, Hanlon DG, Pease GL (1960) Keratoconjunctivitis sicca and Sjögren's syndrome: systemic manifestations and haematological and protein abnormalities. Arch Intern Med 106:513

Strand V, Talal N (1979/80) Advances in the diagnosis and concept of Sjögren's syndrome (autoimmune exocrinopathy). Bull Rheum Dis 30:1046

Strimlan CV, Rosenow EC, Divertie MB (1976) Pulmonary manifestations of Sjögren's syndrome. Chest 70:354

Talal N (1979) Sjögren's syndrome and connective tissue disease with other immunological disorders. In: McCarty DJ (ed) Arthritis and allied conditions. Lea & Febiger, Philadelphia, pp 810–824

Talal N, Schnitzer B (1977) Lymphadenopathy and Sjögren's syndrome. Clin Rheum Dis 3:421

Talal N, Sokoloff L, Barth WF (1967) Extrasalivary lyphoid abnormalities in Sjögren's syndrome (reticulum cell sarcoma, „pseudolymphoma", and macroglobulinemia). Am J Med 43:50

Talal N, Zisman E, Schur PH (1968) Renal tubular acidosis, glomerulonephritis and immunologic factors in Sjögren's syndrome. Arthritis Rheum 11:774

Thompson M, Eadie S (1956) Keratoconjunctivitis sicca and rheumatoid arthritis. Ann Rheum Dis 15:21

Tomasi TB, Fudenberg HH, Finby N (1962) Possible relationship of rheumatoid factors and pulmonary disease. Am J Med 33:243

Turner-Warwick M (1968) Fibrosing alveolitis and chronic liver disease. OJ Med 37:133

Vanselow NA, Dodson VN, Angell DC (1963) A clinical study of Sjögren's syndrome. Ann Intern Med 58:124

Walker JG, Doniach D, Roitt JM (1965) Serological tests for the diagnosis of primary biliary cirrhosis. Lancet 1:827

Wallach D, Pecking A, Delvincourt C (1979) Gougerot-Sjögren's syndrome and pemphigus: parallel development of the dryness and autoimmune dermatosis. Ann Dermatol Venereol 106:181

Webb J (1979) Sjögren's syndrome: clinical and laboratory features. Aust NZJ Med [Suppl] 8:124
Whaley K, Williamson J, Dick WC (1972a) Sjögren's syndrome: its clinical manifestations and associations. S Afr Med J 46:383
Whaley K, Williamson J, Wilson T (1972b) Sjögren's syndrome and autoimmunity in a geriatric population. Age Ageing 1:197
Whaley K, Williamson J, Chisholm DM (1973a) Sjögren's syndrome. I. Sicca components. QJ Med 42:279
Whaley K, Webb J, McAvoy BA (1973b) Sjögren's syndrome. II. Clinical associations and immunological phenomena. QJ Med 42:513
Zinneman HH, Caperton E (1977) Cryoglobulinemia in a patient with Sjögren's syndrome and factors of cryoprecipitation. J Lab Clin Med 89:483
Zulman JI, Jaffe R, Talal N (1978) Evidence that the malignant lymphoma of Sjögren's syndrome is a monoclonal B-cell neoplasm. N Engl J Med 299:1215

N. Psychosomatik in der Rheumatologie

Von

A. WEINTRAUB

Mit 14 Abbildungen

1. Einleitung

Obwohl die Psyche als pathogenetischer und therapeutischer Faktor in allen Lehrbüchern erwähnt wird, ist es mangels näherer Ausführungen dem Arzt selbst überlassen, sich aufgrund seiner Erfahrungen eine eigene Vorstellung hierüber zu bilden.

Im folgenden Beitrag werden im Sinne der ganzheitlichen Betrachtungsweise die leib-seelischen Zusammenhänge sowohl bei der Entstehung als auch im Verlauf von rheumatischen Erkrankungen Gegenstand der Betrachtungen sein. Gleich zu Beginn sei darauf hingewiesen, daß man sich Psyche und Soma nicht in dualistischer Trennung, sondern als innige Verflechtung mit gegenseitigen Wechselwirkungen vorzustellen hat.

Für historische und theoretische Abhandlungen, welche den Rahmen dieses Beitrages sprengen würden, sei auf die Lehrbücher der allgemeinen Psychosomatik verwiesen (ALEXANDER 1971; BALINT 1957; BRÄUTIGAM u. CHRISTIAN 1973; CONDRAU 1975; JORES 1976 u.a.). Es ist immerhin bemerkenswert, daß das anfängliche Interesse in den Jahren 1930 bis 1940 vor allem dem entzündlichen Rheumatismus, speziell der chronischen Polyarthritis, galt, obwohl diese Krankheit nur einen relativ geringen Anteil des rheumatischen Formenkreises ausmacht. Später erst wurde den psychosomatischen Zusammenhängen bei den nichtentzündlichen rheumatischen Erkrankungen, insbesondere dem Weichteilrheumatismus, der in der Praxis eine viel größere Rolle spielt, vermehrte Aufmerksamkeit geschenkt (ANTONELLI 1956; CREMERIUS 1954; SCHELLACK 1954). Seit 1960 wird der Psychosomatik der chronischen Polyarthritis, auch im Rahmen der immunologischen Forschung, erneut ein Platz zugewiesen (AMKRAUT et al. 1971; FESSEL u. FORSYTH 1963; JANCOVIC et al. 1970; KORNEVA u. KHAI 1964; RIMÓN 1969; MOOS u. SOLOMON 1966; WEINTRAUB 1967).

2. Terminologie

Während dem Begriff „Rheuma" die ursprüngliche allgemeine Bedeutung des unbestimmten Schmerzes im Bereich von Rücken und Extremitäten zurückgegeben wurde, erarbeitete eine Europäische Arbeitsgemeinschaft eine moderne Klassifikation (MATHIES u. WAGENHÄUSER 1979), der letztendlich nur in besteingerichteten rheumadiagnostischen Zentren nachgekommen werden kann. Diese extreme Differenzierung dürfte denn auch den Versuch, bestimmte rheumatische Schmerzzustände als psychosomatisch zu verstehen, beinahe als unmöglich erscheinen lassen, wäre doch dem Einwand, es könnte sich um eine der seltenen Krankheiten oder eines ihrer Prodromi handeln, nur schwer zu begegnen. Die

Ausschlußdiagnostik, die immer wieder versucht wird, jedoch unmöglich ist und ein ernstzunehmendes sozialmedizinisches Problem darstellt, hat einer positiven psychosomatischen Diagnostik Platz zu machen. Die Berücksichtigung psychischer Faktoren in der Entstehung und im Verlauf rheumatischer Erkrankungen hat zu unklaren Begriffen geführt wie psychogener, psychosomatischer oder neurotischer Rheumatismus. Wenig aufschlußreich ist die ebenfalls viel gebrauchte „psychische Überlagerung". In der bereits erwähnten Nomenklatur findet sich die Psyche berücksichtigt bei den Erkrankungen der Wirbelsäule infolge psychischer Fehlhaltung (2253), als psychogene (psychosomatische) Myosen und Myalgien (3134), bei den Tendopathien infolge psychischer Störungen (3244.2) und schließlich ganz allgemein als psychische Störungen mit somatischen Manifestationen am Bewegungsapparat (829). Die ganzheitliche Betrachtung, welche der Psychosomatik zugrunde liegt, läßt jedoch eine scharfe Trennung nach organischen Strukturen nicht zu. In den meisten Fällen psychosomatischer Schmerzzustände des Bewegungsapparates dürfte es unrichtig sein, das pathologische Geschehen auf *ein* Gewebe beschränkt zu sehen, eine Tendinose ohne Muskel- oder Gelenkanteil, eine Myalgie ohne den Gesamttonus der Muskulatur, ein Wirbelsegment ohne seine Stellung in der gesamten Körperhaltung, das subkutane Fett- und Bindegewebe ohne die darüberliegende Haut oder ohne die dem Dermatom zugeordneten Organe. Hier beizufügen ist, daß unter *Myalgie* die subjektive muskuläre Schmerzempfindung, unter *Myogelose* der objektive Palpationsbefund des Muskelhartspannes und unter *Myose* die pathologisch-anatomische Veränderung zu verstehen ist; die *Tendomyose* dagegen hat sich als eine Bezeichnung für den Schmerzzustand im Bereich der Sehneninsertion eingebürgert.

3. Epidemiologie

Gewissenhafte Statistiken ergeben, daß 30–60% aller Patienten psychosomatisch krank sind oder somatopsychische Probleme haben. Eine dazwischen liegende Zahl dürfte für die psychosomatischen Schmerzzustände des Bewegungsapparates, besonders des Rückens, gelten. Sie spielen in der Praxis die weitaus größte Rolle neben den degenerativ-rheumatischen Leiden. Allerdings fallen sie in Rheumakliniken und -polikliniken weniger an, da diese weitgehend somatisch ausgerichtet sind. Dies bietet auch eine Erklärung dafür, weshalb die wissenschaftliche Erfassung dieser Krankheitsbilder bislang eher vernachlässigt wurde. Erst die psychopharmakologische und psychosomatische Forschung [Symposium *Muskel und Psyche* (HOFF et al. 1964) und Symposium *Psyche und Rheuma* (WEINTRAUB et al. 1975)] haben das Interesse weiterer rheumatologischer Fachkreise zu erwecken vermocht.

4. Allgemeines zur Psychosomatik in der Rheumatologie

Es lassen sich zwei große Gruppen unterscheiden (Abb. 1), deren psychosomatische Probleme einerseits wesentliche Unterschiede aufweisen, deren somatopsychische Probleme dagegen beinahe identisch sind. Die Unterscheidung in entzündlichen und nichtentzündlichen Rheumatismus ergibt sich ebenfalls aus therapeutischen Gesichtspunkten, sind doch psychogene nichtentzündliche Schmerzzustände psychotherapeutisch weitgehend beeinflußbar, während die

Abb. 1. Rheuma und Psyche. Übersicht

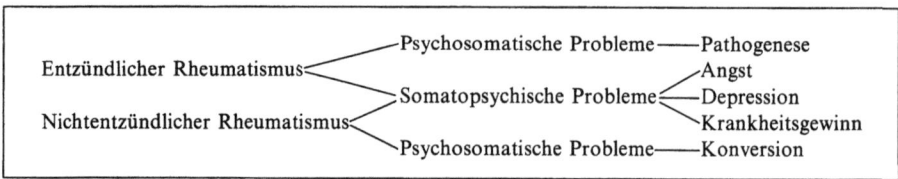

psychosomatischen Probleme des entzündlichen Rheumatismus vor allem im Rahmen der Immunpathologie interessieren, sich jedoch einer kausalen psychotherapeutischen Behandlung, wenigstens vorläufig, entziehen.

5. Spezielle Psychosomatik in der Rheumatologie

Bevor am Beispiel der chronischen Polyarthritis die Problematik des entzündlichen Rheumatismus aufgezeigt wird, sei eine weitere mögliche Einteilung psychischer Symptome bei Rheumapatienten angeführt (Abb. 2).

Abb. 2. Schema zur Klassifizierung psychischer Symptome bei Rheumapatienten

Krankheiten	*Psychodynamik*	*Klassifizierung*
1. mit strukturellen oder funktionellen Veränderungen	Angst Reaktive Depression Krankheitsgewinn Psychosoziale Störungen	Somatopsychische Begleitsymptome
2. ohne strukturelle oder funktionelle Veränderungen	Konversion Larvierte Depression	Psychosomatische Schmerzsyndrome des Bewegungsapparates i.e.S.

Diese Einteilung ist besonders hinsichtlich der Behandlungsmöglichkeiten von besonderer Bedeutung. Die *larvierte Depression,* ein besonders wichtiges Problem in der täglichen Praxis, ist deshalb so schwierig zu erkennen, weil die meisten körperlichen und speziell die chronisch-invalidisierenden Leiden mit Verstimmungen einhergehen, die als depressiv bezeichnet werden können. Es ist deshalb zusätzlich nach den Kriterien der larvierten Depression zu suchen, die von KIELHOLZ (1973) als ein depressives Geschehen definiert wird, bei dem somatische Symptome im Vordergrund stehen bzw. psychische Symptome in den Hintergrund treten. In Fällen „rheumatischer" Glieder- oder Rückenbeschwerden im Rahmen einer larvierten Depression ist die antidepressive stützende und medikamentöse Behandlung allen anderen Therapiebemühungen weit überlegen.

a) Psychosomatik der chronischen Polyarthritis

Synonyme: rheumatoide Arthritis, progredient chronische Polyarthritis

Die psychosomatischen Probleme i.e.S. des entzündlichen Rheumatismus

Abb. 3. Psychosomatik der chronischen Polyarthritis

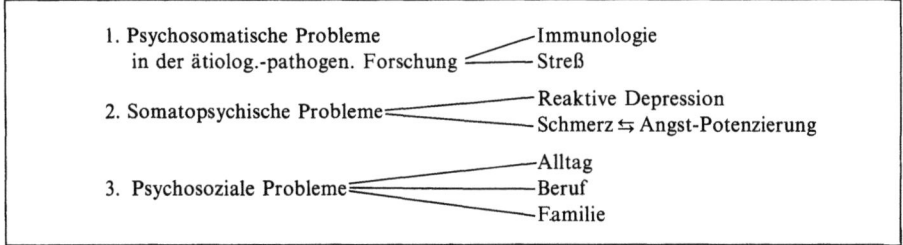

betreffen die Immunpathologie und sind, wie bereits erwähnt, bei der chronischen Polyarthritis (cP) am weitesten erforscht. Aus diesem Grund beziehen sich die folgenden Ausführungen vor allem auf die chronische Polyarthritis (Abb. 3).

α) Die Persönlichkeitsstruktur des chronischen Polyarthritikers

Nach Ansicht verschiedener Autoren zeigt die Persönlichkeit des chronischen Polyarthritikers auffallende Merkmale. So erscheint sie in ihrem innersten Kerne verschlossen, abgekapselt. Diese Patienten erwecken den Eindruck, ihre seelischen Nöte und Kämpfe nur mit sich selbst auszutragen und keines anderen Beistands zu bedürfen. Ihre Duldsamkeit und Schicksalsergebenheit ist außergewöhnlich. Eigene Daseinsansprüche werden nur ausnahmsweise geltend gemacht.[1]

Eine der schönsten charakterologischen Beschreibungen von Polyarthritikern hat LICHTWITZ (1936) gegeben, welche in der Krankengeschichte der Anna Schede klassisch geworden ist; sie soll deshalb in extenso wiedergeben werden.

„Es gibt nicht freundlichere und geduldigere Patienten" schreibt LICHTWITZ." Sie klagen nicht, sie machen keine Vorwürfe, wenn nichts hilft. Ich habe immer den Eindruck, als ob sie im Sinne hätten, den Doktor zu trösten und um Verzeihung zu bitten, daß alle seine Versuche erfolglos sind. Sie verlieren nie das Vertrauen, grüßen jeden Morgen mit demselben stillen Lächeln und scheinen glückliche Menschen zu sein, wenn der Doktor die Handarbeiten bewundert, die sie mit ihren armen Händen vollbringen. Auf die Gefahr hin, den Nimbus und die Verehrung zu verletzen, die der Güte, der stillen Freundlichkeit und dem Dulden gebührt, müssen wir feststellen, daß die rührende Haltung dieser Kranken aus einer Störung der Affektivität kommt, aus einer Leere und Starrheit, die einen Teil des krankhaften Geschehens darstellt."

Diese Beschreibung der Persönlichkeit des chronischen Polyarthritikers wurde durch spätere Untersuchungen ergänzt, wobei jedoch eine spezifische Charakterstruktur nicht bewiesen werden konnte (KALLINKE 1979; ZEIDLER 1978).

Auch der *prämorbiden Persönlichkeit des späteren* Polyarthritikers wurde eine besondere Aufmerksamkeit gewidmet und festgestellt, daß diese Menschen vor ihrer Erkrankung zur Übergewissenhaftigkeit und zur Perfektion neigen. Es bestehe eine Tendenz zur Selbstaufopferung und übertriebenem Helferwillen, ferner ein Bedürfnis nach körperlicher Aktivität und intensiver Arbeit, was als Abfuhr der Aggressionen interpretiert wird. Die heroisch-altruistische Persönlichkeit entspräche einer Verarmung der Selbstwahrnehmung und führe zur

---

[1] Ausführliche Literaturangaben in BECK D: Psychosomatische Aspekte des chronischen Gelenkrheumatismus. Basel: Hoffmann-La Roche 1971

chronischen Selbstüberforderung und schließlich zur Autoaggressionskrankheit, nicht ohne jedoch den genetischen und immunologischen Faktoren ihren entscheidenden Stellenwert zukommen zu lassen (WEINTRAUB 1967). Es scheint hier ein Ansatz zur ganzheitlichen Betrachtung des cP-Problems gegeben. Des Weiteren ist eine Wiederbesinnung auf SELYE festzustellen, nach welchem weder das zelluläre noch das humorale immunologische Geschehen für sich allein im menschlichen Organismus dasteht, wie es für die immunologische Forschung lange Zeit den Anschein hatte.

β) Zur Psychosomatik des Immunsystems bei der chronischen Polyarthritis

Es sollen im folgenden nur die wichtigsten Gesichtspunkte der immunologischen Forschung, welche für die ganzheitliche Betrachtungsweise von Bedeutung sind, wiedergegeben werden. Sie sind eng verbunden mit der Streßforschung und beruhen teilweise auf den Ergebnissen der Grundlagenforschung, teilweise auf hypothetischen Vorstellungen. Die Beziehungen zwischen Streß, Immunreaktion und Entzündungsmechanismus einerseits und dem Zentralnervensystem andererseits sind in Abb. 4–7 dargestellt.

Abb. 4. Streß und Immunreaktion/Entzündung. (Nach SOLOMON 1969; FESSEL u. FORSYTH 1963)

- Verspätete Antikörperbildung (Affe, Ratte)
- Reduzierte Antikörperbildung (Affe, Ratte)
- Verspätete Transplantat-Abstoßung (Maus)
- Hemmung der experimentellen allergischen Enzephalomyelitis (Ratte)
- Verstärkung der Adjuvans-Arthritis (Ratte).

Abb. 5. Arbeitshypothesen der cP-Ätiologie. (Nach FESSEL u. FORSYTH 1963; SOLOMON 1969)

Hirnstammläsion bzw. Stimulation:
- hemmt aktive und passive Anaphylaxie
- hemmt zelluläre und humorale Immunität
- verändert Serumkonzentration der Immunglobuline
- stimuliert Antikörperbildung

Hypnose:
- hemmt Anaphylaxie gegen Pollen-Allergene

Narkose mit Chloralhydrat:
- schützt gegen Serum-Schock

Abb. 6. Arbeitshypothesen der cP-Ätiologie (FEHR 1972)*

1. Gestörte immunologische Balance
2. Unbekannter gelenktroper Infekt
3. Dysregulation enzymatischer Prozesse im Gelenk
4. Genetische Disposition
5. Psychische Alteration

* Die Abb. 4–6 verdanke ich Herrn Prof. Dr. Kurt Fehr, Universitäts-Rheumaklinik Zürich, Schweiz

Abb. 7. Pathogenetisches Modell der chronischen Polyarthritis (WEINTRAUB 1967)

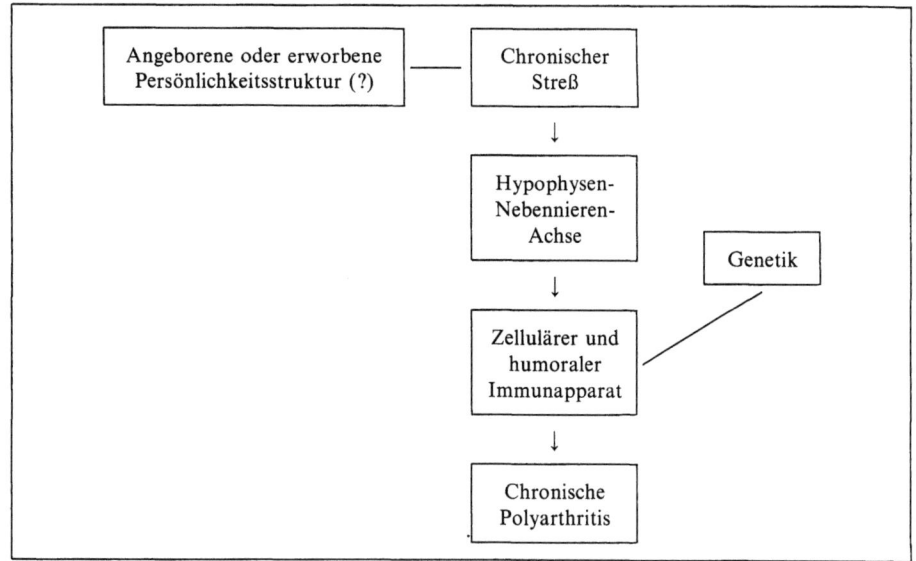

γ) Somatopsychische oder sekundärpsychische Rückwirkungen

Die chronische Polyarthritis gehört zu denjenigen Leiden, welche wie die degenerativen den Betroffenen mit lebenslänglichen Schmerzen quält, seine Gestalt verändert und seinen Lebensbezug einschränkt. Dennoch sind die Klagen des chronischen Polyarthritikers, von Ausnahmen abgesehen, nicht von der Art, daß sie den Arzt in Bedrängnis bringen. Es fehlt ihnen das Fordernde, die Ungeduld, die Beängstigung, wie sie nicht selten bei anderen chronisch Kranken anzutreffen sind. Neben der beschriebenen besonderen cP-Persönlichkeit ist aber auch die Tatsache zu bedenken, daß durch den i.allg. schleichenden Beginn und langen Verlauf der chronische Polyarthritiker langsam in seine Krankheit hineinwächst, sich allmählich an morphologische Veränderungen und funktionelle Einbußen gewöhnt.

Immerhin werfen Schmerz, Chronizität und morphologische Einbußen intrapsychische Probleme auf, die sich bis zur Depression steigern können. Die dabei zugrunde liegende Psychodynamik ist aus Abb. 9 zu ersehen. Dagegen liegt das Schwergewicht der funktionellen Einbußen in psychosozialen Bezugsstörungen (Abb. 8).

Intrapsychische Probleme (Abb. 8) lassen sich nach FREYBERGER und RITTER (1976) (Abb. 9) folgendermaßen erklären:

1. *Objektverlusterlebnis.* Es beinhaltet den Verlust bestimmter Körperfunktionen und die Beeinträchtigung der familiären und beruflichen Situation.

2. *Narzißtische Kränkung.* Darunter ist die Verminderung des Selbstwertgefühls mit dessen Leitsymptom, dem labilen Selbstgefühl, zu verstehen. Sie führt zu Ängsten vor Symptomverschlimmerung und zur hypochondrischen Selbstbeschäftigung, welche einen Teil der psychischen Energien zu absorbieren vermag, oft auf Kosten der Umweltbeziehung. Die narzißtische Kränkung ruft beim Patienten eine reaktive Mobilisierung von aggressiven Triebwünschen hervor, welche als

Abb. 8. Sekundärpsychische Rückwirkungen der chronischen Polyarthritis

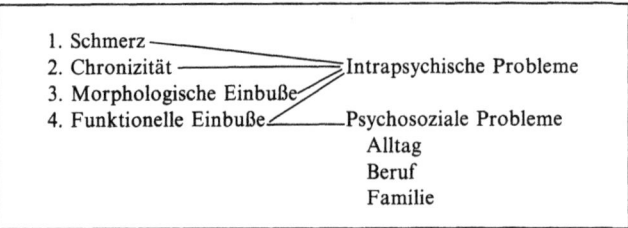

Abb. 9. Psychodynamik der sekundärpsychischen Rückwirkungen. (Nach FREYBERGER u. RITTER 1976)

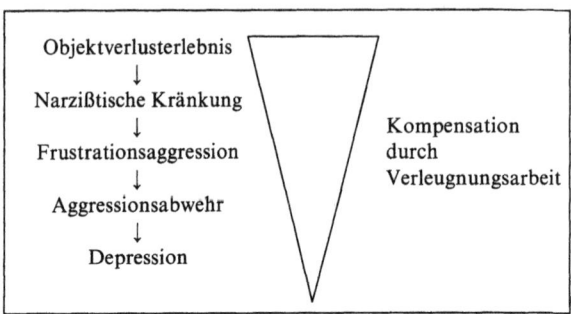

3. *Frustrationsaggression* bezeichnet werden. Diese kann vom Patienten nicht ertragen werden und muß sofort wieder abgebaut werden aus der Befürchtung, durch seine Aggression die Gunst seiner Bezugspersonen (Familienangehörige, Ärzte), von denen er sich immer mehr abhängig fühlt, zu verlieren.

Diese 4. *Aggressionsabwehr* wird als ein wesentliches psychodynamisches Prinzip für das Auftreten einer

5. *sekundären Depression* angesehen, wie sie nicht selten bei chronisch-internistischen, also auch bei Rheumakranken beobachtet werden kann.

Ein weiteres psychodynamisches Prinzip stellt die *Verleugnungsarbeit* dar. Es handelt sich dabei um eine besondere Art von emotionalem Selbstschutz, den sich der Patient angesichts seiner Erkrankung aufbaut. Die Verleugnung bezieht sich auf den Schweregrad der Krankheit, das Ausmaß der narzißtischen Kränkung und der Depressivität, ferner auf die Intensität der therapeutischen Maßnahmen und auf die Abhängigkeit von den Angehörigen und der Arzt-Schwester-Pflegegruppe. Eine situationsgerechte Verleugnungsarbeit soll der wesentliche Grund dafür sein, daß bei solchen Kranken die sekundärpsychischen Dekompensationen und Depressionen eher selten sind. Es scheint, daß bei chronischen Polyarthritikern die Verleugnungsarbeit i.allg. erfolgreich geleistet wird. Ungeachtet einer geglückten Kompensation ist jedoch ihr Bedürfnis nach Kommunikation zur Umgebung gut wahrnehmbar, ebenso Wünsche nach Stützung und Ermutigung. Auf diese reaktiven Bedürfnisse ist therapeutisch Rücksicht zu nehmen.

b) Psychosomatische Schmerzzustände des Bewegungsapparates

In diesem Kapitel werden sowohl die *psychogenen resp. psychosomatischen Myosen und Myalgien* als auch die *Statikstörungen der Wirbelsäule infolge psy-*

chischer Fehlhaltung zur Sprache kommen (s.S. 883). Die funktionellen myalgischen und vertebralen Syndrome auf psychogener Grundlage sind so eng miteinander verbunden, daß eine getrennte Betrachtung nicht möglich ist, der psychosomatischen Denkweise auch nicht entspräche.

α) Allgemeine diagnostische Kriterien

Der Schmerz ist das Kardinalsymptom. Wie bereits erwähnt, ist eine reine Ausschlußdiagnostik nicht durchzuführen, sicher nicht in der ärztlichen Praxis. Nach HALLIDAY (1937) gibt es einige allgemeine diagnostische Hinweise auf das Vorliegen psychosomatischer Schmerzzustände:
- zeitliche Beziehungen zu emotionalen Krisen,
- Auftreten bei besonderen Persönlichkeitstypen,
- Geschlechtsdifferenz der Krankheitshäufigkeit,
- Verbindung mit anderen psychosomatischen Störungen,
- positive Familienvorgeschichte,
- phasisches Auftreten,
- Häufigkeitsvarianz bei Veränderungen der kommunalen und kulturellen Umwelt.

Immerhin sei mit Nachdruck festgehalten, daß der Arzt sich der psychosomatischen Diagnose gegenüber kritisch zu verhalten hat. Eine voreilige psychosomatische Etikettierung birgt große Gefahren in sich. Wiederholte somatische Kontrolluntersuchungen und Langzeitbeobachtungen sind unerläßlich, auch wenn ein Fall noch so „psychosomatisch" imponiert. Andererseits aber verleitet das ärztliche Kausalitätsbedürfnis immer wieder dazu, gewisse Befunde, besonders an der Wirbelsäule, zu überwerten. Der Arzt beruhigt sich und seine Patienten mit AHA-Erlebnissen am hellerleuchteten Röntgenbild und geht samt dieser Erleuchtung am emotionellen Gehalt des „offerierten Symptoms" (BALINT 1965) vorbei: „Der Mensch wird an einem Zäckchen seines eigenen Skeletts aufgehängt" (WEINTRAUB 1975). Solche iatrogen fixierten Schmerzzustände werden mit der genauen Bandscheiben- oder Wirbelzahl von Arzt zu Arzt getragen und erweisen sich als äußerst therapieresistent.

β) Spezielle diagnostische Kriterien
(Abb. 10)

Der psychosomatische Rheumaschmerz ist meist inkonstant und unbestimmt, ziehend oder schneidend und nicht selten von großer Heftigkeit. Objektiv lassen sich manchmal verhärtete Muskelabschnitte oder Muskelgruppen palpieren (Myogelosen) oder schmerzhafte Insertionen der entsprechenden Sehnen (Tendomyosen oder Myotendopathien). Entzündliche Zeichen fehlen im allgemeinen. Charakteristisch ist die Reversibilität der psychosomatischen Myalgie, sofern sie nicht allzu lange fixiert bleibt. Diagnostisch wichtig ist ebenfalls die Beobachtung, daß sie bei Ablenkung, in Freizeit und Ferien verschwindet, ebenso als unmittelbare Folge eines therapeutischen Gesprächs: Der Schmerz wird durch Tränen abgelöst. Durch Myotonolytika und Psychopharmaka ist sie oft besser beeinflußbar als durch Antirheumatika. Im übrigen wird meist angegeben, daß die Nachtruhe nicht gestört ist (JORES 1975; BRÄUTIGAM u. CHRISTIAN 1973).

Psychovegetative Syndrome (DELIUS 1966) sind häufige Begleiterscheinungen wie Dermographismus, Hyperhydrosis, Akrozyanose, funktionelle Magen-Darm- oder Herzbeschwerden. Sie beweisen, daß ein und dieselbe Konfliktsituation sich in psychosomatischen Störungen verschiedener Organsysteme manifestieren kann.

Abb. 10. Zur Diagnostik der Myalgie

	Organisch	Psychosomatisch
1. Lokalisation	konstant	inkonstant
2. Symptomatologie	konstant	inkonstant
3. Entzündung	evtl. vorhanden	fehlt
4. Ansprechbarkeit auf	Antirheumatika	Muskelrelaxantia Psychopharmaka Therap. Dialog Autogenes Training

γ) Die psychogene Myalgie

Für die psychosomatische Problematik ist vor allem das *Myalgie-Syndrom* von Bedeutung. Nach STRUPPLER (1975) kann der Muskelschmerz als Rezeptor- oder als Projektionsschmerz auftreten, ersterer durch Zunahme der tonischen Grundinnervation infolge Fehlhaltung (auch psychogen) oder unter emotionalem Streß. Der emotionale Spannungsschmerz kann primär zirkulatorisch bedingt sein und über eine Erregbarkeitssteigerung der Schmerzfasern durch Ischämie einen reflektorischen Hartspann (Myogelose) hervorrufen, oder aber ist es möglich, daß eine primäre muskuläre Hypertonie eine sekundäre Ischämie erzeugt, wodurch ein Circulus vitiosus entsteht. Wie Blutdruck und Atmung wird auch der Muskeltonus durch psychische Faktoren beeinflußt. STRUPPLER konnte zeigen, daß dies beim Menschen in erster Linie durch die Zunahme der Gamma-Innervation erfolgt. Zentralnervöse und subkortikale Kerne und Bahnen (HASSLER 1972; MELZACK 1972) lassen die affektiven Einflüsse verstehen und erklären die emotional gefärbte, quälerische Komponente des Schmerzes. Die Verbindungen zum Hypothalamus und zum limbischen System spielen eine bedeutende Rolle bei den autonomen Schmerzreaktionen und bestimmen das emotionale Verhalten grundlegend mit.

In bezug auf den *Gelenkschmerz* gibt STRUPPLER zu bedenken, daß hier eine besonders starke Dichte der Rezeptoren besteht und daß deren Schwelle, zumindest auf Druckreize, relativ niedrig ist. Dies dürfte zum Verständnis *psychosomatischer Arthralgien und Polyarthralgien* wesentlich beitragen. So wäre es erklärlich, daß bei länger dauernden emotionellen Spannungen, die mit einem erhöhten Muskeltonus einhergehen, ein polyarthralgisches Syndrom entstehen kann, das in manchen Fällen mit einem Frühstadium einer chronischen Polyarthritis verwechselt und als solche behandelt wird.

Neuere Versuche, den hypertonen psychosomatischen Muskelschmerz durch den therapeutischen Dialog und durch Musik zu beeinflussen und elektromyographisch darzustellen, beweisen den engen Zusammenhang zwischen Muskel und Psyche (HARRER 1975; JANUS 1975).

δ) Zur Psychodynamik psychogener Schmerzsyndrome des Bewegungsapparates

Nach LABHARDT (1975) bestehen folgende Möglichkeiten:
1. Das Schmerzsyndrom kann als Ausdruck reiner Konversion aufgefaßt werden, wobei unter Konversion die Umwandlung von Affekten in körperliche Symptome verstanden wird.

2. Schmerz als Konversionssymptom erzeugt funktionelle und über den Muskeltonus auch strukturelle Veränderungen am Bewegungsapparat.
3. Primär somatische Veränderungen am Bewegungsapparat erzeugen Schmerzen, die ihrerseits in den Konversionsvorgang einbezogen werden.
4. Schmerzen am Bewegungsapparat sind Ausdruck von funktionellen oder strukturellen Veränderungen, bei denen emotionale Faktoren eine wesentliche Rolle spielen.

Angst und Depressionen spielen bei der psychogenen Schmerzentstehung eine besonders wichtige Rolle (KIELHOLZ 1974; GROEN 1975), wobei sich diese Affektäußerungen stellvertretend manifestieren oder auch zusammen potenzieren können. Interessant ist, daß durch die affektive Mitbeteiligung die Qualität des Schmerzes beeinflußt wird. So wird der Schmerz bei der larvierten Depression anders geschildert als der üblicherweise vorkommende (LABHARDT 1975).

ε) Pathologische Anatomie des myalgischen Syndroms

Bei klinisch objektivierbaren myalgischen Druckpunkten (Muskelhärten, Myogelosen, trigger points) waren die lichtoptischen Biopsiebefunde negativ oder umstritten (FELSCH 1975; BENEKE 1975), bis der Rheumapathologe FASSBENDER (1973) durch elektronenoptische Untersuchungen eindeutige und eindrucksvolle Veränderungen feststellen konnte: Schrittweise Untergänge der Myofilamente im Bereich der I-Bande bis zur völligen Lyse der kontraktilen Substanz. An den Muskelkapillaren fand er ebenfalls erhebliche Veränderungen der Endothelzellen. FASSBENDER führt sie auf eine relative Hypoxie der Muskelzellen zurück, die beim Dauertonus isolierter Muskelabschnitte auftritt. Die Ursache des Dauertonus sieht er in einer nervalen Irritation, die auf verschiedene Weise auslösbar ist, durch Kälte, strukturelle oder funktionelle Fehlhaltungen der Wirbelsäule, aber auch psychogen.

ζ) Zur Frage der Spezifität psychosomatischer Schmerzsyndrome des Bewegungsapparates

Die Beantwortung dieser Frage wird durch die Verschiedenartigkeit psychosomatischer Theorien erschwert. Eine eigentliche Spezifität (Spezifität der Persönlichkeit bzw. des Konflikts) wurde bisher nicht bewiesen. Auch andere psychosomatische Krankheitszustände weisen eine ähnliche Persönlichkeits- oder Konfliktstruktur auf. Dagegen dürfte eine *Ausdrucksspezifität* bestimmter Organbereiche in verschiedenen affektiven Situationen anzunehmen sein. Diese Ausdrucksspezifität findet auch ihren Niederschlag in der Umgangssprache, wofür Beispiele im klinischen Teil dieses Abschnittes angeführt werden.

Für das psychosomatische Verständnis dienen folgende Arbeitshypothesen: Nach ALEXANDER (1971) ist die Hemmung der letzten Aggressionsphase, der physischen Ausführung des aggressiven Aktes selbst, Grundlage der neuromuskulären Symptomatologie. MITSCHERLICH (1967) bezeichnet die Erregungsbeherrschung im Spannungsfeld zwischen Triebvorgängen und Umweltbeziehungen als eine der Ursachen psychosomatischer Erkrankungen. Nach BOSS (1971) und CONDRAU (1975) sind Einengungen des Lebensbezuges das Wesentliche, wobei bestimmte Leibbereiche für die Organwahl verantwortlich gemacht werden. Sie sprechen denn auch vom Bedeutungsgehalt einer Krankheit. JORES (1971, 1976) wiederum weist darauf hin, daß viele Organe zwei Aspekte haben, einen anatomisch-physiologischen und einen symbolischen, und daß letzterem ein wichtiger Stellenwert im Krankheitsgeschehen zukommt.

η) Klinik psychosomatischer Schmerzzustände des Bewegungsapparates (inkl. psychogene Fehlhaltungen der Wirbelsäule)

Die Einteilung dieser Schmerzsyndrome geschieht nach ihrem psychosomatischen Bedeutungsgehalt, der sich weitgehend mit ihren Lokalisationen deckt, wobei sich einzelne Schmerzsyndrome selbstverständlich überschneiden oder einander ablösen können. Auch sind die Grenzen nicht streng anatomisch zu verstehen (Abb. 11).

Psychosomatische Zervikalgie

Sie ist eine in der Praxis sehr häufige Erkrankung und besonders bei jüngeren Patienten anzutreffen. Dabei ist die Diskrepanz zwischen Beschwerden und objektiven, besonders röntgenologischen Befunden auffallend. Außer einer Gestreckthaltung der Halswirbelsäule ist das Röntgenbild negativ. Offenbar bestehen gerade im Nackengebiet enge Beziehungen zwischen Muskel und Psyche, wobei der erhöhte Muskeltonus eine wichtige Rolle spielt (BIRKMAYER 1970; BLOMFIELD 1964; RALLO ROMERO 1969; STOLZE 1953). Phänomenologisch ist die psychosomatische Zervikalgie, im Zusammenhang mit der Kopfhaltung, mit der menschlichen Mimik aufs engste verbunden (CRAMER 1969; WEINTRAUB 1969). Sie ist in diejenige Gestimmtheit miteinbezogen, auf welche bereits die Sprache hinweist: Man sagt, daß der Mensch sich behauptet, d.h. das Haupt hochträgt trotz innerer oder äußerer Schwierigkeiten und Widerstände. Diese Be-Haupt-ung wird, solange sie zum normalen täglichen Leben gehört, nicht zur Zervikalgie führen. Erst wenn sich eine affektive Fehlhaltung oder eine chronische depressive Verstimmung hinzugesellt, welche die Behauptung erschwert und eine zusätzliche Willensanstrengung erfordert, kommt es schließlich zur psychosomatischen Zervikalgie. Ausdrücke wie Hartnäckigkeit und Halsstarrigkeit haben zweifellos ihre psychosomatische Bedeutsamkeit. In der emotional erschwerten Behauptung ist eine Fassade aufgerichtet, welche hartnäckig aufrechterhalten wird, hinter welcher sich jedoch schwere seelische Kämpfe abspielen. So etwa bei einer Sekretärin in ihrer geheimen Liebesbeziehung zum Chef, bei einem Geschäftsmann in finanziellem Engpaß oder bei Ehegatten in nach außen gut getarnten ehelichen Nöten.

Als Ausdruck einer schweren Neurose sei auch der *Torticollis spasticus* (MITSCHERLICH 1971; SPITZ 1967) erwähnt, der auf eine frühkindliche Störung zurückgeht und nur durch eine langdauernde psychoanalytische Behandlung Aussicht auf Heilungserfolg hat.

Psychosomatische Dorsalgie

Bei der psychosomatischen Dorsalgie liegen häufig Fehlhaltungen aus psychischer Ursache vor. In der Haltung der Brustwirbelsäule widerspiegelt sich der emotionale Zustand des Menschen am deutlichsten, sie prägt auch seine äußere Erscheinung weitgehend. Trauer, Verzweiflung, Mutlosigkeit lassen ihn in sich zusammensinken, zeichnen ihn durch seinen gebeugten Rücken oder seine hängenden Schultern, oder aber lassen ihn kompensierend eine betont aufrechte Zwangshaltung einnehmen. Auch hier ist die Sprache pathognomonisch: Man sagt, daß der Mensch Haltung oder Rückgrat bewahrt, man spricht von den Bücklingen eines Schmeichlers und vom krummen Rücken eines devoten Heuchlers, während der Ehrliche auch als ein Senkrechter gilt (CONDRAU 1965).

Psychosomatische Schmerzzustände finden sich nicht selten auch bei Jugendlichen mit Haltungsschäden, die weder durch einen Morbus Scheuermann noch

Abb. 11. Psychosomatische Schmerzzustände des Bewegungsapparates

Einteilung	Bedeutungsgehalt
1. Psychosomatische Zervikalgie	Emotional erschwerte Be-Haupt-ung, hartnäckiges Gesichtswahren
2. Psychosomatische Dorsalgie	Trauer, Verzweiflung, Mutlosigkeit oder kompensierende aufrechte Zwangshaltung
3. Psychosomatische Lumbalgie	Psychische Überbelastung, Sprunghaftigkeit, Frustration, besonders bei gestörter Sexualität
4. Psychosomatische Brachialgie	Gehemmte Aggression: Wut, Zorn. Symbol: geballte Faust
5. Psychosomatische Beinbeschwerden	„Nicht mit beiden Beinen auf der Erde stehen", „Nicht Fuß fassen können", „kniefällig werden"

durch eine andere Rückenerkrankung bedingt sind. In solchen Fällen liegt oft eine Akzeleration des Längenwachstums und eine Präzession der Pubertät vor, die zu einem Mißverhältnis zwischen äußerer Erscheinung und geistiger Reife führen: *Diese Jugendlichen sind ihrem Gewachsensein nicht gewachsen,* sie beugen sich unter den inneren und äußeren Anforderungen ihres frühreifen Körpers. Haltungsstörungen des Jugendlichen können auch mit gestörtem Selbstvertrauen und mit der zeitgemäßen Tendenz zur lässigen bzw. nachlässigen Gesamthaltung in Beziehung gebracht werden (WEINTRAUB 1979).

Psychosomatische Lumbalgie

Langdauernde psychische Überbelastung führt häufig zu psychosomatischen Kreuzschmerzen. Die Unsicherheit oder das Unvermögen, familiären oder beruflichen Anforderungen zu genügen, verursachen in vielen Fällen eine übertriebene Spannung der lumbalen Muskulatur. Patienten mit Lumbago und Diskushernien zeichnen sich durch ihre Unfähigkeit aus, inneren und äußeren Schwierigkeiten mit Gelassenheit zu begegnen. Ferner sind chronische Kreuzschmerzen als Ausdruck der Frustration und des Unbefriedigtseins zu verstehen. Beim Mann sind sie nicht selten eine unbewußte Manifestation des Versagens in seinem Beruf oder in seiner Männlichkeit. Der Zusammenhang mit der Sexualsphäre wird von verschiedenen Autoren betont (BURNER 1969; CONDRAU 1965; DUBUIS 1969; PRILL 1965; SCHNEIDER 1969; DE SENARCLENS 1968) und findet sich auch in der Umgangssprache in Ausdrücken wie der „Lendenlahme" oder „Lendenstarke". Ebenso verraten die erotischen Bewegungen in Gang und Tanz die engen Beziehungen zwischen der Lumbalgegend und der Sexualität.

Psychosomatische Brachialgie

Allein oder als Komponente des psychosomatischen Zervikobrachialsyndroms, ganz besonders aber als chronische Epikondylitis (WEINTRAUB 1977) sind diese Schmerzzustände wegen ihrer Therapieresistenz gefürchtet. Die psychische Exploration ergibt häufig das Vorliegen einer längerdauernden emotionalen Störung, die als verhaltene Aggression oder unterschwellige Angst zu verstehen ist. Zur Mimik der Wut und des Zorns gehören der gespannte Arm und die geballte Faust. Verkrampfte Hände zeigen Angstzustände an. Der erhöhte Muskeltonus, besonders im Vorderarm, führt zu Insertionstendinosen, speziell an den Epikondylen. Auf den durch die psychischen Spannungen gesteigerten Muskeltonus pfropfen sich dann stereotype Bewegungen auf wie Bohren oder Schneiden, Stricken oder Teppichklopfen oder ambitiöses Tennisspiel, Betätigungen, die fälschlicherweise als alleinige Ursache der Epikondylopathie angesehen werden. Das Übersehen der zur Muskelverspannung führenden Grundverstimmung dürfte eine der Hauptursachen der Therapieresistenz solcher Fälle darstellen.

Der Vollständigkeit halber sei auch der *Schreibkrampf* erwähnt, der wie der Torticollis spasticus ein schweres tiefenpsychologisches Problem darstellt und in die Hände des Psychotherapeuten gehört (CONDRAU 1961).

Psychosomatische Beinbeschwerden

Psychosomatische Beschwerden der unteren Extremitäten entstehen nicht selten durch psychische Überbewertung belangloser Symptome wie Gelenkknakken in den Knien oder Überbelastungsschmerzen in den Füßen. Existentielle Ängste scheinen hier mit im Spiel zu sein, wie sie wiederum in der Sprache zum Ausdruck gelangen und körperlich ihre psychosomatischen Äquivalente haben: Der Patient steht nicht mit beiden Beinen auf der Erde, er kann nicht Fuß fassen, droht kniefällig zu werden oder schwache Knie zu bekommen. Nach Angaben orthopädischer Chirurgen wären viele Operationsergebnisse besser, würde den psychologischen Gegebenheiten vermehrt Rechnung getragen.

9) Psychomotorischer Locus minoris resistentiae

Es unterliegt keinem Zweifel, daß psychische Einflüsse auch bei eindeutig somatischen rheumatologischen Leiden eine große Rolle spielen. Gerade bei degenerativen Wirbelsäulen- und Gelenkerkrankungen überrascht immer wieder die Diskrepanz zwischen Schmerz und objektivem Befund. Der Spielraum individueller Schmerzschwelle und Schmerzverarbeitung ist offenbar groß. Neuere neurophysiologische Erkenntnisse tragen viel zum Verständnis des Phänomens „Schmerz" bei, ohne jedoch, wie es das Beispiel der Akupunktur zeigt, in alle seine Geheimnisse einzudringen (ADLER 1975; STRUPPLER 1975). Psychische Ablenkung kann Schmerzen vergessen lassen, umgekehrt lehrt die Erfahrung, daß bei psychischen Belastungen, wahrscheinlich über den Weg des lokalen oder generalisierten Muskelhypertonus, Schmerzen am geschädigten Rücken oder an veränderten Gelenken auftreten oder verstärkt werden. Man kann deshalb von einer *psychomotorischen Schmerzbahnung* durch den Locus minoris resistentiae sprechen. Diese psychosomatischen Zusammenhänge sind bei der Behandlung und besonders bei der Rezidivprophylaxe zu berücksichtigen.

6. Therapeutische Konsequenzen

Die bereits durchgeführte Unterscheidung in entzündlichen und nichtentzündlichen Rheumatismus drängt sich auch für die therapeutischen Überlegungen auf.

a) Entzündlicher Rheumatismus

Die in der Pathogenese möglicherweise zur Wirkung gelangenden psychischen Konstellationen sind bislang einer kausalen Behandlung nicht zugänglich. Der

Ausbruch einer chronischen Polyarthritis ist psychotherapeutisch nicht zu verhindern, nicht zuletzt deshalb, weil das prämorbide Stadium nicht erfaßbar ist. Die bereits bestehende chronische Polyarthritis kann psychotherapeutisch in ihrem Verlauf beeinflußt, jedoch nicht geheilt werden. Dagegen gibt es psychotherapeutische Maßnahmen, welche sowohl auf die Persönlichkeitsstruktur des chronischen Polyarthritikers als auch auf die somato- bzw. sekundärpsychischen Rückwirkungen Bezug nehmen. In erster Linie ist hier der behandelnde Arzt zuständig, sei er Allgemeinpraktiker oder Rheumatologe, und nur in Ausnahmesituationen ist der Fachpsychotherapeut beizuziehen.

Von psychotherapeutischer Bedeutung sind:

1. Die personale Beziehung im Arzt-Patienten-Verhältnis

Die heroisch-altruistische Grundstimmung (WEINTRAUB 1967) des chronischen Polyarthritikers mit seiner durch die Verleugnungsarbeit (s.S. 888) erreichten psychischen Kompensation überstellt dem Arzt die Aufgabe, dennoch vorhandene Wünsche und Bedürfnisse zu erkennen. Dem Patienten ist in der Sprechstunde Gelegenheit zu geben, sich auszusprechen. Oft wird es angezeigt sein, ihn auf gewisse Hilfsmittel (aids) oder auf bestimmte Verhaltensänderungen in psychosozialen Belangen aufmerksam zu machen. Der Arzt hat seinen Blick zur Wahrnehmung von depressiven Verstimmungen zu schärfen, da vom Patienten in dieser Richtung nur wenig Signale ausgehen.

2. Die psychopharmakologische Unterstützung

RIMÓN (1974) konnte zeigen, daß bei psychisch dekompensierten und depressiven cP-Patienten durch die Behandlung mit Antidepressiva und einer supportiven Psychotherapie eine signifikante Erfolgssteigerung der antirheumatischen Behandlung erzielt wurde. Eine persönlichkeitsgerechte Information über Art und Dauer der Krankheit dürfte mithelfen, sie besser zu ertragen.

3. Die physikalische Therapie

Sie ist aus zwei Gründen von psychotherapeutischer Wirkung, erstens weil der Patient lieber zum Physiotherapeuten als zum Psychotherapeuten geht und zweitens weil mit der symptomgerechten physikalischen Therapie, besonders mit Heilgymnastik und Ergotherapie, über die Besserung des organischen Befundes auch eine günstigere Einstellung zur Krankheit erreicht werden kann. Hier ist das Gesetz der „Psychotherapie mit physikalischen Mitteln" (SEIDEL 1975) erkennbar.

4. Adaptation an Beruf und Alltag durch Hilfsmittel

Mit Nachdruck sei auf die zahlreichen Hilfsmittel verwiesen, welche dem behinderten cP-Patienten das Leben erleichtern und deshalb eine wichtige psychotherapeutische Funktion ausüben.

5. Gruppentherapeutische Maßnahmen

In gemeinsamen Gymnastik- und Gesprächsgruppen, Ferien- und Freizeitveranstaltungen nehmen Ärzte und Sozialarbeiter Einfluß auf die seelischen Widerstandskräfte des cP-Patienten. In dieser Beziehung dürften sich den Kurorten weitere Behandlungsmöglichkeiten eröffnen, ist doch gerade bei diesen Patienten das Ferien- und Gruppenerlebnis, neben der Thalasso- oder Klimatherapie, besonders wichtig und psychotherapeutisch von nachhaltiger Wirksamkeit.

6. Rheumachirurgie

Die bemerkenswerten Fortschritte der Rheumachirurgie in der Erhaltung von Funktion und Physiognomie sind auch in psychotherapeutischer Hinsicht zu erwähnen. Dies gilt gleichermaßen für invalidisierende Leiden aus dem nichtentzündlichen Formenkreis (Arthrosen, Skoliosen).

b) Nichtentzündlicher Rheumatismus

Jeder Arzt hat seinen persönlichen Stil in der psychologischen Betreuung seiner Patienten. Eine Bereicherung jedoch bildet das Wissen um die psychosomatische Natur eines Krankheitsbildes, das Erfassen des emotionalen Bedeutungsgehaltes eines „Symptomangebots" oder „offerierten Symptoms". Wie bereits ausgeführt, liegen den psychosomatischen Krankheiten i.e.S. konversionsneurotische Vorgänge zugrunde, die von Psychoneurosen, bei welchen nicht das körperliche, sondern das psychische Leiden im Vordergrund steht und offensichtlich ist, zu unterscheiden sind.

Neben dem psychosomatischen Wissen ist die Kenntnis der Grundprinzipien psychotherapeutischen Verhaltens unerläßlich (KNOEPFEL 1970). Die Behandlung psychosomatischer Erkankungen kann nicht rein intuitiv gestaltet werden. Sowohl das *erste Gespräch* wie der *therapeutische Dialog* muß bewußt geführt werden (MEERWEIN 1960; ARGELANDER 1970), andernfalls besteht die Gefahr des ärztlichen Mitagierens. Die Kunst des therapeutischen Dialogs ist die patientengerechte Dosierung der verbalen und averbalen Kommunikation, die auch emotional getragen werden muß. Hierfür ist nicht die Zeit, sondern die Intensität der menschlichen Zuwendung ausschlaggebend. Da die autodidaktische Psychotherapie des Haus- oder Spezialarztes Gefahren in sich birgt, ist eine zusätzliche Ausbildung notwendig. In kurzdauernden Wahrnehmungs- und Explorations-Trainingskursen kann wohl eine gewisse Sensibilisierung für psychologische Vorgänge erreicht werden, die zur Zeit weitaus besten Ausbildung dagegen geschieht in der *Balint-Gruppe*. In dieser werden anhand von Falldarstellungen interessierter Kollegen aller Fachrichtungen und unter der Leitung eines speziell ausgebildeten Gruppenleiters die Interaktionen der Arzt-Patienten-Beziehung bewußt und eventuellen Korrekturen zugänglich gemacht. Neben dem Lernprozeß wird eine Umstrukturierung des ärztlichen Verhaltens angestrebt, gleichzeitig die Supervision der hausärztlichen Psychotherapie ermöglicht. In einigen Fällen wird der Arzt zur Teilnahme an einer tiefenpsychologisch orientierten Selbsterfahrungsgruppe oder sogar zur eigenen Psychoanalyse motiviert. Die Balint-Ausbildung schützt den Arzt vor der Überforderung durch den psychosomatischen oder sog. „Problem"-Patienten und bewahrt sowohl Arzt wie Patient vor Polypragmasie. Eine weitere psychotherapeutische Methode ist die konzentrative Selbstentspannung im *autogenen Training* nach SCHULTZ (1960), sind doch muskuläre Verspannungen die häufigste Ursache psychosomatischer Schmerzzustände, wobei die psychovegetativen Begleiterscheinungen gleich mitbehandelt werden. Das autogene Training gehört in seiner Unterstufe zu den zudeckenden Methoden, das sehr viel Zeit erfordert und deshalb vom Arzt selbst nur wenig angewandt wird. Es ist immer noch umstritten, ob es nicht an speziell ausgebildete Hilfspersonen delegiert werden soll.

Auf die *psychopharmakologische Unterstützung* und richtig verstandene *physikalische Therapie* im Sinne der Schmerzbekämpfung kann zu Beginn der Behandlung oft nicht verzichtet werden. Der Physiotherapeut sollte allerdings über die psychosomatische Natur des Krankheitszustandes informiert sein, die Behandlung so bald als möglich abgebrochen werden. In vielen Fällen allerdings werden die zudeckenden Maßnahmen die einzigen Behandlungsmöglichkeiten bleiben.

Selbstverständlich gehören Patienten, bei welchen sich im Verlauf der Behandlungen schwerere neurotische Strukturen zeigen, in die Hände des Fachtherapeuten.

Zum Abschluß einige Gedanken zur *Kurortbehandlung*. Sie stellt im Zeitalter des medizinischen Tourismus ein sozialmedizinisches Problem dar. Bei der Indikation zu einer Kurortbehandlung, sei es eine Klima- oder Badekur, ist die Differenzierung zwischen somatopsychischen Rückwirkungen organisch-rheumatologischer Erkrankungen und psychosomatischen i.e.S. angezeigt. Die Kurortbehandlung hat psychischen Alterationen, besonders ängstlichen und depressiven Verstimmungen, Rechnung zu tragen. Bei rein funktionellen psychosomatischen Schmerzpatienten mit Aggravationstendenzen ist sie nicht indiziert, ja sogar imstande, die somatische Symptomfixierung noch zu verstärken. Zudem gestaltet häufig die Subkultur der Badekur (BATTEGAY 1975) den Realitätsflüchtlern die Rückkehr in den Alltag schwierig, ein Grund dafür, daß diese Patienten sich sehr bald mit den gleichen Beschwerden beim gleichen oder nach einem Symptomwandel bei einem anderen Arzt einfinden.

c) Therapeutische Probleme beim funktionellen therapieresistenten Schmerzpatienten

Psychosomatische chronische Schmerzpatienten mit vorwiegend Rücken- oder Nackensyndromen erweisen sich in vielen Fällen gegenüber allen angeführten Behandlungsversuchen als völlig resistent. Solche Schmerzsyndrome gehören zu den funktionellen Krankheiten ohne Organläsion, denen die Trias von BECK und FRANK (1977) (Abb. 12) gemeinsam ist. Diese stellt eine ausgezeichnete Umschreibung der klinischen Gegebenheiten dar. Ergebnislose Abklärungen und Behandlungen machen solche Kranke nur noch kränker und führen zur Kränkung des Arztes. Sie verleiten zur Polypragmasie, die wiederum Anlaß gibt zur endgültigen Symptomfixierung und Chronifizierung. Immer höhere Stufen der medizinischen Hierarchie werden erklommen, weshalb BECK (1977) von diesen Patienten als „Koryphäen-Killers" spricht. Die Frustration der gegenseitigen Erwartungshaltung verschlechtert die Arzt-Patientenbeziehung, was diagnostisch wichtig ist. Von besonderer Bedeutung ist, daß der Patient keine auffallenden neurotischen Symptome oder psychopathologischen Züge aufweist. Er klagt weder über Ängste, Depressionen oder Zwänge, noch ist er ein schwieriger Patient, der durch Kontaktstörungen, Kälte, Überschwenglichkeit oder sonst irgendeinen Charakterzug auffallen würde. Er schildert lediglich und beharrlich seine körperlichen Symptome und negiert im allgemeinen persönliche Schwierigkeiten. Die Somatisation der Konfliktsituation ist ihm völlig unbewußt. Fast

Abb. 12. Klinische Trias therapieresistenter funktioneller Krankheiten (Aus: BECK u. FRANK)

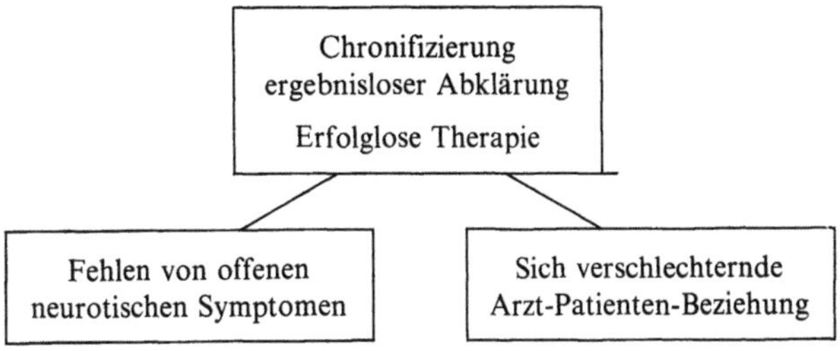

immer wird der Versuch einer Überweisung an einen Psychiater dem Arzt übelgenommen. Psychotherapeuten haben im übrigen, wie BECK versichert, großen Respekt vor der somatischen Symptombildung; nur eine frühzeitige psychotherapeutische Behandlung habe Aussicht auf Erfolg.

Die chronisch-funktionelle und therapieresistente Symptomatik verlangt ein *modifiziertes Krankheitsverständnis* (BECK 1981; ZIEGLER 1979). Die psychosomatischen Symptome haben für das seelische Gleichgewicht des Patienten die Funktion einer Stütze oder Prothese. Ohne diese würde er psychisch erkranken. Sie stellen einen halb gelungenen, halb mißlungenen Selbstheilungsversuch gegenüber einer inneren Gefahr dar. Die Somatisation ist somit als eine positive *Ich*-Leistung des seelischen Apparates zu verstehen, welcher, wie etwa der Verdrängung, eine Abwehr- und Schutzfunktion zukommt. Körperliche Therapieversuche stellen deshalb für den Patienten eine gewisse Gefahr dar, dieser Schutzfunktion verlustig zu werden, weshalb er ihnen widersteht und an seiner Prothese unbewußt festhält. Dagegen ist er imstande, die Prothese gegen eine andere auszuwechseln, was den Symptomwandel bei solchen Patienten verständlich macht.

Deshalb ist das chronisch-rheumatische Schmerzsyndrom ohne Organläsion nicht nur zu behandeln sondern vor allem zu verstehen (Abb. 13). Der Arzt hat von therapeutischen Omnipotenzgefühlen bewußt Abstand zu nehmen und anstelle seines therapeutischen Ehrgeizes, seines somatischen „furor therapeuticus", akzeptieren zu lernen, daß er diesen chronisch-funktionellen Kranken nicht im üblichen Sinne helfen kann. Das Symptom muß nicht als Feind des Arztes, das es zu bekämpfen gilt, sondern als Grundlage einer vertieften und verstehenden Arzt-Patientenbeziehung aufgefaßt werden, welche für den Patienten eine reparative Funktion hat. Die Präsenz des Arztes restituiert das lädierte Selbstgefühl des Patienten und bietet ihm ein Gleichgewicht zu starken Selbstentwertungstendenzen. Mit diesem neuen Krankheitsverständnis werden Gefühle der Scham, der Hilflosigkeit und der Schuld, die beim Arzt durch die in traditioneller Weise unbehandelbaren Patienten hervorgerufen werden, vermieden. Die medizinische Realität wird weniger frustrierend sein.

Dennoch sind konservative Behandlungsmethoden durchaus angezeigt, da die wenigsten dieser Patienten mit einer nur verstehenden ärztlichen Haltung zufrieden sind. Da die Schmerzzustände echt sind, werden auch zudeckende Therapiemethoden (Abb. 14), oft auch nur als Palliativ- oder Suggestivmaßnahmen (LOHMANN 1979), nicht zu umgehen sein. Die Orientierungshilfen im Umgang mit chronisch-funktionellen Kranken dienen in erster Linie dem Arzt und kommen erst in zweiter Linie auch dem Patienten zugute.

Schließlich soll noch auf das große Problem der *Berentung* chronisch-rheumatischer funktioneller Patienten, vor allem Rückenpatienten, hingewiesen werden, welches Begutachter immer wieder in große Schwierigkeiten bringt. Über allem steht die Tatsache, daß ein Schmerzzustand nie absolut objektivierbar ist (ADLER 1979; ZWETNOW 1979). Fest steht, daß mit diesem Problem die Art und Dauer der Krankschreibung eng verbunden ist. In den meisten Fällen kann eine einmal ausgerichtete Rente nicht mehr rückgängig gemacht werden. Selten nur gelingt es, den erhofften therapeutischen Effekt einer Rentenverweigerung zu erzielen; im Gegenteil, eine Verschlimmerung der Symptomatik ist ihre Folge. In gleicher Weise haben in schweren chronifizierten und bereits berenteten Fällen Wiedereingliederungsmaßnahmen keinen Erfolg. In den meisten Fällen wird die Rente einem psychosomatischen chronischen Patienten teilweise oder ganz ausgerichtet werden müssen, sei es wegen der erwähnten therapeutischen Fixierung oder wegen der wiederholten Abklärungen, sei es wegen der unbehandelbaren *Ich*-gestörten Persönlichkeit.

Abb. 13. Orientierungshilfen für den Arzt im Umgang mit chronisch-funktionell Kranken. (Modifiziert nach BECK u. FRANK 1977)

- Die Arzt-Patienten-Therapeuten-Beziehung hat eine reparative Funktion für den Kranken.
- Distanzierung von therapeutischen Omnipotenzgefühlen.
- Erkennung der eigenen Gefühle dem Patienten gegenüber.
- Akzeptieren von paramedizinischen Behandlungsversuchen durch den Patienten.
- Akzeptieren der palliativen Therapie (inkl. Physiotherapie).

Abb. 14. Psychotherapeutische Möglichkeiten in der allgemeinen und rheumatologischen Praxis

Zudeckend-symptomatisch	Antirheumatika
	Myorelaxantia
	Psychopharmaka
	Physikalische Therapie
	Autogenes Training
	Tanztherapie
Aufdeckend-kausal	Therapeutischer Dialog
	Gruppengespräche
	Evtl. Fachpsychotherapie

Diese harte Realität wird von vielen Begutachtern und vor allem von Versicherungsfachleuten und Kostenträgern nur schwer eingesehen, manchmal erst nach langen und kostspieligen Umwegen.

Literatur

Adler R (1975) Das Phänomen „Schmerz". In: Weintraub A, Battegay R, Beck D, Kaganas G, Labhardt F, Müller W (Hrsg) Psyche und Rheuma, Bd. I: Psychosomatische Schmerzsyndrome des Bewegungsapparates, Schwabe/Eular, Basel, S 131

Adler R (1979) Schmerz. In: Uexküll Th v (Hrsg) Lehrbuch der psychosomatischen Medizin. Urban & Schwarzenberg, München Wien Baltimore, S 498–508

Alexander F (1971) Psychosomatische Medizin. De Gruyter, Berlin

Amkraut AA (1971) Stress, early experience and adjuvant-induced arthritis in the rat. Psychosom Med 33:3

Antonelli F (1956) Die Rheuma-Neurose. Der psychogene oder funktionelle Rheumatismus in psychosomatischer Betrachtung. Z Psychosom Med 3:1

Argelander H (1970) Das Erstinterview in der Psychotherapie. Wissenschaftl Buchgesellschaft, Darmstadt

Balint M (1957) Der Arzt, sein Patient und die Krankheit. Klett, Stuttgart

Balint M (1965) Zur Klinik der psychosomatischen Erkrankungen. Helv M Acta 32:374

Battegay R (1975) Diskussionsbeitrag. In: Weintraub A, Battegay R, Beck D, Kaganas G, Labhardt F, Müller W (Hrsg): Psyche und Rheuma, Bd. I: Psychosomatische Schmerzsyndrome des Bewegungsapparates. Schwabe/Eular, Basel, S 227

Beck D (1977) Das Koryphäen-Killer-Syndrom. Zur Psychosomatik chronischer Schmerzzustände. Dtsch Med Wochenschr 102:303

Beck D, Frank Y (1977) Der therapieresistente psychosomatische Kranke und sein Arzt. Folia psychopractica 2. F. Hoffmann-La Roche, Basel

Beck D (1981) Krankheit als Selbstheilung. Insel, Frankfurt aM

Beneke G (1975) Pathologisch-anatomische Veränderungen bei Myositiden und den Myalgie-Syndromen. In: Weintraub A, Battegay R, Beck D, Kaganas G, Labhardt F, Müller W (Hrsg) Psyche und Rheuma, Bd I: Psychosomatische Schmerzsyndrome des Bewegungsapparates. Schwabe/Eular, Basel, S 87

Birkmayer W (1970) Über die Korrelation von Muskeltonus und Psyche. In: Entspannung – neue therapeutische Aspekte. Int Symp St Moritz, Ciba Basel, S 28–34
Blomfield LB (1964) Rheumatism and emotion. In: Hoff H, Tschabitscher H, Krypsin-Exner K (Hrsg) Muskel und Psyche, Symp Wien 1963. Karger, Basel, S 142
Boss M (1971) Grundriß der Medizin. Huber, Bern Stuttgart Wien
Bräutigam W, Christian P (1973) Psychosomatische Medizin. Thieme, Stuttgart
Burner M (1969) Perspectives psychosomatiques dans l'approche et le traitement des dorsalgies. Ther Umsch 26:510
Condrau G (1961) Psychotherapie eines Schreibkrampfes. Z Psychosom Med 7:255
Condrau G (1965) Psychosomatik der Frauenheilkunde. Huber, Bern Stuttgart Wien
Condrau G (1975) Medizinische Psychologie, 2. Aufl. Kindler, München
Cramer A (1969) Kopfhaltung und Nackenkopfschmerz. Münch Med Wochenschr 37:1876
Cremerius J (1954) Rheumatische Gelenks- und Muskelerkrankungen als funktionelles Geschehen. Z Psychosom Med 1:173
Delius L (1966) Psychovegetative Syndrome. Thieme, Stuttgart
Dubuis P (1969) Les douleurs sacro-lombaires en gynécologie. Ther Umsch 26:505
Fassbender HG (1973) Morphologie und Pathogenese des Weichteilrheumatismus. Z Rheumaforsch 32:355
Fehr K (1972) Pathogenese der progredient chronischen Polyarthritis. Huber, Bern Stuttgart Wien
Felsch G (1975) Klinisch-bioptische Befunde bei Muskelverspannungen und pathogenetische Aspekte. In: Weintraub A, Battegay R, Beck D, Kaganas G, Labhardt F, Müller W (Hrsg): Psyche und Rheuma, Bd I: Psychosomatische Schmerzsyndrome des Bewegungsapparates. Schwabe/Eular, Basel, S 105
Fessel WJ, Forsyth RP (1963) Hypothalamic role in control of gammaglobulin levels. Abstract, Arthritis Rheum 6:770
Freyberger H, Ritter KHJ (1976) Klinisch-psychosomatische Schwerpunkte in der Rheumatologie. Akt rheumatol 1:129–134
Groen JJ (1975) Ergänzende Bemerkungen, insbesondere zur Frage der Einteilung von Schmerzzuständen des Bewegungsapparates. In: Weintraub A, Battegay R, Beck D, Kaganas G, Labhardt F, Müller W (Hrsg) Psyche und Rheuma, Bd I: Psychosomatische Schmerzsyndrome des Bewegungsapparates. Schwabe/Eular, Basel, S 72
Halliday JL (1937) Psychologic factors in rheumatism. Br Med J 1:213
Harrer G (1975) Affekt und Muskelspannung. In: Weintraub A, Battegay R, Beck D, Kaganas G, Labhardt F, Müller W (Hrsg) Psyche und Rheuma, Bd I: Psychosomatische Schmerzsyndrome des Bewegungsapparates. Schwabe/Eular, Basel, S 58
Hassler R (1972) Über die Zweiteilung der Schmerzleitung in die Systeme der Schmerzempfindung und des Schmerzgefühls. In: Janzen R, Keidel WD, Herz A, Steichele C (Hrsg) Schmerz, Grundlagen, Pharmakologie, Therapie. Thieme, Stuttgart, S 105
Hoff H, Tschabitscher H, Kryspin-Exner K (Hrsg) (1964) Muskel und Psyche. Symp Wien 1963. Karger, Basel New York
Jancovic BD, Isakovic K, Petrovic S (1970) Effect of pinealektomie on immune reactions in the rat. Immunology 18:1
Janus L (1975) Psychophysiologische Untersuchungen bei funktionellen Muskelverspannungen im Nackenbereich. In: Weintraub A, Battegay R, Beck D, Kaganas G, Labhardt F, Müller W (Hrsg) Psyche und Rheuma, Bd I: Psychosomatische Schmerzsyndrome des Bewegungsapparates. Schwabe/Eular, Basel, S 39
Jores A (1971) Neurotische Störung und religiöser Glaube. In: Staehelin B, Jenny S (Hrsg) Das Bild vom Menschen. Editio Academica, Zürich
Jores A (1975) Bemerkungen zur Diagnostik und Konfliktspezifität psychosomatischer Schmerzsyndrome des Bewegungsapparates. In: Weintraub A, Battegay R, Beck D, Kaganas G, Labhardt F, Müller W (Hrsg) Psyche und Rheuma, Bd I: Psychosomatische Schmerzsyndrome des Bewegungsapparates. Schwabe/Eular, Basel, S 176
Jores A (1976) Praktische Psychosomatik, 2. Aufl 1981. Huber, Bern Stuttgart Wien
Kallinke D (1979) Die Bedeutung von psychologischen Faktoren für Genese, Verlauf und Rehabilitation von rheumatischen Erkrankungen. In: Scholz JF (Hrsg) Rehabilitation als Schlüssel zum Dauerarbeitsplatz. Springer, Berlin Heidelberg New York
Kielholz P (Hrsg) (1973) Die larvierte Depression. Huber, Bern Stuttgart Wien
Kielholz P (Hrsg) (1974) Die Depression in der täglichen Praxis. Huber, Bern Stuttgart Wien
Knoepfel HK (1970) Hausärztliche Psychotherapie und Arzt-Patienten-Beziehung. Praxis 59:314

Korneva EA, Khai LM Effect of destruction of hypothalamic areas on immunogenesis. Fed Proc 23:T88 (Transplantation Supplement 1964)
Labhardt F (1975) Allgemeine Betrachtungen zur psychosomatischen Medizin, unter besonderer Berücksichtigung rheumatischer Erkrankungen. In: Weintraub A, Battegay R, Beck D, Kaganas G, Labhardt F, Müller W (Hrsg) Psyche und Rheuma, Bd I: Psychosomatische Schmerzsyndrome des Bewegungsapparates. Schwabe/Eular, Basel, S 47/127
Lichtwitz L (1936) Pathologie der Funktionen und Regulationen. Sijthoff, Leiden
Lohmann R (1979) Suggestive und übende Verfahren. In: Uexküll Th v (Hrsg) Lehrbuch der psychosomatischen Medizin. Urban & Schwarzenberg, München Wien Baltimore, S 408–424
Mathies H, Wagenhäuser FJ (Hrsg) (1979) Klassifikation der Erkrankungen des Bewegungsapparates. Comp Rheumatol. Eular, Basel
Meerwein F (1960) Über die Führung des ersten Gesprächs. Schweiz Med Wochenschr 90:947
Melzack R (1970) Pain perception. Res Publ Assoc Res Nerv Ment Dis 48:272–285
Melzack R (1972) Mechanism of pathological pain. In: Scientific foundation of neurology. Heinemann, London, p 153
Mitscherlich A (1967) Krankheit als Konflikt. Suhrkamp, Frankfurt
Mitscherlich M (1971) Zur Psychoanalyse des Torticollis spasticus. Nervenarzt 42:420
Moos RH, Solomon GF (1966) Social and personal factors in rheumatoid arthritis: Pathogenetic considerations. Clin Med 21
Prill HJ (1965) Der Kreuzschmerz in psychosomatischer Sicht. Zentralbl Gynäkol 87:1337
Rallo Romero J, de Cabo Casado B, Olivieri Perdikidis H, Valcarce Avello M (1969) Facteurs psychogènes dans l'arthrose cervical: syndrome névrothique cervical. Cah Coll Méd 10:205
Rimón R (1969) A psychosomatic approach to rheumatoid arthritis. Acta Rheumatol Scand Suppl (Stockh) 13
Rimón R (1974) Depression in rheumatoid arthritis. Ann Clin Res 6:171
Schellack D (1954) Psychische Faktoren bei Muskel- und Gelenkerkrankungen. Z Psychosom Med 1:161
Schneider PB (1969) Des dorso-lombalgies: point de vue du psychiatre. Rev Méd Suisse Romande 89:4
Schultz JH (1960) Das autogene Training, 10. Aufl. Thieme, Stuttgart
Seidel A (1975) Beschwerden am Bewegungsapparat ohne ausgeprägten organischen Befund. Z Allg Med 51:1356
Selye H (1957) Stress beherrscht unser Leben. Econ, Düsseldorf
Senarclens M de (1968) Psyché et pelvis. Gynaecologia 166:28
Spitz RA (1967) Vom Säugling zum Kleinkind. Klett, Stuttgart, S 202
Solomon GF (1969) Emotions, stress, the central nervous system and immunity. Ann, NY Acad Sci 164:335
Stolze H (1953) Das obere Kreuz. Lehmann, München
Struppler A (1975) Pathophysiologie der Schmerzsyndrome des Bewegungsapparates. In: Weintraub A, Battegay R, Beck D, Kaganas G, Labhardt F, Müller W (Hrsg): Psyche und Rheuma, Bd I: Psychosomatische Schmerzsyndrome des Bewegungsapparates. Schwabe/Eular, Basel
Weintraub A (1967) Beitrag zur Psychosomatik der progredient chronischen Polyarthritis. Ther Umsch 24:368
Weintraub A (1969) Der Rücken, psychosomatisch gesehen. Psychosom Med 1:228
Weintraub A (1973) Psychosomatische Schmerzsyndrome des Bewegungsapparates und ihre Konfliktspezifität. In: Weintraub A, Battegay R, Beck D, Kaganas G, Labhardt F, Müller W (Hrsg) Psyche und Rheuma, Bd I: Psychosomatische Schmerzsyndrome des Bewegungsapparates. Schwabe/Eular, Basel, S 153–165
Weintraub A, Battegay R, Beck D, Kaganas G, Labhardt F, Müller W (Hrsg) (1975) Psyche und Rheuma, Bd I: Psychosomatische Schmerzsyndrome des Bewegungsapparates. Schwabe/Eular, Basel
Weintraub A (1977) Zur Psychosomatik der Epikondylitis. Ther Umsch 34:96
Weintraub A (1979) Psychosomatik der menschlichen Haltung. In: Rizzi M (Hrsg.) Die menschliche Haltung und die Wirbelsäule. Hippokrates, Stuttgart 1979, S 101
Zeidler H (1978) Somatische Daten und erhöhte Depressionsskalen im MMPI bei Patienten mit chronischer Polyarthritis und Spondylitis ankylopoetica. Akt Rheumatol 3:149–153
Ziegler AJ (1979) Morbismus. Schweizer Spiegel Verlag
Zwetnow NN (1979) The management of pain. In: Beks JWF (ed) The Jonxis lectures, vol 3. Excerpta Medica, Amsterdam Oxford

Sachverzeichnis

A. temporalis, Arteriitis, Angiographie 369
A. vertebralis, operative Dekompression 148
Achillessehne, Spontanruptur 482
Acrylamid, "dying-back" – Polyneuropathie 564
ACTH-Therapie, Spondylitis ankylosans 75
Adynamia episodica, hereditaria Gamstorp, Klinik, Therapie 393
Adipositas, Pannikulose 295, 296
Adipositas dolorosa, Klinik 321
Ätiologie, Algodystrophie 534
  alkaptonurische Ochronose 210
  Behçet-Syndrom 858
  Chondrokalzium 202
  Cutaneus-Femoris-Lateralis-Kompressionssyndrom 593
  Entzündung, Sehnen, Sehnenscheiden 448
  Hämochromatose, Spondylopathie 217
  idiopathische Bursitis 455
  infektiöse Polyneuritiden 559
  Lipodystrophie 303
  Lupus erythematodes 715
  Morbus Gaucher 315
  Morbus Scheuermann 259
  Morbus Wilson 220
  Morton-Metatarsalgie 593
  Myasthenia gravis pseudoparalytica 416
  Myositis fibrosa generalisata 427
  neurodystrophische Syndrome 533, 534
  Pannikulose 294
  Plantaris-Kompressionssyndrom 593
  Polymyalgia arteriitica 361
  PWC-Syndrom, Pannikulitis 286
  Reiter-Syndrom 654
  Retikulohistiozyten 854
  rheumatisches Fieber 613, 614
  Sharp-Syndrom 757
  Sjögren-Syndrom 869
  Sklerodermic 792, 814
  Spondylitis, Magen-Darmerkrankungen 164
  Spondylitis ankylopoetica 3
  Spondylosis hyperstatica 180
  toxische Neuropathien 559, 560
Akromegalie, Myopathie, Pathogenese 405
  Spondylopathie 230, 231
Akromioklavikulargelenk, Anatomie 503, 504
  Reiter-Syndrom 665

Akroosteolyse, Sklerodermie, Arteriogramm 771
  Sklerodermie, Handskelett 827, 828
Akrosklerodermie, biochemische Befunde 784
  „CREST"-Syndrom 811
  Definition 764
  Gefäßveränderungen 770
  generalisierte, Photo 769
  Klinik 765
akute Dermatomyositis-Polymyositis, mit Neoplasie 432, 433
Algodystrophie, diagnostische Kriterien 541, 542
  Klinik, Differentialdiagnose 533–547
  nuklearmedizinische Frühdiagnose 540
  obere, untere Extremitäten 537, 538
  siehe neurodystrophe Syndrome 534
  Therapie 545
  Ursachen 534
Alkaptonurie, Spondylopathie, Klinik 209, 210
  Spondylopathie, Röntgenbefunde 212, 213, 214
alkoholische Myopathie, Pathogenese, Klinik 403, 404
Alkoholismus, periphere Neuropathie 569, 570
allergische Myopathien, Ursachen, Klinik, Therapie 397–399
allergische Neuritis, Klinik, Differentialdiagnose 555, 558
Altersverteilung, rheumatisches Fieber 622
Alopezie, Lupus erythematodes 725
  Skleroderma 768
American Heart Association, rheumatisches Fieber, Empfehlungen zur Prophylaxe 639, 640
Amyloidose, Myopathien 429
Amyotrophie, neuralgische, serogenetische Polyneuritis 558
Anämien, Wirbelsäulenerkrankungen 235
anaphylaktische Purpura, Differentialdiagnose 638
Anatomie, Arteria vertebralis 128, 129, 130
  atlantoaxiales Gelenk 124
  Baker-Zyste 456
  Bursen 454
  Periarthritis humeroscapularis 503

Anatomie, Schultergelenk 503, 504
 Sehnen, Sehnenscheiden 447
 Sehnencheiden, Hand 452
 Subakromialgelenk 504, 506
 Vertebralisinsuffizienz 32
Anderson-Läsion, diskovertebrale Destruktion 12
Angiom, Skelettmuskulatur 443
Angiomyom, Unterhautbindegewebe 331, 332
Angiosarkom, Unterhautbindegewebe 334
Ankylosezeichen, Sakroiliakalarthritis 38
ankylosierende Periarthritis humero-scapularis, „fibröse Schultersteife" 517
ankylosierende Spondylitis, siehe Spondylitis ankylosans
Antibiotika, allergische, toxische Myopathien 399
 Sklerodermiebehandlung 799, 820
 toxische Neuropathie 561
Antigene, Antikörper, Lupus erythematodes 737
 Sharp-Syndrom 757
Antikörper, antinukleäre, Sklerodermie 782, 783, 812, 818
Antimetaboliten, Sklerodermiebehandlung 797, 821
Antirheumatika, steroidfreie, Dosierung, Nebenwirkungen 74, 76, 77
Anularligamentganglion, Operation, Photo 497
Anulus fibrosus, Syndesmophyten, Ausbildung 11
Aorta, Streptokokkenrheumatismus 624
Aorteninsuffizienz, chronisches Reiter-Syndrom 675
Aponeuropathien, Klinik, Differentialdiagnose 466–471
Arteria vertebralis, Anatomie, Topographie 128, 129, 130
arterielle Duchblutungsstörungen, Symptome, Differentialdiagnose 614, 615
Arteriitis, rheumatica, Klinik 366, 367, 624, 625
Arteriitis temporalis, Polymyalgia rheumatica, Histologie, Häufigkeit 360, 361, 366
 Riesenzell-Panarteriitis 612
arteriosklerotische Durchblutungsstörungen, Polyneuropathie 565
Arthritis, Fußgelenk, Reiter-Syndrom 665, 679
 Gonokokken-, Differentialdiagnose: Reiter-Syndrom 692
 Halswirbelsäule, chronische Polyarthritis 123, 124
 Hand, Fuß, Differentialdiagnose 691, 692
 Lupus erythematodes 720, 721, 739
 Morbus Gaucher 316
 Reiter-Syndrom 664, 665
 Retikulohistiozytose 853

 Sharp-Syndrom 754
 siehe Iliosakralgelenke
 symptomatische, Differentialdiagnose 694
 Spondylitis ankylosans, Klinik 36
Arthritis psoriatica, Carpaltunnel-Syndrom 584
 Differentialdiagnose 59, 68, 542, 543
 Klinik 113, 114, 115
 Reiter-Syndrom 107
Arthritis rheumatica, Diagnose, Pathogenese 543, 635, 636
Arthritis urica, Differentialdiagnose 542, 692
Arthrographie, Periarthritis humeroscapularis 510
 Ruptur, Supraspinatussehne 509
Arthropathie, Behçet-Syndrom 858
 Bronzediabetes, Hämochromatose 217
 neuropathische, Tabes dorsalis 256
 ochronotische, Progressionsgrade 214, 215
 Sklerodermie 774, 793, 811, 814, 826
Arthrose, Heberden-, Differentialdiagnose 691, 693, 694
 Schultergelenk 508, 509
 Subakromialgelenk, Röntgenbild 511
 Ulnaris-Kompressionssyndrom 592
Arzneimittel, Lupus erythematodes, Induktion 734, 735
Aschoff-Granulome, rheumatisches Fieber 623, 624
A-Streptokken, Substanzen, rheumatisches Fieber 621
asymmetrische Polyneuritiden, Differentialdiagnose, Klinik 557, 558
Atlantoaxialarthritis, Spondylitis ankylosans 34, 39, 123
atlantoaxiale Subluxation, chronische Polyarthritis 125, 126, 132, 133
 Differentialdiagnose 142, 143
 operative Behandlung, Indikationen 148
 Spondylitis psoriatica 118, 123
 Synostose, Spondylitis ankylopoetica 31
atlantoaxiales Gelenk, Anatomie 124
atlanto-dentale Dislokation, Spondylitis, Salmonelleninfektion 167
atlantodentale Distanz, Normwerte, chronische Polyarthritis 132, 133
Atlas, chronische Polyarthritis 133
 Luxation, operative Versteifung 149
Augen, chronisch-progressive Ophthalmoplegie (Graefe) 387, 388
 familiäres okulopharyngeales Syndrom 388
 Hand-Schüller-Christiansche Erkrankung 309
 Iridocyclitis septica 858, 861
 Keratokonjunctivitis sicca 868, 870
 Lupus erythematodes 730
 Ophthalmia lenta (Gilbert) 858, 861
 Pathologie, Spondylitis ankylopoetica 30, 34

Reiter-Syndrom 668
Retikulohistiozytose 854
Sjögren-Syndrom 868, 870, 871
Augenhintergrund, Lupus erythematodes,
  Photo 731
Auslösefaktoren, Lupus erythematodes 733
Autoantikörper, Myokard, Streptokokken-
  rheumatismus 622
Autoimmunkrankheiten, Lupus erythematodes
  715, 716
Sharp-Syndrom 757
Sjögren-Syndrom 873
Sklerodermie 819, 820
Spondylitis ankylosans 16
Axonotmesis, Kompressionssyndrom, Differen-
  tialdiagnose 411

β-D-Glukosid-Glukohydrolase, Morbus
  Gauscher 315
β-hämolysierende Streptokokken, akutes rheu-
  matisches Fieber 620
Babinksy, spastische Parese, Pathophysiologie
  601
Baer-Zeichen, Spondylitis ankylosans 56
Baker-Zyste, Differentialdiagnose 614, 615
  rheumatische Bursitis 456
Balanitis circinata, chronisches Reiter-
  Syndrom 671, 672
„Bambusstab", Spondylitis ankylosans 40, 41
Bandscheibe, siehe Zwischenwirbelscheibe
basiläre Impression, chronische Polyarthritis,
  neurologische Zeichen 127
Bechterewsche Erkrankung, siehe Spondylitis
  ankylosans
Beckengürteltyp, juvenile, progressive Muskel-
  dystrophie 383
Behçet-Syndrom, Definition, Klinik, Differen-
  tialdiagnose 858–866
Belastungsmyopathie, Laktazidose, Differential-
  diagnose 420
Bence-Jones-Paraproteinosen, Einteilung,
  Gammopathien 247, 248
Beugertenosynovitis, Anularligament,
  2. Strahl 465
B-Lymphozyten, Akrosklerodermie 784
Bewegungseinschränkung, Periarthritis
  humeroscapularis 502
Sklerodaktylie 767, 811, 827
Überlastungs-(Peri-)Tendinopathien 485,
  486
Wirbelsäule, Messung 22
Biceps-longus-Syndrom, Symptomatologie 514
biliäre Zirrhose, Sklerodermie 838
Biochemie, Sklerodermie 817
Biopsie, Aschoffsche Knötchen, Myokard 626
  chronische Synovitis, Spondylitis ankylosans
  9

Biszepssehne, Spontanabriß, Photo 478
Blei-Intoxikation, Polyneuropathie 563
Bouchard-Arthrose, Differentialdiagnose 691,
  693
Brachialgie, Psychosomatik 893
Bronchialkarzinom, akute Polymyositis 434
  myasthenisches Syndrom, Eaton-Lambert
  436
  neurodystrophe Syndrome 534
  sekundäres, Sklerodermie 787
Bronzediabetes, Synonyma, Klinik 216, 217
Brustwirbelsäule, Adoleszentenkyphose 260
  alkaptonurische Spondylopathie 211, 212
  Beteiligung, Reiter-Syndrom 110, 111
  Blockwirbel, Ochronose 213
  chronische Polyarthritis, Befallsmuster,
    Osteoporose 125, 131, 135
  Eisenmangelanämie 239, 240
  Hammerbek-Pseudozysten 143
  Morbus Scheuermann 261
  multiples Myelom 249
  Ossifikationen, Spondylosis hyperostotica
    143
  Reiter-Spondylitis 144
  Spondylitis, Salmonelleninfektion 166
  Spondylitis psoriatica 144
  Spondylitis tuberculosa 171
  Spondylosis hyperostotica, Prävalenz, Dia-
    gnose 184, 188
Bursa, subacromialis, Ruptur, Rotatoren-
  manschette 509
Bursen, Anatomie 454
Bursitis, Klinik, Diagnostik 456, 457
  Leitsymptomatik 513
  Pathologie, Pathogenese 455
  Prädilektionsstellen 450

Calcinosis cutis, Sklerodermie 769, 770, 811
Carnitin-Palmityl-Transferase-Mangel, Myoglo-
  binurie, Differentialdiagnose 420
Carpaltunnel-Syndrom, Pathogenese, Klinik,
  Therapie 584–590
Cauda-equina-Syndrom, Spondylitis ankylo-
  poetica 32
Chlamydia, Reiter-Syndrom 656
Chondrokalzinose, Differentialdiagnose 65
  Röntgenbefunde 204, 205
  Spondylopathie 201, 202
  Spondylosis hyperostotica 186
Chorea minor, akutes, rheumatisches Fieber
  633
chronische, idiopathische Polyneuritis, Histolo-
  gie, Photo 552
chronische lymphatische Leukämie, Wirbelsäulenveränderungen 242
chronische Myositis, Differentialdiagnose
  427

chronische Polyarthritis, Achillessehne, Spontanruptur 482
 Arbeitshypothesen, Ätiologie 886
 Differentialdiagnose 141, 142, 543
 Gefäßveränderungen 607
 Halswirbelsäule, „Stepladder-Luxation 135
 Iliosakralgelenke, Differentialdiagnose 67, 135, 136
 Immunsystem, Psychosomatik 886
 juvenile, Klinik 139, 140
 Karpaltunnel-Syndrom 584, 586
 Kortikoidtherapie 138
 neurologische Symptomatologie 127, 128, 129
 Prognose 151
 Psychosomatik 884
 Reiter-Syndrom 677
 röntgenologische Dokumentation 132, 133
 Sjögren-Syndrom 873
 Spontanruptur, Achillessehne 482
 Stadieneinteilung 135, 136
 „Step-ladder-Subluxation 124
 Synovitis, Knöchelpolster, Photo 473
 Therapie 147, 148
 Wirbelsäulenmanifestationen 122, 125, 138
chronische Polymyositis, Klinik 345, 346
chronisch progressive Ophthalmoplegie (Graefe), Differentialdiagnose 387
chronischer Tetanus, Stiff-man-Syndrom, Differentialdiagnose 426
^{14}C-Hydroxyprolinbildung, Kollagenbiosynthese, Akrosklerodermie 784
Colitis ulcerosa, Reiter-Syndrom, Differentialdiagnose 692
 Spondylitis, Differentialdiagnose 145, 146, 147
 Spondylitis, Häufigkeit 163
 Spondylitis ankylopoetica 18, 36, 107
Colon, Karzinom, akute Polymyositis 434
Conn-Syndrom, Myopathie, Differentialdiagnose 403
CO-Vergiftung, Polyneuropathie 564
CREST-Syndrom, Sklerodermie 811
Crush-Syndrom, Myoglobinurie 420
Cushing-Syndrom, Myopathie, Pathogenese 405
 Spondylopathie 229
Cutaneous-Femoris-Lateralis-Kompressionssyndrom, Ätiologie, Synonyma 593

Defibrinogenisierung, Sklerodermie, Behandlung 799, 800, 822
Definition, Algodystrophie 533
 Baker-Zyste 456
 Behçet-Syndrom 858
 chronische Polyarthritis 122

 Hand-Schüller-Christiansche Erkrankung 308
 „Hand-Schultersyndrom" 518, 519
 Karpaltunnel-Syndrom 584
 Lipodystrophie 299
 Lupus erythematodes 714
 Morbus Gaucher 315
 Morbus Pfeifer-Weber-Christian 281
 Myopathien, primäre, sekundäre 379
 Myositis fibrosa generalisata 427, 428
 neurodystrophische Syndrome 533
 Osteochondropathia endemica 221
 Pannikulose 293
 Periarthropathia humeroscapularis 500
 periphere Neuropathien 549
 Polymyalgia arteriitica 360
 Reiter-Syndrom 654, 657
 Sharp-Syndrom 753
 Sjögren-Syndrom 868
 Sklerodermie 761, 762
 Spondylitis psoriatica 113
Deus axis, chronische Polyarthritis, basiläre, pseudobasiläre Impression 127
 chronische Polyarthritis, Hyperostose 133
Dercumsche Erkrankung, Klinik 321, 322
Dermatofibrosarkom, Histologie, Unterhautbindegewebe 333
Dermatomyositis, Diagnose, Laborbefunde 348, 349
 DNA-Antikörper, RIA 783
 Einteilung, Klinik, Differentialdiagnose 342, 346, 609, 638, 790, 812
Desmoidfibrom, Muskulatur 443
Dextran (Rheomacrodex), Sklerodermiebehandlung 798, 821
Diabetes insipidus, Hand-Schüller-Christiansche Erkrankung 309
Diabetes mellitus, Aponeuropathien 466
 Myopathie, Pathogenese 403, 404
 Sjögren-Syndrom 873
 Spondylosis hyperostotica 180, 181
diabetische Neuropathie, Differentialdiagnose, Klinik 565, 566
Diagnose, Adipositas dolorosa Dercum 322
 akutes rheumatisches Fieber 634
 Algodystrophie 541, 542
 alkaptonurische Spondylopathie 215
 arterielle Durchblutungsstörung 614, 615
 Arthritis, Iliakosakralgelenke 117
 Bursitis 456, 457
 Chondrokalzinose 204, 207
 chronische Polyarthritis 122, 123
 Extremitäten – Venenthrombose 615
 Fasziitis 459, 460
 Fasciopathia palmaris, plantaris Dupuytren 466–471
 Hämosiderose, Spondylopathie 219, 220
 infektiöse Fasziitis 457, 458

Karpaltunnel-Syndrom 585
kutaneo-uveales Syndrom (Behçet) 863
Lupus erythematodes 738
Morbus Gaucher 317
Morbus Kaschin-Beck 222
Morbus Whipple 165
Morbus Wilson 220
multiples Myelom 248
Myasthenia gravis pseudoparalytica 417
myasthenisches Syndrom, Eaton-Lambert 437
Myopathien 379, 380
neurodystrophische Syndrome 541, 542
Osteochondropathia endemica 222
Osteoporose 134
Polymyopathia arteriitica 371
Periarthritis humeroscapularis, Druckdolenzen 515
periphere Nervenkompressionssyndrome 583
progressive Muskeldystrophie 382, 383
Reiter-Syndrom 106, 107, 111, 683, 684, 689, 690
Schulter-Hand-Syndrom 518, 519
Sharp-Syndrom 758
Sjögren-Syndrom 875, 876
Sklerodermie 788, 811
Spondylitis ankylosans 34, 55, 56
Spondylitis ankylosans, Nuklearmedizin 48, 49
Spondylitis psoriatica 113, 115, 117
Spondylitis tuberculosa 173
Spondylosis hyperostotica 185, 187, 193
Stiff-man Syndrom 424
Tendinitis 449
Tendinopathia, Tendinovaginopathia stenosans, crepitans 464, 465
vertebrobasiläre Insuffizienz 128, 129
Differentialdiagnose, akute, chronische Polymyositis 354
  Adipositas dolorosa Dercum 322
  akute Dermatomyositis-Polymyositis 435
  Algodystophie 541, 542, 543
  alkaptonurische Spondylopathie 216
  anaphylaktische Purpura 638
  arterielle Durchblutungsstörungen 614
  Arteriitis rheumatica 607
  Arthritis psoriatica 543, 544
  atlantoaxiale Subluxation 142, 143, 193
  Axonotmesis 411
  Beckengürteltyp, progressive Muskeldystrophie 383
  Behçet-Syndrom 864
  Chondrocalcinosis polyarticularis 65, 204, 207, 208
  chronische Polyarthritis 122, 123, 141, 142, 543
  Conn-Syndrom, Myopathie 403

degenerative, entzündliche Gelenkergüsse 53, 54
degenerative Prozesse, periphere, zentrale Neurone 411
degenerative Wirbelsäulenveränderungen 145, 193
Dermatomyositis 342, 348, 349, 609
diabetische Polyneuropathie 565, 566
diphtherische Polyneuritis 557
dysorische Mukopolysaccharidose 790, 791
Dystrophia myotonica 386
Fasciopathia palmaris, plantaris Dupuytren 470
Gelenkbefallmuster 543, 544
Gelenkpunktat 687
Hämosiderose, Spondylopathie 219, 220
Hand-Christian-Schüllersche Erkrankung 310
Hautmuskelamyloidose 791
Hypalbuminämie, Myopathie 402
idiopathische Algodystrophie 534
Iliosakralgelenke, „buntes Bild" 67, 68, 146
Karpaltunnel-Syndrom 587
Lupus erythematodes disseminatus 608, 738, 739
Morbus Scheuermann 263
Morbus Whipple 165
Morbus Wilson 220, 221
Myasthenia gravis pseudoparalytica 418
myasthenisches Syndrom 412, 413
Myelom, Metastasen, Wirbelsäule 271
Myoglobinurie 420
Myopathien 379, 380
Myositis ossificans localisata 472
myotone Syndrome 389, 392
Nervenkompressionssyndrome 583, 590, 596
neurodystrophische Syndrome 531, 540, 547
neuropathische Spondylopathie 257, 258
Ochronose 65
Osteosis condensans ilii 67, 68, 146, 147
Pannikulitis 286, 287
parossale Fasziopathie 472
Periarteriitis nodosa 610
Periarthritis humeroscapularis, primäre, sekundäre Syndrome 512
Polyarthritis, Spondylitis ankylosans 6
Polymyopathia arteriitica 372
Polymyalgia rheumatica 613
Polyneuropathien 412
Psoriasis-Arthritis, Verkalkungen 114
Reynaud-Syndrom 607
Reiter-Syndrom 662, 667, 690
Retikulohistiozyten 854
rheumatische Erkrankungen 613, 614
rheumatische Gefäßerkrankungen 606, 607
Scleroedema adultorum Buschke 790
Sehnenscheidenganglion 497
Sharp-Syndrom 758

Differentialdiagnose, Sjögren-Syndrom 876, 877
- Sklerodermie 789, 790, 813, 828
- Spondylitis ankylosans 23, 52, 54, 55, 58, 59, 63, 142, 145, 667
- Spondylitis hyperostotica 667
- Spondylitis psoriatica 145, 667
- Spondylitis tuberculosa 172, 173
- Spondylopathie, alkaptonurische (ochronotische) 208
- Spondylosis hyperostotica 63, 141, 142, 185, 187, 193
- Spontanruptur, Achillessehne 483
- Stiff-man-Syndrom 424, 425
- Störungen der neuromuskulären Übertragung 413, 414
- Streptokokkenrheumatismus 638
- Takayasu-Syndrom 612
- Tendinitis, Tendinose 449
- toxische Neuropathien 559, 560
- Tylositas articulosum, Knuckle (Garrod's) Pads 473, 474
- unspezifische Spondylitis, Differentialdiagnose 146, 176
- Vasculitis rheumatica 607, 610
- Venenthrombosen 615
- zentral, spinal ausgelöste Störungen 597

Differentialtherapie, Tendinitis, Bursitis 453
diphtherische Polyneuritis, Differentialdiagnose 557
Diskopathie, Lendenwirbelsäule, Tabes dorsalis 256
Diskusdegeneration, Chondrokalzinose 206
Diskusprolaps, Myelogramm 64
- Operation, Alters-, Geschlechtsverteilung 202
Diskusraumverschmälerung, alkaptonurische Spondylopathie 212
Diskusverkalkungen, alkaptonurische Spondylopathie, Progressionsgrade 215
- Differentialdiagnose 208, 209
Diszitis, chronische Polyarthritis 133
DNA-Antikörper, Sklerodermie, radioimmunologische Bestimmung 783
Dornfortsätze, chronische Polyarthritis 137, 139
- Enthesopathie 26
Dorsalgie, Psychosomatik 892
D-Penicillamin, Sklerodermie-Behandlung 796, 820
Duchenne-Form, progressive Muskeldystrophie 393
Dupuytren-Kontraktur, Klinik, Differentialdiagnose 466–471
dysorische Mukopolysaccharidose, Differentialdiagnose 790
Dystrophia myotonica, Klinik, Differentialdiagnose 384, 385

Echokardiographie, Sklerodermie 831
Ehlers-Danlos-Syndrom, Klinik, Differentialdiagnose 609, 610
Einteilung, Aponeuropathien, Dupuytrensche Kontraktur 468
- entzündliche Muskelerkrankungen 339
- Immunglobulinklassen 248
- monoklonale Gammopathien 247
- Morbus Pfeifer-Weber-Christian, Pannikulitis 282
- neurogene Myopathien 408, 409
- periodische Extremitätenlähmungen 392
- periphere Neuropathien 549
- Polymyositis, Dermatomyositis 342
- progressive Muskeldystrophien 381
- Rhabdomyosarkom, WHO 442
- psychosomatische Syndrome 885
- traumatische Neuropathien 570
- Wirbelsäulentumoren, WHO 267
- Xanthomatosen 326–328

EKG, Myokardfibrose, Sklerodermie 781, 830
- Myokarditis, rheumatisches Fieber 632, 635, 637
- rheumatische Pankarditis 631, 632, 633
Elektrolytstörungen, Myopathie, Differentialdiagnose 402, 403
Elektrolytverteilung, Muskelfunktion 414
elektronenmikroskopische Befunde, Sklerodermie 779, 780, 781
Endokarditis, Libman-Sachs-, Lupus erythematodes 731
- rheumatisches Fieber 633
- Spondylitis ankylopoetica 30
Endokarditis lenta, Differentialdiagnose 638
Enteritis regionalis, Reiter-Syndrom, Differentialdiagnose 692
- Spondylitis, Differentialdiagnose 18, 36, 145, 146, 147
- Spondylitis, Häufigkeit 163
Enteropathien, Wirbelsäulenveränderungen 163–168
Enthesopathie, Spondylitis ankylopoetica 7, 26, 27
entzündliche Muskelerkrankungen, Einteilung, Klinik 339, 340
entzündliche Neuropathien, Klinik, Ursachen 554, 560
Enzephalomyelitis, Stiff-man-Syndrom 426
Enzyme, Morbus Gaucher 315
- Polymyopathia arteriitica 369, 370
- Spondylitis ankylosans, Differentialdiagnose 52, 54
- Synovia, chronisches Reiter-Syndrom 688
eosinophile Fasziitis, Diagnose, Klinik 458, 459, 812
Epidemiologie, Algodystrophien 535
- alkaptonurische Ochronose 210
- A-Streptokokkeninfektionen 627

Behçet-Syndrom 859
Chondrokalzinose 202
Hämochromatose, Spondylopathie 217
neurodystrophe Syndrome 535, 536
Periarthropathia humeroscapularis 500
Polymyalgia arteriitica 363
psychosomatische Erkrankungen 883
Reiter-Syndrom 657
rheumatisches Fieber 627
Sjögren-Syndrom 869
Spondylitis ankylosans 15
Spondylosis hyperostotica 183
tropische, pyogene Myositis 340
Epikondylopathien, Humerus, Therapie 491
Erythema anulare, rheumatisches Fieber, diagnostische Kriterien 635
Ewing-Sarkom, Skelettbeteiligung 244
Exophthalmus, Hand-Schüller-Christiansche Erkrankung 309
Extensionsbehandlung, HWS, Querschnitts-Symptomatik 148
extrapyramidalmotorische Bahnen, Pathophysiologie 600
extravertebrale Manifestationen, Spondylitis ankylopoetica 25
Extremitätenarterien, akuter, chronischer Verschleiß 614
Extremitäten-Venenthromben, Differentialdiagnose 615

familiäre Disposition, Spondylitis ankylosans 17
familiäre periodische hyper-, hypokaliämische Lähmung, Klinik, Therapie 392, 393
Fanconi-Syndrom, Elektrolytstörungen, Myopathie 402
Fasciopathia palmaris, plantaris Dupuytren, Klinik, Differentialdiagnose 466–471
Fasciopathia plantaris, Ledderhose, Photo 471
Fasziitis, eosinophile, infektiöse 457, 458
Sklerodermie 791, 812
Felty-Syndrom, Lupus erythematodes 740
Femurkopf, Osteonekrose, Lupus erythematodes 721
Fersensporn, entzündlicher, Spondylosis ankylosans 43, 44
Fettgewebshernien, Klinik 307
Fibrosen, Sehnenscheide 498
Fibrosarkom, Histologie, Pathologie 331, 332, 333
Fibroosteopathien, Lokalisation, Ursachen, Klinik, Behandlung 485–491
Fibroostitis, Ätiologie, Klinik 450, 451
anhylosierende Spondylitis 7
chronisches Reiter-Syndrom 681
Finger, Interphalangealgelenke, Psoriasis-Arthritis 113

Polyarthrose (Heberden) 694
Sehnenrupturen 478, 479
Sharp-Syndrom 754
Sklerodaktylie, „Madonnenfinger" 767, 811, 827
Ulnaris-Kompressionssyndrom 591
Fluorose, Wirbelsäule, Differentialdiagnose 65
Froment-Zeichen, Ulnaris-Kompressionssyndrom, Photo 591
Frühdiagnose, Algodystrophie, Knochenszintigraphie 540
alkaptonurische Ochronose 211, 212
rheumatische Karditis 632
Sklerodermie 811, 828
Spondylitis ankylosans 19, 20, 34, 35, 48, 55, 56, 59
Spondylitis ankylosans, Nuklearmedizin 48, 49
Spondylosis hyperostotica 187
Wirbelsäulenbefall, Reiter-Syndrom 111
Funktionsaufnahmen, Halswirbelsäule, chronische Polyarteritis 126, 132
Fuß, Algodystrophie, Klinik, Röntgenbild 538, 539, 541
Arthritis, Reiter-Syndrom 665
Fasciopathia plantaris Ledderhose 471
Polyarthritis, Differentialdiagnose 691

Gammopathien, monoklonale, Einteilung 247
Gastrointestinaltrakt, Sjögren-Syndrom 870, 871
Sklerodermie 834, 835
Gefäße, Lupus erythematodes 723
neurodystrophe Syndrome 535
Sklerodermie 770, 771, 777
Gefäßerkrankungen, Differentialdiagnose zu rheumatischen Erkrankungen 606, 607
Gehirn, Läsionen, Pathophysiologie 599, 603
Gelenk, atlantoaxiales, Anatomie 124
Gelenkbefallmuster, Differentialdiagnose 543, 544
Gelenke, Adipositas dolorosa 321
akutes rheumatisches Fieber 624
Alkaptonurie 209, 215
Arthritis psoriatica 113, 114, 115
Bänder, Sehnenscheiden, Ganglien 496
chronische Polyarthritis, Befallsmuster 122, 123, 124, 125
diffuse Fasziitis, Sklerodermie 791
extravertebrale, Spondylosis ankylosans 46, 47, 69
Halswirbelsäule, chronische Polyarthritis 122, 123, 124
Knuckle (Garrod's) Pads 473
Kontrakturen, progressive Muskeldystrophie 383
kutaneo-uveales Syndrom (Behçet) 858, 862

Gelenke, Lupus erythematodes 719, 720
  Morbus Gaucher 316
  morphologische Veränderungen, Reiter-Syndrom 662
  neurodystrophe Syndrome 535
  Ochronose 209
  Periarthritis humeroscapularis 500
  Polyarthritis rheumatica, Klinik 629, 630
  Polymyalgia arteriitica 365
  PWC-Syndrom 284
  Reiter-Syndrom 662, 664, 666, 679
  Riesenzellhistiozytose 854
  Sharp-Syndrom 756
  siehe Arthropathie
  siehe Iliosakralgelenke
  Sklerodermie 773, 774, 793, 811, 814, 826
  Spondylitis ankylosans, Pathologie 9
  Streptokokkenrheumatismus 624
  Xanthomata tuberosa 327
Gelenkbänder, Verkalkungen, Arthritis psoriatica 114
Gelenkbeteiligung, Spondylitis ankylosans 25
Gelenkerguß, Analyse, Reiter-Syndrom 660
Gelenkergüsse, degenerative, entzündliche, Differentialdiagnose 53, 54
Gelenkerkrankungen, entzündliche, Spondylitiden 107
  Reiter-Syndrom, Differentialdiagnose 662
Gelenkkapsel, Histologie, Reiter-Syndrom 661
  Spontanruptur 497
Gelenkknorpel, Ossifikation, Spondylitis ankylosans 10
Gelenkpunktat, Differentialdiagnose 687
generalisierte Akrosklerodermie, Photo 769
genetische Faktoren, Lupus erythematodes 715, 716
  Sklerodermie 791, 792, 811
Gesicht, Sklerodermie, Photos 768
Gestagenbehandlung, Sklerodermie 796, 821
Gilbert-Behçet-Syndrom, Klinik 858–866
Glomerulonephritis, Lupus erythematodes, Histologie 727
Glykogenspeicherkrankheiten, metabolische Myopathien 401, 402

Haarausfall, Lupus erythematodes 725
  Sklerodermie 766
Hämangiom, Unterhautbindegewebe 331, 332
  Wirbelkörper 268, 269
hämolytische Streptokokken, akutes rheumatisches Fieber 613
hämatopoetisches System, Wirbelsäulenerkrankungen 235–245
Hämochromatose, Spondylopathie, Klinik 216, 218, 219
Häufigkeit, akute Dermatomyositis 433
  Aponeuropathien 466

chronische Polyarthritis, Halswirbelsäulenbefall 123, 124
Gelenkbeteiligung, Reiter-Syndrom 666
Iliosakralarthritis 106, 107, 110, 111
juvenile chronische Polyarthritis 139
Karpaltunnel-Syndrom 585
Myasthenia gravis pseudoparalytica 416
Nervenkompressionssyndrome 585
Reiter-Syndrom 657, 658
rheumatisches Fieber 628
Sklerodermie 765
Spondylitis, entzündliche Darmerkrankungen 163
Spondylitis ankylosans 15
Spondylitis bei Arthritis psoriatica 115
Stift-man-Syndrom 424
Wirbelsäulenbeteiligung, Reiter-Syndrom 106, 107, 111
Zervikalsyndrom, Periarthritis humeroscapularis 524
Halskrawatte, chronische Polyarthritis, Therapie 147, 148
Halswirbelsäule, alkaptonurische Spondylopathie 211–214
  chronische Polyarthritis 122, 124, 125, 134
  chronische Polyarthritis, Stepladder-Luxation 135
  chronische Polyarthritis, verschiedene Parameter 138
  degenerative Veränderungen 62
  Hämangiom 269
  juvenile chronische Polyarthritis 139, 140
  Luxation, Halskragen, Minerva-Modell 148
  operative Versteifung 149
  Osteochondrose, Spondylarthrose 257
  Spondylitis, Salmonelleninfektion 165, 166, 167
  Spondylitis psoriatica 118
  Spondylitis, unspezifische 176
  Spondylosis hyperostotica, Röntgenbefunde 187, 188
  Syndrom, Karpaltunnel-Syndrom 587
  Unkovertebralarthritis 140
Halogenkohlenwasserstoffe, Polyneuropathie 563
Hammerbeck-Pseudozysten, BWS, Spondylosis hyperostotica 143
Hand, Algodystrophie, Photo 537
  Arteriographie, Skleroderma 771
  Arthritis psoriatica, Photo 544
  chronische Polyarthritis, Photo 543
  Differentialdiagnose: Chronische Polyarthritis, Reiter-Syndrom, Arthritis psoriatica 691
  Fasciopathia palmaris, plantaris Dupuytren 466–471
  Ganglien, Sehnenscheiden 496
  Krallen-, sklerodaktylische 766

Sachverzeichnis 911

„Madonnenfinger", Sklerodaktylie 767
Raynaud-Anfall, Photo 724
Retikohistiozytose, Photo 853
Schulter-Syndrom 518, 519
Sehnenrupturen 478, 479
Sehnenscheiden, Anatomie 452
Sharp-Syndrom 754
Sklerodermie, Photo 544
Sklerodermie, Thermographie 829
Sudecksche Dystrophie, Periarthritis humeroscapularis 518, 519
Ulnaris-Kompressionssyndrom 590, 591, 592
Xantomata striata 327
Handgelenk, Trauma, Karpaltunnel-Syndrom 586
Handgelenke, Reiter-Syndrom 666
Spondylitis ankylosans 46
Handmuskulatur, progressive Muskeldystrophie 382
Handskelett, progressive Sklerodermie 827, 828
Hand-Schulter-Syndrom, neurodystrophe Syndrome 534, 536, 537
Hand-Schüller-Christiansche Erkrankung, Klinik 308, 309
Hartnupsche Erkrankung, Myopathie 402
Hashimoto-Thyroiditis, Sharp-Syndrom 754
Hautmuskelamyloidose, Differentialdiagnose 791
Hautveränderungen, Adipositas dolorosa 321
Akrosklerodermie 765, 768
akute Dermatomyositis mit Neoplasie 432, 433
Aponeuropathie, Dupuytrensche Kontraktur 468
Behçet-Syndrom 858, 862
Café-au-lait-Flecken, Adipositas dolorosa 322
Calcinosis cutis, Akrosklerodermie 769, 770
Dermatofibrosarkom 333
Dermatomyositis 342, 346, 348
Erythema nodulare, rheumatisches Fieber 635
Hand-Schüller-Christiansche Erkrankung 309
Immunfluoreszenz, Sklerodermie 789
Lupus erythematodes 721, 722, 723, 739, 740
neurodystrophe Syndrome 535, 536
Orangen-, Pannikulose 295
Psoriasis, Differentialdiagnose 669, 672
PWC-Syndrom 283, 284
Reiter-Syndrom 670, 672
Retikulohistiozytose 853, 854
rheumatisches Fieber, A-Streptokokken 635
Sharp-Syndrom 754, 755
Sklerodermie 789, 815, 816

Spondylitis ankylosans 35
Spondylitis psoriatica 113, 114
Xanthomatosen 326
Heberden-Arthrose, Differentialdiagnose 691, 693, 694
Hemiplegie, neurodystrophe Syndrome 534
Hepatomegalie, Sharp-Syndrom 754
Hepatosplenomegalie, Morbus Gaucher 316
Sjögren-Syndrom 873
Sklerodermie 837, 838
Herz, Autoantikörperbildung, Streptokokkenrheumatismus 622
Erkrankungen, Algodystrophie 534
kardiale Schäden, Streptokokkenrheumatismus 622, 624, 625
Lupus erythematodes 730, 731
Myokarditis, Spondylitis ankylopoetica 30
Reiter-Syndrom 674
Retikulohistiozytose 854
Sklerodermie 830, 831
Herzinfarkt, neurodystrophe Syndrome 534
Hibernom, Histologie, Klinik 330, 332, 333
Hirnnerven, „Neurolupus" 729
histochemische Befunde, Sklerodermie 777, 778
Histiozytose X, Hand-Schüller-Christiansche Erkrankung 310
Histologie, akute Dermatomyositis-Polymyositis mit Neoplasie 434
akute, nekrotisierende Myopathie 353
Arteriitis temporalis 362
Aschoff-Knötchen, Myokard 626
Bandscheibe, Spondylitis ankylopoetica 14
Chondrokalzinose 203
chronische idiopathische Polyneuritis 552
fibrozystische Lungenfibrose 29
Gelenkkapsel, Reiter-Syndrom 661
gutartige Neoplasien, Unterhautbindegewebe 330, 332, 333
Hand-Schüller-Christiansche Erkrankung 310
„Lupus-Band-Test" 723
„Lupus-Nephritis" 727
metabolisch-toxische Polyneuropathie 553
Morbus Gaucher 315
Myokardfibrose, Sklerodermie 831, 832
Pannikulitis 285, 286
Pannikulose 296
Polymyositis 351, 352
Polymyositis granulomatosa, Sarkoidose 356
progressive Muskeldystrophie 382
Retikulohistiozytose 854
Rhabdomyosarkom 442
Sjögren-Syndrom 869
Sklerodermie 775
Spondylitis anterior 12
Synchondrose, Syndesmophyt in Entwicklung 13

Histologie, Synovia, Spondylitis, ankylosans 11
toxische Neuropathien 560
Trichinose, Myositis 341
HLA$_{16}$, HLA-Da 31, Spondylitis psoriatica 119, 121
HLA-B$_8$, Lupus erythematodes 716
HLA-B$_{27}$, Reiter-Syndrom 109, 686
HLA-B$_{27}$-Antigen, Diagnose: Spondylitis ankylopoetica 8
HLA-Antigene, Sklerodermie 818
HLA-B- und -D-Antigene, Sjögren-Syndrom 873
HLA-Genotyp, Sharp-Syndrom 758
HLA-System, Fasciopathia palmaris, plantaris Dupuytren 466–471
Spondylosis ankylosans 7, 8, 15, 16, 51, 53, 70
Spondylosis hyperostotica 182
Homogentisinsäure, Nachweis im Urin, alkaptonurische Spondylopathie 215
Hüftgelenke, Algodystrophie 540
Chondrokalzinose, Spondylosis hyperostotica 186
Insertionstendinopathien 487
Koxitis, Spondylitis ankylosans 45
Osteonekrose, Lupus erythematodes 721
Sehnenrupturen 480, 481
Spondylitis ankylosans juvenilis 34
Humeroskapulargelenk, Anatomie 503
Humeruskopf, Hochstand, Rotatorenmanschette, Schädigung 511
Hydralazin-Syndrom, Lupus erythematodes 735
Hydroxyprolin, Ausscheidung im Urin, Knochenstoffwechsel, Algodystrophie 541
Kollagenbiosynthese, Akrosklerodermie 784
Hypalbuminämie, Myopathie 402
Hyperaldosteronismus, Myopathie 402
Hyperinsulinismus, Myopathie 404
Hyperlipoproteinämie, Xanthelasma 328
Hyperparathyreoidismus, Skelettmanifestationen 232, 233
Spondylitis ankylosans 33, 59
Hypersensitivitätsangiitis, Klinik, Differentialdiagnose 611
Hyperthyreose, Basedow-Typ, neurodystrophe Syndrome 534
Myopathie, Pathogenese 406
Spondylopathie 232
Hyperurikämie, Spondylosis hyperostotica 181
hyper-, hypokaliämische Lähmung, familiäre, Einteilung, Klinik 392, 393
Hypoglykämie, Myopathie, Pathogenese 404
Hypokaliämie, Myopathie, Elektrolytstörungen 402
periodische Muskellähmungen 414
Hypopyon-Iritis, Behçet-Syndrom 858
Hypothyreose, Myopathie, Pathogenese 405

idiopathische Algodystrophie, Differentialdiagnose 534
idiopathische Bursitis, Ätiologie 455
idiopathische Hämochromatose, Spondylpathie, Klinik 216, 218
idiopathische paroxysmale myoglobinurische Myopathie Meyer-Betz, Differentialdiagnose, Klinik 420, 421
idiopathische Polyneuritis, Ätiologie, Klinik 555
idiopathisches Reiter-Syndrom 657
IgA-Mangel, Lupus erythematodes 716
IgG, Lupus erythematodes 736, 738
Iliosakralgelenke, Arthritis, entzündliche Darmerkrankungen 163
Arthritis, Röntgenbild 117
„buntes Bild", Differentialdiagnose 146
„buntes Bild", Spondylitis ankylosans 18, 37, 38, 55, 56, 107
chronische Polyarthritis 125, 131, 132, 135, 136
Differentialdiagnose 67, 68, 106, 107
Hand-Schüller-Christiansche Erkrankung 309
Psoriasis-Arthritis 113, 114
Reiter-Syndrom 106, 107, 666, 682
Spondylitis ankylosans, Differentialdiagnose 59
Spondylitis ankylosans, nuklearmedizinische Frühdiagnose 48, 49
Immunglobulinklassen, Einteilung 248
immunhistologische Befunde, Sklerodermie 778, 779, 812
immunogene Myopathien, Klinik 342
Immunologie, HLA-Antigene, Spondylitis ankylosans 7, 8
Sklerodermie 782, 783, 793, 812
Immunpathogenese, Lupus erythematodes 715, 716
Sharp-Syndrom 753
Immunreaktion, A-Streptokokkeninfektion, rheumatisches Fieber 614, 615
Immunsuppressiva, Sklerodermiebehandlung 797, 812, 821
Indikationsstellung, HWS-Luxation, Halskragenbehandlung 147, 148
Laminektomie 148, 149
operative, atlantoaxiale Subluxation 148
Radioisotopenbehandlung, Spondylitis ankylosans 79, 80
Szintigraphie, Spondylitis ankylosans 48, 49
infantile progressive spinale Muskelatrophie, Klinik, Differentialdiagnose 409, 410
infektiöse Fasziitis, Diagnose, Klinik 457, 458
Insertionstendinopathien, Ätiologie, Klinik 449, 450
Lokalisation, Klinik, Therapie 485–491
Intervertebralgelenke, Spondylitis ankylosans 7, 39

Intervertebralraum, Spondylodiszitis 42, 43
Intestinaltrakt, Spondylitis ankylopoetica 31
Intoxikationen, Wirbelsäulenveränderungen 65
Iridozyklitis, Spondylitis ankylosans 34
Iritis-Iridozyklitis, Reiter-Syndrom 669
Ischämiesyndrome, Polyneuropathien 564, 565

^{131}J-Behandlung, Hyperthyreose, Algodystrophie 534
„Jones-Kriterien", rheumatisches Fieber 635
juvenile chronische Polyarthritis, Differentialdiagnose 141
  Klinik 139, 140
  Prognose 151
juvenile Muskeldystrophie, Beckengürteltyp 383
juvenile Spondylitis ankylosans, Klinik 34

Kaliummangelsyndrom, Myopathie 402, 403
„Kaplan-Modell", Autoimmun-Mechanismus, Streptokokkenrheumatismus 624
Karpaltunnel-Syndrom, Diagnose, Klinik 451
  „Flaschenzeichen", Photo 587
  Photo 586
  Röntgenbefunde 588
  Stadieneinteilung 588, 589
  Symptomenkombinationen 588
  Therapie 589, 590
  Sehnenscheidenganglien 496
Karzinoid-Syndrom, Sklerodermie 787
karzinomatöse Myopathie, ohne Dermatomyositis 435
kavernöses Hämangiom, Unterhautbindegewebe 331, 332
Keratoderma blenorrhagicum, chronisches Reiter-Syndrom 671
Ketten-Insertionstendomyose, Anamnese, Klinik, Behandlung 485, 486
Kindesalter, akutes rheumatisches Fieber 633, 636, 637
  Atrophia musculorum, spinalis pseudomyopathica (Kugelberg-Welander) 409, 410
  Diplegia spastica, infantilis (Little) 409
  Dystrophia myotonica 384, 385
  Fanconi-Syndrom, Elektrolytstörungen, Myopathie 402
  infantile progressive spinale Muskelatrophie (Werdnig-Hoffmann) 409, 410
  juvenile chronische Polyarthritis, Differentialdiagnose 143
  Morbus Gaucher 317
  Myopathia distalis, juvenilis hereditaria 387
  Paramyotonia congenita Eulenburg 391
  progressive Muskeldystrophie 383
Klassifikation, primäre Knochentumoren, WHO 268

Rhabdomyosarkom 481
Klebemittelverdünner, Abusus, Polyneuropathie 564
Klinik, Adipositas dolorosa 321, 322
  Akrosklerodermie 765
  akute Dermatomyositis-Polymyositis mit Neoplasie 433, 434
  akutes rheumatisches Fieber 629
  Algodystrophie 536
  Arteriitis rheumatica 366, 367, 607
  Behçet-Syndrom 860, 861
  Bronzediabetes 216, 218
  Bursitis, Differentialdiagnose 456, 457
  Chondrokalzinose 204
  chronische Polyarthritis 122, 123
  chronische Polymyositis 345, 346
  Dermatomyositis 342
  eosinophile Fasziitis 459, 460
  familiäre, periodische, hyper-, hypokaliämische Lähmung 392, 393
  Fasziitis 457, 458
  Fettgewebshernien 307
  fibröse Schultersteife 517, 518
  Fibroostosen, Fibroosteopathien 485–491
  Hämochromatose, Spondylopathie 218, 219
  Hand-Schüller-Christiansche Erkrankung 308, 309
  idiopathische Polyneuritis 555
  immunogene Myopathien 342, 343
  Insertionstendinopathien 485–491
  juvenile chronische Polyarthritis 139, 140
  Karpaltunnel-Syndrom 585
  Knochenmarktumoren 270, 271
  kutaneo-uveales Syndrom (Behçet) 861
  Lipodystrophie 300, 301, 302
  Lipokalzinogranulomatose 324, 325
  Lupus erythematodes disseminatus 608, 716, 719, 720
  Morbus Gaucher 316, 317
  Morbus-Pfeifer-Weber-Christian, Pannikulitis 282, 283
  Morbus Scheuermann 260
  Morbus Whipple 165
  Morbus Wilson, Spondylopathie 219, 220
  Myotonia congenita 390
  Myoglobulinämie 421
  Nervenkompressions-Syndrome 583–596
  neurodystrophe Syndrome 536
  neuropathische Spondylopathie, Syringomyelie, Tabes dorsalis 256
  Osteomyelofibrose, Osteomyelosklerose 241
  Pannikulitis Rothmann-Mahai 289
  Pannikulose 295, 296
  Paramyotonia congenita Eulenburg 391
  Periarteriitis nodosa 610
  Periarthritis humeroscapularis 512
  Polyarthritis rheumatica 629, 630
  Polymyalgia rheumatica 364

Klinik, Polymyositis 342, 344, 345
  psychosomatische Schmerzzustände 892
  Reiter-Syndrom 106, 107, 110, 111
  Retikulohistiozytose 852
  rezidivierende Sehnenluxationen 492, 493
  rheumatische Arteritis 607
  Riesenzellarteriitis 611
  Schulter-Hand-Syndrom 518
  Sehnendegeneration, Spontanruptur 475, 478, 480, 482
  Sehnenscheidenganglien 496
  Sharp-Syndrom (Mixed Connective-Tissue-Syndrome) 609, 753, 754
  Sjögren-Syndrom 870, 871
  Sklerodermie 765, 773
  spastische, schlaffe Parese 599, 601
  Spondylitis, Magen-Darmerkrankungen 164, 165
  Spondylitis, unspezifische 176
  Spondylitis ankylosans 19
  Spondylitis psoriatica 36, 113, 114
  Spondylitis tuberculosa 172
  Spondylosis hyperostotica 185
  Stiff-man-Syndrom 424, 425
  symmetrische Polyneuritiden 555
  Takayashu-Syndrom 612
  Tendinitis 450, 451
  Tendinopathia, Tendinovaginopathia stenosans, crepitans 464, 465
  Tendinopathien 485–491
  toxische Neuropathien 559, 560
  Überlastungs-(Peri-)Tendinopathien 485–491
  Wirbelsäulenbeteiligung, Iliosakralarthritis 107, 110, 111
  Xanthomatosen 326–328
klinische Klassifizierung, Sklerodermie 763, 764
Kniegelenk, Algodystrophie 540
  Arthritis, Spondylosis ankylosans 47
  Chondrokalzinose, Spondylosis hyperostotica 186
Kniegelenke, Erguß, Polymyalgia rheumatica 365
  Reiter-Syndrom 666, 680
  Synovialitis, Spondylitis ankylosans 11
Knochen, Hand-Christian-Schüllersche Erkrankung 309
  neurodystrophe Syndrome, Röntgenbefunde 535, 539
  Reiter-Syndrom 662
Knochenmark, Morbus Gaucher 315
  Tumoren, Klinik 270, 271
Knochennekrosen, aseptische, Lupus erythematodes 720
Knochenszintigraphie, Algodystrophie, nuklearmedizinische Frühdiagnose 539, 540
Knochentumoren, Klassifizierung, WHO 268
Knöchelpolster, Differentialdiagnose 473, 474

Kollagenbiosynthese, ^{14}C-Hydroxyprolin, Akrosklerodermie 784
Kollagenkrankheiten, Dermatomyositis 342, 346, 609, 638
  Gefäßveränderungen 608, 793
  Lupus erythematodes disseminatus 714–745
  Sharp-Syndrom 753–758
  Sjögren-Syndrom 873
  Sklerodermie, progressive, systemische 761–800, 811–822
Kollagenstoffwechsel, Autoaggression, Aponeuropathien 466
  Sklerodermie, gutartiges „Turnover" 794, 815
Kolumnotomie, Spondylitis ankylosans 81
Komplikationen, chronisches Reiter-Syndrom 675
  multiples Myelom 251
  Myoglobulinämie 421
  Retikulohistiozytose 854
  Sjögren-Syndrom 873
  Sklerodermie, Ösophagusveränderungen 835
  Spondylitis ankylosans 31, 33
Kompressionssyndrome, Differentialdiagnose 411
  periphere Nerven, Klinik 583, 596
Konjunktivitis, Reiter-Syndrom 668, 669
Koronararterien, Streptokokkenrheumatismus 624
koronare Herzkrankheit, neurodystrophe Syndrome 534
Korsakow-Syndrom, periphere Neuropathie 569, 570
kortiko-spinale Bahnen, Physiologie, Pathophysiologie 598, 599
Kortikosteroide, Indikation, Sklerodermiebehandlung 795, 821
Kostovertebralgelenke, Spondylitis ankylosans 23
Krallenhand, sklerodaktylische 766
Kreuz-Darmbeingelenke, Spondylitis ankylosans 37, 38
Kunststoffe, Polyneuropathien 564
kutaneo-uveales Syndrom, Ätiologie 858
  Definition 858
  Epidemiologie 859
  (Behçet), Klinik 861
  Pathogenese 858
  Pathologie, Pathophysiologie 860
  Synonyma 858
  Therapie 865
Kyphose, Morbus Scheuermann 260

Laborbefunde, akute Dermatomyositis-Polymyositis 435
  Algodystrophie 541
  Lupus erythematodes 736

Morbus Gaucher 317
multiples Myelom 251, 252
myasthenisches Syndrom, Eaton-Lambert 438
Periarteriitis nodosa 610
Periarthropathia humeroscapularis 521, 522
Polymyalgia arteriitica 369
PWC-Syndrom 285
Reiter-Syndrom 685
Retikulohistiozytose 854
Sharp-Syndrom 757
Sjögren-Syndrom 876
Sklerodermie 780
Spondylitis psoriatica 119
Lambert-Eaton-Syndrom, Myasthenie, Bronchialkarzinom 418
Laminektomie, Indikationsstellung 148, 149
Laxantienabusus, Elektrolytstörungen, Myopathie 402
Lebenserwartung, Spondylosis ankylosans 82, 83
Leber, Lupus erythematodes 730
  Morbus Gaucher 316
  PWC-Syndrom 283, 284
  Sharp-Syndrom 754
Leberfibrose, Sklerodermie 837, 838
Leberfunktion, Sklerodermie 838, 839
Leberzirrhose, Aponeuropathien 466
  Hypalbuminämie, Myopathie 402
Leitsymptomatik, Bursitis, Tendovaginitis, Tendinose, Ligamentose, Periostose 513
Leiomyosarkom, Unterhautbindegewebe 333, 334
Lendenwirbelsäule, alkaptonurische Ochronose 211, 212
  Chondrokalzinose 205, 206
  chronische Polyarthritis, Befallsmuster 125, 131
  chronische Polyarthritis, Osteoporose 135
  Cushing-Syndrom 230
  erosive Osteochondrose, Röntgenbild 208
  Iliosakralarthritis, Reiter-Syndrom 111
  Lymphoblastom 272
  Lymphogranulomatose 242
  Morbus Scheuermann 262
  Osteochondrose 206, 207
  Parasyndesmophyten, Reiter-Syndrom 683
  Reiter-Spondylitis, Differentialdiagnose 144, 683
  Spondylitis brucellosa 175
  Spondylitis psoriatica, Differentialdiagnose 119, 120, 144
  Spondylitis, Salmonelleninfektion 165, 166
  Spondylitis tuberculosa 171
  Syndesmophyten, Spondylitis ankylosans, Präparat 10
Tabes dorsalis, neuropathische Arthropathie 256

Leukämie, Wirbelsäulenerkrankungen 236, 242, 271
LE-Zellen, Lupus erythematodes 735, 736
  Sklerodermie 782
„Libman-Sachs-Disease", Lupus erythematodes 730, 731
Ligamentitis, Differentialtherapie 453
Lipidspeicherung, Morbus Gaucher 315
Lipiodosen, metabolische Myopathien 401, 402
Lipodystrophie, Klinik, Differentialdiagnose 299–304
Lipokalzinogranulomatose, Klinik 324, 325
Lipome, Häufigkeit, Klinik, Histologie 330, 331, 332
  Sehnenscheiden 498
  multiple, Adipositas dolorosa 321
Lokalisation, Spondylitis tuberculosa 171
Lumbalgie, Psychosomatik 893
Lunge, Erkrankungen, neurodystrophe Syndrome 534
  fibrozystische Fibrose, Spondylitis ankylopoetica 27, 28, 29
  Funktion, ^{133}Xenon 29
  Hand-Christian-Schüllersche Erkrankung 309
  Karzinom, akute Polymyositis 434
  Karzinom, Sklerodermie 787
  Lupus erythematodes 732
  rheumatisches Fieber 624
  Sharp-Syndrom 754, 756
  Sklerodermie, interstitielle Fibrose 832, 833
  Sklerodermie, Myokardfibrose, EKg 830
Lungenfunktion, Sklerodermie 833
Lungentuberkulose, Algodystrophie 534
  Spondylitis, Koinzidenz 29
Lupus-Band-Test, Immunglobulin-Ablagerungen der Haut 722, 723
Lupus erythematodes, Ätiologie 715
  arzneimittelinduzierter 734, 735
  Auslösefaktoren 733
  Cutis marmorata, Photo 724
  Definition 714
  Diagnose, Differentialdiagnose 738, 739
  DNA-Antikörper, RiA 781, 783
  Gefäßveränderungen 608, 723, 724
  Häufigkeit 715
  Haut-, Schleimhautveränderungen 721, 722
  Immunologie 716
  Klinik 719, 720
  Laboruntersuchungen 736, 737
  Neurolupus (ZNS-LED) 728, 729
  Nierenveränderungen 726, 727
  Organmanifestationen 719, 720
  Pathogenese 715
  Pathologie 718, 719
  Prognose 743
  Raynaud-Anfall, Hand, Photo 724

Lupus erythematodes, Reiter-Syndrom, Differentialdiagnose 693
- Röntgenbefunde 721
- Schwangerschaft 734
- Sjögren-Syndrom 873
- Symptomatik 638
- Synonyma 714
- Therapie 741

Luxation, atlantoaxiale, operative Versteifung 149
- HWS, Halskragen-Behandlung, Minerva-Modell 148

Lymphoblastom, Wirbelsäule 241, 242, 271
Lymphogranulomatose, Spondylopathie 241, 242
lymphoretikuläre Neoplasien, Sjögren-Syndrom 874

Makroglobulinämie (Waldenström), Klinik 248, 249
- Sjögren-Syndrom 874

Malabsorptionssyndrom, periphere Polyneuropathie 570
- Sklerodermie 786, 836

maligne Retikulose, Wirbelsäulenveränderungen 242, 243
Mammakarzinom, akute Dermatomyositis-Polymyositis 434
Mangelerkrankungen, Neuropathien 568
Manifestationstypen, periphere Neuropathien 550, 556, 558, 560, 566, 568
„Matratzenphänomen", Pannikulose 295, 296
McArdle-Syndrom, Myoglobinurie, Differentialdiagnose 420
medikamentös-toxische Polyneuropathien, Ätiologie, Klinik 560, 561
Menell-Zeichen, Spondylitis ankylosans 56
Meningitis, Schwerpunktpolyneuritis 559
Menopause, Spätmyopathie, Pathogenese 405
metabolische Myopathien, Differentialdiagnose, Klinik 401, 403, 404
metabolische Spondylopathien, Differentialdiagnose 59
metakarzinomatöse Myopathie, Hauptlokalisation maligner Tumoren 436
Metallneuropathien, Ätiologie, Klinik 562, 563
Metastasen, Skelett, Lokalisation 273
- Unterhautbindegewebe 334
- Wirbelsäule 66
- Wirbelsäule, Differentialdiagnose 146, 271
- Wirbelsäule, Häufigkeit, Primärtumoren 267, 268, 271

Metastasierungstypen, Primärtumoren, Differentialdiagnose 273
Meyer-Betz-Erkrankung, Myoglobinämie, Klinik, Differentialdiagnose 420, 421

Milz, Lupus erythematodes disseminatus 730
- Morbus Gaucher 315
- Sharp-Syndrom 754
- Sklerodermie 839
- „Mixed-Connective-Tissue-Syndrome", Klinik, Differentialdiagnose 609, 753, 812
- Sklerodermie 764, 775, 812

Mm. biceps, triceps, supraspinatus, spontane Sehnenruptur 474, 477
Morbidität, akutes, rheumatisches Fieber 619, 643
- Spondylitis ankylosans 15
- Spondylosis, hyperostotica 180, 183, 186

Morbus Addison, Sjögren-Syndrom 873
- Spondylopathie 230

Morbus Bechterew, entzündliche Magen-Darmerkrankungen 164, 165
- siehe Spondylitis ankylosans

Morbus Behçet, Reiter-Syndrom, Differentialdiagnose 692, 693
- seronegative Spondylarthritis 107

Morbus Crohn, Spondylitis, Häufigkeit 163
- Spondylitis ankylosans, Klinik 36

Morbus Forestier, Spondylitis hyperostotica, Differentialdiagnose 141

Morbus Gaucher, Ätiologie, Klinik 315-318
- Skelettbeteiligung 244

Morbus Hand-Schüller-Christian, Pathogenese, Klinik 401, 402

Morbus Hodgkin, Sjögren-Syndrom 874
- Wirbelsäulenveränderungen 241, 242

Morbus Kahler, Paraproteinämie, Wirbelsäulenveränderungen 247

Morbus Kaschin-Beck, Klinik, Differentialdiagnose 221, 222

Morbus Scheuermann, juvenile Adoleszentenkyphose 66
- Pathologie, Klinik 259-265

Morbus Waldenström, Hypalbuminämie, Myopathie 402

Morbus Whipple, Myopathie 402
- Reiter-Syndrom, Differentialdiagnose 693
- Spondylitis, Pathogenese 165

Morbus Wilson, Spondylopathie 219, 220
Morton-Metatarsalgie, Ätiologie, Synonyma, Behandlung 593
„motorisches Defizit", neurofunktionelle Aspekte 597
multizentrische Retikulozytose, Klinik, Differentialdiagnose 852-866
Muskelatrophie, metabolisch-toxische Polyneuropathie 553
Muskelbiopsie, akute, chronische Polymyositis 350, 351
- Dystrophia myotonica 386
- kongenitale Myopathien 388
- Myopathien, Differentialdiagnose 380
- Periarteriitis nodosa 610, 611

Polymyalgia rheumatica 364
Polymyopathia arteriitica 370
progressive Muskeldystrophie 384
Muskeldystrophie, progressive, fazioskapulohumeraler Typ 347
Muskeldystrophien, Differentialdiagnose, Klinik 381–388
Muskeleigenreflexe, Pathophysiologie 600
Muskelenzyme, Polymyopathia arteriitica 369, 370
Muskelkaterreaktion, Differentialdiagnose 614, 615
Muskelrotatorenmantel, Schultergelenk 505
Muskelwulst, Spontanabriß, Bizepssehne 478
Muskulatur, neurodystrophe Syndrome 535
  rheumatisches Fieber 624
  siehe Myopathien
  Sjögren-Syndrom 871
  Sklerodermie 770, 772
Myalgie, Psychosomatik 890
Myasthenia gravis pseudoparalytica, Ätiologie, Klinik, Differentialdiagnose 416–418
  Sjögren-Syndrom 873
myasthenisches Syndrom Eaton, Lambert, Diagnose, Klinik 436
myasthenisches Syndrom, Differentialdiagnose 413, 414
myatrophische Lateralsklerose, Differentialdiagnose 411
Myelom, immunologische, klinische, röntgenologische Befunde 251, 270
  Paraproteinämie, Wirbelsäule 247
Mykoplasmen, Reiter-Syndrom 655
Myokardfibrose, Sklerodermie, Ekg, Echokardiographie 830, 831
Myokarditis, akutes rheumatisches Fieber 625, 631, 632
  chronisches Reiter-Syndrom 675
  Streptokokkenrheumatismus 623
Myopathia distalis tarda hereditaria (Welander), Differentialdiagnose 386, 387
Myopathien, akute, chronische Polymyositis 344, 345, 347, 355, 432
  allergische 397
  Amyloidose 429
  Atrophia musculorum spinalis pseudomyopathica (Kugelberg-Welander) 409, 410
  bakterielle, virale Myositis 340
  Beckengürteltyp 383
  Dermatomyositis 342, 346, 432
  Dystrophia musculorum progressiva 381, 382
  Dystrophia myotonica 384
  Einschlußkörpermyositis 355, 356
  Elektrolytstoffwechselstörungen 402
  endokrin bedingte 405, 406
  entzündliche 339
  familiäre, periodische, hypokaliämische Lähmung (Westphal-Oppenheim) 392

Glykogenspeicherkrankheiten 401, 402
  hereditäre 381, 382
  Hypoalbuminämie 402
  immunogene 342
  „Inclusion body myositis" 355, 356
  karzinomatöse 435, 436
  Kollagenosen 346, 347
  Kompressionssyndrome 411, 412
  kongenitale 388
  Mangelernährung, Malabsorptionssyndrom 403
  metabolische 401, 402
  Myasthenia gravis pseudoparalytica 416
  myasthenisches Syndrom, Eaton und Lambert 436, 437
  myatrophische Lateralsklerose 411
  Myoglobinurie 420, 421
  Myopathia distalis tarda hereditaria- (Welander) 386, 387
  Myositis fibrosa generalisata 427
  myotone Syndrome 389, 390
  Neoplasien 441, 442
  neurale Muskelatrophien 410, 411
  neurogene 408
  nichtentzündliche 379, 380
  okuläre 387, 388
  Paramyotonia congenita Eulenburg 391
  paraneoplastische 432
  Pathogenese 351, 352
  Polymyalgia arteriitica 360, 361
  Schultergürteltyp 382
  spinale Muskelatrophien 409, 410
  „Stiff-man-Syndrom" 424
  Störungen der neuromuskulären Übertragung 413, 414
  technische Untersuchungsbefunde 348, 349, 357
  toxische 397, 398
Myositis, Sharp-Syndrom 756
myotone Syndrome, Differentialdiagnose, Klinik 384, 385, 389, 392
Myotonia congenita, Differentialdiagnose, Klinik 390, 391
Myxödem, Karpaltunnel-Syndrom 586
Myxofibrom, Sehnenscheide 498

N. medianus, Carpaltunnelsyndrom, Kompressionseffekt, Operations-Photo 584, 590
N. ulnaris, Kompressionssyndrom, proximales, distales 590
Nagelveränderungen, chronisches Reiter-Syndrom 674
Sharp-Syndrom 755
Sjögren-Syndrom, Photo 872
Nasenseptum, Perforation, Lupus erythematodes 725

Nebennieren, Rindeninsuffizienz, Myopathie 405
Nebenwirkungen, Antirheumatika 74, 76, 77
D-Penizillinbehandlung 797
nekrotisierende Fasziitis, Diagnose, Klinik 458
Neoplasien, Unterhautbindegewebe, benigne, maligne 330, 334
nephrotisches Syndrom, Lupus erythematodes 722, 726, 737
Nervenkompressionssyndrome, obere Extremität 594
  periphere, Klinik 583–596
  untere Extremität 596
Neugeborene, sklerodermieähnliche Erkrankungen 789
Neuritiden, Ätiologie, Klinik 554, 555, 560
  chronisches Reiter-Syndrom 675
neurodystrophe Syndrome, Ätiologie 533, 534
  Algodystrophie, Hand, Photo 537
  Klinik 536
  nuklearmedizinische Frühdiagnose 539, 540
  Pathogenese 534, 535
  Röntgenbefunde, Nuklearmedizin 539, 540
  Stadieneinteilung 536, 537
Neurofibrom, Histologie, Pathologie 331, 332, 333
neurogene Myopathien, Einteilung, Pathogenese, Klinik 408, 409
neurologische Symptomatik, akute, chronische Polymyositis 345, 346
  chronische Polyarthritis 127, 128, 129
Neurolupus, Symptome 728, 729
neuromuskuläre Übertragung, Störungen, Differentialdiagnose 413, 414
Neuropathien, periphere, Diagnose, Klinik 549–571
Neuropathologie, Stiff-man-Syndrom 425
neurotrophische Veränderungen, Wirbelsäule, ZNS 255–258
Nieren, Funktionsstörungen, Elektrolytstörungen, Myopathie 402
  Lupus erythematodes disseminatus 726, 727
  Sharp-Syndrom 756
  Sjögren-Syndrom 870, 871
  Sklerodermie 839, 840, 841
nuklearmedizinische Diagnostik, Algodystrophie 539
  Spondylitis ankylosans 48, 49

Oberschenkel, Sehnenrupturen 480, 481
Ochronose, Spondylopathie, Klinik, Differentialdiagnose 65, 209, 211
  Spondylopathie, Röntgenbefunde 212, 213, 214, 215
Ösophagopathie, Sklerodermie, Prognose 770, 785, 834

Operation, Anularligamentganglion, Photo 497
  Fasziopathien 471
Operationen, intrathorakale, neurodystrophe Syndrome 534
Operation, Karpaltunnel-Syndrom 589, 590
  Lupus erythematodes 733, 734
  Periarthritis humeroscapularis acuta 516
  Periarthritis humeroscapularis pseudoparetica 526
  Reiter-Syndrom 698
  Sehnenluxationen 492
  Sehnenscheidenganglien 496, 497
  Sehnenverletzungen 484
  spontane Sehnenrupturen 478, 479
„Opernglashand", Retikulohistiozytose 854
Organmanifestationen, Lupus erythematodes 719, 720
Ossifikation, bindegewebige, Bandapparat, Spondylitis ankylopoetica 14
  paravertebrale, Reiter-Syndrom 113
  Spondylitis ankylosans 10
  Spondylosis hyperostotica 36
Osteochondrom, Sehnenscheiden 498
Osteochondropathia endemica, Klinik, Differentialdiagnose 221, 222
Osteochondrose, Differentialdiagnose 62, 63
  Hämosiderose, Röntgenbefunde 219
  Lendenwirbelsäule, Chondrokalzinose 206
  lumbaler Morbus Scheuermann 264
  neuropathische Spondylopathie 257
Osteochondrosis vertebralis juvenilis, Pathologie, Klinik 259–265
Osteom, Wirbelkörper 270
Osteomalazie, Spondylopathie, Klinik 224
Osteomyelitis, Differentialdiagnose 615, 616
  Wirbelsäule, 175, 176
Osteomyelosklerose, Spondylopathie 240, 241
Osteonekrose, Femurkopf, Erythematodes 721
Osteopenie, Morbus Wilson, Spondylopathie 220
Osteoporose, Bronzediabetes, Hämochromatose 216, 217
  chronische Polyarthritis 124, 125, 131, 132, 135
  Cushing-Syndrom 229
  diabetische Spondylopathie 222
  Diagnose 134
  Hyperthyreose 232
  Spondylosis hyperostotica 185
Osteosis condensans ilii, Differentialdiagnose 67, 68, 146, 147
Osteosklerose, hämolytische Anämie, Präparat 238
Overlap-Syndrom, progressive Muskeldystrophie, Sklerodermie, Lupus erythematodes 347

Palmaraponeurose, Dupuytrensche Kontraktur 466, 468, 469
p-Aminobenzoesäure, Sklerodermiebehandlung 798, 820
Pankarditis, rheumatische, Klinik, Verlauf 630, 631
Pannikulitis PWC, nekrotisierende, Klinik, Differentialdiagnose 282, 283, 287
Pannikulose, Klinik, Differentialdiagnose 293–311
paraneoplastische Myopathien, Ätiologie, Klinik 432, 433
Differentialdiagnose 372
paraneoplastische Polyneuropathie, Differentialdiagnose 567
Paraproteinämien, Myopathie, Differentialdiagnose 402
Wirbelsäulenveränderungen 247
parasitäre Myositis, Zystizerkose, Trichinose, Toxoplasmose 341
Parasyndesmophyten, Lendenwirbelsäule, Reitersyndrom 110, 111, 683
Spondylitis psoriatica 118, 119, 120
Parese, spastische, schlaffe, Pathophysiologie 599, 601
parossale Fasziopathie, Diagnose, Therapie 472
Parotis, Schwellung, Sjögren-Syndrom, Photo 872, 875
Pathogenese, akute, chronische Polymyositis 351, 352
Algodystrophie 534
alkaptonurische Ochronose 210
Behçet-Syndrom 858
Bronzediabetes, Hämochromatose 217
Bursitis 455
Chondrokalzinose 202
Ganglien 496
Karpaltunnelsyndrom 584
kutaneo-uveales Syndrom 858
Lipodystrophie 303
Lupus erythematodes 715
Morbus Gaucher 315
Myoglobulinämie 421
Myopathie, endokrine Störungen 404, 405
Myositis fibrosa generalisata 427
neurodystrophische Syndrome 534
neurogene Myopathien 408, 409
Pannikulose 294, 295
Polymyalgia arteriitica 361
PWC-Syndrom, Pannikulitis 286
Reiter-Syndrom 654
rheumatisches Fieber 614, 615
Sharp-Syndrom 757
Sklerodermie 792, 814
Spondylitis, Magen-Darmerkrankungen 164
Spondylitis ankylopoetica 5, 8

Spondylitis tuberculosa 171
Spondylosis hyperostotica 180
spontane Sehnenrupturen 475, 476
Störungen der neuromuskulären Übertragung 413, 414
Sydenham-Chorea 633
pathogenetische Klassifizierung, Sklerodermie 763
Pathologie, Adipositas dolorosa Dercum 322
akute Dermatomyositis-Polymyositis mit Neoplasie 434
Algodystrophie 535
alkaptonurische Ochronose 210, 211
Arteriitis 361, 362
Aschoff-Granulome 625, 626
Bursitis 455
Chondrokalzinose 202
Hämochromatose, Spondylopathie 218
Hand-Schüller-Christiansche Erkrankung 310
kutaneo-uveales Syndrom (Behçet) 860
Lupus erythematodes 718, 719
Morbus Gaucher 315
Morbus Scheuermann 259
neurodystrophe Syndrome 535
Periarthritis humeroscapularis 505, 506
Polymyalgia arteriitica 361, 362
progressive Muskeldystrophie 382
Pseudoparese, Schultergelenk 517
Reiter-Syndrom 659, 660
rheumatisches Fieber, Myokarditis 623, 624
Schultergelenk 505, 507
Sehnen, Sehnenscheiden 448
Spondylitis ankylosans 9, 10
Spondylosis hyperostotica 184
Pathophysiologie, Behçet-Syndrom 860
Myasthenia gravis pseudoparalytica 416
Periarthritis humeroscapularis 503
Pyramidenbahnen 600
Schmerz 602
spastische, schlaffe Parese 599, 601
Stiff-man-Syndrom 425
„Pekin-Zellen", chronisches Reiter-Syndrom 688
Penizilline, Sklerodermiebehandlung 799, 820
Periarteriitis nodosa, Klinik, Differentialdiagnose 610, 638
Periarthritis humeroscapularis acuta, Diagnose, Operationsergebnisse 516
Therapie 525
Periarthritis humeroscapularis ankylosans, fibröse Schultersteife 517, 518, 525
Therapie 525
Periarthritis humeroscapularis pseudoparetica, Klinik 516
Therapie 526

Periarthropathia humeroscapularis, Anatomie, Pathophysiologie 503
  Arthrographie 510
  chronische, Therapie 523
  Definition, Epidemiologie 500
  klinische Syndrome 512
  primäre, sekundäre, Differentialdiagnose 511, 512
  radiologische Diagnostik 510, 519, 520
  Therapie 522, 523
  Verkalkung, Röntgenbild 520
periphere Nervenkompressionssyndrome, Karpaltunnel-Syndrom 584, 594
  Häufigkeit 583
  N. ulnaris 590, 594
  Plantaris-Syndrom 593, 596
  Synonyma 583
  Tarsaltunnel-Syndrom 592, 596
Perikarditis, serofibrinöse, rheumatisches Fieber 626
  Spondylitis ankylopoetica 30
Periostitis, Sehnenansatz, Anatomie 448
periphere Neurone, degenerative Prozesse 409
  entzündliche Prozesse 410
periphere Neuropathien, Alkoholismus 569, 570
  Definition 549
  Diabetes mellitus 566, 567
  Diagnose, Symptomatologie 549, 550
  Liquorbefunde 556
  Mangelerkrankungen 568
  Manifestationstypen 550, 556, 558
  Strukturtypen 551, 556, 558
  Therapie 554, 557
  toxische 559, 560
  traumatische 570
  Urämie 566, 567
  vaskuläre 564, 565
  Vitaminmangel 569
Peritendinopathia crepitans, Klinik 459, 464
Peritendinopathien, Ursachen, Klinik, Behandlung 485–491
physikalische Therapie, Spondylitis ankylosans 73
Plantaris-Kompressionssyndrom, Ätiologie, Behandlung 593
Plantarsporn, Reiter-Syndrom 681
Plasmozytom, Wirbelsäule, Paraproteinämie 247, 248
Pneumatosis intestinalis, Sklerodermie 837
Pneumonie, „Lupus-", Klinik 732
Polyarthritis, Persönlichkeitsstruktur 885
  Sharp-Syndrom 755
  Sklerodaktylie, Sklerodermie 827
  Spondylitis ankylosans, Differentialdiagnose 6
Polyarthritis rheumatica, Klinik 629, 630
  siehe rheumatisches Fieber

Polymyalgia arteriitica, Diagnose, Klinik 360, 361, 370, 371
  Differentialdiagnose 543
Polymyalgia rheumatica, Klinik, Differentialdiagnose 612, 613
Polymyositis, Diagnose, Laborbefunde 348, 349
  Häufigkeit, Klinik 342, 343, 344
  Sharp-Syndrom 758
  Sonderformen 355, 356
Polyneuritis, asymmetrische 557
  chronische, idiopathische, Klinik 552, 555, 556
  infektiöse 559
  Schwerpunkt-, Meningitis 559
  serogenetische 558
Polyneuropathien, Manifestationstypen 550
  metabolisch-toxische 553, 567
  paraneoplastische 567
  postthrombotisches Syndrom, Differentialdiagnose 615, 616
Prädilektionsstellen, Tendinitis, Bursitis 450
Prognose, Algodystrophie 547
  Bursitis 457
  Dermatomyositis, Polymyositis 354, 355
  eosine Fasziitis 459
  Fasziitis, infektiöse, nekrotisierende 458
  Lupus erythematodes 743
  Morbus Scheuermann 262
  periphere Neuropathien 554
  Polymyopathia arteriitica 373, 374
  Reiter-Spondylitis, Spondylitis psoriatica 150, 151
  Reiter-Syndrom 699
  Rhabdomyosarkom 442
  rheumatisches Fieber 643
  Sehnenscheidenphlegmone 452
  Sklerodermie 785
  Spondylitis ankylosans 82, 83
Progressionsgrade, alkaptonurische Spondylopathie 215
Pronator-teres-Syndrom, Karpaltunnel-Syndrom, Differentialdiagnose 587
Prophylaxe, rheumatisches Fieber, Komplikationen 439, 440
protein losing gastroenteropathy, Hypalbuminämie, Myopathie 402
Pseudoappendicitis, akutes, rheumatisches Fieber 633
Pseudoarthropathie, Sklerodermie 826
Pseudozysten, Hammerbek-, Brustwirbelsäule 143, 145
Psoriasis, Differentialdiagnose, Reiter-Syndrom 669, 672
Psoriasis-Arthritis, Karpaltunnel-Syndrom 584
Psychopharmaka, toxische Polyneuropathien 561, 562

Psychosomatik, Rheumatologie 882–899
Psychodynamik, Schmerzsyndrome 890
pulmonaler Hypertonus, Sklerodermie 830
PWC-Syndrom, nekrotisierende Pannikulitis,
  Klinik 282, 283, 284
Pyramidenbahnen, Physiologie, Pathophysiologie 600

Querschnittssyndrom, chronische Polyarthritis 128, 129

Rachitis, vitamin-D-resistente, Achsenskelett 224
Radioisotopenbehandlung, Spondylitis ankylosans 79, 80
Radiotherapie, Reiter-Syndrom 697, 698
  Spondylitis ankylosans 78
Raynaud-Syndrom, Differentialdiagnose 607
  Lupus erythematodes 720, 723
  Sharp-Syndrom 753
  Sklerodermie 775, 786, 790, 812
Reiter-Spondylitis, Klinik 664, 665
  Prognose 150, 151
  Therapie 150
Reiter-Syndrom, Ätiologie 654
  Arthritis psoriatica 107
  Augenveränderungen 668
  Bakteriologie 655, 656
  Definition 654
  Diagnose 683, 684, 689
  Differentialdiagnose 144, 145, 147, 662, 690
  Epidemiologie 657
  genito-urethrale Symptomatologie 663
  geographische Verteilung 657, 658
  Haut-, Nagelveränderungen 670, 672
  Histologie 661
  HLA-B$_{27}$-Vorkommen 686
  idiopathisches 657
  kardiovaskuläre Veränderungen 674
  Klinik 663, 664
  Laborbefunde 685
  Manifestationsalter 658
  nuklearmedizinische Diagnostik 683
  operative Behandlung 698
  Pathogenese 654
  Pathologie 659
  Prozesse 699
  Spondylitis ankylosans 36
  Synonyma 654
  Therapie 695, 696
  Thermographie 684
  viszerale Manifestationen 674, 675
  Wirbelsäulenbeteiligung 108, 109
Retikulohistiozytose, multizentrische 852–866
Rhabdomyosarkom, Muskulatur, Klinik, Prognose 481, 482

Rheomakrodex, Sklerodermiebehandlung 798, 821
Rheumafaktoren, Polymyopathia arteriitica 370
  Sklerodermie 828
  Spondylitis ankylosans, Synovitis 9, 51, 52
Rheumaknoten, Finger, Photo 473
rheumatische Arteriitis, Klinik 367, 368
rheumatische Bursitis, Baker-Zyste 456
rheumatische Erkrankungen, Differentialdiagnose, Symptomatik 638
rheumatische Gefäßerkrankungen, Differentialdiagnose 606, 607
rheumatische Karditis, Pathologie, Histologie 625, 626
rheumatische Myopathien, Klinik 342, 343
rheumatisches Fieber, Ätiologie 613, 619
  Altersverteilung 622
  Chorea minor 632, 633
  Diagnose 634
  Differentialdiagnose 692
  EKG-Veränderungen 632, 636, 637
  Endokarditis 632, 633
  Epidemiologie 627
  Erythem 606
  extrakardiale Veränderungen 624
  Jones-Kriterien 635
  kardiale Veränderungen 625
  Karditis, EKG-Veränderung 632, 635, 637
  Klinik 629, 630
  Pathogenese 620
  Pathologie 623
  Prognose 643
  Prophylaxe 639
  Rezidivprophylaxe 641
  Sydenham-Chorea, Pathogenese 633
  Symptomatik 638
  Therapie 639, 640
Rheumatismus, nichtentzündlicher 896
rheumatoide Spondylitis, siehe Spondylitis ankylosans
Rheumatologie, Psychosomatik 882–899
Rhizarthrose, Differentialdiagnose 691, 693
Rhizarthrose, Karpaltunnel-Syndrom 586, 588
Riesenzellarteritis, Definition, Klinik 611, 612
  Polymyalgia rheumatica 366
Riesenzellgeschwülste, Sehnenscheiden 498
  Wirbelkörper 270
Riesenzellhistiozytose, Synonyma 852
Rippen, Querfortsatz-, Wirbelgelenke, Spondylitis ankylosans 39, 40
RNA-Virus, Sklerodermie, Ätiologie 793
Rotatorenmanschette, Ruptur, Arthrographie 509
Rückenmark, Kompression, chronische Polyarthritis 127
Ruptur, Sehnendegeneration 475, 476
  Supraspinatussehne, Arthrographie 509

Sach-Barabas-Syndrom, Differentialdiagnose 610
Säugling, sklerodermieähnliche Erkrankungen 789
Sakroiliitis, Spondylitis ankylosans, Häufigkeit, Klinik 37
Salmonelleninfektion, Spondylitis 165, 167
Sarkoidose, Polymyositis granulomatosa 356
Sarkom, Synovialgewebe 499
Schirmer-Test, Sjögren-Syndrom 875, 876
schlaffe Parese, Pathophysiologie 601, 602
Schlafmittel, toxische Polyneuropathien 561, 562
Schleimhautveränderungen, chronisches Reiter-Syndrom 108, 109, 111, 673
Lupus erythematodes 721, 722, 723
Schmerz, Leitsymptom, Pathophysiologie 602
Schmerzzustände, Psychosomatik 893
Schober-Zeichen, Spondylitis ankylosans 56
Schultergelenk, Anatomie 504
 Arthrographie, Ruptur der Rotatorenmanschette 509, 510
 funktionelle Besonderheiten 505, 507
 Kalkeinlagerungen, Lokalisation 507
 Muskelrotatorenmantel 505
 Pathologie 505, 507
 Periarthritis humeroscapularis, Druckdolenzen 515
 Reiter-Syndrom 666
 subakromialer Gleitraum 506
 Tendopathien, häufigste Lokalisation 507
Schultergelenke, Polymyalgia rheumatica 365
 Spondylitis ankylosans 25
Schultergürteltyp, progressive Muskeldystrophie 382
Schulter-Hand-Syndrom, Definition, Klinik 518, 519
 neurodystrophe Syndrome, Algodystrophie 534, 539
 Therapie 545
Schultermobilisation, Spätresultate 526
Schulternebengelenk, Arthrose 508, 511
Schultersteife, fibröse, Klinik 517, 518
 posttraumatische 500
Schwangerschaft, Karpaltunnel-Syndrom 584
 Lupus erythematodes 734
 Neuropathien 568
 Sharp-Syndrom 758
Schönlein-Henoch-Purpura, Differentialdiagnose 740
„Schwerkettenkrankheiten", symptomatische monoklonale Gammopathie 248, 250
Scleroderma adultorum Buschke, Differentialdiagnose 790
Scleroderma amyloidosum, Differentialdiagnose 791
Sehnen, Sehnenscheiden, Anatomie 447
 entzündliche Erkrankungen 449

Fibrom, Photo 498
Ganglien 496
Pathologie 448, 449
s. Tendinitis, Tendinose
Tumoren 498
Sehnendegeneration, Ruptur 475
Sehnengleitgewebe, Reizzustände 464, 465
Sehnenluxationen, rezidivierende 492, 493
Sehnennekrose, Therapie 523
Sehnenscheidenganglien, Klinik, Therapie 496
Sehnenscheidenphlegmone, Diagnose, Klinik 451, 452
Sehnenverkalkungen, Röntgenbild 520, 521
Sehnenverletzungen, Ursachen, Therapie 483, 484
septische Bursitiden, Ätiologie, Lokalisation, Klinik 455, 457
Serotonin, Karzinoid-Syndrom, Sklerodermie 787
Serumneuritis, Arthus-Phänomen der Haut 558
Sharp-Purser-Test, Halswirbelsäule, Funktion 126
Sharp-Syndrom, Klinik 609, 753–758, 812, 818
Shulman-Syndrom, eosinophile Fasziitis 458, 459, 812
Sicca-Syndrom, siehe Sjögren-Syndrom
Sichelzellanämie, Spondylopathie 237
Sjögren-Syndrom, Ätiologie, Pathohistologie 869
 Definition 868
 Klinik 870, 871
 Synonyma 868
 progressive Sklerodermie, Muskeldystrophie 347, 609
Skelettmuskulatur, Hypertrophie, Lipodystrophie 301
Sklerodaktylie, Sklerodermie 767, 811, 827
Sklerodermie, Ätiologie 792, 814
 akro-asphyktischer Typ 764, 772
 Arthropathie 774, 793, 811, 814, 826
 Biochemie 817
 Definition 761, 762
 Diagnose 788, 811
 Differentialdiagnose 543, 789, 790, 813
 DNA-Antikörper, RIA 783
 Dünndarmveränderungen 836
 Echokardiographie 831
 Einteilung 762
 elektronenmikroskopische Befunde 779, 781
 eosinophile Fasziitis 459, 460, 812
 Gefäßveränderungen 770, 814
 genetische Faktoren 791, 792, 811
 Häufigkeit 765
 Hautmanifestationen 765, 766, 817
 Herzveränderungen 729, 830
 Histologie 775
 immunhistologische Befunde 778, 779, 817

Immunologie 817
„inflammatory-fibrosis form" 764, 775
Klassifizierung 762, 763
Klinik 765, 773, 811
Laborbefunde 780
Lungenfunktion, ^{133}X-Szintigraphie 833
maligne Tumoren 787
„Maskengesicht" 766
Mikromorphologie 775
„Mixed-Connective-Tissue-Syndrome" 609, 753, 812
Myopathie, Hypalbuminämie 402, 772
Myopathie, Sklerodermie 830
„ohne Sklerodermie" 761
Pathogenese 792, 814, 819
Prognose 785
progressive, systemische 608, 609, 761, 811, 812
rheumatoid-arthritischer Typ 764, 773
Schleimhautmanifestationen 765, 766
Sharp-Syndrom 754
Therapie 794, 820
Verdauungstrakt 834, 835
Werner-Syndrom 791
Skoliose, neurotrophische WS-Veränderungen 255
Spätergebnisse, Periarthritis humeroscapularis 526, 527
spastische Parese, Pathophysiologie 600
spinale Muskelatrophien, Einteilung, Klinik 408
Spinalkanal, Kompression, chronische Polyarthritis 128
Spondylarthrose, neuropathische, Syringomyelie, Tabes dorsalis 256, 257
Spondylitis, Enteropathien 163, 168
 entzündliche Gelenkerkrankungen 107
 pyogene, unspezifische 175, 176
 „Reiter-" 108, 109
 Salmonelleninfektion 165, 167
 unspezifische, Differentialdiagnose 146
Spondylitis ankyglosans, Ätiologie 3
 antirheumatica, steroidfreie Dosierung, Nebenwirkungen 76, 77
 atypische 35
 Augenveränderungen 30, 31, 34
 Bandapparat, Wirbelsäule 10, 14
 Bewegungseinschränkung, meßbare Zeichen 22
 Cauda-equina-Syndrom 32
 Definition 3
 Diagnose 34, 35, 48, 51, 52, 55, 56
 Differentialdiagnose 23, 35, 36, 58, 59, 63, 142, 146, 667
 Enteropathie 26
 entzündliche Magen-Darmerkrankungen 163–168
 Epidemiologie 15
 extravertebrale Manifestationen 25
 familiäre Disposition 17
 Frühdiagnose 19, 20, 34, 35, 48, 55, 56, 59
 Gefäßerkrankungen 607
 Gelenkbeteiligung 25
 Hautveränderungen 35
 Herzveränderungen 30
 HLA-Antigene 15, 16, 51, 53, 70
 HLA-System, Genlokalisation 7, 8
 HWS, Röntgenbild 144, 145
 juvenile chronische Polyarthritis 34, 139
 Klinik 19, 23
 Kolumnotomie 81
 Komplikationen 31, 32, 33
 Laborbefunde 51
 Lendenwirbelsäule, Präparat 10
 Lungenveränderungen, Lungenfunktion 28, 29
 Magen-Darmkanal 31
 medikamentöse Therapie 74
 Morbidität 15
 Nomenklatur 3
 nuklearmedizinische Frühdiagnose 48, 49
 orthopädische Therapie 80, 81
 ossifizierender Typ 22, 23
 Osteoporose 14
 Pathogenese 5
 Pathologie 9, 10
 Präparat 10
 Prozeßmodalitäten 23
 Radiotherapie 78
 Rheumafaktor 51, 52
 Sakroiliakalgelenkarthritis 18
 Sonderformen 33
 Spondylodiszitis 12, 13
 Stadieneinteilung 19, 20, 24
 Therapie 70, 71
 Thermographie 50, 51
 viszerale Manifestationen 27
 Wirbelkörper 14
 Zwischenwirbelscheiben 10
Spondylitis anterior, Röntgenbild 42
 Syndesmophyten, Vorläufer 11
Spondylitis brucellosa, Klinik 174
Spondylitis hyperostotica, Differentialdiagnose 667
 Syndesmophyten, Schema 36
Spondylitis psoriatica, Diagnose, Klinik, Differentialdiagnose 113, 114, 667
 Differentialdiagnose 145
 HLA-Muster 121
 Prognose 150, 151
 Spondylitis ankylosans, Differentialdiagnose 35, 36
 Synonyma 114
 Therapie 150
Spondylitis syphilitica, Differentialdiagnose 61

Spondylitis tuberculosa, Differentialdiagnose 146
  Klinik 172, 173
  paravertebrale Abszedierung, Röntgenbild 61
  Pathogenese, Lokalisation 171
  Röntgenbild 173
  Therapie 173, 174
Spondylitis typhosa, Klinik 174
Spondylodiszitis, chronische Polyarthritis 133
  diskovertebrale Destruktion, Spondylitis ankylosans 12
Spondylopathie, Alkaptonurie 209–216
  Diabetes mellitus 222
  Hämochromatose 216–219
  metabolische Knochenerkrankungen 223
  Morbus Wilson 219–221
  neuropathische, Syringomyelie, Tabes dorsalis 256, 257
  Osteochondropathia endemica (Morbus Kaschin-Beck) 221
Spondylopathien, Differentialdiagnose 59
Spondylosis, Spondylitis, Differentialdiagnose 145
Spondylosis hyperostotica, Ätiologie, Pathogenese 180, 181
  Differentialdiagnose 63, 141
  Epidemiologie 183
  Klinik, Diagnose, Differentialdiagnose 185, 186, 193
  Pathologie 184
  Röntgenbefunde 187
  Stoffwechselstörungen 62
  Therapie 194, 195
Spongiosa, Sklerosierung, Spondylitis ankylosans 36, 37, 38
  Spondylitis ankylosans, Präparat 10
spontane Sehnenrupturen, Ursachen 475, 481, 482
Spontanfrakturen, Cushing-Syndrom, Spondylopathie 229
  multiples Myelom, BWS 249
  Wirbelkörper, Spondylosis ankylosans 47
^{85}Sr, ^{87m}Sr, Lokalisationsdiagnostik, Knochenerkrankungen 48, 49
Stadieneinteilung, alkaptonurische Spondylopathie 215
  Chondrokalzinose 206
  chronische Polyarthritis 135, 136
  Karpaltunnel-Syndrom 588, 589
  neurodystrophe Syndrome 536
  PWC-Syndrom 285, 286, 289
  Sakroiliitis, Spondylitis 37
  Spondylitis ankylopoetica 19, 23, 24
Status dyraphicus, Syringomyelie 255
„Step-ladder-Subluxation, chronische Polyarthritis, HWS 124, 125, 135
Sternoklavikulargelenke, Reiter-Syndrom 665

Steroidmyopathie, Pathogenese, Klinik 397, 398
Steroidtherapie, Spondylitis ankylosans, Problematik 75
Stibor-Zeichen, Spondylosis ankylosans 57
Stiff-man-Syndrom, Differentialdiagnose, Klinik 424, 425
Stoffwechselkrankheiten, periphere Polyneuropathien 565, 566, 567, 568
Strecksehnenruptur, Finger, Diagnose, Therapie 479
Streptokokkeninfekte, rheumatisches Fieber 628
  Verlauf, Epidemiologie 629
Streptokokkenrheumatismus, Diagnose, Differentialdiagnose 638
  Klinik, Verlauf 629, 630, 631
Strümpell-Marie-Bechterewsche Erkrankung, siehe Spondylitis ankylosans
Strukturtyp, periphere Neuropathien, 551, 556, 558, 560, 566, 568
Subakromialgelenk, Anatomie 504, 506
  Arthrose, Röntgenbild 511
Subakromialraum, Verkalkung, Röntgenbild 520
Subluxation, atlantoaxiale, chronische Polyarthritis 123, 124
Supraspinatussehne, Ruptur, Arthrographie 509
Sydenham-Chorea, Pathogenese 633
symmetrische Polyneuritiden, Ätiologie, Klinik 555
Symphyse, Spondylitis ankylosans 43, 44
Syndesmophyten, Spondylitis ankylosans, Präparat 10, 107
  Spondylopathie, Alkaptonurie, Ochronose 211
  Spondylosis hyperostotica 36
  Spondylitis psoriatica 118, 120
Syndrom, Behçet-, Definition, Klinik 588–866
  Biceps-longus-, Symptomatologie 514
  Carpaltunnel-, Klinik, Therapie 584–590
  Cauda-equina-, Spondylitis 32
  Conn-, Kaliummangel, Myopathie 403
  CREST-, Sklerodermie 811
  Crush-, Myoglobinurie 420
  Cushing, Spondylopathie 229
  Ehlers-Danlos- 609, 610
  Fanconi, Elektrolytstörungen, Myopathie 402
  Hand-Schulter-, neurodystrophe Syndrome 534
  HWS-, Differentialdiagnose 587
  Hydralazin-, Lupus erythematodes 735
  Kaliummangel-, Myopathie 402
  Karzinoid-, Sklerodermie 787
  Korsakow-, Polyneuropathie 569
  kutaneo-uveales 858–866

Lambert-Eaton-, Myasthenie bei Bronchialkarzinom 418
McArdle, Differentialdiagnose 420
myasthenisches, Differentialdiagnose 413, 414
myotones, Differentialdiagnose 385, 386, 389, 392
nephrotisches, Lupus erythematodes 722, 723, 726
Nervenkompression-, Ätiologie, Klinik 583–596
neurodystrophisches, Differentialdiagnose, Klinik 531–547
Periarthritis humeroscapularis 503, 512
Pfeifer-Weber-Christian-, Klinik 282, 283, 287
Polyneuropathie 550
postthrombotisches, Differentialdiagnose 616
Pronator-Teres-, Differentialdiagnose 587
Reiter-, 654–699
Reiter-, Spondylitis hyperostotica 36
Reiter-, Spondylitis psoriatica 107
Sack-Barabas- 610
Schulter-Hand- 518
Schulter-Hand-, Algodystrophie 534
Sharp-, (Mixed Connective-Tissue-Syndrome) 609, 812
Sharp-, Definition, Klinik 753–758
Shulman-, Sklerodermie 458, 459, 812
Sjögren-, Definition, Klinik 347, 609, 868–877
Sklerodermie-, Klinik 753
spastisches, Pathophysiologie 599, 600
Takayasu-, Klinik 612
urethro-konjunktivales 654–699
Werner-, Sklerodermie 791
Wernicke-, periphere Neuropathie 569
Syndrome, Nervenkompressions-, obere, untere Extremitäten 594, 596
Schmerz-, Psychodynamik 890
Synonyma, Algodystrophie 533
Alkaptonurie 209
Behçet-Syndrom 858
Carpaltunnel-Syndrom 584
Chondrokalzinose 201
kutaneo-uveales Syndrom 858
Lupus erythematodes 714
Morbus Kaschin-Beck 221
Morbus Pfeifer-Weber-Christian 281
Morbus Rothmann-Makai 288
Morbus Wilson 219, 220
myasthenisches Syndrom, Eaton-Lambert 436
neurodystrophische Syndrome 533–547
Ochronose 209
Osteochondropathia endemica 221
Pannikulose 293

paraneoplastische Myopathie 432
periphere Nervenkompressionssyndrome 583
Plantaris-Kompressionssyndrom 593
Polymyalgia arteriitica 360
Reiter-Syndrom 654
Retikulohistiozytose 852
Spondylitis psoriatica 114
Spondylopathie, Hämochromatose 216
Spondylosis hyperostotica 179
Tarsaltunnel-Syndrom 592
Ulnariskompressions-Syndrom 590, 591
Synostosen, atlantoaxiale, Spondylitis 31
Synovektomie, chronische Polyarthritis, Spondylitis ankylosans 81
Reiter-Syndrom 698
Synovia, Analyse, Differentialdiagnose 53, 54
Reiter-Syndrom 686
Sarkom 499
Synovialflüssigkeit, Reiter-Syndrom 660
Synovialis, Biopsie, Differentialdiagnose:
Arthritis 543
Sklerodermie 773
Synovialitis, Gelenkpathologie 9
Polymyalgia rheumatica 365
rheumatica, Pathologie 624
Spondylitis ankylosans, Kniegelenk 11
Unkovertebralgelenke, chronische Polyarthritis 122, 123
Synovitis, chronische Polyarthritis 473
Sklerodermie 826
Tendinopathia, Tendinovaginopathia stenosans, crepitans 464, 465
Syringomyelie, Wirbelsäulenveränderungen 255, 257
Szintigraphie, Frühdiagnostik, Spondylitis ankylosans 48, 49

Tabes, Wirbelsäulenveränderungen 255, 256
Takayashu-Arteriitis, Spondylitis ankylosans 33
Takayashu-Syndrom, „Pulseless Disease", Klinik 612
^{99m}Tc, Lokalisationsdiagnostik, Knochenerkrankungen, 48, 49
Teleangiektasien, Sklerodermie 766
Temporalarteriitis, Polymyalgia rheumatica 366, 367
Tendinitis, Diagnose, Klinik 449, 450
Pathologie, Pathogenese 455
Reiter-Syndrom 667
Tendinitis, Tendinose, Differentialdiagnose 449, 450
Tendopathia nodosa, Tendovaginopathia, Differentialdiagnose, Klinik 464, 465
Tendosynovitis, Carpaltunnel-Syndrom 584
Tendinopathie, Biceps longus-, Supraspinatussehne 506, 507
schmerzauslösende Faktoren 511

Tendinosen, Überlastungs-, Klinik, Behandlung 485–491
Tendomyose, Symptomatologie 514
Tendovaginitis, Differentialtherapie 453
  Leitsymptomatik 513
Tensilontest, Myasthenia gravis, pseudoparalytica 417
Terminologie, Rheumatologie 882
Thalassämie, Wirbelsäulenveränderungen 236
Thallium-Intoxikation, Polyneuropathie 562
Therapie, Adipositas dolorosa Dercum 323
  akute Polyarthritis 639, 640
  Algodystrophie 545
  alkaptonurische Spondylopathie 216
  Bursitis, septische, urämische 457
  Chondrocalcinosis 209
  chronische Polyarthritis, Wirbelsäulenbeteiligung 147, 148
  Dermatomyositis, Polymyositis 354, 355
  familiäre periodische hyper-, hypokaliämische Lähmung 392, 393
  Fasziopathien 471, 472
  Ganglien, Sehnenscheiden 496, 497
  Hand-Schüller-Christiansche Erkrankung 310
  Insertionstendinopathien 488
  Karpaltunnel-Syndrom 589, 590
  Kortikoid-, chronische Polyarthritis 138
  kutaneo-uveales Syndrom (Behçet) 865
  Lipokalzinogranulomatose 324, 325
  Lupus erythematodes 741
  Morbus Scheuermann 264
  Morbus Wilson 221
  multiples Myelom 252
  Myasthenia gravis pseudoparalytica 417
  Pannikulitis Pfeifer-Weber-Christian 283
  Pannikulose 296, 297
  parossale Fasziopathie 472
  Periarthropathia humeroscapularis 522
  periphere Neuropathie 554, 557
  Plantaris-Kompressionssyndrom 593
  Polymoypathia arteriitica 372, 373
  Polymyositis, Dermatomyositis 354, 355
  progressive Muskeldystrophie 384
  Reiter-Spondylitis 150
  Reiter-Syndrom 695, 696
  Retikulohistozystose 854
  rheumatisches Fieber 639, 640
  Schulter-Hand-Syndrom 545
  Sehnenluxationen 492
  Sehnenrupturen 477, 478, 480
  Sehnenverletzungen 484
  Sharp-Syndrom 758
  Sjögren-Syndrom 876
  Sklerodermie 794, 820
  Spondylitis ankylosans 70, 71
  Spondylitis psoriatica 150
  Spondylitis tuberculosa 173

Spondylosis hyperostotica 194, 195
Stiff-man-Syndrom 425
Tendovaginitis 452
Überlastungs-(Peri-)Tendinopathien 488
Ulnaris-Kompressionssyndrom 592
Thermographie, Reiter-Syndrom 684
  Sklerodermie 829
Spondylitis ankylosans 50, 51
Thorax, Starre, Spondylitis ankylosans 24
Thorium-X-Therapie, Spondylitis ankylosans 78, 79
Thrombophlebitis, Algodystrophie 534
  Klinik, Differentialdiagnose 614, 615
Thymom, Myasthenia gravis 437
  Sjögren-Syndrom 874
Thyreoiditis, Autoimmun-, Sjögren-Syndrom 873
Tibialis-Kompressionssyndrom, Klinik 592
T-Lymphozyten, Akrosklerodermie 784
Torticollis spasticus, Psychosomatik 892
toxische Myopathien, Ursachen, Klinik, Therapie 397–399
toxische Neuropathien, Differentialdiagnose, Klinik 559, 560
Transplantation, Forschung, HLA-Antigene 7
Trauma, Handgelenk, Karpaltunnel-Syndrom 586
  neurodystrophische Syndrome 533
traumatische Neuropathien, Schweregrade 570
Trichinose, Myositis, Histologie 341
Trigeminusneuralgie, Sharp-Syndrom 756
tropische Myositis, pyogene, Epidemiologie 340
Tuberkulostatika, allergische, toxische Myopathien 398
neurodystrophe Syndrome 534
Tumoren, akute Dermatomyositis-Polymyositis 432
  karzinomatöse Myopathie 435
  Lokalisation, metakarzinomatöse Myopathie 436
  lymphoretikuläre, Sjögren-Syndrom 874, 875
  maligne, Sklerodermie 787
  Muskulatur, primäre, sekundäre 441, 443
  Sehnen, Sehnenscheiden 498
  Unterhautbindegewebe 330–335
  Wirbelsäule, Differentialdiagnose 146
  Wirbelsäule, Klinik 267–277
Tylositas articulorum, Differentialdiagnose, Klinik 473, 474

Überlastungs-(Peri-)Tendinopathien, Ursachen, Klinik, Therapie 485–491
Überlebenszeiten, Lupus erythematodes 744
  Sklerodermie 785, 786
Ulnariskompressionssyndrom, proximales, distales 590, 591, 592

Unkovertebralgelenke, Synovialitis, chronische Polyarthritis 122, 123, 124
Unterhautbindegewebe, Adipositas dolorosa, (Dercumsche Erkrankung) 321
  entzündliche Erkrankungen 281
  Fettgewebshernien 307
  Hand-Schüller-Christiansche Erkrankung 308
  Lipodystrophie 299
  Lipokalzinogranulomatose 324
  Morbus Pfeifer-Weber-Christian 281
  Morbus Gaucher 315
  Morbus Rothmann-Mahai 288
  Neoplasien 330
  nichtentzündliche Erkrankungen 293
  Pannikulose 293
  Xanthomatosen 326
Unterkiefergelenke, Reiter-Syndrom 665
urämische Bursitis, Dauerdialyse 456, 457
urämische Myopathie, Pathogenese, Klinik 403, 404
Urethritis, Reiter-Syndrom, Klinik 663
urethro-konjunktivales Syndrom, siehe Reiter-Syndrom
Ursachen, periphere Neuropathien 549, 550

Vakuumphänomen, alkaptonurische Spondylopathie 213
vaskuläre Neuropathien, Klinik 564
vaskuläre Tumoren, Wirbelkörper 268, 269
Vaskulitis, Sklerodermie, Ätiologie 793
  Skleroderma, Differentialdiagnose 772
Vasculitis rheumatica, Differentialdiagnose 607, 610
Venenthrombose, tiefe, Extremitäten 615
Vererbung, chronisch progressive Ophthalmoplegie (Graefe) 387
  Dystrophia myotonica 384, 385
  familiäre, hyper-, hypokatämische Lähmung 392, 393
  kongenitale Myopathien 388, 389
  kongenitale universelle Muskelhypoplasie 389
  Lupus erythematodes 715
  Myopathia distalis tarda (Welander) n386
  Myopathien 379, 380, 381
  Myotonia congenita 390
  Neuropathien, hereditäre Stoffwechselstörungen 568
  Paramyotonia congenita Eulenburg 391
  Reiter-Syndrom 659
  Spondylitis ankylopoetica 5, 6, 8
Verkalkungen, alkaptonurische Spondylopathie 213
  Bandscheiben, Chondrokalzinose 201
  Bandscheiben, Ochronose, Progressionsgrade 215

Bursitis 457
Calcinosis cutis, Akrosklerodermie 769, 770
  intratendinotische 524
  nekrobiotische, Wirbelsäule, Differentialdiagnose 208, 209
Periarthritis humeroscapularis 507, 508
Periarthritis humeroscapularis, Röntgenbild 520
Sehnenansätze, Gelenkbänder, Arthritis psoriatica 114
Wirbelsäule, Differentialdiagnose 208, 209
Vertebralisinsuffizienz, Anatomie 32
vertebrobasiläre Insuffizienz, Diagnose, chronische Polyarthritis 128, 129
virale Myositis, Klinik, Epidemiologie 340, 341
Vitaminmangel, Neuropathien 569

Weichteilapparat, Leitsymptom „motorisches Defizit" 597
  Leitsymptom „Schmerz" 602
  Leitsymptom „trophische Störung" 604
  neurofunktionelle Aspekte 597
  Rigor 601
  schlaffe Parese 601
  spastische Parese 599, 600
  zentral, spinal ausgelöste Störungen 597
Werner-Syndrom, „Progeria adultorium", Sklerodermie 791
Wernicke-Enzephalopathie, Polyneuropathie 569
Wirbelkörper, Epiphyse, Spondylosis hyperostotica 182
  Epiphysen, Morbus Wilson 220
  Erosionen, chronische Polyarthritis 132
  Hypoplasie, juvenile Polyarthritis 139
  Knochenmarktumoren 270, 271
  Metastasierungstypen 273
  Mikrofrakturen, chronische Polyarthritis 123, 124
  Myelom 251, 270
  Osteom, Osteoblastom 270
  paraspinale Verknöcherungen, Differentialdiagnose 117, 118, 119
  Riesenzelltumoren 270
  Spondylitis ankylosans, Syndesmophyten, verschiedene Typen 40, 41
  Spontanfraktur, Spondylosis ankylosans 47
  Tumoren, primäre, sekundäre 268, 269
Wirbelsäule, Anderson-Läsion, Zwischenwirbelscheiben 12, 13
  Akromegalie 230, 231
  Alkaptonurie, Klinik, Differentialdiagnose 209, 212, 215
  Anämien 235
  atlantoaxiale Subluxation 31, 118, 123, 125, 126, 133

Wirbelsäule, „Bambusstab", Syndesmophytenbildung, Typen 40, 41
Bewegungseinschränkung, Messung 22
Blockwirbelbildung, chronische Polyarthritis
  133
Chondrokalzinose 201
Chondrom 270
chronische lymphatische Leukämie 242
chronische Polyarthritis, Korrelation mit verschiedenen Parametern 122, 123, 125, 138
chronische Polyarthritis, Step-ladder-Luxa-
  tion 135, 136
chronische Polyarthritis, Therapie 147, 148
Cushing-Syndrom 229
degenerative Erkrankungen 62
diabetische Spondylopathie 222
Deformierungen, ochronotische Spondylopathie, Progressionsgrade 215
degenerative Veränderungen, Differentialdiagnose 145
diskovertebrale Destruktion, Spondylitis ankylosans 12, 13
Diskusprolaps, Myelogramm 64
Eisenmangelanämie 239, 240
endokrine Störungen 229–234
Enthesopathie 26
ernährungsbedingte Störungen 201, 224
Ewing-Sarkom 244
hämatopoetisches System 235–245
Hyper-, Hypoparathyreoidismus 232, 233
Intoxikationen 65
juvenile chronische Polyarthritis, Klinik
  139, 140
Kolumnotomie, Spondylitis ankylosans 81
Leukämien 236, 237, 242, 271
Lymphoblastom 241, 242, 271
maligne Retikulose 242, 243
metabolische Erkrankungen 65, 201
Metastasen 66
Metastasen, Differentialdiagnose 146, 267,
  272
Morbus Addison 230
Morbus Behçet 107
Morbus Gaucher 244
Morbus Hodgkin 241, 242
Morbus Kahler, immunologische, klinische,
  röntgenologische Befunde 251
Morbus Kaschin-Beck 221, 222
Morbus Scheuermann 66, 259–265
neoplastische Erkrankungen 66, 267–277
nicht entzündliche Erkrankungen 62
Ochronose, Klinik, Differentialdiagnose
  209, 211, 212, 215
Osteochondropathia endemica 221, 222
Osteochondrose, Hämosiderose, Röntgen-
  befunde 219
Osteochondrosis vertebralis juvenilis
  259–265

Osteomyelitis 175, 240, 241
Paramyeloblastenleukämie 243
Paraproteinämien 247
Plasmozytom 251, 270, 271
progressive Muskeldystrophie 383
Reiter-Syndrom 108, 109, 111, 664, 667
Spondylarthritiden, seronegative 107
Spondylitis, Enteropathien 163
Spondylitis, entzündliche Gelenkerkrankun-
  gen 107
Spondylitis ankylosans 3
Spondylitis ankylosans, Schema der Verände-
  rungen 667
  hyperostotica 667
Spondylitis non-tuberculosa 174, 175
Spondylitis psoriatica 35, 36, 667
Spondylitis, Salmonelleninfektion 165, 167
Spondylodiszitis 12, 13, 42, 43
Spondylodiszitis, chronische Polyarthritis
  133
Spondylopathie, hämatopoetisches System
  235 245
Spondylopathie, Hyper-, Hypothyreose 232
Spondylosis hyperostotica 36, 179–195
Spondylosis, Spondylitis, Differentialdia-
  gnose 145
Syringomyelie 255, 257
Tabes 255, 256
Tumoren, Differentialdiagnose 146
Tumoren, Klinik 267–277
Zwischenwirbelscheiben, Spondylitis ankylo-
  sans 10, 14

[133]X-Szintigraphie, Lungenfunktion, Sklerodermie 833
Xanthom, Sehnenscheide, maligne Entartung
  498
X-chromosal erbliche Muskeldystrophie, juvenile, Beckengürteltyp 383
Xanthomatosen, Klinik 326, 328
Xanthome, Hand-Schüller-Christiansche
  Erkrankung 309
[133]Xenon, regionale Lungenfunktion, Spondylitis ankylopoetica 29

[90]Yttrium-Behandlung, Spondylitis ankylosans
  79, 80

Zentral ausgelöste Störungen, Weichteilapparat 597
zentrale Neurone, degenerative Prozesse, Differentialdiagnose 411

zentralmotorische Funktionen, Physiologie 599
ZNS, Erkrankungen, neurodystrophe Syndrome 534
  informationsverarbeitendes System 597
  Lupus erythematodes 728, 729, 744
  Reiter-Syndrom 676
  Sharp-Syndrom 756
  Sklerodermie 793
  Streptokokkenrheumatismus 625
zerebrale Kinderlähmung, Differentialdiagnose 409
Zervikalarthritis, chronische Polyarthritis 124
Zervikalgie, Psychosomatik 892
Zervikalsyndrom, Periarthritis humeroscapularis, klinisches Zusammentreffen 524
Zunge, Schleimhautveränderungen, chronisches Reiter-Syndrom 673, 674
  Sklerodermie 766

Zwischenwirbelgelenke, Arthritis, Spondylitis psoriatica 117, 118
  Synostosierung, HWS, chronische Polyarthritis 137
  Unkovertebralarthritis 140
Zwischenwirbelraum, Verschmälerung, Frühdiagnose, alkaptonurische Spondylopathie 212, 213
  Vakuumphänomen 213
Zwischenwirbelscheiben, alkaptonurische Spondylopathie 212
  Chondrokalzinose 201, 202
  Diszitis, chronische Polyarthritis 133
  Morbus Scheuermann 259
  Spondylitis ankylosans, „Bambusstab" 10, 40
Zytostatika, Spondylitis ankylosans, Therapie 75
  toxische Myopathie 399
  toxische Polyneuropathien 562

Klinische Osteologie

Herausgeber: F. Kuhlencordt, H. Bartelheimer
Bearbeitet von zahlreichen Fachwissenschaftlern.

1980. 593 Abbildungen, 133 Tabellen.
XXXVI, 1498 Seiten. (240 Seiten in Englisch).
(Handbuch der inneren Medizin, Band 6, 5., völlig neubearbeitete und erweiterte Auflage, Teil 1).
In 2 Bänden, die nur zusammen abgegeben werden
Gebunden DM 780,–; approx. US $ 312.00
Vorbestellpreis/Subskriptionspreis
Gebunden DM 624,–; approx. US $ 260.30
(Der Vorbestellpreis gilt nach Erscheinen weiter als Subskriptionspreis bei Verpflichtung zur Abnahme aller Teilbände bis zum Erscheinen des letzten Teilbandes von Band 6).
ISBN 3-540-08730-3

Mit diesem Doppelband wird erstmals im deutschen Schrifttum eine umfassende Darstellung der klinischen Osteologie vorgelegt. Bei der Gestaltung der anatomischen und physiologischen Grundlagen wirkten maßgeblich an dieser Forschung beteiligte Autoren, auch aus den angelsächsischen Ländern, mit.
Besonderer Wert wurde auf die Darstellung des Kalziumphosphat- und Knochenstoffwechsels unter spezieller Berücksichtigung der hormonellen Regulation gelegt. Bei der Beschreibung der Untersuchungsmethoden werden die derzeitigen Möglichkeiten der radiologischen, histomorphometrischen und biochemischen Verfahren einschließlich Bilanz- und Kinetikuntersuchungen dargestellt, die in den letzten Jahren einen festen Platz in diesem Spezialgebiet eingenommen haben. Besonders wird auch den großen Fortschritten Rechnung getragen, die sich auf den Gebieten der Parathormon-, D-Hormon- und Calcitoninforschung vollzogen haben. Im klinischen Teil werden die vielfältigen primären und sekundären Osteopathien abgehandelt. Bei der notwendigen Beschränkung in der Auswahl der Krankheitsbilder war die Beziehung zur inneren Medizin entscheidend. Berücksichtigt wurden u.a. metabolische und endokrine Osteopathien, die Osteodystrophia deformans Paget, Wachstumsstörungen, ausgewählte konstitutionelle Knochenerkrankungen, myelogene, infektiöse und primäre oder sekundäre neoplastische Knochenerkrankungen, sowie ektopische Knochenneubildungen und extraossäre Verkalkungen.

Osteopathien

Von/By S. Bosnjakovic-Büscher, L. Diethelm, H.H. Ellegast, H. Fritz, I. Greinacher, F. Heuck, O. Mehls, H.C. Oppermann, K. Reinhardt, J. Spranger

Redigiert von L. Diethelm, F. Heuck

1982. Etwa 985 Seiten. (Handbuch der medizinischen Radiologie, Band 5: Röntgendiagnostik der Skeletterkrankungen, Teil 5)
Vorbestellpreis
Gebunden DM 784,–; approx. US $ 313.60
Der Vorbestellpreis gilt nach Erscheinen weiter als Subskriptionspreis bei Verpflichtung zur Abnahme des gesamten Bandes 5 (Teile 1-6).
Der Subskriptionspreis gilt auch bei geschlossener Abnahme der Bände 4 bis 6.
ISBN 3-540-11240-5

In diesem Handbuchband wird das Thema „Osteopathien" umfassend und erschöpfend dargestellt: das gesicherte Wissen ebenso wie die vielen offenen Probleme, um so Anregungen zur weiteren Forschung zu geben. Dabei werden nicht nur die Radiologen angesprochen, sondern alle Fächer, die sich mit dem Skelett beschäftigen müssen: die Osteologen, Pädiater, Orthopäden, Knochenchirurgen, Internisten, Nephrologen, Endokrinologen, Diabetologen, Pathologen, Histologen, Mikroradiologen und andere. Die vielfältigen Verflechtungen des Organs Knochen mit dem Gesamtkörper und seinen verschiedenen Organen, endokrinen Drüsen, seiner Ernährung und seinem Stoffwechsel spiegelt sich in den verschiedenen Kapiteln dieses Bandes ebenso wider wie der Einfluß genetischer Defekte oder exogener oder endogener Intoxikationen.
Mit diesem Band werden nicht nur Kliniker, sondern auch niedergelassene Ärzte der entsprechenden Fächer angesprochen, denen eine solche Zusammenschau der Skelettbeteiligung bei vielen Erkrankungen in ihrer täglichen Praxis bisher gefehlt hat.

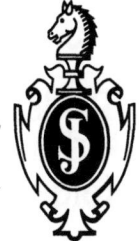

Springer-Verlag Berlin Heidelberg New York

J. M. Schröder

Pathologie der Muskulatur

1982. 190 Abbildungen in 582 Einzeldarstellungen, 18 Tabellen, 1 Falttafel. XXIII, 813 Seiten.
Gebunden DM 660,–; approx. US $ 264.00.
(Spezielle pathologische Anatomie, Band 15).
Vorbestellpreis/Subskriptionspreis
Gebunden DM 528,–; approx. US $ 245.80.
(Der Vorbestellpreis gilt nach Erscheinen weiter als Subskriptionspreis bei Verpflichtung zur Abnahme aller Bände des Handbuchs)
ISBN 3-540-11069-9

Inhaltsübersicht: Einleitung. – Normale Skelettmuskulatur. – Allgemeine pathologische Reaktionen der Skelettmuskulatur. – Spezielle pathologische Anatomie der Skelettmuskulatur. – Literatur. – Sachverzeichnis.

In diesem Band werden neueste Untersuchungsergebnisse zur Entwicklung und Normalstruktur sowie vor allem zur Nosologie und Morphologie sämtlicher pathologischer Veränderungen der quergetreiften, willkürlich innervierten Muskulatur beschrieben. Dabei werden die bis heute bekannt gewordenen pathologischen Reaktionsformen des Muskels aufgezeigt und das Vorkommen der verschiedenen Reaktionsformen bei den einzelnen Krankheiten im Hinblick auf ihre diagnostische Bedeutung dargelegt. Die meisten der mehr als 400 bekannten Krankheitsbilder, bei denen die Muskulatur primär erkrankt oder sekundär mitbetroffen ist, lassen sich heute mit subtilen licht- und elektronenmikroskopischen bzw. histochemischen Methoden diagnostizieren oder wenigstens krankheitsgruppenmäßig zuordnen. Eine solche differenzierte morphologische Diagnostik wird in diesem Handbuchband angestrebt, wobei auch die klinische Symptomatik eines jeden Krankheitsbildes zur besseren Verständigung zwischen Klinikern und Morphologen ausführlich dargelegt ist. Mit über 2700, hauptsächlich aktuellen Literaturzitaten und durch mehrere in diesem Band enthaltene Erstbeschreibungen soll der Anschluß an die vorwiegend englischsprachige Originalliteratur vermittelt und zu intensiver myologischer Forschung angeregt werden. Dieser Band ist für den klinisch tätigen Azrt wie den Neurologen, Pädiater, Internisten oder Rheumatologen und für den Morphologen wie den Neuropathologen, Pathologen oder morphologisch ausgebildeten Kliniker ein hervorragendes Nachschlagewerk über die Fortschritte in der Myopathologie.

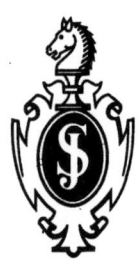

Springer-Verlag
Berlin
Heidelberg
New York

MIX
Papier aus verantwortungsvollen Quellen
Paper from responsible sources
FSC® C105338

If you have any concerns about our products, you can contact us on
ProductSafety@springernature.com

In case Publisher is established outside the EU, the EU authorized representative is:
**Springer Nature Customer Service Center GmbH
Europaplatz 3, 69115 Heidelberg, Germany**

Printed by Libri Plureos GmbH
in Hamburg, Germany